Fisiologia do Exercício

TEORIA E APLICAÇÃO AO CONDICIONAMENTO E AO DESEMPENHO

Scott K. Powers
Edward T. Howley
John C. Quindry

12ª EDIÇÃO

Fisiologia do Exercício

TEORIA E APLICAÇÃO AO CONDICIONAMENTO E AO DESEMPENHO

REVISÃO CIENTÍFICA E PREFÁCIO À EDIÇÃO BRASILEIRA DE
Orlando Laitano

manole
editora

Título original em inglês: *Exercise physiology: theory and application to fitness and performance, twelfth edition*

Produção editorial: Retroflexo Serviços Editoriais
Tradução das atualizações da 12ª edição: Fernando Gomes do Nascimento
Revisão científica das atualizações da 12ª edição: Orlando Laitano, PhD
Professor de Fisiologia do Exercício da Universidade da Flórida
Diretor do Laboratório de Fisiologia do Músculo e Ambiental na Universidade da Flórida
Editor Associado do *Journal of Applied Physiology*
Revisão de tradução e revisão de prova: Depto. editorial da Editora Manole
Projeto gráfico: Depto. editorial da Editora Manole
Diagramação: Formato Editorial
Capa: Ricardo Yoshiaki Nitta Rodrigues
Imagem da capa: freepik

CIP-BRASIL. CATALOGAÇÃO NA PUBLICAÇÃO
SINDICATO NACIONAL DOS EDITORES DE LIVROS, RJ

P895f
12. ed.

Powers, Scott K. (Scott Kline), 1950-
Fisiologia do exercício : teoria e aplicação ao condicionamento e ao desempenho / Scott K. Powers, Edward T. Howley, John C. Quindry ; tradução Fernando Gomes do Nascimento ; revisor científico da edição brasileira Orlando Laitano. - 12. ed. - Barueri [SP] : Manole, 2026.

Tradução de: Exercise physiology : theory and application to fitness and performance
Apêndice
ISBN 9788520467237

1. Exercícios físicos - Aspectos fisiológicos. I. Howley, Edward T. II. Quindry, John C. III. Nascimento, Fernando Gomes do. IV. Laitano, Orlando. V. Título.

CDD: 612.044
25-100385.1 CDU: 612.766.1

Carla Rosa Martins Gonçalves - Bibliotecária - CRB-7/4782

12ª edição brasileira – 2026

Direitos em língua portuguesa adquiridos pela:
Editora Manole Ltda.
Alameda Rio Negro, 967 – CJ 717 – Alphaville Comercial
CEP: 06454-000 – Barueri – SP – Brasil
Fone: (11) 4196-6000
www.manole.com.br | https://atendimento.manole.com.br/
Impresso no Brasil | *Printed in Brazil*

**Dedicado a Lou, Ann e Tiffany
por seu amor, paciência e apoio.**

Sumário

Sobre os autores viii

Prefácio ix

Agradecimentos xii

Apresentação dinâmica de conceitos essenciais embasados pelas pesquisas mais atuais xiii

Aplicações práticas da fisiologia do exercício xiv

Prefácio à edição brasileira xv

SEÇÃO 1

Fisiologia do exercício 1

0 Introdução à fisiologia do exercício 2

1 Mensurações comuns em fisiologia do exercício 25

2 Controle do ambiente interno 39

3 Bioenergética 50

4 Metabolismo no exercício 80

5 Sinalização celular e respostas hormonais ao exercício 104

6 Exercício e o sistema imune 141

7 Sistema nervoso: estrutura e controle do movimento 159

8 Músculo esquelético: estrutura e função 187

9 Respostas circulatórias ao exercício 216

10 Respiração durante o exercício 251

11 Equilíbrio acidobásico durante o exercício 287

12 Regulação da temperatura 301

13 Fisiologia do treinamento: efeitos dos treinamentos aeróbio e anaeróbio 327

14 Fisiologia do treinamento de força 355

SEÇÃO 2

Fisiologia da saúde e do condicionamento físico 379

15 Exercício é remédio – Parte 1: Prevenção de doenças crônicas 380

16 Exercício é remédio – Parte 2: Terapia para doenças crônicas e prevenção de disfunções fisiológicas relacionadas à idade 411

17 Exercício é remédio – Parte 3: Prescrições de exercícios para saúde e condicionamento físico 438

18 Nutrição, composição corporal e controle do peso 459

SEÇÃO 3

Fisiologia do desempenho 501

19 Fatores que afetam o desempenho 502

20 Treinamento para o desempenho 523

21 Treinamento para mulheres atletas, crianças, populações especiais e atletas masters 556

22 Nutrição, composição corporal e desempenho 581

23 Exercício e ambiente 607

24 Recursos ergogênicos 636

Apêndices 663

Glossário 682

Índice remissivo 695

Sobre os autores

Scott K. Powers é *Distinguished Professor* e professor titular da cátedra UAA no Departamento de Fisiologia Aplicada e Cinesiologia da Universidade da Flórida. Apaixonado pelo ensino, já recebeu três prêmios de excelência em docência da Universidade da Flórida. As pesquisas do Dr. Powers concentram-se nas mudanças induzidas pelo exercício nos sistemas antioxidantes do músculo cardíaco e esquelético, e no papel dessas adaptações na proteção contra lesões oxidativas. Além disso, investiga ativamente os mecanismos responsáveis pela fraqueza dos músculos respiratórios em pacientes submetidos a longos períodos de ventilação mecânica.

O trabalho de seu laboratório recebeu mais de cinco milhões de dólares em financiamentos de instituições como o National Institutes of Health, a American Heart Association, a American Lung Association e o Florida Biomedical Research Program. Essas pesquisas resultaram em mais de 180 artigos científicos revisados por pares. Powers também é coautor em quatro livros-texto universitários voltados para cursos de fisiologia do exercício e condicionamento físico.

Powers é atuante tanto na American Physiological Society como no American College of Sports Medicine. É editor associado do *American Journal of Physiology-Regulatory, Integrative and Comparative Physiology* e membro do conselho editorial do *Journal of Applied Physiology*, do *International Journal of Sports Medicine* e do *International Journal of Sport Nutrition and Exercise Metabolism*. Ele é graduado em Educação Física pelo Carson Newman College, mestre em Fisiologia do Exercício pela Universidade da Geórgia, doutor em Fisiologia do Exercício (EdD) pela Universidade do Tennessee e obteve um segundo doutorado (PhD) em Fisiologia pela Louisiana State University.

Edward T. Howley graduou-se em Ciências (BS) pelo Manhattan College e obteve o mestrado (MS) e o doutorado (PhD) pela Universidade de Wisconsin, em Madison. Concluiu um pós-doutorado de um ano na Penn State University e iniciou sua carreira na Universidade do Tennessee em 1970. Durante 36 anos, lecionou diversas disciplinas em fisiologia, fisiologia do exercício e avaliação e prescrição de exercícios. Também atuou como administrador do programa/departamento de Ciências do Exercício.

Aposentou-se em 2007 com o título de professor emérito e recebeu vários prêmios por sua excelência no ensino. Grande parte de seu trabalho voluntário foi dedicado ao American College of Sports Medicine (ACSM), instituição da qual foi presidente entre 2002 e 2003. Atualmente, é Editor-Chefe do *ACSM's Health & Fitness Journal* e preside o comitê de planejamento do programa do *ACSM Health & Fitness Summit*.

John C. Quindry é professor, diretor e pesquisador associado ao International Heart Institute na Universidade de Montana, em Missoula (MT). Sua formação inclui graduação (BS) e mestrado (MS) em Fisiologia do Exercício pela Illinois State University, além de um PhD em Ciências Biomédicas (ênfase em Fisiologia) pela Quillen College of Medicine, na East Tennessee State University. Também realizou um pós-doutorado financiado pelo NIH em Bioquímica do Exercício e Cardioproteção na Universidade da Flórida, sob orientação de Scott Powers.

Sua atuação como docente baseia-se em sua experiência como fisiologista do exercício clínico, além de pesquisas com modelos animais e humanos na área de saúde cardiovascular e prevenção de doenças crônicas. O laboratório de Cardioproteção de Quindry na Universidade de Montana já foi financiado por diversos órgãos federais e fundações voltadas ao tratamento e prevenção de doenças graves. Juntamente com seus alunos e colaboradores, produziu mais de 100 artigos originais e revisões em periódicos científicos.

John atua como editor associado do Medicine and Science in Sports and Exercise desde 2013 e permanece ativo tanto no American College of Sports Medicine como na American Physiological Society. Ele tem grande paixão por ensinar fisiologia clínica e do exercício a futuros profissionais das áreas de saúde, *fitness* e bem-estar, além de preparar a próxima geração de especialistas em saúde e ciências afins.

Prefácio

A 12ª edição deste livro passou por grandes revisões, com o objetivo de aprimorar a qualidade geral do texto. De maneira idêntica a todas as edições precedentes, esta 12ª de *Fisiologia do exercício: teoria e aplicação ao condicionamento e ao desempenho* se destina a estudantes interessados em fisiologia do exercício, medicina, ciência do exercício, desempenho esportivo, fisioterapia e educação física. Com este texto, pretendemos proporcionar uma compreensão atualizada da fisiologia do exercício, dos benefícios obtidos com a prática do exercício físico para a saúde e da fisiologia do desempenho do exercício. Na abordagem desses temas, dividimos o livro em três seções: (1) Fisiologia do exercício; (2) Fisiologia da saúde e do condicionamento físico; e (3) Fisiologia do desempenho. Com referência ao impacto causado pela prática regular do exercício físico na saúde e no condicionamento físico (i.e., Exercício é remédio), o livro oferece inúmeras aplicações clínicas, como discussões detalhadas sobre a prática do exercício como terapia para pacientes com doenças crônicas e as últimas informações sobre os mecanismos responsáveis pela proteção induzida pelo exercício contra doenças crônicas.

Este livro é planejado para um semestre de curso de fisiologia do exercício, seja para alunos universitários mais avançados, seja para recém-formados. Nitidamente, a obra contém mais material do que poderia ser abordado em um semestre de 15 semanas – pelo menos essa é a intenção. Ele foi escrito para ser abrangente e proporcionar aos instrutores a liberdade de selecionar o material que considerem mais importante para o planejamento de suas aulas. Este livro pode também ser usado em uma sequência de dois semestres dos cursos de fisiologia do exercício (p. ex., Fisiologia do exercício I e II) para abordar todos os 25 capítulos.

Novidades desta edição

A 12ª edição deste livro passou por grandes revisões, para que fossem incluídas as pesquisas mais recentes em fisiologia do exercício. É digna de nota que novas "Sugestões de leitura" e "Referências bibliográficas" tenham sido adicionadas ao final de cada capítulo. Além disso, foram acrescentados três novos capítulos em relação à 11ª edição. Esses capítulos estão focados no conceito "Exercício é remédio"; esses novos capítulos substituem os Capítulos 15, 16 e 17 na edição anterior. Por outro lado, e para aprimorar os capítulos restantes do livro, na presente edição cada capítulo contém discussões inéditas e ampliadas e novos quadros de texto. Além disso, foram acrescentadas mais de 100 novas figuras. A seguir, oferecemos um breve resumo de cada um dos 25 capítulos do livro, enfatizando algumas das importantes mudanças realizadas nesta 12ª edição do livro:

- **Capítulo 0:** adicionamos uma nova seção sobre os avanços relacionados aos instrumentos de pesquisa em fisiologia do exercício; este segmento inclui uma discussão sobre o uso das "ômicas" na pesquisa de fisiologia do exercício. O leitor também encontrará informações atualizadas sobre as alterações induzidas pelo exercício nos adipócitos brancos. Por fim, na revisão deste capítulo também acrescentamos informações sobre a descoberta de que as vesículas extracelulares desempenham papel importante na sinalização intercelular.
- **Capítulo 1:** foram adicionadas várias fotos novas que ilustram os diversos tipos de ergômetros, juntamente com novas informações sobre o uso do conceito de MET-horas por semana para a monitoração da intensidade e do volume do exercício praticado.
- **Capítulo 2:** neste capítulo, acrescentamos novas informações sobre o papel desempenhado pelas vesículas extracelulares na sinalização parácrina e endócrina. Este material inédito está ilustrado por uma nova figura que enfatiza a função desempenhada pelas vesículas extracelulares, como mecanismo de sinalização tanto parácrina como endócrina.
- **Capítulo 3:** este capítulo revisado oferece várias figuras inéditas. Incluímos novas ilustrações que descrevem o impacto causado pela temperatura e o pH na atividade enzimática. Além disso, na revisão do capítulo ampliamos a discussão sobre o papel desempenhado pelos carboidratos (i.e., glicogênio) na produção de energia.
- **Capítulo 4:** diversas figuras novas foram adicionadas a este capítulo, juntamente com uma discussão sobre os quatro domínios de intensidade do exercício físico. Por outro lado, o texto revisado contém uma discussão inédita

e atualizada sobre fontes de ATP na transição do repouso para o exercício físico. Por fim, o capítulo também oferece ao leitor uma nova discussão sobre os mecanismos responsáveis pelo consumo excessivo de oxigênio na fase de pós-exercício.

- **Capítulo 5:** acrescentamos novas informações sobre o papel desempenhado pelo sistema endócrino na regulação da resposta aguda à prática do exercício físico, no controle da bioenergética e nas respostas adaptativas ao treinamento físico. Acrescentamos também uma figura que resume uma técnica usada para a medição de alterações no volume plasmático durante a prática do exercício.
- **Capítulo 6:** novas informações sobre vírus foram adicionadas a este capítulo, juntamente com uma discussão sobre os modos de proteção do corpo conferida pela prática regular da atividade física contra infecções virais. Um novo quadro "Aplicações clínicas" fornece resultados de pesquisa atualizados sobre o impacto do processo de envelhecimento na função imunológica e como a prática regular do exercício pode retardar os efeitos do envelhecimento no sistema imune. O acréscimo de uma nova figura permite que os alunos tenham melhor compreensão das formas como o sistema imune responde a lesões na pele e à exposição bacteriana. O quadro "Aplicações clínicas 6.2" também é uma novidade neste capítulo. Neste quadro, os alunos poderão obter uma compreensão mais clara de como a adesão a um estilo de vida fisicamente ativo diminui o risco de hospitalizações e morte durante uma infecção por Covid-19.
- **Capítulo 7:** a inclusão de resultados de pesquisas atualizadas detalha as ligações mecanicistas entre a prática do exercício físico e a melhora das funções do sistema nervoso central em decorrência da liberação do fator neurotrófico derivado do cérebro e de outros fatores bioquímicos. O capítulo também fornece uma discussão atualizada e ampliada sobre exercício e esclerose múltipla nas "Aplicações clínicas 7.1". Atualizamos a discussão sobre lesões cerebrais ligadas à prática esportiva com novas informações importantes. Por fim, adicionamos ao capítulo uma nova subseção sobre envelhecimento das unidades motoras e a influência protetora do treinamento físico.
- **Capítulo 8:** este capítulo revisado contém novas figuras e as informações mais recentes sobre excitação-contração-acoplamento, juntamente com uma ampliação da discussão sobre a causa das cãibras musculares induzidas pelo exercício físico.
- **Capítulo 9:** neste capítulo, o aluno irá encontrar várias figuras novas, incluindo ilustrações sobre a comparação das respostas de volume de pressão cardíaca entre repouso *versus* exercício de alta intensidade. Atualizamos a seção sobre exercício físico e betabloqueio; agora, a seção contém uma nova ilustração que destaca os principais efeitos fisiológicos do betabloqueio na frequência cardíaca em repouso e durante a prática do exercício.
- **Capítulo 10:** este capítulo foi revisado para que o aluno tenha acesso a informações sobre o impacto causado por infecções graves por Covid-19 nos pulmões e nas trocas gasosas pulmonares. Além disso, adicionamos um novo "Foco de pesquisa", que discute a dor abdominal transitória ligada à prática do exercício (essa dor também é conhecida como *pontada*). Discutimos a incidência desse problema durante o exercício, além dos possíveis mecanismos responsáveis por essa condição comum relacionada à prática do exercício.
- **Capítulo 11:** a introdução de resultados de pesquisas atualizados destaca a importância da regulação do pH durante a prática aguda do exercício físico. O "Vencendo limites 11.1" foi atualizado, de modo a incluir novas pesquisas ligadas ao uso do bicarbonato de sódio, citrato de sódio e beta-alanina como suplementos alimentares, objetivando melhorar a capacidade de tamponamento do sangue durante o exercício.
- **Capítulo 12:** a inclusão de novas informações sobre as taxas de suor durante a prática do exercício físico fornece ao aluno a base para uma discussão atualizada sobre o controle fisiológico da transpiração durante o exercício em ambientes quentes. O aluno também terá acesso a informações inéditas e a uma nova ilustração para a discussão dos controles écrino, apócrino e apoécrino da transpiração. Revisamos o "Foco de pesquisa 12.1" para que o aluno tenha melhor compreensão das técnicas de treinamento para a obtenção da adaptação ao calor durante a prática de exercícios físicos em um ambiente frio.
- **Capítulo 13:** neste capítulo, foram acrescentadas várias novas figuras, juntamente com uma discussão ampliada sobre o papel desempenhado pelas adaptações induzidas pelo treinamento no músculo esquelético para atenuação do *feedback* aferente dos aferentes do tipo III e IV para os centros de controle cardiorrespiratório durante a prática do exercício. Também atualizamos a discussão sobre o impacto promovido pelo aumento no volume mitocondrial decorrente do treinamento na regulação da bioenergética. Um novo recurso foi acrescentado para a discussão do papel desempenhado pelo patrimônio genético na determinação do desempenho atlético. Por fim, expandimos a seção sobre adaptações musculares ao treinamento anaeróbio, para que o aluno tenha acesso às informações mais recentes sobre esse tópico.
- **Capítulo 14:** este capítulo foi atualizado para incluir novas informações sobre o impacto exercido pelo treinamento de força nas propriedades dos tipos específicos de fibras musculares. Além disso, um novo quadro explora o papel da restrição do fluxo sanguíneo como nova ferramenta para a reabilitação de lesões musculoesqueléticas.
- **Capítulo 15:** este é um novo capítulo nesta 12ª edição do livro, sendo o primeiro de uma trilogia de capítulos sobre "Exercício é remédio". Este capítulo inicial (Parte 1) se concentra no exercício físico como um comportamento positivo para a saúde que pode minimizar o risco de doenças crônicas. Este capítulo também discute o risco para a saúde associado ao comportamento sedentário e à inatividade física. Uma boa parte deste capítulo se concentra em evidências que embasam a noção de que a prática de exercícios aeróbios e de força diminuem o risco de mortalidade por todas as causas e de doenças crônicas. É importante que o aluno tenha em mente que o

capítulo também discute os mecanismos responsáveis por essa proteção induzida pelo exercício contra a ocorrência de doenças crônicas.

- **Capítulo 16:** este capítulo constitui a segunda parte da trilogia "Exercício é remédio". A maior parte do capítulo se concentra no papel do exercício físico como terapia eficaz para as doenças crônicas, por exemplo doenças cardiovasculares, câncer, doença pulmonar obstrutiva crônica e diabetes tipo 2. Na conclusão do capítulo, o aluno participará de uma discussão sobre o exercício físico como terapia válida na diminuição dos declínios ocorrentes nas funções fisiológicas (i.e., diminuições no $\dot{V}O_{2máx}$, sarcopenia e perda de densidade mineral óssea) ligados ao processo de envelhecimento.
- **Capítulo 17:** este é o terceiro e último capítulo da trilogia "Exercício é remédio". O capítulo se concentra em uma discussão sobre as atuais diretrizes para a prática da atividade física voltadas para a saúde, vigentes nos Estados Unidos. O capítulo também discute a prescrição de exercícios para a melhora do condicionamento cardiorrespiratório e da força muscular e termina com um resumo dos métodos de treinamento para melhora da flexibilidade.
- **Capítulo 18:** revisamos este capítulo com o objetivo de incluir novas informações sobre o impacto causado exclusivamente pela prática do exercício físico na perda de peso em longo prazo. Também acrescentamos as últimas informações sobre o impacto da combinação de exercício físico e dieta na perda de peso e na manutenção da massa livre de gordura. Por fim, foram acrescentadas novas informações que explicam o impacto exercido por modalidades específicas de exercícios na redução da gordura visceral.
- **Capítulo 19:** fizemos mudanças significativas ao longo de todo este capítulo. Agora, o capítulo contém novas figuras, seções em destaque e as mais recentes descobertas da pesquisa. Um novo "Vencendo limites" destaca os esforços de pesquisa e do treinamento para a quebra da marca de 2 horas na maratona. O capítulo revisado também oferece uma discussão atualizada sobre os possíveis locais de ocorrência da fadiga muscular induzida pelo exercício físico.
- **Capítulo 20:** neste capítulo foram atualizadas muitas de suas seções sobre treinamento para melhor desempenho atlético. Uma dessas seções se prende a uma discussão sobre treinamento simultâneo em pessoas previamente sedentárias. Outra discussão atualizada e expandida sobre treinamento intervalado conta com uma nova figura, que compara o treinamento contínuo de intensidade moderada *versus* treinamento intervalado de alta intensidade e treinamento intervalado com *sprints*.
- **Capítulo 21:** diversas áreas deste capítulo foram atualizadas. Exemplificando, adicionamos uma nova pesquisa sobre o impacto do treinamento físico em crianças. Oferecemos uma seção revisada sobre o risco de morte súbita em atletas jovens. Também foram incluídas novas descobertas de pesquisas ligadas ao binômio exercícios-gravidez, além de uma discussão sobre o maior do risco de lesão no joelho das mulheres. E um novo "Foco de pesquisa" oferece uma discussão atualizada sobre o sexo como uma variável biológica no âmbito de pesquisas que abordaram exercícios e esportes. Por fim, expandimos a discussão sobre exercícios e envelhecimento em uma nova seção sobre os benefícios decorrentes da prática do exercício físico ao longo da vida.
- **Capítulo 22:** na revisão deste capítulo, incluímos resultados das pesquisas mais recentes em diversas áreas. Como exemplo, acrescentamos uma discussão aprofundada sobre o impacto do enxágue da boca com soluções carboidratadas como forma de melhorar o desempenho do exercício físico. Também acrescentamos ao texto revisado uma nova seção sobre alimentação com restrição de tempo.
- **Capítulo 23:** na revisão deste capítulo, incluímos diversas seções novas sobre o impacto do ambiente no desempenho do exercício físico. Entre as seções complementares, incluímos um novo "Foco de pesquisa", que discorre sobre métodos laboratoriais para a simulação de ambientes extremos para a prática do exercício, juntamente com um novo "Pergunte ao especialista", que apresenta um renomado cientista respondendo a perguntas sobre suas pesquisas em ambientes extremos.
- **Capítulo 24:** este capítulo atualizado contém uma nova seção sobre tecnologias para um melhor desempenho. Foram acrescentadas informações sobre dispositivos vestíveis, tênis de corrida com placas de carbono, *klapskates* para patinadores de velocidade de elite, próteses laminares para pessoas com amputações de membros inferiores e trajes de banho de competição para melhora do desempenho. Além disso, adicionamos uma figura atualizada sobre equipamentos de ciclismo e técnicas para corridas de bicicleta.

Agradecimentos

Uma obra como esta não é resultado apenas do esforço de três autores, pois também representa as contribuições de centenas de cientistas do mundo inteiro. Embora seja impossível agradecer a cada colaborador por este trabalho, gostaríamos de agradecer aos seguintes cientistas, que influenciaram significativamente nosso pensamento, nossas carreiras e vidas em geral: Drs. Bruno Balke, Ronald Byrd, Jerome Dempsey, Michael Hogan, L. Bruce Gladden, H. V. Forster, B. D. Franks, Steven Horvath, Henry Montoye, Francis Nagle e Hugh G. Welch.

Além disso, gostaríamos de agradecer os muitos estudantes universitários e de pós-graduação que ao longo dos anos influenciaram o conteúdo e o estilo de apresentação deste texto. De fato, eles forneceram inúmeras contribuições para o aperfeiçoamento desta 12ª edição. Por fim, gostaríamos de agradecer aos seguintes revisores por seus comentários úteis sobre as edições precedentes do *Fisiologia do exercício: teoria e aplicação ao condicionamento e ao desempenho*:

Bradley Wilson
University of Cincinnati

Christopher Bell
Colorado State University

David Wisner
Central Michigan University

Jacques C. Mbongue
Oakwood University

Lem Taylor
University of Mary Hardin-Baylor

Louise So
Glendale Community College

Marni Boppart
University of Illinois Urbana-Champaign

Melisa Salsali
Felician University

Michael Holmstrup
Slippery Rock University

Ryan D. Russell
University of Texas Rio Grande Valley

Apresentação dinâmica de conceitos essenciais embasados pelas pesquisas mais atuais

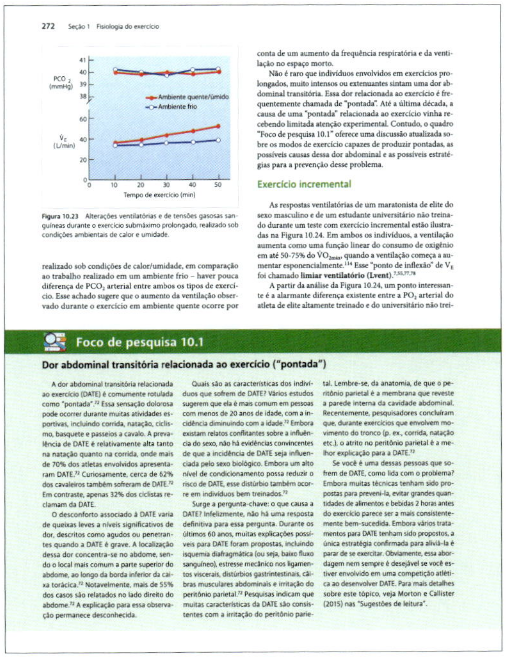

272 Seção 1 Fisiologia do exercício

Figura 10.23 Alterações ventilatórias e de tensões gasosas sanguíneas durante o exercício submáximo prolongado, realizado sob condições ambientais de calor e umidade.

Exercício incremental

Foco de pesquisa 10.1

Dor abdominal transitória relacionada ao exercício ("pontada")

Foco de pesquisa

Seja qual for o rumo de suas carreiras, os estudantes devem aprender a ler e refletir sobre as pesquisas científicas mais recentes. O quadro *Foco de pesquisa* apresenta novos estudos e explica o motivo de sua relevância.

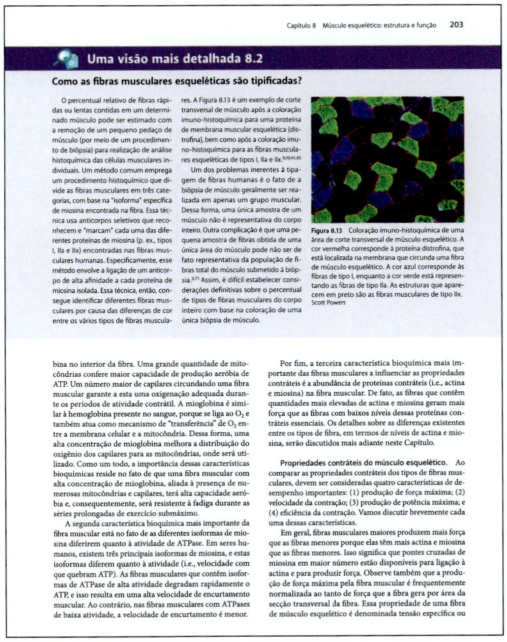

Capítulo 8 Músculo esquelético: estrutura e função 203

Uma visão mais detalhada 8.2

Como as fibras musculares esqueléticas são tipificadas?

Uma visão mais detalhada

O quadro *Uma visão mais detalhada* apresenta um aprofundamento sobre os tópicos de especial interesse para os alunos. Este quadro incentiva os alunos a buscarem maior profundidade em relação aos conceitos essenciais.

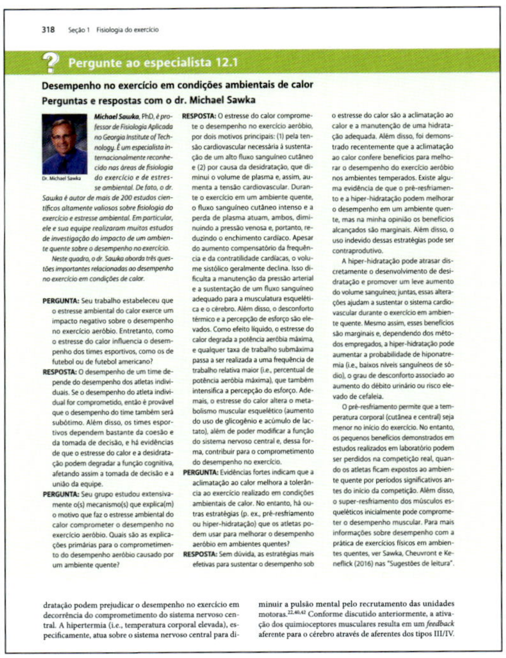

318 Seção 1 Fisiologia do exercício

Pergunte ao especialista 12.1

Desempenho no exercício em condições ambientais de calor

Perguntas e respostas com o dr. Michael Sawka

Pergunte ao especialista

Este quadro no formato de pergunta e resposta permite descobrir o que os principais cientistas têm a dizer sobre tópicos como o efeito do voo espacial sobre a musculatura esquelética e o efeito do exercício sobre a saúde óssea.

Aplicações práticas da fisiologia do exercício

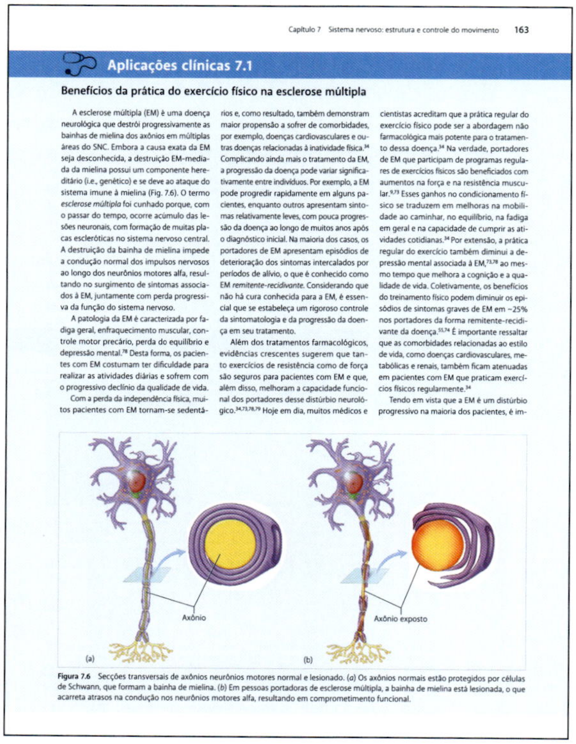

Aplicações clínicas

Aprender como a fisiologia do exercício é usada no contexto clínico.

Vencendo limites

Como os atletas conseguem a "vantagem extra" que pode fazer a diferença entre vitória e derrota? Estes quadros explicam a ciência por trás de um desempenho vencedor.

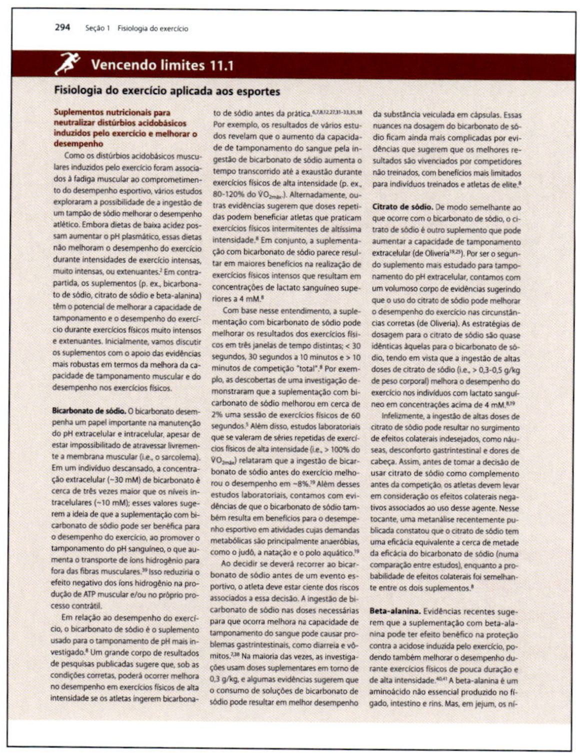

Prefácio à edição brasileira

É com imensa satisfação que escrevo o prefácio da 12ª edição brasileira do livro *Fisiologia do exercício: teoria e aplicação ao condicionamento e ao desempenho*, de Scott Powers, Edward Howley e John Quindry. Ainda na graduação em Educação Física, aprendi muito de Fisiologia do Exercício por meio desta obra, que sempre foi referência para estudantes e profissionais da área. Anos mais tarde, tive a honra de colaborar com a Editora Manole na tradução e revisão técnica de diferentes edições, um trabalho que me trouxe grande orgulho por reforçar a importância deste livro na minha trajetória acadêmica. Tive também a oportunidade de conhecer pessoalmente o Dr. Scott Powers em uma mesa-redonda durante um congresso em São Paulo. Dessa interação surgiu um convite para visitar a Universidade da Flórida, onde realizei meu estágio de pós-doutorado. Em 2020, iniciei minha primeira posição independente como Professor de Fisiologia do Exercício na Florida State University. Dois anos depois, com a aposentadoria do Dr. Powers, o Departamento de Fisiologia Aplicada e Cinesiologia da Universidade da Flórida abriu seleção para preencher a vaga que ele deixara. Fui aprovado e, atualmente, ocupo essa posição, lecionando as disciplinas antes ministradas por ele e conduzindo minhas pesquisas no mesmo espaço físico que por muitos anos abrigou o seu laboratório. Dar continuidade a esse legado é uma grande responsabilidade, mas também uma oportunidade única de contribuir para o avanço da Fisiologia do Exercício e inspirar novas gerações de estudantes e pesquisadores, assim como eu fui inspirado por este livro.

A presente edição de *Fisiologia do exercício: teoria e aplicação ao condicionamento e ao desempenho* foi amplamente revisada e atualizada, mantendo o compromisso de oferecer uma compreensão clara e abrangente da fisiologia do exercício, seus benefícios para a saúde e suas aplicações no desempenho esportivo. A obra está organizada em três grandes seções – Fisiologia do exercício, Fisiologia da saúde e do condicionamento físico e Fisiologia do desempenho – e continua sendo adequada tanto para um curso semestral como para sequências mais longas. Entre as principais novidades, destacam-se a inclusão de três novos capítulos dedicados ao conceito "Exercício é remédio", mais de 100 novas figuras, seções clínicas ampliadas e atualizações relevantes em todos os capítulos, incorporando os achados mais recentes da área. O livro também traz novos quadros de pesquisa, aplicações clínicas e recursos didáticos que o tornam ainda mais completo e atual. Sem dúvida, esta edição reforça o papel central da obra como referência indispensável para estudantes e profissionais da fisiologia do exercício, educação física, fisioterapia, medicina esportiva e áreas afins.

Espero que esta 12ª edição inspire em seus leitores o mesmo entusiasmo e transformação acadêmica que despertou em mim, acompanhando-os ao longo de suas trajetórias profissionais e científicas.

Orlando Laitano, PhD
Professor de Fisiologia do Exercício da Universidade da Flórida
Diretor do Laboratório de Fisiologia do Músculo e Ambiental na Universidade da Flórida
Editor Associado do *Journal of Applied Physiology*

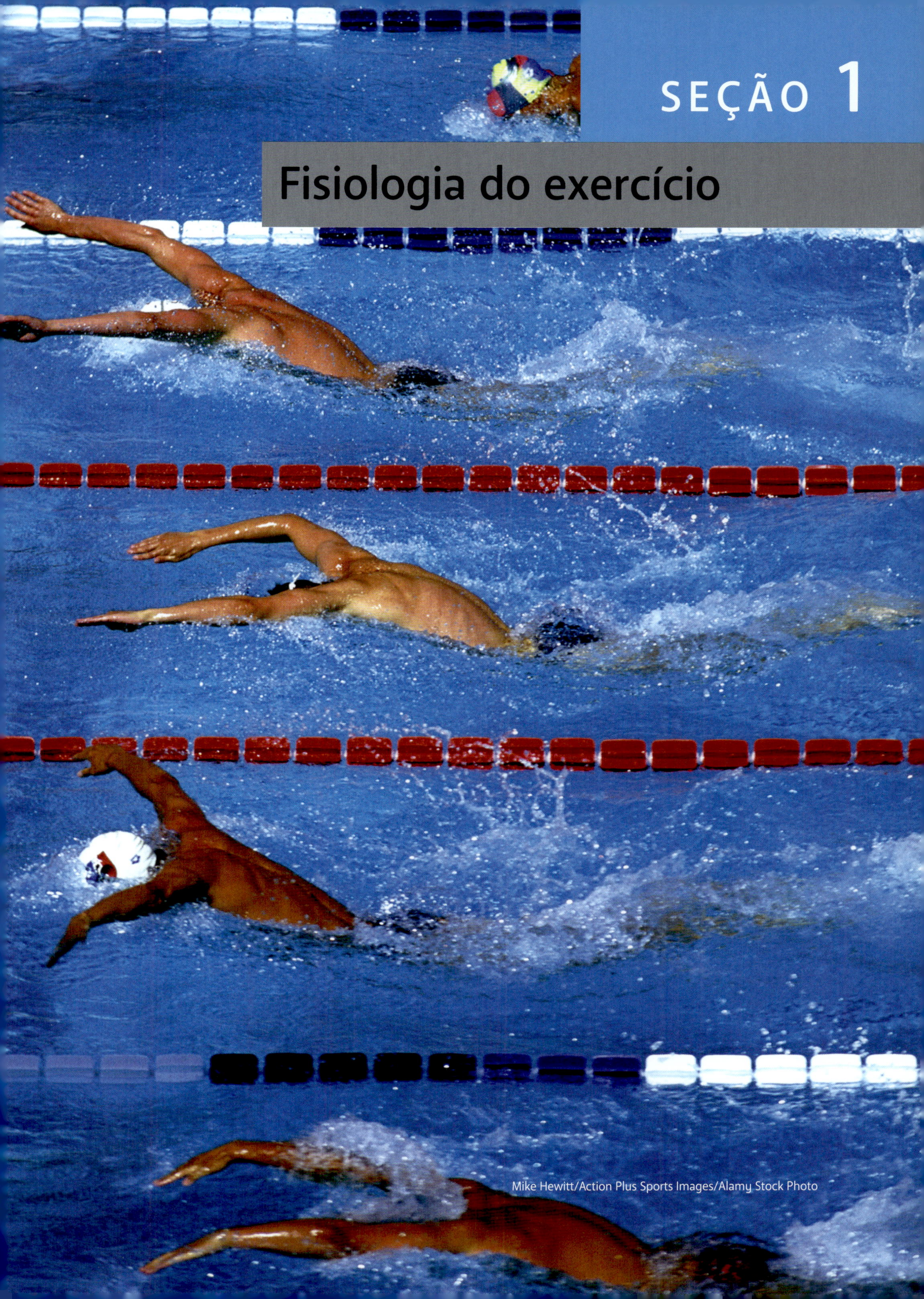

SEÇÃO 1

Fisiologia do exercício

Mike Hewitt/Action Plus Sports Images/Alamy Stock Photo

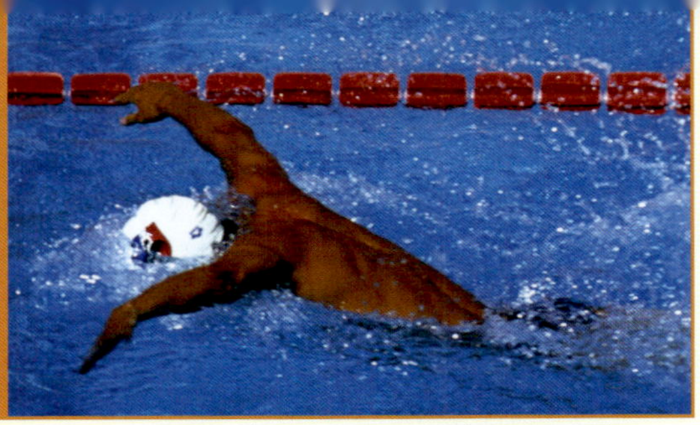

Mike Hewitt/Action Plus Sports Images/Alamy Stock Photo

0

Introdução à fisiologia do exercício

Objetivos

Ao estudar este capítulo, você deverá ser capaz de:

1. Definir fisiologia e fisiologia do exercício.
2. Identificar os principais marcos na evolução da fisiologia do exercício desde 1900 até os dias de hoje.
3. Listar as etapas envolvidas no método científico.
4. Descrever as duas principais categorias de projetos de pesquisa.
5. Identificar os dois principais locais de realização das pesquisas em fisiologia do exercício.
6. Definir pesquisa básica e pesquisa aplicada.
7. Explicar a prática baseada em evidências na medicina e na ciência do exercício.
8. Descrever o processo de uso dos mecanismos de busca para exploração da literatura e para a busca de artigos revisados por pares sobre tópicos relacionados à fisiologia do exercício.
9. Identificar e discutir a finalidade de cada seção componente de um artigo científico.
10. Descrever cinco etapas principais que podem ser utilizadas na avaliação da qualidade de um estudo de pesquisa.
11. Identificar seis importantes organizações profissionais ligadas à fisiologia do exercício e à ciência do esporte.
12. Explicar os benefícios associados à obtenção de certificação por profissionais de condicionamento físico/clínicos outorgados por organizações profissionais.
13. Relacionar cinco opções de carreira para os estudantes com bacharelado em fisiologia do exercício e cinesiologia.*

Conteúdo

Marcos na evolução da fisiologia do exercício 3
- Marcos na fisiologia do exercício – os primeiros anos (1900-1950) 3
- Marcos na fisiologia do exercício – segunda metade do século XX (1951-2000) 5
- Marcos na pesquisa em fisiologia do exercício – 2001 até o presente 7

Pesquisa em fisiologia do exercício: o caminho para novos conhecimentos 13
- O método científico 13
- Classes de modelos de pesquisa 14
- Pesquisa de campo e laboratorial 14
- Pesquisa básica e aplicada 15

Leitura e compreensão de periódicos científicos 16
- Pesquisando a literatura científica 17
- Componentes de um artigo científico 19
- Como avaliar criticamente a qualidade de um estudo de pesquisa 19

Organizações profissionais ligadas à fisiologia do exercício/ciências do esporte 22

Certificação por organizações profissionais 22

Carreiras em fisiologia do exercício e em áreas afins 23

Palavras-chave

estudo de caso
pesquisa aplicada
pesquisa básica
pesquisa experimental
pesquisa não experimental
pesquisa translacional
placebo
prática baseada em evidências
variável dependente
variável independente
vesículas extracelulares

* N.R.C.: No Brasil, esses cursos são geralmente denominados Educação física ou Ciências do esporte.

Fisiologia é o estudo dos organismos vivos. Os fisiologistas estudam questões relacionadas ao funcionamento das células, tecidos e sistemas do organismo em seres humanos e também em outros animais. A fisiologia do exercício é um ramo da Fisiologia que investiga os modos de impacto causado nas células, tecidos e sistemas orgânicos do corpo com a prática de apenas uma sessão de exercício (exercício agudo) e de sessões repetidas (i.e., programas de treinamento). A fisiologia do exercício também explora as respostas ao exercício agudo e ao treinamento com exercícios físicos em condições ambientais extremas (p. ex., altitudes muito elevadas ou em temperaturas ambientes altas) com o objetivo de determinar o impacto do ambiente em nossa capacidade de realização/adaptação ao treinamento com exercícios. Os estudos em fisiologia do exercício também são realizados em indivíduos jovens e idosos, tanto saudáveis como enfermos. Esse importante campo de pesquisa ajuda a entender o papel que a prática regular do exercício físico desempenha na prevenção de doenças ou na reabilitação de enfermidades crônicas. Por fim, a fisiologia do exercício também explora diversas questões relacionadas ao desempenho esportivo, como: "Determinado indivíduo deve possuir um dom genético para que possa se tornar um corredor de longa distância de nível excepcional, ou qualquer pessoa pode se tornar um excepcional atleta de resistência se treinar suficientemente?"; "Quais são as adaptações que ocorrem nos seus músculos esqueléticos quando você pratica treinamento de força regularmente?"; "Quais são as mudanças que ocorrem em seu sistema cardiovascular e nos músculos esqueléticos como resultado de um programa de treinamento de força?". Ao longo deste livro, o leitor terá respostas para essas e muitas outras perguntas ligadas ao desempenho e à nutrição dos seres humanos, bem como para os benefícios para a saúde com a prática do exercício.

Ao longo dos anos, nosso conhecimento em fisiologia do exercício tem se expandido, graças à quantidade e qualidade das pesquisas nesse campo. Este capítulo fornece uma introdução à pesquisa em fisiologia do exercício, organizações profissionais e carreiras disponíveis para pessoas com treinamento em fisiologia do exercício e em cinesiologia. Mais especificamente, começaremos com um breve histórico dos avanços das pesquisas em fisiologia do exercício e, em seguida, descreveremos o processo de pesquisa. Também discutiremos como ler e entender estudos de pesquisa publicados em periódicos científicos. Na conclusão do capítulo, o leitor terá uma visão geral das organizações profissionais ligadas à fisiologia do exercício, das certificações para profissionais do exercício/condicionamento físico e carreiras em fisiologia do exercício e nas áreas afins.

Marcos na evolução da fisiologia do exercício

Um breve apanhado geral de alguns marcos importantes no crescimento da fisiologia do exercício ajudará o leitor a entender onde no passado situava o campo da fisiologia do exercício e qual o seu futuro. Devemos ter em mente que, ao longo do texto, destacaremos os feitos de vários cientistas eminentes da fisiologia do exercício em capítulos subsequentes, à medida que forem sendo apresentados tópicos da fisiologia. Nosso objetivo é que, ao associar determinado cientista a uma grande descoberta na fisiologia do exercício, a história dessa ciência ganhe vida e estimule o leitor a se aprofundar ainda mais por esse campo fascinante.

Esta seção oferece um breve histórico da evolução da pesquisa em fisiologia do exercício. Considerando que uma história detalhada da fisiologia do exercício ultrapassa os objetivos deste capítulo, limitaremos nossa discussão aos personagens que mais se destacaram no campo durante os últimos 120 anos. Além disso, embora inúmeras organizações e centenas de cientistas tenham contribuído para o avanço da fisiologia do exercício, devido às limitações de espaço, discutiremos apenas alguns eventos importantes que marcaram os progressos no campo.

Marcos na fisiologia do exercício – os primeiros anos (1900-1950)

A Figura 0.1 fornece uma linha do tempo para marcos selecionados na pesquisa em fisiologia do exercício durante a primeira metade do século XX. Nesse período inicial da fisiologia do exercício, quase todas as pesquisas eram descritivas. Ou seja, em sua maioria, os artigos publicados durante esse período apenas descreviam respostas fisiológicas (i.e., frequência cardíaca, pressão arterial etc.) decorrentes de uma sessão aguda de exercício físico. O trabalho realizado pelos cientistas August Krogh e Johannes Linhard foi uma exceção a essa regra. Esses pesquisadores dinamarqueses exploraram os modos como o corpo humano regula os principais sistemas orgânicos durante a prática do exercício físico. Por exemplo, um dos seus estudos investigou o controle dos sistemas respiratório e circulatório durante a prática do exercício.[12]

O Prêmio Nobel de Fisiologia ou Medicina é concedido anualmente para valorizar descobertas excepcionais nas áreas das ciências biológicas ou da medicina que resultem em benefícios para a humanidade. Esse é um dos cinco Prêmios Nobel estabelecidos em 1895 pelo químico sueco Alfred Nobel, o inventor da dinamite. Na longa história do Prêmio Nobel de Fisiologia ou Medicina, apenas três pesquisadores foram premiados por pesquisas centradas no músculo esquelético ou na fisiologia do exercício. O primeiro desses ganhadores do Nobel foi August Krogh, pesquisador laureado com o Prêmio Nobel de Fisiologia ou Medicina em 1920 por seu trabalho sobre a regulação do fluxo sanguíneo capilar para os músculos esqueléticos. Logo em seguida, o cientista britânico A.V. Hill e o cientista alemão Otto Meyerhof dividiram o Prêmio Nobel de Fisiologia ou Medicina de 1922 por suas pesquisas em duas áreas distintas da fisiologia do exercício. Hill obteve reconhecimento por ter descoberto que o músculo esquelético gera calor durante o exercício físico, enquanto o reconhecimento de Meyerhof foi derivado de suas contribuições para nossa compreensão da relação entre intensidade do exercício, consumo de oxigênio e metabolismo do lactato.

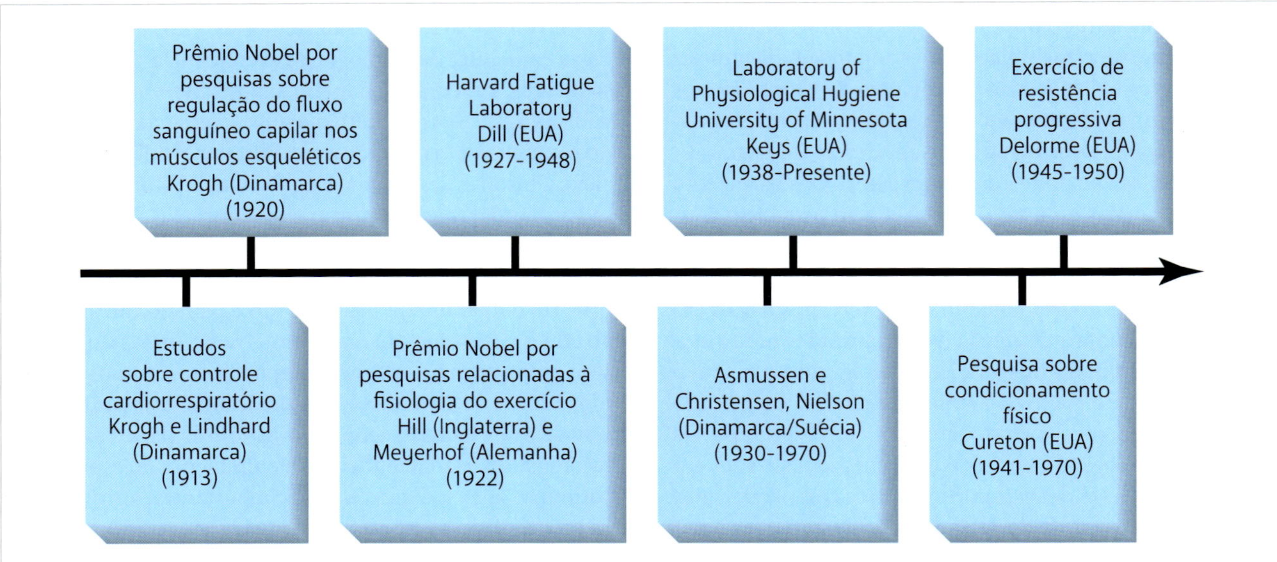

Figura 0.1 Marcos históricos selecionados para a fisiologia do exercício, ocorridos entre 1900 e 1950. Ver texto para mais detalhes.

Nos Estados Unidos, a fundação do Harvard Fatigue Laboratory [Laboratório de Fadiga de Harvard] em 1927 foi um evento importante na pesquisa de fisiologia do exercício. Curiosamente, esse laboratório de pesquisa em fisiologia do exercício foi criado pela Harvard Business School. Embora uma escola voltada para negócios pareça ser um lar improvável para pesquisas em fisiologia humana, o Harvard Fatigue Laboratory foi criado em um momento da história no qual havia grande interesse pela ocorrência da fadiga humana nas indústrias. Esse laboratório foi fundado por Lawrence Henderson e dirigido por David Bruce Dill. Não há dúvida de que o Harvard Fatigue Laboratory exerceu um papel importante em todo o mundo, como gerador de estímulo à pesquisa em fisiologia do exercício. Na verdade, o laboratório não só abrigou destacados fisiologistas americanos, mas também era regularmente visitado por fisiologistas do exercício renomados, de todo o mundo. Durante a existência do laboratório (1927-1948), seus pesquisadores publicaram mais de 350 estudos de pesquisa sobre os mais variados tópicos de fisiologia do exercício, juntamente com muitas investigações sobre a influência do ambiente na tolerância ao exercício. Essa instituição também desempenhou papel fundamental no treinamento de jovens fisiologistas do exercício. Como exemplo, depois de terem se doutorado pela Universidade de Harvard, Sid Robinson e Steven Horvath se tornaram fisiologistas ambientais e do exercício de renome internacional. Sid Robinson realizou pesquisas durante toda a sua carreira na Universidade de Indiana, enquanto Steven Horvath dirigiu o Institute of Environmental Stress [Instituto de Estresse Ambiental] na Universidade da Califórnia em Santa Bárbara. Mais adiante, forneceremos novos detalhes sobre o Institute of Environmental Stress.

Fundado por Ansel Keys em 1937, o Laboratory of Physiological Hygiene [Laboratório de Higiene Fisiológica] da Universidade de Minnesota foi um importante centro de pesquisa em fisiologia do exercício, meio ambiente e nutrição. Ao longo de sua produtiva carreira de pesquisa (1930-1975), Keys publicou muitos estudos importantes com enfoque na nutrição. Uma das investigações mais inovadoras desse grande cientista determinou os efeitos fisiológicos da fome no corpo. Esse importante estudo estabeleceu diretrizes nutricionais para o tratamento de pessoas após um período de inanição; essas diretrizes vêm sendo amplamente usadas em países em desenvolvimento que enfrentam dificuldades econômicas e fome. Keys também realizou pesquisas que desenvolveram estratégias nutricionais para militares dos EUA. Durante a Segunda Guerra Mundial, os soldados americanos recebiam alimentos chamados rações K. Essas rações K (K de Keys) consistiam em pequenas porções de alimentos altamente calóricos, desenvolvidas por Keys para fornecer energia suficiente para os soldados durante o combate. A pesquisa de Key também exerceu papel importante na definição do colesterol alto no sangue como fator de risco para a ocorrência de doenças cardíacas. Por fim, Keys e sua esposa Margaret publicaram o primeiro livro sobre os benefícios para a saúde com a adoção de uma dieta mediterrânea com baixo teor de gordura.

Henry Longstreet Taylor também foi um pesquisador de destaque no Laboratory of Physiological Hygiene, de 1941 até sua morte, em 1983. Taylor se formou em Harvard, onde trabalhou no Harvard Fatigue Laboratory. Depois da obtenção de seu Ph.D. na Universidade de Minnesota, Taylor uniu forças com Ansel Keys, e os dois cientistas realizaram grande número de estudos de pesquisa importantes; um de seus influentes trabalhos ajudou a estabelecer o consumo máximo de oxigênio ($\dot{V}O_{2máx}$) como a medida-padrão para capacidade de trabalho cardiorrespiratório. É digno de nota que Taylor também tenha sido responsável pelo treinamento de vários alunos de pós-graduação em fisiologia do exercício; um desses alunos foi Ellsworth Buskirk, que mais tarde se destacou por sua carreira em pesquisa ambiental e de exercícios na Penn State University.

Além das fronteiras dos Estados Unidos, três cientistas dinamarqueses (Erling Asmussen, Eril Hohwu-Christensen e Marius Nielson) contribuíram decisivamente nas pesquisas em fisiologia do exercício durante as décadas de 1930 e 1940. Esses cientistas escandinavos eram amigos na época de estudantes de pós-graduação e, depois de formados, colaboravam frequentemente em pesquisas. Graças à longa amizade e à constante colaboração científica, August Krogh os apelidou de "os três mosqueteiros".[21] Em conjunto, seus estudos contribuíram significativamente para a base de nossa compreensão da fisiologia do exercício.

De volta aos Estados Unidos, outro evento importante na evolução da pesquisa em fisiologia do exercício ocorreu quando Thomas Cureton fundou em 1941 o Laboratório de Fisiologia do Exercício na Universidade de Illinois. Durante sua longa carreira, o Dr. Cureton treinou vários alunos de pós-graduação em fisiologia do exercício; mais tarde, vários deles se destacaram em suas carreiras de pesquisadores. O trabalho de Cureton e de seus alunos resultou em algumas das primeiras evidências comprovando que a prática regular do exercício físico melhora a saúde.

As pesquisas realizadas pelo Dr. Thomas Delorme, que investigou os benefícios terapêuticos com o treinamento de força durante a primeira metade do século XX, constituem outro marco importante da fisiologia do exercício. Durante a Segunda Guerra Mundial, Delorme, que era médico, foi designado para prestar serviço em um hospital militar norte-americano. No hospital, ele tratava soldados feridos em combate. Graças ao seu interesse pessoal em treinamento de força, Delorme concluiu que o treinamento com exercícios físicos de força pode ter papel importante na terapia de reabilitação de soldados feridos. Para que sua hipótese fosse testada, Delorme conduziu vários experimentos, concluindo que a prática de exercícios progressivos de força acelerava os ganhos de força e a recuperação em pacientes feridos, com lesões ósseas e de tecidos moles. Uma boa parte do trabalho de Delorme foi publicada entre 1948 e 1950, e essa pesquisa inicial forneceu a base científica para os protocolos de treinamento de força atualmente utilizados na fisioterapia.[5-7,9]

Em resumo

- Durante a primeira metade do século XX, foram numerosos os cientistas escandinavos que contribuíram para o crescimento dos estudos de fisiologia do exercício.
- August Krogh, A.V. Hill e Otto Meyerhof foram ganhadores do Prêmio Nobel por suas pesquisas relacionadas ao músculo esquelético e à fisiologia do exercício.
- Nos Estados Unidos, o Harvard Fatigue Laboratory desempenhou um papel essencial na pesquisa em fisiologia do exercício entre 1927 e 1948.
- Em 1937, Ansel Keys fundou o Laboratory of Physiological Hygiene na Universidade de Minnesota; entre as décadas de 1930 e 1970, esse importante centro de pesquisa gerou numerosos e importantes estudos sobre exercício físico e nutrição.
- Entre 1941 e 1970, Thomas Cureton realizou vários estudos sobre condicionamento físico e também orientou muitos alunos de pós-graduação em fisiologia do exercício na Universidade de Illinois.
- Thomas DeLorme foi pioneiro na pesquisa que investigou os benefícios oriundos da prática do exercício progressivo de força na recuperação de lesões.

Marcos na fisiologia do exercício – segunda metade do século XX (1951–2000)

A segunda metade do século XX representou um período de conquistas significativas na pesquisa em fisiologia do exercício (Fig. 0.2). Um evento importante que estimulou o crescimento na pesquisa e na educação em fisiologia do exercício foi a fundação do American College of Sports Medicine (ACSM) [Colégio Americano de Medicina Esportiva]. Essa organização profissional foi criada com o objetivo de promover a pesquisa científica, a educação e as aplicações práticas das ciências do exercício e da medicina esportiva. Desde a formação do ACSM, em 1954, essa importante organização profissional vem crescendo e, atualmente, conta com mais de 50 mil membros. O ACSM é considerado a maior organização profissional do mundo associada à fisiologia do exercício e à ciência do esporte. É importante ter em mente que o ACSM tem promovido os avanços no campo da fisiologia do exercício por diversas maneiras importantes. Em primeiro lugar, na década de 1970 o ACSM estabeleceu programas de certificação e educação continuada para profissionais de condicionamento físico e para clínicos; essas certificações ACSM existem até hoje e são amplamente aceitas no mundo todo como o padrão de excelência para qualificações em saúde e condicionamento físico. Além disso, a reunião anual do ACSM se tornou um importante evento para as pesquisas em fisiologia do exercício e medicina esportiva. Por fim, o ACSM contribui para o crescimento educacional em fisiologia do exercício, ao publicar dois periódicos de pesquisa altamente conceituados e revisados por pares (i.e., 1. *Medicine and Science in Sports and Exercise*; e 2. *Exercise and Sport Sciences Reviews*).

O fechamento do Harvard Fatigue Laboratory em 1948 criou uma lacuna, tanto nas pesquisas em fisiologia do exercício como nos locais para treinamento de pós-doutorado. Felizmente, esse vazio foi preenchido em 1962, quando Steven Horvath fundou o Institute of Environmental Stress na Universidade da Califórnia em Santa Bárbara (Fig. 0.3). De maneira parecida com o que ocorria no Harvard Fatigue Laboratory, esse instituto conduziu estudos de pesquisa em fisiologia do exercício/fisiologia ambiental, tendo funcionado como campo de treinamento para pós-doutorandos, por onde passaram diversos fisiologistas do exercício/ambientais. Durante seus 22 anos de existência, o Institute of Environmental Stress produziu centenas de estudos de pesquisa importantes e proporcionou treinamento em nível excepcional para muitos fisiologistas do exercício que, mais tarde, obtiveram reconhecimento nacional e internacional graças às suas pesquisas.

Além da excelente pesquisa sobre exercícios realizada no Institute of Environmental Stress, no final da década de 1960 o Dr. John Holloszy também estabeleceu um robusto programa de pesquisa em fisiologia do exercício na Universida-

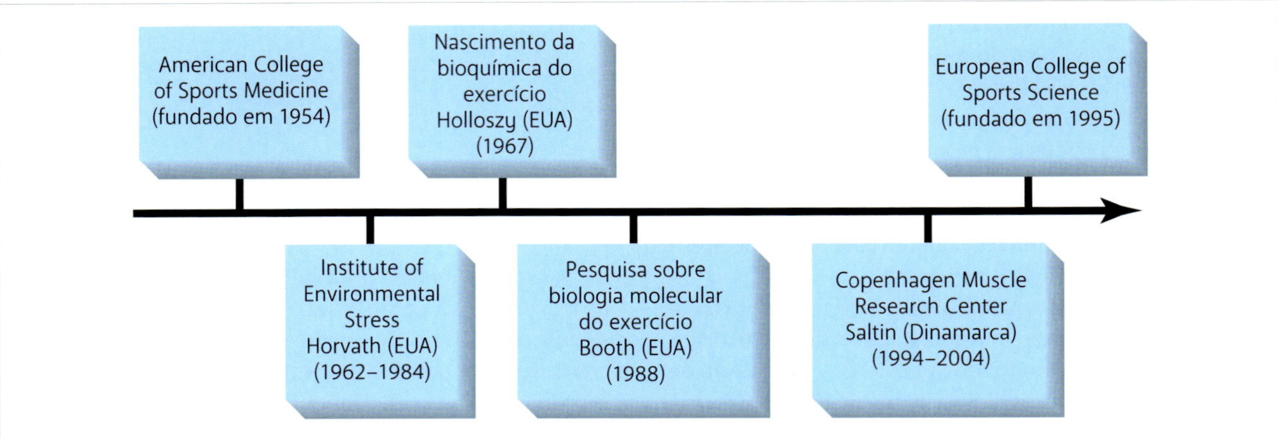

Figura 0.2 Marcos históricos selecionados para a fisiologia do exercício, ocorridos de 1951 a 2000. Ver texto para mais detalhes.

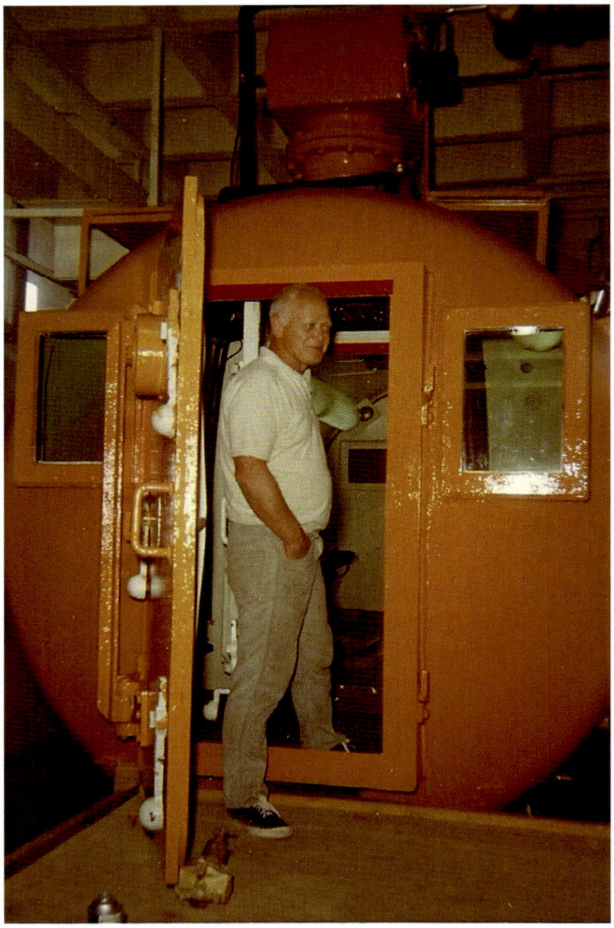

Figura 0.3 Dr. Steven Horvath em frente a uma câmara ambiental projetada para simular condições de alta altitude. O Dr. Horvath foi fundador e diretor do Institute of Environmental Stress da University of California-Santa Barbara de 1962 a 1984.
Dr. Peter Horvath

de Washington (Saint Louis, Missouri). Na verdade, muitos consideram que John Holloszy é o "pai da pesquisa em bioquímica do exercício", graças a seu histórico estudo de 1967, quando demonstrou que o treinamento com exercícios de resistência aumenta o volume mitocondrial nos músculos esqueléticos treinados. Ao longo de seus mais de 50 anos de carreira, o Dr. Holloszy publicou mais de 380 artigos científicos e foi mentor de cerca 100 pesquisadores de pós-doutorado.

Embora o primeiro estudo de biologia molecular sobre os efeitos do exercício físico nos músculos tenha sido publicado por Sandy Williams e colaboradores,[24] atualmente considera-se que o campo da biologia molecular do exercício foi efetivamente lançado em 1988, graças à atitude persistente de defesa do campo e às importantes pesquisas realizadas pelo Dr. Frank Booth.[21] (Fig. 0.4). O Dr. Booth inspirou pesquisadores de fisiologia do exercício com suas próprias pesquisas e seus escritos, que desafiavam os fisiologistas do exercício a sair em busca de questões mecanicistas com o uso das ferramentas da biologia molecular. Uma revisão recente da literatura sobre fisiologia do exercício revela que o Dr. Booth atingiu sua meta, pois atualmente a literatura científica está repleta de estudos que lançaram mão de ferramentas da biologia molecular na abordagem de questões importantes ligadas às alterações nos tecidos induzidas pela prática do exercício físico.

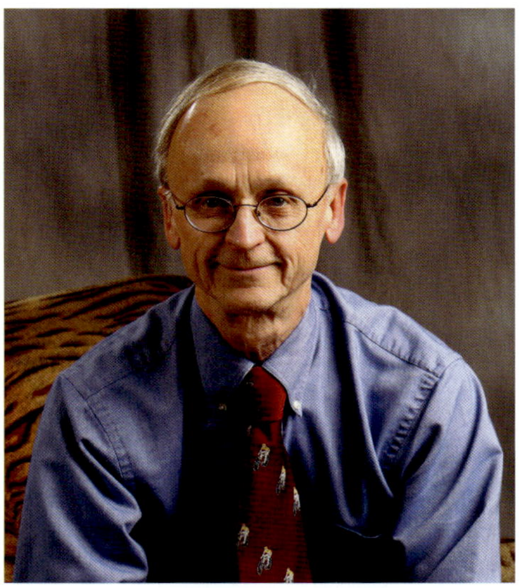

Figura 0.4 O Dr. Frank Booth desempenhou um papel importante no progresso da pesquisa sobre biologia molecular do exercício.
Dr. Frank Booth

Foi enorme a contribuição do Dr. Bengt Saltin para as pesquisas em fisiologia do exercício desde a década de 1960 até sua morte, em 2018. O Dr. Saltin formou-se em medicina e fisiologia no Instituto Karolinska, na Suécia, onde trabalhou sob a orientação do respeitado fisiologista Per-Olof Astrand. Em 1994, o Dr. Saltin organizou o Copenhagen Muscle Research Center [Centro de Pesquisa Muscular de Copenhague], na Universidade de Copenhague, Dinamarca. Nesse empreendimento, o Dr. Saltin foi acompanhado por outros excelentes fisiologistas do exercício escandinavos, como Henrik Galbo, Erik Richer, Bente Kiens, Carsten Juel, Niels Secher e Bente Pedersen.[10] Nesse Centro, o enfoque da pesquisa recaía na regulação do metabolismo muscular e sua conexão com o fluxo sanguíneo; essas investigações geraram numerosos artigos científicos significativos.[10]

Por fim, a fundação do European College of Sport Science [Colégio Europeu de Ciências do Esporte] em 1995 constituiu outro marco importante para a fisiologia do exercício na segunda metade do século XX. De modo parecido com o ACSM, essa importante organização profissional se dedica à promoção da educação e das pesquisas sobre ciências do exercício. Além disso, a reunião anual do European College of Sport Science se tornou um local importante para a divulgação das pesquisas mais recentes em fisiologia do exercício e biomecânica.

Em resumo

- O American College of Sports Medicine foi fundado em 1954. Nos últimos 60 anos, essa organização tem desempenhado papel importante na promoção de pesquisas em fisiologia do exercício.
- O Institute of Environmental Stress foi fundado por Steven Horvath em 1962. Desde sua fundação até 1984, essa importante instituição se transformou num epicentro de pesquisas sobre exercícios e fatores ambientais nos Estados Unidos.
- Os estudos de John Holloszy na Universidade de Washington desempenharam papel importante no lançamento da era de pesquisas sobre bioquímica do exercício.
- Frank Booth foi fundamental na promoção das pesquisas sobre biologia molecular do exercício.
- O Copenhagen Muscle Research Center foi fundado por Bengt Saltin em 1994. Esse laboratório de pesquisas contribuiu de maneira significativa para a pesquisa em fisiologia do exercício.
- O European College of Sport Science foi fundado em 1995; essa importante organização profissional promove pesquisas em fisiologia do exercício e biomecânica.

Marcos na pesquisa em fisiologia do exercício – 2001 até o presente

A Figura 0.5 destaca o surgimento de diversas ferramentas de pesquisa importantes e descobertas no campo da fisiologia do exercício ocorridas ao longo dos primeiros 20 anos do século XXI. Por outro lado, o leitor deve observar aumento significativo no número de artigos científicos publicados nos últimos 19 anos (Fig. 0.6). Na verdade, o número de estudos científicos relacionados à prática do exercício físico anualmente publicados aumentou de 13.968 em 2000 para 60.949 artigos em 2021.

Nas seções precedentes, que descrevem marcos importantes na história da fisiologia do exercício, enfatizamos cientistas e organizações profissionais que contribuíram decisivamente para o avanço do campo. Nesta seção final, que descreve a evolução histórica da fisiologia do exercício, destacaremos os avanços ocorridos nas ferramentas de pesquisa e descreveremos os diversos achados experimentais importantes para a fisiologia do exercício que ocorreram nas últimas duas décadas. Começamos com uma discussão sobre os avanços nas ferramentas de pesquisa.

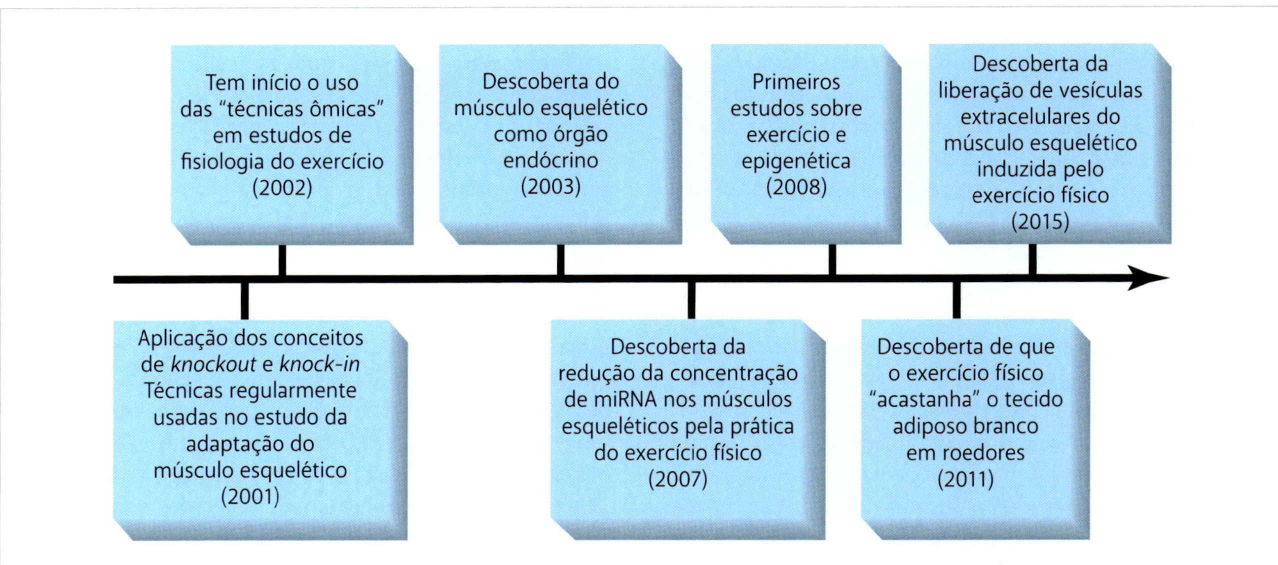

Figura 0.5 Marcos históricos selecionados para fisiologia do exercício, desde 2001 até o presente. Ver texto para mais detalhes.

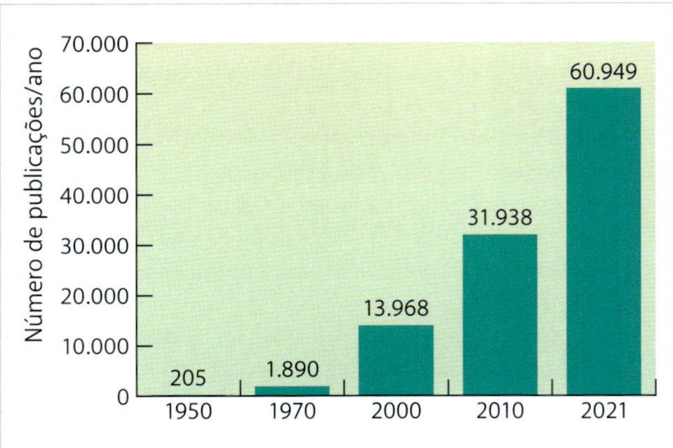

Figura 0.6 Ilustração do crescimento numérico das publicações científicas sobre fisiologia do exercício, desde 1950 até 2021.

Avanços nas ferramentas de pesquisa para a fisiologia do exercício. Nosso conhecimento sobre a fisiologia do exercício aumentou significativamente nas últimas duas décadas, em parte devido aos avanços nas tecnologias de pesquisa. Na verdade, são muitas as novas ferramentas de pesquisa atualmente disponíveis para que os fisiologistas do exercício possam estudar os efeitos da prática aguda e crônica do exercício físico nos tecidos e no corpo como um todo. Essas poderosas ferramentas de pesquisa têm sido empregadas tanto na abordagem reducionista como na abordagem integrativa ao estudo da fisiologia do exercício. A abordagem reducionista é um método experimental clássico em fisiologia; seu uso envolve o estudo de genes ou moléculas individuais, na busca de melhor compreensão das funções do corpo. Ou seja, esses estudos investigam o sistema orgânico dividindo-o em partes (p. ex., proteínas individuais) e determinando as conexões entre essas partes, para que se possa entender com maior profundidade o funcionamento do corpo. Muitos fisiologistas do exercício têm utilizado essa abordagem reducionista com sucesso, ao dissecarem os sistemas biológicos (p. ex., músculos esqueléticos) em suas partes constituintes (p. ex., proteínas), estudando cada parte isoladamente. Na realidade, carreiras científicas inteiras têm sido devotadas ao estudo de apenas um gene ou proteína, para entender sua função. Exemplificando, a técnica da experimentação reducionista tem sido utilizada com o objetivo de compreender a função e importância da proteína muscular, mioglobina. Esses estudos revelaram que, além de servir como reservatório de oxigênio, a mioglobina regula os níveis de óxido nítrico na fibra muscular (ver Cap. 10 para mais detalhes sobre a mioglobina).

Embora o uso da abordagem reducionista tenha resultado em progresso significativo, essa prática tem limitações para a nossa compreensão de como opera um sistema orgânico considerado em sua totalidade. Essa desvantagem demonstrada pela ciência reducionista fez que os pesquisadores recorressem a uma abordagem integrada ao estudo da fisiologia do exercício. Em resumo, a fisiologia integrativa do exercício é um método de pesquisa que busca ter uma visão mais abrangente do panorama geral de como o corpo funciona; para tanto, são estudadas as interações entre os componentes do corpo (p. ex., moléculas, células, tecidos e órgãos). Em suma, a fisiologia integrativa do exercício estabelece o modo de funcionamento do corpo juntando as peças, enquanto a biologia reducionista busca desmontá-las. Nas próximas seções, destacaremos várias ferramentas de pesquisa reducionistas, além de alguns métodos usados na fisiologia integrativa do exercício.

Técnicas de pesquisa usadas para estudar fisiologia do exercício: abordagem reducionista. A técnica de manipulação de genes no interior de fibras musculares esqueléticas é uma ferramenta poderosa para o estudo da fisiologia muscular. Embora a tecnologia que permitiu a adição ou remoção de genes de células de animais de laboratório tenha evoluído durante as décadas de 1980 e 1990, somente depois de iniciado o século XXI essas ferramentas oriundas da biologia molecular passaram a ser amplamente utilizadas em pesquisas em fisiologia do exercício. Aqui, cabe ressaltar que, graças a essas ferramentas poderosas, nas duas últimas décadas aumentou significativamente nossa compreensão de como proteínas específicas funcionam no músculo esquelético. Em seguida, o leitor terá uma breve visão geral e como o uso dessas ferramentas fez avançar nossa compreensão da fisiologia do exercício.

É evidente que nossa compreensão sobre o funcionamento do músculo esquelético aumentou bastante com o desenvolvimento de ferramentas genéticas.[2] Na verdade, esses métodos proporcionam as técnicas utilizadas no estudo das funções desempenhadas por determinada proteína nas fibras musculares. Como o leitor deve se lembrar, gene é um segmento de DNA localizado no núcleo celular; cada gene direciona a síntese de uma proteína específica (ver Cap. 2 para detalhes). Quase todos os genes operam em um nível estável, o que resulta em um nível constante e basal de produção de proteínas; esse fenômeno é conhecido como nível constitutivo da produção proteica. Portanto, os pesquisadores podem lançar mão das técnicas genéticas para a manipulação do nível constitutivo de proteínas (para cima ou para baixo) com o objetivo de determinar a importância de uma proteína específica no contexto do treinamento físico ou durante períodos de inatividade prolongada.

Para melhor entender como a ciência reducionista pode ser utilizada no estudo da fisiologia do exercício, vamos considerar como a diminuição na quantidade de uma proteína muscular específica pode fornecer informações sobre a função dessa proteína. O termo "nocaute genético" refere-se a uma técnica que promove a inativação de um gene específico (i.e., o gene é removido da célula). O resultado é que, após o "nocaute", as células afetadas não conseguem fabricar a proteína específica produzida por esse gene. Assim, a possibilidade de eliminar genes específicos no músculo esquelético proporcionou aos pesquisadores uma ferramenta poderosa que lhes permite determinar o que ocorre com o funcionamento de uma fibra muscular esquelética com a remoção de uma proteína específica; tais tipos de abordagens experimentais são comumente conhecidos como "experimentos de perda de função", e tais resultados trazem informações importantes sobre a função de proteínas musculares individualizadas (Fig. 0.7).

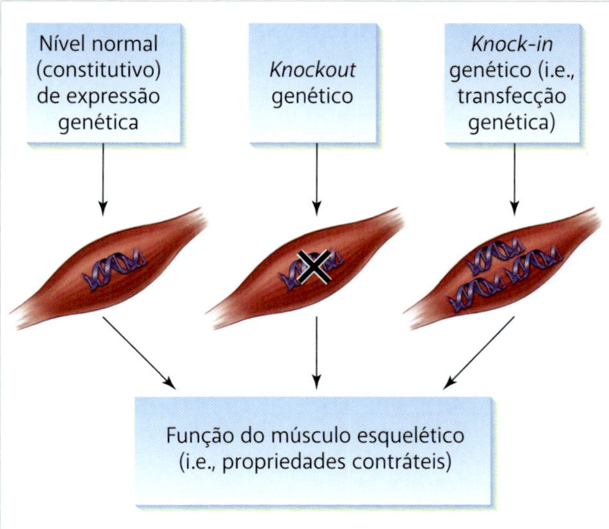

Figura 0.7 Ilustração do *knockout* e da transfecção (i.e., *knock-in*) de genes como ferramentas científicas para o estudo das funções de proteínas específicas nas fibras musculares esqueléticas.

Uma segunda ferramenta de pesquisa que também aumentou nossa compreensão sobre proteínas específicas é a transfecção genética. Resumidamente, a transfecção genética resulta na superexpressão de determinada proteína individualizada. O termo "superexpressão genética" refere-se à "ativação" de genes para que produzam maior quantidade de uma proteína específica; com frequência essa abordagem experimental é denominada "experimento de ganho de função". Uma das formas de promover a superexpressão genética nas células é fazer a transfecção de cópias extras do gene para o interior das células. Transfecção é o processo de inserção de genes específicos em células (o que geralmente é conhecido como *knock-in*); esse procedimento resulta em maior produção da proteína gerada por esse gene (Fig. 0.7). A possibilidade de transfectar genes para o músculo esquelético e de promover a superexpressão de proteínas específicas proporcionou aos pesquisadores em fisiologia do exercício outra ferramenta poderosa para que pudessem ter maior compreensão das funções de uma proteína muscular específica. Como exemplo, o treinamento físico aumenta a produção de numerosas proteínas nas fibras musculares treinadas. Tendo em vista que o treinamento físico aumenta a concentração de muitas proteínas no músculo esquelético, fica impossível determinar o papel desempenhado exclusivamente por cada uma dessas proteínas na melhora do desempenho muscular induzida pelo treinamento. Todavia, com o uso da técnica de transfecção genética, torna-se possível investigar o papel específico que determinada proteína individualizada desempenha no funcionamento do músculo.

Embora os experimentos de perda e ganho de função tenham aumentado significativamente nossa compreensão dos papéis desempenhados pelas proteínas individualizadas nas fibras musculares, também há necessidade de realizar estudos que examinem mudanças globais nos genes e nas proteínas, para que tenhamos uma compreensão completa das adaptações induzidas pelo exercício nos músculos esqueléticos. Nas últimas duas décadas, os avanços tecnológicos levaram ao desenvolvimento de ferramentas experimentais que se revelaram capazes de medir as mudanças globais em muitas moléculas biológicas diferentes (p. ex., proteínas) que ocorrem durante a prática do treinamento físico. Coletivamente, essas poderosas ferramentas são chamadas de "ômicas"; elas serão discutidas no próximo segmento.

Ferramentas de pesquisa usadas para estudar fisiologia do exercício: o surgimento das "ômicas". O Projeto Genoma Humano foi concluído em 2003. Essa grande pesquisa envolveu toda uma equipe internacional de cientistas, cuja tarefa principal consistia em mapear e sequenciar todos os genes do corpo, conhecidos coletivamente como genoma. Essa tarefa foi cumprida com sucesso. Os pesquisadores atribuem ao Projeto Genoma Humano o estímulo para o desenvolvimento de técnicas poderosas que permitem a realização de medições globais de importantes moléculas biológicas na célula. Na verdade, atualmente esses avanços tecnológicos possibilitam aos pesquisadores a realização de medições em larga escala de moléculas intracelulares – essas técnicas são conhecidas coletivamente como "ômicas". Vamos discutir com mais detalhes a importância da tecnologia ômica nas pesquisas em fisiologia do exercício.

Nas ciências biológicas, os campos de estudo que terminam com o sufixo *-ômica* são ramos da biotecnologia que analisam os níveis e funções das moléculas biológicas. Genômica, transcriptômica, proteômica e metabolômica, por exemplo, são técnicas ômicas utilizadas no estudo dos genes, RNA mensageiro (mRNA), proteínas e metabólitos, respectivamente (Fig. 0.8). Essas poderosas ferramentas são medidas globais de uma classe específica de moléculas biológicas. Como exemplo, a genômica estuda a estrutura e a função de todos os genes do corpo; aqui, é importante recordar que um gene é responsável por produzir uma molécula de mRNA que, por sua vez, promove a síntese de uma proteína específica. Transcriptômica é o estudo de todas as moléculas de mRNA em uma célula. A proteômica investiga as concentrações e funções de todas as proteínas contidas uma célula. Por fim, metabolômica é a ciência que estuda o grau de abundância de metabólitos específicos (metabólitos são produtos do metabolismo) em células ou líquidos corporais. Globalmente, o objetivo das ciências ômicas é identificar e quantificar todas as moléculas biológicas envolvidas na estrutura e função de uma célula. Embora a genômica tenha se transformado em uma ferramenta de pesquisa em fisiologia do exercício já no final da década de 1990, nesse campo a aplicação generalizada das técnicas ômicas nas pesquisas não aconteceu senão por volta de 2002 e depois (Fig. 0.5). A seguir, o leitor terá alguns exemplos de aplicação da genômica, da transcriptômica, da proteômica e da metabolômica à fisiologia do exercício. Começaremos com um exemplo de como melhorar nossa compreensão das diferenças entre indivíduos em suas respostas ao treinamento de exercícios de resistência com a aplicação da genômica.

É do conhecimento geral que, dependendo do indivíduo, são observadas diferenças na magnitude dos aumentos induzidos pelo treinamento de resistência na potência aeró-

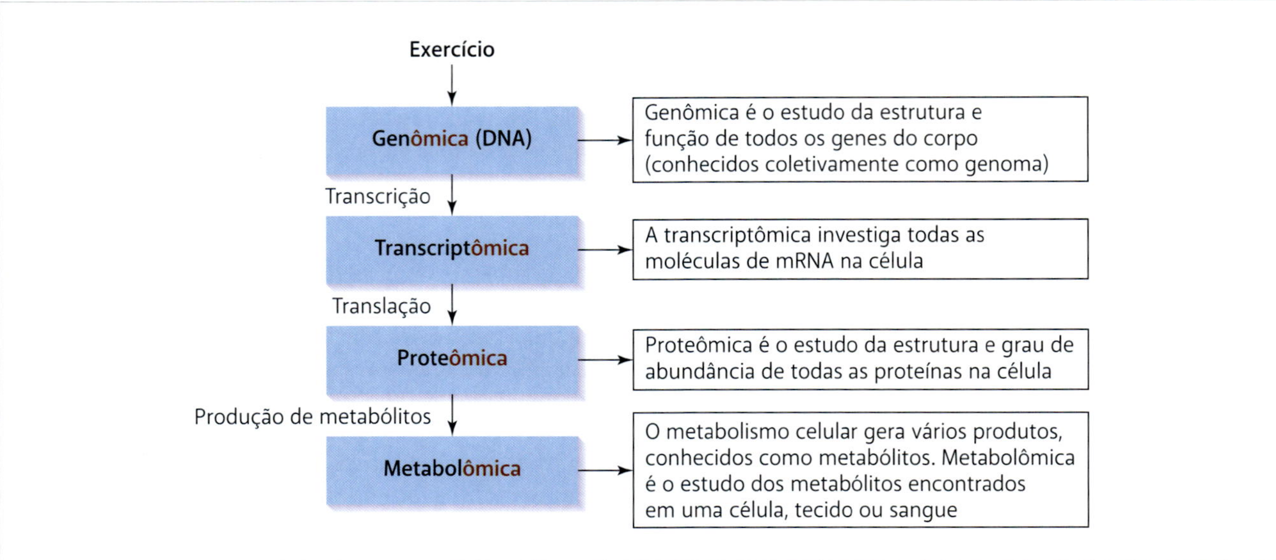

Figura 0.8 Ilustração de pesquisa "ômica" aplicada à fisiologia do exercício. Ver texto para mais detalhes.

bia máxima ($\dot{V}O_{2máx}$). Durante décadas, não se tinha ideia de qual mecanismo poderia explicar essas diferenças na treinabilidade. No entanto, atualmente esse mistério foi resolvido, pois estudos de genômica do exercício revelaram que a melhora induzida pelo treinamento no $\dot{V}O_{2máx}$ é influenciada por vários genes.[18] Em particular, esses estudos de genômica demonstraram que o fator hereditariedade é responsável por 47% da variabilidade nas respostas ao treinamento entre indivíduos. Esses estudos seminais serão discutidos em detalhes no Cap. 13.

Conforme já foi definido, transcriptômica é o estudo de todo o mRNA na célula. Sabe-se que uma sessão isolada de exercício ativa vários genes, resultando em aumentos da expressão gênica e da produção de mRNA, o que se traduz em novas proteínas (Fig. 0.8). Aplicando a transcriptômica, hoje em dia os pesquisadores podem medir a expressão genética global no músculo esquelético (ou em outros tecidos) em seguida a uma sessão de exercícios. Exemplificando, recentemente os investigadores estudaram o efeito do exercício de velocidade (i.e., 30 segundos de exercício máximo) na expressão genética global no músculo esquelético humano.[17] Esse estudo revela que, no total, 471 genes sofrem regulação positiva em seguida a uma sessão de treinamento com exercícios de velocidade; esses achados proporcionam informações importantes sobre quais genes são ativados em resposta ao treinamento com exercícios de velocidade.

Embora os aumentos no mRNA muscular induzidos pelo exercício estejam ligados a um subsequente aumento na tradução (i.e., a síntese de proteína), a presença de níveis elevados de mRNA nem sempre constituem um preditor preciso do volume de síntese proteica que ocorre. Assim, passa a ser necessário que o pesquisador meça a concentração de uma proteína muscular específica, para que possa determinar quais são as proteínas que aumentam no músculo pós-treinamento físico. Mais uma vez, proteômica é a ciência que estuda a estrutura e a abundância de proteínas em uma célula. Os pesquisadores podem usar a proteômica na investigação dos efeitos do treinamento físico nas mudanças globais que ocorrem nas proteínas do músculo esquelético. Pesquisadores que estudam os exercícios físicos, por exemplo, examinaram recentemente o impacto de 10 dias de treinamento com exercícios de resistência na concentração de proteínas nos músculos esqueléticos; esse estudo revelou que o treinamento físico altera a concentração de mais de 90 proteínas musculares diferentes.[19] Esses achados nos oferecem informações importantes sobre os modos de adaptação dos músculos esqueléticos ao treinamento com exercícios de resistência. Estudos de exercícios com o uso de técnicas da proteômica também podem fornecer informações sobre as mudanças fisiológicas que acontecem nos músculos esqueléticos em resposta a diferentes tipos de treinamento físico (p. ex., treinamento de força *versus* treinamento de resistência).

Por fim, a metabolômica é outra ferramenta "ômica" usada em estudos em fisiologia do exercício para a medição de mudanças globais em metabólitos localizados nas células ou nos líquidos corporais. Recentemente, pesquisadores recorreram à metabolômica para determinar quais metabólitos aumentam ou diminuem no sangue em seguida a uma sessão de exercícios exaustivos. É digno de nota que esse estudo demonstrou aumento ou diminuição de mais de 9.800 metabólitos no sangue depois do exercício físico.[4] Os tipos de metabólitos alterados depois do exercício pertencem a uma ampla gama de moléculas, algumas delas envolvidas no fornecimento de combustíveis para o corpo, enquanto outras estão envolvidas na resposta imunológica, prevenção de inflamações, reparo de tecidos lesionados e regulação do apetite. Convém considerar que os estudos de metabolômica do exercício podem fornecer informações relevantes sobre as respostas fisiológicas ao exercício, além de informar sobre os benefícios potenciais resultantes da prática de diferentes tipos de exercício físico, tanto para indivíduos saudáveis como para pessoas enfermas.

Em resumo, para podermos entender integralmente o impacto do exercício físico no músculo esquelético e em outros tecidos, devem ser feitos estudos "multiômicos" em grande escala, para que fiquem evidenciadas as alterações genômicas, transcriptômicas, proteômicas e metabolômicas que acontecem com a prática de diferentes tipos de treinamento físico. Esses estudos irão gerar enormes quantidades de dados que serão analisados com a aplicação de técnicas de bioinformática. Especificamente, bioinformática é a ciência de coletar e analisar dados biológicos complexos gerados pelas diversas tecnologias de pesquisa. Além das investigações ômicas, serão necessários mais estudos convencionais sobre proteínas individualizadas com o uso das técnicas de *knock-in* e *knock-out* de genes (i.e., estudos reducionistas), para que se possa determinar o impacto causado por proteínas individualizadas nas adaptações induzidas pelo exercício nos músculos esqueléticos e em outros tecidos. Em conjunto, estudos reducionistas e integrativos sobre fisiologia do exercício continuarão a ampliar nosso conhecimento sobre os mecanismos responsáveis pelos benefícios para a saúde e para o desempenho resultantes da prática do exercício físico. Assim, o leitor deve ficar atento! Para mais detalhes sobre o uso das "ômicas" e de outras técnicas genéticas para o estudo da fisiologia do exercício, ver Hoffman (2017) e Zierath e Walberg-Henriksson (2015) nas "Sugestões de leitura".

Novas descobertas de pesquisa em fisiologia do exercício (2001 até o presente). Nas duas últimas décadas, ocorreram numerosos avanços importantes nas pesquisas (Fig. 0.5). Nesta seção, discutiremos cinco descobertas inovadoras para a fisiologia do exercício: (1) O músculo esquelético é um órgão endócrino; (2) O exercício físico estimula a produção de microRNA no músculo esquelético; (3) O treinamento físico promove alterações epigenéticas no músculo esquelético; (4) O treinamento com exercícios de resistência resulta em um "acastanhamento" das células de gordura branca; e (5) O exercício físico promove a liberação de vesículas extracelulares. Vamos começar com uma breve discussão sobre uma descoberta singular: o músculo esquelético é um órgão endócrino.

Em 2003, Bente Pedersen e seus colaboradores descobriram que o músculo esquelético é um órgão endócrino.[16] Essa importante pesquisa revelou que a contração dos músculos esqueléticos libera peptídeos (i.e., cadeias de aminoácidos) na circulação; esses "hormônios" circulantes liberados pelos músculos são chamados de "miocinas". Após sua liberação pela fibra muscular em contração, as miocinas ingressam na circulação e transitam por todo o corpo, provocando mudanças em vários tecidos. O fato de que o músculo esquelético produz e libera miocinas propicia uma nova compreensão de como acontece a comunicação dos músculos esqueléticos com outros órgãos, como o tecido adiposo (i.e., as células de gordura), ossos, fígado, pâncreas e cérebro.[11] A pesquisa sobre miocinas tem avançado rapidamente; certamente esse novo conhecimento ampliará significativamente nossa compreensão sobre a promoção da boa saúde com a prática do exercício muscular.

MicroRNA (abreviado como miRNA) é uma pequena molécula de RNA que regula a expressão genética, ligando-se ao RNA mensageiro e impedindo a produção de uma proteína específica. Embora o miRNA tenha sido descoberto em 1993, essas moléculas só foram reconhecidas como reguladores biológicos importantes no músculo esquelético no início dos anos 2000. Em 2007, os pesquisadores fizeram uma descoberta muito importante: músculos esqueléticos sobrecarregados (i.e., em treinamento com exercícios de força) promovem a diminuição nos níveis de dois miRNA específicos nas fibras musculares esqueléticas.[15] Essa descoberta sugere que as alterações nos níveis de miRNA podem desempenhar um papel fundamental na adaptação do músculo esquelético em resposta ao treinamento físico.[13,14] As pesquisas no interessante campo das alterações induzidas pelo exercício nos miRNA continuam, e ainda há muito mais a ser aprendido com relação a esse importante tópico.

Epigenética é um campo novo e em rápido desenvolvimento que investiga as mudanças na função dos genes, sem haver alterações na sequência de DNA do gene. Um exemplo de mecanismo que pode promover uma alteração epigenética é a metilação do DNA (i.e., a adição de um grupo metil [CH_3] ao DNA); essa modificação do DNA resultará em mudança na expressão genética. Em 2008 foi descoberto que o exercício físico promove mudanças epigenéticas nos tecidos. A partir dessa descoberta, vários estudos subsequentes confirmaram que a prática regular do exercício muscular resulta em mudanças epigenéticas em diversos tecidos; essas mudanças podem ser transmitidas aos descendentes de indivíduos treinados.[8] Nesse ponto, cabe ressaltar que várias das alterações epigenéticas induzidas pelo exercício físico nos tecidos corporais provavelmente contribuem para os benefícios para a saúde resultantes da prática do exercício. Os futuros estudos sobre esse campo em expansão certamente fornecerão mais informações sobre como diferentes modos e doses de exercício físico (i.e., intensidade, frequência e duração) promovem essas mudanças epigenéticas no nosso corpo.

Outra descoberta importante é que a prática de exercícios de resistência modifica a estrutura e a função das células de gordura branca, com melhora da saúde geral. Embora há muito tempo seja do conhecimento geral que a prática regular do treinamento físico promove adaptações no tecido adiposo branco, inclusive com diminuição no volume das células de gordura, várias pesquisas revelaram que as mudanças induzidas pelo exercício nas células de gordura branca desempenham papel importante nos ganhos para a saúde decorrentes dessa atividade. A seguir, faremos um breve resumo desse novo e empolgante campo de pesquisa em fisiologia do exercício.

O tecido adiposo (i.e., gordura) em seres humanos e em outros mamíferos consiste em dois tipos principais de células: (1) células de gordura branca e (2) células de gordura marrom.[20] Esses tipos de células de gordura diferem tanto na aparência como na função. As funções primárias do tecido adiposo branco são o armazenamento de energia e a produção de hormônios. As células de gordura branca estão situadas em vários locais do corpo e em grandes depósitos subcutâneos (i.e., adipócitos subcutâneos) e na cavidade abdominal (i.e., adipócitos viscerais).[20] Ao contrário das células de gordura branca, o tecido adiposo marrom pode ser encontrado apenas em poucos locais do corpo adulto (p. ex., pescoço, ao redor das omoplatas, rins). Em termos funcionais, a gordura marrom difere de várias maneiras da gordura branca. Em primeiro lugar, a aparência acastanhada da gordura marrom se deve ao grande número de mitocôndrias (organelas celulares responsáveis pela produção aeróbia de ATP); essas mitocôndrias são singulares e queimam calorias para a produção de calor. Além disso, em comparação com as células de gordura branca, o tecido adiposo marrom armazena quantidades limitadas de energia (i.e., triglicerídeos). É preciso saber que, nas pessoas que possuem níveis significativos de tecido adiposo marrom, há menor risco de diabetes tipo 2 e doenças cardíacas.[3] Também vale ressaltar a descoberta de que o treinamento com exercícios de resistência em roedores resulta em um "acastanhamento" das células de gordura branca; ou seja, as células de gordura branca começam a assumir as características funcionais das células de gordura marrom. Grande parte dessa pesquisa foi orientada pela Dra. Laurie Goodyear na Universidade de Harvard (Fig. 0.9). Investigações da Dra. Goodyear e seus colaboradores revelaram que as alterações induzidas pelo exercício físico nas células de gordura branca são resultantes de aumentos no volume mitocondrial e de outras proteínas envolvidas no metabolismo energético. Essa conversão de células de gordura branca em gordura marrom em animais é importante, porque a presença de maior volume de tecido adiposo marrom está associada a maior gasto energético em repouso e a melhoras no controle da glicemia. Assim, essas alterações induzidas pelo exercício nas células de gordura branca podem na verdade ser um mecanismo importante para a melhora da saúde e redução do risco de doenças cardiometabólicas, em decorrência do treinamento com exercícios de resistência.[3,20,23] Embora já se saiba que a prática do exercício físico resulta no acastanhamento da gordura branca em roedores, pesquisas semelhantes realizadas com voluntários humanos forneceram resultados inconsistentes. Assim, é muito importante que mais estudos sejam realizados com o objetivo de determinar se as alterações induzidas pelo exercício no tecido adiposo branco (que ocorrem em animais) também ocorrem efetivamente em humanos. Para mais detalhes sobre este interessante tópico, ver Vidal e Stanford (2020) nas "Sugestões de leitura".

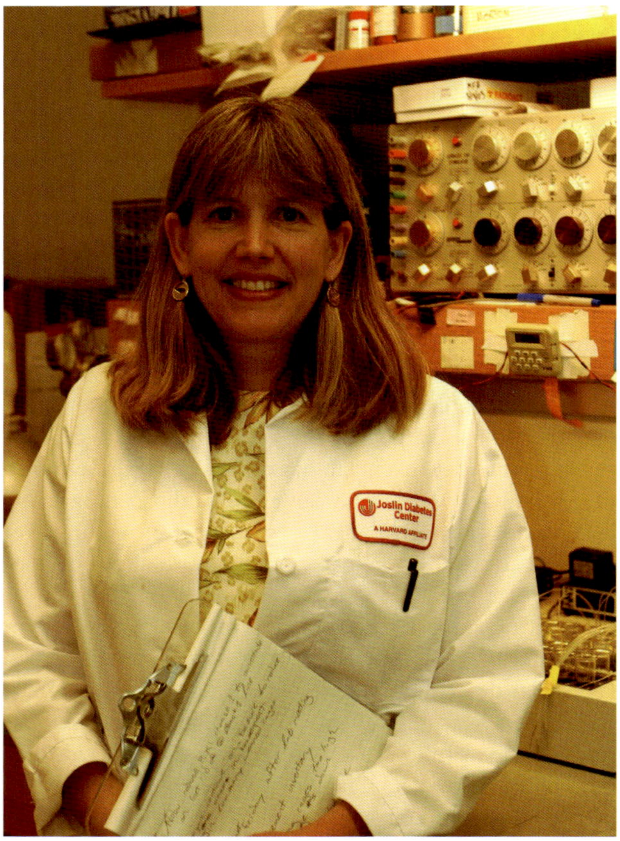

Figura 0.9 A Dra. Laurie Goodyear é professora de medicina na Harvard University. A Dra. Goodyear é líder em pesquisas que investigam o impacto do treinamento de exercícios de resistência nas células de gordura.

Dra. Laurie Goodyear

Finalmente, outra descoberta importante, que também aconteceu nas últimas duas décadas, é que a prática do exercício físico promove a liberação de vesículas extracelulares do músculo esquelético (Fig. 0.5). Essa descoberta fundamental provocou uma onda de entusiasmo entre os fisiologistas do exercício. Eis o que aconteceu. **Vesículas extracelulares** (VE) são vesículas delimitadas por membrana (i.e., pequenos sacos) que podem transportar moléculas importantes dos músculos esqueléticos para outras células.[19] Em particular, as VE surgiram como mecanismo potencial que poderia explicar como os efeitos benéficos derivados do exercício muscular são transmitidos dos músculos para os demais tecidos do corpo (p. ex., cérebro, fígado etc.).[22] Essas VE proporcionam uma forma de comunicação intercelular, transferindo carga funcional (i.e., proteínas e mRNA) das fibras musculares esqueléticas para outras células; a descoberta dessa forma de comunicação intercelular ampliou nossa compreensão sobre o modo de comunicação do músculo esquelético com outros órgãos.[22] Esse tipo de comunicação celular é discutido no Cap. 2 e também nos Caps. 13 e 14. Para mais detalhes sobre este tópico, ver Vechetti et al. (2021) nas "Sugestões de leitura".

Em resumo

- Estudos em ratos que usaram reprodução selecionada criaram animais com diferenças genéticas na capacidade aeróbia intrínseca. Esse estudo forneceu informações importantes sobre os fatores que limitam o desempenho em exercícios de resistência.
- Durante as duas primeiras décadas do século XXI, as aplicações de pesquisa com uso da transfecção genética e de animais *knock-out* se tornaram comuns no campo da fisiologia do exercício; esses estudos fornecem informações importantes sobre o papel que proteínas específicas desempenham no músculo esquelético e em outros tecidos.
- Em 2003, Bente Pedersen e colaboradores descobriram que o músculo esquelético é um órgão endócrino; esse importante estudo proporciona as primeiras pistas sobre o modo como os músculos esqueléticos exercitados se comunicam com outros sistemas orgânicos do corpo.

- Em 2007, foi descoberto que o exercício físico diminui o miRNA específico do músculo; essa importante observação fornece informações importantes sobre os modos de adaptação dos músculos esqueléticos em resposta ao treinamento físico.
- Em 2008, foram publicados os primeiros estudos sobre exercício físico e epigenética; esses importantes estudos revelaram que o exercício muscular promove mudanças epigenéticas em vários tecidos; essas mudanças podem ser transmitidas aos descendentes de indivíduos treinados com exercícios físicos.
- Em 2011, foi publicado o primeiro estudo a demonstrar que o treinamento com exercícios de resistência promove o acastanhamento do tecido adiposo branco; essa relevante pesquisa sugere que as mudanças induzidas pelo exercício físico no tecido adiposo branco podem fazer parte de um mecanismo pelo qual o exercício melhora a saúde metabólica de todo o corpo.
- A descoberta de que a prática do exercício físico resulta na liberação de vesículas extracelulares pelos músculos esqueléticos surgiu como um mecanismo potencial que poderia explicar como os efeitos benéficos derivados do exercício muscular são transmitidos dos músculos para os demais tecidos do corpo.

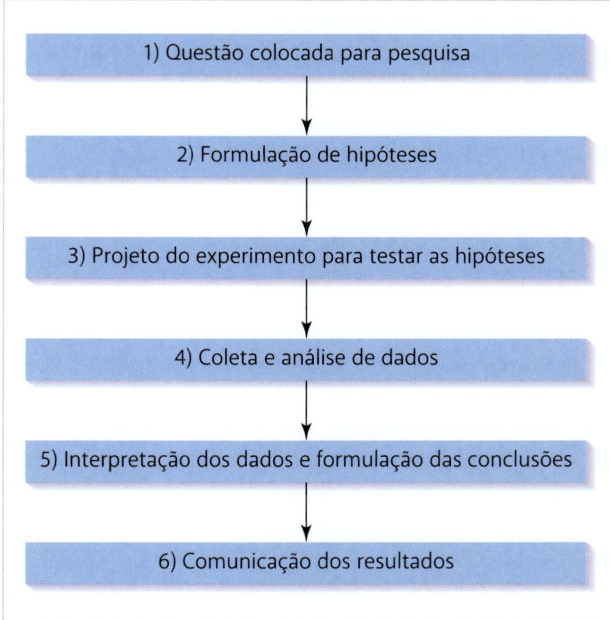

Figura 0.10 Etapas envolvidas no método científico. Ver texto para mais detalhes.

Pesquisa em fisiologia do exercício: o caminho para novos conhecimentos

Pesquisa é a investigação sistemática de um problema específico; a pesquisa em fisiologia do exercício envolve o estudo científico dos efeitos do exercício agudo e/ou crônico no corpo. As próximas seções apresentam o método científico, descrevem vários tipos de pesquisa em fisiologia do exercício e discutem a importância do rigor na pesquisa.

O método científico

O método científico é uma abordagem sistemática usada por pesquisadores para testar hipóteses e, obviamente, proporcionar novos conhecimentos científicos. Resumidamente, o método científico envolve um processo de seis etapas que se inicia com a concepção de uma questão de pesquisa e termina com a publicação dos resultados da pesquisa (Fig. 0.10):

1. Estabelecimento da questão da pesquisa. A pesquisa é projetada para responder perguntas; assim, todos os estudos científicos têm início com uma questão científica. Exemplificando, uma das primeiras perguntas feitas pelos fisiologistas do exercício foi: "O que acontece com a frequência cardíaca de um indivíduo diante do aumento da intensidade do exercício físico?".

2. Elaboração de uma hipótese. A segunda etapa fundamental no método científico é a elaboração de uma hipótese de pesquisa. Uma hipótese é simplesmente a resposta prevista para uma pergunta científica. Para a elaboração de uma hipótese de pesquisa informada, normalmente o pesquisador faz um estudo preliminar, para adquirir conhecimento sobre a questão de pesquisa que pretende responder. Esse conhecimento extra é utilizado na formulação da hipótese de pesquisa. Assim, basicamente uma hipótese é um "palpite fundamentado" sobre a resposta a uma questão científica. Como exemplo, vamos considerar o processo de elaboração de uma hipótese de pesquisa para responder à pergunta anterior: "O que acontece com a frequência cardíaca de um indivíduo diante do aumento da intensidade do exercício físico?". Nesse caso, o pesquisador começaria registrando a frequência cardíaca em repouso em um pequeno número de voluntários e, em seguida, mediria a frequência cardíaca nos mesmos indivíduos durante exercícios de intensidades variadas (p. ex., exercícios de baixa, moderada e alta intensidade). Depois de obtida essa noção preliminar sobre a resposta da frequência cardíaca ao exercício físico, o pesquisador formula uma hipótese (p. ex., "a frequência cardíaca aumenta em função da intensidade do exercício físico").

3. Modelagem de um experimento para testar a hipótese da pesquisa. Uma hipótese científica pode ser testada por um experimento bem planejado. Os projetos experimentais podem ser simples ou complicados, dependendo da complexidade da hipótese a ser testada. É importante ressaltar que uma hipótese científica só pode ser rigorosamente testada por um projeto experimental preciso que incorpore os grupos experimentais apropriados (p. ex., grupos-controle e experimental), um tamanho de amostra adequado (p. ex., o número de voluntários por grupo) e a seleção das variáveis dependentes corretas (p. ex., medições fisiológicas registradas).

4. Coleta e análise dos dados. Projetado o experimento, o próximo passo consiste na coleta e análise dos dados experimentais. A coleta cuidadosa de dados e a análise estatística dos resultados são etapas importantes e necessárias para a hipótese científica ser testada.

5. Interpretação dos resultados e formulação das conclusões. Uma interpretação cuidadosa dos dados científicos permitirá ao pesquisador decidir se os resultados do estudo apoiam ou rejeitam a hipótese testada.

6. Comunicação dos resultados da pesquisa. A pesquisa científica só resultará em benefícios se os resultados forem disponibilizados para o público. Os resultados dos estudos de pesquisa são transmitidos a outros cientistas e ao público em geral por meio de publicação em um periódico científico que seja revisado por pares. O processo de revisão científica por pares se inicia com a avaliação do estudo de pesquisa por dois ou mais cientistas qualificados. Após uma avaliação cuidadosa, esses "revisores" decidem aceitar ou rejeitar o estudo científico para publicação, com base em vários critérios, como a importância da hipótese testada, o rigor da abordagem experimental (p. ex., modelo experimental robusto, metodologia adequada, análise e interpretação dos dados adequadas) e clareza da redação.

As revistas científicas desempenham um papel essencial no avanço da ciência; contamos com grande número de revistas ligadas à fisiologia do exercício. As próximas seções deste capítulo fornecerão detalhes sobre os diferentes tipos de periódicos científicos, bem como informações sobre como ler e interpretar os estudos publicados nesses periódicos.

Classes de modelos de pesquisa

Embora existam vários tipos de projetos de pesquisa, em geral as estratégias de pesquisa se enquadram em uma de duas categorias: (1) pesquisa não experimental e (2) pesquisa experimental. Os segmentos seguintes apresentam essas categorias de design de pesquisa.

Pesquisa não experimental. A **pesquisa não experimental** não envolve a manipulação de variáveis experimentais, portanto essas investigações frequentemente são estudos descritivos, estudos de caso ou investigações correlacionais. Pesquisadores realizam pesquisas descritivas com o objetivo de identificar diferentes características biológicas ou eventos fisiológicos. Um exemplo de estudo descritivo em fisiologia do exercício é uma investigação que se propõe examinar a mudança na frequência cardíaca em repouso depois de um programa de treinamento com exercícios de resistência de 20 semanas. Outro exemplo de pesquisa descritiva é aquele estudo que descreve a composição corporal (i.e., % de gordura corporal) de um grupo de corredores fundistas de elite. Como o nome indica, a pesquisa descritiva simplesmente descreve fenômenos biológicos (ou características biológicas), sem explicar por que eles ocorrem.

Outro exemplo de pesquisa não experimental é o estudo de caso. Um **estudo de caso** é o estudo intensivo de um indivíduo. Por exemplo, em fisiologia do exercício, um estudo de caso pode relatar as mudanças fisiológicas em determinado atleta campeão ao longo de vários anos de treinamento físico.

Por fim, estudos correlacionais são outro exemplo de estudos de pesquisa não experimentais. Eles descrevem a relação entre duas variáveis; com frequência, essa relação é representada por um coeficiente de correlação. Coeficiente de correlação é uma medida estatística da extensão em que mudanças em uma variável prognosticam matematicamente mudanças correspondentes de outra variável. Os coeficientes de correlação são expressos como valores entre +1 e –1; um coeficiente de correlação de +1 significa uma correlação positiva perfeita entre duas variáveis, enquanto um coeficiente de correlação de –1 indica uma correlação negativa perfeita. Embora a detecção de um alto coeficiente de correlação sugira a existência de uma forte relação entre duas variáveis, um coeficiente de correlação numericamente alto (p. ex., um coeficiente de correlação de +1) não é prova de causa e efeito entre as duas variáveis. Em outras palavras, correlação não significa necessariamente causalidade.

Pesquisa experimental. A **pesquisa experimental** envolve a manipulação de variáveis experimentais. Estudos experimentais cuidadosamente planejados têm o potencial de explicar causa e efeito; portanto, tais estudos podem descobrir o(s) mecanismo(s) responsável(is) pelas mudanças na função biológica. Um projeto de pesquisa experimental simples poderia envolver a comparação de um grupo de controle (que não recebe um tratamento experimental) com um grupo experimental (que recebe um tratamento experimental). Os grupos-controle são importantes para a pesquisa experimental porque esse grupo serve de referência para determinar o efeito do tratamento no grupo experimental. Portanto, o grupo de controle assegura que as mudanças no grupo experimental sejam decorrentes do tratamento e não de outros fatores (p. ex., envelhecimento ou estação do ano).

Como já mencionamos, a pesquisa experimental difere da pesquisa não experimental porque os projetos de pesquisa experimental envolvem manipulação de variáveis. Especificamente, os estudos experimentais contêm variáveis independentes e dependentes. Variável independente é uma variável manipulada pelo investigador, enquanto variável dependente é a variável que muda em resposta à variável independente. Por exemplo, em um estudo projetado para determinar o impacto da intensidade do exercício na frequência cardíaca, "intensidade do exercício" é a variável independente (i.e., variável manipulada) e "frequência cardíaca" é a variável dependente (i.e., variável que muda em função da variável independente).

Além de dividir a pesquisa em duas classes gerais determinadas pelo modelo de pesquisa, o estudo pode ser dividido em categorias adicionais, com base em: (1) o local de realização do estudo (campo ou laboratório) e (2) os objetivos da pesquisa (básica e aplicada).

Pesquisa de campo e pesquisa laboratorial

A pesquisa pode ser feita em vários locais, dependendo dos objetivos e do tipo de pesquisa. Na medicina, por exemplo, em geral a pesquisa clínica é feita em ambiente hospitalar. Contudo, na fisiologia do exercício, as pesquisas realizadas são, na maioria das vezes, conduzidas no laboratório de fisiologia do exercício ou em ambiente de campo. Os segmentos a seguir constituem uma breve introdução à pesquisa laboratorial e de campo.

Pesquisa laboratorial. Como o nome indica, a pesquisa laboratorial envolve a coleta de dados em um ambiente de laboratório. Esse tipo de estudo pode consistir em experimentos em seres humanos e/ou animais, e os exercícios físicos podem ser realizados com o uso de diversas modalidades, como a corrida em esteira, cicloergômetro e/ou levantamento de peso. Os experimentos laboratoriais oferecem diversas vantagens não presentes nas pesquisas de campo. Em comparação com as pesquisas de campo, por exemplo, em geral os experimentos laboratoriais envolvem protocolos experimentais mais invasivos (p. ex., coleta de sangue ou biópsia muscular). Além disso, e ainda em comparação com os estudos de campo, os experimentos laboratoriais têm a vantagem de serem realizados em ambiente controlado (p. ex., condições ambientais, como a temperatura ambiente e a umidade relativa). Por outro lado, os experimentos laboratoriais frequentemente se valem de ensaios bioquímicos, com o uso de amostras de tecido; obviamente, apenas no laboratório será possível realizar tais tipos de medição.

Pesquisa de campo. Os experimentos de campo são conduzidos em uma arena esportiva coberta ou ao ar livre. As pesquisas de campo oferecem aos pesquisadores a oportunidade de registrar medidas fisiológicas (p. ex., frequência cardíaca e/ou temperatura corporal) durante uma competição atlética "real" ou simulada. Em comparação com os experimentos laboratoriais, uma vantagem evidente dos experimentos de campo é que tais estudos proporcionam aos pesquisadores a oportunidade de coletar dados fisiológicos no "mundo real" da competição atlética. Como já foi mencionado, as pesquisas de campo também têm desvantagens, como condições ambientais não controladas durante o experimento e limitações nos tipos de medições fisiológicas que podem ser feitas.

Pesquisa básica e pesquisa aplicada

Dependendo do objetivo da investigação, frequentemente os estudos de pesquisa são classificados em dois grupos: pesquisa básica e pesquisa aplicada.

Pesquisa básica. O objetivo da **pesquisa básica** é gerar novos conhecimentos em um campo específico de estudo; com frequência a pesquisa básica é realizada sem que os pesquisadores tenham conhecimento de como suas descobertas serão aplicadas no mundo real. Nas ciências da vida, a pesquisa básica se refere ao estudo sistemático de tópicos fundamentais da biologia; esses estudos fornecem novas informações sobre o funcionamento de células, tecidos e sistemas do organismo. As pesquisas básicas em fisiologia do exercício revelaram muitos dos mecanismos responsáveis pelas adaptações induzidas pelo exercício nos músculos cardíacos e esqueléticos. Como já tinha sido mencionado, em muitos casos a aplicação prática dos resultados de uma pesquisa básica permanecerá obscura por longos períodos depois da publicação dos resultados. Mas os estudos de pesquisa básica são vitais, por proporcionarem a base para futuras pesquisas aplicadas que poderão resultar em avanços no desempenho/melhoras na saúde humana e no tratamento de doenças.

Pesquisa aplicada. Todo estudo que tenha por objetivo a solução de problemas práticos é classificado como **pesquisa aplicada**. Um estudo aplicado em fisiologia do exercício, por exemplo, pode ser uma investigação que determina a eficácia de vários programas de treinamento de força diferentes na melhora da força muscular. Também nesses casos, frequentemente o conhecimento gerado pelas descobertas de pesquisas básicas forma a base para a realização de pesquisas aplicadas, que levarão à conversão dos resultados das pesquisas em aplicações práticas.

O termo "pesquisa translacional" surgiu como um subtipo específico da pesquisa aplicada. Em particular, **pesquisa translacional** se refere a uma categoria de pesquisa aplicada que lança mão dos resultados de pesquisas básicas para a criação de novas terapias para o tratamento de doenças e/ou melhora da saúde humana. A pesquisa translacional é conhecida também como às vezes é chamada de aplicação de pesquisa "do laboratório ao leito do paciente". Esta última denominação pode ser explicada da seguinte forma. Neste contexto, "laboratório" se refere à pesquisa básica laboratorial, enquanto "ao leito do paciente" se refere ao tratamento de doenças em pacientes. Assim, a expressão "do laboratório ao leito" descreve a aplicação clínica do conhecimento obtido com a pesquisa básica laboratorial, que conduz à pesquisa translacional, o que leva a novas terapias que objetivam melhorar a saúde humana. A aplicação translacional de resultados de pesquisas com o objetivo de desenvolver terapias para tratamento de doenças é frequentemente chamada de "prática baseada em evidências". Em particular, no campo da medicina a **prática baseada em evidências** é o processo que envolve a avaliação de todas as evidências de pesquisa disponíveis para a tomada de uma decisão informada sobre a forma mais apropriada de tratar doenças. A prática baseada em evidências também pode ser aplicada à fisiologia do exercício. O leitor deve consultar o quadro "Aplicação clínica 0.1" para uma discussão sobre os caminhos percorridos pelas pesquisas básica e translacional em fisiologia do exercício até a prática baseada em evidências.

Aplicações clínicas 0.1

A pesquisa em fisiologia do exercício leva à prática baseada em evidências

Conforme já tivemos a oportunidade de discutir, na medicina a prática baseada em evidências descreve o processo de avaliação das evidências obtidas em pesquisas com experimentos bem planejados, com o objetivo de tomar decisões informadas acerca do tratamento mais adequado para os pacientes. Mais especificamente, a aplicação da prática baseada em evidências na medicina envolve uma cuidadosa revisão da literatura científica, com inclusão de pesquisas básicas e translacionais, para que os pesquisadores possam determinar se uma terapia clínica específica é tratamento eficaz para determinada enfermidade.

Um exemplo da contribuição das pesquisas em fisiologia do exercício para a prática médica baseada em evidências é a inclusão do treinamento físico em programas de reabilitação cardíaca. A reabilitação cardíaca é um programa de tratamento clínico para atendimento de pacientes que padecem de várias formas de doenças cardíacas – por exemplo, pacientes que sofreram infarto e/ou que passaram por cirurgia cardíaca. Os objetivos da reabilitação cardíaca são melhorar a saúde cardiovascular, ajudar os pacientes a recuperar a força/resistência muscular, diminuir o risco de futuros problemas cardíacos e melhorar a qualidade de vida. A inclusão do treinamento físico em programas de reabilitação cardíaca foi decidida depois de anos de pesquisa que demonstraram o valor dos programas de reabilitação cardíaca baseados em exercícios. Sua inclusão resulta em: (1) diminuição da mortalidade cardiovascular por todas as causas (i.e., a morte do paciente); (2) menor número de readmissões hospitalares; e (3) melhora da qualidade de vida (1). O leitor deve consultar Anderson et al. (2016) nas "Sugestões de leitura" para uma revisão das evidências científicas que falam em favor dos benefícios da prática do treinamento físico para pacientes cardíacos.

Deve-se ter em mente que o conceito de "prática baseada em evidências" também é amplamente utilizado em áreas externas à medicina. Exemplificando, é cada vez mais frequente o uso do princípio da prática baseada em evidências na ciência do exercício. As práticas baseadas em evidências têm sido utilizadas por cientistas do exercício e por treinadores de força e de condicionamento físico na elaboração de programas de dieta e de exercícios para atletas: no futuro, os atletas mais bem treinados (em todos os esportes) serão aqueles beneficiados com programas de força e de condicionamento físico que apliquem resultados de pesquisas na otimização da dieta e dos programas de treinamento para atletas.

Em resumo

- O método científico envolve um processo de seis etapas que tem início com o estabelecimento de uma questão de pesquisa, terminando com a publicação dos resultados da pesquisa (revisada por pares) em uma revista científica.
- São duas as categorias de projetos de pesquisa: (1) não experimental e (2) experimental. Na pesquisa não experimental, não ocorre a manipulação de variáveis experimentais, enquanto na pesquisa experimental essa manipulação ocorre.
- As pesquisas em fisiologia do exercício são realizadas tanto nos laboratórios de pesquisa como em campo.
- A pesquisa básica em fisiologia do exercício fornece conhecimento fundamental sobre como o exercício afeta células, tecidos e sistemas orgânicos.
- A pesquisa aplicada lança mão das informações obtidas pelas pesquisas básicas, com o objetivo de resolver problemas práticos no mundo real. Podemos concluir que tanto a pesquisa básica como a pesquisa aplicada são necessárias para que possamos avançar nossa compreensão acerca dos benefícios para a saúde decorrentes da prática regular do exercício físico e também como o treinamento regular de exercícios físicos melhora o desempenho humano.
- Pesquisa translacional é um subtipo da pesquisa aplicada que utiliza os resultados obtidos com pesquisas básicas para a formulação de tratamento de doenças e/ou para melhorar a saúde humana.
- Na medicina, a expressão "prática baseada em evidências" descreve o processo de avaliação das melhores evidências obtidas com as pesquisas para a tomada de decisões informadas sobre o tratamento mais eficaz para os pacientes. A prática baseada em evidências também pode ser aplicada nas ciências do exercício físico para a estruturação de programas de treinamento ideais para os atletas.

Leitura e compreensão de periódicos científicos

Ao buscar respostas para as questões relacionadas à fisiologia do exercício e à saúde, é importante que nossa busca se fundamente em artigos científicos revisados por pares. Atualmente, contamos com milhares de revistas científicas revisadas por pares na área de ciências biológicas, e a cada ano surgem mais periódicos nas plataformas *on-line*. Esses periódicos científicos desempenham papel fundamental no avanço da ciência, por disponibilizarem novas descobertas de pesquisa para cientistas, treinadores, jornalistas e o público em geral. Com referência às revistas científicas, o termo "revisão por pares" se refere ao rigoroso processo de avaliação dos artigos científicos, antes de sua aceitação para publicação. O processo de revisão por pares acontece como se segue. Depois de concluído o estudo de pesquisa pelos autores, os resultados e conclusões da investigação são elaborados em um artigo científico que segue um formato padrão para periódicos de pesquisa; em seguida, o artigo científico concluído é submetido a um periódico para publicação. Ao receber o artigo científico, o editor do periódico revisa superficialmente o trabalho e, em seguida, designa dois ou mais cientistas para que façam uma revisão crítica do artigo científico em questão. Esses revisores (também chamados de árbitros) são especialistas na área específica, e cada árbitro examinará independentemente o artigo para determinar se o estudo atende aos padrões de pesquisa exigidos para publicação no periódico. Exemplificando, os revisores determinarão se o estudo apresenta deficiências, como informações ausentes, falhas no modelo experimental e outros problemas que diminuem a qualidade da pesquisa. Depois dessa análise cuidadosa, os revisores passarão suas recomendações ao editor do periódico, informando se o artigo candidato é adequado (ou não) para publicação. Então, o editor considerará cuidadosamente os apontamentos dos revisores e tomará a decisão final, isto é, se o artigo tem suficiente qualidade para ser publicado.

Obviamente, o objetivo da revisão científica por pares é evitar que estudos falhos sejam publicados na literatura científica. Embora o processo de revisão por pares diminua significativamente o risco de publicação de estudos com tais problemas, esse sistema não é perfeito, com diferenças consideráveis no nível de rigor da revisão por pares, dependendo do periódico científico. Observa-se que os periódicos científicos mais rigorosos aceitam apenas 1% a 5% de todos os artigos submetidos a seus editores. Por outro lado, os periódicos de pesquisa com padrões de publicação muito mais frouxos podem aceitar até 50% a 70% dos artigos submetidos ao periódico. Portanto, é muito importante que o leitor seja um consumidor informado de estudos científicos, porque a qualidade dos artigos científicos publicados varia notavelmente entre periódicos.

Nesse ponto, é bem provável que o leitor esteja se perguntando: "Como posso avaliar a qualidade de um periódico de pesquisa?". Infelizmente, não temos uma resposta simples para essa pergunta. Na verdade, ainda não se chegou a um consenso universal entre os pesquisadores sobre o problema de como avaliar a qualidade de um periódico. Mas já foram propostas várias abordagens para a classificação dos periódicos, e a maioria delas leva em conta o impacto do periódico. Especificamente, um método amplamente utilizado para classificar a qualidade e a influência de um periódico é o "fator de impacto". Fator de impacto do periódico é uma pontuação numérica que reflete o número de vezes que artigos recentemente publicados em determinado periódico são citados na literatura científica. O número de citações de um artigo publicado é importante, tendo em vista que números elevados de citações refletem a influência do estudo de pesquisa. Já ficou devidamente esclarecido que o fator de impacto é um indicador da influência do periódico; contudo, os fatores de impacto também podem proporcionar informações sobre a qualidade geral de determinado periódico. Em geral, periódicos científicos com alto fator de impacto em geral recebem grande número de artigos científicos para revisão, mas aceitam apenas uma pequena parte dos artigos submetidos. Por esse motivo, e devido ao elevado percentual de artigos rejeitados, apenas aqueles artigos com altíssima qualidade são aceitos para publicação. Embora o fator de impacto não seja uma ferramenta perfeita para a avaliação da qualidade dos periódicos, hoje não contamos com melhores abordagens para classificar a qualidade dos periódicos. Assim, e até que venham a ser desenvolvidos métodos melhores, o fator de impacto dos periódicos continuará sendo uma referência amplamente utilizada. Todavia, devemos ter em mente que, mesmo nos periódicos com alto fator de impacto, ocorrem erros na avaliação de artigos, o que resulta na publicação de pesquisas falhas. Portanto, é importante que os leitores avaliem criticamente a qualidade de cada artigo científico publicado, antes que possam aceitar como fato as conclusões do estudo. Mais adiante neste capítulo, daremos sugestões específicas sobre as estratégias para a avaliação da qualidade dos artigos científicos.

Pesquisando a literatura científica

A literatura científica em fisiologia do exercício e em ciências do esporte se compõe de diversos periódicos que publicam artigos científicos originais e artigos de revisão (ver Tab. 0.1, para exemplos). Um estudo de pesquisa original contém os resultados de um experimento que aborda uma ou mais questões. Por outro lado, os artigos de revisão científica fornecem um resumo das pesquisas publicadas sobre um tópico específico. Tendo em vista que existem milhares de artigos científicos sobre qualquer tópico pertinente à fisiologia do exercício, pode ser tarefa muito desafiadora pesquisar em busca de respostas para perguntas na literatura científica. Mas, com a ajuda de algumas orientações simples, qualquer pessoa pode se tornar hábil na exploração da literatura científica. Vamos começar discutindo sobre a seleção de um mecanismo de busca.

Tabela 0.1 Exemplos de periódicos que publicam pesquisas em fisiologia do exercício. Todos os periódicos listados abaixo estão classificados entre os 35% melhores na categoria ciência do esporte ou fisiologia[1]

Título do periódico
Acta Physiologica
Applied Physiology Nutrition and Metabolism
European Journal of Applied Physiology
International Journal of Sports Medicine
Journal of Applied Physiology
Journal of Physiology
Journal of Sport and Health Science
Journal of Strength and Conditioning
Medicine and Science in Sports and Exercise
Scandinavian Journal of Medicine and Science in Sports

[1] Classificação relativa com base nos fatores de impacto de periódicos de 2017 para revistas científicas na categoria de ciências do esporte ou fisiologia. Deve-se ter em mente que a lista na tabela inclui apenas periódicos que publicam pesquisas originais e artigos de revisão. Os periódicos são listados em ordem alfabética, não estando classificados por fator de impacto.

Mecanismos de busca. As buscas na literatura científica devem começar com a seleção de um mecanismo de busca. Mecanismo de busca é um programa de *software* que permite aos usuários localizar informações na Internet. Existem vários mecanismos de busca de tópicos amplos, como o Google, Yahoo e Bing; essas ferramentas de busca são úteis para explorar praticamente qualquer tópico, por meio do uso de palavras-chave ou frases. Mas contamos com vários mecanismos de busca específicos para o exame da literatura científica. Como exemplo, PubMed, Google Scholar e SportDiscus são três mecanismos de busca consolidados para a explicação de pesquisas publicadas em fisiologia do exercício/ciências do esporte. O PubMed é um mecanismo de busca gratuito e poderoso, oferecido pela United States National Library of Medicine [Biblioteca Nacional de Medicina dos Estados Unidos]. Em particular, o PubMed é um sistema de recuperação baseado na web que fornece informações bibliográficas extraídas da literatura pertinente às ciências biológicas. Da mesma forma, o Google Acadêmico é um mecanismo de busca gratuito que indexa literatura acadêmica de diversas disciplinas. Por fim, o SportDiscus é outro banco de dados bibliográfico que abrange esportes, aptidão física, exercícios, medicina esportiva, ciência do esporte, educação física, treinamento etc. No entanto, diferentemente dos gratuitos PubMed e Google Acadêmico, o SportDiscus exige uma assinatura paga.

Como se tornar proficiente na pesquisa. Com a prática, qualquer pessoa pode se tornar proficiente na pesquisa da literatura sobre fisiologia do exercício/ciência do esporte pelo uso de mecanismos de busca prontamente disponíveis. Nesta seção, fornecemos um breve tutorial sobre o uso do PubMed para a realização de pesquisa em artigos científicos publicados e revisados por pares relacionados à fisiologia do exercício. O leitor deve observar que o PubMed também fornece um tutorial sobre como fazer pesquisa no PubMed (https://www.nlm.nih.gov/bsd/disted/pubmedtutorial/020_010.html).

Para usar o PubMed, basta inserir, na caixa de pesquisa: palavras-chave, nomes de autores, títulos de periódicos ou conceitos. Para a maioria das pesquisas, o resultado será melhor se formos específicos (i.e., devemos usar mais termos), porque, se nossa pesquisa for mais restrita, recuperaremos menor número de resultados irrelevantes. Vamos considerar o seguinte exemplo de uma pesquisa por palavra-chave. Digamos que o leitor esteja interessado em aprender sobre adaptações no músculo esquelético humano induzidas pelo treinamento com exercícios de resistência. Se você iniciar a busca no PubMed apenas com a palavra-chave "exercício", a busca retornará mais de 500 mil artigos publicados – e muitos desses artigos nada terão a ver com exercícios de resistência e músculos esqueléticos humanos. Mas, se você digitar as palavras "exercício de resistência músculo esquelético humano" na caixa de pesquisa, a lista de estudos recuperados cairá para cerca de 6.400 artigos – e a maioria deles será relevante para seu interesse específico. Uma vez terminada a sua pesquisa bibliográfica, preste atenção nas datas de publicação mais recentes, pois geralmente esses artigos fornecem as informações mais atualizadas.

Se o leitor estiver interessado em investigar a pesquisa realizada por determinado cientista, pode usar o nome dos autores em sua busca. Aqui vai um exemplo: se você estiver interessado em saber mais sobre a pesquisa dos coautores deste livro (Scott K. Powers, John C. Quindry, Edward T. Howley), digite o sobrenome dos autores seguido pelas iniciais. Para pesquisar publicações de Edward T. Howley, basta digitar "Howley ET" na caixa de pesquisa; o resultado será uma lista dos artigos científicos redigidos pelo Dr. Howley.

Por fim, ao usar palavras de conexão (chamadas operadores booleanos), você poderá dividir ou combinar conceitos em sua pesquisa. No contexto de uma pesquisa em banco de dados, os operadores booleanos podem ajudá-lo a expandir ou limitar sua pesquisa. Os operadores booleanos OR, NOT e AND (OU, NÃO e E) podem ser usados para combinar ou eliminar termos de pesquisa no PubMed. Observe que, nesse mecanismo de busca, tais operadores booleanos devem ser inseridos em letras maiúsculas (i.e., TUDO EM MAIÚSCULAS). Seguem exemplos de como usar essas ferramentas:

OU (tudo em letras maiúsculas): O termo de conexão "OU" deve ser usado para ampliar as pesquisas e aumentar os resultados, nos casos em que haja sinônimos para os termos de pesquisa. Exemplificando, há vários sinônimos para treinamento de força, incluindo os termos treinamento de potência e/ou treinamento com pesos. Usando esse exemplo, uma busca no PubMed por artigos que envolvam "treinamento de força" produzirá mais de 27.800 resultados. Contudo, se você digitar "treinamento de força OU treinamento com pesos OU treinamento de potência" na caixa de pesquisa do PubMed, o mecanismo de busca gerará mais de 68.000 artigos! Em vista disso, vale a pena usar o termo de conexão "OU" para ampliar sua pesquisa e aumentar suas chances de localizar artigos científicos importantes sobre seu tópico de interesse.

NÃO (tudo em letras maiúsculas): Ao usar o operador booleano "NÃO", você poderá excluir termos indesejados da sua pesquisa. Exemplificando, se você estiver interessado em localizar pesquisas originais sobre os efeitos de exercícios de resistência na adaptação do músculo esquelético, pode incorporar o operador booleano NÃO para eliminar artigos de revisão dos resultados. Aqui vai um exemplo desse tipo de pesquisa. Na caixa de pesquisa, digite "exercício de resistência músculo esquelético NÃO revisão".

E (em letra maiúscula): Este operador booleano combina termos de pesquisa para garantir que o resultado da pesquisa inclua todos os termos propostos. Mas você deverá ter em mente que E é o operador padrão no PubMed; assim, se você não usar operadores booleanos em sua pesquisa, automaticamente o PubMed usará E entre os termos propostos. Aqui está um exemplo de como usar "E" como um conector para ajudar em sua pesquisa bibliográfica, pela qual você quer apenas recuperar estudos de pesquisa originais e não revisões sobre o tópico. Se, por exemplo, você quiser localizar estudos originais de determinado autor sobre alterações no músculo esquelético induzidas pelo exercício, insira os termos de pesquisa na caixa de pesquisa, seguidos de "E" e do sobrenome e iniciais do autor. Para eliminar artigos de revisão desta pesquisa, você também precisará inserir o termo "NÃO revisão". Aqui vai um exemplo de como localizar artigos científicos originais de Scott K. Powers sobre alterações no músculo esquelético induzidas pelo exercício. Na caixa de pesquisa, digite o seguinte: exercício E músculo esquelético E Powers SK NÃO revisão. Essa sua busca produziria uma listagem contendo somente estudos originais de autoria de SK Powers sobre exercícios e músculos esqueléticos.

Componentes de um artigo científico

Normalmente, um artigo científico contém em sua estrutura os seguintes elementos principais: resumo, introdução, métodos, resultados, discussão e referências (Fig. 0.11). A seguir, o leitor terá uma breve visão geral das informações contidas em cada uma dessas seções.

Resumo. O resumo (i.e., *abstract*) de um artigo científico vem logo abaixo do título do artigo e fornece um breve resumo do estudo (i.e., de 100 a 300 palavras). Em particular, o resumo normalmente apresentará o tópico da pesquisa, informará a hipótese testada, fornecerá um breve esboço da abordagem experimental, destacará as principais descobertas e terminará com uma descrição que resume a conclusão geral do estudo.

Introdução. A seção de introdução de um artigo científico geralmente é concisa (i.e., três parágrafos ou menos). O objetivo da introdução é fornecer um breve histórico do campo de estudo para leitores não familiarizados com o tópico. A introdução também explicará por que o estudo é importante e descreverá concisamente a questão abordada no estudo e/ou a hipótese experimental testada.

Métodos. A seção de métodos em um artigo científico contém uma descrição dos indivíduos objeto do estudo (i.e., seres humanos ou animais), uma explicação do modelo do estudo (i.e., grupos experimentais) e os procedimentos/medições experimentais empregados na investigação.

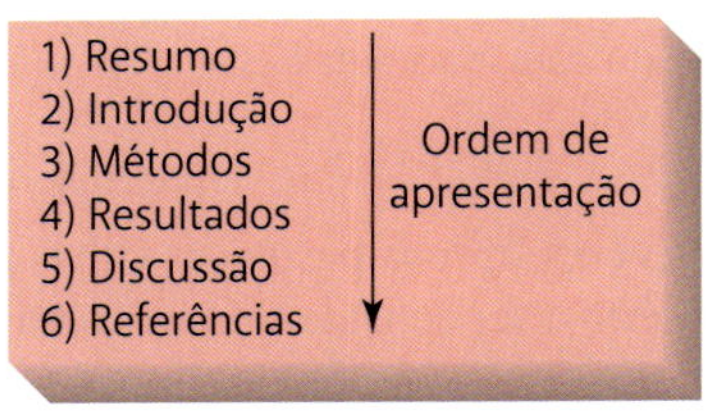

Figura 0.11 Componentes de um artigo científico. Ver texto para mais detalhes.

Esta seção também explicará a abordagem estatística usada na análise dos dados.

Resultados. Em um artigo publicado, o segmento reservado para os resultados fornece ao leitor uma visão geral das descobertas específicas do estudo. Geralmente, os resultados de um artigo científico são apresentados em gráficos e/ou tabelas. Os gráficos são um modo excelente de comunicar resultados para os leitores; assim, é muito importante que o leitor saiba interpretá-los (ver "Foco de pesquisa 0.1" para mais detalhes). Em sua maioria, as seções de resultados nos artigos publicados contêm um comentário que interliga os resultados, em vez de simplesmente exibir tabelas e gráficos desconexos contendo dados.

Discussão. Como o nome indica, em um artigo científico a discussão fornece detalhes das descobertas da pesquisa, normalmente comparando os resultados do estudo em questão com estudos anteriormente publicados. A discussão em geral se encerra com um breve resumo das conclusões do estudo.

Referências. Ao final do artigo científico, os autores fornecem uma lista de referências para os artigos citados no corpo do estudo. Na verdade, geralmente os artigos científicos contêm inúmeras citações, que fornecem detalhes de técnicas experimentais usadas no estudo e que corroboram as declarações específicas nas seções de introdução, métodos e discussão do artigo. A lista de referências contém os nomes dos autores, o título do artigo e o nome do periódico que publicou o artigo. Além disso, as referências fornecem detalhes do volume, número da página e data de sua publicação (como exemplo, ver referências ao final deste capítulo). Em vista disso, se o leitor estiver interessado em ler quaisquer dos artigos referenciados em um estudo de pesquisa, poderá usar os nomes dos autores, as datas e o nome da revista científica. Assim, será fácil localizar o artigo publicado com o uso de um dos mecanismos de busca científica anteriormente mencionados.

Como avaliar criticamente a qualidade de um estudo de pesquisa

Ler e avaliar a qualidade de uma pesquisa experimental é muito importante, tanto para os estudantes que estão se iniciando na fisiologia do exercício como para os profissionais que convivem com essa ciência ao longo de suas vidas. Como já tivemos a oportunidade de mencionar, todos os anos artigos científicos em fisiologia do exercício são publicados às centenas, e, embora muitos deles sejam excelentes, frequentemente são observadas grandes diferenças na qualidade dos estudos publicados. De fato, até mesmo estudos revisados por pares podem apresentar graves problemas experimentais; assim, muitas dessas investigações falhas não nos fornecem conclusões válidas. Nesta seção, destacaremos os principais elementos de um artigo científico bem planejado e discutiremos critérios específicos para podermos de-

Foco de pesquisa 0.1

Como entender gráficos: uma imagem vale mais que mil palavras

Em muitos artigos científicos publicados e ao longo deste livro, o leitor encontrará gráficos lineares ilustrativos de conceitos importantes em fisiologia do exercício. Embora esses mesmos conceitos possam ser explicados com palavras, os gráficos são ferramentas visuais úteis, que podem ilustrar relações complicadas de uma forma fácil de entender. Vamos revisar brevemente os conceitos básicos subjacentes à elaboração de um gráfico linear.

Um gráfico linear é usado para ilustrar relações entre duas variáveis, ou seja, a forma como determinada variável é afetada por outra. Relembrando o que você aprendeu em suas aulas de matemática, variável é o termo genérico para qualquer característica que muda. Na fisiologia do exercício, por exemplo, frequência cardíaca é uma variável que muda em função da intensidade do exercício físico. A Figura 0.12 é um gráfico linear que ilustra a relação entre frequência cardíaca e intensidade do exercício físico. Nesta figura, a intensidade do exercício (variável independente) está traçada no eixo dos *x* (horizontal), e a frequência cardíaca (variável dependente) está representada no eixo dos *y* (vertical). A frequência cardíaca é considerada variável dependente porque ela muda em seus valores, em função da intensidade do exercício físico. Tendo em vista que a intensidade do exercício independe da frequência cardíaca, ela é a variável independente. Observe na Figura 0.12 que a frequência cardíaca aumenta como uma função linear (i.e., em linha reta) da intensidade do exercício físico, especialmente diante de frequências cardíacas superiores a 120 batimentos/min. Esse tipo de gráfico linear facilita a visualização do que acontece com a frequência cardíaca quando ocorrem aumentos na intensidade do exercício físico.

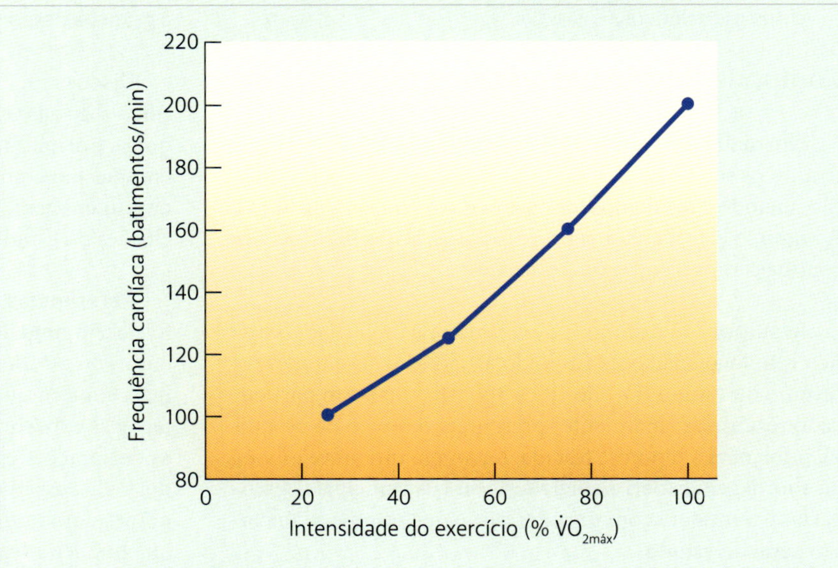

Figura 0.12 O gráfico linear ilustra a relação entre intensidade do exercício físico e frequência cardíaca. A intensidade do exercício é expressa como um percentual da potência aeróbia máxima ($\dot{V}O_{2máx}$). Ver texto para mais detalhes.

terminar se os resultados de um estudo podem (ou não) ser confiáveis (Fig. 0.13).

1) A questão colocada para pesquisa é importante?
2) O artigo científico foi revisado por pares e publicado em periódico de alto impacto?
3) As medidas realizadas são válidas e confiáveis?
4) O estudo está bem estruturado?
5) O tamanho da amostra é suficiente para responder à questão que originou o estudo?

Figura 0.13 Como avaliar criticamente a qualidade de um artigo científico. Ver texto para mais detalhes.

A questão proposta para pesquisa é importante? Para que sejam significativos, os estudos de pesquisa em fisiologia do exercício são projetados para responder a uma importante questão científica. Uma pergunta importante pode ser definida como uma pergunta relevante e ainda sem resposta. Podemos concluir que estudos de pesquisa significativos são aqueles trabalhos que nos fornecem informações novas e importantes, em vez de simplesmente confirmar fatos já devidamente estabelecidos em fisiologia do exercício.

O estudo de pesquisa foi revisado por pares e publicado em um periódico de alto impacto? Conforme já discutimos, periódicos revisados por pares publicam artigos somente depois de terem passado por uma revisão satisfatória por dois ou mais cientistas que militam na área. Embora frequentemente o processo de revisão por pares elimine da publicação pesquisas com problemas, esse sistema não é perfeito e, às vezes, aprova pesquisas falhas para publicação. Outro critério a ser considerado, ao determinarmos se vale a pena ler um estudo, é o fator de impacto do periódico no qual o artigo foi publicado. É bem provável que um artigo publicado em uma revista científica com classificação de alto impacto (i.e., situada na faixa dos 35% melhores periódicos da área) será mais relevante, em comparação com um artigo publicado em um periódico com baixo fator de impacto (i.e., situado entre os 20% piores periódicos da área).

As medidas realizadas são válidas e confiáveis? Para que sejam considerados excelentes, os estudos de pesquisa devem usar técnicas que produzam medidas fisiológicas válidas e confiáveis. Uma medida válida significa que você está avaliando com precisão o que deseja medir. Confiabilidade é um índice da reprodutibilidade das medições; assim, confiabilidade é sinônimo de consistência. Por exemplo: com frequência os estudos de fisiologia do exercício em seres humanos medem a frequência cardíaca como uma variável dependente. Embora tenhamos à disposição diversas técnicas para determinação da frequência cardíaca, a validade e a confiabilidade dessas técnicas diferem consideravelmente. Portanto, ao ler um artigo científico publicado, é importante que o leitor verifique se as medições contidas no estudo são válidas e confiáveis.

O estudo está bem elaborado? O termo "modelo de pesquisa" refere-se aos métodos, procedimentos e grupos experimentais usados em um estudo de pesquisa. Todos os estudos científicos exigem o uso de um modelo experimental apropriado para a obtenção da resposta à questão científica abordada. Para a maioria dos estudos experimentais, por exemplo, é importante que o estudo contenha um grupo-controle. Conforme foi mencionado, os grupos de controle não são submetidos ao tratamento experimental. Portanto, os grupos de controle funcionam como um grupo de comparação, como garantia de que as mudanças observadas nos grupos de tratamento sejam decorrentes exclusivamente do tratamento e não de outros fatores. Assim, as investigações sem a inclusão de um grupo de controle apropriado ficam fragilizadas em seu modelo experimental.

Além do grupo de controle tradicional, alguns estudos incluem um grupo de placebo, que atenderá a um propósito extra, além do habitual grupo de controle. Como exemplo, em um estudo com medicamentos ou suplementos nutricionais, em geral os participantes dos grupos de tratamento ficam na expectativa de serem beneficiados com o tratamento. Por esse motivo, além de um grupo de controle, esse tipo de estudo frequentemente contém outro grupo experimental, denominado grupo placebo; **placebo** é uma substância ou tratamento que não promove efeito terapêutico. Nesse exemplo, o grupo placebo recebe um comprimido ou pílula contendo uma substância inerte (i.e., uma substância que não tem qualquer efeito fisiológico), mas que se parece exatamente com o medicamento ou suplemento nutricional em teste. O objetivo do grupo placebo é levar em conta o chamado "efeito placebo", que é o efeito não decorrente do tratamento em si, mas que reflete a crença do participante no tratamento.

Também devemos ter em mente que, nos experimentos bem planejados, normalmente os participantes do estudo são designados aleatoriamente para os grupos experimentais. A randomização dos sujeitos em grupos é um aspecto vital, por assegurar que os membros de cada grupo de tratamento sejam semelhantes no início do experimento. Assim, com o uso da randomização (i.e, a atribuição aleatória) dos participantes para os grupos de tratamento, provavelmente as diferenças observadas entre grupos ao final do experimento serão decorrentes do tratamento experimental. Podemos concluir que os estudos cujos participantes não foram distribuídos aleatoriamente para os grupos experimentais são potencialmente falhos. Portanto, o leitor deverá considerar tais investigações com um olhar cauteloso.

Por fim, alguns experimentos podem apresentar falhas devido à influência de uma variável de confusão. Uma variável de confusão é uma variável "não controlada" que o pesquisador não levou em conta no modelo experimental; infelizmente, é possível que uma variável de confusão venha a invalidar um estudo de pesquisa, por influenciar os resultados. Em um estudo de fisiologia do exercício planejado para medir o desempenho de resistência em atletas, por exemplo, é muito importante fazer um cuidadoso controle da dieta dos atletas, alguns dias antes e no dia do experimento. Na verdade, a dieta pode causar um efeito importante no desempenho de resistência. Portanto, antes de aceitar as conclusões de um artigo científico publicado, é importante que o leitor determine se o estudo sofre de variáveis de confusão.

O tamanho da amostra é suficiente para responder à questão proposta no estudo? Uma questão fundamental em todos os estudos experimentais é o número de participantes experimentais (seres humanos ou animais) nos experimentos. Resumidamente, o tamanho da amostra é suficiente para que o estudo possa responder à pergunta colocada? Nos estudos com pequeno número de sujeitos experimentais, aumenta o risco de produção de um resultado falso-negativo pelo estudo. Embora muitas vezes seja tarefa difícil saber se o estudo contém (ou não) um número adequado de participantes, o leitor deve ter cuidado com estudos que contenham pequeno número de participantes e que não relatem diferenças significativas entre os grupos experimental e de controle.

Avaliação de um estudo de pesquisa – observações finais. Embora a maior parte dos periódicos com alto fator de impacto publique artigos científicos de qualidade, na verdade são poucos (se houver algum) os estudos de pesquisa perfeitos. Em vista disso, antes de aceitar as conclusões de artigo científico publicado, é importante que o leitor analise o estudo em busca de problemas que possam invalidar suas conclusões. Portanto, ter uma boa compreensão dos elementos essenciais que formam um bom estudo investigativo é a única forma de evitar que fiquemos mal-informados por estudos que não atendem aos altos padrões de rigor experimental.

Como em todas as demais ciências, a compreensão da fisiologia do exercício depende muito da realização e da publicação de pesquisas de qualidade excepcional. Para que o leitor fique sempre atualizado com os avanços na fisiologia do exercício, deverá ter sempre muita atenção ao longo de sua carreira, em termos da leitura e entendimento da literatura científica. Vale a pena aprimorar suas habilidades de análise e compreensão das pesquisas científicas, pois isso lhe renderá grandes dividendos ao longo de sua carreira profissional.

Em resumo

- PubMed, Google Scholar e SportDiscus são excelentes mecanismos de busca para pesquisar literatura científica. No PubMed, podem ser empregadas palavras de conexão (operadores booleanos, como OU, NÃO, E) para combinar ou eliminar termos de pesquisa.
- Um artigo científico contém os seguintes elementos: resumo, introdução, métodos, resultados, discussão e referências (literatura citada).
- É muito importante que todos os estudantes de fisiologia do exercício saibam ler e avaliar a qualidade de uma pesquisa experimental. As principais considerações para que possamos determinar se um estudo pode ser confiável são: (1) A questão da pesquisa é importante? (2) O estudo de pesquisa é revisado por pares e publicado em um periódico de alto impacto? (3) As medições obtidas são válidas e confiáveis? (4) O estudo está bem delineado? e (5) O tamanho da amostra é suficiente para responder à questão colocada no estudo?
- Manter-se atualizado em sua compreensão da fisiologia do exercício exigirá atenção à leitura e à compreensão da literatura científica ao longo de toda a carreira.
- A pesquisa em fisiologia do exercício é importante; suas descobertas nos levarão a melhor compreender os modos como o exercício físico diminui o risco de doenças crônicas; além disso, poderemos formular melhores práticas para a prescrição de exercícios para atletas.

Organizações profissionais ligadas à fisiologia do exercício/ciências do esporte

Hoje em dia, existem numerosas organizações profissionais ligadas à fisiologia do exercício, às ciências do esporte e à medicina esportiva. No geral, os objetivos dessas organizações profissionais são avançar nossa compreensão da fisiologia do exercício e da ciência/medicina esportiva e promover os interesses das pessoas envolvidas nessas profissões. Essas organizações profissionais são compostas por pessoas altamente treinadas, responsáveis por manter a supervisão da disciplina de fisiologia do exercício e da ciência/medicina esportiva. Além disso, as organizações profissionais em fisiologia do exercício e em ciência do esporte atuam firmemente na proteção dos interesses públicos, fornecendo informações científicas ao público leigo sobre os benefícios e riscos de vários tipos de exercício físico.

O American College of Sports Medicine [Colégio Americano de Medicina Esportiva], o European College of Sport Science [Colégio Europeu de Ciências do Esporte], a American Physiological Society [Sociedade Americana de Fisiologia], a British Association of Sport and Exercise Sciences [Associação Britânica de Ciências do Esporte e do Exercício], a Exercise and Sports Science Australia [Ciências do Exercício e do Esporte – Austrália] e a National Strength and Conditioning Association [Associação Nacional de Força e Condicionamento] são organizações profissionais importantes, conectadas à fisiologia do exercício e à ciência/medicina esportiva. Todas essas organizações profissionais se dedicam a apoiar e divulgar conhecimentos baseados em pesquisas e sua aplicação prática com os objetivos de melhorar a saúde humana, o desempenho atlético e o condicionamento físico. Em especial, cada uma das organizações profissionais mencionadas organiza reuniões anuais de pesquisa para promover a educação dos participantes e divulgar as pesquisas mais recentes na área. Além disso, essas organizações publicam uma ou mais revistas científicas contendo pesquisas originais e artigos de revisão revisados por pares. Para mais informações sobre cada uma dessas organizações profissionais, o leitor deve digitar o nome da organização na "caixa de pesquisa" de um mecanismo de busca e visitar o site da organização.

São inúmeros os benefícios em fazer parte de organizações profissionais. Como exemplo, o fato de ser membro de uma ou mais dessas organizações profissionais oferece a oportunidade de tomar conhecimento sobre a disponibilidade de empregos em sua área e de fazer *networking* (i.e., manter uma rede de contatos) com outros profissionais da área sobre tópicos de interesse mútuo. Por outro lado, ao se filiar a uma organização profissional, o leitor também terá direito a descontos especiais para a sua participação em reuniões de pesquisa patrocinadas pela organização, além de ser beneficiado com menores anuidades pelas assinaturas dos periódicos científicos publicados pela organização.

Certificação por organizações profissionais

Em sua maioria, as organizações profissionais voltadas para a fisiologia do exercício e para as ciências do exercício, mencionadas anteriormente, oferecem certificações em vários aspectos da área. Como exemplo, o American College of Sports Medicine iniciou programas de certificação na década de 1970 com o objetivo de documentar experiências em áreas específicas de testes e prescrição de exercícios. Essas certificações documentam o conhecimento e as habilidades de um profissional do exercício físico e fornecem uma medida de respeito e credibilidade para aqueles profissionais que prestam serviços para atletas e não atletas. Para a obtenção de certificação por uma organização profissional, normalmente é necessário que você seja aprovado em um exame de certificação – uma forma de confirmar que atingiu um nível específico de conhecimento científico. Nesse sentido, atualmente o American College of Sports Medicine oferece certificações para *personal trainers*, líderes de exercícios em grupo, fisiologistas do exercício e fisiologistas clínicos do exercício. Já a National Strength and Conditioning Association oferece certificações para especialistas em força e condicionamento, bem como para outras categorias de certificações. Essas certificações representam, para as pessoas que trabalham no setor de saúde e de condicionamento físico, uma credencial respeitada que confirma seus conhecimentos e habilidades como profissionais de *fitness*. Para mais detalhes sobre as certificações na área da saúde e do condicionamento físico pelo American College of Sports Medicine e pela National Strength and Conditioning Association, visite os sites dessas organizações (https://www.acsm.org/get-

-stay-certified/get-certified ou https://www.nsca.com/certification/certification-overview/).

Carreiras em fisiologia do exercício e em áreas afins

Nos últimos 30 anos, testemunhamos um crescimento contínuo nas oportunidades de carreira para estudantes matriculados em programas de fisiologia do exercício e de cinesiologia. Na verdade, o treinamento em fisiologia do exercício e em cinesiologia é um curso versátil, que proporciona uma base acadêmica para inúmeras carreiras. A seguir, listamos algumas das oportunidades de carreira para estudantes com bacharelado em fisiologia do exercício e em cinesiologia:

- *Personal trainers* com atendimento personalizado e em ambientes comerciais, nos locais de trabalho e em hospitais.
- Profissionais de força e condicionamento físico com atuação em ambientes esportivos e de reabilitação.
- Gerentes/proprietários de academias de *fitness*.
- Fisiologistas clínicos do exercício.
- Profissionais de reabilitação cardíaca.

Além disso, hoje em dia muitos estudantes estão se inscrevendo em cursos de graduação em fisiologia do exercício e em cinesiologia como preparação para seu futuro ingresso em escolas profissionais que oferecem treinamento em diversas disciplinas da área da saúde. Na verdade, os rigorosos programas de graduação em fisiologia do exercício e em cinesiologia constituem excelente preparação para a admissão em programas profissionais que preparam o estudante para seguir carreira nas seguintes profissões da área da saúde:

- Quiropraxia.
- Odontologia.
- Terapia ocupacional.
- Fisioterapia.
- Assistência médica.
- Medicina.
- Podologia.

Por fim, concluído o seu bacharelado em fisiologia do exercício/cinesiologia, os alunos interessados em uma carreira voltada para a pesquisa e o ensino em uma faculdade ou universidade precisarão obter um diploma avançado (p. ex., Ph.D. ou Ed.D.) em fisiologia, fisiologia do exercício, cinesiologia ou em outra área afim. Por outro lado, para que possa obter uma posição de professor em uma grande universidade com foco na pesquisa, em muitos casos haverá necessidade de treinamento adicional pós-doutorado adicional, ou seja, depois de concluído o doutorado.

Em resumo

- Os objetivos das organizações profissionais de fisiologia do exercício/ciência do esporte são ampliar nossa compreensão do campo e promover os interesses dos profissionais que militam na área.
- Nos Estados Unidos, o American College of Sports Medicine, a American Physiological Society e a National Association for Strength and Conditioning são consideradas organizações profissionais importantes voltadas para as ciências dos esportes.
- Fora dos Estados Unidos, o European College of Sport Science, a British Association of Sport and Exercise Sciences e o Exercise and Sports Science Australia são algumas organizações profissionais importantes dedicadas ao avanço das ciências do esporte.
- Diversas organizações profissionais oferecem certificações, que são credenciais planejadas para a atribuição de respeito e credibilidade aos profissionais das ciências do exercício.
- Há muitas carreiras no campo da fisiologia do exercício e áreas afins. Alguns exemplos de oportunidades de carreira para estudantes com bacharelado em fisiologia do exercício/cinesiologia são: *personal trainers*, profissionais de força e condicionamento físico, gerentes/proprietários de instalações de *fitness*, fisiologistas clínicos do exercício e profissionais em reabilitação cardíaca.
- O treinamento de graduação em fisiologia do exercício/cinesiologia oferece excelente preparação para admissão em escolas profissionais de saúde como cursos preparatórios dos alunos para carreiras como médico, fisioterapeuta ou assistente médico, entre outras.

Atividades para estudo

1. Defina fisiologia e fisiologia do exercício.
2. Identifique vários marcos importantes na evolução da fisiologia do exercício, desde 1900 até o presente.
3. Liste e discuta as etapas envolvidas no método científico.
4. Resumidamente, identifique e explique as duas principais categorias de projetos de pesquisa.
5. Descreva os dois principais locais de realização das pesquisas em fisiologia do exercício e identifique os pontos fortes e fracos de cada local.
6. Defina pesquisa básica e pesquisa aplicada e forneça um exemplo para cada um desses tipos na fisiologia do exercício.
7. Defina prática baseada em evidências e explique como esse conceito pode ser aplicado tanto na medicina como na ciência do exercício.
8. Liste e explique o processo de utilização de um mecanismo de busca de pesquisa para pesquisar, na literatura publicada, estudos sobre um tópico específico relacionado à

fisiologia do exercício. Explique também como os operadores booleanos podem ser úteis na realização de pesquisas bibliográficas.
9. Liste e descreva as finalidades de cada seção componente de um artigo científico.
10. Discuta as principais etapas que podem ser usadas na avaliação crítica da qualidade de um estudo de pesquisa.
11. Identifique algumas organizações profissionais importantes ligadas à fisiologia do exercício e à ciência do esporte, tanto nos Estados Unidos como no exterior.
12. Liste cinco oportunidades de carreira para estudantes com bacharelado em fisiologia do exercício e em cinesiologia.

Sugestões de leitura

Anderson, L., N. Oldridge, D.R. Thompson, A.D. Zwisler, K. Rees, N. Martin, et al. 2016. Exercise-based cardiac rehabilitation for coronary heart disease: cochrane systematic review and meta-analysis. *Journal of the American College of Cardiology* 67: 1-12.

Baldwin, K.M., and F. Haddad. 2010. Research in the exercise sciences: where we are and where do we go from here – Part II. *Exercise and Sport Sciences Reviews* 38: 42-50.

Denham, J. 2018. Exercise and epigenetic inheritance of disease risk. *Acta Physiologica (Oxf)* 222 (1). doi.org/10.1111/apha.12881

Hoffman, N.J. 2017. Omics and exercise: global approaches for mapping exercise biological networks. *Cold Spring Harbor Perspectives in Medicine* 7: a029884.

Joyner, M., M. Kjaer, and P.O. Larsen. 2015. The Copenhagen Muscle Research Centre (CMRC) 1994-2004. *Scandinavian Journal of Medicine & Science in Sports* 25 Suppl 4: 22–28.

Tipton, C.M. 2014. *History of Exercise Physiology*. Champaign, IL: Human Kinetics.

Vechetti, I.J., T. Valentino, C. Mobley, and J.J. McCarthy. 2021. The role of extracellular vesicles in skeletal muscle systematic adaptation to exercise. *Journal of Physiology* 599: 845-861.

Vidal, P., and K.I. Stanford. 2020. Exercise-induced adaptations to adipose tissue thermogenesis. *Frontiers in Endocrinology* 11: 270.

Zierath, J.R., and H. Walberg-Henriksson. 2015. Looking ahead perspective: where will the future of exercise biology take us? *Cell Metabolism* 22: 25-30.

Referências bibliográficas

1. Anderson L, Oldridge N, Thompson DR, Zwisler AD, Rees K, Martin N, et al. Exercise-based cardiac rehabilitation for coronary heart disease: cochrane systematic review and meta-analysis. *Journal of the American College of Cardiology* 67: 1-12, 2016.
2. Baldwin KM and Haddad F. Research in the exercise sciences: where we are and where do we go from here – Part II. *Exercise and Sport Sciences Reviews* 38: 42-50, 2010.
3. Becher T, Palanisamy S, Kramer DJ, Eljalby M, Marx SJ, Wibmer AG, et al. Brown adipose tissue is associated with cardiometabolic health. *Nature Medicine* 27: 58-65, 2021.
4. Contrepois K, Wu S, Moneghetti KJ, Hornburg D, Ahadi S, Tsai M, et al. Molecular choreography of acute exercise. *Cell* 181: 1112-1130, 2020.
5. Delorme TL, Schwab RS, and Watkins AL. The response of the quadriceps femoris to progressive-resistance exercises in poliomyelitic patients. *The Journal of Bone & Joint Surgery* 30A: 834-847, 1948.
6. Delorme TL and Watkins AL. Technics of progressive resistance exercise. *Archives of Physical Medicine and Rehabilitation* 29: 263-273, 1948.
7. Delorme TL, West FE, and Shriber WJ. Influence of progressive resistance exercises on knee function following femoral fractures. *The Journal of Bone & Joint Surgery* 32A: 910-924, 1950.
8. Denham J. Exercise and epigenetic inheritance of disease risk. *Acta Physiologica (Oxf)* 222, 2018.
9. Gallagher JR and De LT. The use of the technique of progressive-resistance exercise in adolescence. *The Journal of Bone & Joint Surgery* 31A: 847-858, 1949.
10. Joyner M, Kjaer M, and Larsen PO. The Copenhagen Muscle Research Centre (CMRC) 1994-2004. *Scandinavian Journal of Medicine & Science in Sports* 25 Suppl 4: 22-28, 2015.
11. Karstoft K and Pedersen BK. Skeletal muscle as a gene regulatory endocrine organ. *Current Opinion in Clinical Nutrition & Metabolic Care* 19: 270-275, 2016.
12. Krogh A and Lindhard J. The regulation of respiration and circulation during the initial stages of muscular work. *Journal of Physiology* 47: 112-136, 1913.
13. McCarthy JJ. MicroRNA-206: the skeletal muscle-specific myomiR. *Biochimica et Biophysica Acta* 1779: 682-691, 2008.
14. McCarthy JJ. The MyomiR network in skeletal muscle plasticity. *Exercise and Sport Sciences Reviews* 39: 150-154, 2011.
15. McCarthy JJ and Esser KA. MicroRNA-1 and microRNA-133a expression are decreased during skeletal muscle hypertrophy. *Journal of Applied Physiology* 102: 306-313, 2007.
16. Pedersen BK, Steensberg A, Fischer C, Keller C, Keller P, Plomgaard P, et al. Searching for the exercise factor: is IL-6 a candidate? *Journal of Muscle Research & Cell Motility* 24: 113-119, 2003.
17. Rundqvist, HC, Montelius A, Osterlund T, Norman B, Esbjornsson M, and Jansson E. Acute sprint exercise transcriptome in human skeletal muscle. *PLoS One* 14(10): e0223024, 2019.
18. Sarzynski MA, Ghosh S, and Bouchard C. Genonic and transcriptomic predictors of response levels to endurance exercise training. *Journal of Physiology* 595: 2931-2939, 2017.
19. Sollanek KJ, Burniston JG, Kavazis AN, Morton AB, Wiggs MP, Ahn B, et al. Global proteome changes in the rat diaphragm induced by endurance exercise training. *PLoS One* 12(1): e0171007, 2017.
20. Stanford KI and Goodyear LJ. Exercise regulation of adipose tissue. *Adipocyte* 5: 153-162, 2016.
21. Tipton CM. *History of Exercise Physiology*. Champaign, IL: Human Kinetics, 2014.
22. Vechetti IJ, Valentino T, Mobley C, and McCarthy JJ. The role of extracellular vesicles in skeletal muscle systematic adaptation to exercise. *Journal of Physiology* 599: 845-861, 2021.
23. Vidal P and Stanford KI. Exercise-induced adaptations to adipose tissue thermogenesis. *Frontiers in Endocrinology* 11: 270, 2020.
24. Williams RS, Salmons S, Newsholme EA, Kaufman RE, and Mellor J. Regulation of nuclear and mitochondrial gene expression by contractile activity in skeletal muscle. *Journal of Biological Chemistry* 261: 376-380, 1986.

1

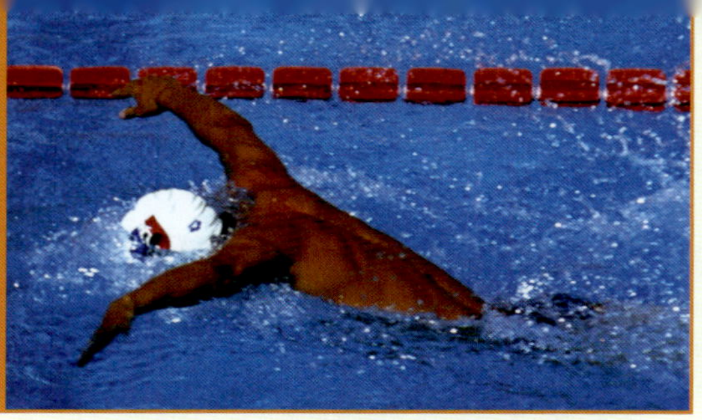

Mike Hewitt/Action Plus Sports Images/Alamy Stock Photo

Mensurações comuns em fisiologia do exercício

Objetivos

Ao estudar este capítulo, você deverá ser capaz de:

1. Expressar trabalho, potência e energia nas unidades do Sistema Internacional (SI) e converter essas unidades em outras frequentemente usadas na fisiologia do exercício.
2. Explicar resumidamente o procedimento usado para calcular o trabalho realizado durante o exercício no cicloergômetro e na esteira.
3. Descrever o conceito por trás da mensuração do gasto energético, usando (a) calorimetria direta e (b) calorimetria indireta.
4. Calcular o gasto energético quando o consumo de oxigênio for fornecido em litros por minuto ou $mL \cdot kg^{-1} \cdot min^{-1}$.
5. Estimar o gasto energético durante a caminhada e corrida em esteira no plano horizontal e cicloergometria.
6. Descrever o procedimento usado para calcular a eficiência real durante o exercício em estado estável; distinguir eficiência de economia.

Conteúdo

Unidades de medida 26
- Sistema métrico 26
- Unidades do SI 26

Definição de trabalho e potência 29
- Trabalho 29
- Potência 27

Tipos de ergômetros 27
- Banco de *step* 27
- Cicloergômetro 27
- Ergômetro de braço 28
- Esteira ergométrica 28

Mensuração do trabalho e da potência 28
- Cicloergômetro 29
- Esteira ergométrica 29

Mensuração do gasto energético 30
- Calorimetria direta 30
- Calorimetria indireta 31

Expressões comuns do consumo de oxigênio e gasto energético 32

Estimativa do gasto energético 33

Cálculo da eficiência do exercício 33
- Fatores que influenciam a eficiência do exercício 34

Economia de corrida 36

Palavras-chave

calorimetria direta
calorimetria indireta
cicloergômetro
eficiência real
equivalente metabólico (MET)
ergometria
ergômetro
ergômetro de braço
espirometria de circuito aberto
porcentagem de inclinação
potência
quilocaloria (kcal)
trabalho
unidades do Sistema Internacional
$\dot{V}O_2$ relativo

Quanto você gasta de energia quando corre 2 km? Em quanto tempo você consegue correr 100 m? Qual a altura máxima que você consegue saltar? Essas questões lidam com energia, velocidade e energia explosiva – assim como você quando for estudar a fisiologia do exercício. Ao longo deste capítulo, vamos discutir termos como *energia aeróbia e anaeróbia*, *eficiência*, *capacidade de trabalho* e *gasto energético*. O objetivo deste capítulo é apresentar alguns dos equipamentos mais comuns utilizados nas mensurações relacionadas com esses termos. É muito importante compreender essas informações desde o princípio, visto que serão usadas ao longo do texto. Vamos começar com as unidades mais básicas de mensuração.

Unidades de medida

Sistema métrico

Nos Estados Unidos, o sistema inglês de mensuração é comumente usado. Em contrapartida, o sistema métrico usado na maioria dos países é o sistema-padrão de mensuração para cientistas, adotado por quase todos os periódicos científicos. No sistema métrico, as unidades básicas de comprimento, volume e massa são o metro, litro e grama, respectivamente. A principal vantagem do sistema métrico está no fato de as subdivisões ou múltiplos de suas unidades básicas serem expressas em fatores de 10 com prefixos vinculados à unidade básica. Os alunos não familiarizados com o sistema métrico devem consultar a Tabela 1.1, que apresenta uma lista dos prefixos básicos usados nas mensurações métricas.

Unidades do SI

Em uma tentativa de padronizar as unidades de medida para uso na ciência do exercício, um sistema uniforme de expressão de medidas científicas foi desenvolvido. Esse sistema, conhecido como unidades do **Sistema Internacional** (ou unidades do SI), foi endossado por quase todos os periódicos de medicina do esporte e exercício para uso na publicação de dados científicos.[24] O sistema SI garante a padronização da expressão de dados científicos e facilita a comparação dos valores publicados. A Tabela 1.2 contém as unidades do SI importantes para a mensuração do desempenho do exercício.

Tabela 1.1 Prefixos métricos comuns

mega: um milhão (1.000.000)
quilo: um mil (1.000)
centi: um centésimo (0,01)
mili: um milésimo (0,001)
micro: um milionésimo (0,000001)
nano: um bilionésimo (0,000000001)
pico: um trilionésimo (0,000000000001)

Tabela 1.2 Unidades do SI importantes para a mensuração do desempenho humano no exercício

Unidades para quantificação do exercício humano	Unidade do SI
Massa	quilograma (kg)
Distância	metro (m)
Tempo	segundo (s)
Força	newton (N)
Trabalho	joule (J)
Energia	joule (J)
Potência	watt (W)
Velocidade	metros por segundo ($m \cdot s^{-1}$)
Torque	newton-metro (N × m)

Em resumo

- O sistema métrico é o sistema de mensuração usado pelos cientistas para expressar massa, comprimento e volume.
- Em uma tentativa de padronizar termos para mensuração de energia, força, trabalho e potência, os cientistas desenvolveram um sistema comum de terminologia denominado unidades do Sistema Internacional (SI).

Definição de trabalho e potência

Trabalho

Trabalho é definido como o produto da força pela distância em que a força atua:

$$\text{Trabalho} = \text{Força} \times \text{Distância}$$

A unidade do SI para força é o newton (N), enquanto a unidade do SI para distância é o metro (m). O exemplo a seguir mostra como calcular o trabalho quando um peso de 10 kg é levantado percorrendo uma distância de 2 m. Na superfície da Terra, uma massa de 1 kg exerce uma força de 9,81 N em razão da força de gravidade. Assim,

Converter kg em N, em que: 1 kg = 9,81 N
(então, 10 kg = 98,1 N)

Trabalho = 98,1 N × 2 m
= 196,2 newtons-metros (N · m) ou
196,2 joules (J)

Dessa forma, o trabalho realizado foi calculado multiplicando a força (expressa em N) pela distância percorrida (expressa em m), com o trabalho resultante sendo expresso em J, que é a unidade do SI para trabalho (1 J = 1 N · m; Tab. 1.3).

Embora as unidades do SI sejam as unidades preferidas para quantificação do desempenho no exercício e do gasto energético, você encontrará situações em que algumas unidades tradicionais são usadas para expressar tanto o trabalho como a energia. Por exemplo, o peso corporal (uma força) é comumente referido em quilogramas, a unidade para massa. Embora não seja aceito como uma unidade do SI, muitas pesquisas mais antigas utilizaram o termo kilopond (Kp) como a unidade de força, representando o efeito da gravidade em uma massa de 1 quilograma. Portanto, empregando o kilopond como unidade de força, o trabalho pode ser expresso na forma de kilopond-metros (kpm). A Tabela 1.3 contém uma lista de termos que hoje são comumente usados para expressar o trabalho e a energia – lembre-se de que a unidade do SI para trabalho e energia é o joule. Exemplificando, conteúdo energético dos produtos alimentícios comerciais frequentemente é listado no rótulo em quilocalorias. Entretanto, a unidade do SI para conteúdo e gasto energético é o joule, com 1 quilocaloria sendo igual a 4.186 joules (J) ou 4,186 quilojoules (kJ).

Potência

Potência é o termo usado para descrever quanto trabalho é realizado por unidade de tempo. A unidade do SI para potência é o watt (W), que é definida como 1 joule por segundo (Tab. 1.4). A potência pode ser calculada do seguinte modo:

$$\text{Potência} = \text{trabalho} / \text{tempo}$$

O conceito de potência é importante, porque descreve a velocidade com que o trabalho é realizado (taxa de trabalho). É a taxa de trabalho ou débito de potência que descreve a intensidade do exercício. Com tempo suficiente, qualquer adulto saudável é capaz de produzir um débito de trabalho total da ordem de 20.000 J. Entretanto, apenas alguns atletas altamente treinados poderiam realizar essa quantidade de trabalho em 60 segundos (s). O débito de potência desses atletas pode ser calculado do seguinte modo:

Tabela 1.3 Unidades comuns usadas para expressar a quantidade de trabalho realizada ou energia gasta

Termo	Tabela de conversão
kilopond-metro (kpm)*	1 kpm = 9,81 J
Quilocaloria (kcal)	1 kcal = 4.186 J ou 4,186 kJ
	1 kcal = 426,8 kpm
Joule (J)†	1 J = 1 newton-metro (N × m)
	1 J = $2{,}39 \times 10^{-4}$ kcal
	1 J = 0,102 kpm

*O kilopond é uma unidade de força que descreve o efeito da gravidade sobre uma massa de 1 kg.
† O joule é a unidade básica adotada pelo Sistema Internacional (denominado unidade do SI) para expressão do gasto energético ou trabalho.

Tabela 1.4 Termos e unidades comuns usados para expressar potência

Termo	Tabela de conversão
Watt (W)*	1 W = 1 J × s^{-1}
	1 W = 6,12 kpm · min^{-1}
Potência ou cavalo-vapor (hp)	1 hp = 745,7 W ou J × s^{-1}
	1 hp = 10,69 kcal · min^{-1}
kilopond-metro · min^{-1} (kpm · min^{-1})	1 kpm · min^{-1} = 0,163 W

*O watt é a unidade básica adotada pelo Sistema Internacional (denominado unidade do SI) para expressão da potência.

$$\text{Potência} = 20.000\ \text{J}/60\ \text{s} = 333{,}3\ \text{W}$$

A Tabela 1.4 lista tanto as unidades do SI como os termos mais tradicionais usados para expressar a potência. A capacidade de converter uma expressão de trabalho, energia ou potência em outra é importante, conforme veremos mais adiante, neste mesmo capítulo, ao calcularmos a eficiência mecânica. Tanto o trabalho como a potência podem ser mensurados no laboratório de fisiologia do exercício com a ajuda de aparelhos denominados ergômetros. A seguir, faremos uma introdução aos ergômetros de uso comum.

Tipos de ergômetros

O termo **ergometria** refere-se à mensuração do débito de trabalho. A palavra **ergômetro** refere-se ao aparelho ou dispositivo usado para mensurar um tipo específico de trabalho. É importante ressaltar que, para podermos determinar o trabalho e a potência, há necessidade de uma força que seja movida contra alguma resistência. Pode ser o peso corporal de uma pessoa (uma força) subindo um degrau contra a gravidade (uma resistência) ou pedalando uma bicicleta ergométrica quando uma resistência foi aplicada à roda. Atualmente, muitos tipos de ergômetros são usados nos laboratórios de fisiologia do exercício (Fig. 1.1). A seguir, os ergômetros comumente usados são brevemente apresentados.

Banco de *step*

Um dos primeiros ergômetros usados para mensurar a capacidade de trabalho de seres humanos foi o *step*. Esse ergômetro continua em uso e consiste apenas em o indivíduo subir e descer de um banco a uma velocidade especificada. A Figura 1.1*a* ilustra um indivíduo subindo e descendo do banco.

Cicloergômetro

O **cicloergômetro** foi desenvolvido há mais de 100 anos e ainda hoje é um ergômetro popular nos laboratórios de fisiologia do exercício (ver quadro "Um olhar no passado – nomes importantes na ciência"). Esse tipo de ergômetro é uma bicicleta de exercício estacionária, que permite mensurar com acurácia a quantidade de trabalho realizado. Um tipo comum de cicloergômetro é a bicicleta Monark com freios de atrito, que incorpora uma correia enrolada em torno da roda (chamada volante) (Fig. 1.1*b*). A correia pode ser afrouxada ou apertada para modificar a resistência. A distância percorrida pela roda pode ser determinada calculando a distância coberta por revolução dos pedais (6 m/revolução, em uma bicicleta Monark padrão) multiplicada pelo número de revoluções dos pedais.

Ergômetro de braço

Um **ergômetro de braço** funciona de modo similar ao cicloergômetro, exceto pelo fato de o indivíduo estar usando os braços em vez das pernas (Fig. 1.1*d*). Observe que esse tipo de ergômetro também é conhecido como manivela de braço. O ergômetro de braço é uma alternativa válida ao cicloergômetro ou à esteira ergométrica para testar o exercício em indivíduos portadores de deficiência de membro inferior. De forma similar à cicloergometria, esses ergômetros permitem a mensuração da resistência a roda inercial e da distância de deslocamento da roda.

Esteira ergométrica

A primeira esteira motorizada para pesquisa laboratorial foi projetada e construída em 1889 pelo fisiologista alemão Nathan Zuntz. As esteiras ergométricas constituem um método conveniente para mensuração do gasto energético durante a caminhada ou corrida, sendo dispositivos amplamente utilizados nos laboratórios de fisiologia do exercício.

Mensuração do trabalho e da potência

Conforme já discutido, o termo ergometria se refere à medição da produção de trabalho, e um ergômetro é o apa-

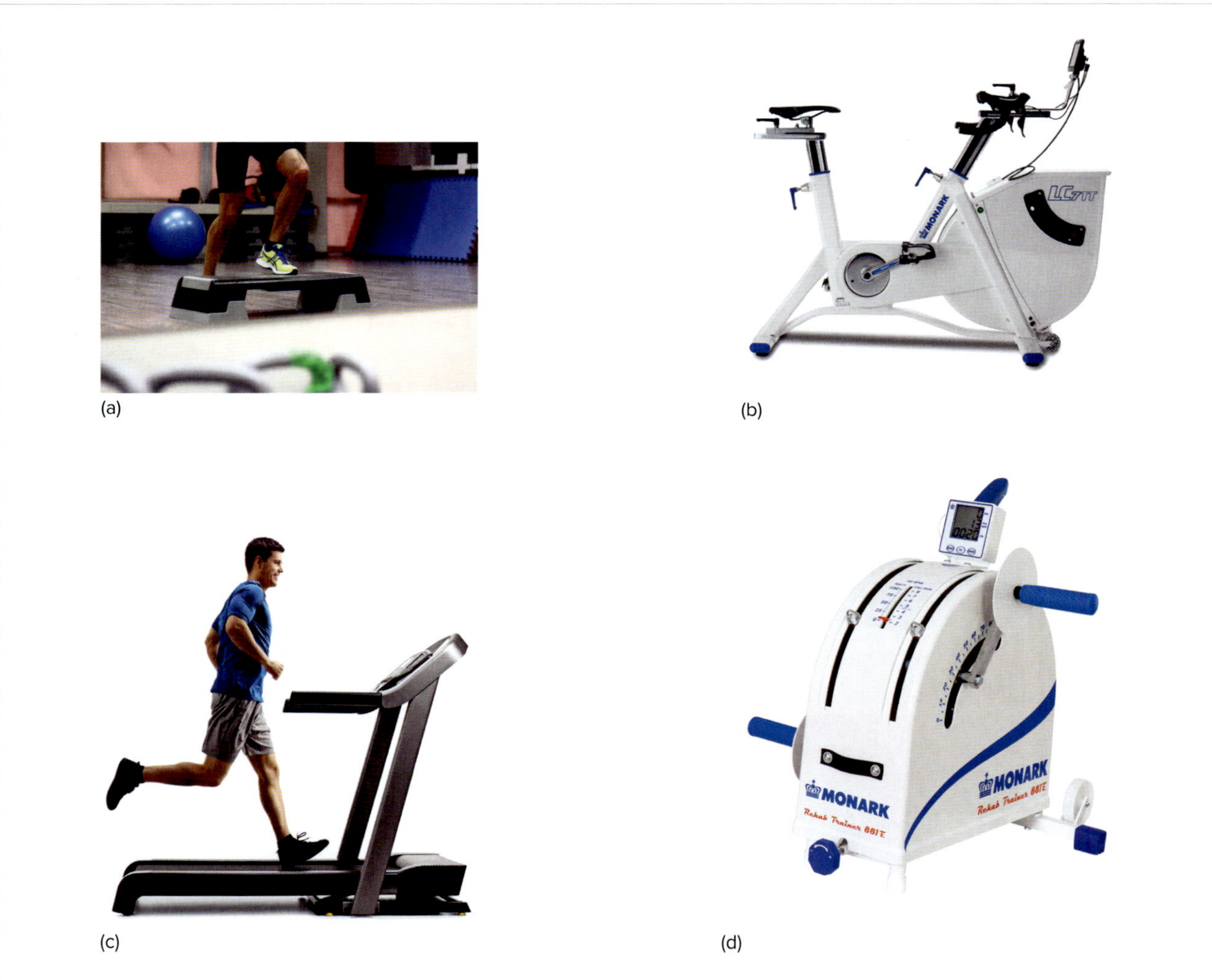

Figura 1.1 Ilustrações de quatro ergômetros diferentes usados para mensurar a potência e o débito de trabalho humano. (*a*) Um *step*. (*b*) Cicloergômetro com freios de atrito. (*c*) Esteira com motor elétrico. A elevação da esteira e a velocidade na horizontal podem ser ajustadas por meio de controles eletrônicos. (*d*) Ergômetro de braço. O ergômetro de braço pode ser usado para medir o débito de trabalho com os braços e se baseia nos mesmos princípios do cicloergômetro.
(a) Ninikas/Shutterstock; (b) Monark Exercise AB; (c) Ljupco/istock/Getty Images; (d) Monark Exercise AB.

Um olhar no passado – nomes importantes na ciência

August Krogh: vencedor do prêmio Nobel e inventor

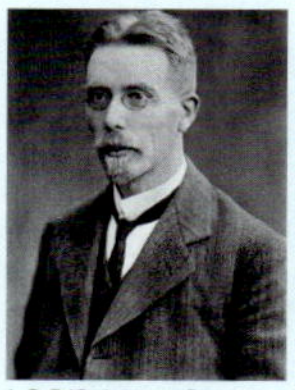
LOC/Science Source

Conforme mencionado no capítulo anterior, August Krogh (1874-1949) recebeu o prêmio Nobel de fisiologia ou medicina em 1920, por sua pesquisa sobre regulação do fluxo sanguíneo através dos capilares na musculatura esquelética. Krogh nasceu na Dinamarca, no ano de 1874. Após ingressar na Universidade de Copenhague, em 1893, ele começou a estudar medicina, mas desenvolveu um forte interesse pela pesquisa e decidiu abandonar o estudo da medicina para se dedicar totalmente ao estudo da fisiologia. Krogh concluiu seu PhD em 1903 e iniciou sua carreira científica na Universidade de Copenhague, no laboratório de fisiologia médica do famoso fisiologista dinamarquês Christian Bohr.

Ao longo de sua carreira, August Krogh foi um fisiologista dedicado que tinha uma curiosidade extremada. Ele dedicou toda a sua vida ao conhecimento da fisiologia, trabalhando dia e noite em seu laboratório para alcançar suas metas científicas. De fato, Krogh realizou experimentos de fisiologia até mesmo no dia do próprio casamento.

Ao longo de sua distinta carreira, o dr. Krogh fez muitas contribuições importantes para a fisiologia. Mesmo assim, Krogh é mais conhecido por seu trabalho sobre a regulação do fluxo sanguíneo nos capilares do músculo esquelético. Ele foi o primeiro fisiologista a descrever as alterações que ocorrem no fluxo sanguíneo para os músculos em conformidade com as demandas metabólicas teciduais. De fato, sua pesquisa mostrou que o aumento do fluxo sanguíneo muscular durante as contrações era alcançado pela abertura de arteríolas e capilares. Esse é o trabalho que lhe rendeu o prêmio Nobel.

Além da pesquisa em fisiologia, August Krogh inventou muitos instrumentos científicos importantes. Ele desenvolveu, por exemplo, o espirômetro (um dispositivo usado para mensurar volumes pulmonares) e um aparelho para mensurar a taxa metabólica (um instrumento usado para mensurar o consumo de oxigênio). Embora Krogh não tenha inventado o primeiro cicloergômetro, recebeu os créditos pelo desenvolvimento de um cicloergômetro automático, em 1913. Esse ergômetro representou um aprimoramento significativo dos cicloergômetros daquela época, permitindo que Krogh e seus colaboradores mensurassem com acurácia a quantidade de trabalho realizado durante os experimentos de fisiologia do exercício. Os cicloergômetros similares àqueles desenvolvidos por August Krogh são usados até hoje nos laboratórios de fisiologia do exercício.

relho ou dispositivo para medir um tipo específico de trabalho. Observe que a determinação do trabalho e da potência requer que uma força seja movida contra alguma resistência. Isso pode ser o peso corporal de uma pessoa (uma força) subindo um degrau contra a gravidade (uma resistência) ou pedalando uma bicicleta ergométrica quando uma resistência foi aplicada à roda inercial. A seguir, o leitor terá uma breve introdução à mensuração do trabalho e da potência usando o cicloergômetro e a esteira ergométrica.

Cicloergômetro

Conforme foi anteriormente discutido, um tipo comum de cicloergômetro é o Monark com freios de fricção; esse aparelho incorpora uma correia enrolada em volta da roda (conhecida como roda inercial) (Fig. 1.1*b*). A correia pode ser afrouxada ou apertada para proporcionar uma mudança na resistência. A distância percorrida pela roda pode ser determinada calculando-se a distância percorrida por revolução dos pedais (6 m por revolução em uma bicicleta Monark padrão) multiplicada pelo número de revoluções do pedal. Considere o exemplo a seguir para o cálculo do trabalho e da potência com o uso do cicloergômetro. Calcular o trabalho dado:

Duração do exercício = 10 min
Resistência contra o volante = 1,5 kp ou 14,7 N
Distância percorrida por revolução do pedal = 6 m
Velocidade de pedalada = 60 rev $\cdot$ min^{-1}

Portanto, o total de revoluções em 10 min
= 10 min $\cdot$ 60 rev $\cdot$ min^{-1} = 600 rev
Portanto, trabalho total = 14,7 N × (6 m $\cdot$ rev^{-1} × 600 rev)
= 52.920 J ou 52,9 kJ

Neste exemplo, a produção de potência é calculada dividindo o trabalho total realizado pelo tempo:

Potência = 52.920 J ÷ 600 segundos
= 88,2 W

As etapas a seguir mostram como fazer os cálculos com o emprego de unidades alternativas:

Trabalho = 1,5 kp × 6 m $\cdot$ rev^{-1} × 60 rev $\cdot$ min^{-1} × 10 min
= 5400 kpm
Potência = 5400 kpm ÷ 10 min = 540 kpm $\cdot$ min^{-1}
= 88,2 W (Ver Tab. 1.4 para conversões)

Esteira ergométrica

Quando uma pessoa caminha ou corre em uma esteira com inclinação de 0%, o centro de massa (imagine um ponto no quadril) dessa pessoa sobe e desce a cada passada. Entretanto, é difícil medir esse pequeno deslocamento vertical do centro de massa; em consequência disso, o "trabalho" não pode ser facilmente determinado em uma pessoa ao caminhar ou correr em uma esteira horizontal. Por outro lado, é muito fácil medir o trabalho quando uma pessoa está caminhando ou correndo em uma ladeira (inclinação). A inclinação da esteira é expressa em unidades chamadas "porcentagem de inclinação". **Porcentagem de inclinação** é a quantidade de elevação vertical por 100 unidades de deslocamento da correia. Exemplificando, uma pessoa que caminha em uma esteira ergométrica com inclinação de 10% percorre 10 m verticalmente para cada 100 m de deslocamento da esteira. A porcentagem de inclinação é calculada pela multiplicação do seno do ângulo da esteira por 100. Na prática, o ângulo da esteira (expresso em graus) pode ser determinado por cálculos trigonométricos bastante simples (Fig. 1.2) ou com a ajuda de um dispositivo de medição chamado inclinômetro.[9]

Para calcular o trabalho realizado durante o exercício na esteira, é preciso ter conhecimento do peso corporal da pessoa e da distância percorrida verticalmente. O deslocamento vertical pode ser calculado multiplicando a distância percorrida pela correia pela porcentagem de inclinação. A fórmula para essa determinação é:

$$\text{Deslocamento vertical} = \%\ \text{grau} \times \text{distância}$$

em que a porcentagem de inclinação é expressa como uma fração e a distância total percorrida é calculada pela multiplicação da velocidade da esteira ($m \cdot min^{-1}$) pelo total de minutos de exercício. Como exemplo, vamos considerar o seguinte cálculo de produção de trabalho durante o exercício na esteira:

Peso corporal = 60 kg (força = 60 kp ou 588,6 N)
Velocidade da esteira = 200 $m \cdot min^{-1}$
Ângulo da esteira = 7,5% graus (7,5 ÷ 100 = 0,075 como graus fracionários)
Tempo de exercício = 10 min
Distância vertical total percorrida
= 200 $m \cdot min^{-1}$ × 0,075 × 10 min = 150 m
Portanto, trabalho total realizado = 588,6 N × 150 m
= 88.290 J ou 88,3 kJ

Em resumo

- O conhecimento dos termos *trabalho* e *potência* é necessário para calcular o débito de trabalho humano e a eficiência do exercício associado.
- O trabalho é definido pelo produto da força pela distância:

  Trabalho = força × distância

- A potência é definida como o trabalho dividido pelo tempo:

  Potência = trabalho ÷ tempo

Mensuração do gasto energético

A mensuração do gasto energético de um indivíduo em repouso ou durante uma atividade em particular possui muitas aplicações práticas. Uma aplicação direta é destinada aos programas de perda de peso auxiliados por exercício. Claramente, saber o gasto energético de uma caminhada, corrida ou natação realizadas em diversas velocidades é útil para

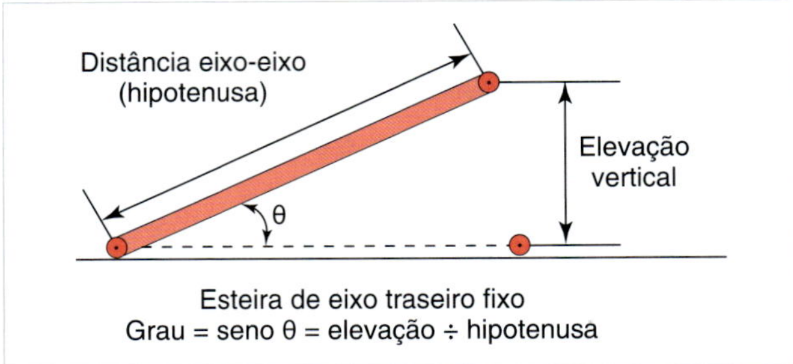

Figura 1.2 Determinação do "grau percentual" em uma esteira inclinada. Teta (θ) representa o ângulo de inclinação. O grau percentual é calculado como seno do ângulo θ × 100.

aqueles que usam essas modalidades de exercício para ajudar na perda de peso. Além disso, um engenheiro industrial poderia mensurar o gasto energético de várias tarefas em um determinado local de trabalho e usar essa informação para criar atribuições de trabalho apropriadas para os operários.[17,36] Nesse sentido, o engenheiro poderia recomendar ao supervisor que atribuísse os trabalhos que demandam necessidades energéticas maiores aos operários fisicamente condicionados e com capacidades de trabalho elevadas. Em geral, duas técnicas são empregadas para mensurar o gasto energético humano: (1) calorimetria direta e (2) calorimetria indireta.

Calorimetria direta

Quando o corpo usa energia para realizar trabalho, há liberação de calor. Essa produção de calor pelas células ocorre via respiração celular (bioenergética) e trabalho celular. O processo geral pode ser esquematizado do seguinte modo:[5,35,37]

$$\text{Alimentos} + O_2 \rightarrow \text{ATP} + \text{calor}$$
$$\downarrow$$
$$\text{Trabalho celular (p. ex., contração muscular)} + \text{calor}$$

O processo de bioenergética celular é discutido em detalhes no Capítulo 3. Note que a taxa de produção de calor em um indivíduo é diretamente proporcional à taxa metabólica. Dessa forma, a mensuração da produção de calor (calorimetria) de um indivíduo fornece uma mensuração direta da taxa metabólica.

A unidade do SI usada para mensurar a energia do calor é o joule (a mesma unidade usada para trabalho). Entretanto, uma unidade comum usada para mensurar a energia do calor é a caloria (Tab. 1.3). Uma caloria é definida como a quantidade de calor requerida para elevar a temperatura de 1 g de água em 1°C. Como a caloria é muito pequena, o termo quilocaloria (kcal) costuma ser usado para expressar o gasto energético e o valor energético dos alimentos. Uma kcal é igual a 4,186 kJ (ver as conversões na Tab. 1.3). O processo de mensurar a taxa metabólica por meio da mensuração da produção de calor é denominado calorimetria direta e tem sido usado pelos cientistas desde o século XVIII. Essa técnica envolve a colocação do indivíduo em uma câmara fechada (denominada calorímetro), isolada do meio ambiente (em geral, por um revestimento de água ao redor da câmara), e permite a ocorrência de troca livre de O_2 e CO_2 a partir da câmara (Fig. 1.3). O calor do corpo do indivíduo eleva a temperatura da água que circula ao redor da câmara. Assim, ao mensurar a mudança de temperatura por unidade de tempo, a quantidade de produção de calor pode ser calculada. Além disso, o indivíduo perde calor por evaporação da água da pele e vias respiratórias. Essa perda de calor é mensurada e somada ao calor total assimilado pela água para fornecer uma estimativa da taxa de gasto energético do indivíduo.[5,9]

Calorimetria indireta

Embora a calorimetria direta seja considerada uma técnica precisa para a mensuração da taxa metabólica, a construção de uma câmara ampla o suficiente para realizar pesquisas de fisiologia do exercício com seres humanos tem um custo elevado. Do mesmo modo, o uso da calorimetria direta para mensurar a taxa metabólica durante o exercício é dificultado, pois o próprio ergômetro em si produz calor. Felizmente, outro procedimento pode ser usado para calcular a taxa metabólica. Essa técnica é denominada **calorimetria indireta**, pois não envolve a mensuração direta da produção de calor. O princípio da calorimetria indireta pode ser explicado pela relação a seguir:

$$\underset{\text{(calorimetria indireta)}}{\text{Alimentos} + O_2} \rightarrow \underset{\text{(calorimetria direta)}}{\text{Calor} + CO_2 + H_2O}$$

Dada a existência de uma relação direta entre o O_2 consumido e a quantidade de calor produzida no corpo, a mensuração do consumo de O_2 fornece uma estimativa da taxa metabólica.[3,5,15] Para converter a quantidade de O_2 consumida em equivalentes de calor, é necessário saber o tipo de nutriente (i.e., carboidrato, gordura ou proteína) que foi metabolizado. A energia liberada quando a gordura é o único alimento metabolizado é igual a 4,7 kcal (ou 19,7 kJ) por litro de O_2 consumido, enquanto a energia liberada quando apenas carboidratos são usados é 5,05 kcal (ou 21,13 kJ) por litro de O_2 consumido. Apesar da falta de exatidão, o gasto calórico do exercício frequentemente é estimado como cerca de 5 kcal (ou 21 kJ) por litro de O_2 consumido.[19] Dessa forma, um indivíduo que se exercita com um consumo de oxigênio de 2,0 L de $O_2 \cdot min^{-1}$ gastará aproximadamente 10 kcal (ou 42 kJ) de energia por minuto.

A técnica mais comumente usada para mensurar o consumo de oxigênio hoje é denominada **espirometria de circuito aberto**. Na técnica clássica, o indivíduo prendia um clipe no nariz para impedir a respiração nasal e uma válvula respiratória que permitia a passagem de ar do meio ambiente a ser respirado, enquanto o gás exalado era conduzido para uma bolsa coletora (bolsa de Douglas) que era, então, analisada quanto ao volume de gás e percentuais de O_2 e CO_2. O volume de gás era medido em um gasômetro, enquanto o O_2 e o CO_2 eram analisados quimicamente ou com auxílio de analisadores de gases calibrados.[4] As etapas descritas no Apêndice A podem ser seguidas para calcular o consumo de O_2 e a produção de CO_2. A moderna espirometria de circuito aberto (ver Fig. 1.4) usa tecnologia computadorizada, que mensura o volume do gás exalado a cada respiração individual e o conduz para uma câmara de mistura, onde é feita a coleta de amostras para análise contínua da porcentagem de O_2 e de CO_2 no gás exalado. Essas informações são enviadas para um computador, no qual são realizados os cálculos de consumo de O_2 e de produção de CO_2.

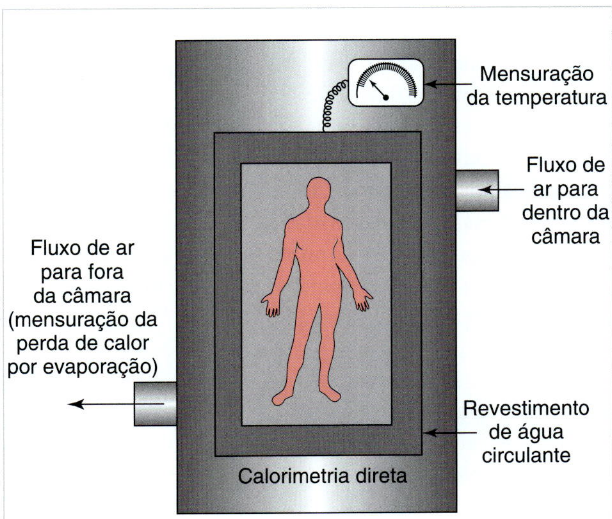

Figura 1.3 Diagrama de um calorímetro simples usado para medir a taxa metabólica via medição da produção de calor corporal. Esse método de determinação da taxa metabólica é denominado calorimetria direta.

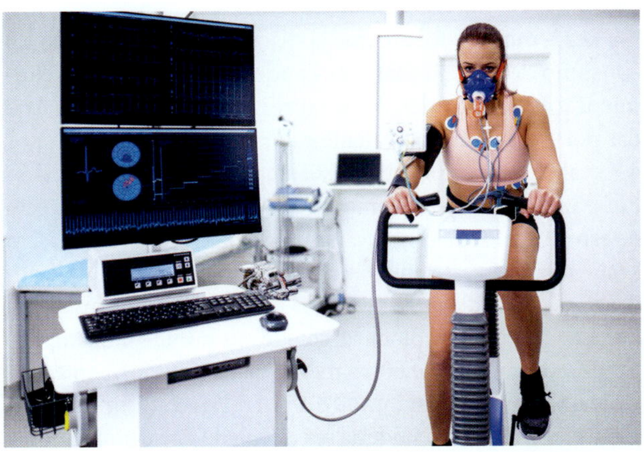

Figura 1.4 O sistema de mensuração metabólica de última geração emprega sensores de fluxo eletrônicos, analisadores de gás e tecnologia computadorizada. Esses dispositivos são usados para mensurar o consumo de oxigênio e a produção de dióxido de carbono em repouso e durante o exercício.
simonkr/Getty

Em resumo

- A mensuração do gasto energético em repouso ou durante o exercício é possibilitada pelo uso da calorimetria tanto direta como indireta.
- A calorimetria direta usa a mensuração da produção de calor como indicação da taxa metabólica.
- A calorimetria indireta estima a taxa metabólica por meio da medida do consumo de oxigênio.

Expressões comuns do consumo de oxigênio e do gasto energético

O consumo de oxigênio em repouso e durante o exercício pode ser expresso em termos absolutos (i.e., litros de O_2 por minuto) ou relativos ao peso corporal (i.e., mL de O_2 por unidade de massa corporal). Além disso, a medição do consumo de O_2 pode ser usada para estimar o gasto calórico em repouso e durante o exercício.[21] Nesta seção, fornecemos exemplos de como o consumo de O_2 pode ser expresso e destacamos diversas maneiras diferentes de expressar o gasto energético.

$\dot{V}O_2$ ($L \cdot min^{-1}$). Seguindo as etapas destacadas no Apêndice A, o consumo de oxigênio $\dot{V}O_2$) pode ser calculado em litros de oxigênio usado por minuto (L/min). Exemplificando, os dados a seguir foram obtidos de uma mulher treinada, com peso de 60 kg, durante uma corrida submáxima na esteira:

Ventilação (STPD) = $60\ L \cdot min^{-1}$
= O_2 inspirado 20,93%
= O_2 expirado 16,93%
$\dot{V}O_2\ (L \cdot min^{-1}) = 60\ L \cdot min^{-1} \times (20{,}93\%\ O_2 - 16{,}93\%\ O_2)$
$= 2{,}4\ L/min^{-1}$

$Kcal \cdot min^{-1}$. Conforme já discutido, a mensuração do consumo de oxigênio também pode ser usada para a determinação do gasto energético expresso em quilocalorias usadas por minuto. O equivalente calórico de 1 L de O_2 varia de 4,7 $kcal \cdot L^{-1}$ para gorduras a 5,05 $kcal \cdot L^{-1}$ para carboidratos. Entretanto, por motivos práticos e com uma pequena margem de erro, 5 kcal/L de O_2 é o valor usado para converter $\dot{V}O_2$ em $kcal \cdot min^{-1}$. O gasto energético total é calculado multiplicando-se as quilocalorias gastas por minuto ($kcal \cdot min^{-1}$) pela duração do repouso ou da atividade em minutos. Exemplificando, se a mulher de 60 kg mencionada anteriormente corresse na esteira por 30 minutos a um$\dot{V}O_2 = 2{,}4\ L \cdot min^{-1}$, seu gasto energético total poderia ser calculado do seguinte modo:

$2{,}4\ L \cdot min^{-1} \times 5\ kcal \cdot L^{-1}$ de $O_2 = 12\ kcal \cdot min^{-1}$
$12\ kcal \cdot min^{-1} \times 30\ min = 360\ kcal$

$\dot{V}O_2$ ($mL \cdot kg^{-1} \cdot min^{-1}$). Além de expressar o consumo de O_2 em litros por minuto, esse valor também pode ser expresso em mililitros de O_2 consumido por minuto por kg de peso corporal. Quando o consumo de oxigênio mensurado é expresso em litros por minuto, seu valor é multiplicado por 1.000 para que seja expresso em mililitros por minuto e, em seguida, dividido pelo peso corporal do indivíduo expresso em kg. O valor obtido é expresso em mL de O_2/kg de peso corporal por minuto, ou $mL \cdot kg^{-1} \cdot min^{-1}$. Isso possibilita realizar comparações entre indivíduos de diversos tamanhos corporais. Exemplificando, para a mulher de 60 kg com $\dot{V}\mathbf{O} = 2{,}4\ L \cdot min^{-1}$:

$(2{,}4\ L \cdot min^{-1} \times 1.000\ mL \cdot L^{-1})/60\ kg$
$= 40\ mL \cdot kg^{-1} \cdot min^{-1}$

MET. A taxa metabólica em repouso usualmente é mensurada com o indivíduo em decúbito dorsal, em repouso, após um período de jejum e sem prática de exercícios. A taxa metabólica em repouso varia com a idade e o sexo biológico, sendo menor nas mulheres do que nos homens, e diminuindo com o avanço da idade nos dois sexos.[23] O **MET (equivalente metabólico)** é um termo usado para representar o metabolismo em repouso e, por convenção, é considerado igual a 3,5 $mL \cdot kg^{-1} \cdot min^{-1}$. Esse valor é denominado 1 MET. Essencialmente, o gasto energético das atividades pode ser expresso em termos de múltiplos da unidade de MET. Considerando a informação anterior, a intensidade relativa do exercício em MET pode ser calculada:

$40\ mL \cdot kg^{-1} \cdot min^{-1} \div 3{,}5\ mL \cdot kg^{-1} \cdot min^{-1} = 11{,}4$ MET

MET é uma ferramenta para definir a intensidade e o volume de exercício. Recordando, o gasto energético em repouso é definido como 1 MET. Conclui-se que o gasto energético das diversas atividades físicas pode ser expresso em múltiplos de MET. Exemplificando, uma atividade física que requeira de 3 a 6 MET (p. ex., uma caminhada rápida, a prática de ginástica calistênica leve etc.) é classificada como moderada. Por outro lado, exercícios que requeiram > 6 MET são classificados como atividades vigorosas (*jogging*, corrida, ciclismo > 10 MPH).

Devemos ter em mente que é comum usar unidades como MET-horas para monitorar o volume geral de atividade física realizada por semana. Exemplificando: se você fizer 30 minutos (meia hora) de atividade física de intensidade moderada (i.e., caminhada rápida com gasto energético de 4 MET) todos os dias da semana, seu total de MET-horas por semana de atividade física será:

0,5 hora/dia × 7 dias/semana
= 3,5 horas de exercício/semana
3,5 horas de exercício/semana × 4 MET = 14 MET-horas por semana de atividade física de intensidade moderada

O uso de MET-horas de atividade física por semana é corrente nos estudos epidemiológicos que investigam os benefícios à saúde associados à prática regular do exercício físico. Como exemplo, estudos revelam que bastam 8,25 MET-horas por semana de exercício de intensidade moderada para reduzir a mortalidade por todas as causas em aproximadamente 30%.[25] No Capítulo 15 falaremos um pouco mais sobre este importante tópico.

Em resumo

- O gasto energético pode ser expresso em termos de consumo de oxigênio ($\dot{V}O_2$) em unidades de $L \cdot min^{-1}$ e de $mL \cdot kg^{-1} \cdot min^{-1}$.
- Com base em $\dot{V}O_2$, o gasto energético também pode ser expresso na forma de MET, em que 1 MET = 3,5 $mL \cdot kg^{-1} \cdot min^{-1}$.
- O termo MET-horas por semana de atividade física tem amplo uso na descrição da quantidade de atividade física com intensidade moderada e praticada semanalmente.

Estimativa do gasto energético

Os pesquisadores que estudam o gasto energético (gasto de $O_2 = \dot{V}O_2$ em estado estável) do exercício demonstraram que é possível estimar a energia gasta durante muitos tipos de atividade física de maneira razoavelmente precisa.[8,10,11,19,31] As atividades de caminhada, corrida e ciclismo foram estudadas em detalhes. As demandas de O_2 da caminhada e corrida representadas graficamente em função da velocidade são mostradas na Figura 1.5. O $\dot{V}O_2$ expresso em função do peso corporal é chamado de $\dot{V}O_2$ relativo e é apropriado para descrever o consumo de O_2 de atividades como caminhada, corrida e subida de degraus. Note que as relações existentes entre a demanda de O_2 relativo ($mL \cdot kg^{-1} \cdot min^{-1}$) e a velocidade da caminhada/corrida são lineares (i.e., correspondem a retas).[2,19] Uma relação similar é observada para o ciclismo, até um débito de potência de cerca de 200 W (ver Fig. 1.6). O fato de essa relação ser linear para uma ampla gama de velocidades e débitos de potência facilita bastante o cálculo do gasto de O_2 (ou gasto energético) (ver exemplos nos Quadros "Uma visão mais detalhada" 1.1 e 1.2). A estimativa do gasto energético de outros tipos de atividades é mais complexa. A estimativa do gasto energético no tênis, por exemplo, depende de a partida ser realizada entre dois jogadores individuais ou entre duas duplas de jogadores, além de também ser influenciada pelo nível de habilidade dos participantes. Dito isso, os modernos dispositivos portáteis de captação de oxigênio permitem a medição direta de $\dot{V}O_2$ em ambientes externos ao laboratório nas estimativas do gasto energético de praticamente qualquer atividade. Ver no *Compendium of Physical Activities* (https://cdn-links.lww.com/permalink/mss/a/mss_43_8_2011_06_13_ainsworth_202093_sdc1.pdf) uma lista detalhada do gasto de oxigênio (valores de MET) em numerosas atividades físicas.[1]

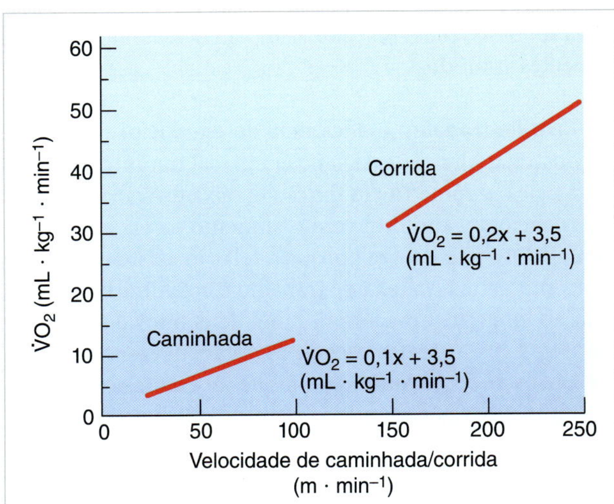

Figura 1.5 A relação entre velocidade e gasto de $\dot{V}O_2$ é linear na caminhada e na corrida. Note que x é igual à velocidade de caminhada/corrida em $m \cdot min^{-1}$.

Em resumo

- O gasto energético de uma caminhada ou corrida na esteira horizontal e do ciclismo pode ser estimado de forma razoavelmente acurada, porque as demandas de O_2 aumentam como uma função linear da velocidade e da potência, respectivamente.

Cálculo da eficiência do exercício

Eficiência do exercício é um termo que descreve a capacidade de converter o gasto energético em trabalho durante uma atividade física. Em termos simples, um indivíduo mais eficiente usa menos energia para realizar a mesma quantidade de trabalho. Os fisiologistas do exercício há muito tempo buscam formas de descrição matemática da eficiência do movimento humano. Embora numerosos métodos tenham sido usados para descrever a eficiência do exercício, uma das expressões mais comuns e simples é a eficiência real.[6,7,10,13,16,30,31,38,39] A eficiência real é definida como a razão matemática do débito de trabalho dividido pela energia gasta acima do nível de repouso:

$$\%\ \text{eficiência real} = \frac{\text{débito de trabalho}}{\text{gasto energético (acima do repouso)}} \times 100$$

Nenhuma máquina é 100% eficiente, pois um pouco de energia se perde em decorrência do atrito entre as partes móveis. Do mesmo modo, a "máquina humana" não é 100% eficiente, pois perde energia em forma de calor. Estima-se que o motor dos carros movidos a gasolina opere com eficiência aproximada de 20-25%. De forma semelhante, a eficiência real humana durante o exercício no cicloergômetro varia de 15 a 27%, dependendo da intensidade do exercício (taxa de trabalho).[13,16,31,34,39]

Para calcular a eficiência real durante o exercício no cicloergômetro ou esteira, é necessário mensurar o débito de trabalho e o gasto energético do indivíduo durante o exercício e em repouso. É preciso enfatizar que as mensurações de $\dot{V}O_2$ devem ser obtidas sob condições de estado estável. A taxa de trabalho no cicloergômetro ou esteira é calculada conforme já discutido e em geral expressa em $kpm \cdot min^{-1}$. O gasto energético durante a realização desses tipos de exercício usualmente é estimado mensurando, em primeiro lugar, o $\dot{V}O_2$ ($L \cdot min^{-1}$) por espirometria de circuito aberto e,

Uma visão mais detalhada 1.1

Estimativa da demanda de O_2 na caminhada na esteira ergométrica

A demanda de O_2 da caminhada na esteira horizontal pode ser estimada com acurácia razoável para velocidades entre 50 e 100 m · min^{-1}, usando a seguinte fórmula:

$$\dot{V}O_2 \text{ (mL} \cdot \text{kg}^{-1} \cdot \text{min}^{-1}) = 0{,}1 \text{ mL} \cdot \text{kg}^{-1} \cdot \text{min}^{-1}/(\text{m} \cdot \text{min}^{-1}) \times \text{velocidade (m} \cdot \text{min}^{-1}) + 3{,}5 \text{ mL} \cdot \text{kg}^{-1} \cdot \text{min}^{-1} \text{ (}\dot{V}O_2 \text{ em repouso)}$$

Por exemplo, o gasto de O_2 da caminhada em 80 m · min^{-1} é:

$$\dot{V}O_2 \text{ (mL} \cdot \text{kg}^{-1} \cdot \text{min}^{-1}) = 0{,}1 \text{ mL} \cdot \text{kg}^{-1} \cdot \text{min}^{-1} \times 80 \text{ m} \cdot \text{min}^{-1} + 3{,}5 \text{ mL} \cdot \text{kg}^{-1} \cdot \text{min}^{-1} = 11{,}5 \text{ mL} \cdot \text{kg}^{-1} \cdot \text{min}^{-1} \text{ ou } 3{,}3 \text{ MET } (11{,}5 \div 3{,}5)$$

Estimativa da demanda de O_2 na corrida na esteira ergométrica

A demanda de O_2 da corrida na esteira horizontal para velocidades > 134 m · min^{-1} pode ser estimada de modo similar ao procedimento usado para estimar a demanda de O_2 da caminhada na esteira. O gasto de O_2 do componente horizontal é calculado com a seguinte fórmula:

$$\dot{V}O_2 \text{ (mL} \cdot \text{kg}^{-1} \cdot \text{min}^{-1}) = 0{,}2 \text{ (mL} \cdot \text{kg}^{-1} \cdot \text{min}^{-1})/(\text{m} \cdot \text{min}^{-1}) \times \text{velocidade (m} \cdot \text{min}^{-1}) + 3{,}5 \text{ mL} \cdot \text{kg}^{-1} \cdot \text{min}^{-1} \text{ (}\dot{V}O_2 \text{ em repouso)}$$

Qual é o gasto de oxigênio de um indivíduo que corre a 6 mph (161 m · min^{-1} ou 9,7 km/h)?

$$\begin{aligned}\dot{V}O_2 \text{ (mL} \cdot \text{kg}^{-1} \cdot \text{min}^{-1}) &= 0{,}2 \text{ (mL} \cdot \text{kg}^{-1} \cdot \text{min}^{-1})/\text{m} \cdot \text{min}^{-1} \times 161 \text{ m} \cdot \text{min}^{-1} + 3{,}5 \text{ mL} \cdot \text{kg}^{-1} \cdot \text{min}^{-1} \\ &= 35{,}7 \text{ mL} \cdot \text{kg}^{-1} \cdot \text{min}^{-1} \text{ ou } 10{,}2 \text{ MET } (35{,}7 \div 3{,}5)\end{aligned}$$

As fórmulas foram obtidas da referência (2).

em seguida, convertendo o valor obtido em kcal ou kJ por meio da utilização da exata conversão baseada nos tipos de alimentos usados como combustível (ver detalhes no Cap. 4). No exemplo seguinte, usaremos 5 kcal · L^{-1} de O_2 para mostrar como fazer esse cálculo. Para o cálculo realizado com a fórmula de eficiência real, tanto o numerador como o denominador devem ser expressos em termos semelhantes. Como o numerador (taxa de trabalho) é expresso em kpm · min^{-1} e o gasto energético é expresso em kcal · min^{-1}, temos que converter uma unidade de modo a torná-la compatível com a outra. Considere o seguinte exemplo de cálculo de eficiência real durante o exercício submáximo realizado no cicloergômetro sob condições de estado estável. Dados:

Resistência contra o volante do cicloergômetro = 2 kg (19,6 N)
Velocidade de pedal = 50 rpm
$\dot{V}O_2$ em repouso = 0,25 L · min^{-1}
$\dot{V}O_2$ durante o exercício em estado estável = 1,5 L · min^{-1}
Distância percorrida por revolução = 6 m · rev^{-1}

Dessa forma:

$$\begin{aligned}\text{Taxa de trabalho} &= [2 \text{ kg} \times (50 \text{ m} \cdot \text{rev}^{-1} \times 6 \text{ m} \cdot \text{rev}^{-1})] \\ &= 600 \text{ kpm} \cdot \text{min}^{-1}\end{aligned}$$

$$\begin{aligned}\text{Gasto energético líquido} &= [1{,}5 \text{ L} \cdot \text{min}^{-1} - 0{,}25 \text{ L} \cdot \text{min}^{-1}] \times 5 \text{ kcal} \cdot \text{L}^{-1} \\ &= 6{,}25 \text{ kcal} \cdot \text{min}^{-1}\end{aligned}$$

Para converter kpm em kcal:

$$600 \text{ kpm} \cdot \text{min}^{-1} \div 426{,}8 \text{ kpm} \cdot \text{kcal}^{-1} = 1{,}41 \text{ kcal} \cdot \text{min}^{-1}$$

$$\begin{aligned}\text{Assim, a eficiência real} &= \frac{1{,}41 \text{ kcal} \cdot \text{min}^{-1}}{6{,}25 \text{ kcal} \cdot \text{min}^{-1}} \times 100\% \\ &= 22{,}6\%\end{aligned}$$

Fatores que influenciam a eficiência do exercício

A eficiência do exercício é influenciada por vários fatores: (1) a taxa de trabalho do exercício; (2) a velocidade do movimento; e (3) a composição de fibras dos músculos que realizam o exercício. A seguir, cada um desses fatores é brevemente discutido.

Taxa de trabalho e eficiência do exercício. A Figura 1.7 ilustra as alterações da eficiência real durante o exercício no cicloergômetro em função da taxa de trabalho. Note que a eficiência diminui com o aumento da taxa de trabalho.[13,31] Esse fato ocorre porque a relação existente entre o gasto energético e a taxa de trabalho é curvilinear e não linear ao longo de uma ampla gama de débitos de potência (ver Fig. 1.8).[16,31] Isso pode parecer estar em desacordo com o exposto na seção anterior, em que foi estabelecido que o consumo de oxigênio poderia ser estimado a partir dos débitos de potência em virtude da relação linear existente entre a taxa de trabalho e o gasto energético. Contudo, em taxas de trabalho baixas a moderadas (< 200 W), observa-se uma relação linear. Em contrapartida, quando olhamos para essa relação ao longo de toda a gama de débitos de potência, fica clara a sua característica curvilinear (ver Fig. 1.8). Como

Uma visão mais detalhada 1.2

Estimativa da demanda de O_2 no ciclismo

Similar ao gasto energético da caminhada e da corrida, a demanda de oxigênio no ciclismo também é linear (i.e., uma linha reta) ao longo da faixa de taxas de trabalho até cerca de 200 W (Fig. 1.6). Por causa dessa relação linear, a demanda de O_2 do ciclismo pode ser facilmente estimada para débitos de potência na faixa de 50 a 200 W (i. e., ~300 e 1.200 kpm · min^{-1}). O gasto total de O_2 no cicloergômetro é constituído por três componentes. Esses componentes incluem o consumo de O_2 em repouso, a demanda de O_2 associada ao ciclismo sem carga (i. e., gasto energético da movimentação das pernas) e demanda de O_2 diretamente proporcional à carga externa sobre o cicloergômetro. A seguir, é explicado o cálculo do gasto de O_2 desses componentes.

Primeiramente, o consumo de O_2 em repouso é estimado em 3,5 mL/kg · min. Em segundo lugar, a uma velocidade de pedal de 50 a 60 rpm, o gasto de oxigênio no cicloergômetro sem carga é igualmente aproximado de 3,5 mL · kg^{-1} · min^{-1}. Por fim, o gasto relativo de O_2 no cicloergômetro contra uma carga externa é igual a 1,8 mL · kpm^{-1} · carga de trabalho · massa corporal^{-1}. Tomando esses três componentes em conjunto, a fórmula coletiva para calcular o O_2 no ciclismo é:

$$\dot{V}O_2\ (\text{mL} \cdot \text{kg}^{-1} \cdot \text{min}^{-1}) = 1{,}8\ \text{mL} \cdot \text{kpm}^{-1}\ (\text{taxa de trabalho}) \times \text{M}^{-1} + 7\ \text{mL} \cdot \text{kg}^{-1} \cdot \text{min}^{-1}$$

Onde:

- a taxa de trabalho no cicloergômetro é expressa em kpm · min^{-1};
- M é a massa corporal em quilogramas;
- 7 mL · kg^{-1} · min^{-1} é a soma do consumo de O_2 em repouso (3,5) e o gasto de O_2 do ciclismo sem carga (3,5).

Exemplificando, o gasto de O_2 do ciclismo a 600 kpm/min (~100W) para um homem de 70 kg é:

$$1{,}8\ \text{mL} \cdot \text{kpm}^{-1}\ (600\ \text{kpm} \cdot \text{min}^{-1}) \times 70\ \text{kg}^{-1} + 7\ \text{mL} \cdot \text{kg}^{-1} \cdot \text{min}^{-1} = 22{,}4\ \text{mL} \cdot \text{kg}^{-1} \cdot \text{min}^{-1}$$

As fórmulas foram obtidas da referência (2).

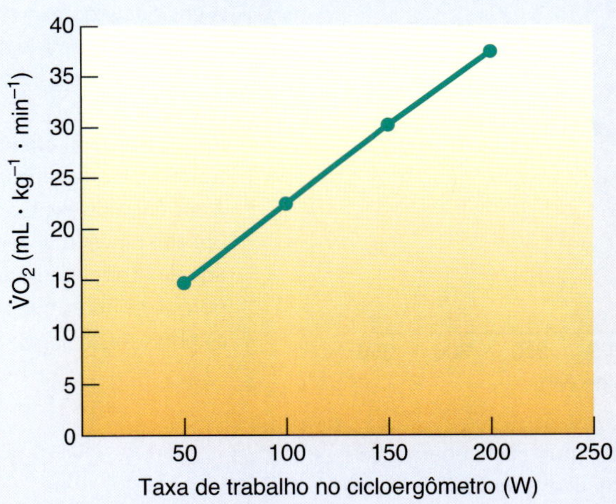

Figura 1.6 A relação entre taxa de trabalho e gasto de $\dot{V}O_2$ é linear no ciclismo ao longo de uma ampla gama de cargas de trabalho. Esta figura ilustra o gasto de oxigênio relativo (i.e., $\dot{V}O_2$/kg de massa corporal) no ciclismo para um indivíduo de 70 kg.

resultado, à medida que a taxa de trabalho aumenta, o gasto energético corporal total aumenta de forma desproporcional à taxa de trabalho. Isso é indicativo de uma eficiência menor em débitos de potência maiores.

Velocidade do movimento e eficiência. Pesquisas mostram que existe uma velocidade "ideal" de movimento para qualquer taxa de trabalho. Evidências sugerem que a velocidade ideal de movimento aumenta com o aumento do débito de potência.[8] Em outras palavras, a débitos de potência maiores, uma velocidade maior de movimento é requerida para obter uma eficiência ideal. Em taxas de trabalho baixas a moderadas, uma velocidade de pedalada de 40-60 rpm geralmente é considerada ideal durante o exercício com um ergômetro de braço ou com um cicloergômetro.[12,14,16,28,31,33] Observe que qualquer alteração na velocidade de movimento que se distancie do ideal resulta em diminuição da eficiência (Fig. 1.9). Esse declínio de eficiência em baixas velocidades de movimento provavelmente se deve à inércia.[31] Ou seja, pode haver um gasto energético aumentado para a realização do trabalho quando os movimentos são lentos e os membros envolvidos têm que parar e recomeçar repetidamente. O declínio da eficiência associado ao movimento de alta velocidade (em taxas de trabalho lentas para moderadas) pode ser decorrente da possibilidade de as velocidades crescentes aumentarem o atrito muscular e, dessa forma, aumentarem o trabalho interno.[6,31]

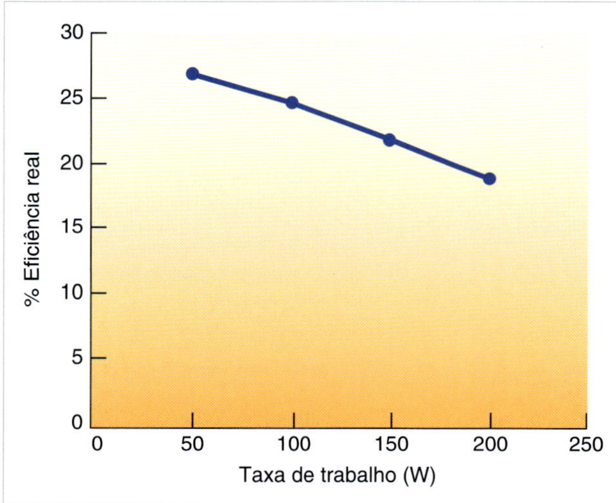

Figura 1.7 Alterações da eficiência real durante o exercício no ergômetro de braço como uma função da taxa de trabalho.

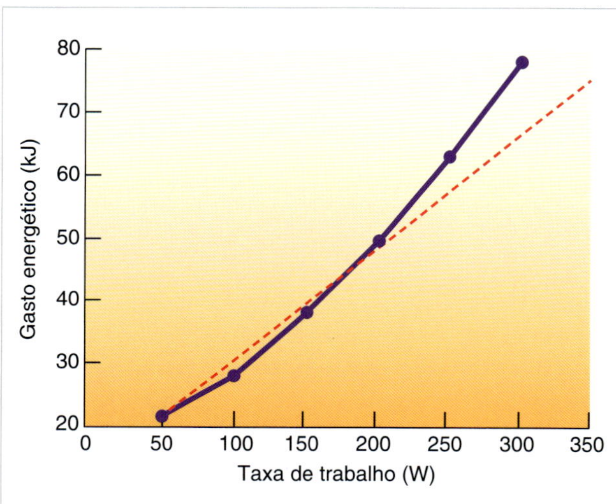

Figura 1.8 A linha cheia ilustra a relação entre gasto energético e taxa de trabalho. Note que o gasto energético aumenta como uma função curvilinear da taxa de trabalho.

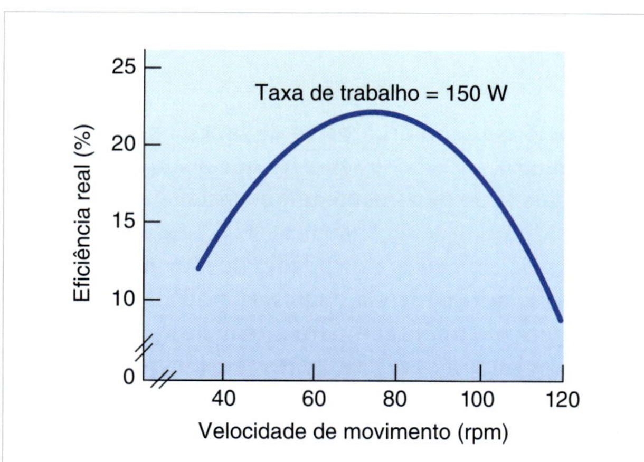

Figura 1.9 Efeitos da velocidade de movimento (taxa de pedalada) na eficiência do exercício a 150 W. Observe a taxa de pedalada ideal para a eficiência máxima nessa intensidade de trabalho.

Tipo de fibra e eficiência. As pessoas diferem quanto à eficiência real durante o exercício no cicloergômetro. Por quê? Evidências recentes sugerem que os indivíduos com alto percentual de fibras musculares lentas exibem maior eficiência no exercício em comparação com os indivíduos com alto percentual de fibras musculares rápidas (ver no Cap. 8 para uma discussão sobre os tipos de fibras musculares).[20,22,26,32] A explicação fisiológica para essa observação é a de que as fibras musculares lentas são mais eficientes do que as fibras musculares rápidas. Ou seja, as fibras lentas requerem menos ATP por unidade de trabalho realizado em comparação com as fibras rápidas. É evidente que uma maior eficiência está associada a um melhor desempenho durante eventos de resistência.[20]

Em resumo

- A eficiência real é definida pela razão matemática do trabalho realizado dividido pelo gasto energético acima do repouso e expressa em percentual:

  % eficiência real = débito de trabalho/gasto energético (acima do repouso) × 100

- A eficiência do exercício diminui à medida que a taxa de trabalho do exercício aumenta. Isso ocorre porque a relação existente entre a taxa de trabalho e o gasto energético é curvilinear.
- Para alcançar a eficiência máxima em qualquer taxa de trabalho, existe uma velocidade de movimento ideal.
- A eficiência do exercício é maior em indivíduos que possuem um alto percentual de fibras musculares lentas, comparados àqueles com alto percentual de fibras rápidas. Isso ocorre porque as fibras musculares lentas são mais eficientes que as fibras musculares rápidas.

Economia de corrida

Conforme discutido, o cálculo do trabalho em geral é complexo durante a corrida na esteira horizontal. Sendo assim, a eficiência do exercício não pode ser calculada. Por outro lado, a mensuração da demanda de $\dot{V}O_2$ em estado estável (gasto de O_2) da corrida a várias velocidades proporciona um meio de comparar a economia de corrida (e não a eficiência) entre dois corredores ou grupos de corredores.[10,18,19,27,29] Embora esses termos pareçam semelhantes, devemos ter em mente que eficiência se refere à razão entre o débito de trabalho e o gasto de energia e, se não for possível medir o "trabalho", a eficiência não poderá ser calculada. Por outro lado, é tarefa muito fácil medir o gasto energético de um indivíduo (i.e., o consumo de oxigênio) em determinada velocidade de corrida, para, então, determinar a economia de corrida. A Figura 1.10 compara o consumo de O_2 de corredores entre grupos com diferentes capacidades de corrida, desde corredores de elite até indivíduos não treinados.[29] A economia de corrida é expressa (no eixo *y*) em mililitros de oxigênio usados por quilograma de peso por quilômetro ($mL \cdot kg^{-1} \cdot km^{-1}$). Não surpreende que o consumo médio de oxigênio da corrida te-

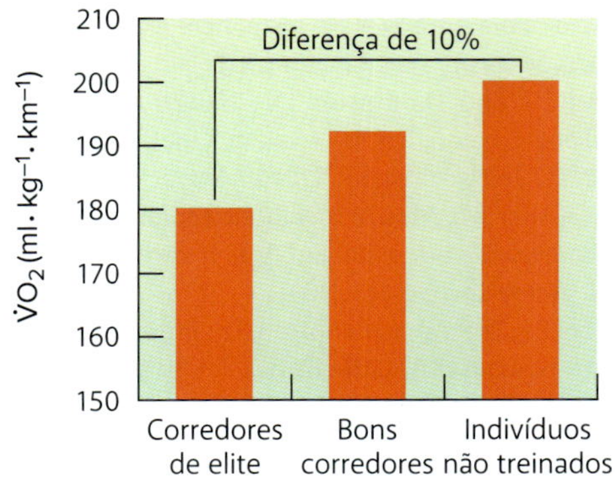

Figura 1.10 Valores médios para o consumo de oxigênio na corrida, expressos em $mL \cdot kg^{-1} \cdot km^{-1}$, para corredores de elite, bons corredores e indivíduos não treinados.

nha sido menor nos corredores de elite e aumentado à medida que o nível da capacidade diminuiu. Entretanto, a diferença média entre os corredores de elite e indivíduos não treinados era de apenas 10%, o que sugere que o treinamento sistemático tem um efeito limitado na economia de corrida. Por outro lado, um dos aspectos mais interessantes desse estudo foi a incrível variabilidade na economia de corrida dentro de cada grupo. Houve uma diferença de 20% entre o corredor menos econômico e o mais econômico em cada grupo, independentemente da capacidade de corrida. Isso reforça a conclusão de que outros fatores além do treinamento sistemático influenciam a economia de corrida. Em resumo, não há dúvida de que uma melhor economia de corrida está associada com um melhor desempenho em eventos de corrida à distância. Esse assunto é discutido com mais detalhes nos Capítulos 19 e 20.

Em resumo

- Embora seja difícil calcular a eficiência durante a corrida horizontal, a medida do gasto de O_2 da corrida ($mL \cdot kg^{-1} \cdot min^{-1}$) a qualquer velocidade proporciona uma medida da economia de corrida.
- Em geral, a economia de corrida é melhor em corredores de elite em comparação aos corredores com menor capacidade ou indivíduos não treinados. Entretanto, existe considerável variação na economia de corrida entre os indivíduos, independentemente da capacidade de corrida.

Atividades para estudo

1. Defina os seguintes termos:
   a. trabalho
   b. potência
   c. grau percentual
   d. $\dot{V}O_2$ relativo
   e. eficiência real
   f. sistema métrico
   g. unidades do SI
2. Calcule a quantidade total de trabalho realizado em 5 minutos de exercício no cicloergômetro, considerando os seguintes dados:
   Resistência no volante = 25 N
   Velocidade de pedal = 60 rpm
   Distância percorrida por revolução = 6 m
3. Calcule o trabalho total e o débito de potência por minuto para um exercício de 10 minutos na esteira, considerando os seguintes dados:
   Grau da esteira = 15%
   Velocidade horizontal = 90 m · min^{-1}
   Peso do indivíduo = 70 kg
4. Descreva resumidamente o procedimento usado para estimar o gasto energético por (a) calorimetria direta e (b) calorimetria indireta.
5. Calcule o gasto energético ($mL \cdot kg^{-1} \cdot min^{-1}$) estimado durante uma caminhada na esteira horizontal, para os seguintes exemplos:
   a. Velocidade da esteira = 50 m · min^{-1}
   Peso do indivíduo = 62 kg
   b. Velocidade da esteira = 80 m · min^{-1}
   Peso do indivíduo = 75 kg
6. Calcule o gasto de O_2 ($mL \cdot kg^{-1} \cdot min^{-1}$) estimado para uma corrida na esteira horizontal em um indivíduo de 70 kg, nas velocidades de 150, 200 e 235 m · min^{-1}.
7. Calcule o débito de potência (kpm · min^{-1} e W) durante 1 minuto de exercício no cicloergômetro, considerando os seguintes dados:
   Resistência no volante = 3,0 kp
   Velocidade de pedal = 50 rpm
   Distância percorrida por revolução = 6 m
8. Calcule a eficiência real, considerando as seguintes informações:
   $\dot{V}O_2$ em repouso = 0,3 L · min^{-1}
   $\dot{V}O_2$ de exercício = 2,1 L · min^{-1}
   Taxa de trabalho = 150 W
9. Calcule o gasto de oxigênio no ciclismo ($mL \cdot kg^{-1} \cdot min^{-1}$) em taxas de trabalho de 50, 75, 100 e 125 W, para um indivíduo de 60 kg.

Sugestões de leitura

American College of Sports Medicine. 2021. *Guidelines for Exercise Testing and Prescription*. Philadelphia, PA: Wolters Kluwer.

American College of Sports Medicine. 2012. *ACSM's Metabolic Calculations Handbook*. Baltimore, MD: Lippincott, Williams & Wilkins

Beam, W., and G. Adams. 2019. *Exercise Physiology Laboratory Manual*. New York, NY: McGraw Hill.

Bishop, P. A. 2019. *Measurement and Evaluation in Physical Activity Applications*. New York, NY: Routledge.

Haff, G., and C. Dumke. 2018. *Laboratory Manual for Exercise Physiology*. Champaign, IL: Human Kinetics.

Powers, S. and S. Dodd. 2020. *Total Fitness and Wellness*. San Francisco, CA: Benjamin Cummings.

Tanner, R., and C. Gore. 2013. *Physiological Tests for Elite Athletes*. Champaign, IL: Human Kinetics.

Referências bibliográficas

1. Ainsworth BE, Haskell WL, Herrmann SD, Meckes N, Bassett DR, Jr., Tudor-Locke C, et al. Compendium of physical activities: a second update of codes and MET values. *Medicine & Science in Sports & Exercise* 43: 1575-1581, 2011.
2. American College of Sports Medicine. *Guidelines for Exercise Testing and Prescription*. Alphen aan den Rijn, Netherlands: Wolters Kluwer, 2021.
3. Åstrand P. *Textbook of Work Physiology*. Champaign, IL: Human Kinetics, 2003.
4. Bassett DRJ, Howley ET, Thompson DL, King GA, Strath SJ, McLaughlin JE, et al. Validity of inspiratory and expiratory methods of measuring gas exchange with a computerized system. *Journal of Applied Physiology* 91: 218-224, 2001.
5. Brooks G, Fahey T, and Baldwin K. *Exercise Physiology: Human Bioenergetics and Its Applications*. New York, NY: McGraw Hill, 2005.
6. Cavanagh PR and Kram R. Mechanical and muscular factors affecting the efficiency of human movement. *Medicine & Science in Sports & Exercise* 17: 326-331, 1985.
7. Cavanagh PR and Kram R. The efficiency of human movement – a statement of the problem. *Medicine & Science in Sports & Exercise* 17: 304-308, 1985.
8. Coast JR and Welch HG. Linear increase in optimal pedal rate with increased power output in cycle ergometry. *European Journal of Applied Physiology and Occupational Physiology* 53: 339-342, 1985.
9. Consolazio C, Johnson R, and Pecora L. *Physiological Measurements of Metabolic Function in Man*. New York, NY: McGraw Hill, 1963.
10. Daniels J and Daniels N. Running economy of elite male and elite female runners. *Medicine & Science in Sports & Exercise* 24: 483-489, 1992.
11. Daniels JT. A physiologist's view of running economy. *Medicine & Science in Sports & Exercise* 17: 332-338, 1985.
12. Deschenes MR, Kraemer WJ, McCoy RW, Volek JS, Turner BM, and Weinlein JC. Muscle recruitment patterns regulate physiological responses during exercise of the same intensity. *American Journal of Physiology – Regulatory, Integrative and Comparative Physiology* 279: R2229-R2236, 2000.
13. Donovan CM and Brooks GA. Muscular efficiency during steady-rate exercise. II. Effects of walking speed and work rate. *Journal of Applied Physiology* 43: 431-439, 1977.
14. Ferguson RA, Ball D, Krustrup P, Aagaard P, Kjaer M, Sargeant AJ, et al. Muscle oxygen uptake and energy turnover during dynamic exercise at different contraction frequencies in humans. *Journal of Physiology* 536: 261-271, 2001.
15. Fox E, Foss M, and Keteyian S. *Fox's Physiological Basis for Exercise and Sport*. New York, NY: McGraw Hill, 1998.
16. Gaesser GA and Brooks GA. Muscular efficiency during steady-rate exercise: effects of speed and work rate. *Journal of Applied Physiology* 38: 1132-1139, 1975.
17. Grandjean E. *Fitting the Task to the Man: An Ergonomic Approach*. New York, NY: International Publications Service, 1982.
18. Hagan RD, Strathman T, Strathman L, and Gettman LR. Oxygen uptake and energy expenditure during horizontal treadmill running. *Journal of Applied Physiology* 49: 571-575, 1980.
19. Hopkins P and Powers SK. Oxygen uptake during submaximal running in highly trained men and women. *American Corrective Therapy Journal* 36: 130-132, 1982.
20. Horowitz JF, Sidossis LS, and Coyle EF. High efficiency of type I muscle fibers improves performance. *International Journal of Sports Medicine* 15: 152-157, 1994.
21. Howley ET and Thompson, DL. *Health Fitness Instructor's Handbook*. Champaign, IL: Human Kinetics, 2017.
22. Hunter GR, Newcomer BR, Larson-Meyer DE, Bamman MM, and Weinsier RL. Muscle metabolic economy is inversely related to exercise intensity and type II myofiber distribution. *Muscle Nerve* 24: 654-661, 2001.
23. Knoebel LK. Energy metabolism. In: *Physiology*, edited by E. Selkurt. Boston, MA: Little Brown & Co., 1984, pp. 635-650.
24. Knuttgen H and Komi P. Basic definitions for exercise. In: *Strength and Power in Sport*, edited by P. Komi. Oxford, UK: Blackwell Scientific, 1992.
25. Kraus WE, Powell K, Haskell WL, et al. Physical activity, all-cause and cardiovascular mortality, and cardiovascular disease. *Medicine and Science in Sports and Exercise*. 51: 1270-1281, 2019.
26. Lucia A, Rivero JL, Perez M, Serrano AL, Calbet JA, Santalla A, et al. Determinants of $\dot{V}O_2$ kinetics at high power outputs during a ramp exercise protocol. *Medicine & Science in Sports & Exercise* 34: 326-331, 2002.
27. Margaria R, Cerretelli P, Aghemo P, and Sassi G. Energy cost of running. *Journal of Applied Physiology* 18: 367-370, 1963.
28. Michielli DW and Stricevic M. Various pedaling frequencies at equivalent power outputs. Effect on heart-rate response. *New York State Journal of Medicine* 77: 744-746, 1977.
29. Morgan DW, Bransford DR, Costill DL, Daniels JT, Howley ET, and Krahenbuhl GS. Variation in the aerobic demand of running among trained and untrained subjects. *Medicine & Science in Sports & Exercise* 27: 404-409, 1995.
30. Moseley L and Jeukendrup AE. The reliability of cycling efficiency. *Medicine & Science in Sports & Exercise* 33: 621-627, 2001.
31. Powers SK, Beadle RE, and Mangum M. Exercise efficiency during arm ergometry: effects of speed and work rate. *Journal of Applied Physiology* 56: 495-499, 1984.
32. Scheuermann BW, Tripse McConnell JH, and Barstow TJ. EMG and oxygen uptake responses during slow and fast ramp exercise in humans. *Experimental Physiology* 87: 91-100, 2002.
33. Seabury JJ, Adams WC, and Ramey MR. Influence of pedalling rate and power output on energy expenditure during bicycle ergometry. *Ergonomics* 20: 491-498, 1977.
34. Shephard R. *Physiology and Biochemistry of Exercise*. New York, NY: Praeger, 1982.
35. Silverthorn, D. *Human Physiology*. San Francisco, CS: Pearson, 2018.
36. Singleton W. *The Body at Work*. London: Cambridge University Press, 1982.
37. Stegeman J. *Exercise Physiology: Physiological Bases of Work and Sport*. Chicago, IL: Year Book Publishers, 1981.
38. Stuart MK, Howley ET, Gladden LB, and Cox RH. Efficiency of trained subjects differing in maximal oxygen uptake and type of training. *Journal of Applied Physiology* 50: 444-449, 1981.
39. Whipp BJ and Wasserman K. Efficiency of muscular work. *Journal of Applied Physiology* 26: 644-648, 1969.

2

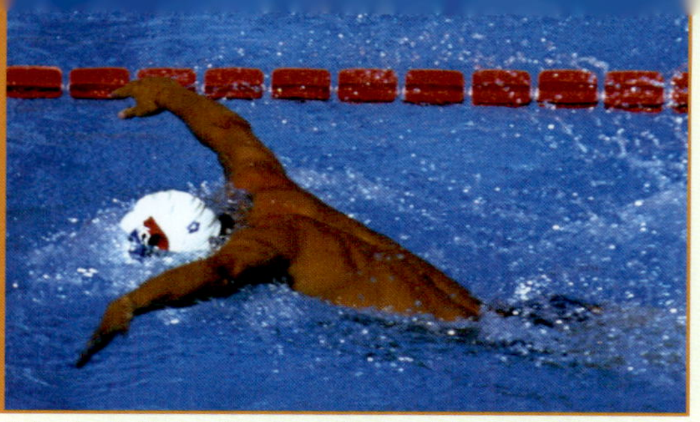

Mike Hewitt/Action Plus Sports Images/Alamy Stock Photo

Controle do ambiente interno

Objetivos

Ao estudar este capítulo, você deverá ser capaz de:

1. Definir os termos homeostasia e estado estável.
2. Criar um diagrama e discutir um sistema de controle biológico.
3. Dar um exemplo de sistema de controle biológico.
4. Explicar o termo *feedback* negativo.
5. Definir o significado de ganho de um sistema de controle.
6. Discutir o conceito de hormese e exercício.
7. Identificar cinco mecanismos de sinalização celular.
8. Definir proteínas de choque térmico e explicar como essas proteínas protegem as células contra danos.

Conteúdo

Homeostase: constância dinâmica 40
Sistemas de controle do corpo 41
Natureza dos sistemas de controle 41
- *Feedback* negativo 42
- *Feedback* positivo 42
- Ganho de um sistema de controle 42

Exemplos de controle homeostático 43
- Regulação da temperatura corporal 43
- Regulação da glicemia 43

Exercício: um teste de controle homeostático 43
O exercício melhora o controle homeostático via adaptação celular 44
As proteínas de estresse auxiliam na regulação de homeostase celular 46

Palavras-chave

aclimatização
adaptação
centro de controle
efetores
estado estável
feedback negativo
ganho
homeostasia
hormese
proteínas de choque térmico
proteínas de estresse
sensor
sinalização autócrina
sinalização celular
sinalização endócrina
sinalização intrácrina
sinalização justácrina
sinalização parácrina
sistema de controle biológico
sistema endócrino

Há mais de cem anos, o fisiologista francês Claude Bernard observou que o "*milieu interior*" (ambiente interno) do corpo permanecia notavelmente constante apesar do ambiente externo variável (ver o quadro "Um olhar no passado – nomes importantes na ciência"). O fato de o corpo manter um ambiente interno relativamente constante, mesmo na presença de estressores (p. ex., calor, frio, exercício, etc.) não é acidental e resulta da ação de muitos sistemas de controle.[16] Os mecanismos de controle responsáveis pela manutenção de um ambiente interno estável constituem um capítulo importante da fisiologia do exercício e é útil examinar sua função à luz da teoria do controle biológico. Dessa forma, o propósito deste capítulo é introduzir o conceito de "sistemas de controle" e discutir como o corpo mantém um ambiente interno relativamente constante durante os períodos de estresse.

Homeostase: constância dinâmica

O termo **homeostasia** é definido como a manutenção de um ambiente interno relativamente constante. Um termo similar, **estado estável**, é usado com frequência para denotar um nível estável e imutável de alguma variável fisiológica (p. ex., frequência cardíaca). Embora os termos *homeostasia* e *estado estável* sejam similares, ambos diferem quanto ao seguinte aspecto: o termo *homeostasia* é comumente usado para denotar um ambiente interno relativamente constante e normal sob condições de repouso,[8,17] enquanto estado estável, por outro lado, não significa que uma variável fisiológica apresenta valores de repouso, e sim que essa variável é constante e imutável.

Um exemplo útil para distinguir esses dois termos é o caso da temperatura corporal durante o exercício. A Figura 2.1 ilustra as alterações ocorridas na temperatura corporal durante 60 minutos de exercício submáximo, com carga constante, realizado sob condições ambientais termoneutras (i.e., baixa umidade e baixa temperatura). Note que a temperatura central atinge um nível novo e estável em 40 minutos após o início do exercício. Esse platô de temperatura central representa um estado estável, pois a temperatura é constante. Entretanto, essa temperatura constante está acima da temperatura corporal de repouso normal e, por isso, não representa uma condição homeostática em repouso. Assim, o termo *homeostasia* geralmente é reservado para descrever condições de repouso normais, enquanto o termo *estado estável* é aplicado com frequência ao exercício, em que a variável fisiológica em questão (i.e., temperatura corporal) é imutável, mas pode ser distinta do valor de repouso "homeostático".

Embora o conceito de homeostasia implique um ambiente interno imutável, isso não significa que esse ambiente interno permaneça absolutamente constante. Na verdade, a maioria das variáveis fisiológicas varia em torno de algum valor de "ajuste" e por essa razão a homeostasia representa uma constância dinâmica. Um exemplo dessa constância dinâmica é a pressão arterial. A Figura 2.2 mostra a pressão arterial (média) durante um período de 8 minutos de repouso. Note que a pressão arterial sofre alterações oscilatórias, porém, a pressão arterial (média) se mantém ao redor de 93 mmHg. A causa da oscilação das variáveis fisiológicas está relacionada à natureza de "retroalimentação" (*feedback*) dos sistemas de controle biológicos.[17] Isso será discutido mais adiante, neste mesmo capítulo, na seção "*Feedback* negativo".

Em resumo

- A homeostasia é definida como a manutenção de um ambiente interno "normal" constante ou imutável sob condições livres de estresse.
- O termo *estado estável* também é definido por um ambiente interno constante, mas isso não significa necessariamente que o ambiente interno esteja normal. Quando o corpo está em estado estável, uma variável fisiológica (p. ex., frequência cardíaca) é relativamente constante.

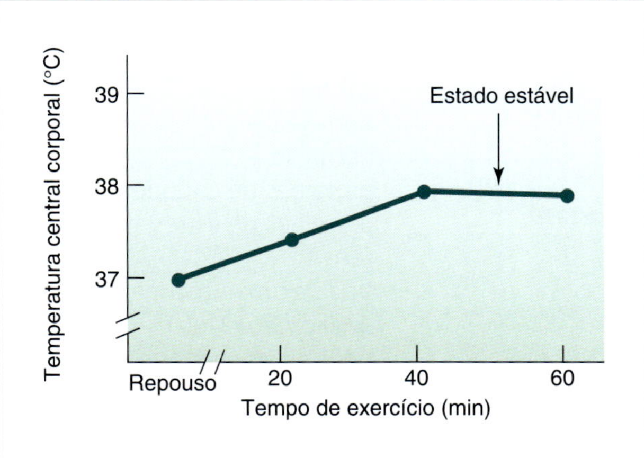

Figura 2.1 Alterações na temperatura central corporal durante um período de 60 minutos de exercício submáximo realizado em ambiente termoneutro. Note que a temperatura corporal atinge um platô (estado estável) em cerca de 40 minutos de exercício.

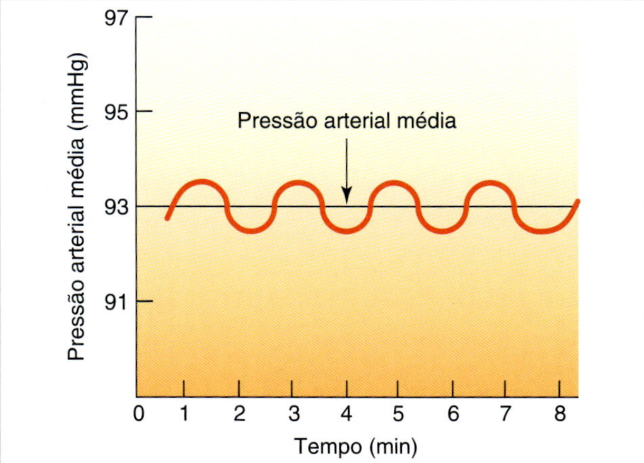

Figura 2.2 Alterações na pressão arterial ao longo do tempo, sob condições de repouso. Observe que, embora a pressão arterial oscile no decorrer do tempo, a pressão média permanece inalterada.

Um olhar no passado – nomes importantes na ciência

Claude Bernard – um dos fundadores da fisiologia

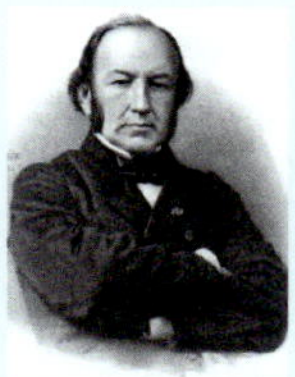

Boyer/Roger Viollet/ Getty Images

Claude Bernard (1813-1878) foi um médico e fisiologista francês que é considerado um dos "pais da fisiologia". De fato, sua pesquisa e seus escritos impulsionaram significativamente o nosso conhecimento sobre fisiologia durante o século XIX. Credita-se ao dr. Bernard o reconhecimento da importância de um ambiente interno constante. Uma breve visão geral da vida e das contribuições prestadas por ele à fisiologia é apresentada a seguir.

Claude Bernard frequentou brevemente o Lyon College, mas abandonou-o para se dedicar a ser um escritor bem-sucedido. Aos 21 anos, foi a Paris para iniciar formalmente sua carreira como escritor. Entretanto, após discutir com críticos de literatura, Bernard desistiu de ser escritor e decidiu estudar medicina para seguir uma nova carreira. Como residente de medicina em um hospital de Paris, ele começou a trabalhar com um médico/fisiologista francês sênior, François Magendie, que estava envolvido na pesquisa e no ensino a alunos de medicina. O dr. Bernard rapidamente se tornou professor adjunto de Magendie e, mais tarde, o sucedeu como professor.

Durante sua carreira como pesquisador e médico, Claude Bernard fez muitas contribuições importantes para a fisiologia e a medicina. Um de seus primeiros estudos mais significativos tinha o objetivo de esclarecer o papel do pâncreas na digestão. Ele também descobriu que o fígado era capaz de sintetizar glicose a partir de produtos (p. ex., lactato, etc.) removidos do sangue. Além disso, descobriu o sistema vasomotor, e essa importante descoberta possibilitou nosso conhecimento de que o sistema nervoso pode atuar dilatando e contraindo os vasos sanguíneos. Por fim, embora o dr. Bernard tenha proposto a ideia de que a manutenção de um ambiente interno estável constitui um requisito para que o corpo permaneça saudável, não foi ele o responsável pelo conceito de homeostasia. De fato, a manutenção de um ambiente interno relativamente estável foi denominada "homeostasia" por Walter Cannon, em 1932. Ver mais detalhes sobre o trabalho de Walter Cannon no quadro "Um olhar no passado – nomes importantes na ciência" do Capítulo 5.

Sistemas de controle do corpo

O corpo possui muitos sistemas de controle diferentes e o objetivo geral da maioria deles é regular alguma variável fisiológica em, ou próxima a, um dado valor constante.[17] O mais intrincado desses sistemas de controle reside dentro da própria célula. Os sistemas de controle celular regulam as atividades celulares, como a quebra e a síntese proteicas, produção de energia e manutenção de quantidades apropriadas de nutrientes armazenados. Note que todos os sistemas orgânicos do corpo trabalham no sentido de ajudar a manter a homeostasia.[15] Exemplificando, os pulmões (sistema pulmonar) e o coração (sistema circulatório) atuam juntos para repor oxigênio e remover dióxido de carbono do líquido extracelular. O fato de o sistema cardiopulmonar usualmente ser capaz de manter níveis normais de oxigênio e dióxido de carbono até mesmo durante os períodos de exercício extenuante não é acidental, mas resulta de um sistema de controle eficiente.

Natureza dos sistemas de controle

Para desenvolver uma melhor compreensão sobre como o corpo mantém um ambiente interno estável, vamos começar por uma analogia com um sistema de controle não biológico simples, como o sistema de refrigeração e aquecimento controlado por termostato das residências. Suponha que o termostato esteja ajustado com uma temperatura de 20°C. Qualquer alteração da temperatura ambiente diferente do "ponto de ajuste" de 20°C resultará em uma resposta adequada do "centro de controle" da temperatura para trazer a temperatura ambiente para 20°C. Se a temperatura ambiente ultrapassar o ponto de ajuste, o termostato sinalizará para o centro de controle desligar o sistema de aquecimento que, então, trará a temperatura ambiente gradualmente para 20°C. Em contrapartida, uma queda da temperatura abaixo do ponto de ajuste fará o termostato sinalizar para que o sistema de aquecimento comece a operar. Em ambos os casos, a resposta do centro de controle é corrigir a condição – temperatura baixa ou alta – que inicialmente o ativou.

De modo similar ao exemplo de um sistema de controle mecânico, um **sistema de controle biológico** consiste em uma série de componentes interconectados que mantêm um parâmetro corporal químico ou físico do corpo próximo a um valor constante.[17] Os sistemas de controle biológicos são compostos por três elementos: (1) um sensor (ou receptor); (2) um centro de controle (i.e., centro de integração da resposta); e (3) efetores (i.e., órgãos produtores do efeito desejado) (Fig. 2.3). Para que a operação de um sistema de controle seja iniciada, é preciso que esteja presente um estímulo que representa uma alteração do ambiente interno. O estímulo excita um **sensor** que atua como receptor no corpo e é capaz de detectar alterações da variável em questão. O sensor excitado, então, envia uma mensagem para o centro de controle. O **centro de controle** integra a força do sinal que chega do sensor e envia uma mensagem aos **efetores**, para que estes promovam a resposta adequada para correção da perturbação (i.e., efeito desejado). O retorno do ambiente interno ao estado de normalidade (i.e., homeostase) resulta na diminuição do estímulo original que deflagrou a ativação do sistema de controle. Esse tipo de alça de *feedback* é denominado *feedback negativo* e constitui o método primário responsável pela manutenção da homeostasia corporal[17] (Fig. 2.3). A seguir, uma discussão mais detalhada do *feedback* negativo.

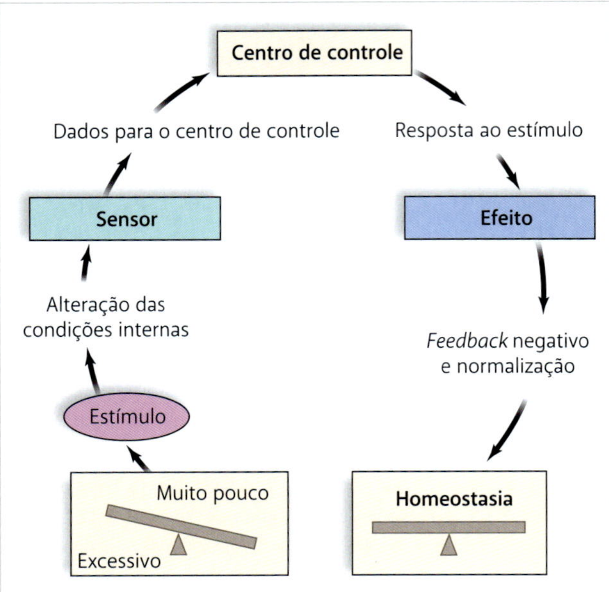

Figura 2.3 Este esquema ilustra os componentes de um sistema de controle biológico. O processo começa com a alteração do ambiente interno (i.e., estímulo), que excita um sensor fazendo-o enviar informação sobre a alteração ao centro de controle. O centro de controle avalia a intensidade da resposta necessária para corrigir o problema e envia a mensagem apropriada aos órgãos que devem promover o efeito desejado. Esse efeito é responsável pela correção da perturbação e, assim, o estímulo é removido.

Feedback negativo

A maioria dos sistemas de controle do corpo opera via ***feedback* negativo**.[17] Ele é uma classe importante de sistemas de controle biológico do corpo, que serve para restaurar os valores normais de uma variável e, assim, manter a homeostasia. Um exemplo de *feedback* negativo pode ser observado na regulação da concentração de CO_2 no líquido extracelular pelo sistema respiratório. Nesse caso, um aumento da concentração de CO_2 extracelular a níveis acima do normal deflagra um receptor que, por sua vez, envia informação ao centro de controle respiratório para intensificar a respiração e, com isso, levar mais ar até os pulmões. Nesse exemplo, os efetores são os músculos respiratórios, que agem para intensificar a respiração. Essa intensificação da respiração diminuirá as concentrações extracelulares de CO_2, trazendo-as de volta ao normal e, assim, restabelecendo a homeostasia. Esse tipo de *feedback* é denominado *negativo*, pois a resposta do sistema de controle é negativa (oposta) em relação ao estímulo. Em outras palavras, esse tipo de *feedback* é negativo porque a elevada concentração de dióxido de carbono provoca eventos fisiológicos que reduzem a concentração de volta ao normal, o que é negativo para o início do estímulo.

Feedback positivo

Embora o *feedback* negativo seja o tipo primário de *feedback* usado para manter a homeostasia corporal, também existem alças de controle de *feedback* positivo. Os mecanismos de controle por *feedback* positivo atuam no sentido de intensificar o estímulo original. Esse tipo de *feedback* é denominado *positivo*, porque a resposta ocorre na mesma direção do estímulo.

Um exemplo clássico de mecanismo de *feedback* positivo envolve a intensificação das contrações do parto quando uma mulher dá à luz. Exemplificando, quando a cabeça do bebê se desloca ao longo do canal de parto, a pressão aumentada na cérvice (terminação estreita do útero) estimula os receptores sensoriais. Esses sensores excitados, então, enviam uma mensagem neural ao encéfalo (i.e., centro de controle) que, por sua vez, responde deflagrando a liberação do hormônio ocitocina pela glândula hipófise. A ocitocina viaja pelo sangue até o útero e promove aumento das contrações. À medida que o parto prossegue, a estimulação da cérvice aumenta e as contrações uterinas se tornam ainda mais fortes, até que o parto ocorra. Nesse momento, o estímulo (i.e., a pressão) para liberação de ocitocina cessa e, com isso, desliga o mecanismo de *feedback* positivo.

Ganho de um sistema de controle

A precisão com que um sistema de controle mantém a homeostasia é denominada **ganho** do sistema. O ganho pode ser considerado a "capacidade" do sistema de controle. Isso significa que um sistema de controle que apresenta ganho amplo é mais capaz de corrigir uma perturbação na homeostasia do que um sistema de controle com ganho baixo. O ganho de um sistema de controle é matematicamente definido como se segue:

$$\text{Ganho} = \text{Correção}/\text{Erro}$$

Portanto, um sistema de controle com um ganho amplo seria capaz de promover uma correção de grande magnitude e, uma vez alcançada essa correção, seria limitado o erro existente no controle da variável fisiológica que está sendo regulada.

Como você pode prever, os sistemas de controle mais importantes do corpo apresentam ganhos amplos. Por exemplo, os sistemas de controle que regulam a temperatura corporal, respiração (i.e., sistema pulmonar) e distribuição do sangue (i.e., sistema cardiovascular) apresentam ganhos amplos. O fato de esses sistemas apresentarem ganhos amplos não é surpresa, considerando que todos lidam com aspectos de vida e morte.

Em resumo

- Um sistema de controle biológico é composto de um receptor, um centro de controle e um efetor.
- A maioria dos sistemas de controle atua via *feedback* negativo.
- O grau em que um sistema de controle mantém a homeostasia é denominado *ganho* do sistema. Um sistema de controle com ganho amplo é mais capaz de manter a homeostasia do que um sistema de baixo ganho. O ganho é matematicamente definido como:

  $$\text{Ganho} = \text{correção}/\text{erro}.$$

Exemplos de controle homeostático

Para melhor entender os sistemas de controle biológicos, considere alguns exemplos de controle homeostático.

Regulação da temperatura corporal

Um exemplo excelente de sistema de controle homeostático que usa *feedback* negativo é a regulação da temperatura corporal.[16] Os sensores encontrados nesse sistema são receptores térmicos localizados em diversas partes do corpo. O centro de controle para regulação da temperatura está situado no encéfalo. Quando a temperatura corporal atinge valores acima do normal, os sensores de temperatura enviam uma mensagem neural ao centro de controle, informando que a temperatura está acima do normal (parte superior da Fig. 2.4). O centro de controle responde ao estímulo direcionando uma resposta de promoção de perda de calor (i.e., ocorre vasodilatação cutânea e sudorese). Quando a temperatura corporal é normalizada, o centro de controle é inativado.

Quando a temperatura atinge valores abaixo do normal, os sensores de temperatura enviam essa informação ao centro de controle encefálico. Este, por sua vez, responde impedindo a perda de calor corporal (p. ex., vasoconstrição cutânea). Essa ação serve para conservar calor (parte inferior da Fig. 2.4). Novamente, quando a temperatura corporal é normalizada, o centro de controle é inativado. Os detalhes completos do modo como o corpo regula a temperatura durante o exercício são apresentados no Capítulo 12.

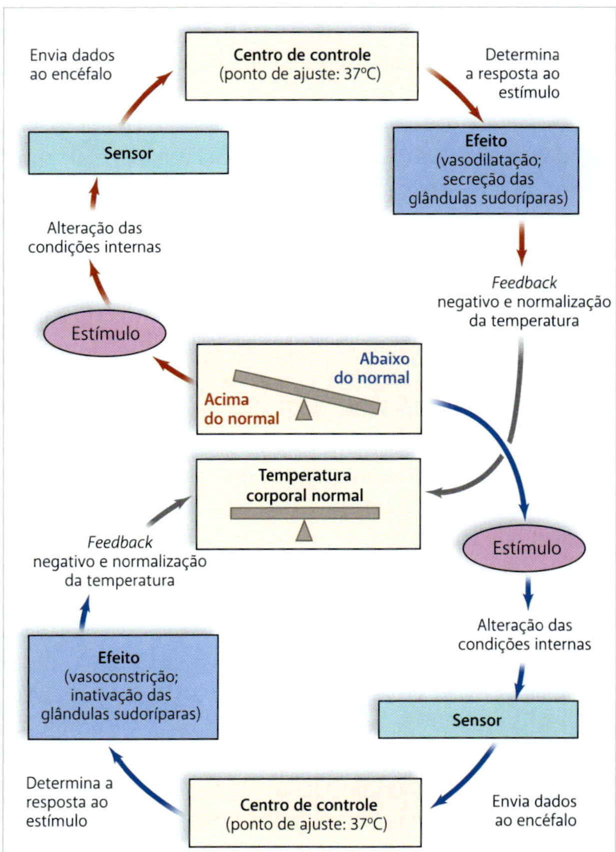

Figura 2.4 Esquema representativo do *feedback* negativo usado para regular a temperatura corporal. Ver no texto os detalhes sobre como este sistema opera.

Regulação da glicemia

A manutenção da homeostasia também é uma função do **sistema endócrino** (ver Cap. 5). O corpo possui oito glândulas endócrinas principais que sintetizam e secretam substâncias bioquímicas transportadas pelo sangue, denominadas *hormônios*. Os hormônios são transportados via sistema circulatório por todo o corpo e ajudam a regular as funções circulatórias e metabólicas.[4,17] Um exemplo do papel do sistema endócrino na manutenção da homeostasia é o controle dos níveis de glicemia. De fato, no indivíduo sadio, a concentração de glicose no sangue é cuidadosamente regulada pelo sistema endócrino. O hormônio insulina, por exemplo, regula a captação celular e o metabolismo da glicose, sendo então importante para a regulação da glicemia. Após uma refeição rica em carboidratos, a glicemia atinge níveis acima do normal. A elevação da concentração sanguínea de glicose sinaliza ao pâncreas para liberar insulina que, então, diminui a glicemia, aumentando sua captação pelas células. A falha do sistema de controle da glicemia ocorre na doença (diabetes) e é discutida no Quadro "Aplicações clínicas 2.1".

Exercício: um teste de controle homeostático

O exercício muscular representa um teste drástico dos sistemas de controle homeostáticos corporais, uma vez que o exercício tem o potencial de desorganizar muitas variáveis homeostáticas. Exemplificando, durante a prática de um exercício intenso, o músculo esquelético produz grandes quantidades de calor, que impõem ao corpo o desafio de impedir o superaquecimento. Além disso, o exercício intenso resulta em amplas elevações das demandas de O_2 musculares e na produção de grandes quantidades de CO_2. Essas alterações devem ser contrapostas por aumentos da respiração (ventilação pulmonar) e do fluxo sanguíneo, para intensificar a distribuição de O_2 para o músculo exercitado e remover o CO_2 metabolicamente produzido. Os sistemas de controle corporais devem responder de forma rápida, a fim de evitar a ocorrência de alterações drásticas no ambiente interno.

Em um sentido restrito, o corpo raramente mantém uma homeostasia verdadeira durante a realização de um exercício intenso ou exercício prolongado sob condições ambientais de calor ou umidade. O exercício intenso ou trabalho prolongado resulta em distúrbios no ambiente interno que em geral são amplos demais para serem superados até mesmo pelos sistemas de controle de maior ganho. Por esse motivo, um estado estável se torna impossível. Distúrbios graves da homeostasia resultam em fadiga e, por fim, na cessação do exercício.[3,7,14] Saber como os vários sistemas de controle corporais minimizam os distúrbios induzidos pelo exercício na homeostasia é extremamente importante para o estudante de fisiologia do exercício, sendo, portanto, um dos

Aplicações clínicas 2.1

A falha de um sistema de controle biológico resulta em doença

A falha de qualquer componente de um sistema de controle biológico resulta em perturbação da homeostasia. Uma ilustração clássica da falha de um sistema de controle biológico é o diabetes. Embora existam duas formas de diabetes (tipos 1 e 2), ambos os tipos são caracterizados por níveis anormalmente elevados de glicose no sangue (denominado hiperglicemia). No diabetes de tipo 1, as células beta do pâncreas (produtoras de insulina) são danificadas. Como consequência, a insulina deixa de ser produzida e liberada no sangue para promoção do transporte da glicose para os tecidos. Assim, o dano às células beta do pâncreas representa uma falha do componente "efetor" desse sistema de controle. Se a insulina não puder ser liberada em resposta a um aumento da glicemia subsequente à ingesta de uma refeição rica em carboidratos, o transporte da glicose para dentro das células do corpo ficará prejudicado e o resultado é o desenvolvimento de hiperglicemia e diabetes.

principais temas deste livro. Os detalhes específicos sobre os sistemas de controle individuais (p. ex., circulatório, respiratório) que afetam o ambiente interno durante o exercício são discutidos nos Capítulos 4 a 12. Além disso, o desempenho melhorado no exercício subsequente ao treinamento físico é amplamente decorrente das adaptações do treino que resultam em uma manutenção mais eficiente da homeostasia. Isso é discutido no Capítulo 13. No próximo segmento, destacamos os processos promotores de melhora induzida pelo exercício nos mecanismos de controle homeostático corporais.

O exercício melhora o controle homeostático via adaptação celular

O termo **adaptação** refere-se a uma alteração na estrutura e na função de uma célula ou sistema orgânico, que resulta na melhora da capacidade de manter a homeostasia diante de condições estressantes. De fato, a capacidade de uma célula de responder a um desafio não é fixa e pode ser melhorada com a exposição prolongada a um estresse específico (p. ex., séries de exercício regulares). Em relação ao exercício e ao músculo esquelético, sessões regulares de exercício funcionam como estresses intermitentes que promovem adaptações bioquímicas no interior das fibras musculares esqueléticas ativas; esse processo de adaptação celular induzida pelo exercício físico é um exemplo de hormese (ver "Foco de pesquisa 2.1" para mais detalhes). Do mesmo modo, as células podem se adaptar aos estresses ambientais, como um estresse de calor produzido por um ambiente quente. Esse tipo de adaptação ambiental – a função melhorada de um sistema homeostático já existente – é conhecido como **aclimatização**.[17]

Está comprovado que as séries regulares de exercício promovem alterações celulares que resultam na melhora da capacidade de preservar a homeostasia durante o "estresse" do exercício.[11,12] A capacidade melhorada das células e dos sistemas orgânicos de manter a homeostasia é mediada por uma variedade de mecanismos de sinalização celular. O termo **sinalização celular** refere-se a um sistema de comunicação entre as células, que coordena as atividades celulares. A capacidade das células de detectar alterações em seu ambiente interno e responder corretamente a uma alteração é essencial à manutenção da homeostasia. Não é de surpreender, portanto, que uma variedade de mecanismos de sinalização celular coordene todas as diversas funções corporais. No decorrer da leitura deste texto, é possível encontrar cinco mecanismos de sinalização celular diferentes. Eles estão ilustrados na Figura 2.6 e brevemente definidos a seguir.

- **Sinalização intrácrina.** A sinalização intrácrina ocorre quando um mensageiro bioquímico é produzido dentro da célula e deflagra uma via de sinalização na mesma célula, levando a uma resposta específica. Exemplos de sinalização intrácrina são apresentados nos Capítulos 13 e 14, nos quais são discutidos os mecanismos de sinalização celular responsáveis pela adaptação da musculatura esquelética ao treinamento físico.
- **Sinalização justácrina.** Algumas células se comunicam por contato célula-célula, onde o citoplasma de uma célula entra em contato com o citoplasma de outra célula por meio de pequenas junções que conectam as duas membranas celulares. Esse tipo de sinalização celular é denominado sinalização justácrina. Ela é abordada no Capítulo 9, como método de uma célula sinalizar a contração para outra célula imediatamente adjacente e, assim, promover a contração cardíaca de forma suave e efetiva.
- **Sinalização autócrina.** A sinalização autócrina ocorre quando uma célula produz e libera no líquido extracelular um mensageiro bioquímico que atua sobre a própria célula que produz o sinal. Exemplificando, durante o treino de resistência, a sinalização autócrina no interior da célula muscular atua no nível nuclear, levando o DNA a produzir mais proteínas contráteis. Isso, por sua vez, aumenta o tamanho da célula muscular em questão. Esse tipo de sinalização celular é discutido no Capítulo 14. O Quadro "Uma visão mais detalhada 2.1" traz uma visão geral do modo como a sinalização celular pode promover a síntese proteica nas células.
- **Sinalização parácrina.** Algumas células produzem mensageiros (i.e., sinais) bioquímicos que atuam localmente nas células adjacentes (sinais parácrinos) para promover uma resposta coordenada. Exemplificando, será visto no Capítulo 6 o modo como as células imunes se comunicam entre si para gerar um ataque coordenado e proteger o

Foco de pesquisa 2.1

Hormese induzida por exercício

Em biologia, o termo **hormese** se refere a um processo no qual doses baixas a moderadas de um estresse potencialmente prejudicial (i.e., agente químico ou fator ambiental) resultam em um efeito adaptativo benéfico na célula ou no organismo.[13] Contrastando com os efeitos benéficos de doses baixas a moderadas de determinado estressor, a exposição a níveis elevados do estressor resulta em efeitos negativos (i.e., potencialmente prejudiciais) na função fisiológica. Recentemente, o conceito de hormese teve sua definição original ampliada, de modo a incluir o exercício como um tipo de estresse capaz de promover a adaptação celular.[13] Na verdade, o conceito de hormese define muito do que sabemos sobre a adaptação induzida pelo treinamento físico no corpo. Durante o exercício, o corpo fica exposto a inúmeros desafios à homeostase, por exemplo, estresses térmicos, metabólicos e mecânicos. Esses fatores estressores resultam na ativação de vias de sinalização celular que, por sua vez, ativam genes específicos para a promoção de uma adaptação celular apropriada. Coletivamente, essas respostas adaptativas melhoram a capacidade de enfrentamento do estressor pela célula, resultando em maior capacidade de manutenção da homeostase. O processo de sinalização celular induzida pelo exercício é discutido com mais detalhes no texto.

Em relação ao conceito de hormese e exercício, o leitor deve observar que a relação hormese/estresse do exercício resulta em uma curva em forma de sino (Fig. 2.5). Ou seja, uma dose de exercício baixa a moderada resulta em adaptações benéficas nas células/sistemas orgânicos; além disso, existe uma "dose ideal" de treinamento físico; esse nível ideal de intensidade e duração do exercício promove o mais alto grau de adaptação induzida pelo treinamento com o objetivo de obter efeitos benéficos. Por outro lado, o excesso de treinamento físico (i.e., exercitar-se com grande intensidade e/ou durante muito tempo) resultará em sobretreinamento – cenário que tem efeitos negativos no corpo (p. ex., comprometimento do desempenho nos exercícios físicos). Para mais informações sobre a hormese induzida pelo exercício, o leitor deve consultar Peake et al. (2015) e Radak et al. (2017) nas Sugestões de leitura.

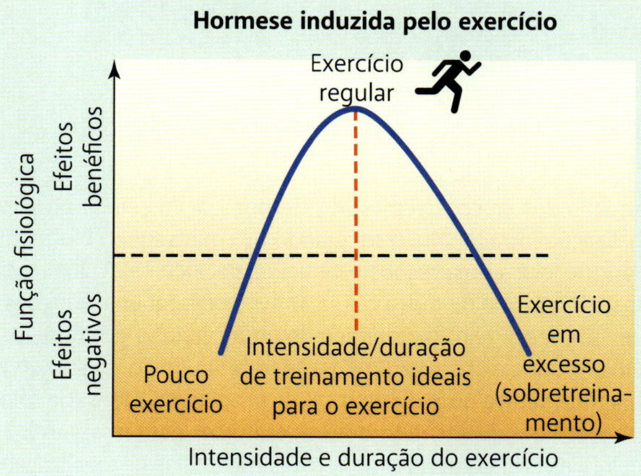

Figura 2.5 Esta curva em forma de sino ilustra o conceito de hormese induzida pelo exercício físico. Note que um volume excessivamente pequeno de exercício provoca impacto negativo na função fisiológica, enquanto a prática regular de exercícios de intensidade baixa a moderada resulta em efeitos benéficos na função fisiológica. Note, também, que volumes excessivos de exercício (i.e., uma combinação de exercícios de alta intensidade e longa duração) resultarão em sobretreinamento, com efeitos negativos na função fisiológica.

corpo contra infecções e lesões. A sinalização sináptica é outro tipo de sinalização parácrina que ocorre no sistema nervoso (Cap. 7). Além disso, conforme foi introduzido no Capítulo 0, com o exercício, os músculos esqueléticos liberam vesículas extracelulares (pequenos sacos delimitados por membrana) que contêm moléculas bioativas (p. ex., proteínas e mRNA). Em seguida à liberação, essas vesículas extracelulares (VE) podem penetrar nas células-alvo próximas, onde influenciarão o metabolismo por meio da carga contida em cada vesícula. Portanto, essa liberação de vesículas extracelulares constitui um tipo singular de sinalização parácrina (Fig. 2.6*d*). Por outro lado, e conforme será discutido a seguir, os EV também podem tomar parte da sinalização endócrina. Assim, os EV são um mecanismo de sinalização exclusivo, que utiliza tanto a sinalização parácrina como endócrina para a transmissão de mensagens celulares.

- **Sinalização endócrina.** Vários tecidos (p. ex., pâncreas, glândulas suprarrenais, músculos esqueléticos etc.) liberam sinais químicos (hormônios) no sangue, e esses hormônios são transportados por todo o corpo. Em muitos casos, as células que respondem a determinado hormônio são exclusivamente aquelas possuidoras de um receptor específico para esse hormônio. A Figura 2.6*e* ilustra esse tipo de exemplo de sinalização endócrina "clássica", que é abordado no Capítulo 5. Além da sinalização endócrina clássica (ou seja, hormônios individuais liberados no sangue), as EV liberadas pelas células também podem funcionar como uma nova forma de sinalização endócrina para a promoção de mudanças em vários tecidos, inclusive o encéfalo, os músculos esqueléticos, o coração e o fígado. De fato – e como já foi discutido –, as VE podem transportar cargas capazes de influenciar o metabolismo das células-alvo.

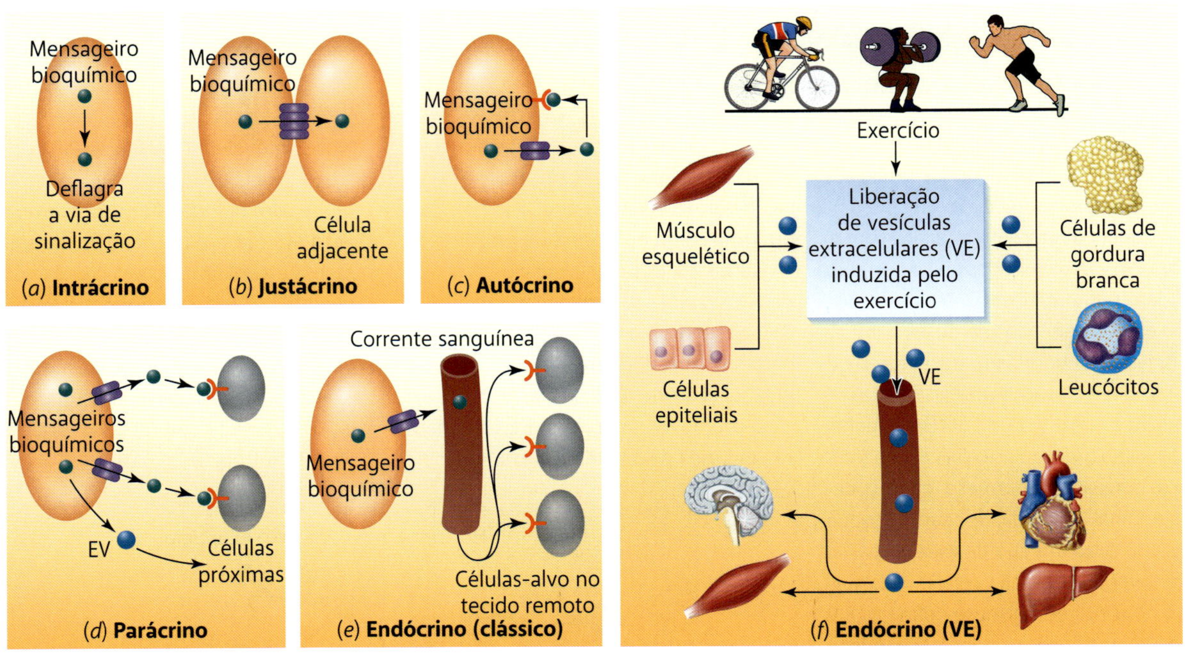

Figura 2.6 Ilustração dos cinco mecanismos de sinalização celular principais que participam do controle da homeostasia e adaptação celular. (*a*) A sinalização intrácrina ocorre quando um mensageiro bioquímico é produzido dentro da célula e deflagra uma via de sinalização intracelular que leva a uma resposta celular específica. (*b*) A sinalização justácrina ocorre quando o citoplasma de uma célula entra em contato com o citoplasma de outra célula através de pequenas junções que atuam como pontes entre as duas membranas celulares. Isso permite que um mensageiro bioquímico de uma célula se desloque para dentro da célula vizinha. (*c*) A sinalização autócrina ocorre quando uma célula produz e libera um mensageiro bioquímico no líquido extracelular, que atua na própria célula produzindo o sinal. (*d*) A sinalização parácrina ocorre quando uma célula produz um mensageiro bioquímico que atua nas células adjacentes, promovendo uma resposta coordenada. Note que os mensageiros químicos podem assumir a forma de uma molécula individual ou atuar pela liberação de vesículas extracelulares (VE) contendo numerosas moléculas de sinalização. (*e*) A sinalização endócrina ocorre quando uma célula libera um mensageiro bioquímico (hormônio) no sangue e este hormônio, então, é transportado pela circulação sanguínea por todo o corpo até as células-alvo. (*f*) A liberação das EV pelas células representa uma nova forma de sinalização endócrina.

Conforme foi colocado no Capítulo 0, estudos afirmam que o exercício promove a liberação de EV pelos músculos esqueléticos, células epiteliais, células de gordura branca e por outros tecidos; essas EV podem penetrar em células próximas (i.e., sinalização parácrina) ou ser transportadas pela circulação até órgãos localizados em todo o corpo (i.e., sinalização endócrina). Na verdade, as EV constituem um possível mecanismo para explicar o modo como os efeitos benéficos do exercício muscular são transmitidos aos tecidos por todo o corpo (p. ex., encéfalo, fígado etc.). A Figura 2.6*f* ilustra o papel das EV como um novo mecanismo de sinalização endócrina. Para mais detalhes sobre as EV atuando como mensageiras de sinalização endócrina durante o exercício físico, o leitor deve consultar Nederveen et al. (2021) nas "Sugestões de leitura".

As proteínas de estresse auxiliam na regulação da homeostase celular

A homeostasia celular é perturbada quando uma célula enfrenta um "estresse" que supera sua capacidade de defesa contra esse tipo particular de perturbação. Uma ilustração clássica do modo como as células usam sistemas de controle para combater o estresse (i.e., distúrbios da homeostasia) é denominada *resposta celular ao estresse*. A resposta celular ao estresse é um sistema de controle biológico presente nas células que combate os distúrbios homeostáticos, produzindo proteínas destinadas à defesa contra o estresse. Uma breve visão geral do sistema de resposta celular ao estresse e do modo como esse sistema protege as células contra os distúrbios homeostáticos é apresentada a seguir.

No nível celular, as proteínas são importantes para a manutenção da homeostasia. Exemplificando, as proteínas exercem papéis decisivos na função celular normal, atuando como transportadoras intracelulares ou enzimas catalisadoras de reações bioquímicas. Os danos às proteínas celulares causados pelo estresse (p. ex., pH baixo, radicais livres, etc.) podem resultar em dano celular e perturbação da homeostasia. Para combater esse tipo de perturbação da homeostasia, as células respondem produzindo rapidamente proteínas protetoras chamadas **proteínas de estresse**.[5,9,10] O termo *proteína de estresse* refere-se a uma família de proteínas produzidas nas células em resposta a uma variedade de estresses (p. ex., temperaturas elevadas). Uma das famílias de proteínas de estresse mais importantes é a família das **proteínas**

Uma visão mais detalhada 2.1

Visão geral da síntese proteica celular

Com frequência, a melhora induzida pelo exercício da capacidade celular de manter a homeostasia resulta de uma síntese aumentada de proteínas específicas que participam da manutenção do equilíbrio celular. A síntese proteica induzida pelo exercício é mediada por eventos de sinalização celular que, em última análise, resultam na ativação de genes e, subsequentemente, na síntese proteica.[1,2] A seguir, o modo como a sinalização celular resulta em síntese proteica é brevemente revisto.

As células humanas contêm entre 20.000 e 21.000 genes e cada gene é responsável pela síntese de uma proteína específica.[6] Os sinais celulares regulam a síntese proteica "ligando" ou "desligando" genes específicos. A Figura 2.7 ilustra o processo de síntese proteica induzida pelo exercício em uma fibra muscular. O processo começa com o "estresse" do exercício estimulando uma via de sinalização celular específica que resulta na ativação de uma molécula chamada ativador de transcrição. Os ativadores de transcrição são responsáveis por "ligar" genes específicos para que ocorra síntese de novas proteínas. Uma vez ativado no sarcoplasma, o ativador de transcrição se desloca para dentro do núcleo e se liga à região do promotor do gene. A ativação do promotor do gene fornece o estímulo para a transcrição. A transcrição resulta na formação de uma mensagem denominada RNA mensageiro (mRNA), que contém a informação genética codificadora de uma sequência de aminoácidos de uma proteína específica. A mensagem (i.e., mRNA) sai do núcleo e viaja pelo sarcoplasma até o ribossomo, que é o sítio de síntese proteica. No ribossomo, o mRNA é traduzido em uma proteína específica. As proteínas individuais diferem quanto à estrutura e função. Essa diferença é importante porque os tipos de proteínas contidas em uma fibra muscular determinam a característica da fibra e sua capacidade de realizar tipos específicos de exercício. Dessa forma, conhecer as vias de sinalização celular promotoras ou inibidoras da ativação genética no músculo esquelético é essencial aos fisiologistas do exercício. Os detalhes sobre como o exercício promove a adaptação do músculo esquelético, alterando a expressão genética, são discutidos nos Capítulos 13 e 14.

Note que modos distintos de exercício promovem expressão de genes diferentes nas fibras musculares ativas. Exemplificando, o exercício de força e o exercício de resistência promovem ativação de diferentes vias de sinalização celular. Assim, genes distintos são ativados, resultando na expressão de proteínas diversas. Entretanto, você aprenderá ainda que os exercícios de força e resistência ativam vários genes em comum, como os genes codificadores das proteínas de estresse. Nas células, existem numerosas proteínas de estresse que exercem papel importante na manutenção da homeostasia celular. Uma breve introdução às proteínas de estresse e seu papel no controle da homeostasia celular é encontrada na seção "As proteínas de estresse auxiliam na regulação da homeostase celular".

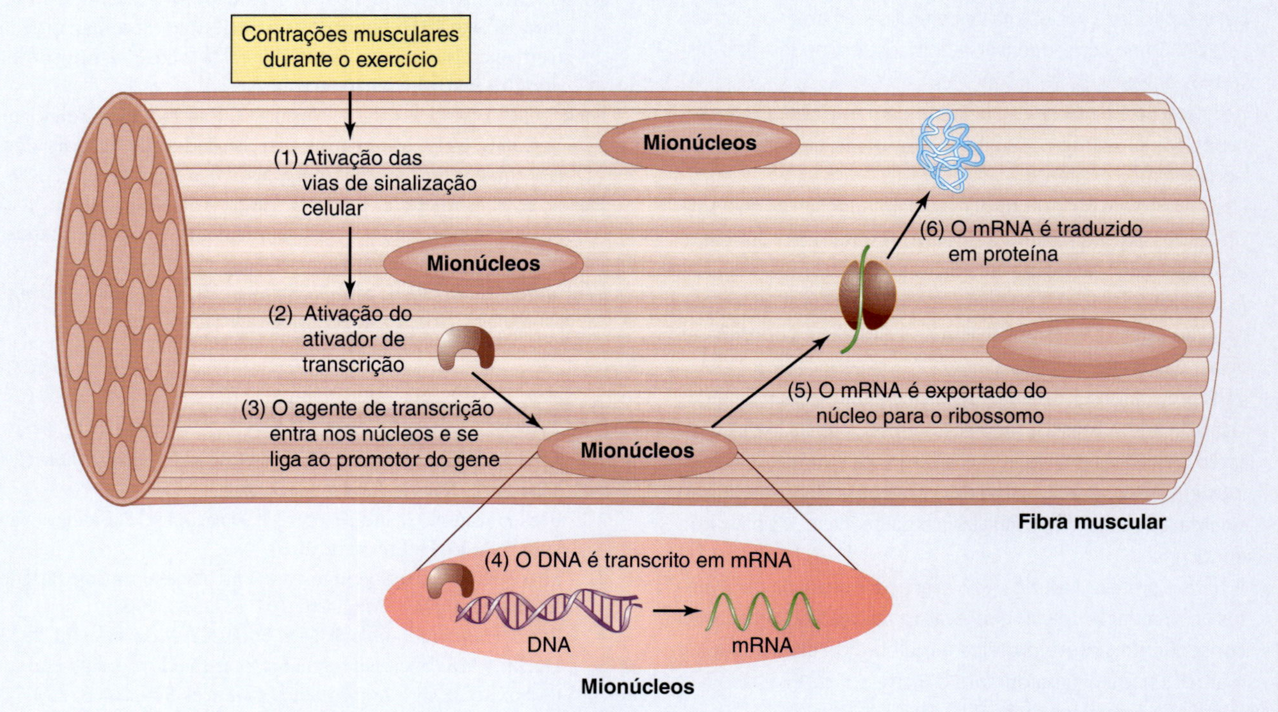

Figura 2.7 Ilustração do modo como o exercício promove ativação das vias de sinalização celular nas fibras musculares, levando a aumento da expressão genética e síntese de novas proteínas.

de choque térmico. Está comprovado que o treinamento físico resulta em aumentos significativos da produção de numerosas proteínas de choque térmico no músculo esquelético treinado.[10,12]

As proteínas de choque térmico foram descobertas por um cientista italiano após observar que a exposição de moscas ao estresse térmico resultava na síntese de proteínas selecionadas nas células das moscas. Observe que a produção de proteínas de choque térmico pode ser iniciada por outros tipos de estresse, como a produção de radical livre, baixo pH e inflamação. Dessa forma, as proteínas de choque térmico também são chamadas de proteínas de estresse.

O processo de síntese de proteínas de choque térmico se inicia com um estresse que promove o dano à proteína (p. ex., calor ou radicais livres). Após a síntese, as proteínas de choque térmico vão trabalhar para proteger a célula ao reparar as proteínas danificadas e restaurar a homeostasia. Existem muitas famílias de proteínas de choque térmico e cada família tem um papel específico na proteção das células e manutenção da homeostasia. Consulte Archer et al. (2018) nas Sugestões de leitura para uma discussão detalhada das proteínas de choque térmico e exercício.

Em resumo

- O exercício desafia os sistemas de controle corporais a manterem a homeostasia. Em geral, os numerosos sistemas de controle corporais conseguem manter um estado estável na maioria dos tipos de exercício submáximo em ambientes frios. No entanto, o exercício intenso ou o trabalho prolongado realizados em um ambiente quente (i.e., alta temperatura/umidade) podem exceder a capacidade do sistema de controle em manter um estado estável. Como consequência, a homeostasia pode sofrer distúrbios graves.
- Aclimatação é a mudança que ocorre em resposta a estresses repetidos e resulta na melhora da função de um sistema homeostático existente.
- Hormese refere-se a um processo pelo qual baixas doses de um estresse potencialmente nocivo resultam em um efeito adaptativo benéfico para a célula ou o organismo.
- A sinalização celular é definida como um sistema de comunicação que governa as atividades celulares e coordena as ações da célula.
- Vários mecanismos de sinalização celular participam da regulação da homeostasia e são necessários à regulação da adaptação celular. Os principais mecanismos de sinalização celular incluem: 1) sinalização intrácrina; 2) sinalização justácrina; 3) sinalização autócrina; 4) sinalização parácrina; e 5) sinalização endócrina.
- A síntese proteica induzida pelo exercício é mediada por eventos de sinalização celular que levam à ativação de genes, com consequente síntese proteica e melhora da capacidade de manter a homeostasia durante o "estresse" do exercício (ver "Uma visão mais detalhada 2.1").

Atividades para estudo

1. Defina o termo *homeostasia*. Qual a diferença entre os termos *homeostasia* e *estado estável*?
2. Cite um exemplo de sistema de controle homeostático biológico.
3. Elabore um diagrama simples para representar as relações existentes entre os componentes de um sistema de controle biológico.
4. Explique resumidamente o papel do receptor, do centro de integração e do órgão efetor em um sistema de controle biológico.
5. Explique o termo *feedback negativo*. Dê um exemplo biológico de *feedback* negativo.
6. Discuta o conceito de ganho associado a um sistema de controle biológico.
7. Defina e discuta o conceito de hormese.
8. Defina sinalização celular e destaque os cinco tipos de mecanismos de sinalização celular que participam da regulação da homeostasia e da adaptação celular.
9. Liste as etapas que conduzem às elevações induzidas por exercício da síntese proteica na musculatura esquelética.

Sugestões de leitura

Archer, A., A. Von Schulze, and P. Geiger. 2018. Exercise, heat shock proteins and insulin resistance. *Phil. Trans. R. Soc. B* 373: 20160529. https://doi.org/10.1098 /rstb.2016.0529

Fox, S., and K. Rompolski. 2022. *Human Physiology*. New York, NY: McGraw-Hill.

Nederveen, J.P., G. Warnier, A. DiCarlo, M. Nilsson, and M. Tarnopolsky. 2021. Extracellular vesicles and exosomes: insights from exercise science. *Front. Physiol.* 11: *604274*. https://doi.org/10.3389/fphys.2020.604274

Peake, J.M., J. Markworth, K. Nosaka, T. Raastad, G. Wadley, and V. Coffey. 2015. Modulating exercise-induced hormesis: does less equal more? *Journal of Applied Physiology* 119: 172-189.

Radak, Z., K. Ishihara, E. Tekus, C. Varga, A. Posa, L. Balogh, et al. 2017. Exercise, oxidants, and antioxidants change the shape of the bell-shaped curve. *Redox Biology* 12: 286-290.

Widmaier, E., H. Raff, and K. Strang. 2019. *Vander's Human Physiology*. New York, NY: McGraw-Hill.

Referências bibliográficas

1. Alberts B, Johnson A, and Raff J. *Molecular Biology of the Cell*. New York, NY: Garland Science, 2022.
2. Berk H, Kaiser C, and Krieger M. *Molecular Cell Biology*. New York, NY: W. H. Freeman, 2016.
3. Fitts RH. The cross-bridge cycle and skeletal muscle fatigue. *Journal of Applied Physiology* 104: 551-558, 2008.
4. Fox S. *Human Physiology*. New York, NY: McGraw-Hill, 2022.
5. Harkins MS. Exercise regulates heat shock proteins and nitric oxide. *Exercise and Sport Sciences Reviews* 37: 73-77, 2009.

6. Karp G, Iwasa J, and Marshall W. *Karp's Cell and Molecular Biology*. Hoboken, NJ: Wiley, 2020.
7. Lamb GD. Mechanisms of excitation-contraction uncoupling relevant to activity-induced muscle fatigue. *Applied Physiology, Nutrition, and Metabolism (Physiologie appliquee, nutrition et metabolisme)* 34: 368-372, 2009.
8. Marieb E and Hoehn K. *Human Anatomy and Physiology*. Menlo Park, CA: Pearson, 2020.
9. Morton JP, Kayani AC, McArdle A, and Drust B. The exercise-induced stress response of skeletal muscle, with specific emphasis on humans. *Sports Medicine* 39: 643-662, 2009.
10. Noble EG, Milne KJ, and Melling CW. Heat shock proteins and exercise: a primer. *Applied Physiology, Nutrition, and Metabolism (Physiologie appliquee, nutrition et metabolisme)* 33: 1050-1065, 2008.
11. Powers S, Nelson W, and Hudson M. *Free Radical Biology and Medicine* 51: 942-950, 2011.
12. Powers S, Smuder A, Kavazis A, and Quindry A. Mechanisms of exercise-induced cardioprotection. *Physiology* 29: 27-38, 2014.
13. Radak Z, Ishihara K, Tekus E, Varga C, Posa A, Balogh L, et al. Exercise, oxidants, and antioxidants change the shape of the bell-shaped curve. *Redox Biology* 12: 286-290, 2017.
14. Reid MB. Free radicals and muscle fatigue: of ROS, canaries, and the IOC. *Free Radical Biology & Medicine* 44: 169-179, 2008.
15. Saladin K. *Anatomy and Physiology*. Boston, MA: McGraw-Hill, 2020.
16. Schlader ZJ, Stannard SR, and Mundel T. Human thermoregulatory behavior during rest and exercise – a prospective review. *Physiology & Behavior* 99: 269-275, 2010.
17. Widmaier E, Raff H, and Strang K. *Vander's Human Physiology*. Boston, MA: McGraw-Hill, 2019.

3

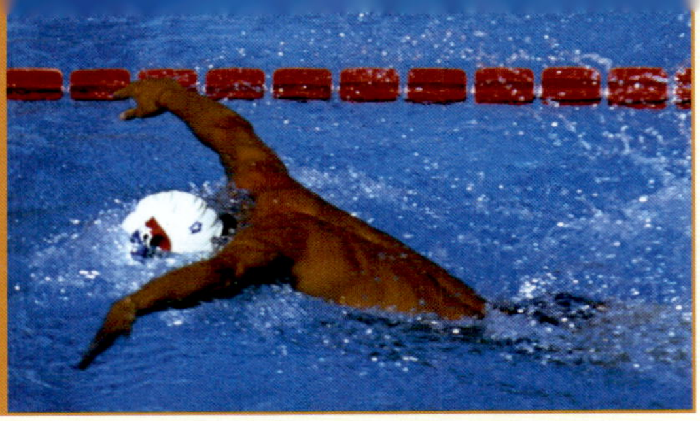

Mike Hewitt/Action Plus Sports Images/Alamy Stock Photo

Bioenergética

Objetivos

Ao estudar este capítulo, você deverá ser capaz de:

1. Discutir a função da membrana celular, do núcleo e da mitocôndria.
2. Definir os seguintes termos: (1) *reações endergônicas*, (2) *reações exergônicas*, (3) *reações acopladas* e (4) *bioenergética*.
3. Descrever o papel das enzimas como catalisadoras nas reações bioquímicas celulares.
4. Listar e discutir os nutrientes usados como combustíveis durante o exercício.
5. Descrever a estrutura e a função do ATP na célula.
6. Discutir as vias bioquímicas envolvidas na produção anaeróbia de ATP.
7. Descrever a produção aeróbia de ATP.
8. Descrever o modo como as vias metabólicas envolvidas na bioenergética são reguladas.
9. Discutir a interação entre as formas aeróbia e anaeróbia de produção de ATP durante o exercício.
10. Identificar as enzimas consideradas limitadoras da velocidade na glicólise e no ciclo do ácido cítrico.

Conteúdo

Estrutura celular 51
Transformação da energia biológica 52
  Reações bioquímicas celulares 52
  Reações de oxidação-redução 54
  Enzimas 55
Combustíveis para o exercício 58
  Carboidratos 58
  Gorduras 59
  Proteínas 59
Fosfatos de alta energia 60
Bioenergética 60
  Produção anaeróbia de ATP 61
  Produção aeróbia de ATP 64
Cálculo do ATP aeróbio
Eficiência da fosforilação oxidativa 71
Controle da bioenergética 72
  Controle do sistema ATP-CP 73
  Controle da glicólise 73
  Controle do ciclo do ácido cítrico e da cadeia de transporte de elétrons 73
Interação entre as produções aeróbia/anaeróbia de ATP 74

Palavras-chave

acetil-CoA
aeróbio
anaeróbio
ATPase
betaoxidação
bioenergética
biologia molecular
cadeia de transporte de elétrons
ciclo de Krebs (também chamado de ciclo do ácido cítrico)
ciclo do ácido cítrico (também chamado de ciclo de Krebs)
citoplasma
difosfato de adenosina (ADP)
energia de ativação
enzimas
flavina adenina dinucleotídio (FAD)
fosfato inorgânico (P_i)
fosfocreatina (PC)
fosfofrutoquinase (PFK)
fosforilação oxidativa
glicogênio
glicogenólise
glicólise
glicose
hipótese quimiosmótica
inorgânico
isocitrato desidrogenase
lactato
membrana celular
metabolismo
mitocôndria
nicotinamida adenina dinucleotídio (NAD^+)
núcleo
orgânico
oxidação
reações acopladas
reações endergônicas
reações exergônicas
redução
sistema ATP-CP
trifosfato de adenosina (ATP)

Milhares de reações bioquímicas ocorrem em todo o corpo a cada minuto do dia. Essas reações são coletivamente chamadas **metabolismo**. O metabolismo é amplamente definido como a totalidade das reações celulares, incluindo as vias bioquímicas que resultam na síntese de moléculas (reações anabólicas) e na quebra de moléculas (reações catabólicas).

Como todas as células necessitam de energia, não surpreende que as células sejam dotadas de vias bioquímicas capazes de converter alimentos (i.e., gorduras, proteínas, carboidratos) em uma forma de energia biologicamente utilizável. Esse processo metabólico é denominado **bioenergética**. Para correr, pular ou nadar, as células musculares esqueléticas do seu corpo devem ser capazes de extrair energia continuamente dos nutrientes contidos nos alimentos. Na verdade, para continuar contraindo, as células musculares precisam dispor de uma fonte de energia contínua. Quando a energia não é prontamente disponibilizada, a contração muscular fica impossibilitada e, assim, o trabalho tem que ser interrompido. Por esse motivo, dada a importância da produção de energia celular durante o exercício, é essencial que os alunos de fisiologia do exercício desenvolvam uma compreensão abrangente acerca da bioenergética. O propósito deste capítulo é introduzir os conceitos gerais e específicos associados à bioenergética.

Estrutura celular

As células foram descobertas no século XVII pelo cientista inglês Robert Hooke. Os avanços ocorridos na microscopia ao longo dos últimos 300 anos possibilitaram a evolução do nosso conhecimento sobre a estrutura e a função celular. Para entender a bioenergética, é importante analisar um pouco a estrutura e a função celulares. Quatro elementos (um elemento é uma substância bioquímica básica) compõem mais de 95% do corpo humano. Esses elementos são o oxigênio (65%), carbono (18%), hidrogênio (10%) e nitrogênio (3%).[10] Outros elementos adicionais encontrados em quantidades menores no corpo incluem o sódio, ferro, zinco, potássio, magnésio, cloreto e cálcio. Esses vários elementos se conectam por ligações químicas para formar moléculas ou compostos. Os compostos que contêm carbono são denominados compostos **orgânicos**, enquanto aqueles sem carbono são denominados **inorgânicos**. Exemplificando, a água (H_2O) não possui carbono e, portanto, é inorgânica. Por outro lado, as proteínas, gorduras e carboidratos contêm carbono e são compostos orgânicos.

Como unidade funcional básica do corpo, a célula é uma fábrica altamente organizada capaz de sintetizar o amplo número de compostos necessários à função celular normal. A Figura 3.1 ilustra a estrutura de uma célula muscular (as células musculares são também chamadas de fibras musculares). Observe que nem todas as células são semelhantes, tampouco realizam todas as mesmas funções. Ainda assim, em geral, a estrutura celular pode ser dividida em três partes principais.

1. **Membrana celular.** A membrana celular (também denominada *sarcolema*, nas fibras musculares esqueléticas) é uma barreira semipermeável que separa a célula do ambiente extracelular. Duas importantes funções da membrana celular são circundar os componentes celulares e regular a passagem de vários tipos de substâncias para dentro e fora da célula.[1,10,21]
2. **Núcleo.** O núcleo é um corpo amplo e arredondado, situado dentro da célula, que contém os componentes genéticos (genes) celulares. Os genes são compostos de fitas duplas de ácidos desoxirribonucleicos (DNA), que servem de base para o código genético. Os genes regulam a síntese proteica, que determina a composição celular e controla a atividade da célula. O campo da **biologia molecular** está voltado para a compreensão da regulação dos genes, sendo apresentado no Quadro "Uma visão mais detalhada 3.1". Observe que, embora a maioria das células tenha apenas um núcleo, as células musculares esqueléticas são as únicas que possuem numerosos núcleos ao longo de toda a extensão da fibra muscular.
3. **Citoplasma** (chamado de *sarcoplasma*, nas células musculares). Trata-se da porção líquida da célula, localizada entre

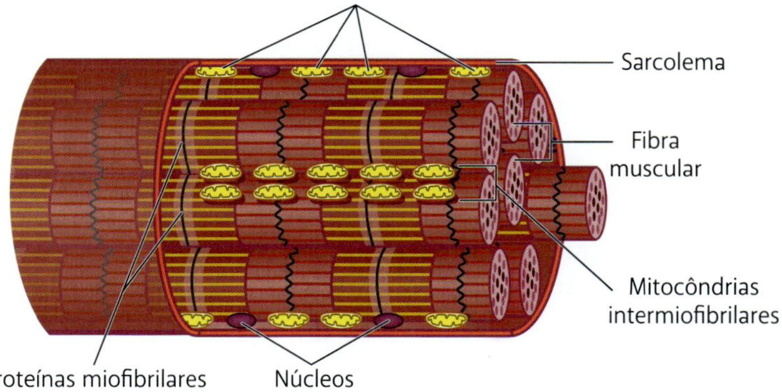

Figura 3.1 Uma célula (fibra) muscular e alguns de seus componentes principais: núcleo, proteínas contráteis (proteínas miofibrilares) e as duas subpopulações de mitocôndrias (i.e., mitocôndrias subsarcolemais e mitocôndrias miofibrilares). Ver texto para detalhes.

Uma visão mais detalhada 3.1

Biologia molecular e fisiologia do exercício

Biologia molecular é o ramo da biologia que estuda a base molecular da função celular. Mais especificamente, a biologia molecular procura entender como as células regulam a atividade dos genes e a síntese de proteínas que determinam as características das células. O campo da biologia molecular se sobrepõe ao de outras áreas da biologia, entre as quais a fisiologia, bioquímica e genética (Fig. 3.2).

Conforme exposto no Capítulo 2, lembre-se de que cada gene é responsável pela síntese de uma proteína celular específica. Os sinais celulares regulam a síntese proteica "ligando" ou "desligando" genes específicos. Por essa razão, conhecer os sinais que promovem ou inibem a síntese proteica é importante para os fisiologistas do exercício.

A revolução técnica ocorrida no campo da biologia molecular proporciona outra oportunidade de usar a informação científica para aprimorar a saúde humana e o desempenho esportivo. Exemplificando, o treinamento físico ocasiona modificações de quantidades e tipos de proteínas sintetizadas nos músculos exercitados (ver detalhes nos Caps. 13 e 14). De fato, está comprovado que o treinamento de força regular provoca o aumento do tamanho muscular consequente ao aumento da quantidade de proteínas contráteis (Cap. 14). As técnicas de biologia molecular fornecem ao fisiologista do exercício as "ferramentas" que permitem compreender o modo como o exercício controla a função genética e a síntese de novas proteínas. Por fim, saber como o exercício promove a síntese de proteínas específicas nos músculos permitirá ao cientista do exercício elaborar o programa de treinamento mais efetivo para alcançar os efeitos de treinamento desejados.

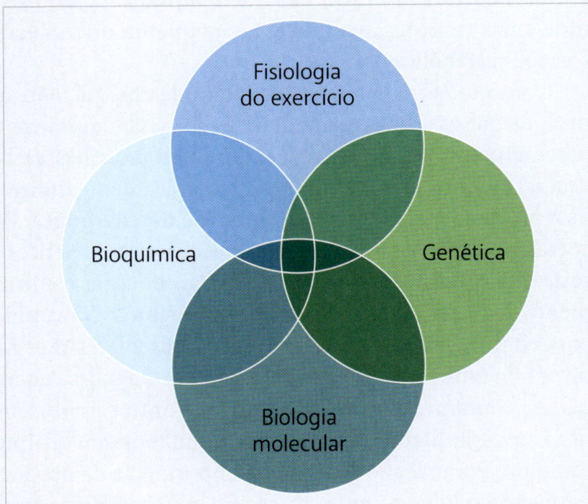

Figura 3.2 Os diferentes campos da biologia possuem áreas de estudo sobrepostas.

o núcleo e a membrana celular. No citoplasma, estão contidas várias organelas (estruturas diminutas) dedicadas ao desempenho de funções celulares específicas. Uma dessas organelas, a **mitocôndria**, é chamada de "casa de força" da célula e está envolvida na conversão oxidativa dos alimentos em energia celular utilizável. O importante papel desempenhado pela mitocôndria na bioenergética do músculo esquelético será discutido mais adiante neste capítulo. Ver "Foco de pesquisa 3.1" para mais detalhes sobre a estrutura e localizações, na célula, das mitocôndrias contidas nas fibras musculares esqueléticas. Também contidas no citoplasma estão as enzimas reguladoras da quebra de glicose (i.e., glicólise). Além disso, as proteínas contráteis (também conhecidas como proteínas miofibrilares) ocupam grande parte do citoplasma das fibras musculares.

Transformação da energia biológica

Toda a energia existente na Terra é oriunda do Sol. As plantas usam a energia luminosa do Sol para a realização das reações bioquímicas que formam carboidratos, gorduras e proteínas. Os animais (inclusive os seres humanos), então, comem vegetais e outros animais para obter a energia necessária à manutenção das atividades celulares.

A energia existe em várias formas (p. ex., elétrica, mecânica, química) e todas as formas de energia são intercambiáveis.[21] Exemplificando, as fibras musculares convertem a energia química obtida dos carboidratos, gorduras ou proteínas em energia mecânica usada na realização do movimento. O processo bioenergético de conversão da energia química em energia mecânica requer uma série de reações bioquímicas rigidamente controladas. Antes de discutir as reações específicas envolvidas, apresentamos uma revisão das reações bioquímicas celulares.

Reações bioquímicas celulares

A transferência de energia no corpo se dá por meio da liberação da energia capturada nas ligações químicas de várias moléculas. As ligações químicas que contêm quantidades relativamente grandes de energia em potencial são denominadas *ligações de alta energia*. Como mencionado, a bioenergética está voltada para a transferência de energia a partir dos alimentos em uma forma biologicamente utilizável. Essa transferência de energia que ocorre na célula acarreta uma série de reações bioquímicas. Muitas dessas reações requerem que a energia seja adicionada aos reagentes (**reações endergônicas**) antes do "prosseguimento" da reação. Entretanto, quando a energia é adicionada à reação, os produtos contêm mais energia livre do que os reagentes originais.

As reações que emitem energia como resultado de processos químicos são conhecidas como **reações exergônicas**.

Foco de pesquisa 3.1

As fibras musculares esqueléticas contêm duas subpopulações distintas de mitocôndrias

Conforme discutido anteriormente, para que uma atividade física possa ser realizada (p. ex., correr), o músculo esquelético deve receber um suprimento contínuo de energia. Grande parte dessa energia celular provém do metabolismo aeróbio que ocorre na mitocôndria, que aproveita a energia dos alimentos e converte essa energia bioquímica em energia utilizável para a contração muscular (detalhes desse processo são fornecidos mais adiante, neste capítulo). Para que o músculo conte com um suprimento constante de energia utilizável, as fibras musculares esqueléticas contêm duas subpopulações de mitocôndrias que diferem na localização celular: (1) mitocôndrias subsarcolemais, localizadas diretamente sob a membrana celular (sarcolema), e (2) mitocôndrias intermiofibrilares, localizadas nas proximidades das proteínas miofibrilares (i.e., contráteis) (Fig. 3.1).[14] As diferentes localizações celulares para essas duas subpopulações são intencionais. As mitocôndrias do subsarcolema produzem a energia celular necessária para a manutenção do transporte ativo de íons (p. ex., sódio) através do sarcolema. Por outro lado, a principal função das mitocôndrias intermiofibrilares é fornecer a energia necessária para manutenção da contração muscular (Cap. 8). Juntas, essas subpopulações mitocondriais formam uma rede que fornece um suprimento constante de energia para as regiões da fibra muscular.

Em geral, as mitocôndrias são representadas como pequenas estruturas em forma de feijão (Fig. 3.1). Entretanto, nas células musculares, as mitocôndrias têm características dinâmicas e estão constantemente mudando para a formação de uma rede mitocondrial (chamada retículo).[14] Por outro lado, as fibras musculares estão constantemente produzindo novas mitocôndrias (i.e., biogênese mitocondrial), e as mitocôndrias danificadas são continuamente degradadas e eliminadas da fibra por meio de um processo chamado mitofagia. Exercícios de resistência (p. ex., corrida) praticados com regularidade promovem um aumento significativo na biogênese mitocondrial; esse aspecto será discutido com detalhes no Capítulo 13.

Observe que as palavras *endergônica* e *endotérmica* podem ser usadas de maneira intercambiável. Isso também se aplica às palavras *exergônica* e *exotérmica*. A Figura 3.3 ilustra o fato de a quantidade de energia total liberada pelas reações exergônicas ser a mesma, seja a energia liberada em uma única reação (combustão) ou no decorrer de várias etapas

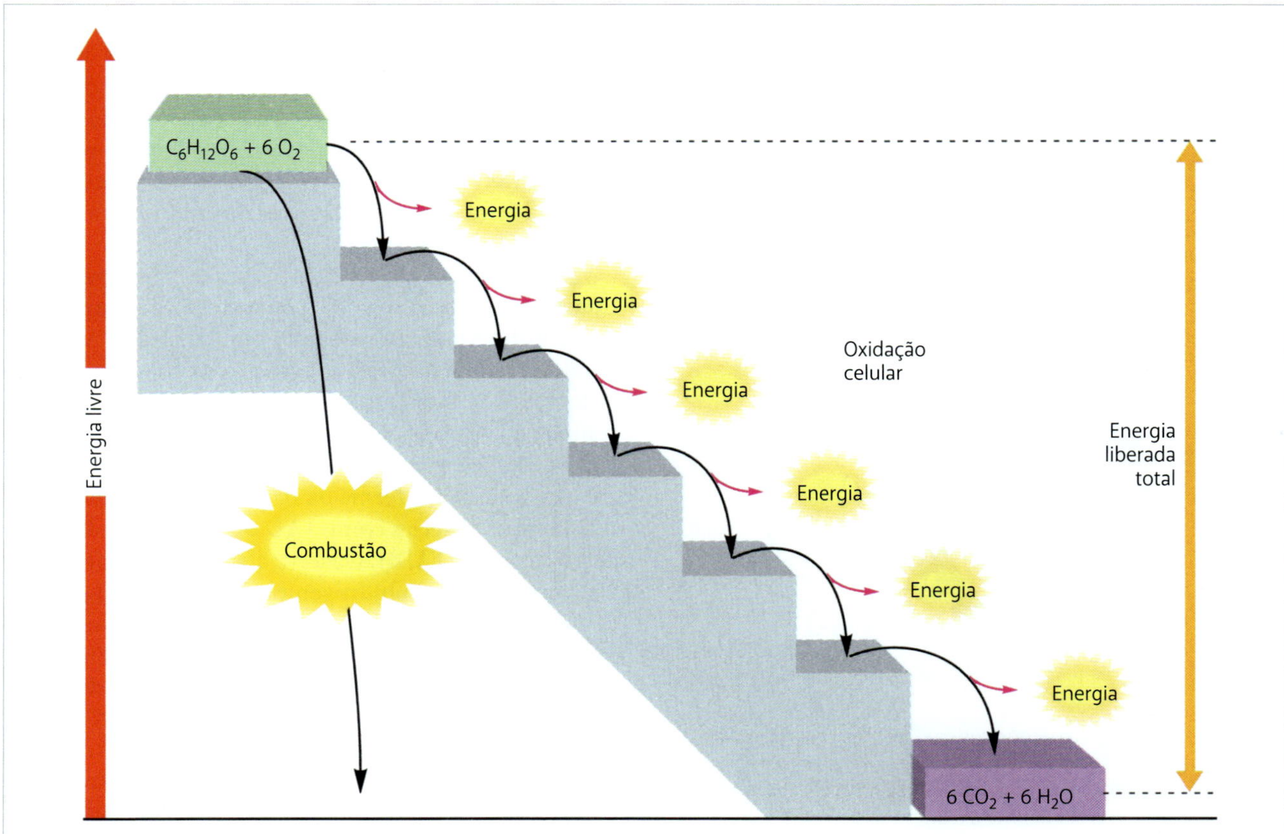

Figura 3.3 A quebra da glicose em dióxido de carbono e água por oxidação celular resulta na liberação de energia. As reações que acarretam a liberação de energia livre são denominadas *exergônicas*.

breves e controladas (i.e., oxidação celular) que usualmente ocorrem nas células.

Reações acopladas. Muitas reações bioquímicas que ocorrem na célula são denominadas **reações acopladas**. São reações associadas entre si, com a liberação de energia livre em uma reação que é usada para "impulsionar" uma segunda reação. A Figura 3.4 ilustra esse aspecto. Nesse exemplo, a energia liberada por uma reação exergônica é usada para impulsionar uma reação que requer energia (reação endergônica) dentro da célula. É como duas engrenagens entrelaçadas, em que o giro de uma (engrenagem exergônica, liberadora de energia) faz a outra se mover (engrenagem endergônica). Em outras palavras, as reações liberadoras de energia estão "acopladas" às reações que necessitam de energia. As reações de oxidação-redução constituem um tipo importante de reação acoplada e são discutidas na próxima seção.

Em resumo

- O metabolismo é definido como a totalidade de reações celulares que ocorrem nas células do corpo. Isso inclui a síntese e a quebra das moléculas.
- A estrutura celular inclui as três partes principais a seguir: (1) membrana celular (chamada *sarcolema*, no músculo), (2) núcleo e (3) citoplasma (denominado *sarcoplasma*, no músculo).
- A membrana celular atua como barreira protetora entre o interior da célula e o líquido extracelular.
- Os genes localizados no interior do núcleo contêm o material genético (i.e., DNA) que é utilizado na síntese das proteínas que determinam a estrutura e função da célula.
- O citoplasma é a parte líquida da célula e contém numerosas organelas e proteínas celulares.
- As reações que exigem a adição de energia são chamadas de reações endergônicas, enquanto as reações que liberam energia são chamadas de reações exergônicas.
- As reações acopladas são reações que estão conectadas, com a liberação de energia livre em uma reação que é usada para ativar a segunda reação.

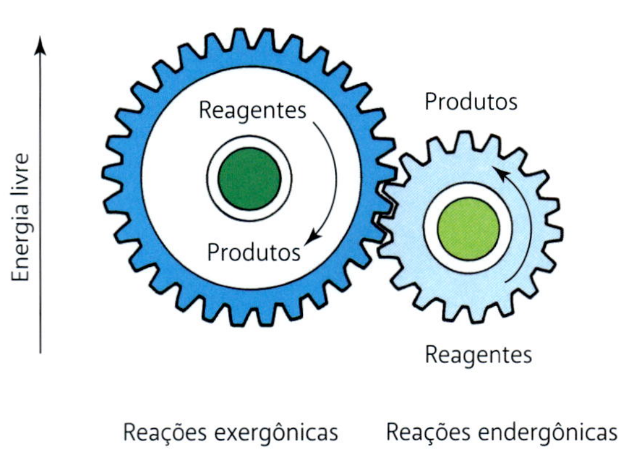

Figura 3.4 Ilustração das reações exergônicas e endergônicas. Observe que a energia liberada pela reação exergônica (engrenagem maior, à esquerda) propulsiona as reações endergônicas (engrenagem menor, à direita).

Reações de oxidação-redução

O processo de remoção de um elétron de um átomo ou molécula é chamado **oxidação**. A adição de um elétron a um átomo ou molécula é referida como **redução**. A oxidação e a redução são reações que estão sempre acopladas, pois uma molécula somente pode ser oxidada se doar elétrons a outro átomo. A molécula que doa elétrons é conhecida como *agente redutor*, enquanto aquela que aceita os elétrons é chamada de *agente oxidante*. Observe que algumas moléculas podem atuar como agente oxidante e também como agente redutor. Quando as moléculas exercem ambos os papéis, por exemplo, conseguem ganhar elétrons em uma reação e, em seguida, passar esses elétrons a outra molécula para produzir uma reação de oxidação-redução. Assim, as reações de oxidação-redução acopladas podem ser consideradas uma cadeia de reações, nas quais elétrons são transferidos de molécula para molécula.

Observe que o termo oxidação não significa que o oxigênio participa da reação. Esse termo deriva do fato de o oxigênio tender a aceitar elétrons e, assim, atuar como agente oxidante. Essa importante propriedade do oxigênio é usada pelas células para produzir uma forma utilizável de energia, sendo discutida em detalhes na seção "Cadeia de transporte de elétrons".

Tenha em mente que as reações de oxidação-redução celulares frequentemente envolvem a transferência de átomos de hidrogênio (com seus elétrons) em vez de elétrons livres isoladamente. Isso ocorre porque um átomo de hidrogênio contém um elétron e um próton no núcleo. Portanto, uma molécula que perde um átomo de hidrogênio também perde um elétron e, dessa forma, é oxidada. A molécula que ganha o hidrogênio (e o elétron) é reduzida. Em muitas reações biológicas de oxidação-redução, pares de elétrons são transferidos de uma molécula para outra na forma de elétrons livres ou como pares de átomos de hidrogênio.

Duas moléculas que exercem papéis importantes na transferência de elétrons são a **nicotinamida adenina dinucleotídio** e a **flavina adenina dinucleotídio**. A nicotinamida adenina dinucleotídio deriva da vitamina niacina (vitamina B_3), enquanto a flavina adenina dinucleotídio é oriunda da vitamina riboflavina (B_2). A forma oxidada de NAD é escrita como NAD^+ e sua forma reduzida é NADH. De forma similar, a forma oxidada de flavina adenina dinucleotídio é escrita como FAD e sua forma reduzida é abreviada como FADH. Observe que FADH também pode aceitar um segundo hidrogênio e formar $FADH_2$. Sendo assim, FADH e $FADH_2$ podem ser consideradas a mesma molécula, pois passam pelas mesmas reações. A Figura 3.5 ilustra como o NADH é formado a partir da redução de NAD^+ e como o $FADH_2$ é formado a partir do FAD durante uma reação de oxidação-redução acoplada. Os detalhes de como NAD^+ e FAD atuam como "moléculas transportadoras" durante as reações bioenergéticas são discutidos mais adiante na seção "Cadeia de transporte de elétrons".

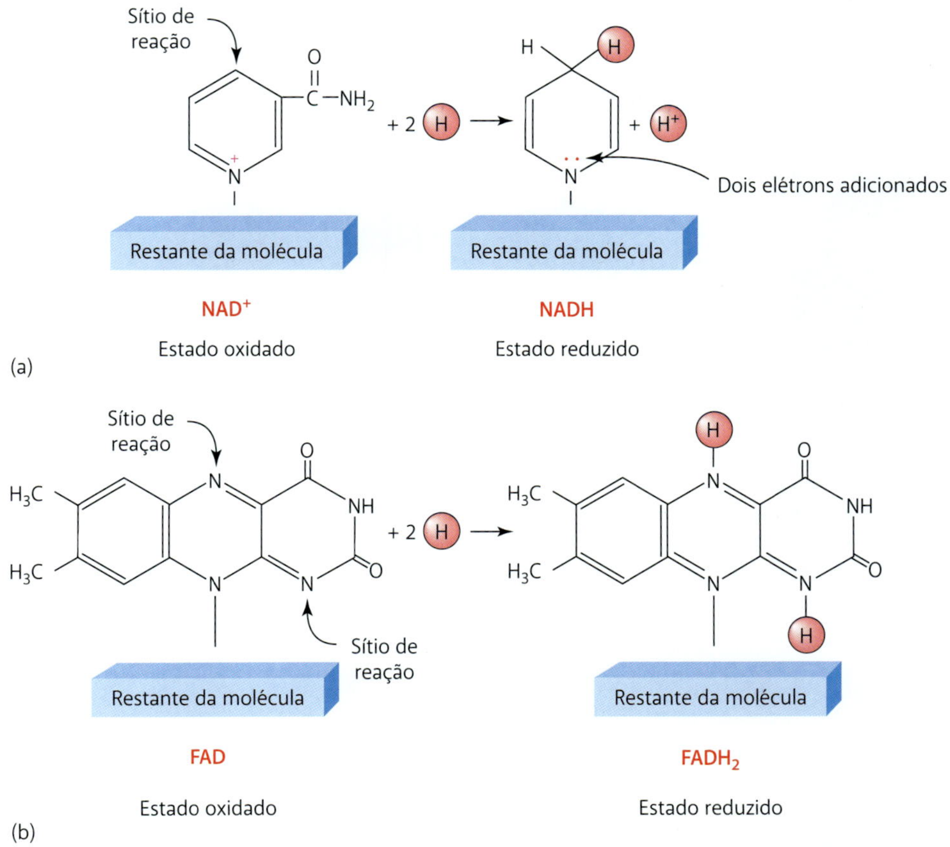

Figura 3.5 Fórmulas estruturais de NAD^+, NADH, FAD e $FADH_2$. (*a*) Ao reagir com dois átomos de hidrogênio, NAD^+ se liga a um deles e aceita o elétron do outro. Isso é representado pelos dois pontos sobre o nitrogênio (N) na fórmula do NADH. (*b*) Ao reagir com dois átomos de hidrogênio para formar $FADH_2$, FAD liga cada um deles a um átomo de nitrogênio nos sítios de reação.

Enzimas

A velocidade das reações bioquímicas celulares é regulada por moléculas catalisadoras chamadas **enzimas**. As enzimas são proteínas que exercem papel importante na regulação das vias metabólicas celulares. As enzimas não fazem uma reação acontecer, mas simplesmente regulam a taxa ou velocidade em que essa reação ocorre. Além disso, a enzima não modifica a natureza da reação nem seu resultado final.

As reações químicas ocorrem quando os reagentes têm energia suficiente para agir. A energia necessária à iniciação das reações químicas é denominada **energia de ativação**.[8,31] As enzimas atuam como catalisadoras, diminuindo a energia de ativação. O resultado final é o aumento da velocidade em que essas reações ocorrem. A Figura 3.6 ilustra esse conceito. Observe que a energia de ativação é maior na reação não catalisada (à esquerda) em comparação à reação catalisada por enzima (à direita). Reduzindo a energia de ativação, as enzimas aumentam a velocidade das reações bioquímicas e, portanto, aumentam a taxa de formação de produto.

A capacidade das enzimas de diminuir a energia de ativação decorre de características estruturais exclusivas. Em geral, as enzimas são moléculas proteicas grandes que apresentam uma conformação peculiar. Cada tipo de enzima possui cristas e sulcos característicos. As bolsas que se formam a partir das cristas ou sulcos existentes na enzima são denominadas sítios ativos. Esses sítios ativos são importantes pela conformação exclusiva do sítio ativo, que faz uma determinada enzima aderir a uma dada molécula reativa em particular (denominada *substrato*). O conceito sobre como as enzimas se adaptam a uma determinada molécula de substrato em particular está ilustrado na Figura 3.7. A conformação do sítio ativo da enzima é específica para o formato de um substrato em particular e isso permite que ambas as moléculas (enzima + substrato) formem um complexo conhecido como complexo enzima-substrato. Observe que a conformação do sítio ativo da enzima nem sempre é perfeitamente adequada para a ligação do substrato. Entretanto, uma vez que o substrato correto se liga ao sítio ativo da enzima, ocorre mudança na conformação do sítio ativo, de modo a permitir um encaixe perfeito entre o substrato e a enzima; esse processo é chamado de modelo de ajuste induzido para a interação enzima-substrato. Após a formação desse complexo, a energia de ativação necessária para que a reação ocorra diminui e a reação ocorre. A isso se segue a dissociação da enzima, com liberação do produto recém-formado. Observe que a capacidade de uma enzima de atuar como catalisadora é variável e pode ser modificada por diversos fatores. Tal aspecto será brevemente discutido.

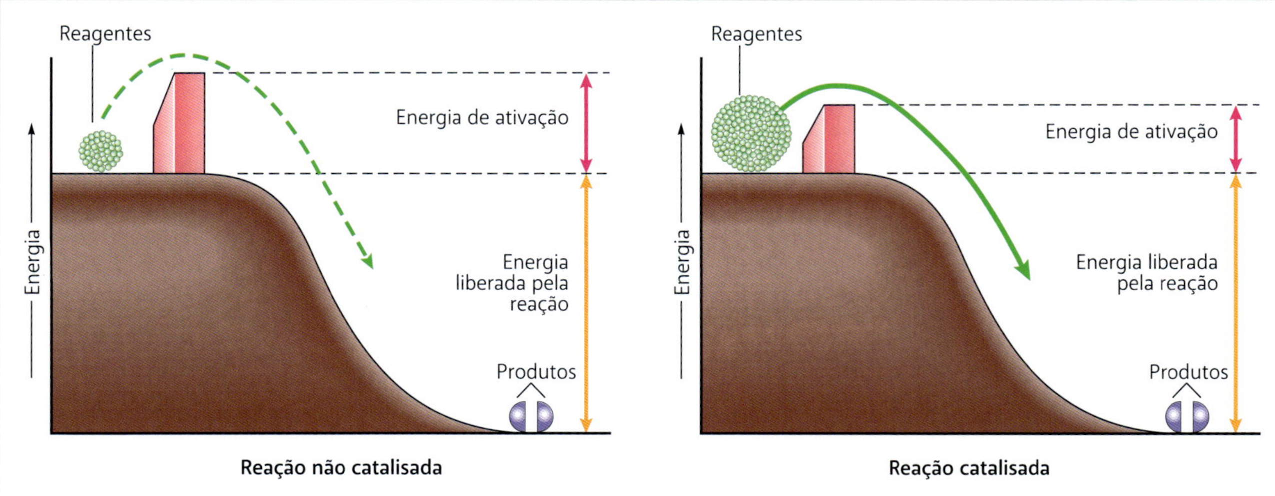

Figura 3.6 As enzimas catalisam as reações diminuindo a energia de ativação. Ou seja, a energia necessária para obter a reação diminui, o que aumenta a probabilidade de que a reação ocorra. Esse ponto é ilustrado nos dois gráficos. Observe na imagem à esquerda que, em uma reação não catalisada (i.e., sem presença de enzima), a energia de ativação é alta; esta alta barreira reduz a possibilidade de que a reação ocorra. No entanto, observe na imagem à direita que, quando uma enzima está presente, a energia de ativação é reduzida (i.e., a barreira é diminuída), a reação ocorre e os produtos da reação são gerados.

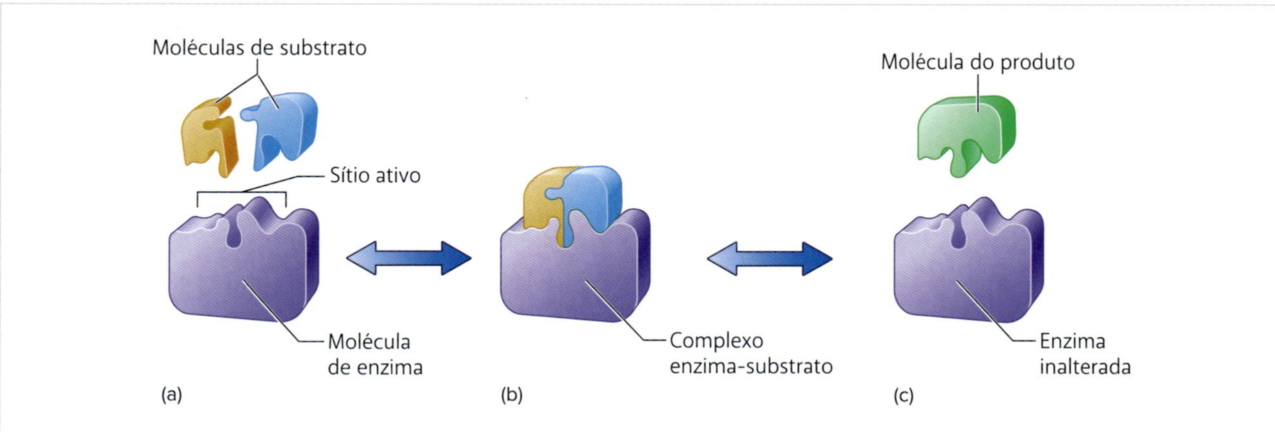

Figura 3.7 Uma reação catalisada por enzima. Mais à esquerda (*a*), dois substratos se encaixam no formato do sítio ativo da enzima, com formação do complexo enzima-substrato. (*b*) Em seguida, a enzima catalisa a reação bioquímica que resulta na formação da nova molécula do produto. (*c*) O resultado é uma molécula do produto e uma enzima inalterada. As "setas duplas" indicam que muitas reações catalisadas por enzimas são reversíveis.
Fonte: Lewis, Ricki, Shier, David N., e Butler, Jackie L. *Hole's Human Anatomy and Physiology*. McGraw-Hill, 2015.

Observe também que as enzimas celulares frequentemente podem exercer um papel central no diagnóstico de doenças específicas. Por exemplo, quando os tecidos são danificados em consequência de uma doença, as células lesionadas ou mortas dentro desses tecidos liberam enzimas no sangue. Muitas dessas enzimas não são normalmente encontradas no sangue e, portanto, fornecem um "indício" clínico para diagnosticar a fonte da doença. O Quadro "Aplicações clínicas 3.1" traz detalhes sobre o uso dos níveis sanguíneos de enzima no diagnóstico de doenças.

Classificação das enzimas. No início da bioquímica, as enzimas eram nomeadas pelo cientista que as descobriam. Esses nomes com frequência não forneciam nenhum indício da função da enzima. Assim, para minimizar a confusão, um comitê internacional desenvolveu um sistema que nomeia as enzimas de acordo com o tipo de reação bioquímica por elas catalisada. Nesse esquema, as enzimas recebem um nome sistemático e uma identificação numérica. Além disso, uma versão resumida do nome sistemático – chamada denominação recomendada – era fornecida para uso de rotina. Com exceção de alguns nomes de enzimas mais antigos (p. ex., pepsina, tripsina e renina), todos os nomes de enzimas terminam com o sufixo "ase" e refletem tanto a categoria de trabalho da enzima como a reação por ela catalisada. Exemplificando, as enzimas denominadas quinases acrescentam um grupo fosfato (i.e., fosforilam) em uma molécula específica. Outras categorias enzimáticas incluem as de-

Aplicações clínicas 3.1

O valor diagnóstico da mensuração da atividade enzimática no sangue

Quando os tecidos adoecem, as células lesionadas ou mortas frequentemente liberam suas enzimas no sangue. Como muitas enzimas intracelulares não são normalmente encontradas no sangue, a presença de uma enzima específica na corrente sanguínea fornece informação diagnóstica importante sobre a origem do problema médico. Na prática, o exame diagnóstico é feito do seguinte modo. Um médico coleta sangue do paciente e envia a amostra ao laboratório clínico para análise. O laboratório, então, determina o nível de uma enzima específica na amostra coletada. Os resultados de um exame frequentemente ajudam a estabelecer o diagnóstico. Exemplificando, o achado de uma amostra de sangue que contém altos níveis de enzima lactato desidrogenase (i.e., a isoforma cardioespecífica) é sugestivo de que o paciente sofreu infarto do miocárdio (i.e., ataque cardíaco). De forma similar, níveis sanguíneos elevados da enzima creatina quinase também indicariam a ocorrência de lesão cardíaca e forneceriam evidência adicional de que o paciente sofreu ataque cardíaco. Ver na Tabela 3.1 exemplos adicionais do uso diagnóstico das enzimas específicas encontradas no sangue.

Tabela 3.1 Exemplos de valor diagnóstico de enzimas encontradas no sangue

Enzima	Doenças associadas a níveis altos de enzimas
Lactato desidrogenase (isoforma cardioespecífica)	Infarto do miocárdio
Creatina quinase	Infarto do miocárdio, distrofia muscular
Fosfatase alcalina	Carcinoma ósseo, doença de Paget, icterícia obstrutiva
Amilase	Pancreatite, úlcera péptica perfurada
Aldolase	Distrofia muscular

sidrogenases, que removem átomos de hidrogênio de seus substratos, e as oxidases, que catalisam reações de oxidação-redução envolvendo oxigênio molecular. As enzimas chamadas isomerases rearranjam os átomos em suas moléculas de substrato para formar isômeros estruturais (i.e., moléculas com a mesma fórmula molecular, mas com uma fórmula estrutural distinta).

Fatores que alteram a atividade enzimática. A atividade de uma enzima, mensurada pela velocidade com que seus substratos são convertidos em produtos, é influenciada por vários fatores. Entre os fatores mais importantes, dois são a temperatura e o pH (o pH é uma mensuração da acidez ou alcalinidade) da solução.

Enzimas individuais exibem uma temperatura ideal em que são mais ativas. Em geral, uma pequena elevação da temperatura corporal acima do normal (i.e., 37°C) aumenta a atividade da maioria das enzimas. Isso é útil durante o exercício, pois o trabalho muscular produz aumento da temperatura corporal. A resultante elevação da atividade enzimática intensifica a bioenergética (produção de ATP), acelerando a velocidade das reações envolvidas na produção de energia biologicamente utilizável. Esse aspecto é ilustrado na Figura 3.8. Perceba que a atividade enzimática não é máxima à temperatura corporal normal (37°C). Observe, ainda, que a elevação da temperatura corporal induzida pelo exercício (p. ex., 40°C) ocasiona um aumento induzido pela temperatura da atividade da enzima. Além do mais, observe que grandes elevações na temperatura corporal resultam em uma diminuição significativa na atividade enzimática.

O pH dos líquidos corporais também exerce um amplo efeito sobre a atividade enzimática. A relação existente entre pH e atividade enzimática é similar à relação entre temperatura e atividade enzimática. Isso significa que as enzimas individuais têm um pH ideal. Quando o pH sofre alguma alteração em relação ao valor ideal, a atividade enzimática diminui (Fig. 3.9). Isso tem implicações importantes durante o exercício. Exemplificando, durante o exercício intenso (i.e., acima do limiar para o lactato), os músculos esqueléticos podem produzir grandes quantidades de íons hidrogênio.[34] O acúmulo de grandes quantidades desses íons provoca a queda do pH (i.e., aumento da acidez) dos líquidos

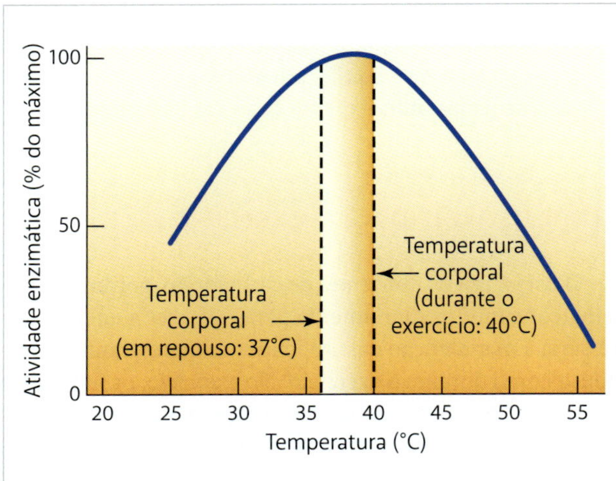

Figura 3.8 Efeito da temperatura corporal sobre a atividade enzimática. Observe que existe uma faixa de temperaturas ideais para a atividade enzimática. Um aumento ou uma diminuição afastando-se dessa faixa de temperatura ideal ocasiona a diminuição da atividade enzimática.

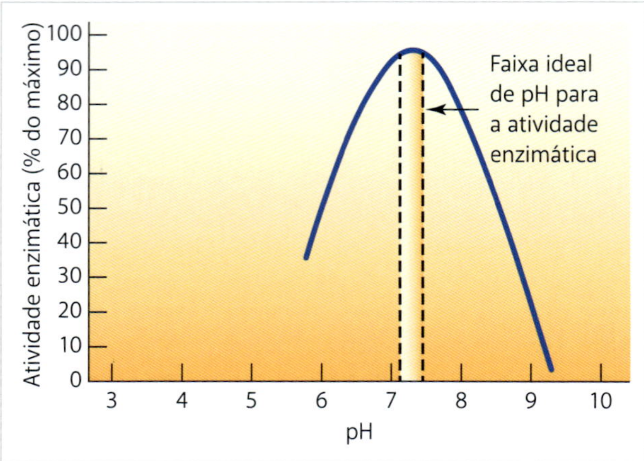

Figura 3.9 Efeito do pH sobre a atividade enzimática. Observe que cada enzima apresenta uma faixa estreita de pH ideal. Um aumento ou diminuição do pH, afastando-se dessa faixa ideal, provoca a diminuição da atividade enzimática.

corporais para valores menores do que o pH ideal de enzimas bioenergéticas importantes. O resultado final é uma diminuição da capacidade de fornecer a energia (i.e., ATP) necessária à contração muscular. De fato, a acidez extrema é um fator limitante importante em vários tipos de exercício intenso. Isso será discutido novamente nos Capítulos 8, 11 e 20.

Em resumo

- A oxidação é o processo de remoção de um elétron de um átomo ou molécula.
- A redução é a adição de um elétron a um átomo ou molécula.
- As reações de oxidação-redução estão sempre acopladas porque uma molécula não pode ser oxidada a não ser que ela doe um elétron para outro átomo.
- As enzimas que servem de catalisadoras para essas reações regulam a velocidade das reações bioquímicas.
- As enzimas são classificadas em categorias baseadas no tipo de reação que a enzima realiza.
- Dois fatores reguladores da atividade enzimática importantes são a temperatura e o pH. Enzimas individuais têm valores ideais de temperatura e pH nos quais são mais ativas.

Combustíveis para o exercício

O corpo usa os nutrientes de carboidrato, gordura e proteína consumidos diariamente para fornecer a energia necessária à manutenção das atividades celulares, tanto em repouso como durante o exercício. No exercício, os nutrientes primários usados para obtenção de energia são as gorduras e os carboidratos. As proteínas contribuem com uma pequena parte da energia total utilizada.[3]

Carboidratos

Os carboidratos são compostos por átomos de carbono, hidrogênio e oxigênio. Os carboidratos armazenados fornecem ao corpo uma forma de energia rapidamente disponibilizada, com 1 g de carboidrato que rende cerca de 4 kcal de energia.[36] Conforme dito anteriormente, as plantas sintetizam carboidratos a partir da interação entre CO_2, água e energia solar em um processo chamado fotossíntese. Os carboidratos são encontrados em três formas:[36] (1) monossacarídios, (2) dissacarídios e (3) polissacarídios. Os monossacarídios são açúcares simples, como a glicose e a frutose. A **glicose** é familiar para a maioria das pessoas e costuma ser referida como "açúcar do sangue". A glicose pode ser encontrada em muitos alimentos ou ser liberada no trato digestivo, como resultado da clivagem de carboidratos mais complexos. A frutose está contida nas frutas ou no mel e é considerada o carboidrato simples mais doce.[33]

Os dissacarídios são formados pela combinação de dois monossacarídios. O açúcar de mesa, por exemplo, é chamado de sacarose e composto por glicose e frutose. Nos Estados Unidos, a sacarose é considerada o dissacarídio mais comum da dieta.[28] Ocorre naturalmente em muitos carboidratos, como açúcar da cana-de-açúcar, beterraba, mel e xarope de bordo.

Os polissacarídios são carboidratos complexos que contêm pelo menos três monossacarídios. Os polissacarídios podem ser moléculas pequenas (i.e., três monossacarídios) ou relativamente amplas que contêm centenas de monossacarídios. O **glicogênio** é um importante polissacarídio armazenado no interior das fibras musculares, fígado e outras células do corpo. Ele é sintetizado nas células via ligação de moléculas de glicose por ação da enzima *glicogênio sintase*. As moléculas de glicogênio geralmente são amplas, sendo frequentemente constituídas por centenas a milhares de moléculas de glicose. As células armazenam glicogênio como forma de suprir as necessidades de carboidrato como fonte de energia rapidamente disponível. Durante o exercício, por exemplo, as células musculares quebram rapidamente o glicogênio em glicose (esse processo é denominado **glicogenólise**) e usa a glicose como fonte de energia para contração. Observe que a glicogenólise também ocorre no fígado, com a glicose livre sendo liberada na circulação sanguínea e transportada por todo o corpo.

Por fim, você pode estar se perguntando: "Por que as fibras musculares esqueléticas e as células do fígado armazenam carboidratos na forma de glicogênio em vez de simplesmente armazenar grandes quantidades de moléculas de glicose?" A resposta é que o armazenamento de moléculas individuais de glicose nas células resultaria em diferenças na pressão osmótica entre o interior da célula e o líquido extracelular. Na verdade, o armazenamento de centenas a milhares de moléculas individuais de glicose no interior de uma célula aumentaria significativamente a osmolalidade da célula – e o resultado seria a mobilização de água do espaço extracelular para o interior da célula (i.e., fazendo com que ocorresse inchaço da célula). Assim, a compactação de centenas de moléculas de glicose em uma molécula de glicogênio contorna esse problema e permite que as células musculares e hepáticas armazenem quantidades significativas de glicose (na molécula de glicogênio) sem que sejam geradas grandes diferenças de pressão osmótica entre a célula e o líquido extracelular.

Um aspecto evidentemente importante para o metabolismo no exercício é o armazenamento de glicogênio nas fibras musculares e no fígado. Entretanto, as reservas de glicogênio totais do corpo são relativamente pequenas e podem ser depletadas em poucas horas como resultado do exercício prolongado. Dessa forma, a síntese de glicogênio é um processo em curso no interior das células. Dietas pobres em carboidrato tendem a comprometer a síntese de glicogênio, enquanto as dietas ricas em carboidrato intensificam a síntese de glicogênio.

Gorduras

As gorduras podem ser encontradas nos vegetais e nos animais; um ponto importante é a insolubilidade das gorduras na água. Embora as gorduras contenham os mesmos elementos químicos presentes nos carboidratos, a proporção carbono:oxigênio nas gorduras é significativamente maior do que aquela encontrada nos carboidratos. A gordura corporal armazenada é um combustível ideal para o exercício prolongado, pois as moléculas de gordura contêm grande quantidade de energia por unidade de peso. Cada grama de gordura contém cerca de 9 kcal de energia, que é mais do que o dobro do conteúdo de energia de carboidratos ou proteínas.[33] As gorduras são insolúveis em água e podem ser encontradas tanto nos vegetais como nos animais. Em geral, as gorduras podem ser classificadas em quatro grupos: (1) ácidos graxos, (2) triglicerídios, (3) fosfolipídios e (4) esteroides. Os ácidos graxos consistem em cadeias longas de átomos de carbono ligadas a um grupo carboxila em uma extremidade (um grupo carboxila consiste em um grupo de carbono, oxigênio e hidrogênio). De modo significativo, os ácidos graxos são o tipo primário de gordura usada pelas células musculares para obtenção de energia.

Os ácidos graxos são armazenados no corpo em forma de triglicerídios. Os triglicerídios são compostos por três moléculas de ácidos graxos e uma molécula de glicerol (que não é gordura, mas um tipo de álcool). Embora o maior sítio de armazenamento de triglicerídios seja a célula adiposa, essas moléculas também são estocadas em muitos tipos celulares, incluindo-se o músculo esquelético. Em situações de necessidade, as gorduras são quebradas em seus componentes, e os ácidos graxos são usados como substrato energético pelo músculo e outros tecidos. O processo de quebra de triglicerídios em ácidos graxos e glicerol é denominado *lipólise* e é regulado por uma família de enzimas denominadas *lipases*. O glicerol liberado por lipólise não é uma fonte de energia direta para o músculo, mas pode ser usado pelo fígado para sintetizar glicose. Assim, a molécula de triglicerídio inteira é utilizável como fonte de energia para o corpo.

Os fosfolipídios são lipídios combinados com um grupo fosfato e são sintetizados em quase todas as células do corpo. Contudo, os fosfolipídios não são usados como fonte de energia pelo músculo esquelético.[17] Os papéis biológicos dos fosfolipídios variam do fornecimento de integridade estrutural das membranas celulares ao fornecimento de uma bainha isolante em torno das fibras nervosas.[10]

A classificação final das gorduras são os esteroides. Mais uma vez, essas gorduras não são usadas como fontes de energia durante o exercício, mas serão mencionadas rapidamente para ajudar a esclarecer a natureza das gorduras biológicas. O esteroide mais comum é o colesterol. Ele é um componente de todas as membranas celulares. Pode ser sintetizado em cada célula do corpo e, sem dúvida, consumido com os alimentos. Além de seu papel na estrutura da membrana, o colesterol é necessário à síntese dos hormônios sexuais (estrogênio, progesterona e testosterona).[10] Embora o colesterol exerça muitas funções biológicas úteis, níveis altos de colesterol no sangue foram implicados no desenvolvimento de arteriopatia coronariana[38] (voltaremos a esse assunto no Cap. 15).

Proteínas

As proteínas são compostas por muitas subunidades minúsculas chamadas de aminoácidos. O corpo necessita de pelo menos vinte tipos diferentes de aminoácidos para formar as proteínas contidas nas células e no sangue. Existem nove aminoácidos, chamados de aminoácidos essenciais, que não podem ser sintetizados pelo corpo e, dessa forma, precisam ser consumidos com os alimentos. As proteínas são formadas pela ligação de aminoácidos por meio de ligações químicas denominadas ligações peptídicas. Como uma fonte de combustível em potencial, as proteínas contêm cerca de 4 kcal/g.[8] Para serem usadas como substratos para formação de compostos de alta energia, as proteínas devem ser quebradas em seus aminoácidos constituintes. Existem dois modos pelos quais as proteínas podem contribuir com energia para o exercício. Primeiramente, o aminoácido alanina pode ser convertido no fígado em glicose, que, por sua vez, pode ser usada na síntese de glicogênio. O glicogênio hepático pode ser degradado em glicose e transportado para o músculo esquelético em trabalho através da circulação. Em segundo lugar, muitos aminoácidos (p. ex., isoleucina, alanina, leucina, valina) podem ser convertidos em intermediários metabólicos (i.e., compostos que podem participar diretamente da bioenergética) nas células musculares e contribuir de maneira direta, como combustível, nas vias bioenergéticas.[12]

Em resumo

- O corpo usa nutrientes de carboidrato, gordura e proteína consumidos diariamente para fornecer a energia necessária à manutenção das atividades celulares tanto em repouso como durante o exercício.
- Durante o exercício, os nutrientes primários usados para obtenção de energia são as gorduras e os carboidratos, enquanto as proteínas contribuem com uma quantidade relativamente pequena da energia total usada.
- A glicose é armazenada nas células animais em forma de um polissacarídio, chamado glicogênio.
- Os ácidos graxos são a forma primária de gordura usada como fonte de energia nas células. Os ácidos graxos são armazenados como triglicerídios nas células musculares e adiposas.
- As proteínas são constituídas de aminoácidos e são necessários 20 aminoácidos diferentes para formar as diversas proteínas contidas nas células. O uso de proteína como fonte de energia requer a quebra das proteínas celulares em aminoácidos.

Fosfatos de alta energia

A fonte de energia imediata para contração muscular é um composto de fosfato de alta energia – o **trifosfato de adenosina (ATP)**.[33] Embora o ATP não seja a única molécula transportadora de energia na célula, é a mais importante. Na ausência de ATP em quantidade suficiente, a maioria das células morre rapidamente.

A estrutura do ATP consiste em três partes principais: (1) uma porção adenina, (2) uma porção ribose e (3) três fosfatos ligados (Fig. 3.10). A formação de ATP ocorre a partir da combinação de **difosfato de adenosina (ADP)** e **fosfato inorgânico (P_i)** e requer energia. Uma parte dessa energia é armazenada na ligação química que une ADP e P_i. Do mesmo modo, essa ligação é chamada de ligação de alta energia. Quando a enzima **ATPase** quebra essa ligação, a energia é liberada e pode ser usada para realização de trabalho (p. ex., contração muscular):

$$ATP \xrightarrow[\text{ATPase}]{} ADP + P_i + \text{Energia}$$

O ATP costuma ser chamado de doador de energia universal. O ATP acopla a energia liberada na quebra dos alimentos em uma forma de energia utilizável requerida por todas as células. Exemplificando, a Figura 3.11 traz um modelo em que o ATP é representado como doador de energia universal na célula. A célula usa reações exergônicas (quebra de alimentos) para formar ATP via reações endergônicas. O ATP recém-formado pode, então, ser usado para impulsionar os processos celulares que requerem energia. Dessa forma, as reações liberadoras de energia estão associadas a reações que necessitam de energia de modo análogo a duas engrenagens entrelaçadas.

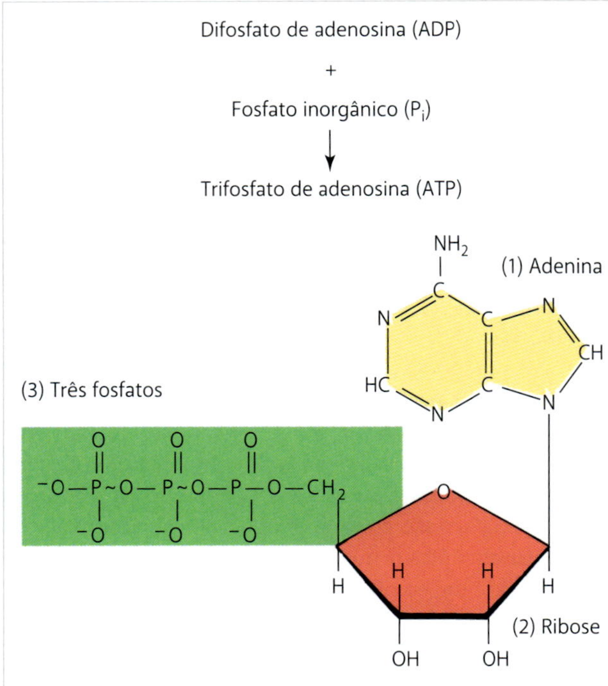

Figura 3.10 Formação estrutural do trifosfato de adenosina (ATP).

Bioenergética

As células musculares armazenam quantidades limitadas de ATP. Assim, tendo em vista que o exercício muscular re-

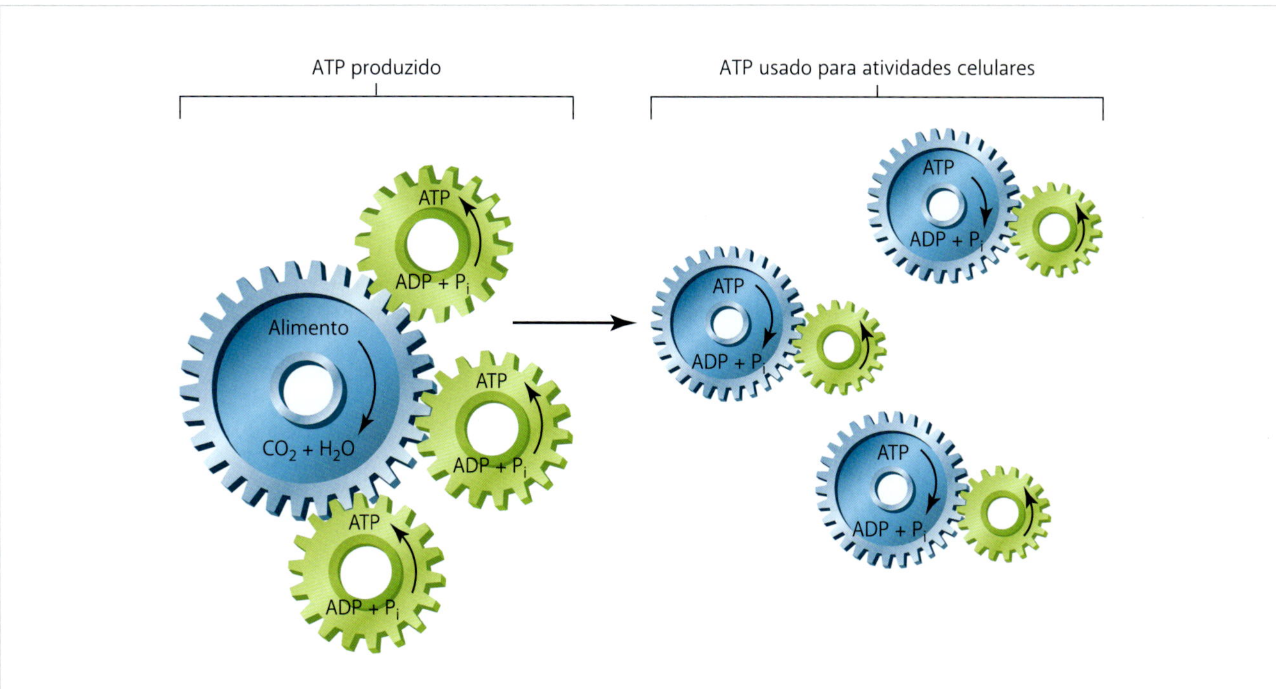

Figura 3.11 Modelo de ATP como transportador de energia universal da célula. As reações exergônicas estão representadas pelas engrenagens azuis, com setas para baixo. As reações endergônicas estão representadas como engrenagens verdes, com setas para cima.

quer um suprimento constante de ATP para fornecimento da energia necessária à contração, a célula deve ter vias metabólicas capazes de produzir rapidamente ATP. De fato, as células musculares podem produzir ATP por meio de uma via ou de uma combinação de três vias metabólicas que são ativadas no início das contrações musculares: (1) formação de ATP por quebra de **fosfocreatina (PC)**, (2) formação de ATP via degradação de glicose ou glicogênio (denominada glicólise) e (3) formação oxidativa de ATP. A formação de ATP pelas vias de PC e glicólise não envolve o uso de oxigênio (O_2); essas vias são denominadas vias **anaeróbias** (sem O_2). A formação oxidativa de ATP pelo uso de O_2 é denominada metabolismo **aeróbio**. A operação das três vias metabólicas envolvidas na formação de ATP durante o exercício é discutida em detalhes a seguir.

Produção anaeróbia de ATP

O método mais simples e, consequentemente, mais rápido de produzir ATP envolve a doação de um grupo fosfato e sua energia de ligação da PC ao ADP para formar ATP:[33,36,37]

$$\text{PC} + \text{ADP} \xrightarrow[\text{Creatina quinase}]{} \text{ATP} + \text{C}$$

A reação é catalisada pela enzima creatina quinase. Tão rapidamente quanto o ATP é quebrado em ADP + P_i no início do exercício, o ATP é ressintetizado pela reação PC. Entretanto, as células musculares armazenam apenas pequenas quantidades de PC e, dessa forma, a quantidade total de ATP que pode ser formada por essa reação é limitada. A combinação de ATP armazenado e PC é denominada **sistema ATP-CP** ou "sistema do fosfogênio". Esse sistema fornece energia para contração muscular no início do exercício e durante o exercício de alta intensidade e curta duração (i.e., duração de 5-15 segundos). A formação de novo de PC requer ATP e somente ocorre durante a recuperação do exercício.[11]

Em atletas, a importância do sistema ATP-CP pode ser apreciada considerando-se o exercício intenso e de curta duração, como uma corrida de 50 m; salto em altura; levantamento de peso rápido ou corrida durante uma partida de futebol a uma distância de 9 m. Todas essas atividades requerem apenas alguns segundos para serem concluídas e, assim, necessitam de um suprimento rápido de ATP. O sistema ATP-CP promove uma reação simples, que envolve uma única enzima, para produção de ATP a ser usado na realização desses tipos de atividades. O fato de a depleção de PC tender a limitar o exercício de alta intensidade e curta duração fez com que alguns especialistas sugerissem que a suplementação de creatina pode melhorar o desempenho no exercício (ver Quadro "Vencendo limites 3.1").

Uma segunda via metabólica capaz de produzir ATP rapidamente sem envolvimento de O_2 é denominada **glicólise**. A glicólise envolve a quebra de glicose ou glicogênio para formação de duas moléculas de piruvato (i.e., ácido pirúvico) ou **lactato** (Fig. 3.13). Dito de forma simplificada, a glicólise é uma via anaeróbia usada para transferir energia de ligação da glicose para reunir o P_i ao ADP. Esse processo envolve uma série de reações acopladas e catalisadas por enzimas. A glicólise ocorre no sarcoplasma da célula muscular e produz um ganho líquido de duas moléculas de ATP e duas moléculas de piruvato ou lactato por molécula de glicose (ver Quadro "Uma visão mais detalhada 3.2").

Vamos considerar a glicólise de maneira mais detalhada. Primeiramente, as reações entre glicose e a formação

Vencendo limites 3.1

Fisiologia do exercício aplicada aos esportes

A suplementação com creatina melhora o desempenho no exercício?

A depleção da fosfocreatina (PC) pode limitar o desempenho no exercício breve e de alta intensidade (p. ex., corrida de 100-200 m), pois a depleção da PC resulta na diminuição da taxa de produção de ATP pelo sistema ATP-CP. Estudos demonstraram que a ingestão de grandes quantidades de creatina mono-hidrato (20 g/dia) por um período de 5 dias acarreta aumento das reservas musculares de PC.[2,6,19,24,26,39] Embora ainda haja alguma controvérsia, foi comprovado que a suplementação com creatina melhora o desempenho no contexto laboratorial durante o exercício de curta duração (p. ex., 30-180 segundos) e de alta intensidade.[2,19,26,39]

Curiosamente, estudos também sugerem que a suplementação com creatina aliada ao treinamento físico de resistência provoca uma adaptação fisiológica melhorada ao treinamento com carga.[2,5,16,23,39] Especificamente, esses estudos indicam que a suplementação com creatina combinada ao treinamento de resistência promove aumento da força muscular dinâmica e da massa livre de gordura.

A suplementação com creatina oral acarreta efeitos colaterais fisiológicos adversos e impõe riscos à saúde? Embora relatos pouco confiáveis indiquem que a suplementação com creatina pode estar associada a efeitos colaterais negativos, como náusea, disfunção neurológica, sofrimento gastrintestinal leve e cãibras musculares, tais relatos não foram devidamente comprovados.[2,7,14,20,39] Na verdade, estudos revelam que a suplementação com creatina, tanto em curto como em longo prazo (i.e., 5 anos), é uma medida segura e bem tolerada por adultos saudáveis.

Um aspecto importante relacionado ao uso da creatina e outros suplementos dietéticos é a possibilidade de contaminação do produto. Ou seja, o suplemento pode conter outros compostos químicos além da creatina.[27] De fato, esse é um importante aspecto de segurança na indústria dos "suplementos de balcão", pois um estudo amplo relatou um alto nível de variabilidade de pureza entre os produtos vendidos sem prescrição.[27] Para mais informações sobre creatina e desempenho no exercício/saúde, ver Lanhers et al. (2017) e Hall et al. (2021), em "Sugestões de leitura".

Uma visão mais detalhada 3.2

Ácido láctico ou lactato?

Em muitos livros-texto, os termos *ácido láctico* e *lactato* são usados de maneira intercambiável. Isso frequentemente causa confusão entre os estudantes, que perguntam: "Ácido láctico e lactato são a mesma molécula?" A resposta é que ácido láctico e lactato são moléculas relacionadas, porém tecnicamente diferentes. Eis a explicação: o termo *lactato* refere-se à base do ácido láctico (Fig. 3.12).[4] Você possivelmente se recorda, de outros cursos de ciências, de que, após a dissociação e liberação de íons hidrogênio pelos ácidos, a molécula remanescente é a chamada *base conjugada* do ácido. A isso se segue que o lactato é a base conjugada do ácido láctico. Em virtude da estreita relação existente entre o ácido láctico e o lactato, muitos autores empregam esses termos de forma intercambiável.[3] Lembrar-se da relação entre ácido láctico e lactato diminuirá a confusão quando você ler a respeito dessas moléculas nos próximos capítulos deste livro.

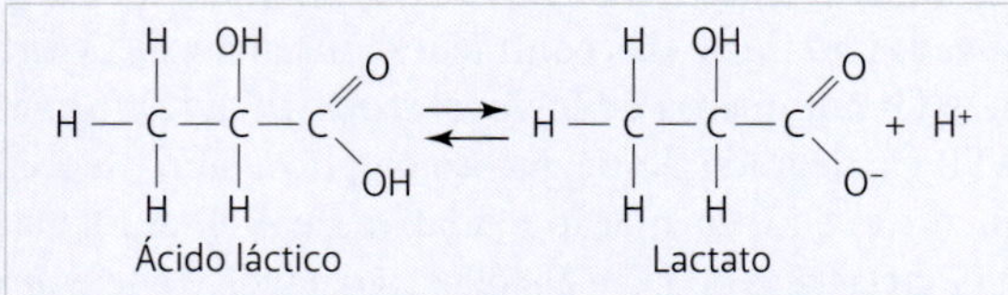

Figura 3.12 A ionização de ácido láctico forma a base conjugada chamada lactato. Ao pH normal do corpo, o ácido láctico se dissocia rapidamente para formar lactato.

de piruvato podem ser consideradas como duas fases distintas: (1) uma fase de investimento de energia e (2) uma fase de geração de energia (Fig. 3.13). As primeiras reações constituem a "fase de investimento de energia", em que o ATP armazenado deve ser usado para formar fosfatos de açúcar. Embora o resultado final da glicólise seja a liberação de energia, a glicólise precisa ser "condicionada" pela adição de ATP em dois momentos no início da via (Figs. 3.14 e 3.15). O propósito do condicionamento pelo ATP é adicionar grupos fosfato (fosforilação) à glicose e à frutose-6-fosfato. Observe que, quando a glicólise começa usando glicogênio como substrato, é necessário adicionar apenas um ATP. Ou seja, o glicogênio dispensa a fosforilação por ATP, mas é fosforilado pelo fosfato inorgânico localizado no citosol da fibra muscular (Fig. 3.14). As últimas etapas da glicólise representam a "fase de geração de energia". A Figura 3.15 destaca que duas moléculas de ATP são produzidas a cada duas reações separadas perto do final da via glicolítica. Desse modo, o ganho líquido da glicólise é igual

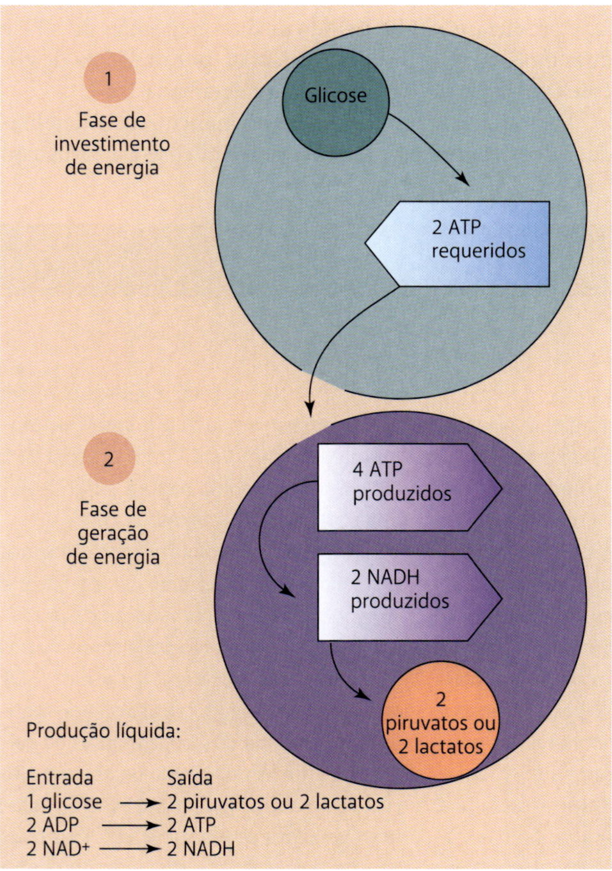

Figura 3.13 Ilustração das duas fases da glicólise e seus produtos.
Fonte: Mathews, Christopher K. e Holde, Kensal Edward Van. *Biochemistry*. Copyright © 1990 por The Benjamin/Cummings Publishing Company.

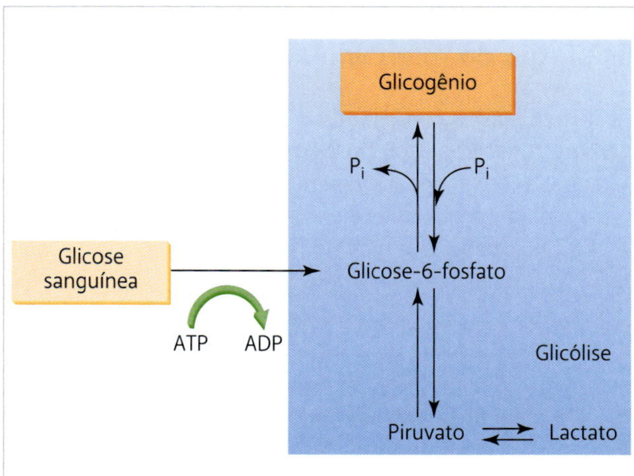

Figura 3.14 Ilustração da interação entre a glicose sanguínea e o glicogênio muscular para fornecimento de glicose para glicólise. Seja qual for a fonte de glicose para glicólise, é necessário fosforilar a glicose para formar glicose-6-fosfato como primeira etapa da glicólise. Note, porém, que a fosforilação da glicose obtida do sangue requer 1 ATP, enquanto a fosforilação da glicose obtida do glicogênio é realizada usando-se fosfato inorgânico (P_i) existente na célula.

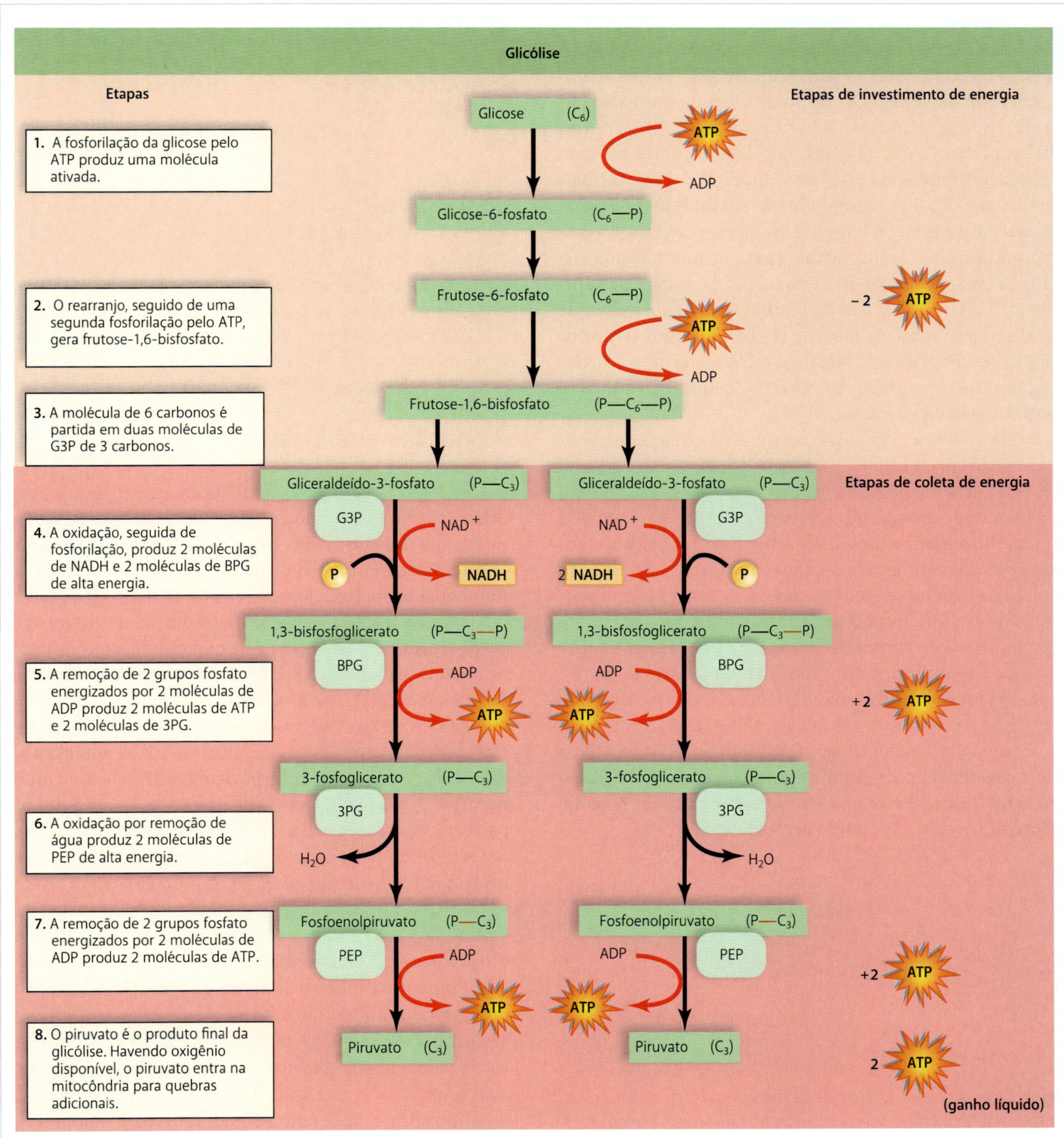

Figura 3.15 Resumo do metabolismo anaeróbio da glicose, que é chamado glicólise. Observe que o resultado final da quebra anaeróbia de uma molécula de glicose é a produção de duas moléculas de ATP e duas moléculas de piruvato.

a dois ATP com o uso de glicose como substrato e três ATP com o uso de glicogênio como substrato.

Os hidrogênios frequentemente são removidos dos substratos nas vias bioenergéticas e transportados por "moléculas transportadoras". Duas moléculas transportadoras de importância biológica são nicotinamida adenina dinucleotídio (NAD$^+$) e flavina adenina dinucleotídio (FAD). Essas duas moléculas transportam hidrogênios e seus elétrons associados para serem usados posteriormente na geração de ATP na mitocôndria via processos aeróbios. Para que as reações bioquímicas da glicólise aconteçam, é necessário que dois hidrogênios sejam removidos do gliceraldeído 3-fosfato, que, então, se combina com o P_i e forma 1,3-difosfoglicerato. O aceptor de hidrogênio, nessa reação, é o NAD$^+$ (Fig. 3.15). Aqui, NAD$^+$ aceita um dos hidrogênios, e o hidrogênio restante fica livre em solução. Ao aceitar o hidrogênio, NAD$^+$ é convertido em sua forma reduzida, NADH. Quantidades adequadas de NAD$^+$ devem ser disponibilizadas para aceitar os átomos de hidrogênio que devem ser removidos do gliceraldeído 3-fosfato a fim de que a glicólise continue.[3,31] Como NAD^+ é novamente formado a partir do NADH? Existem duas formas pelas quais a célula restaura NAD^+ a partir de NADH. Primeiramente, havendo oxigênio (O_2) disponível em quantidade suficiente, os hidrogênios de NADH podem ser "transportados" para dentro da mitocôndria celular e contribuir para a produção aeróbia de ATP (ver Quadro "Uma visão mais detalhada 3.3"). Em segundo lugar, se não houver O_2 disponível para aceitar os hidrogênios na mitocôndria, o piruvato pode aceitar os hidrogênios para formar lactato (Fig. 3.16). A enzima que catalisa essa reação é a lactato desidrogenase (LDH), com o resultado final sendo a formação de lactato e a formação *de novo* de NAD^+. Portanto, o motivo para haver formação de lactato é a "reciclagem" de NAD^+ (i.e., NADH convertido em NAD^+), de modo a permitir a continuidade da glicólise.

Mais uma vez, a glicólise consiste na quebra de glicose em piruvato ou lactato, com produção líquida de dois ou três ATP, dependendo de a via começar com glicose ou glicogênio, respectivamente. A Figura 3.15 resume a glicólise em um fluxograma simples. A glicose é uma molécula composta por seis carbonos, enquanto o piruvato e o lactato são moléculas compostas por três carbonos. Isso explica a produção de duas moléculas de piruvato ou lactato a partir de uma molécula de glicose. Como não há envolvimento direto de O_2 na glicólise, a via é considerada anaeróbia. Entretanto, na presença de O_2 na mitocôndria, o piruvato pode participar da produção aeróbia de ATP. Dessa forma, além de ser uma via anaeróbia capaz de produzir ATP sem O_2, a glicólise pode ser considerada a primeira etapa da degradação aeróbia de carboidratos. Isso será discutido em detalhes na próxima seção, "Produção aeróbia de ATP".

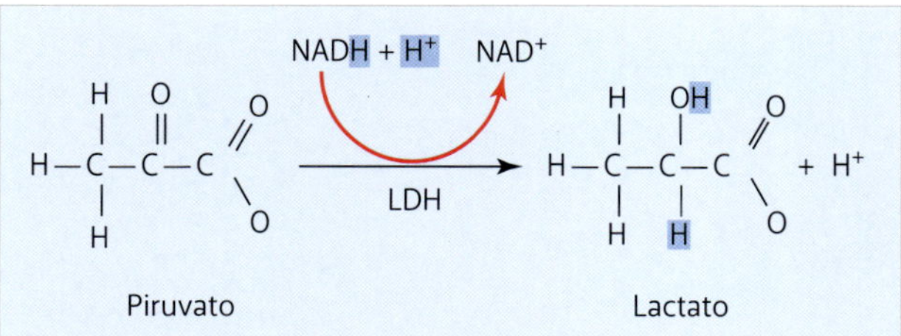

Figura 3.16 A adição de átomos de hidrogênio ao piruvato forma lactato e NAD^+, que pode ser usado novamente na glicólise. A reação é catalisada pela enzima lactato desidrogenase (LDH).

Em resumo

- A fonte imediata de energia para contração muscular é um fosfato de alta energia, o ATP. O ATP é degradado pela enzima ATPase do seguinte modo:

$$ATP \xrightarrow{ATPase} ADP + P_i + \text{Energia}$$

- A formação de ATP sem uso de O_2 é denominada *metabolismo anaeróbio*. Em contrapartida, a produção de ATP com uso de O_2 como aceptor final de elétrons é chamada de *metabolismo aeróbio*.
- As células musculares podem produzir ATP por meio de uma ou de três vias metabólicas combinadas: (1) sistema ATP-CP, (2) glicólise e (3) formação oxidativa de ATP.
- O sistema ATP-CP e a glicólise são duas vias metabólicas anaeróbias capazes de produzir ATP sem O_2.

Produção aeróbia de ATP

A produção aeróbia de ATP ocorre dentro da mitocôndria e envolve a interação de duas vias metabólicas cooperativas: (1) o **ciclo do ácido cítrico** e (2) a **cadeia de transporte de elétrons**. A função primária do ciclo do ácido cítrico (também chamado ciclo de Krebs ou ciclo do ácido tricarboxílico) é completar a oxidação (remoção de elétrons) da acetil-CoA (formado a partir de carboidratos, gorduras ou proteínas) usando NAD^+ e FAD como transportadores de elétrons (energia). A importância da remoção dos elétrons está no fato de esses elétrons conterem a energia em potencial extraída das moléculas de alimentos. Essa energia pode ser usada na cadeia de transporte de elétrons para combinar ADP + P_i e assim formar de novo ATP. O oxigênio não participa das reações do ciclo do ácido cítrico, mas é o último aceptor de elétrons no fim da cadeia de transporte de elétrons (i.e., há formação de água: $H_2 + O \rightarrow H_2O$). O processo de produção aeróbia de ATP é denominado **fosforilação oxidativa**. Para entender os processos envolvidos na geração aeróbia de ATP, convém pensar na produção aeróbia de ATP como um processo de vários estágios (Fig. 3.17). Esse processo tem início com a formação de duas moléculas de acetil-CoA. A acetil-CoA pode ser formada a partir do piruvato produzido pela glicólise, ou da oxidação de ácidos graxos ou aminoácidos. Então, a acetil-CoA ingressa no ciclo do ácido cítrico, onde sofrerá oxidação, resultando na liberação de elétrons para a cadeia de transporte de elétrons. O

Uma visão mais detalhada 3.3

O NADH é "transportado" para dentro da mitocôndria

O NADH gerado durante a glicólise deve ser convertido de volta em NAD^+, para que a glicólise possa continuar. Conforme discutido, a conversão do NADH em NAD^+ pode ocorrer quando o piruvato aceita os hidrogênios (formando lactato) ou pelo "transporte" dos hidrogênios oriundos do NADH através da membrana mitocondrial. O "transporte" de hidrogênios através da membrana da mitocôndria requer um sistema de transporte específico. A Figura 4.9 (ver Cap. 4) ilustra esse processo. Esse sistema de transporte está localizado na membrana mitocondrial e transfere os hidrogênios liberados pelo NADH do citosol para dentro da mitocôndria, onde podem entrar na cadeia de transporte de elétrons.

Glicólise

① A glicose, um açúcar de 6 carbonos, é decomposto no citosol em duas moléculas de ácido pirúvico (com 3 carbonos), com um ganho final de 2 ATP e com liberação de elétrons de alta energia.

Ciclo do ácido cítrico

② Os ácidos pirúvicos (de 3 carbonos) resultantes da glicólise ingressam separadamente na mitocôndria. Cada ácido pirúvico perde um carbono (gerando CO_2) e se combina com uma coenzima para formar uma acetil coenzima A com 2 carbonos (acetil-CoA). Nessa etapa, ocorre liberação de mais elétrons de alta energia.

③ Cada acetil-CoA se combina com um ácido oxalacético (de 4 carbonos) para formar ácido cítrico (de 6 carbonos), o que dá nome ao ciclo. Em cada ácido cítrico, uma série de reações remove 2 carbonos (gerando 2 moléculas de CO_2), sintetiza 1 ATP e libera mais elétrons de alta energia. A figura mostra 2 ATP diretamente resultantes de 2 voltas do ciclo por molécula de glicose que ingressa na glicólise.

Cadeia de transporte de elétrons

④ Os elétrons de alta energia ainda contêm a maior parte da energia bioquímica da molécula de glicose original. Moléculas transportadoras especiais transportam os elétrons de alta energia até uma série de enzimas que transferem grande parte da energia restante para mais moléculas de ATP. Ao final do processo, os elétrons se combinam com íons hidrogênio e um átomo de oxigênio, resultando na formação de água. Nessa última etapa, a função do oxigênio como o aceptor final de elétrons é a razão pela qual o processo geral é chamado de respiração aeróbia.

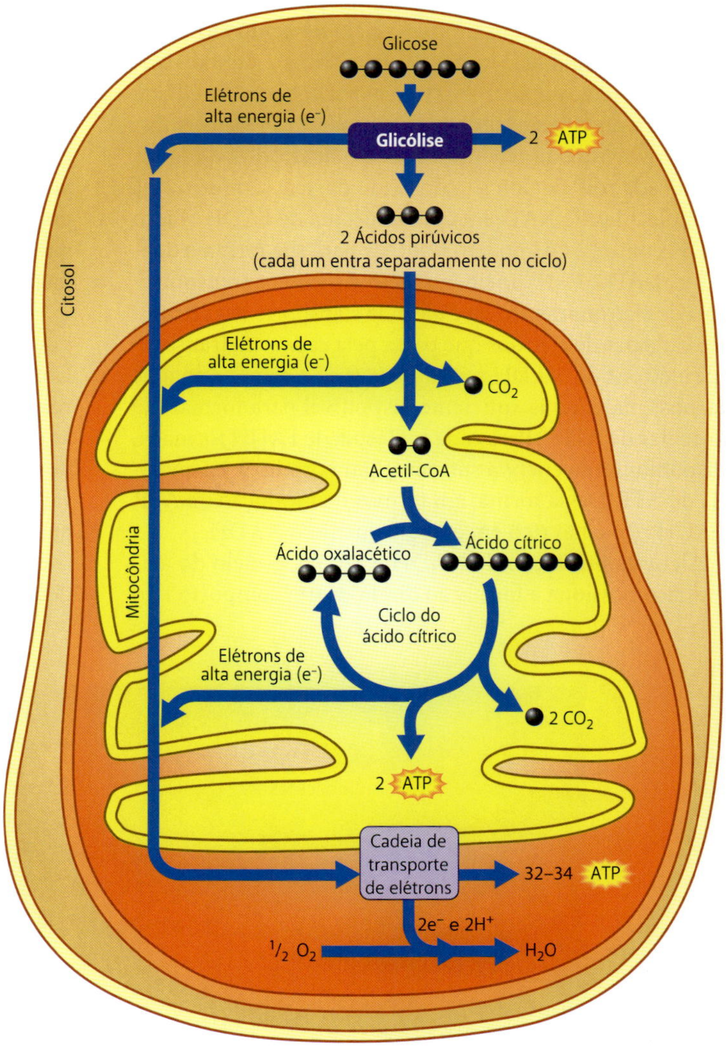

Figura 3.17 As etapas resultam na fosforilação oxidativa. A glicólise ocorre no citosol e não depende de oxigênio. A fosforilação oxidativa (também chamada de metabolismo aeróbio) ocorre na mitocôndria e depende da presença de oxigênio. O processo do metabolismo aeróbio se inicia com a glicólise, produzindo duas moléculas de ácido pirúvico (também chamado de piruvato), que ingressa na mitocôndria para formar duas moléculas de acetil-CoA. Em seguida, a acetil-CoA sofre oxidação no ciclo do ácido cítrico no interior da matriz (i.e., no centro) da mitocôndria. Os produtos finais do metabolismo aeróbio são ATP, calor, dióxido de carbono (CO_2) e água (H_2O). Na ilustração, o tamanho da mitocôndria está exagerado em relação ao tamanho do citosol, para que as vias metabólicas fiquem enfatizadas. Ver Figura 3.1 para uma proporção mais realista entre o tamanho da mitocôndria e o citosol.
Fonte: Lewis, Ricki, Shier, David N. e Butler, Jackie L. *Hole's Human Anatomy and Physiology*. McGraw-Hill, 2015.

transporte de elétrons ao longo da cadeia de transporte de elétrons resulta na formação aeróbia de ATP (i.e., fosforilação oxidativa). O ciclo do ácido cítrico e a cadeia de transporte de elétrons são detalhados a seguir.

Ciclo do ácido cítrico. O ciclo de Krebs foi assim nomeado em homenagem ao bioquímico Hans Krebs, cuja pesquisa pioneira ampliou nosso conhecimento sobre essa via complexa (ver Quadro "Um olhar no passado – nomes importantes na ciência"). A entrada no ciclo do ácido cítrico requer a formação de uma molécula de dois carbonos – a acetil-CoA. A **acetil-CoA** pode ser formada a partir da quebra de carboidratos, gorduras ou proteínas (Fig. 3.17). Por enquanto, vamos enfocar a formação da acetil-CoA a partir do piruvato. Lembre-se de que o piruvato é um produto final da glicólise. A Figura 3.18 ilustra a natureza cíclica das reações envolvidas no ciclo do ácido cítrico. Observe que o piruvato (molécula com três carbonos) é quebrado para formar acetil-CoA (molécula com dois carbonos), enquanto o carbono remanescente é liberado na forma de CO_2. Em seguida, a acetil-CoA combina-se com o oxaloacetato (molécula com quatro carbonos) para formar citrato (seis carbonos). A partir daí, tem-se início uma série de reações para regeneração de oxaloacetato e duas moléculas de CO_2, e a via recomeça.

Para cada molécula de glicose que entra em glicólise, duas moléculas de piruvato são formadas. E na presença de O_2, essas moléculas de piruvato são convertidas em duas moléculas de acetil-CoA. Isso significa que cada molécula de glicose acarreta duas rodadas do ciclo do ácido cítrico. Tendo isso em mente, vamos examinar o ciclo do ácido cítrico de forma mais detalhada. A função primária do ciclo do ácido cítrico é remover elétrons (transportados por NADH ou FADH) e a energia a eles associada a partir de vários substratos envolvidos no ciclo. Conforme ilustrado na Figura 3.18, a cada rodada do ciclo do ácido cítrico, são formadas três moléculas de NADH e uma molécula de FADH. Tanto NADH como FADH podem retornar para sua forma oxidada (i.e., NAD e FAD) ao liberar elétrons para os transportadores de elétrons dentro da cadeia de transporte de elétrons. Para cada par de elétrons que passa pela cadeia de transporte de elétrons do NADH ao oxigênio (i.e., o aceptor final de elétrons), há energia suficiente disponível para formar 2,5 moléculas de ATP.[10] Para cada molécula de FADH formada, é disponibilizada energia suficiente para produzir 1,5 molécula de ATP. Dessa forma, em termos de produção de ATP, o FADH não é tão rico em energia quanto o NADH.

Além da produção de NADH e FADH, o ciclo do ácido cítrico ocasiona a formação direta de um composto rico em energia – o trifosfato de guanosina (GTP) (ver parte inferior da Fig. 3.18). O GTP é um composto de alta energia capaz de transferir seu grupo fosfato terminal ao ADP e, assim, formar ATP. A formação direta de GTP no ciclo do ácido cítrico é chamada fosforilação de nível de substrato. Esse evento (i.e., a formação de GTP) contribui apenas com uma pequena quantidade da conversão de energia total no ciclo do ácido cítrico, pois a maior parte do rendimento de energia do ciclo do ácido cítrico (i.e., NADH e FADH) é captada pela cadeia de transporte de elétrons para formar ATP.

Até aqui, enfocamos o papel dos carboidratos na produção de acetil-CoA para entrada no ciclo do ácido cítrico. Como é o metabolismo aeróbio das gorduras e proteínas? A resposta pode ser encontrada na Figura 3.19. Observe que as gorduras (triglicerídios) são quebradas para formar ácidos graxos e glicerol. Esses ácidos graxos então podem passar por uma série de reações (denominadas betaoxidação) para formar acetil-CoA; e assim entrar no ciclo do ácido cítrico[8] (ver Quadro "Uma visão mais detalhada 3.4" para mais detalhes sobre betaoxidação). O que acontece com o glice-

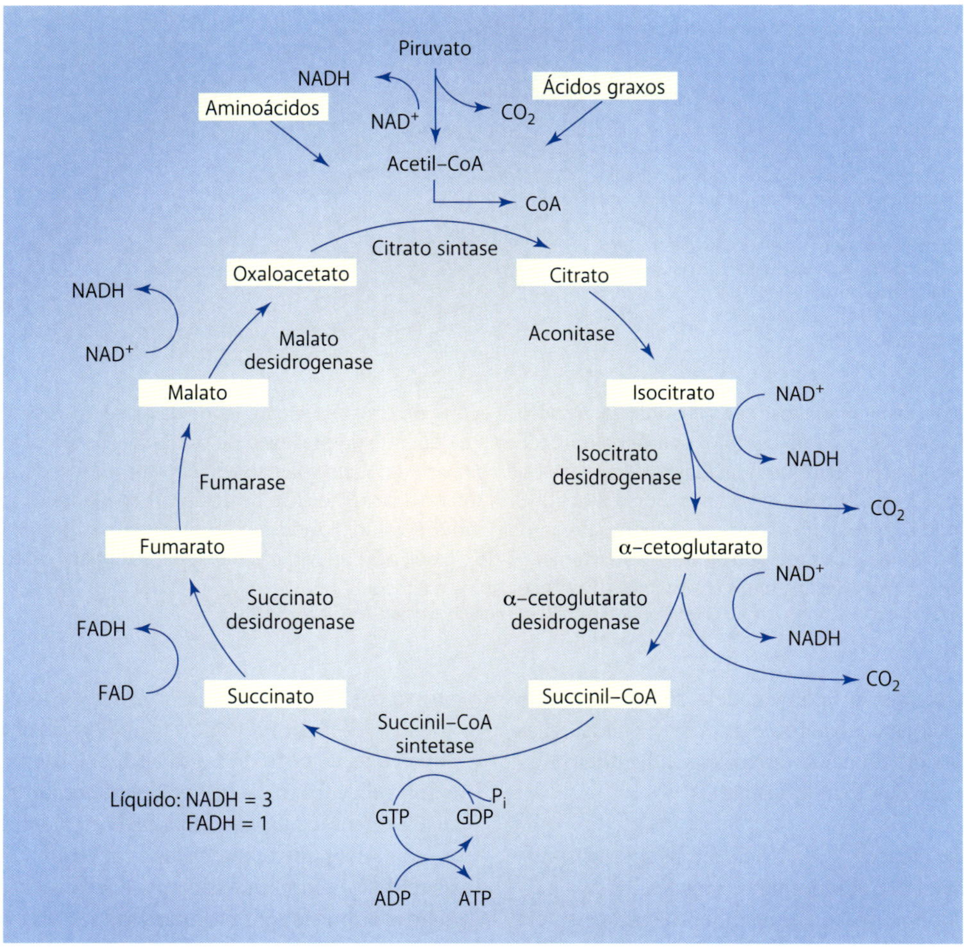

Figura 3.18 Compostos e reações envolvidas no ciclo do ácido cítrico. Observe que cada volta do ácido cítrico resulta na formação direta de duas moléculas de ATP e de duas moléculas de CO_2. Também são liberados oito hidrogênios com elétrons de alta energia. Para cada molécula de glicose metabolizada na glicólise, são produzidas duas moléculas de acetil-CoA e ocorrem duas voltas no ciclo do ácido cítrico. Na ilustração, o tamanho da mitocôndria está exagerado em relação ao tamanho do citosol, para que as vias metabólicas fiquem enfatizadas. Ver Figura 3.1 para uma proporção mais realista entre o tamanho da mitocôndria e o citosol.

Um olhar no passado – nomes importantes na ciência

Hans Krebs e a descoberta do ciclo do ácido cítrico

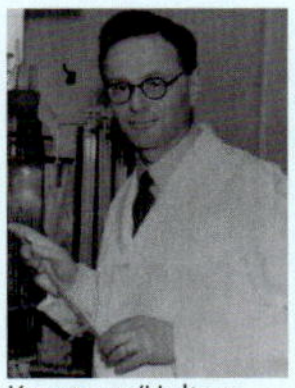

Keystone/Hulton Archive/Getty Images

Hans Krebs (1900-1981) recebeu o prêmio Nobel de fisiologia ou medicina em 1953, por sua pesquisa sobre uma série de reações bioquímicas importantes observadas nas células, que se tornaram conhecidas como o ciclo do ácido cítrico, ou "ciclo de Krebs". Krebs nasceu na Alemanha e obteve seu grau de MD na Universidade de Hamburgo, em 1925. Após concluir a graduação na faculdade de medicina, mudou-se para Berlim, com o objetivo de estudar química, e se envolveu ativamente na pesquisa bioquímica. Filho de um médico judeu, Hans Krebs foi obrigado a deixar a Alemanha nazista no ano de 1933, e seguir para a Inglaterra. Ao chegar a esse país, o dr. Krebs continuou sua pesquisa na Cambridge University e, posteriormente, na University of Sheffield e na Oxford University.

Ao longo de sua distinta carreira científica, Hans Krebs fez contribuições importantes para a fisiologia e a bioquímica. Uma de suas primeiras linhas de pesquisa significativas foi o estudo do modo como a proteína é metabolizada nas células. Um resultado importante desse trabalho inicial foi o achado de que o fígado produz um produto nitrogenado residual chamado ureia. Os trabalhos adicionais realizados pelo dr. Krebs et al. levaram à descoberta da série de reações produtoras de ureia (que posteriormente passaram a ser conhecidas como ciclo da ureia).

Embora a pesquisa conduzida pelo dr. Krebs sobre o metabolismo proteico tenha sido importante, ele é mais conhecido por ter descoberto as reações celulares que envolvem as substâncias formadas na quebra dos carboidratos, gorduras e proteínas que ocorrem no corpo. Especificamente, em 1937, o dr. Krebs descobriu a existência de um ciclo de reações bioquímicas que combinava o produto final da quebra de carboidrato (que viria a ser denominado acetil-CoA) com o ácido oxaloacético e formava ácido cítrico. O trabalho do dr. Krebs mostrou que esse ciclo regenera ácido oxaloacético por meio de uma série de compostos intermediários ao mesmo tempo que libera dióxido de carbono e elétrons. Esse ciclo é conhecido por três nomes distintos, entre os quais ciclo do ácido cítrico, ciclo de Krebs e ciclo do ácido tricarboxílico. Entretanto, esse ciclo bioquímico é comumente conhecido como ciclo do ácido cítrico ou de Krebs. Portanto, ciclo de Krebs e ciclo do ácido cítrico são nomes diferentes para a mesma via bioquímica. A descoberta do ciclo do ácido cítrico e do modo como as substâncias químicas contidas nos alimentos são convertidas em energia utilizável foi de vital importância ao nosso conhecimento básico sobre metabolismo energético celular, pavimentando o caminho para os fisiologistas do exercício realizarem investigações adicionais sobre a bioenergética muscular esquelética durante o exercício.

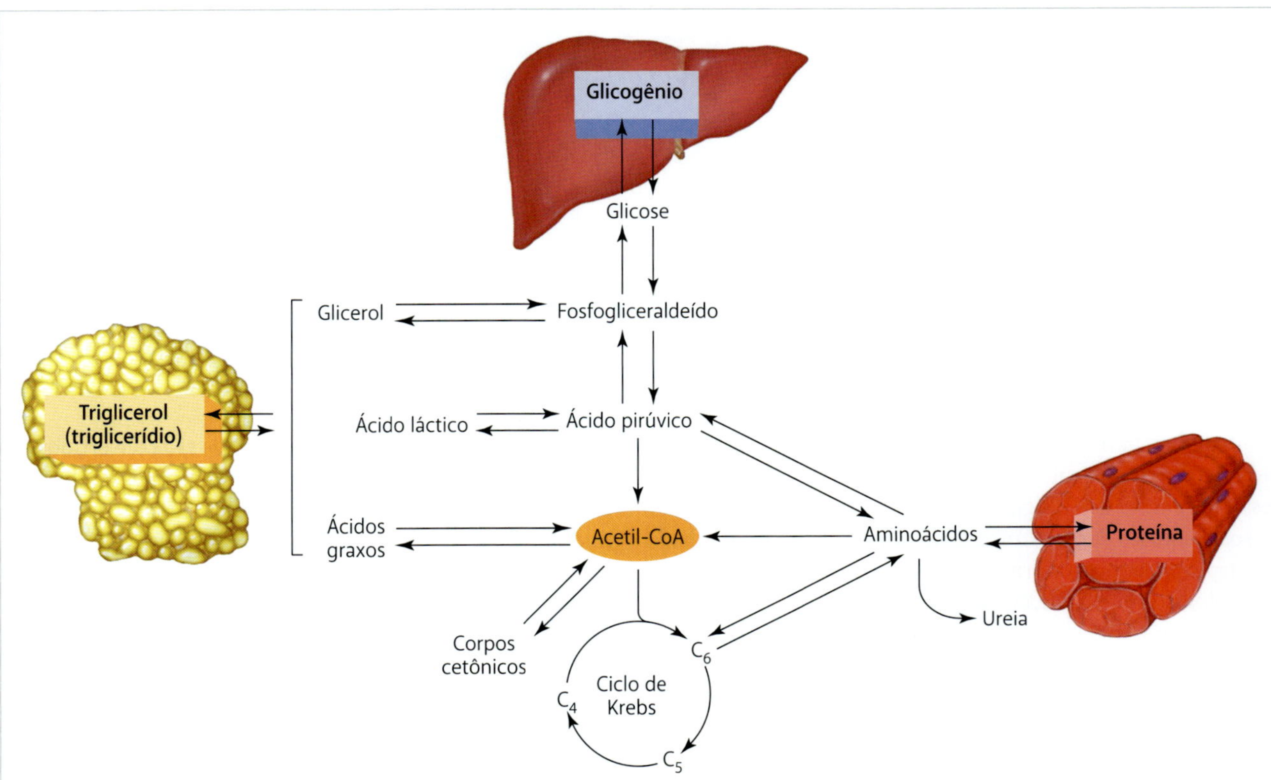

Figura 3.19 Relações entre o metabolismo de proteínas, carboidratos e gorduras. A interação geral entre a quebra metabólica desses três alimentos é frequentemente referida como reservatório metabólico.

Uma visão mais detalhada 3.4

A betaoxidação é o processo de conversão de ácidos graxos em acetil-CoA

As gorduras são armazenadas no corpo em forma de triglicerídios, nos adipócitos ou nas próprias fibras musculares. A liberação de gordura a partir desses depósitos de armazenamento ocorre via quebra de triglicerídios, com consequente liberação de ácidos graxos (ver Cap. 4). Entretanto, para serem usados como combustível durante o metabolismo aeróbio, os ácidos graxos devem ser primeiro convertidos em acetil-CoA. A **betaoxidação** é o processo de oxidação de ácidos graxos para formação de acetil-CoA. Isso ocorre na mitocôndria e envolve uma série de etapas catalisadas por enzimas, começando com um "ácido graxo ativado" e terminando com a produção de acetil-CoA.

Uma ilustração simples desse processo é mostrada na Figura 3.20. O processo tem início com a "ativação" do ácido graxo. Em seguida, o ácido graxo ativado é transportado para dentro da mitocôndria, onde o processo de betaoxidação começa. Em suma, a betaoxidação consiste em uma sequência de quatro reações que "corta" os ácidos graxos em fragmentos que contêm dois carbonos e forma a acetil-CoA. Depois de formada, a acetil-CoA se transforma em fonte de combustível para o ciclo do ácido cítrico (i.e., ciclo de Krebs) e leva à produção de ATP via cadeia de transporte de elétrons.

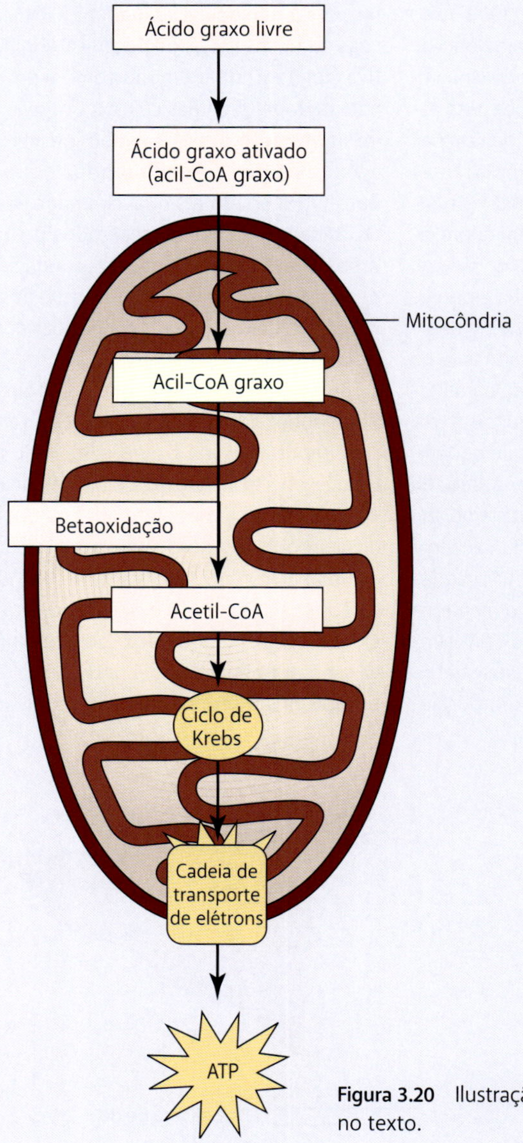

Figura 3.20 Ilustração da betaoxidação. Ver detalhes no texto.

rol liberado a partir da quebra dos triglicerídios? Evidências indicam que o músculo esquelético contém as enzimas necessárias para o uso do glicerol como combustível. Apesar disso, pesquisas demonstraram que o glicerol desempenha um papel pequeno no fornecimento de combustível para os músculos durante o exercício.[15]

Conforme mencionado, durante o exercício, a proteína não é considerada uma fonte de combustível importante por contribuir apenas com 2-15% do combustível.[9,25] As proteínas conseguem entrar nas vias bioenergéticas em diversos locais. Entretanto, a primeira etapa é a quebra da proteína em suas subunidades de aminoácidos. Os eventos subsequentes dependem de quais aminoácidos são envolvidos. Alguns aminoácidos, por exemplo, podem ser convertidos em glicose ou piruvato, enquanto outros são convertidos em acetil-CoA, e outros, ainda, em intermediários do ciclo do ácido cítrico. O papel das proteínas na bioenergética é resumido na Figura 3.19.

Em resumo, o ciclo do ácido cítrico completa a oxidação dos carboidratos, gorduras ou proteínas; produz CO_2 e fornece elétrons a serem passados pela cadeia de transporte de elétrons para fornecer energia destinada à produção aeróbia de ATP. As enzimas catalisadoras das reações do ciclo do ácido cítrico estão localizadas dentro das mitocôndrias.

Cadeia de transporte de elétrons. A produção aeróbia de ATP (chamada fosforilação oxidativa) ocorre na mitocôndria. A via responsável por esse processo é denomi-

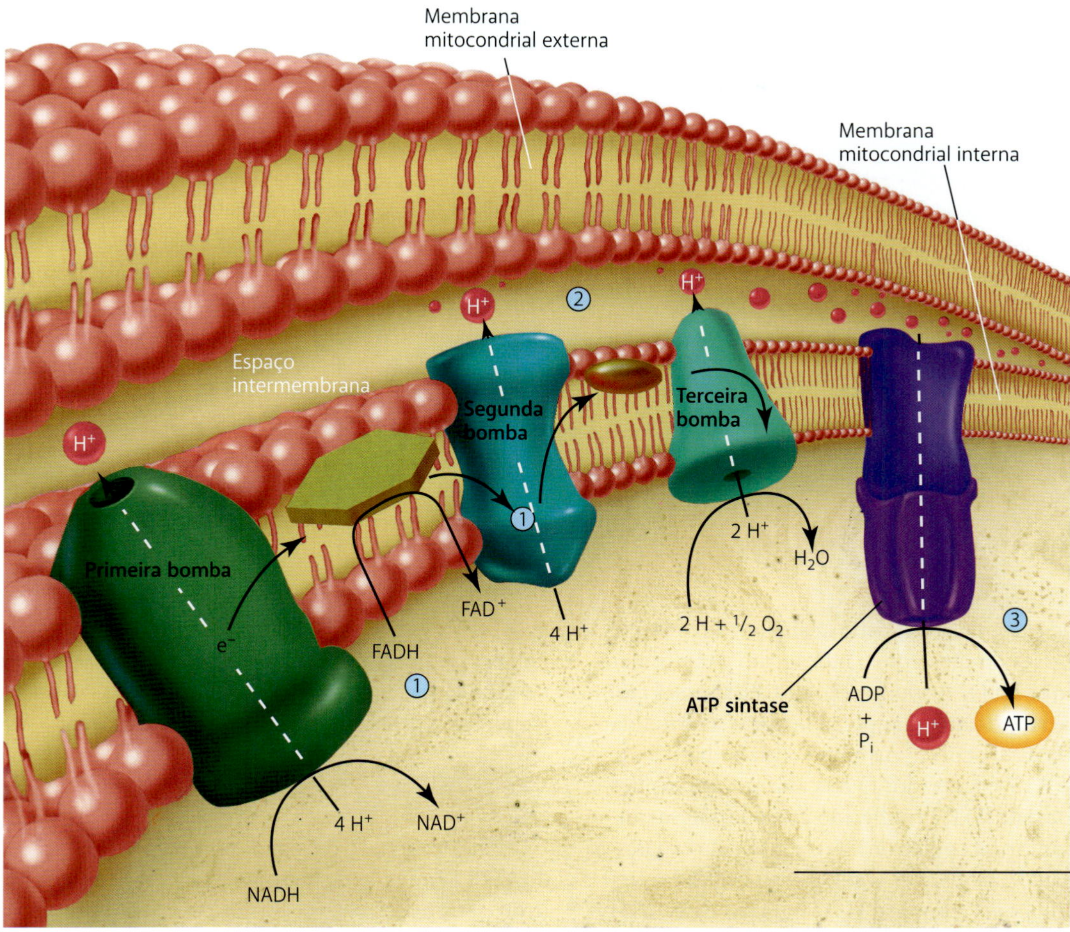

Figura 3.21 Etapas que levam à fosforilação oxidativa na mitocôndria. (1) Moléculas da cadeia de transporte de elétrons bombeiam H^+ da matriz mitocondrial para dentro do espaço intermembrana. (2) Isso acarreta uma concentração aumentada de íons H^+ no espaço intermembrana e, portanto, em um gradiente de H^+ maior entre o espaço intermembrana e a matriz mitocondrial. (3) O movimento de H^+ através da ATP sintase fornece a energia requerida para produzir ATP.

nada **cadeia de transporte de elétrons** (também chamada cadeia respiratória ou cadeia de citocromo). A produção aeróbia de ATP é possível em virtude de um mecanismo que usa a energia potencial disponível nos transportadores de hidrogênio reduzido, como NADH e FADH, para refosforilar ADP em ATP. Observe que NADH e FADH não reagem diretamente com o oxigênio. Em vez disso, os elétrons removidos dos átomos de hidrogênio transportados por NADH e FADH passam por uma série de transportadores de elétrons conhecidos como citocromos. Durante a passagem dos elétrons pela cadeia de citocromos, há liberação de energia suficiente para refosforilar ADP e formar ATP[8] (Fig. 3.21). Curiosamente, à medida que os elétrons passam pela cadeia de transporte, também há formação de moléculas altamente reativas chamadas *radicais livres*. Entretanto, as elevadas taxas de fluxo de elétrons pela cadeia de transporte de elétrons não aumentam a taxa de produção de radicais nas mitocôndrias (ver Quadro "Foco de pesquisa 3.2").

Os transportadores de hidrogênio que trazem elétrons para a cadeia de transporte de elétrons são oriundos de uma variedade de fontes. Lembre-se de que há formação de dois NADH por molécula de glicose degradada por glicólise (Fig. 3.15). Essas moléculas de NADH estão fora da mitocôndria, e seus hidrogênios devem ser transportados através da membrana mitocondrial por meio de mecanismos de "transporte" especiais. No entanto, a massa de elétrons que entra na cadeia de transporte de elétrons é oriunda daquelas moléculas de NADH e FADH formadas em razão da oxidação no ciclo do ácido cítrico.

A Figura 3.21 destaca a via dos elétrons que entram na cadeia de transporte de elétrons. Pares de elétrons de NADH e FADH passam sucessivamente por uma série de compostos que sofrem oxidação e redução, com liberação de energia suficiente para sintetizar ATP. Perceba que o FADH entra na via do citocromo em um ponto logo abaixo do nível de entrada para NADH (Fig. 3.21). Isso é importante porque o nível de entrada do FADH deriva de um dos sítios de formação de ATP e, dessa forma, cada molécula de FADH que entra na cadeia de transporte de elétrons possui energia suficiente para formar apenas 1,5 molécula de ATP. Em contrapartida, a entrada do NADH na cadeia de transporte de elétrons provoca a formação de 2,5 moléculas de ATP (os detalhes são mencionados posteriormente). Ao final da cadeia

Foco de pesquisa 3.2

Os radicais livres são formados na mitocôndria

Embora haja necessidade do movimento de elétrons pela cadeia de transporte de elétrons para a ocorrência da fosforilação oxidativa (i.e., produção aeróbia de ATP), essa via também produz radicais livres. Na verdade, um pequeno número de elétrons "vaza" para fora da cadeia de transporte de elétrons, formando radicais livres (também conhecidos como "radicais").[30] Isso é importante, porque os radicais livres são moléculas que possuem um elétron não pareado na órbita mais externa, tornando-as altamente reativas. Exemplificando, os radicais livres reagem rapidamente com outras moléculas presentes na célula, e essa combinação ocasiona dano à molécula que se combinou com o radical.

Historicamente, acreditava-se que o aumentado metabolismo aeróbio durante o exercício promovia uma produção aumentada de radicais livres nas mitocôndrias presentes dos músculos ativos.[30] Embora o exercício muscular provoque a produção aumentada de radicais livres nos músculos esqueléticos em contração, esse aumento da produção muscular de radicais livres não é causado pela fosforilação oxidativa que ocorre na mitocôndria. Na verdade, estudos revelaram que a maior parte da produção de radicais livres nas mitocôndrias das fibras musculares esqueléticas ocorre em repouso e não durante o exercício físico[18,22] Para informações adicionais sobre produção de radicais livres induzida pelo exercício, ver Powers et al. (2020), incluída em "Sugestões de leitura".

de transporte de elétrons, o oxigênio aceita os elétrons que passam adiante e se combina com o hidrogênio para formar água. Quando não há O_2 disponível para aceitar esses elétrons, a fosforilação oxidativa é impossibilitada, e a formação de ATP na célula deve ocorrer via metabolismo anaeróbio.

E como esse ATP é formado? O mecanismo que explica a formação aeróbia de ATP é conhecido como **hipótese quimiosmótica**. Conforme os elétrons são transferidos ao longo da cadeia de citocromos, a energia liberada é usada para "bombear" hidrogênios (prótons; H^+) liberados de NADH e FADH, de dentro (i.e., da matriz) da mitocôndria, através da membrana mitocondrial interna (Fig. 3.21). Isso acarreta o acúmulo de íons hidrogênio no espaço situado entre as membranas interna e externa da mitocôndria. O acúmulo de H^+ é uma fonte de energia em potencial, que pode ser capturada e usada para recombinar P_i ao ADP e formar ATP.[17] Exemplificando, esse acúmulo de H^+ é similar à energia em potencial da água que está no topo da barragem de uma represa. Quando a água se acumula e transborda pela parte superior da barragem, a queda d'água se transforma em energia cinética, que pode ser usada para realizar trabalho.[17]

Três bombas movem H^+ (i.e., prótons) da matriz mitocondrial para o espaço intermembrana (Fig. 3.21). A primeira bomba (usando NADH) move quatro H^+ para dentro do espaço intermembrana a cada dois elétrons movidos ao longo da cadeia de transporte de elétrons. A segunda bomba também transporta quatro H^+ para dentro do espaço intermembrana, e a terceira bomba, enfim, move apenas dois H^+ para dentro do espaço intermembrana. Como resultado, a concentração de H^+ existente no espaço intermembrana é maior do que na matriz. Esse gradiente cria um impulso forte que acarreta a difusão de H^+ de volta para a matriz. No entanto, como a membrana mitocondrial interna é impermeável ao H^+, esses íons conseguem atravessar a membrana somente via canais de H^+ especializados (denominados *unidades respiratórias*). Essa ideia é ilustrada na Figura 3.21. Observe que, conforme o H^+ atravessa a membrana mitocondrial interna, passando por esses canais, há formação de ATP a partir da adição de fosfato ao ADP (*fosforilação*). Isso ocorre porque o movimento de H^+ através da membrana mitocondrial interna ativa a enzima ATP sintase, que é responsável pela catalisação da seguinte reação:

$$ADP + P_i \rightarrow ATP$$

Então, por que o oxigênio é essencial à produção aeróbia de ATP? Lembre-se de que o propósito da cadeia de transporte de elétrons é fazer os elétrons passarem por uma série de citocromos para fornecer a energia que impulsiona a produção de ATP na mitocôndria. Esse processo, ilustrado na Figura 3.21, exige que cada elemento da cadeia de transporte de elétrons passe por uma série de reações de oxidação-redução. Se o último citocromo (i.e., citocromo a_3) permanecesse em estado reduzido, seria incapaz de aceitar mais elétrons e, por consequência, a cadeia de transporte de elétrons pararia. Entretanto, quando o oxigênio está presente, o último citocromo da cadeia pode ser oxidado pelo oxigênio. Ou seja, o oxigênio derivado do ar que respiramos permite a continuidade do transporte de elétrons ao atuar como aceptor de elétrons final da cadeia de transporte de elétrons. O oxigênio exerce essa função por ter grande capacidade de aceitar elétrons; essa propriedade é denominada eletronegatividade. Na verdade, a capacidade do oxigênio em aceitar elétrons é uma etapa essencial na cadeia de transporte de elétrons, que permite a continuidade do transporte de elétrons e a fosforilação oxidativa. Assim, na etapa final da cadeia de transporte de elétrons, o oxigênio aceita dois elétrons que foram passados ao longo da cadeia de transporte de elétrons a partir de NADH ou FADH. Essa molécula de oxigênio reduzida então se liga a dois prótons (H^+) para formar água (Fig. 3.21).

Conforme mencionado anteriormente, NADH e FADH diferem em termos de quantidade de ATP que pode ser formada a partir de cada uma dessas moléculas. Cada NADH formado na mitocôndria doa dois elétrons ao sistema de transporte de elétrons na primeira bomba de prótons (Fig. 3.21). Esses elétrons então são passados para a segunda e a terceira bombas de prótons, até serem finalmente transmitidos ao oxigênio. A primeira e a segunda bombas de prótons transportam, cada uma, quatro prótons. A terceira bomba de prótons transporta dois prótons, perfazendo um total de dez prótons transportados. Como são necessários quatro prótons para produzir e transportar um ATP da mitocôndria para o citoplasma, a produção de ATP total a partir de uma molécula de NADH é 2,5 ATP (10 prótons/4 prótons por ATP = 2,5 ATP). Observe que não existem metades de moléculas de ATP, e a fração decimal de ATP indica um número médio de moléculas de ATP produzidas por NADH.

Em comparação ao NADH, cada molécula de FADH produz menos ATP, uma vez que os elétrons oriundos de FADH são doados na cadeia de transporte de elétrons mais tardiamente do que os elétrons oriundos de NADH (Fig. 3.21). Assim, os elétrons de FADH ativam apenas a segunda e a terceira bombas de prótons. Como a primeira bomba de prótons é contornada, os elétrons de FADH acarretam o bombeamento de seis prótons (quatro prótons pela segunda bomba e dois prótons pela terceira bomba). Como são necessários quatro prótons para produzir e transportar um ATP da mitocôndria ao citoplasma, a produção de ATP total a partir de uma molécula de FAD é igual a 1,5 ATP (6 prótons/4 prótons por ATP = 1,5 ATP). Ver mais detalhes sobre a quantidade de ATP produzido nas células no Quadro "Uma visão mais detalhada 3.5".

Em resumo

- A fosforilação oxidativa ou produção aeróbia de ATP ocorre na mitocôndria, como resultado de uma interação complexa entre o ciclo do ácido cítrico e a cadeia de transporte de elétrons. O papel primário do ciclo do ácido cítrico é completar a oxidação de substratos e formar NADH e FADH para entrar na cadeia de transporte de elétrons. O resultado final da cadeia de transporte de elétrons é a formação de ATP e água. A água é formada por elétrons aceptores de oxigênio. Desse modo, o motivo que nos leva a respirar oxigênio é usá-lo como aceptor final de elétrons no metabolismo aeróbio.

Cálculo do ATP aeróbio

Hoje, é possível calcular a produção de ATP total decorrente da quebra aeróbia de glicose ou glicogênio. Vamos começar pela contagem do rendimento energético total da glicólise. Lembre-se de que a produção líquida de ATP da glicólise era de dois ATP por molécula de glicose. Além disso, quando O_2 está presente na mitocôndria, duas moléculas de NADH produzidas por glicólise podem então ser transportadas para dentro da mitocôndria com a energia usada para sintetizar mais cinco moléculas de ATP (Tab. 3.2). Assim, a glicólise pode produzir diretamente dois ATP pela fosforilação de nível de substrato, além de mais cinco ATP por meio da energia contida nas duas moléculas de NADH.

Quantos ATP são produzidos como resultado das atividades de oxidação-redução do ciclo do ácido cítrico? A Tabela 3.2 mostra que são formados dois NADH quando o piruvato é convertido em acetil-CoA, ocasionando a formação de cinco ATP. Observe que dois GTP (de modo similar ao ATP) são produzidos por fosforilação de nível de substrato. Um total de seis NADH e dois FADH são produzidos no ciclo do ácido cítrico a partir de uma molécula de glicose. Assim, os seis NADH formados via ciclo do ácido cítrico provocam a produção de um total de 15 ATP (6 NADH $\times$ 2,5 ATP por NADH = 15 ATP), com três ATP sendo produzidos a partir de dois FADH. Portanto, o rendimento de ATP total da degradação aeróbia da glicose é 32 ATP. O rendimento de ATP aeróbio da quebra de glicogênio é 33 ATP, pois a produção glicolítica líquida de ATP por glicogênio rende um ATP a mais do que na produção por glicose.

Eficiência da fosforilação oxidativa

Qual é a eficiência da fosforilação oxidativa como sistema de conversão de energia oriunda dos alimentos em energia de utilidade biológica? A eficiência pode ser determinada pelo cálculo da proporção de energia contida nas

Uma visão mais detalhada 3.5

Um novo olhar sobre o balanço de ATP

Historicamente, acreditava-se que o metabolismo aeróbio de uma molécula de glicose resultava na produção de 38 ATP. Entretanto, evidências mais recentes indicam que esse número superestima a produção total de ATP e que, na verdade, apenas 32 moléculas de ATP chegam ao citoplasma. A explicação para essa conclusão está no fato de as novas evidências indicarem que a energia fornecida por NADH e FADH é necessária não só para a produção de ATP como também para o transporte de ATP através da membrana mitocondrial. Esse gasto energético extra do metabolismo de ATP diminui as estimativas do rendimento total de ATP a partir da glicose. Os detalhes específicos desse processo são explicados a seguir.

Embora seja verdade que cerca de três H^+ devem passar pelos canais de H^+ (i.e., unidades respiratórias) para produzir um ATP, está também comprovado que outro H^+ adicional é requerido para fazer a molécula de ATP atravessar a membrana mitocondrial e entrar no citoplasma. O ATP e o H^+ são transportados para dentro do citoplasma em troca de ADP e P_i, que são transportados para dentro da mitocôndria, para ressíntese de ATP. Dessa forma, enquanto o rendimento teórico de ATP a partir da glicose é igual a 38 moléculas de ATP, o rendimento real de ATP, considerando-se o gasto energético de transporte, é de apenas 32 moléculas por molécula de glicose. Ver na seção "Cálculo do ATP aeróbio" os detalhes sobre como esses números são obtidos.

Tabela 3.2 Cálculo do ATP aeróbio a partir da quebra de uma molécula de glicose

Processo metabólico	Produtos de alta energia	ATP oriundo da fosforilação oxidativa	Subtotal de ATP
Glicólise	2 ATP	-	2 (total, se anaeróbio)
	2 NADH*	5	7 (se aeróbio)
Piruvato em acetil-CoA	2 NADH	5	12
Ciclo do ácido cítrico	2 GTP	—	14
	6 NADH	15	29
	2 FADH†	3	32
			Total: 32 ATP

*2,5 ATP/NADH.
†1,5 ATP/FADH.

moléculas de ATP produzidas via respiração aeróbia dividida pela energia potencial total contida na molécula de glicose. Exemplificando, um mol (1 mol = 1 g de peso molecular) de ATP, quando quebrado, apresenta um rendimento energético de 7,3 kcal. A energia em potencial liberada na oxidação de um mol de glicose é igual a 686 kcal. Assim, uma perspectiva da eficiência da respiração aeróbia pode ser calculada do seguinte modo:

$$\text{Eficiência da respiração} = \frac{\text{32 mols de ATP/mol de glicose} \times \text{7,3 kcal/mol de ATP}}{\text{(686 kcal/mol de glicose)}}$$

Então, a eficiência da respiração aeróbia é de cerca de 34%, com os 66% restantes de energia livre da oxidação da glicose sendo liberados como calor.

Em resumo

- O metabolismo aeróbio de uma molécula de glicose acarreta a produção de 32 moléculas de ATP, enquanto o rendimento aeróbio de ATP por quebra de glicogênio é 33 ATP.
- A eficiência geral da respiração aeróbia é de cerca de 34%, com os 66% de energia restantes sendo liberados como calor.

Controle da bioenergética

As vias bioquímicas que ocasionam a produção de ATP são reguladas por sistemas de controle bastante precisos. Cada uma dessas vias contém certo número de reações catalisadas por enzimas específicas. Em geral, havendo disponibilidade de um substrato amplo, um aumento do número de enzimas presentes provoca o aumento da velocidade das reações bioquímicas. Dessa forma, a regulação de uma ou mais enzimas de uma via metabólica proporcionaria uma forma de controlar a taxa dessa via em particular. De fato, o metabolismo é regulado pelo controle da atividade enzimática. A maioria das vias metabólicas tem uma enzima que é considerada "limitadora da velocidade". Essa enzima limitadora da velocidade determina a velocidade da via metabólica envolvida em particular.

Como uma enzima limitadora de taxa controla a velocidade das reações? Primeiro, como regra, as enzimas limitadoras de taxa são encontradas nas fases iniciais de uma via metabólica. Essa posição é importante, porque os produtos da via poderiam se acumular se a enzima limitadora da velocidade estivesse localizada próximo ao fim da via. Em segundo lugar, a atividade das enzimas limitadoras da velocidade é regulada por moduladores. Os moduladores são substâncias que aumentam ou diminuem a atividade enzimática. As enzimas reguladas por moduladores são chamadas *enzimas alostéricas*. No controle do metabolismo energético, o ATP é o exemplo clássico de um inibidor, enquanto ADP e P_i exemplificam substâncias estimuladoras da atividade enzimática.[31] O fato de que amplas quantidades de ATP celular inibiriam a produção metabólica de ATP é lógico, pois grandes quantidades de ATP indicariam um baixo uso de ATP na célula. Um exemplo desse tipo de *feedback* negativo é ilustrado na Figura 3.22. Em contrapartida, um aumento dos níveis

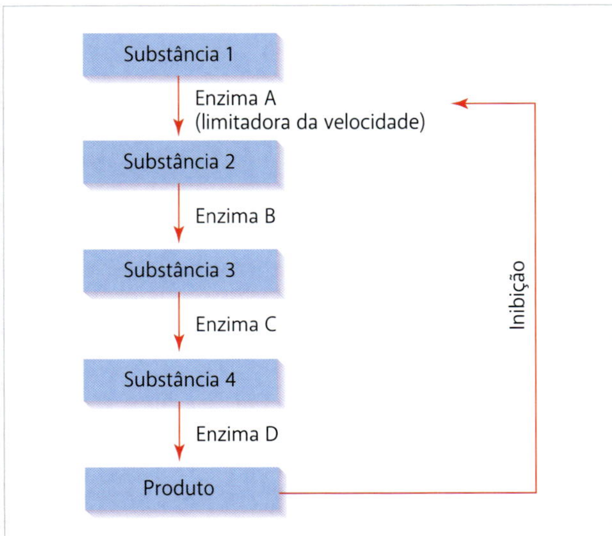

Figura 3.22 Exemplo de enzima "limitadora da velocidade" em uma via metabólica simples. Nesse caso, acúmulo de produto serve para inibir a enzima limitadora da velocidade que, por sua vez, retarda as reações envolvidas na via.

celulares de ADP e P_i (ATP baixo) indicaria que a utilização de ATP é alta. Portanto, faz sentido que o ADP e P_i estimulem a produção de ATP para atender às necessidades energéticas aumentadas.

Controle do sistema ATP-CP

A quebra da fosfocreatina é regulada pela atividade de creatina quinase. Essa enzima é ativada diante do aumento das concentrações sarcoplasmáticas de ADP e inibida por altos níveis de ATP. No começo do exercício, o ATP é partido em ADP + P_i para fornecer energia para contração muscular. Esse aumento imediato da concentração de ADP estimula a creatina quinase a deflagrar a quebra de PC para ressíntese de ATP. Quando o exercício continua, a glicólise e, finalmente, o metabolismo aeróbio passam a produzir ATP em quantidade adequada para atender às necessidades energéticas musculares. O aumento da concentração de ATP, acoplado a uma diminuição da concentração de ADP, inibe a atividade da creatina quinase (Tab. 3.3). A regulação do sistema ATP-CP exemplifica um sistema de controle por "*feedback* negativo", que foi introduzido no Capítulo 2.

Controle da glicólise

Embora vários fatores controlem a glicólise, a enzima limitadora da velocidade mais importante na glicólise é a **fosfofrutoquinase (PFK)**.[1] Observe que a PFK está localizada perto do início da glicólise (Fig. 3.15). A Tabela 3.3 lista os reguladores conhecidos da PFK. Quando o exercício começa, os níveis de ADP + P_i aumentam e intensificam a atividade de PFK, que serve para aumentar a taxa de glicólise. Em contrapartida, durante o repouso, quando os níveis de ATP celular estão altos, a atividade de PFK é inibida e a atividade glicolítica é retardada. Além disso, os elevados níveis celulares de íons hidrogênio (i.e, diminuição do pH) ou citrato (produzidos via ciclo do ácido cítrico) também inibem a atividade de PFK.[35] De modo similar ao controle do sistema ATP-CP, a regulação da atividade de PFK atua por *feedback* negativo.

Outra enzima regulatória importante para o metabolismo de carboidratos é a fosforilase, que é responsável pela degradação do glicogênio em glicose. Embora não seja tecnicamente considerada uma enzima glicolítica, a fosforilase catalisa uma reação que exerce papel importante no fornecimento da glicose necessária à via glicolítica no início da via. A cada contração muscular, há liberação de cálcio (Ca^{++}) a partir do retículo sarcoplasmático no músculo. Esse aumento da concentração sarcoplasmática de Ca^{++} promove ativação indireta da fosforilase, que imediatamente começa a quebrar glicogênio em glicose para entrada na glicólise. Além disso, a atividade de fosforilase pode ser estimulada por níveis altos do hormônio adrenalina. A velocidade de liberação da adrenalina é mais rápida durante o exercício intenso, e sua ação leva à formação de um composto conhecido como AMP cíclico (ver Cap. 5). É o AMP cíclico (e não a adrenalina) que ativa diretamente a fosforilase. Assim, a influência da adrenalina sobre a fosforilase é indireta.

Controle do ciclo do ácido cítrico e da cadeia de transporte de elétrons

O ciclo do ácido cítrico, assim como a glicólise, está sujeito à regulação enzimática. Embora várias enzimas do ciclo do ácido cítrico sejam reguladas, a enzima limitadora da velocidade é a **isocitrato desidrogenase**. A isocitrato desidrogenase, assim como a PFK, é inibida por ATP e estimulada por níveis crescentes de ADP + P_i.[31] Ademais, evidências sugerem que níveis aumentados de cálcio (Ca^{++}) na mitocôndria também estimulam a atividade de isocitrato desidrogenase.[13,29] Esse é um sinal claro para ativação do metabolismo energético nas células musculares, uma vez que há necessidade de um aumento do cálcio livre no músculo para a iniciação da contração muscular (ver Cap. 8).

A cadeia de transporte de elétrons também é regulada pela quantidade de ATP e ADP + P_i presente.[31] A enzima limitante de taxa na cadeia de transporte de elétrons é a citocromo *c* oxidase. Observe que o ATP é o inibidor dominante da atividade da citocromo *c* oxidase.[32] Quando o exercício começa, os níveis de ATP declinam, os níveis de ADP + P_i aumentam, e a citocromo *c* oxidase é estimulada a iniciar a produção aeróbia de ATP. Quando o exercício acaba, os níveis celulares de ATP aumentam, e as concentrações de ADP + P_i caem, e assim diminui a atividade da citocromo *c* oxidase. Essa inibição da citocromo *c* oxidase resulta na diminuição do fluxo de elétrons ao longo da cadeia de transporte de elétrons. Em consequência, a fosforilação oxidativa se dará em uma taxa mais baixa (de repouso).

Tabela 3.3 Fatores que comprovadamente afetam a atividade de enzimas limitadoras da velocidade das vias metabólicas envolvidas na bioenergética

Via	Enzima limitadora da velocidade	Estimuladores	Inibidores
Sistema ATP-CP	Creatina quinase	ADP	ATP
Glicólise	Fosfofrutoquinase	AMP, ADP, P_i, pH ↑	ATP, PC, citrato, pH ↓
Ciclo do ácido cítrico	Isocitrato desidrogenase	ADP, Ca^{++}, NAD^+	ATP, NADH
Cadeia de transporte de elétron	Citocromo oxidase	ADP, P_i	ATP

Em resumo

- O metabolismo é regulado pela atividade enzimática. Uma enzima que controla a taxa de uma via metabólica é denominada *enzima limitadora de taxa*.
- A enzima limitadora da velocidade da glicólise é a fosfofrutoquinase. As enzimas limitadoras de taxa do ciclo do ácido cítrico e da cadeia de transporte de elétrons são a isocitrato desidrogenase e a citocromo oxidase, respectivamente.
- Em geral, os níveis celulares de ATP e ADP + P_i regulam a taxa das vias metabólicas envolvidas na produção de ATP. Níveis altos de ATP inibem a produção adicional de ATP, enquanto níveis baixos de ATP e níveis altos de ADP + P_i estimulam a produção de ATP. Há ainda evidências de que o cálcio possa estimular o metabolismo energético aeróbio.

Interação entre as produções aeróbia/ anaeróbia de ATP

É importante compreender a interação entre as vias metabólicas aeróbia e anaeróbia na produção de ATP durante o exercício. Embora seja comum ouvir as pessoas falarem em exercício aeróbio *versus* exercício anaeróbio, na realidade a energia necessária à realização da maioria dos tipos de exercício é oriunda de uma combinação de fontes anaeróbias e aeróbias.[11] De fato, a produção de ATP pelo sistema ATP-CP, glicólise e fosforilação oxidativa ocorre simultaneamente nos músculos esqueléticos ativos. Entretanto, durante sessões de exercícios muito curtas (ou seja, de 1 a 3 segundos), a contribuição total de ATP produzido de forma aeróbia para esse movimento é pequena por causa do tempo necessário para alcançar as muitas reações envolvidas no ciclo do ácido cítrico e na cadeia de transporte de elétrons. Esse aspecto é ilustrado no Quadro "Vencendo limites 3.2". Observe que a contribuição da produção anaeróbia de ATP é maior durante as atividades de alta intensidade e curta duração, enquanto o metabolismo aeróbio predomina nas atividades mais longas. Exemplificando, cerca de 90% da energia necessária à realização de uma corrida de 100 m seriam fornecidos por fontes anaeróbias, com a maior parte da energia proveniente do sistema ATP-CP. De modo similar, a energia necessária para correr 400 m (i.e., 55 segundos) seria amplamente anaeróbia (70-75%). Contudo, as reservas de ATP e PC são limitadas e, portanto, é necessário que a glicólise supra a maior parte do ATP durante esse tipo de evento.[11]

No extremo oposto do espectro de energia, eventos como uma maratona (i.e., corrida de 42 km) contam com a produção aeróbia de ATP para atender à quantidade de energia necessária. De onde vem a energia necessária para a realização dos eventos de duração moderada (i.e., 2-30 minutos)? O Quadro "Vencendo limites 3.2" traz uma estimativa do percentual de rendimento anaeróbio/aeróbio em eventos de diversas durações. Embora sejam baseadas em mensurações de laboratório de corrida ou exercícios realizados em cicloergômetro, essas estimativas podem ser relacionadas a outros eventos de atletismo que requerem esforço intenso por meio da comparação do tempo gasto na realização da atividade. Recapitulando, quanto menor for a duração de uma atividade completa, maior será a contribuição da produção de energia anaeróbia. De modo contrário, quanto maior a duração, maior será a contribuição da produção de energia aeróbia. Uma discussão mais detalhada sobre as respostas metabólicas a vários tipos de exercício é apresentada no Capítulo 4.

Em resumo

- A energia para realização do exercício é produzida por uma interação entre as vias anaeróbia e aeróbia.
- Em geral, quanto mais breve for a atividade (alta intensidade), maior será a contribuição da produção de energia anaeróbia. Em contrapartida, as atividades de longa duração (intensidade leve a moderada) usam ATP produzido a partir de fontes aeróbias.

Pergunte ao especialista 3.1

Aplicação de um modelo hidráulico simples para ter melhor compreensão da fosforilação oxidativa (FOSOX) com o Dr. Wayne Willis

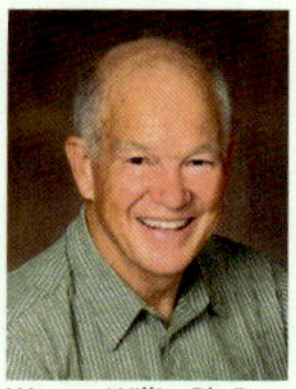
Wayne Willis, Ph.D.

***Wayne T. Willis** é professor de medicina na Universidade do Arizona, sendo um especialista internacionalmente reconhecido em fosforilação oxidativa no músculo esquelético. Recentemente, o Dr. Willis desenvolveu um modelo hidráulico simples de fosforilação oxidativa para ajudar seus alunos a entender a fosforilação oxidativa durante o exercício físico. Neste artigo "Pergunte ao especialista", o Dr. Willis explica como o uso de um modelo analógico simples de fosforilação oxidativa pode fazer com que haja maior percepção sobre esse complexo processo.*

PERGUNTA: Como seu modelo hidráulico de fosforilação oxidativa ilustra as etapas envolvidas na produção aeróbia de ATP?

RESPOSTA: Com o objetivo de ajudar os alunos a entender melhor a fosforilação oxidativa, desenvolvi um modelo hidráulico simples para ilustrar as etapas envolvidas na fosforilação oxidativa. Em resumo, as mitocôndrias queimam combustíveis e convertem a energia liberada para formar ATP. Isso ocorre em um processo de três etapas (Equação 1):

Primeira etapa
Combustíveis → Energia dos elétrons

Segunda etapa
Energia dos elétrons → Energia dos prótons

Terceira etapa
Energia dos prótons → ATP

A primeira seta acima (Etapa 1) representa as enzimas do ciclo do ácido cítrico que coletam elétrons dos combustíveis. A segunda seta (Etapa 2) denota a cadeia de transporte de elétrons (i.e., o transporte de elétrons acoplado às bombas de prótons), e a terceira seta (Etapa 3) é a ATP sintase (i.e., a enzima responsável pela síntese de ATP). Uma vez sintetizado, o ATP é transportado da mitocôndria para o citosol, para o fornecimento da energia necessária para as atividades celulares, inclusive a contração muscular.

As três principais etapas que compõem a fosforilação oxidativa (FOSOX) podem ser visualizadas com o uso de um modelo hidráulico simples (Fig. 3.23*a-b*). No modelo, os tanques de água representam os quatro "reservatórios de energia" – combustível, elétrons, prótons e ATP. O nível de água de um tanque simboliza o nível de energia no recipiente. Os tanques são conectados por tubos horizontais, que representam enzimas (as setas na equação 1 são os tubos no modelo). O quarto tubo neste modelo representa as enzimas que utilizam ATP no citosol (p. ex., miosina ATPase para contração muscular). É importante observar que o diâmetro desses tubos enzimáticos representa as atividades das enzimas que catalisam as etapas envolvidas na fosforilação oxidativa. Observe, também, que o tamanho das setas dentro dos tubos representa a magnitude do fluxo de energia e a quantidade de ATP produzida.

Sabemos por experiência que a água flui da alta para a baixa pressão. O modelo hidráulico fornece uma visão intuitiva de como as mitocôndrias ajustam sua taxa de produção de ATP, de modo a corresponder à taxa de degradação de ATP na fibra muscular. Tendo isso em mente, vamos examinar mais detidamente o modelo hidráulico da FOSOX.

No músculo em repouso (Fig. 3.23*a*), a taxa de degradação do ATP é baixa; nesse cenário, os níveis citoplasmáticos de ATP estão elevados, o que inibe as atividades das enzimas limitadoras da taxa que controlam as etapas envolvidas na FOSOX. Observe, também na Figura 3.23*a* ("condição de repouso"), que as setas são pequenas e de igual tamanho, significando que o fluxo de energia (i.e., "água") está baixo e igual em todos os canos. Podemos ver que a taxa de fluxo de energia é baixa porque o tubo ATPase está quase fechado (ilustrado no esquema como uma torneira pingando). Em resultado disso, ocorre acúmulo de água, os níveis de água (i.e., energia) em cada tanque estão altos e não muito diferentes entre si. A baixa vazão em repouso significa que as quedas de pressão de um tanque para outro são pequenas e os níveis de água em cada tanque estão altos.

O que acontece quando o músculo passa do estado de repouso para o de exercício? A atividade contrátil aumenta a taxa de degradação do ATP. A contração muscular é desencadeada pela liberação de cálcio (Ca^{++}) dos sítios de armazenamento celular, o que aumenta significativamente a taxa de degradação de ATP em ADP e P_i (ver Cap. 8 para mais detalhes). Esse aumento de ADP e Ca^{++} no citosol ativa as enzimas limitadoras da taxa no ciclo do ácido cítrico e na cadeia de transporte de elétrons; o resultado é um aumento no fluxo de elétrons e na produção de ATP. Esse aumento na degradação de ATP no músculo induzido pelo exercício é modelado como um tubo de ATPase com diâmetro aumentado e alto fluxo de água através da torneira aberta (Fig. 3.23*b*). O tubo ATPase mais calibroso fornece energia para a contração, fazendo com que caia o nível de energia no tanque de ATP. Por sua vez, essa queda provoca uma reação em cadeia; o nível de energia mais baixo no tanque de ATP aumenta a queda de pressão do tanque de prótons, aumentando o fluxo do tanque de prótons para o tanque de ATP, resultando em diminuição no nível do tanque de prótons e no fluxo do tanque de elétrons e assim por diante. Compare os níveis de energia do tanque em repouso e durante o exercício. Observe que o maior fluxo de energia (quebra de ATP) do exercício fez com que todos os níveis dos tanques ficassem mais baixos, além de maiores quedas de pressão de um tanque para outro (Fig. 3.23*a-b*).

Em resumo, o modelo hidráulico de fosforilação oxidativa ilustrado nas Figuras 3.23*a* e 3.23*b* é uma excelente ferramenta de aprendizado para que os alunos possam compreender melhor como a fosforilação oxidativa é controlada nos músculos esqueléticos durante o exercício. Para mais informações sobre o modelo hidráulico de fosforilação oxidativa, consulte Willis et al. (2016) nas "Sugestões de leitura".

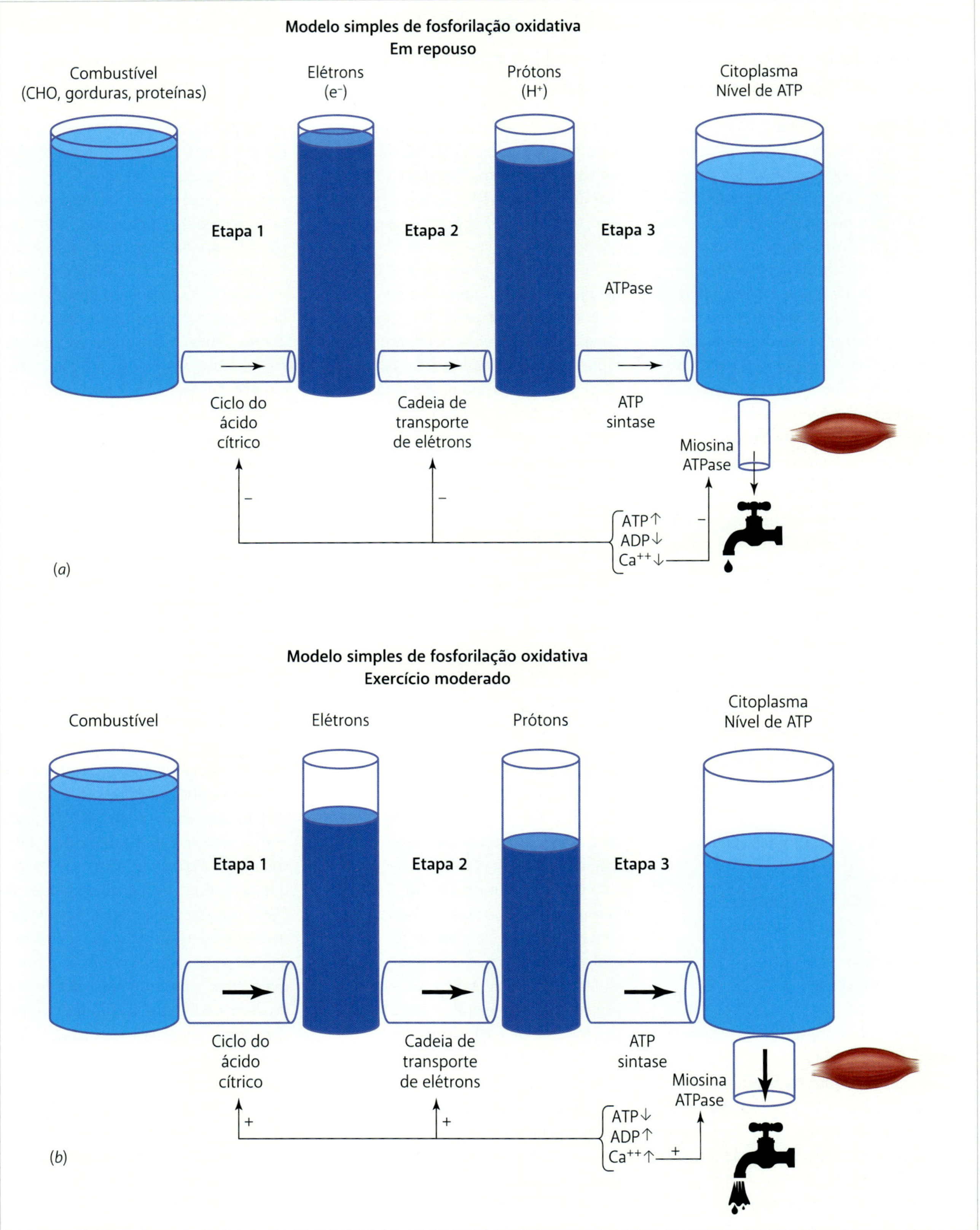

Figura 3.23 Modelos hidráulicos simples de fosforilação oxidativa. (*a*) Ilustração da via de transdução de energia para a fosforilação oxidativa durante condições de repouso em uma fibra muscular esquelética. (*b*) Ilustração da via de transdução de energia para a fosforilação oxidativa em uma fibra muscular esquelética durante a prática de exercício com intensidade moderada. Ver texto para mais detalhes.

Vencendo limites 3.2

Fisiologia do exercício aplicada ao esporte

Contribuições da produção anaeróbia/aeróbia de energia durante os vários eventos esportivos

Como os esportes diferem amplamente quanto à intensidade e à duração do esforço físico, não surpreende que a fonte de produção de energia seja amplamente diferente entre os eventos esportivos. A Figura 3.24 ilustra as formas anaeróbia *versus* aeróbia de produção de energia durante esportes selecionados. O conhecimento da interação entre produção anaeróbia e produção aeróbia de energia no exercício é útil para técnicos e treinadores planejarem programas de condicionamento para atletas. Ver mais detalhes no Capítulo 20.

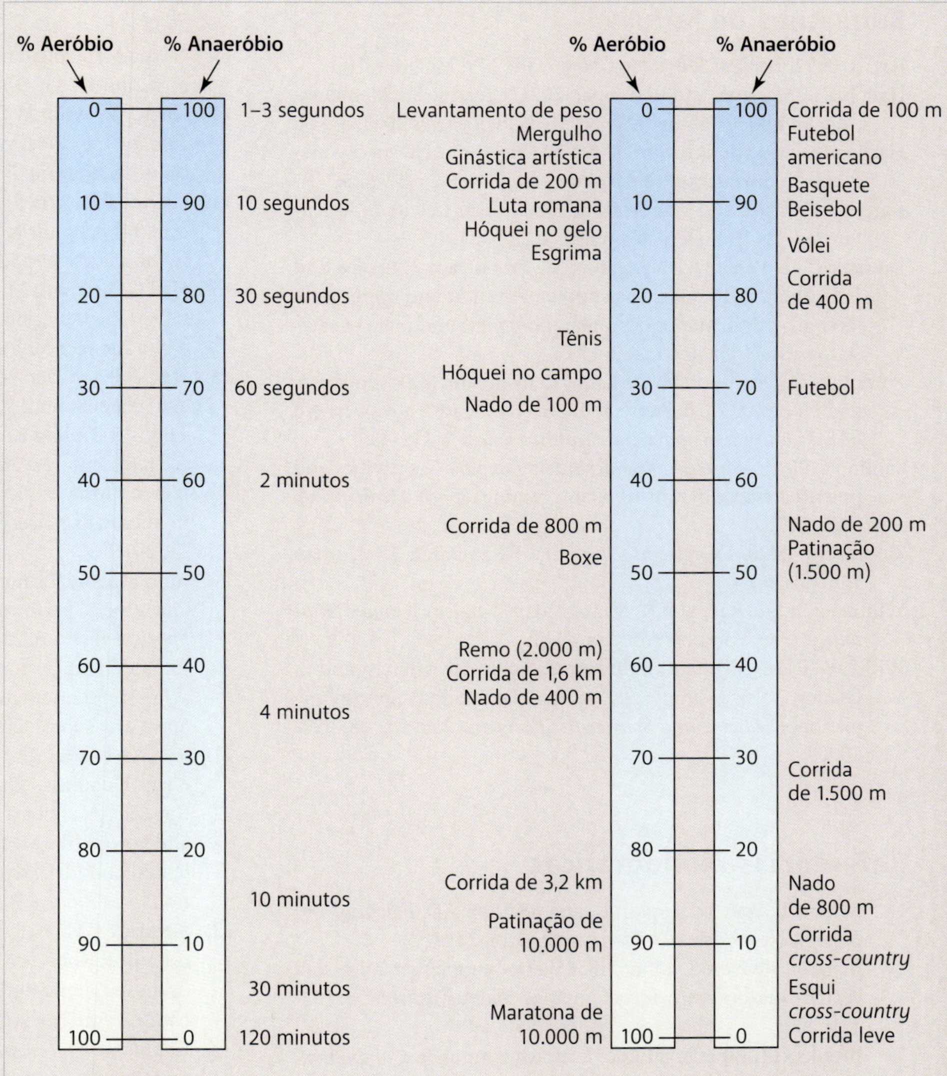

Figura 3.24 Contribuição do ATP produzido de forma anaeróbia e aeróbia para uso durante a prática de esportes.

Atividades para estudo

1. Liste e discuta brevemente a função dos três componentes principais da estrutura celular.
2. Explique brevemente o conceito de reações acopladas.
3. Defina os seguintes termos: (1) *bioenergética*; (2) *reações endergônicas* e (3) *reações exergônicas*.
4. Discuta o papel das enzimas como catalisadoras. O que significa a expressão "energia de ativação"?
5. Onde ocorrem a glicólise, o ciclo do ácido cítrico e a fosforilação oxidativa na célula?
6. Defina os termos *glicogênio*, *glicogenólise* e *glicólise*.
7. O que são os fosfatos de alta energia? Explique a afirmação: "o ATP é o doador de energia universal".
8. Defina os termos *aeróbio* e *anaeróbio*.
9. Discuta brevemente a função da glicólise na bioenergética. Qual é o papel do NAD^+ na glicólise?
10. Discuta a operação do ciclo do ácido cítrico e da cadeia de transporte de elétrons na produção aeróbia de ATP. Qual é a função de NAD^+ e FAD nessas vias?
11. Qual é a eficiência da degradação aeróbia da glicose?
12. Qual é o papel do oxigênio no metabolismo aeróbio?
13. Quais são as enzimas limitadoras da velocidade das seguintes vias metabólicas: sistema ATP-CP, glicólise, ciclo do ácido cítrico e cadeia de transporte de elétrons?
14. Discuta rapidamente a interação entre as formas de produções anaeróbia *versus* aeróbia de ATP durante o exercício.
15. Discuta a teoria quimiosmótica de produção de ATP.

16. Discuta brevemente o impacto das mudanças de temperatura e de pH sobre a atividade enzimática.
17. Discuta a relação existente entre ácido láctico e lactato.

Sugestões de leitura

Fox, S. 2022. *Human Physiology*. New York, NY: McGraw-Hill.

Hall, M., E. Manetta, and K. Tupper. 2021. Creatine Supplementation: an update. *Current Sports Medicine Reports* 20: 338-344.

Hargreaves, M., and L.L. Spriet. 2020. Skeletal muscle energy metabolism during exercise. *Nature Metabolism* 2: 817-828.

Karp, G., J. Iwasa, and W. Marshall. 2020. *Karp's Cell and Molecular Biology*. Hoboken, NJ: Wiley.

Lanhers, C., B. Pereira, G. Naughton, M. Trousselard, F. Lesage, and F. Dutheil. 2017. Creatine supplementation and upper limb strength performance: a systematic review and meta-Analysis. *Sports Medicine* 47: 163-173.

Powers, S., R. Deminice, M. Ozdemir, T. Yoshihara, M.P. Bomkamp, and H. Hyatt. 2020. Exercise-induced oxidative stress: friend or foe? *Journal of Sport and Health Sciences* 9: 415-425.

Sahlin, K. 2014. Muscle energetics during explosive activities and potential effects of nutrition and training. *Sports Medicine* 44: S167-S173.

Vassilis, M. 2020. *Exercise Biochemistry*. Champaign, IL: Human Kinetics.

Widmaier, E., H. Raff, and K. Strang. 2019. *Vander's Human Physiology*. New York, NY: McGraw-Hill.

Willis, W.T., M. Jackman, J. Messer, S. Kuzimiak-Glancy, and B. Glancy. 2016. A simple analog model of oxidative phosphorylation. *Medicine and Science in Sports and Exercise* 48: 990-1000.

Referências bibliográficas

1. Alberts B, Bray D, Hopkin K, and Johnson AD. *Essential Cell Biology*. New York, NY: Garland Science, 2022.
2. Bemben MG and Lamont HS. Creatine supplementation and exercise performance: recent findings. *Sports Medicine* 35: 107-125, 2005.
3. Brooks GA. Bioenergetics of exercising humans. *Comprehensive Physiology* 2(1): 537-562, 2012.
4. Brooks GA. Cell-cell and intracellular lactate shuttles. *Journal of Physiology* 587: 5591-5600, 2009.
5. Camic CL, Hendrix CR, Housh TJ, Zuniga JM, Mielke M, Johnson GO, et al. The effects of polyethylene glycosylated creatine supplementation on muscular strength and power. *Journal of Strength and Conditioning Research/National Strength & Conditioning Association* 24: 3343-3351, 2010.
6. Cribb PJ, Williams AD, Stathis CG, Carey MF, and Hayes A. Effects of whey isolate, creatine, and resistance training on muscle hypertrophy. *Medicine and Science in Sports and Exercise* 39: 298-307, 2007.
7. Dalbo VJ, Roberts MD, Stout JR, and Kerksick CM. Putting to rest the myth of creatine supplementation leading to muscle cramps and dehydration. *British Journal of Sports Medicine* 42: 567-573, 2008.
8. Devlin T. *Textbook of Biochemistry with Clinical Correlations*. Hoboken, NJ: Wiley, 2010.
9. Dolny DG and Lemon PW. Effect of ambient temperature on protein breakdown during prolonged exercise. *Journal of Applied Physiology* 64: 550-555, 1988.
10. Fox S. *Human Physiology*. New York, NY: McGraw-Hill, 2022.
11. Gastin PB. Energy system interaction and relative contribution during maximal exercise. *Sports Medicine* 31: 725-741, 2001.
12. Gibala MJ. Protein metabolism and endurance exercise. *Sports Medicine* 37: 337-340, 2007.
13. Glancy B, Willis WT, Chess DJ, and Balaban RS. Effect of calcium on the oxidative phosphorylation cascade in skeletal muscle mitochondria. *Biochemistry* 52: 2793-2809, 2013.
14. Glancy B, Hartnell L, Malide D, Yu Z, Combs C, Connelly P, et al. Mitochondrial reticulum for cellular energy distribution in muscle. *Nature* 523: 617-620, 2015.
15. Hall G, Sacchetti M, Radegran G, and Saltin B. Human skeletal muscle fatty acid and glycerol metabolism during rest, exercise and recovery. *Journal of Physiology* 543: 1047-1058, 2002.
16. Hespel P and Derave W. Ergogenic effects of creatine in sports and rehabilitation. *Sub-cellular Biochemistry* 46: 245-259, 2007.
17. Tiidus P, Tipling R, and Houston M. *Biochemistry Primer for Exercise Science*. Champaign, IL: Human Kinetics, 2012.
18. Jackson MJ. Cellular mechanisms underlying oxidative stress in human exercise. *Free Radical Biology and Medicine*. 98:13-17, 2016.
19. Juhn MS and Tarnopolsky M. Oral creatine supplementation and athletic performance: a critical review. *Clinical Journal of Sport Medicine* 8: 286-297, 1998.
20. Juhn MS and Tarnopolsky M. Potential side effects of oral creatine supplementation: a critical review. *Clinical Journal of Sport Medicine* 8: 298-304, 1998.
21. Karp G, Iwasa J, and Marshall W. *Karp's Cell and Molecular Biology*. Hoboken, NJ: Wiley, 2020.
22. Kavazis AN, Talbert EE, Smuder AJ, Hudson MB, Nelson WB, and Powers SK. Mechanical ventilation induces diaphragmatic mitochondrial dysfunction and increased oxidant production. *Free Radical Biology and Medicine* 46: 842-850, 2009.
23. Kerksick CM, Wilborn CD, Campbell WI, Harvey TM, Marcello BM, Roberts MD, et al. The effects of creatine monohydrate supplementation with and without D-pinitol on resistance training adaptations. *Journal of Strength and Conditioning Research/National Strength & Conditioning Association* 23: 2673-2682, 2009.
24. Lanhers C, Pereira B, Naughton G, Trousselard M, Lesage F, and Dutheil F. Creatine supplementation and upper limb strength performance: a systematic review and meta-Analysis. *Sports Medicine*. 47: 163-173, 2017.
25. Lemon PW and Mullin JP. Effect of initial muscle glycogen levels on protein catabolism during exercise. *Journal of Applied Physiology* 48: 624-629, 1980.
26. Maughan RJ. Creatine supplementation and exercise performance. *International Journal of Sport Nutrition* 5: 94-101, 1995.
27. Maughan RJ, King DS, and Lea T. Dietary supplements. *Journal of Sports Sciences* 22: 95-113, 2004.
28. McArdle W, Katch F, and Katch V. *Exercise Physiology: Energy, Nutrition, and Human Performance*. Baltimore, MD: Wolters Kluwer, 2022.
29. McCormack J and Denton R. Signal transduction by intramitochondrial calcium in mammalian energy metabolism. *News in Physiological Sciences* 9: 71-76, 1994.

30. Powers S, Deminice R, Ozdemir M, Yoshihara T, Bomkamp MP, and Hyatt H. Exercise-induced oxidative stress: friend or foe? *Journal of Sport and Health Sciences* 9: 415-425, 2020.
31. Pratt CW and Cornely K. *Essential Biochemistry*. Hoboken, NJ: Wiley, 2021.
32. Ramzan R, Kadenbach B, and Vogt S. Multiple mechanisms regulate eukaryotic cytochrome c oxidase. *Cells* 10: 514, 2021.
33. Reed S. *Essential Physiological Biochemistry: An Organ-Based Approach*. Hoboken, NJ: Wiley, 2013.
34. Sahlin K. Muscle energetics during explosive activities and potential effects of nutrition and training. *Sports Medicine* 44: S167-S173, 2014.
35. Spriet LL. Phosphofructokinase activity and acidosis during short-term tetanic contractions. *Canadian Journal of Physiology and Pharmacology* 69: 298-304, 1991.
36. Tymoczko J, Berg J, and Stryer L. *Biochemistry: A Short Course*. London, UK: Macmillan Higher Education, 2019.
37. Voet D, Voet J, and Pratt C. *Fundamentals of Biochemistry: Life at the Molecular Level*. Hoboken, NJ: Wiley, 2016.
38. Tandon O. *Best and Taylor's Physiological Basis of Medical Practice*. Baltimore, MD: Lippincott Williams & Wilkins, 2011.
39. Williams MH and Branch JD. Creatine supplementation and exercise performance: an update. *Journal of the American College of Nutrition* 17: 216-234, 1998.

4

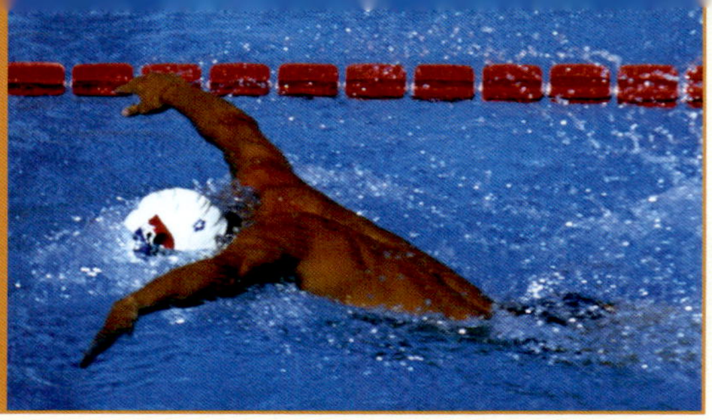

Mike Hewitt/Action Plus Sports Images/Alamy Stock Photo

Metabolismo no exercício

Objetivos

Ao estudar este capítulo, você deverá ser capaz de:

1. Discutir a relação existente entre intensidade/duração do exercício e as vias bioenergéticas mais implicadas na produção de ATP durante a realização dos vários tipos de exercício.
2. Descrever graficamente a alteração do consumo de oxigênio que ocorre durante a transição do repouso para o exercício em estado estável e, em seguida, na recuperação do exercício. Identificar o déficit de oxigênio, necessidade de oxigênio e débito de oxigênio (excesso de consumo de oxigênio pós-exercício).
3. Descrever graficamente as mudanças ocorridas no consumo de oxigênio e nos níveis sanguíneos de lactato durante um teste de exercício incremental (graduado). Identificar o limiar de lactato e o consumo máximo de oxigênio ($\dot{V}O_{2máx}$).
4. Identificar os critérios para ter atingido o $\dot{V}O_{2máx}$.
5. Descrever graficamente as alterações de lactato ocorridas na concentração sanguínea durante um teste incremental (graduado) de exercício e identificar o limiar de lactato.
6. Discutir as diversas explicações possíveis para a elevação súbita na concentração sanguínea de lactato (i.e., limiar de lactato) durante o exercício incremental.
7. Identificar os fatores reguladores da seleção de combustível durante o exercício.
8. Descrever as alterações ocorridas na razão de troca respiratória (R) diante das intensidades crescentes de exercício e durante o exercício prolongado de intensidade moderada.
9. Discutir os combustíveis usados durante as intensidades baixas, moderadas e elevadas de exercício e durante o exercício prolongado de intensidade moderada.
10. Descrever o transporte do lactato e discutir como esse transporte pode ser benéfico durante o exercício.

Conteúdo

Domínios de intensidade do exercício 81
Necessidades energéticas durante o repouso 82
Transições do repouso ao exercício 82
Recuperação do exercício: respostas metabólicas 83
Respostas metabólicas ao exercício: influência da duração e da intensidade 87
Exercício intenso e de curta duração 88
Exercício prolongado 88
Exercício incremental 89
Estimativa da utilização de combustível durante o exercício 92
Fatores determinantes da seleção de combustível 93
Intensidade do exercício e seleção de combustível 94
Duração do exercício e seleção de combustível 95
Interação do metabolismo de gordura/carboidrato 95
Reservas de energia do organismo 96

Palavras-chave

ácidos graxos livres (AGL)
ciclo de Cori
consumo excessivo de oxigênio pós-exercício (EPOC)
consumo máximo de oxigênio ($\dot{V}O_{2máx}$)
débito de oxigênio
déficit de oxigênio
gliconeogênese
limiar anaeróbio
limiar de lactato
lipases
lipólise
razão de troca respiratória (R)
teste com exercício graduado (ou incremental)
teste com exercício incremental

O exercício impõe um sério desafio às vias bioenergéticas da musculatura que trabalha. Exemplificando, durante o exercício intenso, o gasto energético corporal total pode aumentar de 15 a 25 vezes acima do gasto observado em repouso. A maior parte desse aumento da produção de energia é usada no fornecimento de ATP para contração dos músculos esqueléticos, podendo aumentar a utilização de energia por esses músculos em mais de 100 vezes em relação à utilização observada em repouso.[1,126] Nitidamente, os músculos esqueléticos possuem uma ampla capacidade de produzir e usar ATP durante o exercício. Este capítulo descreve: (a) as respostas metabólicas no início do exercício e durante a recuperação do exercício; (b) as respostas metabólicas a intensidades variadas de exercício; (c) a seleção dos combustíveis usados para produzir ATP e (d) o modo como é regulado o metabolismo no exercício.

Iniciamos com uma discussão sobre os diferentes domínios da intensidade do exercício. Em seguida, oferecemos uma visão geral das necessidades energéticas do corpo em repouso, seguida de uma discussão sobre as vias bioenergéticas ativadas no começo do exercício.

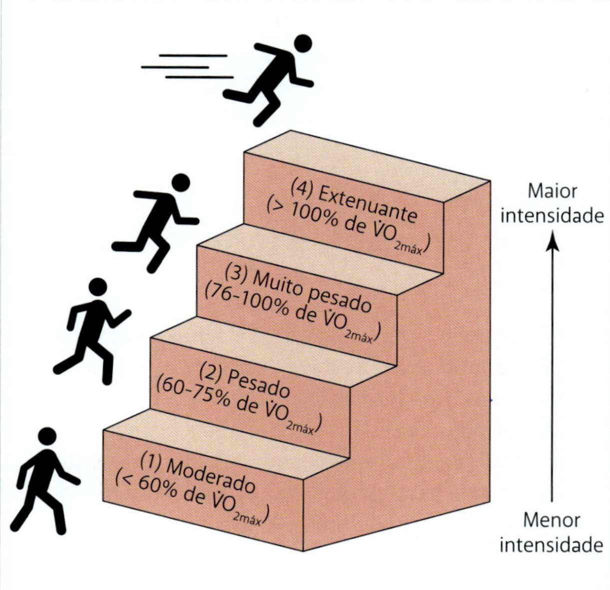

Figura 4.1 Os quatro domínios de intensidade do exercício. Ver texto para mais detalhes.

Domínios de intensidade do exercício

Ao longo deste livro, discutimos as respostas fisiológicas a diferentes intensidades de exercício. Obviamente, a reação fisiológica ao exercício irá variar, dependendo da intensidade do exercício. Assim, é importante classificar os exercícios físicos em categorias de intensidade, com base no esforço necessário para a realização do trabalho. Nesse sentido, foram identificados quatro domínios (i.e., classificações) de intensidade do exercício. Esses domínios são rotulados como: exercício (1) moderado; (2) pesado; (3) muito pesado; e (4) extenuante. A Figura 4.1 ilustra os quatro domínios de intensidade do exercício, e a Tabela 4.1 fornece uma descrição detalhada de cada domínio de intensidade do exercício. Para que o leitor possa ter melhor compreensão dessas classificações de intensidade do exercício, mais adiante, neste capítulo, são fornecidos mais detalhes sobre o limiar de lactato e o consumo máximo de oxigênio ($\dot{V}O_{2máx}$). Por enquanto, é importante ter em mente que o exercício de intensidade "moderada" representa a menor intensidade de exercício, sendo relativamente fácil de realizar. O domínio seguinte de maior intensidade do exercício é denominado "exercício pesado"; essa categoria representa exercícios físicos percebidos como de intensidade difícil. O terceiro domínio de intensidade do exercício é classificado como exercício "muito pesado"; essa intensidade de exercício representa grande desafio para a sua realização, sendo percebida como um exercício muito difícil. Por fim, o domínio de maior intensidade do exercício é denominado exercício "extenuante". Essa intensidade de exercício representa um esforço "máximo".

Para que o leitor fique mais informado sobre essas diferentes intensidades de exercício, vamos discutir por quanto tempo os indivíduos podem tolerar o exercício durante períodos de domínios muito pesados ou extenuantes. O tempo de tolerância de determinado indivíduo para a realização de exercícios físicos em qualquer intensidade depende do seu nível de treinamento. Exemplificando, indivíduos não treinados conseguem realizar apenas alguns minutos (p. ex., 2-4 minutos) de exercícios físicos muito pesados antes que sofram fadiga. Atletas de resistência altamente treinados podem realizar exercícios muito pesados por períodos significativamente mais longos. Por quanto tempo uma pessoa pode tolerar uma sessão de exercício intenso? Indivíduos não treinados podem praticar exercícios intensos ape-

Tabela 4.1 A intensidade do exercício é classificada em quatro domínios. Ver texto para mais detalhes

Categoria de intensidade do exercício	Intensidade do exercício em relação ao limiar de lactato	% da FC máxima	% de $\dot{V}O_{2máx}$	Percepção do indivíduo com relação à intensidade do exercício
Moderado	< limiar de lactato	50-75%	< 60% (indivíduo não treinado)	Leve a um tanto difícil
Pesado	> limiar de lactato	76-85%	60-75%	Difícil
Muito pesado	> limiar de lactato	86-100%	76-100%	Muito difícil
Extenuante	> limiar de lactato	100%	> 100%	Exercício total (esforço máximo)

nas por um período muito curto (p. ex., 30-60 segundos). Em contrapartida, atletas de resistência altamente treinados podem se exercitar acima do $\dot{V}O_{2máx}$ (i.e., exercícios extenuantes) por períodos significativamente mais longos (p. ex., 2-8 minutos).

Necessidades energéticas durante o repouso

Lembre-se de que a homeostasia é definida como um ambiente interno imutável e estável (ver Cap. 2). Em condições de repouso, o corpo humano saudável está em homeostasia, e, dessa forma, a necessidade energética corporal é igualmente constante. Em repouso, quase 100% da energia (i.e., ATP) requerida para manter as funções corporais é produzida por metabolismo aeróbio. A isso sucede que os níveis sanguíneos de lactato em repouso também são estáveis e baixos (p. ex., 1 mmol/L).

Como a mensuração do consumo de oxigênio (O_2 – oxigênio consumido pelo corpo) é um índice de produção aeróbia de ATP, a mensuração do consumo de O_2 em repouso fornece uma estimativa da necessidade energética "basal" corporal. Em repouso, a necessidade energética total de um indivíduo é relativamente baixa. Um jovem adulto que pesasse 70 kg, por exemplo, consumiria cerca de 0,25 L de oxigênio/minuto. Esse consumo é traduzido em um consumo de O_2 relativo de 3,5 mL de O_2/kg (peso corporal) por minuto. Como mencionado anteriormente, o exercício muscular pode aumentar bastante as necessidades energéticas corporais. Vamos iniciar a nossa discussão sobre metabolismo no exercício considerando as vias bioenergéticas ativas na transição do repouso para o exercício.

Transições do repouso ao exercício

Considere o seguinte exemplo de como o exercício pode aumentar significativamente a necessidade de produção de ATP nos músculos esqueléticos. Vamos considerar que você está em pé, ao lado de uma esteira, cuja correia esteja se movendo a 200 metros/minuto. Então, você sobe à correia e começa a correr. Em um passo, você acelera de 0 a 200 metros/minuto e, nesse passo, seus músculos aumentam a taxa de produção de ATP a partir da quantidade requerida à sua permanência em pé para a quantidade requerida em uma corrida a 200 metros/minuto (ver Fig. 4.2*a* e *b*). Se a produção de ATP não aumentasse instantaneamente, você cairia da esteira. Quais alterações metabólicas devem ocorrer na musculatura esquelética no início do exercício para que a quantidade de energia necessária seja fornecida e o movimento seja continuado? Similarmente à mensuração do consumo de O_2 em repouso, a mensuração do consumo de O_2 durante o exercício pode fornecer informação sobre o metabolismo aeróbio durante o exercício. Exemplificando, na transição do repouso para o exercício leve ou moderado, o consumo de O_2 aumenta rapidamente e atinge um estado estável em 1-4 minutos[22,99] (Fig. 4.2*c*).

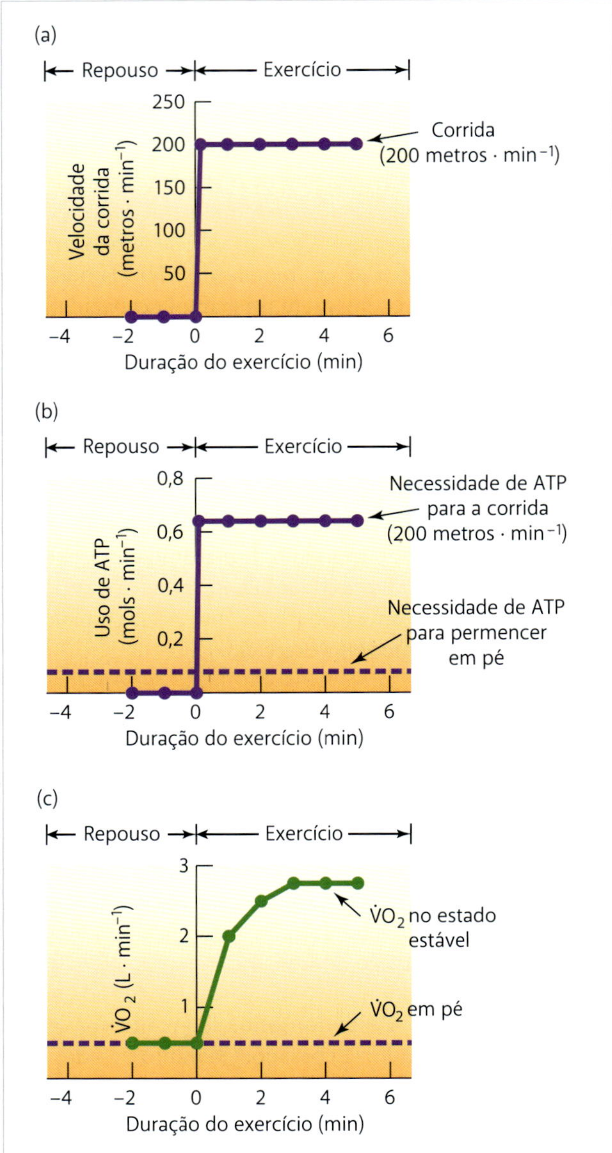

Figura 4.2 Curso temporal da velocidade (*a*), taxa de uso de ATP (*b*) e consumo de oxigênio ($\dot{V}O_2$) (*c*) na transição do repouso para o exercício submáximo.

O fato de, no início do exercício, o consumo de O_2 não aumentar instantaneamente para um valor de estado estável significa que as fontes de energia anaeróbias contribuem para a produção geral de ATP no início do exercício. De fato, no início do exercício o sistema ATP-CP é a primeira via bioenergética a ser ativada, seguida da glicólise e, por fim, da produção de energia aeróbia[4,17,41,73,104] Isso é ilustrado na Figura 4.3, em que a concentração de fosfocreatina (PC) nos músculos cai drasticamente durante uma série de exercícios físicos moderados de 3 minutos (Fig. 4.3*a*); esse declínio ocorre porque a PC é utilizada na refosforilação do ADP para a produção de ATP durante a transição do estado de repouso para o de exercício estável. A Figura 4.3*b* mostra que a produção de ATP a partir do sistema ATP-CP foi maior no primeiro minuto de exercício e caiu a seguir, em parte por causa da diminuição das reservas musculares de PC. A Figura

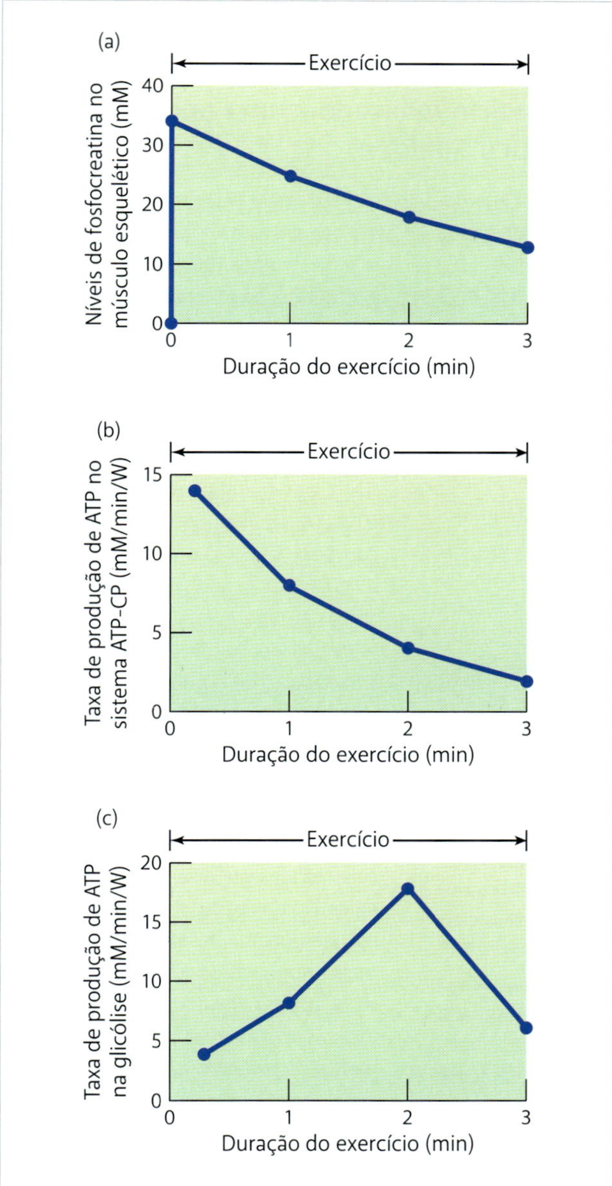

Figura 4.3 A Figura (*a*) mostra a rápida alteração da concentração de fosfocreatina (PC) no músculo durante uma série de exercícios de 3 minutos. As Figuras (*b*) e (*c*) mostram a taxa de produção de ATP a partir de PC e glicólise, respectivamente, nessa mesma série de 3 minutos.

4.3*c* mostra que a glicólise já havia contribuído para o fornecimento de ATP durante o primeiro minuto de exercício e aumentou no segundo minuto.[10] A efetividade desses dois sistemas anaeróbios nos primeiros 1-2 minutos de exercício é tal que os níveis de ATP na musculatura praticamente permanecem inalterados, ainda que a taxa de utilização do ATP seja bem maior.[120] Entretanto, conforme o consumo de O_2 em estado estável é alcançado, as necessidades de ATP do corpo vão sendo atendidas pelo metabolismo aeróbio, na mesma velocidade em que o ATP vai sendo usado. O principal ponto a ser enfatizado em relação à bioenergética das transições do repouso ao trabalho é o envolvimento de vários sistemas energéticos. Em outras palavras, a energia necessária ao exercício não é fornecida pela simples ativação de uma via bioenergética isolada, e sim por uma mistura desses três sistemas metabólicos que atuam com uma considerável sobreposição.

O termo **déficit de oxigênio** é aplicável ao atraso do consumo de oxigênio que ocorre no início do exercício. Especificamente, o déficit de oxigênio é definido pela diferença entre o consumo de oxigênio nos primeiros minutos de exercício e um período equivalente após o estado estável ser alcançado.[90,97] Durante esse tempo, boa parte do ATP é fornecida por processo anaeróbio (i.e., sistema ATP-CP e glicólise), tendo em vista que a produção aeróbia de ATP é insuficiente, até que o consumo de oxigênio atinja o estado estável. Na Figura 4.4, isso é representado pela área sombreada à esquerda. O que causa esse atraso no consumo de oxigênio no início do exercício? Esse atraso é causado por uma distribuição inadequada de oxigênio aos músculos ou reflete uma falha da fosforilação oxidativa em aumentar imediatamente, logo no início do exercício?[82] O dr. Bruce Gladden responde a essas perguntas no Quadro "Pergunte ao especialista 4.1".

Adultos[64,99] e adolescentes[88] treinados atingem o estado estável de $\dot{V}O_2$ mais rápido do que os indivíduos sem treinamento e, como consequência, apresentam um déficit de oxigênio menor. Qual é a explicação para essa diferença? Parece provável que os indivíduos treinados apresentam uma capacidade bioenergética aeróbia mais bem desenvolvida, decorrente das adaptações cardiovasculares ou musculares induzidas pelo treinamento de resistência.[33,64,97,99] Em termos práticos, isso significa que a produção aeróbia de ATP está ativa mais cedo no início do exercício e acarreta uma produção menor de lactato e H^+ no indivíduo treinado em comparação ao indivíduo sem treinamento. O Capítulo 13 traz uma análise detalhada dessa adaptação ao treinamento.

Em resumo

- Na transição do repouso para o exercício moderado, o consumo de oxigênio aumenta rapidamente e, em geral, atinge um estado estável em 1-4 minutos.
- O termo *déficit de oxigênio* aplica-se ao atraso do consumo de oxigênio no início do exercício.
- A falha do consumo de oxigênio em aumentar instantaneamente no início do exercício significa que as vias anaeróbias contribuem para a produção geral de ATP no início do exercício. Depois que um estado estável é alcançado, as necessidades corporais de ATP são atendidas via metabolismo aeróbio.

Recuperação do exercício: respostas metabólicas

Se um indivíduo está correndo na esteira a uma velocidade que pode ser mantida de maneira confortável por 20-30 minutos e então sai da esteira, a taxa metabólica ($\dot{V}O_2$) não cai instantaneamente a partir do valor de estado estável mensurado durante o exercício para os valores de $\dot{V}O_2$ de re-

Pergunte ao especialista 4.1

A cinética do consumo de oxigênio no início de um exercício realizado a uma taxa de trabalho constante: perguntas e respostas com o dr. Bruce Gladden

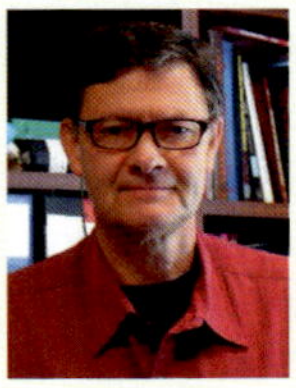

Bruce Gladden

Bruce Gladden, PhD, professor do departamento de cinesiologia na Auburn University, é um especialista internacionalmente conhecido em metabolismo muscular no exercício. A pesquisa do dr. Gladden aborda questões importantes relacionadas aos fatores que regulam o consumo de oxigênio no músculo esquelético durante o exercício. Alguns exemplos do trabalho realizado pelo dr. Gladden podem ser encontrados em periódicos de fisiologia prestigiados no mundo inteiro. Aqui, o dr. Gladden responde a perguntas sobre o curso temporal do consumo de oxigênio no início do exercício submáximo.

PERGUNTA: O que é tão importante na resposta de consumo de oxigênio no início do exercício submáximo realizado a uma taxa de trabalho constante?

RESPOSTA: Primeiro, é essencial observar que o consumo de O_2 é um indicador confiável da energia fornecida pela fosforilação oxidativa (i.e., o sistema energético aeróbio ou oxidativo). O fato de haver uma "defasagem" ou retardo até o consumo de oxigênio aumentar e atingir um nível de estado estável nos informa que o metabolismo aeróbio (i.e., a fosforilação oxidativa na mitocôndria) não é totalmente ativado no início do exercício. Essa resposta é importante porque pode fornecer informação sobre o controle ou a regulação da fosforilação oxidativa. Além disso, essa resposta tardia nos comunica que os sistemas energéticos anaeróbios também devem ser ativados para suprir a energia necessária no começo do exercício (i.e., há um déficit de oxigênio).

PERGUNTA: Por que a fosforilação oxidativa não está total e instantaneamente ativada no início do exercício?

RESPOSTA: Historicamente, foram propostas duas hipóteses alternativas. Primeiro foi sugerido que no início do exercício o suprimento de oxigênio disponível para os músculos em contração é inadequado. Isso significa que, pelo menos em algumas mitocôndrias, ao menos em uma parte do tempo, é possível que não haja moléculas de oxigênio disponíveis para aceitar elétrons ao final das cadeias de transporte de elétron. Nitidamente, se isso estiver correto, a taxa de fosforilação oxidativa e, portanto, todo o consumo de oxigênio corporal, seriam restritos. A segunda hipótese sustenta a ocorrência de um atraso, pois os estímulos para fosforilação oxidativa demoram algum tempo para atingir seus níveis finais e produzir totalmente seus efeitos em uma dada intensidade de exercício. Como discutido no Capítulo 3, a cadeia de transporte de elétrons é estimulada por ADP e P_i (p. ex., Tab. 3.3). Pouco após o começo do exercício, as concentrações de ADP e P_i estão meramente acima dos níveis de repouso, uma vez que a concentração de ATP está sendo mantida pela reação da creatina quinase (PC + ADP → ATP + C) e pela glicólise acelerada (com acúmulo de lactato). No entanto, as concentrações de ADP e P_i continuarão aumentando enquanto a PC for sendo quebrada, fornecendo gradualmente uma estimulação extra para "ligar" a fosforilação oxidativa até que essa via aeróbia passe a suprir essencialmente 100% das necessidades energéticas do exercício. O ponto-chave está no fato de a concentração desses estimuladores da taxa de fosforilação oxidativa não aumentar instantaneamente dos níveis de repouso para os níveis de estado estável. Isso por vezes é referido como "inércia do metabolismo".

PERGUNTA: Qual das duas hipóteses está correta?

RESPOSTA: Essa é uma pergunta difícil, pois ambas as hipóteses não são mutuamente exclusivas. Minhas pesquisas, com a colaboração de numerosos colegas (em especial dr. Bruno Grassi, dr. Mike Hogan e dr. Harry Rossiter), sustentam a segunda hipótese (i.e., de que a "lentidão" dos estímulos é necessária à completa ativação da fosforilação oxidativa). Em particular, existe evidência para um papel significativo da reação da creatina quinase no "tamponamento" de alguns dos sinais mais importantes (p. ex., concentração de ADP) para ativar a fosforilação oxidativa. Mesmo assim, a limitação do suprimento de oxigênio também pode exercer algum papel que, por sua vez, tende a se tornar mais significativo a intensidades de exercício mais altas. Nenhum dos possíveis reguladores ou controladores da fosforilação oxidativa deve ser considerado isoladamente. Todos interagem para fornecer o estímulo geral para a fosforilação oxidativa em uma determinada condição de exercício.

pouso associados à permanência ao lado da esteira. A taxa metabólica continua alta por vários minutos imediatamente após o exercício. Isso é ilustrado na Figura 4.4*a*, com um $\dot{V}O_2$ em estado estável sendo alcançado em 3 minutos de exercício de intensidade moderada e o consumo de oxigênio retornando aos níveis de repouso em 5 minutos após o exercício. Isso significa que, ao longo de vários minutos após o exercício, o consumo de oxigênio se situa acima do nível necessário para o atendimento das demandas de permanecer de pé ao lado da esteira. Em contrapartida, a Figura 4.4*b* mostra um atleta altamente treinado em resistência realizando um exercício extenuante a aproximadamente 110% do $\dot{V}O_{2máx}$. Nesse caso, o indivíduo não poderia atender às necessidades de oxigênio da tarefa, conforme mostra o déficit de oxigênio significativamente maior, e seu $\dot{V}O_2$ ainda não retornaria aos níveis de repouso passados 14 minutos do início do exercício. Fica claro que a magnitude e a duração dessa taxa metabólica pós-exercício elevada são influenciadas pela intensidade do exercício.[6,53,97] O(s) motivo(s) que leva(m) a essa observação será(ão) discutidos de forma resumida.

Do ponto de vista histórico, o termo **débito de oxigênio** era aplicado ao consumo de oxigênio elevado (acima

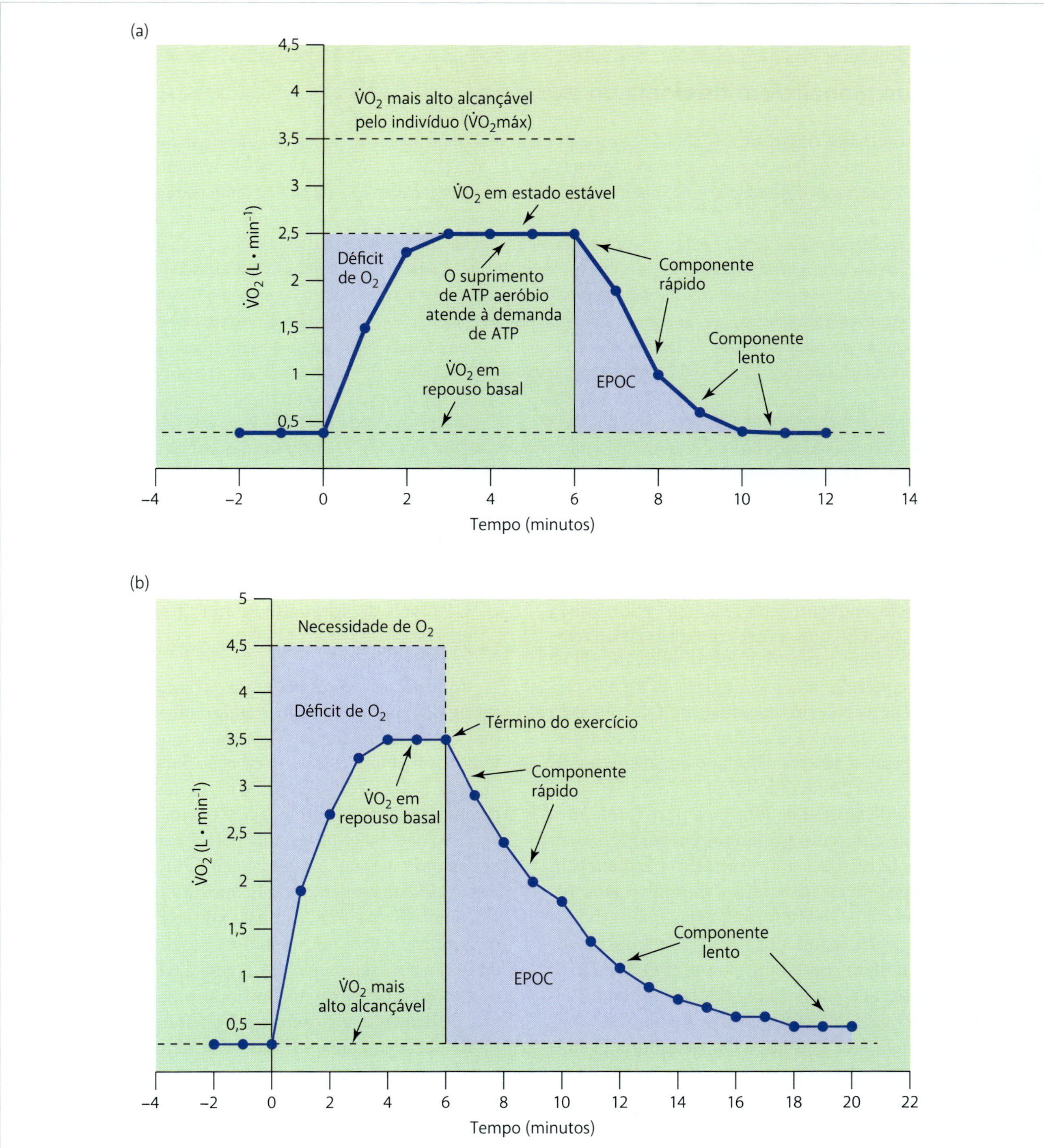

Figura 4.4 Déficit de oxigênio e consumo excessivo de O_2 pós-exercício (EPOC) durante o exercício moderado (*a*) e no exercício intenso e exaustivo (*b*).

dos níveis de repouso) após o exercício. O proeminente fisiologista britânico A. V. Hill[65] empregou pela primeira vez o termo "débito de O_2", argumentando que o excesso de oxigênio consumido (acima do repouso) após o exercício era um reembolso pelo déficit de O_2 incorrido no início do exercício (ver o quadro "Um olhar no passado – nomes importantes na ciência"). Embora o trabalho de Hill sobre a recuperação em seguida ao exercício fosse importante, atualmente o termo "débito de oxigênio" foi substituído pelo acrônimo **EPOC**, significando ***excess post-exercise oxygen consumption*** (i.e., consumo excessivo de oxigênio pós-exercício).[14,15,17,46] A análise da Figura 4.4 revela que o EPOC pode ser dividido em duas partes: a parte rápida, imediatamente subsequente ao exercício (i.e., cerca de 2-3 minutos após o exercício); e a parte lenta, que persiste por mais de 30 minutos após a realização de um exercício prolongado ou muito pesado/extenuante. A parte rápida é representada pelo declínio íngreme do consumo de oxigê-

Um olhar no passado – nomes importantes na ciência

A.V. Hill foi um pioneiro em fisiologia do exercício

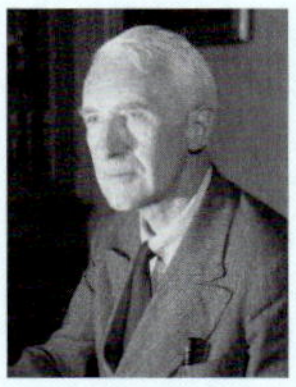

Anonymous/AP Images

Archibald Vivian (A.V.) Hill (1886-1977) recebeu o prêmio Nobel de fisiologia ou medicina em 1922, por sua pesquisa sobre produção de calor no músculo esquelético. Esse trabalho descreveu com precisão a magnitude da produção de calor no músculo esquelético isolado durante a contração e o relaxamento.

O professor Hill nasceu em Bristol, Inglaterra, e sua família não tinha recursos financeiros para bancar seus estudos. Mesmo assim, ele era motivado e talentoso e ganhou bolsas de estudos para cursar matemática e ciências naturais (química, física e fisiologia) no Trinity College, em Cambridge, Inglaterra.

Após a graduação, Hill iniciou sua carreira científica em fisiologia em Cambridge, no ano de 1909, e começou a investigar a natureza da contração muscular usando músculo de sapo como modelo.

Além de sua pesquisa sobre produção de calor no músculo esquelético, que lhe rendeu o prêmio Nobel, A. V. Hill fez inúmeras contribuições à ciência da fisiologia do exercício. Exemplificando, ele foi o primeiro fisiologista a demonstrar que o músculo esquelético em contração é capaz de produzir energia de maneira anaeróbia. Esse trabalho foi importante porque a visão geral que se tinha naquela época era de que toda a energia destinada ao desempenho muscular derivava do metabolismo aeróbio. Hill também introduziu o conceito de débito de oxigênio (i.e., o consumo de oxigênio após o exercício) e foi o primeiro cientista a descrever com clareza o conceito de consumo máximo de oxigênio em seres humanos durante o exercício. Outras contribuições científicas importantes de Hill incluem sua descoberta da produção de calor nos nervos e a equação de força-velocidade na musculatura esquelética.

nio após o exercício, enquanto a parte lenta é representada pelo declínio lento do O_2 que ocorre com o passar do tempo após o exercício (Fig. 4.4*a* e *b*). A parte rápida do EPOC representa o O_2 requerido para ressintetizar ATP e a PC armazenados e repor as reservas teciduais de O_2 (~20% do EPOC).[59] A parte lenta do EPOC se deve a vários fatores. Primeiro, a conversão oxidativa de lactato em glicose no fígado representa ~20% do total do EPOC.

Esse processo de síntese de glicose a partir de fontes não carboidrato é chamado **gliconeogênese**).[14,17] Além disso, a frequência cardíaca e a respiração permanecem elevadas, acima dos níveis de repouso, durante vários minutos após o exercício. Dessa forma, essas duas atividades requerem O_2 extra acima dos níveis de repouso. Outros fatores que podem contribuir para o EPOC são uma temperatura corporal elevada e hormônios circulantes específicos. As elevações da temperatura corporal ocasionam uma taxa metabólica aumentada (denominada efeito Q10).[19,57,101] Além disso, níveis altos de adrenalina ou noradrenalina acarretam um consumo de O_2 aumentado após o exercício.[48] Contudo, esses dois hormônios são rapidamente removidos do sangue após o exercício e, assim, é possível que não estejam presentes por tempo suficiente para exercer impacto significativo sobre o EPOC. Comparado com o exercício de intensidade moderada, o EPOC total é maior em seguida à prática de exercício pesado ou muito pesado porque:[53]

- A produção de calor e a temperatura corporal são maiores.
- A PC é depletada (eliminada) em uma maior extensão e é necessário mais O_2 para sua ressíntese.
- Os níveis mais elevados de lactato no sangue significam que é necessário mais O_2 para a conversão de lactato em glicose na gliconeogênese.
- Os níveis de adrenalina e noradrenalina estão mais elevados.

Todos esses fatores podem contribuir para que o EPOC seja maior após o exercício de alta/muito alta intensidade do que após o exercício de intensidade moderada. Alguns estudiosos têm usado essa observação para fazer alegações de que exercícios de alta intensidade são melhores para a perda de peso por causa da prolongada "queima pós-treino". Todavia, isso não é tão importante para a perda de peso quanto as pessoas esperam. Na verdade, o EPOC compreende apenas 6-15% do oxigênio total consumido durante o exercício; além disso, o maior impacto do exercício para a perda de gordura ocorre por meio do gasto de energia acumulado durante o exercício.[12,110]A Figura 4.6 contém um resumo dos fatores que parecem contribuir para o consumo excessivo de oxigênio pós-exercício. Ver ainda no Quadro "Uma visão mais detalhada 4.1" mais pormenores sobre a remoção do lactato após o exercício.

Em resumo

- O consumo excessivo de oxigênio pós-exercício (EPOC) (antes conhecido como débito de oxigênio) consiste em um consumo de O_2 superior ao observado em repouso após o exercício.
- Vários fatores contribuem para o EPOC. Primeiro, um pouco do O_2 consumido no início do período de recuperação é usado para ressintetizar PC armazenado no músculo e repor as reservas de O_2 musculares e sanguíneas. Outros fatores que contribuem para a parte "lenta" do EPOC incluem a temperatura corporal elevada, a quantidade de O_2 necessária para converter lactato em glicose (gliconeogênese) e níveis sanguíneos altos de adrenalina e noradrenalina.

Uma visão mais detalhada 4.1

Remoção do lactato após o exercício

O que acontece com o lactato formado durante o exercício? A teoria clássica propunha que a maioria do lactato pós-exercício era convertida em glicose no fígado e acarretava um elevado consumo de oxigênio pós-exercício (i.e., débito de O_2). Entretanto, evidências recentes sugerem que isso não ocorre e, após o exercício, o lactato é principalmente oxidado.[14,17] Ou seja, o lactato é convertido em piruvato e usado como substrato pelo coração e músculo esquelético. Estima-se cerca de 70% do lactato produzido durante o exercício seja oxidado, enquanto 20% são convertidos em glicose e os 10% restantes são convertidos em aminoácidos.

A Figura 4.5 mostra o curso temporal da remoção de lactato do sangue após o exercício extenuante. Observe que a remoção de lactato é mais rápida durante o exercício leve e contínuo em comparação ao observado na recuperação em repouso. A explicação para esses achados está associada ao fato de o exercício leve intensificar a oxidação do lactato pelo músculo ativo.[34,47,63] Qual é a intensidade ideal de exercício para a remoção do lactato do sangue? A resposta a essa pergunta é uma taxa de trabalho nas proximidades, mas abaixo do limiar de lactato (p. ex., exercício de intensidade moderada). Exemplificando, um estudo demonstrou que, quando os indivíduos se exercitavam logo abaixo do seu limiar de lactato (ponto em que ocorre acúmulo de lactato no sangue), o lactato sanguíneo diminuía mais rapidamente, em comparação com intensidades mais baixas de exercício (p. ex., 40%-60% do limiar de lactato).[92] Para muitos indivíduos não treinados, provavelmente essa intensidade de exercício se situaria em torno de 40-50% do $\dot{V}O_{2máx}$.[34]

Finalmente, tendo em vista que o treinamento físico de resistência aumenta a capacidade oxidativa das fibras musculares esqueléticas, alguns pesquisadores concluíram que o treinamento físico melhora a capacidade de remoção do lactato do sangue pelos músculos esqueléticos. No entanto, ainda há controvérsia com relação a se decidir se o treinamento de resistência melhora ou não a capacidade de eliminar o lactato, pois alguns estudos relatam melhora na remoção do lactato pós-exercício em indivíduos treinados,[7,9] enquanto outros estudos concluíram que o treinamento não melhora a capacidade de remoção do lactato do sangue durante a fase de recuperação do exercício.[7,42] Evidentemente, há necessidade de mais estudos para que essa importante questão seja esclarecida.

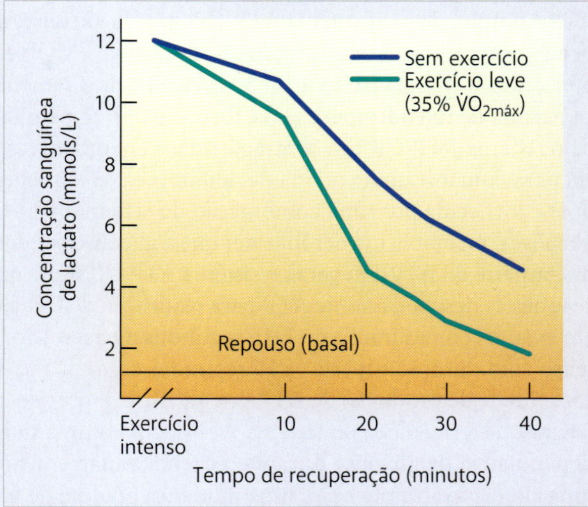

Figura 4.5 Remoção de lactato do sangue após o exercício extenuante. Observe que o lactato pode ser removido mais rapidamente do sangue durante a recuperação se o indivíduo se engajar no exercício leve e contínuo.

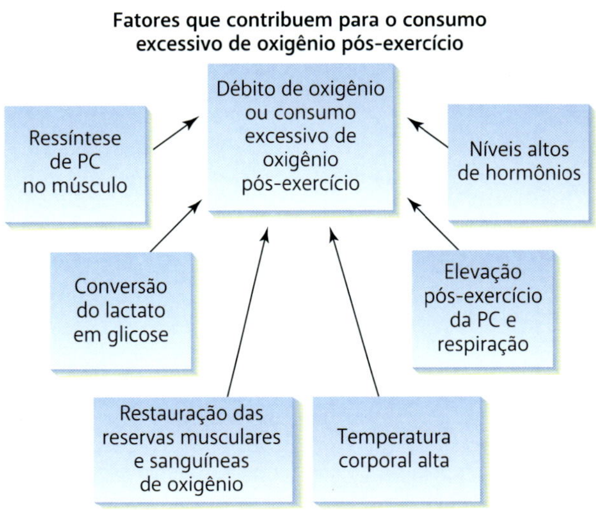

Figura 4.6 Resumo dos fatores que poderiam contribuir para o consumo excessivo de oxigênio pós-exercício (EPOC). Ver detalhes no texto.

Respostas metabólicas ao exercício: influência da duração e da intensidade

No Capítulo 3, foi dito que o exercício de alta intensidade e curta duração (< 20 segundos) usa primariamente as vias metabólicas anaeróbias para produzir ATP. Em contrapartida, um evento como uma maratona (i.e., uma corrida de 42 km) envolve o uso primário da produção aeróbia de ATP para suprir o ATP necessário à realização para esse tipo de evento. Contudo, os eventos com duração acima de 10-20 segundos e inferior a 10 minutos geralmente produzem o ATP necessário à contração muscular usando uma combinação de vias anaeróbias e aeróbias. De fato, a maioria dos esportes usa uma combinação de vias anaeróbias e aeróbias para produzir o ATP necessário à contração muscular. As três seções subsequentes consideram quais vias bioenergéticas estão envolvidas na produção energética durante a realização de tipos específicos de exercício.

Exercício intenso e de curta duração

A energia usada para realizar um exercício de curta duração e alta intensidade (i.e., extenuante) é fornecida primariamente pelas vias metabólicas anaeróbias. Se a produção de ATP é dominada pelo sistema ATP-CP ou pela glicólise, depende primariamente da duração da atividade.[1,4,73,80] Exemplificando, a energia para correr 50 m ou concluir uma única partida de futebol americano é fornecida principalmente pelo sistema ATP-CP. Em contrapartida, a energia necessária para concluir uma corrida de 400 m (i.e., 45-60 segundos) é fornecida por uma combinação do sistema ATP-CP, glicólise e metabolismo aeróbio, em que a glicólise produz a maior parte do ATP. Em geral, o sistema ATP-CP supre quase todas as necessidades de ATP para realização de trabalho em eventos com duração de 1-15 segundos. O exercício intenso com duração superior a 15 segundos começa a usar a capacidade de produção de ATP por glicólise. É preciso enfatizar que a transição do sistema ATP-CP para uma maior dependência da glicólise durante o exercício não constitui uma alteração abrupta e sim uma mudança gradual de uma via para outra.

Os eventos com duração superior a 45 segundos usam uma combinação de todos os três sistemas de energia (i.e., sistemas de ATP-CP, de glicólise e aeróbio). Esse aspecto foi enfatizado na Figura 3.24, no Capítulo 3. Em geral, o exercício intenso com duração aproximada de 60 segundos usa uma proporção de produção de energia anaeróbia/aeróbia da ordem de 70%/30%, enquanto os eventos competitivos com duração de 2-3 minutos empregam vias bioenergéticas anaeróbias e aeróbias praticamente na mesma proporção para suprir o ATP necessário (Fig. 3.24). Fica claro que a contribuição da produção de energia aeróbia para atender às necessidades energéticas totais aumenta com a duração da competição.

Em resumo

- Durante o exercício de alta intensidade e curta duração (i.e., 2-20 segundos), a produção de ATP muscular é dominada pelo sistema ATP-CP.
- O exercício intenso com duração superior a 20 segundos conta mais com a glicólise anaeróbia para produzir uma parte significativa do ATP necessário.
- Enfim, os eventos de alta intensidade com duração superior a 45 segundos usam uma combinação de sistema ATP-CP, glicólise e sistema aeróbio para produzir o ATP necessário à contração muscular. Os exercícios físicos com duração entre 2 e 3 minutos necessitam de uma proporção 50%/50% de contribuição anaeróbia/aeróbia.

Exercício prolongado

A energia necessária à realização do exercício prolongado (i.e., duração > 10 minutos) é fornecida primariamente pelo metabolismo aeróbio. Um consumo de oxigênio em estado estável em geral pode ser mantido durante o exercício de intensidade moderada. Entretanto, essa regra apresenta duas exceções. Primeiro, o exercício prolongado realizado em ambiente quente/úmido acarreta uma "tendência" crescente de consumo de oxigênio. Assim, um estado estável não é mantido nesse tipo de exercício, ainda que a taxa de trabalho seja constante[101] (Fig. 4.7*a*). Em segundo lugar, o exercício contínuo a uma taxa de trabalho relativa alta (i.e., com intensidade alta ou muito alta) ocasiona uma elevação lenta do consumo de oxigênio com o passar do tempo[57] (Fig. 4.7*b*). Em cada um desses tipos de exercício, a tendência crescente de $\dot{V}O_2$ é devida principalmente aos efeitos da temperatura corporal crescente e à elevação dos níveis sanguíneos dos hormônios adrenalina e noradrenalina.[19,46,48,57,78] Essas duas variáveis aumentam a taxa metabólica, provocando um consumo de oxigênio aumentado ao longo do tempo. O uso de um fármaco que bloqueia os receptores aos quais se ligam a adrenalina e a noradrenalina resulta na eliminação da tendência do $\dot{V}O_2$, confirmando a ligação existente entre ambos.[78] Por outro lado, ainda que tenha sido demonstrado que o treinamento de resistência de 8 semanas diminui a tendência do VO_2 durante o exercício intenso, sua associação a uma temperatura corporal mais baixa não foi estabelecida.[21] Portanto, é provável que as reduções nos níveis sanguíneos de adrenalina e noradrenalina induzidas pelo treinamento contribuam para diminuir a tendência do $\dot{V}O_2$ durante a prática de exercícios físicos em alta intensidade.[110]

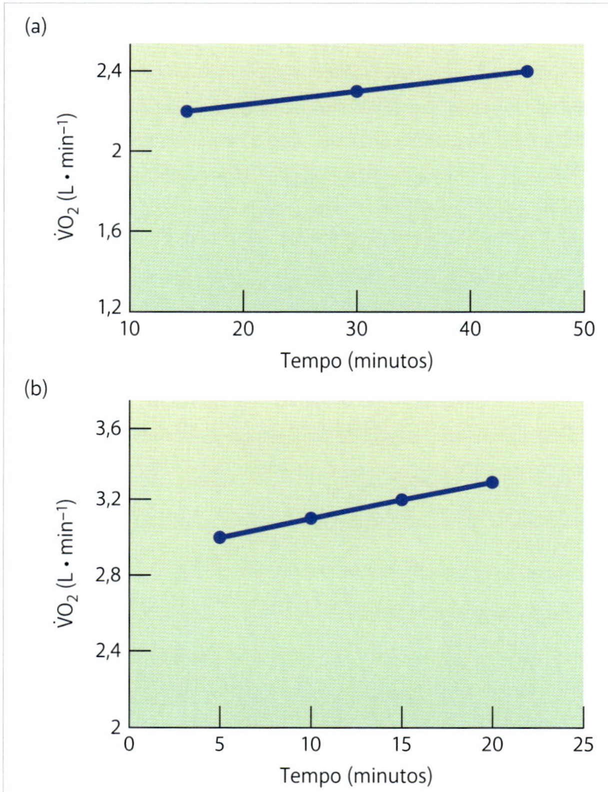

Figura 4.7 Comparação do consumo de oxigênio ($\dot{V}O_2$) ao longo do tempo durante o exercício prolongado realizado em condições ambientais de calor e umidade (*a*) e no exercício prolongado a uma taxa de trabalho relativa alta (> 75% do $\dot{V}O_{2máx}$) (*b*). Observe que, em ambas as condições, o $\dot{V}O_2$ apresenta uma "tendência" ascendente estável. Ver detalhes no texto.

Em resumo

- A energia necessária para a realização do exercício prolongado (i.e., duração > 10 minutos) é fornecida primariamente pelo metabolismo aeróbio.
- Um consumo de oxigênio em estado estável geralmente pode ser mantido durante o exercício de intensidade moderada prolongado. Entretanto, o exercício realizado em um ambiente quente/úmido ou o exercício realizado a uma taxa de trabalho relativa alta acarreta uma "tendência" crescente do consumo de oxigênio com o passar do tempo. Dessa forma, um estado estável não é alcançado nesses tipos de exercício.

Exercício incremental

Testes com exercício incremental (também denominados **testes com exercício graduado**) são empregados com frequência pelos médicos para examinar pacientes quanto à possibilidade de cardiopatia, bem como por cientistas do exercício para determinar o condicionamento cardiovascular de um indivíduo. Esses testes geralmente são conduzidos em uma esteira ou cicloergômetro. No entanto, um braço ergométrico com pedal pode ser usado para testar indivíduos que perderam a funcionalidade de suas pernas ou atletas praticantes de esportes que envolvam trabalho dos braços (p. ex., nadadores). O teste em geral começa com o indivíduo realizando um breve aquecimento, seguido de aumento da taxa de trabalho a cada 1-3 minutos até o indivíduo não conseguir manter o débito de potência desejado. Esse aumento da taxa de trabalho pode ser alcançado na esteira, aumentando-se sua velocidade ou inclinação. No cicloergômetro ou braço ergométrico, o aumento do débito de potência é obtido por meio do aumento da resistência contra o volante.

Consumo máximo de oxigênio. A capacidade máxima de transporte e utilização de oxigênio durante o exercício (**consumo máximo de oxigênio ou $\dot{V}O_{2máx}$**) é considerada por muitos cientistas do exercício como a mensuração mais válida do condicionamento cardiovascular.

A Figura 4.8 ilustra a alteração do consumo de oxigênio durante um teste com exercício incremental típico realizado em um cicloergômetro. O consumo de oxigênio aumenta como uma função linear da taxa de trabalho até o $\dot{V}O_{2máx}$ ser alcançado. Quando o $\dot{V}O_{2máx}$ é alcançado, um aumento do débito de potência não provoca aumento do consumo de oxigênio. Assim, o $\dot{V}O_{2máx}$ representa um "teto fisiológico" da capacidade do sistema de transporte de oxigênio distribuir O_2 aos músculos em contração. Na forma clássica desse teste, o $\dot{V}O_2$ é nivelado ou exibe um "platô" quando o indivíduo completa um estágio a mais do teste.[66,117] Na Figura 4.8, esse aspecto está ilustrado com uma linha tracejada. Essa linha tracejada foi usada porque muitos indivíduos não apresentam o platô ao final de um teste incremental; eles simplesmente não conseguem atingir um estágio além daquele em que o $\dot{V}O_{2máx}$ foi alcançado. Entretanto, existem formas de mostrar que o valor mais alto alcançado para o consumo de oxigênio é o $\dot{V}O_{2máx}$[3,32,71,72,76,106] (ver "Uma visão mais detalhada 4.2" para mais detalhes). Os fatores fisiológicos que

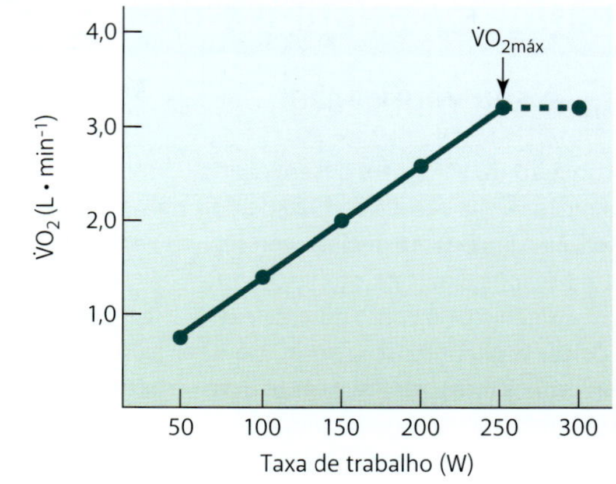

Figura 4.8 Alterações no consumo de oxigênio ($\dot{V}O_2$) durante um teste com exercício incremental. A linha tracejada indica um platô observado em $\dot{V}O_2$ em uma taxa de trabalho mais elevada; no entanto, isso não é observado em muitos casos.

influenciam o $\dot{V}O_{2máx}$ incluem: (a) a capacidade máxima do sistema cardiorrespiratório de distribuir oxigênio ao músculo em contração e (b) a capacidade do músculo de captar oxigênio e produzir ATP de modo aeróbio. Tanto a genética como o treinamento físico comprovadamente influenciam o $\dot{V}O_{2máx}$. Esse aspecto é discutido no Capítulo 13.

Limiar de lactato. Durante a prática de exercício com intensidade moderada, a maior parte da produção de ATP destinada ao fornecimento de energia para realização de contração muscular é oriunda de fontes aeróbias.[86,98,111] Entretanto, à medida que a intensidade do exercício aumenta durante um teste com exercício incremental, os níveis sanguíneos de lactato começam a subir de modo exponencial (Fig. 4.9). Isso ocorre em indivíduos sem treinamento em torno de 50-60% do $\dot{V}O_{2máx}$, e nos indivíduos treinados é observado a taxas de trabalho maiores (i.e., 65-80% de $\dot{V}O_{2máx}$).[51] Nas décadas de 1960 e 1970, um termo comum usado para descrever o ponto de elevação sistemática dos níveis sanguíneos de lactato durante o exercício incremental era o **limiar anaeróbio**[16,31,40,67,77,100,123,125,129] por causa da ligação evidente entre o metabolismo anaeróbio e o aparecimento de lactato. Entretanto, por causa dos argumentos acerca da terminologia (discutidos em seguida), um termo mais neutro – **limiar de lactato** – passou a ser amplamente adotado.[30,34,116]

Outro termo que está relacionado à elevação sistemática da concentração sanguínea de lactato é *início de acúmulo de lactato no sangue* (cuja abreviação é OBLA para a denominação em inglês). O termo OBLA é significativamente diferente de limiar de lactato em um importante aspecto. Em vez de descrever o ponto de inflexão do lactato sanguíneo, o OBLA é frequentemente definido como a intensidade do exercício (ou consumo de oxigênio) em que uma concentração sanguínea de lactato específica é alcançada (p. ex., 4 mmols/L).[15,61,116] Para evitar confusão, iremos nos referir à elevação súbita dos níveis sanguíneos de lactato durante o exercício incremental como limiar de lactato.

Uma visão mais detalhada 4.2

$\dot{V}O_{2máx}$ e sua verificação

O conceito de $\dot{V}O_{2máx}$ foi desenvolvido pela primeira vez na década de 1920 por Hill e Lupton. Essa importante medida representa o teto fisiológico da capacidade de consumo de oxigênio pelo corpo durante exercícios físicos muito intensos com o uso de grandes grupos musculares (i.e., as pernas). É importante destacar que há muito tempo essa medição tem sido considerada "padrão-ouro" para avaliar o condicionamento cardiorrespiratório; o $\dot{V}O_{2máx}$ continua sendo um dos melhores preditores de mortalidade por todas as causas.[44,60,109] Além disso, a medição do $\dot{V}O_{2máx}$ tem relevância como indicador preditor do desempenho das pessoas nos exercícios de resistência.[44,60,109] Portanto, a avaliação precisa do $\dot{V}O_{2máx}$ é importante no campo da fisiologia do exercício.

Conforme discutido anteriormente, habitualmente a medição do $\dot{V}O_{2máx}$ consiste na realização de um teste de exercício incremental em uma esteira ou cicloergômetro. O consumo de oxigênio é medido em cada estágio do teste, e a presença de um platô nos valores de $\dot{V}O_2$ diante de um aumento na intensidade do exercício é considerada a melhor evidência de que o indivíduo testado atingiu seu verdadeiro $\dot{V}O_{2máx}$. Infelizmente, a maioria das pessoas não se sente confortável ao se exercitar em taxas de trabalho acima de $\dot{V}O_{2máx}$ (i.e., exercícios físicos extenuantes). Assim, apenas um pequeno número de indivíduos (em geral atletas de resistência bem treinados) conseguirá efetivamente atingir um platô nas determinações de $\dot{V}O_2$ durante um teste de exercício incremental. Esse fato levantou a questão: "É possível confirmar que o $\dot{V}O_{2máx}$ foi atingido com o uso de critérios secundários, nos casos em que o indivíduo testado não consegue atingir um platô no $\dot{V}O_2$ durante um teste de exercício incremental?"

Em um esforço para resolver esse problema, os pesquisadores propuseram vários critérios secundários para confirmar que o $\dot{V}O_{2máx}$ foi atingido, nos casos em que os indivíduos testados não conseguem alcançar um platô no $\dot{V}O_2$. Os critérios mais comuns, aferidos na última fase do exercício, são: (1) atingir a frequência cardíaca máxima prevista para a idade (± 10 batimentos/min); (2) atingir uma concentração sanguínea de lactato ≥ 8 mM; e/ou (3) atingir uma taxa de troca respiratória (ou seja, $\dot{V}CO_2/\dot{V}O_2$) ≥ 1,15. A justificativa para explicar o uso desses critérios é que, na ausência de um platô evidente nas determinações de $\dot{V}O_2$, cada um desses critérios é alcançado com frequência em situações de $\dot{V}O_{2máx}$; assim, atingir um ou mais desses padrões confirmaria que o $\dot{V}O_{2máx}$ foi alcançado durante o teste de exercício incremental. Infelizmente, os estudos que abordam esse tema indicam que o fato de atingir esses critérios nem sempre serve como "prova" de que o $\dot{V}O_{2máx}$ foi atingido durante um teste de exercício.[109]

Tendo em vista que esses critérios secundários geralmente são inadequados para verificar se o $\dot{V}O_{2máx}$ foi ou não atingido, os pesquisadores desenvolveram outras maneiras de confirmar se os indivíduos testados atingiram o $\dot{V}O_{2máx}$ durante o último estágio de um teste de exercício incremental. Uma das abordagens mais promissoras para a resolução desse problema é o chamado teste de "fase de verificação".[93,109] Resumidamente, esse teste envolve o indivíduo que está fazendo um segundo teste de exercício em outro dia ou em seguida a uma longa recuperação (30-90 minutos) depois da realização do primeiro teste de exercício incremental. Nesse segundo teste, o indivíduo faz um breve aquecimento para, em seguida, se exercitar em uma intensidade maior do que a praticada na última etapa do teste de exercício incremental. Se a pessoa testada não atingir um $\dot{V}O_2$ superior ao $\dot{V}O_2$ alcançado no último estágio do teste de exercício incremental, essa observação confirmará que a pessoa alcançou o $\dot{V}O_{2máx}$ durante o teste de exercício precedente. Entretanto, se a pessoa atingir um $\dot{V}O_2$ maior do que o $\dot{V}O_2$ obtido durante o teste de exercício incremental, esse achado indica que ela ainda não atingiu $\dot{V}O_{2máx}$ e, assim, deverá ser realizado outro teste de verificação (em uma taxa de trabalho maior). Para mais detalhes sobre a verificação dos testes de $\dot{V}O_{2máx}$, o leitor deve consultar Costa et al. (2021) e Schaun (2017) nas "Sugestões de leitura".

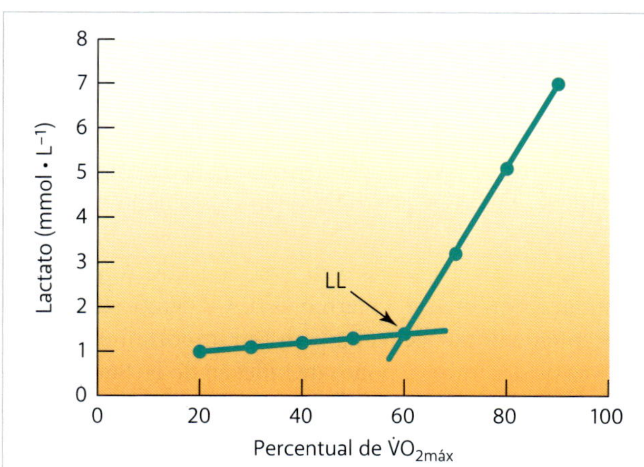

Figura 4.9 Alterações da concentração sanguínea de lactato durante o exercício incremental. A elevação abrupta do lactato é conhecida como limiar de lactato (LL).

Nas décadas de 1960 e 1970, alguns pesquisadores acreditavam que essa elevação abrupta da concentração de lactato durante o exercício incremental representava um ponto de dependência crescente do metabolismo anaeróbio (i.e., glicólise).[29,121-125] Consequentemente, o termo *limiar anaeróbio* foi adotado. Contudo, muitos pesquisadores acreditam que o termo "limiar anaeróbio" não é apropriado para descrever essa elevação no lactato sanguíneo. O argumento básico contra o termo *limiar anaeróbio* gira em torno da dúvida sobre a elevação do lactato sanguíneo durante o exercício incremental ser devida a uma falta de oxigênio (hipóxia) no músculo ativo ou ocorrer por outros motivos. Historicamente, os crescentes níveis sanguíneos de lactato eram considerados uma indicação de metabolismo anaeróbio aumentado no músculo em contração por causa dos níveis baixos de O_2 nas células musculares individuais.[123,125] Entretanto, se a glicólise terá como produto final o piruvato ou o lactato, isso depende de uma variedade de fatores. Primeiro, a glicólise que resulta na produção de lactato pode ocorrer – e realmente ocorre – em condições completamente aeróbias. Se a taxa de glicólise for rápida, a produção de NADH pode exceder a capacidade de transporte dos mecanismos de transporte que deslocam hidrogênios do sarcoplasma para dentro da mitocôndria.[113,115,128] De fato, os níveis sanguíneos de adrenalina começam a subir a 50-65% do $\dot{V}O_{2máx}$ durante o exercício incremental, além de comprovadamente estimularem a taxa glicolítica. Esse aumento da glicólise eleva a taxa de produção de NADH.[115] A falha do sistema de transporte em sustentar a taxa de produção de NADH por glicólise resultaria no piruvato aceitar uma parte dos hidrogênios "não transportados"; além disso, a formação de lactato poderia ocorrer de modo independente de a célula muscular ter ou não oxigênio suficiente para produção aeróbia de ATP (Fig. 4.10).

Uma segunda explicação para a formação de lactato no músculo exercitado está relacionada à enzima que catalisa a conversão do piruvato em lactato. A enzima responsável por essa reação é a lactato desidrogenase (LDH), que é encontrada em várias formas (as diferentes formas da mesma enzima são denominadas isozimas). Lembre-se de que a reação é a seguinte:

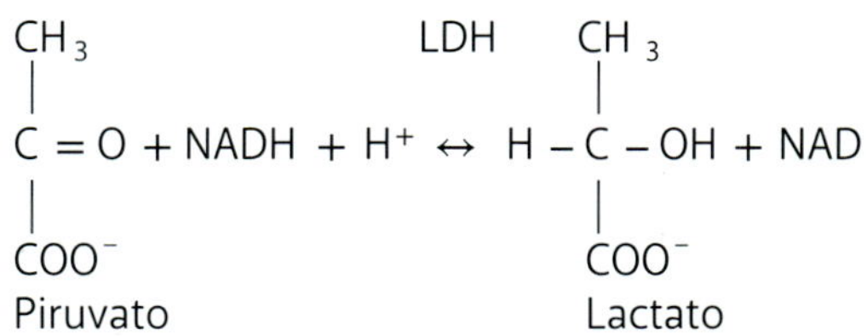

Essa reação é reversível, uma vez que o lactato pode ser convertido de volta a piruvato em condições apropriadas. O músculo esquelético humano pode ser classificado em três tipos de fibras (ver Cap. 8). Um desses tipos é uma fibra "lenta" (às vezes denominada fibra de contração lenta), enquanto os outros dois tipos são denominados fibras "rápidas" (por vezes chamadas de fibras de contração rápida). Como os nomes indicam, as fibras rápidas são recrutadas durante o exercício intenso e rápido, enquanto as fibras lentas são usadas primariamente durante a atividade de baixa intensidade. A isozima LDH encontrada nas fibras rápidas possui maior afinidade de ligação ao piruvato, promovendo formação de lactato.[69,111] Em contrapartida, as fibras de contração lenta contêm uma forma de LDH que promove a conversão de lactato em piruvato. Assim, a formação de lactato poderia ocorrer nas fibras rápidas durante o exercício simplesmente por causa do tipo de LDH presente. Assim, a produção de lactato seria novamente independente da disponibilidade de oxigênio na célula muscular. No início de um teste com exercício incremental, é provável que as fibras lentas sejam as primeiras a serem recrutadas para ação. Entretanto, à medida que a intensidade do exercício aumenta, torna-se necessário produzir uma quantidade de força muscular maior. Essa força muscular aumentada é suprida por meio do recrutamento de mais e mais fibras rápidas. Assim, o envolvimento de mais fibras rápidas pode ocasionar uma produção de lactato aumentada e, portanto, ser responsável pelo limiar de lactato.

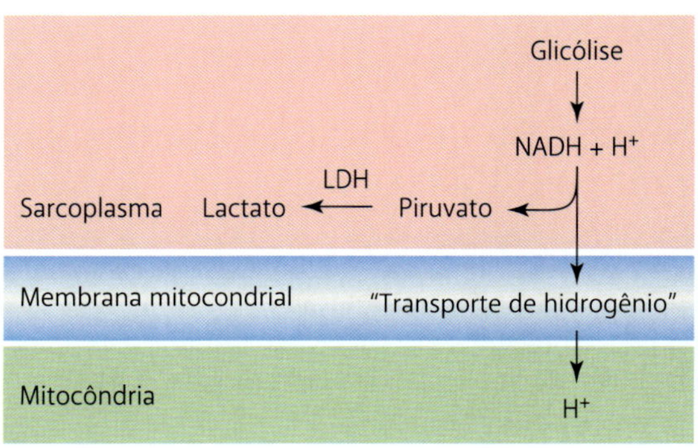

Figura 4.10 A falha do sistema mitocondrial de "transporte de hidrogênio" em acompanhar o ritmo da produção glicolítica de NADH + H+ resulta na conversão do piruvato em lactato.

Uma explicação final para o limiar de lactato pode estar relacionada à taxa de remoção do lactato do sangue durante o exercício incremental. Quando um pesquisador obtém uma amostra de sangue de um indivíduo durante um teste de exercício, a concentração de lactato presente na amostra consiste na diferença entre a taxa de entrada de lactato no sangue e a taxa de remoção de lactato do sangue. A qualquer momento durante o exercício, sempre há alguns músculos produzindo e liberando lactato no sangue, e alguns tecidos (p. ex., fígado, músculos esqueléticos, coração) estão removendo lactato. Dessa forma, a concentração de lactato no sangue em um dado momento qualquer pode ser expressa matematicamente do seguinte modo:

$$\text{Concentração de lactato no sangue} = \text{Entrada de lactato no sangue} - \text{Remoção de lactato do sangue}$$

Assim, uma elevação da concentração de lactato no sangue pode ocorrer em decorrência de um aumento da produção de lactato ou diminuição da remoção de lactato. Evidências recentes sugerem que a elevação dos níveis sanguíneos de lactato em animais durante o exercício incremental pode decorrer de um aumento da produção de lactato e de uma diminuição da taxa de remoção de lactato.[17,37] Ver no Capítulo 13 uma discussão sobre o modo como o treinamento de resistência afeta a produção de lactato. Ver ainda o Quadro "Vencendo limites 4.1".

Resumindo, há controvérsias sobre a terminologia e o mecanismo que explica a elevação abrupta da concentração sanguínea de lactato durante o exercício incremental. É possível que qualquer explicação isolada ou uma combinação de explicações (inclusive a falta de O_2) consiga esclarecer o limiar de lactato. A Figura 4.11 contém um resumo dos possíveis mecanismos que explicam o limiar de lactato. A busca por evidências definitivas que expliquem o(s) mecanismo(s) que altera(m) a concentração sanguínea de lactato durante o exercício incremental ainda seguirá pelos anos vindouros. Para mais detalhes sobre a história e os achados científicos subjacentes ao limiar de lactato (anaeróbio), ver Poole et al. (2021) nas "Sugestões de leitura".

Vencendo limites 4.1

Fisiologia do exercício aplicada ao esporte

O lactato causa sensibilidade muscular?

Entre alguns atletas e treinadores, existe uma crença de que a produção de lactato durante o exercício é uma causa primária de dor muscular de aparecimento tardio (i.e., a dor que surge em 24-48 horas após o exercício). Mesmo assim, evidências fisiológicas indicam que o lactato não é causa desse tipo de dor muscular. Várias linhas de "lógica fisiológica" podem ser usadas para sustentar essa posição. Primeiramente, embora a produção de lactato ocorra no músculo esquelético ativo durante o exercício de alta intensidade, a remoção do lactato do músculo e do sangue ocorre rapidamente após uma sessão de exercício. De fato, os níveis sanguíneos de lactato voltam aos níveis de repouso dentro de 60 minutos após o exercício (ver Quadro "Uma visão mais detalhada 4.1"). Dessa forma, parece improvável que a produção de lactato durante uma única série de exercícios físicos provoque o aparecimento de dor muscular após 1-2 dias.

Um segundo argumento contra o lactato como causa de dor muscular de início tardio está no fato de que, se a produção de lactato causasse dor muscular, os atletas de potência sentiriam dor após cada treinamento. Nitidamente, não é isso que ocorre. De fato, os atletas de potência bem condicionados (p. ex., velocistas) raramente sentem dor muscular após uma sessão de treinamento de rotina.

Se o lactato não é causador do aparecimento tardio de dor muscular, qual é sua causa verdadeira? Evidências crescentes indicam que esse tipo de dor muscular tem origem em lesões microscópicas nas fibras musculares. Esse tipo de lesão resulta em uma cascata lenta de eventos biomecânicos que levam ao desenvolvimento de inflamação e edema nos músculos lesionados. Como esses eventos se desenvolvem lentamente, a dor decorrente em geral não aparece antes de 24-48 horas após o exercício. Os detalhes sobre os eventos que levam ao aparecimento tardio de dor muscular são discutidos no Capítulo 20.

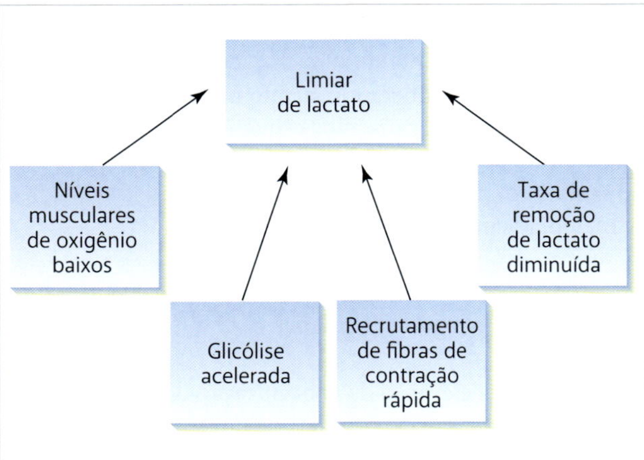

Figura 4.11 Mecanismos que possivelmente explicam o limiar de lactato durante o exercício incremental. Ver detalhes no texto.

Uso prático do limiar de lactato. Independentemente do mecanismo fisiológico que explica o limiar de lactato, este possui implicações significativas para a previsão do desempenho esportivo e, talvez, para o planejamento de programas de treinamento destinados a atletas de resistência. Exemplificando, vários estudos demonstraram que o limiar de lactato (LL) combinado a outras mensurações fisiológicas (p. ex., $\dot{V}O_{2máx}$) é útil como preditor do sucesso de corredores de provas longas.[43,87] Se $\dot{V}O_{2máx}$ é o "teto fisiológico" para a produção aeróbia de ATP durante o exercício, então o LL determina o limite superior para a intensidade sustentável do exercício (p. ex., %$\dot{V}O_{2máx}$ ou velocidade de corrida). Em consequência, o limiar de lactato poderia servir como guia para treinadores e atletas planejarem o nível de intensidade de exercício necessário para otimizar os resultados do treinamento (p. ex., escolher uma frequência cardíaca de treinamento com base no LL). Isso é discutido em mais detalhes no Capítulo 20.

Em resumo

- O consumo de oxigênio aumenta de maneira linear durante o exercício incremental até o $\dot{V}O_{2máx}$ ser alcançado.
- O ponto em que a concentração sanguínea de lactato total aumenta repentinamente durante o teste com exercício incremental (graduado) é denominado *limiar de lactato*.
- Há controvérsias quanto ao mecanismo que explica a elevação súbita da concentração sanguínea de lactato durante o exercício incremental. É possível que qualquer um ou uma combinação dos seguintes fatores explique o limiar de lactato: (1) níveis baixos de oxigênio no músculo; (2) glicólise acelerada por ação da adrenalina; (3) recrutamento das fibras musculares rápidas; e (4) taxa de remoção do lactato diminuída.
- O limiar de lactato tem usos práticos, como na previsão do desempenho de resistência e como marcador da intensidade do treinamento.

Estimativa da utilização de combustível durante o exercício

Uma técnica não invasiva comumente empregada para estimar o percentual de contribuição dos carboidratos ou gorduras para o metabolismo energético durante o exercício é a razão entre o débito de dióxido de carbono ($\dot{V}CO_2$) e o volume de oxigênio consumido ($\dot{V}O_2$).[45,127] A razão $\dot{V}CO_2/\dot{V}O_2$ é chamada de **razão de troca respiratória (R).** Em condições de estado estável, a razão $\dot{V}CO_2/\dot{V}O_2$ frequentemente é denominada *quociente respiratório* (QR), pois é considerada um reflexo da produção de CO_2 e do consumo de O_2 pelas mitocôndrias dos músculos ativos. Para fins de simplificação, iremos nos referir à razão $\dot{V}CO_2/\dot{V}O_2$ como razão de troca respiratória (R). Como a R pode ser usada para estimar se gordura ou carboidrato estão sendo usados como combustível? A resposta está relacionada ao fato de a gordura e o carboidrato diferirem em termos de quantidade de O_2 usada e CO_2 produzido durante a oxidação. Quando a R é usada como fator preditivo da utilização de combustível durante o exercício, o papel contribuidor das proteínas para a produção de ATP durante o exercício é ignorado. Esse aspecto é razoável, pois as proteínas geralmente exercem um pequeno papel como substrato durante a atividade física. Assim, a R durante o exercício é frequentemente denominada uma *R não proteica*.

Vamos considerar primeiro a R para gordura. Quando a gordura é oxidada, o O_2 se combina com o carbono para formar CO_2 e se liga ao hidrogênio para formar água. A relação química é a seguinte:

Gordura (ácido palmítico) $C_{16}H_{32}O_2$
Oxidação: $C_{16}H_{32}O_2 + 23\ O_2 \rightarrow 16\ CO_2 + 16\ H_2O$
Portanto, $R = \dot{V}CO_2/\dot{V}O_2 = 16\ CO_2/23\ O_2$
$= 0{,}70$

Para a R ser usada como estimativa de uso de substrato durante o exercício, o indivíduo deve ter alcançado o estado estável. Isso é importante, pois é somente durante o exercício realizado em estado estável que $\dot{V}CO_2$ e $\dot{V}O_2$ refletem a captação de O_2 e a produção de CO_2 nos tecidos. Exemplificando, quando um indivíduo apresenta hiperventilação em decorrência do excessivo acúmulo de íons hidrogênio durante trabalho de grande intensidade, a perda excessiva de CO_2 a partir das reservas corporais (ver Caps. 10 e 11) poderia distorcer a razão $\dot{V}CO_2/\dot{V}O_2$ e invalidar o uso da R para estimar qual combustível está sendo usado. Dito isso, a R elevada medida ao final de um teste de exercício incremental máximo vem sendo utilizada como critério secundário para a obtenção dos valores para $\dot{V}O_{2máx}$ (ver seção precedente sobre $\dot{V}O_{2máx}$).

A oxidação de carboidratos também acarreta uma razão previsível do volume de CO_2 produzido pelo volume de O_2 consumido. A oxidação de carboidratos ocasiona uma R igual a 1,0:

Glicose = $C_6H_{12}O_6$
Oxidação: $C_6H_{12}O_6 + 6\ O_2 \rightarrow 6\ CO_2 + 6\ H_2O$
$R = \dot{V}CO_2/\dot{V}O_2 = 6\ CO_2/6\ O_2 = 1{,}0$

A oxidação de gorduras requer mais O_2 do que a oxidação de carboidratos, pois estes contêm mais O_2 do que aquelas.[116] A quantidade de energia liberada com o uso de 1 L de oxigênio (i.e., o equivalente calórico) é de aproximadamente 4,7 kcal, com o uso apenas de gordura, e de cerca de 5,0 kcal, com o uso apenas de carboidratos. Por consequência, cerca de 6% mais de energia para cada litro de oxigênio são obtidos quando se usam carboidratos, em comparação ao uso da gordura, como único combustível para o exercício.

É improvável que gordura ou carboidrato seja o único substrato usado durante a realização da maioria dos tipos de exercício submáximo. Dessa forma, a R do exercício provavelmente seria algo entre 1,0 e 0,70. A Tabela 4.2 lista uma gama de valores da R e seus respectivos percentuais metabólicos de gordura ou carboidrato. Observe que uma R não proteica igual a 0,85 representa uma condição em que gordura e carboidratos contribuem igualmente como substratos energéticos. Além disso, observe que quanto maior é o valor da R, maior é o papel dos carboidratos como fonte de energia, e, quanto menor o valor da R, maior a contribuição das gorduras. A Tabela 4.2 também mostra como o equivalente calórico de oxigênio muda com a mistura de combustíveis utilizada.[79]

Tabela 4.2 Percentual de gorduras e carboidratos metabolizados, determinado pela razão de troca respiratória não proteica (R) e pelo equivalente calórico de oxigênio (kcal/L de O_2)

R	% de gordura	% de carboidrato	kcal/L de O_2
0,70	100	0	4,69
0,75	83	17	4,74
0,80	67	33	4,80
0,85	50	50	4,86
0,90	33	67	4,92
0,95	17	83	4,99
1,00	0	100	5,05

Fonte: Knoebel, Leon K. "Energy Metabolism," *Physiology*. Boston, MA: Little Brown & Company, 1984.

Em resumo

- A razão de troca respiratória (R) consiste na razão entre dióxido de carbono produzido e oxigênio consumido ($\dot{V}CO_2/\dot{V}O_2$).
- Para usar a R como estimativa da utilização de substrato durante o exercício, o indivíduo deve ter alcançado um estado estável. Isso é importante porque é apenas durante o exercício realizado em estado estável que $\dot{V}CO_2$ e $\dot{V}O_2$ refletem a troca metabólica de gases nos tecidos.
- O equivalente calórico para o oxigênio vale aproximadamente 4,7 kcal/L com o uso apenas de gordura e 5,0 kcal/L com o uso apenas de carboidrato, havendo uma diferença aproximada de 6%.

Fatores determinantes da seleção de combustível

As proteínas contribuem com menos de 2% do substrato usado durante o exercício com duração máxima de 1 hora. Entretanto, o papel das proteínas como fonte de combustível pode se tornar discretamente maior durante o exercício prolongado (i.e., 3-5 horas de duração). Durante esse tipo de exercício, a contribuição proteica total para o suprimento energético pode chegar a 5-10% durante os últimos minutos de trabalho.[11,15,70,83,84,103] Assim, as proteínas exercem apenas um papel minoritário como substrato durante a maioria dos tipos de exercício, enquanto a gordura e os carboidratos são as principais fontes de energia durante a atividade em indivíduos saudáveis que consomem uma dieta equilibrada. Vários fatores determinam se o substrato primário usado durante o trabalho é gordura ou carboidrato, tais como (a) dieta, (b) intensidade e a duração do exercício, e (c) se o indivíduo passou por treinamento de resistência. Exemplificando, as dietas ricas em gordura e pobres em carboidrato promovem uma alta taxa de metabolismo de gordura. Com relação à intensidade do exercício, o exercício de baixa intensidade usa primariamente gordura como combustível, enquanto o carboidrato constitui a fonte energética primária durante o exercício de alta intensidade. A seleção do combustível também é influenciada pela duração do exercício. Durante o exercício de baixa intensidade e longa duração, há um aumento progressivo da quantidade de gordura oxidada pelos músculos exercitados. Os indivíduos com treinamento de resistência usam mais gordura e menos carboidrato do que os indivíduos menos condicionados durante o exercício prolongado realizado a uma mesma intensidade. Nas duas seções a seguir, discutiremos os pormenores da influência da intensidade e duração do exercício sobre a seleção de combustível. O papel do treinamento de resistência é discutido em detalhes no Capítulo 13. A dieta e o desempenho são abordados no Capítulo 22.

Intensidade do exercício e seleção de combustível

Novamente, as gorduras são uma fonte de combustível primária para os músculos durante o exercício de baixa intensidade (i.e., 30% de $\dot{V}O_{2máx}$), enquanto os carboidratos são o substrato dominante durante o exercício de alta intensidade (i.e., 70% de $\dot{V}O_{2máx}$).[20,25,94] Consequentemente, R aumenta à medida que a intensidade do exercício aumenta. A influência da intensidade do exercício sobre a seleção do combustível muscular é ilustrada na Figura 4.12. Observe que, à medida que a intensidade do exercício aumenta, ocorre um aumento progressivo do metabolismo de carboidratos e uma diminuição do metabolismo de gorduras. Perceba ainda que, conforme a intensidade do exercício aumenta, existe uma intensidade de exercício em que a energia derivada dos carboidratos excede a energia derivada das gorduras. Essa taxa de trabalho foi denominada *ponto de cruzamento*.[20] Ou seja, à medida que a intensidade do exercício aumenta, ultrapassando o ponto de cruzamento, ocorre um deslocamento progressivo do metabolismo de gordura para o metabolismo de carboidrato.

Qual é a causa do deslocamento do metabolismo de gordura para o metabolismo de carboidrato, que ocorre com o aumento da intensidade do exercício? Existem dois fatores primários envolvidos: (1) o recrutamento das fibras rápidas e (2) os níveis sanguíneos crescentes de adrenalina. Conforme a intensidade do exercício aumenta, cada vez mais fibras musculares rápidas são recrutadas.[50] Essas fibras possuem enzimas glicolíticas em abundância, todavia, poucas enzimas mitocondriais e lipolíticas (enzimas responsáveis pela quebra de gorduras). Em suma, isso significa que as fibras rápidas são mais bem equipadas para metabolizar carboidratos do que para metabolizar gorduras. Dessa forma, o recrutamento aumentado das fibras rápidas provoca um maior metabolismo de carboidratos e um metabolismo de gorduras menor.[20]

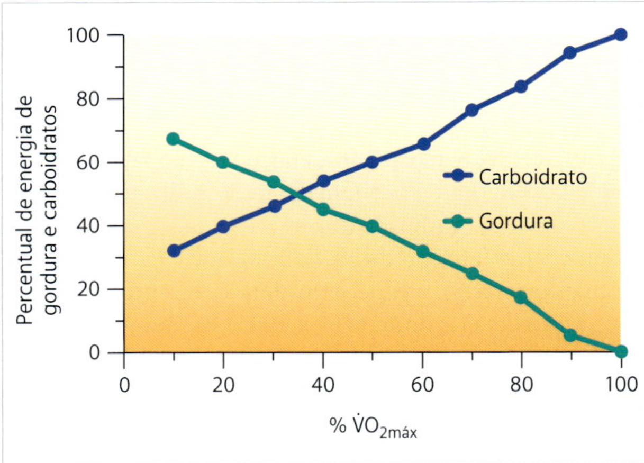

Figura 4.12 Ilustração do conceito de "cruzamento". Observe que, conforme a intensidade do exercício aumenta, há um aumento progressivo da contribuição dos carboidratos como fonte de combustível.

Um segundo fator regulador do metabolismo de carboidratos durante o exercício é a adrenalina. Conforme a intensidade do exercício aumenta, há uma elevação progressiva dos níveis sanguíneos de adrenalina. Níveis altos de adrenalina aumentam a atividade de fosforilase, o que, por sua vez, provoca aumento da quebra de glicogênio muscular. O resultado é um aumento da taxa de glicólise e produção de lactato.[20] Notavelmente, há alguns indivíduos que não possuem fosforilase e são incapazes de produzir lactato (ver Quadro "Aplicações clínicas 4.1"). A produção de lactato aumentada inibe o metabolismo de gordura, diminuindo a disponibilidade de gordura a ser usada como substrato.[119] A falta de gordura para ser usada como substrato pelos músculos ativos, nessas condições, determina o uso dos carboidratos como combustível primário (ver Cap. 5 para mais detalhes sobre o modo como isso ocorre).

Muitos indivíduos usam o exercício regular como forma de manter o peso e a gordura corporais controlados. É provável que você esteja familiarizado com as peças de equipamento usadas na prática de exercícios físicos e selecione algumas para os treinamentos de "queima de gordura". Esse tipo de treinamento enfatiza a baixa intensidade e a duração prolongada. Mas essa é realmente a melhor forma de queimar gordura? Ver a resposta no Quadro "Uma visão mais detalhada 4.3".

Aplicações clínicas 4.1

Síndrome de McArdle: um erro genético no metabolismo do glicogênio muscular

A síndrome de McArdle é uma doença genética em que o indivíduo afetado nasce com uma mutação genética e é incapaz de sintetizar a enzima fosforilase. Esse distúrbio metabólico impede o indivíduo de quebrar glicogênio muscular como fonte de combustível durante o exercício. Essa incapacidade de usar glicogênio durante o exercício também impede o músculo de produzir lactato, e isso é indicado pela observação de que os níveis sanguíneos de lactato não aumentam em pacientes com síndrome de McArdle durante o exercício de alta intensidade. Não surpreende então que, durante o exercício submáximo, os pacientes com síndrome de McArdle usem mais gordura como combustível em comparação aos indivíduos do grupo-controle.[96] Entretanto, apesar dos níveis crescentes de ácidos graxos no sangue, os pacientes com essa síndrome são incapazes de oxidar mais gordura. Isso indica que a disponibilidade de carboidrato limita a oxidação de gorduras até mesmo durante o exercício em estado estável nesses pacientes. Leia mais sobre esse assunto na seção "Interação do metabolismo de gordura/carboidrato".

Um efeito colateral indesejado desse distúrbio genético são as queixas frequentes dos pacientes com síndrome de McArdle de intolerância ao exercício e dor muscular ao esforço. Essa observação clínica fornece uma representação prática da importância do glicogênio muscular como fonte de energia durante o exercício. A síndrome de McArdle é apenas um dos numerosos distúrbios genéticos do metabolismo. Ver a revisão de Tarnopolsky, em "Sugestões de leitura", sobre essas miopatias metabólicas.

Duração do exercício e seleção de combustível

Durante o exercício prolongado (i.e., duração superior a 30 minutos) e de intensidade moderada (40-60% de $\dot{V}O_{2máx}$), a R diminui ao longo do tempo, indicando um deslocamento gradual do metabolismo de carboidrato para um uso crescente das gorduras como substrato.[5,49,68,81,94,102] A Figura 4.13 ilustra esse aspecto.

Quais fatores controlam a taxa de metabolismo de gordura durante o exercício prolongado? O metabolismo de gorduras é regulado pelas variáveis que controlam a taxa de quebra de gordura (um processo chamado lipólise). Os triglicerídios são quebrados em **ácidos graxos livres (AGL)** e glicerol pela ação de enzimas chamadas **lipases**. As lipases geralmente estão inativas até serem estimuladas pelos hormônios adrenalina, noradrenalina e glucagon.[68] Durante o exercício de baixa intensidade e prolongado, por exemplo, os níveis sanguíneos de adrenalina aumentam, o que eleva a atividade das lipases e assim promove a lipólise. Esse aumento da lipólise ocasiona aumento dos níveis sanguíneos e musculares de AGL, promovendo assim o metabolismo de gorduras. De modo geral, a **lipólise** é um processo lento, e um aumento do metabolismo de gorduras ocorre somente após 10-20 minutos de exercício. Esse aspecto é ilustrado na Figura 4.13 pelo aumento lento do metabolismo de gorduras que ocorre com o passar do tempo durante o exercício submáximo prolongado.

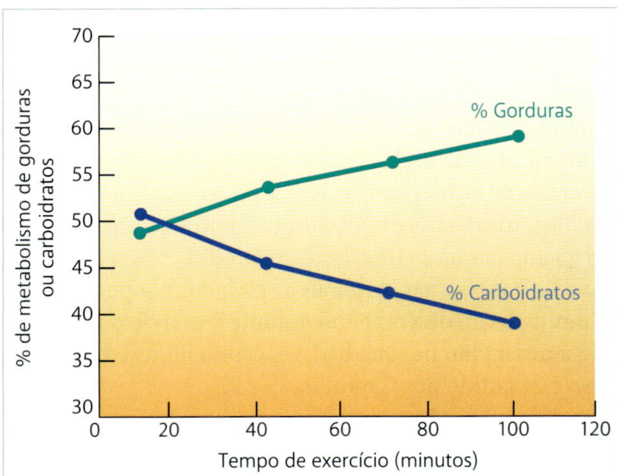

Figura 4.13 Deslocamento do metabolismo de carboidratos para o metabolismo de gorduras durante o exercício prolongado.

A mobilização de AGL para o sangue é inibida pelo hormônio insulina e por níveis sanguíneos de lactato elevados. A insulina inibe a lipólise por inibição direta da atividade da lipase. Normalmente, os níveis sanguíneos de insulina declinam durante o exercício prolongado (ver Cap. 5). Entretanto, quando uma refeição ou uma bebida rica em carboidratos é consumida 30-60 minutos antes do exercício, os níveis sanguíneos de glicose aumentam e mais insulina é liberada pelo pâncreas. Essa elevação da insulina no sangue pode levar à diminuição da lipólise e redução do metabolismo de gordura, ocasionando maior utilização de carboidratos como combustível (ver mais sobre esse assunto no Cap. 22).

Interação do metabolismo de gordura/carboidrato

Durante o exercício de curta duração, é improvável que as reservas musculares de glicogênio ou os níveis de glicemia sejam depletados. Contudo, durante o exercício prolongado (p. ex., duração superior a 2 horas), as reservas musculares e hepáticas de glicogênio podem atingir níveis baixíssimos.[15,26,50,55,62] Isso é importante porque a depleção das reservas musculares e sanguíneas de carboidrato provoca fadiga muscular.[55] Por que níveis baixos de glicogênio no músculo produzem fadiga? Evidências sugerem a seguinte resposta. A depleção do carboidrato disponível diminui a taxa de glicólise e, com isso, a concentração de piruvato no mús-

Uma visão mais detalhada 4.3

Exercício e metabolismo de gordura: o exercício de baixa intensidade é melhor para queimar gordura?

Qual intensidade de exercício é ideal para queimar gordura? À primeira vista, o exercício de baixa intensidade pareceria melhor porque um alto percentual de gasto energético é derivado da oxidação de gordura (ver Fig. 4.14.). Entretanto, deve-se ter em mente que, como o gasto energético total também é limitado nessas baixas intensidades de exercício, apenas uma pequena quantidade de gordura é oxidada. Por exemplo, vamos considerar que um indivíduo esteja trabalhando a 20% do $\dot{V}O_{2máx}$ e que a taxa metabólica seja 3 kcal/min. Se R é 0,80, dois terços da energia (2 kcal/min) são provenientes da gordura e um terço (1 kcal/min) provém do carboidrato (ver Tab. 4.2). Agora, se o indivíduo está trabalhando a 60% do $\dot{V}O_{2máx}$, a taxa metabólica é 9 kcal/min. Se R é 0,90, apenas um terço da energia vem da gordura. Entretanto, como a taxa metabólica é três vezes maior, 3 kcal/min são derivados de gordura – 50% mais oxidação de gordura do que em 20% do $\dot{V}O_{2máx}$. A Figura 4.14 mostra mudanças na R e na oxidação de gordura em uma ampla faixa de intensidades de exercícios físicos. A oxidação de gordura aumentou até cerca de 60% do $\dot{V}O_{2máx}$ e então reduziu daí em diante. Esse é um padrão bastante típico da oxidação de gordura.

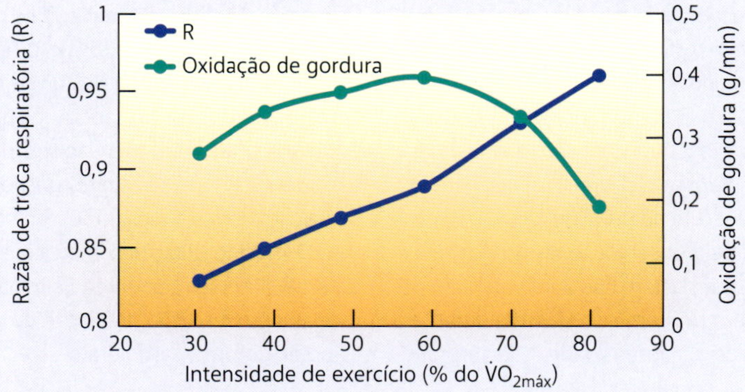

Figura 4.14 Mudanças na razão de troca respiratória (R) e na oxidação de gordura com aumento da intensidade de exercício em homens e mulheres ativos. A oxidação de gordura aumentou a partir do exercício leve e alcançou um pico em cerca de 60% do $\dot{V}O_{2máx}$.

A maior taxa de oxidação de gordura é chamada de $FAT_{máx}$ e existe suporte para uma conexão entre LL e $FAT_{máx}$. Na verdade, a aceleração da glicólise que está relacionada com o aumento da concentração de lactato no sangue significa um aumento global na oxidação de carboidrato. Consistente com isso, a $FAT_{máx}$ parece ser alcançada imediatamente antes do LL.[107] Além disso, a oxidação da gordura parece ser maior na mesma carga de trabalho relativa (%$\dot{V}O_{2máx}$) durante a corrida comparada com o ciclismo em adultos[24] e crianças.[130] Ao discutir sobre qual exercício ou intensidade de exercício é melhor para a oxidação de gordura, deve-se ter em mente que o gasto energético total é a chave para qualquer programa de manutenção ou perda de peso. Veja o Capítulo 16 para detalhes sobre a prescrição de exercícios físicos.

culo também diminui.[55] Isso diminui a taxa de produção aeróbia de ATP pela redução do número de compostos (intermediários) do ciclo de Krebs. No músculo humano cujas reservas de glicogênio são adequadas, o exercício submáximo (i.e., 70% do $\dot{V}O_{2máx}$) aumenta (acima dos valores de repouso) em nove vezes o número de intermediários do ciclo de Krebs.[108] Esse número aumentado de intermediários do ciclo de Krebs é necessário para que o ciclo de Krebs "acelere" em uma tentativa de atender às altas demandas de ATP durante o exercício. O piruvato (produzido por glicólise) é importante para a promoção do aumento da concentração de intermediários do ciclo de Krebs. Exemplificando, o piruvato é precursor de vários intermediários do ciclo de Krebs (p. ex., oxaloacetato, malato). Quando a taxa de glicólise diminui em decorrência da indisponibilidade de glicose ou de glicogênio, os níveis de piruvato no sarcoplasma caem e os níveis de intermediários do ciclo de Krebs também diminuem. Esse declínio da quantidade de intermediários do ciclo de Krebs retarda a taxa de atividade do ciclo, de modo que o resultado final é uma redução da taxa de produção aeróbia de ATP. Portanto, essa taxa diminuída de produção de ATP muscular pode comprometer o desempenho no exercício.

É importante notar que uma diminuição da quantidade de intermediários do ciclo de Krebs (em decorrência da depleção de glicogênio) acarreta uma taxa diminuída de produção de ATP a partir do metabolismo de gordura, pois as gorduras podem ser metabolizadas apenas por meio da oxidação no ciclo de Krebs. Dessa forma, quando as reservas de carboidratos são depletadas no corpo, a taxa de metabolização de gordura também diminui.[108] Portanto, "as gorduras são queimadas na chama dos carboidratos".[115] O papel que a depleção das reservas corporais de carboidratos pode exercer na limitação do desempenho durante o exercício prolongado é apresentado no Quadro "Vencendo limites 4.2" e além disso é discutido nos Capítulos 19 e 22.

Reservas de energia do organismo

Nesta seção, destacamos os sítios corporais de armazenamento de carboidratos, gorduras e proteínas. Além disso,

Vencendo limites 4.2

Fisiologia do exercício aplicada ao esporte

A alimentação à base de carboidratos por meio da ingestão de bebidas esportivas melhora o desempenho de resistência

A depleção das reservas de carboidrato musculares e sanguíneas pode contribuir para a fadiga muscular durante o exercício prolongado. Sendo assim, a ingestão de carboidratos durante o exercício prolongado pode melhorar o desempenho de resistência? É claro que a resposta a essa pergunta é sim! Estudos que investigaram os efeitos da ingestão de carboidratos por meio de "bebidas esportivas" demonstraram de modo convincente que as ingestões de carboidrato durante o exercício submáximo (i.e., 70% do $\dot{V}O_{2\text{máx}}$) e prolongado (p. ex., 90 minutos) podem melhorar o desempenho de resistência.[28,89] E quanto carboidrato é necessário para melhorar o desempenho? Em geral, ingestões de carboidrato de 30-60 g/h são necessárias para melhorar o desempenho de resistência.

Atualmente, não está esclarecido se a adição de proteína a essas bebidas esportivas promoverá benefícios extras ao desempenho. O Capítulo 22 traz mais informações sobre esse assunto, bem como sobre o papel da carga de carboidrato nos dias que antecedem a participação em corridas de resistência (p. ex., maratona).

definimos o papel que cada um desses sítios de armazenamento de combustível exerce no fornecimento de energia durante o exercício. Por fim, discutimos o uso do lactato como fonte de combustível durante o trabalho.

Fontes de carboidrato durante o exercício. Os carboidratos são armazenados como glicogênio tanto no músculo como no fígado (ver Tab. 4.3). As reservas musculares de glicogênio fornecem uma fonte direta de carboidratos para o metabolismo energético muscular, enquanto as reservas de glicogênio hepáticas atuam como forma de reposição da glicose sanguínea. Exemplificando, quando os níveis de glicemia caem durante o exercício prolongado, a glicogenólise hepática é estimulada e há liberação de glicose no sangue. Essa glicose, então, pode ser transportada para o músculo em contração e usada como combustível.

O carboidrato usado como substrato durante o exercício é oriundo das reservas de glicogênio existentes na musculatura e da glicose sanguínea.[23,27,50,74,114] A contribuição relativa do glicogênio muscular e da glicose sanguínea para o metabolismo energético durante o exercício varia em função da intensidade e da duração do exercício. A glicose sanguínea exerce o papel mais significativo durante o exercício de baixa intensidade, enquanto o glicogênio muscular é a fonte primária de carboidrato durante o exercício de alta intensidade (ver Fig. 4.15). Como mencionado anteriormente, o uso aumentado de glicogênio durante o exercício de alta intensidade pode ser explicado pela taxa aumentada de glicogenólise por causa do recrutamento das fibras de contração rápida e dos altos níveis sanguíneos de adrenalina.

Durante a primeira hora de exercício submáximo prolongado (i.e., 65%-75% do $\dot{V}O_{2\text{máx}}$), uma parte significativa do carboidrato metabolizado pelo músculo é oriunda do glicogênio muscular. Entretanto, conforme os níveis musculares de glicogênio vão declinando com o passar do tempo, a glicose sanguínea passa a ser uma fonte de combustível cada vez mais importante (ver Fig. 4.16).

Fontes de gordura durante o exercício. Quando alguém consome mais energia (i.e., alimentos) do que gasta,

Tabela 4.3 Principais sítios de armazenamento de carboidrato e gordura no corpo de um homem sadio, não obeso (20% de gordura corporal), com peso de 70 kg

Observe que a ingestão dietética de carboidratos influencia a quantidade de glicogênio armazenado no fígado e na musculatura. As unidades de massa para armazenamento são o grama (g) e o quilograma (kg). As unidades de energia são a quilocaloria (kcal) e o quilojoule (kJ). Os dados são oriundos das referências 31, 33 e 69.

		Carboidratos (CHO)	
Sítio de armazenamento	**Dieta mista**	**Dieta rica em CHO**	**Dieta pobre em CHO**
Glicogênio hepático	60 g (240 kcal ou 1.005 kJ)	90 g (360 kcal ou 1.507 kJ)	< 30 g (120 kcal ou 502 kJ)
Glicose presente no sangue e líquido extracelular	10 g (40 kcal ou 167 kJ)	10 g (40 kcal ou 167 kJ)	10 g (40 kcal ou 167 kJ)
Glicogênio muscular	350 g (1.400 kcal ou 5.860 kJ)	600 g (2.400 kcal ou 10.046 kJ)	300 g (1.200 kcal ou 5.023 kJ)

Sítio de armazenamento	Gorduras Dieta mista
Adipócitos	14 kg (107.800 kcal ou 451.251 kJ)
Músculos	0,5 kg (3.850 kcal ou 16.116 kJ)

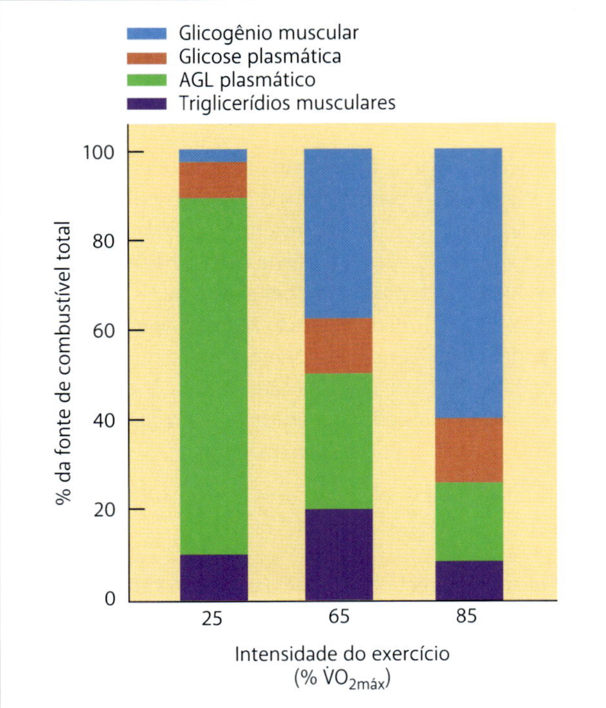

Figura 4.15 Influência da intensidade do exercício sobre a fonte de combustível muscular. Dados obtidos de atletas de resistência altamente treinados.

essa energia extra é armazenada na forma de gordura. Um ganho de 3.500 kcal de energia ocasiona o armazenamento de 453,6 g de gordura. A maior parte da gordura é armazenada na forma de triglicerídios nos adipócitos (células de gordura branca), mas uma pequena parte também é armazenada nas células musculares (Tab. 4.3). Como mencionado, o principal fator que determina o papel da gordura como substrato durante o exercício é sua disponibilidade para a célula muscular. Para serem metabolizados, os triglicerídios devem ser degradados em AGL (três moléculas) e glicerol (uma molécula).

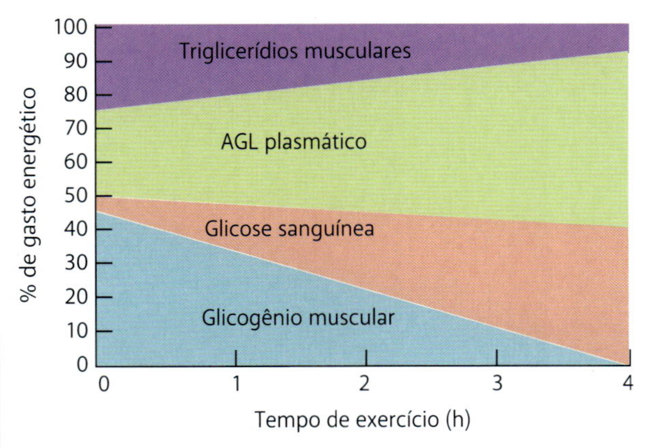

Figura 4.16 Percentual da energia derivada das quatro fontes principais de combustível durante o exercício submáximo (i.e., 65-75% do $\dot{V}O_{2máx}$). Dados obtidos de atletas de resistência treinados.

Quando os triglicerídios são quebrados, o AGL pode ser convertido em acetil-CoA e entrar no ciclo de Krebs.

As reservas de gordura a serem usadas como fonte de combustível variam em função da intensidade e da duração do exercício. Exemplificando, os AGL plasmáticos (i.e., AGL dos adipócitos) constituem a fonte primária de gordura durante o exercício de baixa intensidade. Em taxas de trabalho mais altas, o metabolismo dos triglicerídios musculares aumenta (ver Fig. 4.15). Em intensidades de exercício da ordem de 65-85% do $\dot{V}O_{2máx}$, a contribuição da gordura como fonte de combustível muscular é aproximadamente igual entre os AGL plasmáticos e os triglicerídios musculares.[25,58,105]

A contribuição dos AGL plasmáticos e dos triglicerídios musculares para o metabolismo durante o exercício prolongado está resumida na Figura 4.16. Observe que, no início do exercício, a contribuição dos AGL plasmáticos e dos triglicerídios musculares é igual. Entretanto, à medida que a duração do exercício aumenta, há um aumento progressivo do papel dos AGL plasmáticos como fonte de combustível.

Fontes de proteína durante o exercício. Para serem usadas como fonte de combustível, as proteínas devem primeiro ser degradadas em aminoácidos. Estes podem ser fornecidos ao músculo a partir do sangue ou do estoque de aminoácidos da própria fibra. Mais uma vez, o papel exercido pela proteína como substrato durante o exercício é pequeno e depende sobretudo da disponibilidade de aminoácidos de cadeia ramificada e do aminoácido alanina.[8,54] O músculo esquelético pode metabolizar diretamente os aminoácidos de cadeia ramificada (p. ex., valina, leucina, isoleucina) para produzir ATP.[52,70] Além disso, no fígado, a alanina pode ser convertida em glicose e devolvida pelo sangue ao músculo esquelético para ser usada como substrato.

Qualquer fator que amplie o estoque de aminoácidos (quantidade de aminoácidos disponível) no fígado ou na musculatura esquelética pode intensificar o metabolismo de proteínas.[70,85] Um desses fatores é o exercício prolongado (i.e., mais de 2 horas) de intensidade moderada. Especificamente, enzimas capazes de degradar as proteínas musculares (proteases) são ativadas durante o exercício prolongado.[2,8,35,36,95] Durante o exercício de longa duração, o mecanismo responsável pela ativação dessas proteases parece ser as elevações induzidas pelo exercício dos níveis de cálcio nas fibras musculares.[2,91] De fato, várias famílias de proteases são ativadas por elevações dos níveis celulares de cálcio.[2,91] Como resultado dessa ativação, os aminoácidos são liberados de suas proteínas "parentes", e o uso dos aminoácidos como combustível durante o exercício é aumentado.[94] O uso da proteína como combustível durante o exercício também está relacionado à disponibilidade de carboidrato (ver Cap. 22).

Lactato como fonte de combustível durante o exercício. Por muitos anos, o lactato foi considerado um produto de descarte da glicólise e de uso metabólico limitado. Entretanto, novas evidências mostraram que o lactato exerce

Uma visão mais detalhada 4.4

O ciclo de Cori: o lactato como fonte de combustível

Durante o exercício, uma parte do lactato produzido pelos músculos esqueléticos é transportada para o fígado por meio do sangue.[56,118] Entrando no fígado, o lactato pode ser convertido em glicose por meio de gliconeogênese. Essa glicose "nova" pode ser liberada no sangue e transportada de volta para a musculatura esquelética, para ser usada como fonte de energia durante o exercício. O ciclo de lactato-glicose entre o músculo e o fígado é chamado de **ciclo de Cori** e está ilustrado na Figura 4.17. Evidências recentes indicam que a gliconeogênese tem um papel essencial na manutenção da produção total de glicose durante o exercício em pessoas em jejum, independentemente do estado de treinamento.[39]

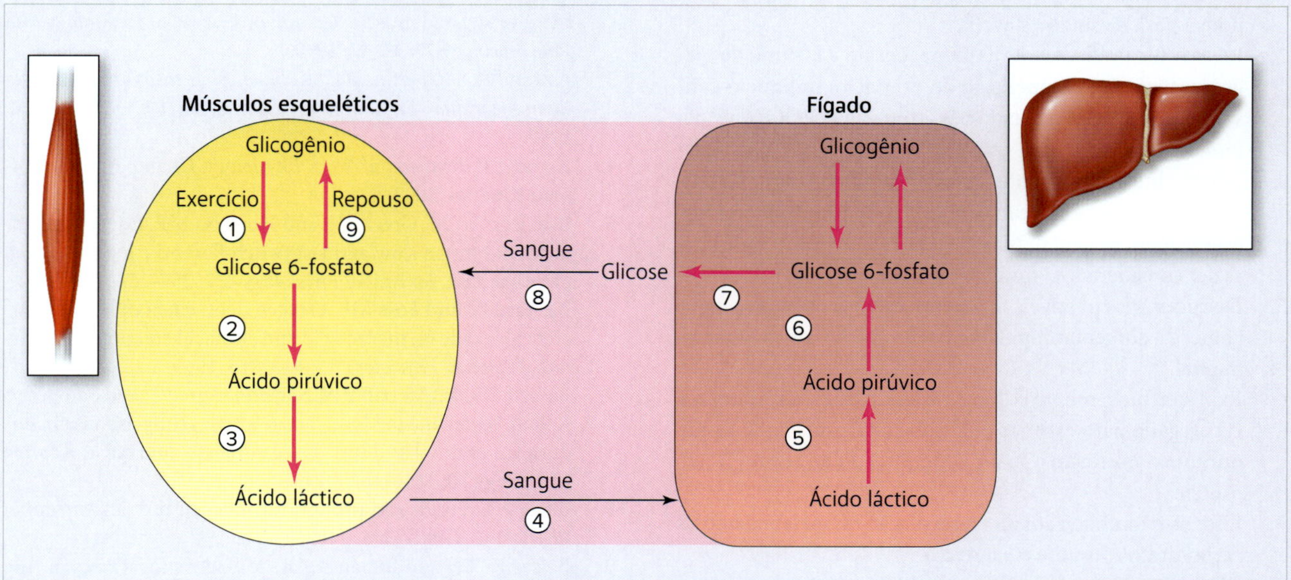

Figura 4.17 Ciclo de Cori. Durante o exercício intenso, há formação de lactato nas fibras musculares. O lactato formado no músculo pode então ser transportado pelo sangue até o fígado e convertido em glicose por meio de gliconeogênese.

um papel benéfico durante o exercício, servindo de substrato para a síntese hepática de glicose (ver Quadro "Uma visão mais detalhada 4.4") e atuando como fonte de combustível direta para a musculatura esquelética e o coração.[13,17,58] Ou seja, nas fibras lentas do músculo esquelético e no coração, o lactato removido do sangue pode ser convertido a piruvato, que, por sua vez, pode ser transformado em acetil-CoA, que, então, pode entrar no ciclo de Krebs e contribuir para o metabolismo oxidativo. O conceito de que o lactato pode ser produzido em um dado tecido e transportado deste para outro, onde será usado como fonte de energia, é conhecido como *transporte do lactato*.[13,14,16-18] Isso tem implicações muito além do lactato usado como um combustível ou participante na gliconeogênese. O transporte de lactato tem sido envolvido no crescimento de células cancerígenas.[38,75,112]

Em resumo

- A regulação da seleção de combustível durante o exercício está sujeita a um controle complexo e depende de vários fatores como dieta e intensidade e duração do exercício.
- Em geral, os carboidratos são usados como principal fonte de combustível durante o exercício de alta intensidade.
- Durante o exercício prolongado, há um deslocamento gradual do metabolismo de carboidratos para o metabolismo de gorduras.
- As proteínas contribuem com menos de 2% do combustível usado durante o exercício de duração inferior a uma hora. Durante o exercício prolongado (i.e., duração de 3-5 horas), a contribuição total das proteínas para o suprimento energético pode chegar a 5-10% nos últimos minutos de trabalho prolongado.

Atividades para estudo

1. Identifique os sistemas energéticos predominantes usados para produção de ATP durante os seguintes tipos de exercício:
   a. exercício intenso, de curta duração (i.e., duração < 10 segundos).
   b. corrida de 400 m.
   c. corrida de 20 km.
2. Represente em um gráfico as alterações do consumo de oxigênio durante a transição do repouso para o exercício submáximo em estado estável. Indique o déficit de oxigênio. De onde vem o ATP durante o período de transição do repouso para o estado estável?
3. Represente graficamente as alterações do consumo de oxigênio durante a recuperação do exercício. Indique o consumo excessivo de oxigênio pós-exercício (EPOC) (i.e., débito de oxigênio).
4. Represente graficamente a mudança no consumo de oxigênio e na concentração sanguínea de lactato durante o exercício incremental. Marque o ponto no gráfico que possa ser considerado o limiar do lactato.
5. Discuta várias possíveis razões por que o lactato no sangue começa a aumentar rapidamente durante o exercício incremental.
6. Explique brevemente como a razão de troca respiratória é empregada para estimar qual substrato está sendo usado durante o exercício. Qual é o significado do termo R não proteica?
7. Liste os fatores que atuam na regulação do metabolismo de carboidratos durante o exercício.
8. Discuta a influência da intensidade do exercício sobre a seleção do combustível muscular.
9. Como a duração do exercício influencia a seleção do combustível muscular?
10. Liste as variáveis que regulam o metabolismo de gorduras durante o exercício.
11. O que é "transporte de lactato"?

Sugestões de leitura

Costa, V., A. Midgley, S. Carroll, T. Astorino, T. de Paula, and P. Farinatti. 2021. Is a verification phase useful for confirming maximal oxygen uptake in apparently healthy adults? A systematic review and meta-analysis. *PLos ONE* 16(2): e0247057. https://doi.org/10.1371/journal.pone.0247057

Ferguson, B., M. Rogatzki, M. Goodwin, D. Kane, Z. Rightmire, and L. Gladden. 2018. Lactate metabolism: historical context, prior misinterpretations, and current understanding. *European Journal of Applied Physiology* 118: 691-728.

Fox, S. 2022. *Human Physiology.* New York, NY: McGraw-Hill.

Hargreaves, M., and L.L. Spriet. 2020. Skeletal muscle energy metabolism during exercise. *Nature Metabolism* 2: 817-828.

Poole, D., H. Rossiter, G. Brooks, and L. Gladden. 2021. The anaerobic threshold: 50+ years of controversy. *Journal of Physiology* 599: 737-767.

Tarnopolsky, M.A. 2018. Myopathies related to glycogen metabolism disorders. *Neurotherapeutics* 15: 915-927.

Schaun, G.Z. 2017. The maximal oxygen uptake verification phase: a light at the end of the tunnel? *Sports Medicine Open* doi:10.1186/s40798-0112-1.

Widmaier, E., H. Raff, and K. Strang. 2019. *Vander's Human Physiology,* 13th ed. New York, NY: McGraw-Hill.

Referências bibliográficas

1. Armstrong R. Biochemistry: energy liberation and use. In: *Sports Medicine and Physiology,* edited by R. Strauss. Philadelphia, PA: W. B. Saunders, 1979.
2. Arthur GD, Booker TS, and Belcastro AN. Exercise promotes a subcellular redistribution of calcium-stimulated protease activity in striated muscle. *Canadian Journal of Physiology and Pharmacology* 77: 42-47, 1999.
3. Åstrand PO. *Experimental Studies of Physical Working Capacity in Relation to Sex and Age.* Copenhagen, DK: Manksgaard, 1952.
4. Åstrand P. *Textbook of Work Physiology.* Champaign, IL: Human Kinetics, 2003.
5. Ball-Burnett M, Green HJ, and Houston ME. Energy metabolism in human slow and fast twitch fibres during prolonged cycle exercise. *Journal of Physiology* 437: 257-267, 1991.
6. Barnard RJ and Foss ML. Oxygen debt: effect of beta-adrenergic blockade on the lactacid and alactacid components. *Journal of Applied Physiology* 27: 813-816, 1969.
7. Bassett DR, Jr., Merrill PW, Nagle FJ, Agre JC, and Sampedro R. Rate of decline in blood lactate after cycling exercise in endurance-trained and untrained subjects. *Journal of Applied Physiology* 70: 1816-1820, 1991.
8. Bates P. Exercise and protein turnover in the rat. *Journal of Physiology (Lond).* 303: 41P, 1980.
9. Belcastro AN and Bonen A. Lactic acid removal rates during controlled and uncontrolled recovery exercise. *Journal of Applied Physiology* 39: 932-936, 1975.
10. Bendahan D, Mattei JP, Ghattas B, Confort-Gouny S, LeGuern ME, and Cozzone PJ. Citrulline/malate promotes aerobic energy production in human exercising muscle. *British Journal of Sports Medicine* 36: 282-289, 2002.
11. Berg A and Keul J. Serum alanine during long-lasting exercise. *International Journal of Sports Medicine* 1: 199-202, 1980.
12. Boutcher SH. High intensity intermittent exercise and weight loss. *Journal of Obesity* doi:10.1155/2011/868305, 2011.
13. Brooks G. Cell-cell and intracellular lactate shuttles. *Journal of Physiology* 587:5591-5600, 2009.
14. Brooks GA, Arevalo JA, Osmond AD, Leija RG, Curl CC, and Tovar AP. Lactate in contemporary biology: a phoenix risen. *Journal of Physiology* doi:10.1113/JP280955, 2021.
15. Brooks G, Fahey T, and Baldwin K. *Exercise Physiology: Human Bioenergetics and Its Applications.* New York, NY: McGraw-Hill, 2005.
16. Brooks GA. Anaerobic threshold: review of the concept and directions for future research. *Medicine & Science in Sports & Exercise* 17: 22-34, 1985.
17. Brooks GA. The science and translation of the lactate shuttle theory. *Cell Metabolism* 27: 757-785, 2018.
18. Brooks GA, Dubouchaud H, Brown M, Sicurello JP, and Butz CE. Role of mitochondrial lactate dehydrogenase and lactate oxidation in the intracellular lactate shuttle. *Proceedings of the National Academy of Sciences of the United States of America* 96: 1129-1134, 1999.

19. Brooks GA, Hittelman KJ, Faulkner JA, and Beyer RE. Temperature, skeletal muscle mitochondrial functions, and oxygen debt. *American Journal of Physiology* 220: 1053-1059, 1971.
20. Brooks GA and Mercier J. Balance of carbohydrate and lipid utilization during exercise: the "crossover" concept. *Journal of Applied Physiology* 76: 2253-2261, 1994.
21. Casaburi R, Storer TW, Ben-Dov I, and Wasserman K. Effect of endurance training on possible determinants of V˙ O2 during heavy exercise. *Journal of Applied Physiology* 62: 199-207, 1987.
22. Cerretelli P, Shindell D, Pendergast DP, Di Prampero PE, and Rennie DW. Oxygen uptake transients at the onset and offset of arm and leg work. *Respiration Physiology* 30: 81-97, 1977.
23. Coggin A. Plasma glucose metabolism during exercise in humans. *Sports Medicine* 11: 102-124, 1991.
24. Capostagno B and Bosch A. Higher fat oxidation in running than cycling at the same exercise intensities. *International Journal of Sport Nutrition and Exercise Metabolism* 20: 44-55, 2010.
25. Coyle EF. Substrate utilization during exercise in active people. *American Journal of Clinical Nutrition* 61: 968S-979S, 1995.
26. Coyle EF, Coggan AR, Hemmert MK, and Ivy JL. Muscle glycogen utilization during prolonged strenuous exercise when fed carbohydrate. *Journal of Applied Physiology* 61: 165-172, 1986.
27. Coyle EF, Hamilton MT, Alonso JG, Montain SJ, and Ivy JL. Carbohydrate metabolism during intense exercise when hyperglycemic. *Journal of Applied Physiology* 70: 834-840, 1991.
28. Coyle EF and Montain SJ. Carbohydrate and fluid ingestion during exercise: are there trade-offs? *Medicine & Science in Sports & Exercise* 24: 671-678, 1992.
29. Davis JA. Anaerobic threshold: review of the concept and directions for future research. *Medicine & Science in Sports & Exercise* 17: 6-21, 1985.
30. Davis JA, Rozenek R, DeCicco DM, Carizzi MT, and Pham PH. Comparison of three methods for detection of the lactate threshold. *Clinical Physiology and Functional Imaging* 27: 381-384, 2007.
31. Davis JA, Vodak P, Wilmore JH, Vodak J, and Kurtz P. Anaerobic threshold and maximal aerobic power for three modes of exercise. *Journal of Applied Physiology* 41: 544-550, 1976.
32. Day JR, Rossiter HB, Coats EM, Skasick A, and Whipp BJ. The maximally attainable V˙ O2 during exercise in humans: the peak vs. maximal issue. *Journal of Applied Physiology* 95: 1910-1907, 2003.
33. Dodd S, Powers S, O'Malley N, Brooks E, and Sommers H. Effects of beta-adrenergic blockade on ventilation and gas exchange during incremental exercise. *Aviation, Space, and Environmental Medicine* 59: 718-722, 1988.
34. Dodd S, Powers SK, Callender T, and Brooks E. Blood lactate disappearance at various intensities of recovery exercise. *Journal of Applied Physiology* 57: 1462-1465, 1984.
35. Dohm GL, Beecher GR, Warren RQ, and Williams RT. Influence of exercise on free amino acid concentrations in rat tissues. *Journal of Applied Physiology* 50: 41-44, 1981.
36. Dohm GL, Puente FR, Smith CP, and Edge A. Changes in tissue protein levels as a result of endurance exercise. *Life Science* 23: 845-849, 1978.
37. Donovan CM and Brooks GA. Endurance training affects lactate clearance, not lactate production. *American Journal of Physiology* 244: E83-E92, 1983.
38. Draoui N and Feron O. Lactate shuttles at a glance: from physiological paradigms to anti-cancer treatment. *Disease Models & Mechanisms* 4: 727-732, 2011.
39. Emhoff CW, Messonnier LA, Horning MA, Fattor JA, Carlson TJ, and Brooks GA. Gluconeogenesis and hepatic glycogenolysis during exercise at the lactate threshold. *Journal of Applied Physiology* 114: 297-306, 2013.
40. England P. The effect of acute thermal dehydration on blood lactate accumulation during incremental exercise. *Journal of Sports Sciences* 2: 105-111, 1985.
41. Essen B and Kaijser L. Regulation of glycolysis in intermittent exercise in man. *Journal of Physiology* 281: 499-511, 1978.
42. Evans BW and Cureton KJ. Effect of physical conditioning on blood lactate disappearance after supramaximal exercise. *British Journal of Sports Medicine* 17: 40-45, 1983.
43. Farrell PA, Wilmore JH, Coyle EF, Billing JE, and Costill DL. Plasma lactate accumulation and distance running performance. *Medicine and Science in Sports* 11: 338-344, 1979.
44. Foster C, Kuffel E, Bradley N, Battista RA, Wright G, Porcari JP, et al. VO2max during successive maximal efforts. *European Journal of Applied Physiology* 102: 67-72, 2007.
45. Fox S. *Human Physiology.* New York, NY: McGraw-Hill, 2022.
46. Gaesser GA and Brooks GA. Metabolic bases of excess post-exercise oxygen consumption: a review. *Medicine & Science in Sports & Exercise* 16: 29-43, 1984.
47. Gladden LB. Net lactate uptake during progressive steady-level contractions in canine skeletal muscle. *Journal of Applied Physiology* 71: 514-520, 1991.
48. Gladden LB, Stainsby WN, and MacIntosh BR. Norepinephrine increases canine skeletal muscle VO2 during recovery. *Medicine & Science in Sports & Exercise* 14: 471-476, 1982.
49. Gollnick P and Saltin B. Fuel for muscular exercise: role of fat. In: *Exercise, Nutrition, and Energy Metabolism,* edited by E. Horton and R. Terjung. New York, NY: Macmillan, 1988.
50. Gollnick PD. Metabolism of substrates: energy substrate metabolism during exercise and as modified by training. *Federation Proceedings* 44: 353-357, 1985.
51. Gollnick PD, Bayly WM, and Hodgson DR. Exercise intensity, training, diet, and lactate concentration in muscle and blood. *Medicine & Science in Sports & Exercise* 18: 334-340, 1986.
52. Goodman M. Amino acid and protein metabolism. In: *Exercise, Nutrition, and Energy Metabolism,* edited by E. Horton and R. Terjung. New York, NY: Macmillan, 1988.
53. Gore CJ and Withers RT. Effect of exercise intensity and duration on postexercise metabolism. *Journal of Applied Physiology* 68: 2362-2368, 1990.
54. Graham T. Skeletal muscle amino acid metabolism and ammonia production during exercise. In: *Exercise Metabolism.* Champaign, IL: Human Kinetics, 1995.
55. Green H. How important is endogenous muscle glycogen to fatigue during prolonged exercise? *Canadian Journal of Physiology and Pharmacology* 69: 290-297, 1991.
56. Green H, Halestrap A, Mockett C, O'Toole D, Grant S, and Ouyang J. Increases in muscle MCT are associated with reductions in muscle lactate after a single exercise session in humans. *American Journal of Physiology. Endocrinology and Metabolism* 282: E154-E160, 2002.
57. Hagberg JM, Mullin JP, and Nagle FJ. Oxygen consumption during constant-load exercise. *Journal of Applied Physiology* 45: 381-384, 1978.
58. Hargreaves M. Skeletal muscle carbohydrate metabolism during exercise. In: *Exercise Metabolism.* Champaign, IL: Human Kinetics, 1995.
59. Harris RC, Edwards RH, Hultman E, Nordesjo LO, Nylind B, and Sahlin K. The time course of phosphorylcreatine resyn-

thesis during recovery of the quadriceps muscle in man. *Pflügers Archiv – European Journal of Physiology* 367: 137-142, 1976.
60. Hawkins MN, Raven PB, Snell PG, Stray-Gundersen J, and Levine BD. Maximal oxygen uptake as a parametric measure of cardiorespiratory capacity. *Medicine & Science in Sports & Exercise* 39: 103-107, 2007.
61. Heck H, Mader A, Hess G, Mucke S, Muller R, and Hollmann W. Justification of the 4-mmol/L lactate threshold. *International Journal of Sports Medicine* 6: 117-130, 1985.
62. Helge JW, Rehrer NJ, Pilegaard H, Manning P, Lucas SJ, Gerrard DF, et al. Increased fat oxidation and regulation of metabolic genes with ultraendurance exercise. *Acta Physiologica (Oxford)* 191: 77-86, 2007.
63. Hermansen L and Stensvold I. Production and removal of lactate during exercise in man. *Acta Physiologica Scandinavica* 86: 191-201, 1972.
64. Hickson RC, Bomze HA, and Hollozy JO. Faster adjustment of O2 uptake to the energy requirement of exercise in the trained state. *Journal of Applied Physiology* 44: 877-881, 1978.
65. Hill A. The oxidative removal of lactic acid. *Journal of Physiology (London)* 48: x-xi, 1914.
66. Hill A and Lupton H. Muscular exercise, lactic acid, and the supply and utilization of oxygen. *Quarterly Journal of Medicine* 16: 135-171, 1923.
67. Hollmann W. Historical remarks on the development of the aerobic-anaerobic threshold up to 1966. *International Journal of Sports Medicine* 6: 109-116, 1985.
68. Holloszy J. Utilization of fatty acids during exercise. In: *Biochemistry of Exercise VII,* edited by A. Taylor. Champaign, IL: Human Kinetics, 1990, pp. 319-328.
69. Holloszy JO. Muscle metabolism during exercise. *Archives of Physical Medicine and Rehabilitation* 63: 231-234, 1982.
70. Hood DA and Terjung RL. Amino acid metabolism during exercise and following endurance training. *Sports Medicine* 9: 23-35, 1990.
71. Howley ET. VO2max and the plateau – needed or not? *Medicine & Science in Sports & Exercise* 39: 101-102, 2007.
72. Howley ET, Bassett DR, and Welch HG. Criteria for maximal oxygen uptake: review and commentary. *Medicine & Science in Sports & Exercise* 27: 1292-1301, 1995.
73. Hultman E. Energy metabolism in human muscle. *J Physiol* 231: 56P, 1973.
74. Hultman E and Sjoholm H. Substrate availability. In: *Biochemistry of Exercise,* edited by H. Knuttgen, J. Vogel, and J. Poortmans. Champaign, IL: Human Kinetics, 1983.
75. Hussien R and Brooks GA. Mitochondrial and plasma membrane lactate transporter and lactate dehydrogenase isoform expression in breast cancer cell lines. *Physiological Genomics* doi:10.1152:PG-00177-02010, 2010.
76. Issekutz B, Birkhead NC, and Rodahl K. The use of respiratory quotients in assessment of aerobic power capacity. *Journal of Applied Physiology* 17: 47-50, 1962.
77. Jones NL and Ehrsam RE. The anaerobic threshold. *Exercise and Sport Sciences Reviews* 10: 49-83, 1982.
78. Kalis JK, Freund BJ, Joyner MJ, Jilka SM, Nittolo J, and Wilmore JH. Effect of ß-blockade on the drift in O2 consumption during prolonged exercise. *Journal of Applied Physiology* 64: 753-758, 1988.
79. Knoebel KL. Energy metabolism. In: *Physiology,* edited by E. Selkurt. Boston, MA: Little Brown & Co., 1984, pp. 635-650.
80. Knuttgen HG, and Saltin B. Muscle metabolites and oxygen uptake in short-term submaximal exercise in man. *Journal of Applied Physiology* 32: 690-694, 1972.
81. Ladu MJ, Kapsas H, and Palmer WK. Regulation of lipoprotein lipase in muscle and adipose tissue during exercise. *Journal of Applied Physiology* 71: 404-409, 1991.
82. Lai N, Gladden LB, Carlier PG, and Cabrera ME. Models of muscle contraction and energetics. *Drug Discovery Today: Disease Models, Kinetic Models* 5: 273-288, 2009.
83. Lemon PW and Mullin JP. Effect of initial muscle glycogen levels on protein catabolism during exercise. *Journal of Applied Physiology* 48: 624-629, 1980.
84. Lemon PW and Nagle FJ. Effects of exercise on protein and amino acid metabolism. *Medicine & Science in Sports & Exercise* 13: 141-149, 1981.
85. MacLean DA, Spriet LL, Hultman E, and Graham TE. Plasma and muscle amino acid and ammonia responses during prolonged exercise in humans. *J Appl Physiol* 70: 2095-2103, 1991.
86. Mader A and Heck H. A theory of the metabolic origin of "anaerobic threshold." *International Journal of Sports Medicine* 7 Suppl 1: 45-65, 1986.
87. Marti B, Abelin T, and Howald H. A modified fixed blood lactate threshold for estimating running speed for joggers in 16-km races. *Scandinavian Journal of Sports Sciences* 9: 41-45, 1987.
88. Marwood S, Roche D, Rowland T, Garrard M, and Unnithan VB. Faster pulmonary oxygen uptake kinetics in trained versus untrained male adolescents. *Medicine & Science in Sports & Exercise* 42: 127-134, 2010.
89. Maughan R. Carbohydrate-electrolyte solutions during prolonged exercise. Perspectives in exercise science and sports medicine. In: *Ergogenics: Enhancements of Performance in Exercise and Sport,* edited by D. Lamb and M.H. Williams. New York, NY: McGraw-Hill, 1991.
90. Medbo JI, Mohn AC, Tabata I, Bahr R, Vaage O, and Sejersted OM. Anaerobic capacity determined by maximal accumulated O2 deficit. *Journal of Applied Physiology* 64: 50-60, 1988.
91. Menconi MJ, Wei W, Yang H, Wray CJ, and Hasselgren PO. Treatment of cultured myotubes with the calcium ionophore A23187 increases proteasome activity via a CaMK II-caspase-calpain-dependent mechanism. *Surgery* 136: 135-142, 2004.
92. Menzies P, Menzies C, McIntyre L, Paterson P, Wilson J, and Kemi OJ. Blood lactate clearance during active recovery after an intense running bout depends on the intensity of the active recovery. *Journal of Sports Sciences* 28: 975-982, 2010.
93. Midgley AW and Carroll S. Emergence of the verification phase procedure for confirming "true" VO2max. *Scandinavian Journal of Medicine and Science in Sports* 19: 313-322, 2009.
94. Mooren F and Volker K. *Molecular and Cellular Exercise Physiology.* Champaign, IL: Human Kinetics, 2011.
95. Ordway GA, Neufer PD, Chin ER, and DeMartino GN. Chronic contractile activity upregulates the proteasome system in rabbit skeletal muscle. *Journal of Applied Physiology* 88: 1134-1141, 2000.
96. Ørngreen MC, Jeppesen TD, Andersen ST, Taivassalo T, Hauerslev S, Preisler N, et al. Fat metabolism during exercise in patients with McArdle disease. *Neurology* 72: 718-724, 2009.
97. Powers S. Oxygen deficit-debt relationships in ponies during submaximal treadmill exercise. *Respiratory Physiology* 70: 251-263, 1987.
98. Powers SK, Byrd RJ, Tulley R, and Callender T. Effects of caffeine ingestion on metabolism and performance during graded exercise. *European Journal of Applied Physiology and Occupational Physiology* 50: 301-307, 1983.

99. Powers SK, Dodd S, and Beadle RE. Oxygen uptake kinetics in trained athletes differing in VO2max. *European Journal of Applied Physiology and Occupational Physiology* 54: 306-308, 1985.
100. Powers SK, Dodd S, and Garner R. Precision of ventilatory and gas exchange alterations as a predictor of the anaerobic threshold. *European Journal of Applied Physiology and Occupational Physiology* 52: 173-177, 1984.
101. Powers SK, Howley ET, and Cox R. Ventilatory and metabolic reactions to heat stress during prolonged exercise. *Journal of Sports Medicine and Physical Fitness* 22: 32-36, 1982.
102. Powers SK, Riley W, and Howley ET. Comparison of fat metabolism between trained men and women during prolonged aerobic work. *Research Quarterly for Exercise and Sport* 51: 427-431, 1980.
103. Refsum HE, Gjessing LR, and Stromme SB. Changes in plasma amino acid distribution and urine amino acids excretion during prolonged heavy exercise. *Scandinavian Journal of Clinical and Laboratory Investigation* 39: 407-413, 1979.
104. Riley WW, Jr., Powers SK, and Welch HG. The effect of two levels of muscular work on urinary creatinine excretion. *Research Quarterly for Exercise and Sport* 52: 339-347, 1981.
105. Romijn JA, Coyle EF, Sidossis LS, Gastaldelli A, Horowitz JF, Endert E, et al. Regulation of endogenous fat and carbohydrate metabolism in relation to exercise intensity and duration. *American Journal of Physiology* 265: E380-E391, 1993.
106. Rossiter HB, Kowalchuk JM, and Whipp BJ. A test to establish maximum O2 uptake despite no plateau in the O2 uptake response to ramp incremental exercise. *Journal of Applied Physiology* 100: 764-770, 2006.
107. Rynders CA, Angadi SS, Weltman NY, Gaesser GA, and Weltman A. Oxygen uptake and ratings of perceived exertion at the lactate threshold and maximal fat oxidation rate in untrained adults. *European Journal of Applied Physiology* 111: 2063-2068, 2011.
108. Sahlin K, Katz A, and Broberg S. Tricarboxylic acid cycle intermediates in human muscle during prolonged exercise. *American Journal of Physiology* 259: C834-C841, 1990.
109. Schaun GZ. The maximal oxygen uptake verification phase: a light at the end of the tunnel? *Sports Medicine-Open* doi:10.1186/s40798-0112-1, 2017.
110. Sedlock, DA, Lee MG, Flynn, MG, Park KS, and Kamimori, GH. Excess postexercise oxygen consumption after aerobic exercise training. *International Journal of Sport Nutrition and Exercise Metabolism* 20: 336-349, 2010.
111. Skinner JS and McLellan TH. The transition from aerobic to anaerobic metabolism. *Research Quarterly for Exercise and Sport* 51: 234-248, 1980.
112. Sonveaux P, Végran F, Schroeder T, Wergin MC, Verrax J, Rabbani ZN, et al. Targeting lactate-fueled respiration selectively kills hypoxic tumor cells in mice. *Journal of Clinical Investigation* 118: 3930-3942, 2008.
113. Stainsby WN. Biochemical and physiological bases for lactate production. *Medicine & Science in Sports & Exercise* 18: 341-343, 1986.
114. Stanley WC and Connett RJ. Regulation of muscle carbohydrate metabolism during exercise. *FASEB Journal* 5: 2155-2159, 1991.
115. Stryer L, Berg J, Tymoczko J, and Gato G. *Biochemistry.* New York, NY: W. H. Freeman, 2022.
116. Svedahl K and MacIntosh BR. Anaerobic threshold: the concept and methods of measurement. *Canadian Journal of Applied Physiology* 28: 299-323, 2003.
117. Taylor HL, Buskirk E, and Henschel A. Maximal oxygen intake as an objective measure of cardiorespiratory performance. *Journal of Applied Physiology* 8: 73-80, 1955.
118. Tonouchi M, Hatta H, and Bonen A. Muscle contraction increases lactate transport while reducing sarcolemmal MCT4, but not MCT1. *American Journal of Physiology. Endocrinology and Metabolism* 282: E1062-E1069, 2002.
119. Turcotte L. Lipid metabolism during exercise. In: *Exercise Metabolism.* Champaign, IL: Human Kinetics, 1995, pp. 99-130.
120. van Hall G. Lactate kinetics in human tissues at rest and during exercise. *Acta Physiologica* 199: 499-508, 2010.
121. Wasserman K. Anaerobiosis, lactate, and gas exchange during exercise: the issues. *Federation Proceedings* 45: 2904-2909, 1986.
122. Wasserman K, Beaver WL, and Whipp BJ. Mechanisms and patterns of blood lactate increase during exercise in man. *Medicine & Science in Sports & Exercise* 18: 344-352, 1986.
123. Wasserman K and McIlroy MB. Detecting the threshold of anaerobic metabolism in cardiac patients during exercise. *American Journal of Cardiology* 14: 844-852, 1964.
124. Wasserman K, Whipp BJ, and Davis JA. Respiratory physiology of exercise: metabolism, gas exchange, and ventilatory control. *International Review of Physiology* 23: 149-211, 1981.
125. Wasserman K, Whipp BJ, Koyl SN, and Beaver WL. Anaerobic threshold and respiratory gas exchange during exercise. *Journal of Applied Physiology* 35: 236-243, 1973.
126. Weibel E and Hoppler H. Exercise-induced maximal metabolic rates scales with muscle aerobic capacity. *Journal of Experimental Biology* 208: 1635-1644, 2005.
127. Widmaier E, Raff H, and Strang K. *Vander's Human Physiology.* New York, NY: McGraw-Hill, 2019.
128. Wilson DF, Erecinska M, Drown C, and Silver IA. Effect of oxygen tension on cellular energetics. *American Journal of Physiology* 233: C135-C140, 1977.
129. Yoshida T. Effect of dietary modifications on the anaerobic threshold. *Sports Medicine* 3: 4-9, 1986.
130. Zakrezewski JK and Tolfrey K. Comparison of fat metabolism over a range of intensities during treadmill and cycling exercise in children. *European Journal of Applied Physiology* 112: 163-171, 2012.

5

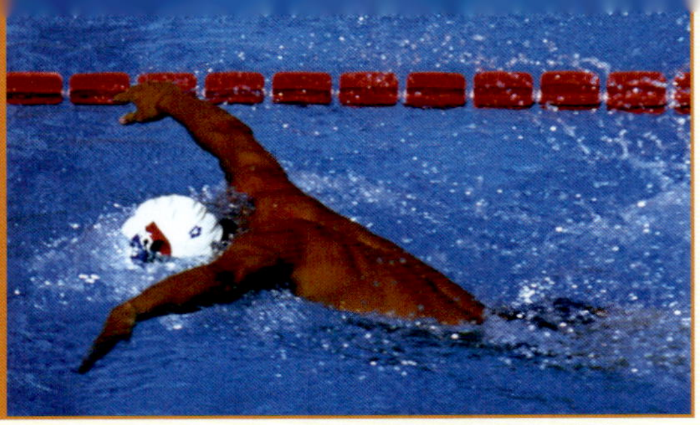

Mike Hewitt/Action Plus Sports Images/Alamy Stock Photo

Sinalização celular e respostas hormonais ao exercício

Objetivos

Ao estudar este capítulo, você deverá ser capaz de:

1. Descrever o conceito de interação hormônio-receptor.
2. Identificar os quatro fatores que influenciam a concentração de um hormônio no sangue.
3. Descrever os mecanismos pelos quais os hormônios atuam nas células.
4. Descrever o papel do hipotálamo no controle da secreção hormonal pelas glândulas hipófises anterior e posterior.
5. Identificar o local de liberação, estímulo para liberação e ação predominante dos seguintes hormônios: adrenalina, noradrenalina, glucagon, insulina, cortisol, aldosterona, tiroxina, hormônio do crescimento, estrogênio e testosterona.
6. Discutir o uso da testosterona (e seus análogos sintéticos) e do hormônio do crescimento no crescimento muscular e seus efeitos colaterais potenciais.
7. Contrastar o papel das catecolaminas plasmáticas com fatores intracelulares na mobilização do glicogênio muscular durante o exercício.
8. Discutir os quatro mecanismos pelos quais a homeostase da glicose sanguínea é mantida.
9. Descrever graficamente as mudanças nos seguintes hormônios durante o exercício gradativo e prolongado: insulina, glucagon, cortisol, hormônio do crescimento, adrenalina e noradrenalina.
10. Descrever o efeito da mudança dos níveis hormonais e do substrato no sangue na mobilização dos ácidos graxos livres do tecido adiposo.

Conteúdo

Neuroendocrinologia 105
- Concentração sanguínea dos hormônios 106
- Interação hormônio-receptor 108

Hormônios: regulação e ação 111
- Hipotálamo e hipófise 111
- Tireoide 114
- Paratireoide 114
- Glândula suprarrenal 115
- Pâncreas 119
- Testículos e ovários 119

Controle hormonal da mobilização do substrato durante o exercício 124
- Utilização do glicogênio muscular 124
- Homeostase da glicose sanguínea durante o exercício 127
- Interação hormônio-substrato 134

Palavras-chave

acromegalia
adenilato ciclase
adipocina
adiponectina
adrenalina
aldosterona
AMP cíclico
andrógenos
angiotensina I e II
calcitonina
calmodulina
catecolaminas
córtex suprarrenal
cortisol
diabetes *mellitus*
diacilglicerol
endocrinologia
esteroide androgênico
esteroides
esteroides anabólicos
esteroides sexuais
estrogênios
fatores de crescimento semelhantes à insulina (IGF)
fosfodiesterase
fosfolipase C
glândula tireoide
glândulas endócrinas
glicocorticoides
glucagon
hipófise
hipófise anterior
hipófise posterior
hipotálamo
hormônio adrenocorticotrófico (ACTH)
hormônio antidiurético (ADH)
hormônio do crescimento (GH)
hormônio estimulador da tireoide (TSH)
hormônio estimulante de melanócitos (MSH)
hormônio foliculoestimulante (FSH)
hormônio luteinizante (LH)
hormônios
hormônios contrarreguladores
hormônios liberadores
incretinas
insulina
leptina
mineralocorticoides
miocina
neuroendocrinologia
noradrenalina (NA)
pâncreas
prolactina
proteína G
proteína quinase C
receptores
receptores alfa
receptores beta
redundância
renina
segundos mensageiros
somatostatina
somatostatina hipotalâmica
testosterona
tiroxina (T_4)
tri-iodotironina (T_3)
trifosfato de inositol (IP_3)

O exercício promove uma série de estresses biológicos ao corpo. Uma sessão vigorosa de exercícios traz consigo inúmeros desafios, como a regulação homeostática da glicemia, temperatura corporal, pressão arterial e volume sanguíneo. Essas respostas ao exercício são a culminação fisiológica de fatores reguladores localizados que afetam os principais órgãos, além dos tecidos e, individualmente, das células do corpo. Em um indivíduo saudável, os estresses fisiológicos impostos pelo exercício são simultaneamente regulados por um processo de comunicação sistêmica envolvendo substâncias denominadas **hormônios**.

Em termos gerais, os hormônios são mensageiros químicos produzidos em determinado tecido e que sinalizam mudanças em outros órgãos e tecidos do corpo. Os hormônios são transportados por todo o corpo através do sangue, local onde interagem com receptores celulares. O estudo dos hormônios e seus efeitos no corpo é chamado de **endocrinologia**. O sistema endócrino representa os vários tecidos do corpo que sintetizam os inúmeros hormônios responsáveis pelo controle das respostas agudas ao exercício e a outros estressores fisiológicos. Este capítulo detalha os hormônios do sistema endócrino encarregados da manutenção homeostática durante e após o exercício. Em um nível mais básico, os hormônios essenciais ao exercício operam em conjunto para controlar alguns processos fisiológicos essenciais. Esses processos incluem: (1) a regulação dos estoques do combustível proveniente dos macronutrientes, (2) as respostas de "luta ou fuga" e (3) as respostas adaptativas ao exercício e à maturação.

Considerando que esses efeitos ocorrem por meio do processo de sinalização celular (apresentado no Cap. 2), é importante termos em mente os detalhes importantes da sinalização baseada em hormônios para que possamos entender como o sistema endócrino regula as funções corporais durante o exercício. Este capítulo oferece informações adicionais sobre a sinalização celular, com ênfase na **neuroendocrinologia,** um ramo da fisiologia dedicado ao estudo sistemático dos sistemas de controle. A primeira parte do capítulo apresenta uma breve introdução de cada hormônio e o papel que cada um deles desempenha na regulação da homeostase. Além disso, discutiremos o controle hormonal das reservas de combustível do corpo. Este capítulo oferece uma visão geral do sistema endócrino, além dos hormônios e dos processos fundamentais para a fisiologia do exercício. Para informações mais detalhadas sobre o sistema endócrino, o leitor deve consultar Fox (2019) na seção de "Sugestões de leitura" ao final do capítulo.

Neuroendocrinologia

Dois dos principais sistemas homeostáticos envolvidos no controle e na regulação das diversas funções (cardiovascular, renal, metabólica etc.) são os sistemas nervoso e endócrino. Ambos estão estruturados de modo a perceber as informações relacionadas aos estressores fisiológicos, organizar uma resposta apropriada e, em seguida, enviar a mensagem até o órgão ou tecido correspondente. Frequentemente os dois sistemas trabalham em conjunto para manter a homeostase; o termo *resposta neuroendócrina* reflete essa interdependência. Os dois sistemas diferem na forma de emissão da mensagem: o sistema endócrino libera hormônios (sinais endócrinos) no sangue para que circulem até os tecidos, enquanto os nervos usam neurotransmissores (sinais sinápticos) para transmitir mensagens de um nervo para outro, ou de um nervo para um tecido.

As glândulas endócrinas liberam hormônios diretamente no sangue, que transporta o hormônio até um tecido para exercer determinado efeito. É a ligação do hormônio a um receptor proteico específico em um *tecido-alvo* que permite ao hormônio exercer seu efeito. Dessa maneira, o hormônio pode circular em todos os tecidos, embora afete apenas alguns – aqueles possuidores do receptor específico.

Os hormônios podem ser divididos em várias classes, com base em sua estrutura química: derivados dos aminoácidos, peptídios, proteínas e **esteroides**. A estrutura química é importante para as funções hormonais, pois influencia a forma como o hormônio é transportado no sangue e a maneira como este exerce seus efeitos no tecido-alvo. Exemplificando, os hormônios esteroides são estruturas baseadas no colesterol, com propriedades lipídicas que devem ser transportadas quando ligadas a uma proteína. Essas *proteínas transportadoras* ajudam a "dissolver" o hormônio no plasma sanguíneo, enquanto as mesmas propriedades lipídicas permitem que os hormônios se difundam através das membranas celulares no tecido-alvo e interajam com os receptores celulares.[103] Em contrapartida, os hormônios derivados de aminoácidos e de peptídeos se deslocam facilmente no sangue, mas devem ativar receptores na superfície das células no tecido-alvo.

Concentração sanguínea dos hormônios

O efeito que um hormônio exerce em determinado tecido está diretamente relacionado à concentração do hormônio no plasma e ao número de receptores ativos aos quais ele pode se ligar. A concentração plasmática hormonal depende dos seguintes fatores:

- A velocidade de secreção do hormônio pela glândula endócrina.
- A velocidade do metabolismo ou excreção do hormônio.
- A quantidade de proteína de transporte (para hormônios de base lipídica).
- Mudanças no volume plasmático.

Controle da secreção hormonal. A velocidade de secreção de determinado hormônio pela glândula endócrina depende da magnitude do estímulo e da natureza do hormônio – se estimulante ou inibidora. O estímulo em cada um dos casos é químico, seja um íon (p. ex., Ca^{++}), seja um substrato (p. ex., glicose) no plasma, um neurotransmissor, como a acetilcolina ou noradrenalina, ou outro hormônio. As glândulas endócrinas estão sob influência direta de mais de um tipo de estímulo, que pode reforçar o efeito do outro ou nele interferir. Um exemplo dessa interação pode ser visto no controle da liberação de **insulina** pelo pâncreas. A Figura 5.1 demonstra que o **pâncreas**, que produz insulina, responde a uma série de estímulos fisiológicos. A liberação de insulina na corrente sanguínea é diretamente influenciada pelas mudanças na concentração de fatores circulantes, como glicose, aminoácidos e adrenalina no plasma, pelo aumento da atividade simpática (p. ex., noradrenalina) e parassimpática (p. ex., acetilcolina) e por uma série de hormônios, inclusive as **incretinas**. Elevações da glicose e dos aminoácidos plasmáticos aumentam a secreção de insulina (+), enquanto um aumento na atividade do sistema nervoso simpático (adrenalina e noradrenalina) diminui (–) a secreção de insulina. As incretinas constituem um grupo de hormônios secretados por células endócrinas no trato GI, durante a ingestão de alimento. Quando presentes, as incretinas reforçam a resposta da insulina, em decorrência da elevação

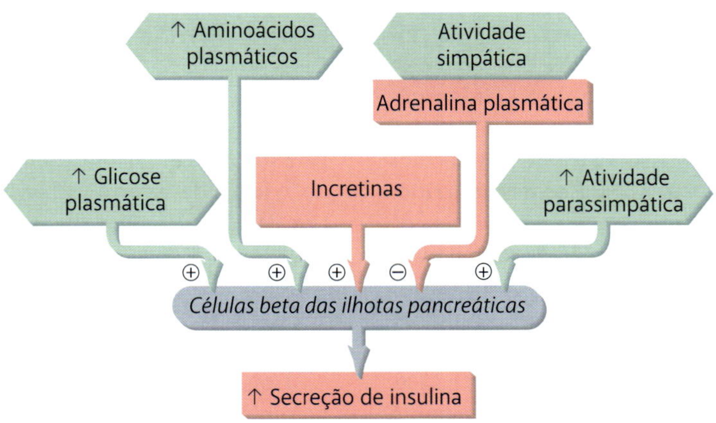

Figura 5.1 Os principais controles da secreção hormonal, usando o exemplo da liberação de insulina pelo pâncreas. Os símbolos ⊕ e ⊖ representam ações estimulantes e inibitórias, respectivamente. Incretinas são hormônios gastrointestinais que funcionam como sinais "de avanço" (*feedforward*) para o pâncreas.

dos níveis sanguíneos de glicose ou aminoácidos. Essa magnitude de estímulo inibidor *versus* estimulador determina se haverá aumento ou diminuição na secreção de insulina.

Metabolismo e excreção de hormônios. A concentração de um hormônio no plasma também é influenciada pela velocidade de sua metabolização (i.e., inativação) e/ou excreção. A inativação pode ocorrer junto às ou nas proximidades do receptor, ou no fígado, o principal local para o metabolismo hormonal. Além disso, os rins podem metabolizar uma série de hormônios ou excretá-los em sua forma livre (ativa). Com efeito, a velocidade de excreção de um hormônio na urina tem sido utilizada como indicador de sua velocidade de secreção durante o exercício.[8,37,67,68] Tendo em vista que o fluxo sanguíneo para os rins e o fígado diminui durante o exercício, a velocidade a que os hormônios são inativados ou excretados diminui. Quando isso ocorre, a *meia-vida* hormonal aumenta, o que resulta em uma elevação do nível plasmático do hormônio, além da elevação decorrente de velocidades mais elevadas de secreção.

Proteína de transporte. A concentração de alguns hormônios é influenciada pela quantidade de proteína de transporte no plasma. Hormônios esteroides e tiroxina são transportados ligados a proteínas plasmáticas. Para que exerça seu efeito na célula, o hormônio precisa estar "livre" para interagir com o receptor e não "preso" à proteína de transporte. A quantidade de hormônio livre depende da quantidade de proteína de transporte e da capacidade e afinidade da proteína de se ligar às moléculas do hormônio. *Capacidade* se refere à quantidade máxima de hormônio que pode ser ligada à proteína de transporte, e *afinidade* se refere à tendência da proteína de transporte em se ligar ao hormônio. Um aumento na quantidade, capacidade, ou afinidade da proteína de transporte reduziria a quantidade de hormônio livre e seu efeito no tecido.[40,80] Por exemplo, níveis elevados de estrogênio durante a gravidez aumentam a quantidade de proteína de transporte de tiroxina, causando redução na tiroxina livre. A **glândula tireoide** produz mais tiroxina para contrabalançar esse efeito.

Volume plasmático. Mudanças no volume plasmático (aumento ou diminuição) são inversamente proporcionais às mudanças na concentração hormonal. Assim, alterações no volume plasmático influenciam as ações hormonais, independentemente das mudanças na velocidade de secreção, de inativação, ou do metabolismo do hormônio. Durante o exercício, o volume plasmático diminui em virtude do movimento da água para fora do sistema cardiovascular. Estudos clássicos sobre alterações no volume plasmático durante o exercício indicam que o volume plasmático pode sofrer uma redução de aproximadamente 7% durante o exercício de intensidade moderada e de 13% em resposta a um teste de exercício gradativo com intensidade máxima. Mais importante ainda: esses desvios no volume plasmático acompanham um aumento proporcional na concentração das proteínas plasmáticas.[108]

Com base nessa informação, uma queda no volume sanguíneo circulante causa um pequeno aumento na concentração de hormônios no plasma, potencialmente aumentando a ação do hormônio no corpo. Esse fenômeno de concentração hormonal durante o exercício é ilustrado na Figura 5.2, que apresenta uma investigação hipotética em que volumes idênticos de sangue são coletados antes e depois de uma sessão de exercício em cicloergômetro. Por ocasião da centrifugação das amostras para separação do plasma dos glóbulos vermelhos, percebe-se que esses glóbulos constituem uma porcentagem maior (chamada *hematócrito*; ver seção sobre as características físicas do sangue no Cap. 9) da amostra de sangue coletada depois do exercício. Em consequência, a concentração pós-exercício de qualquer hormônio (assumindo que o exercício não alterou a secreção ou o metabolismo hormonal) aumentará proporcionalmente às perdas no volume plasmático. Ao mensurar as mudanças no volume plasmático induzidas pelo exercício, é possível "corrigir" a concentração do hormônio para obter uma avaliação mais precisa da atividade da glândula endócrina. Por meio da quantificação da hemoglobina e do hematócrito no sangue, é tarefa relativamente fácil para os cientistas estimar as alterações nos hormônios circulantes, em decorrência das mudanças no volume plasmático.[80]

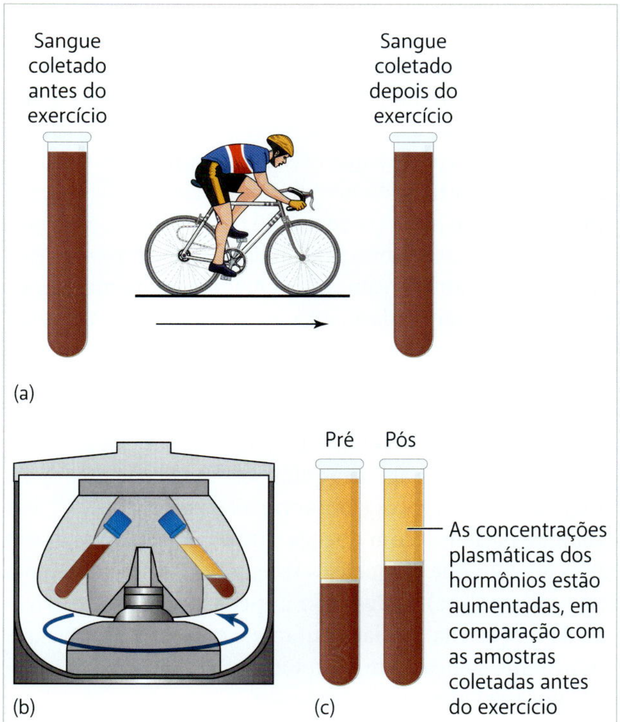

Figura 5.2 Mudanças no volume plasmático durante o exercício podem aumentar as concentrações sanguíneas dos hormônios. (*a*) Um volume idêntico de sangue é coletado antes e depois do exercício, (*b*) as amostras de sangue coletadas antes e depois do exercício são centrifugadas para separar o plasma dos glóbulos vermelhos, (*c*) em comparação com as amostras coletadas antes do exercício, as coletadas depois apresentam uma porcentagem relativamente mais baixa de plasma do sangue, o que provoca a concentração dos hormônios, com possibilidade de alterar suas ações no corpo.

Em resumo

- As glândulas endócrinas liberam hormônios diretamente no sangue para alterar a atividade dos tecidos que possuem receptores aos quais o hormônio pode se ligar.
- A concentração plasmática de hormônio livre determina a magnitude do efeito ao nível do tecido.
- A concentração de hormônio livre pode ser mudada mediante alteração da velocidade de secreção ou de inativação do hormônio, a quantidade de proteína de transporte e o volume plasmático.

Interação hormônio-receptor

Os hormônios são transportados pela circulação para todos os tecidos, mas afetam apenas alguns deles. Os tecidos que respondem a hormônios específicos possuem receptores proteicos capazes de ligar-se a esses hormônios. Esses receptores proteicos não devem ser considerados artefatos estáticos, mas, como qualquer estrutura celular, estão sujeitos a mudança. O número de receptores varia de 500 a 100.000 por célula, dependendo do receptor. O número de receptores pode diminuir quando essas moléculas ficam expostas a um nível cronicamente elevado de um hormônio (sub-regulação), resultando em diminuição da resposta para a mesma concentração hormonal. O caso oposto – exposição crônica a baixas concentrações de determinado hormônio – pode acarretar aumento no número de receptores (suprarregulação), e o tecido se torna muito reativo ao hormônio disponível. Considerando-se que existe um número finito de receptores na superfície ou no interior da célula, pode emergir uma situação em que a concentração hormonal seja tão elevada que todos os receptores fiquem ligados ao hormônio; esse fenômeno é chamado saturação. Qualquer aumento adicional na concentração plasmática do hormônio não terá efeito extra.[40] Além disso, considerando-se que os receptores são específicos para o hormônio, qualquer agente químico de "forma" similar competirá pelos limitados sítios receptores. Um importante método de estudo da função endócrina consiste em usar agentes químicos (medicamentos) para bloquear os receptores e observar as consequências.[13] Por exemplo, pacientes com doença cardíaca podem tomar um medicamento que bloqueie os receptores aos quais a epinefrina (adrenalina) se liga; isso impede a demasiada elevação da frequência cardíaca durante o exercício. Depois que o hormônio se liga a um receptor, a atividade celular é alterada por uma série de mecanismos.

Mecanismo de ação hormonal. Os mecanismos pelos quais os hormônios modificam a atividade celular são:

- Alteração da atividade do DNA no núcleo para iniciar ou suprimir a síntese de uma proteína específica.
- Ativação de proteínas especiais nas células por "segundos mensageiros".
- Alteração dos mecanismos de transporte de membrana.

Alteração da atividade do DNA no núcleo. Em decorrência de sua estrutura lipidiforme, os hormônios esteroides se difundem com facilidade através das membranas celulares, onde se ligam a um receptor de proteína no citoplasma da célula. A Figura 5.3 revela que o complexo esteroide-receptor entra no núcleo e se liga a elementos responsivos a hormônios no DNA. Isso ativa (ou, em alguns casos, suprime) os genes que levam à síntese de um RNA mensageiro (mRNA) específico que transporta os códigos do núcleo para o citoplasma, onde será sintetizada a proteína específica. Embora os hormônios tireoidianos não sejam hormônios esteroides, funcionam de maneira parecida. Esses processos – a transcrição do DNA para o RNA e a subsequente síntese de uma proteína específica – levam tempo. Isso faz com que os hormônios envolvidos sejam descritos como do tipo de "ação lenta", mas seus efeitos são mais duradouros do que os gerados por "segundos mensageiros".[40]

Segundos mensageiros. Muitos hormônios, em virtude do seu tamanho ou estrutura intensamente carregada, não podem atravessar com facilidade as membranas. Esses hormônios exercem seus efeitos ao se ligarem a um receptor na superfície da membrana e ao ativarem uma **proteína G** localizada na membrana celular. A proteína G é o elo entre a interação hormônio-receptor na superfície da membrana e os subsequentes eventos no interior da célula. Essa proteína pode abrir um canal iônico para permitir que o Ca^{++} ingresse na célula ou pode ativar uma enzima na membrana. Se a proteína G ativar a **adenilato ciclase**, então ocorrerá a formação de **AMP cíclico** (adenosina 3',5'-monofosfato cíclico) a partir do ATP (ver Fig. 5.4). A concentração de AMP cíclico aumenta na célula e ativa a proteína quinase A, que, por sua vez, ativa a resposta às proteínas para alterar a atividade celular. Esse mecanismo é utilizado, por exemplo, para a degradação do glicogênio até a glicose (mediante a ativação da fosforilase) e pela degradação de moléculas de triglicérides até ácidos graxos livres (mediante a ativação da lipase sensível a hormônio [HSL]). O AMP cíclico é inativado pela **fosfodiesterase**, uma enzima que converte essa molécula em 5'AMP. Fatores que interferem na atividade da fosfodiesterase, como a cafeína, aumentam o efeito do hormônio por permitir que o AMP cíclico exerça seu efeito durante mais tempo. Por exemplo, a cafeína pode exercer esse efeito no tecido adiposo, fazendo com que os ácidos graxos livres sejam mobilizados mais rapidamente (ver Cap. 24).

Uma proteína G pode ativar uma enzima ligada à membrana, a **fosfolipase C**. Quando isso ocorre, um fosfolipídio na membrana, o fosfatidilinositol (PIP_2) é hidrolisado em duas moléculas intracelulares, o **trifosfato de inositol (IP_3)**, que provoca a liberação de Ca^{++} dos estoques intracelulares, e o **diacilglicerol** (DAG). O cálcio se liga e ativa uma proteína chamada calmodulina, que altera a atividade celular da mesma forma que o AMP cíclico faz. O diacilglicerol ativa a **proteína quinase C** (PKC), que, por sua vez, ativa as proteínas na célula (ver Fig. 5.5). AMP cíclico, Ca^{++}, trifosfato de inositol e diacilglicerol são considerados **segundos mensa-**

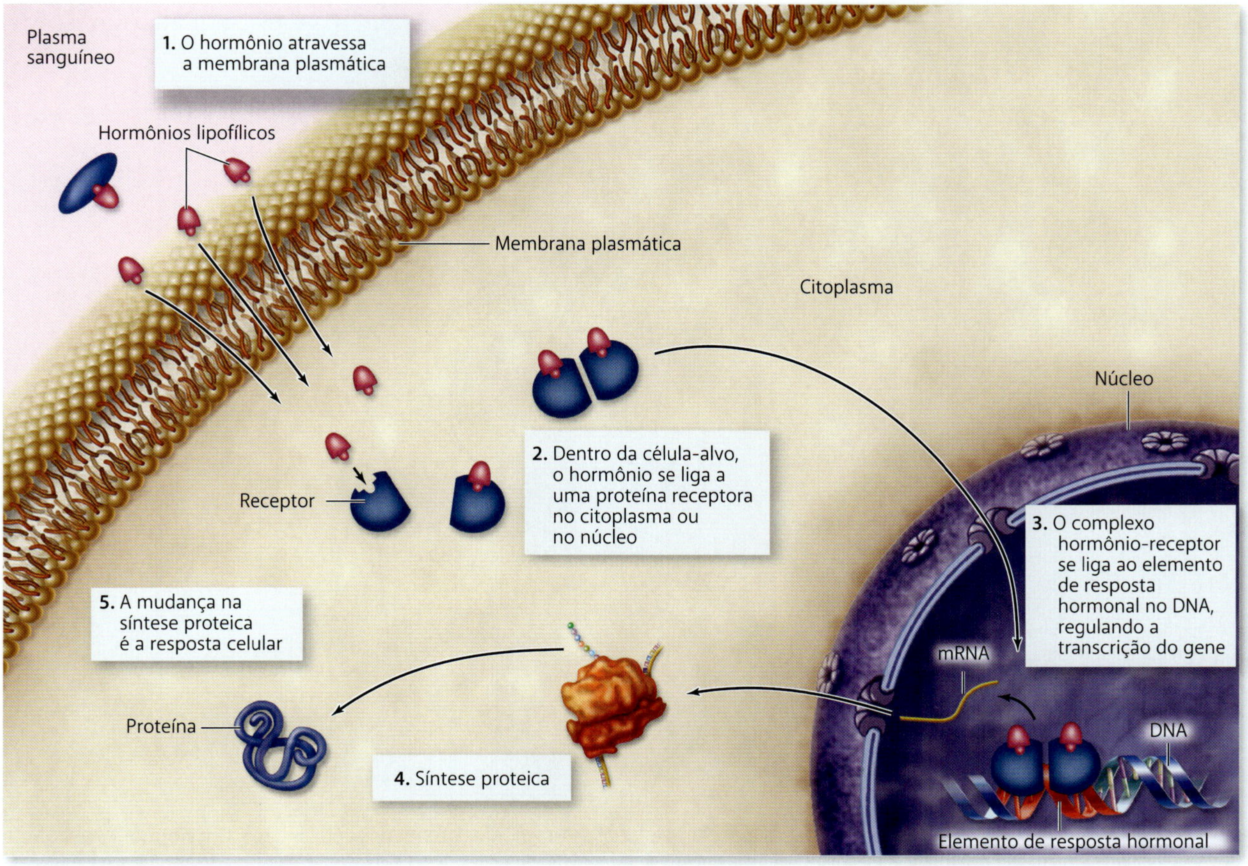

Figura 5.3 Mecanismo pelo qual os hormônios esteroides atuam nas células-alvo. Um hormônio lipofílico (p. ex., hormônio esteroide) se difunde pela membrana plasmática (1) e se liga a um receptor citoplasmático (2). Este complexo hormônio-receptor se desloca para o núcleo, onde se liga a elementos de resposta hormonal no DNA que regulam a produção de mRNA (3). O resultado pode tanto aumentar como reduzir a síntese proteica (4), que altera a atividade celular (5).

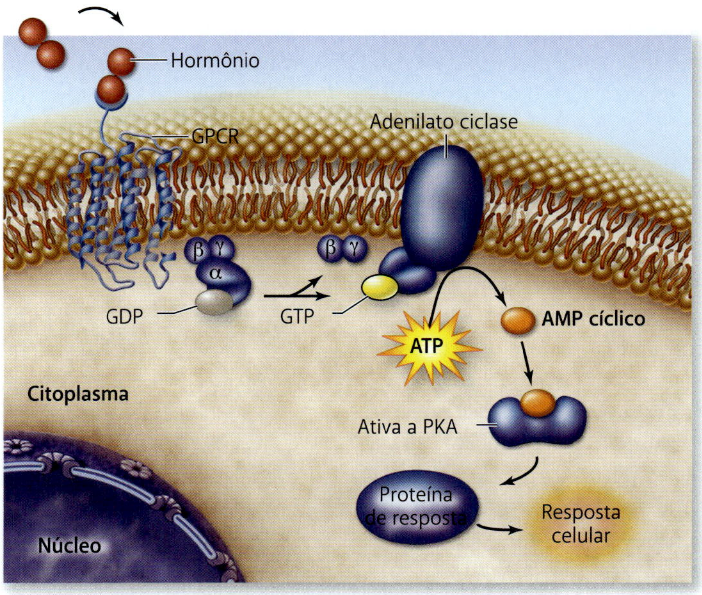

Figura 5.4 Mecanismo do "segundo mensageiro" AMP cíclico ao qual os hormônios se ligam em células-alvo. Um hormônio se liga a um receptor acoplado à proteína G (GPCR) na membrana plasmática, que ativa uma proteína G. A proteína G ativa a adenilato ciclase, que faz o ATP ser convertido em AMP cíclico. O AMP cíclico ativa a proteína quinase A (PKA), que, por sua vez, ativa as proteínas de resposta para alterar a atividade celular.

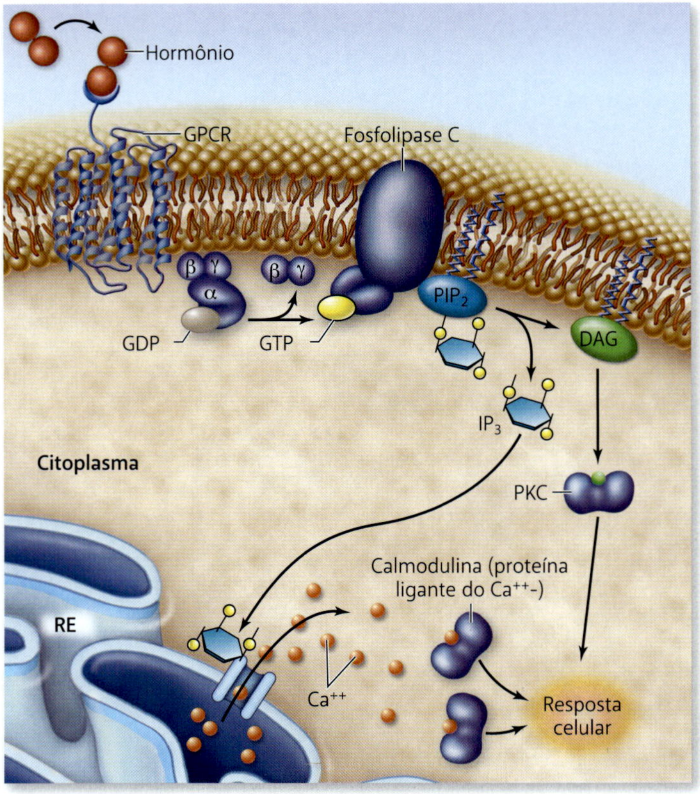

Figura 5.5 Mecanismo do segundo mensageiro fosfolipase C pelo qual os hormônios atuam nas células-alvo. Um hormônio se liga a um receptor acoplado à proteína G (GPCR) na membrana plasmática e ativa uma proteína G. A proteína G ativa a proteína efetora fosfolipase C, que faz com que o fosfatidilinositol (PIP_2) seja degradado em trifosfato de inositol (IP_3) e diacilglicerol (DAG). O IP_3 provoca a liberação de cálcio das organelas intracelulares, que ativa a proteína ligante do cálcio, a calmodulina, e o DAG ativa a proteína quinase C para produzir respostas celulares adicionais.

geiros nos eventos que se seguem à ligação do hormônio a um receptor na membrana celular. Esses segundos mensageiros não devem ser vistos como independentes um do outro porque as mudanças em um afetam a ação dos outros.[120,153]

Transporte de membrana. Após se ligar a um receptor em uma membrana, o principal efeito de alguns hormônios é ativar as moléculas de transporte presentes no interior da membrana ou próximo a ela. O recrutamento das moléculas de transporte aumenta o movimento de substratos ou íons de fora para dentro da célula. Por exemplo, a insulina se liga a seus receptores correspondentes antes da mobilização dos transportadores de glicose para a membrana da célula. Os transportadores se conectam com a glicose no lado externo da membrana celular, onde a concentração é alta e a glicose se difunde para o lado interno da membrana para ser usada pela célula.[75] Se o indivíduo não tem uma quantidade adequada de insulina, como ocorre no diabetes não controlado, a glicose se acumula no plasma porque os transportadores de glicose na membrana não são ativados. A insulina não usa os mecanismos de segundo mensageiro para gerar seus efeitos na célula. Em vez disso, a insulina se liga às subunidades alfa (α) do receptor da tirosina quinase que residem no lado externo da célula (ver Fig. 5.6). Essa ligação faz com que as subunidades beta (β) localizadas dentro da célula se fosforilem. A tirosina quinase ativada fosforila proteínas de resposta à insulina, levando ao movimento dos transportadores de glicose (chamados GLUT4) do citoplasma para a membrana, de modo que a glicose possa entrar na célula. A proteína de resposta à insulina também ativa a enzima glicogênio sintase para formar glicogênio a partir de moléculas de glicose trazidas para dentro da célula, como mostra a Figura 5.6.[120]

Em resumo

- A interação hormônio-receptor dá início a eventos na célula, e a mudança da concentração do hormônio, o número de receptores sobre a célula ou em seu interior, e a afinidade do receptor pelo hormônio são fatores que irão influenciar a magnitude do efeito.
- Os hormônios realizam seus efeitos mediante a ativação/supressão de genes para alteração da síntese de proteínas e a ativação de segundos mensageiros (p. ex., AMP cíclico, Ca^{++}, trifosfato de inositol e diacilglicerol) e a modificação do transporte de membrana (p. ex., tirosina quinase).

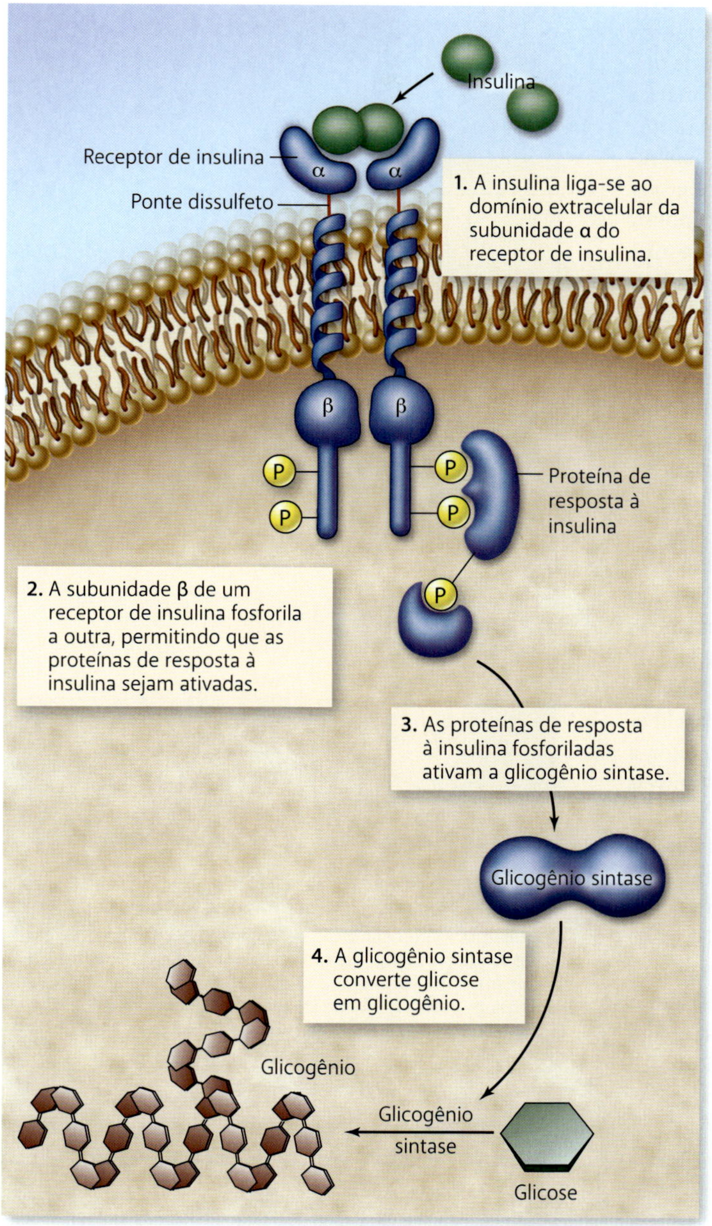

Figura 5.6 Receptor de insulina. A insulina se liga às subunidades alfa (α) do receptor da tirosina quinase, que estão no lado externo da célula. Essa ligação faz com que as subunidades beta (β), localizadas dentro da célula, se fosforilem e ativem as proteínas sinalizadoras. As proteínas de resposta à insulina ativam a glicogênio sintase para sintetizar glicogênio a partir da glicose.

Hormônios: regulação e ação

Esta seção apresenta as principais **glândulas endócrinas**, seus hormônios e como eles são regulados, os efeitos dos hormônios nos tecidos, e como alguns dos hormônios respondem ao exercício. Essa informação é essencial para que se possa discutir o papel do sistema neuroendócrino na mobilização de combustível para a prática do exercício.

Hipotálamo e hipófise

A **hipófise** está localizada na base do cérebro, acoplada ao hipotálamo. A glândula possui dois lobos – lobo anterior (adeno-hipófise), que é uma glândula endócrina verdadeira, e o lobo posterior (neuro-hipófise), que é tecido nervoso que se projeta desde o hipotálamo. Os dois lobos estão sob controle direto do hipotálamo. No caso da **hipófise anterior,** a liberação hormonal é controlada principalmente por agentes químicos (**hormônios** ou fatores **liberadores**) que têm origem em neurônios localizados no hipotálamo. Esses hormônios liberadores estimulam ou inibem a liberação de hormônios específicos da hipófise anterior. A **hipófise posterior** recebe seus hormônios de neurônios especiais originados no hipotálamo. Os hormônios avançam pelo axônio até vasos sanguíneos localizados no hipotálamo posterior, onde são lançados à circulação geral.[40,82]

Hipófise anterior. Os hormônios da hipófise anterior são: **hormônio adrenocorticotrófico (ACTH), hormônio foliculoestimulante (FSH), hormônio luteinizante (LH), hormônio estimulante de melanócitos (MSH), hormônio estimulador da tireoide (TSH), hormônio do crescimen-**

to (GH) e **prolactina.** Embora a prolactina estimule diretamente a mama para produzir leite, a maioria dos hormônios secretados pela hipófise anterior controla a liberação de outros hormônios. O TSH controla a velocidade de formação dos hormônios tireoidianos e a secreção pela glândula tireoide; o ACTH estimula a produção e a secreção de **cortisol** no córtex suprarrenal; o LH estimula a produção de testosterona nos testículos e de estrogênio nos ovários; e o GH estimula a liberação de **fatores de crescimento semelhantes à insulina (IGF)** pelo fígado e por outros tecidos. Contudo, os IGF podem ser produzidos por diversos outros meios. Com efeito, o IGF-1 sintetizado no músculo em decorrência da contração muscular atua localmente por meio de mecanismos autócrinos e parácrinos e é o principal fator associado à hipertrofia muscular.[53,85,135] Entretanto, como será visto, o hormônio do crescimento exerce efeitos importantes no metabolismo das proteínas, gorduras e carboidratos.

Hormônio do crescimento. O GH é secretado pela hipófise anterior e exerce profundos efeitos no crescimento de todos os tecidos, por meio da ação dos IGF. A secreção do hormônio do crescimento é controlada pela liberação de hormônios secretados pelo **hipotálamo**. O hormônio liberador do hormônio do crescimento (GHRH) estimula a liberação do GH pela hipófise anterior, enquanto outro fator, a **somatostatina hipotalâmica**, tem ação inibidora. Os níveis sanguíneos de GH e IGF exercem um efeito de *feedback* negativo na secreção contínua de GH. Conforme está ilustrado na Figura 5.7, o estímulo extra ao hipotálamo que pode influenciar a secreção de GH consiste em exercício, estresse (em definição ampla), baixa concentração plasmática de glicose e sono.[161] Mas o exercício é o estímulo mais potente.[159] O GH e os IGF estimulam a captação de aminoácidos pelos tecidos, a síntese de proteína *de novo* e o crescimento dos ossos longos. Além isso, o GH preserva (i.e., poupa) a glicose plasmática por:

- Opor-se à ação da insulina ("efeito anti-insulina") para redução da glicose plasmática.
- Aumentar a síntese de glicose *de novo* no fígado (gliconeogênese) a partir de aminoácidos, glicerol e lactato.
- Aumentar a mobilização de ácidos graxos do tecido adiposo, para aumentar o uso da gordura como combustível.

Diante de tais características, não deve surpreender que o GH aumente com o exercício para ajudar na manutenção da concentração plasmática de glicose (esse tópico será abordado com detalhes em uma seção mais adiante, "Hormônios permissivos e de ação lenta"). Contudo, é importante ter em mente que o GH também estimula a síntese proteica em seguida à prática do exercício. Em linha com esse ponto de vista, um estudo recentemente publicado demonstrou que a prática de exercícios aeróbios prolongados estava associada a grandes aumentos na liberação pulsátil do GH e na secreção total desse hormônio.[107] Em razão do seu papel na síntese das proteínas, o hormônio do crescimento está sendo utilizado por alguns atletas para aumentar a massa muscular e pelos idosos para retardar o processo de envelhecimento. Porém, o uso prolongado do GH exógeno pode resultar em efeitos negativos para a saúde (ver Quadro "Uma visão mais detalhada 5.1").

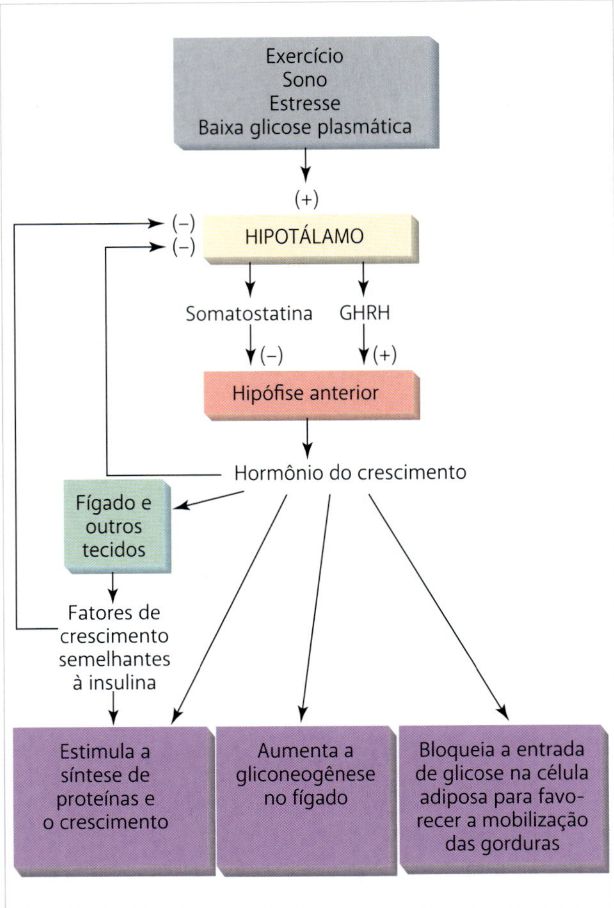

Figura 5.7 Resumo dos estímulos positivos e negativos para o hipotálamo, influenciando a secreção do hormônio do crescimento. Fonte: Vander, Arthur J., Sherman, James H., Luciano, Dorothy S. "Summary of the Positive and Negative Input to the Hypothalamus, Influencing Growth Hormone Secretion," *Human Physiology: The Mechanisms of Body Function*. New York: McGraw Hill, 1998.

Em resumo

- O hipotálamo controla a atividade da hipófise (anterior e posterior).
- O GH é liberado pela hipófise anterior, sendo essencial para o crescimento normal.
- O GH aumenta durante o exercício, para mobilização dos ácidos graxos do tecido adiposo e para auxiliar na manutenção da glicemia.

Hipófise posterior. A hipófise posterior propicia um local de armazenamento para dois hormônios, a ocitocina e o hormônio antidiurético (ADH, também denominado vasopressina arginina), que são produzidos no hipotálamo, ao qual está acoplada a hipófise posterior. A ocitocina é um estimulante poderoso da musculatura lisa, especialmente por ocasião do parto, estando também envolvida na resposta da

Uma visão mais detalhada 5.1

Hormônio do crescimento e desempenho

Um excesso de hormônio do crescimento (GH) durante a infância está ligado ao gigantismo, enquanto a secreção inadequada desse hormônio causa nanismo. Essa última condição exige a administração de GH (com outros hormônios promotores do crescimento) durante os anos de crescimento para que a criança readquira sua posição normal no gráfico de crescimento. Já em adultos deficientes em GH, doses terapêuticas do hormônio provocam aumentos na oxidação das gorduras, no $\dot{V}O_{2máx}$ e na força e melhoram a composição corporal.[151] Entretanto, o ganho de força nesses adultos deficientes de GH é tipicamente observado em estudos de longa duração (> 1 ano); estudos de curta duração mostram pouco ou nenhum ganho na força em seguida à administração de GH exógeno.[160] O GH era obtido originalmente por sua extração da glândula hipófise de cadáveres. Em virtude do sucesso da engenharia genética, atualmente está disponível o GH recombinante (rhGH).

Caso ocorra um excesso de GH durante a vida adulta, ocorrerá uma condição conhecida como **acromegalia**. O GH adicional durante a vida adulta não afeta o crescimento na altura porque já se fecharam as placas de crescimento epifisárias nas extremidades dos ossos longos. Infelizmente, o GH em excesso causa deformidades permanentes, conforme pode ser observado em um espessamento dos ossos e cartilagens, o que resulta em características faciais exageradas e em um aspecto de inchaço nas mãos, pés, orelhas e nariz. Além disso, as pessoas que sofrem de acromegalia se apresentam com órgãos internos hipertrofiados e maior risco para muitas doenças crônicas.

Até recentemente, a causa habitual de acromegalia era um tumor na hipófise anterior que resultava em um excesso de secreção de GH. No entanto, mais recentemente os casos de excesso de GH estão ocorrendo em adultos jovens que se injetam com o hormônio do crescimento humano (hGH).[123] As pessoas que estão se injetando com hGH de origem ilícita e de fácil aquisição (em combinação com outros hormônios) tendem a ser atletas jovens e fisiculturistas, na tentativa de tirar vantagem dos efeitos anabólicos do GH, (ver Quadro "Uma visão mais detalhada 5.3").[58,123] Para mais detalhes sobre o amplo uso (e mau uso) do hGH, ver Siebert e Rao (2018) nas "Sugestões de leitura". O GH proporciona ganhos ergogênicos para esses indivíduos? Com base em três revisões recentemente publicadas, parece haver consenso com relação ao seguinte:[64,90,159]

- Adultos normais exibem aumento na massa corporal magra, mas isso se deve mais à retenção de água do que a um aumento na massa celular.
- Há mínimos ganhos em massa corporal magra, em massa muscular e em força em homens normais e saudáveis quando o GH é utilizado com o treinamento de resistência, em comparação com o uso exclusivo do treinamento de resistência.
- Há diversos eventos adversos nos casos de uso de GH, e esses eventos dependem da dose. Os eventos adversos são: supressão do eixo GH/IGF, retenção de água e edema, dores articulares e musculares, bem como maior risco de doenças ligadas à aplicação de injeções (p. ex., HIV/Aids).

Mas não são apenas os atletas que estão interessados no uso do GH. Muita atenção tem sido dada ao papel que o GH pode ter nos idosos (≥ 65 anos), em termos da diminuição ou interrupção da perda de massa óssea e muscular que ocorre com o processo de envelhecimento. Em geral, os idosos que recebem GH suplementar apresentam aumento na massa magra e diminuição na gordura corporal, mas a força muscular não muda. Além disso, considerando o grande número de efeitos adversos associados a essa terapia, alguns estudiosos recomendam que o GH não deve ser usado como tratamento antienvelhecimento.[91] Contudo, os resultados pouco satisfatórios publicados nesses estudos podem estar relacionados aos seguintes aspectos:[46]

- O estudo não foi suficientemente longo, havendo necessidade de um estudo com acompanhamento por alguns anos.
- O GH deve ser usado em combinação com testosterona, um potente hormônio anabólico (ver "Uma visão mais detalhada 5.3").
- As doses desses dois hormônios devem ser diminuídas até alcançar níveis fisiológicos, com o objetivo de minimizar os efeitos adversos.
- Em conjunto com a terapia de reposição hormonal, o idoso deverá fazer exercício.

É importante lembrar que, enquanto o foco dessa discussão é sobre o GH e a síntese de proteínas, está claro que os IGF são produzidos pelos músculos esqueléticos contráteis, assim como os que são secretados pelo fígado, que são responsáveis por estimular as adaptações musculares com relação a esse eixo hormonal.[135,136]

"descida do leite", fenômeno necessário para a liberação do leite da mama.

Hormônio antidiurético. O **hormônio antidiurético (ADH)** faz o que seu nome sugere: reduz a perda de água do corpo. O ADH favorece a reabsorção de água dos túbulos renais, com seu retorno para os capilares e consequente manutenção dos líquidos corporais. São dois os estímulos principais que provocam aumento da secreção de ADH:

- Elevada osmolalidade plasmática (baixa concentração hídrica), que pode ser causada por suor excessivo sem reposição de água.
- Baixo volume plasmático, que pode ser decorrente da perda de sangue ou de uma reposição inadequada de líquido.

Existem osmoceptores no hipotálamo que "percebem" a concentração de água no líquido intersticial. Quando o plasma se apresenta com uma concentração elevada de partículas (baixa concentração hídrica), os osmoceptores encolhem e um reflexo neural ao hipotálamo estimula a liberação de ADH, promovendo a redução na perda de água pelos rins. Se a osmolalidade do plasma estiver normal, mas na situação de um volume plasmático baixo, receptores de estiramento existentes no átrio esquerdo iniciam um reflexo, que resulta na liberação de ADH na tentativa de manter o líquido corporal.

Durante o exercício, o volume plasmático diminui e a osmolalidade aumenta; no caso de intensidades de exercício superiores a 60% do $\dot{V}O_{2máx}$, ocorre aumento da secreção de ADH, conforme está ilustrado na Figura 5.8.[24] A liberação do ADH na circulação favorece a conservação de água para que haja manutenção do volume plasmático.[154] Recentemente, foi proposta a hipótese de que sinais não osmóticos associados ao exercício podem suplantar os controles habituais, resultando em uma excessiva retenção de água e diluição da concentração de sódio corporal, o que, por sua vez, pode resultar em hiponatremia (baixa concentração de sódio sanguíneo). Isso traz consequências potencialmente mortais (ver Cap. 23 para mais informações sobre esse tópico).[59]

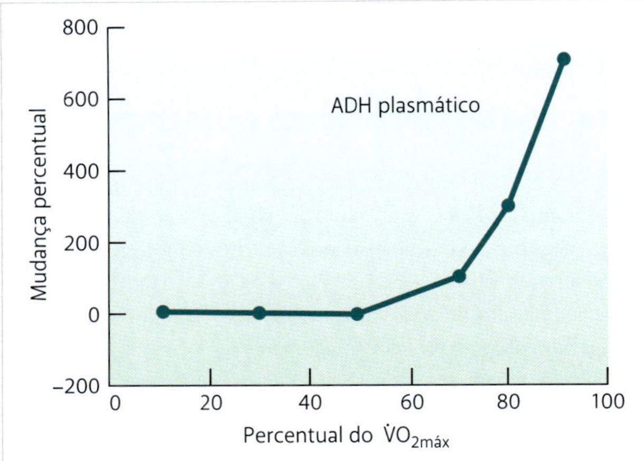

Figura 5.8 Mudança percentual na concentração plasmática do hormônio antidiurético (ADH), com o aumento da intensidade do exercício.

Tireoide

A glândula tireoide é estimulada pelo TSH para sintetizar dois hormônios que contêm o iodo, a **tri-iodotironina (T_3)** e a **tiroxina (T_4)**. A T_3 contém três átomos de iodo e a T_4 quatro. O TSH é também o principal estímulo para a liberação de T_3 e T_4 na circulação, onde esses hormônios estão ligados a proteínas plasmáticas. Deve-se ter em mente que, para promover um efeito no tecido, a fração importante é a concentração de hormônio "livre" (aquela que não está ligada às proteínas plasmáticas).

Hormônios tireoidianos. Os hormônios tireoidianos são fundamentais para o estabelecimento da taxa metabólica geral (i.e., um indivíduo hipotireóideo [baixa T_3] seria caracterizado como letárgico e hipocinético). É esse efeito hormonal que foi ligado aos problemas de controle do peso, mas apenas um pequeno percentual de indivíduos obesos é hipotireóideo. T_3 e T_4 funcionam como hormônios permissivos por permitirem que outros hormônios exerçam completamente seus efeitos. Existe um período latente relativamente longo entre o tempo de elevação de T_3 e T_4 e o período de observação de seus efeitos. O período de latência varia de 6-12 horas para a T_3 e de 2-3 dias para a T_4. Entretanto, uma vez iniciados, seus efeitos são duradouros.[40] O controle da secreção de T_3 e T_4 é outro exemplo do mecanismo de *feedback* negativo apresentado no Capítulo 2. Em repouso, com o aumento das concentrações plasmáticas de T_3 e T_4, ocorre a inibição da liberação do hormônio liberador de TSH pelo hipotálamo, bem como a liberação do próprio TSH. Esse sistema de autorregulação assegura o nível necessário de T_3 e T_4 para a manutenção de uma taxa metabólica normal. Durante o exercício, a concentração "livre" dos hormônios aumenta em decorrência de mudanças na característica de ligação da proteína de transporte, e os hormônios são captados em maior velocidade pelos tecidos. Para contrabalançar a velocidade mais rápida de remoção da T_3 e T_4, aumenta a secreção de TSH, provocando maior secreção desses hormônios pela tireoide.[148] Existe evidência que sugere que os aumentos induzidos por exercício na prolactina e no cortisol (ver adiante) também influenciam a liberação de TSH.[52] Por último, a evidência sugere que o treinamento de resistência tem pouco efeito sobre a função hipofisária (TSH)-tireoide (T_3, T_4).[2]

Em resumo

- Os hormônios tireoidianos T_3 e T_4 são importantes para a manutenção da taxa metabólica e por permitirem que outros hormônios exerçam completamente seus efeitos.

Calcitonina. A tireoide também secreta **calcitonina**, que está envolvida secundariamente na regulação do cálcio (Ca^{++}) plasmático, um íon crucial para o funcionamento normal dos músculos e nervos. A secreção desse hormônio é controlada por outro mecanismo de *feedback* negativo. À medida que aumenta a concentração plasmática do Ca^{++}, aumenta a liberação de calcitonina. A calcitonina bloqueia a liberação de Ca^{++} dos ossos e estimula a excreção desse íon nos rins para que ocorra redução da concentração plasmática de Ca^{++}. À medida que a concentração desse íon vai baixando, ocorre redução da velocidade de secreção de calcitonina. Os níveis circulantes de calcitonina não são diretamente influenciados como resultado do exercício – uma resposta apropriada, dada a sua função.[94]

Paratireoide

O hormônio paratireóideo (paratormônio) é o principal hormônio envolvido na regulação do Ca^{++} plasmático. A glândula paratireoide libera o paratormônio em resposta a baixas concentrações plasmáticas de Ca^{++}. O hormônio estimula o osso a liberar Ca^{++} no plasma e, simultaneamente, aumenta a absorção renal desse íon; ambas as ações elevam o nível plasmático de Ca^{++}. O paratormônio também estimula os rins a converterem uma forma de vitamina D (vitamina D_3) em um hormônio que aumenta a absorção do Ca^{++} do trato gastrintestinal. Os níveis sanguíneos de paratormônio aumentam durante o exercício intenso e prolongado.[11,96] Esse aumento está relacionado a uma concentração mais baixa de Ca^{++} e a aumentos plasmáticos das catecolaminas e do H^+ induzidos pelo exercício.[89]

Glândula suprarrenal

Na realidade, a glândula suprarrenal se compõe de duas glândulas – a medula suprarrenal, que secreta as **catecolaminas (adrenalina [A]** e **noradrenalina [NA]),** e o **córtex suprarrenal**, que secreta hormônios esteroides.

Medula suprarrenal. A medula suprarrenal faz parte do sistema nervoso simpático. Oitenta por cento da secreção hormonal da glândula consiste em adrenalina, que afeta receptores nos sistemas cardiovascular e respiratório, trato gastrintestinal (GI), fígado, outras glândulas endócrinas, músculo e tecido adiposo. A e NA estão envolvidas na manutenção da pressão arterial e na concentração plasmática de glicose. O papel dessas moléculas no sistema cardiovascular está discutido no Capítulo 9, e seu envolvimento na mobilização de substrato para exercício será discutido mais adiante, ainda neste capítulo, na seção "Hormônios de ação rápida". A e NA também respondem a fortes estímulos emocionais e formam a base para a hipótese de Cannon, de "luta ou fuga" sobre o modo de resposta do corpo aos desafios oriundos do ambiente.[15] Cannon propôs que a ativação do sistema nervoso simpático prepara a pessoa para enfrentar um perigo, ou para fugir dele. Declarações dos locutores esportivos, por exemplo, "a adrenalina deve estar realmente bombeando", constituem uma tradução aproximada dessa hipótese. Ver Quadro "Um olhar no passado – nomes importantes na ciência", para aprender mais sobre o dr. Walter B. Cannon.

A e NA se ligam a receptores adrenérgicos (de adrenalina, o nome europeu para epinefrina) nos tecidos-alvo. Os **receptores** estão divididos em duas classes principais: **alfa** (α) e **beta** (β), com subgrupos (α_1 e α_2; β_1, β_2 e β_3). A e NA exercem seus efeitos por meio dos mecanismos de segundo mensageiro, anteriormente mencionados. A resposta gerada no tecido-alvo, tanto em proporção como em direção (inibitória ou excitadora), depende do tipo de receptor e se há envolvimento de A ou NA. Esse é um exemplo do grau de importância dos receptores na determinação da resposta celular a um hormônio. A Tabela 5.1 resume os efeitos da A e NA em relação ao tipo de receptor adrenérgico envolvido.[140] Os diferentes receptores provocam mudanças na atividade celular ao aumentarem ou diminuírem as concentrações do AMP cíclico ou de Ca^{++}. Com base nessa tabela, pode-se observar que, se a célula sofresse uma perda de receptores β_1 e ganhasse receptores α_2, a mesma concentração de adrenalina exerceria efeitos muito diferentes na célula.

Em resumo

- A medula suprarrenal secreta as catecolaminas adrenalina (A) e noradrenalina (NA). A é a principal secreção da medula suprarrenal (80%), e NA é basicamente secretada pelos neurônios adrenérgicos do sistema nervoso simpático.
- Adrenalina e noradrenalina se ligam a α-receptores e a β-receptores adrenérgicos, promovendo mudanças na atividade celular (p. ex., aumento da frequência cardíaca, mobilização de ácidos graxos do tecido adiposo) por meio de segundos mensageiros.

Córtex suprarrenal. O córtex suprarrenal secreta uma série de hormônios esteroides, que exercem funções fisiológicas bastante diferentes. Os hormônios podem ser agrupados em três categorias:

- **Mineralocorticoides** (aldosterona), envolvidos na manutenção das concentrações plasmáticas de Na^+ e K^+.
- **Glicocorticoides** (cortisol), envolvidos na regulação da glicose plasmática.
- **Esteroides sexuais** (andrógenos e estrógenos), que dão sustentação ao crescimento na pré-pubescência; os andrógenos estão associados ao impulso sexual da pós-puberdade em mulheres.

O colesterol é o precursor químico comum para todos esses hormônios esteroides; embora os hormônios ativos finais possuam pequenas diferenças estruturais, suas funções fisiológicas diferem muito.

Aldosterona. A **aldosterona** (um mineralocorticoide) é um importante regulador da reabsorção de Na^+ e da secreção de K^+ nos rins. A aldosterona está diretamente envolvida no equilíbrio Na^+/H_2O e, por consequência, no volume plasmático e na pressão arterial (ver Cap. 9). Existem dois níveis de controle sobre a secreção de aldosterona. A liberação da aldosterona do córtex suprarrenal é controlada diretamente pela concentração plasmática de K^+. Um aumento na concentração desse íon aumenta a secreção de aldosterona, o que estimula o mecanismo renal de transporte ativo para a secreção de íons K^+. Esse sistema de controle utiliza a alça de *feedback* negativo já descrita anteriormente. A secreção de aldosterona também é controlada por outro mecanismo mais complicado. Reduções no volume plasmático, uma queda na pressão arterial no rim ou um aumento na atividade simpática nervosa para os rins estimulam células renais especiais a secretarem uma enzima chamada **renina.** Essa enzima ingressa no plasma e converte seu substrato (angiotensinogênio) em **angiotensina I,** que, por sua vez, é convertida nos pulmões em **angiotensina II** pela enzima conversora de angiotensina (ACE). A angiotensina II é um vasoconstritor poderoso; pode-se receitar um inibidor da ACE para indivíduos hipertensos, com o objetivo de baixar a pressão arterial. A angiotensina II estimula a liberação de aldosterona, o que aumenta a reabsorção

Um olhar no passado – nomes importantes na ciência

Walter B. Cannon (1871-1945) e a resposta de luta ou fuga

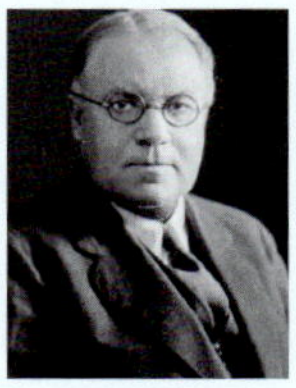

Bettmann/Getty Images

Walter B. Cannon nasceu e foi criado em Wisconsin e frequentou o Harvard College de 1892 a 1896. Em seguida, ingressou na Harvard University para estudar medicina. Durante seu primeiro ano, trabalhou no laboratório do dr. Henry Bowditch e começou a usar a nova técnica dos raios X para estudar a motilidade gastrintestinal. O dr. Cannon se formou em medicina em 1900 e permaneceu como instrutor no Departamento de Fisiologia, do qual Bowditch era chefe. O dr. Bowditch era um fisiologista renomado, tendo sido um dos fundadores da American Physiological Society. Dois anos depois, o dr. Cannon foi promovido a professor-assistente e em 1906 sucedeu o dr. Bowditch como chefe do departamento – um posto que manteve até sua aposentadoria em 1942.

A pesquisa do dr. Cannon envolvia seu trabalho sobre motilidade gastrintestinal e fisiologia das emoções. Ele desenvolveu o conceito da função de emergência do sistema nervoso simpático – a resposta de "luta ou fuga", a importância da adrenalina e da noradrenalina na mobilização dos recursos para que o corpo fique e lute, ou fuja em momentos de estresse extremo. Além dessas importantes contribuições, o dr. Cannon também foi responsável pela elaboração do conceito de homeostase – a ideia de que existe uma constância dinâmica no ambiente interno que é mantida por sistemas reguladores complexos, dos quais o sistema neuroendócrino, descrito neste capítulo, é parte importante. A homeostase é uma das teorias mais fundamentais na biologia, sendo o tema utilizado ao longo deste livro.

O dr. Cannon teve liderança excepcional não só no departamento de fisiologia em Harvard, mas também no campo mais amplo da fisiologia. Foi o sexto presidente da American Physiological Society (1914-16), tendo discorrido enfaticamente sobre uma série de assuntos políticos e sociais, inclusive combatendo os antivivisseccionistas, como antes dele tinha feito seu mentor, o dr. Bowditch. O dr. Cannon publicou vários livros importantes, inclusive *Bodily Changes in Pain, Fear, and Rage* (1915), *The Wisdom of the Body* (1932) e *The Way of an Investigator* (1945). Esse último livro é uma autobiografia que descreve suas experiências pessoais como cientista. O livro oferece importantes dicas para aqueles interessados em seguir a carreira de cientista. O dr. Cannon é considerado por muitos o maior fisiologista norte-americano da primeira metade do século XX.

Para aqueles interessados em obter mais detalhes da vida desse grande homem, ler *Walter B. Cannon, The Life and Times of a Young Scientist* e *Walter B. Cannon, Science and Society*, ambos publicados pela Harvard University Press.

American Physiological Society (http: www.the-aps.org/).

de Na^+. Os estímulos para a secreção de aldosterona e ADH também são os sinais para a estimulação da sede, um ingrediente necessário para a restauração do volume dos líquidos. Durante a prática de exercício leve, ocorre pouca ou nenhuma mudança na atividade plasmática de renina ou na aldosterona.[88] Contudo, ao ser imposta uma carga térmica durante o exercício leve, ocorre aumento da secreção de renina e também de aldosterona.[41] Quando a intensidade do exercício se aproxima de 50% do $\dot{V}O_{2máx}$ (Fig. 5.9), ocorre aumento paralelo nas concentrações de renina, angiotensina e aldosterona, o que demonstra as interligações no seio desse sistema homeostásico.[93,148] Além disso, aumenta a produção hepática de substrato de renina para que seja mantida a concentração plasmática.[100] Em contraste, uma elevação constante do volume de sangue dispara a liberação do hormônio natriurético atrial (ANH) pelas células musculares do coração (não de

TABELA 5.1 Subtipos de receptores adrenérgicos: respostas fisiológicas à adrenalina e à noradrenalina

Tipo de receptor	Efeito da A/NA	Enzima ligada a membrana	Mediador intracelular	Efeitos em diversos tecidos
β_1	A=NA	Adenilato ciclase	↑ AMP cíclico	↑ Frequência cardíaca ↑ Glicogenólise ↑ Lipólise
β_2	A > > > NA	Adenilato ciclase	↑ AMP cíclico	↑ Broncodilatação ↑ Vasodilatação
β_3	NA > A	Adenilato ciclase	↑ AMP cíclico	↑ Lipólise
α_1	A ≥ NA	Fosfolipase C	↑ Ca^{++}	↑ Fosfodiesterase ↑ Vasoconstrição
α_2	A ≥ NA	Adenilato ciclase	↓ AMP cíclico	Opõe-se à ação de receptores β_1 e β_2 ↓ Secreção de insulina

Fonte: Tepperman, J., and H. M. Tepperman, *Metabolic and Endocrine Physiology*. Chicago, IL: Year Book Medical Publishers, 1987; Brunton, L., J. S. Lazo, and K. L. Parker, eds., *Goodman & Gilman's The Pharmacological Basis of Therapeutics*. New York, NY: McGraw Hill, 2005; Zouhal, H., C. Jacob, P. Delamarche e A. Gratas-Delamarche, "Catecholamines and the Effects of Exercise, Training, and Gender," *Sports Medicine* 38: 401-423, 2008.

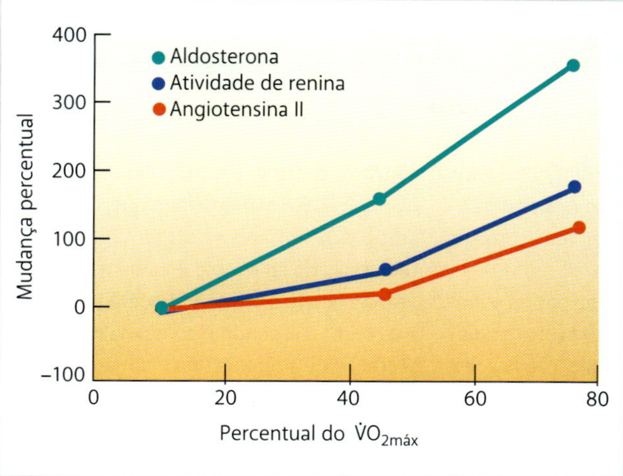

Figura 5.9 Aumentos paralelos na atividade de renina, angiotensina II e aldosterona com o aumento das intensidades do exercício. Os dados estão expressos como mudança percentual com relação aos valores em repouso.

uma glândula endócrina). O ANH se opõe à ação da aldosterona para reduzir o volume de sangue.[161]

Cortisol. Trata-se do principal glicocorticoide secretado pelo córtex suprarrenal. Por diversos mecanismos, o cortisol contribui para a manutenção da glicose plasmática durante o jejum/exercício prolongado. Esses mecanismos atendem a diversas finalidades fisiológicas:

- Promovem a degradação de proteínas nos tecidos (ao inibirem a síntese proteica) para a formação de aminoácidos, que, em seguida, são utilizados pelo fígado para formar glicose *de novo* (gliconeogênese).
- Estimulam a mobilização de ácidos graxos livres do tecido adiposo.
- Estimulam as enzimas hepáticas envolvidas na via metabólica que resulta na síntese de glicose.
- Bloqueiam a entrada da glicose nos tecidos, forçando-os a utilizarem mais ácidos graxos como combustível.[40,161]

A Figura 5.10 apresenta um resumo das ações do cortisol e de sua regulação. A secreção de cortisol é controlada da mesma maneira que a secreção de tiroxina. O hipotálamo secreta hormônio liberador corticotrófico (CRH), que faz com que a hipófise secrete mais ACTH para a circulação geral. O ACTH se liga aos receptores no córtex suprarrenal e aumenta a secreção de cortisol. À medida que o nível de cortisol vai aumentando, o CRH e o ACTH são inibidos em outro sistema de *feedback* negativo. Entretanto, o hipotálamo, como qualquer centro cerebral, recebe informações nervosas de outras áreas do cérebro. Essa informação pode influenciar a secreção de hormônios liberadores hipotalâmicos além do nível observado em um sistema de *feedback* negativo. Há mais de 70 anos, Hans Selye observou que uma grande variedade de eventos estressantes, como queimaduras, fraturas ósseas e exercício intenso, levavam a aumentos

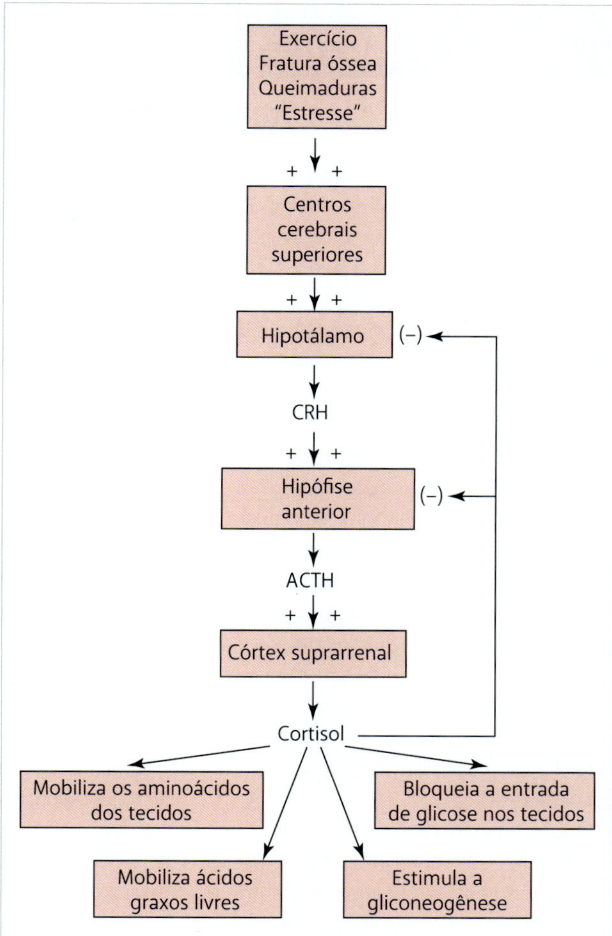

Figura 5.10 Controle da secreção de cortisol, que ilustra o equilíbrio dos estímulos positivos e negativos para o hipotálamo e a influência do cortisol no metabolismo.

previsíveis no ACTH e no cortisol; ele chamou essa resposta de síndrome da adaptação geral (SAG). Um ponto essencial nessa resposta era a liberação de ACTH e cortisol, como ajuda na adaptação. A SAG de Selye têm três estágios: (1) a reação de alarme, que envolve a secreção de cortisol, (2) o estágio de resistência, em que são feitos reparos, e (3) o estágio de exaustão, em que os reparos não são adequados, advindo enfermidade ou morte.[138] A utilidade da SAG pode ser observada em momentos de "estresse" causado por lesão tecidual. O cortisol estimula a degradação da proteína dos tecidos para a formação de aminoácidos, que, em seguida, podem ser utilizados no reparo do local da lesão tecidual. Embora já tenha ficado esclarecido que o tecido muscular é fonte primária de aminoácidos, a sobrecarga funcional do músculo com o treinamento de força ou de resistência pode prevenir a atrofia muscular que pode ser causada pelos glicocorticoides.[3,60,61] Ao longo desta seção, o leitor terá um resumo do papel dos hormônios secretados por diversas glândulas endócrinas. O Quadro "Uma visão mais detalhada 5.2" proporciona um novo acréscimo a essa lista, que terá profundas implicações na compreensão da obesidade e de suas consequências ligadas à doença.

Uma visão mais detalhada 5.2

O tecido adiposo é um órgão endócrino

Muitos sabem da existência de uma conexão entre a epidemia de obesidade nos Estados Unidos e o drástico aumento do número de pessoas com diabetes tipo 2 e outras doenças crônicas (p. ex., doença coronariana, câncer). Mas, até recentemente, a ligação ou causa direta entre obesidade e essas doenças permanecia um mistério. Felizmente, novas evidências fornecem indícios que explicam por que o excesso de tecido adiposo tem impacto negativo na saúde.

O tecido adiposo vinha sendo considerado apenas o principal local de armazenamento para a gordura, sobretudo triglicérides. Quando a ingestão calórica excede o gasto, aumentam as reservas de gordura. Por outro lado, quando a ingestão calórica não pode atender às demandas energéticas, o tecido adiposo libera ácidos graxos livres na circulação a fim de fornecer energia para as células.

Nas últimas décadas, essa imagem do tecido adiposo como um depósito passivo de suprimento de energia mudou muito à medida que ficou claro que ele secreta uma variedade de hormônios e outros fatores que têm efeito direto sobre o metabolismo e o equilíbrio energético; eles atuam por meio de mecanismos endócrinos, parácrinos ou autócrinos.

Em meados dos anos 1990, foi descoberto o hormônio **leptina.** Esse hormônio, secretado pelas células adiposas (adipócitos), influencia o apetite por meio de um efeito direto nos "centros alimentares" no hipotálamo. Além disso, a leptina atua nos tecidos periféricos para aumentar a sensibilidade à insulina (permitindo que a insulina funcione) e promover a oxidação de ácidos graxos livres no músculo. A **adiponectina** é outro hormônio secretado pelos adipócitos. Esse hormônio também aumenta a sensibilidade da insulina e a oxidação dos ácidos graxos no músculo[39,49,156] e diminui o risco de doença cardiovascular, ao proteger tanto as células endoteliais vasculares como as células do músculo cardíaco.[104]

Com o aumento da massa adiposa, a secreção de leptina também aumenta, mas, curiosamente, a ingestão de alimentos não fica restringida. Também é produzida outra molécula que bloqueia o sinal da leptina, impedindo-o de chegar ao hipotálamo; isso leva ao que é conhecido como resistência à leptina. Por outro lado, a secreção de adiponectina diminui com o aumento da massa adiposa, levando a uma redução da sensibilidade dos tecidos à insulina (resistência à insulina) e à ocorrência do diabetes tipo 2 (uma doença em que há grande quantidade de insulina, mas os tecidos não respondem a esse hormônio). Além disso, aumenta o risco de doença cardiovascular.[104]

À medida que a massa adiposa vai aumentando, os adipócitos produzem uma série de citocinas pró-inflamatórias – p. ex., fator alfa de necrose tumoral [TNF-α e interleucina [IL-6]. Diante disso, atualmente a obesidade é reconhecida como fator contributivo para um estado de inflamação sistêmica de baixa intensidade.[109,130] O leitor deve consultar o Capítulo 6 para mais informações sobre inflamação e o Capítulo 15 acerca da conexão entre inflamação e doença crônica. A adiponectina tem a propriedade de suprimir a inflamação sistêmica, mas, considerando-se que sua secreção fica reduzida na obesidade, esse hormônio não pode desempenhar esse papel. Essas citocinas pró-inflamatórias (também chamadas **adipocinas** no tecido adiposo) podem levar tanto à resistência à insulina como à aterosclerose.[39,49,156] O que provoca essas mudanças no adipócito? Um possível gatilho é a hipóxia (uma relativa falta de oxigênio). À medida que a massa de tecido adiposo aumenta na obesidade, alguns adipócitos estarão muito distantes dos capilares existentes e o O_2 não estará muito disponível. Foi demonstrado que, quando os adipócitos normais se tornam hipóxicos, o metabolismo anaeróbio é aumentado, os níveis de lactato e do íon hidrogênio se elevam e as células respondem com uma redução na secreção de adiponectina e um aumento na secreção de leptina e IL-6.[151]

Tendo em vista a importância da adiponectina na sensibilidade à insulina, seria de esperar que o exercício, que sabidamente melhora a sensibilidade à insulina (ver Cap. 17), aumentasse sua concentração. Curiosamente, nem uma série aguda de exercício nem o treinamento físico têm qualquer efeito na concentração sanguínea de adiponectina. Por outro lado, o nível de adiponectina aumenta quando ocorre redução na massa adiposa, seja graças ao exercício, dieta, ou por uma intervenção combinada. Isso sugere que os efeitos positivos do exercício e da perda de peso na sensibilidade à insulina são independentes e ocorrem por mecanismos diferentes. O mesmo parece ser válido para a leptina; esse hormônio responde mais a mudanças no peso corporal do que a qualquer intervenção com exercício.[6,10,86,144]

Recentemente foi demonstrado que o tecido adiposo libera outros fatores (p. ex., resistina, visfatina) que também influenciam a saúde e a doença.[20] Ficou evidente que o tecido adiposo não é apenas um depósito passivo para o armazenamento de energia, mas está diretamente envolvido no apetite, no gasto energético e na ocorrência de doenças ligadas à inflamação, inclusive doença cardiovascular e diabetes tipo 2. Está claro que ser fisicamente ativo e manter um peso normal são objetivos razoáveis para aqueles que desejam ver minimizados os riscos de ocorrência de doenças crônicas. Leia "Uma visão mais detalhada 5.4" para mais informações sobre como o músculo reage à tendência do tecido adiposo de promover inflamação.

Em resumo

- O córtex suprarrenal secreta aldosterona (mineralocorticoide), cortisol (glicocorticoide) e estrógenos e andrógenos (esteroides sexuais).
- A aldosterona regula o equilíbrio entre Na^+ e K^+. A secreção de aldosterona aumenta com o exercício intenso, impulsionada pelo sistema renina-angiotensina.
- O cortisol responde a uma série de estressores, inclusive o exercício, para assegurar a disponibilidade de combustível (glicose e ácidos graxos livres) e para disponibilizar aminoácidos para reparo dos tecidos.

Pâncreas

O pâncreas é uma glândula exócrina e endócrina. As secreções exócrinas são enzimas digestivas e bicarbonato, que são secretados no interior dos ductos conducentes ao intestino delgado. Os hormônios são liberados de grupos de células na parte endócrina do pâncreas (denominadas ilhotas de Langerhans). O pâncreas produz dois hormônios **contrarreguladores,** insulina e **glucagon**, além da **somatostatina**.

Insulina. A insulina é secretada pelas células beta (β) das ilhotas de Langerhans. Trata-se do hormônio mais importante durante o estado de absorção pós-prandial, quando os nutrientes estão ingressando no sangue, vindos do intestino delgado. A insulina estimula os tecidos a absorver moléculas de nutrientes, como a glicose e os aminoácidos, armazenando-as nas formas de glicogênio, proteínas e gorduras. O papel mais notório da insulina é a difusão facilitada da glicose através das membranas celulares. A falta de insulina causa acúmulo de glicose no plasma, porque os tecidos não podem absorvê-la. A concentração plasmática de glicose pode se tornar tão alta a ponto de suplantar os mecanismos de reabsorção nos rins, ocorrendo perda de glicose na urina e, com isso, carregando grandes volumes de água com o açúcar. Essa condição é denominada **diabetes *mellitus*.**

Conforme mencionado anteriormente neste capítulo, a secreção de insulina é influenciada por diversos fatores: pela concentração plasmática de glicose e de aminoácidos, pela estimulação nervosa simpática e parassimpática e por diversos hormônios. A velocidade de secreção de insulina depende do nível de estímulo excitatório ou inibitório que chega às células beta pancreáticas (ver Fig. 5.1). A concentração sanguínea de glicose é fonte importante de informações, fazendo parte de uma alça de *feedback* negativo simples; com o aumento da concentração plasmática de glicose (em seguida a uma refeição), as células beta monitorizam diretamente esse aumento e secretam mais insulina para promover a absorção da glicose pelos tecidos. Essa maior absorção baixa a concentração plasmática de glicose, com consequente redução da secreção de insulina.[40,104]

Glucagon. O glucagon, secretado pelas células alfa (α) das ilhotas de Langerhans, exerce efeitos opostos aos da insulina. A secreção de glucagon aumenta em resposta à baixa concentração plasmática de glicose, que é monitorizada pelas células alfa. O glucagon estimula tanto a mobilização da glicose das reservas hepáticas (glicogenólise) quanto dos ácidos graxos livres do tecido adiposo (para preservar a glicose sanguínea como combustível), usando o mecanismo de segundo mensageiro adenilato ciclase mencionado anteriormente. Por último, juntamente com o cortisol, o glucagon estimula a gliconeogênese hepática. A secreção de glucagon é também influenciada por outros fatores, além da concentração de glicose – notavelmente o sistema nervoso simpático.[147] Mais adiante neste capítulo, será apresentada uma descrição completa do papel da insulina e do glucagon na manutenção da glicemia durante o exercício, na seção "Hormônios de ação rápida".

Em resumo

- A insulina é secretada pelas células β das ilhotas de Langerhans no pâncreas e promove o armazenamento de glicose, aminoácidos e gorduras.
- O glucagon é secretado pelas células α das ilhotas de Langerhans no pâncreas e promove a mobilização de glicose e de ácidos graxos.

Somatostatina. A somatostatina pancreática é secretada pelas células delta das ilhotas de Langerhans. A secreção da somatostatina pelo pâncreas fica aumentada durante a fase de absorção; esse hormônio modifica a atividade do trato gastrintestinal para o controle da velocidade de ingresso das moléculas de nutrientes na circulação. A somatostatina também pode estar envolvida na regulação da secreção de insulina.[147]

Testículos e ovários

Testosterona e **estrogênio** são os principais esteroides sexuais secretados pelos testículos e ovários, respectivamente. Esses hormônios não são apenas importantes no estabelecimento e na manutenção da função reprodutiva; eles também determinam as características sexuais secundárias tradicionalmente associadas à masculinidade e à feminilidade. Tendo em vista que esses hormônios são tão importantes para as respectivas características sexuais e função fisiológica, não surpreende que sua regulação segue alças de *feedback* reguladoras paralelas em mulheres e homens.

Testosterona. A testosterona é secretada pelas células intersticiais dos testículos, sendo controlada pelo hormônio estimulador das células intersticiais (ICSH – também conhecido como LH), que é sintetizado na hipófise anterior. Por sua vez, o LH é controlado por um hormônio liberador secretado pelo hipotálamo. A produção de espermatozoides pelos túbulos seminíferos dos testículos depende do hormônio foliculoestimulante (FSH), proveniente da hipófise anterior, e da testosterona. A Figura 5.11 mostra que a secreção de testosterona é controlada por uma alça de *feedback* negativo que envolve a hipófise anterior e o hipotálamo. A produção

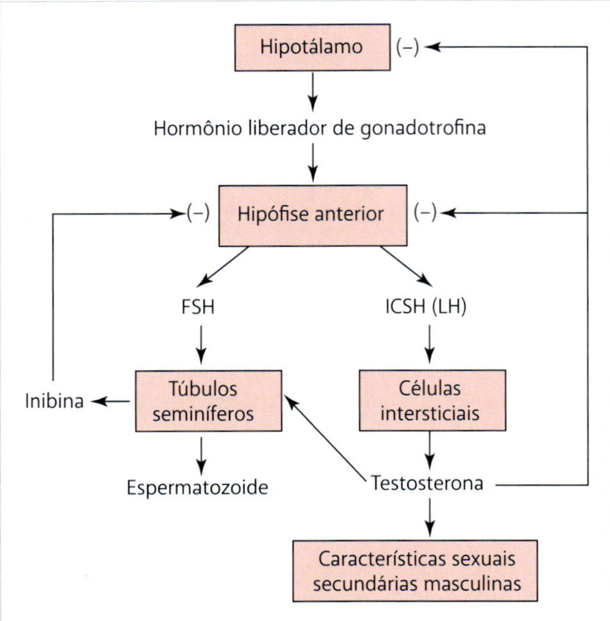

Figura 5.11 Controle da secreção de testosterona e da produção de espermatozoides pelo hipotálamo e hipófise anterior.

dos espermatozoides é controlada, em parte, por outra alça de *feedback* negativo que envolve o hormônio inibina.[104,161]

A testosterona é tanto um esteroide anabólico (construção de tecidos) como androgênico (promoção de características masculinas), por estimular a síntese de proteínas e ser responsável pelas mudanças características ocorridas em meninos durante a adolescência e conducentes à alta relação entre massa muscular/massa de gordura.

A concentração plasmática de testosterona aumenta 10-37% durante o treinamento submáximo prolongado,[154] durante o exercício levado aos níveis máximos,[27] e durante práticas de treinamento de resistência ou de força.[77] É importante ter em mente que os aumentos observados na testosterona circulante depois do exercício acompanham os aumentos na concentração de LH, sugerindo maior taxa de produção[27] e não hemoconcentração.[148] O aumento na testosterona induzido por exercício é visto com um estímulo primário da síntese de proteína muscular e hipertrofia, mas novas informações sugerem que a testosterona sozinha responde por ~10% de variação na hipertrofia observada como resultado do treino de resistência.[136] Assim, existe considerável variação individual na hipertrofia como resultado do treino de resistência; e acredita-se que os resultados individuais se devam, em parte, a diferenças na resposta da testosterona ao exercício. Como esse assunto ainda está em desenvolvimento, certamente ouviremos mais sobre essa questão.[136] Quase todos os leitores provavelmente identificarão na testosterona, ou em um de seus análogos sintéticos, uma das drogas mais excessivamente utilizadas para aumentar a massa muscular e o desempenho. Em decorrência da regulação por *feedback* e pelo fato de se tratar de um hormônio que tem como precursor o colesterol, no longo prazo as alterações farmacêuticas da testosterona são prejudiciais à saúde do usuário (ver Quadro "Uma visão mais detalhada 5.3").

Estrogênio e progesterona. Os estrogênios constituem um grupo de hormônios que exercem efeitos fisiológicos parecidos. Esses hormônios são estradiol, estrona e estriol, com o estradiol sendo o estrogênio primário. O estrogênio estimula o desenvolvimento das mamas, a deposição de gordura na mulher e outras características sexuais secundárias (ver Fig. 5.12). Durante a parte inicial do ciclo menstrual, denominada fase folicular, o LH estimula a produção de **andrógenos** no folículo, que são subsequentemente convertidos em estrógenos sob a influência do FSH. Em seguida à ovulação, tem início a fase lútea do ciclo menstrual e tanto estrógenos como progesterona são produzidos pelo corpo lúteo, uma estrutura secretória que ocupa o espaço onde estava localizado o óvulo.[161] De que maneira o exercício afeta esses hormônios e vice-versa? Em um estudo,[78] foram mensurados os níveis plasmáticos de LH, FSH, estradiol e progesterona em repouso e a três taxas de trabalho diferentes durante as fases folicular e lútea do ciclo menstrual. Os padrões de resposta desses hormônios durante o exercício gradativo foram muito parecidos nas duas fases do ciclo menstrual.[78] A Figura 5.13 ilustra apenas pequenas mudanças na progesterona e no estradiol com o aumento das intensidades de trabalho. Considerando-se que o LH e o FSH mudaram pouco ou nada durante a fase lútea, acreditava-se que os pequenos aumentos de progesterona e estradiol se deviam a mudanças no volume plasmático e a uma diminuição da velocidade de remoção, em vez de um aumento da velocidade de secreção.[14,148]

O efeito da fase do ciclo menstrual no metabolismo do exercício ainda não ficou totalmente esclarecido. Essa incerteza se deve em parte a variações no modelo de pesquisa, métodos de mensuração e à intensidade do exercício utilizado nos estudos. Com base em artigo científico publicado recentemente, podem ser feitas as seguintes afirmativas:[110]

- Os desempenhos anaeróbios não são afetados pela fase do ciclo menstrual, na medida em que é sugerida a periodização durante a fase folicular.
- O efeito da fase do ciclo menstrual nas tomadas de tempo nos desempenhos de resistência é variável; foi sugerido que o enfoque de futuras pesquisas deverá recair em eventos de ultrarresistência.
- A mobilização da glicose é mais baixa durante a fase lútea, quando a intensidade do exercício é suficientemente elevada para gerar uma demanda energética por carboidrato. Mas quando o exercício ocorre logo em seguida a uma refeição, ou nos casos em que há fornecimento de glicose durante o exercício, ocorre redução ou eliminação do impacto da fase do ciclo menstrual.
- Embora estudos em animais tenham demonstrado que o estrogênio aumenta a lipólise e os AGL plasmáticos, estudos em humanos não sustentam esses achados.
- Na fase lútea, ocorre aumento no catabolismo proteico em repouso e durante o exercício. Isso parece ser decorrente do efeito da progesterona, pois o estrogênio exerce o efeito oposto.

Consistente com essa questão, existe forte indício de que a resposta dos hormônios reguladores de glicose ao exercí-

Uma visão mais detalhada 5.3

Esteroides anabólicos e desempenho

A testosterona, como anabólico e também como **esteroide androgênico,** causa mudanças de volume e das características sexuais secundárias do homem, respectivamente. Em razão desses efeitos combinados, os cientistas desenvolveram esteroides com o objetivo de maximizar os efeitos anabólicos e minimizar os efeitos androgênicos. No entanto, esses efeitos duplos nunca podem ser separados por completo. Esses esteroides sintéticos foram desenvolvidos originalmente para a promoção do crescimento dos tecidos em pacientes que sofreram atrofia como resultado de repouso prolongado no leito. Contudo, antes que se passasse muito tempo, alguém teve a ideia de que esses **esteroides anabólicos** poderiam ter utilidade no desenvolvimento da massa e da força muscular em atletas.

O uso de esteroides anabolizantes com o objetivo de melhorar o desempenho atlético tem uma história interessante. Os primeiros estudos tiveram resultados inconsistentes devido a variações na dose e no tipo de esteroide usado, no estado de treinamento dos participantes, na duração do estudo etc.[4,106,164,165,168] No entanto, em pouco tempo surgiram evidências incontestáveis de que esses esteroides funcionavam. Esse entendimento levou à realização de testes compulsórios para atletas em competições internacionais e em esportes universitários e profissionais. Mas ocorreu uma escalada do problema quando os atletas começaram a tomar testosterona pura em vez do esteroide anabólico. Parte da razão para essa troca foi reduzir a probabilidade de detecção durante a realização dos testes, e parte estava também ligada à disponibilidade da testosterona. As seguintes afirmações, recolhidas de dois importantes posicionamentos oficiais, oferecem um bom resumo do que se sabe atualmente sobre o uso desses esteroides e sobre o que deveria ser feito para limitar seu abuso:[64,106]

- Dependendo da concentração, o uso de andrógenos causa aumentos na massa corporal magra, massa muscular e força dos homens.
- Quando andrógenos e treinamento de resistência são combinados, ocorrem maiores ganhos do que os obtidos com o uso exclusivo de qualquer dessas intervenções.
- Nos homens, os efeitos adversos são: supressão do eixo hipotalâmico-hipofisário-gonadal, distúrbios do humor e do comportamento, maior risco de doença cardiovascular, disfunção hepática (com andrógenos orais), resistência à insulina, intolerância à glicose, acne e ginecomastia (desenvolvimento das mamas). Déficits cognitivos também podem ocorrer com o uso prolongado de esteroides anabólicos.[79]
- Nas mulheres, os efeitos adversos são parecidos com os dos homens, mas os andrógenos podem ter efeitos virilizantes como aumento do clitóris, aprofundamento da voz, hirsutismo e mudança na forma do corpo. Essas alterações podem não ser revertidas com a interrupção do andrógeno.

Pesquisas com aqueles que usam esteroides anabólicos lançam algumas luzes sobre o problema: a maioria dos usuários era constituída de fisiculturistas não competidores e de não atletas, usavam mais de um esteroide anabólico e consumiam os produtos em megadoses em comparação com o recomendado.[5,102,106,116] Contudo, há evidência de uma redução na prevalência do uso entre adolescentes.[64] Com demasiada frequência, informa-se que determinado atleta (ou mesmo toda a equipe) foi suspensa, em decorrência do uso de drogas para melhora do desempenho; contudo, fica claro que o problema é muito mais amplo do que o percebido pelo público em geral. Posicionamentos oficiais sobre o tópico enfatizam a necessidade de um esforço contínuo para educar atletas, técnicos, pais, médicos, treinadores esportivos e o público em geral sobre o uso e abuso dos andrógenos.[64,106] Para mais informações sobre uma lista de substâncias proibidas, consultar o site da World Anti-Doping Agency (www.wada-ama.org).

Um último comentário: à medida que o número de idosos (≥ 65 anos) aumenta, tem-se dado considerável atenção ao uso de testosterona como uma forma de retardar ou interromper a perda de massa muscular e a força – inevitáveis com o avanço da idade. Isso não é novidade e, conforme foi discutido em "Uma visão mais detalhada 5.1", a testosterona não é o único hormônio usado para atingir essa meta.[46]

cio prolongado não é afetada pela fase do ciclo menstrual.[87] Além disso, há concordância geral de que não ocorrem efeitos de fase do ciclo menstrual no $\dot{V}O_{2máx}$ e nas respostas do lactato, volume plasmático, frequência cardíaca e ventilação ao exercício.[166] Finalmente, parece não haver maior risco de enfermidade térmica durante a fase lútea do ciclo menstrual, embora a temperatura corporal esteja mais alta.[95]

Atualmente, é discutido se o estrogênio influencia os índices de lesão muscular, inflamação e reparo dos tecidos. Estudos em animais forneceram evidências consistentes de que o estrogênio oferece benefícios protetores, mas estudos em seres humanos não conseguiram confirmar esses resultados.[35] Para o leitor interessado em ter as informações mais recentes desse debate, consultar a referência 150 sobre esse tópico nas "Referências bibliográficas", em que Tiidus e Enns discutem Hubal e Clarkson.[150]

Tendo em vista que, em comparação com homens atletas, mulheres atletas estão em risco 4-6 vezes superior de lesão ao cruzado anterior, interessa saber se a fase do ciclo menstrual poderia influenciar o risco. Uma metanálise recém-publicada sugere, preliminarmente, que o pico de estrogênio durante a ovulação promove lassidão (frouxidão) do joelho e lesão ao LCA. Além disso, o uso de anticoncepcionais orais parece proporcionar modesta proteção contra lesões.[57] Entretanto, a análise biomecânica das forças e da magnitude da flexão do joelho que ocorrem quando são praticadas tarefas de salto não demonstrou diferenças entre fases do ciclo menstrual ou entre sexos.[18]

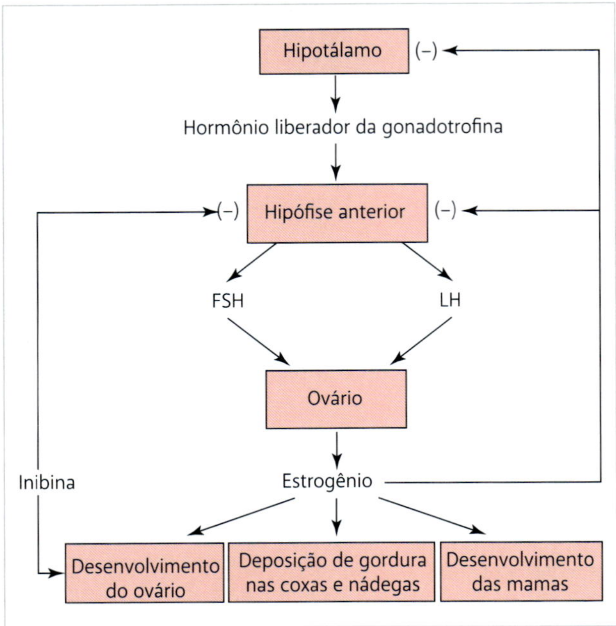

Figura 5.12 Controle da produção de estrogênio nas fases foliculares inicial e intermediária.

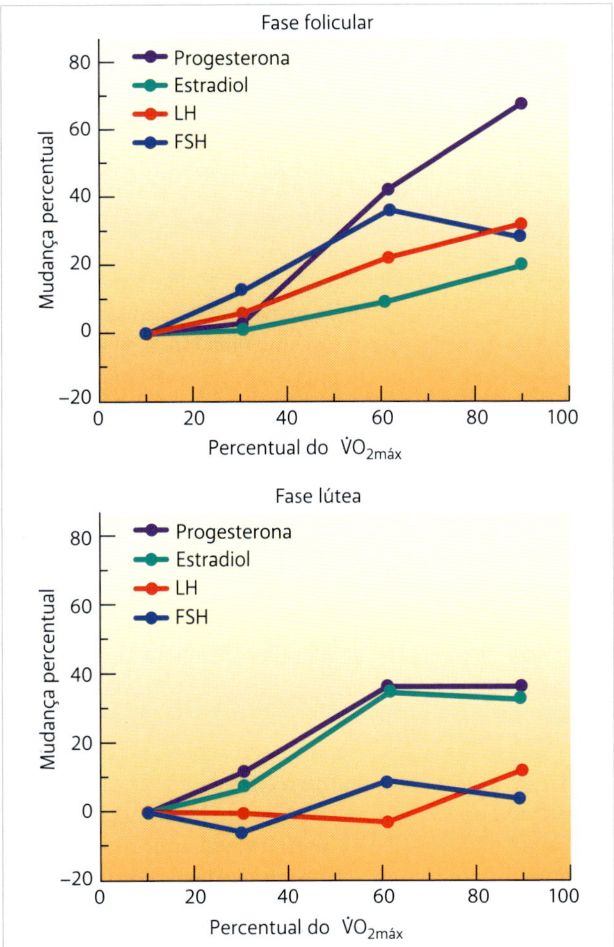

Figura 5.13 Mudança percentual (em relação aos valores em repouso) nas concentrações plasmáticas de FSH, LH, progesterona e estradiol durante o exercício gradativo nas fases folicular e lútea do ciclo menstrual.

Embora sejam pequenas as mudanças no estrogênio e na progesterona durante uma série aguda de exercício, tem havido preocupação sobre os efeitos do exercício crônico de grande intensidade no ciclo menstrual das atletas. Os dois principais distúrbios menstruais são amenorreia primária (ausência de ciclos menstruais em uma menina que ainda não menstruou por volta dos 15 anos de idade) e amenorreia secundária (surgimento de amenorreia em algum momento após a menarca). A incidência de distúrbios menstruais em atletas varia muito; entretanto, essa incidência é mais elevada em esportes estéticos, de resistência e de classes de peso e em indivíduos mais jovens, com volumes de treinamento maiores e com menor peso corporal. Tipicamente, a prevalência de amenorreia em mulheres universitárias é de 2-5%. Em contrapartida, em corredoras de escolas secundárias, a incidência variou de 3-60% à medida que o volume de treinamento aumentou de < 16 km para > 113 km por semana e o peso corporal diminuiu de > 60 kg para < 50 kg. Além disso, a incidência é muito mais alta em corredoras jovens (69%) do que em corredoras mais velhas (9%).[121] Existe evidência de que as atletas amenorreicas demonstram respostas hormonais atenuadas ao exercício aeróbio[134] e de resistência.[105]

Atualmente, vem sendo dada especial atenção ao problema da amenorreia secundária, porque os níveis cronicamente baixos de estradiol podem ter efeito deletério no conteúdo de minerais ósseos. A osteoporose, habitualmente associada às idosas (ver Cap. 17), é comum em atletas com amenorreia.[31,62] O leitor interessado deve consultar a revisão de Redman e Loucks sobre as possíveis causas de irregularidades do ciclo menstrual induzidas pelo exercício.[121] O que é mais curioso é que o próprio exercício talvez não reprima a função reprodutiva, mas sim o impacto do gasto energético do exercício na disponibilidade energética. Para alguns detalhes em primeira mão sobre esse tópico, ver Quadro "Pergunte ao especialista 5.1".

Em resumo

- A testosterona e o estrogênio estabelecem e mantêm a função reprodutiva e determinam as características sexuais secundárias.
- O exercício crônico (treinamento) pode diminuir os níveis de testosterona em homens e de estrogênio em mulheres. Essa última adaptação traz consequências potencialmente negativas em relação à osteoporose.

O sistema endócrino é configurado para responder automaticamente quando a homeostase é ameaçada; isso acontece particularmente no caso da glicose plasmática, que é o combustível principal para o cérebro. Os quatro mecanismos, apresentados anteriormente neste capítulo, que têm como função proteger a concentração plasmática de glicose, são:

- Mobilizar a glicose existente nas reservas hepáticas de glicogênio.

Pergunte ao especialista 5.1

Distúrbios reprodutivos e baixa massa óssea em mulheres atletas – Perguntas e respostas com a dra. Anne B. Loucks

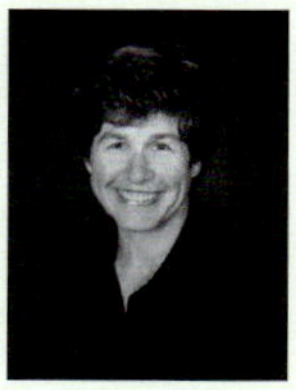
Anne B. Loucks

A dra. ***Loucks*** *é professora de ciências biológicas na Ohio University. É uma bem-sucedida pesquisadora na área dos distúrbios reprodutivos e esqueléticos em mulheres atletas, autora de numerosos artigos de pesquisa e de revisões sobre esses tópicos; além disso, tem renome internacional como especialista nesse campo. A dra. Loucks esteve envolvida no desenvolvimento e revisão do posicionamento oficial do American College of Sports Medicine sobre a tríade da mulher atleta. Os muitos feitos acadêmicos e de pesquisa da dra. Loucks foram reconhecidos pelo American College of Sports Medicine em 2008, quando recebeu o prestigiado Prêmio de Citação dessa organização.*

PERGUNTA: Os distúrbios reprodutivos em mulheres atletas são causados pelo baixo teor de gordura corporal?

RESPOSTA: Não. Poucos estudos encontraram alguma diferença na composição corporal entre atletas amenorreicas e eumenorreicas. Os sistemas fisiológicos, incluindo o sistema reprodutor, dependem de disponibilidade de energia, que é a quantidade de energia alimentar remanescente após o exercício para todas as outras funções fisiológicas. O gasto energético em repouso é cerca de 30 kcal/quilograma de massa livre de gordura/dia. Quando a disponibilidade de energia é menos de 30 kcal/quilograma de massa livre de gordura/dia, o cérebro ativa mecanismos que reduzem o gasto energético. No sistema reprodutor, a secreção pulsátil do hormônio liberador de gonadotrofina pelo hipotálamo reduz e isso suprime a função ovariana. Os distúrbios reprodutivos foram induzidos, evitados e revertidos experimentalmente ao mudar a disponibilidade de energia sem qualquer mudança na composição corporal. Mas, como os distúrbios menstruais também são sintomas de muitas doenças, são necessários exame médico e medição dos hormônios endócrinos para diagnosticá-los adequadamente.

PERGUNTA: A baixa massa óssea em algumas mulheres atletas é causada por amenorreia?

RESPOSTA: Em parte, mas não inteiramente. A massa óssea declina em proporção ao número de ciclos menstruais perdidos, e os baixos níveis de estrogênio aumentam na velocidade da reabsorção óssea. Entretanto, a baixa disponibilidade energética também suprime os hormônios anabólicos (p. ex., hormônio tireoidiano, insulina e IGF-1) que estimulam a formação óssea. Esse risco é especialmente perigoso na adolescência, quando é necessária uma velocidade mais rápida de formação do que reabsorção para o desenvolvimento do esqueleto.

PERGUNTA: O que a pesquisa nos ensina sobre o porquê de as mulheres atletas não comerem o suficiente?

RESPOSTA: Ao que parece, existem quatro origens para a baixa disponibilidade energética. Duas se originam fora dos esportes. Algumas atletas, como parte de um distúrbio alimentar, alimentam-se de forma insuficiente e têm obsessão por esse comportamento. Como os distúrbios alimentares têm uma das maiores taxas de morte prematura entre todas as enfermidades mentais, os programas de esportes devem instituir procedimentos para identificar os casos de distúrbios alimentares, encaminhando-as para um psiquiatra e excluindo-as de participar até que recebam alta médica. Outras atletas se alimentam mal em razão de esforços intencionais de melhorar a aparência por motivos sociais. Em todo o mundo, em todos os percentis de IMC, cerca de duas vezes mais mulheres jovens do que homens jovens acham que estão com sobrepeso; e o número de mulheres jovens em comparação com homens jovens que estão ativamente tentando perder peso aumenta para 5 a 9 vezes à medida que o IMC decai. De fato, mais atletas relatam melhora na aparência do que melhora no desempenho para justificar a dieta.

As duas outras origens para a baixa disponibilidade energética estão dentro das atividades esportivas. Muitas atletas se alimentam mal como um esforço intencional para melhorar o desempenho, pois este é otimizado ao adquirir um tamanho e composição corporal específicos para o esporte. Para as atletas, esse quadro frequentemente requer uma redução no peso corporal ou na gordura e muitas recebem má orientação sobre como alcançar esses objetivos. Diferentemente das atletas com distúrbios alimentares, essas atletas vão modificar seu comportamento em resposta a uma orientação profissional de uma fonte confiável. Como as atletas relatam que a fonte mais confiável para orientação é seu treinador, os nutricionistas esportivos devem educar os treinadores, assim como as atletas, sobre nutrição. A baixa disponibilidade energética também é o resultado da supressão inadvertida e imperceptível do apetite pelo exercício prolongado e uma dieta rica em carboidratos recomendada para atletas de resistência. Juntos, esses dois fatores podem suprimir a vontade de ingestão de energia o suficiente para reduzir a disponibilidade energética abaixo de 30 kcal/quilograma de massa livre de gordura/dia. Então, os atletas de esportes de resistência precisam se alimentar de maneira disciplinada (i.e., porções específicas de determinados alimentos em momentos planejados) em vez de esperar pela chegada do apetite.

PERGUNTA: Quais são os problemas mais importantes ainda por solucionar?

RESPOSTA: Pensamos que sabemos o quanto os atletas precisam ingerir para compensar a energia que eles gastam no exercício, mas precisamos de pesquisa aplicada para desenvolver procedimentos práticos a fim de monitorar e controlar a disponibilidade energética para alcançar os objetivos do esporte sem comprometer a saúde.

- Mobilizar os AGL do tecido adiposo para aumentar o uso da gordura como combustível e, assim, poupar a glicose plasmática.
- Sintetizar glicose *de novo* a partir de aminoácidos, glicerol e lactato (gliconeogênese).
- Bloquear a entrada de glicose nas células (i.e., um efeito "anti-insulina"), forçando as células a usar gordura como combustível e, assim, poupar glicose plasmática.

A Tabela 5.2 contém um resumo dos hormônios mais importantes responsáveis pela proteção da concentração plasmática de glicose, nos casos em que essa substância esteja sendo usada com rapidez (i.e., durante o exercício), ou quando a ingestão de carboidratos na dieta é inadequada (i.e., fome). Cada um desses hormônios será discutido detalhadamente na próxima seção do capítulo. No entanto, antes de deixar esta seção, é essencial ter em mente que as pesquisas realizadas ao longo da última década definiram com clareza um novo papel do músculo – o de órgão endócrino (ver "Uma visão mais detalhada 5.4").

Controle hormonal da mobilização do substrato durante o exercício

O tipo de substrato e a velocidade de sua utilização durante o exercício dependem em grande parte da intensidade e da duração do esforço. Durante o exercício muito intenso, há uma demanda obrigatória para oxidação dos carboidratos, que deve ser atendida; a oxidação dos ácidos graxos livres não serve como substituto. Considerando a enorme importância biológica do controle dos substratos para combustível, frequentemente esse controle é regulado por mecanismos **redundantes**, ou múltiplos. Os processos sob controle redundante são considerados prioridades biológicas. No caso da utilização dos carboidratos durante o exercício, um dos mecanismos redundantes se fundamenta na influência hormonal, enquanto o outro responde à informação celular.

Por causa da necessidade de uma boa regulação da disponibilidade dos combustíveis durante o exercício, nossa discussão do controle hormonal da mobilização do substrato durante o exercício será dividida em duas partes. A primeira parte abordará o controle da utilização do glicogênio muscular, e a segunda analisará o controle da mobilização da glicose hepática e dos ácidos graxos livres (AGL) do tecido adiposo.

Utilização do glicogênio muscular

No início da maioria dos tipos de exercício, e ao longo de toda a duração de um exercício muito extenuante, o glicogênio muscular é o principal combustível de carboidrato para o treinamento muscular.[132] A intensidade do exercício, que está inversamente relacionada à sua duração, determina a velocidade de utilização do glicogênio muscular como combustível. A Figura 5.14 exibe uma série de linhas que descrevem as velocidades de degradação do glicogênio para várias intensidades de exercício expressas como percentual de $VO_{2máx}$.[132]

Quanto mais intenso o exercício, mais rápida é a degradação do glicogênio. Esse processo de degradação (glicogenólise) é iniciado por segundos mensageiros, que ativam as proteínas quinases na célula muscular (descrito na Fig. 5.4). A adrenalina plasmática, um poderoso estimulante da formação do AMP cíclico quando ligada a receptores β-adrenérgicos na célula, é também um poderoso estimulador da glicogenólise. A Figura 5.15 também mostra séries de exercícios independentes com intensidades e durações variadas por meio de uma série de linhas, cujas inclinações descrevem a rapidez das mudanças da A plasmática diante de intensidades crescentes de exer-

TABELA 5.2 Resumo das respostas hormonais atuantes na mobilização dos combustíveis e na preservação da glicose sanguínea durante o exercício

Hormônio	Glândula	Resposta ao exercício	Ação	Efeito na utilização de combustível
Adrenalina Noradrenalina	Medula suprarrenal	↑	↑ Glicogenólise no músculo e fígado ↑ Mobilização dos AGL	Mobiliza os combustíveis de gordura e carboidrato
Cortisol	Córtex suprarrenal	↑	↑ Mobilização dos AGL ↑ Gliconeogênese ↓ Consumo de glicose	Mobiliza os combustíveis de gordura Preserva a glicemia
Hormônio do crescimento	Hipófise anterior	↑	↑ Mobilização dos AGL ↑ Gliconeogênese ↓ Consumo de glicose	Mobiliza os combustíveis de gordura Preserva a glicemia
Glucagon	Pâncreas (células α)	↑	↑ Mobilização dos AGL ↑ Gliconeogênese ↓ Consumo de glicose	Mobiliza os combustíveis de gordura Preserva a glicemia
Insulina	Pâncreas (células β)	↓	↑ Captação de glicose, aminoácidos e AGL nos tecidos	Armazena combustíveis Baixa a glicemia

Uma visão mais detalhada 5.4

O músculo como glândula endócrina

Três das principais causas de morte são doença cardiovascular, diabetes e câncer. Essas doenças estão ligadas à presença de uma inflamação crônica de baixa intensidade, conforme fica demonstrado por níveis sanguíneos elevados de citocinas pró-inflamatórias, como o fator de necrose tumoral alfa (TNF-α). Importa saber que a prática regular de atividade física moderada a vigorosa (p. ex., 3-5 dias/semana) está associada a resultados positivos para a saúde, inclusive redução no risco de diabetes tipo 2, cardiopatia e certos cânceres. Até recentemente, pouco se sabia sobre a conexão entre exercício e a prevenção dessas doenças.

Mas novas pesquisas indicam que o músculo esquelético exercitado contribui diretamente para essas mudanças favoráveis.[12,33,96,114,119] Com efeito, ficou claro que o músculo em contração é um órgão endócrino, capaz de produzir pequenas moléculas de sinalização chamadas **miocinas** (i.e., citocinas musculares). O número e tipos dessas miocinas continuam a crescer.[81] As miocinas podem atuar localmente como agentes autócrinos e parácrinos para estimular a absorção de glicose, aumentar a oxidação dos ácidos graxos e promover o crescimento de vasos sanguíneos no músculo. As funções endócrinas das miocinas também afetam a saúde em uma série de tecidos e órgãos. Exemplificando, algumas miocinas podem aumentar a produção de glicose hepática e estimular a degradação de triglicérides para o fornecimento de ácidos graxos livres para combustível.[12,96,114] Outras evidências sugerem que a liberação de miocina induzida pelo exercício pode estimular a resistência contra lesões causadas por ataques cardíacos.[97]

A interleucina 6 (IL-6) é a mais pesquisada e talvez a principal miocina produzida pelo músculo durante o exercício. A IL-6 pode funcionar como citocina pró-inflamatória e como citocina anti-inflamatória. Ao que parece, IL-6 é a primeira miocina a surgir no sangue durante e imediatamente após o exercício, e seus níveis plasmáticos podem aumentar até 100 vezes em comparação com as condições em repouso, embora alterações menores sejam mais típicas.[117] A potência da IL-6 como miocina fica enfatizada pelo fato de que foram observados aumentos de IL-6 na circulação em seguida a exercícios de resistência, velocidade e força.[114] Aparentemente, as propriedades anti-inflamatórias das miocinas do exercício funcionam independentemente dos fatores inflamatórios circulantes (p. ex., TNF-α).[33] De acordo com essa ideia, IL-6 inibe a produção de TNF-α e estimula a produção de outras citocinas anti-inflamatórias.[114]

Os aumentos de curta duração nas miocinas mediados pelo exercício refletem as propriedades do sistema endócrino, na medida em que compostos como IL-6 contribuem para a homeostase,[12,96,114] promovendo adaptações benéficas[97] depois do exercício. Em contrapartida, observa-se uma elevação crônica nos níveis circulantes de IL-6 em pessoas com doenças relacionadas à obesidade.[33,119] Contamos com um corpo de evidências cada vez mais expressivo indicando que as miocinas derivadas dos músculos se envolvem em um "diálogo" com o coração, pâncreas, fígado e tecido adiposo, de modo a facilitar a ocorrência de adaptações saudáveis ao exercício (ver Severinson [2020] nas "Sugestões de leitura" para mais detalhes).[33,97,158] É provável que alguns estudos em andamento venham a revelar novas maneiras como as miocinas contribuem para a prevenção de doenças crônicas em pessoas que se exercitam regularmente (ver Cap. 15 para mais informações).

cício.[83] Evidentemente, os dados apresentados nas Figuras 5.14 e 5.15 são consistentes com o ponto de vista que defende a existência de uma ligação entre mudanças na A plasmática durante o exercício e o aumento da degradação do glicogênio.[112] No entanto, ainda há mais a ser dito sobre esse tópico.

Para que fosse testada a hipótese de que a glicogenólise muscular é controlada pela A circulante durante o exercício, os pesquisadores fizeram com que voluntários tomassem propranolol, uma droga que bloqueia os receptores β_1- e β_2-adrenérgicos na membrana celular. Esse procedimento deveria bloquear a glicogenólise porque a formação do AMP cíclico seria afetada. No experimento de controle, os voluntários trabalharam durante 2 minutos a uma intensidade de exercício que provocou a depleção do glicogênio muscular até metade de seu valor inicial e fez com que a concentração muscular de lactato ficasse elevada 10 vezes. Surpreendentemente, conforme ilustra a Figura 5.16, quando os voluntários tomaram a dose de propranolol e repetiram o teste em outro dia, não foi observada diferença na depleção de glicogênio ou na formação de lactato.[54] Outros experimentos também demonstraram que as drogas bloqueadoras dos receptores β-adrenérgicos exerciam pouco efeito em retardar a velocidade de degradação do glicogênio durante o exercício.[152] Como isso pode ter ocorrido?

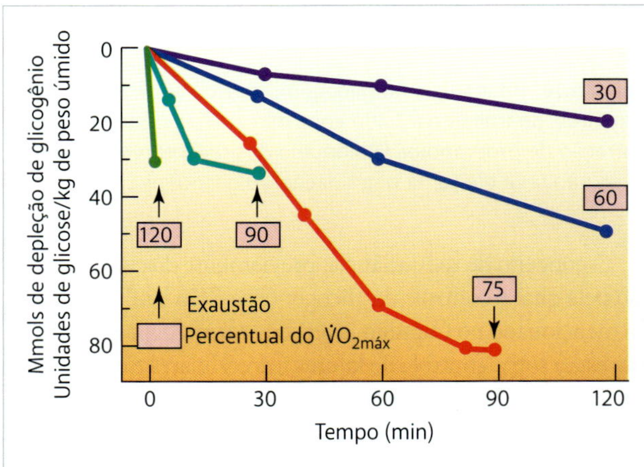

Figura 5.14 Depleção de glicogênio no músculo quadríceps durante o exercício em bicicleta ergométrica com intensidades crescentes.

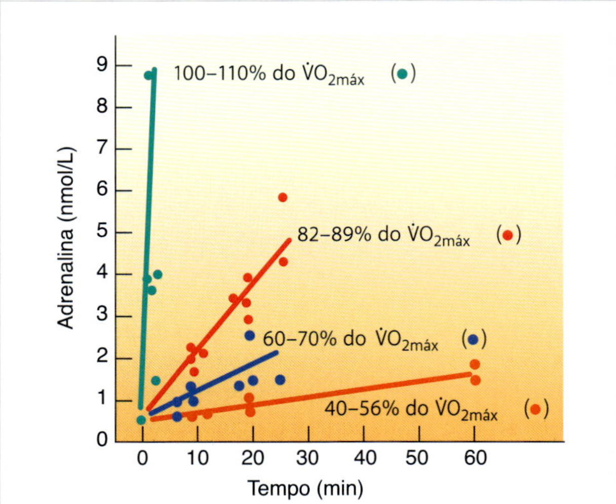

Figura 5.15 Mudanças na concentração plasmática de adrenalina durante exercícios de diferentes intensidades e durações.

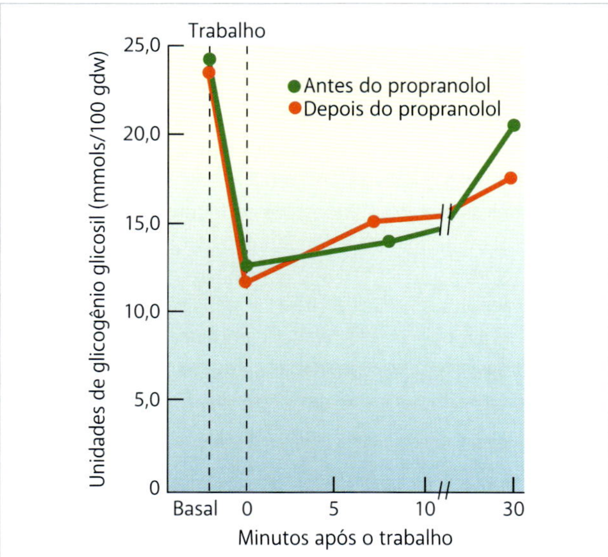

Figura 5.16 Mudanças no glicogênio muscular decorrentes de 2 minutos de trabalho a 1.200 kpm/min antes e depois da administração de propranolol. O bloqueio dos receptores β-adrenérgicos não teve efeito na degradação do glicogênio.

O conceito de redundância, previamente discutido, é a razão pela qual o controle da glicogenólise é tão sutil. Conforme foi mencionado no Capítulo 3, reações enzimáticas em uma célula estão sob o controle de fatores intracelulares e extracelulares. No exemplo citado, os efeitos do hormônio extracelular, a A plasmática, foram obstaculizados pelo agente farmacológico propranolol. Assim, um fator intracelular redundante deve estar regulando a degradação do glicogênio durante o exercício. Especificamente, quando uma célula muscular é estimulada a se contrair, o Ca^{++}, que é armazenado no retículo sarcoplasmático, inunda a célula. Alguns íons Ca^{++} são utilizados para iniciar eventos contráteis (ver Cap. 8), mas outros íons Ca^{++} se ligam à **calmodulina**, que por sua vez ativa as proteínas quinases necessárias para a glicogenólise (ver Fig. 5.5). Nesse caso, o aumento do Ca^{++} intracelular (e não o AMPc) é o evento inicial estimulador da degradação do glicogênio muscular. A Figura 5.17 resume essas abordagens redundantes no controle da glicogenólise. Experimentos nos quais o aumento da secreção de catecolaminas foi bloqueado durante o exercício confirmaram os experimentos com propranolol, demonstrando não haver necessidade de um sistema simpatoadrenal intacto para dar início à glicogenólise no músculo esquelético.[17]

Observações de padrões de depleção de glicogênio dão base a esse ponto de vista. Indivíduos que praticam exercício extenuante com uma perna causarão elevações na A plasmática. No entanto, ocorre depleção do glicogênio muscular apenas na perna exercitada,[72] o que sugere que fatores intracelulares (p. ex., Ca^{++}) assumem maior responsabilidade por esses eventos, em vez da influência extracelular da A. Além disso, em experimentos nos quais indivíduos praticaram exercício físico intenso e intermitente mesclado com um período de repouso (treinamento intervalado), ocorreu depleção mais rápida do glicogênio das fibras de contração rápida.[34,36,47] Externamente às fibras de contração rápida e lenta, a concentração plasmática de A foi a mesma, mas o glicogênio sofre depleção mais velozmente nas fibras utilizadas na atividade. Isso é razoável, porque uma fibra muscular "em repouso" não deve estar utilizando glicogênio (ou qualquer outro combustível) a alta velocidade. A velocidade da glicogenólise acompanha a velocidade de uso do ATP pelo músculo. Embora esses eventos ocorram independentemente de A,[121] isso não significa que A não possa causar, ou não cause, glicogenólise.[19,167] Na verdade, um aumento repentino de A durante o exercício promoverá rápida degradação do glicogênio no interior do músculo esquelético.[76,140-142]

Em resumo

- A degradação de glicogênio até glicose no músculo se encontra sob o duplo controle de adrenalina-AMP cíclico e de Ca^{++}-calmodulina. Este último mecanismo fica reforçado durante o exercício em virtude do aumento no Ca^{++} proveniente do retículo sarcoplasmático. Dessa forma, a liberação de combustível (glicose) acompanha a ativação da contração.

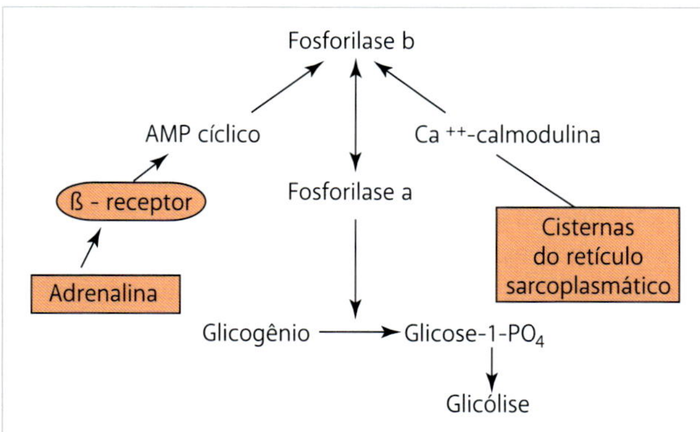

Figura 5.17 A degradação do glicogênio muscular, ou glicogenólise, pode ser iniciada pelo mecanismo do Ca^{++}-calmodulina ou pelo mecanismo do AMP cíclico. Quando uma droga bloqueia o β-receptor, ainda poderá ocorrer glicogenólise.

Homeostase da glicose sanguínea durante o exercício

Conforme mencionado anteriormente, um ponto focal dos sistemas de controle hormonal é a manutenção da concentração plasmática da glicose durante ocasiões de ingestão inadequada de carboidratos (jejum/inanição) e de remoção acelerada da glicose da circulação (exercício). Nos dois casos, as reservas energéticas do corpo são utilizadas para enfrentar a carência. Além disso, respostas hormonais similares regulam os estresses fisiológicos singulares representados pelo exercício e pela inanição.

Nesse sentido, a concentração plasmática de glicose é mantida por meio de quatro processos que:

- Mobilizam glicose das reservas de glicogênio hepático, para manutenção do nível plasmático de glicose.
- Mobilizam os AGL plasmáticos do tecido adiposo para aumentar o uso de gordura como combustível e poupar a glicose plasmática.
- Sintetizam nova glicose hepática (gliconeogênese) a partir de aminoácidos, lactato e glicerol, para que haja glicose disponível, conforme a necessidade.
- Bloqueiam a entrada da glicose nas células (i.e., um "efeito anti-insulina") para forçar a célula a usar a gordura como combustível, poupando com isso a glicose plasmática.

O objetivo geral desses quatro processos é proporcionar combustível adequado para o exercício, ao mesmo tempo que é mantida a concentração plasmática de glicose em atendimento às funções centrais (i.e., encéfalo). A orquestração dessas funções em competição é uma tarefa importante ao se considerar que o fígado pode ter apenas 80 g de glicose antes do início do exercício. A tarefa fica ainda mais complicada, pois a velocidade de oxidação da glicose sanguínea se aproxima de 1 g/min em condições de exercício intenso ou de exercício moderado prolongado (≥ 3 horas).[22,26]

Embora a apresentação dos hormônios venha a ser feita separadamente, é preciso ter em mente que cada um dos quatro processos é controlado por mais de um hormônio, e que todos os quatro processos estão envolvidos na adaptação ao exercício. Alguns hormônios funcionam de maneira "permissiva" ou são de "ação lenta", enquanto outros são controladores de "ação rápida" da mobilização do substrato. Por essa razão, a discussão do controle hormonal da glicose plasmática será dividida em duas seções – uma abordará os hormônios permissivos e de ação lenta, e a outra refletirá sobre os hormônios de ação rápida.

Hormônios permissivos e de ação lenta. A tiroxina, o cortisol e o hormônio do crescimento estão envolvidos na regulação do metabolismo dos carboidratos, gorduras e proteínas. Esses hormônios são discutidos em conjunto porque facilitam as ações de outros hormônios ou respondem a estímulos de maneira lenta. Deve-se ter em mente que, para ter ação permissiva, a concentração hormonal não tem que mudar. Contudo, em certas situações estressantes, os hormônios permissivos podem alcançar tamanhas concentrações plasmáticas que passam a atuar diretamente, influenciando o metabolismo dos carboidratos e das gorduras em vez de simplesmente facilitarem as ações de outros hormônios.

Hormônios da tireoide. A discussão da mobilização do substrato durante o exercício deve incluir os hormônios tireoidianos T_3 e T_4, cujas concentrações livres não mudam drasticamente do estado de repouso para o estado de exercício. Conforme mencionado anteriormente, T_3 e T_4 são importantes para o estabelecimento da taxa metabólica geral e por permitirem que outros hormônios exerçam completamente seus efeitos (hormônio permissivo). Esses hormônios desempenham essa última função ao influenciarem o número de receptores na superfície celular (para possibilitarem a interação de outros hormônios) ou a afinidade do receptor pelo hormônio. Exemplificando, sem T_3, a adrenalina teria pouco efeito na mobilização dos ácidos graxos livres do tecido adiposo. Durante o exercício, ocorre aumento no T_3 "livre", em razão das mudanças nas características de ligação da proteína de transporte.[148] T_3 e T_4 são removidos a maior velocidade do plasma pelos tecidos durante o exercício do que em condições de repouso. Por sua vez, a secreção de TSH pela hipófise anterior aumenta a fim de estimular a secreção de T_3 e T_4 pela glândula tireoide para a manutenção do nível plasmático.[45] Baixos níveis de T_3 e T_4 (estado hipotireóideo) interferem na capacidade de outros hormônios de mobilizar combustível para o exercício.[113,148]

Cortisol. Em humanos, o principal glicocorticoide é o cortisol. Como mostra a Figura 5.18, o cortisol:[40]

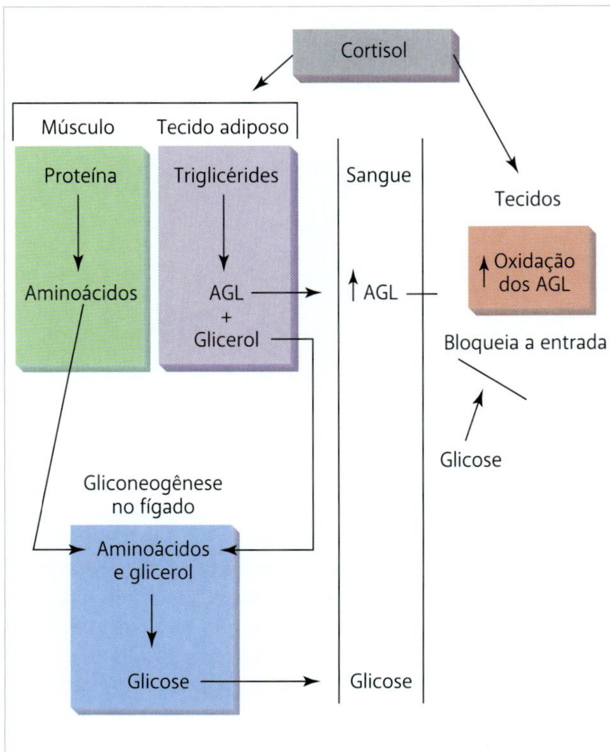

Figura 5.18 Papel do cortisol na manutenção da glicose plasmática.

- Estimula a mobilização dos AGL do tecido adiposo.
- Mobiliza a proteína dos tecidos para produção de aminoácidos para a síntese de glicose hepática (gliconeogênese).
- Diminui a velocidade de utilização da glicose pelas células.

Entretanto, há algumas nuances científicas que devem ser consideradas na tentativa de compreender a resposta do cortisol ao exercício. Primeiro, a síndrome da adaptação geral (SAG) de Selye pode influenciar as mudanças agudas no cortisol circulante, mais do que o exercício. Exemplificando, imagine como um indivíduo que jamais treinou poderia considerar um teste na esteira rolante em uma primeira exposição. Os fios, o ruído, o clipe nasal, a peça bucal e as coletas de amostras de sangue são aspectos que, sem exceção, poderiam influenciar o nível de excitação do indivíduo e resultar em uma resposta do cortisol não ligada a uma necessidade de mobilizar substrato extra.

Ao descrever as alterações na concentração de cortisol no sangue durante o exercício, devem ser consideradas duas questões. Primeiro, outros eventos além do exercício podem influenciar os níveis de cortisol no sangue. Com efeito, a excitação emocional resulta em aumentos significativos nos níveis sanguíneos de cortisol; essa é uma ocorrência comum em atletas antes do início de um evento esportivo ou em indivíduos não treinados ao realizarem um teste de esforço em um laboratório. Em segundo lugar, os níveis sanguíneos de cortisol variam, dependendo da hora do dia; essa mudança dependente do tempo nos níveis sanguíneos de cortisol é chamada de variação diurna e está ilustrada na Figura 5.19. Observe que, em indivíduos em repouso, os níveis sanguíneos de cortisol aumentam depois da meia-noite e atingem o pico no início da manhã. Observe também que, em indivíduos em repouso, a concentração sanguínea de cortisol diminui ao longo do dia e atinge seu nível mais baixo nas proximidades da meia-noite (i.e., no início do período de sono) (Fig. 5.19). Portanto, ao realizarem experimento para determinar alterações induzidas no cortisol sanguíneo pelo exercício, os pesquisadores devem considerar a influência da excitação emocional e da hora do dia nos níveis sanguíneos de cortisol.

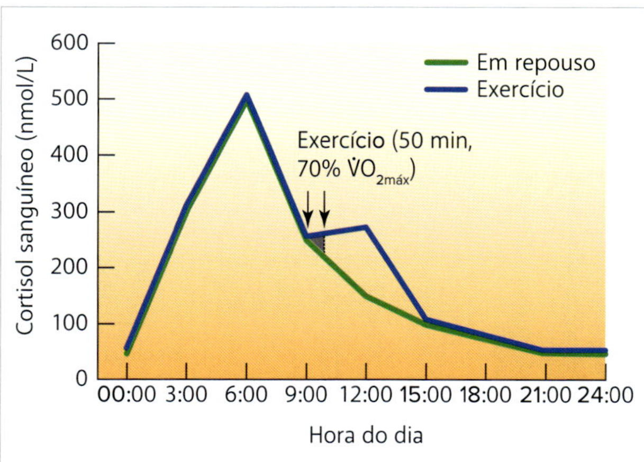

Figura 5.19 Alterações no cortisol sanguíneo durante o exercício ao longo do dia (50 minutos a 70% de intensidade máxima; cor laranja) e durante um dia de descanso (cor azul). Em indivíduos descansados, os níveis sanguíneos de cortisol caem ao longo do dia. Durante o exercício, os níveis sanguíneos de cortisol aumentam significativamente. O aumento no cortisol provocado pelo exercício parece ser modesto, ao compararmos a diferença entre setas. Mas, em decorrência da queda do cortisol ao longo do dia, o aumento real causado pelo exercício é refletido pela diferença entre as linhas azul e verde (refletidas pela linha tracejada).
Fonte: Adaptada de Thuma J, Gilders R, Verdun M e Loucks A. Circadian rhythm of cortisol confounds cortisol responses to exercise: implications for future research. *Journal of Applied Physiology* 78: 1657-1664, 1995.

Independentemente da hora do dia em que o exercício é realizado, os níveis de cortisol no sangue aumentam durante o exercício e atingem o pico durante o período de recuperação pós-exercício. Exemplificando, 50 minutos de exercício de resistência a 70% do $\dot{V}O_{2máx}$ resultam em um aumento gradual e sistemático nos níveis sanguíneos de cortisol, e esses níveis continuam a aumentar no período de recuperação (Fig. 5.19). No entanto, a Figura 5.19 mostra que, para determinar a magnitude do aumento do cortisol sanguíneo induzido pelo exercício, é necessário que os níveis sanguíneos de cortisol sejam ajustados em relação ao declínio do cortisol dependente do tempo, um fenômeno que ocorre ao longo do dia. O aumento real do cortisol no sangue em decorrência do exercício, por exemplo, se reflete na diferença entre as linhas azul e verde, interceptadas pela linha tracejada na Figura 5.19. Sem o devido ajuste das mudanças para a hora do dia nos níveis de cortisol em repouso, a influência do exercício no cortisol fica significativamente subestimada.[149]

Por fim, observe que o aumento do cortisol sanguíneo induzido pelo exercício sofre influência significativa da intensidade do exercício. Esse aspecto está ilustrado na Figura 5.20. Observe que o exercício a 80% do $\dot{V}O_{2máx}$ resulta em um aumento de 50% nos níveis sanguíneos de cortisol, enquanto o exercício praticado no $\dot{V}O_{2máx}$ aumenta o cortisol sanguíneo em aproximadamente 100%.[8,28,149]

Interessa saber que, no caso do exercício a baixa intensidade e longa duração, em que os efeitos do cortisol contribuiriam muito para a manutenção da concentração plasmática de glicose, a concentração de cortisol não muda tanto como seria de esperar. Mesmo se mudasse, os efeitos no metabolismo não seriam imediatamente percebidos. O efeito direto do cortisol

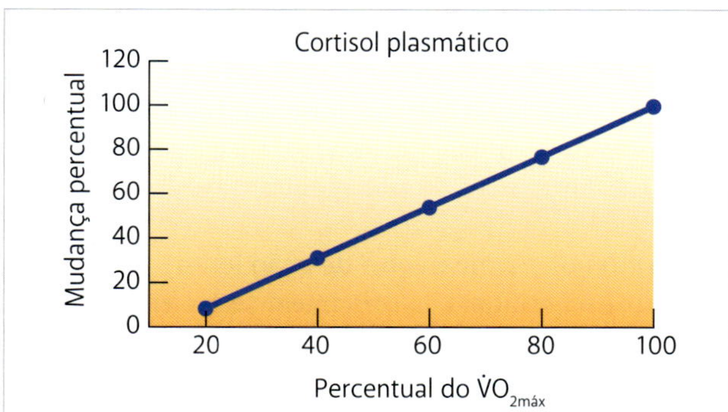

Figura 5.20 Mudança percentual (em relação aos valores em repouso normatizados para ritmo circadiano) na concentração plasmática de cortisol com o aumento da intensidade do exercício.

é mediado pelo lento processo de transcrição e de translação do DNA para a síntese de proteína. Essencialmente, o cortisol, como a tiroxina, exerce efeito permissivo na mobilização do substrato durante o exercício agudo, permitindo que outros hormônios de ação rápida, como a adrenalina e o glucagon, exerçam ações mais diretas na mobilização da glicose e dos AGL. Em apoio para esse ponto de vista, a resposta metabólica geral ao exercício realizado com uma droga para baixar o colesterol foi idêntica, em comparação com uma condição normal de exercício.[30] Considerando-se que competições esportivas (triatlo, ultramaratona, a maioria dos esportes de equipe) podem resultar em lesão tecidual, a razão para mudanças na concentração plasmática de cortisol talvez não seja a mobilização de combustível para exercitar os músculos. Nessas situações, a influência do cortisol em termos de reparo dos tecidos pode ser mais importante do que as alterações no metabolismo.

Hormônio do crescimento. O hormônio do crescimento desempenha papel essencial na síntese das proteínas dos tecidos. O GH funciona diretamente por suas próprias ações, ou por meio da promoção da secreção de IGF pelo fígado. No entanto, o GH também pode influenciar o metabolismo das gorduras e dos carboidratos. A Figura 5.21 mostra que o hormônio do crescimento ajuda a ação do cortisol; o GH:

- Diminui a absorção da glicose pelos tecidos.
- Aumenta a mobilização dos AGL.
- Promove a gliconeogênese hepática.

O efeito final é a preservação da concentração plasmática de glicose.

Descrever a resposta do GH plasmático ao exercício é tão difícil como descrever a resposta do cortisol ao exercício, pois o GH também pode ser alterado por uma série de estressores físicos, químicos e psicológicos.[25,50,146] Isso posto, devem ser recordados os comentários anteriores sobre o cortisol. A Figura 5.22*a* mostra um aumento do GH plasmático diante de elevações nas intensidades do exercício, atingindo em regime de treinamento máximo valores 25 vezes superiores àqueles em repouso.[145] A Figura 5.22*b* mostra que a concentração plasmática do GH aumenta ao longo do tempo durante 60 minutos de exercício a 60% do $\dot{V}O_{2máx}$.[14] O que é interessante, comparativamente a outras respostas hormonais, é que os corredores treinados tiveram uma resposta maior em comparação com um grupo de não corredores (ver "Hormônios de ação rápida"). Depois de 60 minutos, os valores para os dois grupos estavam cerca de 5-6 vezes acima daqueles mensurados em repouso. Deve ser acrescentado que a resposta mais expressiva do GH à mesma carga de trabalho, demonstrada por indivíduos treinados, não foi universalmente observada. Alguns estudos informam respostas mais baixas em seguida ao treinamento.[98,143] Concluindo, o GH, um hormônio envolvido principalmente com a síntese de proteínas, pode alcançar concentrações plasmáticas durante o exercício capazes de exercer um efeito direto, mas de "ação lenta", no metabolismo de carboidratos e gorduras.

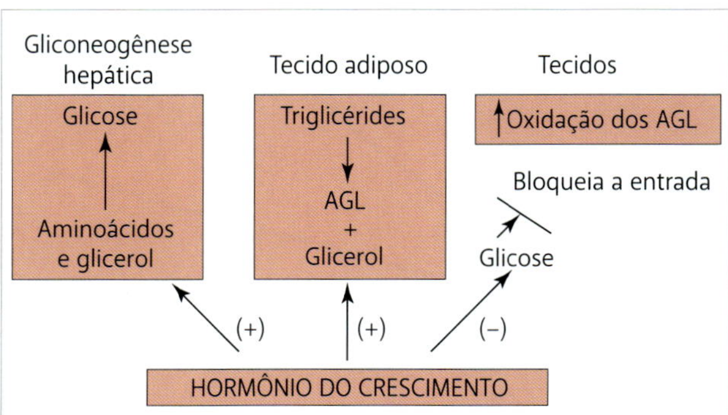

Figura 5.21 Papel do hormônio do crescimento plasmático na manutenção da glicose plasmática.

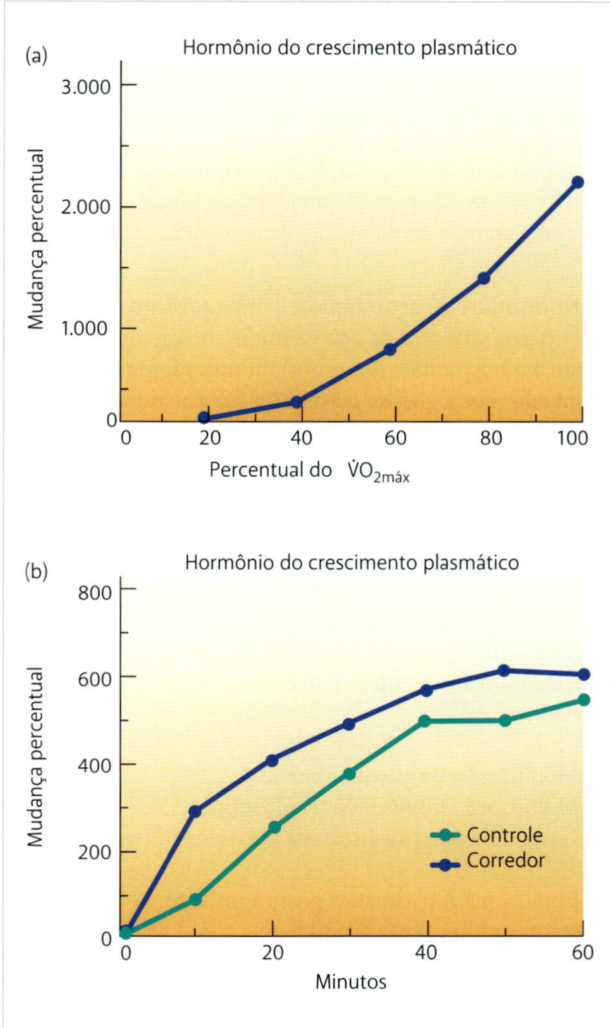

Figura 5.22 (*a*) Mudança percentual (em relação aos valores em repouso) na concentração plasmática do hormônio do crescimento com o aumento da intensidade do exercício. (*b*) Mudança percentual (em relação aos valores em repouso) na concentração plasmática do hormônio do crescimento durante o exercício a 60% do $\dot{V}O_{2máx}$ para corredores e não corredores (controles).

Em resumo

- Os hormônios tiroxina, cortisol e hormônio do crescimento funcionam de maneira permissiva, para auxiliar as ações de outros hormônios durante o exercício.
- O hormônio do crescimento e o cortisol também proporcionam um efeito de "ação lenta" no metabolismo dos carboidratos e gorduras durante o exercício.

Hormônios de ação rápida. Em oposição aos hormônios "permissivos" e de ação lenta mencionados anteriormente, há hormônios de resposta muito rápida cujas ações fazem com que a glicose plasmática retorne rapidamente ao normal. Também nesse caso, embora cada um desses hormônios seja apresentado à parte, eles se comportam coletivamente e de maneira previsível durante o exercício para manter a concentração plasmática de glicose.[21]

Adrenalina e noradrenalina. A adrenalina e a noradrenalina já foram discutidas na seção sobre mobilização de glicogênio muscular. Contudo, como mostra a Figura 5.23, esses hormônios também estão envolvidos nos seguintes eventos:[23,127]

- Mobilização da glicose hepática.
- Mobilização de AGL do tecido adiposo.
- Interferência na absorção de glicose pelos tecidos.

Embora a NA plasmática possa aumentar 10-20 vezes durante o exercício e possa chegar a uma concentração plasmática capaz de exercer um efeito fisiológico,[139] o principal modo de ação desse hormônio ocorre por sua liberação pelos neurônios simpáticos na superfície do tecido sob consideração. Com base nesse entendimento, ocorre elevação nos níveis plasmáticos de NA quando o neuro-hormônio se difunde na corrente sanguínea a partir do espaço intersticial. Por essa razão, o nível plasmático de NA é tomado como indicador da atividade nervosa simpática geral; mas, independentemente da previsibilidade das respostas da NA ao exercício, a atividade dos nervos simpáticos no músculo durante o exercício pode ser melhor indicador em comparação com a NA plasmática.[137] A adrenalina, liberada pela medula suprarrenal, é considerada a principal catecolamina na mobilização da glicose hepática e dos AGL do tecido adiposo.[29,42]

A Figura 5.24 mostra que as concentrações plasmáticas de A e NA aumentam linearmente com a duração do exercício.[69,117,170] Essas mudanças estão relacionadas a ajustes cardiovasculares decorrentes do exercício (aumentos da frequência cardíaca e da pressão arterial) e também à mobilização do combustível. Essas respostas favorecem a mobilização da glicose e dos AGL para a manutenção da concentração plasmática de glicose. Embora algumas vezes seja difícil separar o efeito da A do efeito da NA, a A parece responder melhor às mudanças na concentração plasmática de glicose. Baixos níveis plasmáticos de glicose estimulam os receptores no hipotálamo a aumentarem a secreção de A, mas exercem apenas modesto efeito na NA plasmática. Em contrapartida, quando a pressão arterial é provocada (como pode ocorrer durante um aumento na carga térmica), a principal catecolamina envolvida é a noradrenalina.[117]

A adrenalina se liga a receptores β-adrenérgicos no fígado e estimula a degradação do glicogênio hepático para a formação de glicose para liberação no plasma. Por exemplo, quando o exercício de braço é acrescentado ao exercício de perna que está sendo realizado, a medula suprarrenal secreta grande quantidade de A. Esse aumento na concentração hormonal faz com que o fígado libere mais glicose do que a utilizada pelos músculos; em decorrência disso, a concentração sanguínea de glicose realmente aumenta.[84] Para melhor compreensão do leitor, se os receptores β-adrenérgicos forem bloqueados com propranolol (um medicamento bloqueador dos receptores β-adrenérgicos), será mais difícil manter a concentração plasmática de glicose durante o exercício, especialmente se a pessoa estiver em jejum.[152] Além disso, considerando-se que o propranolol bloqueia os receptores β-adrenérgicos nas células do tecido adiposo, ocorre menor liberação de AGL, e os músculos têm que depender mais de seu limitado suprimento de glicogênio para obtenção de combustível.[44]

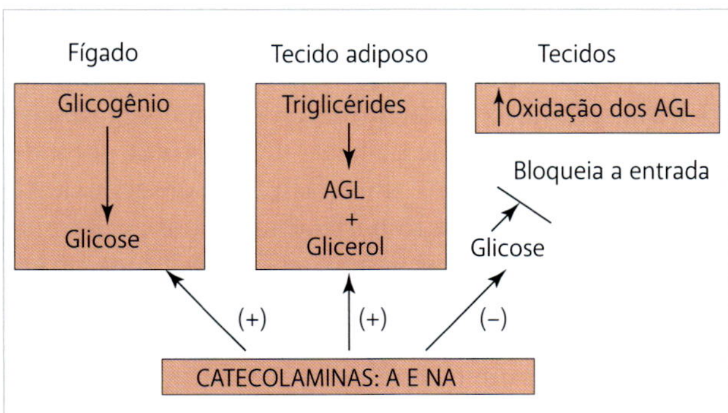

Figura 5.23 Papel das catecolaminas na mobilização do substrato.

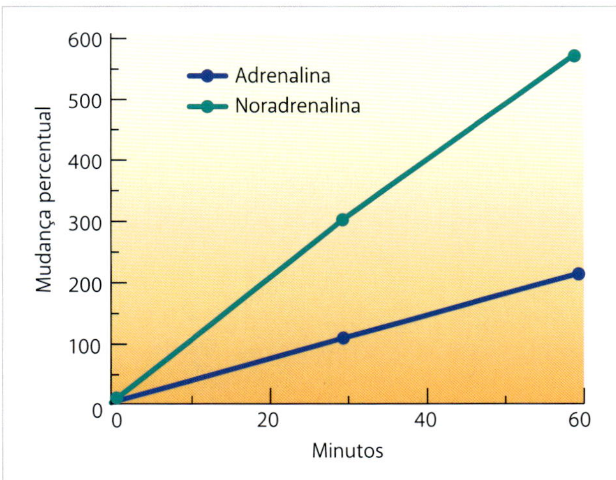

Figura 5.24 Mudança percentual (em relação aos valores em repouso) na concentração plasmática de adrenalina e noradrenalina durante o exercício a ~60% do $\dot{V}O_{2máx}$.

A Figura 5.25 demonstra que o treinamento de resistência causa decréscimo muito rápido nas respostas de A e NA plasmáticas a uma série fixa de exercício. Dentro de três semanas, a concentração das duas catecolaminas fica muito reduzida.[162] Paralelamente a esse rápido decréscimo de A e NA com o treinamento físico de resistência, ocorre redução na mobilização de glicose.[99] Apesar disso, a concentração plasmática de glicose fica mantida, porque também ocorre redução na absorção de glicose pelos músculos a uma mesma carga de trabalho fixa, em seguida ao treinamento de resistência.[126,163]

Curiosamente, durante a prática de um exercício que alcance ou ultrapasse o $\dot{V}O_{2máx}$, um indivíduo treinado tem maior capacidade de secretar A em comparação com o que ocorre em um indivíduo não treinado. Além disso, quando o exercício é realizado à mesma carga de trabalho relativa (% do $\dot{V}O_{2máx}$) depois do treinamento (em oposição a mesma carga fixa da Fig. 5.25), a concentração plasmática de NA fica mais elevada. Observações de uma resposta potencializada das catecolaminas sugerem que o treinamento físico, que estimula regularmente o sistema nervoso simpático, aumenta sua capacidade de responder a provocações extremas.[170]

A Figura 5.26 ilustra o aumento da mudança de dobra nos níveis plasmáticos de A e NA em resposta a uma ciclagem supramáxima (120% do $\dot{V}O_{2máx}$). Embora os níveis plasmáticos de A e NA aumentem significativamente tanto em indivíduos treinados quanto em não treinados, os aumentos das catecolaminas são aproximadamente 35% superiores em indivíduos treinados no exercício.

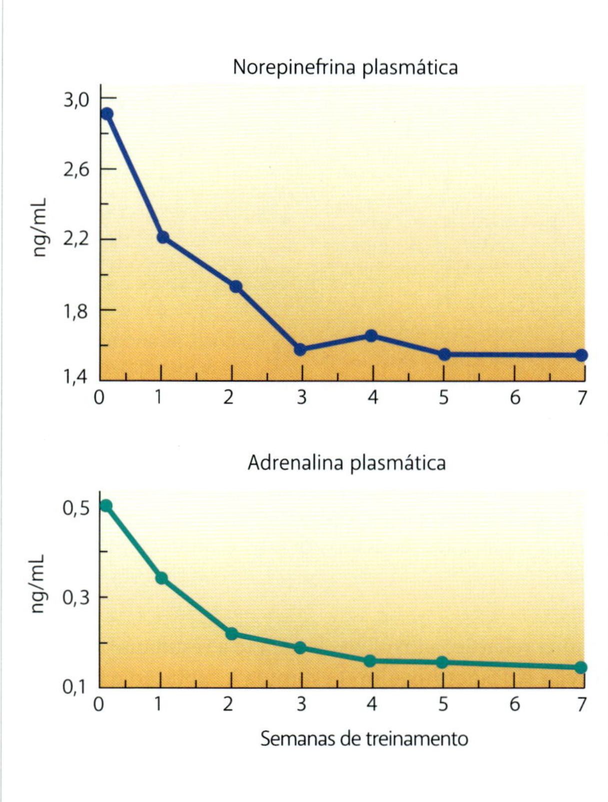

Figura 5.25 Mudanças nas respostas da adrenalina e noradrenalina plasmática a uma carga de trabalho fixa ao longo de 7 semanas de treinamento de resistência.

Insulina e glucagon. Esses dois hormônios serão discutidos conjuntamente porque respondem aos mesmos estímulos. Além disso, exercem ações opostas com relação à mobilização da glicose hepática e dos AGL do tecido adiposo. Graças a esses efeitos opostos, frequentemente nos referimos à insulina e ao glucagon como hormônios contrarreguladores. Com efeito, a relação entre glucagon e insulina propicia controle sobre a mobilização da glicose e dos AGL.[20,138] Ademais, esses hormônios são responsáveis pela maior parte da glicose mobilizada do fígado durante o exercício moderado a vigoroso.[23] A Figura 5.27 mostra que, durante a absorção

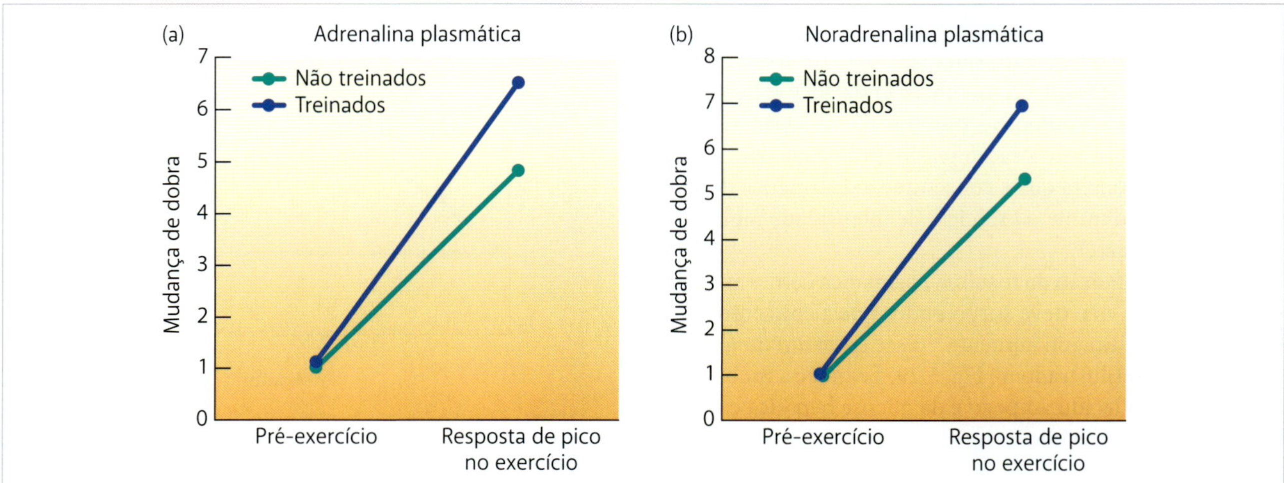

Figura 5.26 Aumentos na mudança de dobra para a adrenalina (*a*) e para a noradrenalina (*b*) plasmática em seguida a um exercício com intensidade supramáxima.

Fonte: Boone, J. B., Sherraden, T., Pierzchala, K., Berger, R., e Van Loon, G. R. "Plasma metenkephalin and catecholamine responses to intense exercise in humans" *Journal of Applied Physiology* 73(1): 388-392, 1992.

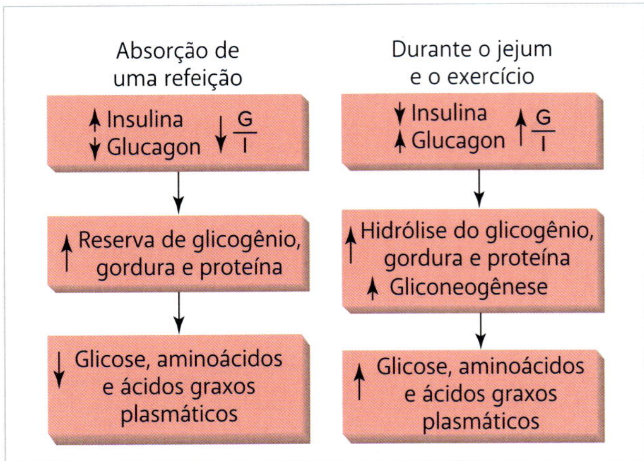

Figura 5.27 A insulina aumenta a reserva de glicogênio, gordura e proteína durante a fase de absorção. Durante o jejum ou exercício, o glucagon estimula a depleção dessas reservas de energia para proporcionar glicose, ácidos graxos e aminoácidos para os tecidos.

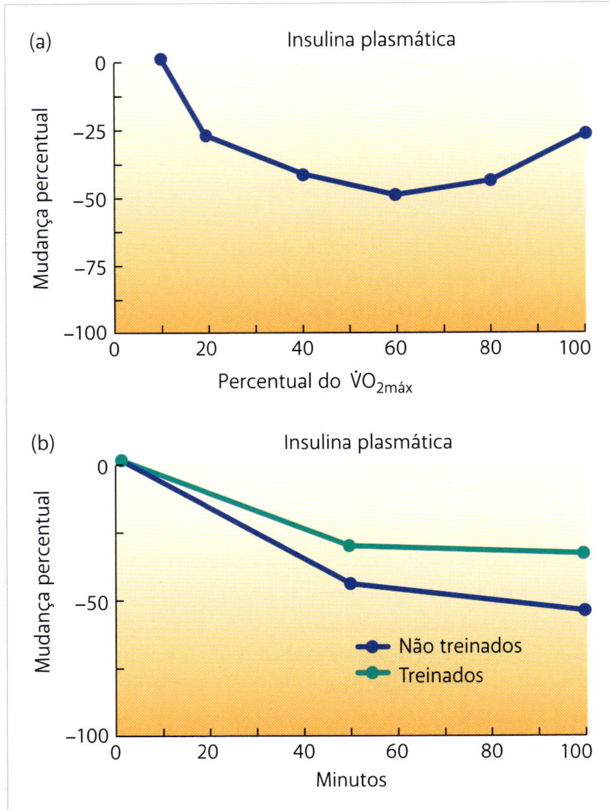

Figura 5.28 (*a*) Mudança percentual (em relação aos valores em repouso) na concentração plasmática de insulina com intensidades crescentes de exercício. (*b*) Mudança percentual (em relação aos valores em repouso) na concentração plasmática de insulina durante o exercício prolongado a 60% do $\dot{V}O_{2máx}$, que mostra o efeito do treinamento de resistência nessa resposta.

de uma refeição, a insulina elevada (e a resultante baixa proporção glucagon/insulina) estimula a captação e o armazenamento de glicose, aminoácidos e ácidos graxos, o que diminui seus níveis plasmáticos. Em contrapartida, durante o jejum ou o exercício, o glucagon elevado (e a elevada proporção glucagon/insulina) estimula a hidrólise (quebra) de glicogênio, gordura e proteína e aumenta a gliconeogênese; o resultado é um aumento na disponibilidade de combustível no plasma.

O que deve acontecer com a concentração de insulina durante o exercício, considerando que esse hormônio está diretamente envolvido na captação de glicose nos tecidos e que a captação de glicose pelo músculo pode aumentar em 7-20 vezes durante o exercício[38]? A Figura 5.28*a* mostra que as concentrações de insulina podem diminuir em ~50% durante o exercício com intensidade crescente.[43,55,118] Por outro lado, se o exercício estivesse associado a um aumento da insulina, a glicose plasmática seria absorvida por todos os tecidos (inclusive pelo tecido adiposo) a maior velocidade, excedendo os níveis proporcionados pelo fígado e causando hipoglicemia. Assim, uma concentração mais baixa de insulina durante o exercício favorece a mobilização da glicose hepática e dos AGL do tecido adiposo – e ambos são necessários para a manutenção da concentração plasmática de glicose. A Figura 5.28*b* demonstra que a concentração plasmática de insulina diminui durante o exercício de intensidade moderada e longa duração.[51]

Com a diminuição da insulina plasmática com o exercício prolongado, não deve surpreender que a concentração plasmática de glucagon aumente.[51] Esse aumento do glucagon plasmático (ilustrado na Fig. 5.29) favorece a mobilização de AGL do tecido adiposo e da glicose hepática e também um aumento da gliconeogênese. Em geral, as respostas recíprocas de insulina e glucagon favorecem a manutenção da concentração plasmática de glicose em uma ocasião em que o músculo está utilizando maior quantidade de glicose plasmática. A Figura 5.29 também mostra que, em seguida a um programa de treinamento de resistência, a resposta do

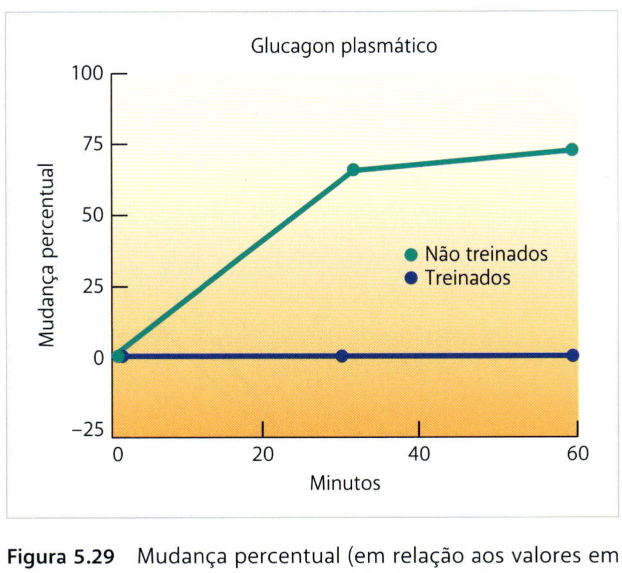

Figura 5.29 Mudança percentual (em relação aos valores em repouso) na concentração plasmática de glucagon durante o exercício prolongado a 60% do $\dot{V}O_{2máx}$. O aumento considerável no glucagon circulante que ocorre durante os primeiros 30 minutos de exercício fica significativamente atenuado em indivíduos treinados em resistência.

glucagon a uma tarefa fixa de exercício fica diminuída até o ponto em que ocorra pouco ou nenhum aumento durante o exercício. Com efeito, o treinamento de resistência permite que a concentração plasmática de glicose seja mantida com pouca ou nenhuma mudança na insulina e no glucagon.

Indivíduos treinados apresentam melhor controle contrarregulatório de insulina e glucagon, um fato que tem implicações importantes para o desempenho do exercício. Essa situação está relacionada ao fato de que indivíduos treinados em resistência demonstram maior sensibilidade ao glucagon no fígado, em decorrência do aumento na densidade dos receptores de glucagon.[32,88,89] Os indivíduos treinados em resistência também exibem diminuição na absorção de glicose pelo músculo;[126] além disso, usam mais gordura pelo músculo como combustível. É importante ter em mente que essas situações mantêm a concentração de glicose plasmática relativamente constante durante o exercício.

Considerando que a concentração plasmática de glicose é um estímulo primário para a secreção de insulina e glucagon (ver Fig. 5.1), o que causa a diminuição da secreção de insulina e o aumento da secreção de glucagon? A resposta está nos vários níveis de controle sobre a secreção hormonal, mencionados anteriormente neste capítulo. Porém, quando a glicose plasmática fica relativamente constante, o sistema nervoso simpático pode modificar a secreção de insulina e glucagon. A Figura 5.30 mostra que A e NA estimulam os receptores α-adrenérgicos nas células beta do pâncreas para que ocorra redução da secreção de insulina durante o exercício, quando a concentração plasmática de glicose está normal. A Figura 5.30 também mostra que aquelas catecolaminas estimulam os receptores β-adrenérgicos nas células alfa do pâncreas para que ocorra aumento da secreção de glucagon quando a concentração plasmática de glicose está normal.[23] Esses efeitos foram confirmados por meio do uso de drogas bloqueadoras de receptores adrenérgicos. Ao ser administrada fentolamina, um bloqueador dos receptores α-adrenérgicos, a secreção de insulina aumenta com o exercício. Já com a administração de propranolol, um bloqueador dos receptores β-adrenérgicos, a concentração de glucagon permanece a mesma ou diminui com o exercício.[92] A Figura 5.31 resume o efeito que o sistema nervoso simpático exerce na mobilização de combustível para o treinamento muscular. O treinamento de resistência diminui a resposta do sistema nervoso simpático a uma série fixa de exercício, resultando em menor estimulação dos receptores adrenérgicos pancreáticos e em menor mudança na insulina e no glucagon (ver Figs. 5.28*b* e 5.29).

A observação de que a insulina plasmática diminui com o exercício submáximo prolongado levanta outra questão. Como o músculo que está sendo exercitado absorve glicose 7-20 vezes mais rápido do que em repouso, se a concentração de insulina está diminuindo? A liberação da glicose para o músculo esquelético ativo é resultante do grande (10-20 vezes) aumento no fluxo sanguíneo para o músculo durante o exercício. A liberação de glicose é produto do fluxo sanguíneo muscular e da concentração sanguínea de glicose. Portanto, durante o exercício, maiores quantidades de glicose e insulina são liberadas para o músculo em comparação com o que ocorre em repouso; e, considerando-se que o músculo está utilizando glicose a maior velocidade, fica criado um gradiente para sua difusão facilitada.[73,126,163] Mudanças induzidas pelo exercício no número de transportadores de glicose na membrana também influenciam a captação de glicose pelo músculo. Além disso, exercícios agudos (apenas uma série) e crônicos (programa de treinamento) aumentam a sensibilidade muscular à insulina; com isso, uma concentração mais baixa de insulina exercerá o mesmo efeito na absorção de glicose pelos tecidos.[7,56,74] Curiosamente, a hipóxia ocorrente no músculo promove o mesmo efeito do exercício. Ao que parece, hipóxia e exercício recrutam os mesmos transportadores, visto que o exercício e a hipóxia não geram efeitos aditivos na relocação dos transportadores de glicose até a superfície da célula muscular.[16]

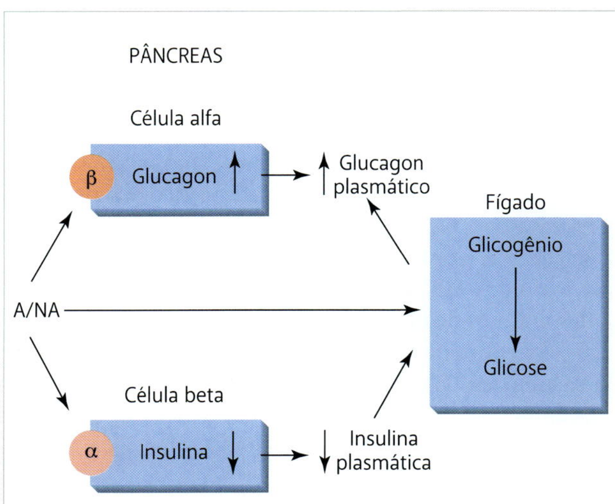

Figura 5.30 Efeito da adrenalina e da noradrenalina na secreção de insulina e glucagon pelo pâncreas durante o exercício.

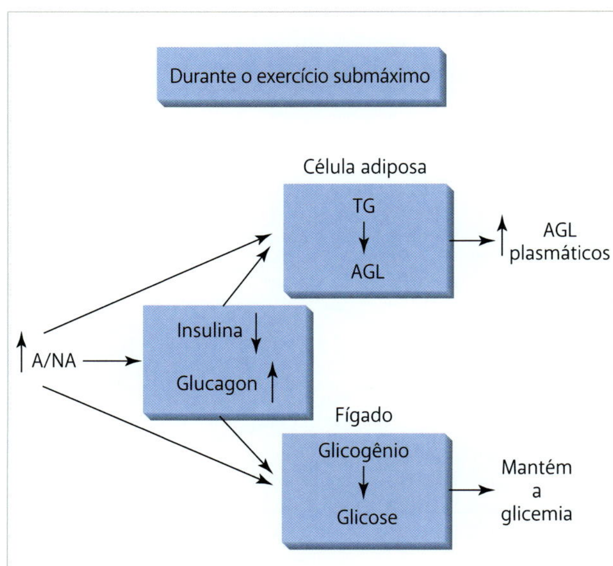

Figura 5.31 Efeito do aumento da atividade do sistema nervoso simpático na mobilização dos ácidos graxos livres e da glicose durante o exercício submáximo.

O sinal celular para a ativação dos transportadores de glicose é a elevada concentração muscular de Ca^{++} durante o exercício. Aparentemente, Ca^{++} recruta transportadores de glicose inativos para que mais glicose seja transportada diante da mesma concentração de insulina.[16,66,73] Esse transporte mais eficiente da glicose permanece depois do exercício e facilita a reposição das reservas de glicogênio muscular durante a recuperação (ver Cap. 23). Séries repetidas de exercício (treinamento) reduzem a resistência corporal total à insulina, fazendo do exercício uma parte importante do tratamento para pessoas com diabetes.[73,102,169] Nessa mesma linha, repouso na cama[101] e imobilização do membro[125] aumentam a resistência à insulina. No entanto, fica claro que na contração muscular os transportadores de glicose são regulados por algo mais do que mudanças na concentração de cálcio. Fatores como a proteína quinase C, óxido nítrico, proteína quinase ativada por AMP e outros desempenham algum papel.[124,129,131] Para o leitor que deseja ter mais informações sobre o papel do exercício agudo e a melhora do transporte de glicose para o músculo em indivíduos saudáveis e pessoas com diabetes, consultar Carter (2015) nas "Sugestões de leitura".

Em suma, as Figuras 5.32*a* e 5.32*b* ilustram as mudanças na adrenalina, noradrenalina, hormônio do crescimento, cortisol, glucagon e insulina no exercício de intensidade e duração variáveis. A redução da insulina e o aumento em todos os demais hormônios favorecem a mobilização da glicose hepática e dos AGL do tecido adiposo e a gliconeogênese no fígado; ao mesmo tempo, inibem a absorção de glicose. Essas ações combinadas mantêm a homeostase em relação à concentração plasmática de glicose para que o sistema nervoso central e os músculos possam contar com o combustível que necessitam.

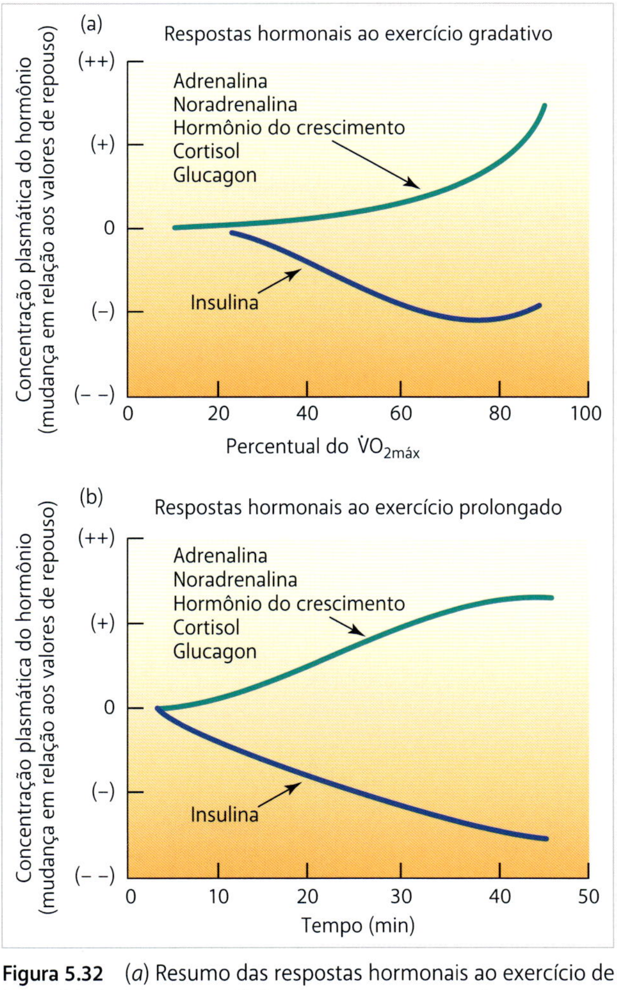

Figura 5.32 (*a*) Resumo das respostas hormonais ao exercício de intensidade crescente. (*b*) Resumo das respostas hormonais ao exercício moderado de longa duração.

Em resumo

- A glicose plasmática é mantida durante o exercício pelo aumento da mobilização da glicose hepática, utilização de mais AGL plasmáticos, aumento da gliconeogênese e redução da absorção de glicose pelos tecidos. O decréscimo da insulina plasmática e o aumento de A, NA, GH, glucagon e cortisol plasmáticos durante o exercício controlam esses mecanismos para manter a concentração de glicose.
- A glicose é absorvida 7-20 vezes mais rapidamente durante o exercício em comparação com a situação em repouso – mesmo com a diminuição da insulina plasmática. Aumentos do Ca^{++} intracelular e outros fatores estão associados a um aumento do número de transportadores de glicose que promovem o transporte de membrana de glicose.
- O treinamento causa redução nos níveis circulantes da A, NA, glucagon e nas respostas da insulina ao exercício.

Interação hormônio-substrato

Nos exemplos mencionados anteriormente, o sistema nervoso simpático influenciava a regulação da insulina e do glucagon da concentração plasmática de glicose. Deve ser mencionado que, se ocorresse uma mudança súbita na concentração plasmática de glicose durante o exercício, esses hormônios responderiam a essa mudança. Exemplificando, se a ingestão de glicose antes do exercício causasse elevação no seu nível plasmático, a concentração plasmática de insulina aumentaria. Essa mudança hormonal reduziria a mobilização dos AGL e forçaria o músculo a utilizar glicogênio muscular extra.[1]

Durante o exercício intenso, os níveis plasmáticos de glucagon, GH, cortisol, A e NA estão elevados, e a insulina está diminuída. Essas mudanças hormonais favorecem a mobilização dos AGL do tecido adiposo, o que pouparia carboidratos e ajudaria a manter a concentração plasmática de glicose. Com isso em mente, pode parecer paradoxal que o uso dos AGL plasmáticos diminua diante de intensidades maiores de exercício.[128] No entanto, durante o exercício é importante observar que existe um limite superior na capacidade da célula adiposa de fornecer AGL. Exemplificando: em indivíduos treinados, a velocidade de liberação dos AGL do tecido adiposo foi mais elevada a 25% do $\dot{V}O_{2máx}$, tendo diminuído a 65 e a 85% do $\dot{V}O_{2máx}$.[128] Considerando-se que a lipase sensível a hormônio (HSL) envolvida na degradação dos AGL e do glicerol se encontra sob estimulação hormonal mais vigorosa às taxas de treinamento mais elevadas, os AGL efetivamente parecem ficar "encarcerados" na célula adiposa.[63,128] Essa resposta metabólica pode se dever a uma série de fatores, um dos quais é o lactato. A Figura 5.33*a* mostra que, à medida que aumenta a concentração sanguínea de lactato, a concentração plasmática de AGL diminui.[71] Níveis elevados de lactato foram ligados a um aumento no alfa-fosfato glicerol, a forma ativada de glicerol necessária para a síntese de triglicérides. Com efeito, à medida que vai ocorrendo disponibilização de AGL em razão da degradação dos triglicérides, o alfa-fosfato glicerol recicla rapidamente os AGL para a geração de uma nova molécula de triglicéride (ver Fig. 5.33*b*). Além disso, a elevada concentração de H^+ (associada ao elevado nível de lactato) pode inibir a lipase sensível a hormônio. O resultado é que os AGL não são liberados do tecido adiposo.[112] Outras explicações para a reduzida disponibilidade dos AGL do tecido adiposo durante o exercício extenuante são: redução da irrigação sanguínea ao tecido adiposo, resultando em menos AGL para transporte até o músculo[42,128] e uma quantidade inadequada de albumina, a proteína plasmática necessária para o transporte dos AGL no plasma.[63] Tendo em vista que os AGL não são liberados da célula adiposa, o nível plasmático de AGL cai, e o músculo precisa usar mais carboidrato como combustível. Um dos efeitos do treinamento de resistência é a redução da concentração de lactato a qualquer taxa de trabalho fixa, o que diminui essa inibição à mobilização de AGL do tecido adiposo. Quando esses eventos se combinam com o aumento nas mitocôndrias induzido pelo treinamento, a pessoa treinada pode usar mais gordura como combustível, poupar as limitadas reservas de carboidrato e melhorar o desempenho.

Em resumo

- A concentração plasmática de AGL diminui durante o exercício intenso, embora a célula adiposa seja estimulada por uma série de hormônios para aumentar a degradação de triglicérides até AGL e glicerol. Isso pode ser decorrente de (1) uma concentração mais elevada de H^+, que pode inibir a lipase sensível a hormônio, (2) elevados níveis de lactato durante o exercício intenso, com promoção da ressíntese de triglicérides, (3) um fluxo sanguíneo inadequado até o tecido adiposo ou (4) uma quantidade insuficiente da albumina necessária para o transporte dos AGL no plasma.

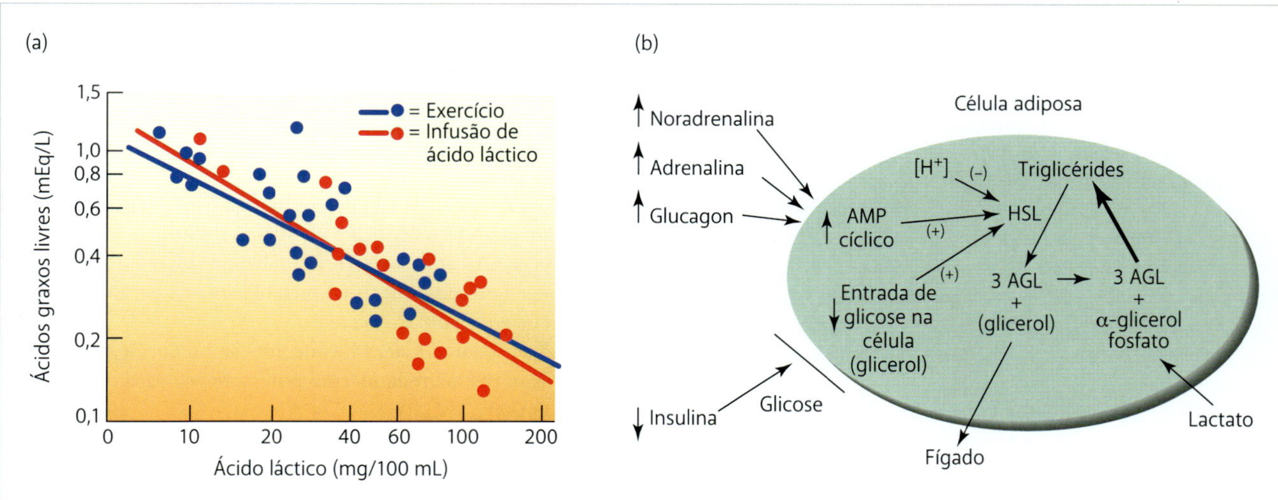

Figura 5.33 (*a*) Mudanças nos ácidos graxos livres plasmáticos em decorrência de aumentos no ácido láctico. (*b*) Efeito do lactato e do H^+ na mobilização dos ácidos graxos livres da célula adiposa.

Atividades para estudo

1. Trace e marque um diagrama de um mecanismo de *feedback* negativo para controle hormonal, utilizando o cortisol como exemplo.
2. Liste os fatores que podem influenciar a concentração sanguínea de um hormônio.
3. Discuta o uso de testosterona e de hormônio do crescimento como meios auxiliares para o aumento do tamanho e da força musculares e discuta as possíveis consequências a longo prazo de tal uso.
4. Liste cada glândula endócrina, o(s) hormônio(s) secretado(s) pela glândula e sua(s) ação(ões).
5. Descreva os dois mecanismos pelos quais o glicogênio muscular é degradado até a glicose (glicogenólise) para uso na glicólise. Qual desses mecanismos é ativado simultaneamente com a contração muscular?
6. Identifique os quatro mecanismos influenciados por hormônios envolvidos na manutenção da concentração sanguínea de glicose.
7. Trace um gráfico de resumo das mudanças nos seguintes hormônios com o exercício de intensidade ou duração crescente: adrenalina, noradrenalina, cortisol, hormônio do crescimento, insulina e glucagon.
8. Qual é o efeito do treinamento nas respostas da adrenalina, noradrenalina e glucagon à mesma tarefa física?

9. Resumidamente, explique como a glicose pode ser absorvida pelo músculo a alta velocidade durante o exercício, quando a insulina plasmática está reduzida. Descreva o papel dos transportadores de glicose.
10. Explique como a mobilização dos ácidos graxos livres da célula adiposa diminui durante o treinamento máximo, apesar da estimulação da célula por todos os hormônios para a degradação dos triglicérides.

Sugestões de leitura

Fox, S.I. 2019. *Human Physiology,* 15th ed. New York, NY: McGraw Hill.

Cartee, G. 2015. Mechanisms for greater insulin-stimulated glucose uptake in normal and insulin-resistant skeletal muscle after acute exercise. *American Journal of Physiology Endocrinology and Metabolism* 309: 949-959.

Severinsen, M., and B. Pedersen. 2020. Muscle-organ crosstalk: The emerging roles of myokines. *Endocrine Reviews* 41: 594-609.

Siebert, D., and A. Rao. 2018. The use and abuse of human growth hormone in sports. *Sports Health* 10: 419-426.

Referências bibliográficas

1. Ahlborg G and Felig P. Influence of glucose ingestion on fuel-hormone response during prolonged exercise. *Journal of Applied Physiology: Respiratory, Environmental and Exercise Physiology* 41: 683-688, 1976.
2. Alen M, Pakarinen A, and Hakkinen K. Effects of prolonged training on serum thyrotropin and thyroid hormones in elite strength athletes. *Journal of Sports Sciences* 11: 493-497, 1993.
3. Almon RR and Dubois DC. Fiber-type discrimination in disuse and glucocorticoid-induced atrophy. *Medicine and Science in Sports and Exercise* 22: 304-311, 1990.
4. American College of Sports Medicine. The use of anabolic-androgenic steroids in sports. In: *Position Stands and Opinion Statements.* Indianapolis: The American College of Sports Medicine, 1984.
5. Angell P, Chester N, Green D, Somauroo J, Whyte G, and George K. Anabolic steroids and cardiovascular risk. *Sports Medicine* 42: 119-134, 2012.
6. Berggren JR, Hulver MW, and Houmard JA. Fat as an endocrine organ: influence of exercise. *Journal of Applied Physiology: Respiratory, Environmental and Exercise Physiology* 99: 757-764, 2005.
7. Berggren JR, Tanner CJ, Koves TR, Muoio DM, and Houmard JA. Glucose uptake in muscle cell cultures from endurance-trained men. *Medicine and Science in Sports and Exercise* 37: 579-584, 2005.
8. Bonen A. Effects of exercise on excretion rates of urinary free cortisol. *Journal of Applied Physiology: Respiratory, Environmental and Exercise Physiology* 40: 155-158, 1976.
9. Boone J, Sherraden T, Pierzchala K, Berger R, and Van loon G. Plasma met-enkephalin and catecholamine responses to intense exercise in humans. *Journal of Applied Physiology* 73: 388-392, 1992.
10. Bouassida A, Chamari K, Zaouali M, Feki Y, Zbidi A, and Tabka Z. Review on leptin and adiponectin responses and adaptations to acute and chronic exercise. *British Journal of Sports Medicine* 44: 620-630, 2010.
11. Bouassida A, Latiri I, Bouassida S, Zalleg D, Zaouali M, Feki Y, et al. Parathyroid hormone and physical exercise: a brief review. *J Sport Science and Medicine* 5: 367-374, 2006.
12. Brandt C and Pedersen BK. The role of exercise-induced myokines in muscle homeostasis and the defense against chronic disease. *Journal of Biomedicine and Biotechnology*: Article ID: 520258, 2010.
13. Brunton L, Lazo JS, and Parker KL. *Goodman & Gilman's The Pharmacological Basis of Therapeutics.* New York, NY: McGraw-Hill, 2005.
14. Bunt JC, Boileau RA, Bahr JM, and Nelson RA. Sex and training differences in human growth hormone levels during prolonged exercise. *Journal of Applied Physiology: Respiratory, Environmental and Exercise Physiology* 61: 1796-1801, 1986.
15. Cannon W. *Bodily Changes in Pain, Hunger, Fear and Rage.* Boston, MA: Charles T. Branford Company, 1983.
16. Cartee GD, Douen AG, Ramlal T, Klip A, and Holloszy JO. Stimulation of glucose transport in skeletal muscle by hypoxia. *Journal of Applied Physiology: Respiratory, Environmental and Exercise Physiology* 70: 1593-1600, 1991.
17. Cartier LJ and Gollnick PD. Sympathoadrenal system and activation of glycogenolysis during muscular activity. *Journal of Applied Physiology: Respiratory, Environmental and Exercise Physiology* 58: 1122-1127, 1985.
18. Chaudhari AM, Lindenfeld TN, Andriacchi TP, Hewett TE, Riccobene J, Myer GD, et al. Knee and hip loading patterns at different phases in the menstrual cycle: implications for the gender difference in anterior cruciate ligament injury rates. *The American Journal of Sports Medicine* 35: 793-800, 2007.
19. Christensen NJ and Galbo H. Sympathetic nervous activity during exercise. *Annual Review of Physiology* 45: 139-153, 1983.
20. Coelho M, Oliveira T, and Fernandes R. Biochemistry of adipose tissue: an endocrine organ. *Archives of Medical Science* 2: 191-200, 2013.
21. Coggan AR. Plasma glucose metabolism during exercise in humans. *Sports Medicine* 11: 102-124, 1991.
22. Coggan AR and Coyle EF. Carbohydrate ingestion during prolonged exercise: effects on metabolism and performance. *Exercise and Sport Sciences Reviews* 19: 1-40, 1991.
23. Coker RH and Kjaer M. Glucoregulation during exercise: the role of the neuroendocrine system. *Sports Medicine* 35: 575-583, 2005.
24. Convertino VA, Keil LC, and Greenleaf JE. Plasma volume, renin, and vasopressin responses to graded exercise after training. *Journal of Applied Physiology: Respiratory, Environmental and Exercise Physiology* 54: 508-514, 1983.
25. Copinschi G, Hartog M, Earll JM, and Havel RJ. Effect of various blood sampling procedures on serum levels of immunoreactive human growth hormone. *Metabolism: Clinical and Experimental* 16: 402-409, 1967.
26. Coyle EF. Substrate utilization during exercise in active people. *American Journal of Clinical Nutrition* 61: 968S-979S, 1995.
27. Cumming DC, Brunsting LA, 3rd, Strich G, Ries AL, and Rebar RW. Reproductive hormone increases in response to acute exercise in men. *Medicine and Science in Sports and Exercise* 18: 369-373, 1986.
28. Davies CT and Few JD. Effects of exercise on adrenocortical function. *Journal of Applied Physiology: Respiratory, Environmental and Exercise Physiology* 35: 887-891, 1973.
29. De Glisezinski I, Larrouy D, Bajzova M, Koppo K, Polak J, Berlan M, et al. Adrenaline but not noradrenaline is a determinant of exercise-induced lipid mobilization in human subcu-

taneous adipose tissue. *Journal of Physiology* 13: 3393-3404, 2009.

30. Del Corral P, Howley ET, Hartsell M, Ashraf M, and Younger MS. Metabolic effects of low cortisol during exercise in humans. *Journal of Applied Physiology: Respiratory, Environmental and Exercise Physiology* 84: 939-947, 1998.
31. De Souza M, Nattiv A, Joy E, Misra M, Williams N, Mallinson R, et al. 2014 female athlete triad coalition consensus statement on treatment and return to play of the female athlete triad. *British Journal of Sports Medicine* 48: 289-308, 2014.
32. Drouin R, Lavoie C, Bourque J, Ducros F, Poisson D, and Chiasson JL. Increased hepatic glucose production response to glucagon in trained subjects. *American Journal of Physiology* 274: E23-E28, 1998.
33. Eckardt K, Görgens S, Raschke S, and Eckel J. Myokines in insulin resistance and type 2 diabetes. *Diabetologia* 57: 1087-1099, 2014.
34. Edgerton VR. *Glycogen Depletion in Specific Types of Human Skeletal Muscle Fibers in Intermittent and Continuous Exercise.* Verlag Basel: Birkhauser, 1975, pp. 402-415.
35. Enns DL and Tiidus PM. The influence of estrogen on skeletal muscle-sex matters. *Sports Medicine* 40: 41-58, 2010.
36. Essen B. Glycogen depletion of different fibre types in human skeletal muscle during intermittent and continuous exercise. *Acta Physiologica Scandinavica* 103: 446-455, 1978.
37. Euler U. *Sympatho-Adrenal Activity and Physical Exercise.* New York, NY: Karger, Basal, 1969, pp. 170-181.
38. Felig P and Wahren J. Fuel homeostasis in exercise. *New England Journal of Medicine* 293: 1078-1084, 1975.
39. Fischer-Posovszky P, Wabitsch M, and Hochberg Z. Endocrinology of adipose tissue—an update. *Hormone and Metabolic Research (Hormon- und Stoffwechselforschung = Hormones et metabolisme)* 39: 314- 321, 2007.
40. Fox SI. *Human Physiology*, 12th ed. New York, NY: McGraw--Hill, 2011.
41. Francesconi RP, Sawka MN, and Pandolf KB. Hypohydration and heat acclimation: plasma renin and aldosterone during exercise. *Journal of Applied Physiology: Respiratory, Environmental and Exercise Physiology* 55: 1790-1794, 1983.
42. Frayn KN. Fat as a fuel: emerging understanding of the adipose tissue-skeletal muscle axis. *Acta Physiologica Scandinavica* 199: 509-518, 2010.
43. Galbo H, Holst JJ, and Christensen NJ. Glucagon and plasma catecholamine responses to graded and prolonged exercise in man. *Journal of Applied Physiology: Respiratory, Environmental and Exercise Physiology* 38: 70-76, 1975.
44. Galbo H, Holst JJ, Christensen NJ, and Hilsted J. Glucagon and plasma catecholamines during beta-receptor blockade in exercising man. *Journal of Applied Physiology: Respiratory, Environmental and Exercise Physiology* 40: 855-863, 1976.
45. Galbo H, Hummer L, Peterson IB, Christensen NJ, and Bie N. Thyroid and testicular hormone responses to graded and prolonged exercise in man. *European Journal of Applied Physiology and Occupational Physiology* 36: 101-106, 1977.
46. Giannoulis M, Martin F, Nair S, Umpleby A, and Sonksen P. Hormone replacement therapy and physical function in healthy older men. Time to talk hormones? *Endocrine Reviews* 33: 314-377, 2012.
47. Gollnick PD. *Glycogen Depletion Patterns in Human Skeletal Muscle Fibers after Varying Types and Intensities of Exercise.* Verlag Basel: Birkhauser, 1975.
48. Goodyear LJ and Kahn BB. Exercise, glucose transport, and insulin sensitivity. *Annual Review of Medicine* 49: 235-261, 1998.
49. Greenberg AS and Obin MS. Obesity and the role of adipose tissue in inflammation and metabolism. *American Journal of Clinical Nutrition* 83: 461S-465S, 2006.
50. Greenwood FC and Landon J. Growth hormone secretion in response to stress in man. *Nature* 210: 540- 541, 1966.
51. Gyntelberg F, Rennie MJ, Hickson RC, and Holloszy JO. Effect of training on the response of plasma glucagon to exercise. *Journal of Applied Physiology: Respiratory, Environmental and Exercise Physiology* 43: 302-305, 1977.
52. Hackney AC and Dobridge JD. Thyroid hormones and the relationship of cortisol and prolactin: influence of prolonged, exhaustive exercise. *Polish Journal of Endocrinology* 60: 252-257, 2009.
53. Hameed M, Harridge SD, and Goldspink G. Sarcopenia and hypertrophy: a role for insulin-like growth factor-1 in aged muscle? *Exercise and Sport Sciences Reviews* 30: 15-19, 2002.
54. Harris RC, Bergström J, and Hultman E. *The Effect of Propranolol on Glycogen Metabolism during Exercise.* New York, NY: Plenum Press, 1971, pp. 301-305.
55. Hartley LH, Mason JW, Hogan RP, Jones LG, Kotchen TA, Mougey EH, et al. Multiple hormonal responses to prolonged exercise in relation to physical training. *Journal of Applied Physiology: Respiratory, Environmental and Exercise Physiology* 33: 607-610, 1972.
56. Heath GW, Gavin JR, 3rd, Hinderliter JM, Hagberg JM, Bloomfield SA, and Holloszy JO. Effects of exercise and lack of exercise on glucose tolerance and insulin sensitivity. *Journal of Applied Physiology: Respiratory, Environmental and Exercise Physiology* 55: 512-517, 1983.
57. Herzberg S, Motuapuaka P, Lambert W, Fu R, Brady J, and Guise J. The effect of menstrual cycle and contraceptives on ACL injuries and laxity. *The Orthopeadic Journal of Sports Medicine* 5: 1-10, 2017.
58. Heuberger J and Cohen A. Review of WADA prohibited substances: limited evidence for performance-enhancing effects. *Sports Medicine* 49: 525-539, 2019.
59. Hew-Butler T. Arginine vasopressin, fluid balance and exercise. *Sports Medicine* 40: 459-479, 2010.
60. Hickson RC, Czerwinski SM, Falduto MT, and Young AP. Glucocorticoid antagonism by exercise and androgenic-anabolic steroids. *Medicine and Science in Sports and Exercise* 22: 331-340, 1990.
61. Hickson RC and Marone JR. Exercise and inhibition of glucocorticoid-induced muscle atrophy. *Exercise and Sport Sciences Reviews* 21: 135-167, 1993.
62. Highet R. Athletic amenorrhoea. An update on aetiology, complications and management. *Sports Medicine* 7: 82-108, 1989.
63. Hodgetts V, Coppack S, Frayn K, and Hockaday T. Factors controlling fat mobilization from human subcutaneous adipose tissue during exercise. *Journal of Applied Physiology* 71: 445-451, 1991.
64. Hoffman JR, Kraemer WJ, Bhasin S, Storer T, Ratamess NA, Haff GG, et al. Position stand on androgen and human growth hormone use. *J Strength and Conditioning Research* 23 (Suppl 5): S1-S59, 2009.
65. Holloszy JO, Kohrt WM, and Hansen PA. The regulation of carbohydrate and fat metabolism during and after exercise. *Frontiers in Bioscience* 3: D1011-D1027, 1998.

66. Holloszy JO and Narahara HT. Enhanced permeability to sugar associated with muscle contraction. Studies of the role of Ca++. *Journal of General Physiology* 50: 551-562, 1967.
67. Howley ET. The effect of different intensities of exercise on the excretion of epinephrine and norepinephrine. *Medicine and Science in Sports* 8: 219-222, 1976.
68. Howley ET. *The Excretion of Catecholamines as an Index of Exercise Stress*. Springfield, MA: Charles C. Thomas, 1980, pp. 171-183.
69. Howley ET, Cox RH, Welch HG, and Adams RP. Effect of hyperoxia on metabolic and catecholamine responses to prolonged exercise. *Journal of Applied Physiology: Respiratory, Environmental and Exercise Physiology* 54: 59-63, 1983.
70. Hultman E. *Physiological Role of Muscle Glycogen in Man with Special Reference to Exercise*. New York, NY: The American Heart Association, 1967, pp. 1-114.
71. Issekutz B and Miller H. Plasma free fatty acids during exercise and the effect of lactic acid. *Proceedings of the Society of Experimental Biology and Medicine* 110: 237-239, 1962.
72. Ivy JL. Role of exercise training in the prevention and treatment of insulin resistance and non-insulin-dependent diabetes mellitus. *Sports Medicine* 24: 321-336, 1997.
73. Ivy JL. The insulin-like effect of muscle contraction. *Exercise and Sport Sciences Reviews* 15: 29-51, 1987.
74. Ivy JL, Young JC, McLane JA, Fell RD, and Holloszy JO. Exercise training and glucose uptake by skeletal muscle in rats. *Journal of Applied Physiology: Respiratory, Environmental and Exercise Physiology* 55: 1393-1396, 1983.
75. James DE. The mammalian facilitative glucose transporter family. *News in Physiological Sciences* 10, 67-71, 1995.
76. Jansson E, Hjemdahl P, and Kaijser L. Epinephrine-induced changes in muscle carbohydrate metabolism during exercise in male subjects. *Journal of Applied Physiology: Respiratory, Environmental and Exercise Physiology* 60: 1466-1470, 1986.
77. Jensen J, Oftebro H, Breigan B, Johnsson A, Ohlin K, Meen HD, et al. Comparison of changes in testosterone concentrations after strength and endurance exercise in well trained men. *European Journal of Applied Physiology and Occupational Physiology* 63: 467-471, 1991.
78. Jurkowski JE, Jones NL, Walker C, Younglai EV, and Sutton JR. Ovarian hormonal responses to exercise. *Journal of Applied Physiology: Respiratory, Environmental and Exercise Physiology* 44: 109-114, 1978.
79. Kanayama G, Kean J, Hudson JI, and Pope Jr. HG. Cognitive deficits in long-term anabolic-androgenic steroid users. *Drug and Alcohol Dependence* 130: 208-214, 2013.
80. Kargotich S, Goodman C, Keast D, Fry RW, Garcia- Webb P, Crawford PM, et al. Influence of exercise-induced plasma volume changes on the interpretation of biochemical data following high-intensity exercise. *Clinical Journal of Sport Medicine* 7: 185-191, 1997.
81. Karstoft K and Pedersen B. Skeletal muscle as a gene regulatory endocrine organ. *Current Opinion in Clinical Nutrition and Metabolic Care* 19: 270-275, 2016.
82. Keizer HA and Rogol AD. Physical exercise and menstrual cycle alterations. What are the mechanisms? *Sports Medicine* 10: 218-235, 1990.
83. Kjaer M. Epinephrine and some other hormonal responses to exercise in man: with special reference to physical training. *International Journal of Sports Medicine* 10: 2-15, 1989.
84. Kjaer M, Kiens B, Hargreaves M, and Richter EA. Influence of active muscle mass on glucose homeostasis during exercise in humans. *Journal of Applied Physiology: Respiratory, Environmental and Exercise Physiology* 71: 552-557, 1991.
85. Kostek MC, Delmonico MJ, Reichel JB, Roth SM, Douglass L, Ferrell RE, et al. Muscle strength response to strength training is influenced by insulin-like growth factor 1 genotype in older adults. *Journal of Applied Physiology: Respiratory, Environmental and Exercise Physiology* 98: 2147-2154, 2005.
86. Kraemer RR and Castracane VD. Exercise and humoral mediators of peripheral energy balance: ghrelin and adiponectin. *Experimental Biology and Medicine* 232: 184-194, 2007.
87. Kraemer RR, Francois M, Webb ND, Worley JR, Rogers SN, Norman RL, et al. No effect of menstrual cycle phase on glucose and glucoregulatory endocrine responses to prolonged exercise. *European Journal of Applied Physiology* 113: 2401-2408, 2013.
88. Lavoie C. Glucagon receptors: effect of exercise and fasting. *Canadian Journal of Applied Physiology (Revue canadienne de physiologie appliquee)* 30: 313-327, 2005.
89. Legare A, Drouin R, Milot M, Massicotte D, Peronnet F, Massicotte G, et al. Increased density of glucose receptors in liver from endurance-trained rats. American *Journal of Physiology Endocrine Metabolism* 280: 193-196, 2001.
90. Liu H, Bravata DM, Olkin I, Friedlander AL, Liu V, Roberts B, et al. Systematic review: the effects of growth hormone on athletic performance. *Annals of Internal Medicine* 148: 2008.
91. Liu H, Bravata DM, Olkin I, Nayak S, Roberts B, Garber AM, et al. Systematic review: the safety and efficacy of growth hormone in the healthy elderly. *Annals of Internal Medicine* 146: 104-115, 2007.
92. Luyckx AS and Lefebvre PJ. Mechanisms involved in the exercise-induced increase in glucagon secretion in rats. *Diabetes* 23: 81-93, 1974.
93. Maher JT, Jones LG, Hartley LH, Williams GH, and Rose LI. Aldosterone dynamics during graded exercise at sea level and high altitude. *Journal of Applied Physiology: Respiratory, Environmental and Exercise Physiology* 39: 18-22, 1975.
94. Maïmoun L and Sultan C. Effect of physical activity on calcium homeostasis and calciotrophic hormones: a review. *Calcified Tissue International* 85: 277-286, 2009.
95. Marsh SA and Jenkins DG. Physiological responses to the menstrual cycle: implications for the development of heat illness in female athletes. *Sports Medicine* 32: 601- 614, 2002.
96. Mathur N and Pedersen BK. Exercise as a means to control low-grade systemic inflammation. *Mediators of Inflammation* 2008: 1-6, 2008.
97. McGinnis G, Ballmann C, Peters B, Nanayakkara G, Roberts M, Amin R, et al. Interleukin-6 mediates exercise preconditioning against myocardial ischemia reperfusion injury. *American Journal of Physiology Heart and Circulatory Physiology* 308: 1423-1433, 2015.
98. McMurray RG and Hackney AC. Interactions of metabolic hormones, adipose tissue and exercise. *Sports Medicine* 35: 393-412, 2005.
99. Mendenhall LA, Swanson SC, Habash DL, and Coggan AR. Ten days of exercise training reduces glucose production and utilization during moderate-intensity exercise. *American Journal of Physiology* 266: E136-E143, 1994.
100. Metsarinne K. Effect of exercise on plasma renin substrate. *International Journal of Sports Medicine* 9: 267-269, 1988.
101. Mikines KJ, Richter EA, Dela F, and Galbo H. Seven days of bed rest decrease insulin action on glucose uptake in leg and whole body. *Journal of Applied Physiology: Respiratory, Environmental and Exercise Physiology* 70: 1245-1254, 1991.

102. Mikines KJ, Sonne B, Tronier B, and Galbo H. Effects of acute exercise and detraining on insulin action in trained men. *Journal of Applied Physiology: Respiratory, Environmental and Exercise Physiology* 66: 704-711, 1989.
103. Molina PE. *Endocrine Physiology.* New York, NY: McGraw-Hill. 2013.
104. Nakamura K, Fuster J, and Walsh K. Adipokines: a link between obesity and cardiovascular disease. *Journal of Cardiology* 63: 250-259, 2014.
105. Nakamura Y, Aizawa K, Imai T, Kono I, and Mesaki N. Hormonal responses to resistance exercise during different menstrual cycle phases. *Medicine and Science in Sports and Exercise* 43: 967-973, 2011.
106. National Athletic Trainers' Association. Position statement: anabolic-androgenic steroids. *Journal of Athletic Training* 47: 567-588, 2012.
107. Nindl B, Pierce J, Rarick K, Tuckow A, Alemany J, Sharp M, et al. Twenty-hour growth hormone secretory profiles after aerobic and resistance exercise. *Medicine and Science in Sport and Exercise* 46: 1917- 1927, 2014.
108. Nosadova J. The changes in hematocrit, hemoglobin, plasma volume and proteins during and after different types of exercise. *European Journal of Applied Physiology and Occupational Physiology* 36: 223-230, 1977.
109. Ogawa W and Kasuga M. Fat stress and liver resistance. *Science* 322: 1483-1484, 2008.
110. Oosthuyse T and Bosch AN. The effect of the menstrual cycle on exercise metabolism. *Sports Medicine* 40: 207-227, 2010.
111. Parkinson AB and Evans NA. Anabolic androgenic steroids: a survey of 500 users. *Medicine and Science in Sports and Exercise* 38: 644-651, 2006.
112. Paul P. FFA metabolism of normal dogs during steady-state exercise at different work loads. *Journal of Applied Physiology: Respiratory, Environmental and Exercise Physiology* 28: 127-132, 1970.
113. Paul P. Uptake and Oxidation of Substrates in the Intact Animal during Exercise. In: *Muscle Metabolism During Exercise,* edited by B. Pernow and B. Saltin. New York, NY: Plenum Press, 1971, pp. 225-248.
114. Pedersen BK. Edward F. Adolph Distinguished Lecture: Muscle as an endocrine organ: IL-6 and other myokines. *Journal of Applied Physiology: Respiratory, Environmental and Exercise Physiology* 107: 1006-1014, 2009.
115. Pedersen BK and Febbraio MA. Muscles, exercise and obesity: skeletal muscle as a secretory organ. *Nature Reviews – Endocrinology* 8: 457-465, 2012.
116. Perry PJ, Lund BC, Deninger MJ, Kutscher EC, and Schneider J. Anabolic steroid use in weightlifters and bodybuilders: an internet survey of drug utilization. *Clinical Journal of Sport Medicine* 15: 326- 330, 2005.
117. Powers SK, Howley ET, and Cox R. A differential catecholamine response during prolonged exercise and passive heating. *Medicine and Science in Sports and Exercise* 14: 435-439, 1982.
118. Pruett ED. Glucose and insulin during prolonged work stress in men living on different diets. *Journal of Applied Physiology: Respiratory, Environmental and Exercise Physiology* 28: 199-208, 1970.
119. Raschke S and Eckel J. Adipo-Myokines: two sides of the same coin: mediators of inflammation and mediators of exercise. *Mediators of Inflammation* DOI: 10.1155/2013/320724, 2013.
120. Raven PH, Johnson GB, Losos JB, Mason KA, and Singer SR. *Biology*. New York, NY: McGraw-Hill, 2008.
121. Redman LM and Loucks AB. Menstrual disorders in athletes. *Sports Medicine* 35: 747-755, 2005.
122. Ren JM and Hultman E. Regulation of glycogenolysis in human skeletal muscle. *Journal of Applied Physiology: Respiratory, Environmental and Exercise Physiology* 67: 2243-2248, 1989.
123. Rennie MJ. Claims for the anabolic effects of growth hormone: a case of the emperor's new clothes? *British Journal of Sports Medicine* 37: 100-105, 2003.
124. Richter EA, Derave W, and Wojtaszewski JF. Glucose, exercise and insulin: emerging concepts. *Journal of Physiology* 535: 313-322, 2001.
125. Richter EA, Kiens B, Mizuno M, and Strange S. Insulin action in human thighs after one-legged immobilization. *Journal of Applied Physiology: Respiratory, Environmental and Exercise Physiology* 67: 19-23, 1989.
126. Richter EA, Kristiansen S, Wojtaszewski J, Daugaard JR, Asp S, Hespel P, et al. Training effects on muscle glucose transport during exercise. *Advances in Experimental Medicine and Biology* 441: 107-116, 1998.
127. Rizza R, Haymond M, Cryer P, and Gerich J. Differential effects of epinephrine on glucose production and disposal in man. *American Journal of Physiology* 237: E356-E362, 1979.
128. Romijn JA, Coyle EF, Sidossis LS, Gastaldelli A, Horowitz JF, Endert E, et al. Regulation of endogenous fat and carbohydrate metabolism in relation to exercise intensity and duration. *American Journal of Physiology* 265: E380-E391, 1993.
129. Ryder JW, Chibalin AV, and Zierath JR. Intracellular mechanisms underlying increases in glucose uptake in response to insulin or exercise in skeletal muscle. *Acta Physiologica Scandinavica* 171: 249-257, 2001.
130. Sabio G, Das M, Mora A, Zhang Z, Jun JY, Ko HJ, et al. A stress signaling pathway in adipose tissue regulates hepatic insulin resistance. *Science* 322: 1539-1543, 2008.
131. Sakamoto K and Goodyear LJ. Invited review: intracellular signaling in contracting skeletal muscle. *Journal of Applied Physiology: Respiratory, Environmental and Exercise Physiology* 93: 369-383, 2002.
132. Saltin B and Karlsson J. *Muscle Glycogen Utilization during Work of Different Intensities*. New York, NY: Plenum Press, 1971.
133. Saugy M, Robinson N, Saudan C, Baume N, Avois L, and Mangin P. Human growth hormone doping in sport. *British Journal of Sports Medicine* 40 Suppl 1: i35- i39, 2006.
134. Schaal K, Van Loan MD, and Casazza GA. Reduced catecholamine response to exercise in amenorrheic athletes. *Medicine and Science in Sports and Exercise* 43: 34-43, 2011.
135. Schoenfeld BJ. Potential mechanisms for a role of metabolic stress in hypertrophic adaptations to resistance training. *Sports Medicine* 43: 179-194, 2013a.
136. Schoenfeld BJ. Postexercise hypertrophic adaptations: a reexamination of the hormone hypothesis and its applicability to resistance training program design. *Journal of Strength and Conditioning Research* 27: 1720- 1730, 2013b.
137. Seals DR, Victor RG, and Mark AL. Plasma norepinephrine and muscle sympathetic discharge during rhythmic exercise in humans. *Journal of Applied Physiology: Respiratory, Environmental and Exercise Physiology* 65: 940-944, 1988.
138. Selye H. *The Stress of Life*. New York, NY: McGraw-Hill, 1976.
139. Silverberg AB, Shah SD, Haymond MW, and Cryer PE. Norepinephrine: hormone and neurotransmitter in man. *American Journal of Physiology* 234: E252-E256, 1978.
140. Spriet LL, Ren JM, and Hultman E. Epinephrine infusion enhances muscle glycogenolysis during prolonged electrical stim-

ulation. *Journal of Applied Physiology: Respiratory, Environmental and Exercise Physiology* 64: 1439- 1444, 1988.
141. Stainsby WN, Sumners C, and Andrew GM. Plasma catecholamines and their effect on blood lactate and muscle lactate output. *Journal of Applied Physiology: Respiratory, Environmental and Exercise Physiology* 57: 321-325, 1984.
142. Stainsby WN, Sumners C, and Eitzman PD. Effects of catecholamines on lactic acid output during progressive working contractions. *Journal of Applied Physiology: Respiratory, Environmental and Exercise Physiology* 59: 1809-1814, 1985.
143. Stokes K. Growth hormone responses to sub-maximal and sprint exercise. *Growth Hormone & IGF Research* 13: 225-238, 2003.
144. Sun Y, Xun K, Wang C, Zhao H, Bi H, Chen X, et al. Adiponectin, an unlocking adipocytokine. *Cardiovascular Therapeutics* 27: 59-75, 2009.
145. Sung E, Han A, Hincrichs T, Vorgerd M, Manchado C, and Platen P. Effects of follicular versus luteal phase-based strength training in young women. *SpringerPlus* 3: 668-677, 2014.
146. Sutton J and Lazarus L. Growth hormone in exercise: comparison of physiological and pharmacological stimuli. *Journal of Applied Physiology: Respiratory, Environmental and Exercise Physiology* 41: 523-527, 1976.
147. Tepperman J and Tepperman HM. *Metabolic and Endocrine Physiology*. Chicago, IL: Year Book Medical Publishers, 1987.
148. Terjung R. *Endocrine Response to Exercise*. New York, NY: Macmillan, 1979.
149. Thuma J, Gilders R, Verdun M, and Loucks A. Circadian rhythm of cortisol confounds cortisol responses to exercise: implications for future research. *Journal of Applied Physiology* 78: 1657-1664, 1995.
150. Tiidus PM, Enns DL, Hubal MJ, and Clarkson PM. Point: counterpoint: estrogen and sex do/do not influence post-exercise indexes of muscle damage, inflammation, and repair. *Journal of Applied Physiology: Respiratory, Environmental and Exercise Physiology* 106: 1010-1015, 2009.
151. Trayhurn P. Hypoxia and adipose tissue function and dysfunction in obesity. *Physiological Reviews* 93: 1-21, 2013.
152. Van Baak MA. ß-Adrenoceptor blockade and exercise: an update. *Sports Medicine* 5: 209-225, 1988.
153. Voet D and Voet JG. *Biochemistry* New York, NY: John Wiley & Sons, 1995.
154. Vogel RB, Books CA, Ketchum C, Zauner CW, and Murray FT. Increase of free and total testosterone during submaximal exercise in normal males. *Medicine and Science in Sports and Exercise* 17: 119-123, 1985.
155. Wade CE. Response, regulation, and actions of vasopressin during exercise: a review. *Medicine and Science in Sports and Exercise* 16: 506-511, 1984.
156. Waki H and Tontonoz P. Endocrine functions of adipose tissue. *Annual Review of Pathology* 2: 31-56, 2007.
157. Wallberg-Henriksson H, Constable SH, Young DA, and Holloszy JO. Glucose transport into rat skeletal muscle: interaction between exercise and insulin. *Journal of Applied Physiology: Respiratory, Environmental and Exercise Physiology* 65: 909-913, 1988.
158. Welc SS and Clanton TL. The regulation of interleukin-6 implicates skeletal muscle as an integrative stress sensor and endocrine organ. *Experimental Physiology* 98: 359-371, 2013.
159. Widdowson WM, Healy M-L, Sönksen PH, and Gibney J. The physiology of growth hormone and sport. *Growth Hormone & IGF Research* 19: 308-319, 2009.
160. Widdowson WM and Gibney J. The effect of growth hormone (GH) replacement on muscle strength in patients with GH-deficiency: a meta-analysis. *Clinical Endocrinology* 72: 787-792, 2010.
161. Widmaier EP, Raff H, and Strang KT. *Vander's Human Physiology*. New York, NY: McGraw-Hill, 2014.
162. Winder WW, Hagberg JM, Hickson RC, Ehsani AA, and McLane JA. Time course of sympathoadrenal adaptation to endurance exercise training in man. *Journal of Applied Physiology: Respiratory, Environmental and Exercise Physiology* 45: 370-374, 1978.
163. Wojtaszewski JF and Richter EA. Glucose utilization during exercise: influence of endurance training. *Acta Physiologica Scandinavica* 162: 351-358, 1998.
164. Wright JE. *Anabolic Steroids and Athletics*. New York, NY: Macmillan, 1980.
165. Wright JE. *Anabolic Steroids and Sports*. New York, NY: Sports Science Consultants, 1982.
166. Xanne A and Janse de Jonge X. Effects of the menstrual cycle on exercise performance. *Sports Medicine* 33: 833-851, 2003.
167. Yakovlev NN and Viru AA. Adrenergic regulation of adaptation to muscular activity. *International Journal of Sports Medicine* 6: 255-265, 1985.
168. Yesalis CE and Bahrke MS. Anabolic-androgenic steroids. Current issues. *Sports Medicine* 19: 326-340, 1995.
169. Young JC, Enslin J, and Kuca B. Exercise intensity and glucose tolerance in trained and nontrained subjects. *Journal of Applied Physiology: Respiratory, Environmental and Exercise Physiology* 67: 39-43, 1989.
170. Zouhal H, Jacob C, Delamarche P, and Gratas- Delamarche A. Catecholamines and the effects of exercise, training, and gender. *Sports Medicine* 38: 401-423, 2008.

6

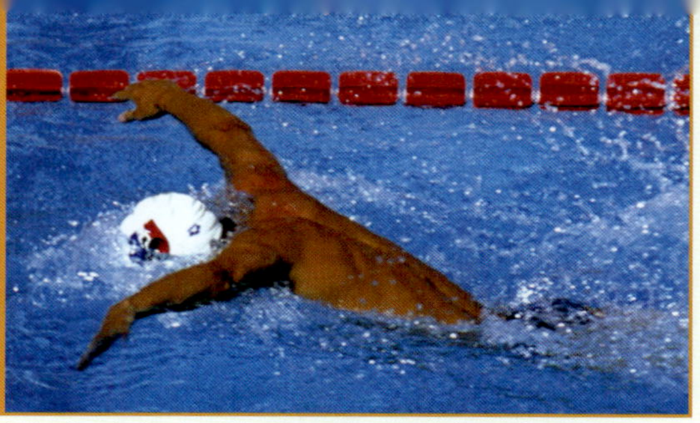

Mike Hewitt/Action Plus Sports Images/Alamy Stock Photo

Exercício e o sistema imune

Objetivos

Ao estudar este capítulo, você deverá ser capaz de:

1. Descrever como os sistemas imunes inato e adquirido atuam juntos para conferir proteção contra infecções.
2. Discutir os componentes básicos do sistema imune inato e descrever como os seus principais elementos protegem o corpo contra as infecções.
3. Destacar os componentes primários que constituem o sistema imune adquirido e explicar como eles conferem proteção contra as infecções.
4. Explicar as diferenças existentes entre as formas aguda e crônica de inflamação.
5. Discutir os efeitos do treinamento físico moderado sobre o sistema imune e o risco de infecção.
6. Explicar como uma série de exercícios intensa e prolongada (> 90 minutos) exerce impacto sobre a função imunológica e o risco de infecção.
7. Discutir como o exercício praticado sob condições ambientais extremas (calor, frio e altitude elevada) influencia a função imune.
8. Explicar as diretrizes para a prática de exercício em caso de resfriado.

Conteúdo

Descrição geral do sistema imune 142
- Sistema imune inato 142
- Sistema imune adquirido 147

Exercício físico e o sistema imune 149
- Exercício físico e resistência à infecção 149
- Exercício, contagens de células imunes na circulação e atividade 151
- O exercício aeróbio de alta intensidade/longa duração aumenta o risco de infecção 151

A prática de exercício sob condições ambientais extremas: risco aumentado de infecção? 153

Você deve se exercitar quando está resfriado? 154

Palavras-chave

células *natural killer*
células B
células T
citocinas
extravasamento
fagócitos
hematopoiese
imunidade
imunologia do exercício
inflamação
inflamação aguda
inflamação crônica
leucócitos
linfócitos
macrófagos
moléculas de adesão celular
neutrófilos
sistema complemento

O conceito de homeostasia e dos sistemas de controle que regulam o ambiente interno foram apresentados no Capítulo 2. O sistema imune é um sistema homeostático essencial, que reconhece e destrói agentes estranhos presentes no corpo. Essas defesas sem dúvida são importantes, pois o corpo é constantemente atacado por agentes estranhos (p. ex., bactérias, vírus e fungos) causadores de infecção. O fato de todos os mamíferos e organismos superiores possuírem um sistema imune destaca que infecções recorrentes são uma realidade biológica inevitável. Em consequência, o sistema imune exerce um papel essencial na manutenção da homeostase. Como princípio fundamental, um sistema imune funcional protege o organismo ao reconhecer e distinguir estruturas próprias (*self*) daquelas que lhe são estranhas (*non-self*), como agentes infecciosos.

Qualquer pessoa já manifestou uma infecção e os efeitos do sistema imune. Os desagradáveis sintomas (i.e., nariz escorrendo, febre) de uma infecção no trato respiratório superior (ITRS), por exemplo, ocorrem comumente. Essas ITRS costumam ser chamadas de resfriados e são causadas por mais de 200 vírus diferentes.[29] Atualmente, as ITRS se situam entre os tipos mais comuns de infecções em todo o mundo, e um indivíduo adulto comum chega a sofrer em média dois a cinco resfriados por ano.[20,39] Embora em geral não sejam prejudiciais à vida de indivíduos saudáveis, os resfriados produzem muitas consequências negativas em razão do aumento das despesas com tratamento de saúde e da perda de dias de trabalho, escola e treinamento físico.[22] Em vista da elevada incidência dos resfriados, essas doenças são verdadeiramente preocupantes no que se refere à saúde dos atletas e da população em geral. Como o exercício e outros estresses (p. ex., estresse emocional, insônia etc.) comprovadamente influenciam o sistema imune, é importante compreender a relação existente entre a atividade física e o sistema imune. Portanto, este capítulo é dedicado à introdução dos principais componentes do sistema imune e à discussão sobre como o treinamento físico afeta esse importante sistema homeostático. Iniciamos então uma breve revisão sobre o modo como o sistema imune atua no sentido de prevenir a infecção.

Descrição geral do sistema imune

O termo **imunidade** refere-se a todos os mecanismos que conferem proteção ao corpo contra os agentes estranhos. Esse termo tem origem no latim (*immunitas*, que significa "libertar-se de").[10] A imunidade resulta de um sistema imune bem coordenado, constituído por complexos componentes celulares e químicos. Esses componentes conferem proteção sobreposta contra a ação de agentes infecciosos. Essa sobreposição dos componentes do sistema imune é projetada para garantir que esses sistemas redundantes sejam eficientes em proteger o corpo contra a infecção causada por patógenos (agentes causadores de doença), como bactérias, vírus e fungos. A redundância é promovida pela atuação conjunta de dois ramos do sistema imune, referidos como sistema imune inato e sistema imune adquirido (também conhecido como sistema imune adaptativo ou específico). Esses dois sub-ramos do sistema imune serão brevemente introduzidos a seguir.

Sistema imune inato

Os seres humanos e os outros animais nascem com um sistema imune inespecífico inato, que é um sistema constituído por uma coleção diversificada de elementos celulares e proteicos. Esse sistema confere ao corpo as barreiras externas e as defesas internas contra os agentes estranhos invasores (Fig. 6.1). Barreiras físicas constituem a primeira linha de defesa inata, sendo compostas por barreiras como a pele e as membranas mucosas (i.e., mucosa) que revestem nossos tratos respiratório, digestivo (intestino) e geniturinário. Dessa forma, para causar infecção, as bactérias e outros agentes estranhos precisam transpor essas barreiras. Um invasor que atravessa a barreira física da pele ou das mucosas se depara com uma segunda linha de defesa inata. Essa segunda linha de defesa interna é composta por células especializadas (p. ex., fagócitos e células *natural killer*), que são destinadas a destruir o invasor. As defesas inatas também incluem um grupo de 20 proteínas diferentes, coletivamente denominado sistema complemento, que reforça a imunidade no sangue e nos tecidos. O sistema complemento atua em conjunto para destruir invasores estranhos. Esse sistema também sinaliza para outros componentes do sistema imune quando ocorreu uma infecção. Vamos discutir com mais detalhes cada um desses componentes da imunidade inata.

Barreiras físicas. Mais uma vez, a primeira linha de defesa contra invasores estranhos é a barreira física da pele e das mucosas. Embora tendamos a considerar a pele como sendo a principal barreira contra agentes estranhos, a área que ela abrange equivale a apenas 2 m^2.[51] Em contrapartida, a área abrangida pelas mucosas (i.e., tratos respiratório,

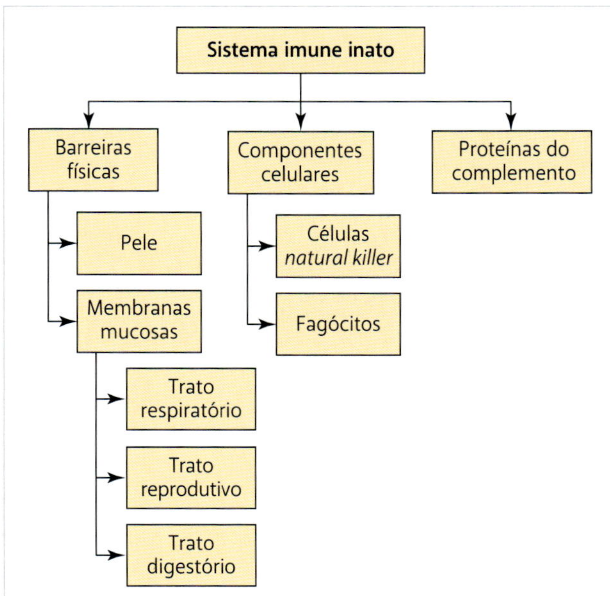

Figura 6.1 Principais componentes da imunidade inata. Consultar os detalhes completos no texto.

digestivo e geniturinário) mede cerca de 400 m^2 (uma área equivalente a aproximadamente duas quadras de tênis).[51] Coletivamente, existe um perímetro maior de defesa que precisa ser mantido para que os agentes estranhos sejam impedidos de entrar no corpo.

Componentes celulares. Numerosos tipos de células imunológicas existem para proteger o corpo contra infecções, mas uma discussão completa de todas essas células está além do escopo deste capítulo. Portanto, vamos nos concentrar na discussão de alguns tipos de células que têm um papel importante no sistema imune. Especificamente, vamos direcionar nossa atenção para membros selecionados da família de leucócitos das células imunes que trabalham juntas com outra célula-chave do sistema imune, os macrófagos, para proteger o corpo contra infecções. Os **leucócitos** (também chamados de células brancas do sangue) constituem uma classe importante de células imunes projetada para reconhecer e remover invasores estranhos (p. ex., bactérias) do corpo.

Todas as células sanguíneas (eritrócitos e leucócitos) são produzidas na medula óssea por um processo denominado **hematopoiese**. Na medula óssea, a **hematopoiese** envolve o cultivo de células-tronco "autorrenovadoras" que se dividem em duas células-filhas. Uma delas permanece como célula-tronco (i.e., não especializada), enquanto a outra se torna uma célula sanguínea madura. Essa estratégia de renovação assegura que sempre haverá células-tronco disponíveis para produzir células sanguíneas maduras.

Durante a hematopoiese, considera-se que as células-filhas se *diferenciam* dos vários tipos de célula sanguínea (vermelha ou branca) maduras. Essa escolha não ocorre ao acaso e é altamente regulada por sistemas de controle complexos. A Figura 6.2 ilustra a linhagem de células-tronco a partir do processo de leucopoiese. As células-tronco hematopoiéticas se diferenciam em uma série de **linfócitos** (linfócito B, linfócito T e células NK) ou de **leucócitos** (eosinófilos, basófilos, neutrófilos e monócitos). A Tabela 6.1 descreve brevemente suas características funcionais. Como parte de um hemograma completo em indivíduos em repouso, também é fornecido o porcentual de cada tipo de célula sanguínea circulante. É importante que esses valores basais sejam levados em conta, porque a concentração sanguínea dos diversos tipos de células imunes flutua tanto durante o exercício como na fase de recuperação imediata pós-exercício.

Os componentes do sistema imune utilizam diversas técnicas celulares protetoras, por exemplo, a capacidade de consumir (i.e., engolfar) invasores estranhos e tecidos lesionados. As células imunes capazes de engolfar invasores estranhos são chamadas de **fagócitos,** e o processo de engolfar é denominado fagocitose. Dois fagócitos essenciais são os monócitos e os neutrófilos. Geralmente os neutrófilos operam no sangue circulante, enquanto os monócitos podem deixar a corrente sanguínea para proteger o tecido infectado ou lesionado. Uma vez realocados em um tecido, os monócitos passam por nova diferenciação, se transformando em **macrófagos.** Com frequência os macrófagos são chamados de fagócitos "profissionais", pois passam a vida destruindo bactérias.[51] Quando as bactérias entram no corpo, os macrófagos as reconhecem como células invasoras e aderem a esses microrganismos. Como resultado, as bactérias são englobadas dentro de uma bolsa (vesícula), que então se desloca para o interior do macrófago. Ao ser englobada pelo macrófago, a bactéria é destruída por potentes enzimas e compostos químicos contidos no macrófago.[10]

Existem ainda outras duas formas importantes pelas quais os macrófagos podem contribuir para a imunidade inata. Primeiramente, quando os macrófagos estão destruindo as bactérias, liberam compostos químicos vasoativos que intensificam o fluxo sanguíneo no sítio de infecção. Esse fluxo sanguíneo aumentado traz leucócitos adicionais para a área a fim de auxiliarem na batalha de remoção das bactérias invasoras.

Além disso, durante a batalha com as bactérias, os macrófagos também produzem proteínas denominadas citocinas. As **citocinas** são sinais celulares que regulam o sistema imune, ao facilitar a comunicação intercelular no sistema.[10] Existem citocinas que, por exemplo, alertam as células do sistema imune de que uma batalha está em andamento e, assim, as fazem sair do sangue para ajudar a deter as bactérias que se multiplicam rapidamente.[51] Nesse caso, as citocinas atuam como *agentes quimiotáticos*. Estes são compostos químicos que recrutam outros "soldados" do sistema imune para o sítio de batalha a fim de ajudarem a proteger o corpo contra a infecção. As células imunes recrutadas "sabem" aonde devem ir, com base no maior fluxo sanguíneo em direção à área afetada, e também pela concentração mais alta do agente quimiotático no local de infecção. Outras citocinas provocam febre, estimulam a produção de outros componentes da resposta imunológica e causam inflamação.[18]

Como já foi dito, os macrófagos não são os únicos fagócitos envolvidos na imunidade inata. Na realidade, os neutrófilos podem ser os fagócitos mais importantes desse tipo de imunidade.[51] Os **neutrófilos** são leucócitos que também atuam como fagócitos durante uma invasão bacteriana. De forma similar aos monócitos, os neutrófilos têm a capacidade de eliminar as células invasoras por meio da produção de radicais livres produzidos por ação enzimática. Tendo em vista que os neutrófilos são o tipo de célula imune mais abundante na circulação, eles são descritos como as células "de plantão" no sangue.[51] O número de neutrófilos aumenta na circulação em resposta à liberação de hormônios do estresse (p. ex., adrenalina e cortisol) ou ao aumento do fluxo sanguíneo pulsátil (como ocorre durante o exercício). Então, os neutrófilos circulantes podem ser convocados para determinada área infectada pelos agentes quimiotáticos. Uma vez alertados, os neutrófilos atuam de modo semelhante aos macrófagos, destruindo os invasores estranhos e produzindo citocinas capazes de recrutar outras células imunes. Além disso, os neutrófilos ativados também liberam compostos químicos que promovem o aumento do fluxo sanguíneo para a área de infecção, ampliando a resposta inflamatória coletiva no interior do tecido infectado.

Além dos fagócitos profissionais (i.e., macrófagos e neutrófilos), outro componente celular fundamental do sistema imune inato é a **célula *natural killer*.** Essas células são produzidas na medula óssea a partir das células-tronco (Fig. 6.2)

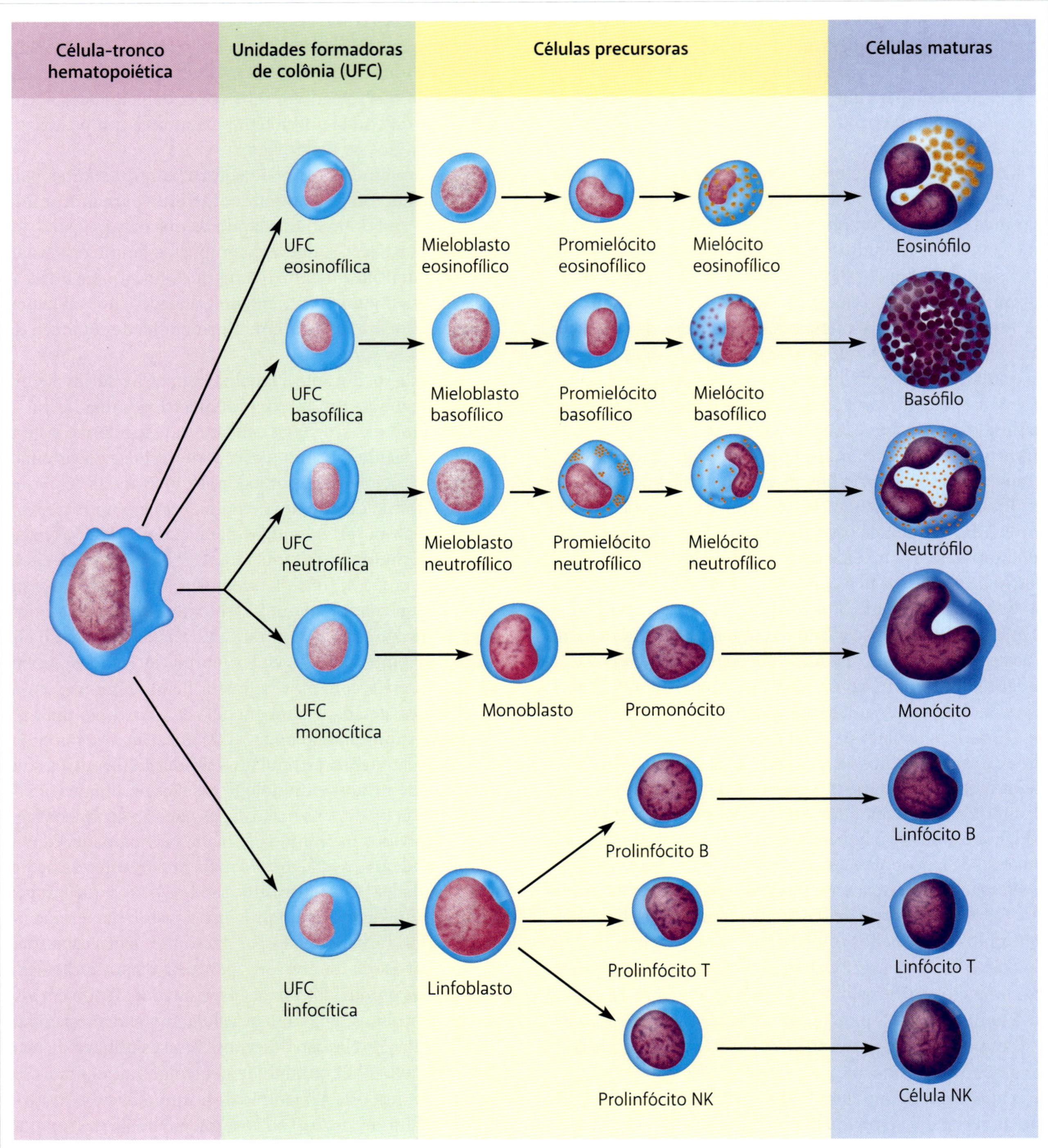

Figura 6.2 Linhagem das células-tronco a partir do processo de leucopoiese.

e permanecem "de plantão" para combater uma infecção. A maioria das células *natural killer* é encontrada no sangue, fígado ou baço e, quando são chamadas para deter uma infecção, saem do sangue e se deslocam ao local da batalha para participar da luta. Quando estimuladas para o combate de uma infecção, as células *natural killer* deixam o sangue e se deslocam até a área afetada para participar do combate. Ao chegarem no local onde estão as bactérias, as células *natural killer* exercem dois papéis essenciais para nos defender contra as infecções. Primeiramente, essas células conseguem destruir as células infectadas por vírus, bactérias, parasitas e fungos, bem como as células cancerosas. Em segundo lugar, as células *natural killer* também liberam citocinas que promovem uma resposta inflamatória mais abrangente. Desse modo, as células *natural killer* são parte importante do sistema imune inato, pois são "destruidoras" versáteis de agentes estranhos, tais como bactérias, vírus, células cancerosas e outros invasores indesejados no corpo.

Em resumo, os fagócitos (macrófagos e neutrófilos) e as células *natural killer* são componentes celulares importantes

Tabela 6.1 Breve revisão sobre os leucócitos (células brancas do sangue) e sua função na proteção contra invasores estranhos e sua porcentagem no sangue circulante

Leucócito (célula branca do sangue)	Local de produção	Imunidade inata ou adquirida	Funções	Faixa circulatória normal em repouso (%)
Neutrófilos	Medula óssea	Inata	1. Fagocitose 2. Libera os agentes químicos envolvidos na inflamação (vasodilatadores, quimiotaxinas, etc.)	45-75%
Basófilos	Medula óssea	Inata	Libera agentes químicos (p. ex., histamina) envolvidas na inflamação	0-2%
Eosinófilos	Medula óssea	Inata	1. Destrói parasitas multicelulares 2. Envolvidos nas reações de hipersensibilidade	0-6%
Monócitos	Medula óssea	Inata	Precursores de macrófagos – que são fagócitos importantes envolvidos na imunidade inata	2-12%
Linfócitos				
Célula B (também chamada de linfócito B)	Medula óssea	Adquirida	1. Iniciam as reações mediadas por anticorpos 2. Precursoras dos plasmócitos – que, quando maduros, secretam anticorpos	1-6%
Célula T (também chamada de linfócito T)	Medula óssea; ativada no timo	Adquirida	Vários tipos de células T coexistem coletivamente e participam das respostas mediadas por células do sistema imune adquirido	20-40%
Células *natural killer*	Medula óssea	Inata	1. Ligam-se diretamente às células infectadas por vírus e às células cancerosas para destruí-las 2. Atuam como células *killer* (matadoras) na resposta imune dependente de anticorpo	1-6%

do sistema imune inato e formam a segunda linha de defesa contra as infecções. De maneira coletiva, essas células removem agentes invasores perigosos e protegem o corpo contra a infecção sempre que as barreiras físicas de defesa estão comprometidas (p. ex., ferida na pele). Quando esses componentes celulares do sistema imune inato são acionados após uma infecção, instala-se uma resposta fisiológica conhecida como inflamação. Os sinais cardinais da inflamação são o rubor, inchaço, calor e dor. O Quadro "Uma visão mais detalhada 6.1" fornece mais detalhes sobre a inflamação.

Sistema complemento. O **sistema complemento** exerce papel importante na imunidade inata e é constituído por numerosas proteínas que, na ausência de uma infecção, circulam no sangue em suas formas inativas. Assim como os fagócitos e as células *natural killer*, o sistema complemento é outro componente da defesa inata contra as infecções. As mais de 20 proteínas que o compõem são produzidas principalmente pelo fígado e estão presentes em altas concentrações tanto no sangue como nos tecidos.[51] Quando o sangue é exposto a um agente estranho (p. ex., bactéria), o sistema complemento é acionado para atacar o invasor. Essas proteínas do complemento ativadas reconhecem as proteínas existentes na superfície bacteriana como um agente estranho. Logo em seguida à identificação da bactéria invasora, as proteínas do complemento se fixam à superfície da célula estranha. Por esse processo de reconhecimento químico, ocorre acúmulo de proteínas do complemento na superfície da bactéria. A adição de múltiplas proteínas do complemento à superfície bacteriana produz "orifícios" (i.e., canais) na superfície da bactéria. Assim que a membrana bacteriana fica perfurada, o microrganismo morre.

Além de formar complexos de ataque à membrana, o sistema complemento ajuda a imunidade inata por meio de duas outras tarefas. Sua segunda função consiste em "marcar" a superfície celular da bactéria invasora para que outros componentes celulares (p. ex., fagócitos) do sistema imune inato possam reconhecer e matar o invasor. O terceiro e último papel das proteínas do complemento é atuar como agentes quimiotáticos. Conforme já mencionado, um agente quimiotático recruta outros elementos imunológicos para o campo de batalha com o objetivo de auxiliar na proteção do corpo contra a infecção.

Em suma, o sistema complemento realiza três trabalhos importantes quando o corpo é invadido por agentes estranhos. Em primeiro lugar, esse sistema pode destruir os invasores por meio da formação de orifícios na superfície da bactéria invasora por meio da inserção de proteínas formadoras de poros na membrana celular. Em segundo, o complemento pode intensificar a função de outras células (p. ex., fagócitos) do sistema imune ao marcar o agente invasor como alvo de destruição. Em terceiro lugar, ele pode alertar outras células do sistema imune de que o corpo está sendo atacado. O importante é ter em mente que todas essas fun-

Uma visão mais detalhada 6.1

A inflamação é parte normal da resposta imune

A palavra *inflamação* tem origem na palavra latina *inflammare*, que significa "incendiar". A **inflamação** é parte normal da resposta biológica a estímulos danosos, como a entrada de bactérias no corpo. Em resumo, o objetivo da inflamação é restaurar a homeostasia, ajudando o tecido lesionado a voltar ao estado normal. A inflamação pode ser classificada como aguda ou crônica. A seguir, as diferenças existentes entre as formas aguda e crônica da inflamação são explicadas de maneira sucinta.

Inflamação aguda. A resposta inflamatória aguda pode ser ilustrada pelo seguinte exemplo. Em algum momento da vida, é provável que você já tenha sofrido um pequeno corte ou uma farpa no dedo ou na mão (Fig. 6.3). Quando isso ocorreu, bactérias penetram através da ferida e então você desenvolveu uma resposta inflamatória localizada e aguda (i.e., breve). Os sinais clínicos da inflamação localizada são rubor, inchaço, calor e dor. A inflamação local ocorre como consequência de uma cascata de eventos deflagrada pelo sistema imune inato. O rubor, inchaço e calor em torno do tecido lesionado resultam da intensificação do fluxo sanguíneo para a área danificada. Esse fluxo sanguíneo aumentado é deflagrado por moléculas liberadas pelos fagócitos que são atraídos para a área infeccionada. Na realidade, macrófagos e neutrófilos liberam compostos químicos (p. ex., bradicinina) que promovem vasodilatação (i.e., ampliação do diâmetro dos vasos sanguíneos). Essa vasodilatação intensifica o fluxo sanguíneo e também o acúmulo de líquidos (i.e., edema) ao redor do tecido lesionado. A dor associada a esse tipo de resposta inflamatória local é produzida por agentes químicos (p. ex., cininas) que estimulam os receptores da dor existentes na área inflamada.

Inflamação crônica. Tipicamente, um pequeno corte no dedo da mão resulta numa inflamação aguda que é resolvida em questão de dias. Então, ocorre cicatrização assim que o sistema imune tenha removido as bactérias invasoras, há formação de uma crosta e o tecido volta ao normal.

Entretanto, uma inflamação sistêmica crônica (i.e., interminável) se estabelece nos casos de infecção persistente (p. ex., tuberculose) ou de ativação constante da resposta imune. Essa ativação crônica do sistema imune se observa em doenças como o câncer, insuficiência cardíaca, artrite reumatoide ou doença pulmonar obstrutiva crônica. Curiosamente, tanto a obesidade como o envelhecimento estão associados à inflamação crônica.[1,3]

Independentemente da causa, a inflamação crônica está associada a uma concentração circulante aumentada de citocinas e também às denominadas "proteínas de fase aguda", entre as quais está a proteína C reativa. Os níveis sanguíneos cronicamente elevados de citocinas e proteína C reativa são considerados fatores prejudiciais, porque aparentemente os níveis sanguíneos dessas proteínas contribuem para o risco de desenvolvimento de muitas doenças, inclusive cardiopatias.[1]

É importante ainda considerar que a inflamação sistêmica crônica não é um fenômeno do tipo "tudo ou nada", podendo ocorrer em diversos níveis que frequentemente são descritos como inflamação "de alto grau" ou inflamação "de baixo grau". Um nível de inflamação "de alto grau" severo pode ser observado em pacientes com certos tipos de câncer ou artrite reumatoide. Em contrapartida, mesmo na ausência de doenças diagnosticadas, a inflamação de baixo grau pode ocorrer em indivíduos idosos e obesos.[3] A importância para a saúde da inflamação sistêmica "de baixo grau" é um tema polêmico na medicina, pois a inflamação de baixo grau foi associada ao risco aumentado de câncer, doença de Alzheimer, diabetes e cardiopatia.[1,3] No entanto, ainda falta esclarecer se a inflamação crônica na verdade causa todas essas doenças ou apenas as acompanha.

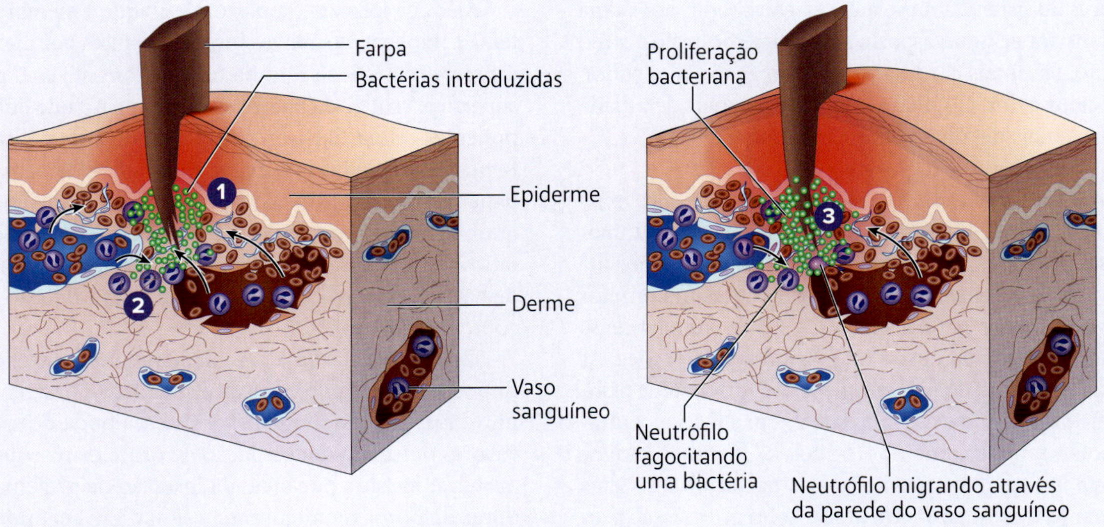

Figura 6.3 Inflamação aguda causada por uma farpa. (1) Uma farpa lesiona a pele e introduz bactérias, iniciando uma resposta inflamatória. (2) Mediadores químicos causam vasodilatação ao redor do tecido lesionado, com recrutamento de células imunes para ajudar no processo de inflamação. (3) Os leucócitos se desprendem do vaso sanguíneo e dão início ao combate da infecção bacteriana imediatamente sob a superfície da pele.

ções do sistema complemento podem reagir de forma rápida para proteger o corpo durante uma infecção.

Sistema imune adquirido

Mais de 95% de todos os animais sobrevivem bem contando com a proteção apenas do sistema imune inato.[51] Entretanto, para os seres humanos e outros vertebrados, a natureza desenvolveu outra camada de proteção contra doenças – o sistema imune adquirido. Esse sistema de imunidade se adapta para nos proteger contra quase qualquer tipo de invasor, inclusive vírus. Esse nível extra de proteção contra as infecções virais[51] é essencial, porque os vírus evoluem com o passar do tempo e também porque o sistema imune inato não consegue eliminar muitos vírus.[51] A primeira evidência da existência do sistema imune adquirido foi fornecida pelo dr. Edward Jenner nos anos de 1790 (ver Quadro "Um olhar no passado – nomes importantes na ciência").

Com frequência o sistema imune adquirido é convocado para defender o corpo contra novos vírus. Um vírus é uma pequena sequência de código genético (DNA ou RNA) circundada por uma capa proteica que é estranha ao corpo; um aspecto importante é que os vírus não conseguem se replicar sozinhos, necessitando de um organismo hospedeiro (p. ex., um ser humano ou outro animal) para a sua reprodução. Especificamente, as sequências genéticas virais ficam encapsuladas dentro de uma capa proteica ou de um invólucro fosfolipídico incrustado com proteínas de superfície. Normalmente, o agente viral é absorvido pelo corpo através das membranas mucosas ou de fissuras na pele. Como os vírus não conseguem sobreviver muito tempo fora do corpo, seu encapsulamento por proteínas ou fosfolipídios é fator essencial para a proteção desses invasores. Os vírus tornam-se ativos ao infectar tecidos por todo o corpo; em seguida, replicam-se usando o equipamento celular da pessoa invadida.[41]

Existem mais de 200 tipos de vírus capazes de infectar o ser humano, e a cada ano novos desses agentes são descobertos.[57] Para complicar ainda mais a situação, os vírus sofrem mutações espontâneas; isso significa que seu código genético muda de forma aleatória, gerando eventualmente uma nova forma potente do vírus antigo.[41] A razão pela qual uma pessoa poderá ser infectada por muitos vírus do resfriado ou da gripe ao longo de suas vidas é uma decorrência desse processo de mutação viral. No entanto, em indivíduos com um sistema imune saudável, a infecção por um vírus mutante geralmente resultará em enfermidade benigna (p. ex., simplesmente mais um resfriado ou gripe). Ao contrário de um vírus mutante, um *novo vírus* é aquele agente viral ao qual o sistema imune ainda não foi exposto. Como não há imunidade adquirida para um novo vírus, essas infecções têm maior probabilidade de causar porcentagens mais elevadas de infecção e de doenças graves e maiores taxas de mortalidade. O vírus SARS-CoV-2 (Covid-19) é um exemplo de novo vírus, cuja ação resultou em uma pandemia global. Para mais informações sobre o impacto causado por um novo vírus, o leitor deve consultar "Aplicações clínicas 6.2". Felizmente, o sistema imune adquirido tem o poder de se adaptar à introdução de novos vírus e de vírus mutantes. Essa linha de defesa adquirida decorre da produção de anticorpos que reconhecem as proteínas de revestimento das partículas virais.

O sistema imune adquirido é constituído de células altamente especializadas e de processos que previnem ou eliminam os patógenos invasores, inclusive as partículas virais. Essa resposta imune adaptativa nos confere a capacidade de reconhecer e lembrar de patógenos específicos (i.e., de gerar imunidade), bem como de montar ataques mais fortes sempre que um patógeno reincidente é encontrado. Por essa razão, o sistema muitas vezes é denominado *sistema imune adaptativo*, uma vez que se autoprepara para futuros desafios de patógenos.

As principais células envolvidas no sistema imune adquirido são as células B (também denominadas linfócitos B) e as células T (também chamadas de linfócitos T). Ambas as células, B e T, são membros da subfamília de células sanguíneas conhecidas como linfócitos, cuja origem são as células-tronco localizadas na medula óssea (Fig. 6.2). A seguir, o modo como as células B e T funcionam na imunidade adquirida é brevemente revisto.

Células B. Estas células são produzidas na medula óssea e exercem papel central na imunidade específica, e combatem tanto as infecções bacterianas como as infecções virais por meio da secreção de anticorpos no sangue. Os anticorpos (também denominados imunoglobulinas) são proteínas fabricadas pelas células B para auxiliar na luta contra substâncias estranhas denominadas *antígenos*. Os antígenos são qualquer substância que estimule o sistema imune a produzir anticorpos. Exemplificando, as bactérias, vírus ou fungos são todos antígenos. Além disso, os antígenos também podem ser substâncias denominadas alérgenos, que promovem respostas alérgicas. Os alérgenos comuns incluem o pólen, pelos de animais, poeira e o conteúdo de determinados alimentos. Quando o corpo é confrontado por esses antígenos, as células B respondem produzindo anticorpos para conferir proteção contra essa invasão.

Embora o corpo possa produzir mais de 100 milhões de anticorpos distintos, existem cinco classes gerais de anticorpos. As cinco classes de anticorpos são a IgG, IgA, IgM, IgD e IgE, e cada classe está associada a uma função diferente, geralmente ligada à sua estrutura molecular. A abreviação "Ig" denota "imunoglobulina" (i.e., anticorpo). Uma discussão detalhada sobre a função específica de cada uma dessas classes de anticorpos está além do escopo deste capítulo. Entretanto, um exemplo de como duas classes de anticorpos atuam é útil para compreender o papel dos anticorpos na proteção contra doenças.

Quando as células B são ativadas por um antígeno invasor, IgM é uma das primeiras classes de anticorpos a serem produzidos. A produção desse anticorpo logo no início de uma infecção é uma estratégia eficiente, pois os anticorpos IgM podem conferir proteção contra os invasores, atuando de duas formas importantes. Primeiro, os anticorpos IgM conseguem ativar a cascata do complemento para ajudar a remover os invasores indesejáveis. De fato, o termo *complemento* foi cunhado pelos imunologistas diante da descoberta de que os anticorpos lidavam de forma bem mais eficaz

Um olhar no passado – nomes importantes na ciência

Edward Jenner foi o pioneiro na vacina contra a varíola

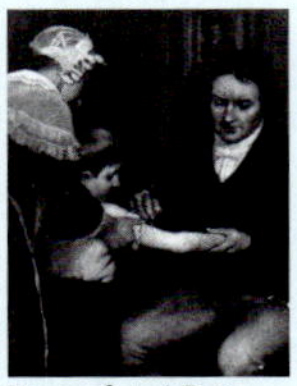

Popperfoto/ Getty Images

Edward Jenner (1749-1823) foi um médico inglês que exerceu papel importante no desenvolvimento da vacina contra a varíola. Por causa desse feito, Jenner às vezes é referido como o "pai da imunologia". Eis a história por trás de sua descoberta da vacina contra a varíola.

Depois da descoberta de que o sistema imune era adaptativo, Jenner começou a vacinar os ingleses contra a varíola em 1796. Ao longo de toda a vida desse médico, a varíola fora um enorme problema de saúde, e cerca de 30% dos indivíduos infectados pela varíola morriam. Na verdade, centenas de milhares de pessoas morreram por causa dessa doença e outras tantas ficaram terrivelmente desfiguradas.[51] Duas observações levaram Edward Jenner a desenvolver um procedimento de vacinação contra a varíola. Primeiramente, Jenner observou que as amas de leite com frequência contraiam uma doença conhecida como varíola bovina (vacínia), que as fazia desenvolver lesões similares às feridas relacionadas à varíola. Em segundo lugar, Jenner constatou que as amas de leite que contraíam varíola bovina quase nunca desenvolviam infecção pelo vírus da varíola (humana) que, conforme veio a ser comprovado, era parente próximo do vírus da varíola bovina.[51] Com base nessas observações, Jenner concluiu que a exposição a uma pequena concentração de vírus da varíola bovina era capaz de conferir imunidade contra a varíola.

Para testar essa hipótese, Jenner decidiu realizar um experimento audacioso. Ele coletou pus das feridas das amas de leite infectadas pelo vírus da vacínia. Em seguida, injetou o líquido purulento no braço de um menino chamado James Phipps. Essa inoculação produziu febre, mas não causou doença significativa. Decorridas algumas semanas desse tratamento, Jenner inoculou em Phipps o pus coletado das feridas de um paciente infectado pelo vírus da varíola. Esse experimento arriscado alcançou um tremendo sucesso, pois de modo notável o menino não contraiu varíola. Entretanto, Phipps continuou suscetível ao desenvolvimento de outras doenças da infância (p. ex., sarampo). Isso ilustra uma das principais características do sistema imune adaptativo. Dito de outro modo, o sistema imune adquirido se adapta para defender o corpo contra invasores específicos. Nesse caso, a exposição ao vírus da varíola bovina resultou na produção de anticorpos que também se revelaram efetivos contra uma exposição subsequente ao vírus da varíola.

Evidentemente, os experimentos que Jenner realizou com esse menino não teriam sido permitidos hoje por questões éticas. Mesmo assim, podemos ser gratos pelo fato de os experimentos de Jenner terem sido bem-sucedidos, pois pavimentaram as vias para o desenvolvimento das futuras vacinas que salvaram incontáveis vidas em todo o mundo.

com os invasores quando eram complementados por outras proteínas – o sistema complemento.[51] Segundo, os anticorpos IgM são eficientes em neutralizar vírus. Para tanto, a IgM liga-se aos vírus e os impede de infectar as células. Dessa forma, graças a essas propriedades combinadas, a IgM é o "primeiro" anticorpo perfeito para conferir proteção contra invasões virais ou bacterianas.[51]

Os anticorpos IgG constituem outra classe importante de anticorpos. Eles circulam no sangue e em outros líquidos corporais e defendem contra bactérias e vírus invasores.[56] A ligação dos anticorpos IgG a antígenos bacterianos ou virais ativa outras células imunes (p. ex., macrófagos, neutrófilos e células *natural killer*), que então destroem esses invasores e nos protegem contra as doenças.

Células T. As **células T** constituem uma família de células imunes produzidas na medula óssea. As células T e B diferem quanto a vários aspectos. Primeiramente, enquanto as células B amadurecem na medula óssea, as células T maturam em um órgão imune especializado conhecido como timo, sendo por isso chamadas de células T. Além disso, as células T não produzem anticorpos, mas são especializadas em reconhecer antígenos proteicos presentes no corpo. Existem três tipos principais de células T: (1) células T *killer* (também chamadas de células T citotóxicas); (2) células T auxiliares; e (3) células T regulatórias. As células T *killer* são uma arma poderosa contra os vírus, pois conseguem reconhecer e matar as células infectadas por vírus.[16] As células T auxiliares secretam citocinas que exercem um efeito dramático sobre outras células do sistema imune. Dessa forma, as células T auxiliares atuam como organizadoras do sistema imune, direcionando a ação de outras células imunes por meio de interações químicas. Por fim, como implica o nome, as células T regulatórias estão envolvidas na regulação da função imune. Especificamente, essas células desempenham um papel na inibição das respostas tanto aos autoantígenos (i.e., evitando que o sistema imune ataque as células normais do próprio corpo) como aos antígenos estranhos. Desse modo, as células T regulatórias ajudam a regular a autotolerância e a prevenir as doenças autoimunes.[7]

Em resumo

- O sistema imune humano é um sistema complexo e redundante, destinado a nos proteger contra os patógenos invasores.
- Um sistema imune saudável requer o trabalho em conjunto de duas camadas de imunoproteção: (1) o sistema imune inato e (2) o sistema imune adquirido.

- O sistema inato protege contra os invasores estranhos e é composto por três componentes principais: (1) barreiras físicas, como a pele e as membranas mucosas que revestem nossos tratos respiratório, digestivo e geniturinário; (2) células especializadas (p. ex., fagócitos e células *natural killer*) projetadas para destruir os invasores; e (3) um grupo de proteínas denominadas sistema complemento, encontrado em todo o corpo e que confere proteção contra os invasores.
- O sistema imune adquirido adapta-se para conferir proteção contra quase todo tipo de patógeno invasor. O propósito primário do sistema imune adquirido é conferir proteção contra vírus que o sistema imune inato não pode combater diretamente. As células B e T são as principais células envolvidas no sistema imune adquirido. As células B produzem anticorpos, enquanto as células T são especializadas no reconhecimento e na remoção dos antígenos do corpo.

Exercício físico e o sistema imune

O campo da **imunologia do exercício** é definido como o estudo da influência do exercício e de fatores psicológicos e ambientais sobre a função imunológica. Em comparação a outras áreas de pesquisa sobre fisiologia do exercício, a imunologia do exercício é relativamente nova. Entretanto, o interesse pelo campo da imunologia do exercício cresceu rapidamente ao longo das últimas duas décadas. Nas próximas seções, serão discutidos vários tópicos importantes relacionados aos efeitos do exercício sobre a resistência à infecção.

Exercício físico e resistência à infecção

O conceito de que o exercício físico pode produzir efeitos tanto positivos como negativos sobre o risco de infecção já está devidamente estabelecido. Essa ideia foi introduzida pelo dr. David Nieman, ao descrever o risco de ITRS como uma curva em forma de "J" que mudava em função da intensidade e da quantidade de exercício realizado (Fig. 6.4). Observe que, na Figura 6.4, as pessoas engajadas na prática de séries regulares de exercício moderado apresentam menor risco de ITRS em comparação aos indivíduos sedentários e às pessoas envolvidas na prática de sessões de exercício intenso e/ou prolongado. Exemplificando, os maratonistas estão representados no extremo superior da escala de intensidade e duração do exercício. De fato, correr uma maratona aumenta o risco de ITRS durante os dias subsequentes à corrida.[36] De forma simples, a razão pela qual os extremos na intensidade ou na duração do exercício aumentam o risco de uma infecção decorre da distribuição subótima das células imunes durante o período de recuperação pós-exercício. Explicações específicas para o aumento do risco de infecção durante a recuperação do exercício são fornecidas nos dois próximos segmentos.

O exercício aeróbio moderado protege contra a infecção. Embora haja controvérsia, muitos estudos sustentam o conceito de que as pessoas engajadas em séries regulares de exercício aeróbio moderado ficam menos resfriadas (i.e., têm menos ITRS) do que os indivíduos sedentários e as pessoas

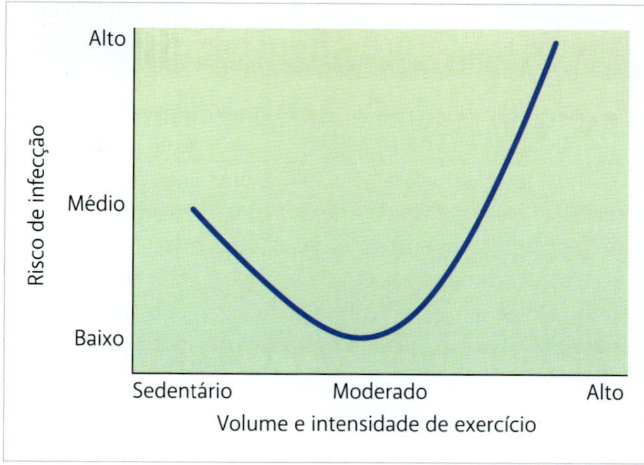

Figura 6.4 Modelo em forma de "J" da relação existente entre quantidades variáveis de exercício e risco de ITRS. Esse modelo sugere que o exercício aeróbio moderado diminui o risco de infecção, enquanto o exercício de alta intensidade/prolongado pode aumentar o risco de infecção.[28]
Fonte: Nieman, David C. e Wentz, Laurel M. "The compelling link between physical activity and the body's defense system." *Journal of Sport and Health Science* 8(3): 201-217, 2019.

engajadas na prática de exercícios de alta intensidade/longa duração.[34,35] Por exemplo, estudos epidemiológicos e randomizados relatam de modo consistente que o exercício regular resulta em uma redução de 18 a 67% do risco de ITRS.[19] Curiosamente, essa proteção induzida pelo exercício contra a infecção viral pode ser obtida por meio de vários tipos de atividade aeróbia (p. ex., caminhada, pedestrianismo, ciclismo, natação, jogos esportivos e dança aeróbica).

Qual a duração e a intensidade necessárias para obter os benefícios do exercício sobre a função imune? De uma forma geral, parece que 20 a 40 minutos de exercício de intensidade moderada (i.e., 40 a 60% do $\dot{V}O_{2máx}$) por dia são adequados à promoção de um efeito benéfico sobre o sistema imune. É importante notar que essa redução do risco de ITRS induzida pelo exercício ocorre em homens e mulheres jovens e de meia-idade.[34] Além disso, parece que o exercício aeróbio regular também beneficia o sistema imune em indivíduos mais velhos.[34] Consulte a seção "Aplicações Clínicas 6.1" para obter mais detalhes sobre o impacto do exercício no envelhecimento do sistema imune.

A explicação do motivo pelo qual o exercício de intensidade moderada confere proteção contra a ITRS continua sendo um tópico de discussão. Não obstante, existem várias razões possíveis para explicar esse fato. Primeiramente, cada série de exercício aeróbio moderado causa um aumento benéfico das concentrações sanguíneas de células *natural killer*, neutrófilos e anticorpos.[19] Portanto, uma sessão aguda de exercício proporciona um estímulo positivo tanto para o sistema imune inato (células *natural killer* e neutrófilos) como para o sistema imune adquirido (anticorpos). Pesquisa mais recente também sugere que séries de exercício com intensidade e duração moderadas podem alterar as taxas metabólicas de diversas células do sistema imune. Durante o exercício, o metabolismo das células imunes passa a ser mais glicolítico, de modo análogo aos desvios bioe-

Aplicações clínicas 6.1

O exercício regular é amigo ou inimigo do envelhecimento do sistema imune?

O envelhecimento está associado a um declínio na função normal do sistema imune, que é chamado de "imunossenescência" (i.e., envelhecimento imunológico). Por exemplo, indivíduos idosos (p. ex., > 70 anos) têm respostas ruins a vacinas, quando comparados a indivíduos mais jovens, e maior risco de infecção e câncer.[48] As explicações científicas para a imunosenescência são complicadas, mas envolvem algumas alterações reveladoras no envelhecimento do sistema imune.

Primeiramente, o timo encolhe de tamanho de acordo com a idade; esse processo tem início na infância e resultará em uma glândula com função limitada na 5ª ou 6ª década de vida. Tendo em vista que o timo é uma glândula essencial para a produção de células T ingênuas (i.e., células maduras que ainda não se diferenciaram em resposta a um patógeno), a diminuição da função do timo significa que a capacidade do corpo em combater novos vírus fica prejudicada com o avanço da idade. Essa capacidade diminuída de produzir novas células T é um aspecto crítico da imunossenescência, porque as pessoas idosas ficam com um número maior de células T terminalmente diferenciadas – ou seja, células adaptadas a infecções precedentes que não representam mais perigo para o corpo (p. ex., o vírus de resfriados ocorridos em anos anteriores). Quanto às células imunes funcionais restantes, sua capacidade de replicação diminui, o que resulta em menor número de células imunes funcionais com o avanço da idade. Portanto, ao ser confrontado com novos antígenos estranhos, será mais provável que o sistema imune envelhecido inicie respostas inflamatórias inadequadas que podem mesmo ser prejudiciais à saúde, deixando de desenvolver as respostas imunológicas altamente eficazes características de pessoas mais jovens.[46] Embora o sistema imune de todos seja suscetível aos efeitos do envelhecimento, parece que, nas pessoas que mantêm um estilo de vida fisicamente ativo, esse aspecto do processo de envelhecimento pode ser adiado.

Com efeito, pesquisas sugerem que sessões regulares de exercício aeróbio de intensidade moderada podem melhorar a função imunológica em indivíduos idosos.[48,55] Os efeitos positivos do exercício sobre o sistema imune nas pessoas mais idosas fica evidenciado por respostas potencializadas a vacinas, aumento no número de células T, menores níveis circulatórios de citocinas inflamatórias e aumento da atividade fagocítica dos neutrófilos.[38,45,48] Contudo, o exercício não pode reverter ou evitar completamente o envelhecimento imunológico. Nesse sentido, embora haja necessidade de mais pesquisa para revelar o volume e intensidade de exercício ideias para melhorar a função imunológica em indivíduos idosos, é provável que prescrições generalizadas de exercícios para indivíduos idosos saudáveis beneficiem o sistema imune. Ver Capítulos 16 (Exercício é remédio, Parte 2: Terapia para doenças crônicas e prevenção de disfunções fisiológicas relacionadas à idade) e 21 (Treinamento para atletas mulheres, crianças, populações especiais e atletas *masters*) para mais detalhes sobre prescrições habituais de exercícios para populações saudáveis e idosas.

nergéticos observados no músculo esquelético ativo. Dentro dessa mesma linha, doses moderadas de treinamento com exercício parecem alterar o metabolismo das células do sistema imune, que dependeriam mais da fosforilação oxidativa, promovendo um efeito anti-inflamatório.[37] Essas alterações induzidas pelo exercício na função imunológica são temporárias (conforme será descrito mais adiante), e o sistema imune retorna aos níveis pré-exercício dentro de 3 horas após a conclusão do trabalho. Ainda assim, parece que cada série de exercícios melhora a função imunológica contra os patógenos por um breve período, e isso resulta em um risco reduzido de infecção.[34]

Outros fatores possivelmente também contribuem para o impacto positivo da prática rotineira de exercícios sobre o risco diminuído de infecção. Por exemplo, as pessoas engajadas na prática de exercício regular também podem ser beneficiadas por uma sensação psicológica de bem-estar intensificada (i.e., menos estresse emocional). Essa noção é reforçada pelo fato de que a angústia psicológica gera respostas endócrinas (p. ex., um aumento na liberação do cortisol), que podem ser prejudiciais para a função imune no longo prazo.[11] Há outras variáveis intervenientes, como estado nutricional, estresse psicológico, fatores ambientais (alérgenos, irritação das vias aéreas, extremos de temperatura), perturbação do ritmo circadiano e problemas de saúde e fatores genéticos subjacentes.[46] Fica evidente que o risco de uma ITRS é afetado por um número maior de fatores do que simplesmente a prática regular de exercício.

Embora pareça que o exercício aeróbio confere proteção contra resfriados, ainda não foi esclarecido se o treino com exercícios de resistência confere o mesmo nível de proteção contra infecções. Isso ocorre porque poucos estudos investigaram sistematicamente o impacto do exercício de resistência sobre a função imunológica. Não obstante, com base nas evidências disponíveis, parece que uma série intensa de exercícios de resistência produz um aumento transiente no número de células *natural killer*.[28] O tipo de treinamento de força também pode influenciar as respostas imunes após o exercício; foi observado que o treinamento para hipertrofia promove aumentos mais robustos nas contagens de leucócitos circulantes e nos níveis de citocinas.[24] Entretanto, qualquer benefício conferido pelo exercício de resistência é temporário, uma vez que as concentrações sanguíneas de células imunes primárias voltam ao normal em pouco tempo após a sessão de treinamento de resistência.[15,24] Em resumo, parece possível que séries regulares de exercícios de resistência confiram proteção contra infecções, mas pesquisas adicionais se fazem necessárias para estabelecer firmemente que o exercício de resistência isolado é eficaz em termos de proteção contra ITRS.

Exercício, contagem de células imunes circulantes e atividade

É essencial compreender por que a prática de séries moderadas de exercício pode reforçar as respostas imunológicas, enquanto longos períodos de exercícios praticados em altas intensidades podem estar associados à supressão do sistema imune. Dois conceitos abrangentes parecem ser importantes para compreender como o sistema imune fica alterado pelo exercício: (1) a influência do exercício no número de células imunes presentes na circulação e (2) o papel do exercício na alteração, nas diversas células do sistema imune, da atividade das propriedades de combate a infecções.

Uma das características mais previsíveis do sistema imune é que o número de células circulantes no sangue aumenta rapidamente durante o exercício. Desde um ponto de vista fisiológico, esse aumento de curta duração nas células imunes circulantes pode ser vantajoso para evitar a ocorrência de infecções, além de facilitar as respostas adaptativas ocorrentes em seguida ao exercício. O número absoluto de leucócitos e linfócitos circulantes pode aumentar em 50-400%, dependendo da intensidade e duração do exercício.[6,9,42] Ao considerar a distribuição, ou "contagem diferencial de leucócitos" (conforme apresentado na Tab. 6.1 para condições de repouso), durante o exercício os maiores aumentos nas células imunes circulantes ocorrem nos neutrófilos e, em seguida, nos monócitos.[9,42,50] Células *natural killer*, células T e células B também aumentam durante o exercício, mas em menor extensão, comparativamente ao que ocorre com os neutrófilos e monócitos.

Onde estão localizadas essas células imunes extras antes de serem recrutadas para a circulação durante o exercício? Muitas das células imunes são recrutadas dos leitos capilares pulmonares e do tecido linfático, onde, em condições de repouso, são descritas como *marginais*. Uma célula imune marginal está frouxamente ligada ao endotélio vascular por **moléculas de adesão celular**. Durante a prática de exercícios intensos, o fluxo sanguíneo pulsante e o aumento dos níveis de catecolaminas circulantes estão entre os principais estímulos para a *desmarginação* dessas células imunes, desconectando-as das paredes dos vasos sanguíneos e aumentando sua concentração sanguínea. É importante destacar que, durante o exercício, as células imunes desmarginadas que ingressam na circulação ainda estão "*inativas*" em termos de atividade inflamatória, mas estão preparadas para responder, a qualquer momento, a uma invasão por microrganismos estranhos.[38,42]

Com a mesma rapidez com que as células imunes aumentam com o exercício, suas contagens diminuem durante a fase de recuperação do exercício. Especificamente, os neutrófilos e monócitos retornam aos níveis anteriores à prática do exercício nos minutos seguintes ao término do exercício. Em contrapartida, as células *natural killer*, as células T e, em menor grau, as células B, caem abaixo dos níveis observados antes do exercício. Conforme será discutido em uma seção subsequente, essa diminuição numérica nas células imunes circulantes parece ser um fenômeno muito importante, para que possamos compreender como o risco de infecção aumenta em alguns indivíduos.

Para onde vão essas células imunes e o que elas fazem quando desaparecem da circulação? Atualmente não contamos com uma resposta definitiva; no entanto, pesquisas em andamento sugerem que as células imunes podem deixar a circulação para desempenhar funções de "sentinela". Ou seja, as primeiras células a deixarem o sistema circulatório são uma seleção de linfócitos maduros (i.e., mais ativos) (num processo denominado **extravasamento**, quando aplicado ao sistema imune), com a função de avaliar possíveis danos aos tecidos e promover as respostas inflamatórias necessárias.[7,38] Com base nesse raciocínio, muitos imunologistas do exercício teorizam que, com os linfócitos mais ativos fora de circulação e participando das respostas adaptativas no músculo, são os linfócitos imaturos que são "deixados para trás" com a tarefa de enfrentar patógenos potenciais.[38] Portanto, supõe-se que tanto a diminuição numérica nos linfócitos circulantes quanto a redução da atividade de combate a infecções dessa subpopulação contribuem para um maior risco de ocorrência de infecção em seguida a uma sessão aguda de exercícios intensos.

O exercício aeróbio de alta intensidade/longa duração aumenta o risco de infecção

A ideia de que os atletas engajados em treinos intensos são mais suscetíveis às infecções é oriunda de relatos pouco confiáveis de técnicos e atletas. Exemplificando, o maratonista Alberto Salazar relatou que teve 12 resfriados nos 12 meses em que treinou para a maratona olímpica de 1984.[30] Como Salazar estava engajado em um treinamento físico intenso, muitas pessoas concluíram que o alto nível de treinamento foi o responsável por esse aumento no número de resfriados. Entretanto, relatos pouco confiáveis não provam causa nem efeito, e por isso houve necessidade de realizar estudos científicos para determinar se o treinamento físico intenso resultou em aumento do risco de infecção.

Embora seja um assunto controverso,[47,54] vários estudos sustentam o conceito de que os atletas engajados em treinamentos de resistência intensivos apresentam maior incidência de ITRS em comparação aos indivíduos sedentários ou àqueles que se engajam na prática de exercícios moderados (Fig. 6.4).[19,33,36] Por exemplo, em comparação à população em geral, evidências indicam que as dores de garganta e os sintomas do tipo gripe são mais comuns em atletas envolvidos em treinamentos intensos.[21,36] Na realidade, o risco de desenvolvimento de ITRS é duas a seis vezes maior em atletas no período subsequente a uma maratona quando comparado ao observado na população em geral.[36] Esse risco aumentado de doença é preocupante para os atletas, pois até mesmo pequenas infecções podem comprometer o desempenho no exercício e a capacidade de sustentar um treinamento físico de alta intensidade.[43] Além disso, as infecções virais prolongadas com frequência estão associadas ao desenvolvimento de fadiga persistente, que representa outra ameaça para o atleta.[17]

Existem diversos motivos pelos quais o exercício de alta intensidade e longa duração promove aumento do risco de infecção.[19] A queda aguda nas contagens de células circulantes, conforme foi descrito anteriormente, aumenta a probabilidade de infecção. Da mesma forma, a prática de um exercício prolongado (> 90 minutos) e intenso produz um efeito depressivo temporário nas funções das células de combate à infecção do sistema imune. Após uma maratona, por exemplo, a função imunológica sofre as seguintes alterações significativas:

- Concentrações sanguíneas diminuídas de células B, células T e células *natural killer.*
- Diminuição da atividade das células *natural killer* e da função das células T.
- Diminuição da fagocitose nasal realizada por neutrófilos.
- Diminuição dos níveis nasais e salivares de IgA.
- Aumento das citocinas pró- e anti-inflamatórias.

De forma coletiva, essas alterações resultam na depressão da capacidade do sistema imune de defender o corpo contra patógenos invasores. Argumentou-se que essa imunossupressão subsequente a uma maratona cria uma "janela aberta", durante a qual os vírus e bactérias podem conseguir um ponto de apoio, e que aumenta o risco de infecção (ver Fig. 6.5).

O motivo biológico que explica porque o exercício intenso promove imunodepressão provavelmente está relacionado aos efeitos imunossupressores dos hormônios do estresse, entre os quais o cortisol.[18] A partir do que foi visto no Capítulo 5, você pode lembrar que o exercício extenuante e prologando resulta em aumentos significativos dos níveis circulantes de cortisol. Foi relatado que níveis altos de cortisol deprimem a função do sistema imune de vários modos.[18] Exemplificando, níveis de cortisol elevados podem inibir a função de citocinas específicas, suprimir a função das células *natural killer* e deprimir tanto a produção como a função das células T.[32]

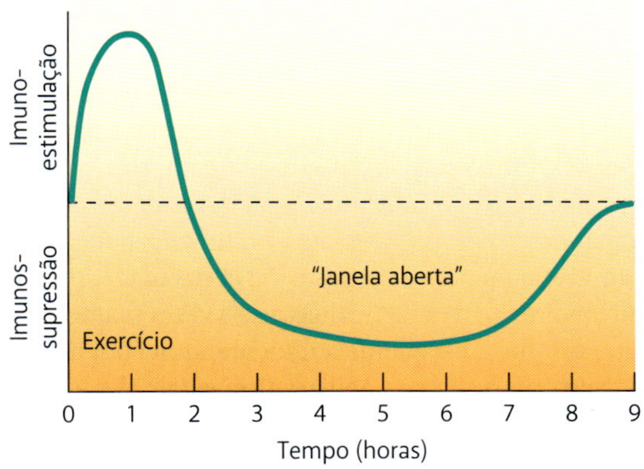

Figura 6.5 A teoria da janela aberta é uma possível explicação para o aumento do risco de infecção produzido pelo exercício de alta intensidade. Em resumo, o exercício prolongado (i.e., um esforço como uma maratona) acarreta uma imunodepressão que aumenta a probabilidade de informações do trato respiratório superior oportunistas.[33]
Fonte: Nieman, David C. "Marathon training and immune function." *Sports Medicine 37*(4-5): 412-415, 2007.

Embora o exercício extenuante possa inibir a função imunológica, existem outros fatores que também contribuem para o risco aumentado de infecção entre os atletas engajados em treinamentos intensivos. Esses atletas, por exemplo, também podem se expor a outros agentes potencialmente estressores como a falta de sono, estresse mental, exposição aumentada a patógenos em consequência de grandes aglomerações de pessoas, viagens aéreas e dieta inadequada à sustentação da saúde imunológica (ver mais detalhes sobre dieta e saúde imunológica no Quadro "Pergunte ao especialista 6.1"). Cada um desses fatores foi relatado como exercendo um impacto negativo sobre a função imune e, portanto, capaz de contribuir para a incidência aumentada de ITRS entre atletas.[19] A Figura 6.6 resume os fatores que podem explicar por que os atletas engajados em treinamentos intensivos apresentam maior risco de infecção.

Por fim, um treinamento físico de alta intensidade e duração de algumas semanas resulta em um estado crônico de imunodepressão? A resposta a essa pergunta é não, uma vez que após uma série intensa de exercícios, o número e a função dos leucócitos retornam aos níveis pré-exercício em cerca de 3 a 24 horas.[7,18] Além disso, as comparações do número de leucócitos e outros marcadores da função imune entre atletas e não atletas não apontaram diferenças significativas.[18] Portanto, no estado de repouso, a função imunológica não difere entre atletas e não atletas.

Em resumo

- O exercício pode produzir efeitos tanto positivos como negativos sobre o risco de infecção. A relação existente entre a intensidade/quantidade de exercício e o risco de desenvolvimento de ITRS é descrita por uma curva em forma de "J" (Fig. 6.4). Essa curva ilustra que o exercício aeróbio de intensidade moderada diminui o risco de infecção, enquanto o exercício de alta intensidade/ prolongado aumenta esse risco.
- O exercício aeróbio regular pode diminuir o risco de infecção de várias formas. Em particular, uma série intensa de exercícios de intensidade moderada aumenta os níveis sanguíneos de anticorpos, células *natural killer* e neutrófilos que conferem um reforço positivo ao sistema imune.
- O fato de o exercício aeróbio moderado conferir um reforço transiente ao sistema imune é outro exemplo de como o exercício regular pode melhorar o sistema de controle corporal para a preservação da homeostase. Na realidade, ao proteger o corpo contra as infecções, o sistema imune exerce papel importante na manutenção da homeostase.
- Após a prática de exercícios de alta intensidade, as contagens de células e atividades mais baixas das células *natural killer*, células T e células B parecem estar diretamente relacionadas ao maior risco de infecção em seguida a sessões de exercícios de alta intensidade/longa duração. Foi demonstrado que o exercício de alta intensidade/longa duração produz um efeito depressor temporário sobre o sistema imune. Essa imunossupressão aguda subsequente a uma sessão de exercícios intensos cria uma "janela aberta", durante a qual vírus e bactérias podem crescer, com consequente desenvolvimento de infecção.

Pergunte ao especialista 6.1

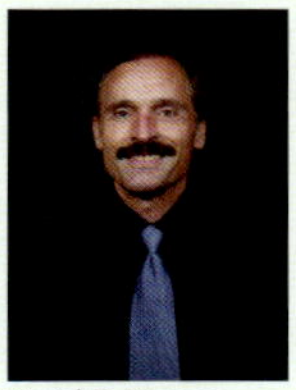

David C. Nieman

Dr. David Nieman, professor do Department of Health, Leisure, and Exercise Science, Appalachian State University, é um especialista em estresse e função imunológica em seres humanos reconhecido em todo o mundo. Especificamente, as pesquisas conduzidas pelo dr. Nieman abordam numerosas questões importantes relacionadas ao impacto do exercício e da nutrição sobre o risco de infecção em atletas. Nesta seção, o dr. Nieman responde perguntas sobre o impacto da dieta e dos suplementos nutricionais sobre a função imunológica dos atletas.

PERGUNTA: Foi demonstrado que as deficiências nutricionais comprometem a função imunológica. Quais recomendações nutricionais poderiam ser feitas aos atletas com relação à importância de um consumo calórico adequado e do consumo equilibrado de macronutrientes durante os períodos de treinamento intensivo?

RESPOSTA: O baixo consumo energético que leva a uma rápida perda de peso e desgaste muscular produz um profundo efeito negativo sobre a função imunológica. Entretanto, quando o consumo calórico corresponde ao gasto energético, uma ampla gama de conteúdos de macro e micronutrientes da dieta é compatível com uma função imune saudável. O baixo consumo energético é apenas um dentre vários fatores relacionados ao estilo de vida que influenciam a função imunológica. Os demais incluem o esforço intenso, estresse mental, interrupção do sono e hábitos de higiene precários. Todos esses fatores juntos podem debilitar seriamente a função imune, aumentando o risco de certas infecções, incluindo as infecções do trato respiratório superior (ITRS).

PERGUNTA: Alguns relatos sugerem que o consumo de carboidratos (30-60 g de CHO/hora) durante o exercício prolongado pode diminuir o grau de imunossupressão induzida pelo exercício. As evidências experimentais são fortes o bastante para sustentar essa afirmativa?

RESPOSTA: Inúmeras equipes de pesquisa investigam essa questão desde meados da década de 1990. Em geral, o consumo de 30 a 60 g de carboidratos por hora de corrida, ciclismo ou prática de um exercício aeróbio similar mantém os níveis sanguíneos de glicose mais altos do que na ausência de carboidratos, diminui os níveis sanguíneos de hormônios do estresse (p. ex., cortisol e adrenalina) e, como resultado, atenua as respostas inflamatórias pós-exercício. Não obstante, o consumo de carboidratos durante o exercício não confere proteção contra a diminuição transiente da função imune que ocorre nos atletas após longas séries de exercícios.

PERGUNTA: Numerosas propagandas afirmam que suplementos nutricionais específicos podem melhorar a função imunológica e diminuir o risco de infecção. Na sua opinião, existem suplementos nutricionais capazes de conferir aos atletas maior proteção contra o risco de ITRS?

RESPOSTA: Existe uma percepção crescente de que o consumo extra de vitaminas, minerais e aminoácidos não proporciona benefícios imunológicos de contramedida para atletas saudáveis e bem nutridos durante os treinos intensos. Como resultado, o foco foi direcionado a outros tipos de componentes nutricionais, como os probióticos, colostro bovino, betaglucana, flavonoides e polifenóis como a quercetina, resveratrol, curcumina e epigalocatequina-3-galato (EGCG), ácidos graxos poli-insaturados N-3 (N-3 PUFA ou óleo de peixe), suplementos à base de plantas medicinais e extratos de plantas raras (p. ex., extrato de chá verde, extrato de groselha preta, extrato de tomate com licopeno, extrato rico em antocianina do mirtilo, extrato de romã rico em polifenóis). Estudos mais bem planejados envolvendo seres humanos ainda se fazem necessários, antes que seja possível sustentar com entusiasmo qualquer um desses suplementos. Alguns exercem efeitos impressionantes ao serem cultivados com células especializadas e também em modelos de experimentação animal, mas então falham ao serem avaliados em estudos duplo-cegos e controlados por placebo realizados com atletas.

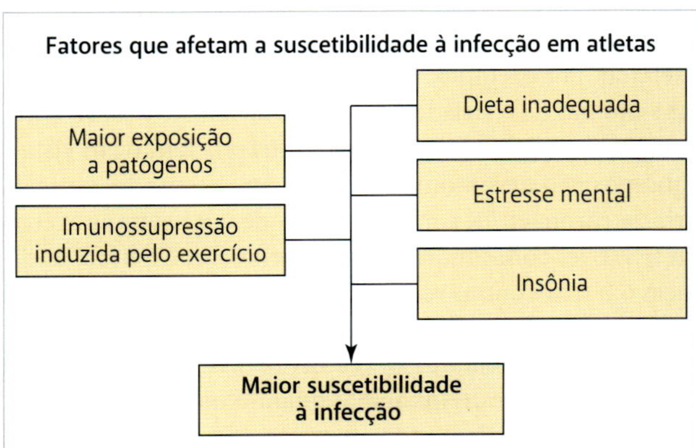

Figura 6.6 Vários fatores podem explicar por que os atletas engajados em treinos intensos apresentam maior risco de infecção. Esses fatores incluem a exposição aumentada a patógenos, imunossupressão induzida pelo exercício, dieta inadequada, estresse mental e insônia.

A prática de exercício sob condições ambientais extremas: risco aumentado de infecção?

A prática de exercícios sob condições ambientais extremas (p. ex., de calor, frio e altitudes elevadas) pode aumentar os níveis circulantes de hormônios do estresse como o cortisol.[51] Considerando que níveis altos de cortisol podem deprimir a função imunológica, será que o exercício praticado sob condições ambientais extremadas resulta em imunodepressão e em risco aumentado de infecção? Vamos rever as evidências relacionadas aos efeitos do exercício praticado em ambientes quentes, frios e em altas altitudes sobre o sistema imune.

Exercitar-se em um ambiente quente resulta em aumentos significativos da temperatura corporal e eleva os níveis circulantes de hormônios do estresse.[54] Teoricamente, esse aumento dos níveis circulantes de hormônios do estresse poderia ameaçar a função imunológica. Ainda assim, estudos laboratoriais indicam que a prática de exercícios em ambientes quentes não causa comprometimento funcional significativo nas principais células envolvidas na função imunológica (p. ex., neutrófilos e células *natural killer*).[40,54] Portanto, exercitar-se em um ambiente quente não é mais perigoso para a função imune do que praticar exercícios em um ambiente frio.

Comumente, acredita-se que a exposição ao tempo frio aumenta a suscetibilidade às ITRS. Na realidade, o uso do termo *resfriado* deriva da crença de que essa exposição ao frio causa ITRS.[54] Vários estudos investigaram o impacto da exposição breve ou prolongada ao frio, com ou sem exercício, sobre elementos fundamentais do sistema imune. De forma coletiva, esses estudos fornecem evidências limitadas que indicam que a exposição ao frio aumenta o risco de infecção. Exemplificando, tanto a exposição aguda como as séries repetidas de exposição ao frio aumentam o número de neutrófilos, células T e B e células *natural killer* circulantes em indivíduos que não se exercitam.[25] Dessa forma, apenas a exposição ao frio não exerce impacto negativo sobre o sistema imune e, de fato, parece até produzir um efeito positivo sobre ele.[31] Estudos demonstraram ainda que a prática de exercício em um ambiente frio não causa imunossupressão.[54] Portanto, as evidências atualmente disponíveis não sustentam a crença popular de que a exposição breve ou prolongada ao frio, com ou sem exercício, ocasiona supressão da função imune e aumenta o risco de infecção.[54]

O exercício de resistência praticado em locais de altitude elevada (p. ex., > 1.830 m acima do nível do mar) compromete o desempenho e está associado a níveis aumentados de hormônios do estresse que podem inibir a função imunológica. Ainda assim, estudos laboratoriais indicam que o exercício agudo praticado sob condições que simulam uma altitude elevada não compromete a função imune. De fato, uma única série de exercícios sob condições simuladas de alta altitude resulta no aumento dos níveis circulantes de leucócitos.[26] Em contraste com esses estudos laboratoriais, os estudos de campo realizados nas montanhas sugerem que viver e se exercitar em locais de altas altitudes deprime a função imune e aumenta o risco de ITRS.[8,52] O risco aumentado de infecção observado durante a exposição prolongada a altitudes elevadas pode ser produzido por uma combinação de estresses, como níveis baixos de oxigênio arterial; distúrbios do sono relacionados a altitudes elevadas; e doença aguda das montanhas. Outra possibilidade tem relação com o fato de que a exposição a altitudes elevadas desvia o metabolismo celular de modo a favorecer uma contribuição mais expressiva pelos combustíveis glicolíticos. Deve-se ter em mente que uma pesquisa recentemente publicada, realizada em células imunes isoladas, sugere uma associação entre o desvio do metabolismo oxidativo para o metabolismo glicolítico e efeitos imunossupressivos.[37] Sejam quais forem os mecanismos envolvidos, a exposição prolongada a altas altitudes combinada ao exercício parece comprometer o sistema imune e aumentar o risco de ITRS.[54]

Em resumo

- Embora a prática de exercício em ambiente quente possa aumentar os níveis circulantes de hormônios do estresse, exercitar-se em um ambiente quente não é mais prejudicial para a função imune do que praticar exercícios em um ambiente frio.
- As pesquisas até então conduzidas não sustentam a crença popular de que a exposição breve ou prolongada ao frio, com ou sem exercício, suprime a função imunológica e aumenta o risco de infecção.
- A exposição prolongada a altitudes elevadas (i.e., viver nas montanhas) combinada ao exercício pode aumentar o risco de ITRS.

Você deve se exercitar quando está resfriado?

Qualquer indivíduo que se exercite regularmente em algum momento terá que decidir entre faltar ao treino ou se exercitar durante um resfriado. Essa costuma ser uma decisão dificultada pela incerteza quanto a uma série de exercícios piorar sua condição ou talvez fazê-lo(a) se sentir melhor.

No entanto, com base em grande volume de conhecimento, siga essas diretrizes gerais para decidir se você deve se exercitar ou tirar o dia para descansar. Geralmente, não há problemas em se exercitar durante um resfriado, desde que os sintomas estejam localizados acima do pescoço.[31] Em outras palavras, se você manifestar sintomas que se limitem a um nariz escorrendo, congestão nasal e dor de garganta leve.[31] Mesmo assim, durante um resfriado, você provavelmente deverá diminuir a intensidade do treino e evitar aqueles de alta intensidade/longa duração. Caso seus sintomas de resfriado sejam intensificados com a prática de atividade física, pare de se exercitar e repouse. Você poderá retomar sua rotina de treinos gradualmente à medida que forem desaparecendo os sintomas do resfriado.

Em contraste com essas recomendações, existem algumas situações em que você, se estiver resfriado, não deve se exercitar. Por exemplo, você deve adiar o treino se apresentar sintomas de resfriado localizados abaixo do pescoço (i.e., congestão torácica, tosse ou dor gástrica). Tendo em vista a sobreposição de sintomas comuns para resfriado, vírus da gripe e coronavírus, é mais sensato que você evite se exercitar se estiver com sintomas respiratórios (ver "Aplicações clínicas 6.2" para outras recomendações relacionadas à Covid). Além disso, não se exercite caso esteja febril, com fadiga geral ou dores musculares amplamente disseminadas.[31] Você poderá retomar o treinamento quando os sintomas localizados abaixo do pescoço tiverem passado e a febre tiver desaparecido. Para mais detalhes sobre o momento no qual os atletas podem retornar ao treinamento e à competição em seguida a uma ITRS, consulte Walsh et al. (2016) nas "Sugestões de leitura".

Aplicações clínicas 6.2

Atividade física e resultados clínicos em pacientes com Covid-19

Evidências crescentes revelam que, em geral, pessoas que praticam uma rotina de exercícios de intensidade moderada ou alta sofrem menos infecções virais e de menor gravidade. Os benefícios advindos da prática regular do exercício são particularmente importantes no combate dos vírus respiratórios, como a gripe comum. Por exemplo, uma sessão aguda de exercício de intensidade moderada reforça a proteção inata contra a infecção pelo vírus da gripe A.[23] Conforme já discutimos, todos os anos são descobertos novos vírus, e não está claro se a prática regular de exercícios diminuirá ou prevenirá a doença associada ao próximo novo vírus; assim, é importante ficar atento a esse tópico, pois novas pesquisas surgirão.

Em 2019, médicos voltados para estudos científicos e profissionais de saúde pública identificaram um novo vírus respiratório, o SARS-CoV-2, causador de Covid-19. Desde sua descoberta, a Covid-19 tem infectado pessoas em todo o mundo. Infelizmente, práticas essenciais de saúde pública, como a busca de *confinamento* e outros esforços voltados para o distanciamento físico com o objetivo de retardar a transmissão interpessoal da Covid-19, tiveram uma consequência não intencional na imunidade induzida por exercício. Na verdade, desde o início da pandemia de Covid-19, observou-se uma diminuição no volume médio de atividade física praticada; também diminuiu o número de pessoas que participam de atividade física.[53] Durante esse mesmo período, estudos em populações adultas sugerem que houve aumento no IMC médio.[27] Esse aumento no IMC médio pode ter sido decorrente tanto do maior consumo de calorias quanto dos menores níveis de atividade física. Essa última causa é uma preocupação fundamental, considerando a importância da atividade física na promoção da resistência viral. Ainda não se sabe como os níveis mais baixos de atividade física influenciaram a saúde durante a pandemia. No entanto, evidências recentes sugerem que aquelas pessoas que permaneceram ativas tiveram melhores resultados ao terem sido infectadas com Covid-19.

Exemplificando, um recente estudo de grande porte, envolvendo 48.440 pacientes, indica que a prática do exercício diminui a gravidade da infecção por Covid-19. Especificamente nesse estudo pioneiro, os pesquisadores investigaram os resultados clínicos em seguida a um diagnóstico de Covid-19, considerando se os pacientes eram fisicamente ativos ou inativos, ou parcialmente ativos.[44] Os pacientes fisicamente ativos praticavam pelo menos 150 minutos semanais de atividade física moderada a vigorosa, de acordo com as *US Physical Activity Guidelines*; os pacientes parcialmente ativos praticavam de 11 a 149 minutos semanais de atividade física, e os pacientes inativos praticavam menos de 10 minutos por semana.[44] Os resultados clínicos considerados foram: porcentagens de hospitalização, internação na unidade de terapia intensiva (UTI) e morte. É importante ressaltar que, em comparação com pacientes inativos e parcialmente ativos, os pacientes fisicamente ativos apresentaram menores percentuais de hospitalização e de internação na UTI e taxas de mortalidade mais baixas (Fig. 6.7).

Embora esse estudo não explique por que a atividade física praticada com regularidade melhorou os resultados dos voluntários que contraíram Covid-19, essa grande amostra de pacientes apoia estudos precedentes, indicativos de que um estilo de vida ativo é benéfico em termos da minimização dos impactos mais graves causados por um vírus respiratório. Um fator importante pode ser a robusta associação entre atividade física e os benefícios à saúde decorrentes do aumento no $\dot{V}O_{2máx}$. Corroborando esse ponto de vista, uma investigação recente realizada com base em uma coorte diversificada de indivíduos que contraíram Covid-19 constatou que o percentual de hospitalização era inversamente proporcional ao pico de $\dot{V}O_2$. Tanto em mulheres como em homens, ter um pico de $\dot{V}O_2$ abaixo de 7,4 MET foi associado a um percentual de hospitalização quase duplicado *versus* pacientes com Covid-19 com níveis de pico de $\dot{V}O_2$ acima desse limite.[4,13]

Sabendo que o exercício pode diminuir a gravidade da doença em pessoas infectadas com Covid-19, alguém poderia perguntar: de que modo o exercício exerce esses efeitos? Embora os mecanismos induzidos pela prática do exercício e responsáveis pela proteção contra Covid-19 ainda não tenham sido devidamente esclarecidos, o exercício – inclusive uma única sessão – pode estimular o sistema imune de várias maneiras, resultando em proteção contra muitos tipos de vírus respiratórios comuns. Exemplificando, uma sessão aguda de exercício aeróbio de intensidade moderada promove diferenciação de monócitos; com isso, ocorre a ativação de células T (inclusive de células T auxiliares). Isso evita que o vírus *influenza* A cause uma infecção viral.[23] Outra hipótese é que a prática do exercício amplia a resposta imune diante

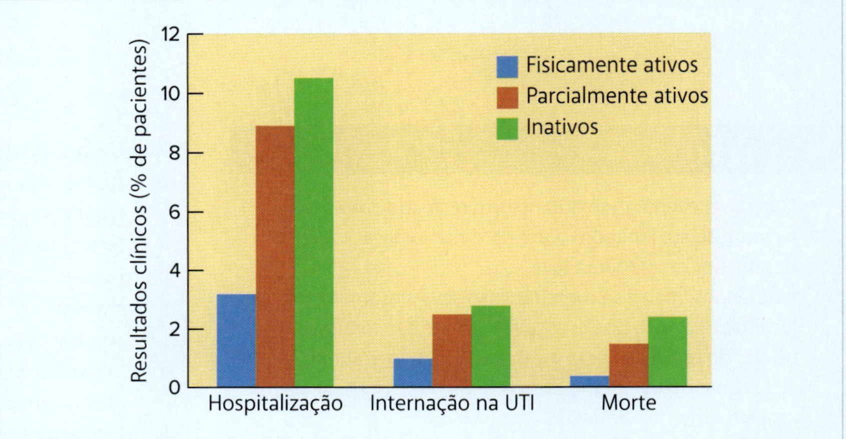

Figura 6.7 Hospitalizações, internações em UTI e mortes em pacientes diagnosticados com Covid-19. O exame de 48.440 prontuários eletrônicos de pacientes indicou que pacientes infectados com Covid e praticantes regulares de atividade física antes da infecção apresentavam porcentagens mais baixas de hospitalização, internação na UTI e morte, em comparação com pacientes parcialmente ativos ou que eram inativos.[44]

da vacinação. Uma sessão de exercícios excêntricos antes de uma vacinação contra a gripe, por exemplo, melhora a produção de interferon-γ no corpo e reforça a proteção contra uma infecção viral subsequente.[12] Em combinação com esses efeitos, o exercício também aumenta a mobilização de anticorpos neutralizadores de vírus (inclusive anticorpos anti-Covid-19) do sistema linfático,[49] proporcionando uma proteção imune abrangente contra um vírus invasor.

Nossa compreensão coletiva com relação à prática do exercício físico e à proteção antiviral indica que a inatividade física deve ser incluída entre os fatores relacionados à saúde que estão associados a resultados graves em indivíduos infectados por Covid-19.[44] Essa conclusão fica reforçada pela relação inversa entre aptidão cardiorrespiratória elevada e prevenção de resultados graves em decorrência da infecção por Covid-19.[3,4,12] Ainda não foram esclarecidos os detalhes sobre o modo como um nível elevado de condicionamento físico fortalece a função do sistema imune; mas um estudo de caso recentemente publicado, que examinou o efeito de uma única sessão de exercício na resistência viral aguda à Covid-19, lançou nova luz sobre esse tópico. Nessa investigação, os pesquisadores examinaram medidas abrangentes da função imune 8 semanas antes e 7 semanas após a infecção por SARS-CoV-2 (Covid-19) em um indivíduo saudável e recreacionalmente ativo. Os resultados do estudo indicaram associação entre uma sessão aguda de exercícios incrementais e uma robusta defesa imunológica mediada por células T contra Covid-19. Curiosamente, essa resposta induzida pelo exercício foi proporcional à intensidade do exercício – células imunes coletadas em 80% do pico de $\dot{V}O_2$ responderam melhor ao vírus SARS-Cov-2 *versus* células coletadas em 60% do pico de $\dot{V}O_2$ e células coletadas em repouso.[2]

Esses achados levantam questões importantes para a mobilização de populações inativas como forma de prevenir resultados negativos decorrentes da infecção por Covid-19. Por exemplo, os exercícios serão capazes de alterar os resultados em pessoas vacinadas contra Covid-19? Evidências preliminares extraídas do estudo de caso mencionado sobre o comportamento da função imunológica antes e depois da infecção por Covid-19 sugerem que a prática do exercício melhora a resposta imunológica em uma pessoa vacinada. Especificamente, os pesquisadores observaram que a vacinação prévia aumentou a mobilização de células T específicas para Covid em seguida a um episódio agudo de exercício de intensidade máxima.[2] Ou seja, as células T do indivíduo vacinado se mostraram mais eficientes em termos de neutralizar o vírus da Covid-19, em comparação com a resposta do mesmo indivíduo antes da vacinação.

Outra questão importante: em que momento uma pessoa poderá retornar a um estilo de vida fisicamente ativo em seguida a uma infecção por Covid-19? Embora tanto médicos como cientistas continuem a refinar suas recomendações para um *retorno seguro à prática esportiva* em seguida a uma infecção por Covid-19, as recomendações preliminares estão baseadas em práticas consagradas pelo tempo para indivíduos que sofreram infecções virais e respiratórias graves. Pessoas com comorbidades, como doenças cardiovasculares, metabólicas e renais, devem obter autorização médica antes de retornar aos exercícios. Nesses indivíduos, e talvez naqueles com sintomas virais persistentes, talvez haja necessidade de mais exames para inflamação e danos aos tecidos e monitoramento cardíaco e das funções respiratória e renal. Além disso, antes do retorno a um estilo de vida ativo, os seguintes critérios deverão ser atendidos:[15]

- Fazer 10 dias de repouso após a infecção por Covid-19 e permanecer assintomático por pelo menos 7 dias antes do início da atividade formalizada.
- Ser capaz de cumprir com as atividades cotidianas e caminhar 500 m (inclinação = 0°) sem fadiga excessiva ou falta de ar.
- É provável que o envolvimento bem-sucedido em atividades de menor custo metabólico absoluto (p. ex., golfe, caminhada) ocorra mais cedo do que em atividades com maior gasto energético (p. ex., *jogging*, ciclismo).

Em resumo, fica claro que um estilo de vida ativo é essencial para a redução dos efeitos de muitos agentes virais, inclusive Covid-19. Além de prevenir e minimizar os resultados decorrentes da doença, evidências sugerem que o exercício pode melhorar a eficácia da vacina contra Covid-19. Em consequência, é bem provável que pessoas previamente inativas venham a se beneficiar rapidamente dos efeitos antivirais oriundos da prática do exercício.

Em resumo

- É razoável exercitar-se durante um resfriado caso seus sintomas estejam limitados a um corrimento nasal, congestão nasal e dor de garganta leve.
- É desaconselhável se exercitar caso seus sintomas estejam localizados abaixo do pescoço (i.e., congestão torácica, tosse ou dor de estômago). Do mesmo modo, não pratique exercícios quando tiver febre, fadiga geral ou dores musculares amplamente disseminadas.

Atividades para estudo

1. Descreva como os sistemas imune inato e adquirido atuam como uma unidade para proteger o corpo contra infecções.
2. Defina os componentes essenciais do sistema imune inato (p. ex., macrófagos, neutrófilos, células *natural killer* e sistema complemento) e descreva como esses elementos conferem proteção contra as infecções.
3. Liste os componentes primários do sistema imune adquirido (p. ex., células B, anticorpos e células T) e explique como eles conferem proteção contra infecções.
4. Descreva as diferenças existentes entre as formas aguda e crônica de inflamação.
5. Destaque os efeitos do treinamento físico moderado sobre o sistema imune e o risco de infecção.
6. Discuta o impacto do exercício na prevenção ou minimização do impacto dos agentes virais respiratórios, como SARS-CoV-2 causador de Covid-19.

7. Explique como uma série de exercícios intensa e prolongada (p. ex., > 90 minutos) afeta a função imunológica e o risco de infecção.
8. Discuta o impacto do exercício praticado sob condições ambientais de calor, frio e altitudes elevadas sobre o sistema imune e o risco de infecção.
9. Discuta as diretrizes a serem seguidas ao decidir se é prudente praticar exercícios quando se está resfriado.

Sugestões de leitura

Bermon, S., L. Castell, P. Calder, N. Bishop, E. Blomstrand, F. Mooren, et al. 2017. Consensus statement immunonutrition and exercise. *Exercise Immunology Reviews* 23: 8-50.

Coico, R., and G. Sunshine. 2015. *Immunology: A Short Course.* Hoboken, NJ: Wiley-Blackwell.

Nieman, D., and L. Wentz. 2019. The compelling link between physical activity and the body's defense system. *Journal of Sport and Health Science* 8: 1-17.

Sellami, M., M. Gasmi, J. Denham, L. Hayes, D. Stratton, J. Padulo, et al. 2018. Effects of acute and chronic exercise on immunological parameters in the elderly aged: can physical activity counteract the effects of aging? *Frontiers in Immunology* 9: 1-17.

Somppayrac, L. 2015. *How the Immune System Works.* Hoboken, NJ: Wiley-Blackwell.

Walsh, N., and S. Oliver. 2016. Exercise, immune function, and respiratory infection: an update on the influence of training and environmental stress. *Immunology and Cell Biology* 94: 132-139.

Referências bibliográficas

1. Ahmad A, Banerjee S, Wang Z, Kong D, Majumdar AP, and Sarkar FH. Aging and inflammation: etiological culprits of cancer. *Current Aging Science* 2: 174-186, 2009.
2. Baker F, Smith K, Zuniga T, Batahina H, Niemiro G, Pedlar C, et al. Acute exercise increases immune responses to SARS-CoV-2 in a previously infected man. *Brain, Behavior, and Immunity - Health* 18: 1-8, 2021.
3. Balistreri CR, Caruso C, and Candore G. The role of adipose tissue and adipokines in obesity-related inflammatory diseases. *Mediators of Inflammation.* doi:10.1155/2010/802078.
4. Brawner C, Ehrman J, Bole S, Kerrigan D, Parikh S, Lewis B, et. al. Inverse relationship of maximal exercise capacity to hospitalization secondary to coronavirus disease 2019. *Mayo Clinic Proceedings* 96(1): 32-39, 2021.
5. Burtscher J, Millet G, and Burtscher M. Low cardiorespiratory and mitochondrial fitness as risk factors in viral infection: implications for Covid-19. *British Journal of Sports Medicine* 55(8): 413-415, 2021.
6. Campbell J, Riddell N, Burns V, Turner M, van Zanten J, Drayson MT, et al. Acute exercise mobilises CD8+ T lymphocytes exhibiting an effector memory phenotype. *Brain, Behavior, and Immunology* 23:767-775, 2009.
7. Campbell J and Turner J. Debunking the Myth of exercise-induced immune suppression: Redefining the impact of exercise on immunological health across the lifespan. *Frontiers in Immunology* 9:1-21, 2018.
8. Chouker A, Demetz F, Martignoni A, Smith L, Setzer F, Bauer A, et al. Strenuous physical exercise inhibits granulocyte activation induced by high altitude. *Journal of Applied Physiology* 98: 640-647, 2005.
9. Clifford T, Wood M, Stocks P, Howatson G, Stevenson E, and Hilkens C. T-regulatory cells exhibit a biphasic response to prolonged endurance exercise in humans. *European Journal of Applied Physiology* 117:1727-1737, 2017.
10. Coico R and Sunshine G. *Immunology: A Short Course.* Hoboken, NJ: Wiley-Blackwell, 2015.
11. Dhabhar, F. Effects of stress on immune function: the good, the bad, and the beautiful. *Immunologic Research* 58:193-210, 2014.
12. Edwards K, Burns V, Allen L, McPhee J, Bosch J, Carroll D, et al. Eccentric exercise as an adjuvant to influenza vaccination in humans. *Brain, Behavior, and Immunity* 21(2): 209-217, 2017.
13. Ekblom-Bak E, Vaisanen D, Ekblom B, Blom V, Kallings L, Hemmingsson E, et al. Cardiorespiratory fitness and lifestyle on severe Covid-19 risk in 279,455 adults: a case control study. *International Journal of Behavior, Nutrition, and Physical Activity* 18(135): 1-16, 2021.
14. Elliott N, Martin R, Heron N, Elliott J, Grimstead D, and Biswas A. Infographic. Graduated return to play following Covid-19 infection. *Brittish Journal of Sports Medicine* 54(19): 1174-1175, 2020.
15. Flynn MG, Fahlman M, Braun WA, Lambert CP, Bouillon LE, Brolinson PG, et al. Effects of resistance training on selected indexes of immune function in elderly women. *Journal of Applied Physiology* 86: 1905-1913, 1999.
16. Fox S. *Human Physiology.* Boston, MA: McGraw Hill, 2015.
17. Friman G and Ilback NG. Acute infection: metabolic responses, effects on performance, interaction with exercise, and myocarditis. *International Journal of Sports Medicine* 19 (Suppl 3): S172-182, 1998.
18. Gleeson M. *Immune Function in Sport and Exercise.* Philadelphia, PA: Elsevier, 2006.
19. Gleeson M. Immune function in sport and exercise. *Journal of Applied Physiology* 103: 693-699, 2007.
20. Graham N. The epidemiology of acute respiratory tract infections in children and adults: a global perspective. *Epidemiological Reviews* 12: 149-178, 1990.
21. Heath GW, Ford ES, Craven TE, Macera CA, Jackson KL, and Pate RR. Exercise and the incidence of upper respiratory tract infections. *Medicine & Science in Sports & Exercise* 23: 152-157, 1991.
22. Heath GW, Macera CA, and Nieman DC. Exercise and upper respiratory tract infections. Is there a relationship? *Sports Medicine* 14: 353-365, 1992.
23. Hou W, Gobbs S, Lu X, Brooke C, Roy D, Modlin R, et al. Viral infection triggers rapid differentiation of human blood monocytes into dendritic cells. *Blood* 119(13): 3129-3131, 2012.
24. Ihalainen J, Walker S, Paulsen G, Hakkinen K, Kraemer W, Hamalainen M, et al. Acute leukocyte, and adipocytokine responses to maximal and hypertrophic resistance exercise bouts. *European Journal of Applied Physiology* 114(12): 2607-2616, 2014.
25. Jansky L, Pospisilova D, Honzova S, Ulicny B, Sramek P, Zeman V, et al. Immune system of cold-exposed and cold-adapted humans. *European Journal of Applied Physiology and Occupational Physiology* 72: 445-450, 1996.
26. Klokker M, Kjaer M, Secher NH, Hanel B, Worm L, Kappel M, et al. Natural killer cell response to exercise in humans: effect of hypoxia and epidural anesthesia. *Journal of Applied Physiology* 78: 709-716, 1995.

27. Lin A, Vittinghoff E, Olgin J, Pletcher M, and Marcas G. Body weight changes during pandemic-related shelter-in-place in a longitudinal cohort study. *JAMA Network Open* 4(3): e212536, 2021.
28. Miles MP, Kraemer WJ, Grove DS, Leach SK, Dohi K, Bush JA, et al. Effects of resistance training on resting immune parameters in women. *European Journal of Applied Physiology* 87: 506-508, 2002.
29. Monto A. Epidemiology of viral infections. *American Journal of Medicine* 112: 4S-12S, 2002.
30. Nieman DC. Can too much exercise increase the risk of sickness? *Sports Science Exchange* 11 (Suppl): 69, 1998.
31. Nieman DC. Current perspective on exercise immunology. *Current Sports Medicine Reports* 2: 239-242, 2003.
32. Nieman DC. Immune response to heavy exertion. *Journal of Applied Physiology* 82: 1385-1394, 1997.
33. Nieman DC. Marathon training and immune function. *Sports Medicine* 37: 412-415, 2007.
34. Nieman DC, Henson DA, Austin MD, and Sha W. Upper respiratory tract infection is reduced in physically fit and active adults. *British Journal of Sports Medicine* 45: 987-992, 2011.
35. Nieman DC, Henson DA, Gusewitch G, Warren BJ, Dotson RC, Butterworth DE, et al. Physical activity and immune function in elderly women. *Medicine & Science in Sports & Exercise* 25: 823-831, 1993.
36. Nieman DC, Johanssen LM, Lee JW, and Arabatzis K. Infectious episodes in runners before and after the Los Angeles Marathon. *Journal of Sports Medicine and Physical Fitness* 30: 316-328, 1990.
37. Nieman DC and Pence BD. Exercise immunology: Future directions. *Journal of Sport and Health Sciences* 9: 432-445, 2020.
38. Nieman D and Wentz L. The compelling link between physical activity and the body's defense system. *Journal of Sport and Health Science* 8:1-17, 2019.
39. NIH. The common cold. www.niaidnihgov/topics/commoncold, 2010.
40. Peake J, Peiffer JJ, Abbiss CR, Nosaka K, Okutsu M, Laursen PB, et al. Body temperature and its effect on leukocyte mobilization, cytokines and markers of neutrophil activation during and after exercise. *European Journal of Applied Physiology* 102: 391-401, 2008.
41. Pellett PE, Mitra S, and Holland TC. Basics of virology. *Handbook of Clinical Neurology* 45-66, 2014.
42. Quindry J, Stone W, King J, and Broeder C. The effects of acute exercise on neutrophils and plasma oxidative stress. *Medicine and Science in Sports and Exercise* 35: 1139-1145, 2003.
43. Roberts JA. Viral illnesses and sports performance. *Sports Medicine* 3: 298-303, 1986.
44. Sallis R, Young D, Tartof S, Sallis J, Sall J, Li Q, et al. Physical inactivity is associated with a higher risk for severe Covid-19 outcomes: a study in 48 440 adult patients. *British Journal of Sports Medicine* 55(19): 1099-1105, 2021.
45. Sellami M, Gasmi M, Denham J, Hayes L, Stratton D, Padulo J, et al. Effects of acute and chronic exercise on immunological parameters in the elderly aged: can physical activity counteract the effects of aging? *Frontiers in Immunology* 9:1-17, 2018.
46. Simpson R. Aging, persistent viral infection, and immunosenescence: can exercise "make space"? *Exercise and Sport Science Reviews* 39(1): 23-33, 2011.
47. Simpson RJ, Campbell JP, Gleeson M, Kruger K, Nieman DC, Pyne DB, et al. Can exercise affect immune function to increase susceptability to infection? *Exercise Immunology Reviews* 26: 8-22, 2020.
48. Simpson RJ, Lowder T, Spielmann G, Bigley A, and LaVoy E. Exercise and the aging immune system. *Ageing Research Reviews* 11: 404-420, 2012.
49. Simpson R and Katsanis E. The immunological case for staying active during the Covid-19 pandemic. *Brain, Behavior, and Health* 87: 6-7, 2020.
50. Smith JA, Gray AB, Pyne DB. Moderate exercise triggers both priming and activation of neutrophil sub-populations. *American Journal of Physiology* 270: 838-843, 1996.
51. Somppayrac, L. *How the Immune System Works.* Hoboken, NJ: Wiley-Blackwell, 2012.
52. Tiollier E, Schmitt L, Burnat P, Fouillot JP, Robach P, Filaire E, et al. Living high-training low altitude training: effects on mucosal immunity. *European Journal of Applied Physiology* 94: 298-304, 2005.
53. Tison G, Avram R, Kuhar P, Abreau S, Marcus G, Pletcher M, et al. Worldwide effect of Covid-19 on physical activity: a descriptive study. *Annals of Internal Medicine* 173(9): 767-770, 2020.
54. Walsh N and Oliver S. Exercise, immune function, and respiratory infection: an update on the influence of training and environmental stress. *Immunology and Cell Biology* 94: 132-139, 2016.
55. Walsh N, et al. Position statement. Part one. Immune system and exercise. *Exercise Immunology Reviews* 17: 6-63, 2011.
56. Widmaier E, Raff H, and Strang K. *Vander's Human Physiology.* Boston, MA: McGraw Hill, 2015.
57. Woolhouse M, Scott F, Hudson Z, Howey R, and Chase-Topping M. Human virsuses: discovery and emergence. *Philosophical Transactions of the Royal Society B* 367(1604): 2864-2871, 2012.

7

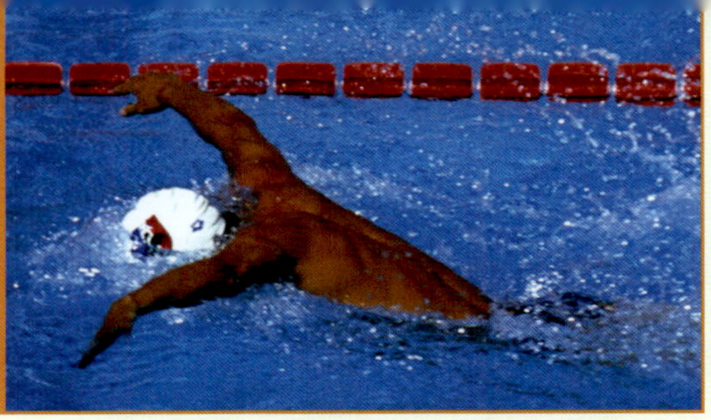

Mike Hewitt/Action Plus Sports Images/Alamy Stock Photo

Sistema nervoso: estrutura e controle do movimento

Objetivos

Ao estudar este capítulo, você deverá ser capaz de:

1. Discutir a organização geral do sistema nervoso.
2. Descrever a estrutura e função de um nervo.
3. Esquematizar e identificar as vias envolvidas em um reflexo de retirada.
4. Definir despolarização, potencial de ação e repolarização.
5. Discutir o papel dos proprioceptores no controle do movimento.
6. Descrever o papel do aparelho vestibular na manutenção do equilíbrio.
7. Discutir as áreas do cérebro envolvidas no controle voluntário dos movimentos.
8. Descrever a estrutura e função do sistema nervoso autônomo.
9. Discutir o impacto da prática regular do exercício de resistência na manutenção da saúde encefálica e na diminuição do risco de perda de memória ligada ao envelhecimento.

Conteúdo

Funções gerais do sistema nervoso 160
Organização do sistema nervoso 160
  Estrutura do neurônio 160
  Atividade elétrica em neurônios 161
Informação sensorial e reflexos 168
  Proprioceptores articulares 168
  Proprioceptores musculares 169
Quimioceptores musculares 171
Função motora somática e neurônios motores 171
Aparelho vestibular e equilíbrio 173
Funções encefálicas de controle motor 175
  Cérebro 175
  Cerebelo 176
  Tronco encefálico 176
Funções motoras da medula espinal 177
Controle das funções motoras 179
Sistema nervoso autônomo 181
Envelhecimento da unidade motora e influência preventiva do treinamento com exercício 181
O exercício melhora a saúde do encéfalo 183

Palavras-chave

aparelho vestibular
axônio
células de Schwann
cerebelo
cérebro
cinestesia
condução saltatória
condutividade
corpo celular
córtex motor
dendritos
fator neurotrófico derivado do cérebro (BDNF)
fibras aferentes
fibras eferentes
fuso muscular
homeostasia
inibição recíproca
irritabilidade
motoneurônio
neurônios
neurotransmissor
órgãos tendinosos de Golgi (OTG)
potenciais excitatórios pós-sinápticos (PEPS)
potencial inibitório pós-sináptico (PIPS)
potencial de ação
potencial de repouso da membrana
princípio do tamanho
proprioceptores
sinapses
sistema nervoso autônomo
sistema nervoso central (SNC)
sistema nervoso parassimpático
sistema nervoso periférico (SNP)
sistema nervoso simpático
somação espacial
somação temporal
tronco encefálico
unidade motora

O sistema nervoso fornece ao corpo um meio rápido de comunicação interna, que nos permite movimentar, conversar e coordenar a atividade de bilhões de células. Assim, a atividade neural é essencialmente importante para a capacidade corporal de manter a **homeostasia**. O propósito deste capítulo é apresentar uma visão geral do sistema nervoso, enfatizando o controle neural do movimento voluntário, começando por uma breve discussão acerca da função geral do sistema nervoso central.

Funções gerais do sistema nervoso

O sistema nervoso é o meio que o corpo tem de perceber e responder aos eventos que ocorrem nos ambientes interno e externo. Receptores capazes de perceber toque, dor, mudanças de temperatura e estímulos químicos enviam informações para o **sistema nervoso central (SNC)**, relacionadas às mudanças que ocorrem em nosso ambiente.[5] O SNC pode responder a esses estímulos de vários modos. A resposta pode ser um movimento involuntário (p. ex., retirar rapidamente a mão de uma superfície quente) ou uma alteração na taxa de liberação de alguns hormônios pelo sistema endócrino (ver Cap. 5). Além de integrar as atividades corporais e controlar o movimento voluntário, o sistema nervoso é responsável pelas experiências de armazenamento (memória) e padrões estabelecidos de resposta com base em experiências prévias (aprendizado). Vamos começar a nossa discussão revisando a organização geral do sistema nervoso.

Organização do sistema nervoso

Anatomicamente, o sistema nervoso pode ser dividido em duas partes principais: o SNC e o **sistema nervoso periférico (SNP)**. O SNC é a parte do sistema nervoso contida no crânio (encéfalo) e na medula espinal. O SNP consiste nas células nervosas (neurônios) localizadas fora do SNC (ver Fig. 7.1). Relembrando os cursos de fisiologia já realizados, o termo *inervação* refere-se ao suprimento de nervos para um determinado órgão (p. ex., músculo esquelético). Em outras palavras, *inervação* implica conexão dos nervos a um determinado órgão em particular.

O SNP pode ser adicionalmente subdividido em duas partes: (1) parte sensorial e (2) parte motora. A divisão sensorial é responsável pela transmissão dos impulsos neuronais, a partir dos órgãos sensores (receptores) para o SNC. As fibras nervosas sensoriais, que conduzem informação para o SNC, são chamadas **fibras aferentes**. A parte motora do SNP pode ser adicionalmente subdividida em parte motora somática (que inerva o músculo esquelético) e parte motora autônoma (que inerva os órgãos efetores involuntários, como a musculatura lisa, que circunda os vasos sanguíneos, o miocárdio e as glândulas endócrinas/neuroendócrinas). As fibras nervosas motoras, que conduzem os impulsos para longe do SNC, são denominadas **fibras eferentes**. As relações existentes entre o SNC e o SNP são visualizadas na Figura 7.2.

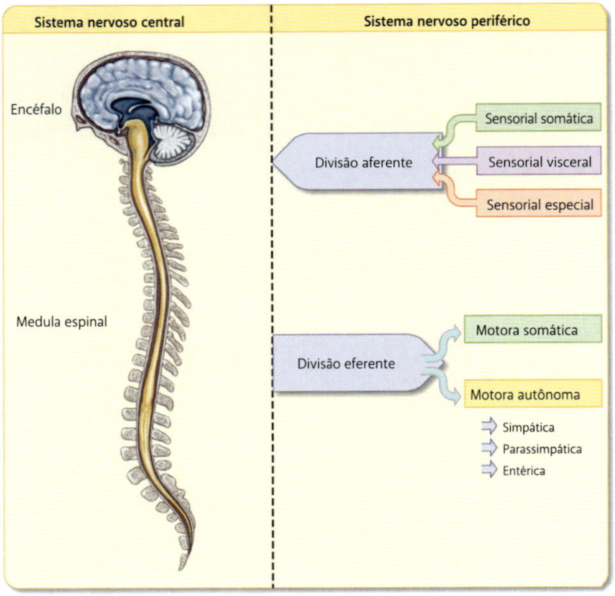

Figura 7.1 Visão geral das divisões anatômicas do sistema nervoso.

Em resumo

- O sistema nervoso é o meio que o corpo tem de perceber e responder aos eventos que ocorrem nos ambientes interno e externo. Receptores capazes de perceber toque, dor, mudanças de temperatura e estímulos químicos enviam informações para o SNC, relacionadas às alterações que ocorrem em nosso ambiente. O SNC pode responder com um movimento voluntário ou uma mudança na taxa de liberação de hormônios específicos pelo sistema endócrino, dependendo de qual resposta seja apropriada.
- O sistema nervoso pode ser dividido em duas divisões principais: (1) o SNC e (2) o SNP. O SNC inclui o encéfalo e a medula espinal, enquanto o SNP consiste em nervos localizados fora do SNC.
- O SNP é dividido em partes aferente e eferente.

Estrutura do neurônio

A unidade funcional do sistema nervoso é o **neurônio**. Anatomicamente, os neurônios são células que podem ser divididas em três regiões: (1) **corpo celular**, (2) dendritos e (3) axônio (ver Fig. 7.3). O centro de operação do neurônio é o **corpo celular**, que contém o núcleo. Os dendritos e os axônios são processos (i.e., extensões) que partem do corpo celular. Os dendritos são finos processos ramificados que se estendem desde o corpo celular do neurônio. Os **dendritos** atuam como área receptora, capaz de conduzir os impulsos elétricos em direção ao corpo celular. O **axônio,** também chamado fibra nervosa, é um processo mais longo que transporta a mensagem elétrica para longe do corpo celular, em direção a outro neurônio ou órgão efetor. Os axônios possuem comprimento variável, que pode ser de alguns milímetros a um metro.[15] Cada neurônio tem apenas um único axônio,

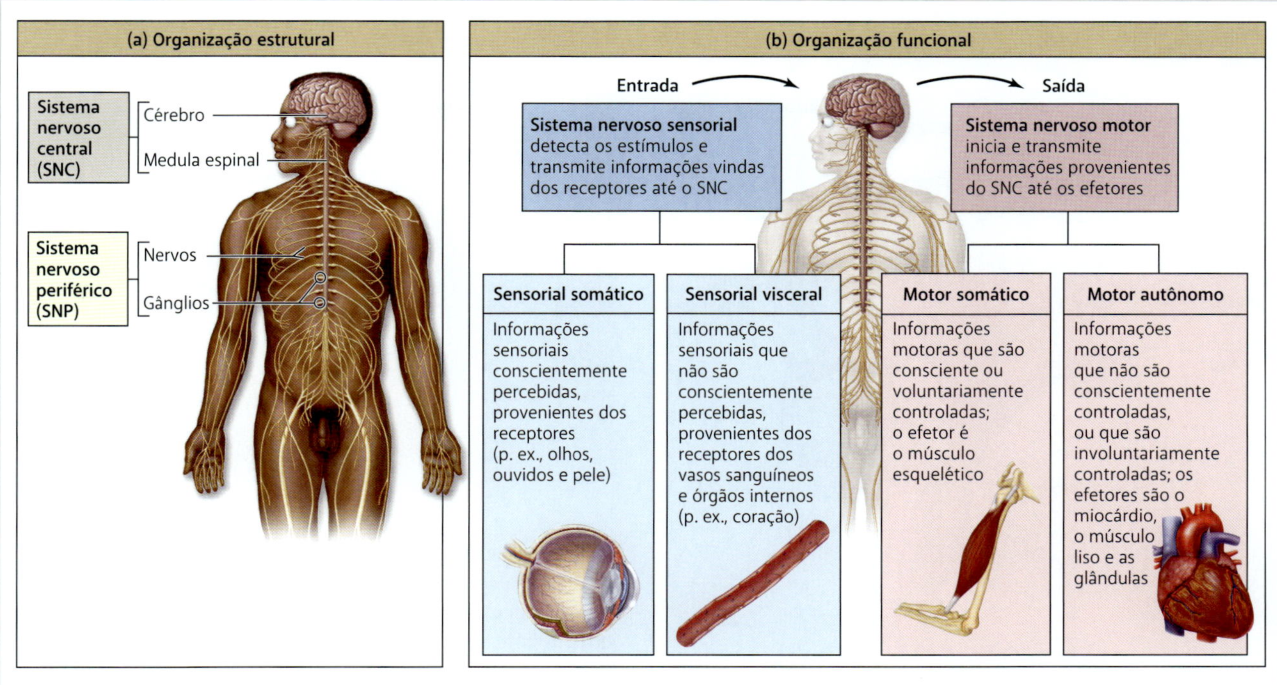

Figura 7.2 A organização do sistema nervoso pode ser dividida em (*a*) categorias estruturais e (*b*) funcionais. Conforme ilustrado na parte (*a*) desta figura, a divisão estrutural se divide no sistema nervoso central (SNC), que é composto pelo cérebro e medula espinal, e no sistema nervoso periférico (SNP), que é composto por nervos e gânglios. A parte (*b*) desta figura ilustra a organização funcional do sistema nervoso, que consiste em divisões sensoriais (de entrada) e motoras (de saída). Ver texto para mais detalhes.

porém, o axônio pode se dividir em vários ramos colaterais que terminam em outros neurônios, células musculares ou glândulas (Fig. 7.3). Os pontos de contato entre o axônio de um neurônio e o dendrito de outro neurônio são chamados **sinapses** (ver Fig. 7.4).

Nas fibras nervosas amplas, como aquelas que inervam a musculatura esquelética, os axônios são cobertos por uma camada isoladora de células chamadas **células de Schwann**. As membranas das células de Schwann contêm grande quantidade de uma substância lipoproteica denominada mielina, que forma uma bainha descontínua de revestimento no lado externo do axônio. Os hiatos ou espaços existentes entre os segmentos de mielina ao longo do axônio são denominados nodos de Ranvier, e exercem papel importante na transmissão neural. De uma forma geral, quanto maior o diâmetro do axônio, maior a velocidade da transmissão neural. A aceleração da velocidade de transmissão nos neurônios mielinizados se deve a um fenômeno chamado "**condução saltatória**". Nesse fenômeno, o evento de despolarização elétrica "salta" de um nodo para outro entre as seções mielinizadas do neurônio, o que encurta significativamente o comprimento total do neurônio que deve ser despolarizado. Outro fator importante que afeta a velocidade da transmissão neural é o diâmetro do axônio. Em geral, axônios mais calibrosos têm maior velocidade de transmissão.[15] Assim, os axônios mais calibrosos com bainhas mielínicas conduzem os impulsos mais rapidamente que as fibras pequenas e não mielinizadas. O dano ou destruição da mielina ao longo das fibras nervosas mielinizadas resulta na disfunção do sistema nervoso. De fato, o dano à mielina é a base da doença neurológica conhecida como esclerose múltipla (ver mais informações sobre esclerose múltipla no Quadro "Aplicações clínicas 7.1").

Atividade elétrica em neurônios

Os neurônios são considerados "tecidos excitáveis", por suas propriedades especializadas de irritabilidade e condutividade. A **irritabilidade** consiste na capacidade dos dendritos e do corpo celular dos neurônios de responder a um estímulo e convertê-lo em um impulso neural. A **condutividade** refere-se à transmissão do impulso ao longo do axônio. Dito de forma simples, um impulso nervoso consiste em um sinal elétrico transmitido ao longo de todo o comprimento do axônio. Esse sinal elétrico é iniciado por um estímulo que altera a carga elétrica do neurônio. Vamos iniciar a nossa discussão sobre esse processo com uma definição de potencial de repouso da membrana.

Potencial de repouso da membrana. Em repouso, todas as células (incluindo os neurônios) estão negativamente carregadas no lado interno com relação à carga existente do lado de fora da célula. Essa carga negativa resulta de uma distribuição desigual dos íons carregados (íons são elementos dotados de carga positiva ou negativa) ao longo da membrana celular. Assim, um neurônio é polarizado e essa diferença de carga elétrica é denominada **potencial de repouso da membrana**. A magnitude do potencial de repouso da membrana varia entre -5 a -100 mV, dependendo do tipo celular. O potencial de repouso da membrana dos neurônios em geral varia entre -40 a -75 mV.[70] (Fig. 7.5.)

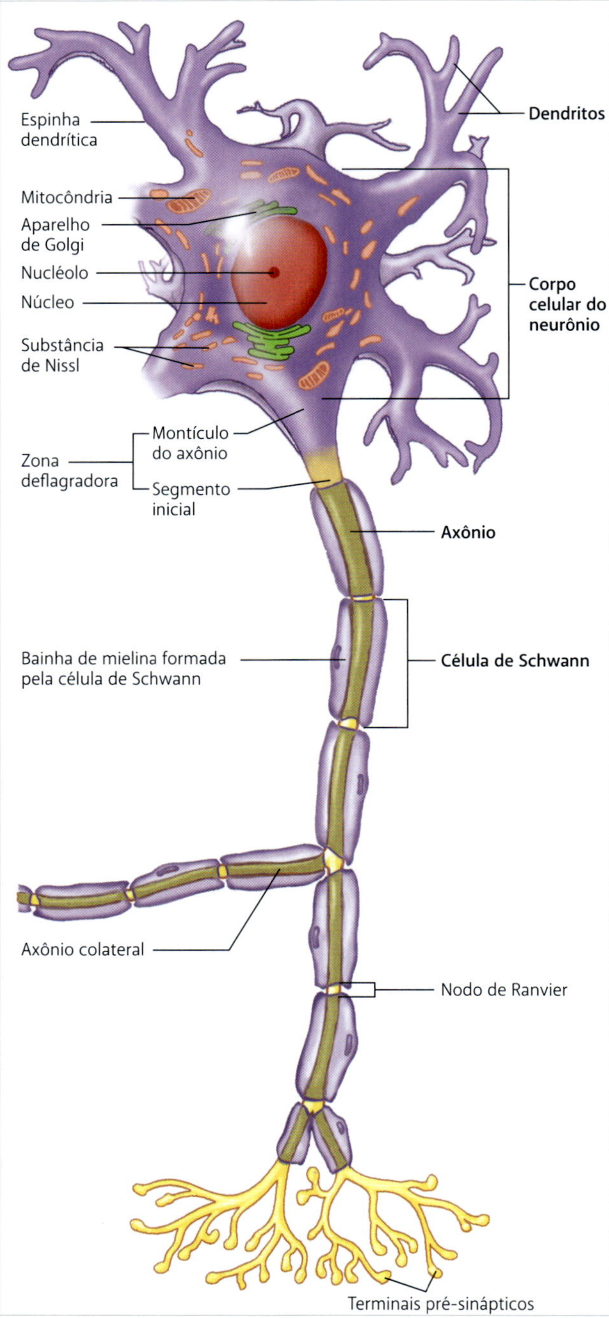

Figura 7.3 As partes de um neurônio.

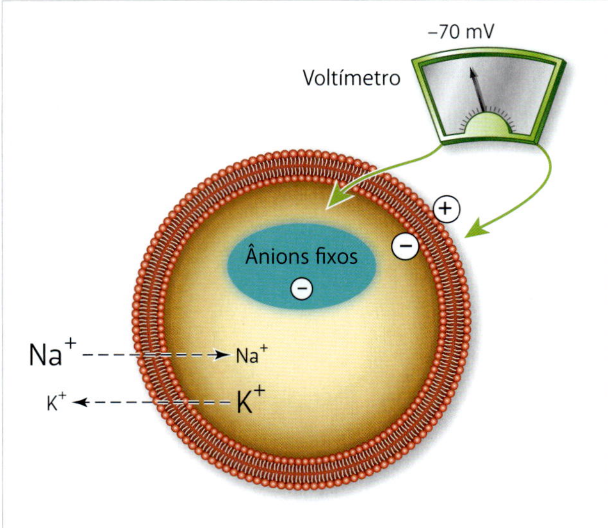

Figura 7.5 Ilustração do potencial de repouso da membrana nas células. Em comparação ao lado externo da célula, há mais íons negativamente carregados (fixos) no meio intracelular. Isso resulta em um potencial de repouso negativo da membrana. Do mesmo modo, percebe-se também que tanto o sódio como o potássio podem se difundir através da membrana plasmática, sendo que o potássio se difunde de dentro da célula para o líquido extracelular, enquanto a difusão do sódio ocorre no sentido contrário.

Agora discutiremos com mais detalhes o potencial de repouso da membrana. As proteínas celulares, grupos fosfato e outros nucleotídeos estão negativamente carregados (ânions) e fixos no interior da célula, porque são incapazes de atravessar a membrana celular. Como essas moléculas de carga negativa são incapazes de sair da célula, atraem íons de carga positiva (cátions) presentes no líquido extracelular. Isso resulta no acúmulo de uma carga líquida positiva na parte externa da superfície da membrana e em uma carga líquida negativa na face interna da superfície da membrana.

A magnitude do potencial de repouso da membrana é determinada principalmente por dois fatores: (1) a permeabilidade da membrana celular a diferentes espécies iônicas e (2) a diferença de concentrações iônicas existente entre os líquidos intra e extracelular.[79] Embora existam numerosos

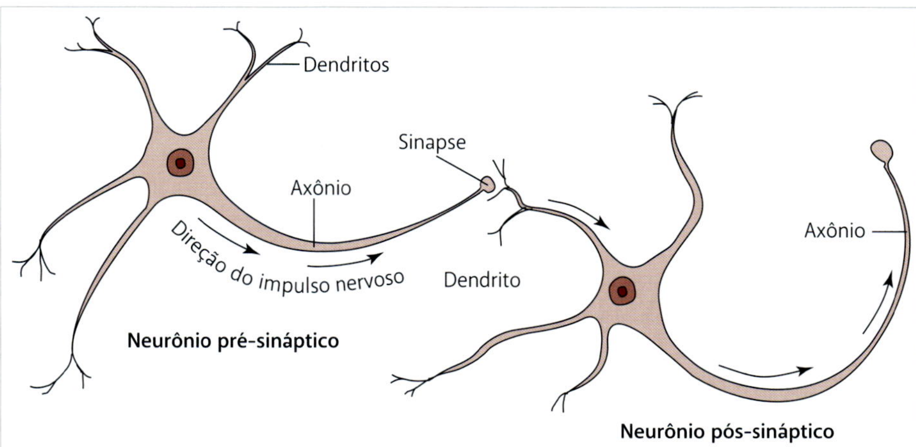

Figura 7.4 Ilustração da transmissão sináptica. Para que um impulso nervoso tenha continuidade de um neurônio a outro, deve cruzar a fenda sináptica em uma sinapse.

Aplicações clínicas 7.1

Benefícios da prática do exercício físico na esclerose múltipla

A esclerose múltipla (EM) é uma doença neurológica que destrói progressivamente as bainhas de mielina dos axônios em múltiplas áreas do SNC. Embora a causa exata da EM seja desconhecida, a destruição EM-mediada da mielina possui um componente hereditário (i.e., genético) e se deve ao ataque do sistema imune à mielina (Fig. 7.6). O termo *esclerose múltipla* foi cunhado porque, com o passar do tempo, ocorre acúmulo das lesões neuronais, com formação de muitas placas escleróticas no sistema nervoso central. A destruição da bainha de mielina impede a condução normal dos impulsos nervosos ao longo dos neurônios motores alfa, resultando no surgimento de sintomas associados à EM, juntamente com perda progressiva da função do sistema nervoso.

A patologia da EM é caracterizada por fadiga geral, enfraquecimento muscular, controle motor precário, perda do equilíbrio e depressão mental.[78] Desta forma, os pacientes com EM costumam ter dificuldade para realizar as atividades diárias e sofrem com o progressivo declínio da qualidade de vida.

Com a perda da independência física, muitos pacientes com EM tornam-se sedentários e, como resultado, também demonstram maior propensão a sofrer de comorbidades, por exemplo, doenças cardiovasculares e outras doenças relacionadas à inatividade física.[34] Complicando ainda mais o tratamento da EM, a progressão da doença pode variar significativamente entre indivíduos. Por exemplo, a EM pode progredir rapidamente em alguns pacientes, enquanto outros apresentam sintomas relativamente leves, com pouca progressão da doença ao longo de muitos anos após o diagnóstico inicial. Na maioria dos casos, os portadores de EM apresentam episódios de deterioração dos sintomas intercalados por períodos de alívio, o que é conhecido como EM *remitente-recidivante*. Considerando que não há cura conhecida para a EM, é essencial que se estabeleça um rigoroso controle da sintomatologia e da progressão da doença em seu tratamento.

Além dos tratamentos farmacológicos, evidências crescentes sugerem que tanto exercícios de resistência como de força são seguros para pacientes com EM e que, além disso, melhoram a capacidade funcional dos portadores desse distúrbio neurológico.[34,73,78,79] Hoje em dia, muitos médicos e cientistas acreditam que a prática regular do exercício físico pode ser a abordagem não farmacológica mais potente para o tratamento dessa doença.[34] Na verdade, portadores de EM que participam de programas regulares de exercícios físicos são beneficiados com aumentos na força e na resistência muscular.[9,73] Esses ganhos no condicionamento físico se traduzem em melhoras na mobilidade ao caminhar, no equilíbrio, na fadiga em geral e na capacidade de cumprir as atividades cotidianas.[34] Por extensão, a prática regular do exercício também diminui a depressão mental associada à EM,[73,78] ao mesmo tempo que melhora a cognição e a qualidade de vida. Coletivamente, os benefícios do treinamento físico podem diminuir os episódios de sintomas graves de EM em ~25% nos portadores da forma remitente-recidivante da doença.[55,74] É importante ressaltar que as comorbidades relacionadas ao estilo de vida, como doenças cardiovasculares, metabólicas e renais, também ficam atenuadas em pacientes com EM que praticam exercícios físicos regularmente.[34]

Tendo em vista que a EM é um distúrbio progressivo na maioria dos pacientes, é im-

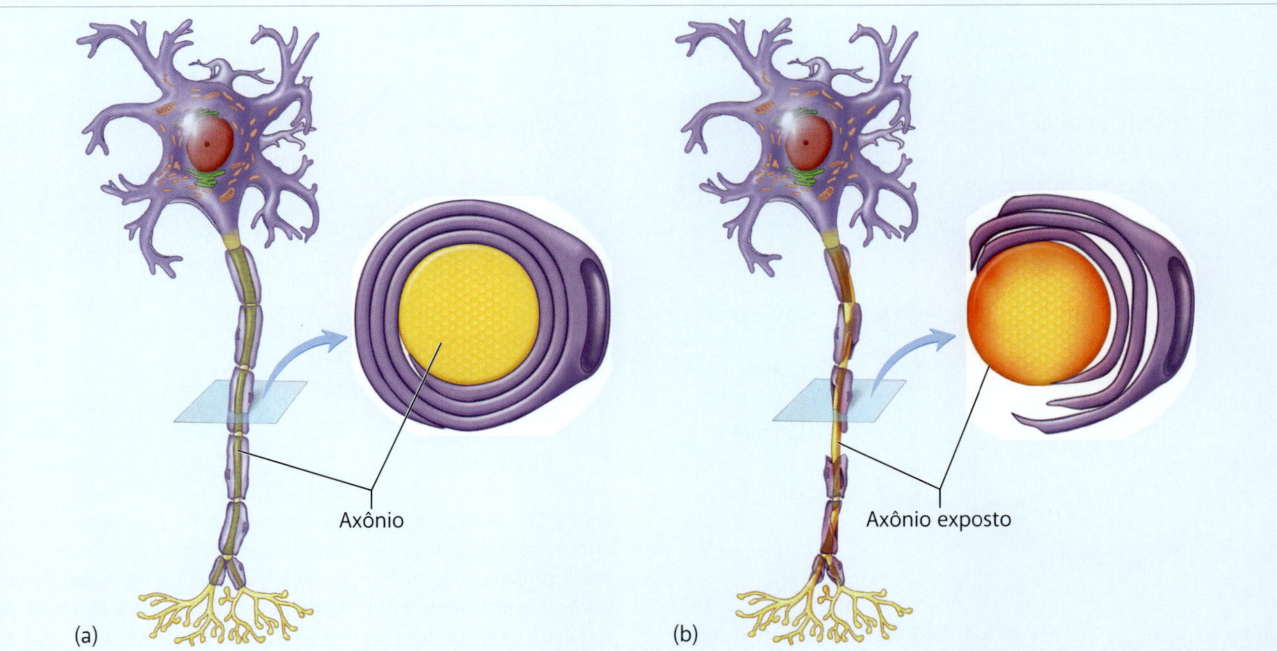

Figura 7.6 Secções transversais de axônios neurônios motores normal e lesionado. (*a*) Os axônios normais estão protegidos por células de Schwann, que formam a bainha de mielina. (*b*) Em pessoas portadoras de esclerose múltipla, a bainha de mielina está lesionada, o que acarreta atrasos na condução nos neurônios motores alfa, resultando em comprometimento funcional.

portante que o regime de exercícios físicos sofra adaptações, de modo a corresponder à atual sintomatologia.[34] Embora ainda existam questões sobre o volume e os tipos de exercícios capazes de proporcionar os melhores benefícios para pacientes com EM[1], a prescrição de exercícios deve levar em conta a gravidade da doença.[34] Ou seja, pacientes com formas leves a moderadas de EM provavelmente se beneficiarão com uma prescrição mais generalizada de exercícios físicos para populações saudáveis. Muitos estudos recomendam que pacientes com EM pratiquem exercícios de resistência de 2 a 3 dias por semana (10-30 minutos por dia com exercícios de intensidade moderada) e de 2 a 3 dias por semana exercícios de força (1-3 séries de 8-15 repetições). Além dessas recomendações para a prática de exercícios mais gerais, é importante manter ou melhorar a flexibilidade do paciente, bem como ajudar na restauração do controle motor fino, que podem ter sido afetadas pela EM.[34] Para portadores de formas mais graves da doença, pode haver necessidade de recorrer à fisioterapia e a outras formas de exercícios supervisionados.[34] Para um aprofundamento do assunto, ver Kim et al. (2019) e também Motl et al. (2017) nas "Sugestões de leitura" para mais detalhes.

íons intra e extracelulares, os íons de sódio, potássio e cloreto estão presentes nas maiores concentrações e, dessa forma, exercem um papel mais importante na geração do potencial de repouso da membrana.[79] As concentrações intracelulares (dentro da célula) e extracelulares (fora da célula) de sódio, potássio, cloreto e cálcio estão ilustradas na Figura 7.7. Deve-se notar que a concentração de sódio é muito maior no lado externo da célula, enquanto a concentração de potássio é bem maior dentro da célula. Para fins de comparação, as concentrações intra e extracelular de cálcio e cloreto também são ilustradas (Fig. 7.7).

A permeabilidade da membrana neuronal aos íons de potássio, sódio e outros é regulada pelas proteínas localizadas na membrana, que funcionam como canais que podem ser abertos ou fechados por "portões" a eles acoplados. Esse conceito é ilustrado na Figura 7.8. Deve-se notar que os íons podem passar livremente pela membrana celular quando o canal está aberto. Por outro lado, o fechamento do portão do canal impede a movimentação dos íons. Um ponto-chave para se lembrar é que, quando os canais estão abertos, os íons se movem de uma área de alta concentração na direção de uma área de baixa concentração. Portanto, como a concentração de potássio (carga +) é alta dentro da célula e a concentração de sódio (carga +) é elevada fora da célula, uma alteração na permeabilidade da membrana ao potássio ou ao sódio resultaria na movimentação desses íons carregados segundo seus gradientes de concentração. Ou seja, o sódio entraria na célula e o potássio sairia. Em repouso, quase todos os canais de sódio estão fechados, enquanto alguns canais de potássio estão abertos. Isso significa que a quantidade de íons de potássio saindo da célula é maior que a quantidade de íons de sódio "vazando" para dentro da célula, resultando em uma perda líquida de cargas positivas de dentro da membrana, o que torna o potencial de repouso da membrana negativo. Em resumo, o potencial de membrana ne-

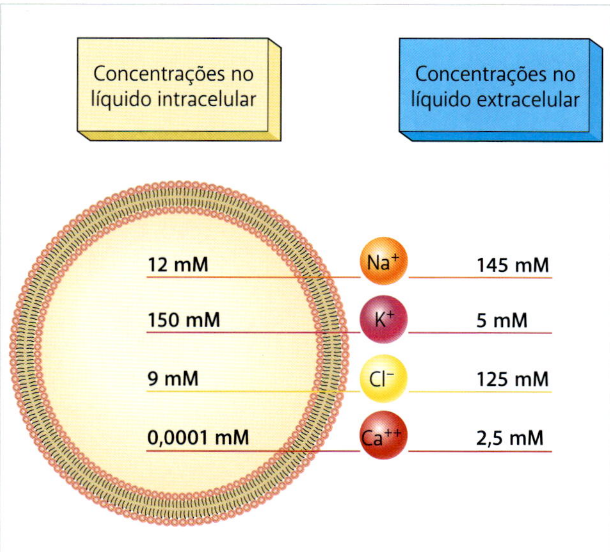

Figura 7.7 Concentrações de íons ao longo de uma membrana celular típica. Embora o corpo contenha muitos íons diferentes, os de sódio (Na^+), potássio (K^+) e cloreto (Cl^-) estão presentes nas maiores concentrações e, portanto, exercem os papéis mais significativos na determinação do potencial de repouso da membrana nas células.

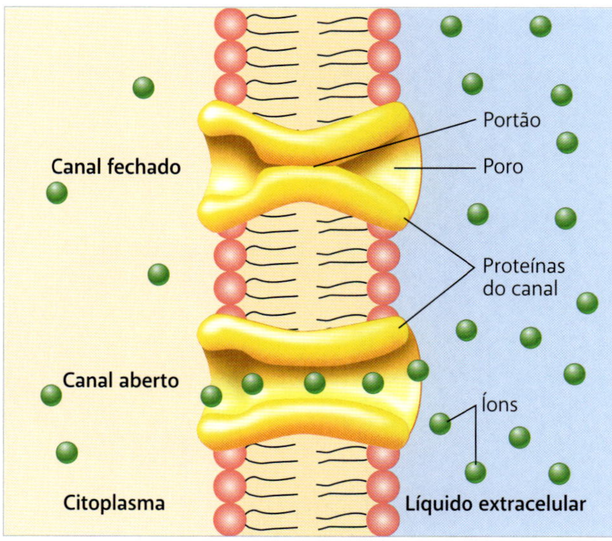

Figura 7.8 Ilustração dos canais que regulam a passagem de íons através da membrana plasmática. Os canais iônicos são compostos por proteínas que se estendem por toda a membrana, de dentro para a superfície externa. A passagem dos íons pelos canais é regulada pela abertura ou fechamento de "portões" que servem como "portas" posicionadas no meio do canal. Exemplificando, quando os canais estão abertos (i.e., o portão está aberto) os íons são liberados para passar através do canal (parte inferior da figura). Em contraste, quando o portão do canal é fechado, o movimento dos íons através do canal é interrompido (parte superior da figura).

gativo em um neurônio em repouso se deve principalmente à difusão do potássio para fora da célula, causada pela (1) maior permeabilidade da membrana ao potássio do que ao sódio e (2) o gradiente de concentração para o potássio promove o movimento dos íons de potássio para fora da célula.

Como mencionado, um pequeno número de íons está sempre se movendo através da membrana celular. Se os íons de potássio continuassem a se difundir para fora da célula e os íons de sódio continuassem a se difundir para dentro da célula, os gradientes de concentração destes íons diminuiriam. Isso resultaria na perda do potencial de membrana negativo. O que impede que isso ocorra? A membrana celular possui uma bomba de sódio e potássio que usa a energia do ATP para manter as concentrações iônicas intra e extracelular, bombeando sódio para fora da célula e potássio para o meio intracelular. Curiosamente, essa bomba não só mantém os gradientes de concentração necessários à manutenção do potencial de repouso da membrana como também ajuda a gerar potencial elétrico no interior do neurônio, pois troca cada três íons de sódio por dois íons de potássio[5,80] (Fig. 7.9).

Potencial de ação. A pesquisa que explicou o modo como os neurônios transmitem os impulsos vindos da periferia para o encéfalo foi concluída há várias gerações. Uma mensagem neural é gerada quando um estímulo de força suficiente atinge a membrana neuronal e abre os portões dos canais de sódio. Isso permite que os íons de sódio se difundam rapidamente para dentro do neurônio, tornando o meio intracelular cada vez mais positivo (despolarizando a célula). Quando a despolarização atinge um valor crítico – denominado "limiar" – mais portões dos canais de sódio se abrem e há formação de um **potencial de ação**, ou impulso nervoso (ver Figs. 7.10 e 7.11*b*). Depois que um potencial de ação é gerado, uma sequência de trocas iônicas ocorre ao longo do axônio para propagar o impulso nervoso. Essa troca iônica ao longo do neurônio ocorre de modo sequencial, junto aos nodos de Ranvier (Fig. 7.3).

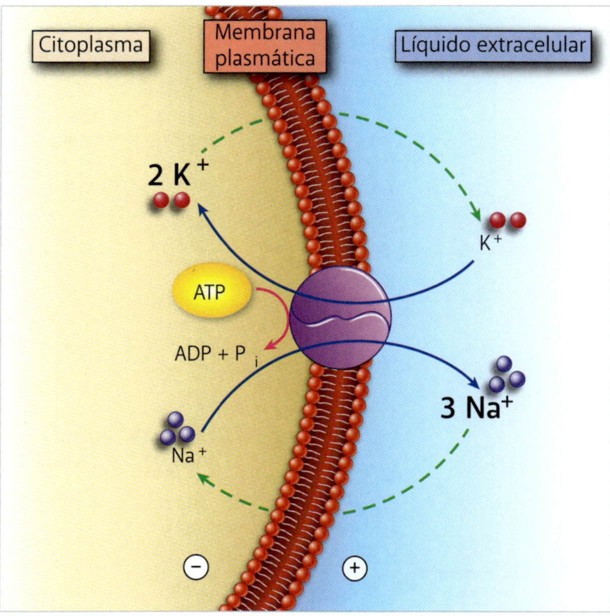

Figura 7.9 Troca de sódio e potássio através da membrana plasmática, pela bomba de sódio/potássio. A bomba de sódio/potássio requer energia (ATP) e, portanto, é uma bomba de transporte ativo que desloca três moléculas de sódio para fora da célula e retorna duas moléculas de potássio para dentro da célula.

A repolarização ocorre imediatamente após a despolarização, resultando no retorno do potencial de repouso da membrana, com o nervo pronto para ser estimulado novamente (Figs. 7.10 e 7.11). Como ocorre a repolarização? Para explicar, vamos olhar mais de perto a despolarização. A despolarização da célula provoca um aumento momentâneo na permeabilidade da membrana ao potássio. Como resultado, o potássio sai rapidamente da célula, tornando o meio intracelular mais negativo (ver Fig. 7.11*c*). Além disso, uma vez removido o estímulo de despolarização, os portões dos canais de sódio localizados na membrana celular se fecham e a entrada de sódio na célula é retardada (com isso, poucas cargas positivas estão entrando na célula). O resultado combinado dessas atividades rapidamente restaura o potencial de repouso da membrana à carga negativa original, repolarizando, assim, a célula. Resumindo, os eventos que levam à despolarização e repolarização do neurônio são ilustrados passo a passo na Figura 7.11*a-c*. Especificamente, o potencial de repouso da membrana é ilustrado na Figura 7.11*a*, enquanto os eventos que levam a um potencial de ação são destacados na Figura 7.11*b*. Por fim, os movimentos iônicos que levam à repolarização do neurônio são ilustrados na Figura 7.11*c*.

Lei do tudo ou nada. O desenvolvimento de um impulso nervoso é considerado uma resposta do tipo "tudo ou nada", sendo referido como a lei do "tudo ou nada" dos potenciais de ação. Isso significa que, ao ser identificado, um impulso nervoso percorre toda a extensão do axônio sem que ocorra diminuição de voltagem. Em outras palavras, após viajar por todo o comprimento do axônio, o impulso neural permanece tão forte quanto era no ponto de estimulação inicial.

Neurotransmissores e transmissão sináptica. Como mencionado anteriormente, os neurônios comunicam-se uns com os outros em junções denominadas sinapses. Uma sinapse consiste em um pequeno hiato (20-30 nm) situado entre a terminação sináptica do neurônio pré-sináptico e um dendrito de um neurônio pós-sináptico (ver Fig. 7.12).

A comunicação entre os neurônios ocorre por meio de um processo denominado transmissão sináptica. A transmissão sináptica ocorre quando quantidades suficientes de um **neurotransmissor** específico (um neurotransmissor é um mensageiro bioquímico que os neurônios usam para se comunicar entre si) são liberadas das vesículas sinápticas contidas no neurônio pré-sináptico (Fig. 7.12). O impulso nervoso resulta na liberação, por parte das vesículas sinápticas, de neurotransmissores armazenados dentro da fenda sináptica (espaço existente entre o neurônio pré-sináptico e a membrana pós-sináptica; ver Fig. 7.12). Os neurotransmissores causadores de despolarização de membranas são denominados *transmissores excitatórios*. Após a liberação na fenda sináptica, esses neurotransmissores se ligam a "receptores" existentes na membrana-alvo. Essa ligação produz uma sé-

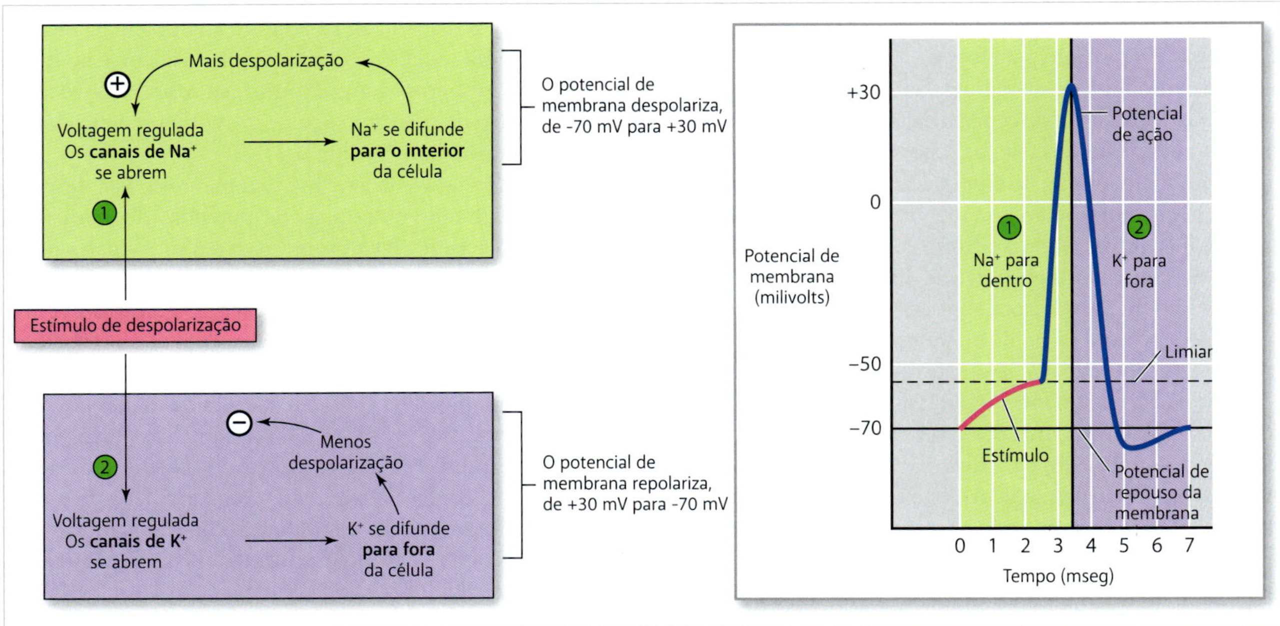

Figura 7.10 Um potencial de ação é produzido por um aumento no movimento de sódio (Na^+) para dentro do neurônio. À medida que o sódio entra no neurônio, a carga celular se torna cada vez mais positiva, sendo gerado um potencial de ação. Em seguida ao potencial de ação, ocorre restabelecimento do potencial de repouso da membrana, porque os canais (i.e., portões) de sódio se fecham e os canais (i.e., portões) de potássio (K^+) se abrem, permitindo que ocorra difusão do K^+ para fora da célula. Ver texto para mais detalhes.

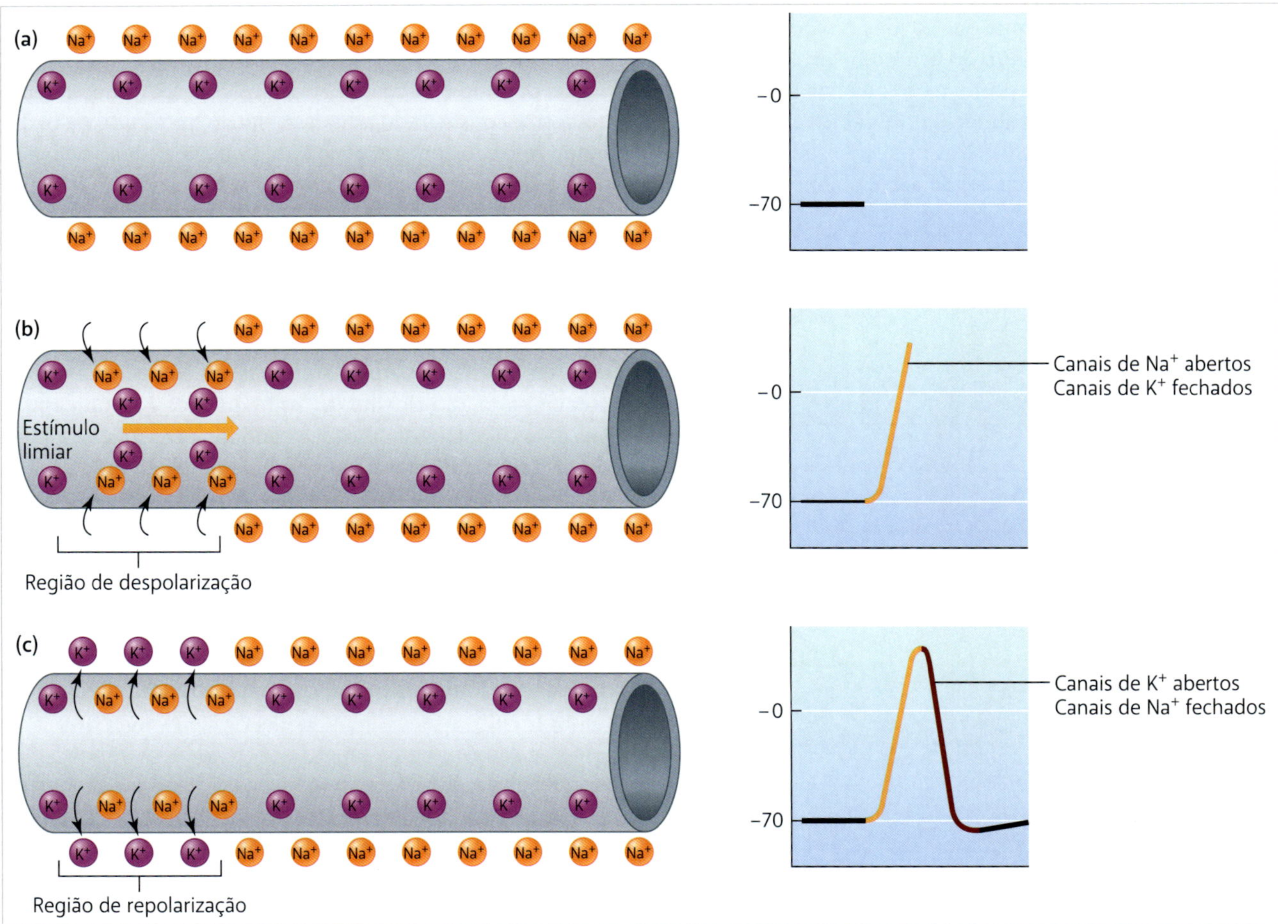

Figura 7.11 (*a*) Em repouso, o potencial da membrana gira em torno de -70 mV. (*b*) Quando a membrana atinge o limiar, os canais de sódio são abertos, alguns íons de sódio se difundem para dentro e a membrana é despolarizada. (*c*) Quando os canais de potássio se abrem, eles se difundem para fora e a membrana é repolarizada.

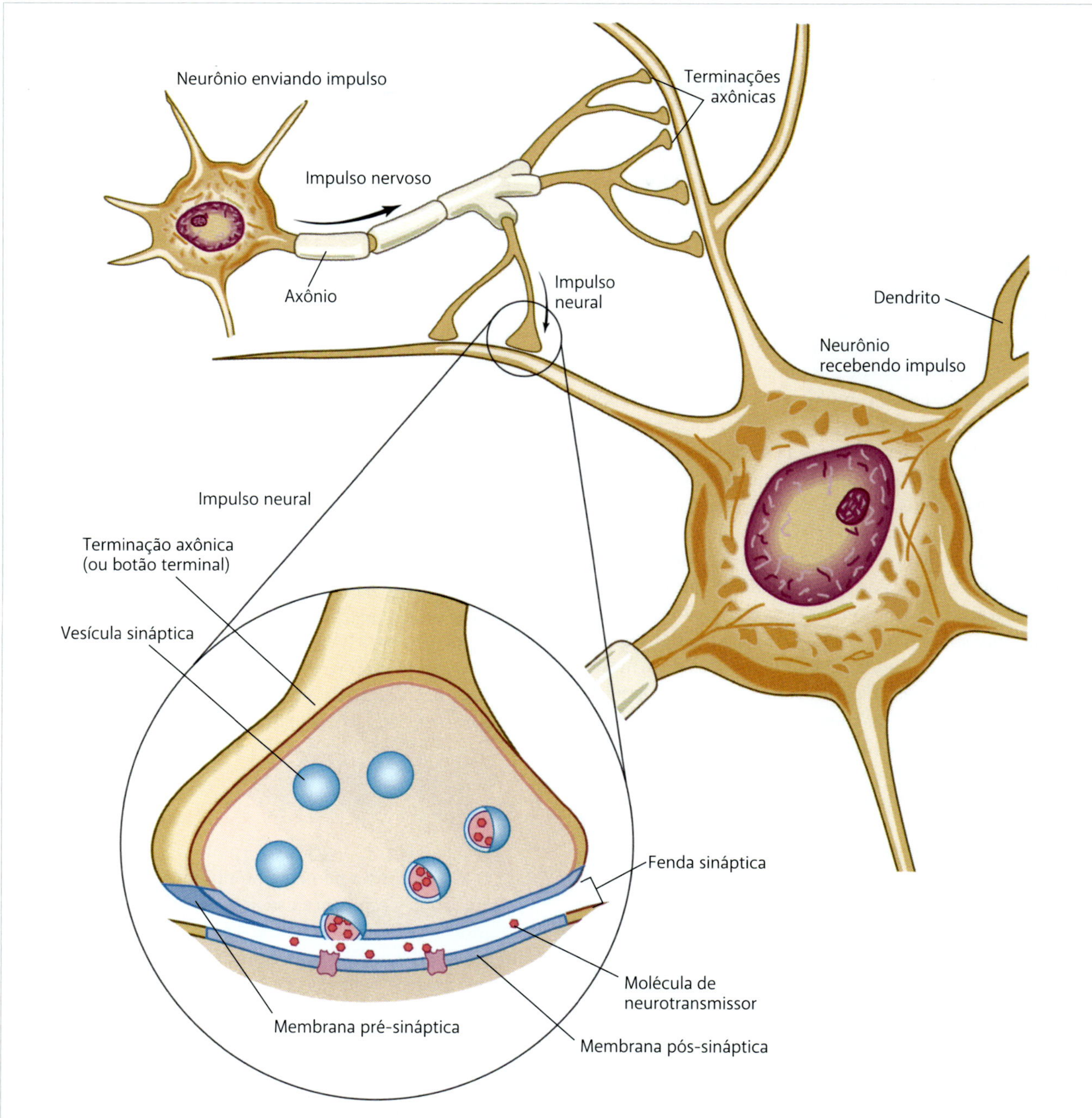

Figura 7.12 Estrutura básica de uma sinapse bioquímica. Nesta ilustração, é possível ver os elementos básicos da sinapse: a porção terminal do axônio pré-sináptico (i.e., neurônio enviando impulso) contendo vesículas sinápticas, a fenda sináptica e a membrana pós-sináptica (neurônio recebendo impulso).
Fonte: Vander, Arthur J., Sherman, James H., Luciano, Dorothy S. *Human Physiology: The Mechanisms of Body Function*, 8.ed. New York: McGraw Hill, 2001, 198.

rie de despolarizações graduadas nos dendritos e no corpo celular.[3,4,28,33,46,65] Tais despolarizações graduadas são conhecidas como **potenciais excitatórios pós-sinápticos (PEPS)**. Se quantidades suficientes de neurotransmissor forem liberadas, o neurônio pós-sináptico é despolarizado até o limiar e um potencial de ação é gerado.

Os PEPS podem trazer o neurônio pós-sináptico até o limiar, de dois modos: (1) somação temporal e (2) somação espacial. A somação de vários PEPS de um único neurônio pré-sináptico ao longo de um curto período é denominada **somação temporal** ("temporal" refere-se ao tempo). Em outras palavras, a somação temporal consiste simplesmente na adição de sinais que chegam em momentos diferentes; esses sinais são aditivos, pois resultam em maior número de canais iônicos abertos; portanto, ocorre maior fluxo de íons positivos para o interior da célula. O número de PEPS requerido para levar o neurônio pós-sináptico ao limiar é variável. Entretanto, foi estimado que a adição de até 50 PEPS poderia ser necessária à produção de um potencial de ação em alguns neurônios. Independentemente de quantos PEPS são necessários, um meio pelo qual um potencial de ação pode ser gerado é via excitação rápida e repetitiva a partir de um único neurônio pré-sináptico excitatório (i.e., somação temporal).

Uma segunda forma de alcançar um potencial de ação na membrana pós-sináptica é pela somação de PEPS a partir da chegada de vários impulsos pré-sinápticos (i.e., vários axônios distintos), conhecida como somação espacial. Na **somação espacial**, PEPS concomitantes chegam a um neurônio pós-sináptico vindos de numerosas estimulações excitatórias diferentes. Assim como na somação temporal, a chegada simultânea de até 50 PEPS na membrana pós-sináptica pode ser necessária à produção de um potencial de ação.[5]

Um neurotransmissor comum, que também é o transmissor encontrado na junção nervo/músculo, é a acetilcolina. Ao ser liberada no interior da fenda sináptica, a acetilcolina se liga aos receptores localizados na membrana pós-sináptica e abre os "canais" que permitem a entrada de sódio no nervo ou na célula muscular. Como discutido anteriormente, quando uma quantidade suficiente de sódio entra na membrana pós-sináptica de um neurônio ou músculo, ocorre despolarização. Para prevenir a despolarização crônica do neurônio pós-sináptico, o neurotransmissor deve ser quebrado em moléculas menos ativas por enzimas presentes na fenda sináptica. No caso da acetilcolina, a enzima degradadora é chamada de acetilcolinesterase. Essa enzima quebra a acetilcolina em acetil e colina, removendo assim o estímulo para despolarização.[15] Após a quebra do neurotransmissor, a membrana pós-sináptica repolariza e é preparada para receber neurotransmissores adicionais e gerar um novo potencial de ação. Observa-se que nem todos os neurotransmissores são excitatórios. De fato, alguns neurotransmissores exercem o efeito exatamente oposto ao dos neurotransmissores excitatórios.[5] Esses transmissores inibitórios causam hiperpolarização (negatividade aumentada) da membrana pós-sináptica. Essa hiperpolarização da membrana é denominada **potencial inibitório pós-sináptico (PIPS)**. Como resultado final de um PIPS, o neurônio desenvolve um potencial de repouso da membrana mais negativo, é empurrado para mais longe do limiar e, desta forma, resiste à despolarização. Em geral, o fato de um neurônio atingir ou não um limiar independe da proporção entre o número de PEPS e PIPS. Exemplificando, um neurônio que é simultaneamente bombardeado por um mesmo número de PEPS e PIPS não alcançará o limiar nem gerará um potencial de ação. Por outro lado, se os PEPS superarem numericamente os PIPS, o neurônio é movido rumo ao limiar e um potencial de ação pode ser gerado.

Em resumo

- As células nervosas são denominadas neurônios e estão anatomicamente divididas em três partes: (1) corpo celular, (2) dendritos e (3) axônio. Os axônios geralmente são cobertos pelas células de Schwann, entre as quais existem hiatos chamados nodos de Ranvier.
- Os neurônios são células especializadas que respondem a alterações físicas ou bioquímicas em seu ambiente. Em repouso, os neurônios apresentam carga negativa em seu interior, em relação à carga elétrica existente no lado externo. Essa diferença de carga elétrica é denominada potencial de repouso da membrana.
- Um neurônio "dispara" quando um estímulo altera a permeabilidade da membrana e permite a entrada de sódio em alta velocidade, com consequente despolarização da célula. Quando a despolarização atinge o limiar, um potencial de ação ou impulso nervoso é iniciado. A repolarização ocorre imediatamente após a despolarização, por conta de um aumento da permeabilidade da membrana ao potássio e da diminuição da permeabilidade ao sódio.
- Os neurônios comunicam-se uns com os outros em junções denominadas sinapses. A transmissão sináptica ocorre quando quantidades suficientes de um neurotransmissor específico são liberadas pelo neurônio pré-sináptico. Uma vez liberado, o neurotransmissor se liga a um receptor localizado na membrana pós-sináptica e faz com que os canais iônicos se abram.
- Os neurotransmissores podem ser excitatórios ou inibitórios. Um transmissor excitatório aumenta a permeabilidade neuronal ao sódio e resulta em potenciais pós-sinápticos excitatórios (PEPS). Os neurotransmissores inibitórios fazem o neurônio se tornar mais negativo (hiperpolarizado). Essa hiperpolarização da membrana é chamada de potencial pós-sináptico inibitório (PIPS).

Informação sensorial e reflexos

O SNC é constantemente bombardeado por mensagens oriundas dos receptores existentes em todo o corpo, contendo informações sobre as alterações ocorridas nos ambientes interno e externo. Esses receptores são órgãos dos sentidos que modificam as formas de energia existentes no "mundo real" e as transformam na energia dos impulsos nervosos que, por sua vez, é conduzida até o SNC pelos neurônios sensoriais. Uma discussão completa sobre os órgãos dos sentidos foge ao escopo deste capítulo, por isso nossa discussão se limitará aos receptores responsáveis pela percepção espacial. Os receptores que fornecem informação ao SNC acerca da posição do corpo são chamados **proprioceptores**, ou receptores cinestésicos, e incluem os fusos musculares, órgãos tendinosos de Golgi e receptores articulares.

Proprioceptores articulares

O termo **cinestesia** (também conhecido como sentido cinestésico) significa o reconhecimento consciente da posição das partes do corpo entre si, bem como o reconhecimento da velocidade do membro-movimento.[39,40,49,59,60] Esse sentido de posição corporal é importante tanto para a execução das atividades cotidianas (p. ex., descer escadas) como para as habilidades atléticas. Na verdade, é essencial que a pessoa tenha um sentido aguçado de sua posição corporal para que possa executar habilidades complexas, como os movimentos envolvidos na ginástica, no mergulho e no basquete. Na verdade, supõe-se que diferenças individuais existentes no sentido cinestésico provavelmente tenham papel importante na definição das diferenças no desempenho esportivo entre atletas que competem em esportes (p. ex., ginástica, mergulho) e que dependem de um sentido cinestésico muito apurado para serem bem-sucedidos. A seguir, discutiremos sucintamente os três principais dispositivos sensoriais envolvidos na propriocepção.

Existem três tipos principais de proprioceptores articulares: (1) terminações nervosas livres, (2) receptores do tipo Golgi e (3) corpúsculos de Pacini. Desses, as terminações nervosas livres são as mais abundantes, sendo sensíveis ao toque e à pressão. Esses receptores são fortemente estimulados no início do movimento; primeiramente os receptores sofrem uma adaptação (i.e., tornam-se menos sensíveis aos estímulos) discreta, mas em seguida transmitem um sinal estável até o movimento ser concluído.[7,1832,41,59] Um segundo tipo de receptor de posição – os receptores do tipo Golgi (que não devem ser confundidos com os órgãos tendinosos de Golgi encontrados nos tendões musculares) –, é encontrado nos ligamentos situados ao redor das articulações. Tais receptores não são tão abundantes quanto as terminações nervosas livres, mas trabalham de modo semelhante. Os corpúsculos de Pacini são encontrados nos tecidos localizados em torno das articulações e se adaptam rápido, após a iniciação do movimento. Essa adaptação rápida provavelmente ajuda a detectar a taxa de rotação articular.[32] Em resumo, os receptores articulares atuam juntos para proporcionar um meio consciente de reconhecimento da orientação das partes do corpo, bem como um *feedback* sobre as taxas de movimento dos membros.

Proprioceptores musculares

O músculo esquelético contém vários tipos de receptores sensoriais. Esses incluem os fusos musculares e órgãos tendinosos de Golgi.[31,41,61] Coletivamente, esses receptores sensoriais são frequentemente denominados mecanorreceptores musculares, por serem sensíveis a alterações mecânicas (pressão/comprimento) no músculo. O leitor deve ter em mente que esses mecanorreceptores enviam não só informações aos centros cerebrais superiores sobre padrões motores, mas também informações neurais aferentes aos centros de controle cardiovascular e respiratório; essas informações são usadas na regulação da resposta cardiovascular e respiratória ao exercício físico. Este tópico será discutido com mais detalhes nos Capítulos 9 e 10, respectivamente.

Para controlar adequadamente os movimentos da musculatura esquelética, o sistema nervoso deve receber *feedback* sensorial contínuo dos músculos em contração. Esse *feedback* sensorial inclui (1) informações sobre a tensão desenvolvida por um músculo e (2) um cálculo do comprimento do músculo. Os órgãos tendinosos de Golgi fornecem ao SNC *feedback* sobre a tensão desenvolvida pelo músculo, enquanto o fuso muscular fornece informação sensorial referente ao comprimento relativo do músculo.[8,41,61] A seguir, será discutido cada órgão sensorial.

Fuso muscular. Conforme dito, o **fuso muscular** atua como detector de comprimento. Os fusos musculares são encontrados em grandes números na maioria dos músculos locomotores humanos.[61] Os músculos que requerem o grau mais fino de controle, como os músculos da mão, possuem a maior densidade de fusos. Em contraste, os músculos responsáveis pelos movimentos grosseiros (p. ex., quadríceps) contêm relativamente poucos fusos.

O fuso muscular é composto por várias células musculares delgadas (denominadas fibras intrafusais) circundadas por uma bainha de tecido conjuntivo. Assim como as fibras musculares esqueléticas normais (chamadas fibras extrafusais), os fusos musculares se inserem no tecido conjuntivo localizado no interior do músculo. Dessa forma, os fusos musculares seguem paralelamente às fibras musculares (ver Fig. 7.13).

Os fusos musculares contêm dois tipos de terminações nervosas sensoriais. As terminações primárias respondem às alterações dinâmicas no comprimento muscular. O segundo tipo de terminação sensorial, denominado terminação secundária, não responde às alterações rápidas do comprimento muscular, mas fornece continuamente ao SNC informações referentes ao comprimento muscular estático.

Em adição aos neurônios sensoriais, os fusos musculares são inervados por motoneurônios gama, que estimulam as fibras intrafusais a se contraírem simultaneamente ao longo das fibras extrafusais. A estimulação dos motoneurônios gama faz a região central das fibras intrafusais encurtar e isso serve para entesar o fuso. A necessidade de contração das fibras intrafusais pode ser explicada da seguinte forma: quando os músculos esqueléticos são encurtados pela estimulação do motoneurônio, os fusos musculares são passivamente encurtados com as fibras de músculo esquelético. Se as fibras intrafusais não fizerem a devida compensação, o encurtamento resulta no "afrouxamento" do fuso e na diminuição de sua sensibilidade. Com isso, a função das fibras como detectores de comprimento seria comprometida.

Os fusos musculares são responsáveis pela observação de que o rápido estiramento dos músculos esqueléticos resulta em contração reflexa. Isso é chamado de reflexo do estiramento ou reflexo miotático. Tal reflexo está presente em todos os músculos, contudo, mais notavelmente nos músculos extensores dos membros. O chamado reflexo da percussão do joelho (i.e., reflexo patelar) costuma ser avaliado pelo médico com golpes leves sobre o tendão patelar, usando um martelo de borracha. O golpe do martelo estira todo o músculo e, assim, "excita" as terminações nervosas primárias localizadas nos fusos musculares. O impulso neural oriundo dos fusos musculares faz sinapse ao nível da medula espinal com um motoneurônio que, então, estimula as fibras extrafusais do músculo extensor, resultando em contração isotônica.

A função do fuso muscular é auxiliar na regulação do movimento e manter a postura. Para tanto, o fuso muscular conta com a capacidade de detectar e promover uma respos-

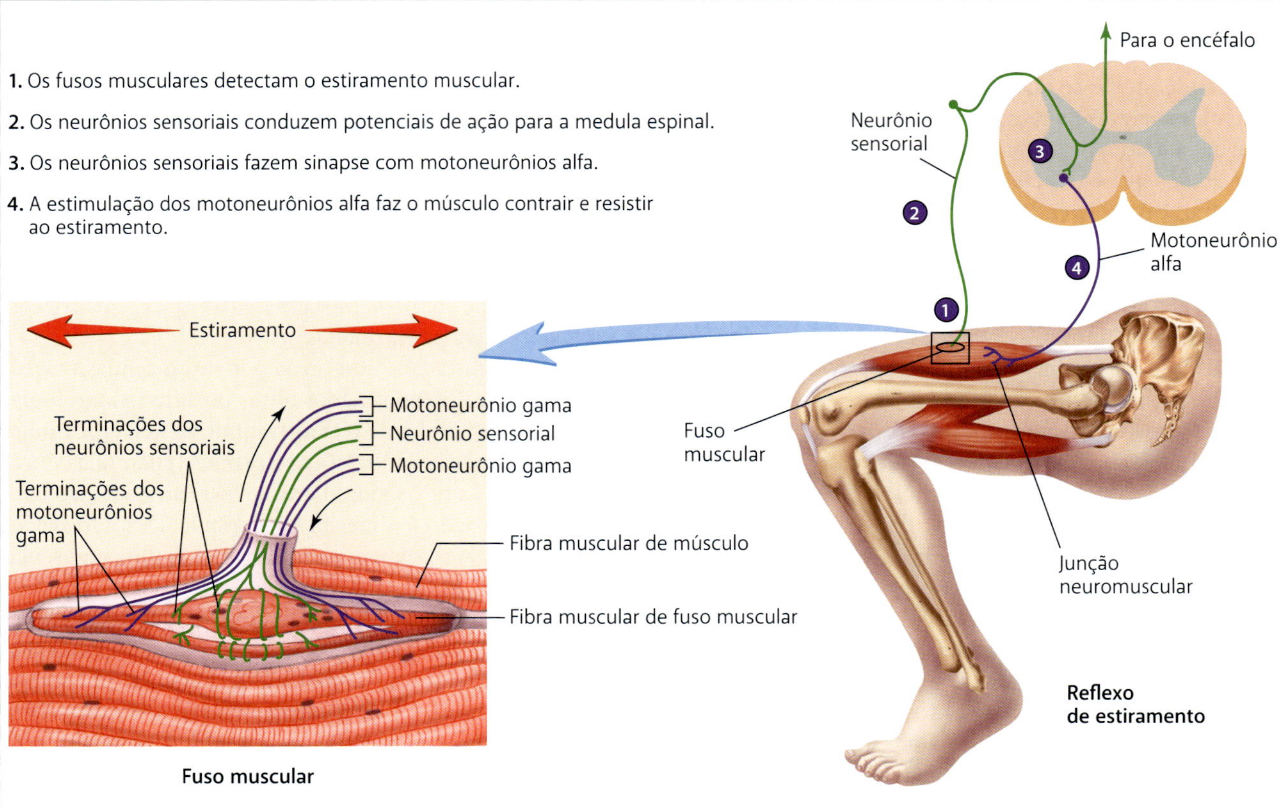

Figura 7.13 Estrutura dos fusos musculares e suas localizações no músculo esquelético.

ta do SNC às alterações do comprimento das fibras de músculo esquelético. O exemplo prático a seguir mostra como o fuso muscular auxilia no controle do movimento. Suponha-se que um estudante esteja segurando um livro na frente dele, com o braço estendido. Esse tipo de carga impõe um estiramento tônico sobre o fuso muscular, que informa ao SNC o comprimento final das fibras musculares extrafusais. Se um segundo livro fosse repentinamente colocado sobre o primeiro, os músculos seriam estirados de repente (o braço cairia) e uma explosão de impulsos oriundos do fuso muscular alertaria o SNC da mudança de comprimento do músculo decorrente da carga aumentada. O reflexo consequente recrutaria unidades motoras adicionais para erguer o braço e trazê-lo de volta à posição original. Em geral, esse tipo de ação reflexa resulta em uma compensação excessiva, ou seja, mais unidades motoras são recrutadas do que o necessário para trazer o braço de volta à posição original. Entretanto, logo após a supercompensação do movimento, um ajuste adicional ocorre rapidamente e o braço volta depressa à posição original.

Órgãos tendinosos de Golgi. Os **órgãos tendinosos de Golgi (OTG)** monitoram continuamente a tensão produzida pela contração muscular. Os OTG estão localizados no interior do tendão e, portanto, em série com as fibras extrafusais (Fig. 7.14). Essencialmente, os OTG atuam como "dispositivos de segurança" que ajudam a prevenir forças excessivas durante a contração muscular. Quando ativados, os OTG enviam informação à medula espinal por meio dos neurônios sensoriais que, por sua vez, excitam os neurônios inibitórios (i.e., enviam PIPS). O reflexo inibitório evita que os neurônios motores disparem, diminui a produção de força muscular e, assim, protege o músculo contra lesões induzidas por contração. Esse processo é representado na Figura 7.14.

Aparentemente, é possível que os OTG exerçam um papel importante no desempenho das atividades que envolvem força. A quantidade de força que pode ser produzida por um grupo muscular, por exemplo, pode depender da capacidade do indivíduo de contrapor voluntariamente a inibição do OTG. Parece ser possível que as influências inibitórias do OTG sejam gradualmente diminuídas em resposta ao treino de força,[21,77] o que permitiria a um indivíduo produzir uma quantidade maior de força muscular e, em muitos casos, melhorar o desempenho no esporte.

Por fim, o OTG também é responsável por um reflexo conhecido como reflexo de estiramento inverso (também denominado reflexo miotático invertido). Como o nome indica, o reflexo de estiramento inverso é o oposto do reflexo de estiramento e resulta em uma tensão muscular diminuída pela inibição OTG-mediada dos neurônios motores localizados na medula espinal que suprem o músculo. O modo como o reflexo do estiramento inverso atua é explicado adiante. Uma contração vigorosa de um grupo muscular ativa o OTG. O OTG responde enviando uma mensagem à medula espinal para inibir os disparos do motoneurônio e reduzir a quantidade de força gerada pelo músculo. Curiosamente, o estiramento passivo de um músculo também ativa o OTG e resulta no relaxamento do músculo estirado.

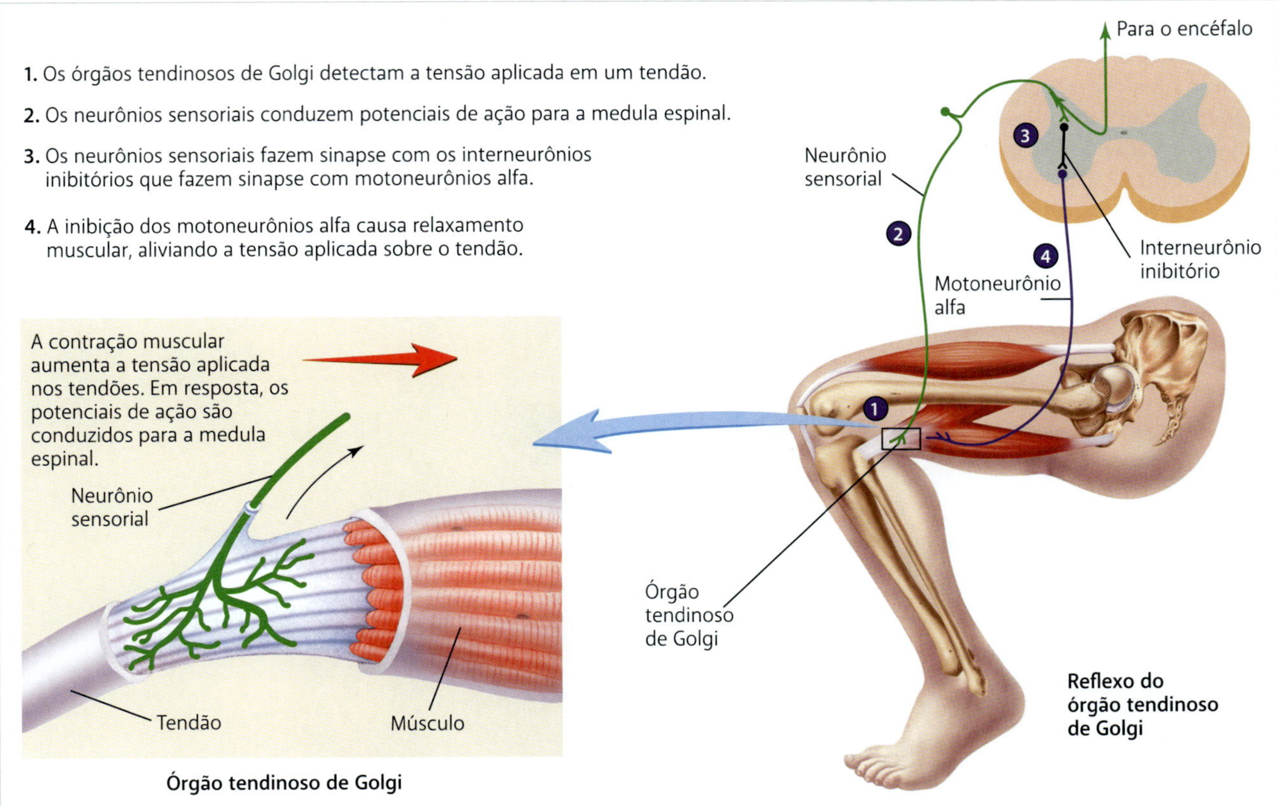

Figura 7.14 Órgão tendinoso de Golgi. Essa estrutura está localizada em série com o músculo e serve de "monitor de tensão" que atua como dispositivo protetor para o músculo. Ver os detalhes no texto.

Em resumo

- Os proprioceptores são receptores de posição localizados em cápsulas articulares, ligamentos e músculos. Os três tipos de receptores mais abundantes nas articulações e ligamentos são as terminações nervosas livres, receptores do tipo Golgi e corpúsculos de Pacini. Esses receptores proporcionam ao corpo uma forma consciente de reconhecer a orientação das partes do corpo, além de um *feedback* sobre as velocidades do movimento dos membros.
- O fuso muscular atua como detector de comprimento no músculo.
- Os OTG monitoram continuamente a tensão desenvolvida durante a contração muscular. Em essência, os OTG atuam como dispositivos de segurança que ajudam a prevenir a força excessiva durante as contrações musculares.
- Coletivamente, os proprioceptores proporcionam informações importantes para o SNC sobre a posição do corpo e a velocidade dos movimentos dos membros, fator essencial para o sucesso no desempenho das habilidades esportivas complexas.

Quimioceptores musculares

Além dos proprioceptores, os músculos esqueléticos contêm quimioceptores que respondem a alterações bioquímicas ocorridas na musculatura.[29,31,42] Especificamente, esses receptores são um tipo de terminação nervosa livre e são sensíveis às alterações que ocorrem no ambiente bioquímico ao redor do músculo. Quando estimulados pelas mudanças nas concentrações dos íons hidrogênio (ou seja, mudanças no pH), dióxido de carbono e potássio ao redor do músculo, esses receptores enviam informações para o SNC por meio de fibras nervosas classificadas como fibras do grupo III (mielínicas) e do grupo IV (não mielínicas). O papel fisiológico dos quimioceptores musculares consiste em informar ao SNC a taxa metabólica de atividade muscular (i.e., a intensidade com a qual o músculo está trabalhando). Essa informação é importante para a regulação das respostas cardiovascular e pulmonar ao exercício,[6,31,42] e será discutida nos Capítulos 9 e 10.

Em resumo

- Os quimioceptores musculares são sensíveis às alterações bioquímicas em torno das fibras musculares.
- Quando estimulados, os quimioceptores musculares enviam informações de volta para o SNC sobre a taxa metabólica da atividade muscular e essas mensagens são importantes na regulação das respostas cardiovascular e pulmonar ao exercício.

Função motora somática e neurônios motores

O termo *somático* refere-se às regiões externas (i.e., não viscerais) do corpo. A porção motora somática do sistema nervoso periférico (SNP) é responsável pelo transporte das mensagens neurais da medula espinal até as fibras de músculo esquelético. Essas mensagens neurais são os sinais que determinam a ocorrência da contração muscular. A contração muscular será discutida em detalhes no Capítulo 8.

A organização do sistema nervoso motor somático é ilustrada na Figura 7.15. O neurônio somático que inerva as fibras de músculo esquelético é denominado **motoneurônio** (também chamado de motoneurônio alfa). Nota-se que o corpo celular dos neurônios está localizado no interior da medula espinal (Fig. 7.15). O axônio do motoneurônio sai da medula espinal como nervo espinal e se estende para o músculo que deve inervar. Depois de chegar ao músculo, o axônio se divide em ramos colaterais. Cada ramo colateral inerva uma única fibra muscular. Cada motoneurônio e todas as fibras musculares por ele inervadas formam a chamada **unidade motora**.

Quando um único motoneurônio é ativado, todas as fibras musculares por ele inervadas são estimuladas a se contrair. Entretanto, é importante notar que o número de fibras musculares inervadas por um motoneurônio não é cons-

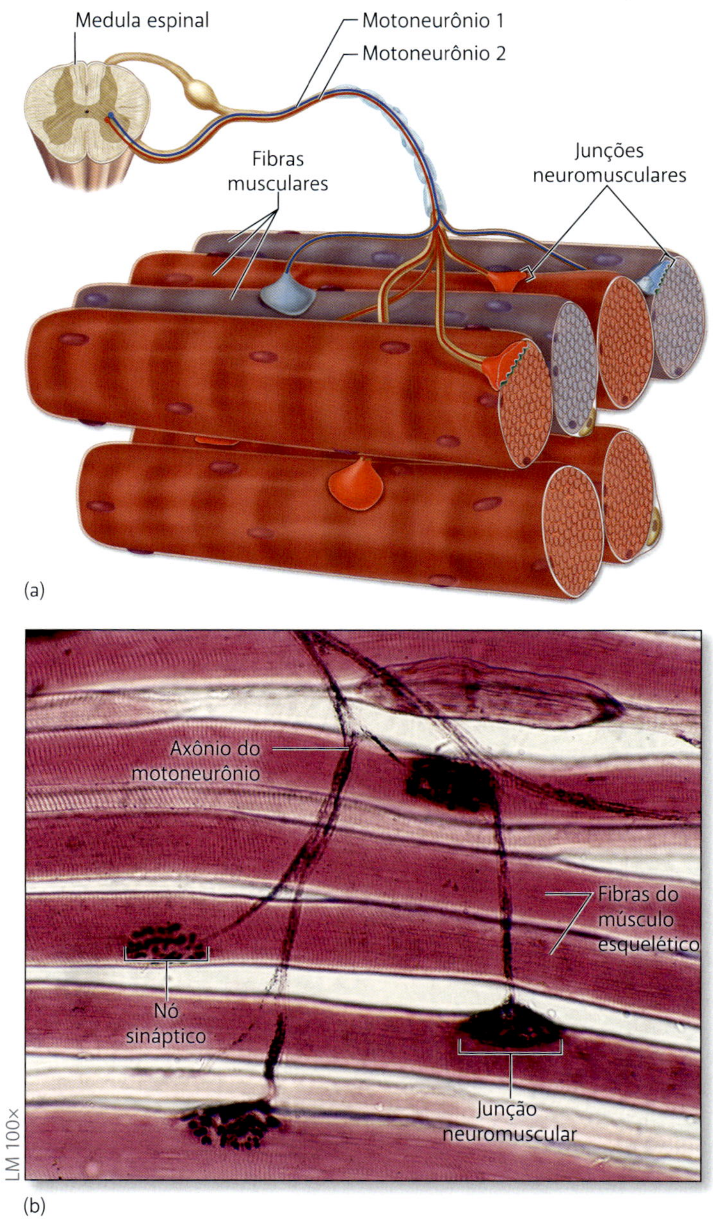

Figura 7.15 Uma unidade motora é definida como um motoneurônio e todas as fibras musculares por ele inervadas. A parte (*a*) (acima) desta figura ilustra uma unidade motora. A parte (*b*) (abaixo) desta figura é uma imagem de microscopia óptica exibindo a porção terminal de um axônio de motoneurônio e as fibras do músculo esquelético no interior da unidade motora.
(*b*) Dr. Thomas Caceci.

tante e varia de um músculo para outro. O número de fibras musculares inervadas por um único motoneurônio é denominado razão de inervação (i.e., número de fibras musculares/motoneurônio). Nos grupos musculares que requerem controle motor fino, a razão de inervação é baixa. Exemplificando, a razão de inervação dos músculos extraoculares (i.e., músculos que regulam o movimento ocular) é igual a 23/1. Em contraste, as razões de inervação dos músculos amplos não envolvidos no controle motor fino (p. ex., músculos da perna) pode variar de 1.000/1 a 2.000/1.

Uma das formas pelas quais o SNC pode aumentar a força de contração muscular é aumentando o número de unidades motoras recrutadas. O termo *recrutamento de unidade motora* refere-se à ativação progressiva de um número crescente de motoneurônios. O recrutamento de unidades motoras adicionais ativa mais fibras musculares e, por conseguinte, aumenta a força de contração de um músculo voluntário. Em geral, as unidades motoras são recrutadas de maneira ordenada, em função de seus tamanhos. Quando um músculo inicialmente é ativado para erguer uma carga leve, por exemplo, as primeiras unidades motoras a dispararem são pequenas. Isso resulta em uma quantidade limitada de geração de força. No entanto, quando mais força é requerida (i.e., quando se ergue uma carga pesada), há aumento progressivo do recrutamento de mais motoneurônios maiores para aumentar a produção de força muscular. Esse recrutamento ordenado e sequencial de unidades motoras maiores é chamado **princípio do tamanho**.[44] Para detalhes adicionais sobre o princípio do tamanho, ver o Quadro "Uma visão mais detalhada 7.1". Informações sobre o cientista que descobriu esse importante princípio de neurofisiologia são encontradas no Quadro "Um olhar no passado – nomes importantes na ciência".

Em resumo

- A parte motora somática do SNP é responsável pelo transporte das mensagens neurais da medula espinal até as fibras de músculo esquelético.
- Um motoneurônio e todas as fibras musculares por ele inervadas formam a chamada unidade motora.
- O número de fibras musculares inervadas por um único motoneurônio é denominado razão de inervação (i.e., número de fibras musculares/motoneurônio).
- O princípio do tamanho é definido como o recrutamento progressivo de unidades motoras, começando pelos menores motoneurônios e progredindo para motoneurônios cada vez maiores.
- Recrutar primeiro os motoneurônios menores que inervam fibras musculares lentas (i.e., altamente oxidativas) ajuda a retardar a fadiga muscular quando não é necessária uma produção elevada de força para realizar o exercício.

Aparelho vestibular e equilíbrio

Antes de iniciar uma discussão sobre o modo como o encéfalo controla as funções motoras, é importante avaliar como o corpo mantém o equilíbrio. O **aparelho vestibular**, um órgão localizado na orelha interna, é responsável pela manutenção geral do equilíbrio. Embora uma discussão detalhada acerca da anatomia do aparelho vestibular não seja apresentada aqui, uma breve discussão sobre a função do aparelho vestibular se faz apropriada. Os receptores contidos no aparelho vestibular são sensíveis a qualquer tipo de mudança na direção do movimento ou posição da cabeça.[5,28,59] O movimento da cabeça excita esses receptores, e impulsos nervosos são enviados ao SNC comunicando uma mudança de posição. Especificamente, os receptores fornecem informação sobre as acelerações linear e angular da cabeça. Tal mecanismo permite que se tenha uma sensação de aceleração ou desaceleração correndo ou andando de carro. Em adição, uma sensação de aceleração angular nos ajuda a manter o equilíbrio ao virarmos ou rotacionarmos a cabeça (p. ex., durante a ginástica ou mergulho).

As vias neurais envolvidas no controle do equilíbrio são destacadas na Figura 7.16. Qualquer movimento de cabeça resulta na estimulação dos receptores localizados no aparelho vestibular, com consequente transmissão de informação neural ao cerebelo e núcleos vestibulares localizados no tronco encefálico. Em adição, os núcleos vestibulares retransmitem uma mensagem ao centro oculomotor (que controla o movimento ocular) e aos neurônios localizados na medula espinal responsáveis pelo controle dos movimentos da cabeça e dos membros. Assim, o aparelho vestibular controla o movimento da cabeça e dos olhos durante a atividade física, o que serve para manter o equilíbrio e a perseguição visual dos eventos associados ao movimento. Em resumo, o aparelho vestibular é sensível à posição da cabeça no espaço e às mudanças súbitas de direção do movimento corporal. Sua função principal consiste em manter o equilíbrio e preservar um plano constante de posição da cabeça. A falha do aparelho vestibular em funcionar corretamente impediria o desempenho acurado em qualquer tarefa atlética que exija movimentação da cabeça. Como a maioria dos eventos esportivos requer ao menos alguns movimentos da cabeça, a importância do aparelho vestibular é evidente.

Em resumo

- O aparelho vestibular é responsável pela manutenção geral do equilíbrio e está localizado dentro da orelha interna. Especificamente, esses receptores fornecem informação sobre as acelerações linear e angular.

Uma visão mais detalhada 7.1

Recrutamento da unidade motora e princípio do tamanho

Como introduzido no texto, o recrutamento da unidade motora consiste na ativação progressiva de um número crescente de fibras musculares, via recrutamentos sucessivos de unidades motoras adicionais. Deve-se lembrar de que uma unidade motora consiste em um motoneurônio e todas as fibras musculares por ele ativadas. Todos os músculos do corpo contêm muitas unidades motoras, e as fibras pertencentes a uma unidade motora estão espalhadas ao longo de todo músculo. Quando uma única unidade motora é ativada, todas as fibras musculares inervadas pelos motoneurônios são estimuladas a se contraírem. A ativação de uma única unidade motora resulta em uma contração muscular fraca (i.e., produção de força limitada). Para aumentar a produção de força muscular, mais unidades motoras devem ser recrutadas. Esse processo de recrutamento de unidade motora ocorre de maneira ordenada, começando pelos motoneurônios menores e eventualmente ativando motoneurônios cada vez maiores.[44] Esse conceito foi desenvolvido por Elwood Henneman e é conhecido como **princípio do tamanho**.

Henneman propôs que o mecanismo responsável pelo princípio do tamanho implicava os menores neurônios motores como tendo uma área de superfície menor e produzindo um PEPS maior, que poderia atingir o limiar mais cedo, com consequente geração de um potencial de ação. Além disso, ele previu que os motoneurônios maiores (com área de superfície maior) produziriam PEPS menores. Portanto, estes motoneurônios poderiam ter mais dificuldade para despolarizar e alcançar um potencial de ação.

Conjuntamente, o princípio do tamanho prediz que o recrutamento da unidade motora ocorrerá em ordem crescente de tamanho, com os motoneurônios menores disparando primeiro, seguidos dos motoneurônios progressivamente maiores.

Para melhor entender como o princípio do tamanho atua, serão discutidos os três tipos principais de unidades motoras existentes no corpo:

1. Tipo S (lenta) – Esses motoneurônios pequenos inervam fibras musculares lentas e altamente oxidativas. Essas fibras são chamadas de fibras musculares de tipo I. As fibras musculares são discutidas em mais detalhes no Capítulo 8.
2. Tipo FR (rápida, resistente à fadiga) – Esses motoneurônios maiores inervam as fibras musculares "intermediárias" (chamadas fibras de tipo IIa).
3. Tipo FF (rápida, fatigável) – Esses são os maiores motoneurônios e inervam as fibras musculares "rápidas" (denominadas fibras de tipo IIx).

Um teste de exercício incremental é um bom exemplo para ilustrar como o princípio do tamanho atua durante o exercício. Como visto no Capítulo 4, um teste de exercício incremental consiste em numerosos estágios com duração de 1-3 minutos/estágio. O teste começa a uma baixa frequência de trabalho e, a cada estágio progressivo, a taxa de trabalho aumenta até o indivíduo se tornar incapaz de manter o débito de potência desejado. Assim, durante o primeiro estágio de um teste de exercício graduado, apenas um baixo nível de produção de força muscular é requerido. Dessa forma, você recrutaria apenas as unidades motoras de tipo S (lentas). O recrutamento inicial dos motoneurônios menores que inervam fibras musculares lentas (i.e., altamente oxidativas) ajuda a retardar a fadiga quando não é necessária uma elevada produção de força para a execução do exercício. No entanto, conforme o teste avança, você terá que produzir mais força muscular e, portanto, recrutará cada vez mais unidades motoras de tipo S, eventualmente progredindo para o recrutamento de unidades motoras do tipo FR. À medida que o teste de exercício se torna mais difícil, qualquer incremento subsequente na produção de força muscular viria do recrutamento de unidades motoras do tipo FF.

Uma questão antiga na fisiologia do exercício é: "Existem exceções ao princípio do tamanho durante exercícios físicos muito intensos e de curta duração (i.e., de alta intensidade)?". Por exemplo, durante eventos esportivos em alta velocidade/grande potência (p. ex., levantamento de peso olímpico, arremessos de beisebol ou corrida de 100 m), as unidades motoras rápidas são as primeiras a serem recrutadas para a realização de um movimento mais rápido? Teoricamente, o recrutamento de unidades motoras rápidas poderia ser obtido primeiramente pela inibição da ativação de unidades motoras lentas; a inibição dessas unidades permitiria o recrutamento inicial das unidades motoras rápidas, resultando em maior rapidez no encurtamento das fibras musculares. Atualmente, a questão sobre a existência ou não de exceções ao princípio do tamanho durante exercícios de curta duração e alta intensidade continua controversa. Mas vários estudos descrevem situações em que o padrão de recrutamento das unidades motoras pode ser revertido, com recrutamento preferencial de unidades motoras rápidas durante a prática de exercícios de alta intensidade. Ver Wakeling et al. (2012) nas "Sugestões de leitura" para um exemplo de um estudo sugestivo de possíveis exceções ao princípio do tamanho, indicando que unidades motoras mais rápidas podem ser preferencialmente recrutadas durante exercícios físicos de alta intensidade.

O princípio do tamanho e seu papel na produção de força muscular durante o exercício serão retomados nos Capítulos 8 e 19.

Um olhar no passado – nomes importantes na ciência

Elwood Henneman descobriu o princípio do tamanho no recrutamento do motoneurônio

Elwood Henneman (1915-1995) foi um cientista norte-americano que se interessou em entender o modo como o sistema nervoso controla as ações da musculatura esquelética. O dr. Henneman concluiu sua graduação em medicina na McGill University e, após um treinamento de pós-dourado no Hospital Johns Hopkins, tornou-se membro do corpo docente em Harvard.

Embora a pesquisa do dr. Henneman tenha ampliado o conhecimento sobre muitos aspectos do sistema nervoso, uma de suas descobertas mais importantes foi o fato de a suscetibilidade de um motoneurônio ao "disparo" depender de seu tamanho. Ou seja, os motoneurônios menores são mais facilmente excitados, enquanto os motoneurônios maiores são menos suscetíveis à excitação. Essa descoberta importante é referida como *princípio do tamanho* (também conhecido como *princípio do tamanho de Henneman*) e está discutida no Quadro "Uma visão mais detalhada 7.1".

O interesse científico do dr. Henneman pelos músculos esqueléticos desenvolveu-se a partir de sua busca vitalícia pelos esportes e pela atividade física. Nos tempos de estudante universitário, ele era um astro da equipe de tênis de Harvard. O dr. Henneman também era um excelente esquiador e se manteve fisicamente ativo ao longo de toda a sua vida. De fato, Henneman acreditava que seu alto grau de condicionamento físico lhe permitiu sobreviver a uma série de cirurgias importantes, incluindo a instalação de uma valva aórtica artificial, uma cirurgia de desvio coronariano e um aneurisma aórtico (i.e., ruptura na aorta). Essa última operação foi descrita como "pitoresca", pois o aneurisma ocorreu enquanto o dr. Henneman apresentava uma palestra aos estudantes de medicina de Harvard. Ele mesmo autodiagnosticou o problema enquanto estava atrás do pódio de palestrantes e solicitou a um estudante que estava na primeira fila para telefonar para o hospital e avisar ao departamento cirúrgico que o professor Henneman chegaria à sala de emergência com um aneurisma aórtico. Embora, dessa vez, ele tenha escapado por pouco, o dr. Hanneman sobreviveu à cirurgia e permaneceu ativo na ciência até sua morte.

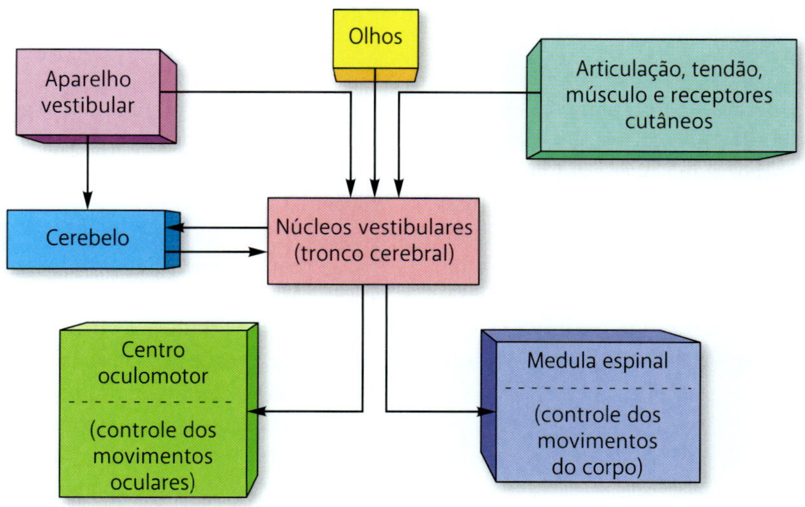

Figura 7.16 Papel do aparelho vestibular na manutenção do equilíbrio e da estabilidade.

Funções encefálicas de controle motor

O encéfalo pode ser convenientemente subdividido em três partes principais: cérebro, cerebelo e tronco encefálico. A Figura 7.17 mostra a relação anatômica existente entre esses componentes. Cada uma dessas estruturas faz contribuições importantes para a regulação do movimento. Os próximos parágrafos destacarão o papel do encéfalo na regulação do desempenho das habilidades esportivas.

Cérebro

O **cérebro** consiste na ampla abóbada encefálica, que está dividida nos hemisférios encefálicos direito e esquerdo. A camada mais externa do cérebro é chamada córtex cerebral e é composta por neurônios firmemente arranjados. Embora tenha uma espessura aproximada de apenas 6,35 mm, o córtex contém mais de 8 milhões de neurônios. Ele realiza três funções de comportamento motor muito importantes:[15] (1) organização do movimento complexo, (2) armazenamento das experiências aprendidas, e (3) recepção de informação sensorial. A discussão aqui presente estará limitada ao papel do córtex na organização do movimento. A porção do córtex cerebral mais relacionada ao movimento voluntário é o córtex motor. Embora ele exerça papel significativo no controle motor, parece que sua estimulação a partir das estruturas subcorticais (i.e., cerebelo, etc.) é absolutamente essencial para que o movimento coordenado ocorra.[15,25,68] Assim,

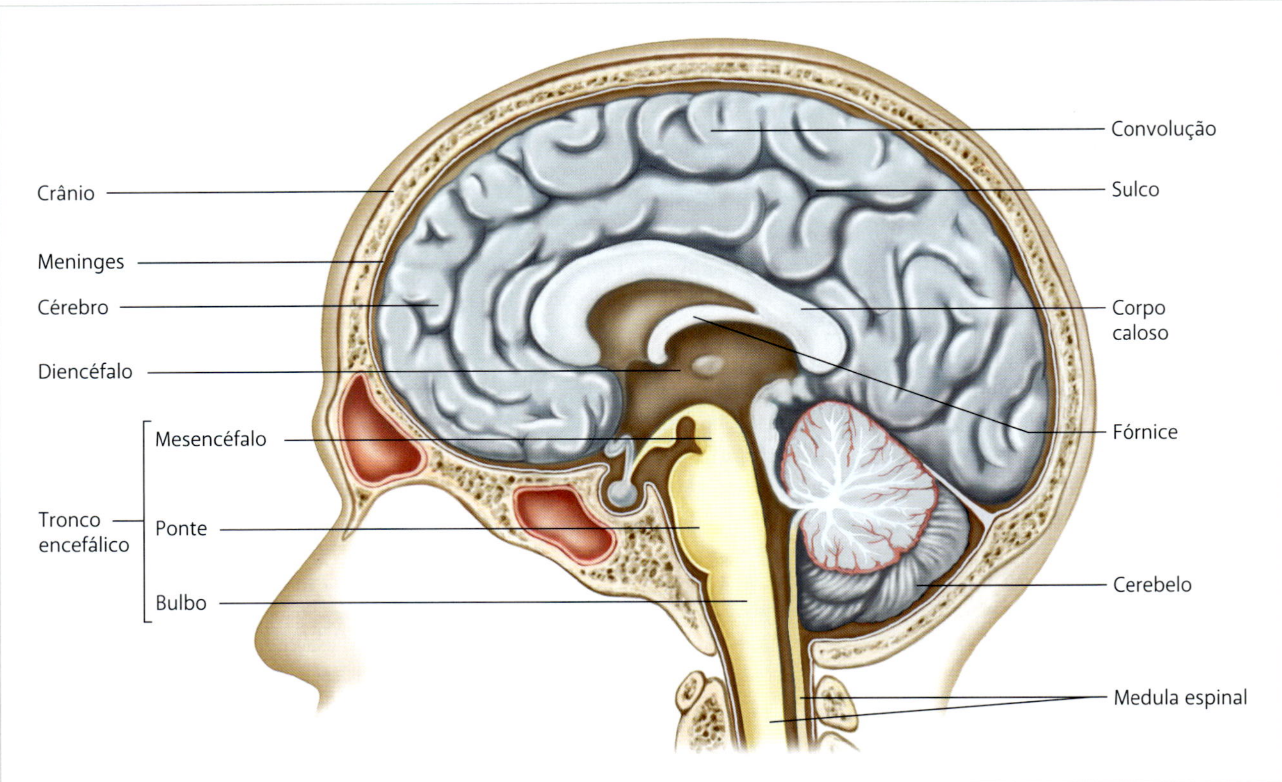

Figura 7.17 Relação anatômica existente entre cérebro, cerebelo e tronco encefálico.

o **córtex motor** pode ser descrito como ponto de retransmissão final, onde os estímulos subcorticais são concentrados. Depois que o córtex motor soma esses estímulos, o plano de movimento final é formulado e os comandos motores são enviados para a medula espinal. Esse "plano de movimento" pode ser modificado por ambos os centros, subcortical e espinal, que supervisionam os detalhes finos do movimento. Consultar o Quadro "Vencendo limites 7.1" para uma discussão sobre o papel que o SNC exerce sobre a fadiga induzida por exercício.

Cerebelo

O **cerebelo** está situado atrás da ponte e da medula (ver Fig. 7.17). Embora o nível atual de conhecimento sobre a função cerebelar seja incompleto, uma parte significativa do papel dessa estrutura no controle do movimento é conhecida. Está claro que o cerebelo exerce papel importante na coordenação e no monitoramento do movimento complexo. Esse trabalho é realizado por meio de conexões que seguem do cerebelo até o córtex motor, tronco encefálico e medula espinal. Evidências sugerem que o principal papel do cerebelo consiste em auxiliar no controle do movimento em reposta ao *feedback* dos proprioceptores.[32,68] Ademais, o cerebelo pode iniciar os movimentos balísticos rápidos por meio de sua conexão com o córtex motor.[5] Os danos cerebelares resultam em controle precário do movimento e tremores musculares que são mais sérios durante o movimento rápido. As lesões na cabeça decorrentes de lesões ligadas a práticas esportivas podem causar danos e disfunção ao cérebro e/ou ao cerebelo. Para uma visão geral sobre concussões relacionadas ao esporte, ver Quadro "Aplicações clínicas 7.2".

Tronco encefálico

O **tronco encefálico** está localizado dentro da base do crânio, logo acima da medula espinal. Consiste em uma série complicada de tratos nervosos e núcleos (agrupamentos de neurônios), sendo responsável por muitas funções metabólicas, controle cardiorrespiratório e alguns reflexos altamente complexos. As principais estruturas do tronco encefálico são bulbo, ponte e mesencéfalo. Em adição, existe uma série de neurônios complexos dispersos por todo o tronco encefálico, que são coletivamente denominados formação reticular. A formação reticular recebe e integra informações oriundas de todas as regiões do SNC, atuando com os centros encefálicos superiores no controle da atividade muscular.[5]

Em geral, os circuitos neuronais existentes no tronco encefálico são considerados responsáveis pelo controle do movimento ocular e do tônus muscular, equilíbrio, sustentação do corpo contra a gravidade e muitos reflexos especiais. Um dos papéis mais importantes do tronco encefálico no controle da locomoção é a manutenção do tônus postural. Ou seja, os centros existentes no tronco encefálico fornecem a atividade nervosa necessária à manutenção da postura vertical normal e, consequentemente, sustentam o corpo contra a gravidade. Está claro que a manutenção da postura vertical requer que o tronco encefálico receba informação de várias modalidades sensoriais (p. ex., receptores vestibulares, baroceptores da pele, visão). Danos a qualquer parte do tron-

Vencendo limites 7.1

A mente suplanta o corpo? A teoria do governador central da fadiga induzida por exercício

Todos que já participaram de uma sessão de treinamento de alta intensidade ou longa duração, já vivenciaram fadiga. Em teoria, a fadiga induzida pelo exercício poderia ser causada por fatores centrais (p. ex., centros encefálicos superiores e/ou motoneurônios) ou por fatores periféricos (fadiga dentro das fibras musculares esqueléticas). Vamos discutir a fadiga central e a fadiga periférica durante o exercício com mais detalhes. Com relação à fadiga periférica, está claro que o exercício prolongado ou intenso pode alterar a homeostasia dentro das fibras musculares contráteis, resultando na redução da produção da força.[56,58] Entretanto, também é possível que a fadiga induzida pelo exercício possa ser o resultado de disfunção do sistema nervoso central (i.e., fadiga central), resultando em um menor débito motor para os músculos esqueléticos em exercício.[50,64,67] Esse tipo de fadiga central poderia ocorrer durante exercício de resistência prolongado em virtude da depleção de neurotransmissores excitatórios no córtex motor. Além disso, pesquisas indicam que, durante a prática de exercícios físicos intensos prolongados, também pode ocorrer fadiga central como resultado do *feedback* aferente do músculo esquelético ao sistema nervoso central, o que, por sua vez, resulta em diminuição na excitabilidade do córtex motor.[71] A depressão da excitabilidade do córtex motor resultaria em diminuição do débito motor e na redução na produção de força muscular (i.e., fadiga).[71] Independentemente do(s) mecanismo(s) responsável(eis) pela fadiga central, alguns investigadores propuseram que os centros encefálicos superiores atuam como um "governador" para controlar a tolerância ao exercício.[47,48] Essa teoria "do governador central" da fadiga propõe que a fadiga induzida pelo exercício é regulada pela ação de um centro de controle central (encéfalo) que regula o desempenho no exercício.[47] Foi proposto que esse tipo de sistema de controle limitaria a ativação muscular durante o exercício ao reduzir o débito motor a partir de centros encefálicos superiores. Uma vantagem presumida da teoria do governador central para a fadiga induzida pelo exercício é que esse sistema protegeria o corpo contra perturbações catastróficas na homeostasia ao promover a fadiga e o término do exercício antes que ocorra dano aos músculos em atividade.

Então, a fadiga induzida pelo exercício é controlada apenas pelo encéfalo, como é previsto pela teoria do governador central? Infelizmente, essa pergunta permanece sem resposta porque é um problema difícil de se estudar. Contudo, a evidência atual sugere que tanto fatores centrais como periféricos podem contribuir para a fadiga induzida pelo exercício e que a contribuição relativa dos fatores centrais ou periféricos pode depender das condições ambientais e do tipo de exercício (ou seja, intensidade e duração) desempenhado para induzir a fadiga.

Portanto, a teoria do "governador central" da fadiga induzida pelo exercício permanece como teoria, e é necessário mais pesquisa no futuro para sustentar ou rejeitar tal conceito.[69] O Capítulo 8 discute com mais detalhes a fadiga muscular. Ver Carroll et al. (2017) nas "Sugestões de leitura" para mais detalhes sobre a fadiga neuromuscular central e periférica durante o exercício.

co encefálico resultam no comprometimento do controle do movimento.[5,13,28]

Em resumo

- O encéfalo pode ser subdividido em três partes: (1) cérebro, (2) cerebelo e (3) tronco encefálico.
- O córtex motor controla a atividade motora com ajuda dos estímulos oriundos das áreas subcorticais.
- Alguns dos esportes com risco elevado de ocorrência de lesão encefálica traumática (i.e., concussões) são: futebol americano, ginástica, hóquei no gelo e boxe.
- A repetição de lesões encefálicas ligadas à prática do esporte está associada a, futuramente, maior risco de doenças neurodegenerativas (p. ex., demência).
- O processo patológico responsável pela demência induzida por lesões encefálicas traumáticas é denominado encefalopatia traumática crônica (ETC).

Funções motoras da medula espinal

Evidências crescentes indicam que a medula espinal contribui para o controle do movimento. Com efeito, há evidências crescentes de que a função motora normal é influenciada pelos reflexos espinais. Especificamente, embora haja necessidade dos sinais originados do córtex motor para a promoção da ativação dos motoneurônios medulares, evidências substanciais revelam que o padrão motor final é influenciado pelos circuitos neurais da medula espinal.[5,25,30,72] Isso ocorre através de redes espinais intrínsecas, conhecidas como geradores de padrão central.

A medula espinal contribui de forma significativa para o controle do movimento, preparando os centros espinais para a realização do movimento desejado. O mecanismo espinal pelo qual um movimento voluntário é traduzido em uma ação muscular apropriada é denominado *sintonização espinal*. A sintonização espinal envolve redes neuronais espinais intrínsecas (i.e., geradores de padrão central) e opera do seguinte modo:[30] os centros encefálicos superiores do sistema motor estão ocupados apenas com os parâmetros gerais do movimento. Os detalhes específicos do movimento são refinados ao nível da medula espinal, via interação entre os neurônios da medula espinal e os centros encefálicos superiores. Em outras palavras, embora o padrão geral do movimento antecipado seja controlado pelos centros motores superiores, o refinamento adicional desse movimento pode ocorrer por meio de uma interação complexa entre os

Aplicações clínicas 7.2

Lesões cerebrais traumáticas ligadas ao esporte e ocorrência de encefalopatia traumática crônica (ETC)

Embora as lesões na cabeça possam ocorrer em muitas atividades, os esportes que apresentam maior risco de lesão na cabeça são futebol americano, ginástica, hóquei no gelo, luta romana e boxe. Outras atividades esportivas que impõem risco significativo de lesão na cabeça incluem corrida de cavalos, corridas de motocicleta e automóvel, artes marciais, futebol e rúgbi.

Um golpe contundente desferido contra a cabeça durante uma prática esportiva (p. ex., uma colisão durante uma partida de futebol americano) pode resultar em uma lesão encefálica traumática (LET), que é classificada pela quantidade de dano causado ao tecido encefálico. Uma das lesões encefálicas mais frequentes no esporte é a concussão. Estima-se que cerca de 3,8 milhões de concussões associadas ao esporte ocorram anualmente, nos Estados Unidos.[23,63] Uma concussão é definida como sendo uma LET complexa resultante da aplicação de uma força traumática sobre a cabeça, pescoço ou corpo.[43] As concussões diferem quanto ao grau de severidade, porém a maioria delas compartilha vários aspectos comuns (ver Tab. 7.1). Deve-se ter em mente que uma concussão nem sempre resulta na perda da consciência. De fato, apenas 10% dos atletas que sofrem concussões relacionadas ao esporte perdem a consciência.[2]

É interessante perceber que, aparentemente, a frequência de concussões é maior entre as meninas do que entre os meninos em um mesmo esporte (p. ex., basquete).[11,23] O motivo dessa diferença é desconhecido, mas alguns especialistas sugerem que há diferenças de sexos biológicos em termos de capacidade de resistir a golpes equivalentes desferidos contra a cabeça e o pescoço.[11,23] Outra possibilidade é a de que, em comparação às mulheres atletas, alguns homens atletas possam relutar em relatar as lesões sofridas na cabeça aos técnicos e pais, por temerem a eliminação das competições atléticas.[23] Se esse for o caso, a incidência das concussões em atletas do sexo masculino pode estar sendo subestimada.[22] Se for esse o caso, a ocorrência de concussões talvez seja a mesma entre os atletas de ambos os sexos.

Quais riscos à saúde estão associados à ocorrência de uma concussão? Em geral, a maioria das concussões resulta em um comprometimento de curta duração da função encefálica, que tipicamente se resolve de modo natural, dentro de alguns dias.[43] Mesmo assim, existem alguns resultados atípicos de concussão que impõem sérios riscos à saúde. Estes riscos significativos à saúde associados a uma concussão incluem:[63] (1) dano encefálico permanente ou morte associados ao edema encefálico tardio, (2) síndrome do segundo impacto, (3) concussão repetida na mesma temporada e (4) futuras consequências de concussões repetidas. Tais riscos associados às concussões são discutidos brevemente a seguir.

Na maioria dos esportes, o risco de dano encefálico permanente ou morte é baixo. Exemplificando, embora o futebol americano seja considerado um esporte de alto risco para lesão na cabeça, estima-se que apenas 1 a cada 20.500 jogadores desenvolva uma lesão aguda que resulta em dano encefálico permanente a cada ano.[63] A síndrome do segundo impacto ocorre quando um atleta que sofreu uma concussão inicial sofre uma segunda lesão na cabeça antes da cura da primeira lesão. Essa síndrome do segundo impacto promove uma congestão vascular encefálica que pode evoluir para edema encefálico e morte. Do mesmo modo, após sofrer uma concussão, o encéfalo fica em estado de vulnerabilidade por um longo período. Por esse motivo, um risco adicional de concussão associada ao esporte é a vulnerabilidade aumentada a uma segunda concussão que ocorra ainda na mesma temporada.[63] Esse risco à saúde associado à concussão costuma ser referido como *concussão repetida na mesma temporada*.

Um último risco à saúde diante de repetidas LET (i.e., concussões) relacionadas ao esporte é o maior risco de ocorrência de distúrbios encefálicos degenerativos causadores de comprometimento das funções mentais em fases tardias da vida (p. ex., demência).[24,63] De fato, evidências indicam que os jogadores de futebol americano profissionais apresentam maior risco de aparecimento de doença de Alzheimer e de outras formas de demência, em comparação à população de não atletas.[20] Além disso, contamos com evidências abundantes de que a exposição a repetidas LET na prática de outros esportes (p. ex., boxe) também está associada a maior risco de ocorrência de doenças neurodegenerativas, inclusive a doença de Parkinson (Fig. 7.18).[24] O processo patológico responsável pela demência induzida por LET é conhecido como encefalopatia traumática crônica (ETC); trata-se de um processo patológico complexo que está associado à morte neuronal, perda de axônios e inflamação crônica intraencefálica.[24] Mais detalhes sobre LET e ETC podem ser encontrados em Mckee et al. (2018) e em Pfister et al. (2015, referências listadas em "Sugestões de leitura".

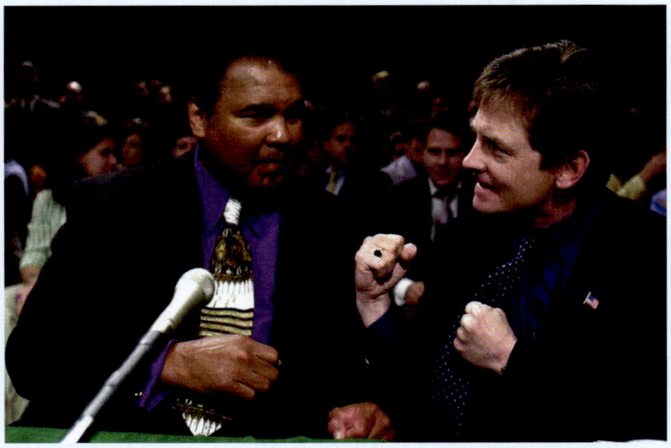

Figura 7.18 O falecido Muhammad Ali (à esquerda) sofria de doença de Parkinson, distúrbio neurodegenerativo provavelmente influenciado por sua carreira como boxeador profissional. Ali foi um ativista importante na conscientização sobre a doença de Parkinson. Na foto, Ali está com o ator Michael J. Fox (à direita), também ativista e portador de doença de Parkinson.
Kenneth Lambert/AP Images

Tabela 7.1 Sinais e sintomas de concussão

Físicos	Cognitivos	Emocionais	Sono
Cefaleia	Dificuldade de recordar	Irritabilidade	Sonolência
Náusea	Dificuldade de concentração	Tristeza	Dormir mais do que o usual
Vômito	Sentir-se mentalmente confuso	Emotividade	Dormir menos do que o usual
Problemas visuais	Resposta lenta a perguntas	Nervosismo	Dificuldade para adormecer

neurônios da medula espinal e os centros superiores.[5] Assim, parece que os centros espinais exercem papel importante no movimento volitivo.

Outra função do controle motor da medula espinal é o reflexo de retirada que ocorre por meio do arco reflexo. Um arco reflexo é uma via nervosa do receptor para o SNC e do SNC ao longo da via motora de volta para o órgão efetor. A contração dos músculos esqueléticos por reflexo pode ocorrer em resposta a um sinal sensorial e não é dependente da ativação dos centros cerebrais superiores. Um propósito do reflexo é fornecer um meio rápido de remover o membro de uma fonte de dor. Considere o caso de uma pessoa que toca um objeto pontiagudo. A reação evidente a esse estímulo doloroso é remover rapidamente a mão da fonte da dor. Esse movimento rápido é feito por meio da ação reflexa. Novamente, as vias para esse reflexo neural são:[22] (1) um nervo sensorial (receptor da dor) envia um impulso nervoso à medula espinal; (2) interneurônios situados no interior da medula espinal são excitados e, por sua vez, estimulam os neurônios motores; (3) os interneurônios excitados provocam a despolarização dos neurônios motores específicos, que controlam os músculos flexores necessários para retirar o membro do ponto de lesão. O grupo muscular antagonista (p. ex., extensores) é simultaneamente inibido via PIPS. Essa atividade excitatória e inibitória simultânea é conhecida como **inibição recíproca** (ver Fig. 7.19).

Outro aspecto interessante do reflexo de retirada é que o membro oposto é estendido para suportar o corpo durante a remoção do membro lesionado. Esse evento é chamado de reflexo de extensão cruzado e está ilustrado na parte esquerda da Figura 7.19. Observe que os extensores estão se contraindo à medida que os flexores são inibidos.

Em resumo

- Há evidências de que a medula espinal exerce papel importante no movimento voluntário, com grupos de neurônios controlando certos aspectos da atividade motora.
- O mecanismo espinal pelo qual um movimento voluntário é traduzido em ação muscular apropriada é denominado *sintonização espinal*.
- Os reflexos fornecem ao corpo um meio rápido e inconsciente de reagir a estímulos dolorosos.

Controle das funções motoras

Observar o desempenho de um atleta altamente habilidoso em um determinado esporte é empolgante. Por outro lado, realmente é inútil apreciarmos a complexa integração das numerosas partes do sistema nervoso necessárias à execução dessa prática. Para o espectador, o lançamento de uma bola de beisebol pelo lançador parece ser um ato simples, mas na verdade esse movimento consiste em uma interação complexa entre os centros encefálicos superiores e os reflexos espinais produzidos juntos, com sincronização precisa. O modo como o sistema nervoso produz um movimento coordenado tem sido um dos maiores mistérios (ainda sem solução) enfrentado pelos neurofisiologistas, há muitas décadas. Apesar do progresso alcançado no sentido de responder à pergunta básica sobre "como os seres humanos controlam o movimento voluntário?", ainda há muito para ser descoberto acerca desse processo. O objetivo, aqui, é fornecer ao leitor uma visão geral simplificada do encéfalo e do controle do movimento.

Tradicionalmente, acreditava-se que o córtex motor controlava o movimento voluntário com pouca estimulação oriunda das áreas subcorticais. Entretanto, evidências abundantes sugerem que a situação é outra.[25,68] Embora seja o executor final dos programas de movimento, o córtex motor aparentemente não fornece o sinal inicial para o movimento e, em vez disso, atua no final da cadeia de eventos neurofisiológicos envolvidos no movimento volitivo.[52] A primeira etapa da realização de um movimento voluntário ocorre junto às áreas motivacionais subcortical e cortical, que exercem papel central na consciência. Esse "impulso primordial" consciente envia sinais para as conhecidas áreas de associação do córtex (diferentes do córtex motor), que formam um "esboço grosseiro" do movimento planejado a partir das sub-rotinas armazenadas.[12,45] Em seguida, as informações referentes à natureza do plano de movimento são enviadas ao cerebelo e aos núcleos basais (agrupamentos de neurônios localizados nos hemisférios cerebrais) (ver Fig. 7.20). Essas estruturas cooperam para converter o "esboço grosseiro" em programas precisos de excitação espacial e temporal.[25] O cerebelo é possivelmente mais importante para a realização dos movimentos rápidos, enquanto os núcleos basais são mais responsáveis

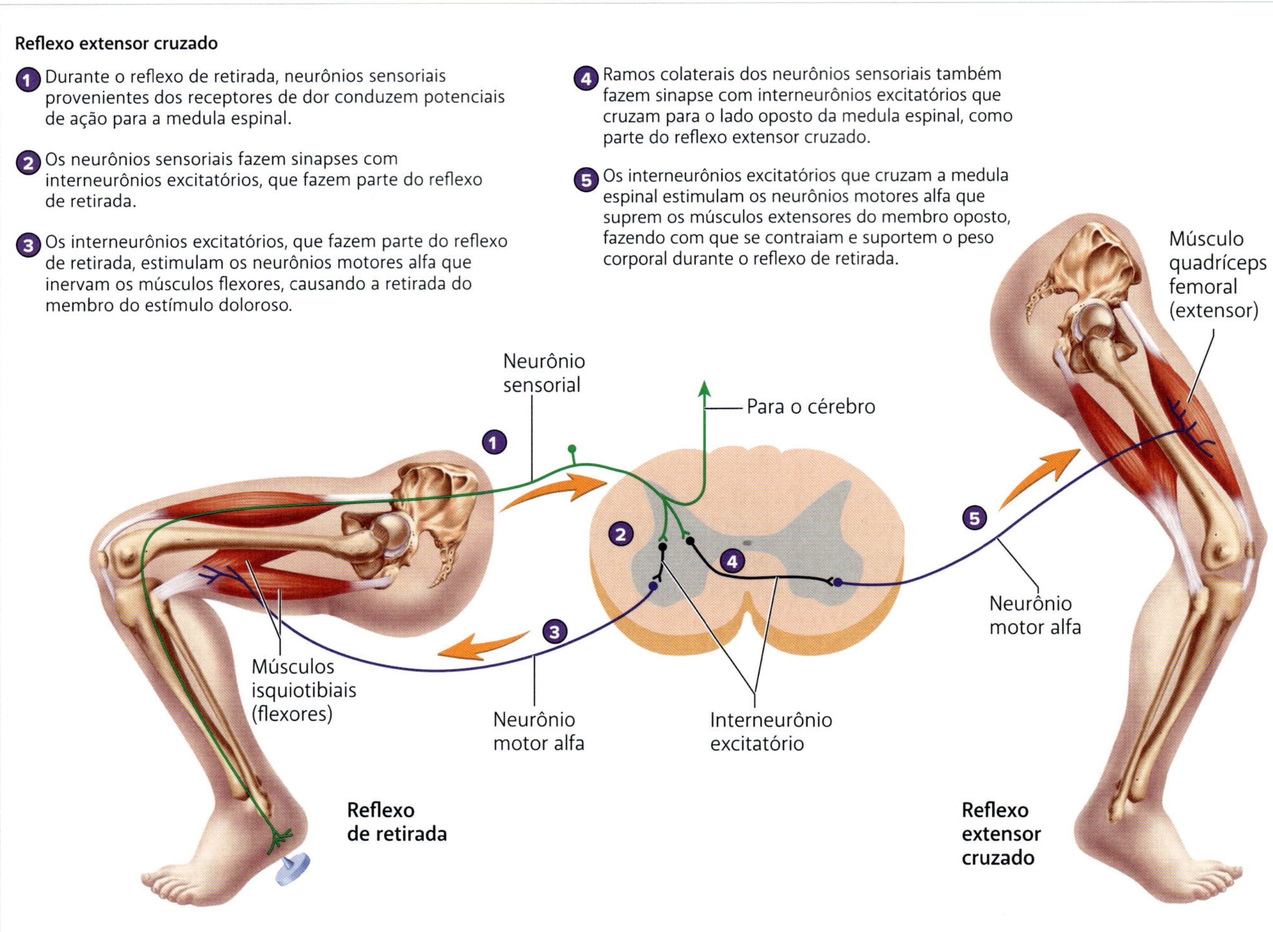

Figura 7.19 O reflexo extensor cruzado permite que os músculos do membro oposto compensem o reflexo de retirada no membro lesionado (afetado). Ver texto para mais detalhes.

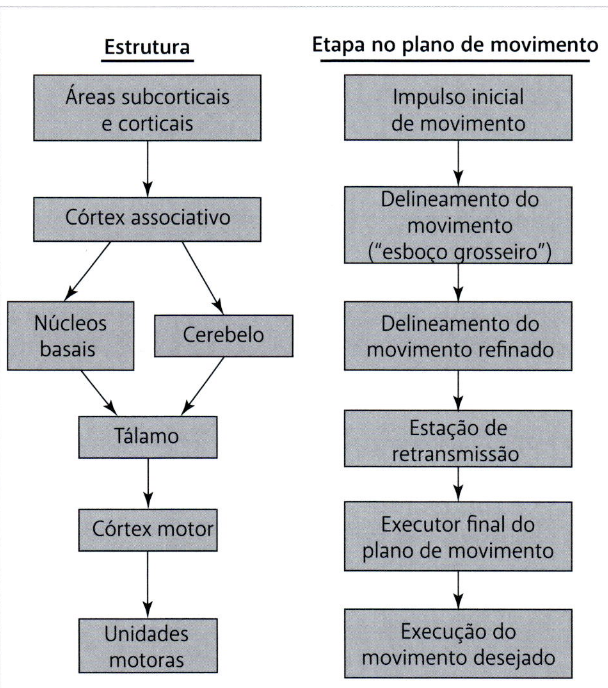

Figura 7.20 Diagrama em blocos esquematizando as estruturas e processos que levam ao movimento voluntário.

pelos movimentos lentos ou deliberados. A partir do cerebelo e dos núcleos basais, o programa preciso é enviado por meio do tálamo ao córtex motor, que encaminha a mensagem aos neurônios espinais, para a "sintonização espinal" e, por fim, à musculatura esquelética.[17,19] O *feedback* enviado pelos proprioceptores e receptores musculares ao SNC permite a modificação dos programas motores, quando necessário. A capacidade de modificar os padrões de movimento permite ao indivíduo corrigir os "erros" contidos no plano de movimento original.

Em resumo, o controle do movimento voluntário é complexo e requer a cooperação de muitas áreas do encéfalo, bem como de várias áreas subcorticais. Evidências sugerem que o córtex motor por si só não formula os sinais necessários à iniciação do movimento voluntário. Em vez disso, o córtex motor recebe estimulação de uma variedade de estruturas corticais e subcorticais. O *feedback* dos receptores musculares e articulares para o SNC permite que ajustes melhorem o padrão de movimento. Ainda há muito para ser descoberto acerca dos detalhes do controle do movimento complexo e esse tópico proporciona uma fronteira empolgante para pesquisas futuras.

Em resumo

- O controle do movimento voluntário é complexo e requer a cooperação de muitas áreas do encéfalo, bem como de várias áreas subcorticais.
- A primeira etapa da execução de um movimento voluntário ocorre junto às áreas motivacionais subcortical e cortical, que enviam sinais para o córtex associativo. Esse, então, forma um "esboço grosseiro" do movimento planejado.
- O plano de movimento é então enviado ao cerebelo e aos núcleos basais. Essas estruturas cooperam para converter o "esboço grosseiro" em programas precisos de excitação temporal e espacial.
- O cerebelo é importante para a execução dos movimentos rápidos, enquanto os núcleos basais são responsáveis predominantemente pelos movimentos lentos ou deliberados.
- A partir do cerebelo e núcleos basais, o programa preciso é enviado através do tálamo para o córtex motor, que passa adiante a mensagem aos neurônios espinais, para a "sintonização espinal", e finalmente ao músculo esquelético.
- O *feedback* enviado pelos proprioceptores e receptores musculares ao SNC permite que os programas motores sejam modificados, quando necessário.

Sistema nervoso autônomo

O **sistema nervoso autônomo** (SNA) exerce papel importante na manutenção da homeostasia. Em contraste com os nervos motores somáticos, os nervos motores autônomos inervam os órgãos efetores, que em geral não estão sob controle voluntário. Por exemplo, os nervos motores autônomos inervam o miocárdio, glândulas e músculo liso encontrados nas vias aéreas, intestino e vasos sanguíneos. De um modo geral, o sistema nervoso autônomo opera abaixo do nível de consciência, embora alguns indivíduos aparentemente sejam capazes de aprender a controlar algumas partes desse sistema, pelo aprendizado de habilidades de relaxamento com o uso do *biofeedback* para que possam adquirir maior percepção das funções fisiológicas (p. ex., frequência cardíaca). Ainda que de modo involuntário, parece que a função do SNA está estreitamente associada à emoção. Exemplificando, todos nós sofremos aumento da frequência cardíaca após uma excitação ou medo extremo. Em adição, as secreções das glândulas digestivas e sudoríparas são afetadas pelos períodos de excitação. Seria de se esperar que a participação em exercícios físicos intensos resulte em aumento da atividade autônoma.

O SNA pode ser separado funcional e anatomicamente em duas divisões: (1) **divisão nervosa simpática** e (2) **divisão nervosa parassimpática** (ver Fig. 7.21). A maioria dos órgãos recebe dupla inervação através dos ramos parassimpático e simpático do SNA.[80] Em geral, a parte simpática do SNA tende a ativar um órgão (p. ex., aumenta a frequência cardíaca), enquanto os impulsos parassimpáticos tendem a inibi-lo (p. ex., diminuem a frequência cardíaca). Dessa forma, a atividade de um órgão em particular pode ser regulada de acordo com a proporção de impulsos simpáticos/impulsos parassimpáticos no tecido. Nesse sentido, o SNA pode regular as atividades dos músculos involuntários (i.e., músculo liso) e glândulas, de acordo com as necessidades corporais (ver Cap. 5).

A divisão simpática do SNA possui seus próprios corpos celulares de neurônios pré-ganglionares localizados nas regiões torácica e lombar da medula espinal. Essas fibras saem da medula óssea e entram nos gânglios simpáticos (um gânglio é uma massa de tecido neural externa ao SNC) (Fig. 7.21). O neurotransmissor encontrado entre os neurônios pré- e pós-ganglionares é a acetilcolina. As fibras simpáticas pós-ganglionares saem desses gânglios simpáticos e inervam uma ampla variedade de tecidos. O neurotransmissor liberado no órgão efetor é primariamente a noradrenalina. Recordando-se do Capítulo 5, a noradrenalina atua sobre o órgão efetor ligando-se a receptores alfa ou beta existentes na membrana do órgão-alvo.[22] Após a estimulação simpática, a noradrenalina é removida de duas formas: (1) recaptação para o interior da fibra pós-ganglionar e/ou (2) por sua quebra em derivados inativos.[21]

A divisão parassimpática do SNA tem seus corpos celulares localizados no tronco encefálico e na parte sacral da medula espinal. As fibras parassimpáticas saem do tronco encefálico e medula espinal e convergem nos gânglios em uma ampla variedade de áreas anatômicas. A acetilcolina é o neurotransmissor encontrado nas fibras pré- e pós-ganglionares. Após a estimulação do nervo parassimpático, a acetilcolina é liberada e rapidamente degradada pela enzima acetilcolinesterase.

Em repouso, as atividades das divisões simpática e parassimpática do SNA estão em equilíbrio. No entanto, durante uma série de exercício, a atividade do sistema nervoso parassimpático diminui e a ativação do sistema nervoso simpático aumenta (ver Fig. 9.15). Um dos principais papéis do sistema nervoso simpático durante o exercício é regular o fluxo sanguíneo para os músculos ativos.[66] Para tanto, o débito cardíaco é aumentado e o fluxo sanguíneo é redistribuído para os músculos em contração (tópico discutido no Cap. 9). Quando o exercício termina, a atividade simpática diminui e a atividade parassimpática aumenta, permitindo que o corpo volte ao estado de repouso.[16]

Envelhecimento das unidades motoras e a influência preventiva do treinamento físico

À medida que envelhecemos, ocorre um declínio funcional em todos os principais sistemas fisiológicos do corpo, inclusive no sistema nervoso. Embora todos os componentes do sistema nervoso estejam sujeitos ao envelhecimento, as unidades motoras são essenciais para esse processo (ver Hunter et al. (2016) nas "Sugestões de leitura", ao final deste capítulo).[26,35] Exemplificando, as análises *post-mortem* em indivíduos com idades por volta dos 60 anos demonstraram a ocorrência de uma redução de 50% no número de neurônios

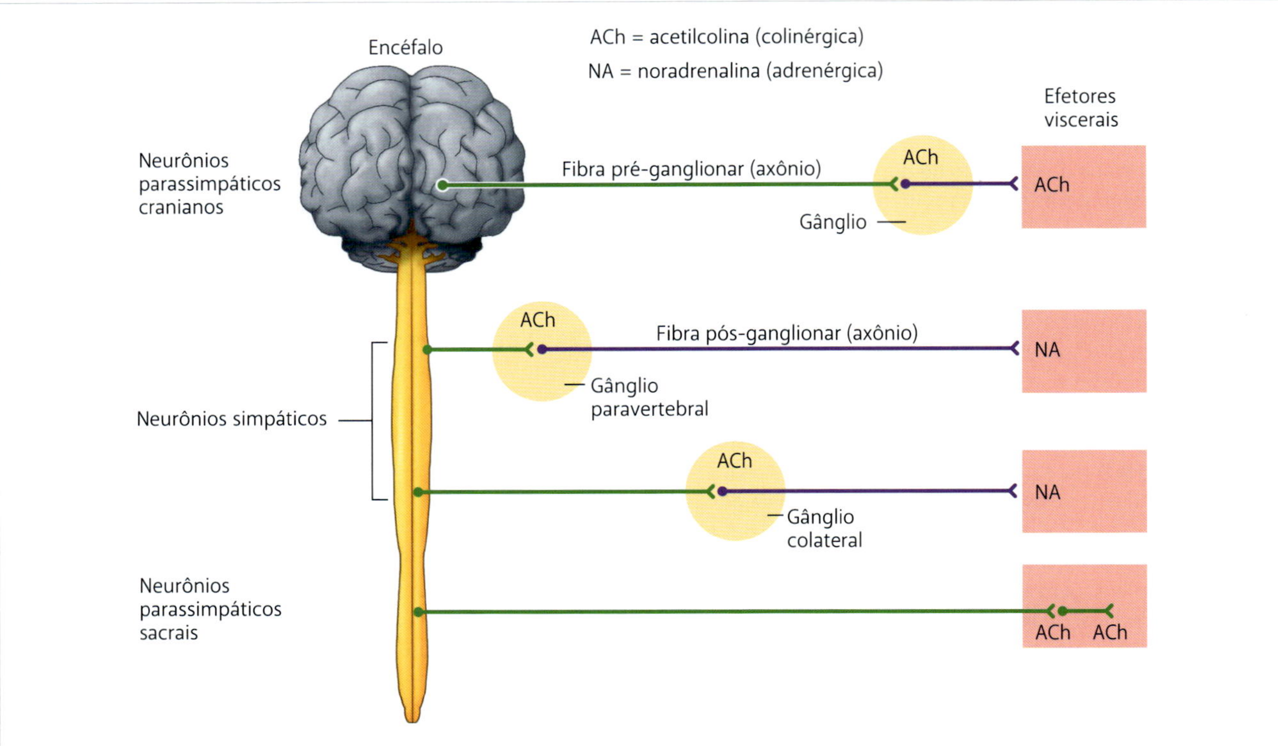

Figura 7.21 Esquema simplificado, representando os neurotransmissores do sistema nervoso autônomo.

motores alfa *versus* análises em indivíduos mais jovens.[75] As unidades motoras restantes apresentam limiares de recrutamento baixos a moderados e um aumento significativo na densidade das fibras musculares. Os cientistas interpretam essas observações como indicação de que fibras musculares recentemente desnervadas podem se tornar vinculadas a neurônios nas proximidades, o que preserva em parte a massa e a função muscular. Mas têm se acumulado evidências de que a reinervação muscular pelos neurônios sobreviventes parece ser incompleta; isso significa que as unidades motoras restantes em uma pessoa na 7ª ou 8ª década de vida têm desempenho inferior ao que ocorre em indivíduos mais jovens.[53] Coletivamente, as perdas neuromusculares estão diretamente ligadas ao comprometimento da mobilidade e ao aumento da fragilidade. Na maioria dos indivíduos, ocorre aceleração no declínio neurológico relacionado ao envelhecimento ao chegarem aos 75-80 anos, correspondendo à atrofia cortical, além de perdas na substância branca (i.e., neuronal) e nas funções fisiológicas.[26]

Fisiologicamente, o envelhecimento neuromuscular é mensurado na forma de declínios nos tempos de resposta reflexa e na força e potência máximas.[26] Além disso, os indivíduos mais idosos perdem lentamente a capacidade de gerar consistentemente contrações musculares repetidas com intensidade submáxima.[14] Curiosamente, entre os 60 e 75 anos de idade, as medidas de fatigabilidade da unidade motora melhoram em adultos saudáveis, mesmo quando normalizadas para força absoluta. Embora essa observação possa, a princípio, parecer uma vantagem improvável associada ao processo de envelhecimento, isso ocorre porque as pessoas idosas apresentam taxas mais lentas de ativação das unidades motoras e na velocidade de contração.[26] Na verdade, depois dos 75 anos, as medidas de fatigabilidade são proporcionais à idade, embora seja importante reconhecer que o processo de envelhecimento pode ser um fenômeno bastante variável entre indivíduos.[37]

Embora as perdas no desempenho neuromuscular sejam uma parte inevitável do processo de envelhecimento, o treinamento físico é poderosa contramedida para o retardo desse processo. Muitos estudos nos fornecem percepções importantes sobre o poder do exercício como forma de retardar o processo de envelhecimento neurológico. Uma parte significativa dessa pesquisa consistiu em uma investigação transversal que comparou o número de unidades motoras em dois grupos de participantes idosos (praticantes de corrida de resistência ao longo de suas vidas *versus* idosos sedentários). A investigação se concentrou em uma técnica para a estimativa do número de unidades motoras nos músculos tibiais anteriores dos voluntários. Os resultados obtidos indicaram que o grupo de idosos sedentários tinha aproximadamente 40% menos unidades motoras *versus* adultos jovens. Por outro lado, os indivíduos idosos praticantes de exercícios físicos ao longo de suas vidas apresentaram um número semelhante de unidades motoras em comparação a participantes mais jovens.[67]

Embora esteja evidente que a prática de exercícios físicos ao longo da vida é benéfica para a preservação da função neuromuscular, também é importante questionar se indivíduos sedentários poderão resgatar as unidades motoras "adormecidas" ao iniciarem um programa de exercícios físicos mais adiante em suas vidas. Pessoas mais idosas que iniciam um programa de exercícios são beneficiadas com aumentos na massa e na força muscular; contudo, hoje em dia não contamos com evidências de que essas mudanças sejam decorrentes da restauração de unidades motoras que se perderam anteriormente no processo de envelhecimento.[53]

Em resumo

- O envelhecimento das unidades motoras fica evidenciado na maioria dos indivíduos depois dos 60 anos, ocorrendo aceleração do processo após os 75-80 anos.
- O envelhecimento das unidades motoras se traduz em declínios nos tempos de resposta reflexa, potência de pico, e geração de força de pico.
- A prática do treinamento com exercícios físicos durante a vida é medida preventiva poderosa para a limitação dos declínios ligados ao envelhecimento nas funções neuromusculares; mas, ao que parece, as unidades motoras não podem ser resgatadas pela prática do exercício depois de terem se tornado dormentes.

O exercício melhora a saúde do encéfalo

Embora esteja comprovado que o exercício regular pode beneficiar a saúde de uma forma geral, contamos com muitas evidências indicando que o exercício também pode melhorar a função encefálica (cognitiva), em particular nas fases mais tardias da vida. Manter o encéfalo saudável ao longo da vida é uma meta importante, e tanto a estimulação mental (p. ex., leitura) como o exercício são intervenções que podem contribuir para uma boa saúde encefálica. Por esse motivo, o exercício diário é uma forma simples e econômica de ajudar a manter a saúde do SNC.

Quão forte é a evidência que sugere que o exercício regular melhora a função encefálica e confere proteção contra a deterioração associada ao avanço da idade? Em resumo, essa evidência é extremamente forte. Especificamente, numerosos estudos revelam que o exercício visa a muitos aspectos da função encefálica e produz amplos efeitos sobre sua saúde geral, aprendizado, memória e depressão, em particular nas populações de idade mais avançada.[8] Em adição, o exercício regular pode proteger contra vários tipos de demência (p. ex., doença de Alzheimer) e certos tipos de lesão do encéfalo (p. ex., acidente vascular encefálico).[8,27,62] Sendo assim, o exercício aumenta a saúde encefálica, bem como a saúde corporal e, portanto, representa uma intervenção de estilo de vida importante para melhorar a função encefálica e a resistência às doenças neurodegenerativas.[10,38,61]

Como o exercício melhora a saúde encefálica? O exercício aeróbio regular promove uma cascata de eventos de sinalização encefálicos que (1) melhora o aprendizado e a memória, (2) estimula a neurogênese (i.e., a formação de novos neurônios), (3) melhora o fluxo sanguíneo e a função vascular encefálica, e (4) atenua os mecanismos que conduzem à depressão.[7] Além desses mecanismos centrais, o exercício também diminui vários fatores de risco periféricos de declínio cognitivo, incluindo inflamação, hipertensão e resistência à insulina.[8] Vamos discutir mais detalhadamente os mecanismos responsáveis pela melhora cognitiva induzida pelo exercício.

Novas evidências revelam que o treinamento com exercício de resistência aumenta a produção de novos neurônios, fatores de crescimento encefálico, neurotransmissores e a angiogênese no hipocampo, uma área importante do encéfalo para o aprendizado e a memória.[76] Além disso, o exercício de resistência reforça o desenvolvimento e melhora a função dos circuitos neuronais, por aumentar o número de sinapses.[76] Curiosamente, é possível que ocorram mudanças na rede neuronal do hipocampo apenas depois de uma semana de treinamento físico. Por outro lado, períodos mais longos de treinamento amplificam os efeitos benéficos do exercício de resistência no encéfalo, por aumentarem a informação de novos neurônios do hipocampo, proveniente de outras regiões do encéfalo que contribuem para o aprendizado e a memória.[76] A Figura 7.22 resume a cascata de eventos induzida por exercício que leva a uma função e saúde encefálica melhoradas.

Quais são os mecanismos biológicos responsáveis pela melhora da saúde do encéfalo? Embora os cientistas continuem estudando essa questão, parece que tanto o encéfalo quanto o músculo esquelético produzem fatores biológicos que estimulam a neurogênese e melhoram a resiliência neurológica diante de estressores fisiológicos. No cérebro, mais de uma década de estudos com animais sugere que sessões agudas de exercícios físicos estimulam a produção do **fator neurotrófico derivado do cérebro (BDNF)** no hipocampo e talvez em outras regiões do sistema nervoso central. Com frequência o BDNF é chamado de *neurocina*, fator que pode estimular o crescimento neurológico e a plasticidade no SNC.

A plasticidade e o crescimento são estimulados quando o BDNF se liga a receptores específicos de tirosina quinase

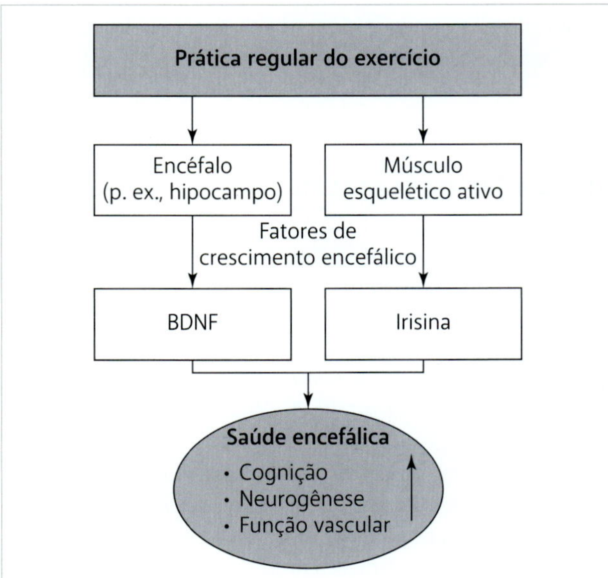

Figura 7.22 O exercício regular visa muitos aspectos da função encefálica e promove amplos benefícios para a saúde encefálica geral. Especificamente, o exercício promove aumento dos níveis de vários fatores de crescimento encefálico produzidos no SNC (p. ex., BDNF) e no músculo esquelético (p. ex., irisina) que levam à melhora da saúde encefálica, por aperfeiçoarem a cognição, a neurogênese e a função vascular.

na superfície dos neurônios.[54] Deve-se ter em mente a discussão travada no Capítulo 5 sobre sinalização celular baseada em receptores. O BDNF interage com seus receptores de tirosina quinase correspondentes, formando um complexo BDNF-receptor, transportado até o núcleo, onde terá início a produção de fatores de proteção celular e o crescimento neuronal.[54] Além das neurocinas, avanços científicos recentes sugerem que as miocinas liberadas na corrente sanguínea pelo músculo esquelético exercitado (ver Cap. 5 para uma descrição das miocinas) também podem estimular o crescimento neuronal no hipocampo e em outras regiões do encéfalo. Esse processo de estimulação neuronal pelas miocinas é descrito como "interferência" músculo-cérebro.[51] Especificamente, a irisina, e talvez outras miocinas, estimula as vias metabólicas nos neurônios do encéfalo exercitado, contribui para o crescimento neurológico e previne o comprometimento cognitivo decorrente do processo de envelhecimento.[36,51,54] Para mais detalhes sobre exercícios físicos e saúde encefálica, ver Pedersen (2019), Voss et al. (2019) e Vivar e van Praag (2017) nas "Sugestões de leitura".

Em resumo

- O sistema nervoso autônomo é responsável pela manutenção da constância do ambiente corporal interno.
- Anatômica e funcionalmente, o SNA pode ser dividido em duas partes: (1) divisão simpática e (2) divisão parassimpática.
- Em geral, a parte simpática (liberadora de noradrenalina) tende a excitar um órgão, enquanto a parte parassimpática (liberadora de acetilcolina) tende a inibir este mesmo órgão.
- Pesquisas indicam que o exercício pode melhorar a função encefálica (cognitiva), particularmente em indivíduos de idade mais avançada.

Atividades para estudo

1. Identifique a localização e as funções do SNC.
2. Crie um esquema simples representando a organização do sistema nervoso.
3. Defina *sinapses.*
4. Defina *potencial de membrana* e *potencial de ação.*
5. Discuta um PIPS e um PEPS. Quais são as diferenças entre ambos?
6. O que são proprioceptores? Dê alguns exemplos.
7. Descreva a localização e função do aparelho vestibular.
8. Qual é o significado do termo *sintonização espinal*?
9. Liste as possíveis funções motoras exercidas pelo tronco encefálico, córtex motor e cerebelo.
10. Descreva as divisões e funções do SNA.
11. Defina os termos *unidade motora* e *razão de inervação.* Defina também o princípio do tamanho e descreva as circunstâncias nas quais esse princípio não é aplicável.
12. Descreva brevemente os benefícios proporcionados pelo exercício no que se refere à função encefálica.
13. Como o exercício regular mantém a saúde neuronal?
14. Descreva o reflexo de retirada.
15. Destaque as funções dos fusos musculares e do órgão tendinoso de Golgi.
16. Descreva o projeto anatômico geral de um fuso muscular e discuta sua função fisiológica.
17. Discuta a função dos órgãos tendinosos de Golgi no monitoramento da tensão muscular.
18. Descreva os modos pelos quais as unidades motoras exibem sinais de envelhecimento e a influência do exercício na prevenção do processo de envelhecimento.

Sugestões de leitura

Carroll, T.J., J. Taylor, and S. Gandevia. 2017. Recovery of central and peripheral neuromuscular fatigue after exercise. *Journal of Applied Physiology* 122: 1068-1076.

Fox, S. 2018. *Human Physiology.* New York, NY: McGraw-Hill Companies.

Hay, J., V. Johnson, D. Smith, and W. Stewart. 2016. Chronic traumatic encephalopathy: the neurological legacy of traumatic brain injury. *Annual Review of Pathology and Mechanisms of Disease* 11: 21-45.

Hunter S., H. Pereira, and K. Keenan. 2016. The aging neuromuscular system and motor performance. *Journal of Applied Physiology* 121: 982-995.

Kim, Y., B. Lai, T. Mehta, M. Thirumalai, S. Padalabalanarayanan, J. Rimmer, et al. 2019. Exercise training guidelines for multiple sclerosis, stroke, and parkison's disease: rapid review and synthesis. *American Journal of Physical Medicine and Rehabilitation.* doi:10.1097/PHM.0000000000001174.

Mckee, A.C., B. Abdolmohammadi, and T.D. Stein. 2018. The neuropathology of chronic traumatic encephalopathy. In: *Handbook of Clinical Neurology* (Vol. 158, pp. 297-307), edited by B. Hainline and R.A. Stern. Cambridge, MA: Elsevier.

Motl, R.W., B. Sandroff, G. Kwakkel, L. Dalgas, A. Feinstein, C. Heesen, et al. 2017. Exercise in patients with multiple sclerosis. *Lancet Neurology* 16: 848-856.

Pedersen, B. 2019. Physical activity and muscle-brain crosstalk. *Nature Reviews: Endocrinology.* doi:10.1038/s41574-019-0174-x.

Pfister, T., K. Pfister, B. Hagel, W. Ghali, and P. Ronksley. 2015. The incidence of concussion in youth sports: a systematic review and meta-analysis. *British Journal of Sports Medicine.* Published online first. doi: 10.1136/bjsports-2015-094978.

Vivar, C., and H. van Praag. 2017. Running changes the brain: the long and short of it. *Physiology* 32: 410-424.

Voss, V., C. Soto, S. Yoo, M. Sodoma, C. Vivar, and H. van Praag. 2019. Exercise and hippocampal memory systems. *Trends in Cognitive Science* 23: 316-333.

Wakeling J.M., S. Lee, A. Arnold, M. de Boef Miara, and A. Biewener. 2012. A muscle's force depends on the recruitment patterns of its fibers. *Annals of Biomedical Engineering* 40: 1708-1720.

Referências bibliográficas

1. Asano M, Dawes DJ, Arafah A, Moriello C, and Mayo NE. What does a structured review of the effectiveness of exercise interventions for persons with multiple sclerosis tell us about the challenges of designing trials? *Multiple Sclerosis* (Houndmills, UK) 15: 412-421, 2009.

2. Bailes J. Sports-related concussion: what we know in 2009 – a neurosurgeon's perspective. *Journal of the International Neuropsychological Society* 15: 509-511, 2009.
3. Barchas JD, Akil H, Elliott GR, Holman RB, and Watson SJ. Behavioral neurochemistry: neuroregulators and behavioral states. *Science* 200: 964-973, 1978.
4. Barde YA, Edgar D, and Thoenen H. New neurotrophic factors. *Annu Rev Physiol* 45: 601-612, 1983.
5. Brodal P. *Central Nervous System*. New York, NY: Oxford University Press, 2010.
6. Busse MW, Maassen N, and Konrad H. Relation between plasma K+ and ventilation during incremental exercise after glycogen depletion and repletion in man. *The Journal of Physiology* 443: 469-476, 1991.
7. Clark FJ and Burgess PR. Slowly adapting receptors in cat knee joint: can they signal joint angle? *Journal of Neurophysiology* 38: 1448-1463, 1975.
8. Cotman CW, Berchtold NC, and Christie LA. Exercise builds brain health: key roles of growth factor cascades and inflammation. *Trends Neurosci* 30: 464- 472, 2007.
9. De Souza-Teixeira F, Costilla S, Ayan C, Garcia- Lopez D, Gonzalez-Gallego J, and de Paz JA. Effects of resistance training in multiple sclerosis. *International Journal of Sports Medicine* 30: 245-250, 2009.
10. Desai AK, Grossberg GT, and Chibnall JT. Healthy brain aging: a road map. *Clinics in Geriatric Medicine* 26: 1-16, 2010.
11. Dick RW. Is there a gender difference in concussion incidence and outcomes? *British Journal of Sports Medicine* 43 (Suppl 1): i46-50, 2009.
12. Dietz V. Human neuronal control of automatic functional movements: interaction between central programs and afferent input. *Physiological Reviews* 72: 33-69, 1992.
13. Eccles JC. *The Understanding of the Brain*. New York, NY: McGraw-Hill, 1977.
14. Enoka R and Farina D. Force steadiness: from motor units to voluntary actions. *Physiology* 36: 114-130, 2021.
15. Fox S. *Human Physiology*. New York, NY: McGraw-Hill, 2018.
16. Freeman JV, Dewey FE, Hadley DM, Myers J, and Froelicher VF. Autonomic nervous system interaction with the cardiovascular system during exercise. *Progress in Cardiovascular Diseases* 48: 342- 362, 2006.
17. Fregni F and Pascual-Leone A. Hand motor recovery after stroke: tuning the orchestra to improve hand motor function. *Cognitive and Behavioral Neurology* 19: 21-33, 2006.
18. Goodwin GM, McCloskey DI, and Matthews PB. The contribution of muscle afferents to kinaesthesia shown by vibration induced illusions of movement and by the effects of paralysing joint afferents. *Brain* 95: 705-748, 1972.
19. Grillner S. Control of locomotion in bipeds, tetrapods, and fish. In: *Handbook of Physiology: The Nervous System Motor Control*. Washington, DC: American Physiological Society, 1981, 1179-1236.
20. Guskiewicz KM, Marshall SW, Bailes J, McCrea M, Cantu RC, Randolph C, and Jordan BD. Association between recurrent concussion and late-life cognitive impairment in retired professional football players. *Neurosurgery* 57: 719-726; discussion 719-726, 2005.
21. Hakkinen K, Pakarinen A, Kyrolainen H, Cheng S, Kim DH, and Komi PV. Neuromuscular adaptations and serum hormones in females during prolonged power training. *International Journal of Sports Medicine* 11: 91-98, 1990.
22. Hall J. *Guyton and Hall: Texbook of Medical Physiology*. Philadelphia, PA: Saunders, 2016.
23. Halstead ME and Walter KD. American Academy of Pediatrics. Clinical report – sport-related concussion in children and adolescents. *Pediatrics* 126: 597-615, 2010.
24. Hay J, Johnson V, Smith D, and Stewart W. Chronic traumatic encephalopathy: the neurological legacy of traumatic brain injury. *Annual Review of Pathology and Mechanisms of Disease*. 11: 21-45, 2016.
25. Henatsch HD and Langer HH. Basic neurophysiology of motor skills in sport: a review. *International Journal of Sports Medicine* 6: 2-14, 1985.
26. Hunter S, Pereria H, and Keenan K. The aging neuromuscular system and motor performance. *Journal of Applied Physiology* 121: 982-995, 2016.
27. Intlekofer K and Cotman C. Exercise counteracts declining hippocampal function in aging and Alzheimer's disease. *Neurobiology of Disease*. 57: 47-55, 2013.
28. Kandel E, Schwartz J, Jessell D, Siegelbaum S, and Hudspeth A. *Principles of Neural Science*. New York, NY: McGraw-Hill, 2012.
29. Kaufman MP, Rybicki KJ, Waldrop TG, and Ordway GA. Effect of ischemia on responses of group III and IV afferents to contraction. *Journal of Applied Physiology* 57: 644-650, 1984.
30. Kiehn O. Locomotor circuits in the mammalian spinal cord. *Annual Review of Neuroscience*. 29: 279-306, 2006.
31. Kniffki K, Mense S, and Schmidt R. Muscle receptors with fine afferent fibers which may evoke circulatory reflexes. *Circulation Research* 48 (Suppl): 25-31, 1981.
32. Konczak J, Corcos DM, Horak F, Poizner H, Shapiro M, Tuite P, Volkmann J, and Maschke M. Proprioception and motor control in Parkinson's disease. *Journal of Motor Behavior* 41: 543-552, 2009.
33. Krieger DT and Martin JB. Brain peptides (first of two parts). *The New England Journal of Medicine* 304: 876-885, 1981.
34. Learmonth YC and Motl R. Exercise training for multiple sclerosis: a narrative review of history, benefits, safety, guidelines, and promotion. *International Journal of Environmental Research and Public Health* 18(24): 1-13, 2021.
35. Larsson L, Degens H, Meishan L, Salviati L, Lee Y, Thompson W, et al. Sarcopenia: aging-related loss of muscle mass and function. *Physiologic Reviews* 99: 427-511, 2019.
36. Lourenco M, Frozza R, de Fritas G, Zhang H, Kincheski G, Ribiero F, et al. Exercise-linked FNDC5/irisin rescues synaptic placticity and memory defects in Alzheimer's models. *Nature Medicine* 25: 165-175, 2019.
37. Mani D, Almuklass A, Hamilton L, Vieira T, Botter A, and Enoka R. Motor unit activity, force steadiness, and perceived fatigability are correlated with mobility in older adults. *Journal of Neurophysiology* 120: 1988-1997, 2018.
38. Marks BL, Katz LM, and Smith JK. Exercise and the aging mind: buffing the baby boomer's body and brain. *The Physician and Sportsmedicine* 37: 119-125, 2009.
39. Matthews PB. Muscle afferents and kinaesthesia. *British Medical Bulletin* 33: 137-142, 1977.
40. McAuley E, Kramer AF, and Colcombe SJ. Where does Sherrington's muscle sense originate? *Annual Review of Neuroscience* 5: 189-218, 1982.
41. McCloskey D. Sensing position and movements of the fingers. *News in Physiological Sciences* 2: 226-230, 1987.
42. McCloskey DI and Mitchell JH. Reflex cardiovascular and respiratory responses originating in exercising muscle. *The Journal of Physiology* 224: 173-186, 1972.
43. McCrory P, Meeuwisse W, Johnston K, Dvorak J, Aubry M, Molloy M, and Cantu R. Consensus statement on concussion

in sport – the Third International Conference on Concussion in Sport held in Zurich, November 2008. *The Physician and Sportsmedicine* 37: 141-159, 2009.
44. Mendell LM. The size principle: a rule describing the recruitment of motoneurons. *Journal of Neurophysiology* 93: 3024-3026, 2005.
45. Morton SM and Bastian AJ. Cerebellar contributions to locomotor adaptations during splitbelt treadmill walking. *Journal of Neuroscience* 26: 9107-9116, 2006.
46. Nicoll RA, Malenka RC, and Kauer JA. Functional comparison of neurotransmitter receptor subtypes in mammalian central nervous system. *Physiological Reviews* 70: 513-565, 1990.
47. Noakes T. Time to move beyond a brainless exercise physiology: the evidence for complex regulation of human exercise performance. *Applied Physiology, Nutrition, and Metabolism* 36: 23-35, 2011.
48. Noakes TD, St Clair Gibson A, and Lambert EV. From catastrophe to complexity: a novel model of integrative central neural regulation of effort and fatigue during exercise in humans: summary and conclusions. *British Journal of Sports Medicine* 39: 120-124, 2005.
49. O'Donovan MJ. Developmental regulation of motor function: an uncharted sea. *Medicine & Science in Sports & Exercise* 17: 35-43, 1985.
50. Ogoh S and Ainslie PN. Cerebral blood flow during exercise: mechanisms of regulation. *Journal of Applied Physiology* 107: 1370-1380, 2009.
51. Pedersen B. Physical activity and muscle-brain crosstalk. *Nature Reviews Endocrinology* 15: 383-392, 2019.
52. Petersen TH, Rosenberg K, Petersen NC, and Nielsen JB. Cortical involvement in anticipatory postural reactions in man. *Experimental Brain Research Experimentelle Hirnforschung* 193: 161-171, 2009.
53. Piasecki M, Ireland A, Jones D, and McPhee J. Age-dependent motor unit remodeling in human limb muscles. *Biogerentology* 17: 485-496, 2016.
54. Phillips C. Brain-derived neurotrophic factor, depression, and physical activity: making the neuroplastic connection. *Neural Plasticity* 17: 1-17, 2017.
55. Pilutti L, Platta M, Motl R, Latimer-Cheung A. The safety of exercise training in multiple sclerosis: A systematic review. *Journal of Neurological Sciences* 343, 3-7, 2014.
56. Place N, Bruton JD, and Westerblad H. Mechanisms of fatigue induced by isometric contractions in exercising humans and in mouse isolated single muscle fibres. *Clinical and Experimental Pharmacology & Physiology* 36: 334-339, 2009.
57. Power G, Dalton B, Behm D, Vandervoort A, Doherty T, and Rice C. Motor unit number estimates in masters runners: use it or lose it? *Medicine and Science in Sports and Exercise* 42: 1654-1650, 2010.
58. Powers S, Nelson WB, and Hudson M. Exercise-induced oxidative stress in humans: cause and consequences. *Free Radical Biology and Medicine* 51: 942-950, 2011.
59. Pozzo T, Berthoz A, Lefort L, and Vitte E. Head stabilization during various locomotor tasks in humans. II. Patients with bilateral peripheral vestibular deficits. *Experimental Brain Research Experimentelle Hirnforschung* 85: 208-217, 1991.
60. Proske U. Kinesthesia: the role of muscle receptors. *Muscle & Nerve* 34: 545-558, 2006.
61. Proske U and Gandevia SC. The kinaesthetic senses. *The Journal of Physiology* 587: 4139-4146, 2009.
62. Radak Z, Hart N, Sarga L, Koltai E, Atalay M, Ohno H, and Boldogh I. Exercise plays a preventive role against Alzheimer's disease. *Journal of Alzheimer's Disease* 20: 777-783, 2010.
63. Randolph C and Kirkwood MW. What are the real risks of sport-related concussion, and are they modifiable? *Journal of the International Neuropsychological Society* 15: 512-520, 2009.
64. Rauch H, Schonbachler G, and Noakes T. Neural correlates of motor vigor and motor urgency during exercise. *Sports Medicine* 43: 227-241, 2013.
65. Redman S. Monosynaptic transmission in the spinal cord. *News in Physiological Sciences* 1: 171-174, 1986.
66. Roatta S and Farina D. Sympathetic actions on the skeletal muscle. *Exercise and Sport Sciences Reviews* 38: 31-35, 2010.
67. Saldanha A, Nordlund Ekblom MM, and Thorstensson A. Central fatigue affects plantar flexor strength after prolonged running. *Scandinavian Journal of Medicine & Science in Sports* 18: 383-388, 2008.
68. Schmidt RA, Lee T, Winstein CJ, Wulf G, and Zelaznik HN. *Motor Control and Learning.* Champaign, IL: Human Kinetics, 2019.
69. Shephard RJ. Is it time to retire the "central governor"? *Sports Medicine* (Auckland, NZ) 39: 709-721, 2009.
70. Shier D, Butler J, and Lewis R. *Hole's Human Anatomy and Physiology*. New York, NY: McGraw-Hill, 2018.
71. Sidhi SK, Weavil JC, Mangum TS, Jessop JE, Richardson RS, Morgan DE, et al. Group III/IV locomotor muscle afferents alter motor cortical and corticospinal excitability and promote central fatigue during cycling exercise. *Clinical Neurophysiology* 128: 44-55, 2017.
72. Soechting J and Flanders M. Arm movements in three-dimensional space: computation, theory, and observation. In: *Exercise and Sport Science Reviews*, edited by Holloszy J. Baltimore, MD: Lippincott Williams & Wilkins, 1991, 389-418.
73. Stroud NM and Minahan CL. The impact of regular physical activity on fatigue, depression and quality of life in persons with multiple sclerosis. *Health and Quality of Life Outcomes* 7: 68, 2009.
74. Tallner A, Schwab W, Hentschke C, Pfeifer K, and Maurer M. Multiple sclerosis relapses are not associated with exercise. *Multiple Sclerosis Journal* 18: 232-235, 2012.
75. Tomlinson B and Irving D. The numbers of limb motor neurons in the human lumbosacral cord throughout life. *Journal of Neurological Sciences* 34: 213-219, 1977.
76. Vivar C and van Praag H. Running changes the brain: the long and short of it. *Physiology* 32: 410-424, 2017.
77. Waugh C, Korff T, and Blazevich A. Effects of resistance training on tendon mechanical properties and rapid force production in prepubertal children. *Journal of Applied Physiology* 117: 257-266, 2014.
78. White LJ and Dressendorfer RH. Exercise and multiple sclerosis. *Sports Medicine* (Auckland, NZ) 34: 1077-1100, 2004.
79. White LJ, McCoy SC, Castellano V, Gutierrez G, Stevens JE, Walter GA, and Vandenborne K. Resistance training improves strength and functional capacity in persons with multiple sclerosis. *Multiple Sclerosis* (Houndmills, UK) 10: 668-674, 2004.
80. Widmaier E, Raff H, and Strang K. *Vander's Human Physiology*. New York, NY: McGraw-Hill, 2019.

8

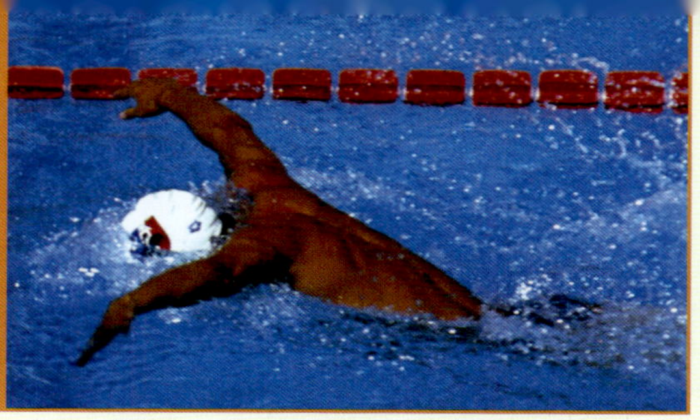

Mike Hewitt/Action Plus Sports Images/Alamy Stock Photo

Músculo esquelético: estrutura e função

Objetivos

Ao estudar este capítulo, você deverá ser capaz de:

1. Esboçar e identificar a microestrutura de uma fibra de músculo esquelético.
2. Definir as células-satélite. Qual o papel das células-satélite no reparo de uma lesão muscular?
3. Listar e explicar a cadeia de eventos que ocorrem durante a contração muscular.
4. Definir os exercícios dinâmicos e estáticos. Quais tipos de ação muscular ocorrem durante cada forma de exercício?
5. Descrever os três fatores que determinam a quantidade de força produzida durante a contração muscular.
6. Comparar e indicar as diferenças das principais propriedades bioquímicas e mecânicas dos três tipos primordiais de fibras musculares encontrados no músculo esquelético humano.
7. Descrever como os tipos de fibras de músculo esquelético influenciam o desempenho atlético.
8. Representar esquematicamente e descrever a relação existente entre a velocidade do movimento e a quantidade de força exercida durante a contração muscular.

Conteúdo

Estrutura do músculo esquelético 188

Junção neuromuscular 190

Contração muscular 191

- Visão geral da teoria dos filamentos deslizantes/alavanca oscilatória 192
- Energia para contração 192
- Regulação do acoplamento excitação-contração 192

Exercício e fadiga muscular 196

Câibras musculares associadas ao exercício 199

- Teoria da desidratação e do desequilíbrio eletrolítico 199
- Teoria do controle neuromuscular alterado 200
- Câibras musculares associadas ao exercício: conclusões 201

Tipos de fibras musculares 201

- Visão geral das características bioquímicas e contráteis do músculo esquelético 202
- Características funcionais dos tipos de fibras musculares 204
- Tipos de fibras e desempenho 206

Ações musculares 206

Velocidade da ação muscular e relaxamento 207

Regulação da força no músculo 208

Relações força-velocidade/potência-velocidade 210

Palavras-chave

ação concêntrica
ação excêntrica
ação isométrica
ação muscular
actina
células-satélite
cisternas terminais
contração
dinâmica
endomísio
epimísio
extensores
fascículo
fibras de contração lenta
fibras de contração rápida
fibras de tipo I
fibras de tipo IIa
fibras de tipo IIx
fibras intermediárias
flexores
junção neuromuscular (JNM)
miofibrilas
miosina
modelo da alavanca oscilatória
motoneurônios
perimísio
potenciação pós-ativação (PPA)
potencial de placa terminal (PPT)
retículo sarcoplasmático
saco lateral
sarcolema
sarcômeros
soma
teoria dos filamentos deslizantes
tetania
tropomiosina
troponina
túbulos transversos
unidade motora

O corpo humano contém mais de 600 músculos esqueléticos, que constituem de 40 a 50% do peso corporal total.[61] O músculo esquelético exerce três funções importantes: (1) geração de força para locomoção e respiração; (2) geração de força para a sustentação postural; e (3) produção de calor durante os períodos de estresse frio. A função mais evidente do músculo esquelético é permitir que o indivíduo se mova livremente e respire. Novas evidências também sugerem que os músculos esqueléticos são órgãos endócrinos e exercem papel importante na regulação de vários sistemas orgânicos do corpo. Esse conceito foi introduzido no Capítulo 5 e será retomado novamente neste capítulo.

Os músculos esqueléticos estão presos aos ossos por meio de um tecido conjuntivo robusto, os chamados tendões. Uma das extremidades do músculo está fixada a um osso imóvel (origem), enquanto a extremidade oposta está fixada a um osso (inserção) que se move durante a contração muscular. Existem diversos movimentos que podem ser realizados, dependendo do tipo de articulação e dos músculos envolvidos. Os músculos que diminuem os ângulos articulares são chamados de **flexores** e aqueles que aumentam esses ângulos são conhecidos como **extensores**.

Considerando o papel dos músculos esqueléticos na determinação do desempenho esportivo, um amplo conhecimento acerca de estrutura e função musculares é importante para pesquisadores da área do exercício, professores de educação física, fisioterapeutas e instrutores. Assim, o presente capítulo discutirá detalhadamente a estrutura e a função do músculo esquelético.

Estrutura do músculo esquelético

O músculo esquelético é composto por vários tipos de tecido. Entre eles, estão as próprias células musculares (também conhecidas como fibras musculares), tecido nervoso, sangue e diversos tipos de tecido conjuntivo. A Figura 8.1 ilustra a relação existente entre o músculo e os vários tecidos conjuntivos. Os músculos individuais estão separados uns dos outros e são mantidos em posição por um tecido conjuntivo

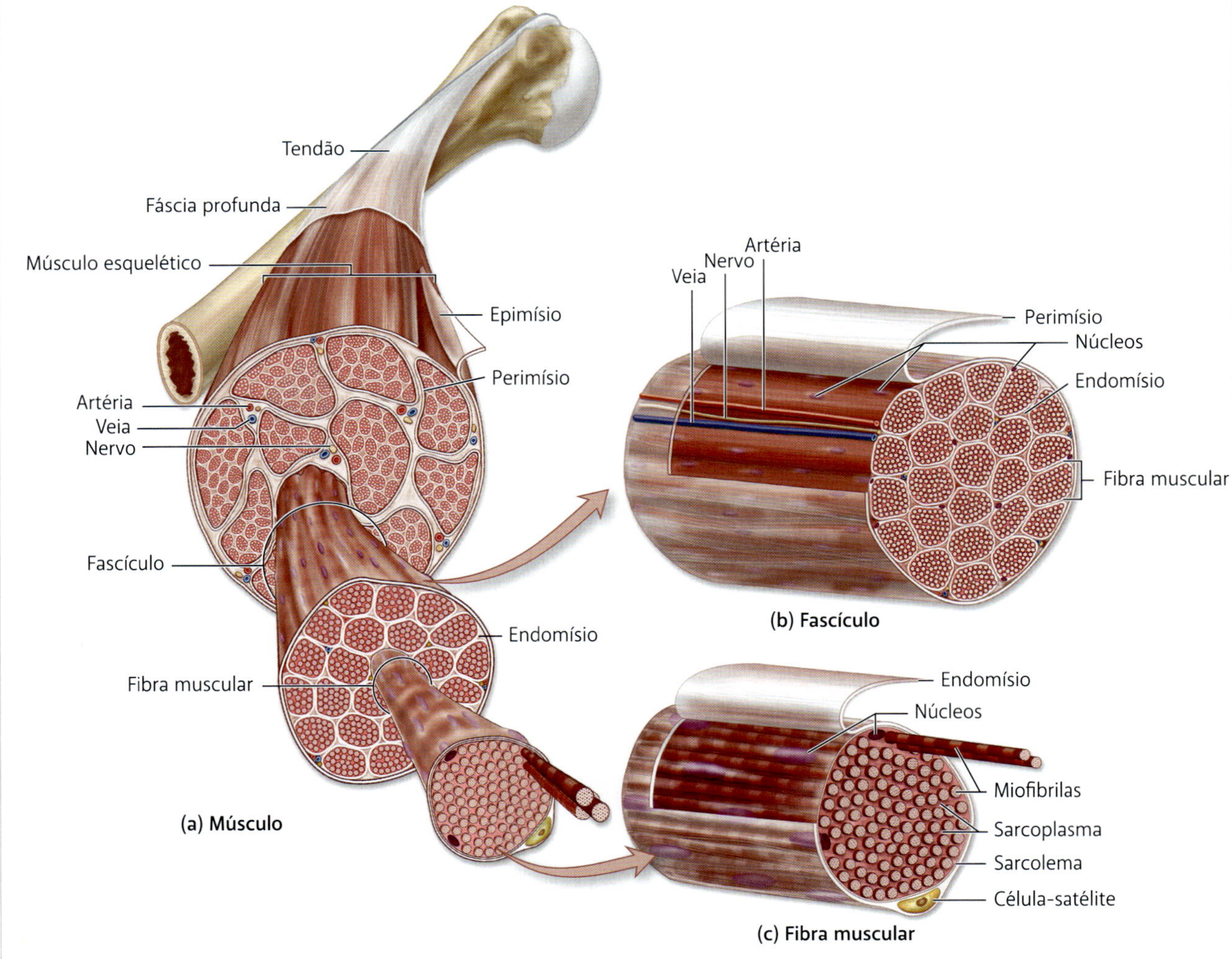

Figura 8.1 Organização estrutural do músculo esquelético. (*a*) Um músculo esquelético inteiro é revestido por uma camada de tecido conjuntivo chamada de epimísio. (*b*) Cada fascículo (ou seja, feixe de fibras musculares) é envolvido dentro de uma camada de tecido conjuntivo chamada perimísio. (*c*) Cada fibra muscular é circundada por uma camada delicada de tecido conjuntivo chamada endomísio.

chamado fáscia. No músculo esquelético existem três camadas separadas de tecido conjuntivo. A camada mais externa, que circunda todo o músculo, é denominada **epimísio**. De fora para dentro, a próxima camada de tecido conjuntivo é o **perimísio**, que circunda os feixes individuais de fibras musculares. Cada feixe individual de fibras musculares é denominado **fascículo**. Cada uma das fibras musculares que compõem um fascículo é cercada por um tecido conjuntivo chamado **endomísio**. Logo abaixo do endomísio, circundando cada fibra muscular, está outra camada de tecido protetor denominada lâmina basal ou membrana basal.

Apesar de seu formato exclusivo, as fibras musculares possuem muitas organelas que também estão presentes em outras células. Ou seja, contêm mitocôndrias, lisossomos e assim por diante. Entretanto, diferentemente da maioria das outras células do corpo, as células musculares são multinucleadas (i.e., possuem muitos núcleos). Uma das características mais distintivas da aparência microscópica dos músculos esqueléticos são as estrias (Fig. 8.2). Essas estrias são produzidas por faixas claras e escuras que se alternam ao longo de toda a extensão da fibra. As faixas escuras contêm as proteínas contráteis musculares primárias e serão discutidas em detalhes adiante.

Cada fibra muscular individual consiste em um cilindro estreito e alongado, que geralmente se estende por todo o comprimento do músculo. A membrana celular que circunda a fibra muscular é denominada **sarcolema**. Localizado acima do sarcolema e abaixo da lâmina basal, existe um grupo de células precursoras musculares chamadas de células-satélite. As **células-satélite** são células indiferenciadas que, segundo se supõe, exercem papel central no crescimento e reparo musculares.[51,80] Além disso, como resposta ao treinamento com exercícios de força, ocorre ativação das células-satélite, que então se dividem, o que resulta em aumento no número de núcleos (denominados mionúcleos) na fibra muscular. Teoricamente, o aumento de mionúcleos em uma fibra muscular deve aumentar a capacidade de síntese proteica das fibras musculares, o que ajudará no crescimento muscular.[51,80] Contudo, contamos com evidências de que o crescimento muscular pode ocorrer sem aumento no número de mionúcleos; no entanto, é provável que um máximo crescimento muscular dependa de maior número de mionúcleos (ver Brook et al. (2019) nas "Sugestões de leitura" e o Cap. 14 para mais detalhes).

Acredita-se que a adição de núcleos às fibras musculares em crescimento seja uma estratégia usada para que as fibras mantenham uma proporção constante de volume celular por núcleo. O volume de sarcoplasma que circunda um núcleo individual é denominado *domínio mionuclear*.[1] A importância biológica do domínio mionuclear reside no fato de um único núcleo ser capaz de sustentar a expressão ge-

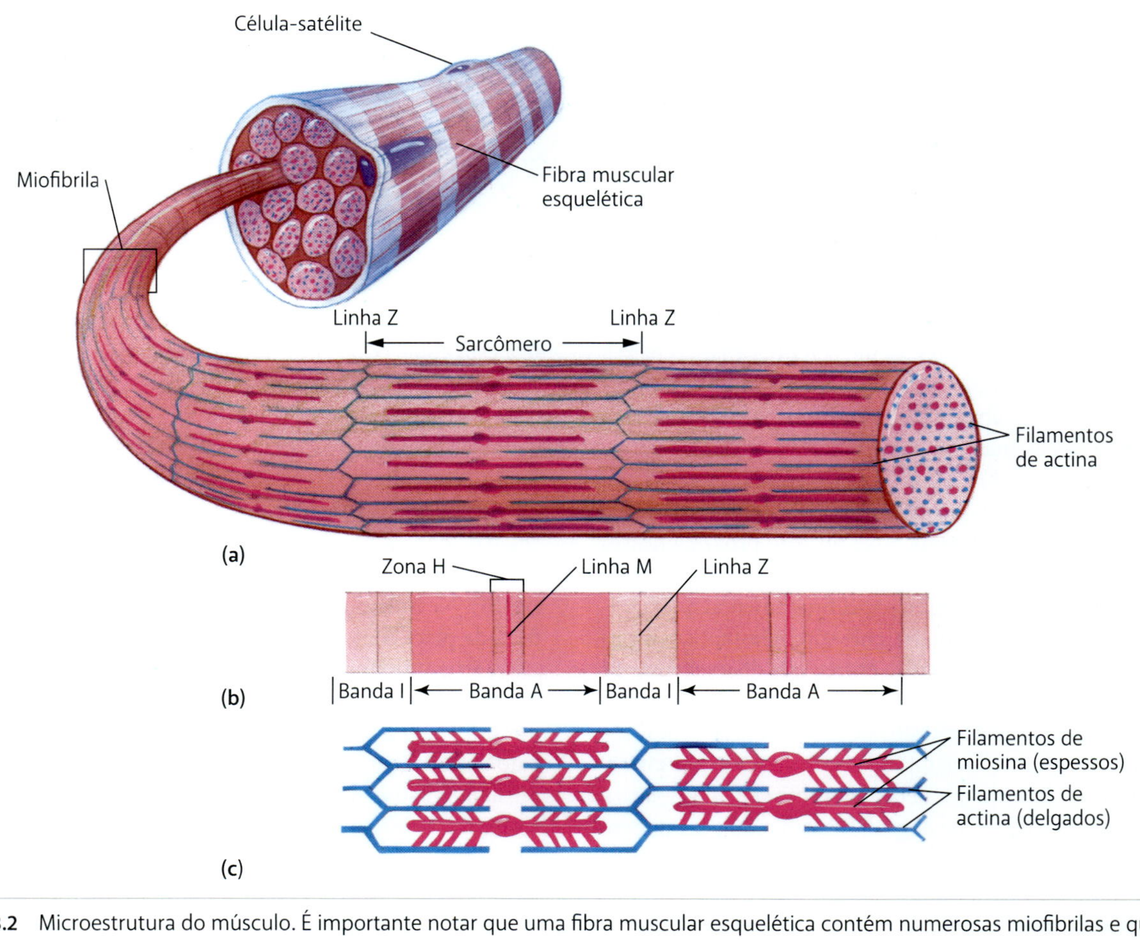

Figura 8.2 Microestrutura do músculo. É importante notar que uma fibra muscular esquelética contém numerosas miofibrilas e que cada uma consiste em unidades denominadas sarcômeros.

nética necessária (i.e., produção de proteínas) somente em uma área limitada de volume celular. Dessa forma, para manter um domínio mionuclear constante, novos núcleos (obtidos das células-satélite) são incorporados dentro das fibras de músculo esquelético durante o crescimento.[49,79] Acontece que, para manter um domínio mionuclear estável, os núcleos são perdidos das fibras quando uma redução no tamanho da fibra muscular ocorre (i.e., atrofia muscular).

Embaixo do sarcolema, está o sarcoplasma (também denominado citoplasma), que contém as proteínas, organelas e miofibrilas celulares. As **miofibrilas** são numerosas estruturas filamentosas, onde estão contidas as proteínas contráteis (Fig. 8.2). Em geral, as miofibrilas são compostas por dois tipos de filamentos proteicos principais: (1) os filamentos espessos, que são constituídos pela proteína **miosina**; e (2) os filamentos delgados, constituídos primariamente pela proteína **actina**. O arranjo desses dois filamentos proteicos confere ao músculo esquelético sua aparência estriada (Fig. 8.2). Localizadas na própria molécula de actina, estão outras duas proteínas adicionais – a troponina e a tropomiosina. Essas proteínas constituem apenas uma pequena parte do músculo, mas exercem papel importante na regulação do processo contrátil.

As miofibrilas podem ser subdivididas em segmentos individuais chamados **sarcômeros**. Os sarcômeros estão separados uns dos outros por uma lâmina delgada de proteínas estruturais denominadas *linha Z* ou *disco Z*. Os filamentos de miosina estão localizados principalmente na parte escura do sarcômero, que é denominada banda A, enquanto os filamentos de actina ocorrem sobretudo nas regiões claras do sarcômero, denominadas *bandas I* (Fig. 8.2). No centro do sarcômero, é encontrada uma parte do filamento de miosina que não se sobrepõe ao filamento de actina. Essa é a zona H.

No interior do sarcoplasma das fibras musculares, existe uma rede de canais membranosos que cerca cada miofibrila. Esses canais são conhecidos como **retículo sarcoplasmático** e constituem os locais de armazenamento de cálcio (Fig. 8.3). Isso é importante porque deve ocorrer liberação de cálcio (Ca^{++}) a partir do retículo sarcoplasmático para a deflagração da contração muscular. Outro conjunto de canais membranosos, chamados de **túbulos transversos**, estende-se do sarcolema para dentro da fibra muscular e atravessa totalmente a fibra. Esses túbulos transversos passam entre duas partes amplas do retículo sarcoplasmático, denominadas **cisternas terminais**. Essa posição próxima desses dois sistemas de membrana (i.e., túbulos transversos e cisternas terminais) desempenha papel fundamental na liberação do Ca^{++} armazenado no retículo sarcoplasmático. Especificamente, a relação anatômica entre esses dois sistemas de membrana junta o receptor de di-hidropiridina e o receptor de rianodina, dois conjuntos de canais de Ca^{++} localizados, respectivamente, nos túbulos transversos e nas cisternas terminais. Quando um neurônio motor alfa despolariza e envia uma mensagem de despolarização para a fibra muscular, essa excitação neural da fibra muscular despolariza os túbulos transversais e o receptor de di-hidropiridina, resultando na abertura do canal de Ca^{++} nas cisternas terminais (i.e., no receptor de rianodina). A abertura do canal de Ca^{++} de rianodina nas cisternas terminais resulta na liberação de Ca^{++} do retículo sarcoplasmático para o sarcoplasma, resultando em contração muscular. O leitor terá mais detalhes sobre esse processo mais adiante neste capítulo.

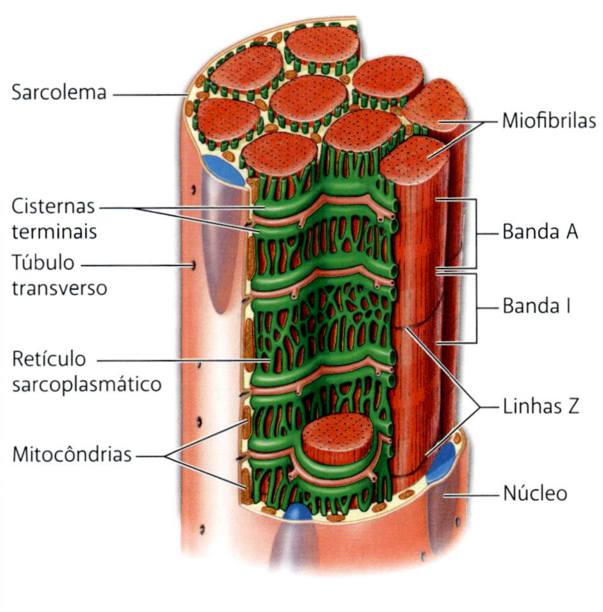

Figura 8.3 Retículo sarcoplasmático. Esta figura ilustra as relações existentes entre as miofibrilas, os túbulos transversos, o retículo sarcoplasmático e as cisternas terminais. Observe que o retículo sarcoplasmático (em verde) armazena cálcio e é estimulado a liberar esse eletrólito pelos potenciais de ação que chegam pelos túbulos transversos (ilustrados como tubos cor-de-rosa intercalados entre a porção dilatada do retículo sarcoplasmático, a cisterna terminal [ilustrada em verde]). Ver texto para mais detalhes.

Junção neuromuscular

Relembrando o Capítulo 7, cada fibra muscular esquelética está conectada a um ramo de fibra nervosa oriundo de uma célula nervosa. Essas células nervosas são chamadas **motoneurônios** e se estendem para fora da medula espinal. O conjunto composto pelo motoneurônio e por todas as fibras musculares por ele inervadas é denominado **unidade motora**. A estimulação a partir dos motoneurônios inicia o processo de contração. O local onde o motoneurônio e a célula muscular se encontram é chamado **junção neuromuscular (JNM)**. Nessa junção, o sarcolema forma uma bolsa denominada placa motora terminal (ver Fig. 8.4).

A extremidade do motoneurônio não está fisicamente em contanto com a fibra muscular; ambos são separados por um pequeno hiato denominado fenda sináptica (conhecido também como fenda neuromuscular). Quando um impulso nervoso atinge a extremidade do nervo motor, o neurotransmissor acetilcolina é liberado, difunde-se pela fenda sináptica e se liga a sítios de receptores existentes na placa motora terminal. Isso resulta na abertura dos canais de sódio no sarcolema, permitindo que o sódio se difunda para o interior da fibra muscular. Essa entrada do sódio resulta

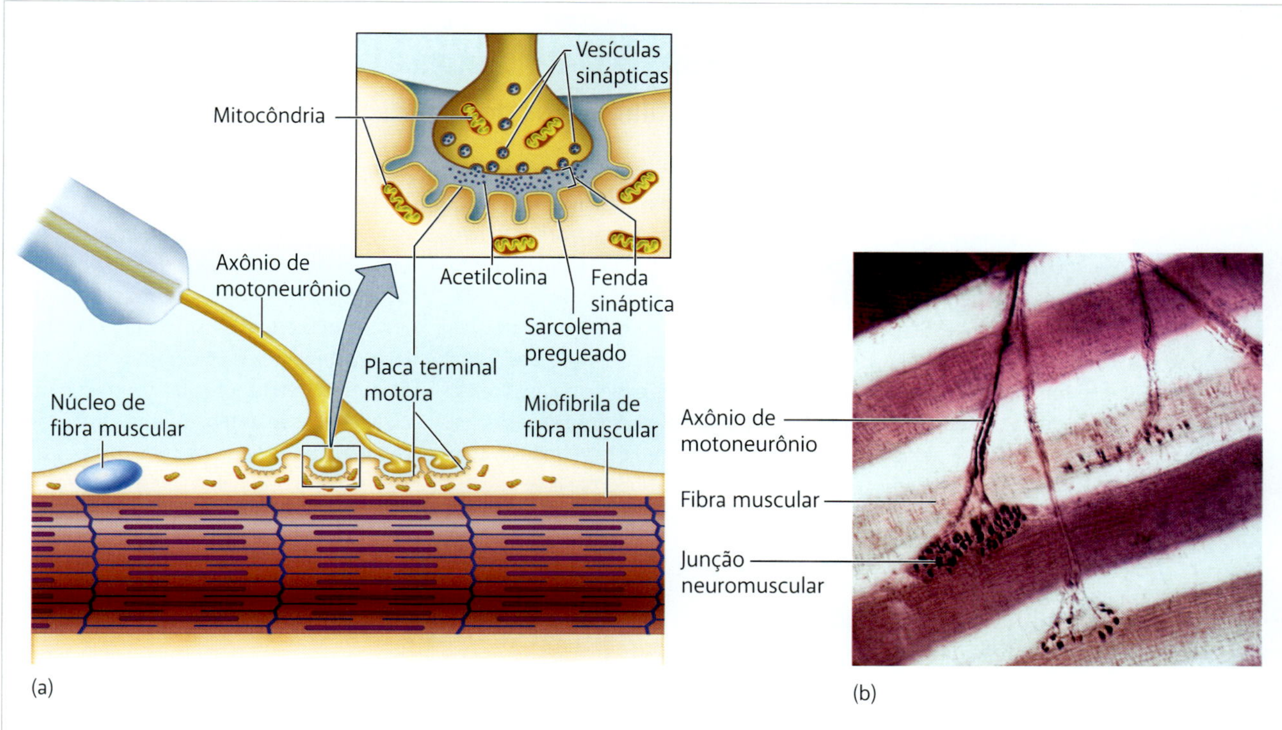

Figura 8.4 (*a*) O ponto de conexão entre um motoneurônio e a fibra muscular é chamado de junção neuromuscular. O neurotransmissor acetilcolina é armazenado em vesículas sinápticas, na extremidade da fibra nervosa. (*b*) Micrografia de uma junção neuromuscular (500x). (b) M.I. Walker/Science Source.

em uma despolarização chamada **potencial de placa terminal (PPT)**. O PPT é sempre amplo o suficiente para exceder o limiar, sendo o sinal que inicia o processo de contração.

Com base na descrição anterior, fica claro que a JNM é um componente essencial, tanto do sistema nervoso como do sistema muscular. Na verdade, a JNM é a sinapse que permite a comunicação entre o motoneurônio e a fibra muscular por ele inervada. Observe que a JNM é um potencial local para ocorrência de fadiga muscular (ver Cap. 19). É importante ressaltar que tanto o treinamento com exercícios de resistência quanto com exercícios de força promovem adaptações positivas na JNM. Especificamente, essas duas modalidades de treinamento físico aumentam o tamanho da JNM. Esse aumento de tamanho é acompanhado pelo aumento no número de vesículas sinápticas (que contêm acetilcolina) e por um aumento no número de receptores de acetilcolina na membrana pós-sináptica.[53] Essas adaptações induzidas pelo exercício melhoram a capacidade de ativação da contração muscular pelo motoneurônio, o que pode melhorar o desempenho em muitos esportes.

Em resumo

- O corpo humano contém mais de 600 músculos esqueléticos voluntários, que correspondem entre 40 e 50% do peso corporal total. O músculo esquelético realiza três funções essenciais: (1) produção de força para locomoção e respiração; (2) produção de força para sustentação da postura; e (3) produção de calor diante do estresse frio.
- As fibras musculares individuais são compostas por centenas de filamentos proteicos semelhantes a fios denominados miofibrilas. As miofibrilas contêm dois tipos principais de proteína contrátil: (1) actina (parte dos filamentos delgados) e (2) miosina (principal componente dos filamentos espessos).
- A região do citoplasma que circunda cada núcleo individualmente é denominada *domínio mionuclear*. A importância do domínio mionuclear está no fato de um único núcleo ser responsável pela expressão genética correspondente ao citoplasma circundante.
- Os motoneurônios estendem-se para fora da medula espinal e inervam fibras musculares individuais. O local onde o motoneurônio e a célula muscular se encontram é denominado junção neuromuscular. A acetilcolina é o neurotransmissor que estimula a fibra muscular a se despolarizar, e este é o sinal que inicia o processo de contração.
- Tanto o treinamento de resistência como o de força estimulam adaptações positivas na JNM, descritas a seguir: (1) aumento do tamanho da JNM, (2) expansão numérica das vesículas sinápticas (que contêm acetilcolina) e (3) aumento numérico dos receptores de acetilcolina na membrana pós-sináptica.

Contração muscular

A contração muscular é um processo complexo que envolve numerosas proteínas celulares e sistemas de produção de energia. O resultado final é o deslizamento da actina sobre a miosina, com consequente encurtamento do músculo

Um olhar no passado – nomes importantes na ciência

Andrew F. Huxley desenvolveu a "Teoria dos filamentos deslizantes da contração muscular"

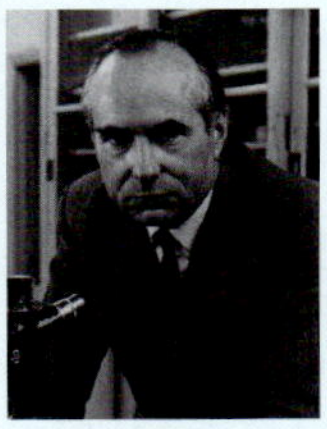

Keystone/Hulton Archive/Getty Images

Andrew Huxley (1917-2012) recebeu o Prêmio Nobel de Fisiologia ou Medicina em 1963, por sua pesquisa sobre transmissão nervosa. Huxley nasceu em Londres, Inglaterra, e se formou na Universidade de Cambridge.

Ao longo de sua distinta carreira de pesquisador, Huxley deu muitas contribuições importantes para a área da fisiologia. Uma de suas primeiras áreas de pesquisa relevantes foi o processo de ocorrência da transmissão neural. Trabalhando com Alan Hodgkin, ambos hipotetizaram que a transmissão neural (i.e., o desenvolvimento de um potencial de ação) ocorria por causa da passagem de íons por canais iônicos existentes nas membranas celulares. Essa hipótese foi confirmada anos depois e, em 1963, o dr. Huxley e o dr. Hodgkin compartilharam o Prêmio Nobel por esse trabalho.

Apesar de ter conquistado o Prêmio Nobel por sua pesquisa sobre transmissão neural, o professor Huxley é provavelmente mais conhecido por seu trabalho sobre o modo como ocorre a contração do músculo esquelético. O dr. Huxley e seus colaboradores desenvolveram a "teoria dos filamentos deslizantes da contração muscular" e, desde então, muitos pesquisadores têm confirmado os princípios básicos dessa teoria original.

e, com isso, desenvolvimento de tensão. Embora os detalhes completos da contração muscular ao nível molecular continuem sendo investigados, as etapas básicas conducentes à contração muscular estão bem definidas. O processo de contração muscular é explicado pela **teoria dos filamentos deslizantes** da contração, que muitas vezes é chamado de **modelo da alavanca oscilatória** da contração muscular.[31,40,69] Ver uma perspectiva histórica geral da teoria dos filamentos deslizantes da contração muscular no Quadro "Um olhar no passado – nomes importantes na ciência".

Visão geral da teoria dos filamentos deslizantes/alavanca oscilatória

O processo geral ou panorama completo de contração muscular está ilustrado na Figura 8.5. As fibras musculares se contraem por meio do encurtamento de suas miofibrilas, que se deve ao deslizamento da actina sobre a miosina. Isso resulta na diminuição da distância entre uma linha Z e outra. Entender os detalhes sobre como ocorre a contração muscular requer a apreciação da estrutura microscópica da miofibrila. Observe que as "cabeças" das pontes cruzadas de miosina estão orientadas na direção da molécula de actina (ver Fig. 8.6). Os filamentos de actina e miosina deslizam uns nos outros durante a contração muscular, em decorrência da ação de numerosas pontes cruzadas que se estendem como "braços" a partir da miosina e se prendem à actina. A ligação da ponte cruzada de miosina à actina resulta na movimentação da ponte cruzada de miosina que move a molécula de actina na direção do centro do sarcômero. Esse "puxão" da actina sobre a molécula de miosina ocasiona o encurtamento do músculo e gera força.

O termo *acoplamento excitação-contração* refere-se à sequência de eventos em que um impulso nervoso (potencial de ação) atinge a membrana muscular e causa encurtamento do músculo via atividade das pontes cruzadas. Esse processo será discutido a seguir, etapa por etapa. Vamos começar com uma discussão sobre a fonte de energia para contração.

Energia para contração

A energia para a contração muscular é obtida da quebra do ATP pela enzima ATPase miosina.[21,36,37,41] Essa enzima está localizada na "cabeça" da ponte cruzada de miosina. Lembre-se de que as vias bioenergéticas responsáveis pela síntese de ATP foram discutidas no Capítulo 3 e estão resumidas na Figura 8.7. A quebra de ATP em ADP e fosfato inorgânico (P_i) com liberação de energia serve para energizar as pontes cruzadas de miosina, que, por sua vez, puxam as moléculas de actina sobre a miosina e, assim, encurtam o músculo.[25,37,75]

Deve-se ter em mente que um único ciclo de contração ou "golpe de potência" de todas as pontes cruzadas em um músculo produziria neste um encurtamento equivalente a apenas 1% de seu comprimento em repouso. Como alguns músculos podem sofrer encurtamentos de até 60% de seu comprimento em repouso, está evidente que o ciclo de contração precisa ser repetido várias vezes.

Regulação do acoplamento excitação-contração

Novamente, o termo *acoplamento excitação-contração* refere-se à sequência de eventos que produzem a despolarização do músculo (excitação), que leva ao encurtamento do músculo e à produção da força (contração) (Fig. 8.8). Nas seções a seguir, forneceremos uma visão mais ampla do processo de acoplamento excitação-contração, seguida por uma discussão dos eventos que levam ao relaxamento muscular. Vamos começar com o processo de excitação.

Excitação. Resumidamente, o processo de excitação é um processo em três etapas (Fig. 8.8). As duas primeiras etapas que levarão à excitação começam com a despolarização do motoneurônio (localizado na medula espinal) e com a chegada do impulso nervoso à junção neuromuscular. O potencial de ação oriundo do motoneurônio causa a libera-

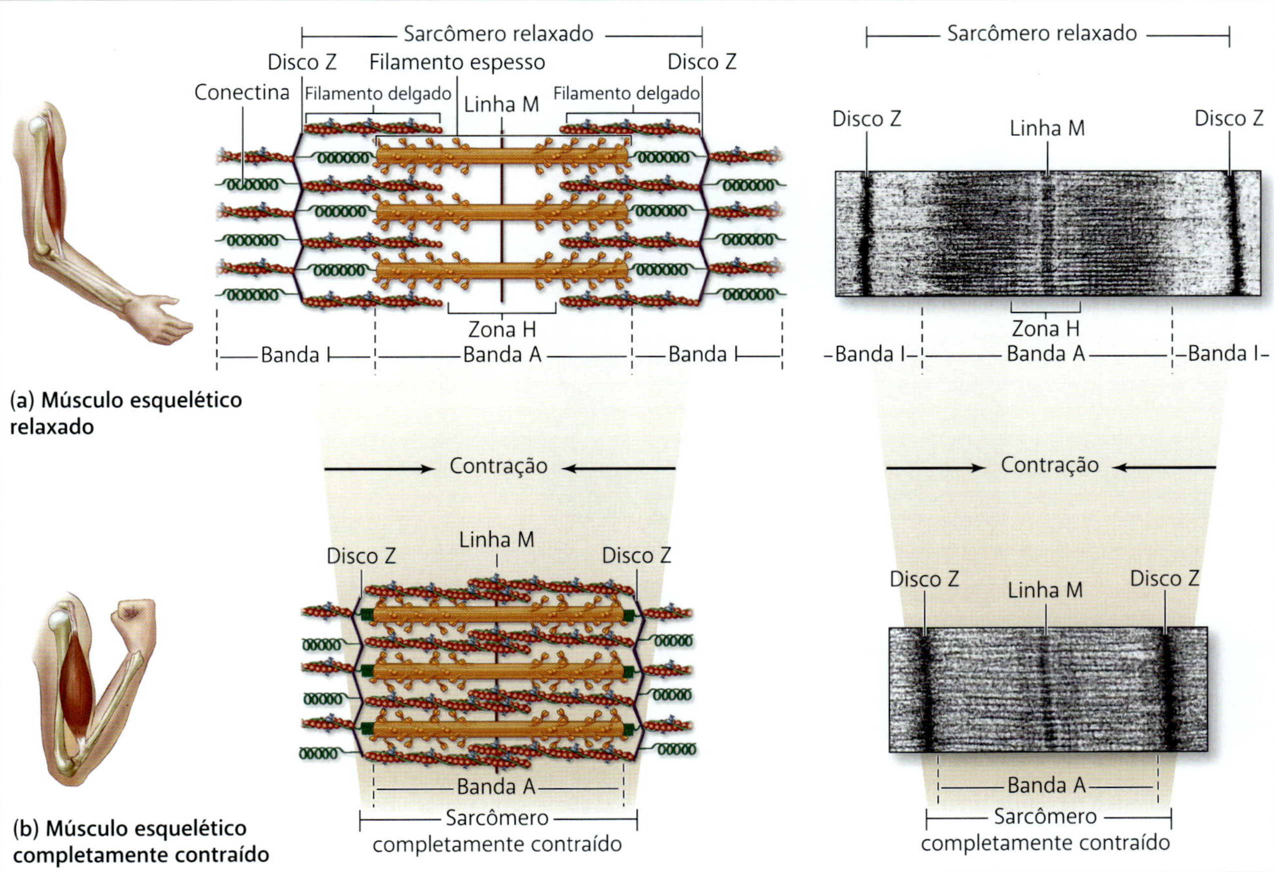

Figura 8.5 As ilustrações e micrografias eletrônicas correspondentes demonstram o encurtamento do sarcômero durante a contração do músculo esquelético. (*a*) Sarcômeros relaxados e (*b*) sarcômeros pós-contração. Observe a aproximação do disco Z com a passagem do sarcômero de um estado relaxado para um estado de contração.
Dr. H. E. Huxley

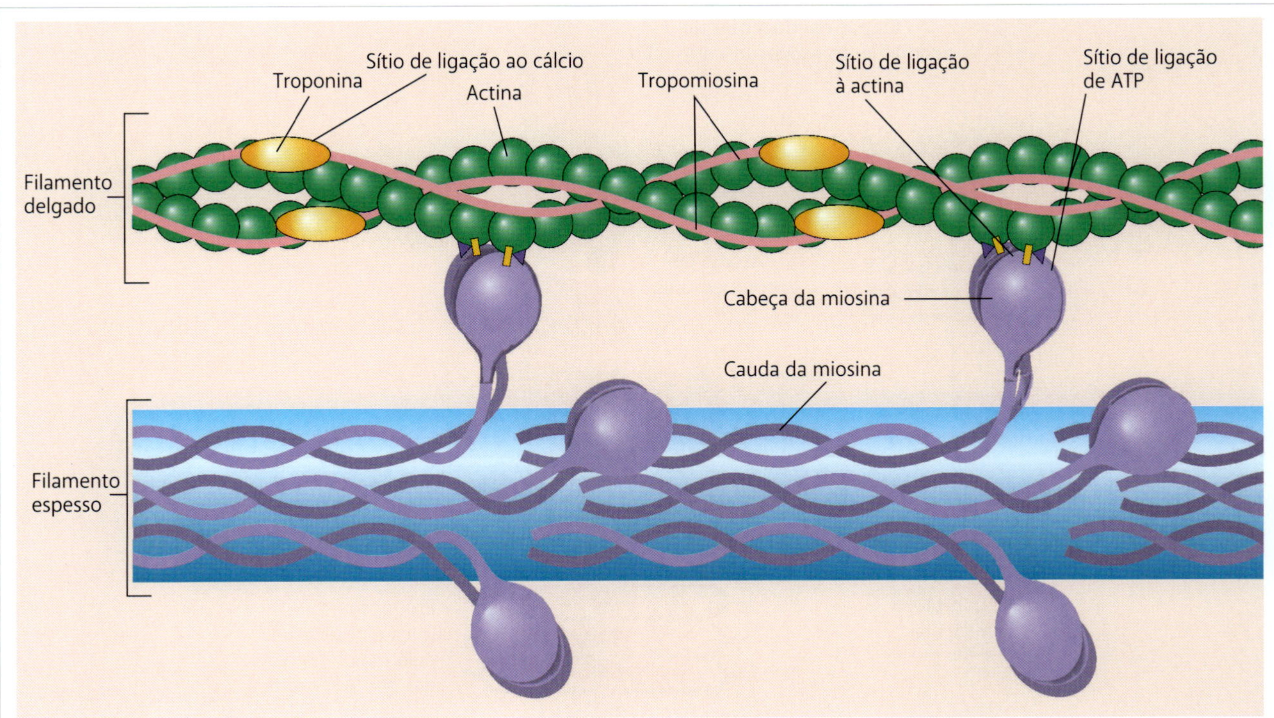

Figura 8.6 Relações propostas entre troponina, tropomiosina, pontes cruzadas de miosina e cálcio. Note que, quando o Ca^{++} se liga à troponina, a tropomiosina é removida dos sítios ativos existentes na actina e a fixação da ponte cruzada se torna possível.

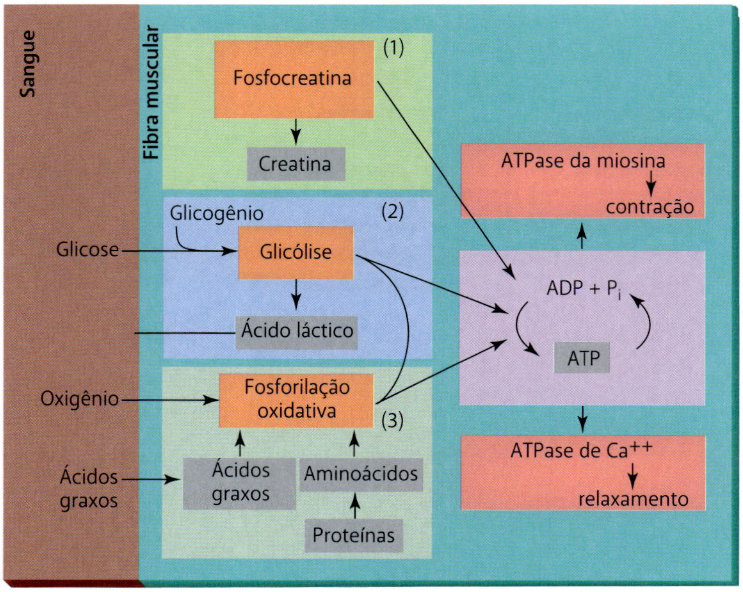

Figura 8.7 As três fontes de produção de ATP no músculo durante a contração: (1) fosfocreatina; (2) glicólise; e (3) fosforilação oxidativa.
Fonte: Vander, Arthur J., Sherman, James Hl, Luciano, Dorothy S. *Human Physiology: The Mechanisms of Body Function*, 8.ed. Copyright © 2001, 313. McGraw-Hill, Inc., New York.

ção de acetilcolina na fenda sináptica da junção neuromuscular. A acetilcolina liga-se aos receptores existentes na placa motora terminal, produzindo um potencial de placa terminal (a terceira e final etapa na excitação) que leva à despolarização da célula muscular.[61] Essa despolarização (i.e., excitação) é conduzida adiante ao longo dos túbulos transversos, profundamente localizados na fibra muscular. Esse processo de excitação leva à despolarização do músculo, que resulta na liberação de Ca^{++} do retículo sarcoplasmático para o sarcoplasma do músculo. Conforme foi anteriormente discu-

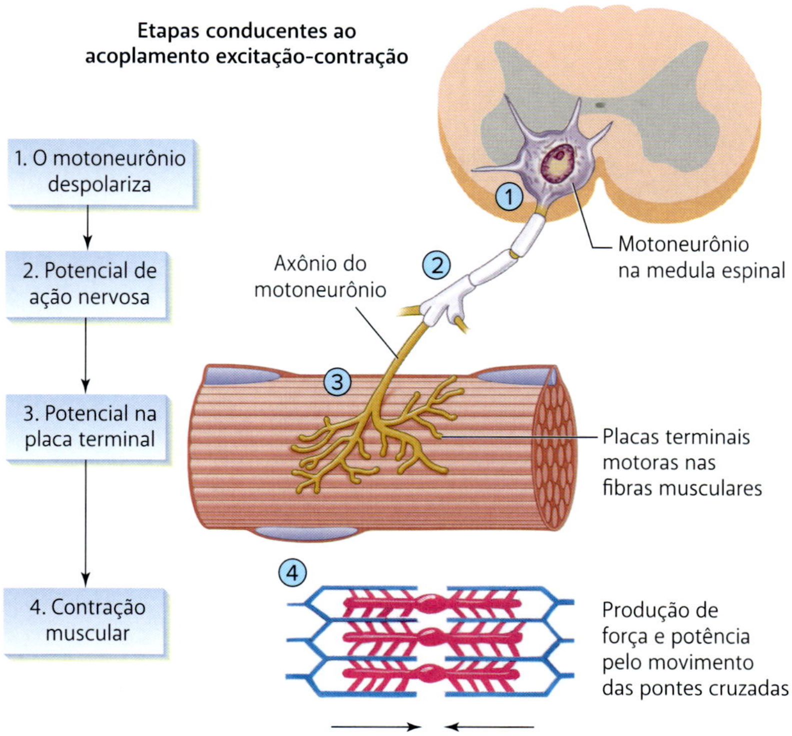

Figura 8.8 Ilustração das etapas conducentes ao acoplamento excitação-contração. Ver texto para mais detalhes.

tido, a íntima relação entre o receptor de di-hidropiridina e o receptor de rianodina desempenha um papel importante no desencadeamento da contração muscular. Em linhas gerais, esses dois canais de Ca^{++} interagem para liberar Ca^{++} no músculo e, com isso, iniciar o processo contrátil. Resumidamente, quando o neurônio motor dispara e desencadeia a despolarização da fibra muscular, o potencial de ação trafega ao longo dos túbulos transversos e ativa o receptor de di-hidropiridina, que então interage com o receptor de rianodina (localizado nas cisternas terminais) para a liberação de Ca^{++} do retículo sarcoplasmático. É importante ter em mente que, embora esses dois receptores sejam classificados como canais de Ca^{++}, o receptor de di-hidropiridina não libera Ca^{++}. Na verdade, o objetivo do receptor de di-hidropiridina é atuar como um sensor de voltagem, que transmitirá um sinal para o receptor de rianodina; esse sinal emitido abre o canal de Ca^{++} da rianodina, com consequente liberação de grande quantidade de Ca^{++} no citosol – o que irá desencadear a contração muscular.[62] Os detalhes do processo contrátil serão apresentados na próxima seção.

Contração. Conforme foi discutido na seção anterior, o potencial de ação chega aos túbulos transversos, o Ca^{++} é liberado através dos receptores de rianodina e se difunde dentro do músculo, ligando-se a uma proteína denominada troponina. A ligação do cálcio à troponina é a etapa "deflagradora" do controle da contração muscular, pois a contração muscular é controlada por duas proteínas regulatórias (**troponina** e **tropomiosina**) localizadas na molécula de actina. A troponina e a tropomiosina regulam a contração muscular, ao controlar a interação entre actina e miosina.

Para compreender como a liberação de cálcio do retículo sarcoplasmático interage com a troponina e a tropomiosina para controlar a contração muscular, vamos examinar a relação anatômica entre actina, troponina e tropomiosina (ver Fig. 8.6). Observe que o filamento de actina é formado a partir de muitas subunidades proteicas dispostas em fila dupla e torcidas. A tropomiosina é uma molécula fina, que repousa em um sulco existente entre as filas duplas de actina. Observe também que a troponina está presa diretamente à tropomiosina. Esse arranjo permite que a troponina e a tropomiosina atuem juntas para regular a fixação das pontes cruzadas de miosina ao seu sítio de ligação na molécula de actina. Em um músculo relaxado, a tropomiosina bloqueia os sítios ativos da molécula de actina, onde as pontes cruzadas de miosina devem se fixar para produzir uma contração. O fator deflagrador para a ocorrência da contração está associado à liberação do cálcio armazenado (Ca^{++}) a partir de uma região do retículo sarcoplasmático denominada **saco lateral**, frequentemente chamada de *cisterna terminal*.[72] No músculo em repouso (relaxado), a concentração de Ca^{++} no sarcoplasma é muito baixa. Entretanto, quando o impulso nervoso chega à junção neuromuscular, viaja pelos túbulos transversos e segue para o retículo sarcoplasmático, causando liberação de Ca^{++}. Uma parte significativa desse Ca^{++} se liga à troponina (ver Fig. 8.6) e produz uma mudança de posição na tropomiosina, de modo que os sítios ativos existentes na actina são expostos. Isso permite a ligação de uma ponte cruzada de miosina na molécula de actina. A ligação da ponte cruzada inicia a liberação da energia armazenada no interior da molécula de miosina. Isso produz um movimento em cada ponte cruzada, ocasionando o encurtamento do músculo. Esse movimento da ponte cruzada de miosina, de "puxar" a molécula de actina, é frequentemente denominado "golpe de potência". A fixação de ATP "fresco" às pontes cruzadas de miosina quebra a ponte cruzada de miosina ligada à actina. A enzima ATPase mais uma vez hidrolisa (i.e., quebra) o ATP ligado à ponte cruzada de miosina e fornece a energia necessária "armar" a ponte cruzada de miosina para religação a outro sítio ativo na molécula de actina. A quebra do ATP fornece a energia para "armar" a ponte cruzada de miosina em um estado energizado; a ponte cruzada de miosina "armada" e energizada agora está pronta para se ligar a outro sítio de ligação exposto na actina e produzir outro "golpe de potência". Esse ciclo de contração pode ser repetido enquanto houver Ca^{++} livre disponível para se ligar à troponina e o ATP puder ser hidrolisado para fornecer energia. A falha do músculo em manter a homeostase (p. ex., em decorrência de níveis inadequados de Ca^{++} e níveis altos de íons hidrogênio) acarreta a redução do movimento das pontes cruzadas e, portanto, uma diminuição na geração de força (ou seja, fadiga muscular). As causas da fadiga muscular induzida pelo exercício serão introduzidas em outro segmento, mais adiante. Consulte "Uma visão mais detalhada 8.1" e as Figuras 8.9 e 8.10 associadas para uma descrição passo a passo da contração muscular.

Relaxamento muscular. O sinal de parada da contração é a ausência de impulso nervoso na junção neuromuscular. Quando isso ocorre, uma bomba de Ca^{++} dependente de energia localizada no retículo sarcoplasmático começa a deslocar o Ca^{++} de volta para o retículo sarcoplasmático. Essa remoção do Ca^{++} da troponina faz com que a tropomiosina se desloque de volta para a cobertura dos sítios de ligação existentes na molécula de actina e a interação das pontes cruzadas cesse.

O Quadro "Uma visão mais detalhada 8.1" traz um resumo de cada etapa dos eventos que ocorrem durante excitação, contração e relaxamento musculares. Para uma abordagem mais detalhada dos eventos moleculares envolvidos na contração do músculo esquelético, consulte as referências[9,25,28,30,31,37-39,47,75,78] e Powers et al. (2021) nas "Sugestões de leitura". O tempo dedicado ao aprendizado da microestrutura muscular e dos eventos que levam à contração se mostrará proveitoso futuramente, pois este material é importante para um completo entendimento acerca da fisiologia do exercício.

Em resumo

- O processo de contração muscular pode ser mais bem explicado pela teoria dos filamentos deslizantes/ponte cruzada oscilatória. Esses modelos propõem que o encurtamento do músculo se deve à movimentação do filamento de actina sobre o filamento de miosina.

Uma visão mais detalhada 8.1

Resumo passo a passo do acoplamento excitação-contração e relaxamento

Neste quadro, vamos destacar as etapas envolvidas na excitação, contração e relaxamento musculares. Observe que cada etapa numerada abaixo corresponde aos eventos numerados ilustrados na Figura 8.9.

Excitação

A excitação está ilustrada nas primeiras três etapas da Figura 8.9.

1. Um sinal nervoso chega ao botão sináptico.
2. As vesículas sinápticas liberam acetilcolina (ACh), que se difunde pela fenda sináptica e se liga a receptores no sarcolema da fibra muscular. Esse efeito abre os canais iônicos no sarcolema, resultando no movimento do sódio para a fibra.
3. O movimento de entrada dos íons sódio positivos despolariza a fibra e envia uma onda de despolarização através dos túbulos T.

Contração

A contração muscular ocorre após a despolarização (ou seja, excitação) da fibra muscular e está ilustrada nas etapas 4 a 8 da Figura 8.9.

4. A despolarização dos túbulos T resulta na liberação do cálcio do retículo sarcoplasmático (RS) no citosol da fibra muscular.
5. Os íons cálcio se ligam à troponina (localizada na molécula de actina). A ligação do cálcio à troponina resulta em uma mudança na posição da tropomiosina, de modo que os locais de ligação da miosina com a actina são expostos.

6-8. As etapas 6 a 8 ilustram o ciclo de ponte cruzada e o desenvolvimento da produção da força muscular. Resumidamente, uma ponte cruzada de miosina energizada se liga ao local ativo na actina e puxa a molécula de actina para produzir o movimento (ou seja, a fibra se encurta). As etapas 6 a 8 ocorrem repetidamente desde que a estimulação neurológica para o músculo continue. Observe a Figura 8.10, que ilustra os eventos passo a passo envolvidos no ciclo de ponte cruzada de miosina, para uma compreensão detalhada do processo de contração muscular.

Relaxamento

9. A primeira etapa no relaxamento muscular ocorre quando o motoneurônio para de disparar. De fato, quando a estimulação neurológica do músculo cessa, ACh não é mais liberada e a fibra muscular é repolarizada.
10. Quando o motoneurônio interrompe o disparo e a excitação muscular cessa, o cálcio é bombeado do sarcoplasma para o RS para ser armazenado. Sem o cálcio livre no citosol, a troponina move a tropomiosina de volta para sua posição para cobrir os locais de ligação da miosina com a actina. Com a cobertura dos locais ativos na actina pela tropomiosina, a formação da ponte cruzada miosina-actina fica impedida e, portanto, ocorre o relaxamento muscular.

- O acoplamento excitação-contração refere-se a uma sequência de eventos na qual o impulso nervoso (potencial de ação) despolariza a fibra muscular, levando ao encurtamento muscular pelo ciclo de ponte cruzada. O gatilho para iniciar a contração muscular é a liberação de cálcio induzida pela despolarização a partir do retículo sarcoplasmático.
- A contração muscular ocorre por meio da ligação da ponte cruzada da miosina à actina e pelo ciclo repetido de "puxar" a miosina sobre a molécula de actina, que resulta no encurtamento da fibra muscular.
- O relaxamento muscular ocorre quando o motoneurônio para de excitar a fibra muscular e o cálcio é bombeado de volta para o retículo sarcoplasmático. Essa remoção do cálcio do citosol provoca uma mudança de posição na tropomiosina, que bloqueia o local de ligação da ponte cruzada de miosina sobre a molécula de actina; essa ação leva ao relaxamento do músculo.

Exercício e fadiga muscular

Tanto o exercício de alta intensidade como o exercício submáximo e prolongado acarretam o declínio da capacidade muscular de gerar potência. Essa diminuição na produção de potência muscular é denominada fadiga. De modo específico, a fadiga muscular é definida como a redução da produção de potência muscular que pode resultar de uma diminuição, tanto da geração de força como da velocidade de encurtamento do músculo. O início da fadiga muscular durante o exercício está ilustrado na Figura 8.11. Note que a fadiga muscular difere da lesão muscular, pois a fadiga é reversível com algumas horas de repouso, enquanto a recuperação total de uma lesão muscular pode demorar de dias a semanas.[30]

As causas de fadiga muscular induzida pelo exercício são complexas e envolvem vários fatores no interior dos músculos ativos e, em alguns casos, o sistema nervoso central. Dependendo do tipo de exercício e das condições ambientais, a fadiga pode provocar perturbações no sistema nervoso central e/ou fatores periféricos junto ao músculo esquelético.[2] O conceito de "fadiga do sistema nervoso central" foi introduzido no Capítulo 7 e, aqui, o foco será a fadiga ao nível periférico (i.e., na musculatura esquelética).

Embora as causas exatas da fadiga muscular ainda estejam sendo investigadas, é evidente que o estado de condicionamento individual, estado nutricional, tipo de composição de fibra e intensidade e duração do exercício são fatores que afetam o processo da fadiga.[20,30] Além disso, indepen-

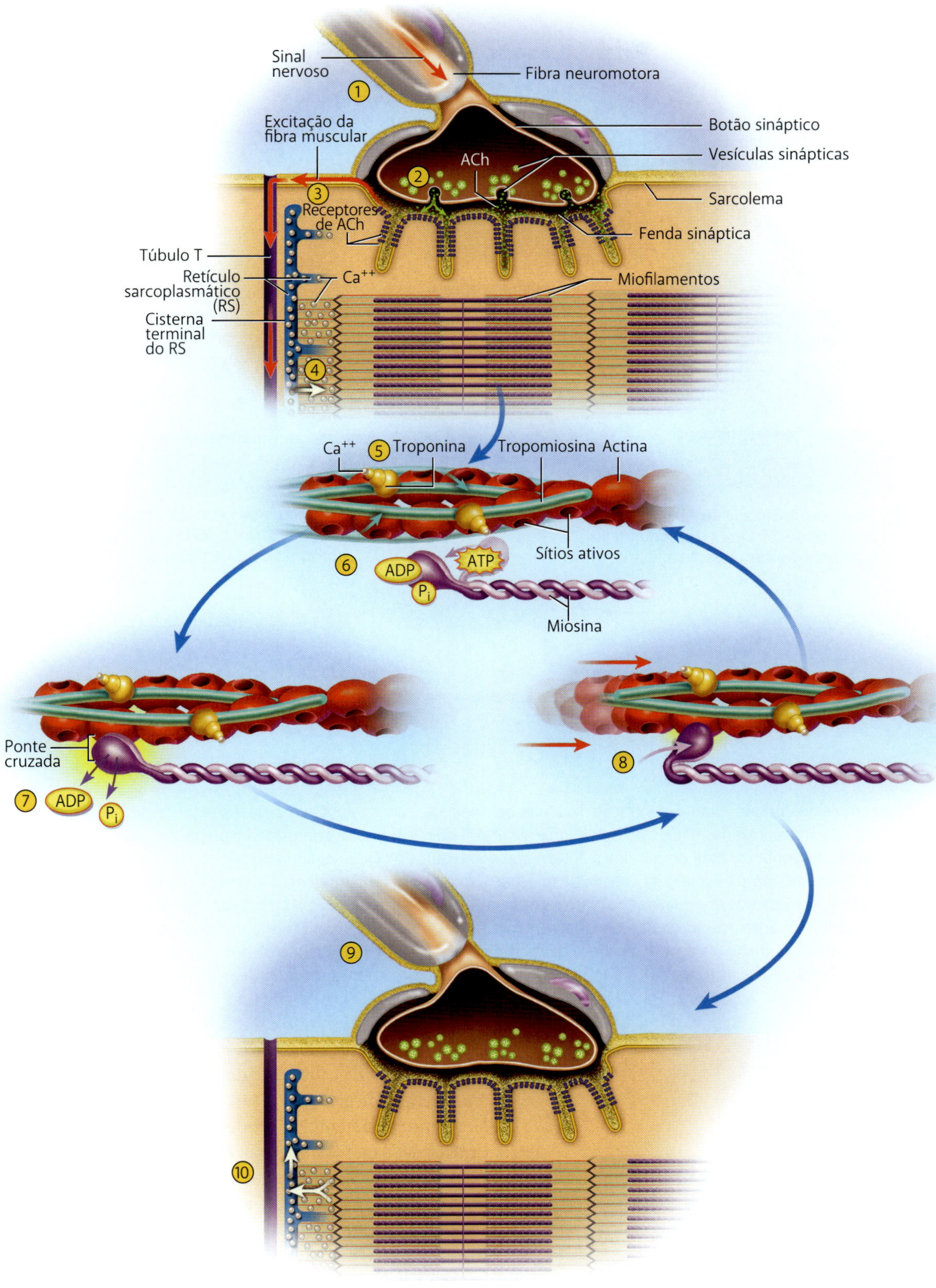

Figura 8.9 Eventos principais que levam à excitação, à contração e ao relaxamento musculares. As etapas 1 a 3 ilustram a fase de excitação. As etapas 4 a 8 representam os eventos que levam à contração muscular, e as etapas 9 e 10 ilustram o relaxamento muscular após uma contração. Consulte o texto e o quadro "Uma visão mais detalhada 8.1" para ter uma explicação completa do processo de excitação, contração e relaxamento.

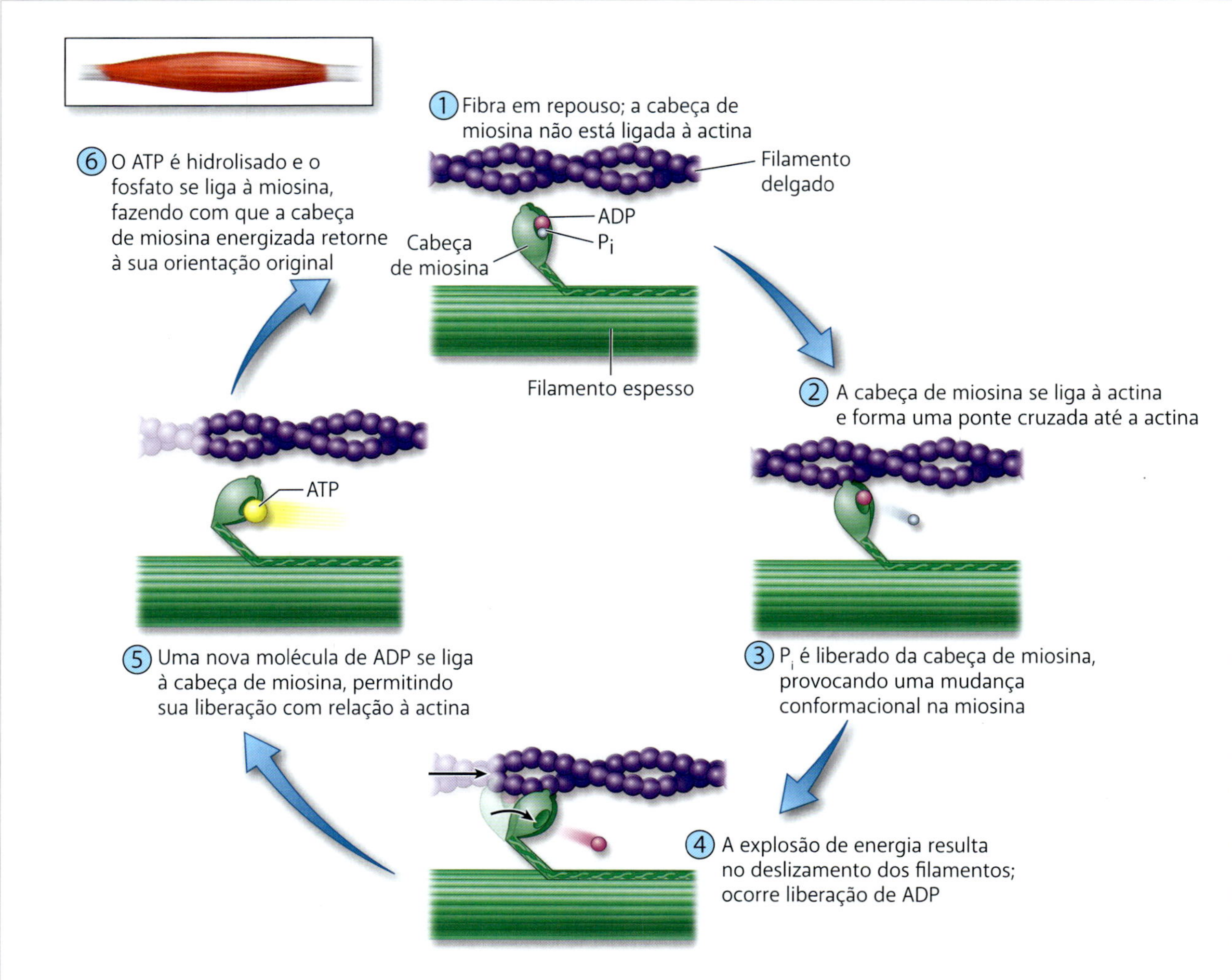

Figura 8.10 Etapas moleculares que levam à contração muscular por meio do ciclo de ponte cruzada. A etapa 1 ilustra uma fibra muscular em repouso quando as pontes cruzadas não estão presas, mas a cabeça de miosina está energizada e preparada para se ligar à actina. A etapa 2 ilustra a ligação da ponte cruzada de miosina à actina, que ocorre após o cálcio ser liberado do retículo sarcoplasmático. A etapa 3 ilustra a liberação de fosfato inorgânico (P_i) da cabeça da miosina, isso provoca uma mudança na posição da miosina. A etapa 4 ilustra a explosão de energia. A explosão de energia faz com que a ponte cruzada de miosina puxe a actina para dentro e os filamentos actina/miosina deslizem um sobre o outro, resultando no encurtamento da fibra. Observe que o ADP também é liberado nessa etapa. A etapa 5 envolve a ligação de uma nova molécula de ATP à cabeça da miosina, o que resulta na liberação da ponte cruzada de miosina a partir da actina. A etapa 6 envolve a degradação do ATP (hidrólise), o que faz com que a ponte cruzada de miosina retorne para sua posição original.

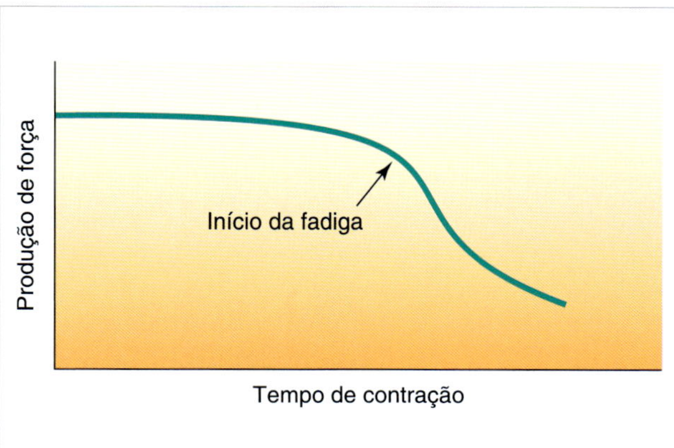

Figura 8.11 A fadiga muscular é caracterizada por uma capacidade diminuída de geração de força.

dentemente da causa de fadiga muscular, o resultado final é o declínio da geração de força muscular em decorrência do comprometimento da produção de força ao nível da ponte cruzada. Antes da discussão dos fatores potencialmente contribuidores para o desenvolvimento de fadiga muscular induzida pelo exercício, vamos revisar os termos usados na descrição dos quatro níveis diferentes de intensidade do exercício.

Lembre-se de que os quatro domínios de intensidade do exercício foram introduzidos no Capítulo 4. A Tabela 8.1 resume essas quatro categorias de intensidade de exercício e fornece o contexto relativo ao porcentual de frequência cardíaca máxima e $\%\dot{V}O_{2máx}$.

Depois de revisar os quatro domínios de intensidade do exercício, vamos discutir os fatores que contribuem para a ocorrência de fadiga muscular em diferentes intensidades de

Tabela 8.1 As quatro categorias (i.e., domínios) da intensidade do exercício

Categoria de intensidade do exercício	Intensidade do exercício com relação ao limiar de lactato	% da frequência cardíaca máxima	% de $\dot{V}O_{2máx}$	Percepção do indivíduo para a intensidade do exercício
Moderada	< limiar de lactato	50-75%	< 60% (indivíduo não treinado)	Leve até um pouco intenso
Intensa	> limiar de lactato	76-85%	60-75%	Intenso
Muito intensa	> limiar de lactato	86-100%	76-100%	Muito intenso
Extenuante	> limiar de lactato	100%	> 100%	Exercício completo (esforço máximo)

exercício. Durante exercícios de alta intensidade (i.e., exercícios intensos, muito intensos ou extenuantes) de curta duração (i.e., 1-10 minutos), as causas da fadiga muscular são multifatoriais, variando desde a diminuição da liberação de Ca^{++} do retículo sarcoplasmático até o aumento no acúmulo de metabólitos que inibem a sensibilidade dos miofilamentos ao Ca^{++}.[20,30,46,56,58,59,76] Os principais metabólitos contributivos para a ocorrência de fadiga muscular são aumentos dos íons fosfato (P_i), lactato e hidrogênio (H^+) e de radicais livres.[15,20,30] A ocorrência de aumento em cada um desses metabólitos resultará na diminuição da sensibilidade dos miofilamentos ao Ca^{++} e em menor produção de força muscular.

Quais são os mecanismos envolvidos na diminuição da sensibilidade ao Ca^{++} quando esses metabólitos estão elevados no músculo? Estudos indicam que o aumento de H^+ resulta em uma diminuição na produção de força muscular porque o H^+ se liga aos locais de ligação do Ca^{++} na troponina, impedindo que o Ca^{++} se ligue à troponina e inicie a contração. O mecanismo pelo qual um aumento de Pi e radicais livres contribui para a fadiga é que tanto o Pi elevado quanto os radicais modificam a cabeça da ponte cruzada de miosina de uma forma que reduz o número de pontes cruzadas de miosina ligadas à actina. Conclui-se que a diminuição no número de pontes cruzadas de miosina ligadas à actina resulta na redução da produção de força muscular.

Qual desses fatores mencionados desempenha o papel mais importante na promoção da fadiga muscular durante exercícios intensos, muito intensos e extenuantes? Infelizmente, não temos uma resposta completa para essa pergunta. Mas é provável que tanto o acúmulo de subprodutos metabólicos (principalmente H^+ e P_i) quanto a menor liberação de Ca^{++} do retículo sarcoplasmático atuem conjuntamente, para promover a fadiga muscular durante essas categorias de exercícios muito puxados.

Em contraste com a fadiga que ocorre durante exercícios de intensidade muito pesada a severa, a fadiga muscular que surge perto do final de uma sessão prolongada de exercícios contínuos de intensidade moderada (ou seja, 1 ou mais horas) não é causada pelo acúmulo de H^+ ou Pi. Esse tipo de fadiga muscular é provavelmente o resultado da influência dos radicais livres no aparelho contrátil do músculo (por exemplo, pontes cruzadas de miosina) e outros fatores, como a depleção do glicogênio muscular.[20,30,56,58,59,78] Para detalhes sobre fadiga muscular durante o exercício, consulte Cheng et al. (2018) e Gardiner (2011) nas "Sugestões de leitura". Além disso, a fadiga muscular e os fatores limitantes do desempenho nos exercícios são novamente discutidos em detalhes no Capítulo 19.

Em resumo

- A fadiga muscular é definida como uma diminuição da produção de potência muscular, resultante da diminuição de geração de força muscular e/ou da diminuição da velocidade de encurtamento.
- As causas da fadiga muscular induzida por exercício são complexas e variadas, dependendo do tipo de exercício realizado.

Cãibras musculares associadas ao exercício

Quase todo mundo já sofreu cãibra muscular em alguma ocasião da vida. Frequentemente as cãibras induzidas por exercício são associadas à prática de exercícios muito intensos e prolongados. As cãibras musculares podem ser dolorosas e decorrem de contrações involuntárias e espasmódicas da musculatura esquelética. Embora haja ampla concordância de que as cãibras musculares têm origem no sistema nervoso, resta a pergunta: sua causa reside no sistema nervoso periférico ou no sistema nervoso central? Essas possibilidades constituem a base para as duas teorias principais que explicam o desenvolvimento de cãibras induzidas pelo exercício. Uma teoria popular sugere que as cãibras são causadas pela desidratação e desequilíbrios eletrolíticos. A segunda teoria propõe que as cãibras musculares têm sua origem no sistema nervoso central, em decorrência do aumento da excitabilidade dos motoneurônios. Vamos discutir em mais detalhes cada uma dessas causas potenciais das cãibras musculares associadas ao exercício.

Teoria da desidratação e do desequilíbrio eletrolítico

Uma crença popular entre muitos treinadores e atletas é que as cãibras musculares são decorrentes da desidratação e de desequilíbrios eletrolíticos induzidos por exercício. Os adeptos dessa teoria argumentam que níveis anormais de eletrólitos (p. ex., sódio ou magnésio) no espaço intersticial que circunda o terminal nervoso resultam em uma descarga de acetilcolina pelo botão sináptico, e o resultado final é a contração muscular (Figs. 8.4 e 8.9).[7,8] Essa liberação descontrolada de acetilcolina terminaria gerando contrações musculares disseminadas e espasmódicas (i.e., cãibras), e essa teoria está ilustrada na Figura 8.12.

Até o momento, poucos estudos apoiam o conceito de que as cãibras musculares induzidas pelo exercício sejam exclusivamente decorrentes de desequilíbrios eletrolíticos, e várias observações sugerem que desequilíbrios eletrolíticos não são responsáveis pelas cãibras musculares associadas à prática do exercício físico.[66] Em primeiro lugar, a desidratação e o desequilíbrio eletrolítico afetam o corpo inteiro, mas os músculos em exercício são os únicos que sofrem cãibras. Diante disso, pode-se concluir que, se as cãibras musculares fossem causadas por desidratação ou por desequilíbrio eletrolítico, elas ocorreriam em todos os músculos do corpo, e não apenas nos músculos em atividade. Em segundo lugar, foi demonstrado que a repetição da estimulação elétrica de um pequeno grupo de músculos esqueléticos induz cãibras musculares; esse tipo de cãibra muscular induzida por contração ocorre independentemente de qualquer alteração nas concentrações de eletrólitos no sangue.[67] Em terceiro lugar, a promoção do alongamento estático do músculo afetado por cãibra em geral alivia esse problema. Se a desidratação causasse a cãibra, o alongamento não teria nenhum efeito para alívio do problema, porque nenhum fluido ou eletrólito seria adicionado ao corpo. Por fim, atletas que habitualmente sofrem de cãibras induzidas por exercício geralmente apresentam as mesmas concentrações sanguíneas de eletrólitos, em comparação com atletas que não sofrem cãibras. Na verdade, comumente os atletas propensos a sofrer cãibras bebem uma quantidade semelhante, ou até maior, de líquidos do que atletas sem histórico de cãibras. Em resumo, há pouca base para que possamos aderir ao conceito de que, em sua maioria, as cãibras musculares associadas ao exercício são resultantes da desidratação e de desequilíbrios eletrolíticos. No entanto, ainda é possível que, durante algumas condições extremas de exercício (p. ex., a prática de exercício durante longos períodos em um ambiente quente), o desequilíbrio eletrolítico resulte na ocorrência de cãibras musculares.

Teoria do controle neuromuscular alterado

Em contraste com a limitada evidência em apoio à noção de que a desidratação/desequilíbrios eletrolíticos constituam a causa mais comum para as cãibras musculares, evidências experimentais sugerem que as cãibras musculares associadas ao exercício podem ocorrer devido a alterações no controle neuromuscular induzidas pelo exercício, que resultam no aumento na excitabilidade dos motoneurônios.[32] Especificamente, se os neurônios motores que inervam os músculos esqueléticos ficarem hiperexcitados e sofrerem despolarização repetida, isso resultará na produção de contrações musculares involuntárias e descontroladas (i.e., cãibras). São causas possíveis do aumento da excitabilidade dos motoneurônios a presença de altos níveis de impulsos excitatórios e/ou baixos níveis de impulsos inibitórios nos motoneurônios.

De que forma a prática de exercícios prolongados e intensos promove o aumento da excitabilidade dos neurônios motores na medula espinal? Uma explicação é que geralmente a prática de exercícios intensos e prolongados resulta em fadiga e/ou lesões musculares, o que pode promover disfunção do fuso muscular e/ou do órgão tendinoso de Golgi (OTG).[67] Especificamente, é possível que exercícios rigorosos resultem em aumento dos sinais aferentes do fuso muscular e na diminuição de sinais do OTG. Devemos ter em mente que o OTG fornece ao sistema nervoso cen-

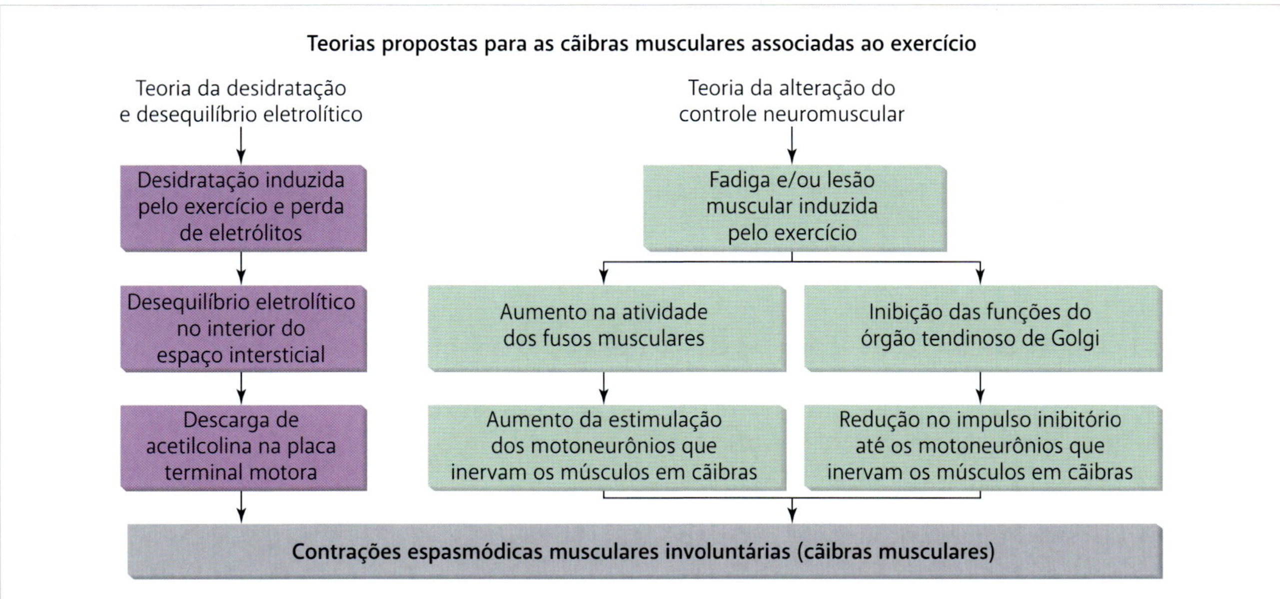

Figura 8.12 Ilustração das duas teorias propostas para explicar as cãibras musculares associadas ao exercício. Ver texto para mais detalhes.

tral *feedback* sobre a geração de força muscular, enquanto o fuso muscular funciona como detector de comprimento (Cap. 7). Também é importante lembrar que a estimulação do OTG envia sinais inibitórios até a medula espinal, para evitar a despolarização do motoneurônio, enquanto a estimulação do fuso muscular envia sinais aferentes à medula espinal para promover a ativação do motoneurônio. Portanto, em teoria, a prática de exercícios rigorosos pode resultar na ocorrência de cãibras musculares, ao diminuir o disparo do OTG (i.e., diminuição na inibição dos disparos do motoneurônio) e ao aumentar o disparo dos fusos musculares (i.e., aumento na ativação do motoneurônio). A Figura 8.12 ilustra o conceito envolvido na teoria do controle neuromuscular alterado para a ocorrência de cãibras musculares associadas ao exercício.

Várias linhas de evidência apoiam o entendimento de que a prática do exercício pode promover a disfunção dos órgãos sensoriais musculares e desencadear cãibras musculares. Primeiramente, o exercício rigoroso pode prejudicar o funcionamento do órgão tendinoso de Golgi e diminuir o número de sinais aferentes enviados do OTG para os motoneurônios.[67] Além disso, a estimulação elétrica do OTG, que resulta em um aumento dos sinais aferentes, pode aliviar as cãibras musculares.[67] Da mesma forma, é frequente que o alongamento passivo do músculo com cãibra pode aliviar a cãibra.[67] O mecanismo que pode explicar essa resposta ao alongamento é que o alongamento passivo alivia as cãibras musculares ao invocar o reflexo de alongamento inverso. Recordando o exposto no Capítulo 7, vemos que a ativação do OTG induzida pelo alongamento (que inibe os neurônios motores na medula espinal e resulta no relaxamento muscular) promove o reflexo de alongamento inverso. Finalmente, estudos também sugerem que o exercício prolongado aumenta o disparo do fuso muscular e que a estimulação elétrica dos aferentes do fuso muscular induz a ocorrência de cãibras musculares, ao enviar sinais aferentes à medula espinal para a ativação dos neurônios motores.[67] Em conjunto, esses estudos favorecem o conceito de que o comprometimento dos órgãos sensoriais musculares induzido pelo exercício é um elo potencial para a geração de cãibras musculares intermediada por um mecanismo do sistema nervoso central.

Cãibras musculares associadas ao exercício: conclusões

A(s) causa(s) das cãibras musculares associadas à prática do exercício físico continua(m) sendo assunto de discussão. Mas evidências crescentes sugerem que muitas cãibras induzidas por exercício são decorrentes de disparos excessivos de motoneurônios na medula espinal. A principal teoria para explicar as cãibras musculares associadas ao exercício propõe que exercícios prolongados e/ou de alta intensidade alteram a função do fuso muscular e do OTG, resultando em um aumento da atividade excitatória dos fusos musculares e na redução do efeito inibitório do OTG. Em conjunto, essas ações promovem uma atividade sustentada do motoneurônio e a ocorrência da cãibra muscular (i.e., a teoria do controle neuromuscular alterado).

Hoje em dia, o único alívio conhecido e confiável para a maioria dos casos de cãibras musculares induzidas por exercício é o alongamento passivo do músculo. Ao longo dos anos, inúmeros "remédios caseiros" diferentes foram propostos para a prevenção e alívio das cãibras musculares. Alguns desses "remédios" são: comprimidos de sal, bananas, suco de picles e bebidas esportivas. Infelizmente, nenhum desses tratamentos foi cientificamente comprovado como capaz de prevenir consistentemente a ocorrência de cãibras musculares induzidas por exercício. Por outro lado, estudos recentemente publicados sugerem que a ingestão oral de certos ingredientes naturais tem o potencial de proteger contra cãibras musculares induzidas por exercício (ver "Foco de Pesquisa 8.1" para mais detalhes). Para mais informações sobre exercícios e cãibras musculares, ver Miller et al. (2022) nas "Sugestões de leitura".

Em resumo

- As cãibras musculares são contrações espasmódicas e involuntárias da musculatura esquelética.
- A causa exata das cãibras musculares induzidas pelo exercício continua sendo objeto de debate, tendo emergido duas teorias principais: (1) as cãibras musculares são causadas por desidratação e desequilíbrios eletrolíticos e (2) as cãibras musculares são decorrentes de um controle neuromuscular alterado, causado pelo aumento da estimulação dos motoneurônios e por uma redução no impulso inibitório.
- Embora a causa exata das cãibras musculares ainda esteja por ser desvendada, parece que a hiperexcitabilidade do motoneurônio é a causa subjacente geral provável de muitos casos de cãibras musculares induzidas por exercício. Isso sugere que as cãibras musculares têm sua origem no sistema nervoso central.

Tipos de fibras musculares

O músculo esquelético humano pode ser dividido em classes principais, com base nas características histoquímicas ou bioquímicas das fibras individuais. De modo específico, as fibras musculares são classificadas em duas categorias gerais: (1) fibras lentas, de tipo I (também denominadas fibras de contração lenta); e (2) fibras rápidas, de tipo II (também chamadas de fibras de contração rápida).[16,18,26,27,55] O músculo humano possui apenas um tipo de fibra muscular lenta (tipo I), porém existem duas subcategorias de fibras musculares rápidas (tipo II): (a) as fibras do tipo IIa e (b) as fibras de tipo IIx. Embora alguns músculos sejam compostos predominantemente por fibras rápidas ou por fibras lentas, a maioria dos músculos do corpo contém uma mistura de tipos de fibras lentas e rápidas. O percentual dos respectivos tipos de fibras contidos nos músculos esqueléticos pode ser influenciado pela genética, por níveis sanguíneos de hormônios e por hábitos de exercício do indivíduo. Do ponto de vista prático, a composição de fibras dos músculos esqueléticos

Foco de pesquisa 8.1

Ajuda para pessoas com cãibras musculares?

Conforme discutido no texto, evidências crescentes indicam que o repetido disparo dos motoneurônios na medula espinal é a causa das cãibras musculares induzidas pelo exercício. Embora muitas estratégias de uso comum (p. ex., bebidas esportivas, bananas e suco de picles) tenham sido propostas para o tratamento e a prevenção das cãibras musculares, nenhuma dessas intervenções foi comprovadamente eficaz na prevenção de cãibras.

Apesar disso, um estudo recentemente publicado traz a esperança de que está próximo um plano de tratamento para as cãibras musculares. A história dessa descoberta tem seu início com dois cientistas, ambos praticantes assíduos de caiaque no mar: Rod MacKinnon, MD, ganhador do Prêmio Nobel de Química e professor na Universidade Rockefeller, e Bruce Bean, Ph.D., professor na Faculdade de Medicina de Harvard. Ambos eram remadores experientes, bem treinados e que monitoravam cuidadosamente sua nutrição e hidratação. Contudo, em certa ocasião, enquanto remavam no oceano, tanto MacKinnon como Bean sofreram cãibras musculares intensas. Lutando contra cãibras musculares persistentes, os dois amigos finalmente conseguiram retornar à costa. No entanto, essa provação os motivou a estudar os mecanismos responsáveis pelas cãibras musculares.

Quando MacKinnon descobriu como era superficial o entendimento sobre cãibras pela comunidade científica do exercício, interessou-se em desenvolver um plano de tratamento para a prevenção desse problema. Para MacKinnon, um determinado atleta que vinha consumindo a maior parte de sua carreira profissional na investigação dos canais iônicos – que parecem desempenhar um papel nas cãibras musculares –, seus dois mundos se uniram. Então, MacKinnon começou a estudar as causas das cãibras musculares. Transcorridos alguns anos de pesquisa, MacKinnon e seus colegas concluíram que as cãibras musculares não se originam no músculo em si. Em vez disso, as cãibras parecem ser desencadeadas por um mecanismo neural localizado no sistema nervoso central, capaz de promover um disparo excessivo dos neurônios motores situados na medula espinal que controlam a contração muscular. MacKinnon então se perguntou: "Como podemos evitar esse disparo excessivo pelos motoneurônios?".

MacKinnon e seus colegas concluíram que um possível tratamento para a prevenção das cãibras musculares consistiria em suprimir o disparo dos motoneurônios hiperativos mediante o envio de um forte estímulo inibitório para a medula espinal. Além disso, os pesquisadores previram que a inibição do disparo dos motoneurônios poderia conseguida pela ingestão de ingredientes naturais que estimulam os nervos sensoriais localizados na boca e na garganta; mais importante ainda, esses nervos sensoriais se projetam até a medula espinal e inibem os neurônios motores hiperexcitados. Essa conexão da boca com a coluna vertebral não é tão absurda quanto parece. De fato, todos nós já sentimos aquela dor associada ao consumo de bebidas geladas (o que é comumente conhecido como "congelamento cerebral"). Essa sensação de congelamento do cérebro é decorrente do rápido resfriamento de um conjunto de nervos localizados no céu da boca. Por razões semelhantes, a ingestão de certos condimentos e de outros ingredientes naturais selecionados (p. ex., gengibre, capsaicina existente nas pimentas vermelhas) ativa canais iônicos específicos nos nervos sensoriais, denominados canais de receptor potencial transitório (RPT). A ativação desses canais RPT ativa certos nervos que enviam sinais inibitórios à medula espinal para a inibição dos motoneurônios motores hiperativos causadores das cãibras.

Para testar a hipótese de que a ingestão de condimentos naturais por via oral tem o poder de prevenir cãibras musculares, MacKinnon e seus colaboradores conduziram experimentos em voluntários. Os resultados preliminares indicaram que a ingestão desses condimentos ativou os canais RPT na boca e na garganta, que enviaram sinais inibitórios à medula espinal para bloquear o disparo excessivo dos motoneurônios. É importante ressaltar que esses resultados iniciais revelam a ocorrência de reduções na frequência e na duração das cãibras musculares associadas ao exercício quando os voluntários ingeriram uma bebida condimentada que tinha sido especialmente formulada antes da realização do exercício. Assim, é bem possível que estejamos nos aproximando de um plano terapêutico com base científica para a prevenção de cãibras musculares induzidas pelo exercício. Ver Craighead et al. (2017) nas "Sugestões de leitura" para conhecimento de um exemplo de estudo de pesquisa que demonstrou a eficácia do consumo de uma bebida condimentada na proteção contra a ocorrência de cãibras musculares induzidas pelo exercício.

ticos exerce papel importante no desempenho dos eventos que envolvem potência e resistência.[11,70] O modo como essas fibras são "tipificadas" é discutido no Quadro "Uma visão mais detalhada 8.2".

Visão geral das características bioquímicas e contráteis do músculo esquelético

Antes de discutir as características funcionais dos tipos de fibras musculares específicos, vamos discutir as propriedades bioquímicas e contráteis gerais do músculo esquelético que são importantes para a função muscular.

Propriedades bioquímicas do músculo. As três características bioquímicas principais do músculo, importantes para a função muscular, são: (1) capacidade oxidativa; (2) tipo de isoforma de miosina; e (3) abundância de proteína contrátil na fibra. A capacidade oxidativa de uma fibra muscular é determinada por número de mitocôndrias, número de capilares que circundam a fibra e quantidade de mioglo-

Uma visão mais detalhada 8.2

Como as fibras musculares esqueléticas são tipificadas?

O percentual relativo de fibras rápidas ou lentas contidas em um determinado músculo pode ser estimado com a remoção de um pequeno pedaço de músculo (por meio de um procedimento de biópsia) para realização de análise histoquímica das células musculares individuais. Um método comum emprega um procedimento histoquímico que divide as fibras musculares em três categorias, com base na "isoforma" específica de miosina encontrada na fibra. Essa técnica usa anticorpos seletivos que reconhecem e "marcam" cada uma das diferentes proteínas de miosina (p. ex., tipos I, IIa e IIx) encontradas nas fibras musculares humanas. Especificamente, esse método envolve a ligação de um anticorpo de alta afinidade a cada proteína de miosina isolada. Essa técnica, então, consegue identificar diferentes fibras musculares por causa das diferenças de cor entre os vários tipos de fibras musculares. A Figura 8.13 é um exemplo de corte transversal de músculo após a coloração imuno-histoquímica para uma proteína de membrana muscular esquelética (distrofina), bem como após a coloração imuno-histoquímica para as fibras musculares esqueléticas de tipos I, IIa e IIx.[9,10,41,45]

Um dos problemas inerentes à tipagem de fibras humanas é o fato de a biópsia de músculo geralmente ser realizada em apenas um grupo muscular. Dessa forma, uma única amostra de um músculo não é representativa do corpo inteiro. Outra complicação é que uma pequena amostra de fibras obtida de uma única área do músculo pode não ser de fato representativa da população de fibras total do músculo submetido à biópsia.[3,71] Assim, é difícil estabelecer considerações definitivas sobre o percentual de tipos de fibras musculares do corpo inteiro com base na coloração de uma única biópsia de músculo.

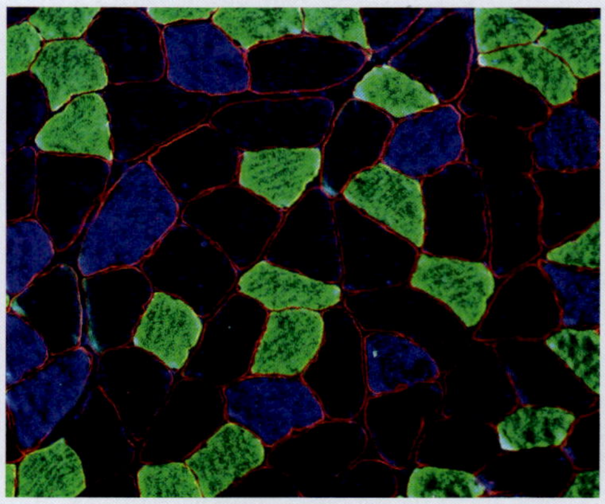

Figura 8.13 Coloração imuno-histoquímica de uma área de corte transversal de músculo esquelético. A cor vermelha corresponde à proteína distrofina, que está localizada na membrana que circunda uma fibra de músculo esquelético. A cor azul corresponde às fibras de tipo I, enquanto a cor verde está representando as fibras de tipo IIa. As estruturas que aparecem em preto são as fibras musculares de tipo IIx. Scott Powers

bina no interior da fibra. Uma grande quantidade de mitocôndrias confere maior capacidade de produção aeróbia de ATP. Um número maior de capilares circundando uma fibra muscular garante a esta uma oxigenação adequada durante os períodos de atividade contrátil. A mioglobina é similar à hemoglobina presente no sangue, porque se liga ao O_2 e também atua como mecanismo de "transferência" de O_2 entre a membrana celular e a mitocôndria. Dessa forma, uma alta concentração de mioglobina melhora a distribuição do oxigênio dos capilares para as mitocôndrias, onde será utilizado. Como um todo, a importância dessas características bioquímicas reside no fato de que uma fibra muscular com alta concentração de mioglobina, aliada à presença de numerosas mitocôndrias e capilares, terá alta capacidade aeróbia e, consequentemente, será resistente à fadiga durante as séries prolongadas de exercício submáximo.

A segunda característica bioquímica mais importante da fibra muscular está no fato de as diferentes isoformas de miosina diferirem quanto à atividade de ATPase. Em seres humanos, existem três principais isoformas de miosina, e estas isoformas diferem quanto à atividade (i.e., velocidade com que quebram ATP). As fibras musculares que contêm isoformas de ATPase de alta atividade degradam rapidamente o ATP, e isso resulta em uma alta velocidade de encurtamento muscular. Ao contrário, nas fibras musculares com ATPases de baixa atividade, a velocidade de encurtamento é menor.

Por fim, a terceira característica bioquímica mais importante das fibras musculares a influenciar as propriedades contráteis é a abundância de proteínas contráteis (i.e., actina e miosina) na fibra muscular. De fato, as fibras que contêm quantidades mais elevadas de actina e miosina geram mais força que as fibras com baixos níveis dessas proteínas contráteis essenciais. Os detalhes sobre as diferenças existentes entre os tipos de fibra, em termos de níveis de actina e miosina, serão discutidos mais adiante neste Capítulo.

Propriedades contráteis do músculo esquelético. Ao comparar as propriedades contráteis dos tipos de fibras musculares, devem ser consideradas quatro características de desempenho importantes: (1) produção de força máxima; (2) velocidade da contração; (3) produção de potência máxima; e (4) eficiência da contração. Vamos discutir brevemente cada uma dessas características.

Em geral, fibras musculares maiores produzem mais força que as fibras menores porque elas têm mais actina e miosina que as fibras menores. Isso significa que pontes cruzadas de miosina em maior número estão disponíveis para ligação à actina e para produzir força. Observe também que a produção de força máxima pela fibra muscular é frequentemente normalizada ao tanto de força que a fibra gera por área da secção transversal da fibra. Essa propriedade de uma fibra de músculo esquelético é denominada tensão específica ou produção de força específica da fibra. Em outras palavras, a tensão específica é a produção de força dividida pelo tamanho da fibra (p. ex., força específica = força/área da secção transversal da fibra). A produção de força específica da fibra muscular varia conforme os tipos de fibras musculares e será discutida no próximo segmento.

Uma segunda propriedade contrátil essencial das fibras musculares é a velocidade de contração. A velocidade de contração das fibras musculares é comparada pela medida da velocidade de encurtamento máxima (chamada $V_{máx}$) das fibras individuais. A $V_{máx}$ representa a maior velocidade com que uma fibra pode se encurtar. Como as fibras musculares são encurtadas com o movimento da ponte cruzada (denominado ciclo de pontes cruzadas), a $V_{máx}$ é determinada pela velocidade do ciclo de pontes cruzadas. Um fator bioquímico central que regula a $V_{máx}$ da fibra é a atividade da ATPase da miosina. O fator bioquímico essencial que regula a $V_{máx}$ é a atividade da ATPase miosina. Por esse motivo, as fibras com altas atividades de ATPase miosina (p. ex., fibras rápidas) apresentam $V_{máx}$ alta, enquanto aquelas com baixas atividades da ATPase miosina têm $V_{máx}$ baixa (p. ex., fibras lentas).

Uma terceira propriedade contrátil relevante da fibra muscular é a produção de potência máxima. A potência de uma fibra muscular é determinada tanto pela geração de força como pela velocidade de encurtamento. Especificamente, a produção de potência máxima de uma fibra muscular é definida pelo produto da geração de força multiplicada pela velocidade de encurtamento (i.e., potência = força × velocidade de encurtamento). Dessa forma, as fibras musculares com alta capacidade de geração de força e velocidade de encurtamento rápida conseguem produzir alta potência. Por outro lado, as fibras musculares com velocidades lentas de encurtamento e/ou uma capacidade menor de gerar força não são capazes de produzir potências extremamente elevadas.

A quarta e última propriedade contrátil importante de uma fibra de músculo esquelético é a eficiência da fibra. A eficiência de uma fibra de músculo esquelético é uma medida da economia da fibra muscular. Ou seja, uma fibra eficiente necessita de menos energia para realizar determinada quantidade de trabalho, em comparação com uma fibra menos eficiente. Na prática, essa medida é obtida dividindo a quantidade de energia usada (i.e., o ATP usado) pela quantidade de força produzida. No próximo segmento, discutiremos como os tipos de fibras individuais diferem quanto a essas quatro propriedades contráteis.

Características funcionais dos tipos de fibras musculares

O músculo esquelético humano apresenta três tipos principais de fibras musculares (dois subtipos de fibras rápidas – identificadas como tipos IIx e IIa; e um tipo de fibra lenta – identificado como tipo I). Vamos iniciar nossa discussão sobre os tipos de fibras musculares analisando as propriedades bioquímicas e contráteis das fibras lentas e rápidas.

Fibras lentas (tipo I). Nos seres humanos, existe apenas um tipo de fibra lenta: o tipo I. As **fibras de tipo I** (também chamadas de fibras oxidativas lentas ou **fibras de contração lenta**) contêm alta concentração de enzimas oxidantes (i.e., amplo volume mitocondrial) e são circundadas por mais capilares do que as fibras rápidas de tipo II. Além disso, as fibras de tipo I contêm concentrações maiores de mioglobina do que as fibras rápidas. A alta concentração de mioglobina, o número elevado de capilares e as altas atividades de enzimas mitocondriais conferem às fibras de tipo I alta capacidade de metabolismo aeróbio e alta resistência à fadiga.

Com relação às propriedades contráteis (velocidade de encurtamento e geração de força), as fibras de tipo I apresentam uma velocidade de encurtamento máxima ($V_{máx}$) mais baixa, em comparação com as fibras rápidas (Fig. 8.14).[13,19,57] O mecanismo que explica isso já foi exposto anteriormente (i.e., as fibras de tipo I apresentam menor atividade de ATPase miosina, em comparação com as fibras rápidas).

Adicionalmente, as fibras de tipo I produzem menos força específica que as fibras rápidas (Fig. 8.15*a*).[19] A explicação para essa observação é que as fibras de tipo I contêm menos actina e miosina por área de secção transversal, comparadas às fibras de tipo II. Isso é importante, pois a quantidade de força gerada por uma fibra muscular está diretamente relacionada ao número de pontes cruzadas de miosina ligadas à actina (i.e., o estado de geração de força) em dado momento. De forma simplificada, quanto mais pontes cruzadas estiverem gerando força, maior será a produção de força. Portanto, as fibras rápidas exercem mais força que as fibras lentas, pois contêm mais pontes cruzadas de miosina por área de secção transversal de fibra, em comparação com as fibras lentas.

Por fim, as fibras de tipo I são mais eficientes que as fibras rápidas.[23] Esse aspecto é importante porque, seja qual for a velocidade de trabalho, as fibras musculares altamente eficientes requerem menos energia (i.e., ATP) que as fibras menos eficientes. A diferença de eficiência entre as fibras lentas e rápidas provavelmente é ocasionada por uma taxa menor de renovação de ATP nas fibras lentas.[23]

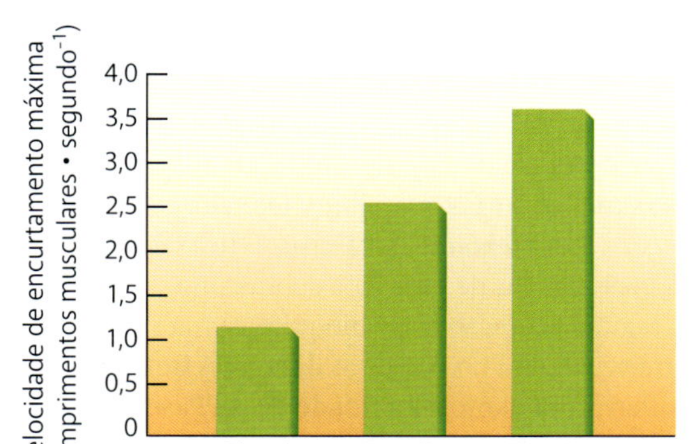

Figura 8.14 Comparação das velocidades de encurtamento máximas entre os tipos de fibras.
Fonte: Bottinelli, Roberto, Pellegrino, M. A., Canepari, Monica, D'Antona, Giuseppe. "Single muscle fiber properties in aging and disuse." *Scandinavian Journal of Medicine & Science in Sports* 20: 10-19, 2010.

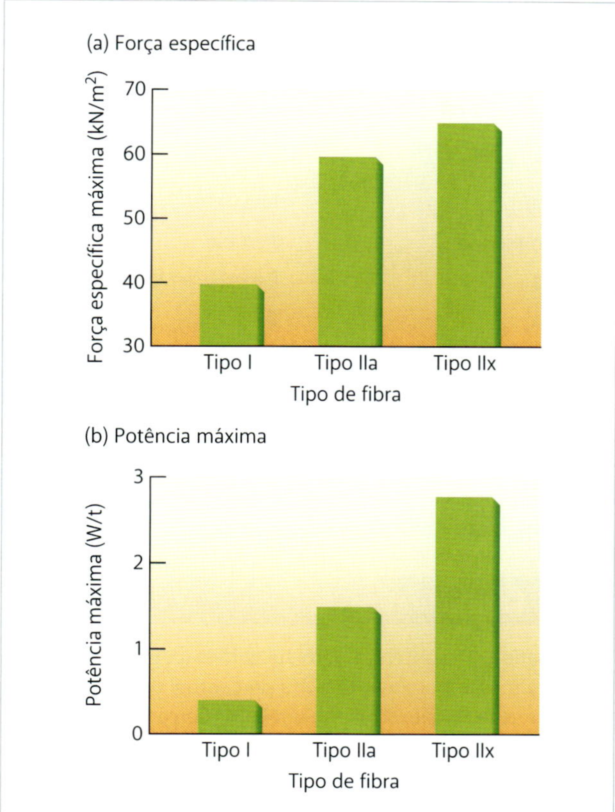

Figura 8.15 Comparação de (*a*) produção de força específica máxima e (*b*) produção de potência máxima entre os tipos de fibras musculares.
Fonte: Bottinelli, Roberto, Pellegrino, M. A., Canepari, Monica, D'Antona, Giuseppe. "Single muscle fiber properties in aging and disuse." Scandinavian Journal of Medicine & Science in Sports 20: 10-19, 2010.

Fibras rápidas (tipos IIa e IIx). Nos seres humanos, existem dois subtipos de fibras rápidas: (1) tipo IIx e (2) tipo IIa. As **fibras de tipo IIx** (às vezes chamadas de **fibras de contração rápida** ou fibras glicolíticas rápidas) possuem um número relativamente pequeno de mitocôndrias, têm capacidade limitada de metabolismo aeróbio e são menos resistentes à fadiga que as fibras lentas.[33] Entretanto, essas fibras são ricas em enzimas glicolíticas, que lhes conferem uma alta capacidade anaeróbia.[54]

Em muitos animais pequenos (p. ex., ratos), a fibra muscular esquelética mais rápida é a de tipo IIb. Por anos, acreditou-se que as fibras mais rápidas do músculo esquelético humano também eram as fibras do tipo IIb. Entretanto, atualmente está estabelecido que a fibra muscular humana mais rápida é a fibra de tipo IIx. A história por traz dessa mudança de pensamento científico é a seguinte: no final dos anos 1980, cientistas alemães e italianos que trabalhavam de modo independente descobriram uma nova fibra muscular rápida, chamada de fibra do tipo IIx, na musculatura esquelética de roedores.[5,64] Desde a descoberta desse tipo de fibra IIx nos roedores, foi determinado que esse tipo de miosina é estruturalmente semelhante àquele contido nas fibras musculares mais rápidas humanas.[63,65] Por esse motivo, ao longo deste livro, nos referiremos às fibras de tipo IIx como o tipo de fibra muscular esquelética mais rápida dos seres humanos.[24]

A força específica (força por área de secção transversal da fibra) das fibras de tipo IIx é similar à das fibras de tipo IIa, mas é maior que a das fibras de tipo I (Fig. 8.15*a*).[19] Além disso, a atividade da ATPase miosina nas fibras de tipo IIx é maior que nos demais tipos de fibras, acarretando maior $V_{máx}$ entre todos os tipos de fibras (Fig. 8.14). Portanto, as fibras de tipo IIx são as que geram a maior produção de potência entre todos os tipos de fibras musculares (Fig. 8.15*b*).[19]

As fibras de tipo IIx são menos eficientes que as fibras dos outros tipos. Essa baixa eficiência se deve à alta atividade da ATPase miosina, que ocasiona um maior gasto energético por unidade de trabalho realizado.[23]

O segundo tipo de fibra rápida é composto pelas **fibras de tipo IIa** (também chamadas **fibras intermediárias** ou fibras glicolíticas oxidativas rápidas). Essas fibras contêm características bioquímicas e de fadiga intermediárias entre as características das fibras de tipo IIx e I. Por esse motivo, teoricamente, as fibras de tipo IIa podem ser vistas como fibras que exibem uma mistura de características das fibras de tipos I e IIx. As comparações das propriedades contráteis entre as fibras de tipos IIa e IIx estão ilustradas nas Figuras 8.14 e 8.15.

Por fim, é importante considerar que o treinamento físico regular pode modificar ambas as propriedades bioquímicas e contráteis das fibras musculares humanas, e isso pode resultar na conversão das fibras rápidas em fibras lentas.[12,35] Uma discussão detalhada sobre as alterações induzidas pelo exercício nas fibras de músculo esquelético é apresentada nos Capítulos 13 e 14.

Finalmente, é importante observar que enquanto a classificação das fibras musculares esqueléticas em três grupos distintos é uma forma conveniente de agrupar as propriedades funcionais das fibras musculares, cada classificação exibe uma ampla faixa de propriedades contráteis e bioquímicas. De fato, as propriedades bioquímicas e contráteis das fibras tipo IIx, IIa e I representam uma sequência contínua. Além disso, uma fibra muscular individual pode exibir as qualidades mistas de mais de um único tipo de fibra. Por exemplo, algumas fibras têm mais de um tipo de ATPase miosina (p. ex., fibras podem ter as ATPases miosinas tipo I e IIa, enquanto outras podem ter ambas as ATPases miosinas tipo IIa e IIx).[50]

Em resumo

- Os tipos de fibras musculares esqueléticas humanas podem ser divididos em três classes gerais de fibras, com base em suas propriedades bioquímicas e contráteis. Existem duas categorias de fibras rápidas, as de tipo IIx e de tipo IIa. E existe apenas um tipo de fibras lentas, o tipo I.
- As propriedades bioquímicas e contráteis características de todos os tipos de fibras musculares estão resumidas na Tabela 8.2.
- Embora a classificação das fibras de músculo esquelético em três grupos gerais seja um sistema conveniente para estudar as propriedades das fibras musculares, é importante considerar o fato de que as fibras musculares esqueléticas humanas exibem uma ampla gama de propriedades contráteis e bioquímicas. Ou seja, as propriedades bioquímicas e contráteis das fibras de tipos IIx, IIa e I representam um *continuum*, e não três conjuntos organizados.

Tabela 8.2	Características dos tipos de fibras musculares esqueléticas humanas		
Característica	Fibras rápidas		Fibras lentas
	Tipo IIx	Tipo IIa	Tipo I
Número de mitocôndrias	Baixo	Alto/moderado	Alto
Resistência à fadiga	Baixa	Alta/moderada	Alta
Sistema energético predominante	Anaeróbio	Combinado	Aeróbio
Atividade de ATPase	Mais alta	Alta	Baixa
$V_{máx}$ (velocidade de encurtamento)	Mais alta	Alta	Baixa
Eficiência	Baixa	Moderada	Alta
Tensão específica	Alta	Alta	Moderada

Tipos de fibras e desempenho

Numerosos estudos investigaram a composição do tipo de fibra muscular dos músculos esqueléticos humanos, e surgiram vários fatos interessantes. Primeiramente, inexistem diferenças evidentes associadas ao sexo biológico em termos de distribuição de fibras.[54] Em segundo lugar, homens e mulheres sedentários possuem, em média, cerca de 50% de fibras lentas. Em terceiro lugar, os atletas de potência altamente bem-sucedidos (p. ex., velocistas) tipicamente possuem um alto percentual de fibras rápidas, enquanto os atletas fundistas em geral têm um alto percentual de fibras lentas.[22,26,73] A Tabela 8.3 apresenta alguns exemplos de percentual de fibras lentas e rápidas encontrados em atletas bem-sucedidos e em não atletas.

Pela análise dos dados apresentados na Tabela 8.3, fica claro que existe uma variação considerável do percentual de vários tipos de fibras, até mesmo em atletas bem-sucedidos que competem em um mesmo evento ou esporte. De fato, embora o percentual das fibras musculares de tipo I (lentas) esteja altamente correlacionado com o $\dot{V}O_{2máx}$ do indivíduo, o percentual de fibras de tipo I pode explicar apenas 40% da variação de $\dot{V}O_{2máx}$ observada entre os indivíduos.[68] Além disso, foi comprovado que dois corredores de 10.000 m igualmente bem-sucedidos diferiam quanto ao percentual de fibras lentas encontradas em cada um. Exemplificando, é possível constatar que um corredor possua 70% de fibras lentas, enquanto um corredor de sucesso similar tenha 85% de fibras lentas. Essa observação demonstra que a composição da fibra muscular de um indivíduo não é a única variável que determina o sucesso nos eventos esportivos.[22] De fato, o sucesso do desempenho atlético se deve a uma integração complexa de fatores psicológicos, bioquímicos, neurológicos, cardiopulmonares e biomecânicos.[14]

Tabela 8.3	Composição típica da fibra muscular em atletas de elite	
Esporte	% de fibras lentas (tipo I)	% de fibras rápidas (tipos IIx e IIa)
Maratonistas	70-80	20-30
Velocistas	25-30	70-75
Não atletas	47-53	47-53

Em resumo

- Os atletas de potência bem-sucedidos (p. ex., velocistas) geralmente possuem um alto percentual de fibras musculares rápidas e, portanto, um baixo percentual de fibras lentas (de tipo I).
- Em contraste com os atletas de potência, os atletas fundistas (p. ex., maratonistas) normalmente possuem um alto percentual de fibras musculares lentas e um baixo percentual de fibras rápidas.
- Embora os tipos de fibras musculares comprovadamente exerçam um papel no desempenho esportivo, existe uma variação considerável entre os atletas bem-sucedidos que competem em um mesmo esporte.

Ações musculares

O processo de geração de força no músculo esquelético é referido como "contração muscular". Entretanto, pode ser confuso descrever ambas as ações – de alongamento e de encurtamento de um músculo – como uma contração. Por esse motivo, o termo **ação muscular** foi proposto para descrever o processo de desenvolvimento de força muscular. Esse termo agora é comumente empregado para descrever os diferentes tipos de contrações musculares (i.e., contrações de alongamento e encurtamento).

Existem vários tipos de ações musculares. Uma possibilidade, por exemplo, é o músculo esquelético gerar força sem que haja um encurtamento muscular significativo. Isso poderia ocorrer quando um indivíduo tenta realizar uma "flexão" com um haltere que é incapaz de mover (ver Fig. 8.16*a*). Nessa situação, a tensão muscular aumenta, contudo o haltere não se move e, portanto, a parte do corpo que aplica a força também permanece imóvel. Esse tipo de desenvolvimento de força muscular é denominado **ação isométrica** e é referido como um exercício estático. As ações isométricas são comuns nos músculos posturais do corpo, que atuam para manter uma posição corporal estática durante os períodos em que o indivíduo permanece em pé ou sentado.

Em contraste com as ações musculares isométricas, a maioria dos tipos de exercício ou atividades esportivas requer ações musculares que acarretam o movimento de partes do corpo. O exercício que envolve o movimento de partes do corpo é chamado exercício **dinâmico** (formalmente denominado exercício isotônico). Dois tipos de ações musculares podem ocorrer durante o exercício dinâmico: (1) concêntricas e (2) excêntricas. Uma ação muscular que ocasiona o encurtamento do músculo com movimento de uma parte do corpo é chamada de **ação concêntrica** (Fig. 8.16*b*). Uma **ação excêntrica** ocorre quando um músculo é ativado e há produção de força, porém, o músculo é alongado. A Tabela 8.4 resume as classificações do exercício e os tipos de ação muscular.

Observe que as ações musculares excêntricas podem acarretar um estresse intenso no interior do sarcômero. Esse estresse induzido por ação excêntrica muitas vezes está associado à lesão da fibra muscular, provocando perda de capacidade de geração de força muscular e dor muscular causada por inflamação e inchaço da fibra muscular. Mais detalhes sobre lesão e dor muscular induzidas pelo exercício são apresentados no Capítulo 21.

Tabela 8.4 Resumo das classificações dos tipos de exercício e de ação muscular

Tipo de exercício	Ação muscular	Mudança no comprimento do músculo
Dinâmico	Concêntrica Excêntrica	Diminui Aumenta
Estático	Isométrica	Sem alteração

Velocidade da ação muscular e relaxamento

No laboratório, utilizando um músculo isolado de rã, podemos aplicar um único estímulo elétrico ao nervo que o inerva o músculo para investigar o curso temporal da contração e do relaxamento muscular. Esse tipo de contração muscular rápida é conhecido como **abalo** (*twitch*) muscular. O movimento do músculo pode ser registrado por um dispositivo registrador especial, e os períodos para contração e relaxamento podem ser estudados. A Figura 8.17 representa o curso temporal de uma contração simples em um músculo isolado de sapo. Note que a contração pode ser dividida em três fases. Primeiro, imediatamente após o estímulo, observa-se um breve período de latência (com duração de alguns milissegundos), que antecede o início do encurtamento muscular. A segunda fase é a de contração propriamente dita, que dura cerca de 40 milissegundos. Por fim, o músculo retorna a seu comprimento original durante o período de relaxamento, que dura cerca de 50 milissegundos e, portanto, é a mais longa das três fases.

O curso temporal das fases em uma contração simples varia entre os diferentes tipos de fibras musculares. A variabilidade da velocidade de contração tem origem nas diferenças de resposta dos tipos de fibras individuais que constituem os músculos. As fibras musculares individuais comportam-se de modo bastante semelhante aos neurônios individuais, pois exibem respostas de "tudo ou nada" à estimulação. Para se contrair, uma fibra muscular individual deve receber uma quantidade de estimulação adequada. Entretanto, as fibras rápidas se contraem em um intervalo de tempo menor ao serem estimuladas, em comparação às fibras lentas. A explicação para essa observação é a seguinte: a velocidade do encurtamento é maior nas fibras rápidas do que nas fibras lentas, porque o retículo sarcoplasmático das fibras rápidas libera Ca^{++} mais rápido e, além disso, as fibras rápidas possuem atividade de ATPase mais alta, em comparação ao observado nos tipos de fibras lentas.[19,26,29] A atividade de ATPase mais alta acarreta uma quebra de ATP mais rápida e a liberação também mais rápida da energia requerida para a contração.

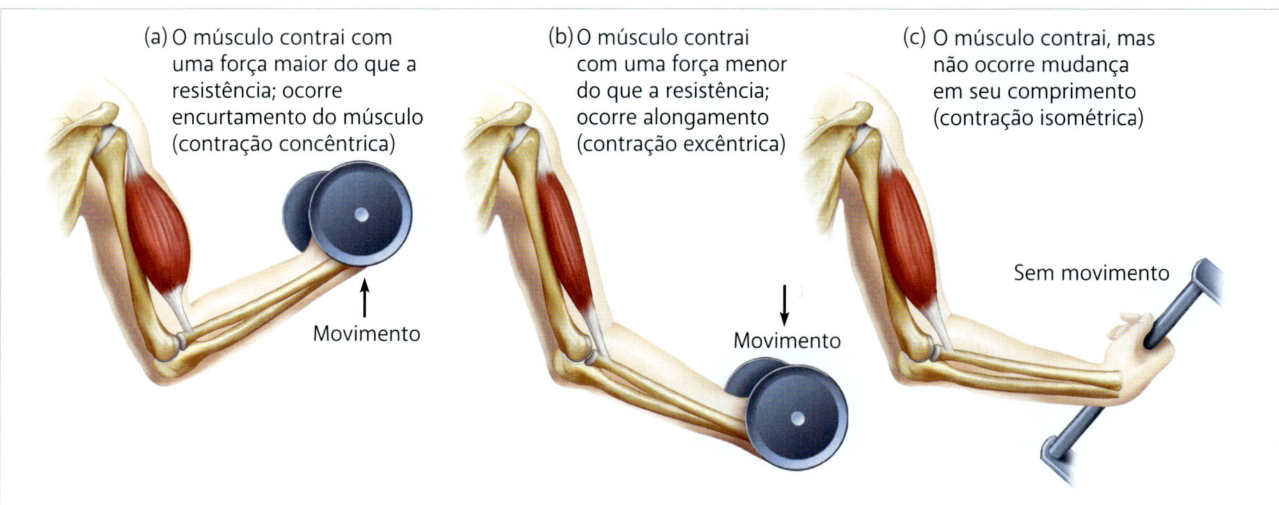

Figura 8.16 Tipos de ações musculares. As ações dinâmicas são (*a*) ações concêntricas e (*b*) ações excêntricas. (*c*) Ações isométricas ocorrem nas situações em que o músculo gera força, mas sem que ocorra mudança no ângulo articular.

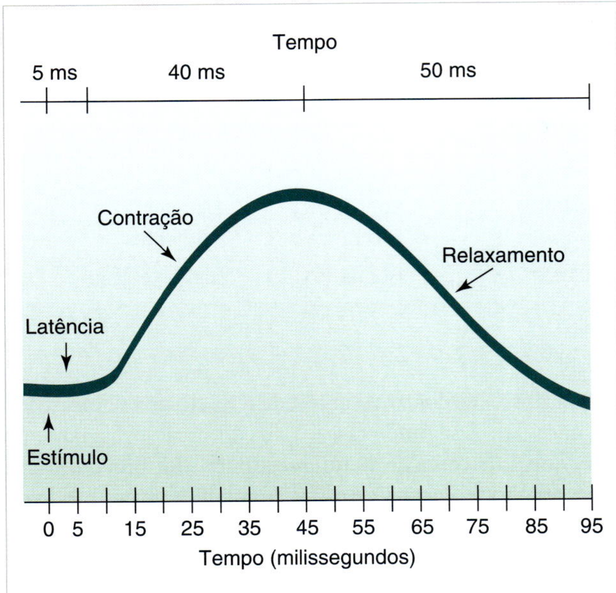

Figura 8.17 Registro de uma contração simples. Observe os três períodos (latência, contração e relaxamento) que se seguem ao estímulo.

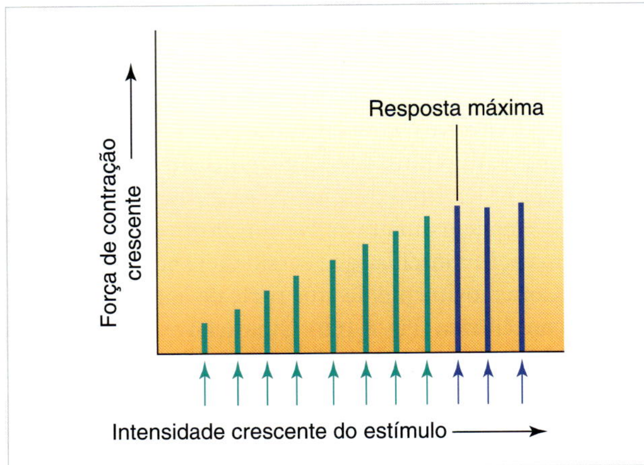

Figura 8.18 Relação existente entre a intensidade de estímulo crescente e a força da contração. Estímulos fracos não ativam muitas unidades motoras e não produzem grande força. Em contraste, estímulos de intensidades crescentes recrutam mais e mais unidades motoras e, portanto, produzem mais força.

Regulação da força no músculo

Conforme já mencionado, a quantidade de força gerada em uma única fibra muscular está relacionada ao número de pontes cruzadas de miosina em contato com a actina. Entretanto, a quantidade de força exercida durante a contração muscular em um grupo de músculos é complexa e depende de três fatores primários: (1) número e tipos de unidades motoras recrutadas; (2) comprimento inicial do músculo; e (3) natureza da estimulação neural das unidades motoras.[4,18,29] A seguir, cada um desses fatores será discutido.

Primeiramente, as variações na força de contração no interior de um músculo inteiro dependem tanto do tipo como do número de fibras musculares estimuladas para se contraírem (i.e., recrutadas). Lembre-se do exposto no Capítulo 7, que as unidades motoras são recrutadas conforme o princípio do tamanho e, quando apenas algumas unidades motoras são recrutadas, a força é pequena. Então, se um número maior de unidades motoras for estimulado, a força aumentará. A Figura 8.18 ilustra esse aspecto. Note que, conforme o estímulo (i.e., o impulso neural) aumenta, a força de contração também aumenta em decorrência do recrutamento de unidades motoras adicionais. Do mesmo modo, lembre-se de que as fibras rápidas exercem uma força específica maior do que aquela exercida pelas fibras lentas. Por esse motivo, os tipos de unidades motoras recrutadas também influenciam a produção de força.

Um segundo fator determinante da força exercida por um músculo é o comprimento inicial do músculo no momento da contração. Com relação à geração de força, a capacidade do músculo em gerar força muda em função do comprimento do músculo e existe um comprimento "ideal" para que ocorra uma geração de força máxima. A explicação para a existência desse comprimento ideal está relacionada à sobreposição entre actina e miosina. Quando o comprimento em repouso é maior que o comprimento ideal, por exemplo, a sobreposição entre actina e miosina é limitada e poucas pontes cruzadas conseguem se fixar. Esse conceito está ilustrado na Figura 8.19. Observe que, quando o músculo é alongado a ponto de não mais haver sobreposição de actina e miosina, as pontes cruzadas não conseguem se fixar, e isso impossibilita o desenvolvimento de tensão. No outro extremo, quando o músculo é encurtado a cerca de 60% de seu comprimento em repouso, as linhas Z se aproximam bastante dos filamentos espessos de miosina; assim, pode ocorrer apenas um encurtamento adicional limitado.

O terceiro fator capaz de afetar a quantidade de força exercida pelo músculo mediante contração é a natureza da estimulação neural. O estudo de contrações musculares simples sob condições experimentais revela algumas propriedades fundamentais interessantes sobre o modo como os músculos funcionam. Entretanto, os movimentos corporais normais envolvem contrações sustentadas que não são contrações simples. As contrações sustentadas envolvidas nos movimentos corporais normais podem ser fielmente reproduzidas em laboratório, desde que uma série de estímulos seja aplicada ao músculo. O registro ilustrado na Figura 8.20 representa o que ocorre quando estímulos neurais sucessivos são aplicados ao músculo. As primeiras contrações representam contrações simples. Note que, conforme a frequência de estímulos neurais aumenta (i.e., taxa de disparo do motoneurônio), o músculo não tem tempo de relaxar entre os estímulos, e a força é aditiva. Essa resposta é chamada **soma** (adição de contrações sucessivas). Se a frequência de estímulos neurais aumentar ainda mais, as contrações individuais se fundem em uma única contração sustentada denominada **tetania**. Uma contração tetânica continuará até que os estímulos sejam suspensos ou o músculo fique fatigado.

As contrações musculares que ocorrem durante os movimentos corporais normais são contrações tetânicas. Essas contrações sustentadas decorrem de uma série de impulsos neurais rapidamente repetidos conduzidos pelos motoneurô-

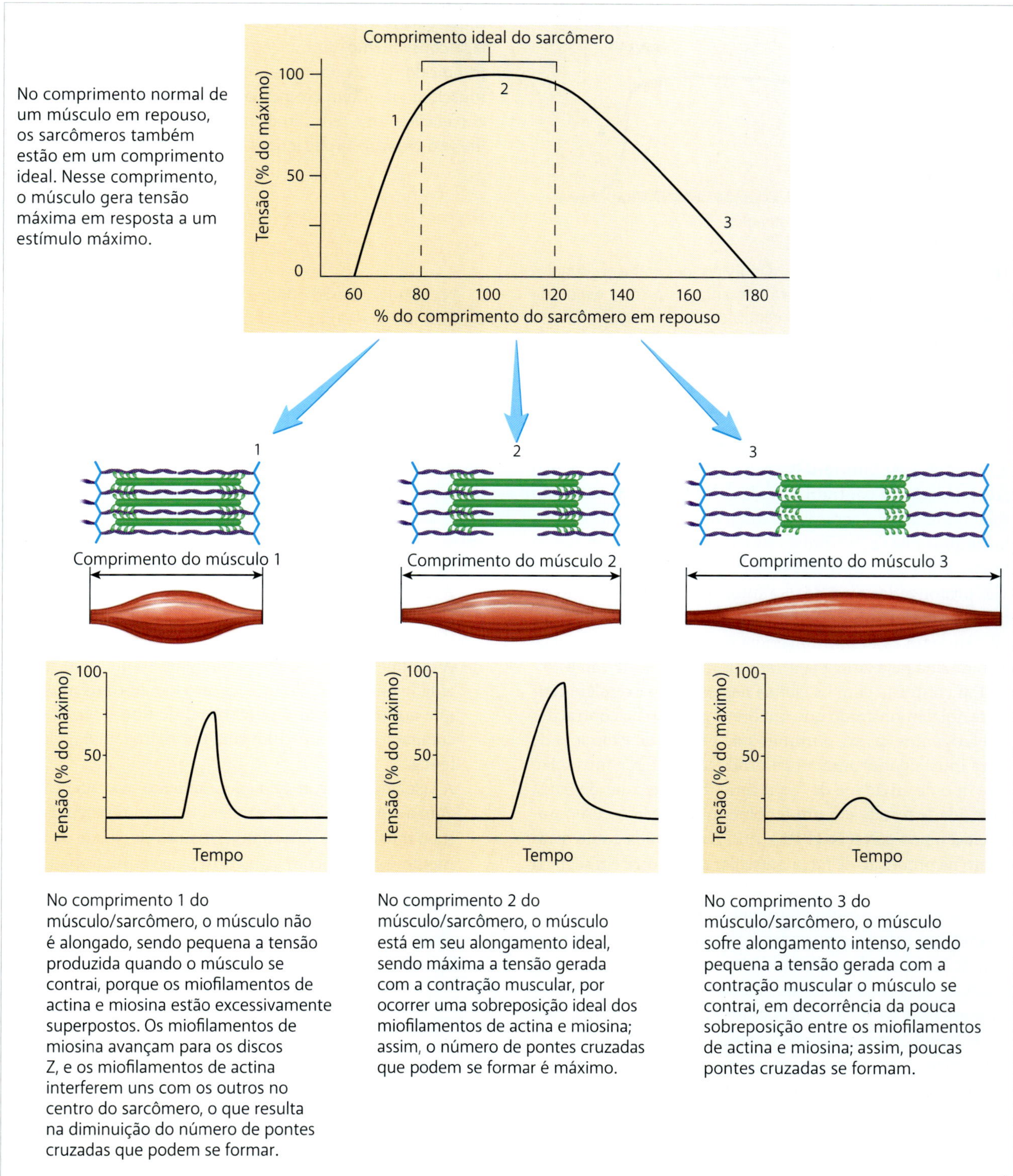

Figura 8.19 Relações de comprimento-tensão no músculo esquelético. Note que existe um comprimento de músculo ideal (nesta ilustração, o comprimento do músculo 2), que produzirá força máxima ao ser estimulado. Os comprimentos maiores (comprimento do músculo 3) ou menores (comprimento do músculo 1) do que este comprimento ideal resultam em quantidades de força menores quando há estimulação.

nios, que inervam as unidades motoras envolvidas no movimento. É importante considerar o fato de que, no corpo, os impulsos neurais para várias unidades motoras não chegam ao mesmo tempo, como ocorre na contração tetânica induzida em laboratório. Em vez disso, as várias unidades motoras são estimuladas a se contraírem em momentos diferentes. Dessa forma, enquanto algumas unidades motoras estão se contraindo, outras estão relaxando. Esse tipo de contração tetânica resulta em uma contração suave e ajuda a sustentar uma contração muscular coordenada.

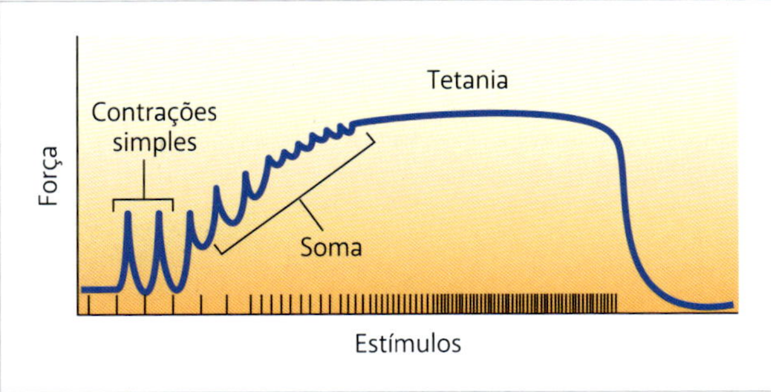

Figura 8.20 Registro mostrando a mudança de contrações simples para a soma e, finalmente, para a tetania. Os picos à esquerda representam contrações simples, enquanto o aumento na frequência do estímulo (como apresentado no eixo *x* pelas linhas mais próximas) resulta na soma das contrações e, por fim, em tetania.

O fator final que influencia a produção de força muscular é a atividade contrátil precedente do músculo. Na verdade, o histórico contrátil recente de determinado músculo pode influenciar a geração de força muscular por dois modos importantes e distintos. Primeiramente, se um músculo desempenha uma série de exercícios fatigantes (i.e., contrações prolongadas e/ou de alta intensidade), a produção de força muscular subsequente diminui. Os fatores que contribuem para essa diminuição na geração de força muscular induzida pela fadiga já foram discutidos neste capítulo.

Em contraste com os efeitos negativos do exercício fatigante, foi demonstrado que um breve período de contrações não fatigantes (p. ex., 5 minutos de prática de exercício de baixa intensidade) aumenta a produção de força muscular. Esse tipo de atividade de "aquecimento" muscular de baixa intensidade resulta em um fenômeno conhecido como **potenciação pós-ativação (PPA)**. A PPA é definida como o aumento na produção de força muscular que ocorre em seguida a um período de contrações musculares submáximas e não fatigantes. O mecanismo que explica a influência positiva da PPA no desempenho muscular é o seguinte: a ocorrência de contrações musculares de baixa intensidade resulta na fosforilação das cadeias leves de miosina (i.e., proteínas localizadas na base da ponte cruzada de miosina). Essa fosforilação aumenta a sensibilidade do músculo ao cálcio liberado pelo retículo sarcoplasmático, e o resultado é maior interação actina-miosina e melhor produção de força muscular.

Em teoria, a PPA induzida por exercícios de aquecimento pode melhorar o desempenho atlético dependente de atividades explosivas, como corridas, saltos e arremessos. Mas as investigações sobre PPA ainda são inconsistentes; alguns estudos relatam melhoras no desempenho, enquanto outras investigações concluíram que a PPA não melhora o desempenho humano. Diante disso, há necessidade de mais pesquisas para que seja determinado se a PPA melhora efetivamente o desempenho atlético.

Por fim, em adição à discussão prévia sobre os fatores fisiológicos que exercem impacto sobre a produção de força muscular, tanto o envelhecimento como a doença podem afetar negativamente a capacidade muscular de geração de força. De fato, está bem estabelecido que o envelhecimento (i.e., > 50 anos) provoca perda progressiva de massa muscular e consequente diminuição da produção de força. Do mesmo modo, várias doenças crônicas (p. ex., câncer, distrofia muscular) resultam em perda de massa muscular e, em decorrência, numa redução da força. muscular. Ver mais detalhes no Quadro "Aplicações clínicas 8.1".

Relações força-velocidade/ potência-velocidade

Na maioria das atividades físicas, a força muscular é aplicada ao longo de uma amplitude de movimento. Um atleta que faz o lançamento de um peso, por exemplo, aplica uma força oposta ao lançamento ao longo de uma amplitude de movimento específica, antes de soltar o peso. A distância percorrida pelo peso depende da velocidade do peso ao ser liberado e do ângulo em que é lançado. Como o sucesso de muitos eventos atléticos depende da velocidade, é importante considerar os conceitos subjacentes à relação existente entre força muscular e velocidade do movimento. A relação entre velocidade do movimento e força muscular está representada na Figura 8.21.

A análise da Figura 8.21 revela a existência de dois aspectos importantes:

1. A qualquer força absoluta exercida pelo músculo, a velocidade ou rapidez do movimento é maior nos músculos que contêm um alto percentual de fibras rápidas, em comparação aos músculos com fibras predominantemente lentas.
2. A velocidade máxima do encurtamento muscular é maior com a aplicação de forças menores (i.e., resistência contra o músculo). Em resumo, a maior velocidade de movimento é gerada com as menores cargas de trabalho.[11,42] Esse princípio é válido para as fibras lentas e rápidas.

Qual é a explicação fisiológica para a curva de força-velocidade? A resposta está na análise das conexões de

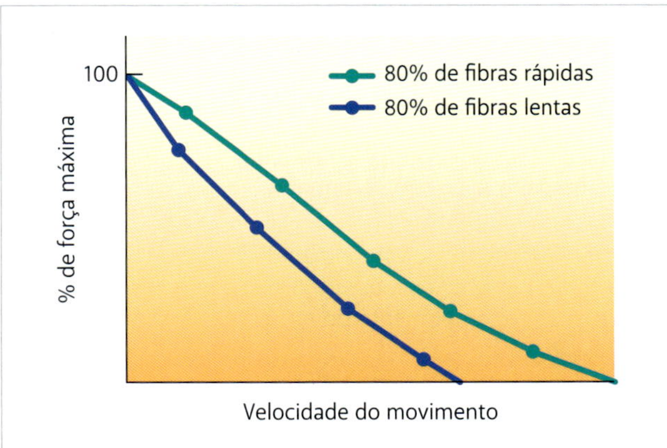

Figura 8.21 Relações de força-velocidade no músculo. Note que, em qualquer velocidade de movimento, os grupos musculares com alto percentual de fibras rápidas exercem mais *força* que os grupos musculares que contêm principalmente fibras lentas.

Aplicações clínicas 8.1

As doenças e o envelhecimento podem exercer impacto negativo sobre a função muscular

Tanto as doenças como a idade avançada podem ter influência negativa sobre a capacidade do músculo esquelético de exercer força. Vamos discutir o impacto da idade avançada e de três doenças distintas sobre a função muscular.

Idade avançada e perda muscular. O envelhecimento está associado à perda de massa muscular (denominada sarcopenia).[43,48,77] O declínio da massa muscular associado à idade começa por volta dos 25 anos de idade e continua a ocorrer pelo resto da vida. Entretanto, a taxa de perda muscular associada à idade ocorre em duas fases distintas. A primeira é a fase de perda muscular "lenta", em que 10% da massa muscular é perdida dos 25 aos 50 anos de idade. Subsequentemente, ocorre uma rápida perda de massa muscular. De fato, dos 50 aos 80 anos de idade, ocorre uma perda adicional de 40% da massa muscular. Assim, por volta dos 80 anos, metade de toda a massa muscular esquelética é perdida. O envelhecimento também acarreta uma perda de fibras rápidas (particularmente do tipo IIx) e aumento do número de fibras lentas.[52] Do ponto de vista clínico, uma grave sarcopenia associada à idade pode ter consequências negativas para a saúde, pois aumenta o risco de quedas entre os idosos e diminui a capacidade de realizar atividades do dia a dia, acarretando perda da independência.[52] Pesquisadores estão estudando ativamente os mecanismos envolvidos para tentar explicar a sarcopenia associada à idade, na esperança de descobrir tratamentos terapêuticos. É importante notar que a prática regular de séries de exercícios de resistência ainda é uma das formas mais úteis e práticas de retardar a perda muscular que acompanha o avanço da idade. Para mais detalhes sobre o impacto do envelhecimento sobre o músculo esquelético, ver Larson et al. (2019) em "Sugestões de leitura".

Diabetes. A incidência do diabetes de tipo 2 está aumentando rapidamente no mundo inteiro. Infelizmente, o diabetes não controlado está associado à perda progressiva de massa muscular. Dessa forma, o diabetes não controlado combinado ao envelhecimento tem o potencial de acelerar a perda de massa muscular esquelética associada à idade.[17] Notavelmente, está comprovado que tanto o treinamento físico aeróbio como o de resistência conferem proteção contra a perda muscular induzida pelo diabetes.

Câncer. Até 50% dos pacientes com câncer sofrem uma rápida perda de massa muscular esquelética.[74] Esse tipo de perda muscular associada à doença é denominado caquexia.[6] A perda de músculo esquelético mediada pelo câncer ocasiona o enfraquecimento do paciente e pode contribuir para até 20% das mortes de pacientes com câncer.[34] Na verdade, o câncer provoca a atrofia dos músculos respiratórios (p. ex., diafragma), o que pode levar à insuficiência respiratória e morte do paciente.[60] Em virtude da importância clínica da caquexia, os pesquisadores estão desenvolvendo métodos de neutralização da caquexia induzida pelo câncer. Algumas das terapias mais promissoras incluem a prática regular do exercício combinada com intervenções nutricionais.[44]

Distrofia muscular. A distrofia muscular refere-se a um grupo de doenças musculares hereditárias que enfraquecem os músculos esqueléticos. Tomadas em conjunto, essas doenças são caracterizadas por defeitos que envolvem proteínas musculares, que resultam em um progressivo enfraquecimento muscular e na perda de fibras musculares. Embora existam mais de 100 tipos diferentes de distrofia muscular, a distrofia muscular de Duchene é a forma mais comum desta doença na infância. O prognóstico dos indivíduos com distrofia muscular varia de acordo com o tipo de distrofia. Algumas formas de distrofia muscular podem ser leves e progredir lentamente em indivíduos com uma expectativa de vida normal. Em contraste, outras formas dessa doença produzem um grave enfraquecimento muscular aliado à perda da capacidade de andar e respirar sem auxílio. Embora os cientistas continuem estudando a distrofia muscular, atualmente existem poucas alternativas clínicas para tratar com sucesso as formas mais graves desta condição.

ponte cruzada entre actina e miosina. Lembre-se de que a quantidade de força gerada por um músculo é determinada pelo número de pontes cruzadas fixas entre a actina e a miosina. Do mesmo modo, note que as conexões de ponte cruzada entre actina e miosina requerem certo tempo para o estabelecimento da conexão. Por esse motivo, durante o encurtamento muscular rápido (i.e., movimento de alta velocidade), os filamentos de actina-miosina se movem uns após os outros em alta velocidade. Esse encurtamento rápido restringe o número de pontes cruzadas que podem estabelecer uma conexão e, portanto, limita a produção de força muscular. Ao contrário, à medida que a velocidade de encurtamento muscular diminui, mais pontes cruzadas têm tempo de se conectar, e a produção de força muscular aumenta.

Os dados contidos na Figura 8.21 também mostram que as fibras rápidas são capazes de produzir mais força muscular e de encurtar a uma velocidade maior, em comparação com as fibras lentas. O mecanismo bioquímico que explica essa observação está relacionado ao fato de as fibras rápidas apresentarem maior atividade de ATPase do que as fibras lentas.[26,29] Por esse motivo, o ATP é quebrado mais rapidamente nas fibras rápidas do que nas fibras lentas. Além disso, após a estimulação neural, a liberação de cálcio a partir do retículo sarcoplasmático é mais rápida nas fibras rápidas do que nas fibras lentas.[29]

A relação existente entre força e velocidade do movimento tem importância prática para os fisioterapeutas, atletas ou professores de educação física. A mensagem é simplesmente a de que os atletas dotados de um alto percentual de fibras rápidas parecem levar vantagem nos eventos atléticos de potência. Isso pode explicar por que os velocistas e levantadores de peso bem-sucedidos tipicamente possuem um percentual de fibras rápidas relativamente alto.

Como seria esperado, a composição muscular em termos de tipo de fibra influencia a curva de potência-velocidade (ver Fig. 8.22). A potência de pico que pode ser gerada pelo músculo é maior nos músculos que contêm alto percentual de fibras rápidas do que nos músculos amplamente compostos por fibras lentas. Assim como a curva de força-velocidade, dois pontos importantes devem ser lembrados, a partir da análise da curva de potência-velocidade:

1. A uma determinada velocidade de movimento, a potência de pico gerada é maior no músculo que contém um alto percentual de fibras rápidas do que no músculo com percentual elevado de fibras lentas. Essa diferença é devida às diferenças bioquímicas existentes entre as fibras rápidas e lentas, mencionadas anteriormente. Novamente, os atletas que possuem um alto percentual de fibras rápidas conseguem gerar mais potência do que os atletas com predominância de fibras lentas.
2. A potência de pico gerada por qualquer músculo aumenta com as velocidades de movimento crescentes, até uma velocidade de movimento de 200-300 graus/s. O motivo para a ocorrência do platô de produção de potência com o aumento da velocidade de movimento está no fato de a força muscular diminuir com o aumento da velocidade de movimento (ver Fig. 8.21). Dessa forma, para qualquer grupo muscular considerado, existe uma velocidade de movimento ideal que deflagrará a maior produção de potência.

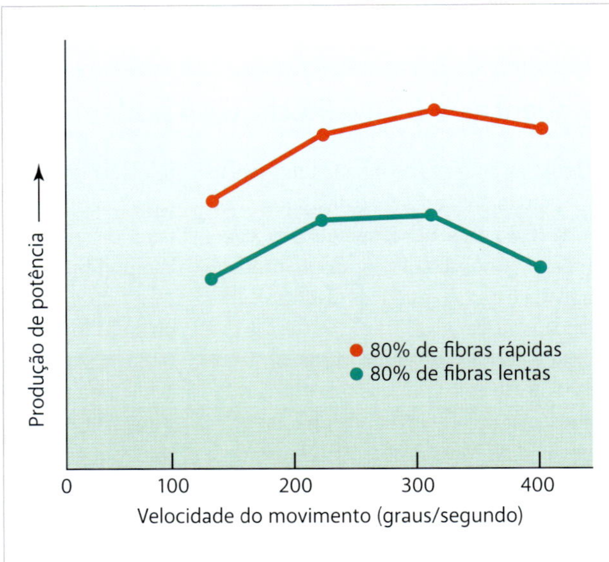

Figura 8.22 Relações de potência-velocidade no músculo. Em geral, a potência produzida por um grupo muscular aumenta em função da velocidade do movimento. Em uma velocidade de movimento qualquer, os músculos que contêm alto percentual de fibras rápidas produzem mais *potência* que os músculos que contêm principalmente fibras lentas.

Em resumo

- A quantidade de força gerada durante a contração muscular depende dos seguintes fatores: (1) tipos e número de unidades motoras recrutadas; (2) o comprimento inicial do músculo; (3) a natureza da estimulação das unidades motoras; e (4) a atividade contrátil precedente do músculo.
- A adição de contrações musculares é denominada *soma*. Quando a frequência da estimulação neural de uma unidade motora aumenta, as contrações individuais se fundem em uma contração sustentada chamada *tetania*.
- A força de pico gerada pelo músculo diminui com o aumento da velocidade do movimento. Entretanto, em geral, a quantidade de potência gerada por um grupo muscular aumenta em função da velocidade do movimento.

Atividades para estudo

1. Descreva as principais funções dos músculos esqueléticos.
2. Liste as principais proteínas contráteis contidas no músculo esquelético.
3. Destaque o processo contrátil. Use uma abordagem passo a passo para ilustrar todo o processo, começando pela chegada do impulso nervoso na junção neuromuscular.
4. Defina fadiga muscular. Discuta os fatores contributivos para a fadiga da musculatura esquelética durante o exercício com duração de: (1) 1-10 minutos e (2) > 60 minutos.
5. Defina o termo cãibra muscular. Discuta as duas hipóteses principais que explicam a causa das cãibras musculares induzidas pelo exercício.
6. Descreva as propriedades mecânicas e bioquímicas dos tipos de fibras musculares esqueléticas humanas.
7. Discuta os fatores considerados responsáveis pela regulação da força durante as contrações musculares.
8. Defina o termo *soma*.
9. Faça um gráfico de uma contração muscular simples e de uma contração que resulte em tetania.
10. Discuta a relação existente entre força e velocidade do movimento durante a contração muscular.

Sugestões de leitura

Brook, M., D. Wilkinson, K. Smith, and P. Atherton. 2019. It's not just about protein turnover: the role of ribosomal biogenesis and satellite cells in the regulation of skeletal muscle hypertrophy. *European Journal of Sports Science*. https://doi.org/10.1080/17461391.2019.1569726

Cheng, A.J., N. Place, and H. Westerblad. 2018. Molecular basis for exercise-induced fatigue: the importance of strictly controlled cellular calcium handling. *Cold Spring Harbor Perspectives in Medicine*. doi: 10.1101/cshperspect.a029710.

Craighead, D.H., S.W. Shank, J.S. Gottschall, D.H. Passe, B. Murray, L.M. Alexander, et al. 2017. Ingestion of TRP channel agonists attenuates exercise-induced muscle cramps. *Muscle Nerve* 56: 379-385.

Fox, S. 2022. *Human Physiology*. New York, NY: McGraw- Hill.

Gardiner, P. 2011. *Advanced Neuromuscular Exercise Physiology*. Champaign, IL: Human kinetics.

Larson L., H. Degens, M. Li, L. Salviati, Y.I. Lee, W. Thompson, et al. 2019. Sarcopenia: aging-related loss of muscle mass and function. *Physiological Reviews* 99: 427-511.

Medler, S. 2019. Mixing it up: the biological significance of hybrid skeletal muscle fibers. *Journal of Experimental Biology.* doi: 10.1242/jeb.200832.

Miller, K., B. McDermott, S. Yeargin, A Fiol, and M. Schwellnus. 2022. An evidence-based review of the pathology, treatment, and prevention of exercise-associated cramps. *Journal of Athletic Training* 57: 5-15.

Mukund, K., and S. Subramaniam. 2020. Skeletal muscle: a review of molecular structure and function, in health and disease. *WIREs Systems Biology and Medicine* DOI: 10.1002/wsbm.1462

Murach, K.A., C. Fry, E. Dupont-Versteegden, J. McCarthy, and C. Peterson. 2021. Fusion and beyond: satellite cell contributions to loading-induced skeletal muscle adaptation. *FASEB J* 35: e21893.

Powers, J.D., S. Malingen, M. Regnier, and T. Daniel. 2021. The sliding filament theory since Andrew Huxley: multiscale and multidisciplinary muscle research. *Annual Review of Biophysics* 50: 373-400.

Widmaier, E., H. Raff, and K. Strang. 2022. *Vander's Human Physiology* (10th ed.). New York, NY: McGraw-Hill.

Referências bibliográficas

1. Allen DL, Roy RR, and Edgerton VR. Myonuclear domains in muscle adaptation and disease. *Muscle Nerve* 22: 1350-1360, 1999.
2. Ament W and Verkerke GJ. Exercise and fatigue. *Sports Medicine* 39: 389-422, 2009.
3. Armstrong R. Differential inter- and intramuscular responses to exercise: considerations in use of the biopsy technique. In: *Biochemistry of Exercise*, edited by Knuttgen H, Vogel J, and Poortmans J. Champaign, IL: Human Kinetics, 1983.
4. Armstrong R and Laughlin H. Muscle function during locomotion in mammals. In: *Circulation, Respiration, and Metabolism*, edited by Giles R. New York, NY: Springer-Verlag, 1985, pp. 56-63.
5. Bar A and Pette D. Three fast myosin heavy chains in adult rat skeletal muscle. *FEBS Lett* 235: 153-155, 1988.
6. Bennani-Baiti N and Walsh D. What is cancer anorexia-cachexia syndrome? A historical perspective. *Journal of the Royal College of Physicians of Edinburgh* 39: 257-262, 2009.
7. Bergeron MF. Exertional heat cramps: recovery and return to play. *Journal of Sport Rehabilitation* 16: 190-196, 2007.
8. Bergeron MF. Heat cramps: fluid and electrolyte challenges during tennis in the heat. *Journal of Science and Medicine in Sport* 6: 19-27, 2003.
9. Billeter R and Hoppeler H. Muscular basis of strength. In: *Strength and Power in Sport*, edited by Komi P. Oxford: Blackwell Scientific Publishing, 1992.
10. Blaauw B, Schiaffino S, and Reggiani C. Mechanisms modulating skeletal muscle phenotype. *Comprehensive Physiology* 3: 1645-1687, 2013.
11. Bobbert MF, Ettema GC, and Huijing PA. The force-length relationship of a muscle-tendon complex: experimental results and model calculations. *European Journal of Applied Physiology and Occupational Physiology* 61: 323-329, 1990.
12. Booth FW and Thomason DB. Molecular and cellular adaptation of muscle in response to exercise: perspectives of various models. *Physiological Reviews* 71: 541-585, 1991.
13. Bottinelli R, Canepari M, Reggiani C, and Stienen GJ. Myofibrillar ATPase activity during isometric contraction and isomyosin composition in rat single skinned muscle fibres. *The Journal of Physiology* 481 (Pt 3): 663-675, 1994.
14. Brooks G, Fahey T, White T, and Baldwin KM. *Exercise Physiology: Human Bioenergetics and Its Applications*. New York, NY: McGraw-Hill, 2004.
15. Brooks GA. The science and translation of the lactate shuttle. *Cell Metabolism* 27: 757-785, 2018.
16. Buchthal F and Schmalbruch H. Contraction times and fibre types in intact human muscle. *Acta Physiologica* 79: 435-452, 1970.
17. Buford TW, Anton SD, Judge AR, Marzetti E, Wohlgemuth SE, Carter CS, et al. Models of accelerated sarcopenia: critical pieces for solving the puzzle of age-related muscle atrophy. *Ageing Research Reviews* 9: 369-383, 2010.
18. Burke R. The control of muscle force: motor unit recruitment and firing pattern. In: *Human Muscle Power*, edited by Jones N, McCartney N, and McComas A. Champaign, IL: Human Kinetics, 1986.
19. Canepari M, Pellegrino MA, D'Antona G, and Bottinelli R. Single muscle fiber properties in aging and disuse. *Scandinavian Journal of Medicine & Science in Sports* 20: 10-19, 2010.
20. Cheng AJ, Place N, and Westerblad H. Molecular basis for exercise-induced fatigue: the importance of strictly controlled cellular calcium handling. *Cold Spring Harbor Perspectives in Medicine.* doi: 10.1101/cshperspect.a029710, 2018.
21. Conley KE. Cellular energetics during exercise. *Advances in Veterinary Science & Comparative Medicine* 38A: 1-39, 1994.
22. Costill DL, Fink WJ, and Pollock ML. Muscle fiber composition and enzyme activities of elite distance runners. *Medicine and Science in Sports* 8: 96-100, 1976.
23. Coyle EF, Sidossis LS, Horowitz JF, and Beltz JD. Cycling efficiency is related to the percentage of type I muscle fibers. *Medicine & Science in Sports & Exercise* 24: 782-788, 1992.
24. D'Antona G, Lanfranconi F, Pellegrino MA, Brocca L, Adami R, Rossi R, et al. Skeletal muscle hypertrophy and structure and function of skeletal muscle fibres in male body builders. *The Journal of Physiology* 570: 611-627, 2006.
25. Ebashi S. Excitation-contraction coupling and the mechanism of muscle contraction. *Annual Review of Physiology* 53: 1-16, 1991.
26. Edgerton V. Morphological basis of skeletal muscle power output. In: *Human Muscle Power*, edited by Jones N, McCartney N, and McComas A. Champaign, IL: Human Kinetics, 1986, pp. 43-58.
27. Edgerton V. Muscle fiber activation and recruitment. In: *Biochemistry of Exercise*, edited by Knuttgen H, Vogel J, and Poortmans J. Champaign, IL: Human Kinetics, 1983.
28. Edman K. Contractile performance of skeletal muscle fibers. In: *Strength and Power in Sport*, edited by Komi P. Oxford: Blackwell Scientific Publishing, 1992, pp. 96-114.
29. Faulker J, Claflin D, and McCully K. Power output of fast and slow fibers from human skeletal muscles. In: *Human Muscle Power*, edited by Jones N, McCartney N, and McComas A. Champaign, IL: Human Kinetics, 1986.
30. Fitts RH. The role of acidosis in fatigue: pro perspective. *Medicine and Science in Sports and Exercise* 48: 2335-2338, 2016.
31. Geeves MA and Holmes KC. The molecular mechanism of muscle contraction. *Advances in Protein Chemistry* 71: 161-193, 2005.
32. Giuriato G, Pedrinolla A, Schena F, and Venturelli M. Muscle cramps: a comparison of the two leading hypothesis. *Journal of Electromyography and Kinesiology* 41: 89-95, 2018.

33. Green H. Muscle power: fiber type recruitment, metabolism, and fatigue. In: *Human Muscle Power*, edited by Jones N, McCartney N, and McComas A. Champaign, IL: Human Kinetics, 1986.
34. Gullett N, Rossi P, Kucuk O, and Johnstone PA. Cancer-induced cachexia: a guide for the oncologist. *Journal of the Society for Integrative Oncology* 7: 155-169, 2009.
35. Gunning P and Hardeman E. Multiple mechanisms regulate muscle fiber diversity. *The FASEB Journal* 5: 3064-3070, 1991.
36. Holloszy JO. Muscle metabolism during exercise. *Archives of Physical Medicine and Rehabilitation* 63: 231- 234, 1982.
37. Holmes KC. The swinging lever-arm hypothesis of muscle contraction. *Current Biology* 7: R112-118, 1997.
38. Holmes KC and Geeves MA. The structural basis of muscle contraction. *Philosophical Transactions of the Royal Society of London* 355: 419-431, 2000.
39. Holmes KC, Schroder RR, Sweeney HL, and Houdusse A. The structure of the rigor complex and its implications for the power stroke. *Philosophical Transactions of the Royal Society of London* 359: 1819- 1828, 2004.
40. Huxley HE. Past, present and future experiments on muscle. *Philosophical Transactions of the Royal Society of London* 355: 539-543, 2000.
41. Kodama T. Thermodynamic analysis of muscle ATPase mechanisms. *Physiological Reviews* 65: 467-551, 1985.
42. Kojima T. Force-velocity relationship of human elbow flexors in voluntary isotonic contraction under heavy loads. *International Journal of Sports Medicine* 12: 208-213, 1991.
43. Larson L, Degens H, Li M, Salviati L, Lee YI, Thompson W, et al. Sarcopenia: aging-related loss of muscle mass and function. *Physiological Reviews* 99: 427-511, 2019.
44. Lowe SS. Physical activity and palliative cancer care. *Recent Results in Cancer Research (Fortschritte der Krebsforschung)* 186: 349-365, 2011.
45. Lowey S. Cardiac and skeletal muscle myosin polymorphism. *Medicine & Science in Sports & Exercise* 18: 284-291, 1986.
46. MacIntosh BR, Holash R, and Renaud J. Skeletal muscle fatigue-regulation of excitation contraction coupling to avoid metabolic catastrophe. *Journal of Cell Science* 125: 2105-2114, 2012.
47. Mansson A, Rassier D, and Tsiavaliaris G. Poorly understood aspects of striated muscle contraction. *Biomedical Research International.* DOI.org./10.1155/ 2015/245154, 2015.
48. Marzetti E, Calvani R, Cesari M, Buford TW, Lorenzi M, Behnke BJ, et al. Mitochondrial dysfunction and sarcopenia of aging: from signaling pathways to clinical trials. *The International Journal of Biochemistry & Cell Biology* 45: 2288-2301, 2013.
49. McClung JM, Kavazis AN, DeRuisseau KC, Falk DJ, Deering MA, Lee Y, et al. Caspase-3 regulation of diaphragm myonuclear domain during mechanical ventilation-induced atrophy. *American Journal of Respiratory and Critical Care Medicine* 175: 150-159, 2007.
50. Medler S. Mixing it up: the biological significance of hybrid skeletal muscle fibers. *Journal of Experimental Biology.* doi: 10.1242/jeb.200832, 2019.
51. Murach KA, Fry C, Dupont-Versteegden E, McCarthy J, and Peterson, C. Fusion and beyond: satellite cell contributions to loading-induced skeletal muscle adaptation. *FASEB J* 35: e21893, 2021.
52. Narici MV and Maffulli N. Sarcopenia: characteristics, mechanisms and functional significance. *British Medical Bulletin* 95: 139-159, 2010.
53. Nishimune H, Stanford J, and Mori Y. Role of exercise in maintaining the integrity of the neuromuscular junction. *Muscle and Nerve* 49: 315-324, 2014.
54. Pette D and Vrbova G. The contribution of neuromuscular stimulation in elucidating muscle plasticity revisited. *European Journal of Translational Myology.* doi: 10.4081/ejtm.2017.6368, 2017.
55. Plotkin D, Roberts M, Haun C, and Schoenfeld B. Muscle types with shifting perspectives. *Sports.* https://doi.org/10.3390/sports9090127, 2021.
56. Powers SK, Ji LL, Kavazis AN, and Jackson MJ. Reactive oxygen species: impact on skeletal muscle. *Comprehensive Physiology* 1: 941-969, 2011.
57. Powers SK, Criswell D, Herb RA, Demirel H, and Dodd S. Age-related increases in diaphragmatic maximal shortening velocity. *Journal of Applied Physiology* 80: 445-451, 1996.
58. Powers SK, Deminice D, Ozdemir M, Yoshihara T, Bomkamp M, and Hyatt H. Exercise-induced oxidative stress: friend or foe? *Journal of Sport and Health Science* 9: 415-425, 2020.
59. Powers SK and Jackson MJ. Exercise-induced oxidative stress: cellular mechanisms and impact on muscle force production. *Physiological Reviews* 88: 1243-1276, 2008.
60. Roberts BM, Ahn B, Smuder AJ, Al-Rajhi M, Gill LC, Beharry AW, et al. Diaphragm and ventilatory dysfunction during cancer cachexia. The *FASEB Journal* 27: 2600-2610, 2013.
61. Saladin K. *Anatomy and Physiology*. Boston, MA: McGraw-Hill, 2021.
62. Samso M. 3D structure of the dihydropyridine receptor of skeletal muscle. *European Journal of Translational Myology* 25: 27-33, 2015.
63. Sant'Ana Pereira J, Ennion S, Moorman A, Goldspink G, and Sargeant A. The predominant fast myHC's in human skeletal muscle corresponds to the rat IIa and IIx and not IIb (A26). In: *Annual Meeting of Society for Neuroscience,* 1994.
64. Schiaffino S, Gorza L, Sartore S, Saggin L, Ausoni S, Vianello M, et al. Three myosin heavy chain isoforms in type 2 skeletal muscle fibres. *Journal of Muscle Research and Cell Motility* 10: 197-205, 1989.
65. Schiaffino S and Reggiani C. Fiber types in mammalian skeletal muscles. *Physiology Reviews* 91: 1447- 1531, 2011.
66. Schwellnus MP. Cause of exercise associated muscle cramps (EAMC) – altered neuromuscular control, dehydration or electrolyte depletion? *British Journal of Sports Medicine* 43: 401-408, 2009.
67. Schwellnus MP, Derman EW, and Noakes TD. Aetiology of skeletal muscle "cramps" during exercise: a novel hypothesis. *Journal of Sports Sciences* 15: 277-285, 1997.
68. Segerstrom AB, Holmback AM, Hansson O, Elgzyri T, Eriksson KF, Ringsberg K, et al. Relation between cycling exercise capacity, fiber-type composition, and lower extremity muscle strength and muscle endurance. *The Journal of Strength & Conditioning Research* 25: 16-22, 2011.
69. Sellers JR. Fifty years of contractility research post sliding filament hypothesis. *Journal of Muscle Research and Cell Motility* 25: 475-482, 2004.
70. Simoneau JA, Lortie G, Boulay MR, Marcotte M, Thibault MC, and Bouchard C. Inheritance of human skeletal muscle and anaerobic capacity adaptation to high-intensity intermittent training. *International Journal of Sports Medicine* 7: 167-171, 1986.
71. Snow D and Harris R. Thoroughbreds and greyhounds: biochemical adaptations in creatures of nature and man. In: *Cir-*

culation, Respiration, and Metabolism, edited by Giles R. New York, NY: Springer- Verlag, 1985, pp. 227-239.

72. Tate CA, Hyek MF, and Taffet GE. The role of calcium in the energetics of contracting skeletal muscle. *Sports Medicine* 12: 208-217, 1991.
73. Tesch PA, Thorsson A, and Kaiser P. Muscle capillary supply and fiber type characteristics in weight and power lifters. *Journal of Applied Physiology* 56: 35-38, 1984.
74. Tisdale MJ. Mechanisms of cancer cachexia. *Physiological Reviews* 89: 381-410, 2009.
75. Vale RD. Getting a grip on myosin. *Cell* 78: 733-737, 1994.
76. Vandenboom R. The myofibrillar complex and fatigue: a review. *Canadian Journal of Applied Physiology* 29: 330-356, 2004.
77. Vinciguerra M, Musaro A, and Rosenthal N. Regulation of muscle atrophy in aging and disease. *Advances in Experimental Medicine and Biology* 694: 211-233, 2010.
78. Walklate J, Ujfalusi, and Greeves MA. Myosin isoforms and the mechanochemical cross-bridge cycle. *Journal of Experimental Biology* 219: 168-174, 2016.
79. White RB, Bierinx AS, Gnocchi VF, and Zammit PS. Dynamics of muscle fibre growth during postnatal mouse development. *BMC Developmental Biology* 10: 21, 2010.
80. Wozniak AC, Kong J, Bock E, Pilipowicz O, and Anderson JE. Signaling satellite-cell activation in skeletal muscle: markers, models, stretch, and potential alternate pathways. *Muscle Nerve* 31: 283-300, 2005.

9

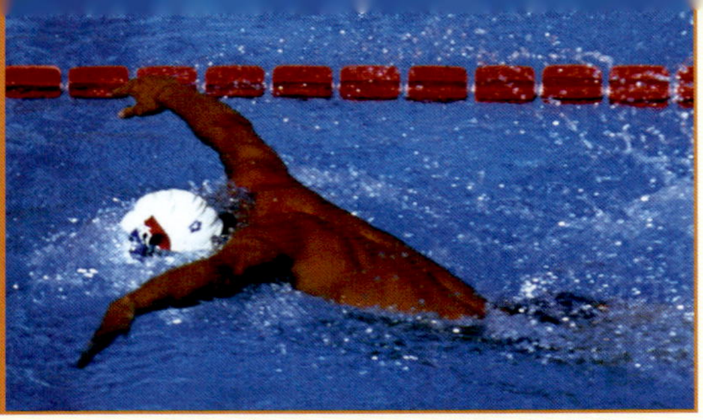

Mike Hewitt/Action Plus Sports Images/Alamy Stock Photo

Respostas circulatórias ao exercício

Objetivos

Ao estudar este capítulo, você deverá ser capaz de:

1. Fornecer uma visão geral da estrutura e da função do sistema circulatório.
2. Descrever o ciclo cardíaco e a atividade elétrica associada registrada pelo eletrocardiograma.
3. Discutir o padrão de redistribuição do fluxo sanguíneo durante o exercício.
4. Destacar as respostas circulatórias a vários tipos de exercício.
5. Identificar os fatores que regulam o fluxo sanguíneo local durante o exercício.
6. Listar e discutir os fatores responsáveis pela regulação do volume sistólico durante o exercício.
7. Discutir a regulação do débito cardíaco durante o exercício.

Conteúdo

Organização do sistema circulatório 217
- Estrutura do coração 218
- Circuitos pulmonar e sistêmico 219

Coração: miocárdio e ciclo cardíaco 219
- Miocárdio 219
- Ciclo cardíaco 222
- Pressão arterial 223
- Fatores que influenciam a pressão arterial 225
- Atividade elétrica do coração 226

Débito cardíaco 228
- Regulação da frequência cardíaca 228
- Variabilidade da frequência cardíaca 231
- Regulação do volume sistólico 233

Hemodinâmica 235
- Características físicas do sangue 235
- Relações entre pressão, resistência e fluxo 236
- Fontes de resistência vascular 236

Alterações na entrega de oxigênio para o músculo durante o exercício 237
- Alterações do débito cardíaco durante o exercício 237
- Alterações no conteúdo arteriovenoso misto de oxigênio durante o exercício 238
- Redistribuição do fluxo sanguíneo durante o exercício 239
- Regulação do fluxo sanguíneo local durante o exercício 240

Respostas circulatórias ao exercício 242
- Respostas de pressão e volume ao exercício 242
- Influência emocional 243
- Transição do repouso para o exercício 243
- Recuperação do exercício 244
- Exercício incremental 244
- Exercício para o braço *versus* exercício para a perna 245
- Exercício intermitente 245
- Exercício prolongado 246

Regulação dos ajustes cardiovasculares ao exercício 247

Palavras-chave

artérias
arteríolas
autorregulação
capilares
centro de controle cardiovascular
circuito pulmonar
comando central
contração isovolumétrica
débito cardíaco
diástole
discos intercalados
duplo produto
eletrocardiograma (ECG)
miocárdio
nervo vago
nervos aceleradores cardíacos
nodo atrioventricular (nodo AV)
nodo sinoatrial (nodo SA)
pressão arterial diastólica
pressão arterial média
pressão arterial sistólica
relaxamento isovolumétrico
sangue venoso misto
simpatólise
sístole
variabilidade da frequência cardíaca
veias
vênulas
volume sistólico

Um dos principais desafios à homeostase imposto pelo exercício é o aumento da demanda muscular por oxigênio. Durante o exercício intenso, a demanda pode se tornar 15-25 vezes maior do que no repouso. O principal propósito do sistema cardiorrespiratório é distribuir quantidades adequadas de oxigênio e eliminar os resíduos formados nos tecidos corporais, dependendo das necessidades do momento. Além disso, o sistema circulatório também transporta nutrientes e ajuda a regular a temperatura. É importante lembrar que o sistema respiratório e o sistema circulatório atuam juntos, como uma "unidade acoplada". O sistema respiratório adiciona oxigênio e remove dióxido de carbono do sangue, enquanto o sistema circulatório é responsável pela distribuição do sangue oxigenado e dos nutrientes aos tecidos, de acordo com suas necessidades. De forma simplificada, o "sistema cardiopulmonar" atua como uma unidade para manter a homeostasia do oxigênio e do dióxido de carbono nos tecidos corporais. O médico inglês William Harvey propôs a primeira teoria completa sobre o modo como o sistema cardiovascular atua nos seres humanos (ver Quadro "Um olhar no passado – nomes importantes na ciência").

Para atender às demandas musculares por oxigênio aumentadas durante o exercício, são necessários dois ajustes principais do fluxo sanguíneo: (1) um **débito cardíaco** aumentado (i.e., maior quantidade de sangue bombeado por minuto pelo coração) e (2) uma redistribuição do fluxo sanguíneo dos órgãos inativos para os músculos esqueléticos ativos. Entretanto, a redistribuição do fluxo sanguíneo fica complicada pelo fato de que, em todo o corpo, os tecidos terão necessidades metabólicas alteradas na transição do repouso para o exercício. Por exemplo, enquanto as necessidades dos músculos são atendidas, as funções do encéfalo devem ter continuidade e não podem ficar sem receber o fluxo sanguíneo essencial. Para que essas necessidades metabólicas variáveis no corpo sejam atendidas, alguns tecidos, como os órgãos digestivos, recebem menor volume de sangue durante o exercício, comparativamente ao que recebem em repouso. Esse fornecimento dinâmico do sangue para diferentes tecidos é realizado mediante a manutenção da força motora da pressão arterial e também pela alteração na resistência intravascular. É importante que o estudante de fisiologia do exercício tenha uma compreensão abrangente acerca das respostas cardiovasculares ao exercício. Por isso, este capítulo descreve a estrutura e a função do sistema circulatório, e também o modo como este sistema responde ao exercício. Começaremos com uma breve revisão da anatomia e função do coração e dos vasos sanguíneos.

Organização do sistema circulatório

O sistema circulatório humano consiste em uma alça fechada, por meio da qual o sangue circula por todos os tecidos corporais. A circulação sanguínea requer a ação de uma bomba muscular – o coração – que cria a "pressão hidrostática" necessária para deslocar o sangue ao longo do sistema. Muitos estudantes acham interessante o fato de que o sistema cardiovascular opera de alta para baixa pressão, mas, à medida que a pressão cai ao longo da vasculatura, o sangue termina no mesmo lugar – no coração.

A razão pela qual isso pode acontecer é por causa das características anatômicas especializadas do coração e dos vasos sanguíneos. O sangue viaja pelo corpo saindo do coração pelas **artérias** e retornando pelas **veias**. O sistema é considerado "fechado" porque as artérias e veias permanecem em continuidade entre si através de vasos menores. As artérias ramificam-se extensivamente para formar uma "árvore" de vasos menores. À medida que se tornam microscópicos, os vasos formam **arteríolas**, que eventualmente se desenvolvem em "leitos" de vasos bem menores denominados **capilares**. Os capilares são os menores e mais numerosos vasos sanguíneos do corpo. Todas as trocas de oxigênio, dióxido de carbono e nutrientes realizadas entre os tecidos e o sistema circulatório ocorrem através dos leitos capilares. O sangue passa dos leitos capilares para pequenos vasos chamados **vênulas**. Conforme as vênulas seguem de volta ao co-

Um olhar no passado – nomes importantes na ciência

William Harvey desenvolveu a primeira teoria completa sobre o sistema circulatório

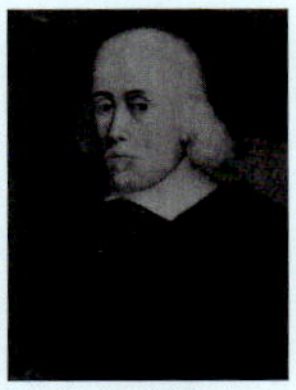
Bettmann/Getty Images

William Harvey (1578-1657) nasceu na Inglaterra e foi educado no King's College e na Universidade de Cambridge. Mais tarde, estudou medicina na Universidade de Pádua, na Itália. Após concluir a graduação em medicina, voltou à Inglaterra e se tornou médico particular do rei James I.

O dr. Harvey era fascinado pelo estudo da anatomia, então, o rei James I o incentivou a seguir a carreira científica para aprimorar a prática médica. Como pesquisador, William Harvey fez numerosas descobertas importantes sobre o modo como o sistema cardiovascular funciona. Primeiro, observando a ação do coração em pequenos animais, Harvey provou que o coração expelia sangue a cada contração. Ele também descobriu que havia valvas nas veias e as identificou de forma correta, como sendo as responsáveis pela restrição do fluxo sanguíneo a uma única direção. O trabalho do dr. Harvey sobre o sistema circulatório foi resumido em um livro publicado em 1628, intitulado *An Anatomical Study of the Motion of the Heart and of the Blood in Animals* (Estudo anatômico do movimento do coração e do sangue em animais). Esse livro explicava as teorias de Harvey sobre como o coração impulsionava o sangue ao longo de um curso circular por todo o corpo, tendo sido o primeiro registro publicado a descrever, com acurácia, o modo como o sistema circulatório trabalha nos seres humanos e em outros animais.

ração, aumentam de tamanho e transformam-se em veias. As veias principais esvaziam diretamente dentro do coração. A mistura de sangue venoso oriundo das partes superior e inferior do corpo, que se acumula no lado direito do coração, é denominada **sangue venoso misto**. O sangue venoso misto, portanto, representa uma média (normalmente em referência aos gases sanguíneos, p. ex., conteúdo de oxigênio) do sangue venoso de todo o corpo.

Estrutura do coração

O coração está dividido em quatro câmaras e, frequentemente, é descrito como sendo duas bombas em uma. O átrio e o ventrículo direitos formam a bomba direita, enquanto o átrio e ventrículo esquerdos constituem a bomba esquerda (ver Fig. 9.1). O lado direito do coração é separado do lado esquerdo por uma parede muscular denominada septo interventricular. Esse septo evita a mistura do sangue contido em cada lado do coração. Conforme pode ser observado na Figura 9.1*b*, o septo forma uma estrutura contígua com a "parede livre" do ventrículo esquerdo. Em conjunto, a parede e o septo do ventrículo esquerdo representam 75 a 80% da massa total do coração. Em contrapartida, o ventrículo direito, mais fino, envolve a estrutura combinada do septo e da parede livre do ventrículo esquerdo. Tendo em vista que tanto o ventrículo esquerdo como o ventrículo direito contêm o mesmo volume de sangue, pode-se questionar por que essas câmaras cardíacas inferiores exibem diferentes formatos. A resposta é que há necessidade de maior massa do ventrículo esquerdo e do septo interventricular para o bombeamento

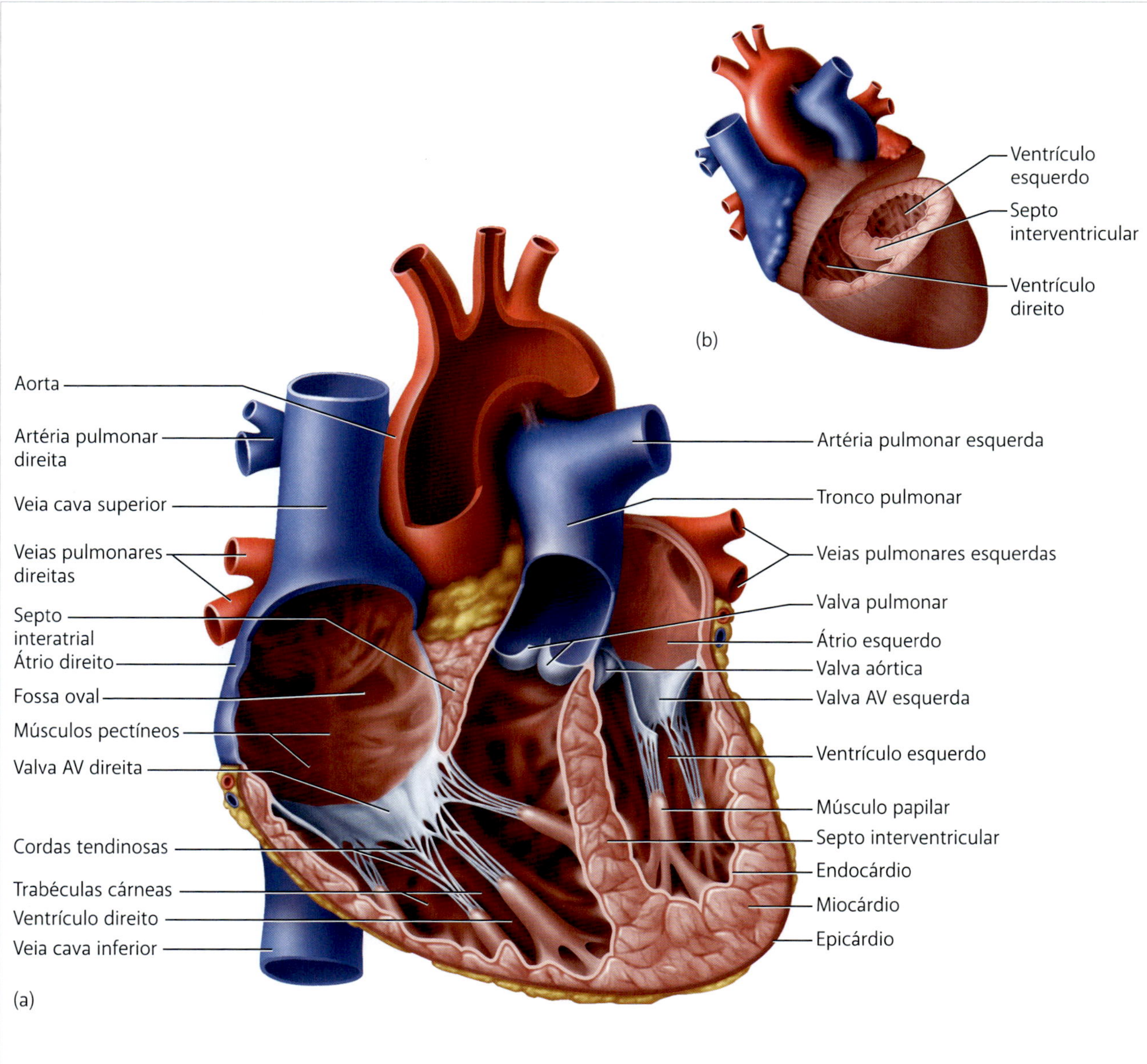

Figura 9.1 Vista anterior e anatomia interna do coração. (*a*) Vista frontal das quatro câmaras do coração. (*b*) Vista de secção transversal do coração, ilustrando a relação espacial entre o ventrículo esquerdo (que compreende a parede do ventrículo esquerdo e o septo interatrial) e o ventrículo direito.

do sangue para todo o corpo sob uma pressão relativamente alta, enquanto o ventrículo direito fornece sangue aos pulmões, órgãos próximos, sob uma pressão muito mais baixa.

No coração, o sangue move-se dos átrios para os ventrículos. E, a partir dos ventrículos, o sangue é bombeado para dentro das artérias. Para prevenir o movimento retrógrado do sangue, o coração conta com quatro valvas de mão única. As valvas atrioventriculares direita e esquerda conectam os átrios com os ventrículos direito e esquerdo, respectivamente (Fig. 9.1*a*). Essas valvas também são conhecidas como valva tricúspide (valva atrioventricular direita) e valva bicúspide (valva atrioventricular esquerda). O fluxo de volta das artérias para dentro dos ventrículos é evitado pelas valvas semilunar pulmonar (ventrículo direito) e semilunar aórtica (ventrículo esquerdo).

Circuitos pulmonar e sistêmico

Conforme mencionado anteriormente, o coração pode ser considerado duas bombas em uma. O lado direito do coração bombeia o sangue que é parcialmente depletado de seu conteúdo de oxigênio e contém alto teor de dióxido de carbono, resultado das trocas gasosas ocorridas nos vários tecidos corporais. Esse sangue é distribuído do lado direito do coração para dentro dos pulmões por meio do **circuito pulmonar**. Nos pulmões, o oxigênio passa para o sangue, e o dióxido de carbono é liberado. Esse sangue "oxigenado", então, viaja até o lado esquerdo do coração e é bombeado aos vários tecidos do corpo por meio da circulação sistêmica (Fig. 9.2).

Em resumo

- Os propósitos do sistema cardiovascular são: (1) transportar O_2 para os tecidos e eliminar os resíduos; (2) transportar os nutrientes para os tecidos; e (3) regular a temperatura corporal.
- O coração consiste em duas bombas em uma. O lado direito do coração bombeia sangue pela circulação pulmonar, e o lado esquerdo distribui o sangue para a circulação sistêmica.

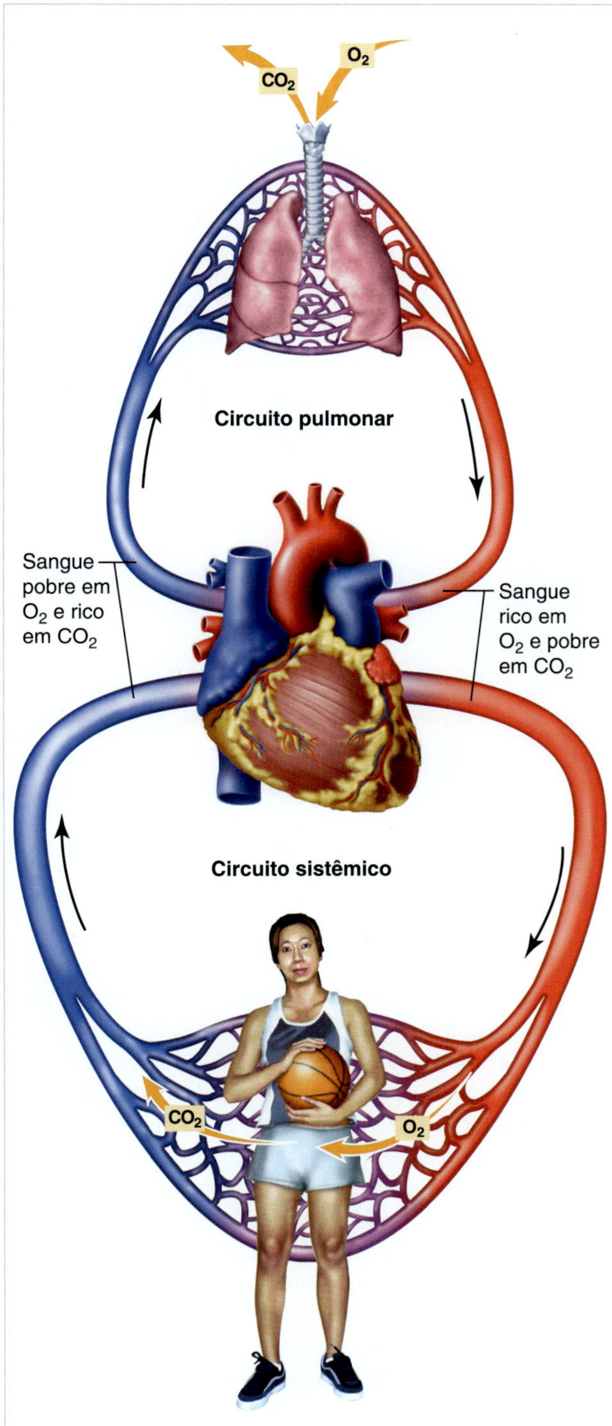

Figura 9.2 Ilustração das circulações sistêmica e pulmonar. Conforme representa a mudança de cor do azul para o vermelho, o sangue vai se tornando totalmente oxigenado à medida que flui pelos pulmões. Em seguida, perde um pouco de oxigênio (a cor muda do vermelho para o azul) ao fluir pelos outros órgãos e tecidos.

Coração: miocárdio e ciclo cardíaco

Para melhor avaliar o modo como o sistema circulatório se adapta ao estresse do exercício, é importante compreender os detalhes básicos da estrutura miocárdica, bem como as atividades elétricas e mecânicas do coração.

Miocárdio

A parede do coração é composta por três camadas: (1) uma camada externa, denominada epicárdio; (2) uma camada média muscular, que é o miocárdio; e (3) uma camada interna conhecida como endocárdio (ver Fig. 9.3). O **miocárdio**, ou músculo cardíaco, é responsável pela contração cardíaca e por impulsionar o sangue para fora do coração. O miocárdio recebe seu suprimento sanguíneo via artérias coronárias direita e esquerda, que se ramificam da aorta e circundam o coração. As veias coronarianas acompanham lateralmente as artérias e drenam todo o sangue coronariano para dentro de uma veia maior, chamada seio coronário, que deposita o sangue dentro do átrio direito.

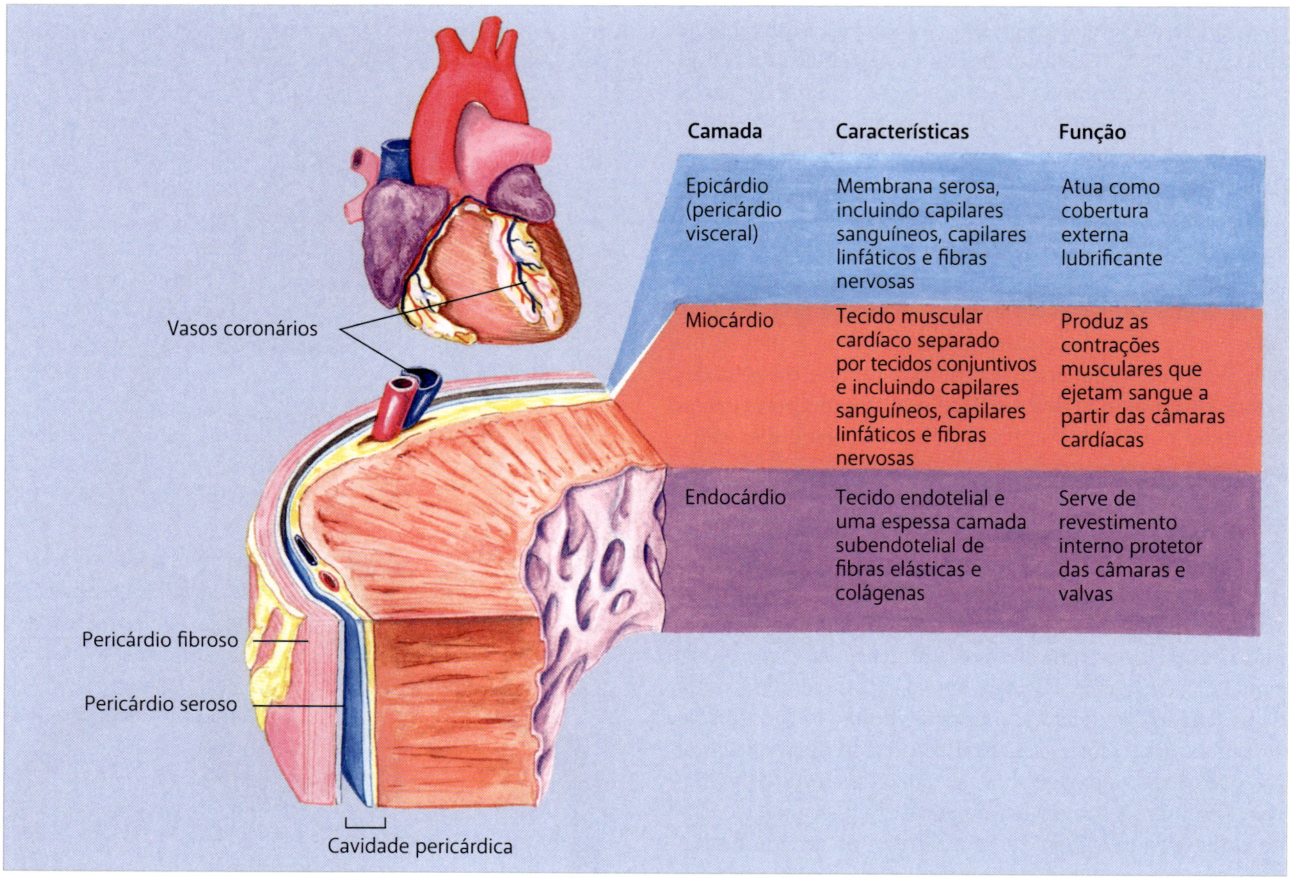

Figura 9.3 A parede do coração é composta por três camadas distintas: (1) epicárdio, (2) miocárdio e (3) endocárdio.

A manutenção de um suprimento sanguíneo constante para o coração por meio das artérias coronárias é essencial, pois, até mesmo durante o repouso, o coração apresenta alta demanda por oxigênio e nutrientes. Além do mais, o coração saudável recebe a quantidade "exatamente suficiente" de sangue em atendimento às suas necessidades, esteja o órgão em repouso ou durante o exercício. Mas, quando o fluxo sanguíneo coronariano é interrompido (i.e., bloqueio de um vaso sanguíneo coronariano) por mais de alguns minutos, o coração sofre danos permanentes. Esse tipo de lesão resulta na morte das células do miocárdio e é comumente denominado ataque cardíaco ou infarto do miocárdio (ver Caps. 15 e 17). O número de células cardíacas (i.e., fibras musculares) que morrem em decorrência dessa agressão determina a gravidade de um ataque cardíaco. Ou seja, um ataque cardíaco "leve" pode envolver danos apenas a uma pequena parte do coração, enquanto um ataque cardíaco "grave" pode envolver a destruição de um amplo número de células (fibras) cardíacas. Um ataque cardíaco grave diminui significativamente a capacidade de bombeamento do coração. Por esse motivo, é importante minimizar a extensão da lesão ao coração durante um ataque cardíaco. De modo significativo, fortes evidências indicam que o treinamento físico pode proteger o coração durante um ataque (ver o Quadro "Aplicações clínicas 9.1").

O miocárdio difere do músculo esquelético em vários aspectos. Primeiro, as fibras do miocárdio são mais curtas que as fibras do músculo esquelético e estão conectadas firmemente em série. Além disso, as fibras cardíacas são tipicamente ramificadas, enquanto as fibras de músculo esquelético são alongadas e não se ramificam. Também, a contração do miocárdio é involuntária, enquanto as contrações da musculatura esquelética estão submetidas ao controle voluntário.

Outra diferença entre as fibras cardíacas e as fibras de músculo esquelético reside no fato de que, ao contrário das fibras de músculo esquelético, as fibras do miocárdio estão todas interconectadas por **discos intercalados**. Essas conexões intercelulares permitem a transmissão dos impulsos elétricos de uma fibra a outra. Os discos intercalados permitem a passagem de íons de uma fibra cardíaca para outra. Dessa forma, quando uma fibra cardíaca é despolarizada para contrair, todas as fibras cardíacas em conexão também são excitadas e contraem-se como uma unidade. Essa disposição é chamada de sincício funcional. As células do miocárdio localizadas nos átrios estão separadas das células musculares ventriculares por uma camada de tecido conjuntivo que impede a transmissão dos impulsos elétricos. Dessa forma, os átrios contraem-se à parte dos ventrículos.

Uma diferença adicional entre as fibras musculares cardíacas e esqueléticas é que as fibras cardíacas humanas não estão divididas em tipos distintos de fibras. O miocárdio ventricular é considerado um músculo homogêneo, que contém um tipo de fibra primário dotado de similaridades com as fibras lentas de tipo I encontradas no músculo esquelético. Nesse sentido, as fibras de miocárdio são altamente aeróbias

Aplicações clínicas 9.1

O treinamento físico protege o coração

Hoje em dia, está bem estabelecido que o treino com exercícios regulares é cardioprotetor. De fato, muitos estudos epidemiológicos forneceram evidências de que o exercício regular diminui a incidência de ataques cardíacos. Além disso, inúmeras evidências indicam que, ao ocorrer um ataque cardíaco, a taxa de sobrevida das vítimas de ataque cardíaco é maior na população ativa do que entre os sedentários. Experimentos recentes com uso de modelos animais fornecem evidências diretas de que o treino com exercícios regulares de resistência diminui a quantidade de dano cardíaco produzida durante um ataque cardíaco.[32,34,35] O efeito protetor do exercício é ilustrado na Figura 9.4. É interessante perceber que o treinamento físico pode diminuir em aproximadamente 60% a magnitude da lesão cardíaca durante um ataque cardíaco. Esse efeito é significativo, pois o número de células cardíacas destruídas durante um ataque cardíaco determina as chances do paciente de sobrevida e de recuperação.

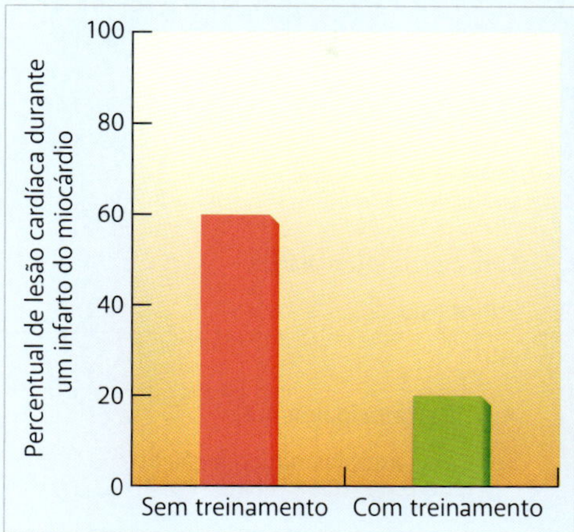

Figura 9.4 O exercício de resistência regular protege o coração contra a morte celular durante um ataque cardíaco. Notar que, durante um infarto do miocárdio (i.e., ataque cardíaco), os indivíduos fisicamente treinados com exercícios sofrem menos lesões cardíacas quando comparados com os indivíduos sem treinamento.
Fonte: Dados de Powers, S. K., Smuder, A. J., Kavazis, A. N., and Quindry, J. C., "Mechanisms of Exercise-Induced Cardioprotection," *Physiology* 29: 27-38, 2014.

Os experimentos realizados com animais indicam que a proteção induzida pelo exercício contra a lesão miocárdica durante um ataque cardíaco pode ser alcançada rapidamente.[35] Por exemplo, parece que a prática de tão somente 3-5 dias consecutivos de exercício aeróbio (~ 60 minutos/dia) podem conferir proteção cardíaca significativa (chamada por alguns de *cardioproteção*) contra danos miocárdicos mediados por ataque cardíaco.[29]

Como o treinamento físico altera o coração e proporciona cardioproteção durante um ataque cardíaco? Considerando que esses efeitos protetores ocorrem em apenas alguns dias, não há tempo suficiente para que o coração remodele os ventrículos ou vasos sanguíneos que nutrem o órgão, e a resposta a essa pergunta deve estar relacionada a alterações bioquímicas. Na verdade, apenas algumas séries de exercício alteram a bioquímica do coração de maneira significativa. Em primeiro lugar, o exercício resulta em melhoras na capacidade antioxidante do coração (i.e., a capacidade de remover radicais livres).[21,32,34,35] Em segundo lugar, a função mitocondrial se torna mais resiliente em corações exercitados.[4] Finalmente, uma terceira alteração bioquímica em corações com treinamento de exercício envolve o refinamento no processamento de Ca^{++} para as contrações ventriculares.[4,14] Essas alterações protetoras podem ser influenciadas por fatores bioquímicos liberados pelo coração (de modo parácrino) e pelo músculo esquelético, resultando na ativação de receptores localizados no coração.[25,27] Embora boa parte dessas evidências tenha sido derivada de estudos em animais de laboratório, observações paralelas sobre a resiliência ao ataque cardíaco em populações clínicas sugerem que os seres humanos parecem receber proteção similar.[37] O leitor poderá encontrar mais detalhes sobre este assunto em Powers et al. (2014), listada em "Sugestões de leitura".

e contêm um grande número de mitocôndrias. Observa-se, porém, que as fibras do músculo cardíaco são bem mais ricas em mitocôndrias do que as fibras de músculo esquelético lentas de tipo I. Esse aspecto destaca a importância do metabolismo aeróbio contínuo no coração.

Uma diferença final entre as fibras musculares cardíacas e esqueléticas é a capacidade de se recuperar após uma lesão nas fibras musculares. Lembre-se, do Capítulo 8, de que as fibras do músculo esquelético são circundadas por células precursoras de músculos chamadas de células-satélite. Essas células-satélite são importantes porque permitem que o músculo esquelético se regenere (ou seja, se recupere) de lesões. Entretanto, as fibras musculares cardíacas não têm células-satélite e, dessa forma, essas células do músculo cardíaco têm capacidade de regeneração limitada.

Embora o miocárdio e o músculo esquelético sejam distintos em vários aspectos, também apresentam diversas semelhanças. As fibras de músculo cardíaco e esquelético, por exemplo, são ambas estriadas e contêm as mesmas proteínas contráteis: actina e miosina. Além disso, as fibras musculares cardíacas e esqueléticas necessitam de cálcio para ativação dos miofilamentos,[20] e ambas se contraem segundo o modelo de contração por filamentos deslizantes (ver Cap. 8). Além disso, como o músculo esquelético, o miocárdio pode alterar sua força de contração em função do grau de sobreposição dos filamentos de actina-miosina, devido às alterações no comprimento da fibra. A Tabela 9.1 contém uma comparação ponto a ponto das similaridades e diferenças estruturais/funcionais entre as fibras musculares cardíacas e esqueléticas.

Tabela 9.1 Comparação das diferenças/similaridades estruturais e funcionais entre o miocárdio e o músculo esquelético

Comparação estrutural	Miocárdio	Músculo esquelético
Proteínas contráteis: actina e miosina	Presentes	Presentes
Formato das fibras musculares	Mais curtas do que as fibras do músculo esquelético com ramificações	Alongadas; sem ramificações
Núcleos	Únicos	Múltiplos
Discos Z	Presentes	Presentes
Estrias	Sim	Sim
Junções celulares	Sim; discos intercalados	Sem complexos juncionais
Tecido conjuntivo	Endomísio	Epimísio, perimísio e endomísio
Comparação funcional		
Produção energética	Aeróbia (principalmente)	Aeróbia e anaeróbia
Fonte de cálcio (para contração)	Retículo sarcoplasmático e cálcio extracelular	Retículo sarcoplasmático
Controle neural	Involuntário	Voluntário
Potencial regenerativo	Não há; sem células-satélite	Algumas possibilidades, via células-satélite

Ciclo cardíaco

O ciclo cardíaco refere-se ao padrão repetitivo de contração e relaxamento do coração. A fase de contração é denominada **sístole**, e o período de relaxamento é chamado de **diástole**. Em geral, quando esses termos são usados de modo isolado, referem-se à contração e ao relaxamento dos ventrículos, respectivamente. Entretanto, é preciso notar que os átrios também se contraem e relaxam; portanto, há também sístole e diástole atriais. A contração atrial ocorre durante a diástole ventricular, enquanto o relaxamento atrial ocorre durante a sístole ventricular. O coração, então, exibe uma ação de bombeamento em duas etapas. Os átrios direito e esquerdo contraem-se juntos, esvaziando o sangue atrial dentro dos ventrículos. Cerca de 0,1 segundo após a contração atrial, os ventrículos contraem-se e distribuem o sangue para dentro dos circuitos sistêmico e pulmonar.

Em repouso, a contração ventricular durante a sístole ejeta cerca de 2/3 do sangue contido nos ventrículos, deixando aproximadamente 1/3, ainda, nos ventrículos. Estes, então, enchem-se de sangue durante a diástole seguinte. Uma mulher saudável, de 21 anos de idade, poderia apresentar uma frequência cardíaca em repouso média de 75 batimentos por minuto. Isso significa que o ciclo cardíaco total dura 0,8 segundo, com 0,5 segundo de diástole e o 0,3 segundo restante dedicado à sístole (ver Fig. 9.5). Se a frequência cardíaca aumentar de 75 batimentos por minuto para 180 batimentos por minuto (p. ex., exercício intenso), haverá diminuição nos tempos de duração da sístole e da diástole.[13] Esse aspecto é ilustrado na Figura 9.5. É importante observar que uma frequência cardíaca em elevação resulta em uma diminuição mais significativa do tempo de diástole, enquanto a sístole é menos afetada.

Alterações da pressão durante o ciclo cardíaco. Durante o ciclo cardíaco, a pressão interna nas câmaras cardíacas aumenta e diminui. Quando os átrios estão relaxados, o sangue flui para dentro deles, vindo da circulação venosa. Conforme as câmaras se enchem, a pressão em seu interior aumenta gradualmente. Cerca de 70% do sangue que entra nos átrios durante a diástole flui diretamente para dentro dos ventrículos por meio das valvas atrioventriculares,

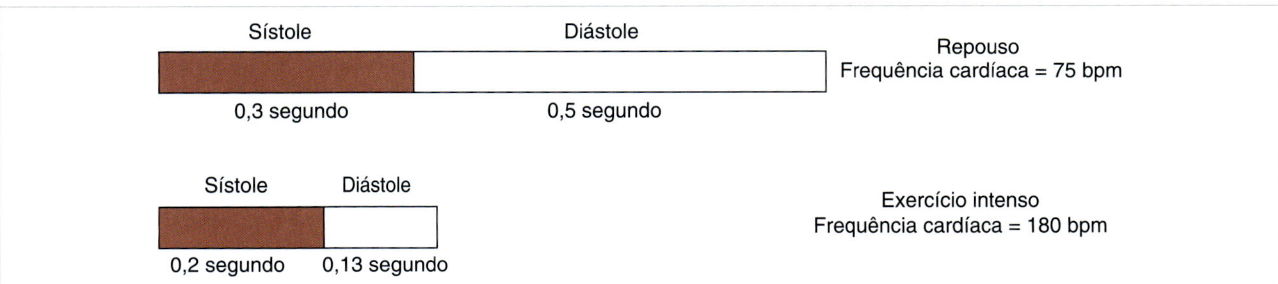

Figura 9.5 Ilustração do ciclo cardíaco em repouso e durante o exercício. As elevações da frequência cardíaca durante o exercício são alcançadas principalmente por meio da redução do tempo gasto na diástole. Entretanto, em frequências cardíacas altas, a duração do tempo gasto na sístole também diminui.

antes de os átrios se contraírem. Com a contração atrial, a pressão atrial sobe e força a maior parte dos restantes 30% de sangue atrial para dentro dos ventrículos.

A Figura 9.6 ilustra as mudanças na pressão ventricular em função do tempo transcorrido durante o ciclo cardíaco em repouso. Observe a ocorrência de dois sons (i.e., bulhas) cardíacos que são gerados pelo fechamento das valvas atrioventriculares (primeiro som cardíaco) e o fechamento das valvas aórtica e pulmonar (segundo som cardíaco).

Durante o enchimento ventricular, a pressão dentro dos ventrículos é baixa. Mas, quando os átrios se contraem, a pressão ventricular sofre um aumento discreto. Assim, conforme os ventrículos se contraem, a pressão aumenta abruptamente e isso fecha as valvas atrioventriculares e evita o fluxo de volta para dentro dos átrios. Esse aumento da pressão é chamado de fase de **contração isovolumétrica** (iso = mesmo + volume, ou "mesmo volume") do ciclo cardíaco, em que a pressão aumenta rapidamente, mas o volume de sangue nos ventrículos permanece inalterado. A fase de contração isovolumétrica está representada pela barra azul à esquerda na parte superior da Figura 9.6.

Assim que a pressão ventricular excede a pressão das artérias pulmonar e aorta, as valvas pulmonar e aórtica abrem-se e o sangue é forçado para dentro das circulações pulmonar e sistêmica. A pressão na aorta aumenta em resposta ao pulso de sangue ejetado pelos ventrículos. Na Figura 9.6 a pressão sistólica é de 120 mmHg. A importância da pressão arterial e a técnica para medir esse sinal vital são descritas nas próximas seções do capítulo e em "Uma visão mais detalhada 9.1", respectivamente.

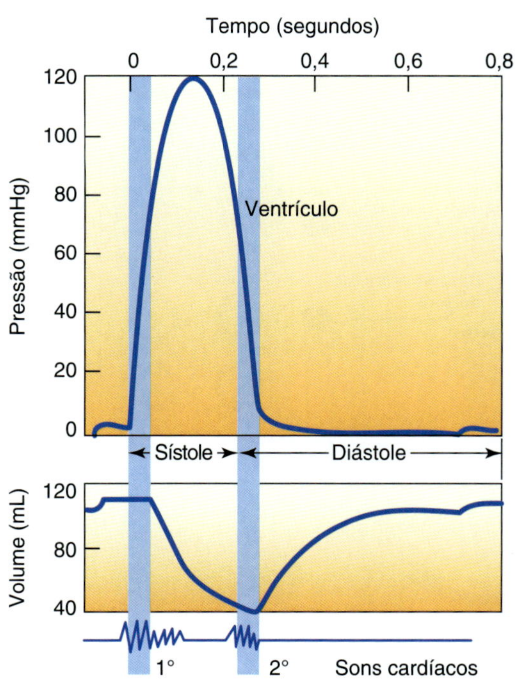

Figura 9.6 Relação existente entre pressão, volume e sons cardíacos durante o ciclo cardíaco. É importante observar a alteração do volume e pressão ventricular durante a transição da sístole para a diástole.

Ao final da fase sistólica no ciclo cardíaco, as válvulas aórtica e pulmonar se fecham e a pressão ventricular cai drasticamente. Quando a válvula aórtica se fecha, a pressão arterial no interior da aorta cai para o valor diastólico, ou seja, 80 mmHg, conforme mostra a Figura 9.6. Durante esse período de relaxamento, o volume de sangue nos ventrículos permanece constante, recebendo a denominação de fase de **relaxamento isovolumétrico**. A fase de relaxamento isovolumétrico está representada pela barra azul à direita na parte superior da Figura 9.6.

Pressão arterial

Conforme foi discutido na seção precedente, o sangue exerce pressão ao longo de todo o sistema vascular, contudo essa pressão é mais intensa nas artérias. Embora a pressão arterial mude significativamente ao longo de todo o sistema cardiovascular, em geral, ela é medida no interior das artérias, sendo usada como indicação da condição de saúde. A pressão arterial consiste na força exercida pelo sangue contra as paredes arteriais e é determinada pela quantidade de sangue bombeada e intensidade da resistência ao fluxo sanguíneo.

A pressão arterial pode ser estimada com o uso de um esfigmomanômetro (ver o Quadro "Uma visão mais detalhada 9.1"). A pressão arterial normal de um homem adulto é 120/80, enquanto a pressão de mulheres adultas tende a ser menor (110/70). O número maior na expressão da pressão arterial é a pressão sistólica expressa em milímetros de mercúrio (mmHg). O número menor na proporção da pressão arterial representa a pressão diastólica, também expressa em mmHg. A **pressão arterial sistólica** é a pressão gerada com a injeção do sangue a partir do coração, durante a sístole ventricular. Durante o relaxamento ventricular (diástole), a pressão arterial diminui e representa a **pressão arterial diastólica**. A diferença entre pressão arterial sistólica e diastólica é denominada pressão de pulso.

A pressão média durante um ciclo cardíaco é chamada **pressão arterial média**. A pressão arterial média é importante por determinar a velocidade do fluxo sanguíneo ao longo do circuito sistêmico.

Não é fácil determinar a pressão arterial média. Não se trata simplesmente da média das pressões sistólica e diastólica, pois a diástole geralmente é mais longa que a sístole. Entretanto, a pressão arterial média pode ser estimada em repouso, do seguinte modo:

Pressão arterial média = PAD + 0,33 (pressão de pulso)

Aqui, PAD é a pressão arterial diastólica, e a pressão de pulso consiste na diferença entre as pressões sistólica e diastólica. É importante considerar um cálculo como exemplo da pressão arterial média em repouso.

Supõe-se, por exemplo, que um indivíduo tenha pressão arterial de 120/80 mmHg. A pressão arterial média seria:

Pressão arterial média = 80 mmHg + 0,33 (120 − 80)
= 80 mmHg + 13
= 93 mmHg

Uma visão mais detalhada 9.1

Mensuração da pressão arterial

A pressão arterial não costuma ser medida diretamente, mas é estimada com auxílio de um instrumento denominado esfigmomanômetro (ver Fig. 9.7). Esse aparelho consiste em um manguito de braço inflável conectado a uma coluna cheia com um líquido sensível à pressão (ou, em alguns casos, um manômetro de pressão pneumática). O manguito pode ser inflado por uma bomba em forma de bulbo, e a medida da pressão no manguito é dada pela elevação do valor no manômetro. Assim, uma pressão de 100 mm de mercúrio (mmHg), por exemplo, exerceria força suficiente para elevar a coluna de mercúrio a uma distância de 100 mm.

A pressão arterial é medida da seguinte forma: o manguito de borracha é colocado ao redor da porção superior do braço, circundando a artéria braquial. O ar, então, é bombeado para dentro do manguito, de modo que a pressão em torno do braço exceda a pressão arterial. Como a pressão aplicada em volta do braço é maior que a pressão arterial, a artéria braquial é comprimida até fechar, e o fluxo sanguíneo é interrompido. Se um estetoscópio for colocado sobre a artéria braquial (logo abaixo do manguito), nenhum som será ouvido, pois não haverá fluxo sanguíneo. Entretanto, se a válvula de controle de ar for lentamente aberta para liberar o ar, a pressão no manguito começará a declinar e a pressão em torno do braço logo atingirá um ponto em que será igual ou um pouco menor que a pressão arterial. Neste ponto, o sangue começará a jorrar pela artéria, produzindo um fluxo turbulento, e um som agudo (conhecido como sons de Korotkoff) poderá ser ouvido com o estetoscópio. A pressão em que o primeiro som de esvaziamento é ouvido representa a pressão arterial sistólica.

Conforme a pressão no manguito continua declinando, uma série de sons progressivamente mais altos pode ser ouvida. Quando a pressão no manguito se iguala ou se torna um pouco menor que a pressão arterial diastólica, os sons ouvidos com o estetoscópio desaparecem, porque o fluxo turbulento cessa. Portanto, uma pressão arterial diastólica em repouso ocorre no momento do desaparecimento dos sons.

1. Nenhum som é ouvido porque não há fluxo sanguíneo quando o manguito de pressão está alto o bastante para manter a artéria braquial fechada.
2. A **pressão sistólica** é a pressão em que um som de Korotkoff é ouvido pela primeira vez. Quando a pressão no manguito diminui e se torna insuficiente para manter a artéria braquial fechada durante a sístole, o sangue é empurrado por meio da artéria braquial parcialmente aberta, para produzir um fluxo sanguíneo turbulento e um som. A artéria braquial continua fechada durante a diástole.
3. À medida que a pressão no manguito continua caindo, a artéria braquial se abre ainda mais durante a sístole. Inicialmente, a artéria é fechada durante a diástole, porém, conforme a pressão no manguito continua diminuindo, a artéria braquial se abre parcialmente durante a diástole. O fluxo sanguíneo turbulento durante a sístole produz sons de Korotkoff, embora o volume desses sons mude conforme a abertura da artéria aumenta.
4. A **pressão diastólica** é a pressão em que o som desaparece. Eventualmente, a pressão no manguito atinge valores inferiores à pressão na artéria braquial, e esta permanece aberta durante a sístole e a diástole. O fluxo não turbulento é restabelecido e nenhum som é ouvido.

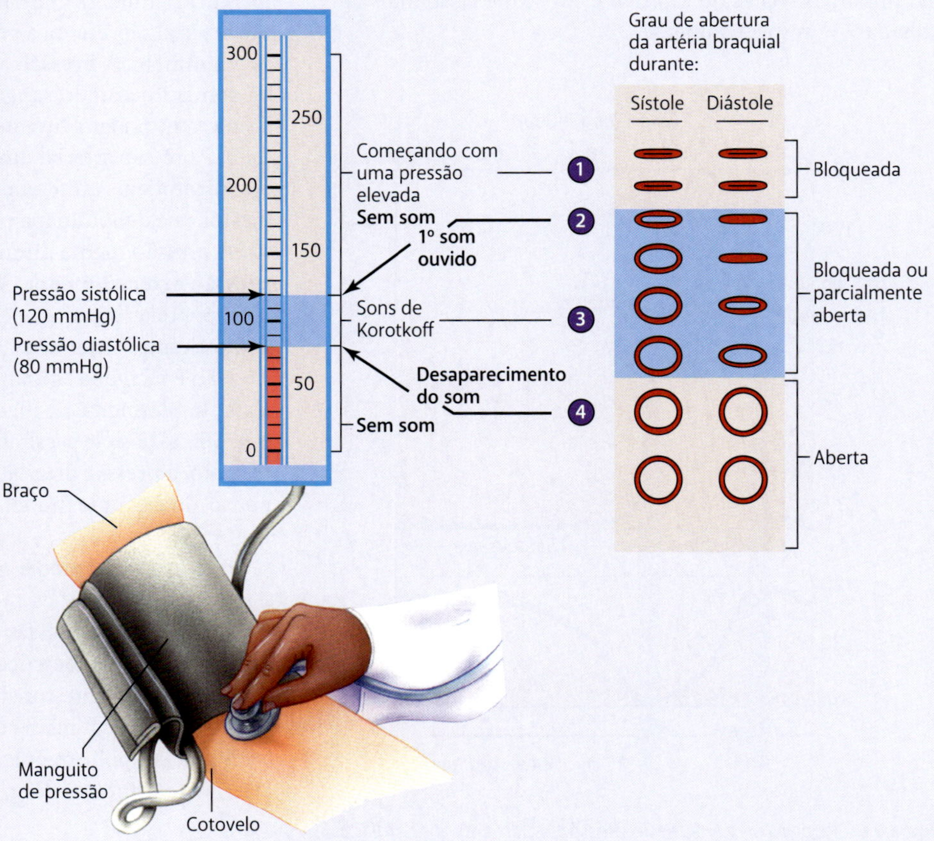

Figura 9.7 Um esfigmomanômetro é usado para mensurar a pressão arterial.

Essa equação não pode ser usada para calcular a pressão arterial média durante o exercício, pois se baseia no momento do ciclo cardíaco em repouso. Ou seja, a pressão arterial aumenta durante a sístole e diminui durante a diástole, ao longo do ciclo cardíaco. Dessa forma, para estimar com acurácia a pressão arterial média em qualquer momento, as pressões arteriais sistólica e diastólica devem ser medidas, e os tempos despendidos na sístole e na diástole precisam ser conhecidos. É importante lembrar que o tempo em sístole e o tempo em diástole são diferentes em repouso e no exercício. Por exemplo, a fórmula estima que o tempo em sístole ocupa 33% do ciclo cardíaco total em repouso. Entretanto, durante o exercício máximo, a sístole pode representar 66% do tempo do ciclo cardíaco total. Por esse motivo, qualquer fórmula projetada para estimar a pressão arterial média deve ser ajustada para refletir o tempo despendido em sístole e o tempo despendido em diástole.

Uma pressão arterial alta (denominada hipertensão) é classificada como um valor para a pressão arterial sistólica superior a 130 mmHg e um valor para a pressão arterial diastólica superior a 80 mmHg. Infelizmente, cerca de 33% de todos os adultos (> 20 anos de idade) nos Estados Unidos têm hipertensão.[53] A hipertensão, em geral, é classificada em uma dentre duas categorias: (1) hipertensão primária ou essencial; e (2) hipertensão secundária. A causa da hipertensão primária é multifatorial, ou seja, existem vários fatores cujos efeitos combinados produzem a hipertensão. Esse tipo de hipertensão constitui 95% de todos os casos relatados de hipertensão nos Estados Unidos. A hipertensão secundária resulta de alguns processos patológicos conhecidos e, portanto, é "secundária" a outra doença.

A hipertensão pode levar a uma variedade de problemas de saúde. Por exemplo, a hipertensão aumenta a carga de trabalho no ventrículo esquerdo e isso resulta no aumento adaptativo da massa muscular do lado esquerdo do coração (denominado hipertrofia ventricular esquerda). Nas fases iniciais da hipertrofia ventricular esquerda induzida por hipertensão, o aumento da massa cardíaca ajuda a manter a capacidade de bombeamento do coração. No entanto, com o passar do tempo, essa hipertrofia ventricular esquerda modifica a organização e a função das fibras do miocárdio. Essa remodelagem do coração é patológica, resultando na diminuição da capacidade de bombeamento do coração, o que pode levar à insuficiência cardíaca. Além disso, a existência de hipertensão constitui um dos principais fatores de risco de desenvolvimento de aterosclerose e ataques cardíacos. Por fim, a hipertensão também aumenta o risco de dano renal e de ruptura de um vaso sanguíneo no cérebro, com consequente lesão cerebral localizada (i.e., acidente vascular encefálico).

Fatores que influenciam a pressão arterial

A pressão arterial média é determinada por dois fatores: (1) débito cardíaco; e (2) resistência vascular total. O débito cardíaco é a quantidade de sangue bombeado do coração, e a resistência vascular total consiste na soma da resistência ao fluxo sanguíneo exercida por todos os vasos sanguíneos sistêmicos. Do ponto de vista matemático, a pressão arterial média é definida pelo produto do débito cardíaco multiplicado pela resistência vascular total, de acordo com a seguinte equação:

Pressão arterial média = Débito cardíaco × Resistência vascular total

Dessa forma, um aumento do débito cardíaco ou da resistência vascular resulta em aumento da pressão arterial média. No corpo, a pressão arterial média depende de uma variedade de fatores fisiológicos, incluindo débito cardíaco, volume de sangue, resistência ao fluxo e viscosidade sanguínea. Essas relações são resumidas na Figura 9.8. O aumento de qualquer uma dessas variáveis resulta em aumento da pressão arterial. Da mesma maneira, a diminuição de qualquer uma dessas variáveis acarreta diminuição da pressão arterial. As relações entre esses fatores serão discutidas com mais detalhes em uma seção adiante.

Como a pressão arterial é regulada? A regulação aguda (em curto prazo) da pressão arterial é realizada pelo sistema nervoso simpático, enquanto a regulação em longo prazo é, essencialmente, uma função dos rins.[6] Os rins regulam a pressão arterial controlando o volume sanguíneo.

Os receptores de pressão (denominados baroceptores) presentes nas artérias carótida e aorta são sensíveis às alterações da pressão arterial. Um aumento da pressão arterial deflagra esses receptores, que, então, enviam impulsos para o **centro de controle cardiovascular** (localizado no bulbo). Este centro, por sua vez, responde diminuindo a atividade simpática para o coração e vasos sanguíneos. Uma diminuição da atividade simpática pode reduzir o débito cardíaco e/ou a resistência vascular, o que baixa a pressão arterial. De maneira recíproca, uma diminuição da pressão arterial resulta em diminuição da atividade sinalizadora dos baroceptores para o encéfalo. Isso faz o centro de controle cardiovascular responder aumentando a descarga simpática, que eleva a pressão arterial, trazendo-a de volta ao normal. Curiosamente,

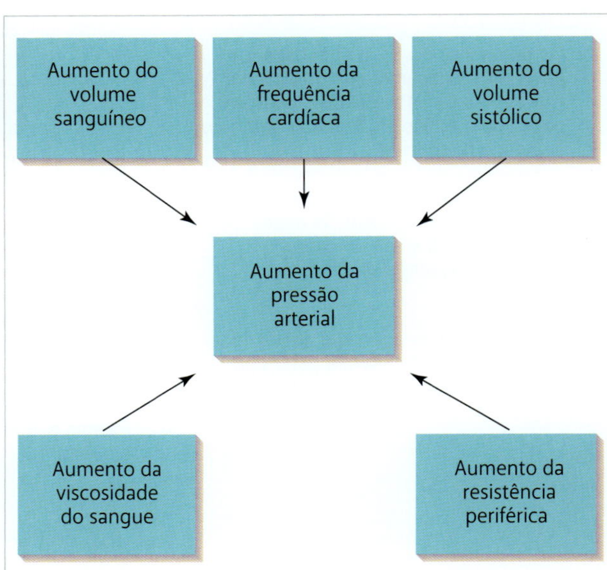

Figura 9.8 Alguns fatores que influenciam a pressão arterial.

o controle integrado da pressão arterial durante o exercício é regulado em um ponto de ajuste mais alto do que em repouso. As razões pelas quais o controle dos barorreceptores é alterado durante o exercício são complicadas. Entretanto, há o fato de que há necessidade de uma pressão arterial sistólica mais elevada para que ocorra um aumento do débito cardíaco durante a prática de um exercício intenso. Para uma discussão completa sobre a regulação da pressão arterial, ver Hall (2015) ou Fox (2019), nas "Sugestões de leitura".

Atividade elétrica do coração

Muitas células miocárdicas têm o potencial exclusivo de atividade elétrica espontânea (i.e., cada célula tem um ritmo intrínseco). Entretanto, no coração normal, a atividade elétrica espontânea limita-se a uma região específica localizada no átrio direito. Essa região, chamada **nodo sinoatrial (nodo SA)**, atua como marca-passo cardíaco (ver Fig. 9.9). A atividade elétrica espontânea no nodo SA ocorre em função de uma queda do potencial de repouso da membrana, mediada pela difusão do sódio para dentro, durante a diástole. Quando o nodo SA atinge o limiar de despolarização e "dispara", a onda de despolarização dissemina-se ao longo dos átrios e resulta na contração atrial. A onda de despolarização atrial não pode atravessar diretamente para dentro dos ventrículos, mas deve ser transportada por meio de um tecido condutor especializado. Esse tecido condutor especializado irradia a partir de uma pequena massa de tecido muscular denominada **nodo atrioventricular (nodo AV)**. Esse nodo está localizado na parte inferior do átrio direito, onde a câmara superior se conecta com os ventrículos. O nodo AV transmite o sinal de despolarização elétrica até os ventrículos por um par de vias condutoras denominadas *ramos dos feixes direito* e *esquerdo* (Fig. 9.9). É interessante notar que a despolarização átrio-mediada do nodo AV é retardada em cerca de 0,10 segundo. Esse atraso permite que a contração atrial esvazie o sangue atrial para dentro dos ventrículos. A coordenação da transferência do sangue dos átrios tem efeito benéfico no enchimento ventricular, ocorrendo imediatamente antes da despolarização e contração ventriculares. Ao chegarem nos ventrículos, essas vias condutoras ramificam-se em fibras menores denominadas fibras de Purkinje. As fibras de Purkinje, então, espalham a onda de despolarização totalmente pelos ventrículos através de conexões intercelulares entre os cardiomiócitos.

Um registro das alterações elétricas ocorridas no miocárdio durante o ciclo cardíaco é chamado de **eletrocardiograma (ECG)**. A análise das ondas de um ECG permite ao médico avaliar a capacidade do coração de conduzir impulsos e, com isso, determinar se há problemas elétricos. Além disso, a análise do ECG durante o exercício é utilizada, com frequência, no diagnóstico da arteriopatia coronariana (ver o Quadro "Uma visão mais detalhada 9.2"). A Figura 9.11 ilustra um padrão de ECG normal. É interessante observar que o padrão de ECG apresenta variadas deflexões (ou ondas) que ocorrem a cada ciclo cardíaco. Cada uma dessas on-

1. Potenciais de ação são originados no nodo sinoatrial (SA) (o marca-passo) e percorrem a parede do átrio (*setas*) desde o nodo SA até o nodo atrioventricular (AV).
2. Os potenciais de ação atravessam o nodo AV e passam ao longo do feixe AV, que se estende desde o nodo AV, passa pelo esqueleto fibroso e entra no septo interventricular.
3. O feixe AV divide-se nos ramos direito e esquerdo. Os potenciais de ação descem para o ápice de cada ventrículo, ao longo dos ramos.
4. Os potenciais de ação são conduzidos pelas fibras de Purkinje, a partir dos ramos até as paredes ventriculares.

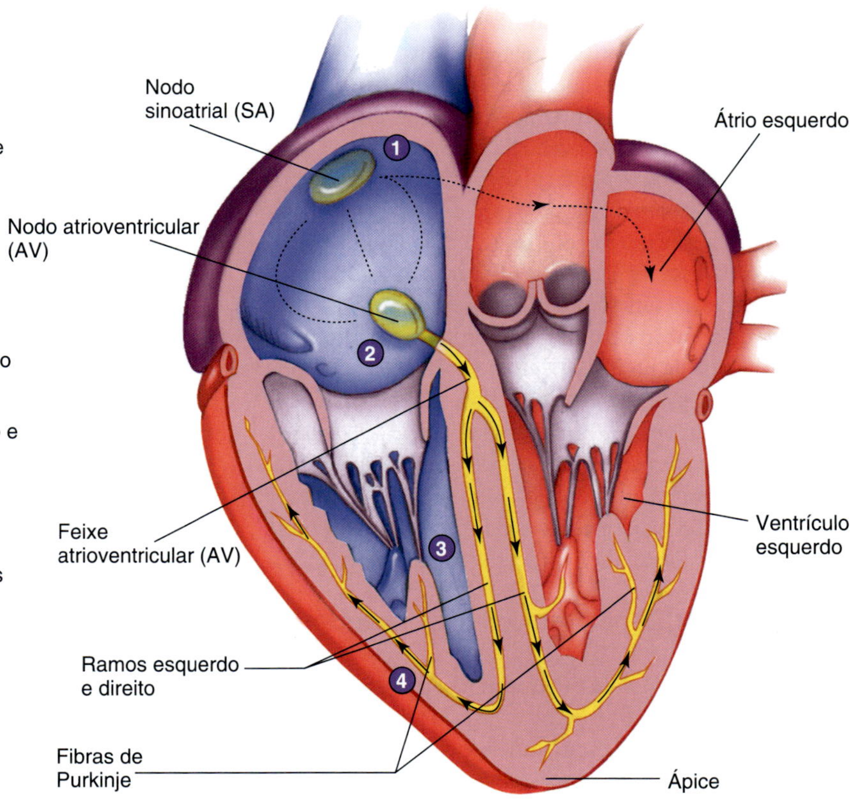

Figura 9.9 Sistema condutor do coração.

Uma visão mais detalhada 9.2

Uso diagnóstico do ECG durante o exercício

Os cardiologistas são médicos especializados em doenças do coração e do sistema vascular. Um dos procedimentos diagnósticos comumente usados para avaliar a função cardíaca consiste na obtenção de medidas do ECG durante um teste de exercício incremental (em geral, chamado de teste de estresse). Isso permite ao médico observar as alterações da pressão arterial, bem como as alterações ocorridas no ECG do paciente durante os períodos de estresse induzido pelo exercício.

A causa mais frequente de cardiopatia é o acúmulo de placas gordurosas (denominado aterosclerose) no interior dos vasos coronarianos. Esse acúmulo de placas se projeta para o interior do vaso e diminui o fluxo sanguíneo para o miocárdio. A adequação do fluxo sanguíneo para o coração é relativa – depende da demanda metabólica imposta ao coração. Uma pequena obstrução de uma artéria coronária, por exemplo, pode permitir um fluxo de sangue suficiente em repouso para o atendimento das demandas metabólicas, mas é provável que esse bloqueio resulte em um fluxo sanguíneo inadequado para o coração durante o exercício, em razão do grande aumento das demandas metabólicas. Quando o aporte de sangue deixa de atender às demandas metabólicas do coração, isso é descrito como *desequilíbrio entre fornecimento/demanda*. Por esse motivo, um teste de exercício incremental pode servir de "teste de estresse" para avaliação da função cardíaca.

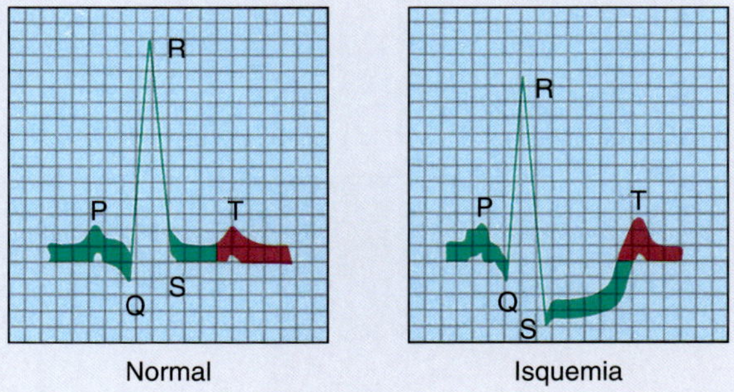

Figura 9.10 Depressão do segmento S-T do eletrocardiograma, como resultado de isquemia miocárdica.

Um exemplo de ECG anormal é ilustrado na Figura 9.10. A isquemia miocárdica (fluxo sanguíneo reduzido) pode ser detectada por meio das alterações do segmento S-T no ECG. Devemos recordar que o segmento S-T representa a transição elétrica para a repolarização (Fig. 9.12), ocasião em que há necessidade do ATP para a restauração do potencial de repouso da membrana. Considerando a baixa reserva de ATP durante um desequilíbrio entre fornecimento/demanda, a repolarização elétrica do coração é, com frequência, a primeira indicação de que alguma coisa está errada. Observa-se como o segmento S-T está deprimido no gráfico à direita, em comparação ao ECG normal representado no gráfico à esquerda. Essa depressão do segmento S-T sugere ao médico que o paciente pode ter uma cardiopatia isquêmica e, portanto, justifica a realização de procedimentos diagnósticos adicionais.

das distintas é identificada por letras diferentes. A primeira deflexão no ECG é denominada onda P e representa a despolarização dos átrios. A segunda onda, chamada de complexo QRS, representa a despolarização dos ventrículos e ocorre em aproximadamente 0,10 segundo após a onda P. A deflexão final, denominada onda T, resulta da repolarização ventricular. Nota-se que a repolarização atrial, geralmente, é invisível ao ECG, pois ocorre ao mesmo tempo que o complexo QRS (Fig. 9.12). Em outras palavras, a repolarização atrial é "escondida" pelo complexo QRS, pois os eventos elétricos dos ventrículos são proporcionais ao maior tamanho das câmaras inferiores.

Por fim, a Figura 9.13 ilustra a relação existente entre as alterações da pressão intraventricular e o ECG. Observa-se que o complexo QRS (i.e., despolarização dos ventrículos) ocorre no início da sístole, enquanto a onda T (i.e., repolarização ventricular) ocorre no começo da diástole. Conforme já mencionado neste capítulo, ocorre uma elevação na pressão intraventricular no início da sístole, resultando no primeiro som cardíaco, como consequência do fechamento das valvas atrioventriculares (valvas AV), e a queda da pressão intraventricular ao final da sístole resulta no segundo som cardíaco, como consequência do fechamento das valvas semilunares aórtica e pulmonar.

Em resumo

- O miocárdio é composto por três camadas: (1) epicárdio (camada externa); (2) miocárdio (camada média composta de fibras musculares cardíacas) e (3) endocárdio (camada interna).
- A fase de contração do ciclo cardíaco é denominada *sístole* e o período de relaxamento é chamado de *diástole*. No interior do ventrículo, o desenvolvimento de pressão arterial sistólica é denominado fase de *contração isovolumétrica*, enquanto a queda correspondente na pressão é chamada de fase de *relaxamento isovolumétrico*.
- A média da pressão arterial durante um ciclo cardíaco é denominada *pressão arterial média*.
- A pressão arterial pode ser aumentada por um ou por todos os seguintes fatores:
  a. aumento do volume sanguíneo;
  b. aumento da frequência cardíaca;
  c. aumento da viscosidade do sangue;
  d. aumento do volume sistólico;
  e. aumento da resistência periférica.
- O marca-passo cardíaco é o nodo SA.
- Um registro da atividade elétrica do coração durante um ciclo cardíaco é denominado *eletrocardiograma* (ECG).

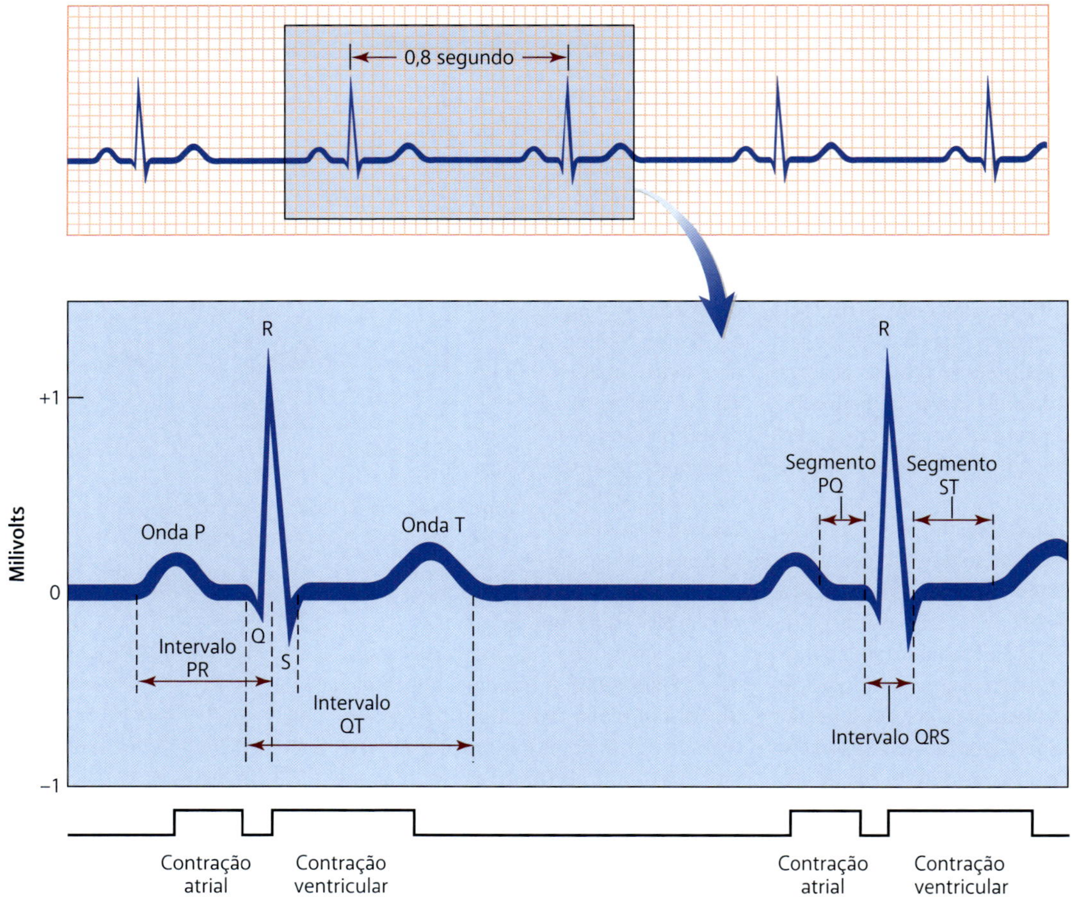

Figura 9.11 Eletrocardiograma normal durante o repouso.

Débito cardíaco

O débito cardíaco ($\dot{Q}$) é o produto da frequência cardíaca (FC) pelo **volume sistólico** (VS) (volume de sangue bombeado por batimento cardíaco):

$$\dot{Q} = FC \times VS$$

Dessa forma, o débito cardíaco pode aumentar em decorrência da elevação da frequência cardíaca ou do volume sistólico. Durante o exercício realizado em posição vertical (p. ex., corrida, ciclismo, etc.), o aumento do débito cardíaco acontece em decorrência de um aumento tanto da frequência cardíaca como do volume sistólico. A Tabela 9.2 apresenta os valores típicos, em repouso e durante o exercício máximo, para frequência cardíaca, volume sistólico e débito cardíaco, em atletas fundistas sem treinamento e altamente treinados. As diferenças de volume sistólico e débito cardíaco associadas ao sexo biológico são decorrentes, principalmente, das diferenças de tamanho corporal existentes entre homens e mulheres[2] (ver Tab. 9.2).

Regulação da frequência cardíaca

Durante o exercício, a quantidade de sangue bombeado pelo coração deve mudar em função da alta demanda da musculatura esquelética por oxigênio. Como o nodo SA controla a frequência cardíaca, as alterações desta, frequentemente, envolvem fatores que influenciam o nodo SA. Os dois fatores mais proeminentes que influenciam a frequência cardíaca são os sistemas nervosos parassimpático e os ramos simpáticos do sistema nervoso autônomo.[13]

As fibras parassimpáticas que inervam o coração surgem dos neurônios do centro de controle cardiovascular, situado no bulbo, e constituem uma parte do **nervo vago**.[6] Ao chegarem ao coração, essas fibras entram em contato com os nodos SA e AV (ver Fig. 9.14). Quando estimuladas, essas terminações nervosas liberam acetilcolina, que causa diminuição da atividade dos nodos SA e AV em consequência da hiperpolarização (i.e., deslocamento do potencial de repouso da membrana além do limiar). O resultado final é uma diminuição da frequência cardíaca. Dessa forma, o sistema nervoso parassimpático atua como sistema de freio para diminuir a frequência cardíaca.

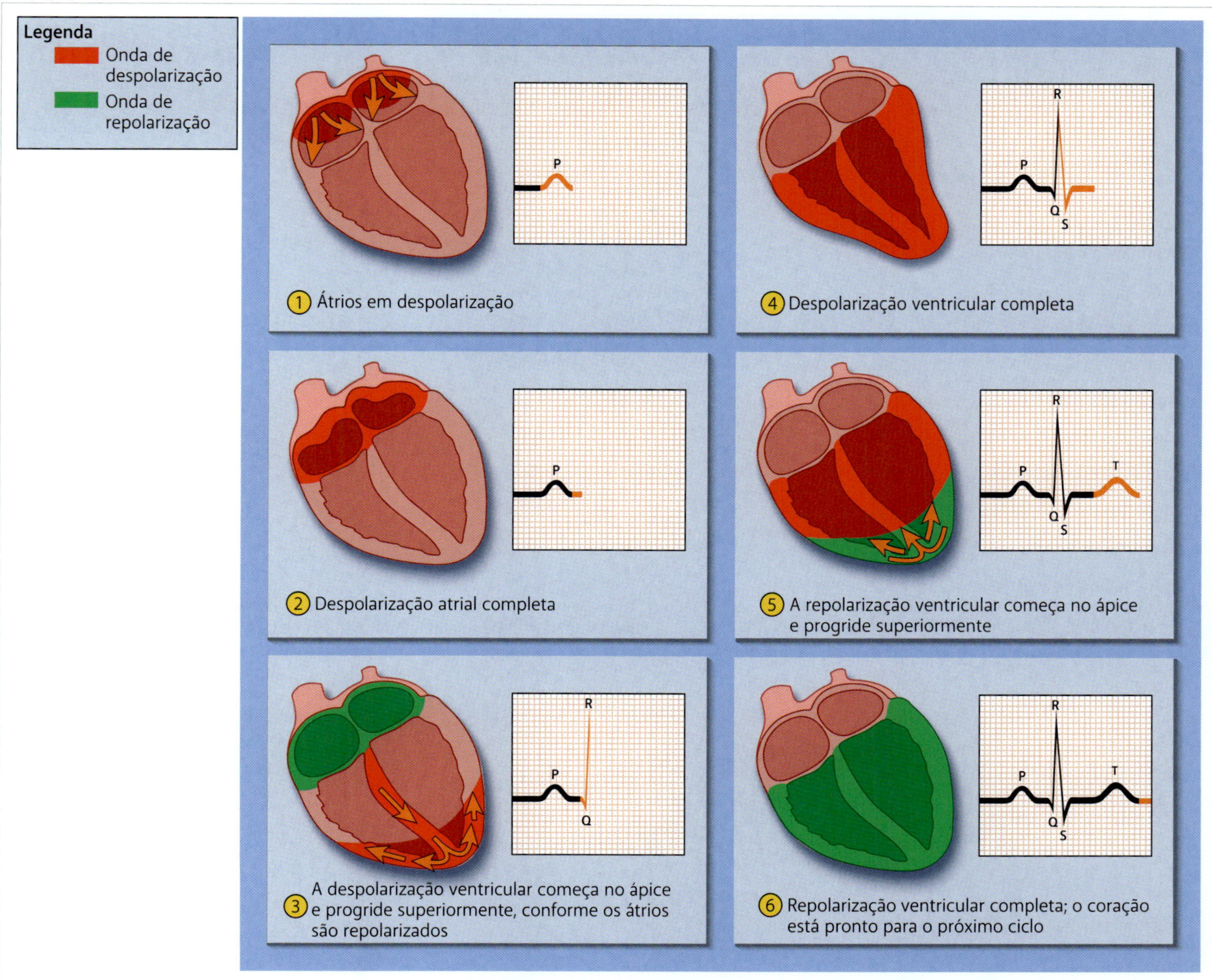

Figura 9.12 Ilustração da relação existente entre os eventos elétricos cardíacos e o registro do ECG. Os painéis 1-2 ilustram a despolarização atrial e a formação da onda P. Os painéis 3-4 ilustram a despolarização ventricular e a formação do complexo QRS. Por fim, os painéis 5-6 ilustram a repolarização dos ventrículos e a formação da onda T.

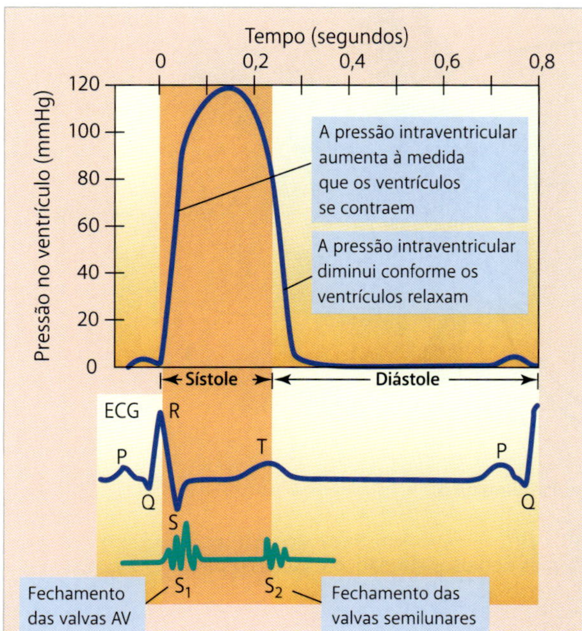

Figura 9.13 Relação existente entre as alterações da pressão intraventricular e o ECG. Nota-se que o complexo QRS (i.e., despolarização ventricular) ocorre no início da sístole e da elevação da pressão ventricular. Além disso, nota-se que a onda T (repolarização dos ventrículos) ocorre ao mesmo tempo que os ventrículos relaxam, no início da diástole.

Tabela 9.2 Valores típicos de volume sistólico (VS), frequência cardíaca (FC) e débito cardíaco (Q̇) durante o repouso e no exercício máximo, para indivíduos em idade universitária sem treinamento e atletas submetidos ao treinamento de resistência (pesos corporais: homem = 70 kg; mulher = 50 kg)

Indivíduo	FC (bpm)		VS (mL/batimento)		Q̇ (L/min)
Repouso					
Homem sem treinamento	72	×	70	=	5,00
Mulher sem treinamento	75	×	60	=	4,50
Homem treinado	50	×	100	=	5,00
Mulher treinada	55	×	80	=	4,40
Exercício máximo					
Homem sem treinamento	200	×	110	=	22,0
Mulher sem treinamento	200	×	90	=	18,0
Homem treinado	190	×	180	=	34,2
Mulher treinada	190	×	125	=	23,8

É importante notar que os valores estão arredondados.
Fonte: Dados de Borjesson, M., and Pelliccia, A., "Incidence and Aetiology of Sudden Cardiac Death in Young Athletes: An International Perspective," British Journal of Sports Medicine 43: 644-648, 2009; Miller, J. D., Pegelow, D. F., Jacques, A. J., and Dempsey, J. A., "Skeletal Muscle Pump Versus Respiratory Muscle Pump: Modulation of Venous Return from the Locomotor Limb in Humans," Journal of Physiology 563: 925-943, 2005, p. 68.

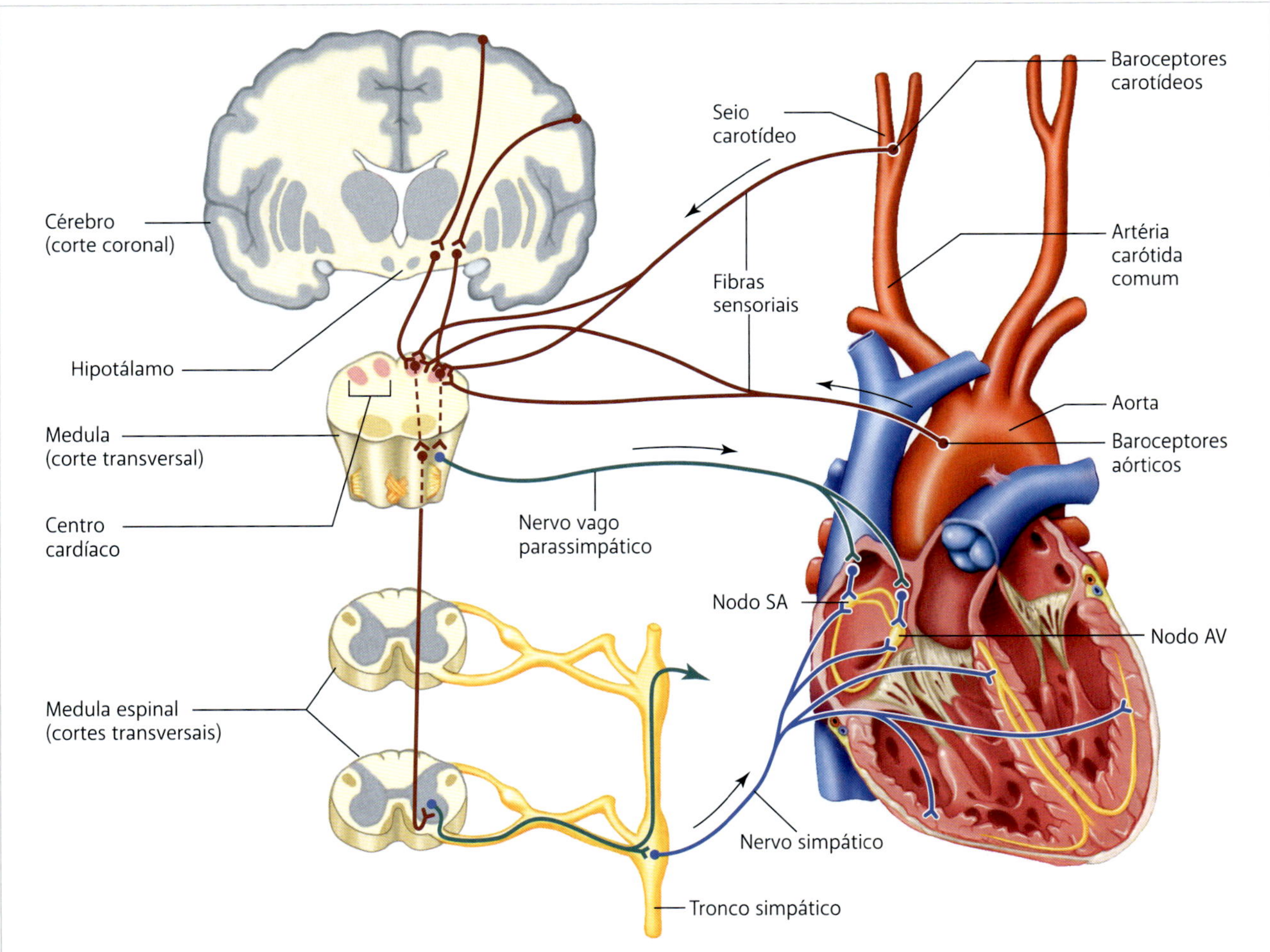

Figura 9.14 As atividades dos nodos SA e AV podem ser alteradas pelos sistemas nervosos simpático e parassimpático.

Mesmo em repouso, o nervo vago traz impulsos para os nodos SA e AV.[13] A influência do nervo vago no coração costuma ser referida como tônus parassimpático. Como consequência, as alterações na atividade parassimpática podem causar aumento ou diminuição da frequência cardíaca. Uma diminuição do tônus parassimpático no coração, por exemplo, pode elevar a frequência cardíaca. Um aumento da atividade parassimpática, por outro lado, diminui a frequência cardíaca.

O aumento inicial da frequência cardíaca durante o exercício de baixa intensidade, para até cerca de 100 bpm, ocorre em razão da retirada do tônus parassimpático (ver Fig. 9.15).[44] Esse aumento inicial na frequência cardíaca ocorre porque, sem o impulso neural parassimpático para o retardo do nodo AS, a taxa de disparo intrínseca será, tipicamente, de 100 bpm. Em taxas de trabalho maiores, a estimulação dos nodos SA e AV pelo sistema nervoso simpático, denominada por alguns como "fluxo simpático", é responsável pelo aumento da frequência cardíaca (Fig. 9.15).[44]

Além do controle da frequência cardíaca, a influência do sistema nervoso autônomo pode ter implicações clínicas importantes em alguns indivíduos. Em particular, as fibras simpáticas atingem o coração por meio dos **nervos aceleradores cardíacos**, que inervam o nodo SA e os ventrículos (Fig. 9.14). Mediante estimulação, as terminações dessas fibras liberam noradrenalina, que atua sobre os betaceptores existentes no coração e aumenta tanto a frequência cardíaca como a força de contração miocárdica. Quando um coração bate com mais frequência e de modo mais forçado, sua taxa metabólica também aumenta. Em muitos pacientes, poderá haver necessidade de alterar a influência autônoma nas taxas metabólicas do coração, para que seja preservado um funcionamento cardíaco apropriado (ver o Quadro "Aplicações clínicas 9.2").

Os ramos parassimpático e simpático do sistema nervoso autônimo são essenciais para que ocorra um controle integrado da função cardiovascular no corpo. Em repouso, o equilíbrio normal entre o tônus parassimpático e a atividade simpática para o coração é mantido pelo centro de controle cardiovascular, situado no bulbo. O centro de controle cardiovascular recebe impulsos oriundos de várias partes do sistema circulatório, que se destinam a mudanças em parâmetros importantes (p. ex., pressão arterial, tensão de oxigênio no sangue), e retransmite impulsos motores ao coração em resposta à mudança de uma necessidade cardiovascular. Por exemplo, um aumento da pressão arterial em repouso acima do normal estimula os receptores de pressão existentes nas artérias carótidas e arco aórtico, os quais, por sua vez, enviam impulsos ao centro de controle cardiovascular (Fig. 9.14). Em resposta, o centro de controle cardiovascular aumenta a atividade parassimpática para o coração, a fim de retardar a frequência cardíaca e diminuir o débito cardíaco. Essa redução do débito cardíaco acarreta o declínio da pressão arterial de volta aos níveis normais.

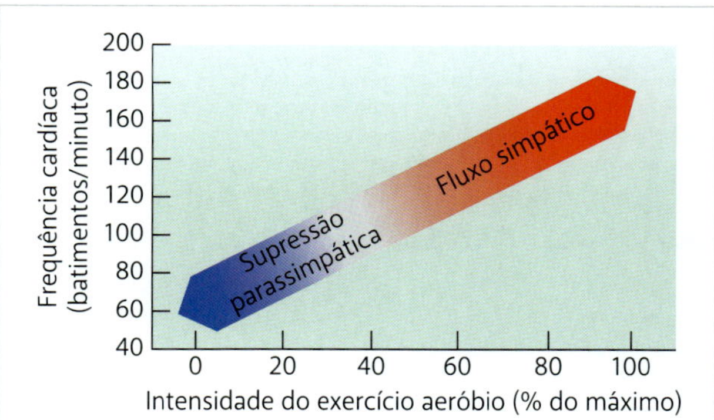

Figura 9.15 Controle da frequência cardíaca durante o exercício pelo sistema nervoso autônomo. Os ramos parassimpático e simpático do sistema nervoso autônomo influenciam o coração durante o exercício à medida que este aumenta de intensidade. Na transição do repouso para o exercício de baixa intensidade, a frequência cardíaca acelera porque deixa de ocorrer o controle parassimpático. Começando com exercícios de intensidade moderada, o aumento do fluxo simpático faz com que a frequência cardíaca se eleve ainda mais.

Outro reflexo regulatório envolve os receptores de pressão localizados no átrio direito. Nesse caso, um aumento da pressão atrial direita sinaliza para o centro de controle cardiovascular a ocorrência de um aumento do retorno venoso. Em consequência, para prevenir um congestionamento do sangue no sistema venoso sistêmico, o débito cardíaco deve ser aumentado. O centro de controle cardiovascular responde enviando impulsos do nervo acelerador simpático para o coração, o que resulta em aumento da frequência cardíaca e do débito cardíaco. Como resultado final, o aumento do débito cardíaco diminui e normaliza a pressão atrial direita, e a pressão venosa é reduzida.

Por fim, uma mudança na temperatura corporal pode influenciar a frequência cardíaca. Um aumento da temperatura corporal para níveis acima do normal resulta no aumento da frequência cardíaca, enquanto a queda da temperatura corporal a valores abaixo do normal provoca redução da frequência cardíaca.[44] Praticar exercícios em um ambiente quente, por exemplo, resulta em elevações da temperatura corporal e em frequências cardíacas mais altas do que durante a prática do mesmo exercício em um ambiente frio. Esse tópico é discutido com mais detalhes no Capítulo 12.

Variabilidade da frequência cardíaca

Conforme já discutido, a frequência cardíaca é regulada pelo sistema nervoso autônomo (i.e., o equilíbrio existente entre os ramos parassimpático e simpático do sistema nervoso autônomo). O termo **variabilidade da frequência cardíaca** (VFC) refere-se à variação do intervalo de tempo decorrido entre os batimentos cardíacos.[22] Na prática, o intervalo de tempo (expresso em milissegundos) decorrido entre dois batimentos cardíacos pode ser medido como intervalo de tempo R-R com auxílio do traçado de ECG, conforme ilustra a Figura 9.11. A VFC, então, é calculada como desvio padrão do intervalo de tempo R-R durante um período selecionado. Uma ampla variação de VFC é considerada um índice satisfatório de equilíbrio de "saúde" entre os sistemas nervosos simpático e parassimpático, enquanto uma VFC baixa indica a existência de desequilíbrio na regulação

Aplicações clínicas 9.2

Betabloqueio e frequência cardíaca no exercício

As medicações que promovem o bloqueio beta-adrenérgico (betabloqueadores) são comumente prescritas para pacientes com arteriopatia coronariana e/ou hipertensão. Embora existam em muitas classes distintas, todos esses fármacos competem com a adrenalina (A) e a noradrenalina (NA) pela ligação com os receptores beta-adrenérgicos existentes no coração. Devemos nos lembrar, no Capítulo 5 e na Tabela 5.1, que os diversos tecidos do corpo possuem diferentes subtipos de receptores adrenérgicos, úteis na produção de respostas específicas do tecido à A e à NA. Os tecidos cardíacos contêm principalmente receptores β_1-adrenérgicos. Durante exercícios de alta intensidade, ocorre liberação de A e NA pelas glândulas suprarrenais. Esses hormônios se ligam aos receptores β_1-adrenérgicos no coração e estimulam a ocorrência de contrações mais frequentes e fortes. Além disso, a NA, liberada pelos sinais emitidos pelo sistema nervoso simpático (SNS) no coração (Fig. 9.14), contribui para o aumento da atividade cardíaca durante o exercício (Fig. 9.16*a*).

Além da hipertensão crônica, as elevações na atividade cardíaca associadas ao exercício podem ser problemáticas para pessoas com doenças cardiovasculares. Isso porque as elevações na frequência e na contratilidade cardíaca, necessárias para a geração de pressões arteriais sistólicas mais altas, também aumentam a taxa metabólica do coração. Em pessoas com bloqueio parcial dos vasos coronarianos que fornecem sangue ao músculo cardíaco, o aumento da atividade metabólica do coração pode, em certos casos, exceder o aporte de oxigênio (i.e., o chamado desequilíbrio entre fornecimento/demanda). No caso de desequilíbrio entre fornecimento/demanda no coração, poderão ocorrer sintomas clínicos de desconforto, como angina de esforço (p. ex., dor no peito, sensação de aperto no braço ou nas costas, sensação de indigestão etc.). Nesses indivíduos, os sintomas associados à angina de esforço e os problemas relacionados à hipertensão crônica podem ser drasticamente melhorados pelo uso de β-bloqueadores.[54] Em outras palavras, sob a influência de β-bloqueadores, ocorrem reduções da frequência cardíaca e do vigor da contração miocárdica, reduzindo, assim, a taxa metabólica e a necessidade de oxigênio do coração (Fig. 9.16*b*).

Embora esteja claro que os β-bloqueadores constituem uma abordagem farmacêutica importante para o tratamento das DCV, em geral seu uso produz efeitos colaterais que podem impor a modificação da prescrição dos exercícios. Na fisiologia clínica do exercício, é importante considerar o fato de que todos os fármacos betabloqueadores diminuirão a frequência cardíaca não só em repouso como também durante o exercício. De fato, os indivíduos que tomam medicações betabloqueadoras apresentarão frequências cardíacas menores durante o exercício submáximo e também durante o exercício em $\dot{V}O_{2máx}$. Qual é a redução na frequência cardíaca com o uso de β-bloqueadores? Para qualquer indivíduo considerado, a resposta a essa pergunta dependerá de sua saúde cardiovascular e idade, além da prescrição e dose específicas do β-bloqueador. Na maioria dos pacientes, o uso de β-bloqueadores reduzirá em 10-20% a frequência cardíaca em repouso e durante o exercício.[30,54] Por causa desses limites na função cardíaca, o uso de β-bloqueadores também pode diminuir ligeiramente o $\dot{V}O_{2máx}$. Em outras palavras, a queda no consumo máximo de oxigênio é considerada apenas como pequena concessão para que pessoas com cardiopatia avançada gozem dos benefícios decorrentes do β-bloqueio. Na verdade, estudos clínicos randomizados indicam que o uso de β-bloqueadores em pacientes com DCV não limita os efeitos do treinamento com exercícios de resistência.[54]

Esses são fatos importantes, que devem ser considerados ao prescrever exercícios e interpretar os resultados dos testes de exercício de indivíduos que tomam betabloqueadores. Para mais informações clínicas e de pesquisa, o leitor pode consultar uma revisão recente por Quindry e Franklin.[36]

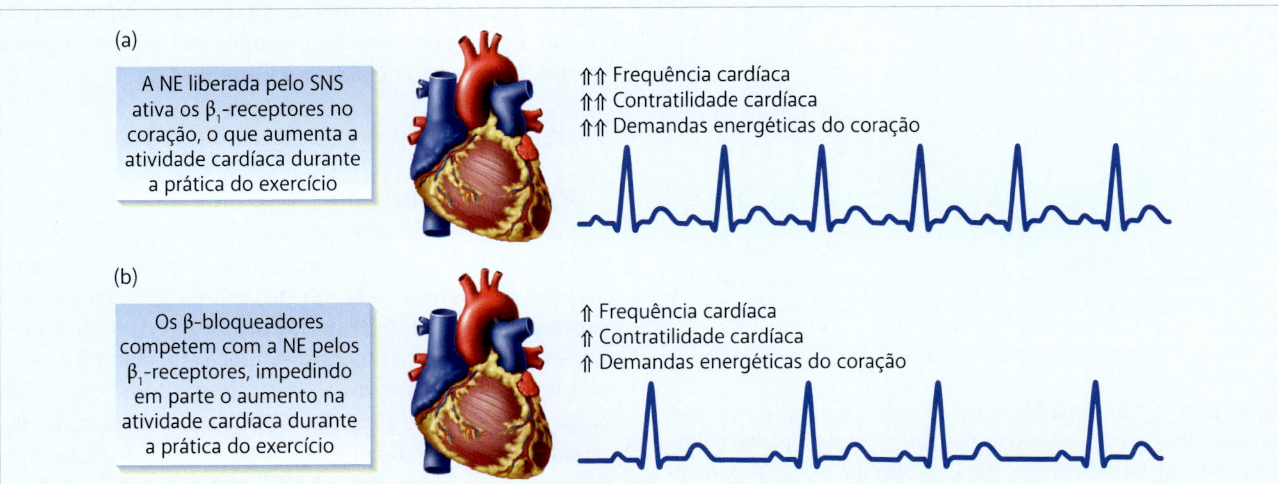

Figura 9.16 A resposta cardíaca ao exercício de alta intensidade fica atenuada pelo uso de β-bloqueadores. (*a*) A resposta cardíaca ao exercício de alta intensidade envolve elevações da frequência cardíaca, contratilidade cardíaca e demandas energéticas do coração. O SNS regula essa resposta por meio da liberação de NA, que se liga aos receptores β_1 no coração. (*b*) Ao ser imposta a mesma intensidade relativa de exercício sob a influência de β-bloqueadores, ocorre atenuação da frequência cardíaca, da contratilidade cardíaca e das demandas energéticas do coração.

autônoma. Por exemplo, o traçado do ECG de uma pessoa saudável teria uma VFC perceptível durante o repouso ou em baixos níveis de atividade física (Fig. 9.15). Mas, à medida que a intensidade do exercício aumenta, a VFC dessa mesma pessoa se tornará muito baixa, pois o ramo simpático assume o controle e a frequência cardíaca aumenta.

A importância fisiológica da VFC está no fato de a variação de tempo entre os batimentos cardíacos refletir o controle do coração pelo sistema nervoso autônomo. Por essa razão, a VFC é uma excelente ferramenta de triagem não invasiva para muitas doenças nas quais ocorra diminuição no controle autônomo. Uma VFC baixa, por exemplo, tem se mostrado preditiva de eventos cardiovasculares futuros, como a morte súbita por causa cardíaca. Além disso, uma VFC baixa constitui um fator de risco independente para o desenvolvimento de doença cardiovascular, incluindo insuficiência cardíaca, infarto do miocárdio e hipertensão.[23] Estudos epidemiológicos também estabeleceram que uma VFC baixa é excelente como fator preditor de mortalidade e morbidade cardiovascular aumentadas em pacientes que já sofram de doença cardiovascular. Finalmente, uma baixa VFC também é instrumento sensível para comorbidades cardiovasculares. Exemplificando, uma baixa VFC em pacientes com diabetes pode refletir uma disfunção cardiovascular.[51]

Qual é a causa fisiológica da variabilidade da VFC baixa? Mais uma vez, o sistema nervoso autônomo regula numerosos parâmetros cardiovasculares, entre os quais a frequência cardíaca e a VFC. Vale lembrar que a frequência cardíaca pode ser elevada pelo aumento da atividade simpática ou diminuída pelo aumento da atividade parassimpática (vagal). A capacidade de mudança do controle cardiovascular entre os efeitos dos sistemas simpático e parassimpático, que são os dois ramos de ação oposta do sistema nervoso autônomo, é referida como *equilíbrio simpatovagal* e reflete-se nas alterações batimento-batimento do ciclo cardíaco.[22]

Muitos fatores podem influenciar o equilíbrio simpatovagal e, assim, exercer impacto sobre a VFC. O avanço da idade ou algumas condições patológicas, por exemplo, estão associados a uma diminuição no tônus parassimpático em repouso[22] ou a um aumento da descarga do sistema nervoso simpático.[10] Quaisquer desses cenários resultam em uma perturbação do equilíbrio simpatovagal e na diminuição da VFC. Alguns exemplos específicos de pacientes com doenças que promovem uma diminuição da VFC são aqueles que sofrem de depressão, hipertensão e cardiopatia, bem como os que passaram por um evento de infarto do miocárdio.[22] Mais importante ainda: já há certeza de que a inatividade física promove uma diminuição da VFC, enquanto a prática regular de exercício aeróbio resulta no aumento da VFC.[22] Dessa forma, a investigação dos tipos de exercício e programas de treino específicos que podem exercer influência positiva sobre a VFC se torna uma importante área de pesquisa.

Regulação do volume sistólico

O volume sistólico, em repouso ou durante o exercício, é regulado por três fatores: (1) volume diastólico final (VDF), que consiste no volume de sangue contido nos ventrículos ao final da diástole; (2) pressão arterial aórtica média; e (3) força da contração ventricular.

O VDF costuma ser referido como "pré-carga" e influencia o volume sistólico da maneira descrita a seguir. Dois fisiologistas, Frank e Starling, demonstraram que a força da contração ventricular aumentava com a ampliação do VDF (i.e., dilatação dos ventrículos). Essa relação tornou-se conhecida como lei de Frank-Starling do coração. O aumento do VDF resulta no alongamento das fibras cardíacas e isso melhora a força de contração de modo semelhante ao que ocorre na musculatura esquelética (discutido no Cap. 8). Segundo o mecanismo que explica a influência do comprimento das fibras sobre a contratilidade cardíaca, um aumento do comprimento das fibras cardíacas aumenta o número de interações de ponte cruzada de miosina com actina, resultando em aumento da produção da força. Uma elevação da contratilidade cardíaca resulta em aumento da quantidade de sangue bombeado por batimento. A Figura 9.17 ilustra a relação existente entre o VDF e o volume sistólico.

A principal variável que influencia o VDF é a taxa de retorno venoso para o coração. Um aumento do retorno venoso resulta em elevação do VDF e, portanto, no aumento do volume sistólico. O retorno venoso aumentado e o resultante aumento do VDF exercem papel essencial no aumento do volume sistólico observado durante o exercício realizado em posição vertical.

Quais fatores regulam o retorno venoso durante o exercício? Existem três mecanismos principais: (1) a constrição das veias (venoconstrição); (2) a ação de bombeamento da musculatura esquelética em contração (denominada bomba muscular); e (3) a ação bombeadora do sistema respiratório (conhecida como *bomba respiratória*).

1. Venoconstrição. A venoconstrição aumenta o retorno venoso ao diminuir o diâmetro dos vasos e ao aumentar a pressão venosa. O resultado final do aumento da pressão venosa é a movimentação do sangue de volta para o coração. A venoconstrição ocorre por meio do controle reflexo simpático nos vasos sanguíneos da musculatura esquelética. Especificamente, a constrição simpática da

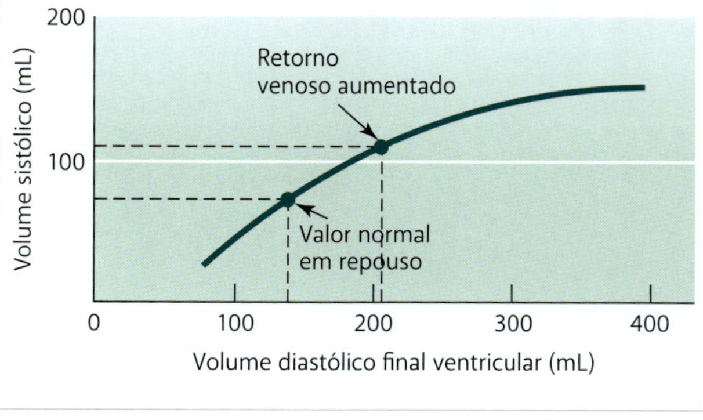

Figura 9.17 Ilustração da relação existente entre o volume diastólico final ventricular e o volume sistólico. Nota-se o aumento do volume sistólico quando o retorno venoso aumenta e atinge valores acima do nível de repouso normal.

musculatura lisa nas veias acelera o retorno do sangue para o coração. Conforme já foi indicado, esses efeitos são características integradas do centro de controle cardiovascular no bulbo.[6]

2. Bomba muscular. A bomba muscular é resultado da ação mecânica de contrações musculares esqueléticas rítmicas. Dessa forma, ao se contraírem durante o exercício, os músculos comprimem as veias e impulsionam o sangue de volta para o coração. Entre as contrações, o sangue volta a encher as veias, e o processo se repete. O sangue é impedido de fluir para fora do coração entre as contrações graças às valvas de mão única localizadas nas veias de grande calibre (Fig. 9.18). Durante as contrações musculares sustentadas (exercício isométrico), a bomba muscular fica inoperante e o retorno venoso para o coração diminui.
3. Bomba respiratória. O padrão rítmico da respiração também atua como bomba mecânica, por meio da qual o retorno venoso é promovido. A bomba respiratória atua como descrito a seguir. Durante a inspiração, a pressão intratorácica diminui e a pressão abdominal aumenta. Assim, durante a fase inspiratória de uma respiração, ocorre promoção do retorno venoso porque as pressões no tórax são ligeiramente menores do que as pressões correspondentes na cavidade abdominal. Embora a respiração calma (em repouso) auxilie o retorno venoso, o papel da bomba respiratória é intensificado durante o exercício, em razão da maior frequência e profundidade respiratórias. De fato, evidências recentes indicam que a bomba respiratória é o fator predominante a promover o retorno venoso para o coração durante o exercício realizado na posição vertical.[26]

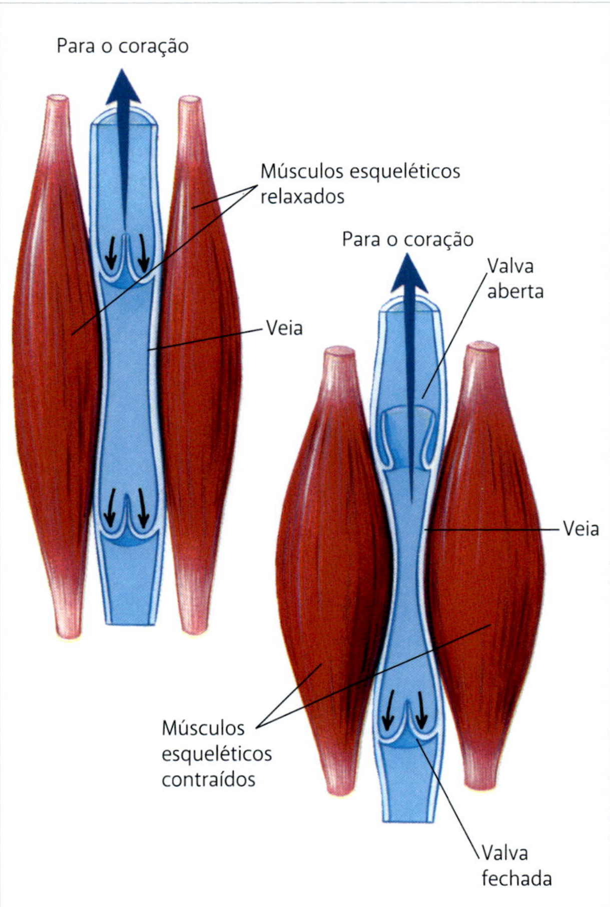

Figura 9.18 Ação das valvas venosas unidirecionais. A contração dos músculos esqueléticos ajuda a bombear o sangue em direção ao coração, contudo o fechamento das valvas venosas a impede de impulsionar o sangue para longe do coração.

Uma segunda variável que afeta o volume sistólico é a pressão aórtica (pressão arterial média). Para ejetar sangue, a pressão gerada pelo ventrículo esquerdo deve exceder a pressão na aorta. Dessa forma, a pressão aórtica ou pressão arterial média (chamada de pós-carga) representa uma barreira à ejeção de sangue a partir dos ventrículos. O volume sistólico, então, é inversamente proporcional à pós-carga – ou seja, um aumento da pressão aórtica produz uma diminuição do volume sistólico.

Esse aumento da pós-carga que ocorre durante o exercício cardiovascular não causa problemas para o coração saudável e pode ser facilmente contrabalançado, visto que a contratilidade cardíaca aumenta durante o exercício por causa do aumento da estimulação simpática do coração e dos efeitos da lei de Frank-Starling na contratilidade cardíaca. Por fim, durante uma sessão de exercício, a pós-carga fica minimizada, graças à dilatação das arteríolas. A dilatação das principais arteríolas nos músculos em atividade diminui a pós-carga e facilita o trabalho do coração em bombear um grande volume de sangue, apesar da elevação da pressão arterial sistólica que ocorre durante o exercício.

O último fator que influencia o volume sistólico é o efeito das catecolaminas circulantes (i.e., adrenalina e noradrenalina). A influência das catecolaminas complementa a estimulação direta do coração pelos nervos aceleradores cardíacos mencionados. Ambos os mecanismos aumentam a contratilidade cardíaca ao aumentarem a quantidade de cálcio disponível para a célula miocárdica.[44] Em particular, tanto a adrenalina como a noradrenalina aumentam a entrada do cálcio extracelular na fibra miocárdica, o que aumenta a ativação das pontes cruzadas e a produção de força. A relação existente entre a estimulação simpática do coração e o volume sistólico é ilustrada na Figura 9.19. Observa-se que, em comparação às condições-controle (i.e., estimulação simpática limitada), a estimulação simpática aumentada do coração eleva o volume sistólico em qualquer nível de VDF.

Em resumo, o volume sistólico é regulado por três fatores: VDF, contratilidade cardíaca e pós-carga cardíaca. Durante o exercício realizado em posição vertical, os aumentos de volume sistólico induzidos pelo exercício ocorrem em razão tanto das elevações do VDF como da contratilidade cardíaca aumentada por ação das catecolaminas circulantes e/ou estimulação simpática. Em contraste, um aumento da pós-carga cardíaca resulta em uma diminuição do volume sistólico durante condições de repouso, nas quais não estão operando as diversas influências sobre a contratilidade cardíaca. A Figura 9.20 destaca os principais fatores que influenciam a frequência cardíaca, o volume sistólico e o débito cardíaco resultante.

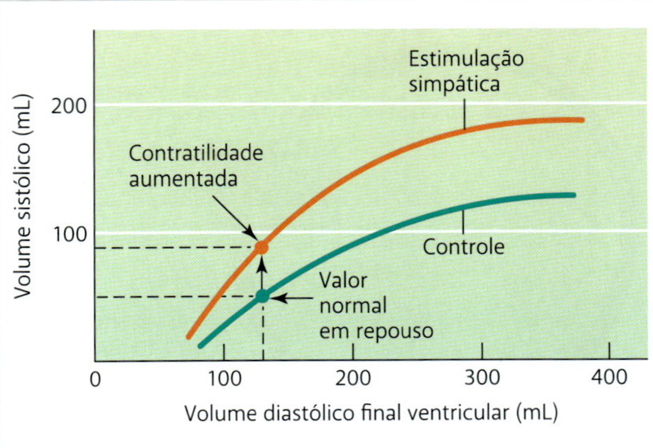

Figura 9.19 Efeitos da estimulação simpática cardíaca sobre o volume sistólico. Nota-se que a estimulação simpática resulta em aumento do volume sistólico em um dado volume diastólico qualquer. Isso significa que a estimulação simpática aumenta a contratilidade ventricular por meio de um nível aumentado de cálcio intracelular, com consequente aumento das interações de ponte cruzada de miosina com actina.

Em resumo

- O débito cardíaco é o produto da frequência cardíaca pelo volume sistólico ($\dot{Q}$ = FC × VS). A Figura 9.20 resume as variáveis que influenciam o débito cardíaco durante o exercício.
- O marca-passo cardíaco é o nodo SA. A atividade do nodo SA é modificada pelo sistema nervoso parassimpático (desacelera a FC) e pelo sistema nervoso simpático (aumenta a FC).
- A frequência cardíaca aumenta no início do exercício, em razão de uma retirada do tônus parassimpático. A taxas de trabalho mais altas, o aumento da frequência cardíaca é alcançado por meio do aumento da descarga simpática para os nodos SA.
- O volume sistólico é regulado via (1) volume diastólico final, (2) pós-carga (i.e., pressão arterial aórtica) e (3) força da contração ventricular.
- O retorno venoso aumenta durante o exercício, por causa (1) da venoconstrição, (2) da bomba muscular e (3) da bomba respiratória.

Hemodinâmica

Conforme descrito anteriormente, um dos aspectos mais importantes do sistema circulatório é sua característica de sistema em "alça fechada" contínua. O fluxo sanguíneo através do sistema circulatório resulta das diferenças de pressão existentes entre as duas extremidades do sistema. Para entender a regulação física do fluxo sanguíneo para os tecidos, é necessário avaliar as inter-relações existentes entre pressão, fluxo e resistência. O estudo desses fatores e dos princípios físicos do fluxo sanguíneo é chamado de *hemodinâmica*.

Características físicas do sangue

O sangue é composto por dois componentes principais: plasma e células. O plasma é a porção "aquosa" do sangue, que contém numerosos íons, proteínas e hormônios. As células que constituem o sangue são as hemácias, plaquetas e leucócitos. As hemácias contêm hemoglobina, que é usada para transportar oxigênio (ver Cap. 10). As plaquetas exercem um papel importante na coagulação sanguínea, enquanto os leucócitos são importantes na prevenção de infecção (Cap. 6).

O percentual do sangue constituído por células é denominado hematócrito. Ou seja, se 42% do sangue é constituído por células e o restante é plasma, o hematócrito é igual a 42% (ver Fig. 9.21). Com base no percentual, as hemácias constituem a maior fração de células encontradas no sangue. Dessa forma, o hematócrito é influenciado principalmente por aumentos ou diminuições do número de hemácias. O hematócrito de um indivíduo adulto normal, do sexo masculino e em idade universitária é, em média, de 42%. O hematócrito de um indivíduo adulto normal, do sexo feminino e em idade universitária é, em média, de aproximadamente 38%. Esses valores variam de um indivíduo para outro e dependem de diversas variáveis.

O sangue é várias vezes mais viscoso que a água, e essa viscosidade aumenta o grau de dificuldade com que ele flui pelo sistema circulatório. Um dos principais fatores que contribuem para a viscosidade é a concentração de hemácias encontrada no sangue. Portanto, durante os períodos de anemia (diminuição de hemácias), a viscosidade do sangue diminui.

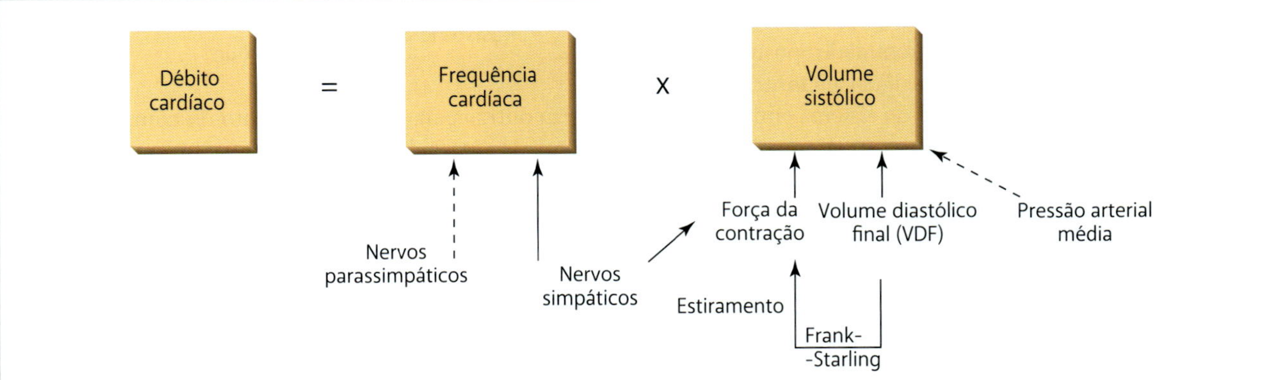

Figura 9.20 Fatores que regulam o débito cardíaco. As variáveis que estimulam o débito cardíaco são representadas pelas setas sólidas, enquanto os fatores que diminuem o débito cardíaco são representados pelas setas pontilhadas.

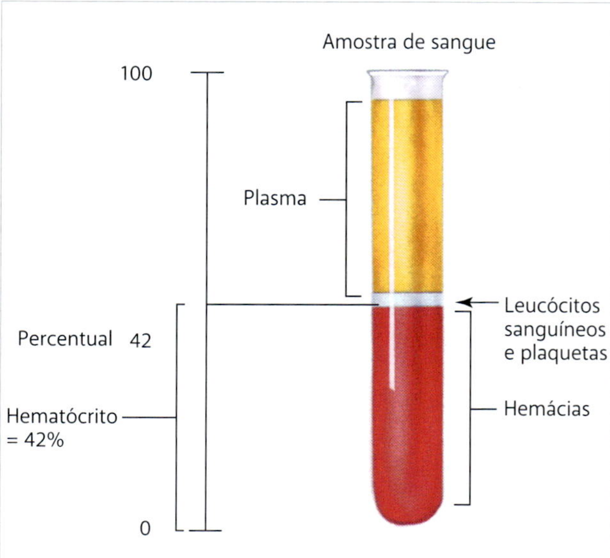

Figura 9.21 As células sanguíneas se concentram no fundo do tubo de ensaio quando o sangue é centrifugado. Isso faz o plasma subir para a parte de cima do tubo. O percentual de sangue total composto por células sanguíneas é denominado hematócrito.

De maneira recíproca, um aumento do hematócrito - uma ocorrência comum durante a prática do exercício no calor - resulta em uma elevação da viscosidade sanguínea. A potencial influência exercida pela alteração da viscosidade do sangue sobre o desempenho é discutida no Capítulo 24.

Relações entre pressão, resistência e fluxo

Conforme mencionado anteriormente, o fluxo sanguíneo através do sistema vascular depende da diferença de pressão existente entre as duas extremidades do sistema. Por exemplo, se as pressões forem iguais nas duas extremidades do vaso, o sangue não flui. De maneira contrária, se a pressão for maior em uma das extremidades do vaso do que na outra, o sangue fluirá da região de maior pressão para a região de menor pressão. A velocidade do fluxo é proporcional à diferença de pressão ($P_1 - P_2$) existente entre as duas extremidades do tubo. A Figura 9.22 ilustra a "pressão hidrostática" que impulsiona o fluxo sanguíneo no sistema circulatório sistêmico sob condições de repouso. Aqui, a pressão arterial média é igual a 100 mmHg (i.e., a pressão do sangue na aorta), enquanto a pressão na extremidade oposta do circuito (i.e., pressão no átrio direito) é igual a 0 mmHg. Dessa forma, a pressão motriz ao longo do sistema circulatório é igual a 100 mmHg (100 - 0 = 100).

É preciso destacar que a velocidade do fluxo sanguíneo pelo sistema vascular é proporcional à diferença de pressão ao longo do sistema, mas é inversamente proporcional à resistência. Em termos simples, isso significa que, quando a resistência vascular aumenta, o fluxo sanguíneo diminui. Essa proporcionalidade inversa é matematicamente expressa pela colocação dessa variável no denominador de uma fração, pois uma fração diminui quando o denominador aumenta. Dessa forma, a relação existente entre fluxo sanguíneo, pressão e resistência é dada pela equação:

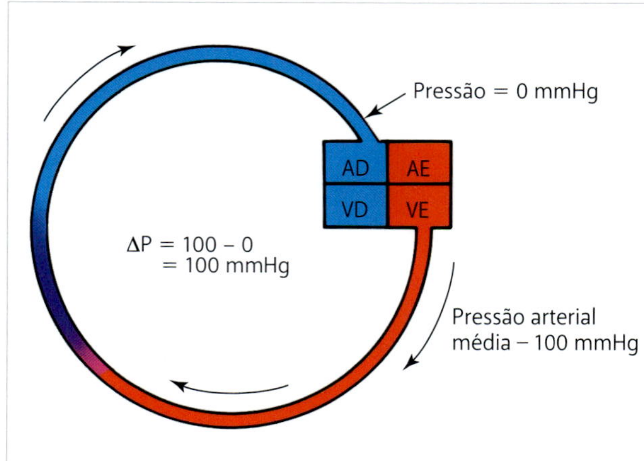

Figura 9.22 O fluxo sanguíneo ao longo do circuito sistêmico depende da diferença de pressão (ΔP) existente entre a aorta e o átrio direito. Nesta ilustração, a pressão média na aorta é de 100 mmHg, enquanto a pressão no átrio direito é de 0 mmHg. Dessa forma, a pressão "motriz" ao longo do circuito vale 100 mmHg (100 - 0 = 100).

$$\text{Fluxo sanguíneo} = \frac{\Delta\ \text{Pressão}}{\text{Resistência}}$$

em que Δ pressão é a diferença de pressão existente entre as duas extremidades do sistema circulatório ($P_1 - P_2$). Observa-se que o fluxo sanguíneo pode ser elevado por um aumento de pressão arterial ou por uma diminuição da resistência. Um aumento de fluxo sanguíneo equivalente a cinco vezes poderia ser gerado com um aumento de pressão da ordem de cinco vezes; entretanto, esse amplo aumento da pressão arterial seria perigoso à saúde. Felizmente, as elevações do fluxo sanguíneo durante o exercício são alcançadas, sobretudo, por uma diminuição da resistência com um pequeno aumento da pressão arterial.

Quais fatores contribuem para a resistência ao fluxo sanguíneo? A resistência ao fluxo é diretamente proporcional ao comprimento do vaso e à viscosidade do sangue. No entanto, a mais importante variável que determina a resistência vascular é o diâmetro do vaso sanguíneo, pois a resistência vascular é inversamente proporcional à quarta potência do raio do vaso:

$$\text{Resistência} = \frac{\text{Comprimento} \times \text{Viscosidade}}{\text{Raio}^4}$$

Em outras palavras, um aumento do comprimento do vaso ou da viscosidade sanguínea resulta em um aumento proporcional da resistência. Por outro lado, a diminuição do raio de um vaso sanguíneo pela metade aumentaria a resistência em 16 vezes (i.e., $2^4 = 16$).

Fontes de resistência vascular

O comprimento dos vasos sanguíneos não muda em condições fisiológicas normais. Da mesma forma, tipicamente a viscosidade do sangue permanece inalterada em repouso, sendo alterada apenas ligeiramente por uma série aguda de exercício. Dessa forma, o fator primário que regula o fluxo sanguíneo ao longo dos órgãos deve ser o raio do vaso sanguíneo. Na verdade, uma pequena diminuição no raio do vaso sanguíneo (i.e., vasoconstrição) resulta em grande aumento na resistência vascular e em diminuição no fluxo sanguíneo. Conforme indica a equação de resistência descrita, o efeito das mudanças no raio (por uma potência de quatro) exerce impacto ampliado na velocidade do fluxo sanguíneo. Por esse motivo, o sangue pode ser desviado de um sistema orgânico para outro por meio da variação das quantidades de vasoconstrição e de vasodilatação. Durante o exercício intenso, esse princípio da resistência vascular alterada ajuda a explicar como o sangue é desviado na direção da musculatura esquelética em contração e afastado do tecido menos ativo. Esse conceito é discutido em detalhes na próxima seção, "Alterações na entrega de oxigênio para o músculo durante o exercício".

A maior resistência vascular ao fluxo sanguíneo ocorre nas arteríolas. Esse ponto é ilustrado na Figura 9.23. Observa-se a queda ampla da pressão arterial que ocorre ao longo das arteríolas; cerca de 70-80% do declínio da pressão arterial média ocorre ao longo das arteríolas.

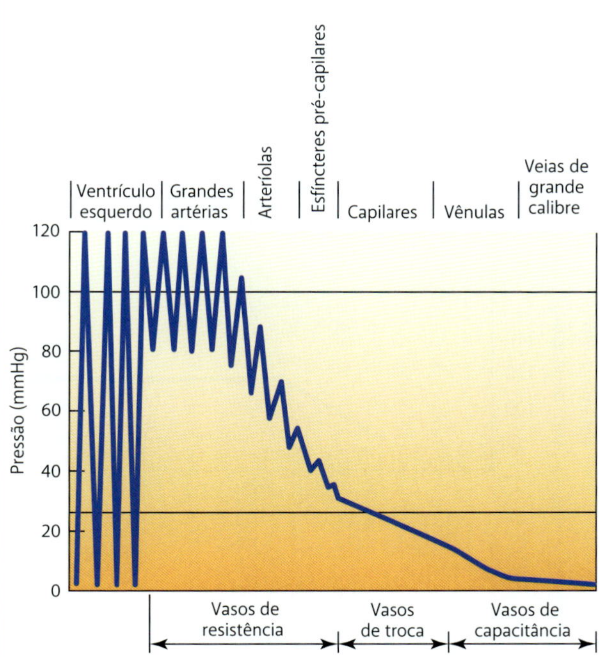

Figura 9.23 Alterações da pressão ao longo da circulação sistêmica. Nota-se a ampla queda de pressão ao longo das arteríolas.

Em resumo

- O sangue é composto por dois elementos principais: plasma e células.
- O fluxo sanguíneo pelo sistema vascular é diretamente proporcional à diferença de pressão ($P_1 - P_2$) entre as duas extremidades do sistema e inversamente proporcional à resistência:

$$\text{Fluxo sanguíneo} = \frac{\Delta \text{ Pressão}}{\text{Resistência}}$$

- O fator mais importante que determina a resistência do fluxo sanguíneo é o raio do vaso sanguíneo. A relação entre raio vascular, comprimento vascular, viscosidade do sangue e fluxo sanguíneo é:

$$\text{Resistência} = \frac{\text{Comprimento} \times \text{Viscosidade}}{\text{Raio}^4}$$

- A maior resistência vascular ao fluxo sanguíneo é oferecida nas arteríolas.

Alterações na entrega de oxigênio para o músculo durante o exercício

Durante o exercício intenso, a necessidade metabólica de oxigênio na musculatura esquelética aumenta em muitas vezes, em relação ao valor em repouso. Para atender a essa demanda elevada por oxigênio, o fluxo sanguíneo para o músculo em contração deve aumentar. A distribuição de oxigênio aumentada para o músculo esquelético que está sendo exercitado é realizada por meio de dois mecanismos: (1) aumento do débito cardíaco e (2) redistribuição do fluxo sanguíneo dos órgãos inativos para a musculatura esquelética em trabalho.

Alterações do débito cardíaco durante o exercício

O débito cardíaco aumenta durante o exercício de forma diretamente proporcional à taxa metabólica necessária à realização do exercício. Isso está expresso com relação ao $\dot{V}O_{2máx}$ e ilustrado na Figura 9.24. Observa-se que a relação existente entre o débito cardíaco e o percentual de consumo máximo de oxigênio é essencialmente linear. O aumento do débito cardíaco que ocorre durante o exercício realizado em posição vertical (i.e., corrida ou ciclismo) é conseguido por um aumento do volume sistólico e da frequência cardíaca. Entretanto, em indivíduos sem treinamento ou moderadamente treinados, o volume sistólico não aumenta além de uma carga de trabalho de 40-60% do $\dot{V}O_{2máx}$ (Fig. 9.24). Portanto, a taxas de trabalho maiores que 40-60% de $\dot{V}O_{2máx}$, a elevação do débito cardíaco desses indivíduos se dá por meio de elevações apenas da frequência cardíaca. Os exemplos apresentados na Figura 9.24 para frequência cardíaca máxima, volume sistólico e débito cardíaco são os valores típicos para um indivíduo de 70 kg, ativo (mas não altamente treinado), em idade universitária e do sexo masculino. Há na Tabela 9.2 exemplos de volume sistólico máximo e débito cardíaco para homens e mulheres treinados.

É importante observar que, embora a maioria dos especialistas concorde que o volume sistólico atinge um platô entre 40 e 60% de $\dot{V}O_{2máx}$ em indivíduos sem treinamento ou moderadamente treinados, há evidências de que o volume sistólico não chega a um platô em atletas altamente treinados

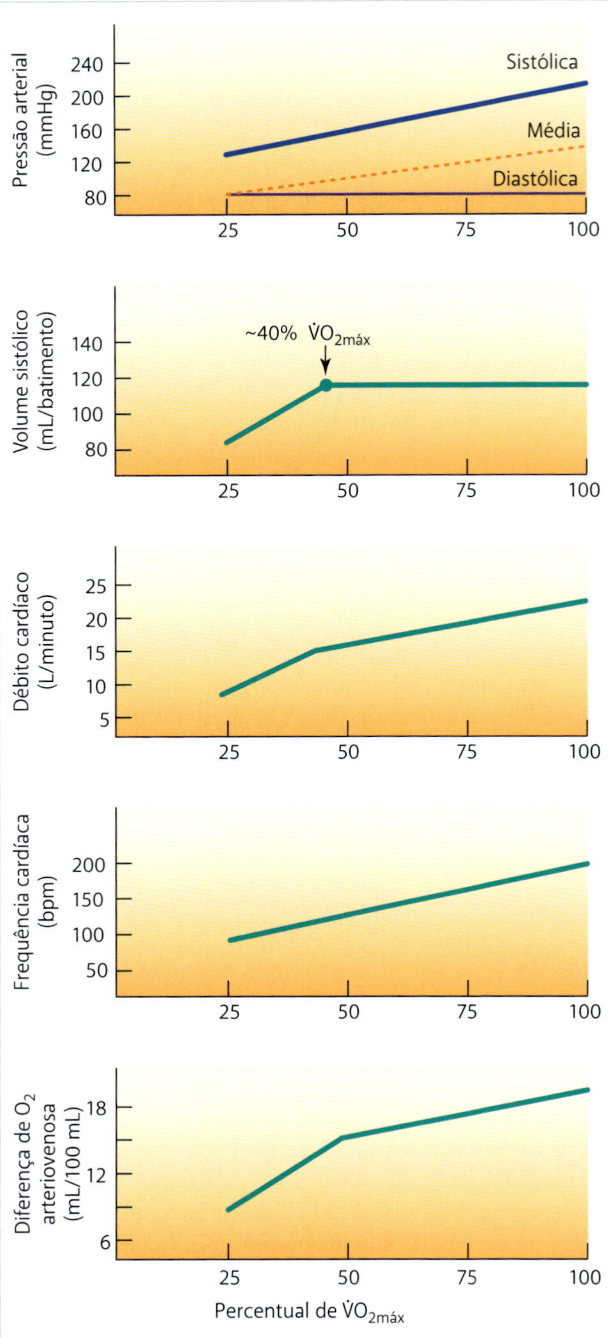

Figura 9.24 Alterações de pressão arterial, volume sistólico, débito cardíaco, frequência cardíaca e diferença arteriovenosa mista de oxigênio em função das taxas de trabalho relativas. Ver mais detalhes no texto.

durante o exercício de corrida. Esse aspecto é discutido com mais detalhes no Quadro "Foco de pesquisa 9.1". Por outro lado, há diferenças nas mudanças induzidas pelo exercício no volume sistólico entre exercícios praticados em pé (p. ex., corrida) e exercícios em decúbito (p. ex., natação). Para mais detalhes, ver "Uma visão mais detalhada 9.3".

O débito cardíaco máximo tende a diminuir de modo linear tanto em homens como em mulheres após os 30 anos de idade.[15] Essa queda no débito cardíaco máximo dependente da idade se deve principalmente a uma diminuição da frequência cardíaca máxima que ocorre com o avanço da idade.[15] Por exemplo, como o débito cardíaco é igual à frequência cardíaca multiplicada pelo volume sistólico, qualquer diminuição da frequência cardíaca resultaria em diminuição do débito cardíaco. A diminuição da frequência cardíaca máxima com o avanço da idade em adultos jovens pode ser estimada pela seguinte fórmula:

$$FC_{máx} = 220 - \text{idade (anos)}$$

De acordo com essa fórmula, um indivíduo de 20 anos de idade poderia apresentar uma frequência cardíaca máxima de 200 bpm (220 – 20 = 200), enquanto alguém de 35 anos teria uma frequência cardíaca máxima de 185 bpm (220 – 35 = 185). Entretanto, isso se trata apenas de uma estimativa, e as frequências cardíacas máximas reais podem ser 20 batimentos × min^{-1} mais altos ou mais baixos em um determinado indivíduo.

A fórmula anterior, aplicável a adultos, não é eficiente para prever a frequência cardíaca máxima em idosos ou em crianças. Em adultos (> 40 anos) e em crianças e jovens (faixa etária de 7 a 17 anos), a seguinte fórmula pode ser usada a fim de se prever a frequência cardíaca máxima:[24,49]

$$FC_{máx} = 208 - 0{,}7 \times \text{idade (anos)}$$

De acordo com essa fórmula para crianças, uma criança de 12 anos de idade teria uma frequência cardíaca máxima de 200 batimentos (208 – 8 = 200). De modo semelhante à fórmula usada para prever as frequências cardíacas máximas em adultos jovens, a fórmula para crianças e para idosos fornece apenas uma estimativa de frequências cardíacas máximas, e pode haver uma ampla variabilidade de frequências cardíacas máximas entre indivíduos.[24,35]

Alterações no conteúdo arteriovenoso misto de oxigênio durante o exercício

Na Figura 9.24, observa-se a mudança na diferença arteriovenosa mista de oxigênio (diferença a – $\bar{v}O_2$) que ocorre durante o exercício. A diferença (a – $\bar{v}O_2$) representa a quantidade de O_2 captada de 100 mL de sangue pelos tecidos durante uma viagem pelo circuito sistêmico. Um aumento da diferença (a – $\bar{v}O_2$) durante o exercício decorre de um aumento da quantidade de O_2 captada e usada para produção oxidativa de ATP pelo músculo esquelético. A relação existente entre o débito cardíaco ($\dot{Q}$), diferença a – $\bar{v}O_2$ e o consumo de oxigênio é dada pela equação de Fick:

$$\dot{V}O_2 = \dot{Q} \times (a - \bar{v}O_2)$$

De forma simplificada, a equação de Fick estabelece que $\dot{V}O_2$ é igual ao produto do débito cardíaco pela diferença $\bar{v}O_2$. Isso significa que um aumento do débito cardíaco ou da diferença a – $\bar{v}O_2$ elevaria $\dot{V}O_2$. A Figura 9.24 ilustra que, durante o exercício, o consumo de oxigênio aumenta em decorrência de um aumento no débito cardíaco e de um aumento na diferença a – $\bar{v}O_2$.

Foco de pesquisa 9.1

O volume sistólico não atinge o platô em atletas fundistas

É amplamente aceito que, durante o exercício incremental, o volume sistólico de indivíduos ativos ou sem treinamento atinge um platô a uma taxa de trabalho submáxima (i.e., cerca de 40-60% de $\dot{V}O_{2máx}$) (Fig. 9.24). A explicação fisiológica para esse platô no volume sistólico está no fato de que, a frequências cardíacas elevadas, o tempo disponível para enchimento ventricular é menor. Por isso, o volume diastólico final atinge um platô ou pode diminuir ligeiramente em altas intensidades de exercício. Entretanto, novas evidências sugerem que, durante as taxas de trabalho incrementais, o volume sistólico dos atletas fundistas (p. ex., maratonistas altamente treinados) não atinge um platô e, em vez disso, continua aumentando até o $\dot{V}O_{2máx}$.[16,58] Qual é a explicação para essa observação? Graças a recentes avanços científicos nas imagens diagnósticas, que possibilitam aos clínicos uma melhor quantificação da função cardíaca, atualmente se sabe que, em comparação aos indivíduos sem treinamento, os atletas fundistas apresentam um enchimento ventricular mais efetivo durante o exercício intenso, em consequência de um retorno venoso maior. Esse aumento do volume diastólico final resulta em uma força de contração ventricular aumentada (lei de Frank-Starling) e no aumento do volume sistólico.

Redistribuição do fluxo sanguíneo durante o exercício

Para atender à demanda aumentada por oxigênio dos músculos esqueléticos durante o exercício, é necessário aumentar o fluxo sanguíneo para o músculo e, ao mesmo tempo, reduzir o fluxo de sangue para os órgãos menos ativos, como fígado, rins e trato GI. A Figura 9.25 indica que a mudança no fluxo sanguíneo para o músculo e circulação esplâncnica (pertencente às vísceras) é determinada pela intensidade do exercício (taxa metabólica). Isso significa que o aumento do fluxo sanguíneo muscular durante o exercício e a diminuição do fluxo sanguíneo esplâncnico mudam linearmente em função do $\%\dot{V}O_{2máx}$.[44]

A Figura 9.26 ilustra a mudança do fluxo sanguíneo para vários sistemas orgânicos, que ocorre entre as condições de repouso e durante o exercício máximo. Para um bom entendimento dessas respostas ao exercício, é preciso enfatizar vários pontos importantes. Primeiro, durante o repouso, cerca de 15-20% do débito cardíaco total é dirigido para o músculo esquelético.[2,36] Entretanto, durante o exercício máximo, 80-85% do débito cardíaco total é destinado ao músculo esquelético em contração.[36] Portanto, na transição desde o repouso até o exercício de intensidade máxima, ocorre um

Uma visão mais detalhada 9.3

Influência da posição do corpo no volume sistólico durante o exercício

A posição do corpo tem grande influência no volume sistólico em repouso e durante o exercício, devido ao efeito da gravidade no retorno venoso ao coração. Na verdade, na posição ereta (i.e., de pé e em repouso), a gravidade promove acúmulo de sangue nas pernas. Com isso, ocorre diminuição no retorno venoso para o coração e no volume diastólico final, resultando em menor volume sistólico, conforme estabelece a lei de Frank-Starling do coração. Mas, em comparação com um estado em repouso, o exercício realizado na posição ereta (p. ex., correr ou andar de bicicleta) resulta em maior retorno venoso, maior volume diastólico final e melhor volume sistólico. Exemplificando, em um indivíduo não treinado, normalmente o volume sistólico equivale a 60-80 mL/batimento em repouso, mas o volume sistólico poderá aumentar em 100% durante a prática de exercícios intensos, em decorrência do aumento do retorno venoso.

Contrastando com o exercício realizado na posição ereta, a prática de um exercício intenso em decúbito (p. ex., natação) resultará apenas em pequenos aumentos (i.e., 20-40%) no volume sistólico em comparação com as condições de repouso. A explicação para a diferença nos volumes sistólicos entre o exercício na posição ereta e em decúbito é a seguinte: quando o corpo está em repouso em decúbito, não ocorre acúmulo do sangue nas pernas; assim, o retorno venoso até o coração não fica impedido. Portanto, em comparação com a posição ereta, os volumes diastólicos finais e os volumes sistólicos são significativamente maiores para o exercício praticado em decúbito. Tendo em vista que o volume sistólico já é alto em decúbito, o aumento do volume sistólico ocorrente durante um exercício de natação, por exemplo, não é tão expressivo quanto o aumento do volume sistólico ocorrente durante um exercício praticado em pé.

Em resumo, as diferenças observadas no volume diastólico final e no volume sistólico em repouso são responsáveis pelas variações nos aumentos induzidos pelo exercício no volume sistólico vistas em praticantes de natação e de exercícios na posição ereta, como a corrida ou o ciclismo.

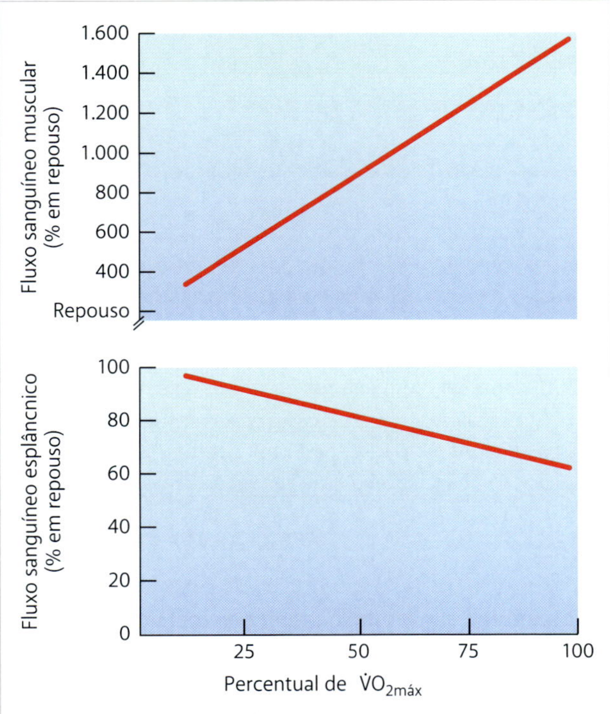

Figura 9.25 Alterações do fluxo sanguíneo muscular e esplâncnico em função da intensidade do exercício. Nota-se o amplo aumento linear do fluxo sanguíneo muscular que acompanha o aumento da frequência de trabalho.
Fonte: LB. Rowell, *Human Circulation: Regulation During Physical Stress*. New York, NY: Oxford University Press, 1986.[4]

aumento no volume (~0,75–~20 L · min^{-1}) e no percentual do débito cardíaco total recebido pelos músculos esqueléticos. Esse aumento do fluxo sanguíneo para os músculos esqueléticos é necessário para atender ao enorme aumento da exigência de oxigênio pela musculatura durante o exercício intenso. Em segundo lugar, é importante ter em mente que, embora o percentual do débito cardíaco total recebido pelo encéfalo diminua durante o exercício muito intenso, em comparação ao observado em repouso (de 15% para 3-4%), na verdade o volume sanguíneo absoluto que chega ao encéfalo é levemente maior que os valores observados em repouso. Esse ligeiro aumento no fornecimento de sangue é uma consequência do débito cardíaco elevado durante a atividade física[8,59] e enfatiza a importância fisiológica da continuidade da função cerebral durante o exercício.

Em comparação com outros órgãos do corpo, o volume e o percentual de sangue alocado ao coração durante o exercício máximo são singulares. Especificamente, o percentual do débito cardíaco total que chega ao miocárdio é o mesmo em repouso e durante o exercício máximo (ou seja, 4-5%). A razão pela qual o percentual do fluxo sanguíneo cardíaco é virtualmente idêntico entre o estado de repouso e o exercício máximo é que a taxa metabólica do coração deve ser continuamente controlada com precisão para ficar assegurado que as mudanças nas demandas de energia do corpo sejam rapidamente atendidas. Em consequência, ocorre aumento no fluxo sanguíneo coronariano total para que possa corresponder ao débito cardíaco elevado durante a prática de um exercício intenso. Nesta seção, aprendemos que, durante exercícios de intensidade máxima, ocorre um aumento preferencial no fluxo sanguíneo para o músculo esquelético em exercício e, em menor grau, para o coração e o encéfalo.

Para que ocorra aumento do fluxo sanguíneo para os músculos esqueléticos durante o exercício, alguns tecidos recebem menos sangue (do que na situação em repouso) durante um exercício de intensidade máxima. Na verdade, para haver garantia de atendimento das demandas do músculo esquelético durante o exercício, ocorre redução do fluxo sanguíneo para os órgãos abdominais (Fig. 9.26). Essa redução no fluxo sanguíneo abdominal durante exercícios muito intensos é uma forma importante de promover o desvio do débito cardíaco dos tecidos "menos ativos". Mas, devido ao maior débito cardíaco, o volume real de sangue que chega a esses órgãos fica apenas ligeiramente reduzido (de 1-1,25 para 0,75-1,25 L · min^{-1}). Da mesma forma, o fluxo sanguíneo para a pele diminui durante o exercício máximo, em benefício do trabalho muscular (Fig. 9.26). Tendo em vista que o exercício de intensidade máxima não é sustentável por longos períodos, a redução do fluxo sanguíneo para a pele não causa problemas em termos de regulação térmica. Na verdade, por ocasião da transição a partir do repouso, o fluxo sanguíneo para a pele aumenta durante a prática de exercícios leves e moderados, como forma de dissipar o calor.[8] Os detalhes fisiológicos da dissipação de calor durante o exercício estão descritos nos Capítulos 12 e 23.

Regulação do fluxo sanguíneo local durante o exercício

O que regula o fluxo sanguíneo para os vários órgãos durante o exercício? O músculo, assim como outros tecidos corporais, tem a capacidade exclusiva de regular seu próprio fluxo sanguíneo de forma diretamente proporcional às suas necessidades metabólicas. O fluxo sanguíneo para o músculo esquelético durante o exercício é regulado como descrito a seguir. Primeiro, as arteríolas existentes no músculo esquelético apresentam uma resistência vascular relativamente alta em repouso. Isso se deve à estimulação simpática adrenérgica, que faz a musculatura lisa arteriolar se contrair (vasoconstrição).[55] O aumento da resistência vascular decorrente da vasoconstrição produz um fluxo sanguíneo relativamente baixo para o músculo durante o repouso (4-5 mL/minuto/100 g de músculo). Entretanto, como coletivamente os músculos possuem uma massa ampla, isto contribui para 20-25% do débito cardíaco.

Durante o exercício, o fluxo sanguíneo no músculo esquelético aumenta de maneira diretamente proporcional à demanda metabólica.[31] Na verdade, em comparação com o fluxo sanguíneo em repouso, o fornecimento de sangue ao músculo esquelético em contração durante a prática de um exercício intenso pode aumentar em até 100 vezes.[31] O aumento do fluxo sanguíneo muscular é decorrente da diminuição da resistência vascular e se combina com o "recrutamento" dos capilares existentes no músculo esquelético. Em repouso, apenas 50-80% dos capilares do músculo esquelético estão simultaneamente abertos. Mas, durante a prática de

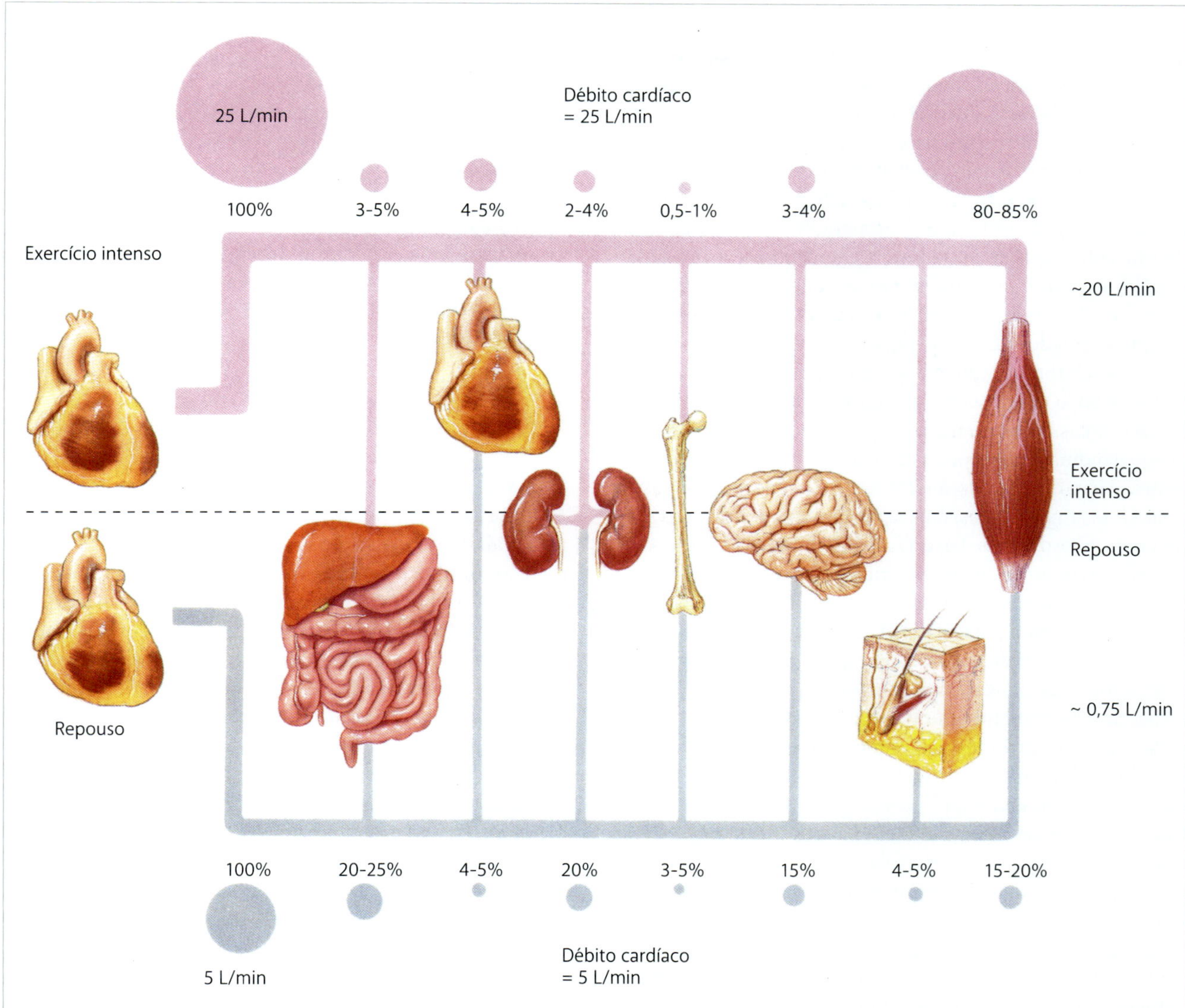

Figura 9.26 Distribuição do débito cardíaco durante o repouso e o exercício máximo. Em repouso, o débito cardíaco é igual a 5 L/min (parte inferior da figura). Durante o exercício máximo, o débito cardíaco sofreu um aumento de 5 vezes e chegou a 25 L/min (parte superior da figura). Observar as amplas elevações do fluxo sanguíneo para o músculo esquelético e a diminuição do fluxo para o fígado/trato gastrintestinal.

Fonte: P. Åstrand e K. Rodahl, *Textbook of Work Physiology*, 3.ed. Copyright © 1986 McGraw-Hill, Inc., New York.[2]

exercícios intensos, ocorre a abertura de quase todos os capilares nos músculos em contração, o que resulta em maior fornecimento de oxigênio às fibras musculares em contração.[44]

O aumento do fluxo sanguíneo muscular que ocorre durante o exercício é regulado por fatores metabólicos promotores da vasodilatação.[31,50] As alterações ocorrentes no fluxo sanguíneo são proporcionais à massa muscular recrutada. Considerando que o fluxo sanguíneo se adapta às necessidades metabólicas locais, o controle também deve ser local. Coletivamente, esse tipo de regulação do fluxo sanguíneo, denominado **autorregulação**, é considerado o mais importante dos fatores de controle do fluxo sanguíneo para o músculo durante o exercício. A magnitude da vasodilatação que ocorre nas arteríolas e pequenas artérias que conduzem o sangue até o músculo esquelético é influenciada pela demanda metabólica (i.e., oxigênio e nutrientes) do músculo. Especificamente, a intensidade do exercício e o número de unidades motoras recrutadas determinarão o volume do fluxo sanguíneo que deverá ser desviado para o músculo. Exemplificando, durante a realização de exercícios de baixa intensidade, ocorre recrutamento de um número relativamente pequeno de unidades motoras para a ação, resultando em uma demanda relativamente pequena para o fluxo sanguíneo direcionado para o músculo em contração. Por outro lado, exercícios de alta intensidade resultam no recrutamento de grande número de unidades motoras e, portanto, na necessidade de grande aumento no fluxo sanguíneo muscular.

Quais são os fatores metabólicos responsáveis pela autorregulação do fluxo sanguíneo muscular, para atendimento da demanda metabólica? O fluxo sanguíneo do músculo esquelético é controlado por uma interação entre vários agentes vasodilatadores localmente formados, como óxido nítrico, prostaglandinas, ATP, adenosina e fatores de hiperpolarização derivados do endotélio.[31] Além dos agentes bioquímicos promotores da vasodilatação, algumas substâncias localmente produzidas inibem o efeito vasoconstritor resultante da maior atividade nervosa simpática que acontece durante o exercício. A inibição local da vasoconstrição induzida pelo ramo simpático, que ocorre durante o exercício, é chamada de **simpatólise.**[31]

É importante discutir com mais detalhes os fatores locais envolvidos no controle do fluxo sanguíneo muscular durante a prática do exercício. O aumento da taxa metabólica do músculo esquelético durante o exercício provoca alterações locais, como um aumento na produção de óxido nítrico, prostaglandinas, ATP, adenosina e fatores de hiperpolarização derivados do endotélio. Foi demonstrado que cada um desses fatores, de forma independente, promove a vasodilatação, o que resulta no relaxamento do músculo liso nas arteríolas.[31] Por exemplo, tanto o óxido nítrico como as prostaglandinas (p. ex., prostaciclina) são vasodilatadores potentes. Além disso, tanto o ATP como a adenosina são vasodilatadores importantes, cuja ação aumenta o fluxo sanguíneo muscular durante o exercício. Finalmente, os fatores de hiperpolarização derivados do endotélio promovem a hiperpolarização das células musculares lisas nas arteríolas, causando relaxamento muscular e dilatação das arteríolas.[31] Evidências recentes indicam a existência de uma interação entre esses fatores vasodilatadores, de modo que agentes químicos trabalham em conjunto para causar vasodilatação das arteríolas que nutrem o músculo esquelético em contração; essa vasodilatação diminui a resistência vascular e, com isso, o fluxo sanguíneo aumenta.[31] Em resumo, o aumento dos fatores metabólicos locais induzido pelo exercício resulta em maior vasodilatação das arteríolas/artérias pequenas e promove aumento do fluxo sanguíneo para o músculo em contração, para atender à demanda metabólica.

Enquanto a resistência vascular no músculo esquelético diminui durante o exercício, a resistência vascular ao fluxo aumenta nos órgãos viscerais e outros tecidos inativos. O aumento da resistência vascular se deve ao aumento do débito simpático para esses órgãos e tecidos. Essa resposta é regulada pelo centro de controle cardiovascular e, dessa forma, representa o "padrão" para os órgãos e tecidos metabolicamente menos ativos. Como resultado da vasoconstrição visceral aumentada durante o exercício (i.e., aumento da resistência), o fluxo sanguíneo para as vísceras pode cair para apenas 20-30% dos valores de repouso.[44]

Em resumo

- A distribuição de oxigênio para o músculo esquelético em exercício aumenta em decorrência de (1) um débito cardíaco aumentado e de (2) uma redistribuição do fluxo sanguíneo dos órgãos inativos para os músculos esqueléticos em contração.
- O débito cardíaco aumenta linearmente em função do consumo de oxigênio durante o exercício. Durante o exercício realizado em posição vertical, o volume sistólico atinge um platô a aproximadamente 40-60% de $VO_{2máx}$, e, consequentemente, em taxas de trabalho superiores a esse valor, o aumento do débito cardíaco acontece apenas em razão dos aumentos da frequência cardíaca.
- Durante o exercício, o fluxo sanguíneo para o músculo em contração aumenta, enquanto o fluxo sanguíneo para os tecidos menos ativos diminui.
- A regulação do fluxo sanguíneo muscular durante o exercício é mediada principalmente por fatores locais (denominada autorregulação). A autorregulação refere-se ao controle intrínseco do fluxo sanguíneo por meio de aumentos nos metabólitos locais (p. ex., óxido nítrico, prostaglandinas, ATP, adenosina e fatores de hiperpolarização derivados do endotélio). Esses fatores operam em conjunto, promovendo vasodilatação para aumentar o fluxo sanguíneo para os músculos ativos.

Respostas circulatórias ao exercício

As alterações na frequência cardíaca e pressão arterial que ocorrem durante o exercício refletem o tipo e a intensidade do exercício realizado, a duração do exercício e as condições ambientais sob as quais o trabalho foi realizado. Por exemplo, a frequência cardíaca e a pressão arterial são mais altas durante o trabalho com os braços, em comparação ao observado durante o trabalho com as pernas, a determinado consumo de oxigênio. Além disso, o exercício realizado sob condições de calor/umidade resulta em frequências cardíacas mais altas, se comparado ao mesmo exercício realizado sob condições ambientais frias. As próximas seções discutem as respostas cardiovasculares ao exercício em uma variedade de condições de prática de exercícios.

Respostas de pressão e volume ao exercício

Para entender as respostas circulatórias dinâmicas ao exercício, também é importante considerar as mudanças de pressão e de volume ocorrentes no coração. A Figura 9.27 apresenta essa resposta integrada da pressão arterial e do volume sistólico para condições de repouso (Fig. 9.27*a*) e de exercício (Fig. 9.27*b*). Conforme descrito anteriormente neste capítulo, os aumentos induzidos pelo exercício no débito cardíaco também exigem um aumento dependente da intensidade na pressão arterial sistólica (Fig. 9.24). A parte superior da Figura 9.27*b* ilustra esse conceito, exemplificando com um aumento de 60 mmHg na pressão arterial sistólica durante exercícios de alta intensidade (Fig. 9.27*b* = 180 mmHg) em comparação com o estado de repouso (Fig. 9.27*a* = 120 mmHg). Em indivíduos saudáveis, a pressão arterial diastólica não muda de maneira apreciável entre o repouso e o exercício, como mostram os valores semelhantes para a pressão arterial (de 80 mmHg) na Figura 9.27. Outros conceitos discutidos no Capítulo 9, como a diminuição das fases sistólica e diastólica do ciclo cardíaco, também estão ilustrados na Figura 9.27*b*.

Durante o exercício, uma elevação no débito cardíaco também exigirá aumento no volume sistólico (Fig. 9.24). A parte inferior da Figura 9.27 ilustra um aumento de 50 mL no volume sistólico, ao comparar a condição de exercício

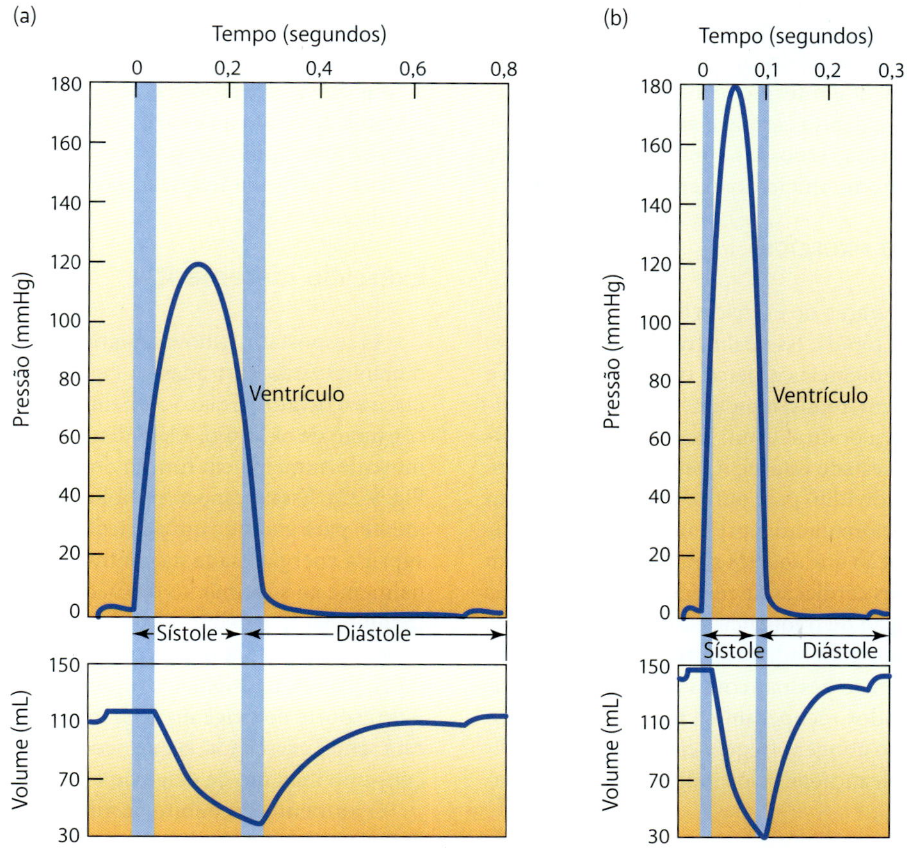

Figura 9.27 As relações entre pressão cardíaca e volume para uma mulher adulta treinada são apresentadas durante (*a*) o repouso e (*b*) uma sessão de exercício aeróbio de alta intensidade. Em comparação ao repouso, o exercício se caracteriza por um aumento na pressão sistólica e volume sistólicos (i.e., aumento do volume diastólico final e diminuição do volume sistólico final), enquanto a pressão diastólica permanece essencialmente inalterada. Durante o exercício, o coração também exibe menores durações para sístole, diástole, contração isovolumétrica (barra azul à esquerda) e períodos de relaxamento isovolumétrico (barra azul à direita).

(110 mL/batimento) com a de repouso (60 mL/batimento). Na parte inferior da Figura 9.27*b*, o aumento do volume sistólico é decorrente de um ligeiro aumento no VDF e de uma diminuição no VSE. É importante ter em mente que esses valores em repouso e durante o exercício são apresentados para uma mulher treinada, ficando próximos às estimativas para o volume sistólico apresentadas na Tabela 9.2. Conforme já discutido neste capítulo, há necessidade de aumentos na contratilidade cardíaca para a manutenção de elevações na pressão arterial e no volume sistólico. A Figura 9.27*b* demonstra um aumento na contratilidade cardíaca, em decorrência da redução no tempo necessário para a fase de contração isovolumétrica (barra azul à esquerda) do ciclo cardíaco. Da mesma forma, por causa do encurtamento da fase diastólica do ciclo cardíaco durante o exercício, a fase de relaxamento isovolumétrico (barra azul à direita na Fig. 9.27*b*) consome aproximadamente metade do tempo, em comparação com o estado de repouso. Embora a Figura 9.27 apresente esses efeitos para uma mulher treinada, as mudanças fundamentais na pressão sistólica e no volume sistólico são aplicáveis a todos os indivíduos.

Influência emocional

O exercício submáximo realizado em uma atmosfera emocionalmente carregada resulta em frequências cardíacas e pressões arteriais mais altas, em comparação ao observado quando o mesmo trabalho é realizado em um ambiente psicologicamente "neutro". Essa elevação emocional da frequência cardíaca e da pressão arterial em resposta ao exercício é mediada por um aumento da atividade do sistema nervoso simpático. Se o exercício estiver sendo praticado em intensidade máxima (p. ex., corrida de 400 m), um alto nível emocional elevará a frequência cardíaca e a pressão arterial pré-exercício, mas, geralmente, sem alterar o pico de frequência cardíaca nem da pressão arterial observados durante o exercício propriamente dito.

Transição do repouso para o exercício

No início do exercício, há um rápido aumento da frequência cardíaca, volume sistólico e débito cardíaco. A frequência cardíaca e o débito cardíaco começam a aumentar no primeiro segundo após o início da contração muscular (ver Fig. 9.28). Se a taxa de trabalho for constante e estiver abaixo do limiar do lactato, normalmente um platô de estado estável em termos de frequência cardíaca, volume sistólico e débito cardíaco será alcançado dentro de 2-3 minutos. Essa resposta é similar à observada no consumo de oxigênio no início do exercício (ver Cap. 4).

Recuperação do exercício

Em geral, a recuperação do exercício de baixa intensidade e de curta duração é rápida. Isso é ilustrado na Figura 9.28. Observa-se que a frequência cardíaca, o volume sistólico e o débito cardíaco caem, todos, rapidamente de volta aos níveis de repouso após a prática de um exercício com intensidade submáxima em estado estável. A velocidade de recuperação varia de um indivíduo para outro. Os indivíduos com bom nível de condicionamento apresentam melhor possibilidade de recuperação que aqueles sem treinamento. Com relação às frequências cardíacas de recuperação, em geral as inclinações da redução de frequência cardíaca subsequente ao exercício são iguais para indivíduos treinados e não treinados. Entretanto, entre pessoas com idades equivalentes, os indivíduos treinados recuperam-se mais rápido após o exercício, porque não atingem frequências cardíacas tão altas quanto aquelas alcançadas pelos indivíduos sem treinamento, durante a realização de uma série específica de exercício submáximo.

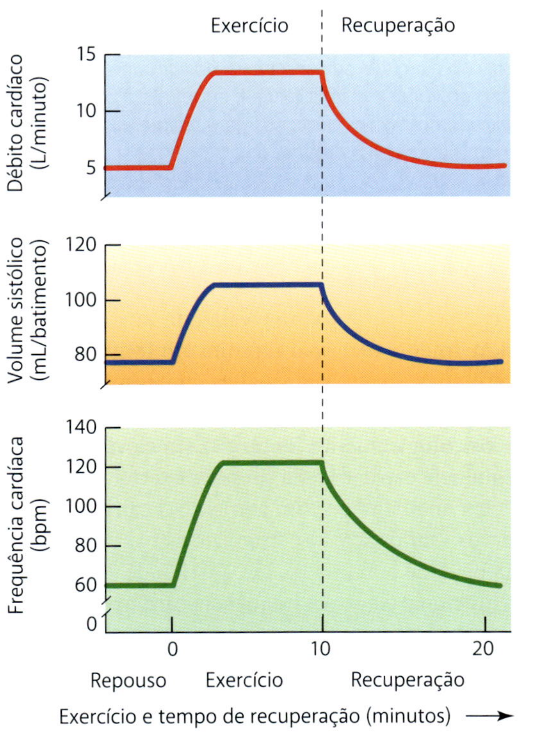

Figura 9.28 Alterações de débito cardíaco, volume sistólico e frequência cardíaca durante a transição do repouso para o exercício de intensidade constante submáximo e durante a recuperação. Ver a discussão no texto.
Fonte: Rowell, L., *Human Circulation: Regulation During Physical Stress.* 1986: Oxford University Press, New York, NY.

A recuperação do exercício prolongado é bem mais lenta do que a resposta representada na Figura 9.28. Isso é particularmente válido quando o exercício é realizado sob condições de calor/umidade, pois a temperatura corporal elevada retarda a queda da frequência cardíaca durante a recuperação do exercício.[45]

Exercício incremental

As respostas cardiovasculares ao exercício incremental dinâmico estão ilustradas na Figura 9.24. A frequência cardíaca e o débito cardíaco aumentam em proporção direta ao consumo de oxigênio. Além disso, o fluxo sanguíneo para o músculo aumenta em função do consumo de oxigênio (ver Fig. 9.25). Essas respostas fisiológicas ocorrem simultaneamente, para garantir um aumento no ATP necessário (para suprir a energia usada na contração muscular), proporcionalmente ao suprimento de O_2 que chega no músculo. Entretanto, tanto o débito cardíaco como a frequência cardíaca atingem um platô a cerca de 100% de $\dot{V}O_{2máx}$ (ver Fig. 9.24). Esse platô fisiológico representa um teto máximo para o transporte de oxigênio até a musculatura esquelética que está sendo exercitada, o que ocorre ao mesmo tempo que o consumo máximo de oxigênio é alcançado.

O aumento do débito cardíaco que ocorre durante o exercício incremental é alcançado via diminuição da resistência vascular ao fluxo e pelo aumento da pressão arterial média. A elevação da pressão arterial média que ocorre durante o exercício deve-se ao aumento da pressão sistólica, pois em indivíduos saudáveis a pressão diastólica permanece bastante constante durante o trabalho incremental (ver Fig. 9.24).

O aumento da frequência cardíaca e da pressão arterial sistólica que ocorre durante o exercício resulta em aumento da pós-carga sobre o coração. A demanda metabólica aumentada imposta ao coração durante o exercício pode ser estimada por meio do exame do duplo produto. O **duplo produto** (também conhecido como produto de frequência-pressão) é calculado multiplicando-se a frequência cardíaca pela pressão arterial sistólica.

Duplo produto = Frequência cardíaca × Pressão arterial sistólica

A Tabela 9.3 contém uma ilustração das alterações do duplo produto durante um teste de exercício incremental. A mensagem contida nessa tabela é simplesmente a de que os aumentos de intensidade do exercício resultam na elevação da frequência cardíaca e da pressão arterial sistólica, e cada um desses fatores aumenta a carga de trabalho imposta ao coração.

A análise atenta da Tabela 9.3 mostra que o duplo produto durante o exercício realizado em $\dot{V}O_{2máx}$ é cinco vezes maior que o duplo produto em repouso. Isso implica que o exercício máximo aumenta a carga de trabalho sobre o coração em 500%, em relação ao observado em repouso.

Tabela 9.3 Alterações do duplo produto (i.e., frequência cardíaca × pressão arterial sistólica) durante um teste de exercício incremental, em uma jovem saudável de 21 anos

Observar que o duplo produto é um termo adimensional, que reflete as alterações relativas da carga de trabalho imposta ao coração durante o exercício e em outras formas de estresse.

Condição	Frequência cardíaca (bpm)	Pressão arterial sistólica (mmHg)	Duplo produto
Repouso	75	110	8.250
Exercício			
25% de $\dot{V}O_{2máx}$	100	130	13.000
50% de $\dot{V}O_{2máx}$	140	160	22.400
75% de $\dot{V}O_{2máx}$	170	180	30.600
100% de $\dot{V}O_{2máx}$	200	210	42.000

A aplicação prática do duplo produto baseia-se na possibilidade de usar essa medida como guia para prescrever exercícios a pacientes com bloqueio de artéria coronária. Por exemplo, supondo que um paciente desenvolva dor torácica (conhecida como angina de peito) durante o exercício, em decorrência de isquemia miocárdica, a um duplo produto igual a 30 mil. Diante do aparecimento da dor torácica a um duplo produto de 30 mil, o cardiologista ou fisiologista do exercício recomendaria que esse paciente realizasse tipos de exercício que resultassem em um duplo produto não superior a 30 mil. Devemos ter em mente que o duplo produto é obtido por qualquer combinação razoável de frequência cardíaca e pressão arterial sistólica. Em vista disso, se o paciente estiver com sua pressão arterial sistólica elevada em determinado dia (talvez porque não tenha tomado seu remédio para hipertensão), seu produto de pressão arterial para determinada carga de exercício será maior do que o normalmente vivenciado. A prática habitual do monitoramento da frequência cardíaca e da pressão arterial pode ajudar a assegurar que o limite sintomático do duplo produto não seja excedido. Essa abordagem simples reduziria o risco de o paciente desenvolver dor torácica em consequência de uma alta demanda metabólica sobre o coração.

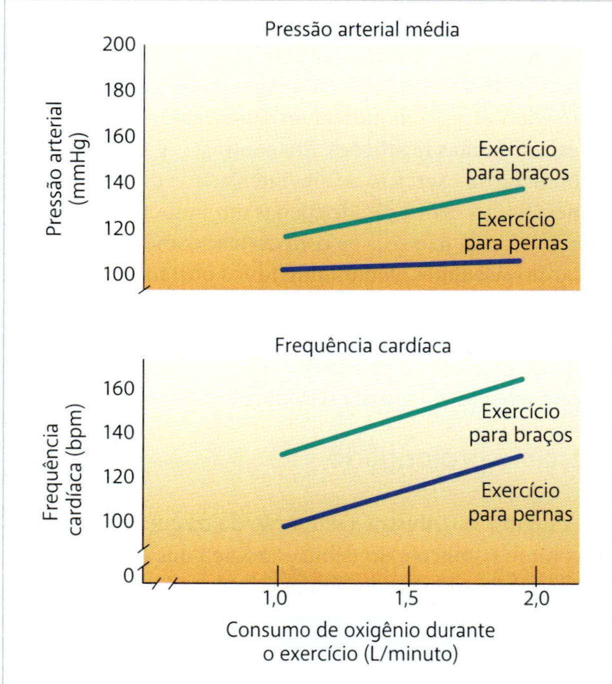

Figura 9.29 Comparação entre pressão arterial média e frequência cardíaca durante o exercício rítmico submáximo para pernas e para braços.

Exercício para o braço *versus* exercício para a perna

Em qualquer nível de consumo de oxigênio, a frequência cardíaca e a pressão arterial são maiores durante um exercício para braços, do que no exercício para pernas[1,29,43] (ver Fig. 9.29). A explicação para a frequência cardíaca aumentada está ligada a uma descarga simpática aumentada para o coração durante o trabalho para braços, em comparação ao observado no exercício para pernas.[2] Além disso, o exercício isométrico também eleva a frequência cardíaca para níveis acima dos valores esperados com base em um consumo de oxigênio comparável, experimentado durante contrações musculares dinâmicas.[1]

O aumento relativamente amplo da pressão arterial que ocorre durante o exercício para braços deve-se à ocorrência de uma vasoconstrição nos vasos sanguíneos que irrigam os grupos musculares inativos.[2] Por outro lado, quanto maior for o grupo muscular (p. ex., pernas) envolvido na execução do exercício, mais vasos de resistência (arteríolas) são dilatados. Dessa forma, essa resistência periférica diminuída reflete-se na pressão arterial mais baixa (débito cardíaco × resistência = pressão).

Exercício intermitente

Quando o exercício é descontínuo (p. ex., treino com intervalos), a extensão da recuperação da frequência cardíaca e da pressão arterial entre cada série de exercícios dependerá de vários fatores importantes. Exemplificando, o nível de condicionamento do indivíduo, as condições ambientais (temperatura, umidade) e a duração e intensidade do exercício. Com a realização de um esforço relativamente leve em um ambiente frio, em geral, há recuperação completa nos casos em que as séries de exercício são intervaladas em poucos minutos. Contudo, se o exercício for intenso ou o trabalho for realizado em um ambiente quente/úmido, há um aumento cumulativo da frequência cardíaca entre os esforços e, por isso, a recuperação não é completa.[47]

Na verdade, a resposta cardiovascular ao treinamento intervalado de alta intensidade pode se aproximar dos valores máximos, tanto para a frequência cardíaca como para a pressão arterial. A Figura 9.30 ilustra as respostas de recuperação da frequência cardíaca a intervalos repetidos de exercícios de alta intensidade em um cicloergômetro. São observadas respostas de frequência cardíaca quase máximas na conclusão do intervalo final da série de exercícios, enquanto a resposta de recuperação da frequência cardíaca no intervalo de descanso diminui em 35% (i.e., de uma queda de 60 batimentos cardíacos após o primeiro intervalo para uma queda de 39 batimentos cardíacos após o intervalo final). A consequência prática de realizar séries repetidas de exercícios leves (< 40% de $\dot{V}O_{2max}$) em indivíduos saudáveis é a possibilidade de realizar muitas repetições. Em contraste, a natureza de fatigabilidade do exercício de alta intensidade determina a tolerância para a realização de apenas um número limitado de esforços. Ainda não se sabe com certeza como essas respostas cardiovasculares afetam indivíduos portadores de doenças cardiovasculares. Por essa razão, é importante que se tenha muito cuidado ao prescrever exercícios intermitentes que possam evocar respostas cardiovasculares quase máximas em pessoas em grande risco de doença cardiovascular.[38]

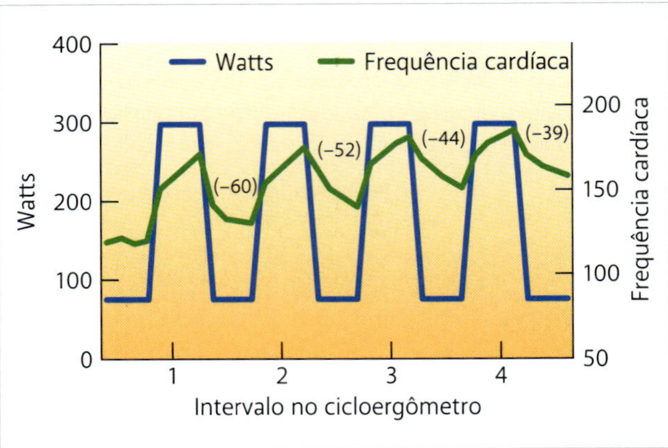

Figura 9.30 Respostas de recuperação da frequência cardíaca após intervalos de exercícios de alta intensidade em cicloergômetro. A produção de potência durante intervalos de alta intensidade (4×4 minutos a 300 W) em um cicloergômetro é plotada (linha azul) com as respostas de frequência cardíaca correspondentes (linha laranja). As respostas de recuperação da frequência cardíaca, isto é, a diferença entre frequências cardíacas no início e no fim de cada período de recuperação de 4 minutos, estão mostradas entre parênteses. A frequência cardíaca máxima se aproxima do máximo previsto para a idade ao final do 4º intervalo, e a recuperação da frequência cardíaca entre intervalos diminui em 35% do primeiro ao último período de recuperação (de -60 para -39 batimentos/min).

Exercício prolongado

A Figura 9.31 ilustra a alteração da frequência cardíaca, do volume sistólico e do débito cardíaco que ocorre durante o exercício prolongado, a uma taxa de trabalho constante. Nota-se que o débito cardíaco é mantido em um nível constante ao longo de toda a duração do exercício. Entretanto, conforme a duração do exercício aumenta, o volume sistólico declina e a frequência cardíaca aumenta.[8] A Figura 9.31 mostra que a capacidade de manter um débito cardíaco constante durante a prática prolongada de exercícios requer um aumento da frequência cardíaca, para contrabalançar o declínio proporcional no volume sistólico.

O aumento da frequência cardíaca e a diminuição do volume sistólico observados durante o exercício prolongado são frequentemente referidos como *drift cardiovascular.* O *drift* progressivo na frequência cardíaca é decorrente da influência da temperatura corporal em elevação sobre a desidratação e da diminuição do volume plasmático.[7,35,40] Uma redução do volume de plasma atua diminuindo o retorno venoso para o coração e, portanto, diminui o volume sistólico. Se a frequência cardíaca não aumentasse para compensar a queda no volume sistólico, ocorreria queda no débito cardíaco. Quando o exercício prolongado é realizado em ambiente quente/úmido, o aumento da frequência cardíaca e a diminuição do volume sistólico são exagerados, até mais do que na representação da Figura 9.31.[33,42] Na verdade, não surpreende que frequências cardíacas quase máximas se-

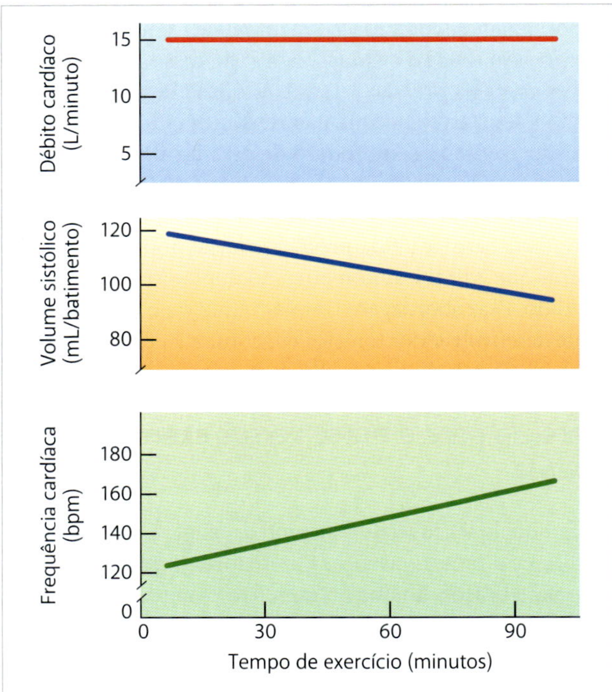

Figura 9.31 Alterações do débito cardíaco, do volume sistólico e da frequência cardíaca durante o exercício prolongado, a uma intensidade constante. Nota-se que o débito cardíaco é mantido por um aumento da frequência cardíaca que compensa a queda do volume sistólico ocorrida durante este tipo de trabalho.

jam observadas nas proximidades do final de um exercício submáximo realizado sob calor. Por exemplo, foi demonstrado que durante uma maratona com duração de 2,5 ho-

Aplicações clínicas 9.3

Morte súbita cardíaca durante o exercício

A morte súbita é definida como uma morte inesperada, natural e não violenta, que ocorre nas primeiras seis horas subsequentes ao aparecimento dos sintomas. É importante notar que nem todas as mortes súbitas são decorrentes de eventos cardíacos. De fato, nos Estados Unidos, apenas 30% das mortes súbitas de indivíduos na faixa etária de 14 a 21 anos têm origem cardíaca.[16,52] E quantos desses casos de morte súbita ocorrem durante o exercício? A cada ano, menos de 20 ocorrências de morte súbita por causa cardíaca durante o exercício são relatadas nos Estados Unidos. Por esse motivo, considerando que existem milhões de pessoas ativamente engajadas na prática de esportes e exercícios regulares naquele país, a probabilidade de um indivíduo saudável ter morte súbita cardíaca é extremamente baixa. Em nível mundial, estima-se que a morte súbita ocorra em 1 a cada 200 mil atletas jovens.[11] Mais uma vez, o risco de morte súbita cardíaca em atletas jovens é baixo.

As causas de morte súbita cardíaca são diversas e variam em função da idade. Em crianças e adolescentes, por exemplo, a maioria das mortes súbitas cardíacas ocorre em razão de arritmias cardíacas letais (ritmo cardíaco anormal). Essas arritmias podem ter origem em anormalidades genéticas envolvendo as artérias coronárias, miocardiopatia (desgaste do miocárdio causado por doença) e/ou miocardite (inflamação do coração).[3,11,52] Em adultos, a cardiopatia coronariana e a miocardiopatia são as causas mais comuns de morte súbita cardíaca.[42] De modo similar às mortes súbitas em crianças, as mortes súbitas cardíacas em adultos também costumam estar associadas a arritmias cardíacas letais.

Um exame médico consegue identificar os indivíduos que apresentam risco de terem morte súbita cardíaca durante o exercício? A resposta é "sim". A combinação de um histórico médico e um exame médico completo realizado (com inclusão de um teste de exercício graduado com um ECG de 12 derivações e dados metabólicos, além de ecocardiografia e uma análise para cálcio arterial coronariano) por um médico qualificado pode, geralmente, identificar indivíduos com cardiopatia não detectada ou defeitos genéticos que os colocariam em risco de terem morte súbita durante a prática de exercícios. Para mais detalhes, ver Emery e Kovacs (2018) nas "Sugestões de leitura".

ras, realizada a uma taxa de trabalho de 70-75% de $\dot{V}O_{2máx}$, frequências cardíacas máximas podem ser mantidas na última hora da corrida.[12]

O exercício prolongado a frequências cardíacas elevadas representa um risco de lesão cardíaca? A resposta a essa pergunta é quase sempre "não", para indivíduos saudáveis. Entretanto, mortes súbitas por causas cardíacas ocorrem entre indivíduos de todas as idades, durante o exercício. Ver mais detalhes sobre morte súbita durante o exercício no Quadro "Aplicações clínicas 9.3".

Em resumo

- As alterações de frequência cardíaca e de pressão arterial que ocorrem durante o exercício são uma função do tipo e da intensidade do exercício realizado, de sua duração e das condições ambientais.
- A demanda metabólica aumentada imposta ao coração durante o exercício pode ser estimada por meio da avaliação do duplo produto.
- A um mesmo nível de consumo de oxigênio, a frequência cardíaca e a pressão arterial são maiores durante o exercício para braço do que no exercício para perna.
- O exercício intervalado de alta intensidade pode promover respostas quase máximas para a frequência cardíaca e para a pressão arterial. Além disso, ocorre declínio nas respostas de recuperação cardiovascular durante os intervalos de repouso.
- O aumento da frequência cardíaca que ocorre durante o exercício prolongado é denominado *drift* cardiovascular.

Regulação dos ajustes cardiovasculares ao exercício

Os ajustes cardiovasculares que ocorrem no início do exercício são rápidos. Dentro de um segundo após o começo da contração muscular, a descarga vagal para o coração desaparece, seguida por um aumento da estimulação simpática do coração.[44] Ao mesmo tempo, há a vasodilatação das arteríolas nos músculos esqueléticos ativos e um aumento reflexo na resistência dos vasos em áreas menos ativas. O resultado final é um aumento do débito cardíaco para garantir que o fluxo sanguíneo para os músculos corresponda às necessidades metabólicas (ver Fig. 9.32). Qual é o sinal para "ligar" o sistema cardiovascular no início do exercício? Essa pergunta vinha confundindo os fisiologistas há muitos anos,[17] mas avanços científicos recentes no conhecimento do controle cardiovascular levaram ao desenvolvimento da *teoria do comando central*.[56]

O termo **comando central** refere-se a um sinal motor que tem sua origem no interior do encéfalo.[56] A teoria do comando central do controle cardiovascular argumenta que as alterações cardiovasculares iniciais que ocorrem no começo da execução do exercício dinâmico (p. ex., exercício no cicloergômetro) são decorrentes dos sinais motores cardiovasculares centralmente gerados, que estabelecem o padrão geral da resposta cardiovascular. Entretanto, ficou claro que a atividade cardiovascular também é regulada pelo *feedback* aferente para os centros encefálicos superiores. Esses sinais aferentes estão estrategicamente localizados por todo o cor-

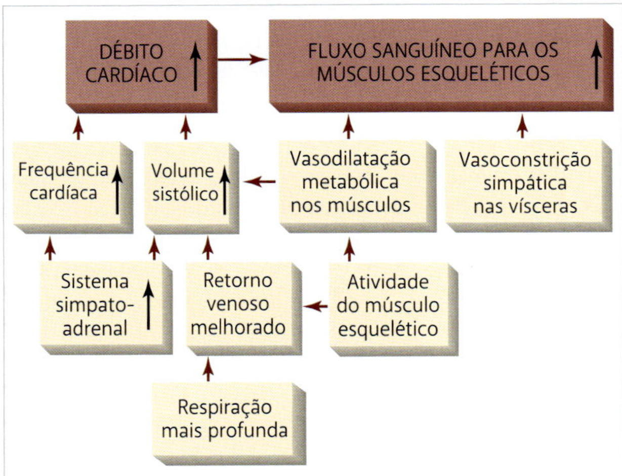

Figura 9.32 Resumo das respostas cardiovasculares ao exercício.

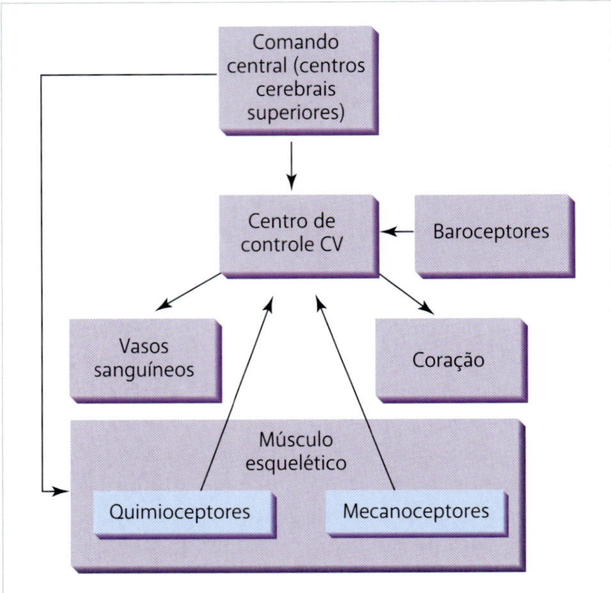

Figura 9.33 Resumo do controle cardiovascular durante o exercício. Ver discussão no texto.

po e incluem a integração das informações fisiológicas provenientes dos mecanoceptores cardíacos, quimioceptores musculares, mecanoceptores musculares e receptores sensíveis à pressão (baroceptores) localizados nas artérias carótidas e no arco aórtico.[41,56] As informações provenientes desses sinais aferentes ajudam a refinar as respostas cardiovasculares ao exercício. Exemplificando, os quimioceptores musculares são sensíveis a aumentos de concentração dos metabólitos musculares (p. ex., potássio, ácido láctico) e enviam mensagens aos centros cerebrais superiores para o "ajuste fino" das respostas cardiovasculares ao exercício.[56] Esse tipo de *feedback* periférico para o centro de controle cardiovascular (bulbo) é denominado *reflexo pressor do exercício*.[9,28]

Os mecanoceptores musculares (p. ex., fusos musculares, órgão tendinoso de Golgi) são sensíveis à força e à velocidade do movimento muscular. Esses receptores, assim como os quimioceptores musculares, enviam informação aos centros cerebrais superiores para auxiliar a modificação das respostas cardiovasculares a um determinado exercício.[44,57]

Por fim, os baroceptores (que são sensíveis às alterações de pressão arterial) também podem enviar informação aferente de volta ao centro de controle cardiovascular, para acrescentar precisão à atividade cardiovascular durante o exercício. Esses receptores de pressão são importantes porque regulam a pressão arterial em torno de uma pressão sistêmica elevada durante o exercício.[44]

Recapitulando, a teoria do comando central propõe que o sinal inicial, para o sistema cardiovascular gerado no início do exercício, é oriundo dos centros cerebrais superiores. Por outro lado, o ajuste fino da resposta cardiovascular é realizado por meio de uma série de circuitos de *feedback* a partir dos quimioceptores musculares, mecanoceptores musculares e baroceptores arteriais (ver Fig. 9.33). O fato de aparentemente haver alguma sobreposição entre esses três sistemas de *feedback* durante o exercício submáximo sugere que há redundância no controle cardiovascular.[44] O refinamento da função cardiovascular por meio de mecanismos de controle redundantes destaca a importância da adequação do fluxo sanguíneo às necessidades metabólicas do músculo esquelético em exercício. Atualmente, não se sabe se um ou muitos desses circuitos de *feedback* adquirem maior importância durante o exercício intenso. Esse aspecto propõe uma questão interessante para pesquisas futuras.

Em resumo

- A teoria do comando central do controle cardiovascular durante o exercício propõe que o sinal inicial para "direcionar" o sistema cardiovascular no começo do exercício seja oriundo dos centros cerebrais superiores.
- Embora o comando central seja o principal impulso para aumentar a frequência cardíaca durante o exercício, a resposta cardiovascular ao exercício recebe ajuste fino do *feedback* dos quimioceptores musculares, mecanoceptores musculares e baroceptores arteriais para o centro de controle cardiovascular.

Atividades para estudo

1. Quais são os principais propósitos do sistema cardiovascular?
2. Descreva brevemente a estrutura do coração. Por que o coração costuma ser chamado de "duas bombas em uma"?
3. Descreva o ciclo cardíaco e a atividade elétrica associada registrada por meio do eletrocardiograma.
4. Faça uma representação gráfica das respostas de frequência cardíaca, volume sistólico e débito cardíaco ao exercício incremental.
5. Quais fatores regulam a frequência cardíaca durante o exercício? E o volume sistólico?
6. Como o exercício influencia o retorno venoso?

7. Quais fatores determinam o fluxo sanguíneo local durante o exercício?
8. Elabore em um gráfico as alterações que ocorrem na frequência cardíaca, volume sistólico e débito cardíaco durante o exercício prolongado. O que acontece a essas variáveis quando o exercício é realizado em um ambiente quente/úmido?
9. Compare as respostas de frequência cardíaca e pressão arterial para os trabalhos de braços e de pernas, realizados a um mesmo consumo de oxigênio. Quais fatores poderiam explicar as diferenças observadas?
10. Explique a teoria do comando central da regulação cardiovascular durante o exercício.

Sugestões de leitura

Fox, S. 2019. *Human Physiology*. New York, NY: McGraw-Hill Companies.

Hall, J. 2015. *Guyton and Hall Textbook of Medical Physiology*. Philadelphia, PA: Saunders.

Michelina, L., D. O'Leary, P. Raven, and C. Nobrega. 2015. Neural control of circulation and exercise: a translational approach disclosing interactions between central command, arterial baroreflex, and muscle metaboreflex. *American Journal of Physiology: Heart and Circulatory Physiology* 309: H381-H392.

Mortensen, S., and B. Saltin. 2014. Regulation of the muscle blood flow in humans. *Experimental Physiology* 99: 1552-1558.

Powers, S.K., A.J. Smuder, A.N. Kavazis, and J.C. Quindry. 2014. Mechanisms of exercise-induced cardioprotection. *Physiology* 29: 27-38.

Raven, P., B. Young, and P. Fadel. 2019. Arterial baroreflex resetting during exercise in humans: underlying signaling mechanisms. *Exercise and Sport Science Reviews* 47: 129-141.

Joyner, M., and D. Casey. 2015. Regulation of increased blood flow (hyperemia) to muscles during exercise: a hierarchy of competing physiological needs. *Physiological Reviews* 95: 549-601.

Emery, M., and R. Kovacs. 2018. Sudden cardiac death in athletes. *Journal of the American College of Cardiology* 6: 30-40.

Referências bibliográficas

1. Asmussen E. Similarities and dissimilarities between static and dynamic exercise. *Circulation Research* 48: 3-10, 1981.
2. Åstrand P. *Textbook of Work Physiology*. Champaign, IL: Human Kinetics, 2003.
3. Borjesson M and Pelliccia A. Incidence and aetiology of sudden cardiac death in young athletes: an international perspective. *British Journal of Sports Medicine* 43: 644-648, 2009.
4. Bowles D and Starnes J. Exercise training improves metabolic response after ischemia in isolated working rat heart. *Journal of Applied Physiology* 76: 1608-1614, 1994.
5. Chicco A, Johnson M, Armstrong C, Lynch J, Gardner R, Fasen G, et. al. 2007. Sex-specific and exercise-acquired cardioprotection is abolished by sarcolemmal K ATP channel blockade in the rat heart. *American Journal of Physiology Heart and Circulatory Physiology* 292: 2432-2437.
6. Courneya C and Parker M. *Cardiovascular Physiology: A Clinical Approach*. Philadelphia, PA: Wolters Kluwer, 2010.
7. Coyle EF and Gonzalez-Alonso J. Cardiovascular drift during prolonged exercise: new perspectives. *Exercise and Sport Sciences Reviews* 29: 88-92, 2001.
8. Crandall C and Gonzalez-Alonso J. Cardiovascular function in the heat-stressed human. *Acta Physiologica (Oxford)* 199: 407-423, 2010.
9. Duncan G, Johnson RH, and Lambie DG. Role of sensory nerves in the cardiovascular and respiratory changes with isometric forearm exercise in man. *Clinical Science (London)* 60: 145-155, 1981.
10. Feldman D, Elton TS, Menachemi DM, and Wexler RK. Heart rate control with adrenergic blockade: clinical outcomes in cardiovascular medicine. *Vasc Health Risk Management* 6: 387-397, 2010.
11. Ferreira M. Sudden cardiac death athletes: a systematic review. *Sports Medicine, Rehabilitation, Therapy, and Technology* 2: 1-6, 2010.
12. Fox EL and Costill DL. Estimated cardiorespiratory response during marathon running. *Archives of Environmental Health* 24: 316-324, 1972.
13. Fox S. *Human Physiology*. New York, NY: McGraw-Hill, 2019.
14. French J, Quindry J, Falk, D, staib J, Lee Y, Wang K, et al. Ischemia-reperfusion-induced calpain activation and SERCA2a degradation are attenuated by exercise training and calpain inhibition. *American Journal of Physiology Heart and Circulatory Physiology* 290: 128-136, 2006.
15. Gerstenblith G, Renlund DG, and Lakatta EG. Cardiovascular response to exercise in younger and older men. *Federation Proceedings* 46: 1834-1839, 1987.
16. Gledhill N, Cox D, and Jamnik R. Endurance athletes' stroke volume does not plateau: major advantage is diastolic function. *Medicine & Science in Sports & Exercise* 26: 1116-1121, 1994.
17. Gorman M and Sparks H. The unanswered question. *News in Physiological Sciences* 6: 191-193, 1991.
18. Harmon, K, Drezner, J, Maleszewski, J, Lopez- Anderson, M, Owens, M, Prutkin, J, et al. Pathogenesis of sudden cardiac death in national collegiate athletic association athletes. *Circulation, Arrhythmias and Electrophysiology* 7: 198-201, 2014.
19. Joyner M and Dempsey J. Physiological redundancy and the integrative response to exercise. *Cold Springs Harbor Perspectives in Medicine* 9: 2018.
20. Katz A. *Physiology of the Heart*. Philadelphia, PA: Wolters Kluwer Lippincott Williams and Wilkins, 2010.
21. Kavazis AN, McClung JM, Hood DA, and Powers SK. Exercise induces a cardiac mitochondrial phenotype that resists apoptotic stimuli. *American Journal of Physiology – Heart and Circulatory Physiology* 294: H928-935, 2008.
22. Levy WC, Cerqueira MD, Harp GD, Johannessen KA, Abrass IB, Schwartz RS, et al. Effect of endurance exercise training on heart rate variability at rest in healthy young and older men. *American Journal of Cardiology* 82: 1236-1241, 1998.
23. Liew R and Chiam PT. Risk stratification for sudden cardiac death after acute myocardial infarction. *ANNALS Academy of Medicine Singapore* 39: 237-246, 2010.
24. Mahon AD, Marjerrison AD, Lee JD, Woodruff ME, and Hanna LE. Evaluating the prediction of maximal heart rate in children and adolescents. *Research Quarterly for Exercise and Sport* 81: 466-471, 2010.
25. McGinnis G, Ballmann C, Peters B, Nanayakkara G, Roberts M, Amin R, et al. Interleukin-6 mediates exercise preconditioning against myocardial ischemia reperfusion injury. *Amer-*

ican Journal of Physiology Heart and Circulatory Physiology 308: 1423-1433, 2015.

26. Miller JD, Pegelow DF, Jacques AJ, and Dempsey JA. Skeletal muscle pump versus respiratory muscle pump: modulation of venous return from the locomotor limb in humans. *The Journal of Physiology* 563: 925-943, 2005.
27. Miller L, McGinnis G, Peters B, Ballman C, Nanayakkara G, Amin R, et al. Involvement of the δ-opioid receptor in exercise-induced cardioprotection. *Experimental Physiology* 100: 410-421, 2015.
28. Mitchell JH. J. B. Wolffe memorial lecture. Neural control of the circulation during exercise. *Medicine & Science in Sports & Exercise* 22: 141-154, 1990.
29. Mitchell JH, Payne FC, Saltin B, and Schibye B. The role of muscle mass in the cardiovascular response to static contractions. *The Journal of Physiology* 309: 45-54, 1980.
30. Moore R. Cellular adaptations of the heart muscle to exercise training. *Annals of Medicine* 30: 46-53, 1998.
31. Mortensen S and Saltin B. Regulation of the muscle blood flow in humans. *Experimental Physiology* 99: 1552-1558, 2014.
32. Powers SK, Demirel HA, Vincent HK, Coombes JS, Naito H, Hamilton KL, Shanely RA, and Jessup J. Exercise training improves myocardial tolerance to in vivo ischemia-reperfusion in the rat. *American Journal of Physiology* 275: R1468-1477, 1998.
33. Powers SK, Howley ET, and Cox R. A differential catecholamine response during prolonged exercise and passive heating. *Medicine & Science in Sports & Exercise* 14: 435-439, 1982.
34. Powers SK, Locke M, and Demirel HA. Exercise, heat shock proteins, and myocardial protection from I-R injury. *Medicine & Science in Sports & Exercise* 33: 386-392, 2001.
35. Powers SK, Smuder AJ, Kavazis AN, and Quindry JC. Mechanisms of exercise-induced cardioprotection. *Physiology* 29: 27-38, 2014.
36. Quindry J and Franklin B. Cardioprotective exercise and pharmacologic interventions as complementary antidotes to cardiovascular disease. *Exercise and Sport Science Reviews* 46: 5-17, 2018.
37. Quindry J and Franklin B. Exercise preconditioning as a cardioprotective phenotype. *American Journal of Cardiology* 148: 8-15, 2021.
38. Quindry J, Franklin B, Chapman M, Humphrey R, and Mathis S. Benefits and risks of high-intensity interval training in patients with coronary artery disease. *American Journal of Cardiology* 123: 1370-1377, 2019.
39. Quindry J, French J, Hamilton K, Lee Y, Mehta J, and Powers S. Exercise training provides cardioprotection against ischemia-reperfusion induced apoptosis in young and old animals. *Experimental Gerontology* 40: 416-425, 2005.
40. Raven P and Stevens G. Cardiovascular function during prolonged exercise. In: *Perspectives in Exercise Science and Sports Medicine: Prolonged Exercise*, edited by Lamb D, and Murray R. Indianapolis: Benchmark Press, 1988, 43-71.
41. Raven PB, Fadel PJ, and Ogoh S. Arterial baroreflex resetting during exercise: a current perspective. *Experimental Physiology* 91: 37-49, 2006.
42. Ridge B and Pyke F. Physiological responses to combinations of exercise and sauna. *Australian Journal of Science and Medicine in Sport* 18: 25-28, 1986.
43. Rosiello RA, Mahler DA, and Ward JL. Cardiovascular responses to rowing. *Medicine & Science in Sports & Exercise* 19: 239-245, 1987.
44. Rowell LB. What signals govern the cardiovascular responses to exercise? *Medicine & Science in Sports & Exercise* 12: 307-315, 1980.
45. Rubin SA. Core temperature regulation of heart rate during exercise in humans. *Journal of Applied Physiology* 62: 1997-2002, 1987.
46. Sarelius I and Pohl U. Control of muscle blood flow during exercise: local factors and integrative mechanisms. *Acta physiologica (Oxford)* 199: 349-365, 2010.
47. Sawka MN, Knowlton RG, and Critz JB. Thermal and circulatory responses to repeated bouts of prolonged running. *Medicine and Science in Sports* 11: 177-180, 1979.
48. Stoggl T and Bjorklund G. High intensity interval training leads to greater improvements in acute heart rate recovery and anaerobic power as high volume low intensity training. *Frontiers in Physiology* 245: 1-8, 2017.
49. Tanaka H, Monahan K, and Seals D. Age-predicted maximal heart rate revisited. *Journal of the American College of Cardiology* 37: 153-156, 2001.
50. Trinity J, Broxterman R, and Richardson R. Regulation of exercise blood flow: role of free radicals. *Free Radical Biology and Medicine* 98: 90-102, 2016.
51. Villafaina S, Collado-Mateo D, Fuentes J, Merellano- Novarro E, and Gusi N. Physical exercise improves heart rate variability in patients with type 2 diabetes: a systematic review. *Current Diabetes Research* 17: 110-118, 2017.
52. Virmani R, Burke AP, and Farb A. Sudden cardiac death. *Cardiovascular Pathology* 10: 211-218, 2001.
53. Whelton P, Carey R, Aronow W, Casey D, Collins KJ, Dennison HC, et al. 2017 Guidelines for the prevention, detection, evaluation, and management of high blood pressure in adults. *Journal of the American College of Cardiology* 138: 426-477, 2018.
54. Westhoff T, Franke N, Schmidt S, Vallbracht-Israng K, Zidek W, Dimeo F, et al. Beta-blockers do not impair the cardiovascular benefits of endurance training in hypertensives. *Journal of Human Hypertension* 21: 486-493, 2007.
55. Whyte J and Laughlin MH. The effects of acute and chronic exercise on the vasculature. *Acta Physiologica* 199: 441-450, 2010.
56. Williamson JW, Fadel PJ, and Mitchell JH. New insights into central cardiovascular control during exercise in humans: a central command update. *Experimental Physiology* 91: 51-58, 2006.
57. Wyss CR, Ardell JL, Scher AM, and Rowell LB. Cardiovascular responses to graded reductions in hindlimb perfusion in exercising dogs. *American Journal of Physiology* 245: H481-486, 1983.
58. Zhou B, Conlee RK, Jensen R, Fellingham GW, George JD, and Fisher AG. Stroke volume does not plateau during graded exercise in elite male distance runners. *Medicine & Science in Sports & Exercise* 33: 1849-1854, 2001.
59. Zobl E. Effect of exercise on the cerebral circulation and metabolism. *Journal of Applied Physiology* 20: 1289- 1293, 1965.

10

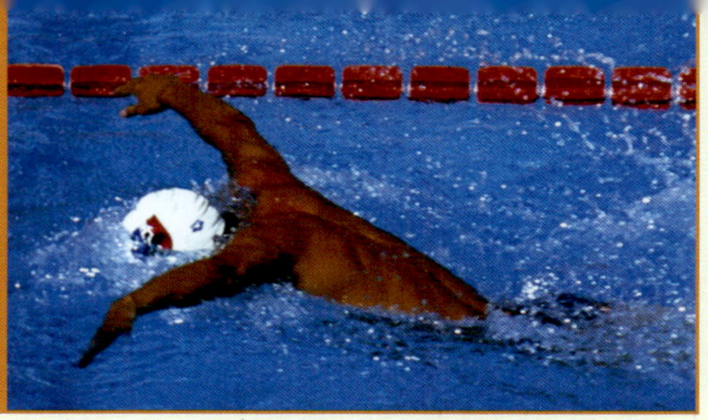

Mike Hewitt/Action Plus Sports Images/Alamy Stock Photo

Respiração durante o exercício

Objetivos

Ao estudar este capítulo, você deverá ser capaz de:

1. Descrever a função primária do sistema pulmonar.
2. Destacar os principais componentes anatômicos do sistema respiratório.
3. Listar os principais músculos envolvidos na inspiração e na expiração, em repouso e durante o exercício.
4. Discutir a importância da correspondência entre o fluxo sanguíneo e a ventilação alveolar no pulmão.
5. Explicar como os gases são transportados por meio da interface hematogasosa no pulmão.
6. Discutir os principais meios de transporte de O_2 e CO_2 no sangue.
7. Discutir os efeitos do aumento de temperatura, diminuição do pH e aumento dos níveis de 2,3-DPG sobre a curva de dissociação de oxigênio-hemoglobina.
8. Descrever a resposta ventilatória ao exercício com carga constante e estado estável. O que acontece com a ventilação se o exercício for prolongado e realizado sob condições ambientais de alta temperatura/umidade?
9. Descrever a resposta ventilatória ao exercício incremental. Quais fatores contribuem para a elevação não linear na ventilação a taxas de trabalho superiores a 50-70% do $\dot{V}O_{2máx}$? Discutir também a mudança no padrão respiratório quando ocorre a transição do repouso para o exercício em intensidades variáveis.
10. Discutir os componentes neurais envolvidos no controle da respiração durante o exercício.
11. Identificar a localização e função dos quimioceptores e mecanoceptores que contribuem para a regulação da respiração.
12. Discutir a teoria neuro-humoral do controle ventilatório durante o exercício.

Conteúdo

Função do sistema respiratório – quadro geral 252
Estrutura do sistema respiratório 252
- Zona condutora 254
- Zona respiratória 255

Mecânica da respiração 255
- Inspiração 256
- Expiração 256
- Resistência das vias aéreas 256

Ventilação pulmonar 258
Volumes e capacidades pulmonares 259
Difusão de gases 261
Fluxo sanguíneo para os pulmões 263
Relações de ventilação--perfusão 266
Transporte de O_2 e CO_2 no sangue 266
- Hemoglobina e transporte de O_2 267
- Curva de dissociação da oxiemoglobina 267
- Transporte de O_2 no músculo 269
- Transporte de CO_2 no sangue 269

Ventilação e equilíbrio acidobásico 271
Respostas ventilatórias e hematogasosas ao exercício 271
- Transições do repouso ao trabalho 271
- Exercício prolongado em ambiente quente 271
- Exercício incremental 272
- Mudanças no padrão respiratório durante o exercício 274

Controle da ventilação 275
- Regulação ventilatória durante o repouso 275
- Centro de controle respiratório 275
- Estimulação do centro de controle respiratório 276
- Controle ventilatório durante o exercício de intensidade moderada 278
- Controle ventilatório durante os exercícios intenso e muito intenso 279

Os pulmões se adaptam ao treinamento físico? 279
O sistema pulmonar limita o desempenho máximo no exercício? 280

Palavras-chave

alvéolos
capacidade pulmonar total (CPT)
capacidade vital (CV)
corpos aórticos
corpos carotídeos
desoxiemoglobina
diafragma
difusão
efeito de Bohr
espaço morto anatômico
espirometria
fluxo de massa (*bulk flow*)
hemoglobina
limiar ventilatório (Lvent)
mioglobina
oxiemoglobina
pleura
pressão parcial
respiração
respiração celular
respiração pulmonar
ventilação
ventilação alveolar ($\dot{V}_A$)
volume corrente
volume residual (VR)

A palavra **respiração**, em fisiologia, é frequentemente empregada em dois contextos diferentes: (1) **respiração pulmonar** e (2) **respiração celular**. A respiração pulmonar refere-se à ventilação (respiração propriamente dita) e à troca de gases (O_2 e CO_2) nos pulmões. A respiração celular está relacionada à utilização de O_2 e à produção de CO_2 pelos tecidos (ver Cap. 3). Este capítulo enfoca a respiração pulmonar, de modo que o termo "respiração" é empregado como sinônimo de respiração pulmonar. Como o sistema pulmonar exerce papel central na manutenção da homeostase hematogasosa (i.e., tensões de O_2 e CO_2) durante o exercício, é importante que o estudante de fisiologia do exercício entenda a função do pulmão durante o trabalho. Por esse motivo, o presente capítulo discutirá o *design* e a função do sistema respiratório durante o exercício. É importante destacar que também discutiremos o controle da respiração durante o exercício e enfatizaremos os desafios únicos que os atletas de resistência de elite enfrentam para manter a homeostase dos gases sanguíneos durante a prática de exercícios de alta intensidade.

Função do sistema respiratório – quadro geral

O principal propósito do sistema respiratório é fornecer um meio de trocas gasosas entre a atmosfera e as células do corpo. Ou seja, o sistema respiratório fornece ao indivíduo um meio de repor O_2 e eliminar o CO_2 presente no sangue. A troca de O_2 e CO_2 entre o pulmão e o sangue resulta de dois processos: (1) ventilação e (2) difusão. O termo **ventilação** refere-se ao processo mecânico de deslocamento de ar para dentro e para fora dos pulmões; comumente, esse processo é denominado respiração. A **difusão** consiste no movimento aleatório das moléculas, de uma área de alta concentração para outra de menor concentração.

O quadro geral da troca de gases respiratórios (ou seja, O_2 e CO_2) entre a atmosfera e as células do corpo pode ser descrito em quatro processos contínuos que ocorrem simultaneamente (Fig. 10.1):

1. **Ventilação:** Ventilação se refere ao movimento dos gases respiratórios entre a atmosfera e a região de troca gasosa do pulmão (i.e., a região alveolar).
2. **Troca gasosa alveolar:** Troca gasosa alveolar é o movimento dos gases respiratórios (via difusão) entre a região alveolar do pulmão e o sangue. Tendo em vista que a tensão de O_2 (ou seja, pressão de O_2) na região alveolar dos pulmões é maior que a do sangue, o O_2 se move dos pulmões para o sangue. Da mesma forma, como a tensão de CO_2 no sangue é maior do que no pulmão, o CO_2 se move do sangue para o pulmão, sendo em seguida expirado.
3. **Transporte circulatório:** Transporte circulatório refere-se ao transporte de gases respiratórios no sangue entre os pulmões e as células do corpo.
4. **Troca gasosa sistêmica:** Troca gasosa sistêmica é o movimento dos gases respiratórios (via difusão) do sangue para as células do corpo. Devido às diferenças de pressão, o O_2 se difunde do sangue para as células e o CO_2 se difunde das células para o sangue venoso.

O sistema respiratório também exerce um papel importante na regulação do equilíbrio acidobásico durante o exercício intenso. Esse tópico importante é introduzido neste capítulo e discutido em mais detalhes no Capítulo 11.

Em resumo

- A principal função do sistema pulmonar é fornecer um meio de troca de gases entre a atmosfera e o corpo.
- O sistema respiratório também exerce papel importante na regulação do equilíbrio acidobásico durante o exercício.

Estrutura do sistema respiratório

O sistema respiratório humano é composto por um grupo de passagens que filtram e transportam o ar até os pulmões, onde ocorrem trocas gasosas no interior de delgados sacos aéreos chamados de **alvéolos**. Os principais componentes do sistema respiratório estão representados na Figura 10.2. Os órgãos do sistema respiratório incluem: nariz, cavidade nasal, faringe, laringe, traqueia, árvore brônquica e os próprios pulmões. A parte superior do trato respiratório está formada pelo nariz, cavidade nasal e faringe. A zona respiratória inferior compreende a traqueia, os brônquios e

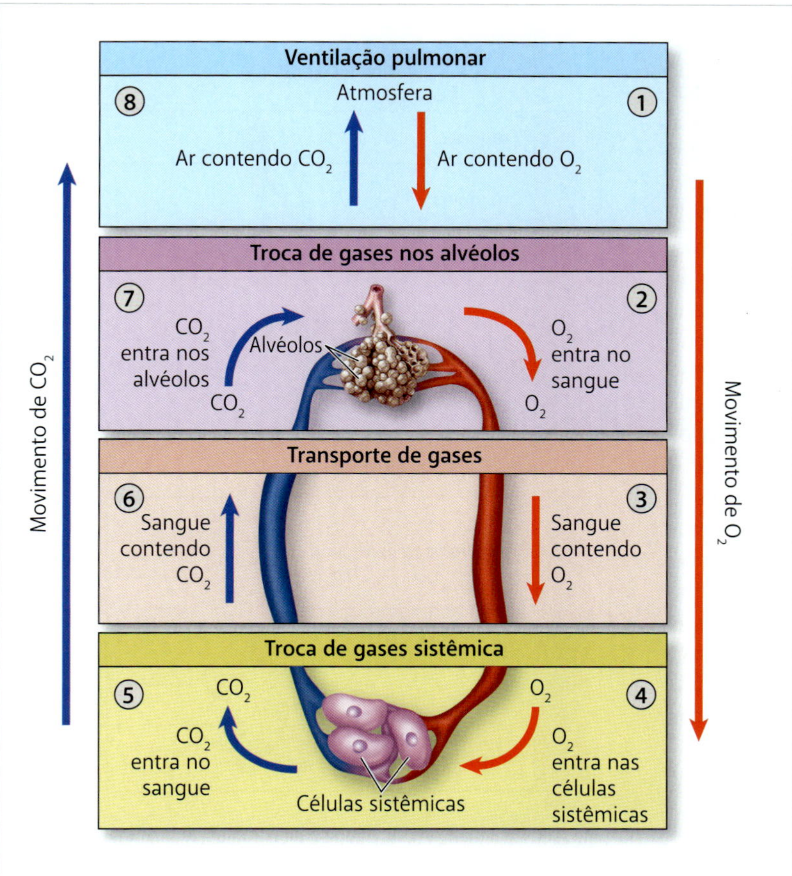

Figura 10.1 Visão geral da respiração. A respiração envolve quatro processos: ventilação pulmonar, trocas gasosas alveolares, transporte gasoso e trocas gasosas sistêmicas.
Fonte: McKinley, Michael P., O'Loughlin, Valerie Dean, e Bidle, Theresa. Anatomy and Physiology: An Integrative Approach, 2.ed. New York: McGraw Hill, 2016.

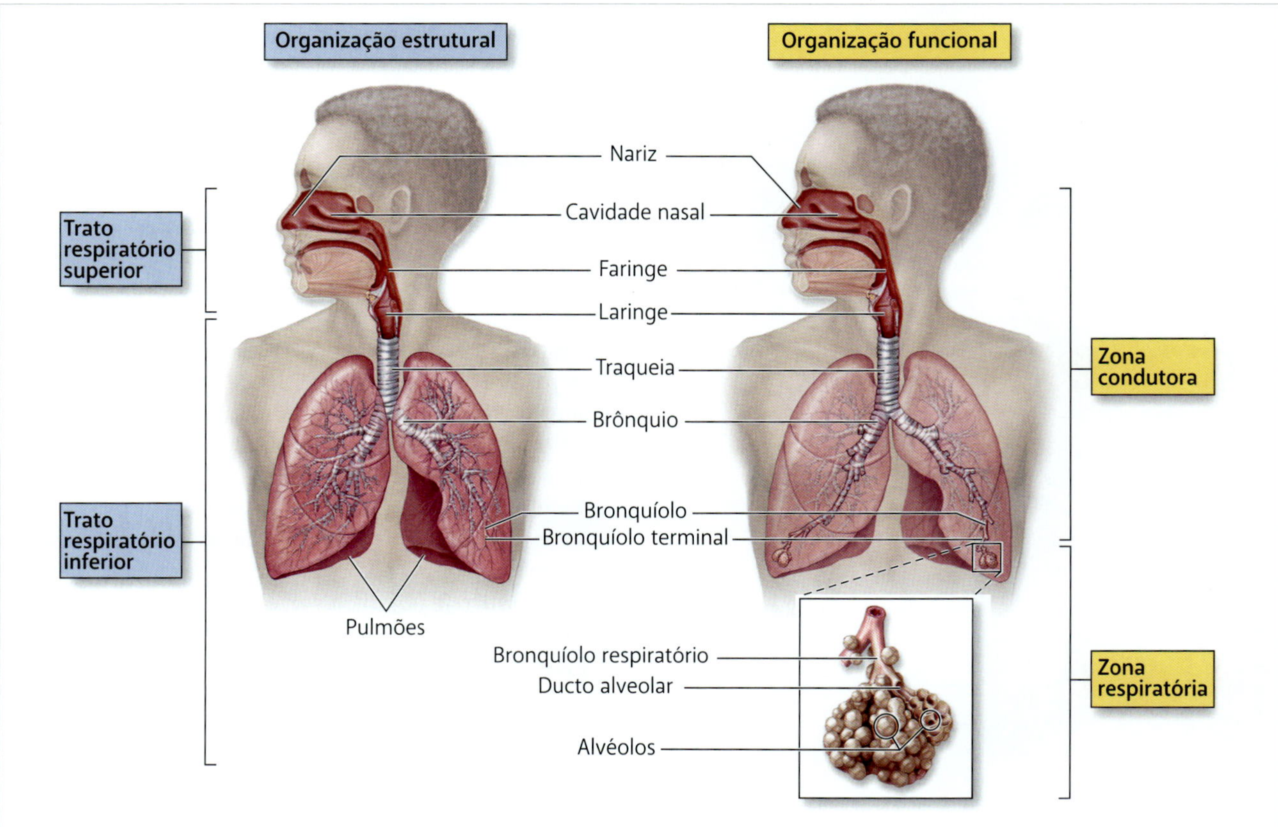

Figura 10.2 Principais órgãos do sistema respiratório.
Fonte: McKinley, Michael P., O'Loughlin, Valerie Dean, e Bidle, Theresa. Anatomy and Physiology: An Integrative Approach, 2nd ed. New York: McGraw Hill, 2016.

os bronquíolos; os bronquíolos respiratórios avançam até os alvéolos, local de ocorrência das trocas gasosas (Fig. 10.2). A posição anatômica dos pulmões em relação ao principal músculo respiratório – o diafragma – está ilustrada na Figura 10.3. Note que ambos os pulmões, direito e esquerdo, são envolvidos por um conjunto de membranas denominado **pleura**. A pleura visceral adere à superfície externa do pulmão, enquanto a pleura parietal reveste as paredes torácicas. Essas duas pleuras estão separadas por uma fina camada de líquido, que atua como lubrificante e permite o deslizamento suave de uma pleura sobre a outra. A pressão existente na cavidade pleural (pressão intrapleural) é menor que a pressão atmosférica e se torna ainda mais baixa durante a inspiração, fazendo o ar proveniente do meio ambiente inflar os pulmões. O fato de a pressão intrapleural ser menor que a pressão atmosférica é importante, pois evita o colapso dos frágeis sacos de ar (i.e., alvéolos) no interior dos pulmões.

As vias aéreas que levam ao pulmão ou que deixam esse órgão estão divididas em duas zonas funcionais: (1) a zona condutora e (2) a zona respiratória (ver Figs. 10.2 e 10.4). A zona condutora inclui todas as estruturas anatômicas (p. ex., traqueia, árvore brônquica, bronquíolos) por meio das quais o ar passa até chegar à zona respiratória. A região pulmonar onde ocorrem as trocas gasosas é denominada zona respiratória e inclui os bronquíolos respiratórios, ductos alveolares e os sacos alveolares. Os bronquíolos respiratórios estão incluídos nesta região, pois contêm pequenos aglomerados de alvéolos. Em seguida, discutiremos com mais detalhes cada uma dessas zonas do sistema respiratório.

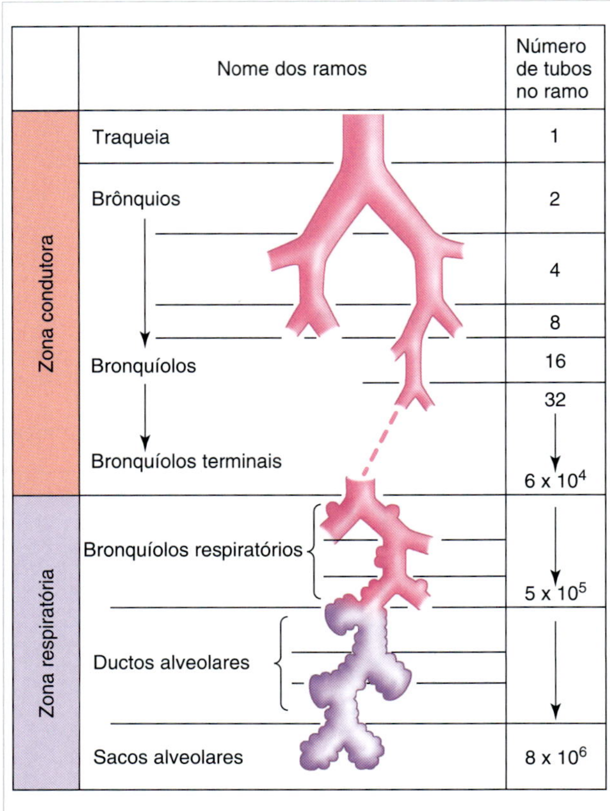

Figura 10.4 Zonas condutoras e zonas respiratórias do sistema pulmonar.

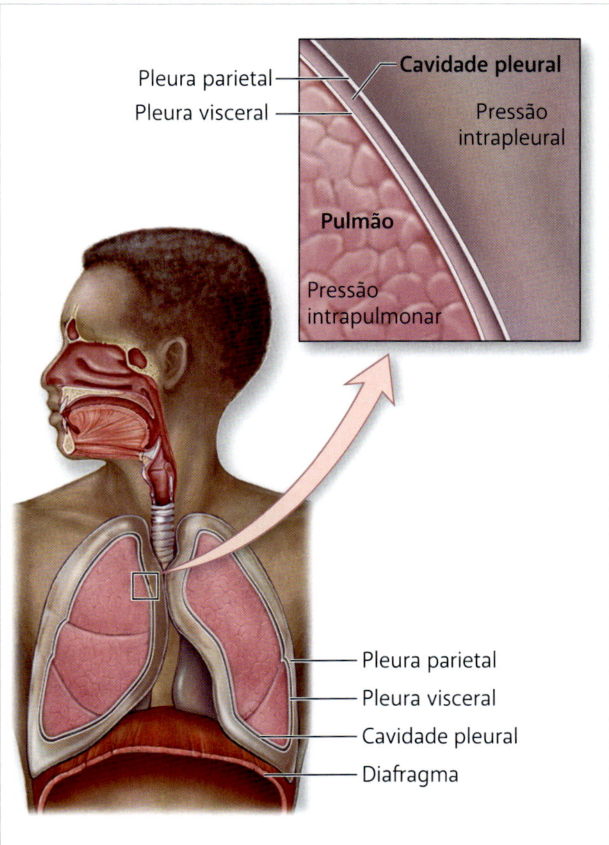

Figura 10.3 Posição dos pulmões, do diafragma e da pleura. Observe que a pressão no interior da cavidade pleural está indicada como pressão intrapleural. Ver texto para mais detalhes.

Zona condutora

O ar entra na traqueia pela faringe (garganta), que recebe ar das cavidades nasal e oral. Durante o repouso, os indivíduos saudáveis respiram pelo nariz. Entretanto, durante o exercício moderado a intenso, a boca passa a ser a principal via de passagem do ar.[33] Para entrar ou sair da traqueia, o gás deve passar por uma abertura semelhante a uma válvula, denominada *epiglote*, que está localizada entre as cordas vocais.

A traqueia ramifica-se em dois brônquios primários (direito e esquerdo), que entram em cada pulmão. A árvore brônquica, então, ramifica-se várias vezes até formar os bronquíolos (que são pequenos ramos da árvore brônquica). Os bronquíolos, por sua vez, ramificam-se várias vezes antes de se transformarem nos ductos alveolares que levam aos sacos alveolares e à zona respiratória do pulmão (ver Fig. 10.5).

A zona condutora do sistema respiratório não serve apenas de passagem de ar, mas também filtra e umidifica o ar em seu movimento até a zona respiratória do pulmão. Independentemente da temperatura ou da umidade do ambiente, o ar que chega ao pulmão é aquecido e saturado com vapor de água.[67,69] O aquecimento e a umidificação do ar previnem a desidratação (ressecamento) do delicado tecido pulmonar durante o exercício, quando a respiração aumenta.[67]

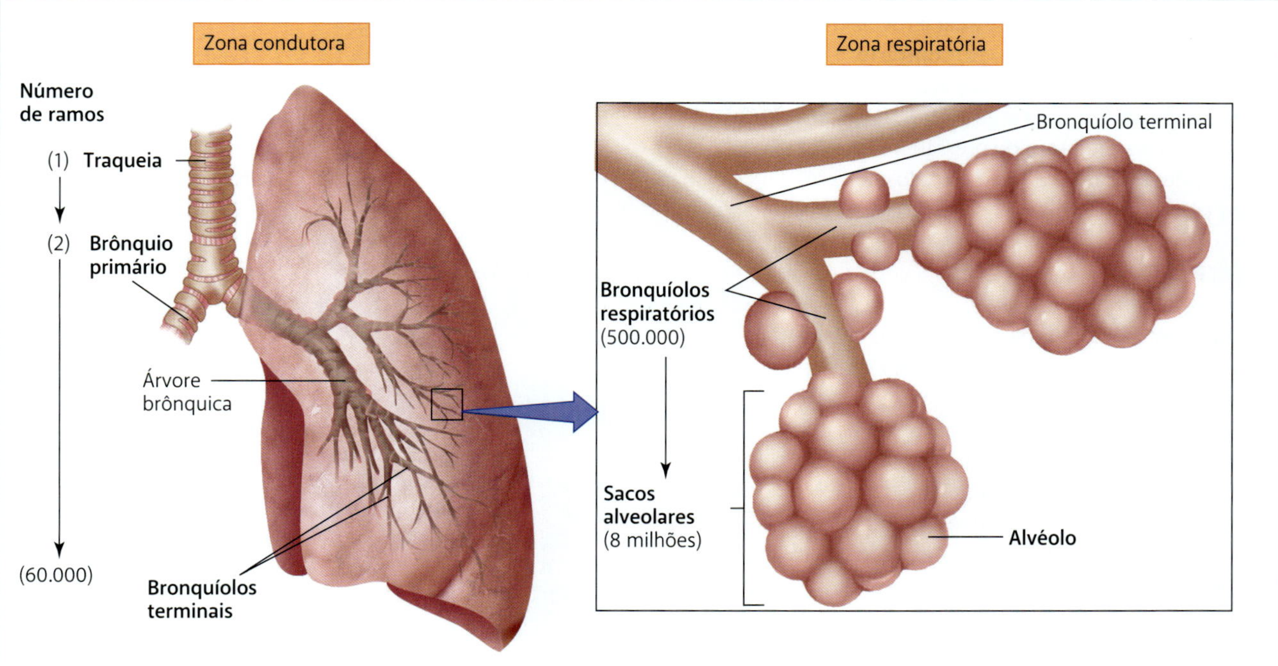

Figura 10.5 A árvore brônquica é constituída por passagens que conectam a traqueia e os alvéolos.

Zona respiratória

Nos pulmões, as trocas gasosas ocorrem através de cerca de 300 milhões de diminutos alvéolos. O enorme número dessas estruturas confere ao pulmão uma ampla área de superfície para difusão. Na verdade, estima-se que a área de superfície total disponível para difusão no pulmão humano seja de 60-80 m^2 (i.e., o tamanho de uma quadra de tênis). A taxa de difusão é favorecida ainda mais pelo fato de os alvéolos terem a espessura de uma única camada celular, de modo que a barreira hematogasosa total tem uma espessura de apenas duas camadas celulares (a célula alveolar e a célula do capilar) (ver Fig. 10.6).

Embora os alvéolos constituam a estrutura ideal para as trocas gasosas, a fragilidade dessas "bolhas" delgadas impõe alguns problemas ao pulmão. Por exemplo, por causa da tensão superficial (pressão exercida em decorrência das propriedades da água) do líquido que reveste os alvéolos, há desenvolvimento de forças relativamente grandes que tendem a causar o colapso dos alvéolos. Felizmente, algumas das células alveolares sintetizam e sintetizam e liberam um material chamado de *surfactante*, que diminui a tensão superficial nos alvéolos e previne seu colapso.[60]

Em resumo

- Anatomicamente, o sistema pulmonar consiste em um grupo de passagens que filtram e transportam o ar para dentro dos pulmões, onde as trocas gasosas ocorrem no interior de minúsculos sacos aéreos, denominados *alvéolos*.
- As passagens de ar do sistema respiratório são divididas em duas zonas funcionais: (1) a zona de condução e (2) a zona respiratória.

Mecânica da respiração

O movimento do ar indo do meio ambiente para dentro dos pulmões é chamado de ventilação pulmonar e ocorre por meio de um processo conhecido como **fluxo de massa** (***bulk flow***). O fluxo de massa refere-se ao movimento das moléculas ao longo de uma passagem em decorrência de uma diferença de pressão entre as duas extremidades desta via. Sendo assim, a inspiração ocorre porque a pressão no interior

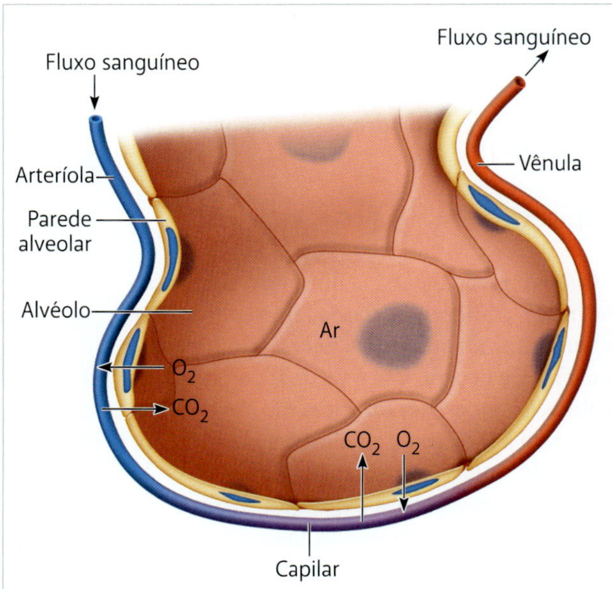

Figura 10.6 Ilustração da relação entre os capilares pulmonares e a parede alveolar. Observe que o oxigênio (O_2) se difunde do ar presente no alvéolo até o sangue capilar, enquanto o dióxido de carbono (CO_2) se difunde do sangue capilar para o alvéolo.

dos pulmões (intrapulmonar) cai a níveis inferiores à pressão atmosférica. Ao contrário, a expiração ocorre quando a pressão dentro dos pulmões ultrapassa a pressão atmosférica. Os meios pelos quais esta mudança de pressão no interior dos pulmões é alcançada são discutidos nos próximos parágrafos.

Inspiração

Qualquer músculo capaz de aumentar o volume torácico é considerado um músculo inspiratório. O **diafragma** é o músculo mais importante para a inspiração, sendo considerado o mais importante músculo da inspiração, essencial para a ocorrência da respiração normal.[33,66,67,89,91,93] Esse músculo delgado e em forma de cúpula se insere nas costelas inferiores e é inervado pelos nervos frênicos. Quando se contrai, o diafragma força os conteúdos abdominais para baixo e adiante. Além disso, as costelas são erguidas para fora. O resultado dessas duas ações é um aumento nas dimensões vertical e laterais da cavidade torácica e a expansão dos pulmões (Fig 10.7). Essa expansão pulmonar acarreta uma diminuição da pressão intrapulmonar a níveis inferiores à pressão atmosférica, o que possibilita o fluxo de ar para dentro dos pulmões.

Durante a respiração em repouso, o diafragma realiza a maior parte do trabalho de inspiração. Entretanto, durante o exercício, os músculos auxiliares da inspiração são requisitados e passam a auxiliar a respiração.[71,73,97] Esses músculos incluem músculos intercostais externos, peitoral menor, músculos escalenos e esternocleidomastóideos (ver Fig. 10.8). Em conjunto, esses músculos ajudam o diafragma a aumentar as dimensões torácicas, e isso favorece a inspiração (ver Quadro "Uma visão mais detalhada 10.1").

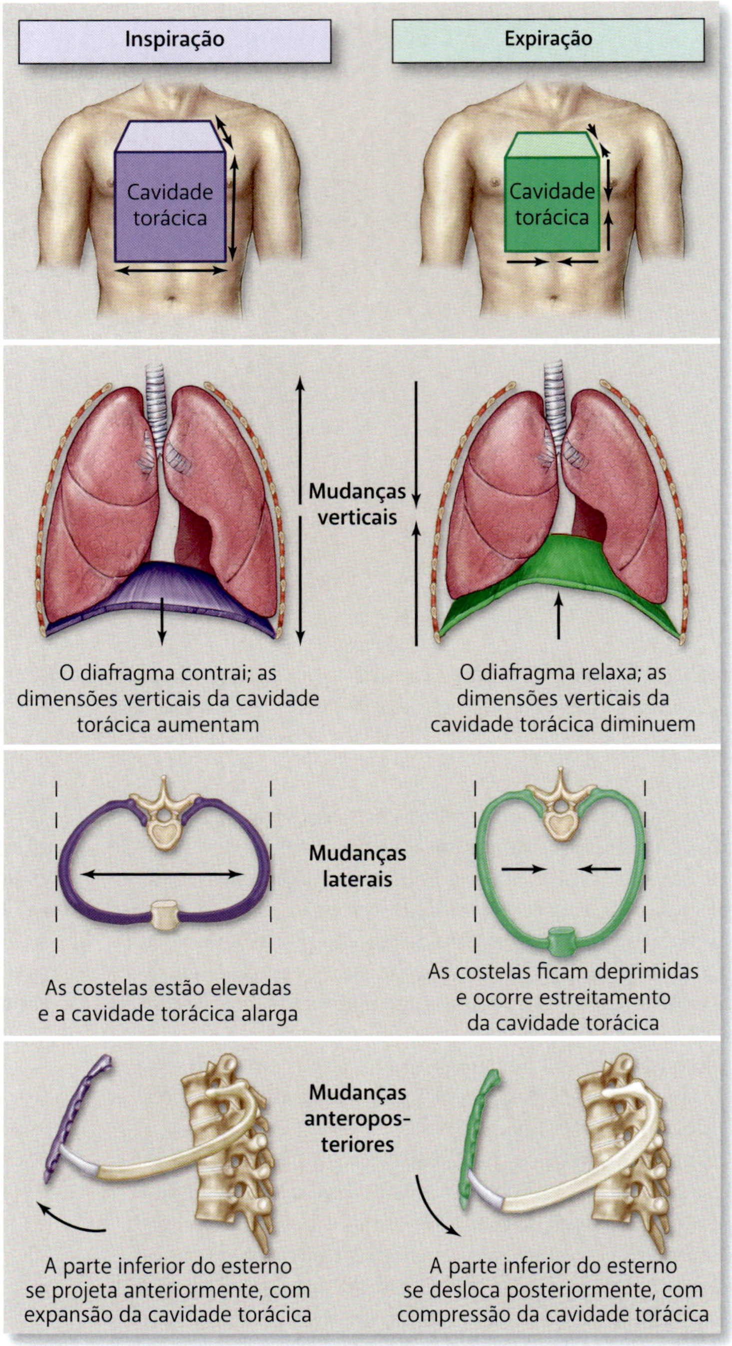

Figura 10.7 Alterações no tamanho da cavidade torácica durante a respiração. A estrutura torácica em forma de caixa (parte superior da figura) ilustra a mudança no tamanho da cavidade torácica durante as fases de inspiração e de expiração. Observe que a inspiração está associada a um aumento nas dimensões vertical e lateral do espaço torácico. Por outro lado, a expiração está associada a uma diminuição no tamanho da cavidade torácica.

Expiração

A expiração é passiva durante a respiração normal e tranquila. Ou seja, em repouso, nenhum esforço muscular é necessário para que a expiração ocorra. Isso é verdadeiro porque os pulmões e as paredes torácicas são elásticos, retornando à posição de equilíbrio após se expandirem durante a inspiração.[101] No decorrer do exercício, entretanto, a expiração se torna ativa. Os músculos mais importantes envolvidos na expiração são aqueles encontrados na parede abdominal, que incluem o reto do abdome e o oblíquo interno.[67] Os músculos intercostais internos também auxiliam na expiração, ao exercer tração inferior nas costelas (i.e., promovem a depressão das costelas). Quando esses músculos se contraem, o diafragma é empurrado para cima (i.e., ascende) e as costelas são puxadas para baixo e para dentro. Isso resulta em uma redução no volume do peito e ocorre a expiração.

Resistência das vias aéreas

A qualquer velocidade de fluxo de ar para dentro dos pulmões, a diferença de pressão que deve ser desenvolvida

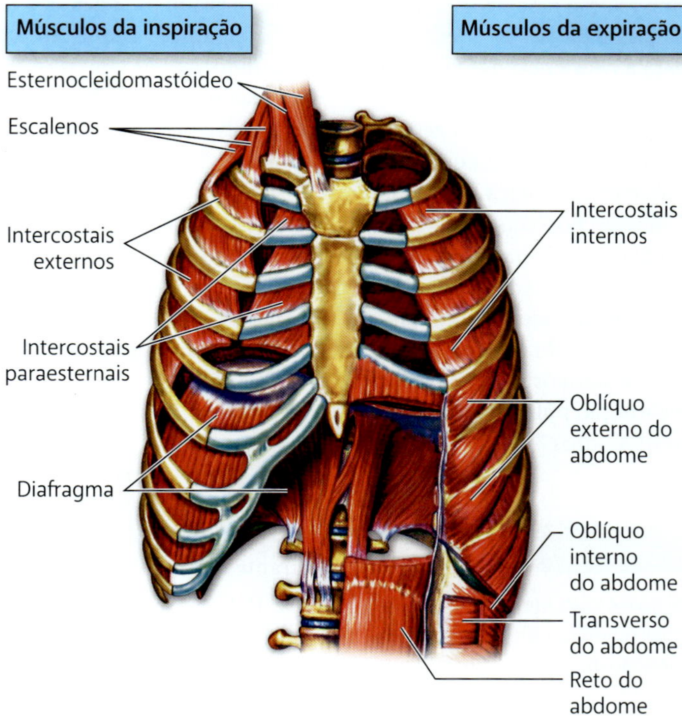

Figura 10.8 Os músculos da respiração. Os principais músculos da inspiração são mostrados no lado esquerdo do tronco. Os principais músculos da expiração são mostrados à direita.

depende da resistência das vias aéreas. O fluxo de ar através das vias aéreas do sistema respiratório pode ser definido pela seguinte relação:

$$\text{Fluxo de ar} = \frac{(P_1 - P_2)}{\text{Resistência}}$$

Onde $(P_1 - P_2)$ é a diferença de pressão entre as duas extremidades da via aérea, e resistência é a resistência ao fluxo oferecida pela via aérea. O fluxo de ar aumenta sempre que houver aumento do gradiente de pressão ao longo do sistema pulmonar, ou se houver diminuição da resistência ofe-

Uma visão mais detalhada 10.1

Músculos respiratórios e exercício

Os músculos respiratórios são músculos esqueléticos funcionalmente similares aos músculos locomotores. A tarefa primária desses músculos é atuar sobre a parede torácica para mover os gases para dentro e para fora dos pulmões e, assim, manter a homeostase do pH e dos gases no sangue arterial. A importância da função normal dos músculos respiratórios pode ser avaliada se considerarmos que a falha muscular respiratória decorrente de doença ou lesão na medula espinal acarretaria a incapacidade de ventilar os pulmões e de manter os níveis sanguíneos de gases e pH dentro da faixa considerada aceitável.

O exercício muscular ocasiona aumento da ventilação pulmonar e, portanto, a imposição de uma carga de trabalho maior aos músculos respiratórios. Analogamente aos músculos locomotores, os músculos respiratórios estão sujeitos a sofrer fadiga durante o exercício. Na verdade, inúmeras evidências indicam que tanto o exercício prolongado (i.e., com intensidade moderada) (p. ex., 120 min) como o exercício de alta intensidade (80-100% do $\dot{V}O_{2máx}$) promovem fadiga muscular respiratória.[110] O impacto da fadiga muscular respiratória sobre o desempenho nos exercícios será discutido adiante, neste capítulo.

Os músculos respiratórios se adaptam ao treinamento físico regular de modo semelhante aos músculos esqueléticos locomotores. Exemplificando, o treinamento físico de resistência aumenta a capacidade oxidativa do músculo respiratório e melhora a resistência muscular respiratória.[81,82,94,106,107] Além disso, o treinamento físico também aumenta a capacidade oxidativa dos músculos das vias aéreas superiores.[108] Isso é importante, pois esses músculos exercem papel central na manutenção das vias aéreas abertas para diminuição do trabalho respiratório durante o exercício. Para obter mais informações sobre as adaptações musculares respiratórias ao exercício, consultar a referência Powers et al. (2021) na lista de "Sugestões de leitura".

recida pela via aérea. Essa mesma relação associada ao fluxo sanguíneo foi discutida no Capítulo 9.

Quais fatores contribuem para a resistência das vias aéreas? Sem dúvida, a variável mais importante que contribui para a resistência das vias aéreas é o diâmetro da via aérea. As vias aéreas que diminuem de tamanho em consequência de doenças (doença pulmonar obstrutiva crônica [DPOC], asma, etc.) oferecem mais resistência ao fluxo do que as vias saudáveis e desobstruídas. Quando o raio de uma via aérea diminui, a resistência ao fluxo nesta via aumenta acentuadamente. Dessa forma, é fácil compreender o efeito das doenças pulmonares obstrutivas (p. ex., asma induzida pelo exercício) sobre o aumento do trabalho respiratório, em especial durante o exercício, quando a ventilação pulmonar é 10-20 vezes maior que no repouso (ver Quadros "Aplicações clínicas 10.1 e 10.2").

Em resumo

- O principal músculo da inspiração é o diafragma.
- O ar entra no sistema pulmonar quando a pressão intrapulmonar se torna inferior à pressão atmosférica (fluxo de massa).
- Em repouso, a expiração é passiva. Entretanto, durante o exercício, a expiração se torna ativa, com utilização dos músculos situados na parede abdominal (p. ex., reto do abdome e oblíquo interno do abdome).
- O principal fator que contribui para a resistência ao fluxo de ar no sistema pulmonar é o diâmetro da via aérea.

Ventilação pulmonar

Antes de iniciarmos a discussão sobre ventilação, é útil definir alguns símbolos comumente empregados em fisiologia pulmonar:

1. "V" é usado para denotar volume de gás.
2. "$\dot{V}$" significa volume por unidade de tempo (em geral, 1 minuto).
3. Os subscritos $_{C, M, A, I, E}$ denotam corrente ($_C$), espaço morto ($_M$), alveolar ($_A$), inspirado ($_I$) e expirado ($_E$), respectivamente.

A ventilação pulmonar refere-se ao movimento de gases para dentro e para fora dos pulmões. A quantidade de gás ventilado por minuto é o produto da frequência respiratória (f) pela quantidade de gás deslocada por respiração (**volume corrente**, abreviado como V_C):

$$\dot{V} = V_C \times f$$

Em um homem de 70 kg, o $\dot{V}$ em repouso geralmente é algo em torno de 7,5 L/min, com um volume corrente de 0,5 L e uma frequência igual a 15 respirações por minuto. Durante o exercício muito intenso a extenuante, a ventilação pode chegar a 120-175 L/min, com uma frequência de 40-50 respirações/min e um volume corrente aproximado de 3-3,5 L.

É importante entender que nem todo ar que passa pelos lábios chega ao compartimento de gases alveolar, onde as trocas gasosas ocorrem. Parte de cada respiração permanece nas vias aéreas condutoras (traqueia, brônquios, etc.) e, dessa forma, não participa das trocas gasosas. Essa ventilação "não utilizada" é denominada ventilação de espaço morto (V_M), e o espaço ocupado por ela é conhecido como **espaço morto anatômico**. O volume de gás inspirado que chega à zona respiratória é referido como **ventilação alveolar ($\dot{V}_A$)**. Assim, uma ventilação minuto total pode ser subdividida em ventilação de espaço morto e ventilação alveolar:

$$\dot{V} = \dot{V}_A + \dot{V}_M$$

Aplicações clínicas 10.1

Asma induzida pelo exercício

A asma é uma doença que promove o estreitamento reversível das vias aéreas. Uma "crise" de asma pode ser causada tanto pela contração do músculo liso ao redor das vias aéreas (denominada broncoespasmo) como pelo acúmulo de muco em uma via respiratória. Essa diminuição do diâmetro das vias aéreas provoca o aumento do trabalho respiratório e os indivíduos que sofrem de asma em geral relatam falta de ar (chamada dispneia).

Embora existam muitas causas potenciais de asma,[24] alguns pacientes asmáticos desenvolvem broncoespasmo durante ou logo após o exercício. Esse tipo de asma é denominado "broncoespasmo induzido pelo exercício", ou "asma induzida pelo exercício" (esses termos são intercambiáveis). Quando um indivíduo sofre uma crise asmática durante o exercício, a respiração é dificultada e um som sibilante é ouvido com frequência durante a expiração. Se a crise asmática for grave, o indivíduo fica impossibilitado de se exercitar até mesmo a baixas intensidades, por causa da dispneia associada ao trabalho respiratório aumentado. A asma é um exemplo excelente de como até mesmo uma pequena diminuição do diâmetro das vias aéreas pode resultar em um amplo aumento da resistência respiratória.

Estima-se que a asma induzida pelo exercício aconteça em mais de 10% dos atletas de resistência de elite. Mas, se a asma for tratada corretamente nos atletas afetados, esse problema não prejudicará seu desempenho. Além disso, muitos dos medicamentos inalatórios para asma não melhoram o desempenho atlético; assim, as regulamentações *antidoping* para esses medicamentos são menos rigorosas do que no passado.[26] Consulte Cote et al. (2018) nas "Sugestões de leitura" para obter mais detalhes sobre exercício e asma.

Aplicações clínicas 10.2

Exercício e doença pulmonar obstrutiva crônica

A doença pulmonar obstrutiva crônica (DPOC) é clinicamente identificada por uma diminuição do fluxo de ar expiratório decorrente do aumento da resistência das vias aéreas. Embora a DPOC e a asma possam ambas acarretar o bloqueio das vias respiratórias, essas doenças diferem quanto a um aspecto básico. A asma consiste no estreitamento reversível das vias aéreas, ou seja, é uma doença que pode desaparecer e voltar. A DPOC, ao contrário, consiste no estreitamento constante das vias aéreas. Embora os pacientes com DPOC possam apresentar alguma variação em termos de bloqueio das vias aéreas, todos exibem sempre algum grau de obstrução de vias respiratórias.

Nota-se que a DPOC com frequência resulta de uma combinação de duas doenças pulmonares isoladas: (1) bronquite crônica e (2) enfisema. Cada uma dessas doenças individuais acarreta aumento da obstrução das vias aéreas. A bronquite crônica é um distúrbio pulmonar que ocasiona a produção constante de muco nas vias aéreas, que consequentemente acabam sendo bloqueadas. O enfisema diminui o suporte elástico das vias aéreas, e isso provoca colapso e aumento da resistência das vias respiratórias. Dois dos principais fatores de risco de desenvolvimento de DPOC são o tabagismo e o histórico familiar de enfisema.[116]

Como os pacientes com DPOC apresentam estreitamento constante das vias aéreas, a resistência dessas vias impõe uma carga de trabalho maior aos músculos respiratórios para a movimentação dos gases para dentro e fora do pulmão. A identificação dessa carga de trabalho aumentada produz a sensação de estar com falta de ar (dispneia). Como a magnitude da dispneia está intimamente ligada à quantidade de trabalho realizado pelos músculos respiratórios, a dispneia em pacientes com DPOC aumenta significativamente durante o exercício. Em pacientes com DPOC grave, a dispneia pode se tornar tão debilitante que o paciente tem dificuldade para realizar as atividades de rotina (p. ex., caminhar até o banheiro, tomar banho, etc.). As orientações terapêuticas para pacientes com DPOC consistem em um programa de reabilitação pulmonar que inclua sessões regulares de treinamento físico.[42,50] Na verdade, o treinamento físico (tanto de força como aeróbio) demonstrou melhorar a qualidade de vida de pacientes que sofrem de DPOC.[42,50] Ver Morris et al. (2021) nas "Sugestões de leitura" para mais detalhes sobre a DPOC e o exercício.

Segue-se que a ventilação alveolar (V_A) pode ser computada como:

$$V_A = V_T - V_M$$

Tendo em vista que o espaço morto anatômico nos pulmões não aumenta durante o exercício, qualquer aumento no V_T resulta em um aumento no V_A. Portanto, ao aumentar o V_T em vez de aumentar a frequência respiratória (f_R), garante-se que o V_D não aumente e que o V_A aumente. Será dito sobre isso mais adiante no capítulo, quando o padrão de respiração durante o exercício for discutido.

É importante notar que a ventilação pulmonar não é igualmente distribuída em todo o pulmão. A base (região inferior do pulmão) recebe mais ventilação do que o ápice (região superior), em particular durante a respiração tranquila.[67] Esse cenário muda durante o exercício, quando as regiões apicais (superiores) dos pulmões recebem um percentual maior da ventilação total.[56] Veremos mais sobre a distribuição regional de ventilação no pulmão mais adiante neste capítulo.

Em resumo

- A ventilação pulmonar refere-se à quantidade de gás que se move para dentro e para fora dos pulmões.
- A quantidade de gás deslocada por minuto é o produto do volume corrente pela frequência respiratória.

Volumes e capacidades pulmonares

Os volumes pulmonares podem ser medidos por meio de uma técnica conhecida como **espirometria**. Usando esse procedimento, o paciente respira dentro de um dispositivo que é capaz de medir os volumes de ar inspirado e expirado. Os espirômetros modernos empregam tecnologia computadorizada para medir os volumes pulmonares e a velocidade do fluxo de ar expirado (ver Fig. 10.9). A Figura 10.10 ilustra um gráfico que mostra a mensuração de volumes correntes durante a respiração tranquila e os diversos volumes e capacidades pulmonares definidos na Tabela 10.1. Vários

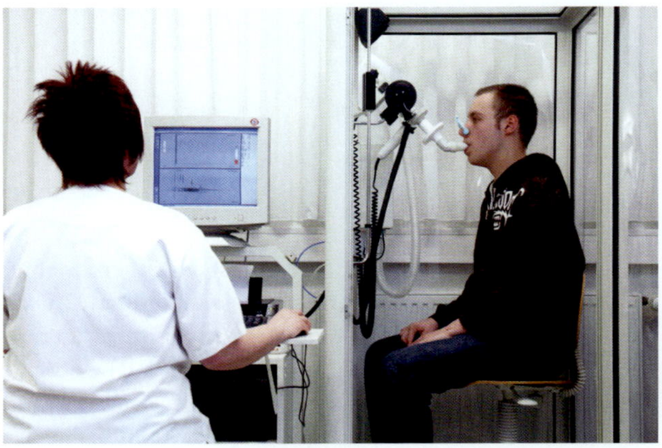

Figura 10.9 Fotografia de um espirômetro computadorizado empregado para medir volumes pulmonares.
Agencja Fotograficzna Caro/Alamy Stock Photo

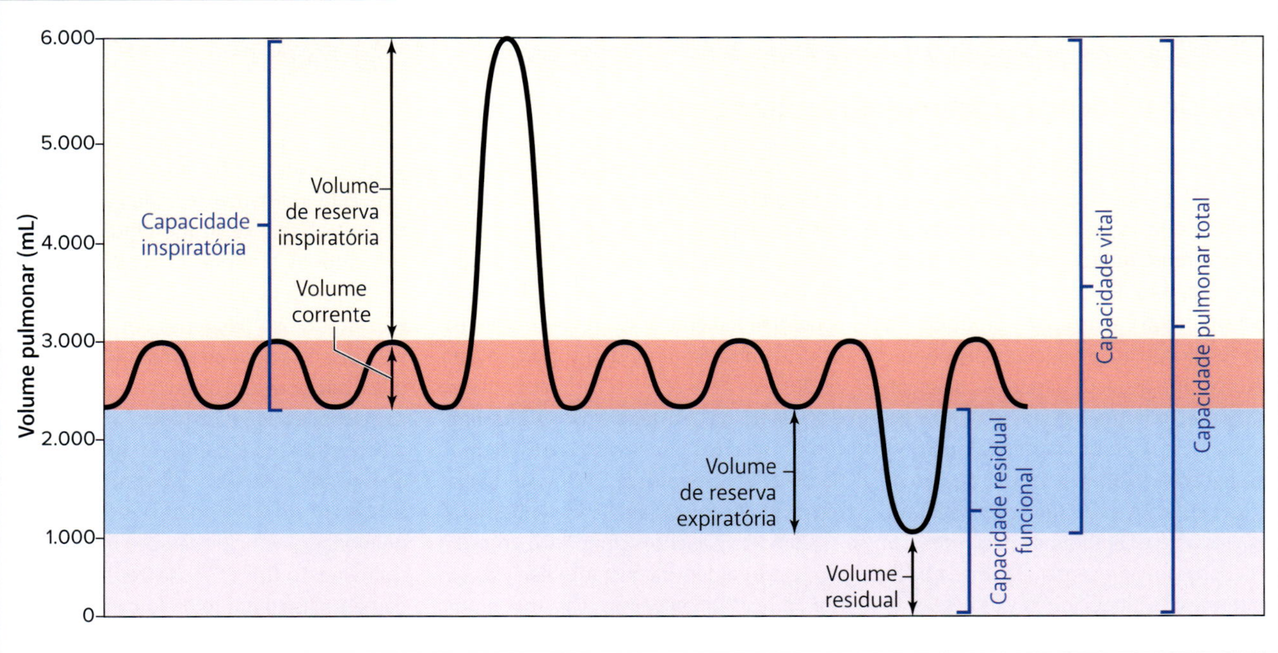

Figura 10.10 Espirograma mostrando os volumes e capacidades pulmonares em repouso.

Tabela 10.1 Volumes e capacidades respiratórias para um adulto jovem do sexo masculino pesando 70 kg

Medida	Valor típico	Definição
Volumes respiratórios		
Volume corrente (VC)	500 mL	Quantidade de ar inalada ou exalada em uma respiração, durante uma respiração tranquila.
Volume de reserva inspiratório (VRI)	3.000 mL	Quantidade de ar em excesso do volume corrente que pode ser inalada com esforço máximo.
Volume de reserva expiratório (VRE)	1.200 mL	Quantidade de ar em excesso do volume corrente que pode ser exalada com esforço máximo.
Volume residual (VR)	1.300 mL	Quantidade de ar que permanece nos pulmões após a expiração máxima, ou seja, a quantidade de ar que jamais pode ser voluntariamente exalada.
Capacidades respiratórias		
Capacidade vital (CV)	4.700 mL	Quantidade de ar que pode ser exalada vigorosamente após uma inspiração máxima (CV = VRE + VC + VRI).
Capacidade inspiratória (CI)	3.500 mL	Quantidade máxima de ar que pode ser inalada após uma expiração normal (CI = VC + VRI).
Capacidade residual funcional (CRF)	2.500 mL	Quantidade de ar que permanece nos pulmões após uma expiração normal (CRF = VR + VRE).
Capacidade pulmonar total (CPT)	6.000 mL	Quantidade máxima de ar nos pulmões ao final de uma inspiração máxima (CPT = VR + CV).

desses termos merecem destaque especial. Primeiramente, a **capacidade vital (CV)** é definida pela quantidade máxima de gás que pode ser expirado após uma inspiração máxima. Em segundo lugar, o **volume residual (VR)** é o volume de gás que permanece nos pulmões após uma expiração máxima. Por fim, a **capacidade pulmonar total (CPT)** é definida pelo volume de gás presente nos pulmões após uma inspiração máxima. A CPT consiste na soma desses dois volumes pulmonares (VC + VR). Nota-se que o treinamento físico não exerce impacto sobre esses volumes ou capacidades pulmonares. Esse aspecto será retomado adiante, ainda neste capítulo.

Clinicamente, a espirometria é útil para diagnosticar doenças pulmonares, como a doença pulmonar obstrutiva crônica (DPOC). Por exemplo, em virtude da resistência aumentada das vias aéreas, os pacientes com DPOC apresentam capacidade vital diminuída e velocidade de fluxo de ar expirado menor durante um esforço expiratório máximo. O modo como a espirometria consegue detectar uma obstrução de via aérea nos pacientes será ilustrado a seguir. Um dos testes de função pulmonar mais simples usados para detectar bloqueios de via aérea consiste na mensuração do volume expiratório forçado e da capacidade vital (CV). O volume expiratório forçado (VEF_1) é o volume de gás expirado em 1 segundo durante uma expiração forçada (esforço máximo) a partir de uma inspiração completa. Deve-se ter em mente que a CV consiste na quantidade total de gás que pode ser expirada durante uma expiração máxima subsequente a uma inspiração completa. Uma forma simples de obter essas medidas está ilustrada na Figura 10.9. Para tanto, o paciente é confortavelmente posicionado sentado, de frente para o espirômetro, e respira por meio de um bocal de borracha conectado ao espirômetro. O paciente inspira maximamente e, em seguida, faz uma exalação máxima. O espirômetro registra o volume de gás expirado contra o tempo, durante o esforço expiratório.

A Figura 10.11 compara as mensurações de VEF_1 e CV entre um indivíduo saudável e um paciente com DPOC. Percebe-se que o indivíduo saudável apresentava uma CV igual a 5 L e VEF_1 de 4 L. Assim, a VEF_1 desse indivíduo sadio equivale a 80% da CV (i.e., 4,0/5,0 × 100 = 80%). De fato, a proporção VEF_1:CV normal em indivíduos saudáveis é igual a 80% ou mais.

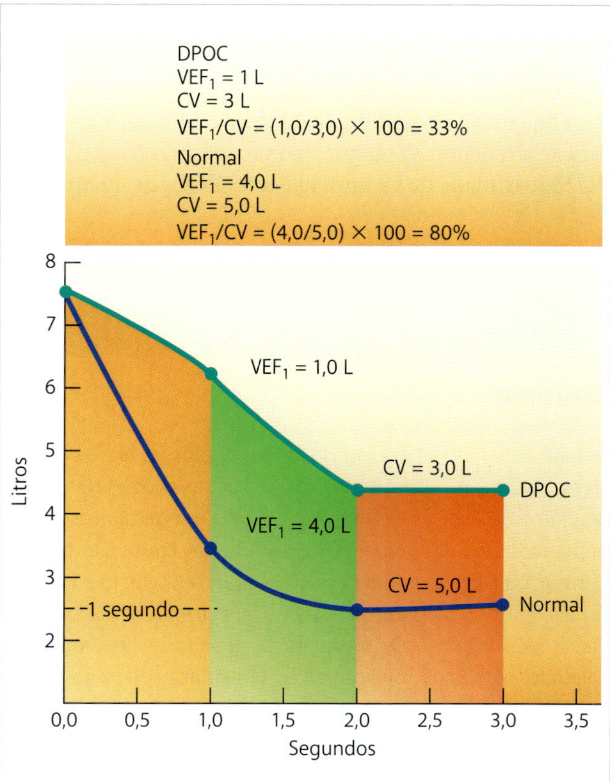

Figura 10.11 Espirograma ilustrando o uso do fluxo de ar expirado forçado para diagnóstico de obstrução de vias aéreas. Observe a acentuada diferença existente entre o volume expirado forçado em 1 segundo (VEF_1) e a capacidade vital (CV) em um indivíduo saudável e em um paciente com doença pulmonar obstrutiva crônica (DPOC). Ver detalhes no texto.

Agora, vamos analisar a mensuração da VEF_1 e da CV no paciente com DPOC. Nota-se que, neste caso, a velocidade com que o ar é expirado no paciente com DPOC é bem menor do que no indivíduo saudável, de modo que apenas 1 L de ar é expirado no primeiro segundo. Além disso, a CV do paciente com DPOC é de apenas 3 L. Portanto, neste paciente, a proporção VEF_1:CV (1,0/3,0 × 100) é igual a 33%. Esse valor é significativamente menor que os valores normais para um indivíduo saudável (i.e., 80%) e é típico de um paciente com DPOC e grave obstrução de vias aéreas. Ver no Quadro "Aplicações clínicas 10.2" mais informações sobre o impacto da DPOC na tolerância ao exercício.

Em resumo

- Os volumes pulmonares podem ser medidos por espirometria.
- A capacidade vital é a quantidade máxima de gás que pode ser expirada após uma inspiração máxima.
- O volume residual é a quantidade de gás que permanece nos pulmões após uma expiração máxima.
- A doença pulmonar obstrutiva crônica diminui a capacidade vital e reduz a taxa de fluxo de ar expirado pelo pulmão durante um esforço expiratório máximo.

Difusão de gases

Antes de discutir a difusão de gases através da membrana alveolar para o sangue, vamos rever o conceito de **pressão parcial** de um gás. De acordo com a lei de Dalton, a pressão total exercida por uma mistura gasosa é igual à soma das pressões exercidas independentemente por cada gás. Assim, a pressão que cada gás exerce de modo independente pode ser calculada multiplicando a composição fracionada do gás pela pressão absoluta (pressão barométrica). Vamos considerar um exemplo de cálculo da pressão parcial do oxigênio contido no ar ao nível do mar. A pressão barométrica ao nível do mar vale 760 mmHg (lembre-se de que a pressão barométrica é a força exercida pelo peso do gás contido na atmosfera). A composição do ar geralmente é considerada a seguinte:

Gás	*Porcentagem*	*Fração*
Oxigênio	20,93	0,2093
Nitrogênio	79,04	0,7904
Dióxido de carbono	0,03	0,0003
Total	100,0	

Portanto, a pressão parcial de oxigênio (PO_2) ao nível do mar pode ser calculada do seguinte modo:

$$PO_2 = 760 \times 0{,}2093$$
$$PO_2 = 159 \text{ mmHg}$$

De modo semelhante, a pressão parcial de nitrogênio pode ser calculada da seguinte forma:

$$PN_2 = 760 \times 0{,}7904$$
$$PN_2 = 600{,}7 \text{ mmHg}$$

Como O_2, CO_2 e N_2 compõem quase 100% da atmosfera, a pressão barométrica total (P) pode ser calculada do seguinte modo:

$$P \text{ (atmosfera seca)} = PO_2 + PN_2 + PCO_2$$

A difusão de um gás através dos tecidos é descrita pela lei de Fick da difusão. Essa lei estabelece que a velocidade de transferência gasosa (Vgás) é proporcional à área tecidual, ao coeficiente de difusão do gás (i.e., a facilidade com que uma molécula se difunde) e à diferença existente entre as pressões parciais do gás em ambos os lados do tecido, sendo inversamente proporcional à espessura:

$$Vgás = (A/E) \times D \times (P_1 - P_2)$$

Onde A é a área, E é a espessura do tecido, D é o coeficiente de difusão do gás e $(P_1 - P_2)$ é a diferença entre as pressões parciais em ambos os lados do tecido. Em termos simples, a taxa de difusão de qualquer gás isolado é maior quando a área de superfície para difusão é ampla e a "pressão direcionadora" entre ambos os lados do tecido é alta. Em contraste, um aumento na espessura do tecido impede a difusão (devemos ter em mente que a espessura deve incluir tanto o tecido como o líquido). O pulmão é projetado de modo eficiente para que a difusão de gases ocorra através da membrana alveolar, para dentro e para fora da circulação sanguínea. Primeiramente, a área de superfície total disponível para difusão é ampla. Em segundo lugar, a membrana alveolar é extremamente delgada. O fato de o pulmão ser um órgão ideal para a ocorrência de trocas gasosas é importante, pois, durante o exercício muito intenso e extenuante, a taxa de captação de O_2 e a produção de CO_2 podem aumentar 20-30 vezes acima da condição de repouso.

Conforme foi introduzido no Cap. 6, a Covid-19 é um vírus respiratório que pode causar danos aos pulmões e prejudicar a difusão de O_2 e CO_2. Essa lesão pulmonar induzida pela Covid-19 dificulta as trocas gasosas nos pulmões e diminui a quantidade de O_2 que chega ao sangue arterial. Para compreender melhor o impacto que a Covid-19 exerce nos pulmões e nas trocas gasosas pulmonares, ver "Aplicações clínicas 10.3" para mais detalhes.

A quantidade de O_2 ou CO_2 dissolvida no sangue segue a lei de Henry e depende da temperatura do sangue, da pressão parcial do gás e da solubilidade do gás. Como a temperatura do sangue não sofre alteração significativa durante o exercício (i.e., 1°-3°C) e a solubilidade do gás permanece constante, o principal fator a determinar a quantidade de gás dissolvida é a pressão parcial.

A Figura 10.13 ilustra a troca gasosa via difusão através das membranas alveolar-capilar e ao nível tecidual. Nota-se que a PCO_2 e a PO_2 do sangue que entram nos pulmões valem cerca de 46 e 40 mmHg, respectivamente. Em contraste, a PCO_2 e a PO_2 no gás alveolar giram em torno de 40 e 105 mmHg, respectivamente. Como consequência da diferença de pressão parcial ao longo da interface hematogasosa, o CO_2 deixa o sangue e se difunde para dentro dos alvéolos, enquanto o O_2 se difunde do interior dos alvéolos para o sangue circulante. O sangue que sai dos pulmões exibe uma PO_2 aproximada de 95 mmHg e uma PCO_2 de 40 mmHg.

Aplicações clínicas 10.3

Covid-19 moderada ou grave resulta em lesão pulmonar

Conforme introduzido no Capítulo 6, em dezembro de 2019 surgiu um novo coronavírus, que desencadeou uma pandemia mundial. A doença respiratória causada por esse vírus é denominada coronavírus 19 (Covid-19). Casos moderados a graves de Covid-19 em geral prejudicam a função pulmonar, ao promover acúmulo de líquido intra-alveolar e no espaço entre o capilar e a parede alveolar. Essa coleção de líquidos aumenta a distância para a difusão e o componente de espessura (T) na equação da lei de difusão de Fick. O resultado é o comprometimento do movimento de O_2 do alvéolo para o sangue e, em consequência, a redução do conteúdo arterial desse gás.

Na Figura 10.12, os painéis inferiores ilustram que tanto em casos moderados quanto graves de Covid-19 ocorre acúmulo de líquido nos alvéolos e no espaço entre o capilar e a superfície alveolar.[103] Além disso, em pacientes gravemente afetados com Covid-19 (painel 4), a formação de tecido cicatricial complica ainda mais as trocas gasosas. O resultado desse comprometimento nas trocas gasosas é uma diminuição no conteúdo de O_2 arterial; quando a pressão parcial de O_2 no sangue arterial atinge $\leq$ 60 mmHg, vários órgãos (p. ex., o coração) correm risco de sofrer danos.[103] Nesses pacientes, os médicos em geral prescrevem oxigênio suplementar. Em pacientes gravemente afetados pela Covid-19 e com um conteúdo arterial extremamente baixo de O_2, frequentemente é fornecida uma combinação de suplementação de oxigênio com suporte ventilatório (i.e., ventilação mecânica) para melhorar as trocas gasosas nos pulmões e aumentar o conteúdo de O_2 no sangue. Para mais detalhes sobre Covid-19 e lesão pulmonar, ver Swenson e Swenson (2021) nas "Sugestões de leitura".

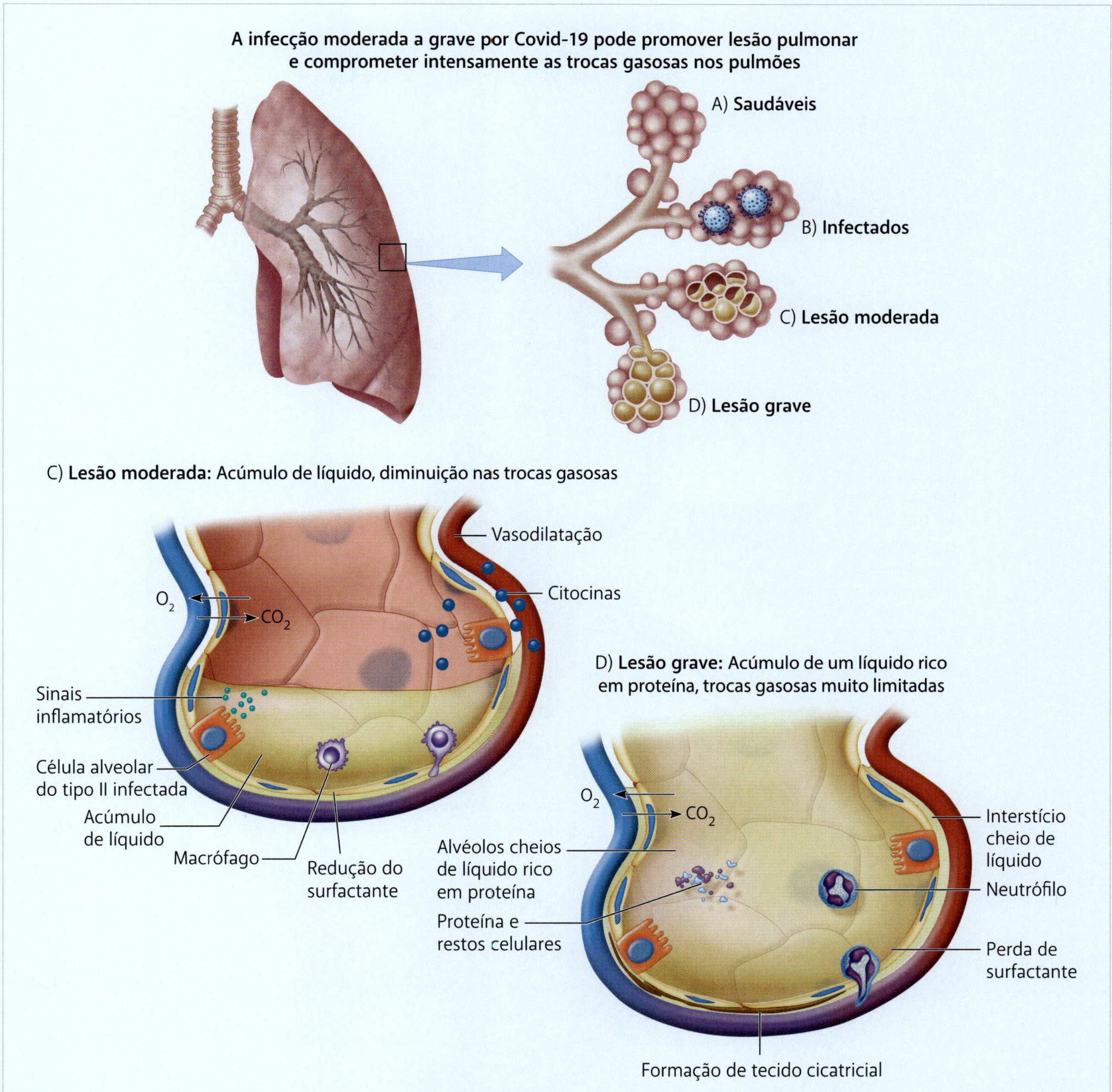

Figura 10.12 Ilustração gráfica dos danos alveolares associados a infecções moderadas e graves por Covid-19. Observe que, nos painéis inferiores da figura, durante infecções moderadas (painel C) e graves por Covid-19 (painel D), ocorre vazamento de plasma pelos capilares, resultando em um acúmulo de líquido nos alvéolos e no espaço entre a parede capilar e a superfície dos alvéolos. Esse acúmulo de líquido aumenta a distância para difusão, podendo prejudicar significativamente as trocas gasosas pulmonares. Para entender melhor o impacto da Covid-19 nos pulmões, compare a Figura 10.12 com a figura de um alvéolo saudável (Fig. 10.6).

Em resumo

- O gás move-se ao longo da interface sangue-gás nos pulmões, por difusão simples.
- A taxa de difusão é descrita pela lei de Fick, e a difusão é maior quando a área de superfície é ampla, a espessura do tecido é pequena e a pressão condutora é alta.

Fluxo sanguíneo para os pulmões

A circulação pulmonar começa na artéria pulmonar, que recebe sangue venoso do ventrículo direito (lembre-se de que este é um sangue venoso misto). O sangue venoso misto, então, circula pelos capilares pulmonares, onde as trocas gasosas ocorrem, e o sangue oxigenado retorna para o átrio esquerdo pela veia pulmonar, para então circular por todo o corpo (ver Fig. 10.14).

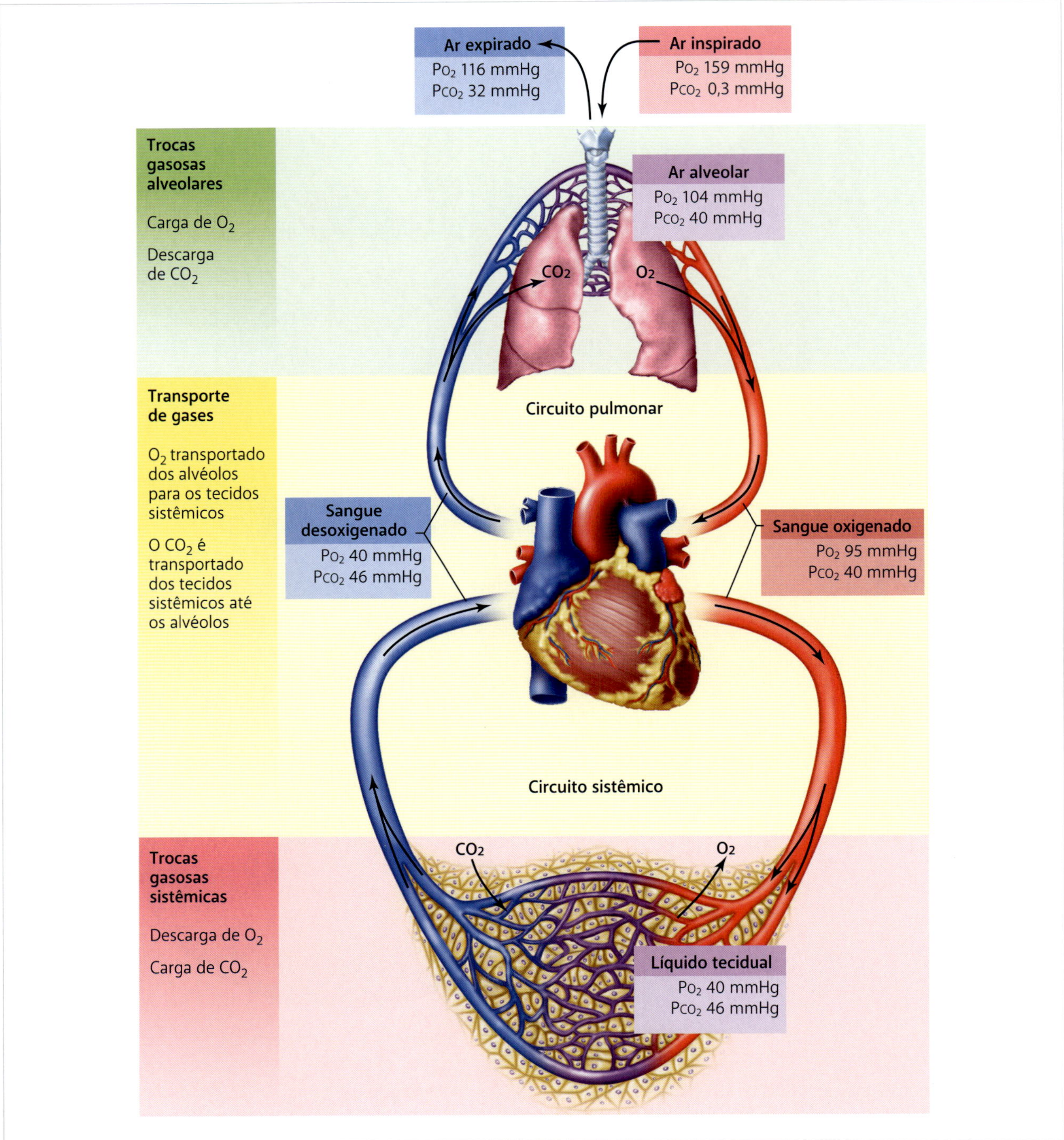

Figura 10.13 Pressões parciais de oxigênio (PO_2) e dióxido de carbono (PCO_2) no sangue, decorrentes das trocas gasosas no pulmão e das trocas gasosas entre capilares e tecidos. Observe que a PO_2 alveolar de 104 mmHg resulta da mistura do ar atmosférico (i.e., 159 mmHg ao nível do mar) com os gases alveolares já existentes e vapor de água.

Lembre-se de que as velocidades de fluxo sanguíneo nas circulações pulmonar e sistêmica são iguais. Em adultos saudáveis, os ventrículos esquerdo e direito do coração apresentam um débito aproximado de 5 L/min. Entretanto, as pressões na circulação pulmonar são relativamente baixas, quando comparadas àquelas na circulação sistêmica (ver Cap. 9). Esse sistema de baixa pressão é devido à baixa resistência vascular na circulação pulmonar.[67,118] Um aspecto interessante da circulação pulmonar é que, durante o exercício, a resistência no sistema vascular pulmonar diminui em consequência da distensão dos vasos e recrutamento de capilares previamente não usados. Essa queda da resistência vascular pulmonar ocasiona o aumento do fluxo sanguíneo pulmonar durante o exercício, com aumentos relativamente pequenos na pressão arterial pulmonar.

Quando ficamos em pé, estabelece-se uma considerável desigualdade de fluxo sanguíneo no pulmão, em razão da ação da gravidade. Na posição vertical, por exemplo, o fluxo sanguíneo diminui quase linearmente de baixo para cima, atingindo valores baixíssimos no topo (ápice) do pulmão (ver Fig. 10.15). Essa distribuição é alterada durante o exercício e

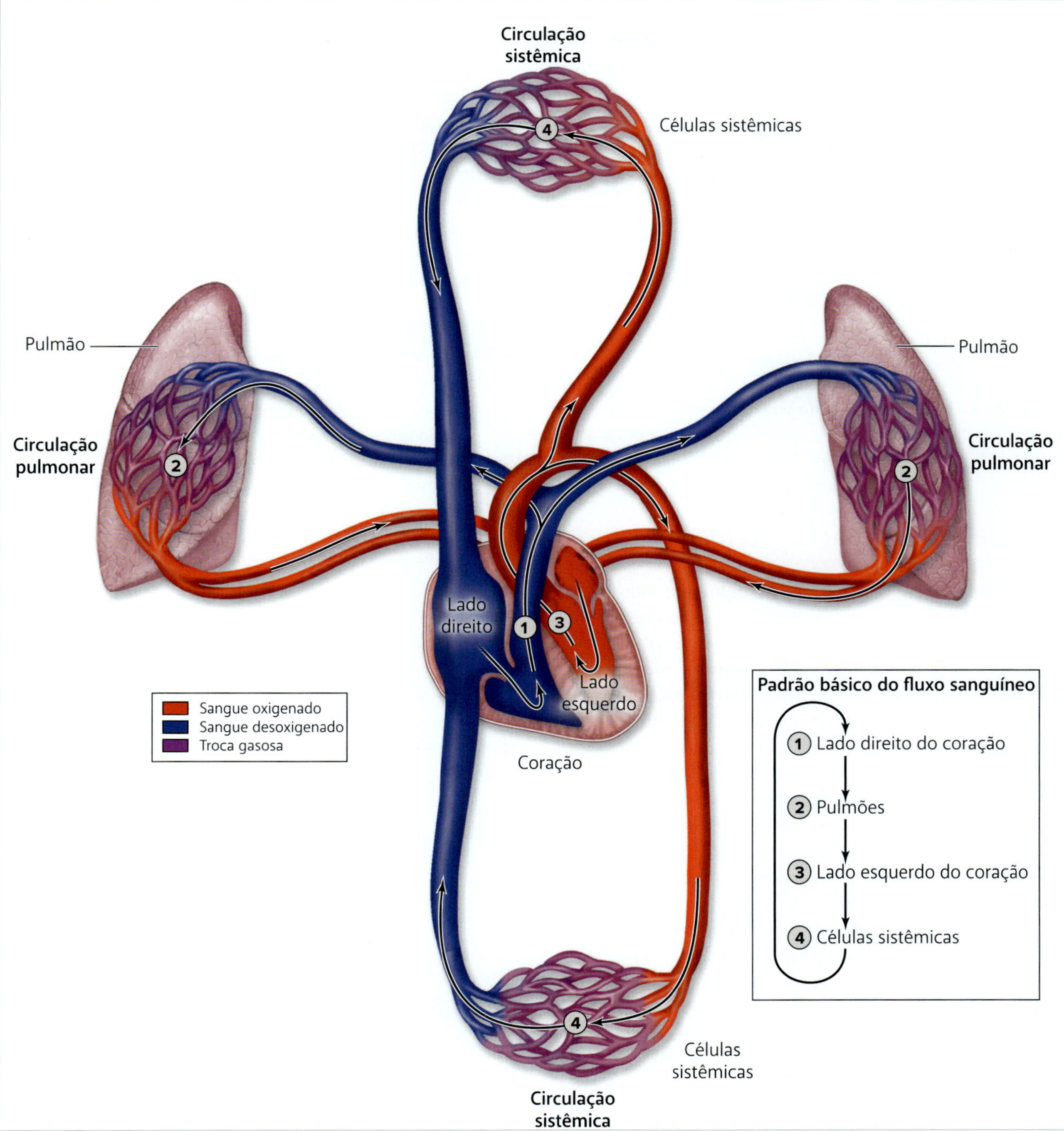

Figura 10.14 A circulação pulmonar é um sistema de baixa pressão que bombeia sangue venoso misto pelos capilares pulmonares para promoção das trocas gasosas. Após a conclusão das trocas gasosas, este sangue oxigenado retorna às câmaras cardíacas do lado esquerdo para ser distribuído por todo o corpo.

com a mudança de posição. Durante o exercício de baixa intensidade (p. ex., ~40% do $\dot{V}O_{2máx}$), o fluxo de sangue para o topo do pulmão é aumentado.[19] Isso melhora a troca de gases e será discutido na próxima seção. Quando um indivíduo se deita de costas (decúbito dorsal), o fluxo sanguíneo pulmonar se torna mais uniforme. Em contraste, as mensurações de fluxo sanguíneo tomadas em indivíduos suspensos de cabeça para baixo mostram que o fluxo sanguíneo para o ápice (topo) do pulmão excede significativamente o fluxo observado na base.

Em resumo

- A circulação pulmonar é um sistema de baixa pressão com uma velocidade de fluxo sanguíneo igual à velocidade do circuito sistêmico.
- Na posição em pé, a maior parte do fluxo sanguíneo para o pulmão é distribuída para a base do pulmão por ação da força gravitacional.

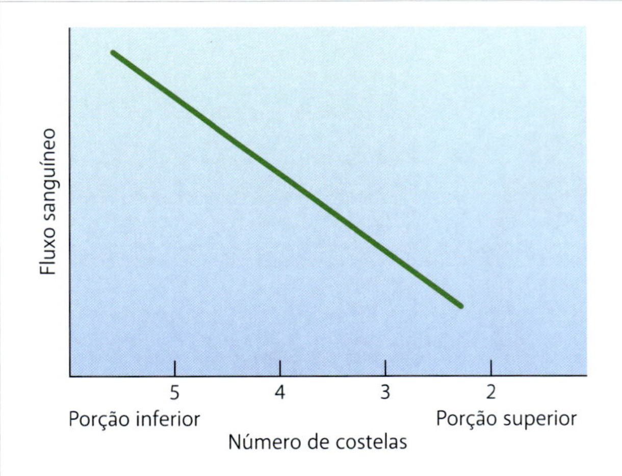

Figura 10.15 Fluxo sanguíneo regional no interior do pulmão. Nota-se que ocorre um declínio gradual do fluxo sanguíneo a partir das regiões inferiores do pulmão até as regiões superiores.

Relações de ventilação-perfusão

Até agora, discutimos a ventilação pulmonar, o fluxo sanguíneo para os pulmões e a difusão gasosa através da barreira hematogasosa no pulmão. Parece razoável admitir que, se todos esses processos forem adequados, as trocas gasosas ocorrem normalmente nos pulmões. Entretanto, para que as trocas gasosas sejam normais, é preciso haver uma correspondência entre a ventilação e o fluxo sanguíneo (perfusão, Q). Em outras palavras, mesmo que um alvéolo seja bem ventilado, as trocas gasosas somente serão normais se o fluxo sanguíneo para os alvéolos corresponder adequadamente à ventilação. De fato, a incompatibilidade entre ventilação e perfusão é responsável pela maioria dos problemas de troca gasosa decorrentes de doenças pulmonares.

A proporção ventilação-perfusão (V/Q) ideal é igual a 1,0 (ou um pouco maior). Essa proporção implica na existência de uma correspondência de 1:1 entre ventilação e fluxo sanguíneo, que resulta em trocas gasosas ideais. Entretanto, a proporção V/Q, em geral, não é igual a 1,0 em todo o pulmão, variando de acordo com a parte do órgão que está sendo considerada. [57,67,117] Esse conceito é ilustrado na Figura 10.16, em que a proporção V/Q no ápice e na base do pulmão é calculada sob condições de repouso.

Vamos discutir primeiro a proporção V/Q no ápice do pulmão. Nesse caso, estima-se que a ventilação (em repouso) na região superior do pulmão seja de 0,24 L/min e o fluxo sanguíneo previsto seja de 0,07 L/min. Assim, a proporção V/Q é igual a 3,4 (i.e., 0,24/0,07 = 3,4). Uma proporção V/Q ampla representa uma ventilação desproporcionalmente alta em relação ao fluxo sanguíneo, que resulta em troca gasosa precária. Em contraste, a ventilação na base do pulmão (Fig. 10.16) é igual a 0,82 L/min e está associada a um fluxo sanguíneo de 1,29 L/min (proporção V/Q = 0,82/1,29 = 0,64). Uma proporção V/Q < 1,0 representa um fluxo sanguíneo mais intenso que a ventilação na região em questão. Embora as proporções V/Q < 1,0 não sejam indicativas de condições ideais para trocas gasosas, na maioria dos casos, proporções V/Q > 0,50 são adequadas para atender às demandas de troca gasosa em repouso.[117]

Qual é o efeito do exercício sobre a proporção V/Q? O exercício moderado melhora a relação V/Q, enquanto o exercício muito intenso pode resultar em uma pequena desigualdade de V/Q e, dessa forma, acarretar um discreto comprometimento das trocas gasosas.[56] Ainda não está claro se o aumento da desigualdade de V/Q se deve à baixa ventilação ou à baixa perfusão. Os possíveis efeitos dessa incompatibilidade de V/Q sobre os gases sanguíneos serão discutidos posteriormente, neste capítulo.

Em resumo

- Uma troca gasosa eficiente entre o sangue e o pulmão requer a existência de uma compatibilidade adequada entre o fluxo sanguíneo e a ventilação (conhecida como relação de ventilação-perfusão [V/Q]).
- A proporção V/Q ideal é igual a 1,0, ou um pouco maior, pois essa proporção implica a existência de uma compatibilidade perfeita entre fluxo sanguíneo e ventilação.

Transporte de O_2 e CO_2 no sangue

Embora O_2 e CO_2 sejam em parte transportados em forma de gases dissolvidos no sangue, a maior parte do transporte de O_2 e CO_2 via sangue é feita por meio da combinação de O_2 à hemoglobina, e CO_2 sendo transformado em

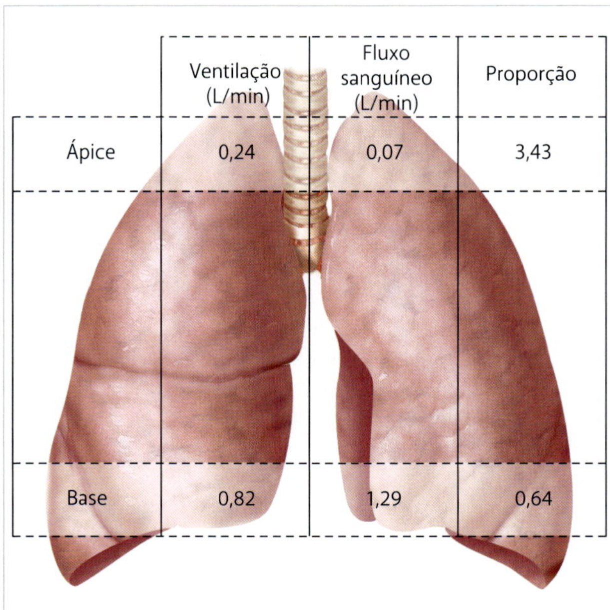

Figura 10.16 Relação entre ventilação e fluxo sanguíneo (proporções ventilação/perfusão) no topo (ápice) e na base do pulmão. As proporções indicam que a base do pulmão está superperfundida em relação à ventilação, enquanto o ápice está subperfundido em relação à ventilação. Essa correspondência não uniforme entre o fluxo sanguíneo e a ventilação acarreta trocas gasosas imperfeitas.

bicarbonato (HCO_3^-). A próxima seção apresenta um resumo sobre como o O_2 e o CO_2 são transportados no sangue.

Hemoglobina e transporte de O_2

Cerca de 99% do O_2 transportado no sangue está quimicamente ligado à **hemoglobina**, que é uma proteína contida nas hemácias (eritrócitos). Cada molécula de hemoglobina pode transportar quatro moléculas de O_2. A ligação do O_2 à hemoglobina forma a **oxiemoglobina**. A hemoglobina que não se liga ao O_2 é chamada **desoxiemoglobina**.

A quantidade de O_2 que pode ser transportada por unidade de volume de sangue depende da concentração de hemoglobina. A concentração de hemoglobina normal para homens e mulheres sadios é de cerca de 150 e 130 g por litro de sangue, respectivamente. Quando completamente saturada com O_2, cada grama de hemoglobina consegue transportar 1,34 mL de O_2.[67] Dessa forma, se a hemoglobina estiver 100% saturada com O_2, o homem e a mulher saudáveis conseguem transportar, respectivamente, cerca de 200 e 174 mL de O_2 por litro de sangue, ao nível do mar.

Curva de dissociação da oxiemoglobina

A relação quantitativa entre a pressão parcial de O_2 (PO_2) e a ligação de O_2 à hemoglobina no sangue é chamada de curva de dissociação oxigênio-hemoglobina (também chamada de curva de dissociação da oxiemoglobina) (Fig. 10.17). Nesse contexto, o termo "dissociar" significa "separar" O_2 da hemoglobina; assim, essa curva também poderia ter sido chamada de curva de associação oxigênio-hemoglobina. Com frequência, a combinação do O_2 à hemoglobina no pulmão (capilares alveolares) é chamada carga, enquanto a liberação do O_2 da hemoglobina nos tecidos é comumente denominada descarga. Assim, carga e descarga são reações reversíveis:

Desoxiemoglobina + O_2 oxiemoglobina

Os fatores que determinam a direção dessa reação são (1) a PO_2 do sangue e (2) a afinidade ou força de ligação entre a hemoglobina e o O_2. Uma PO_2 alta desloca a reação para a direita (i.e., carga), enquanto uma PO_2 baixa e uma afinidade reduzida da hemoglobina pelo O_2 deslocam a reação para a esquerda (i.e., descarga). Por exemplo, uma PO_2 alta nos pulmões ocasiona o aumento da PO_2 arterial e a formação de oxiemoglobina (i.e., a reação é deslocada para a direita). Em contraste, uma PO_2 baixa no tecido periférico (p. ex., músculo esquelético) acarreta diminuição da PO_2 nos capilares sistêmicos e, com isso, o O_2 é descarregado da hemoglobina para ser utilizado nos tecidos (a reação se move à esquerda).

O efeito da PO_2 sobre a combinação do O_2 à hemoglobina está ilustrado pela curva de dissociação da oxiemoglobina (Fig. 10.17). Essa curva sigmoidal (em forma de S) exibe vários aspectos interessantes. O primeiro deles é o fato de o percentual de hemoglobina saturada com O_2 (% HbO_2) aumentar agudamente até uma PO_2 arterial de 40 mmHg. Em valores de PO_2 acima de 40 mmHg, o aumento do % HbO_2 sobe lentamente até chegar a um platô, ao redor de 90-100 mmHg, em que o % HbO_2 é de cerca de 97%. Em repouso, os requerimentos de O_2 do corpo são relativamente baixos e apenas cerca de 25% do O_2 transportado no sangue é descarregado nos tecidos. Em contraste, durante o exercício intenso, a PO_2 venosa mista pode atingir valores da ordem de 18-20 mmHg, e os tecidos periféricos conseguem extrair até 90% do O_2 transportado pela hemoglobina.

O formato da curva de dissociação da oxiemoglobina é eficientemente delineado para atender às necessidades de transporte de O_2 do ser humano. A porção relativamente plana da curva (acima de um valor de PO_2 aproximado de 90 mmHg) permite que a PO_2 arterial oscile de 90 a 100 mmHg sem uma queda ampla do % HbO_2. Isso é importan-

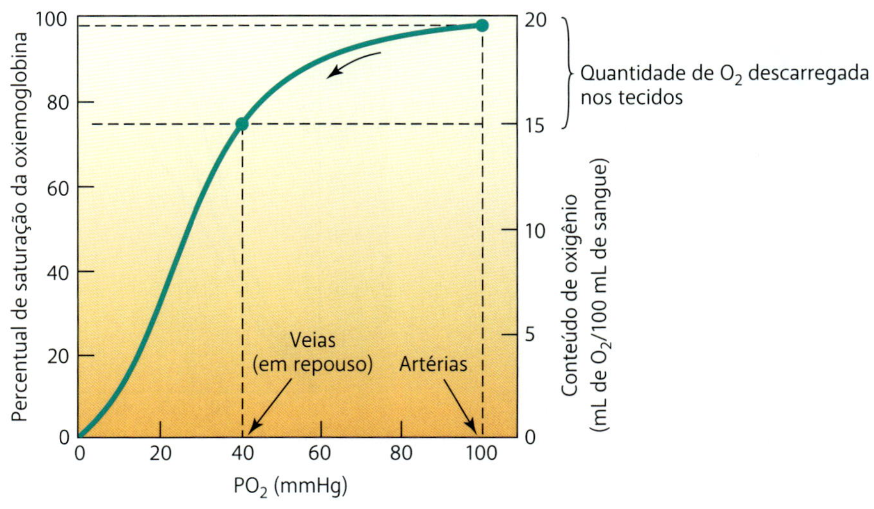

Figura 10.17 A relação entre a pressão parcial de O_2 no sangue e a saturação relativa da hemoglobina com O_2 é representada pela curva de dissociação da oxiemoglobina. Observe a parte relativamente íngreme da curva até valores de PO_2 de 40 mmHg, após os quais há uma elevação gradual até um platô ser alcançado.

te porque ocorre um declínio na PO_2 arterial com o envelhecimento e com o aumento da altitude. No outro extremo da curva (parte íngreme, 0-40 mmHg), as pequenas alterações ocorridas na PO_2 provocam liberação de grandes quantidades de O_2 a partir da hemoglobina. Isso é decisivo durante o exercício, quando o consumo de O_2 tecidual é alto.

Além do efeito da PO_2 do sangue na ligação de O_2 à hemoglobina, um aumento na acidez, na temperatura ou nos níveis de ácido 2,3-difosfoglicérico (2,3-DPG) nas hemácias pode afetar a reação de carga/descarga de O_2. Esse fato se torna importante durante o exercício e será discutido em detalhes no próximo segmento.

Efeito do pH sobre a curva de dissociação da oxiemoglobina. Vamos considerar o efeito da mudança do estado acidobásico, sobre a afinidade da hemoglobina pelo O_2. A força da ligação entre o O_2 e a hemoglobina é enfraquecida pela diminuição do pH do sangue (aumento da acidez), que resulta na intensificação da descarga de O_2 nos tecidos. Esse fenômeno é representado por um deslocamento "à direita" da curva da oxiemoglobina, denominado **efeito de Bohr** (ver Fig. 10.18). Um deslocamento à direita da curva de dissociação da oxiemoglobina ocorre durante o exercício intenso, por causa da elevação dos níveis de íons hidrogênio no sangue observada nesse tipo de trabalho. O mecanismo que explica o efeito de Bohr é o fato de os íons hidrogênio se ligarem à hemoglobina e diminuírem a capacidade desta de transportar O_2. Portanto, quando há uma concentração acima do normal de íons hidrogênio no sangue (i.e., acidose), a afinidade da hemoglobina pelo O_2 diminui. Isso facilita a descarga do O_2 nos tecidos durante o exercício, uma vez que o nível de acidez é maior nos músculos.

Efeito da temperatura sobre a curva de dissociação da oxiemoglobina. Outro fator que afeta a afinidade da hemoglobina pelo O_2 é a temperatura. Em um pH constante, a afinidade da hemoglobina pelo O_2 se relaciona inversamente à temperatura do sangue. Ou seja, uma diminuição de temperatura acarreta o deslocamento à esquerda da curva de oxiemoglobina, enquanto um aumento de temperatura faz a curva se deslocar para a direita. Isso significa que um aumento da temperatura do sangue enfraquece a ligação entre o O_2 e a hemoglobina, auxiliando a descarga de O_2 no músculo ativo. Ao contrário, uma diminuição da temperatura do sangue ocasiona o fortalecimento da ligação entre O_2 e hemoglobina, dificultando a liberação de O_2. O efeito do aumento da temperatura do sangue sobre a curva de dissociação da oxiemoglobina está ilustrado na Figura 10.19. Durante o exercício, uma produção de calor aumentada no músculo em contração promoveria o deslocamento da curva de dissociação da oxiemoglobina para a direita e facilitaria a descarga de O_2 no tecido.

2,3-DPG e a curva de dissociação da oxiemoglobina. Um último fator que pode afetar o formato da curva de dissociação da oxiemoglobina é a concentração de 2,3-difosfoglicerato (2,3-DPG) nas hemácias. O efeito do 2,3-DPG na ligação do O_2 à hemoglobina pode ser descrito como se segue: um aspecto exclusivo das hemácias é a ausência de núcleo e de mitocôndrias. Por causa disso, as hemácias precisam contar com a glicólise anaeróbia para atender às necessidades energéticas da célula. Um subproduto da glicólise que ocorre nas hemácias é o composto 2,3-DPG, que pode se combinar à hemoglobina e diminuir a afinidade des-

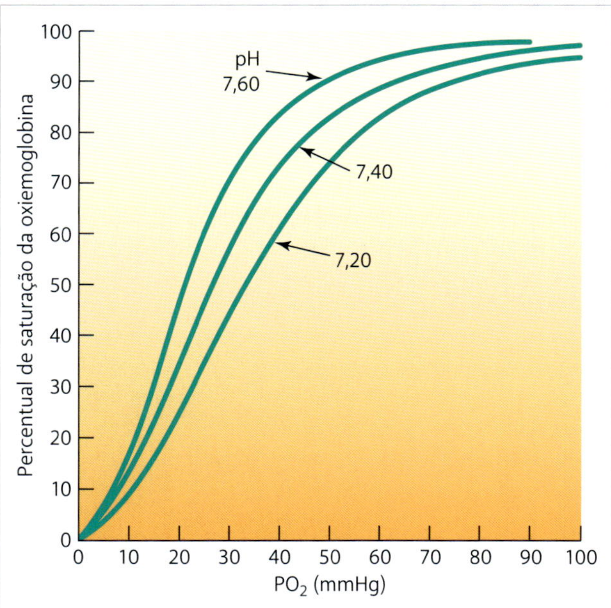

Figura 10.18 Efeito da mudança de pH sanguíneo sobre o formato da curva de dissociação de oxigênio-hemoglobina. Uma diminuição do pH (acidez aumentada) ocasiona o deslocamento da curva à direita (efeito de Bohr), enquanto o aumento do pH (acidez diminuída) desloca a curva para a esquerda.

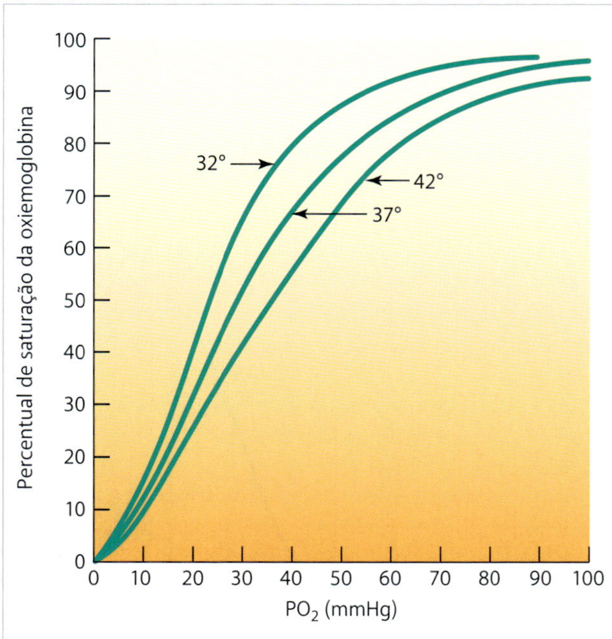

Figura 10.19 Efeito da mudança de temperatura sanguínea sobre o formato da curva de dissociação de oxigênio-hemoglobina. Um aumento da temperatura desloca a curva para a direita, enquanto a queda da temperatura do sangue provoca o deslocamento da curva à esquerda.

ta pelo O_2 (i.e., deslocar a curva de dissociação da oxiemoglobina para a direita).

As concentrações de 2,3-DPG nas hemácias aumentam durante a exposição a altitudes elevadas e na anemia (níveis sanguíneos de hemoglobina baixos).[67] Entretanto, os níveis sanguíneos de 2,3-DPG não aumentam de forma significativa durante o exercício realizado ao nível do mar.[70,99] Portanto, o deslocamento à direita da curva da oxiemoglobina durante o exercício intenso não se deve às alterações do conteúdo de 2,3-DPG, mas ao grau de acidose e à elevação da temperatura do sangue.

Transporte de O_2 no músculo

Mioglobina. É uma proteína ligadora de oxigênio encontrada nas fibras de músculo esquelético e no miocárdio (e não no sangue), que atua como "transportadora", deslocando o O_2 da membrana celular muscular para a mitocôndria. A mioglobina é encontrada em grandes concentrações nas fibras de contração lenta (i.e., de alta capacidade aeróbia), em menores concentrações nas fibras intermediárias e apenas em concentrações limitadas nas fibras de contração rápida. A mioglobina possui estrutura semelhante à da hemoglobina, mas tem cerca de 1/4 do peso desta. A diferença estrutural existente entre a mioglobina e a hemoglobina resulta em uma diferença de afinidade pelo O_2 entre essas duas moléculas. Esse aspecto está ilustrado na Figura 10.20. A mioglobina possui maior afinidade pelo O_2 do que a hemoglobina e, por esse motivo, a curva de dissociação da oximioglobina é bem mais íngreme do que para a hemoglobina, para valores de PO_2 abaixo de 20 mmHg. Uma implicação prática do formato da curva de dissociação da oximioglobina é o fato de a mioglobina liberar seu O_2 a valores de PO_2 muito baixos. Isso é importante porque a PO_2 na mitocôndria do músculo esquelético em contração pode chegar a 1-2 mmHg.

As reservas de O_2 da mioglobina podem servir de "reserva de O_2" durante os períodos de transição de repouso para exercício. No início do exercício, há um breve retardo entre o aparecimento da contração muscular e o aumento da distribuição de O_2 para o músculo. Portanto, o O_2 ligado à mioglobina antes do início do exercício serve de tampão para as necessidades de O_2 do músculo até que o sistema cardiopulmonar possa atender à nova demanda de O_2. Ao término do exercício, as reservas de O_2 da mioglobina devem ser repostas e este consumo de O_2 acima dos níveis de repouso contribui para o débito de O_2 (ver. Cap. 4).

Transporte de CO_2 no sangue

O CO_2 é transportado no sangue em três formas: (1) CO_2 dissolvido (cerca de 10% do CO_2 contido no sangue é transportado nesta forma); (2) CO_2 ligado à hemoglobina (chamado de carbaminoemoglobina; cerca de 20% do CO_2 contido no sangue é transportado nesta forma); e (3) bicarbonato (70% do CO_2 encontrado no sangue é transportado como bicarbonato: HCO_3^-). As três formas de transporte de CO_2 no sangue estão ilustradas na Figura 10.21.

Como a maioria do CO_2 transportado no sangue está na forma de bicarbonato, este mecanismo merece destaque especial. O CO_2 pode ser convertido em bicarbonato (nas hemácias) do seguinte modo:

$$CO_2 + H_2O \overset{\text{Anidrase carbônica}}{\leftrightarrow} H_2CO_3 \text{ (Ácido carbônico)} \leftrightarrow H^+ + HCO_3^-$$

Uma alta PCO_2 faz o CO_2 se combinar à água para formar ácido carbônico. Essa reação é catalisada pela enzima

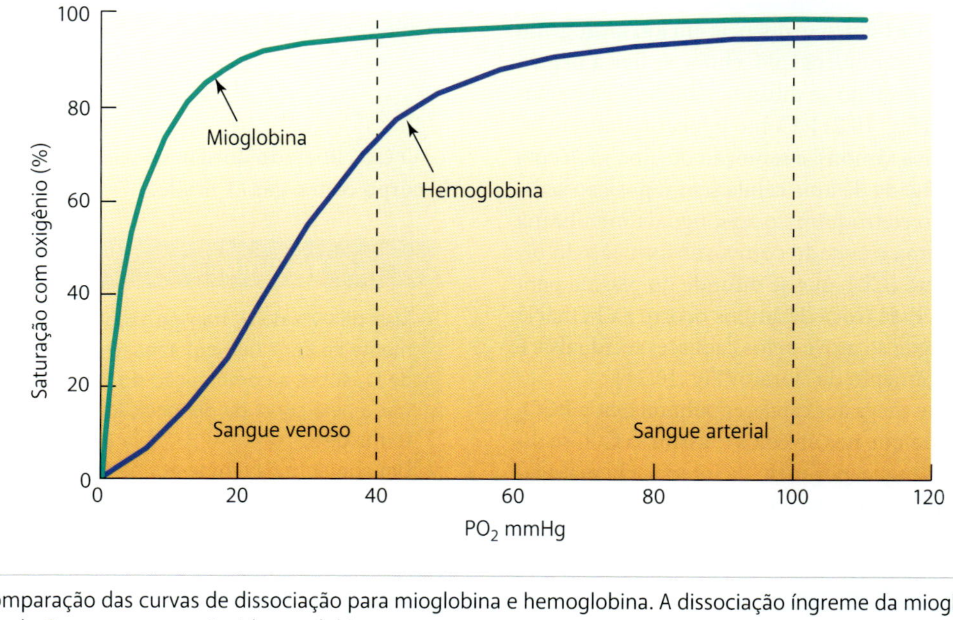

Figura 10.20 Comparação das curvas de dissociação para mioglobina e hemoglobina. A dissociação íngreme da mioglobina mostra uma afinidade maior pelo O_2, em comparação à hemoglobina.

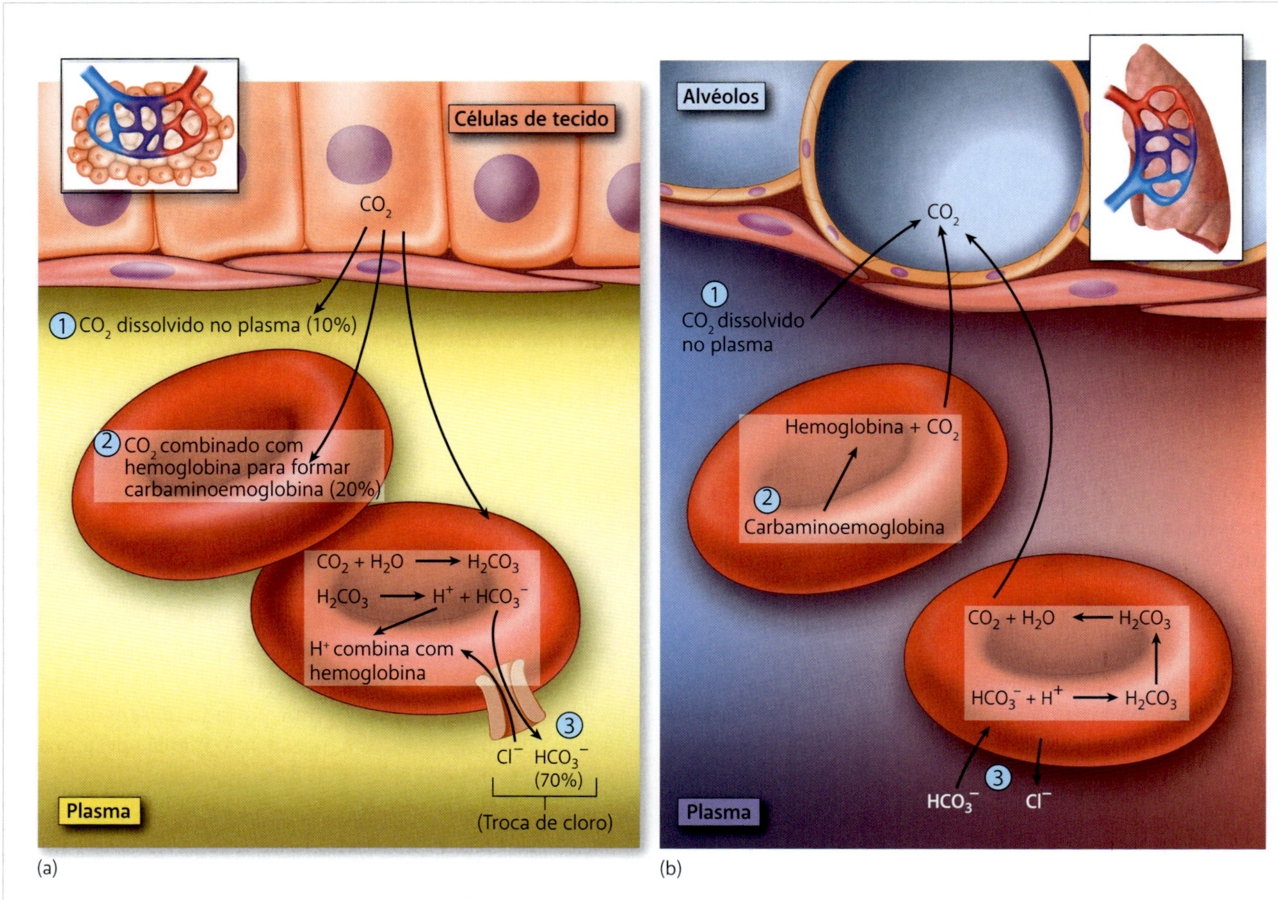

Figura 10.21 Resumo do movimento do dióxido de carbono (CO_2) dos tecidos para o sangue (*a*) e do sangue para os alvéolos no pulmão (*b*). Observe que na Figura 10.21*a* que CO_2 é liberado das células e se move no sangue. O dióxido de carbono é transportado no sangue de três formas: (1) CO_2 dissolvido, (2) CO_2 combinado com hemoglobina ($HbCO_2$) e (3) bicarbonato (HCO_3^-). Observe que à medida que HCO_3^-). sai das hemácias (eritrócitos), o cloreto (Cl^-) se move para o eritrócito (troca de cloreto) para manter uma carga balanceada na célula. A Figura 10.21*b* ilustra o movimento do CO_2 do sangue para o alvéolo do pulmão. Quando o CO_2 é liberado no pulmão, ocorre uma "troca inversa de cloreto" e o ácido carbônico se dissocia em CO_2 e H_2O.

anidrase carbônica, que é encontrada nas hemácias. Depois de formado, o ácido carbônico se dissocia em íon hidrogênio e íon bicarbonato. O íon hidrogênio, então, se liga à hemoglobina, e o íon bicarbonato se difunde para fora da hemácia e cai no plasma (Fig. 10.21). Como o bicarbonato carrega uma carga negativa (ânion), a remoção de uma molécula negativamente carregada de uma célula sem reposição acarretaria desequilíbrio eletroquímico ao longo da membrana celular. Esse problema é evitado com a substituição do bicarbonato por cloreto (Cl^-), que se difunde do plasma para dentro da hemácia. Essa troca de ânions ocorre na hemácia à medida que o sangue se move pelos capilares teciduais e é denominada deslocamento de cloreto (Fig. 10.21).

Quando o sangue chega aos capilares pulmonares, a PCO_2 do sangue é maior do que nos alvéolos e, assim, o CO_2 se difunde para fora do sangue, por meio da interface hematogasosa. No pulmão, a ligação do O_2 à Hb resulta na liberação de íons hidrogênio ligados à hemoglobina e promove a formação de ácido carbônico:

$$H^+ + HCO_3^- \rightarrow H_2CO_3$$

Sob as condições de baixa PCO_2 existentes nos alvéolos, o ácido carbônico então se dissocia em CO_2 e H_2O:

$$H_2CO_3 \rightarrow CO_2 + H_2O$$

O CO_2 liberado do sangue para os alvéolos é eliminado do corpo com o gás expirado.

Em resumo

- Mais de 99% do O_2 transportado no sangue está quimicamente ligado à hemoglobina. O efeito da pressão parcial de O_2 sobre a combinação do O_2 à hemoglobina é ilustrado pela curva de dissociação de O_2-hemoglobina, em forma de S.
- Um aumento da temperatura corporal e uma diminuição do pH sanguíneo acarretam o deslocamento à direita da curva de dissociação de O_2-hemoglobina e a diminuição da afinidade da hemoglobina pelo O_2.

- O dióxido de carbono é transportado no sangue de três formas: (1) CO_2 dissolvido (10% é transportado dessa forma), (2) CO_2 ligado à hemoglobina (chamado de carbaminoemoglobina; cerca de 20% do CO_2 do sangue é transportado dessa forma) e (3) bicarbonato (70% do CO_2 encontrado no sangue é transportado como bicarbonato [HCO_3^-]).
- A mioglobina é a proteína ligante de oxigênio encontrada no músculo e atua como transportadora para mover O_2 da membrana da célula muscular para as mitocôndrias.

Ventilação e equilíbrio acidobásico

A ventilação pulmonar pode exercer papel importante na remoção de H^+ do sangue por meio da reação do HCO_3^-, previamente discutida.[102] Por exemplo, um aumento dos níveis de CO_2 no sangue ou nos líquidos corporais ocasiona maior acúmulo de íon hidrogênio e, assim, a diminuição do pH. Em contraste, a remoção do CO_2 do sangue ou dos líquidos corporais diminui a concentração de íon hidrogênio e, em consequência, aumenta o pH. Lembre-se de que a reação de CO_2-anidrase carbônica ocorre da seguinte forma:

Pulmão ←

$$CO_2 + H_2O \leftrightarrow H_2CO_3 \leftrightarrow H^+ + HCO_3^-$$

Músculo →

Dessa forma, um aumento da ventilação pulmonar causa a exalação de CO_2 adicional e resulta na diminuição da PCO_2 sanguínea, bem como na diminuição da concentração de íon hidrogênio (i.e., o pH sanguíneo aumentaria). Por outro lado, uma queda da ventilação pulmonar acarretaria acúmulo de CO_2 e aumento da concentração de íon hidrogênio (o pH diminuiria). O papel do sistema pulmonar no equilíbrio acidobásico é discutido em detalhes mais uma vez no Capítulo 11.

Em resumo

- Um aumento da ventilação pulmonar provoca exalação de CO_2 adicional, que ocasiona diminuição da PCO_2 sanguínea e da concentração do íon hidrogênio (i.e., o pH aumenta).

Respostas ventilatórias e hematogasosas ao exercício

Antes de discutir o controle ventilatório durante o exercício, devemos analisar a resposta ventilatória a diversos tipos de exercício.

Transições do repouso ao trabalho

A alteração da ventilação pulmonar observada na transição do repouso para o exercício com carga constante de intensidade moderada (i.e., abaixo do limiar de lactato) está ilustrada na Figura 10.22. Observa-se que a ventilação pulmonar (i.e., ventilação expirada [$\dot{V}_E$]) aumenta de modo abrupto no início do exercício e, em seguida, há uma elevação mais lenta rumo a um valor de estado estável.[8,21,22,38,53,80,87,120]

A Figura 10.22 também indica que as tensões arteriais de PCO_2 e PO_2 permanecem relativamente inalteradas durante esse tipo de exercício.[35,37,113] Entretanto, observe que a PO_2 arterial diminui e a PCO_2 arterial tende a aumentar discretamente na transição do repouso para o exercício de estado estável.[37] Essa observação sugere que o aumento da ventilação alveolar que ocorre no início do exercício não é tão rápido quanto o aumento do metabolismo.

Exercício prolongado em ambiente quente

A Figura 10.23 ilustra a alteração da ventilação pulmonar durante a prática de exercício de intensidade moderada (abaixo do limiar de lactato), prolongado e com carga constante sob duas condições ambientais distintas. O ambiente neutro representa o exercício realizado sob condições ambientais de baixa temperatura e umidade relativa (19°C, 45% de umidade relativa). A segunda condição representada na Figura 10.23 é um ambiente de alta temperatura e umidade relativa, que impede o corpo de perder calor. O principal aspecto a ser considerado na Figura 10.23 é a tendência da ventilação em elevar-se durante o trabalho prolongado. O mecanismo que explica esse aumento da V_E durante o trabalho realizado sob condições de calor é um aumento da temperatura do sangue, que afeta diretamente o centro de controle respiratório.[88]

Outro aspecto interessante ilustrado na Figura 10.23 é o fato de – embora a ventilação ser maior durante o exercício

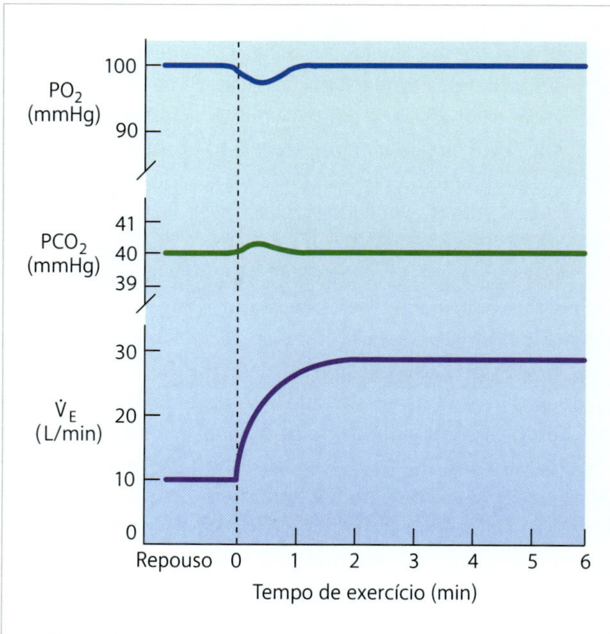

Figura 10.22 Alterações ventilatórias e das pressões parciais de O_2 e CO_2 na transição do repouso para o exercício submáximo em estado estável.

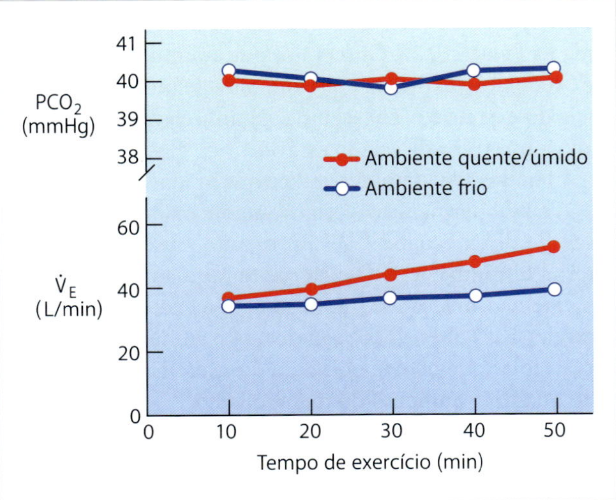

Figura 10.23 Alterações ventilatórias e de tensões gasosas sanguíneas durante o exercício submáximo prolongado, realizado sob condições ambientais de calor e umidade.

realizado sob condições de calor/umidade, em comparação ao trabalho realizado em um ambiente frio – haver pouca diferença de PCO_2 arterial entre ambos os tipos de exercício. Esse achado sugere que o aumento da ventilação observado durante o exercício em ambiente quente ocorre por conta de um aumento da frequência respiratória e da ventilação no espaço morto.

Não é raro que indivíduos envolvidos em exercícios prolongados, muito intensos ou extenuantes sintam uma dor abdominal transitória. Essa dor relacionada ao exercício é frequentemente chamada de "pontada". Até a última década, a causa de uma "pontada" relacionada ao exercício vinha recebendo limitada atenção experimental. Contudo, o quadro "Foco de pesquisa 10.1" oferece uma discussão atualizada sobre os modos de exercício capazes de produzir pontadas, as possíveis causas dessa dor abdominal e as possíveis estratégias para a prevenção desse problema.

Exercício incremental

As respostas ventilatórias de um maratonista de elite do sexo masculino e de um estudante universitário não treinado durante um teste com exercício incremental estão ilustradas na Figura 10.24. Em ambos os indivíduos, a ventilação aumenta como uma função linear do consumo de oxigênio em até 50-75% do $\dot{V}O_{2máx}$, quando a ventilação começa a aumentar esponencialmente.[114] Esse "ponto de inflexão" de $\dot{V}_E$ foi chamado **limiar ventilatório (Lvent)**.[7,55,77,78]

A partir da análise da Figura 10.24, um ponto interessante é a alarmante diferença existente entre a PO_2 arterial do atleta de elite altamente treinado e do universitário não trei-

Foco de pesquisa 10.1

Dor abdominal transitória relacionada ao exercício ("pontada")

A dor abdominal transitória relacionada ao exercício (DATE) é comumente rotulada como "pontada".[72] Essa sensação dolorosa pode ocorrer durante muitas atividades esportivas, incluindo corrida, natação, ciclismo, basquete e passeios a cavalo. A prevalência de DATE é relativamente alta tanto na natação quanto na corrida, onde mais de 70% dos atletas envolvidos apresentaram DATE.[72] Curiosamente, cerca de 62% dos cavaleiros também sofreram de DATE.[72] Em contraste, apenas 32% dos ciclistas reclamam da DATE.

O desconforto associado à DATE varia de queixas leves a níveis significativos de dor, descritos como agudos ou penetrantes quando a DATE é grave. A localização dessa dor concentra-se no abdome, sendo o local mais comum a parte superior do abdome, ao longo da borda inferior da caixa torácica.[72] Notavelmente, mais de 55% dos casos são relatados no lado direito do abdome.[72] A explicação para essa observação permanece desconhecida.

Quais são as características dos indivíduos que sofrem de DATE? Vários estudos sugerem que ela é mais comum em pessoas com menos de 20 anos de idade, com a incidência diminuindo com a idade.[72] Embora existam relatos conflitantes sobre a influência do sexo, não há evidências convincentes de que a incidência de DATE seja influenciada pelo sexo biológico. Embora um alto nível de condicionamento possa reduzir o risco de DATE, esse distúrbio também ocorre em indivíduos bem treinados.[72]

Surge a pergunta-chave: o que causa a DATE? Infelizmente, não há uma resposta definitiva para essa pergunta. Durante os últimos 60 anos, muitas explicações possíveis para DATE foram propostas, incluindo isquemia diafragmática (ou seja, baixo fluxo sanguíneo), estresse mecânico nos ligamentos viscerais, distúrbios gastrintestinais, cãibras musculares abdominais e irritação do peritônio parietal.[72] Pesquisas indicam que muitas características da DATE são consistentes com a irritação do peritônio parietal. Lembre-se, da anatomia, de que o peritônio parietal é a membrana que reveste a parede interna da cavidade abdominal. Recentemente, pesquisadores concluíram que, durante exercícios que envolvem movimento do tronco (p. ex., corrida, natação etc.), o atrito no peritônio parietal é a melhor explicação para a DATE.[72]

Se você é uma dessas pessoas que sofrem de DATE, como lida com o problema? Embora muitas técnicas tenham sido propostas para preveni-la, evitar grandes quantidades de alimentos e bebidas 2 horas antes do exercício parece ser a mais consistentemente bem-sucedida. Embora vários tratamentos para DATE tenham sido propostos, a única estratégia confirmada para aliviá-la é parar de se exercitar. Obviamente, essa abordagem nem sempre é desejável se você estiver envolvido em uma competição atlética ao desenvolver DATE. Para mais detalhes sobre este tópico, veja Morton e Callister (2015) nas "Sugestões de leitura".

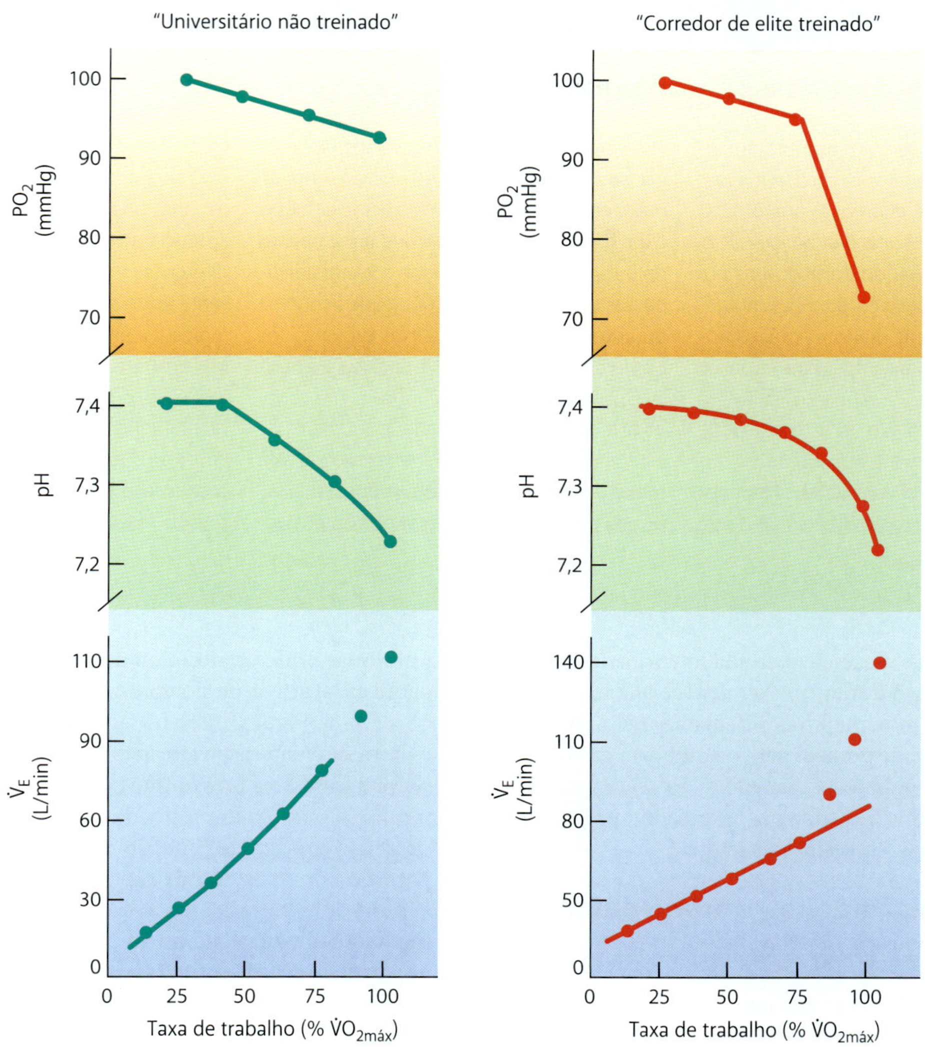

Figura 10.24 Alterações na ventilação, tensões de gases no sangue e pH durante o exercício incremental, em um maratonista altamente treinado e um universitário não treinado.

nado, durante a realização do exercício muito intenso. O indivíduo sem treinamento consegue manter a PO_2 arterial na faixa de 10-12 mmHg, correspondente aos valores de repouso normais, enquanto o maratonista altamente treinado apresenta uma diminuição de 30-40 mmHg ao realizar o trabalho muito intenso.[30,33] Essa queda da PO_2 arterial, observada com frequência em atletas treinados sadios, é similar àquela observada em pacientes com doença pulmonar grave durante o exercício. Entretanto, nem todos os atletas fundistas de elite saudáveis desenvolvem valores baixos de PO_2 arterial (a PO_2 baixa é denominada *hipoxemia*) durante o exercício intenso. Parece que apenas cerca de 40-50% dos atletas fundistas do sexo masculino e altamente treinados ($\dot{V}O_{2máx}$ = 4,5 L/min ou 68 mL/kg/min) apresentam essa hipoxemia acentuada.[85,93] Além disso, o grau de hipoxemia observado nesses atletas durante o trabalho intenso varia de modo considerável entre os indivíduos.[30,41,86,93,111] O motivo dessas diferenças é desconhecido.

Atletas fundistas do sexo feminino também desenvolvem hipoxemia induzida pelo exercício.[54,58,59,61] De fato, foi argumentado que a incidência de hipoxemia induzida pelo exercício entre atletas de elite do sexo feminino e altamente treinadas é tão grande ou mesmo maior que nos homens.[54,59,61] Para mais informações sobre diferenças entre homens e mulheres na respiração durante a prática do exercício, ver "Foco de pesquisa 10.2".

Talvez a questão mais importante acerca da hipoxemia induzida pelo exercício em atletas saudáveis seja: qual(is) fator(es) contribui(em) para essa falha do sistema pulmonar? Infelizmente, essa pergunta continua sem uma resposta completa. Mesmo assim, parece que tanto a incompatibilidade de ventilação-perfusão como as limitações de difusão contribuem para a hipoxemia induzida pelo exercício em atletas de elite.[40,73,93,119] Com relação à difusão do oxigênio através da interface sangue-gás, nos atletas de elite as limitações da difusão observadas durante o exercício intenso poderiam ser decorrentes da diminuição do tempo de permanência das hemácias nos capilares pulmonares.[34] Esse período reduzido de trânsito das hemácias nos capilares pulmonares ocorre por causa dos elevados débitos cardíacos alcançados por

Foco de pesquisa 10.2

Diferenças sexuais na respiração durante o exercício

Novas evidências revelam que existem diferenças sexuais na anatomia do sistema respiratório e que essas diferenças anatômicas afetam a resposta respiratória ao exercício. Especificamente, quando comparadas em termos de idade e peso corporal, as mulheres exibem vias aéreas menores que os homens.[98] Esse é um fato importante porque uma via aérea menos calibrosa resulta em maior resistência ao fluxo de ar, o que pode limitar a capacidade ventilatória máxima durante exercícios de alta intensidade. Além disso, considerando que as mulheres possuem vias aéreas menores, a necessidade de energia para respirar durante o exercício torna-se maior em comparação com os homens.[40] Esse é um dado significativo, porque um aumento no trabalho respiratório pode acelerar a fadiga dos músculos respiratórios que acontece durante a prática de exercícios prolongados ou de alta intensidade. Além disso, evidências provenientes de um número crescente de estudos sugerem que atletas mulheres de elite praticantes de provas de resistência têm maior probabilidade de sofrer hipoxemia induzida pelo exercício do que os homens em iguais condições.[98] Ainda não ficou esclarecido se o aumento da incidência de hipoxemia induzida pelo exercício em atletas de resistência de elite do sexo feminino se deve a diferenças no diâmetro das vias aéreas existente entre sexos. Em conjunto, esses dados indicam a existência de diferenças entre sexos em termos da resposta ventilatória ao exercício, o que pode afetar a resposta cardiopulmonar ao exercício. Para mais detalhes sobre as diferenças sexuais no sistema pulmonar, ver Dominelli et al. (2019) nas "Sugestões de leitura".

esses atletas durante o exercício de alta intensidade. Esse elevado débito cardíaco durante o exercício de alta intensidade resulta no rápido movimento das hemácias pelo pulmão, o que limita o tempo disponível para o equilíbrio gasoso a ser alcançado entre o pulmão e o sangue.[30,96,121] Para mais detalhes sobre hipoxemia induzida pelo exercício, ver Dominelli e Sheel (2018) nas "Sugestões de leitura".

Mudanças no padrão respiratório durante o exercício

A Figura 10.24 ilustra a mudança na ventilação que ocorre durante um teste de exercício incremental, e a Figura 10.25 revela o padrão respiratório responsável por esse aumento na ventilação. Devemos ter em mente que a ventilação pulmonar pode ser aumentada pelo aumento da frequência respiratória e/ou do volume corrente. Primeiramente, observe na Figura 10.25 os tamanhos do volume corrente e da frequência respiratória em repouso. Em seguida, observe a mudança no volume corrente e na frequência respiratória, quando um indivíduo passa do repouso para um exercício moderado, intenso ou muito intenso. Em comparação com o estado de repouso, o aumento da ventilação durante a prática de exercícios moderados acontece mediante um aumento no volume corrente, acompanhado por pequeno aumento na frequência respiratória. Em intensidades de exercício mais altas (i.e., exercícios intensos ou muito intensos), o volume corrente se estabiliza e todos os aumentos subsequentes na ventilação são obtidos pelo aumento da frequência respiratória.

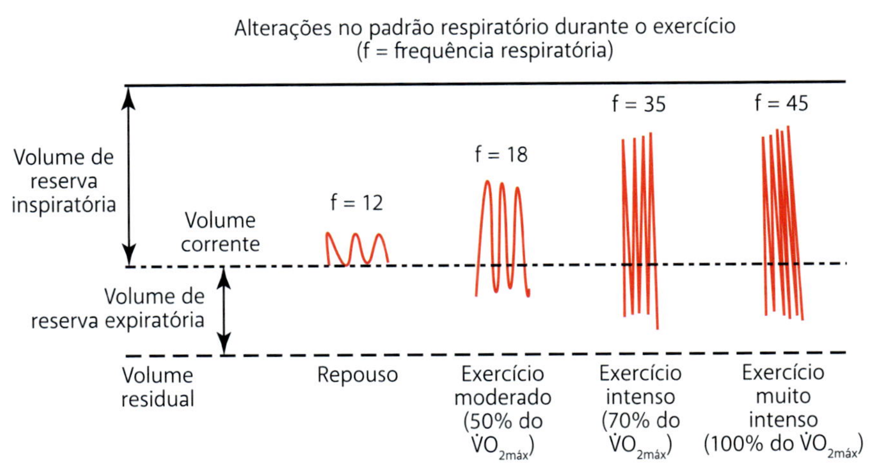

Figura 10.25 Alterações no padrão respiratório durante o exercício. O espirograma na extrema esquerda ilustra o volume corrente normal em repouso. Durante exercícios moderados a intensos, ocorre aumento da ventilação em decorrência de aumentos do volume corrente e da frequência respiratória. Contudo, deve-se ter em mente que o aumento na ventilação em decorrência da prática de exercícios muito intensos é obtido apenas pelo aumento na frequência respiratória. Ver texto para mais detalhes.

Essas mudanças nos padrões ventilatórios são importantes para garantir que o indivíduo alcance uma mecânica ideal da respiração durante a prática do exercício. Na verdade, esse padrão respiratório durante o exercício é selecionado porque minimiza o trabalho respiratório e o risco de fadiga dos músculos respiratórios. Por exemplo, aumentar o volume corrente em vez de simplesmente aumentar a frequência respiratória assegura que a ventilação do espaço morto permaneça pequena e que o aumento na ventilação alveolar seja maximizado. Ou seja, ao aumentar o volume corrente (V_C), a ventilação alveolar (V_A) também aumenta:

$$V_A = (V_C - V_M)$$

Segue-se que, durante exercícios intensos ou muito intensos, um aumento da frequência respiratória aumenta ainda mais a V_A, como garantia de que o corpo receba o oxigênio extra necessário para a produção de ATP no músculo em atividade por meio da fosforilação oxidativa.

Em resumo

- No início do exercício submáximo com carga constante, há um rápido aumento da ventilação, seguido de uma elevação mais lenta em direção a valores de estado estável. As PO_2 e a PCO_2 arteriais permanecem relativamente constantes durante esse tipo de exercício.
- Durante o exercício prolongado sob condições ambientais de calor/umidade, a ventilação se eleva, em virtude da influência da elevação da temperatura corporal sobre o centro de controle respiratório.
- O exercício incremental provoca um aumento linear da V_E de até 50-70% do $O_{2máx}$. A taxas de trabalho maiores, a ventilação começa a aumentar de maneira exponencial. Esse ponto de inflexão ventilatória é chamado de *limiar ventilatório*.
- A hipoxemia induzida por exercício ocorre em 40 a 50% de atletas de elite, altamente treinados para resistência, de ambos os sexos.
- Novas evidências revelam que as mulheres possuem vias aéreas menos calibrosas do que os homens, mesmo quando a comparação leva em conta as dimensões do pulmão. Isso resulta em aumento do trabalho respiratório durante o exercício.

Controle da ventilação

A regulação precisa da ventilação pulmonar durante o repouso e no exercício é um exemplo de um sistema de controle altamente eficiente, importante para a manutenção da homeostase hematogasosa e acidobásica. Na verdade, a ventilação pulmonar (i.e., ventilação alveolar) aumenta durante o exercício, numa proporção direta à intensidade do exercício e à maior necessidade de oxigênio. Isso resulta em um controle preciso do conteúdo de O_2 arterial, níveis arteriais de dióxido de carbono e equilíbrio acidobásico. Vamos iniciar nossa discussão sobre o controle ventilatório durante o exercício revendo a regulação ventilatória durante o repouso.

Regulação ventilatória durante o repouso

Como já mencionado, a inspiração e a expiração são produzidas pela contração e pelo relaxamento do diafragma durante a respiração tranquila, e também por ação de músculos auxiliares durante o exercício. A contração e o relaxamento desses músculos respiratórios são diretamente controlados pelos motoneurônios somáticos na medula espinal. A atividade neuronal motora, por sua vez, é diretamente controlada pelo centro de controle respiratório localizado no bulbo.

Centro de controle respiratório

De modo semelhante ao controle da frequência cardíaca e do débito cardíaco, o sistema respiratório possui um marca-passo e um sistema de controle que aceleram a respiração para a adequação da ventilação à taxa metabólica. Nesse sentido, grupos de neurônios localizados na região do bulbo no tronco encefálico controlam tanto a frequência quanto a profundidade da respiração. O principal marca-passo neural responsável pela inspiração é o complexo preBotzinger (preBotC); por outro lado, o núcleo retrotrapezoidal/grupo respiratório parafacial (RTN/pFRG) controla a expiração ativa (Fig. 10.26).[47] Especificamente, o preBotC estimula os neurônios motores responsáveis pela ativação do diafragma e dos músculos intercostais externos (ambos são músculos inspiratórios), enquanto o RTN/pFRG ativa os músculos retos do abdome e intercostais internos (ambos são músculos expiratórios) (Fig. 10.26).[47] Além disso, grupos de neurônios localizados na ponte e que receberam a denominação de centro respiratório pontino se comunicam com o preBotC e o RTN/pFRG para o ajuste da respiração mediante a regulação da taxa e do padrão da respiração.[47] Na verdade, o

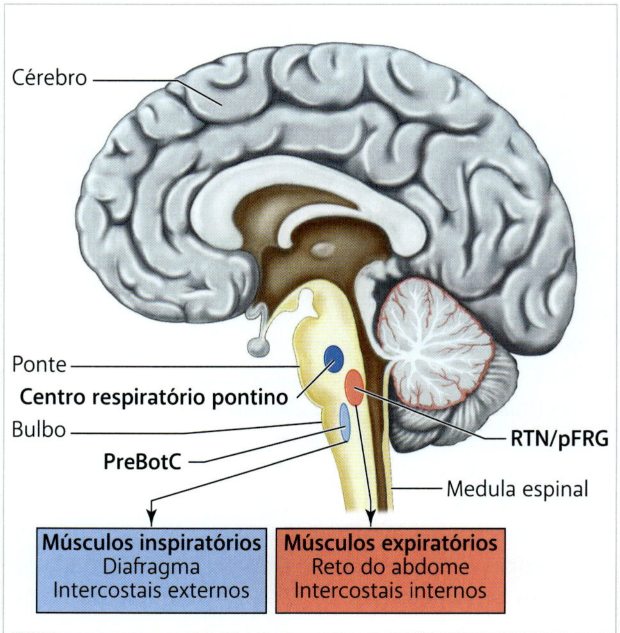

Figura 10.26 Localizações dos centros de controle respiratório no tronco encefálico.

ritmo respiratório normal ocorre graças às interações entre cada uma dessas regiões (i.e., preBötC, RTN/pFRG e centro respiratório pontino). Durante o repouso, o ritmo respiratório é dominado pelos neurônios marca-passo (inspiratórios) no pré-BötC e a expiração ocorre de forma em grande parte passiva, devido às propriedades elásticas dos pulmões e da parede torácica. Durante o exercício, o pré-BötC interage tanto com o centro respiratório pontino como com o RTN/pFRG para regular a respiração e compatibilizá-la com a demanda metabólica.[100] A interação entre esses neurônios respiratórios para controlar a respiração envolve *feedback* de uma série de locais (p. ex., quimioceptores humorais, quimioceptores centrais etc.) para a promoção de um controle preciso da respiração. Em seguida, discutiremos a estimulação do centro de controle respiratório.

Estimulação do centro de controle respiratório

O centro de controle respiratório recebe sua estimulação tanto dos centros cerebrais superiores como dos sinais neurais aferentes provenientes de vários locais situados fora do centro de controle respiratório. Em geral, a estimulação do centro de controle respiratório pode ser classificada em dois tipos: (1) neural e (2) humoral (transmitida pelo sangue). A estimulação neural refere-se a sinais provenientes dos centros cerebrais superiores ou à estimulação aferente até o centro de controle respiratório a partir dos neurônios excitados por fatores diferentes dos estímulos transmitidos pelo sangue. A estimulação humoral do centro de controle respiratório refere-se à influência de estímulos transmitidos pelo sangue que atingem um quimioceptor especializado. Esse receptor reage à intensidade dos estímulos e envia a mensagem apropriada ao bulbo. Uma breve visão geral de cada um desses receptores será apresentada antes da discussão sobre o controle ventilatório durante o exercício.

Quimioceptores humorais. Os quimioceptores são neurônios especializados capazes de responder às alterações que ocorrem no meio ambiente interno. Tradicionalmente, os quimioceptores respiratórios são classificados de acordo com sua localização, em *quimioceptores centrais* ou *quimioceptores periféricos.*

Os quimioceptores centrais estão localizados no bulbo (provavelmente pFRG/RTN) e são afetados por alterações na PCO_2 e no H^+ do líquido cerebrospinal (LCE). Um aumento da PCO_2 ou no H^+ do LCE faz com que os quimioceptores centrais enviem estímulos aferentes até o centro respiratório, para aumentar a ventilação.[32,35]

Os principais quimioceptores periféricos estão localizados no arco aórtico e na bifurcação da artéria carótida comum. Os receptores localizados na aorta são chamados **corpos aórticos** e aqueles encontrados na artéria carótida são os **corpos carotídeos** (Fig. 10.27). Esses quimioceptores periféricos respondem a elevações das concentrações arteriais de H^+ e PCO_2.[1,4,10,49,109,116,122] Adicionalmente, os corpos carotídeos são sensíveis a aumentos dos níveis sanguíneos de potássio, quedas da PO_2 arterial e aumento da temperatura

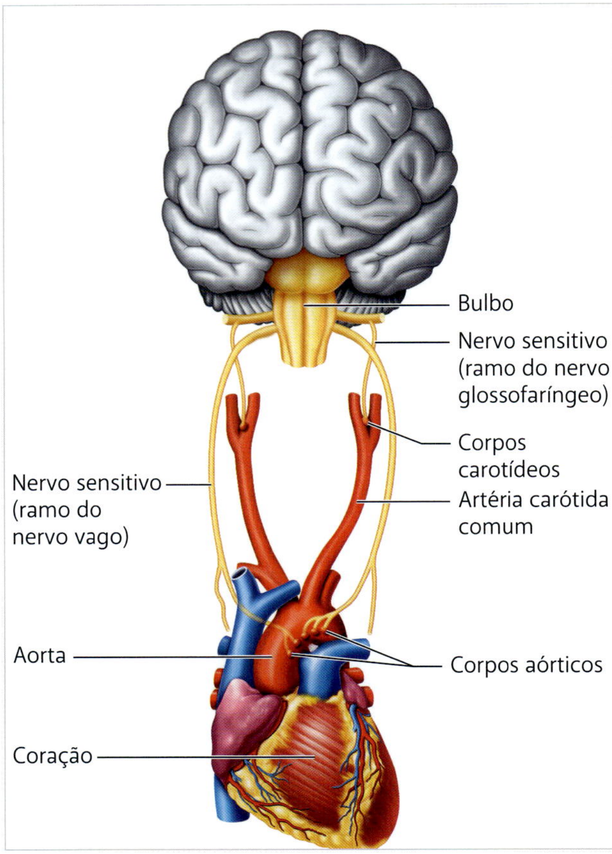

Figura 10.27 Ilustração da localização anatômica dos quimioceptores periféricos (i.e., corpos aórticos e corpos carotídeos). Os quimioceptores aórticos respondem às alterações arteriais da concentração arterial do íon H^+ (i.e., pH) e da PCO_2. Os corpos carotídeos também respondem às alterações arteriais do pH arterial, da PCO_2 e, ainda, da PO_2.

corporal.[17,32,49,75] Ao comparar esses dois conjuntos de quimioceptores periféricos, estudos iniciais sugeriram que os corpos carotídeos são mais importantes no controle da respiração durante o exercício.[5,11,16,35,49,50-52,67,105,113,115] Contudo, novas evidências sugerem que os corpos aórticos são capazes de "perceber" alterações nos níveis sanguíneos de CO_2 (indiretamente), assim esses quimioceptores podem desempenhar um papel importante no controle da respiração, tanto em repouso como durante o exercício.[31] O leitor deverá ficar atento, pois em breve deverão ser publicadas novas pesquisas sobre esse tópico.

Como os quimioceptores centrais e periféricos respondem às alterações dos estímulos químicos? Os efeitos das elevações da PCO_2 arterial sobre a ventilação minuto são mostrados na Figura 10.28. Nota-se que o aumento de $\dot{V}_E$ é uma função linear da PCO_2 arterial. Em geral, um aumento de 1 mmHg na PCO_2 resulta em um aumento de 2 L/min em $\dot{V}_E$.[35] O aumento de $\dot{V}_E$ que decorre da elevação da PCO_2 arterial provavelmente se deve à estimulação pelo CO_2 dos corpos carotídeos e dos quimioceptores centrais.[35,76]

Em indivíduos saudáveis que respiram ao nível do mar, as alterações de PO_2 arterial exercem pouco efeito sobre o controle da ventilação.[67] Entretanto, a exposição a um ambiente com pressão barométrica significativamente inferior

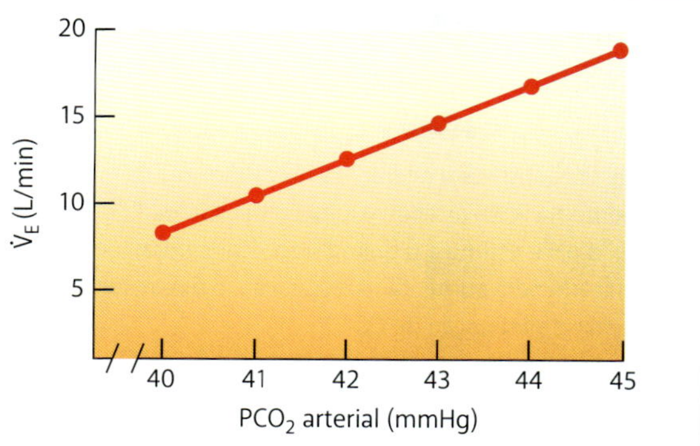

Figura 10.28 Alterações ventilatórias em função da PCO_2 arterial crescente. Note que a ventilação aumenta como função linear da PCO_2 crescente.

àquela existente ao nível do mar (i.e., altitude elevada) pode alterar a PO_2 arterial e estimular os corpos carotídeos, que, por sua vez, sinalizam ao centro respiratório para aumentar a ventilação.[49,68] A relação existente entre PO_2 e $\dot{V}_E$ está ilustrada na Figura 10.29. O ponto da curva $PO_2/\dot{V}_E$, onde $\dot{V}_E$ começa a aumentar rapidamente, costuma ser referido como limiar hipóxico (*hipóxico* significa PO_2 baixa).[2] Esse limiar hipóxico geralmente ocorre em torno de uma PO_2 arterial de 60-75 mmHg. Os quimioceptores responsáveis pelo aumento de $\dot{V}_E$ após a exposição à baixa PO_2 são os corpos carotídeos, pois os quimioceptores aórticos e centrais humanos são irresponsivos às alterações de PO_2.[35,67,68]

As elevações dos níveis sanguíneos de potássio também podem estimular os corpos carotídeos e promover aumento da ventilação.[17,75] Como os níveis sanguíneos de potássio aumentam durante o exercício em decorrência de um efluxo líquido de potássio a partir do músculo em contração, o potássio pode exercer um papel na regulação da ventilação durante o exercício.[17,75] Esse aspecto será retomado posteriormente.

Estimulação neural do centro de controle respiratório. A estimulação neural do centro de controle respiratório é oriunda de centros cerebrais superiores e de vias aferentes. Por exemplo, os impulsos que saem do córtex motor (i.e., comando central) podem ativar os músculos esqueléticos para contração e aumentar a ventilação de modo proporcional à quantidade de trabalho que está sendo realizado.[43] Na verdade, os impulsos neurais oriundos do córtex motor podem passar pela medula e "transbordar", causando um aumento de $\dot{V}_E$, que reflete o número de unidades motoras musculares sendo recrutadas.

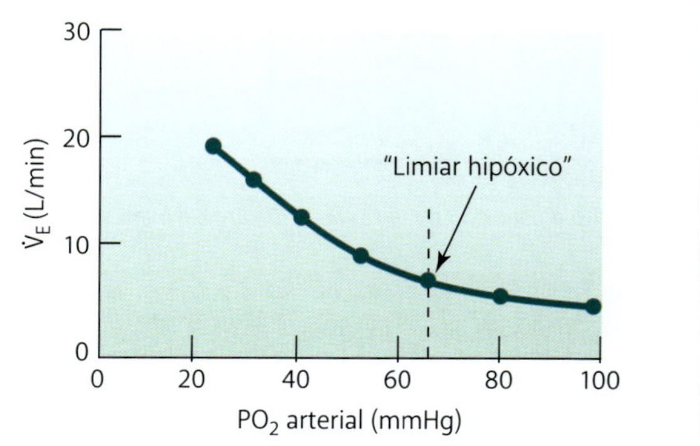

Figura 10.29 Alterações ventilatórias em função da PO_2 arterial decrescente. Note a existência de um "limiar hipóxico" de ventilação, à medida que a PO_2 arterial declina.

Um estímulo extra para o centro de controle respiratório provém dos receptores de estiramento nos pulmões. Esses receptores são sensíveis ao estiramento ocorrente nos pulmões, responsáveis por um reflexo denominado reflexo de Hering-Breuer. Na verdade, o reflexo de Hering-Breuer limita a profundidade da inspiração e, assim, limita a inflação dos pulmões. Esse reflexo depende de receptores de estiramento localizados nas paredes dos brônquios e bronquíolos pulmonares. Potenciais de ação são gerados nesses receptores de estiramento quando os pulmões são inflados e são transmitidos para os neurônios inspiratórios localizados no bulbo; esse sinal inibe o centro inspiratório e, com isso, ocorre a expiração.

Em bebês, o reflexo de Hering-Breuer influencia a regulação da respiração e previne a hiperinsuflação dos pulmões. Mas, em adultos, o reflexo só é importante ao ocorrer um aumento do volume corrente durante o exercício. Na verdade, é provável que o reflexo de Hering-Breuer desempenhe algum papel na limitação do tamanho do volume corrente durante a prática de exercícios de alta intensidade. Deve-se ter em mente que a mudança nos padrões respiratórios (i.e., volume corrente/frequência respiratória) durante o exercício já foi discutida neste capítulo.

A estimulação aferente do centro de controle respiratório durante o exercício pode advir de um dos vários mecanoceptores periféricos, como os dos fusos musculares, do órgão tendinoso de Golgi ou receptores de pressão articulares.[25,27,65,104] Evidências crescentes sugerem que esse tipo de *feedback* neural aferente dos músculos ativos é importante para regular a respiração durante o exercício submáximo, no estado estável.[27,31] Além disso, é possível que quimioceptores especiais localizados no músculo respondam às alterações das concentrações de potássio e H^+ e enviem informação aferente ao centro de controle respiratório para acelerar a respiração. Esse tipo de estimulação bulbar é considerado informação neural aferente, pois os estímulos não estão associados a uma mediação humoral. Por fim, evidências sugerem que o ventrículo direito do coração contém mecanoceptores que enviam informação aferente de volta ao centro de controle respiratório para aumentar o débito cardíaco (p. ex., durante o exercício).[115] Esses mecanoceptores podem exercer papéis importantes no fornecimento de estimulação aferente ao centro de controle respiratório, no início do exercício. A Tabela 10.2 oferece um resumo dos principais receptores que participam do controle da respiração durante a prática do exercício, e a Figura 10.27 ilustra os locais desses receptores.

Tabela 10.2 Resumo dos receptores que fornecem informações ao centro de controle respiratório para regulação da respiração durante o exercício

Receptor	Estímulo	Comentários sobre o controle da respiração
Quimiorreceptores localizados no bulbo (quimiorreceptores centrais)	PCO_2 ↑	Os quimiorreceptores centrais são sensíveis a alterações no pH do líquido cefalorraquidiano. Um aumento na PCO_2 arterial resulta na difusão de CO_2 do sangue para o encéfalo; isso diminui o pH e estimula o quimiorreceptor central a enviar sinais ao centro de controle respiratório para aumentar a respiração, o que resulta em aumento da ventilação alveolar e eliminação de CO_2.
Corpo carotídeo (quimiorreceptor periférico)	PCO_2 ↑ pH ↓ PO_2 ↓	O corpo carotídeo é sensível a alterações na PO_2, PCO_2 e pH arteriais. Um aumento na PCO_2 arterial estimula os corpos carotídeos a enviar sinais ao centro de controle respiratório para aumentar a respiração. Por outro lado, uma diminuição no pH ou na PO_2 arterial estimula os corpos carotídeos a enviar sinais ao centro de controle respiratório para aumentar a ventilação.
Corpo aórtico (quimiorreceptor periférico)	PCO2 ↑ pH ↓	O corpo aórtico é sensível a alterações na PCO_2 e no pH arteriais. O aumento da PCO_2 arterial ou a diminuição do pH sanguíneo estimulam o corpo aórtico a enviar sinais ao centro de controle respiratório para aumentar a respiração.
Mecanorreceptores musculares	Atividade contrátil muscular ↑	O músculo esquelético contém vários mecanorreceptores (p. ex., fuso muscular e órgão tendinoso de Golgi). A atividade contrátil muscular estimula esses receptores a enviar sinais neurais ao centro de controle respiratório para aumentar a respiração em proporção direta à intensidade do exercício.
Quimiorreceptores musculares (também chamados de metaborreceptores musculares)	pH ↓ Potássio ↑	O músculo esquelético contém quimiorreceptores sensíveis a alterações químicas no interior e ao redor das fibras musculares. O exercício pode diminuir o pH muscular e aumentar a concentração de potássio extracelular; isso estimula esses quimiorreceptores a enviar sinais neurais ao centro de controle respiratório para aumentar a respiração.
Receptores de estiramento pulmonar	Alongamento dos brônquios	Receptores de estiramento localizados nas paredes dos brônquios e bronquíolos limitam a profundidade da inspiração.

Controle ventilatório durante o exercício de intensidade moderada

Nas seções anteriores, discutimos diversas possíveis fontes de estimulação do centro de controle respiratório. Agora, vamos discutir o modo como o corpo regula a respiração durante o exercício.[2,9,15,18,25,27,41,43,46,65,79,95,113,122] Evidências atuais sugerem que o impulso "inicial" para a intensificação da ventilação durante o exercício se deve à estimulação neural advinda dos centros cerebrais superiores (comando central) para o centro de controle respiratório.[29] Entretanto, o fato de a PCO_2 arterial ser rigidamente regulada durante a maioria dos tipos de exercício de intensidade moderada sugere que os quimioceptores humorais e o *feedback* neural aferente dos músculos ativos atuam fazendo o ajuste fino da respiração para compatibilizá-la com a taxa metabólica e, assim, manter uma PCO_2 arterial bastante constante.[13,14,27,49,74,113] Na verdade, evidências recentes revelam que, durante a prática do exercício de intensidade moderada, 40-50% do impulso para a respiração são provenientes de sinais neurais aferentes enviados pelos músculos ativos para os centros cerebrais superiores.[31] Dessa forma, a ventilação durante o exercício é regulada por vários fatores sobrepostos que conferem redundância ao sistema de controle.

Durante o exercício prolongado com intensidade moderada em um ambiente quente, a ventilação pode ser influenciada por outros fatores, além daqueles já discutidos. A elevação de $\dot{V}_E$ observada na Figura 10.23, por exemplo,

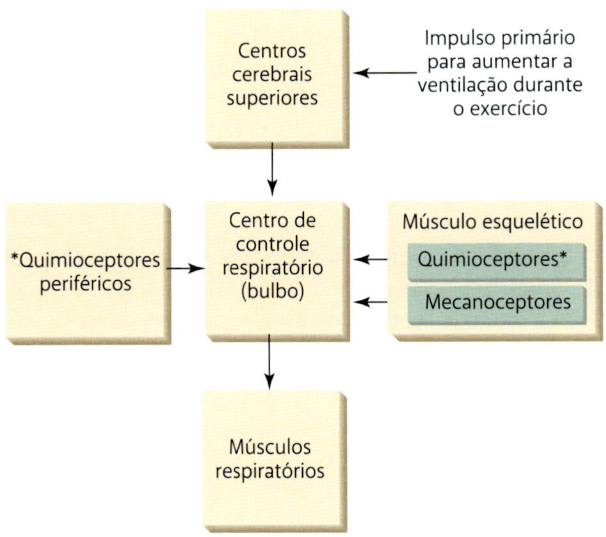

*Atuam no ajuste fino da ventilação durante o exercício.

Figura 10.30 Resumo do controle respiratório durante o exercício submáximo. Ver detalhes no texto.

pode ser devida à influência direta da elevação da temperatura sanguínea sobre o centro de controle respiratório, e à elevação dos níveis sanguíneos de catecolaminas (adrenalina e noradrenalina), estimulando os corpos carotídeos a aumentarem a $\dot{V}_E$.[88]

Resumindo, o aumento da ventilação durante o exercício de intensidade moderada é causado por uma interação da estimulação neural e quimioceptora com o centro de controle respiratório. Os mecanismos neurais eferentes dos centros cerebrais superiores (comando central) fornecem o impulso inicial para a respiração durante o exercício, com os quimioceptores humorais e o *feedback* neural dos músculos ativos constituindo um meio de compatibilizar precisamente a ventilação com a quantidade de CO_2 produzida via metabolismo. Essa redundância dos mecanismos de controle não surpreende, se considerarmos o papel relevante exercido pela respiração na manutenção do estado estável durante o exercício.[48] A Figura 10.30 apresenta um resumo do controle respiratório durante o exercício de intensidade moderada.

Controle ventilatório durante os exercícios intenso e muito intenso

Continua a discussão sobre o(s) mecanismo(s) que explica(m) a elevação não linear da ventilação (limiar ventilatório) que ocorre a intensidades de exercício praticadas acima do limiar de lactato durante o teste com exercício incremental. Provavelmente, vários fatores podem contribuir para essa elevação. Primeiro, a análise da Figura 10.24 sugere que a elevação não linear de $\dot{V}_E$ e a diminuição do pH, com frequência, ocorrem ao mesmo tempo. Pelo fato de os níveis crescentes de íon hidrogênio no sangue poderem estimular os corpos carotídeos e aumentar o $\dot{V}_E$, foi proposto que a elevação dos níveis sanguíneos de lactato, que ocorre durante o exercício incremental, é o estímulo causador da elevação não linear de $\dot{V}_E$ (i.e., limiar ventilatório). Com base nessa crença, é comum os pesquisadores estimarem o limiar de lactato de modo não invasivo, medindo o limiar ventilatório.[6,18,112,114] Mesmo assim, essa técnica é imperfeita. O limiar ventilatório e o limiar de lactato nem sempre ocorrem com a mesma taxa de trabalho.[44,78]

Quais fatores adicionais, além da elevação do lactato sanguíneo, poderiam causar a elevação não linear de $\dot{V}_E$ observada durante o exercício incremental realizado acima do limiar de lactato? A estreita relação existente entre os níveis sanguíneos de potássio e a ventilação durante o exercício intenso tem levado diversos pesquisadores a especular que o potássio é um importante fator controlador da ventilação durante o exercício intenso.[17,75] Sem dúvida, outros fatores secundários (p. ex., elevação da temperatura corporal e das catecolaminas sanguíneas) também poderiam contribuir para a elevação de $\dot{V}_E$ durante o exercício intenso e muito intenso. Adicionalmente, é provável que a estimulação neural do centro de controle respiratório influencie o padrão ventilatório durante o exercício incremental. Por exemplo, à medida que a intensidade do exercício aumenta, pode haver recrutamento não linear das unidades motoras e os sinais neurais eferentes e aferentes associados para o centro de controle respiratório podem promover a elevação não linear de $\dot{V}_E$ observada no limiar ventilatório.[78]

Para fins de revisão, a elevação dos níveis sanguíneos de íon hidrogênio observada no limiar de lactato pode estimular a ventilação e, assim, ser o mecanismo central para explicar o limiar ventilatório. Contudo, fatores secundários, como um aumento dos níveis sanguíneos de potássio, elevação da temperatura corporal, altos níveis sanguíneos de catecolaminas e influências neurais aferentes, também podem contribuir para o controle ventilatório durante o exercício intenso e muito intenso (ver quadro "Uma visão mais detalhada 10.2").

Embora muitos pesquisadores (entre os quais Jerome Dempsey, H. V. Forster, Brian Whipp e Karl Wasserman) tenham contribuído para nosso atual conhecimento acerca do controle da respiração durante o exercício, destacamos a carreira de Karl Wasserman por suas importantes contribuições no estudo da função respiratória durante o exercício (ver Quadro "Um olhar no passado – nomes importantes na ciência").

Em resumo

- O ritmo normal da respiração é gerado pela interação entre centros de ritmo respiratório separados, localizados no bulbo e na ponte. Em repouso, o ritmo respiratório é dominado pelos neurônios marca-passo do complexo pré-Bötzinger.
- Durante o exercício, a estimulação do centro de controle respiratório pode advir de fontes neurais e humorais.
- A estimulação neural para o centro de controle respiratório pode ser oriunda dos centros cerebrais superiores ou dos receptores localizados no músculo em exercício.
- A estimulação quimioceptora humoral para o centro de controle respiratório pode ser oriunda dos quimioceptores centrais e periféricos. Os quimioceptores centrais são sensíveis a elevações da PCO_2 e quedas de pH. Os quimioceptores periféricos (os corpos carotídeos são os mais importantes) são sensíveis a elevações da PCO_2 e quedas da PO_2 ou do pH.
- O impulso primário para intensificação da ventilação durante o exercício advém dos centros cerebrais superiores (comando central). Do mesmo modo, os quimioceptores humorais e o *feedback* neural a partir dos músculos ativos atuam no ajuste fino da ventilação e desempenham um papel significativo no controle da respiração durante a prática de exercícios de intensidade moderada.

Os pulmões se adaptam ao treinamento físico?

Está comprovado que o sistema muscular esquelético e o sistema circulatório são ativamente engajados durante o exercício muscular e que ambos os sistemas orgânicos sofrem alterações adaptativas em resposta ao exercício de resistência praticado com regularidade. Em contraste, os pulmões não se adaptam ao exercício. Na verdade, os pulmões de indivíduos fisicamente treinados não diferem significativamente dos pulmões de um indivíduo sedentário.[36,62] Mais especificamente, o treinamento físico de resistência (meses a anos de duração) não exerce efeito mensurável sobre a estrutura pulmonar e a função pulmonar (p. ex., capacidade de difusão), que venha a melhorar as trocas gasosas nos pulmões durante o exercício.[36,62]

Uma visão mais detalhada 10.2

O treino diminui a resposta ventilatória ao exercício

Embora o treinamento físico não altere a estrutura do pulmão, o treino de resistência promove diminuição da ventilação durante o exercício submáximo a taxas de trabalho de intensidade moderada a alta. Exemplificando, ao fazer comparações a uma taxa de trabalho submáxima fixa, um programa de treino pode reduzir a ventilação em 20-30% abaixo dos níveis pré-treino[20,23] (ver Fig. 10.31).

Qual é o mecanismo que explica a diminuição, induzida pelo treino, da ventilação no exercício? A resposta definitiva ainda é desconhecida. Entretanto, esse efeito do treino provavelmente se deve às alterações na capacidade aeróbia dos músculos esqueléticos locomotores. Essas alterações induzidas pelo treino resultam em menos produção de íons H^+ e, provavelmente, em menor *feedback* aferente dos músculos ativos para estimular a respiração.[20]

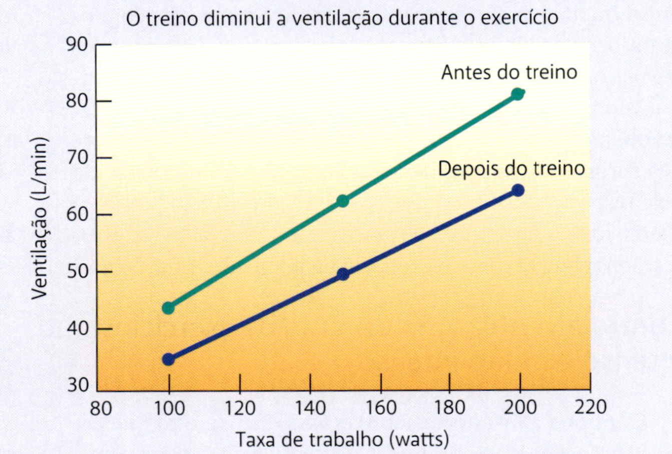

Figura 10.31 Ilustração dos efeitos do treino de resistência sobre a ventilação durante o exercício.

Se tanto o sistema cardiovascular como os músculos esqueléticos se adaptam ao treinamento físico, por que a adaptabilidade das estruturas pulmonares é substancialmente inferior à destes outros elos no sistema de transporte do oxigênio? A resposta para essa pergunta está no fato de a capacidade estrutural do pulmão normal ser "excessiva" e superar a demanda de transporte de oxigênio e dióxido de carbono em adultos jovens, durante o exercício.[36] Por esse motivo, na maioria das pessoas, a adaptação do pulmão ao treinamento físico é desnecessária para que o pulmão realize adequadamente o trabalho de manter a homeostase hematogasosa durante o exercício. No entanto, uma exceção a essa regra é o atleta de resistência de elite e altamente treinado. Em um segmento desses atletas, a incapacidade do pulmão de aumentar suas capacidades de trocas gasosas em resposta ao treinamento físico resulta na falha do sistema pulmonar de compatibilizar o alto requerimento de transferência de oxigênio através da barreira hematogasosa durante o exercício máximo. Essa falha ocasiona uma diminuição do conteúdo de oxigênio arterial (i.e., hipoxemia). O impacto da hipoxemia induzida pelo exercício em atletas de elite em treinamento é discutido na próxima seção.

O sistema pulmonar limita o desempenho máximo no exercício?

Apesar das controvérsias,[12] o sistema pulmonar geralmente não é considerado o fator limitante durante o exercício submáximo prolongado em indivíduos jovens e saudáveis.[19,28,39,45] Pode ocorrer fadiga dos músculos respiratórios durante certos estados patológicos (p. ex., doença pulmonar obstrutiva), mas a fadiga muscular respiratória não é considerada limitante do exercício em indivíduos saudáveis que praticam exercícios de intensidade leve a moderada ao nível do mar.[28,39] De fato, o principal músculo da inspiração, o diafragma, é um músculo altamente oxidativo que resiste à fadiga.[83,89,90] A melhor evidência de que os pulmões e músculos respiratórios apresentam desempenho satisfatório durante o exercício submáximo prolongado (p. ex., 75% do $\dot{V}O_{2máx}$) é a observação de que o conteúdo de oxigênio arterial não diminui durante a realização deste tipo de trabalho.[84]

Historicamente, rejeita-se a ideia de que o sistema pulmonar limita o desempenho durante a prática de exercícios de alta intensidade ao nível do mar.[39,45,64] Por outro lado, vários estudos questionam essa ideia. De fato, evidências crescentes sugerem que o sistema pulmonar pode limitar o desempenho no exercício durante a prática de exercícios de alta intensidade (p. ex., 95-100% do $\dot{V}O_{2máx}$) em indivíduos saudáveis treinados e não treinados. Exemplificando, a diminuição do trabalho dos músculos respiratórios (p. ex., respirar oxigênio/hélio de baixa densidade) durante o exercício intenso (90% do $\dot{V}O_{2máx}$) melhora o desempenho.[63] Respirar esse gás de baixa densidade reduz o trabalho respiratório e aumenta a quantidade de ar que pode ser deslocado para dentro e para fora do pulmão por minuto durante o exercício muito intenso. Essa observação indica que a fadiga muscular respiratória pode exercer algum papel na limitação do desempenho humano a taxas de trabalho extremamente altas.

Além disso, pesquisas adicionais confirmam que a fadiga muscular respiratória ocorre durante o exercício de alta intensidade (p. ex., 10 minutos de exercício a 80-85% do $\dot{V}O_{2máx}$).[3] Veja mais detalhes sobre o impacto do sistema respiratório no desempenho nos exercícios no Quadro "Pergunte ao especialista 10.1". O sistema pulmonar também pode limitar o desempenho durante o exercício de alta intensi-

Um olhar no passado – nomes importantes na ciência

Karlman Wasserman – um pioneiro na pesquisa sobre o exercício e o sistema pulmonar

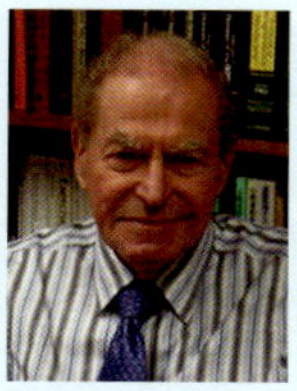
David Wasserman

Karl Wasserman nasceu no Brooklyn, em Nova York (EUA) e obteve seus títulos de MD e PhD na Tulane University. O dr. Wasserman iniciou sua carreira como pesquisador de pós-doutorado na Stanford University, trabalhando com o conhecido fisiologista pulmonar dr. Julius Comroe. Posteriormente, o dr. Wasserman foi recrutado para a UCLA, onde atuou como chefe do departamento de medicina pulmonar do Harbor-UCLA Medical Center por mais de 30 anos.

Ao longo de sua longa e produtiva carreira científica, o professor Wasserman e seus colaboradores fizeram contribuições importantes para o nosso conhecimento acerca do metabolismo e do funcionamento dos pulmões durante o exercício. Por exemplo, Wasserman realizou estudos relevantes que descreveram em detalhes as alterações induzidas pelo exercício na ventilação pulmonar e no conteúdo de gases do sangue arterial. Além disso, o dr. Wasserman realizou muitas das primeiras investigações sobre o limiar de lactato (também conhecido como limiar anaeróbio). Ele publicou, ainda, estudos essenciais sobre a eficácia do exercício muscular.

Outra realização importante do grupo de pesquisa do dr. Wasserman foi o desenvolvimento de um sistema computadorizado de medição das trocas gasosas pulmonares com base em cada respiração. Essa ferramenta de pesquisa vital hoje é comercializada e amplamente usada por fisiologistas do exercício para medir as alterações que ocorrem nas trocas gasosas a cada respiração durante o exercício. Esse sistema computadorizado (muitas vezes denominado *carro metabólico*) permite ao pesquisador ou clínico medir o tamanho de cada respiração durante o exercício. Adicionalmente, esse sistema é capaz de medir a quantidade de oxigênio consumida pelo corpo durante um breve período. Uma das vantagens proporcionadas por esse sistema de medidas respiração por respiração é permitir que os pesquisadores quantifiquem as alterações rápidas (i.e., segundos) ocorridas na respiração e o metabolismo corporal total durante o exercício. Usando esse sistema avançado, o dr. Wasserman e seus colaboradores realizaram muitos estudos sobre as alterações rápidas no consumo de oxigênio que ocorrem no início do exercício.

A pesquisa do dr. Wasserman também acrescentou muito ao nosso conhecimento sobre o modo como a respiração é controlada durante o exercício. Nitidamente, o Dr. Karl Wasserman foi um desbravador da pesquisa que envolve o exercício e o sistema cardiopulmonar.

Pergunte ao especialista 10.1

O sistema pulmonar e o desempenho no exercício – Perguntas e respostas com o dr. Jerome Dempsey

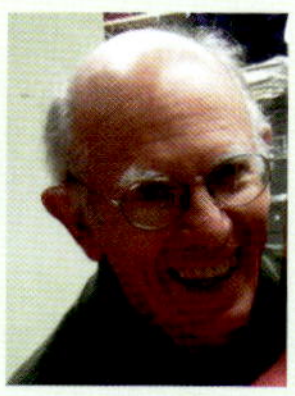
Jerome Dempsey

Jerome Dempsey, PhD, professor emérito na University of Wisconsin-Madison, é um pesquisador internacionalmente conhecido da área de fisiologia pulmonar. Uma parte significativa da pesquisa realizada pelo dr. Dempsey enfocou as trocas gasosas respiratórias ocorridas durante o exercício e a regulação das trocas gasosas pulmonares ocorridas durante o exercício intenso. Sem dúvida, a equipe de pesquisa do dr. Dempsey realizou muitos dos estudos "clássicos" que exploram os mecanismos responsáveis pela hipoxemia induzida pelo exercício em atletas de elite, bem como os efeitos do exercício na função do músculo respiratório. Nesta seção, o dr. Dempsey responde perguntas relacionadas ao papel exercido pelo sistema pulmonar no desempenho do exercício.

PERGUNTA: Alguns pesquisadores argumentam que o treino "específico" dos músculos respiratórios pode melhorar o desempenho nos exercícios submáximo e máximo. As evidências existentes são fortes o bastante para sustentar esses argumentos?

RESPOSTA: As pesquisas iniciais sobre o treino da musculatura respiratória sustentavam efeitos amplos e ilusórios sobre o desempenho no exercício, mas não incluíram controles tratados com placebo. Quando o desempenho no exercício é uma variável importante do resultado final considerado, é preciso considerar que possui um amplo componente volitivo. Portanto, é essencial que o efeito placebo seja incluído no delineamento experimental – isto é, os atletas tanto do grupo experimental como do grupo-controle devem ter uma "expectativa" de que seus desempenhos melhorem em consequência do "tratamento". Mais recentemente, estudos bem planejados sobre o treino muscular respiratório demonstraram uma pequena melhora (porém significativa) de 2-3% no desempenho no estudo-tempo (> grupo placebo) em consequência de várias semanas de treino muscular respiratório com utilização de carga inspiratória resistiva. Dessa forma, acredito que o treino muscular respiratório, desde que devidamente realizado, de fato exerce uma significativa influência positiva (ainda que pequena) sobre o desempenho de resistência.

PERGUNTA: Qual ou quais são os potenciais mecanismos que explicam por que o treino muscular respiratório melhora o desempenho no exercício?

RESPOSTA: Diante da ausência de evidências diretas para responder a essa questão, podemos considerar as seguintes possibilidades. Durante o exercício de resistência de alta intensidade, conforme os músculos respiratórios sofrem fadiga (ver adiante), inicia-se um reflexo metabólico a partir dos músculos em fadiga. Esse reflexo aumenta a atividade eferente simpática vasoconstritora que, por sua vez, produz uma redistribuição do fluxo sanguíneo – isto é, diminuição do fluxo sanguíneo para os músculos locomotores do membro e, provavelmente, aumento do fluxo sanguíneo para os músculos respiratórios. Se o treino muscular respiratório retardar o aparecimento da fadiga muscular respiratória durante o exercício de resistência, isso acarretará menos vasoconstrição e, portanto, maior fluxo sanguíneo e transporte de O_2 para os membros em atividade, permitindo, assim, que o exercício seja mantido por mais tempo. Neste ponto, convém observar que os atletas fundistas altamente condicionados e não submetidos a nenhum treino muscular respiratório específico, mas submetidos a altos níveis de treino corporal diário, também apresentam músculos respiratórios mais bem condicionados e menos suscetíveis à fadiga.

PERGUNTA: O exercício de resistência de corpo inteiro promove fadiga muscular respiratória?

RESPOSTA: Sim, a fadiga dos músculos inspiratórios e dos músculos abdominais expiratórios comprovadamente decorre do exercício de resistência de alta intensidade, em indivíduos com vários níveis de condicionamento. O método usado para quantificar essa fadiga requer estimulação supermáxima magnética ou elétrica específica dos nervos motores que inervam o diafragma ou os músculos expiratórios, bem como a medida de uma diminuição significativa na produção de força por esses músculos desde o pré até o pós-exercício, com essa fadiga tendo duração superior a 30-60 minutos após o exercício. O exercício deve exceder 80-85% do $\dot{V}O_{2máx}$ e ser sustentado no mínimo por vários minutos (> 10-15 minutos) até o ponto de exaustão volitiva. Também foi comprovado que a fadiga muscular respiratória induzida pelo exercício é causada pela quantidade de trabalho sustentado exercido pelo diafragma (tanto a produção de força como uma alta velocidade de encurtamento) e, ainda, por causa da quantidade limitada de fluxo sanguíneo disponível – isto é, o débito cardíaco total disponível deve ser compartilhado pelos músculos respiratórios e músculos do membro durante o exercício intenso.

PERGUNTA: Quais são os efeitos fisiológicos da fadiga muscular respiratória?

RESPOSTA: Esses efeitos são revelados pelo uso de um ventilador mecânico especial, que é capaz de descarregar os músculos respiratórios e diminuir substancialmente o trabalho respiratório durante o exercício intenso, prevenindo, assim, a fadiga do diafragma. O alívio de uma quantidade significativa desse alto nível sustentado de trabalho muscular respiratório diminui a taxa de desenvolvimento de fadiga muscular no membro durante o exercício de corpo inteiro, além de melhorar substancialmente o desempenho no exercício de resistência. Prevenir a fadiga da musculatura respiratória *não* resulta em melhora da ventilação nem das trocas gasosas pulmonares. Isso aparentemente se deve à existência de uma reserva suficiente nos músculos respiratórios acessórios, e até mesmo nos músculos expiratórios e inspiratórios primários, que promove uma ventilação alveolar suficiente em indivíduos saudáveis. Antes, é mais provável que o principal efeito da prevenção da fadiga muscular respiratória induzida pelo exercício seja a precaução dos efeitos do reflexo metabólico muscular respiratório sobre a vasoconstrição de mediação simpática e uma vasodilatação melhorada, além do fluxo sanguíneo para os músculos locomotores do membro (ver anteriormente). Observe que esses efeitos da redução do trabalho muscular respiratório, aliviando o desenvolvimento de fadiga nos músculos do membro e aumentando o desempenho no exercício, estão presentes em indivíduos saudáveis normais que se exercitam ao nível do mar. Esses efeitos cardiovasculares do trabalho muscular respiratório induzido pelo exercício melhoram bastante sob condições de ventilação aumentada durante o exercício. Isso ocorre em indivíduos saudáveis que apresentam hipóxia associada a altitudes elevadas e, em maior extensão, em pacientes com insuficiência cardíaca crônica que se exercitam em níveis relativamente leves ao nível do mar.

dade em atletas fundistas de elite com hipoxemia induzida pelo exercício. Lembre-se de que, em cerca de 40-50% dos atletas fundistas de elite, a PO_2 arterial diminui durante o exercício muito intenso e atinge níveis que afetam negativamente a capacidade de transportar oxigênio até os músculos ativos[92,96,121] (Fig. 10.23). Nesses atletas, o sistema pulmonar não consegue manter o ritmo de acordo com a necessidade de trocas gasosas respiratórias a cargas de trabalho próximas do $\dot{V}O_{2máx}$.[30-32,85,92,93] Essa falha de trocas gasosas pulmonares pode limitar o desempenho desses indivíduos no exercício.[92]

Em resumo

- O sistema pulmonar não limita o desempenho nos exercícios em indivíduos jovens e saudáveis durante a prática de exercício prolongado com intensidade moderada (p. ex., taxas de trabalho de 90% do $\dot{V}O_{2máx}$).
- Em contraste com o exercício com intensidade moderada, evidências recentes indicam que o sistema respiratório (i.e., a fadiga muscular respiratória) pode ser um fator limitante do desempenho no exercício a cargas de trabalho > 90% do $\dot{V}O_{2máx}$. Além disso, trocas gasosas pulmonares incompletas podem ocorrer em alguns atletas fundistas de elite e limitar o desempenho no exercício em altas intensidades.

Atividades para estudo

1. Qual é a função primária do sistema pulmonar? E quais são suas funções secundárias?
2. Liste e discuta os principais componentes anatômicos do sistema respiratório.
3. Quais grupos musculares estão envolvidos na ventilação durante o repouso? E durante o exercício?
4. Qual é o significado funcional da proporção ventilação-perfusão? Como uma proporção V/Q alta afetaria as trocas gasosas no pulmão?
5. Discuta os fatores que influenciam a velocidade de difusão ao longo da interface hematogasosa no pulmão.
6. Represente graficamente a relação existente entre a saturação oxiemoglobina e a pressão parcial de O_2 no sangue. Qual é a importância funcional do formato da curva de dissociação O_2-hemoglobina? Quais fatores afetam o formato da curva?
7. Discuta os meios de transporte de CO_2 no sangue.
8. Represente graficamente a resposta ventilatória na transição do repouso para o exercício submáximo com carga constante. O que acontece à ventilação se o exercício for realizado por tempo prolongado e sob condições ambientais de calor/umidade? Por quê?
9. Represente graficamente a resposta ventilatória ao exercício incremental. Identifique o limiar ventilatório. Qual(is) fator(es) poderia(m) explicar o limiar ventilatório?
10. Liste e identifique as funções dos quimioceptores que contribuem para o controle da respiração.
11. Quais aferentes neurais também poderiam contribuir para a regulação da ventilação durante o exercício?
12. Discuta o controle da ventilação durante o exercício.

Sugestões de leitura

Cote, A, J. Turmel, and L. Boulet. 2018. Exercise and asthma. *Seminars in Respiratory and Critical Care Medicine* 39: 19-28.

Dempsey, J., A. La Gerche, and J. Hull. 2020. Is the healthy respiratory system built just right, overbuilt, or underbuilt to meet the demands of exercise? *Journal of Applied Physiology* 129: 1235-1256.

Dominelli, P., Y. Molgat-Seon, and A. Sheel. 2019. Sex differences in the pulmonary system influence the integrative response to exercise. *Exercise and Sport Science Reviews* 47: 142-150.

Fox, S., and K. Rompolski. 2022. *Human Physiology*. New York, NY: McGraw-Hill Companies.

Morris, R., K. Hill, J. Walsh, and S. Sabapathy. 2021. Exercise and Sport Science Australia position statement on exercise and chronic obstructive pulmonary disease. *Journal of Science and Medicine in Sport* 24: 52-59.

Morton, D., and R. Callister. 2015. Exercise-related transient abdominal pain (ETAP). *Sports Medicine* 45: 23-35.

Powers, S., et al. 2021. Respiratory muscle training. In: *Respiratory Muscle Strength Training,* edited by C. Sapienza and B. Hoffman. San Diego, CA: Plural Publishing.

Sheel, A.W., and J.A. Dempsey. 2018. Competition for blood flow distribution between respiratory and locomotor muscles: implications for muscle fatigue. *Journal of Applied Physiology* 125: 820-831.

Swenson, K.E., and E.R. Swenson. 2021. Pathophysiology of acute respiratory distress syndrome and COVID-19 lung injury. *Critical Care Clinics* 37: 749-776.

West, J., and A. Luks. 2020. *Respiratory Physiology – The Essentials*. Philadelphia, PA: Lippincott Williams & Wilkins.

Widmaier, E., H. Raff, and K. Strang. 2023. *Vander's Human Physiology*. New York, NY: McGraw-Hill Companies.

Referências bibliográficas

1. Allen CJ and Jones NL. Rate of change of alveolar carbon dioxide and the control of ventilation during exercise. *Journal of Physiology* 355: 1-9, 1984.
2. Asmussen E. Control of ventilation in exercise. In: *Exercise and Sport Science Reviews*, edited by Terjung R. Philadelphia, PA: Franklin Press, 1983.
3. Babcock MA, Pegelow DF, Harms CA, and Dempsey JA. Effects of respiratory muscle unloading on exercise-induced diaphragm fatigue. *Journal of Applied Physiology* 93: 201-206, 2002.
4. Band DM, Wolff CB, Ward J, Cochrane GM, and Prior J. Respiratory oscillations in arterial carbon dioxide tension as a control signal in exercise. *Nature* 283: 84-85, 1980.
5. Banzett RB, Coleridge HM, and Coleridge JC. I. Pulmonary-CO2 ventilatory reflex in dogs: effective range of CO2 and results of vagal cooling. *Respiration Physiology* 34: 121-134, 1978.
6. Beaver WL, Wasserman K, and Whipp BJ. A new method for detecting anaerobic threshold by gas exchange. *Journal of Applied Physiology* 60: 2020-2027, 1986.
7. Bellissimo N, Thomas SG, Goode RC, and Anderson GH. Effect of short-duration physical activity and ventilation threshold on subjective appetite and short-term energy intake in boys. *Appetite* 49: 644-651, 2007.
8. Bennett FM and Fordyce WE. Characteristics of the ventilatory exercise stimulus. *Respiration Physiology* 59: 55-63, 1985.
9. Bennett FM, Tallman RD, Jr., and Grodins FS. Role of VCO2 in control of breathing of awake exercising dogs. *Journal of Applied Physiology* 56: 1335-1339, 1984.
10. Bisgard GE, Forster HV, Mesina J, and Sarazin RG. Role of the carotid body in hyperpnea of moderate exercise in goats. *Journal of Applied Physiology* 52: 1216- 1222, 1982.
11. Boon JK, Kuhlmann WD, and Fedde MR. Control of respiration in the chicken: effects of venous CO2 loading. *Respiration Physiology* 39: 169-181, 1980.
12. Boutellier U and Piwko P. The respiratory system as an exercise limiting factor in normal sedentary subjects. *European Journal of Applied Physiology* 64: 145-152, 1992.
13. Brice AG, Forster HV, Pan LG, Funahashi A, Hoffman MD, Murphy CL, et al. Is the hyperpnea of muscular contractions critically dependent on spinal afferents? *Journal of Applied Physiology* 64: 226-233, 1988.
14. Brice AG, Forster HV, Pan LG, Funahashi A, Lowry TF, Murphy CL, et al. Ventilatory and PaCO2 responses to voluntary and electrically induced leg exercise. *Journal of Applied Physiology* 64: 218-225, 1988.
15. Brown DR, Forster HV, Pan LG, Brice AG, Murphy CL, Lowry TF, et al. Ventilatory response of spinal cord-lesioned subjects to electrically induced exercise. *Journal of Applied Physiology* 68: 2312-2321, 1990.
16. Brown HV, Wasserman K, and Whipp BJ. Effect of beta-adrenergic blockade during exercise on ventilation and gas exchange. *Journal of Applied Physiology* 41: 886-892, 1976.

17. Busse MW, Maassen N, and Konrad H. Relation between plasma K+ and ventilation during incremental exercise after glycogen depletion and repletion in man. *Journal of Physiology* 443: 469-476, 1991.
18. Caiozzo VJ, Davis JA, Ellis JF, Azus JL, Vandagriff R, Prietto CA, et al. A comparison of gas exchange indices used to detect the anaerobic threshold. *Journal of Applied Physiology* 53: 1184-1189, 1982.
19. Capen RL, Hanson WL, Latham LP, Dawson CA, and Wagner WW, Jr. Distribution of pulmonary capillary transit times in recruited networks. *Journal of Applied Physiology* 69: 473-478, 1990.
20. Casaburi R, Storer TW, and Wasserman K. Mediation of reduced ventilatory response to exercise after endurance training. *Journal of Applied Physiology* 63: 1533-1538, 1987.
21. Casaburi R, Whipp BJ, Wasserman K, Beaver WL, and Koyal SN. Ventilatory and gas exchange dynamics in response to sinusoidal work. *Journal of Applied Physiology* 42: 300-301, 1977.
22. Casaburi R, Whipp BJ, Wasserman K, and Stremel RW. Ventilatory control characteristics of the exercise hyperpnea as discerned from dynamic forcing techniques. *Chest* 73: 280-283, 1978.
23. Clanton TL, Dixon GF, Drake J, and Gadek JE. Effects of swim training on lung volumes and inspiratory muscle conditioning. *Journal of Applied Physiology* 62: 39-46, 1987.
24. Coleridge H and Coleridge J. Airway axon reflexes – where now? *News in Physiological Sciences* 10: 91-96, 1995.
25. Davidson AC, Auyeung V, Luff R, Holland M, Hodgkiss A, and Weinman J. Prolonged benefit in post-polio syndrome from comprehensive rehabilitation: a pilot study. *Disability and Rehabilitation* 31: 309-317, 2009.
26. Del Giacco S, Firinu D, Bjermer L, and Carlsen K. Exercise and asthma: an overview. *European Clinical Respiratory Journal* 2: 27984, 2015.
27. Dempsey J, Blain G, and Amann M. Are type II-IV afferents required for a normal steady-state exercise hyperpnea in humans? *Journal of Physiology* 592: 463-474, 2014.
28. Dempsey J, Aaron E, and Martin B. Pulmonary function during prolonged exercise. In: *Perspectives in Exercise and Sports Medicine: Prolonged Exercise*, edited by Lamb D, and Murray R. Indianapolis, IN: Benchmark Press, 1988, pp. 75-119.
29. Dempsey J, Forster H, and Ainsworth D. Regulation of hyperpnea, hyperventilation, and respiratory muscle recruitment during exercise. In: *Regulation of Breathing*, edited by Pack A, and Dempsey J. New York, NY: Marcel Dekker, 1994, pp. 1034-1065.
30. Dempsey J, Hanson P, Pegelow D, Claremont A, and Rankin J. Limitations to exercise capacity and endurance: pulmonary system. *Canadian Journal of Applied Sport Sciences* 7: 4-13, 1982.
31. Dempsey J, Blain G, and Amann M. Are the type III-IV muscle afferents required for normal steady-state exercise hyperpnoea in humans. *Journal of Physiology* 592: 463-474, 2014.
32. Dempsey J and C Smith. Pathophysiology of human ventilatory control. *European Respiratory Journal* 44: 495-512, 2014.
33. Dempsey JA and Fregosi RF. Adaptability of the pulmonary system to changing metabolic requirements. *American Journal of Cardiology* 55: 59D-67D, 1985.
34. Dempsey JA, McKenzie DC, Haverkamp HC, and Eldridge MW. Update in the understanding of respiratory limitations to exercise performance in fit, active adults. *Chest* 134: 613-622, 2008.
35. Dempsey JA, Mitchell GS, and Smith CA. Exercise and chemoreception. *American Review of Respiratory Disease* 129: S31-34, 1984.
36. Dempsey JA, Sheel AW, Haverkamp HC, Babcock MA, and Harms CA. [The John Sutton Lecture: CSEP, 2002]. Pulmonary system limitations to exercise in health. *Canadian Journal of Applied Physiology* 28 Suppl: S2-24, 2003.
37. Dempsey JA, Vidruk EH, and Mitchell GS. Pulmonary control systems in exercise: update. *Federation Proceedings* 44: 2260-2270, 1985.
38. Dodd S, Powers S, O'Malley N, Brooks E, and Sommers H. Effects of beta-adrenergic blockade on ventilation and gas exchange during the rest to work transition. *Aviation, Space, and Environmental Medicine* 59: 255-258, 1988.
39. Dodd SL, Powers SK, Thompson D, Landry G, and Lawler J. Exercise performance following intense, short-term ventilatory work. *International Journal of Sports Medicine* 10: 48-52, 1989.
40. Dominelli, P, Render J, Molgat-Seon Y, Foster G, Romer L, and Sheel A. Oxygen cost of exercise hyperpnoea is greater in women compared with men. *Journal of Physiology* 593: 1965-1979, 2015.
41. Dominelli PA and Sheel AW. Exercise-induced arterial hypoxemia; some answers, more questions. *Applied Physiology Nutrition Metabolism,* 2018. doi:10.1139/ apnm-2018-0468.
42. Emtner M and K Wadell. Effects of exercise training in patients with chronic obstructive pulmonary disease-a narrative review for FYSS. *British Journal of Sports Medicine,* 2016. doi:10.1136/bjsports-2015-095872.
43. Eldridge FL, Millhorn DE, and Waldrop TG. Exercise hyperpnea and locomotion: parallel activation from the hypothalamus. *Science* 211: 844-846, 1981.
44. England P. The effect of acute thermal dehydration on blood lactate accumulation during incremental exercise. *Journal of Sports Sciences* 2: 105-111, 1985.
45. Fairbarn MS, Coutts KC, Pardy RL, and McKenzie DC. Improved respiratory muscle endurance of highly trained cyclists and the effects on maximal exercise performance. *International Journal of Sports Medicine* 12: 66-70, 1991.
46. Favier R, Desplanches D, Frutoso J, Grandmontagne M, and Flandrois R. Ventilatory and circulatory transients during exercise: new arguments for a neurohumoral theory. *Journal of Applied Physiology* 54: 647-653, 1983.
47. Feldman JL, Del Negro CA, and Gray PA. Understanding the rhythm of breathing: so near, yet so far. *Annual Review of Physiology* 75: 423-452, 2013.
48. Forster H and Pan L. Exercise hyperpnea: characteristics and control. In: *The Lung: Scientific Foundations*, edited by Crystal R, and West J. New York, NY: Raven Press, 1991, pp. 1553-1564.
49. Forster HV and Smith CA. Contributions of central and peripheral chemoreceptors to the ventilatory response to CO2/H+. *Journal of Applied Physiology* 108: 989-994, 2010.
50. Garvey, C, Bayles M, Hamm L, Hill K, Holland A, Limberg T, et al. Pulmonary rehabilitation exercise prescription in chronic obstructive pulmonary disease: Review and selected guidelines: An official statement from the American Association of Cardiovascular and Pulmonary Rehabilitation. *Journal of Cardiopulmonary Rehabilitation Prevention* 36: 75-83, 2016.
51. Green JF and Schmidt ND. Mechanism of hyperpnea induced by changes in pulmonary blood flow. *Journal of Applied Physiology* 56: 1418-1422, 1984.

52. Green JF and Sheldon MI. Ventilatory changes associated with changes in pulmonary blood flow in dogs. *Journal of Applied Physiology* 54: 997-1002, 1983.
53. Grucza R, Miyamoto Y, and Nakazono Y. Kinetics of cardiorespiratory response to dynamic and rhythmic-static exercise in men. *European Journal of Applied Physiology* 61: 230-236, 1990.
54. Guenette JA and Sheel AW. Exercise-induced arterial hypoxaemia in active young women. *Applied Physiology, Nutrition, and Metabolism* 32: 1263-1273, 2007.
55. Hagberg JM, Coyle EF, Carroll JE, Miller JM, Martin WH, and Brooke MH. Exercise hyperventilation in patients with McArdle's disease. *Journal of Applied Physiology* 52: 991-994, 1982.
56. Hammond MD, Gale GE, Kapitan KS, Ries A, and Wagner PD. Pulmonary gas exchange in humans during exercise at sea level. *Journal of Applied Physiology* 60: 1590-1598, 1986.
57. Hansen JE, Ulubay G, Chow BF, Sun XG, and Wasserman K. Mixed-expired and end-tidal CO2 distinguish between ventilation and perfusion defects during exercise testing in patients with lung and heart diseases. *Chest* 132: 977-983, 2007.
58. Harms CA, McClaran SR, Nickele GA, Pegelow DF, Nelson WB, and Dempsey JA. Effect of exercise-induced arterial O2 desaturation on V̇O2 max in women. *Medicine & Science in Sports & Exercise* 32: 1101-1108, 2000.
59. Harms CA, McClaran SR, Nickele GA, Pegelow DF, Nelson WB, and Dempsey JA. Exercise-induced arterial hypoxaemia in healthy young women. *The Journal of Physiology* 507 (Pt 2): 619-628, 1998.
60. Hawgood S and Shiffer K. Structures and properties of the surfactant-associated proteins. *Annual Review of Physiology* 53: 375-394, 1991.
61. Hopkins SR, Barker RC, Brutsaert TD, Gavin TP, Entin P, Olfert IM, et al. Pulmonary gas exchange during exercise in women: effects of exercise type and work increment. *Journal of Applied Physiology* 89: 721-730, 2000.
62. Hopkins SR and Harms CA. Gender and pulmonary gas exchange during exercise. *Exercise and Sport Sciences Reviews* 32: 50-56, 2004.
63. Johnson BD, Aaron EA, Babcock MA, and Dempsey JA. Respiratory muscle fatigue during exercise: implications for performance. *Medicine & Science in Sports & Exercise* 28: 1129-1137, 1996.
64. Johnson BD and Dempsey JA. Demand vs. capacity in the aging pulmonary system. *Exercise and Sport Sciences Reviews* 19: 171-210, 1991.
65. Kao F. An experimental study of the pathways involved in exercise hyperpnea employing cross-circulation techniques. In: *The Regulation of Human Respiration*, edited by Cunningham D. Oxford: Blackwell, 1963.
66. Kavazis AN, DeRuisseau KC, McClung JM, Whidden MA, Falk DJ, Smuder AJ, et al. Diaphragmatic proteasome function is maintained in the ageing Fisher 344 rat. *Experimental Physiology* 92: 895-901, 2007.
67. Levitzky M. *Pulmonary Physiology*. New York, NY: McGraw-Hill, 2018.
68. Lindsey BG, Nuding SC, Segers LS, and Morris KF. Carotid bodies and the integrated cardiorespiratory response to hypoxia. *Physiology* 33: 281-297, 2018.
69. Lumb AB. *Nunn's Applied Respiratory Physiology*. Oxford: Butterworth-Heinemann, 2010.
70. Mairbaurl H, Schobersberger W, Hasibeder W, Schwaberger G, Gaesser G, and Tanaka KR. Regulation of red cell 2,3-DPG and Hb-O2-affinity during acute exercise. *European Journal of Applied Physiology* 55: 174-180, 1986.
71. McParland C, Mink J, and Gallagher CG. Respiratory adaptations to dead space loading during maximal incremental exercise. *Journal of Applied Physiology* 70: 55-62, 1991.
72. Morton D and Callister R. Exercise-related abdominal pain (ETAP). *Sports Medicine* 45: 23-45, 2015.
73. Nielsen H. Arterial desaturation during exercise in man: implications for O2 uptake and work capacity. *Scandinavian Journal of Medicine in Science and Sports* 13: 339-358, 2003.
74. Pan LG, Forster HV, Wurster RD, Brice AG, and Lowry TF. Effect of multiple denervations on the exercise hyperpnea in awake ponies. *Journal of Applied Physiology* 79: 302-311, 1995.
75. Paterson DJ. Potassium and ventilation in exercise. *Journal of Applied Physiology* 72: 811-820, 1992.
76. Paulev PE, Mussell MJ, Miyamoto Y, Nakazono Y, and Sugawara T. Modeling of alveolar carbon dioxide oscillations with or without exercise. *The Japanese Journal of Physiology* 40: 893-905, 1990.
77. Powers S. Ventilatory threshold, running economy, and distance running performance. *Research Quarterly for Exercise and Sport* 54: 179-182, 1983.
78. Powers S and Beadle R. Onset of hyperventilation during incremental exercise: a brief review. *Research Quarterly for Exercise and Sport* 56: 352-360, 1985.
79. Powers SK and Beadle RE. Control of ventilation during submaximal exercise: a brief review. *Journal of Sports Sciences* 3: 51-65, 1985.
80. Powers SK, Beadle RE, Thompson D, and Lawler J. Ventilatory and blood gas dynamics at onset and offset of exercise in the pony. *Journal of Applied Physiology* 62: 141-148, 1987.
81. Powers SK, Coombes J, and Demirel H. Exercise training-induced changes in respiratory muscles. *Sports Medicine* 24: 120-131, 1997.
82. Powers SK and Criswell D. Adaptive strategies of respiratory muscles in response to endurance exercise. *Medicine & Science in Sports & Exercise* 28: 1115-1122, 1996.
83. Powers SK, Criswell D, Lawler J, Martin D, Ji LL, Herb RA, et al. Regional training-induced alterations in diaphragmatic oxidative and antioxidant enzymes. *Respiration Physiology* 95: 227-237, 1994.
84. Powers SK, Dodd S, Criswell DD, Lawler J, Martin D, and Grinton S. Evidence for an alveolar-arterial PO2 gradient threshold during incremental exercise. *International Journal of Sports Medicine* 12: 313-318, 1991.
85. Powers SK, Dodd S, Lawler J, Landry G, Kirtley M, McKnight T, et al. Incidence of exercise-induced hypoxemia in elite endurance athletes at sea level. *European Journal of Applied Physiology* 58: 298-302, 1988.
86. Powers SK, Dodd S, Woodyard J, Beadle RE, and Church G. Haemoglobin saturation during incremental arm and leg exercise. *British Journal of Sports Medicine* 18: 212-216, 1984.
87. Powers SK, Dodd S, Woodyard J, and Mangum M. Caffeine alters ventilatory and gas exchange kinetics during exercise. *Medicine & Science in Sports & Exercise* 18: 101-106, 1986.
88. Powers SK, Howley ET, and Cox R. Ventilatory and metabolic reactions to heat stress during prolonged exercise. *The Journal of Sports Medicine and Physical Fitness* 22: 32-36, 1982.
89. Powers SK, Lawler J, Criswell D, Dodd S, Grinton S, Bagby G, et al. Endurance-training-induced cellular adaptations in respiratory muscles. *Journal of Applied Physiology* 68: 2114-2118, 1990.

90. Powers SK, Lawler J, Criswell D, Lieu FK, and Martin D. Aging and respiratory muscle metabolic plasticity: effects of endurance training. *Journal of Applied Physiology* 72: 1068-1073, 1992.
91. Powers SK, Lawler J, Criswell D, Silverman H, Forster HV, Grinton S, et al. Regional metabolic differences in the rat diaphragm. *Journal of Applied Physiology* 69: 648-650, 1990.
92. Powers SK, Lawler J, Dempsey JA, Dodd S, and Landry G. Effects of incomplete pulmonary gas exchange on VO2 max. *Journal of Applied Physiology* 66: 2491-2495, 1989.
93. Powers SK, Martin D, Cicale M, Collop N, Huang D, and Criswell D. Exercise-induced hypoxemia in athletes: role of inadequate hyperventilation. *European Journal of Applied Physiology* 65: 37-42, 1992.
94. Powers SK and Shanely RA. Exercise-induced changes in diaphragmatic bioenergetic and antioxidant capacity. *Exercise and Sport Sciences Reviews* 30: 69-74, 2002.
95. Powers SK, Stewart MK, and Landry G. Ventilatory and gas exchange dynamics in response to head-down tilt with and without venous occlusion. *Aviation, Space, and Environmental Medicine* 59: 239-245, 1988.
96. Powers SK and Williams J. Exercise-induced hypoxemia in highly trained athletes. *Sports Medicine* 4: 46-53, 1987.
97. Ramonatxo M, Mercier J, Cohendy R, and Prefaut C. Effect of resistive loads on pattern of respiratory muscle recruitment during exercise. *Journal of Applied Physiology* 71: 1941-1948, 1991.
98. Sheel AW, Dominelli P, and Mogat-Seon Y. Revisiting dyanapsis: sex-based differences in airways and the mechanics of breathing during exercise. *Experimental Physiology* 101: 213-218, 2016.
99. Spodaryk K and Zoladz JA. The 2,3-DPG levels of human red blood cells during an incremental exercise test: relationship to the blood acid-base balance. *Physiological Research* 47: 17-22, 1998.
100. St John WM and Paton JF. Role of pontile mechanisms in the neurogenesis of eupnea. *Respiratory Physiology & Neurobiology* 143: 321-332, 2004.
101. Stamenovic D. Micromechanical foundations of pulmonary elasticity. *Physiological Reviews* 70: 1117-1134, 1990.
102. Stringer W, Casaburi R, and Wasserman K. Acid-base regulation during exercise and recovery in humans. *Journal of Applied Physiology* 72: 954-961, 1992.
103. Swenson KE and Swenson ER. Pathophysiology of acute respiratory distress syndrome and COVID-19 lung injury. *Critical Care Clinics* 37: 749-776, 2021.
104. Tibes U. Reflex inputs to the cardiovascular and respiratory centers from dynamically working canine muscles. Some evidence for involvement of group III or IV nerve fibers. *Circulation Research* 41: 332-341, 1977.
105. Trenchard D, Russell NJ, and Raybould HE. Non-myelinated vagal lung receptors and their reflex effects on respiration in rabbits. *Respiration Physiology* 55: 63-79, 1984.
106. Vincent HK, Powers SK, Demirel HA, Coombes JS, and Naito H. Exercise training protects against contraction-induced lipid peroxidation in the diaphragm. *European Journal of Applied Physiology and Occupational Physiology* 79: 268-273, 1999.
107. Vincent HK, Powers SK, Stewart DJ, Demirel HA, Shanely RA, and Naito H. Short-term exercise training improves diaphragm antioxidant capacity and endurance. *European Journal of Applied Physiology* 81: 67-74, 2000.
108. Vincent HK, Shanely RA, Stewart DJ, Demirel HA, Hamilton KL, Ray AD, et al. Adaptation of upper airway muscles to chronic endurance exercise. *American Journal of Respiratory and Critical Care Medicine* 166: 287-293, 2002.
109. Virkki A, Polo O, Gyllenberg M, and Aittokallio T. Can carotid body perfusion act as a respiratory controller? *Journal of Theoretical Biology* 249: 737-748, 2007.
110. Walker DJ, Walterspacher S, Schlager D, Ertl T, Roecker K, Windisch W, et al. Characteristics of diaphragmatic fatigue during exhaustive exercise until task failure. *Respiratory Physiology & Neurobiology* 176: 14-20, 2011.
111. Warren GL, Cureton KJ, Middendorf WF, Ray CA, and Warren JA. Red blood cell pulmonary capillary transit time during exercise in athletes. *Medicine & Science in Sports & Exercise* 23: 1353-1361, 1991.
112. Wasserman K. The anaerobic threshold measurement to evaluate exercise performance. *American Review of Respiratory Disease* 129: S35-40, 1984.
113. Wasserman K. CO2 flow to the lungs and ventilatory control. In: *Muscular Exercise and the Lung*, edited by Dempsey J, and Reed C. Madison, WI: University of Wisconsin Press, 1977.
114. Wasserman K, Whipp BJ, Koyl SN, and Beaver WL. Anaerobic threshold and respiratory gas exchange during exercise. *Journal of Applied Physiology* 35: 236-243, 1973.
115. Weissman ML, Jones PW, Oren A, Lamarra N, Whipp BJ, and Wasserman K. Cardiac output increase and gas exchange at start of exercise. *Journal of Applied Physiology* 52: 236-244, 1982.
116. West J and Luks A. *Pulmonary Pathophysiology.* Philadelphia, PA: Lippincott Williams & Wilkins, 2021.
117. West J and Wagner P. Ventilation-perfusion relationships. In: *The Lung: Scientific Foundations*, edited by Crystal R, and West J. New York, NY: Raven Press, 1991, p. 1289-1305.
118. West JB and Luks A. *Respiratory Physiology: The Essentials.* Philadelphia, PA: Wolters Kluwer/Lippincott Williams & Wilkins, 2020.
119. Wetter TJ, Xiang Z, Sonetti DA, Haverkamp HC, Rice AJ, Abbasi AA, et al. Role of lung inflammatory mediators as a cause of exercise-induced arterial hypoxemia in young athletes. *Journal of Applied Physiology* 93: 116-126, 2002.
120. Whipp BJ and Ward SA. Physiological determinants of pulmonary gas exchange kinetics during exercise. *Medicine & Science in Sports & Exercise* 22: 62-71, 1990.
121. Williams JH, Powers SK, and Stuart MK. Hemoglobin desaturation in highly trained athletes during heavy exercise. *Medicine & Science in Sports & Exercise* 18: 168-173, 1986.
122. Yamamoto WS and Edwards MW, Jr. Homeostasis of carbon dioxide during intravenous infusion of carbon dioxide. *Journal of Applied Physiology* 15: 807- 818, 1960.

11

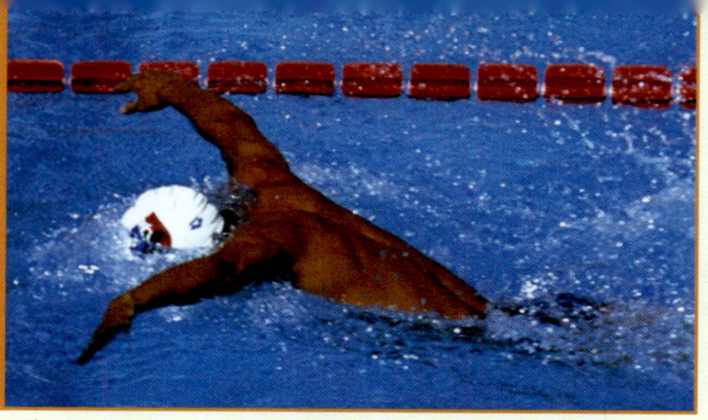

Mike Hewitt/Action Plus Sports Images/Alamy Stock Photo

Equilíbrio acidobásico durante o exercício

Objetivos

Ao estudar este capítulo, você deverá ser capaz de:

1. Definir os termos *ácido*, *base* e *pH*.
2. Discutir as principais vias pelas quais os íons hidrogênio são produzidos durante o exercício.
3. Discutir a importância da regulação acidobásica para o desempenho no exercício.
4. Listar os principais tampões intracelulares e extracelulares.
5. Explicar o papel da respiração na regulação do estado acidobásico durante o exercício.
6. Destacar a interação entre os tampões intracelular/extracelular e o sistema respiratório na regulação acidobásica durante o exercício.

Conteúdo

Ácidos, bases e pH 288

Produção de íon hidrogênio durante o exercício 290

Importância da regulação acidobásica durante o exercício 291

Sistemas de tamponamento acidobásico 292

- Tampões intracelulares 292
  - Influência do tipo de fibra muscular e do treinamento físico na capacidade de tamponamento intracelular 293
- Tampões extracelulares 293

Influência respiratória sobre o equilíbrio acidobásico 296

Regulação do equilíbrio acidobásico por via renal 297

Regulação do equilíbrio acidobásico durante o exercício 297

Palavras-chave

ácido
ácidos fortes
acidose
alcalose
base
bases fortes
compensação respiratória
íon
íon hidrogênio
pH
tampão

Um **íon** é qualquer átomo que esteja perdendo ou tenha ganhado elétrons. Um **íon hidrogênio** é formado pela perda do elétron, e as moléculas que liberam íons hidrogênio são chamadas *ácidos*. As substâncias que se combinam prontamente com íons hidrogênio são denominadas *bases*. Em fisiologia, a concentração de íons hidrogênio nos líquidos corporais é expressa em unidades de pH. O pH dos líquidos corporais deve ser regulado (i.e., pH no sangue arterial normal = 7,4 ± 0,02) para a manutenção da homeostasia. Essa regulação do pH dos líquidos corporais é importante, pois as alterações nas concentrações de íons hidrogênio podem alterar as velocidades das reações metabólicas controladas por enzimas e modificar numerosas funções corporais normais. Portanto, o equilíbrio acidobásico está relacionado principalmente à regulação das concentrações de íons hidrogênio. O exercício de grande intensidade pode representar um sério desafio aos sistemas de controle de íon hidrogênio, em virtude da produção desse íon, e os íons hidrogênio podem limitar o desempenho em certos tipos de atividades intensas.[7,10,15,17,21] Dessa forma, por causa da influência prejudicial do acúmulo de íons hidrogênio sobre o desempenho no exercício, é importante compreender a regulação acidobásica.

Ácidos, bases e pH

Nos sistemas biológicos, um dos íons mais simples e mais importantes é o íon hidrogênio. A concentração desse íon influencia as velocidades das reações químicas, a conformação e a função das enzimas, bem como de outras proteínas celulares, e também a integridade da própria célula.[11,47]

Um **ácido** é definido como uma molécula liberadora de íons hidrogênio e, dessa forma, capaz de aumentar a concentração de íons hidrogênio de uma solução a níveis acima daqueles encontrados na água pura. Em contraste, uma **base** é uma molécula capaz de se combinar aos íons hidrogênio e, portanto, diminuir a concentração destes íons em uma solução.

Os ácidos que fornecem íons hidrogênio (ionizam) de forma mais completa são chamados **ácidos fortes**. O ácido sulfúrico, por exemplo, é produzido pelo metabolismo de aminoácidos que contêm enxofre (p. ex., cisteína) e é um ácido forte. No pH corporal normal, o ácido sulfúrico libera quase todos os seus íons hidrogênio e, dessa forma, eleva a concentração de íons hidrogênio no corpo.

As bases que ionizam mais completamente são definidas como **bases fortes**. O íon bicarbonato (HCO_3^-) exemplifica uma base forte de importância biológica. Os íons bicarbonato são encontrados em concentrações relativamente altas no corpo e são capazes, principalmente, de se combinar aos íons hidrogênio para formar um ácido fraco, conhecido como ácido carbônico. O papel do HCO_3^- na regulação do equilíbrio acidobásico durante o exercício será discutido adiante, ainda neste capítulo.

Conforme mencionado anteriormente, a concentração de íons hidrogênio é expressa em unidades de pH, em uma escala que vai de 0 a 14. As soluções com valores de pH < 7 são acídicas, enquanto aquelas com valores de pH > 7 são consideradas básicas. O **pH** de uma solução é definido pelo logaritmo negativo da concentração de íons hidrogênio (H^+). Lembre-se de que um logaritmo consiste no exponencial indicador da potência a que um número deve ser elevado para que outro número seja obtido. Por exemplo, o logaritmo de 100 na base 10 é igual a 2. Assim, a definição de pH pode ser matematicamente redigida como:

$$pH = -\log_{10} [H^+]$$

Consideremos como exemplo: se a $[H^+]$ = 40 nM (0,00000004 M), então o pH seria igual a 7,4. Uma solução é considerada neutra (em termos de estado acidobásico) se as concentrações de H^+ e íons hidroxila (OH^-) são iguais. Esse é o caso da água pura, em que as concentrações H^+ e OH^- são iguais a 0,00000010 M. Assim, o pH da água pura é:

$$\text{pH (água pura)} = -\log_{10} [H^+] = 7{,}0$$

As Figuras 11.1*a* e *b* ilustram a escala de pH e destacam que o pH normal do sangue arterial é 7,4. A Figura 11.1*a* ilustra o conceito de que um aumento na concentração de H^+ diminui o pH (i.e., a solução se torna ácida), enquanto uma diminuição na concentração de H^+ resulta em queda no pH (i.e., a solução se torna básica). A Figura 11.1*a* também fornece vários exemplos de soluções comuns que exibem um pH ácido ou básico. A Figura 11.1*b* exibe a faixa de sobrevivência do pH sanguíneo para os seres humanos e novamente ilustra que, conforme a concentração de íons hidrogênio aumenta, o pH declina, acarretando o desenvolvimento de uma condição chamada **acidose**. Ao contrário, conforme a concentração de íon hidrogênio diminui, o pH aumenta e a solução se torna mais básica (alcalina). Essa condição é denominada **alcalose**. As condições que levam ao desenvolvimento de acidose ou alcalose estão resumidas na Figura 11.2.

Relembrando: o pH arterial normal é igual a 7,4. Nos indivíduos saudáveis, esse valor sofre uma variação inferior a 0,05 unidade de pH.[43] A falha em manter a homeostasia acidobásica no corpo pode ter consequências graves. De fato, até mesmo pequenas alterações no pH sanguíneo podem exercer efeitos negativos sobre a função dos sistemas orgânicos. Em particular, a acidose pode causar disfunção do sistema nervoso central e do sistema cardiovascular. Por exemplo, a acidose pode acarretar confusão mental e sensação de fadiga. Além disso, tanto as elevações como as quedas do pH arterial podem promover uma atividade elétrica anormal no coração e ocasionar distúrbios de ritmo, e os valores de pH arteriais abaixo de 7,0 e acima de 7,8 podem ter consequências letais.[20,43] Assim, embora o equilíbrio acidobásico varie em menos de 0,05 unidade de pH, esses limites representam valores extremos que raramente são vivenciados por indivíduos saudáveis. Contudo, numerosos estados patológicos podem provocar distúrbios acidobásicos no corpo e são apresentados no Quadro "Aplicações clínicas 11.1".

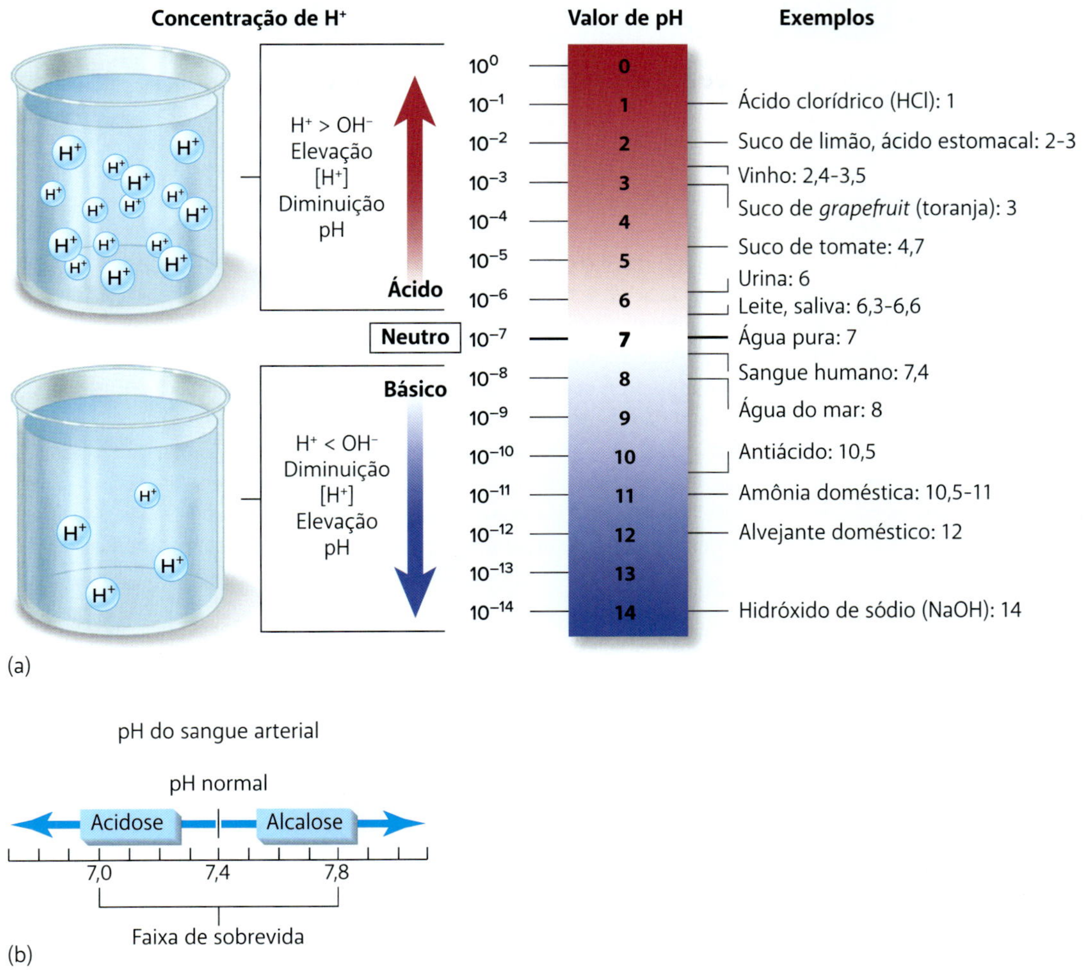

Figura 11.1 (*a*) A escala de pH é uma medida da concentração relativa de íons hidrogênio (H^+) e íons hidroxila (OH^-). Uma solução neutra tem quantidades iguais de H^+ e OH^- (i.e., pH = 7,0). O lado direito da figura ilustra exemplos de soluções comuns e seus pH. (*b*) A escala de pH. Se o pH do sangue arterial cair a níveis inferiores ao valor normal (7,4), a condição resultante é denominada acidose. Em contraste, haverá alcalose sanguínea se o pH ficar acima de 7,4.

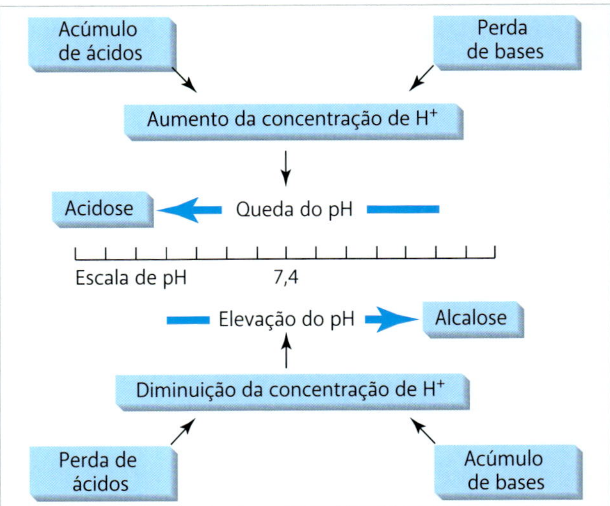

Figura 11.2 A acidose decorre do acúmulo de ácidos ou da perda de bases. A alcalose resulta da perda de ácidos ou do acúmulo de bases.

Em resumo

- Ácidos são definidos como moléculas que liberam íons hidrogênio, o que aumenta a concentração desses íons em uma solução aquosa (p. ex., líquidos corporais).
- Bases são moléculas capazes de se combinar com íons hidrogênio; isso resulta em concentrações mais baixas desse íon e no aumento do pH.
- A concentração dos íons hidrogênio em uma solução é quantificada por unidades de pH. O pH de uma solução é definido como o logaritmo negativo da concentração do íon hidrogênio:

$$pH = -\log_{10} [H^+]$$

Aplicações clínicas 11.1

Condições e doenças que promovem acidose ou alcalose metabólica

Conforme mencionado anteriormente, a falha em manter a homeostasia acidobásica no corpo pode ter consequências graves e causar disfunção em órgãos essenciais. De fato, até mesmo as alterações relativamente pequenas no pH arterial (i.e., 0,1 a 0,2 unidade de pH) podem produzir um impacto negativo significativo sobre a função dos órgãos.[20]

A acidose metabólica ocorre em consequência dos ganhos na concentração de ácidos do corpo. Várias condições e doenças podem promover acidose metabólica. A inanição prolongada (i.e., vários dias sem se alimentar), por exemplo, pode acarretar acidose metabólica em decorrência da produção de cetoácidos no corpo, como subprodutos dos níveis elevados do metabolismo das gorduras. Em circunstâncias extremas, o tipo de acidose metabólica pode provocar a morte.

O diabetes é uma doença metabólica comum que promove acidose metabólica. O diabetes não controlado pode ocasionar uma forma de acidose metabólica chamada cetoacidose diabética. De modo similar à acidose induzida pela inanição, essa forma de acidose também é causada pela produção excessiva de cetoácidos decorrente de níveis elevados de metabolismo de gorduras. Em todo o mundo, numerosos casos de morte ocorrem a cada ano em consequência dessa forma de acidose.[20,43]

A alcalose metabólica decorre da perda de ácidos do corpo. As condições que levam ao desenvolvimento de alcalose incluem o vômito severo e doenças como os distúrbios renais, que acarretam perda de ácidos.[20,43] Em ambas as circunstâncias, a perda de ácidos ocasiona uma superabundância de bases no corpo, levando ao desenvolvimento de alcalose metabólica.

Produção de íon hidrogênio durante o exercício

Há muita discussão em torno dos sítios primários de produção de íon hidrogênio durante o exercício.[3,19,29] Mesmo assim, está claro que o exercício de alta intensidade resulta em acentuada diminuição do pH muscular e sanguíneo. Evidências atuais indicam que essa diminuição do pH muscular induzida pelo exercício é causada por múltiplos fatores. A seguir, são destacados três fatores importantes que contribuem para a acidose muscular induzida pelo exercício.[13,26]

1. **Produção de dióxido de carbono e ácido carbônico induzida pelo exercício nos músculos esqueléticos durante o trabalho.** O dióxido de carbono, sendo um produto final da oxidação de carboidratos, gorduras e proteínas, pode ser considerado um ácido por ser capaz de reagir com a água e formar ácido carbônico (H_2CO_3). O ácido carbônico, por sua vez, dissocia-se e forma H^+ e bicarbonato (HCO_3^-):

$$CO_2 + H_2O \Leftrightarrow H^+ + HCO_3^-$$

Por ser um gás e poder ser eliminado pelos pulmões, o CO_2 frequentemente é referido como *ácido volátil*. No decorrer de um dia, o corpo produz grandes quantidades de CO_2 em decorrência do metabolismo normal (p. ex., fosforilação oxidativa). Durante o exercício, a produção metabólica de CO_2 aumenta e, assim, acrescenta uma carga extra de "ácido volátil" no corpo.

2. **Produção de ácido láctico induzida pelo exercício nos músculos durante o trabalho.** Embora exista controvérsia com relação à extensão de seu papel, a produção de ácido láctico (lactato) no músculo durante o exercício intenso, muito intenso e extenuante é um fator decisivo para a diminuição do pH muscular.[3,29]

3. **Quebra de ATP induzida pelo exercício nos músculos durante o trabalho.** A quebra de ATP para obtenção de energia durante a contração muscular acarreta a liberação de íons H^+.[37] Por exemplo, a quebra de ATP ocasiona a seguinte reação:

$$ATP + H_2O \rightarrow ADP + HPO_4 + H^+$$

Portanto, apenas a quebra de ATP durante o exercício pode ser fonte importante de íons H^+ nos músculos em contração.

Em resumo, existe uma discussão em torno das causas primárias de acidose induzida pelo exercício. Mesmo assim, está claro que os músculos em contração podem produzir H^+ a partir de vários sítios. Dessa forma, a acidose induzida pelo exercício é, provavelmente, causada pela produção de H^+ por diversas fontes. A Figura 11.3 ilustra um resumo dos três processos metabólicos principais que atuam como fontes primárias de íons hidrogênio na musculatura esquelética durante o trabalho. O Quadro "Uma visão mais detalhada 11.1" apre-

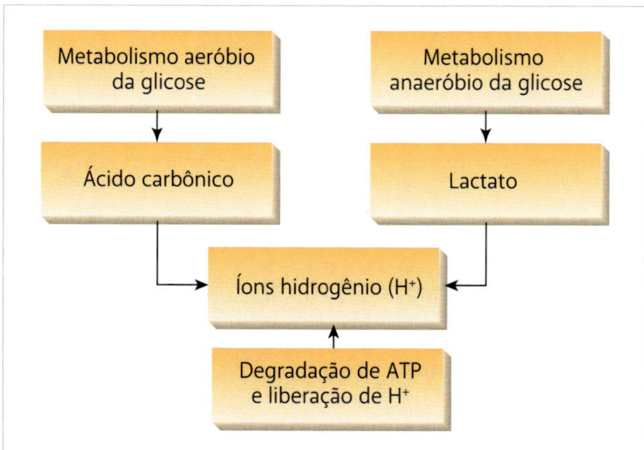

Figura 11.3 Fontes principais de íons hidrogênio na musculatura esquelética em contração.

Uma visão mais detalhada 11.1

Distúrbios do equilíbrio acidobásico muscular induzidos pelo esporte e exercício físico

Quais tipos de esportes ou exercícios físicos promovem distúrbios do equilíbrio acidobásico no músculo esquelético? Em geral, qualquer esporte ou atividade física que envolva contrações musculares de alta intensidade com duração superior a 45 segundos ou mais é capaz de produzir quantidades significativas de íons hidrogênio, provocando a diminuição do pH muscular e sanguíneo. A Tabela 11.1 lista esportes populares e seus respectivos riscos de desenvolvimento de distúrbios acidobásicos musculares. Observe que o risco de distúrbios acidobásicos é classificado em alto, moderado ou baixo.

Para os esportes classificados como de risco baixo a moderado (p. ex., futebol), o risco de desenvolvimento de distúrbio acidobásico muscular muitas vezes está associado ao esforço realizado pelo competidor. Ou seja, um atleta agressivo, que jogue constantemente com 100% de esforço, tende mais a desenvolver desequilíbrio acidobásico do que um atleta que corra a "meia velocidade" durante a partida. Note ainda que as corridas de atletismo, como as corridas de 5.000 e 10.000 m são listadas como de risco moderado e baixo a moderado para desenvolvimento de distúrbios acidobásicos, respectivamente. Nesses tipos de corrida, os atletas podem produzir quantidades limitadas de íons hidrogênio durante a maior parte da corrida. Entretanto, uma alta velocidade sustentada até o final na última volta desses tipos de corrida poderia ocasionar a produção de quantidades relativamente altas de íons hidrogênio e, assim, causar distúrbios acidobásicos no músculo e no sangue.

Como os distúrbios acidobásicos podem contribuir para a fadiga muscular e limitar o desempenho no exercício, não surpreende que alguns cientistas da área do exercício tenham investigado a possibilidade de o aumento da capacidade de tamponamento do sangue resultar em melhora do desempenho no exercício. Uma abordagem para esse problema consiste em ingerir grandes quantidades de tampão antes de começar o exercício. Uma discussão sobre esse tópico pode ser encontrada no Quadro "Vencendo limites 11.1".

senta uma discussão sobre os esportes ou atividades físicas que impõem maiores riscos de distúrbios acidobásicos. A Tabela 11.1 fornece uma estimativa do risco de sofrer acidose em diversos esportes populares.

Tabela 11.1 Risco de desenvolvimento de distúrbio acidobásico associado a esportes populares

Esporte	Risco de distúrbio acidobásico
Beisebol	Baixo
Basquete	Baixo a moderado
Boxe	Baixo a moderado
Esqui *cross-country*	Baixo
Futebol americano	Baixo
Corrida de 100 m	Baixo
Nado de 100 m	Alto
Corrida de 400 m	Alto
Corrida de 800 m	Alto
Corrida de 1.500 m	Moderado a alto
Corrida de 5.000 m	Moderado
Corrida de 10.000 m	Baixo a moderado
Maratona	Baixo
Futebol	Baixo a moderado
Levantamento de peso (poucas repetições)	Baixo
Vôlei	Baixo

Em resumo

- O exercício de alta intensidade (i.e., acima do limiar de lactato) resulta em acentuada diminuição do pH, tanto no músculo como no sangue.
- Essa diminuição do pH muscular induzida pelo exercício se deve a múltiplos fatores, incluindo (1) produção aumentada de dióxido de carbono, (2) produção aumentada de lactato e (3) liberação de íons H^+ durante a quebra de ATP.
- Apenas os eventos esportivos que envolvam exercícios físicos de intensidade alta representam uma ameaça de distúrbios acidobásicos durante o exercício (ver Tab. 11.1).

Importância da regulação acidobásica durante o exercício

Como já discutido, o exercício muito intenso (acima do limiar de lactato) acarreta a produção de grandes quantidades de íons hidrogênio. Esses íons podem exercer um efeito poderoso sobre outras moléculas, por apresentarem tamanho reduzido e carga positiva. Os íons hidrogênio podem influenciar negativamente a função celular, ao interagir com as moléculas, alterando sua conformação e função.[15,17,34,42] Por exemplo, níveis elevados de íons hidrogênio podem influenciar a função das enzimas ao reduzir sua atividade; isso poderia ter um efeito negativo sobre o metabolismo normal.

Como as mudanças no pH do músculo podem afetar o desempenho da atividade? Um aumento da concentração intramuscular de íons hidrogênio pode comprometer o desempenho no exercício, pelo menos por dois modos. Primeiro, um aumento da concentração de íons hidrogênio diminui a capacidade da célula muscular de produzir ATP ao inibir as enzimas essenciais envolvidas na produção aeróbia (glicólise) e anaeróbia de ATP.[15] Em segundo lugar, os íons hidrogênio competem com os íons cálcio pelos sítios de ligação na troponina e, dessa forma, impedem o processo contrátil.[15,46] Esse aspecto será discutido novamente no Capítulo 19.

Em resumo

- Os íons hidrogênio conseguem interagir com moléculas e alterar seu tamanho e função originais.
- A falha em manter a homeostasia acidobásica durante o exercício pode comprometer o desempenho ao inibir as vias metabólicas responsáveis pela produção de ATP ou interferir no processo contrátil no músculo durante o trabalho.

Sistemas de tamponamento acidobásico

Com base no exposto na discussão anterior, está evidente que o acúmulo rápido de íons hidrogênio durante o exercício intenso pode influenciar negativamente o desempenho muscular. Assim, é importante que o corpo tenha sistemas de controle capazes de regular o estado acidobásico, para prevenir quedas ou elevações drásticas do pH. Uma das formas mais importantes de regular as concentrações de íons hidrogênio nos líquidos corporais envolve os sistemas de tampão. Um **tampão** resiste à alteração do pH removendo íons hidrogênio quando a concentração desses íons aumenta e liberando íons hidrogênio quando sua concentração diminui.

Os tampões, em geral, consistem em um ácido fraco e sua base associada (denominada *base conjugada*). A capacidade dos tampões individuais de resistir à mudança no pH depende de dois fatores. Primeiro, os tampões individuais diferem quanto à capacidade físico-química intrínseca de tamponamento. Dito de modo simples, alguns tampões são melhores do que outros. Um segundo fator que influencia a capacidade de tamponamento é a concentração do tampão presente.[23,40] Quanto maior a concentração de um tampão em particular, mais efetivo esse tampão pode ser em termos de prevenção de alteração do pH.

Tampões intracelulares

A primeira linha de defesa na proteção contra quedas no pH induzidas pelo exercício está dentro da própria fibra muscular. Na verdade, as fibras musculares podem proteger contra o acúmulo de íons hidrogênio e o decréscimo do pH por dois modos diferentes. Primeiro, as fibras musculares contêm numerosas classes de tampões químicos que podem eliminar os íons hidrogênio. Segundo, a membrana da fibra muscular (o sarcolema) contém dois tipos importantes de transportadores do íon hidrogênio que deslocam esses íons do interior da fibra muscular para o espaço intersticial. Vamos discutir com mais detalhes cada um desses sistemas de tamponamento.

Existem quatro classes principais de sistemas de tampão intracelular no citosol das fibras musculares: (1) bicarbonato, (2) fosfatos, (3) proteínas celulares e (4) dipeptídios histidínicos (principalmente carnosina).[1,26,40] A presença de bicarbonato nas fibras do músculo esquelético é um tampão útil durante o exercício.[4,16] Da mesma forma, vários compostos à base de fosfato podem servir como um tampão intracelular nas fibras musculoesqueléticas, e os tampões fosfato são importantes no início do exercício.[23] Além disso, numerosas proteínas celulares contêm o aminoácido histidina, que possui um grupo ionizável que pode aceitar (ou seja, tampona) íons hidrogênio. Essa combinação de um íon hidrogênio com uma proteína celular resulta na formação de um ácido fraco, que protege contra a redução no pH celular. Por fim, as fibras musculares também contêm vários dipeptídios de histidina (dipeptídios são dois aminoácidos ligados) que são capazes de tamponar íons de hidrogênio. Um dos principais dipeptídios de histidina encontrados no músculo esquelético é a carnosina, e evidências crescentes indicam que a carnosina é um tampão importante nas fibras musculares.[41] Coletivamente, esses quatro sistemas de tamponamento químico intracelular funcionam como uma unidade para fornecer proteção contra reduções no pH muscular durante exercícios físicos intensos. A Tabela 11.2 apresenta um resumo de cada um desses sistemas de tampão.

A homeostase do pH muscular também é regulada pelo transporte de íons hidrogênio das fibras musculares para o espaço intersticial; esses íons hidrogênio são então tamponados pelos sistemas de tampão do líquido extracelular e do sangue. Os dois principais transportadores de íons hidrogênio através do sarcolema são o transportador de sódio-hidrogênio (NHE) e os transportadores de monocarboxilato (MCT). O NHE desloca íons sódio para o músculo e íons hidrogênio para dipeptídios fora do músculo, isto é, para o espaço intersticial (Fig. 11.4). Especificamente, esse transportador move um íon hidrogênio para fora da célula em troca de um íon de sódio. O segundo transportador de íons hidrogênio é o MCT. Os músculos esqueléticos humanos contêm dois MCT diferentes, denominados MCT1 e MCT4. Essas duas

Tabela 11.2 Sistemas de tamponamento acidobásico químicos

Sistema tampão	Constituintes	Ações
Bicarbonato	Bicarbonato (HCO_3^-)	Converte ácido forte em ácido fraco
Fosfatos	Fosfatos (HPO_4^-)	Convertem ácido forte em ácido fraco
Proteínas	Proteínas contendo grupos histidina	Aceitam hidrogênios
Dipeptídios da histidina	O componente principal é a carnosina	Aceitam hidrogênios

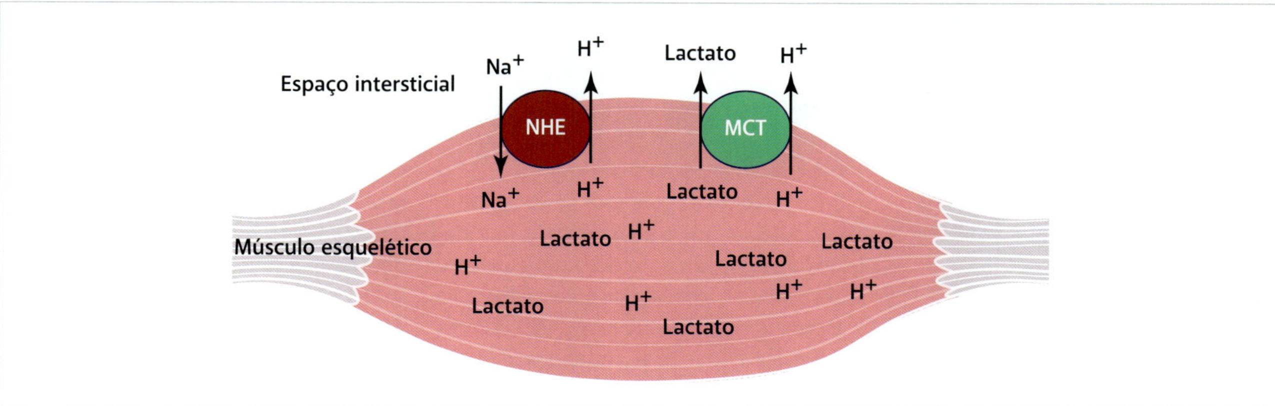

Figura 11.4 Ilustração dos dois transportadores de íons de hidrogênio (H^+) importantes nas fibras musculares esqueléticas. O transportador de sódio e hidrogênio (NHE) desloca uma molécula de sódio (Na^+) para o interior da fibra em troca do transporte de uma molécula de H^+ para o exterior. Os transportadores de monocarboxilato (MCT) cotransportam uma molécula de lactato e uma de H^+ para fora da fibra muscular.

moléculas fazem a mediação do cotransporte individualizado de íons lactato e hidrogênio para fora da fibra muscular. Em outras palavras, esses MCT transportam uma molécula de lactato e um íon de hidrogênio através do sarcolema. Pesquisas revelam que esses transportadores são importantes na regulação do pH muscular durante exercícios físicos de alta intensidade.

Influência do tipo de fibra muscular e do treinamento físico na capacidade de tamponamento intracelular

Conforme discutido na seção anterior, as fibras musculares podem conferir proteção contra o acúmulo de íons hidrogênio e a diminuição do pH celular de duas maneiras diferentes: (1) tampões intracelulares e (2) transportadores de íons de hidrogênio que mobilizam esses íons de dentro da fibra muscular para o espaço intersticial. Estudos revelam que, em comparação com as fibras musculares lentas (i.e., do tipo I), a capacidade de tamponamento intracelular é maior nas fibras musculares rápidas (i.e., do tipo II).[1] Obviamente, essa maior capacidade de tamponamento nas fibras rápidas é vantajosa para o desempenho durante exercícios físicos de alta intensidade, pois as fibras musculares rápidas produzem altos níveis de lactato e íons hidrogênio durante a prática de exercícios físicos intensos.

Vários estudos demonstram que o treinamento físico de alta intensidade melhora a capacidade de tamponamento muscular, tanto em indivíduos treinados como não treinados.[9,16] Ainda continua(m) sendo objeto de discussão o(s) mecanismo(s) preciso(s) para explicar as melhoras induzidas pelo treinamento físico na capacidade de tamponamento muscular. Porém, foi demonstrado que o treinamento aumenta o conteúdo intracelular de transportadores de íons de carnosina e hidrogênio (i.e., MCT) nas fibras musculares.[9,16] Assim, parece provável que uma melhora induzida pelo treinamento na capacidade de tamponamento muscular seja decorrente do aumento dos transportadores dos íons carnosina e hidrogênio no músculo esquelético.

Tampões extracelulares

O sangue contém três sistemas tampões principais:[4,17,26] (1) proteínas, (2) hemoglobina e (3) bicarbonato. As proteínas sanguíneas atuam como tampões no compartimento extracelular. Assim como as proteínas intracelulares, essas proteínas do sangue contêm grupos ionizáveis que são ácidos fracos e, portanto, atuam como tampões. Entretanto, como as proteínas sanguíneas são encontradas em pequenas concentrações, sua utilidade como tampões durante o exercício intenso é limitada.

Em comparação com a maioria das proteínas sanguíneas, a hemoglobina é particularmente importante como proteína tampão e é também um dos principais tampões sanguíneos em condições de repouso. De fato, por sua alta concentração, a hemoglobina tem uma capacidade de tamponamento equivalente a aproximadamente 6 vezes a capacidade de tamponamento das proteínas plasmáticas.[13,28] Outro fator que contribui para a efetividade da hemoglobina como tampão é o fato de a hemoglobina desoxigenada ser um tampão mais eficiente do que a hemoglobina oxigenada. Como resultado, depois de ser desoxigenada nos capilares, a hemoglobina se torna mais capaz de ligar os íons hidrogênio formados com a entrada no sangue do CO_2 oriundo dos tecidos. Assim, a hemoglobina ajuda a minimizar as alterações de pH causadas pelo carregamento do sangue com CO_2.[13]

O sistema de tamponamento de bicarbonato é o sistema tampão extracelular mais importante do corpo.[4,26] Esse aspecto foi explorado por alguns pesquisadores, que demonstraram que um aumento de bicarbonato (ingestão de bicarbonato) na concentração sanguínea ocasiona a melhora do desempenho em certos tipos de exercício[4,7,21,27] (ver Quadro "Vencendo limites 11.1").

O sistema de tamponamento de bicarbonato envolve o ácido carbônico (H_2CO_3), que passa pela seguinte reação de dissociação para formar o bicarbonato (HCO_3^-):

$$CO_2 + H_2O \leftrightarrow H_2CO_3 \leftrightarrow H^+ + HCO_3^-$$

Vencendo limites 11.1

Fisiologia do exercício aplicada aos esportes

Suplementos nutricionais para neutralizar distúrbios acidobásicos induzidos pelo exercício e melhorar o desempenho

Como os distúrbios acidobásicos musculares induzidos pelo exercício foram associados à fadiga muscular ao comprometimento do desempenho esportivo, vários estudos exploraram a possibilidade de a ingestão de um tampão de sódio melhorar o desempenho atlético. Embora dietas de baixa acidez possam aumentar o pH plasmático, essas dietas não melhoram o desempenho do exercício durante intensidades de exercício intensas, muito intensas, ou extenuantes.[2] Em contrapartida, os suplementos (p. ex., bicarbonato de sódio, citrato de sódio e beta-alanina) têm o potencial de melhorar a capacidade de tamponamento e o desempenho durante exercícios físicos muito intensos e extenuantes. Inicialmente, vamos discutir os suplementos com o apoio das evidências mais robustas em termos da melhora da capacidade de tamponamento muscular e do desempenho nos exercícios físicos.

Bicarbonato de sódio. O bicarbonato desempenha um papel importante na manutenção do pH extracelular e intracelular, apesar de estar impossibilitado de atravessar livremente a membrana muscular (i.e., o sarcolema). Em um indivíduo em repouso, a concentração extracelular (~30 mM) de bicarbonato é cerca de três vezes maior que os níveis intracelulares (~10 mM); esses valores sugerem a ideia de que a suplementação com bicarbonato de sódio pode ser benéfica para o desempenho do exercício, ao promover o tamponamento do pH sanguíneo, o que aumenta o transporte de íons hidrogênio para fora das fibras musculares.[39] Isso reduziria o efeito negativo dos íons hidrogênio na produção de ATP muscular e/ou no próprio processo contrátil.

Em relação ao desempenho do exercício, o bicarbonato de sódio é o suplemento usado para o tamponamento de pH mais investigado.[8] Um grande corpo de resultados de pesquisas publicadas sugere que, sob as condições corretas, poderá ocorrer melhora no desempenho em exercícios físicos de alta intensidade se os atletas ingerem bicarbonato de sódio antes da prática.[6,7,8,12,27,31-33,35,38] Por exemplo, os resultados de vários estudos revelam que o aumento da capacidade de tamponamento do sangue pela ingestão de bicarbonato de sódio aumenta o tempo transcorrido até a exaustão durante exercícios físicos de alta intensidade (p. ex., 80-120% do $\dot{V}O_{2máx.}$). Alternadamente, outras evidências sugerem que doses repetidas podem beneficiar atletas que praticam exercícios físicos intermitentes de altíssima intensidade.[8] Em conjunto, a suplementação com bicarbonato de sódio parece resultar em maiores benefícios na realização de exercícios físicos intensos que resultam em concentrações de lactato sanguíneo superiores a 4 mM.[8]

Com base nesse entendimento, a suplementação com bicarbonato de sódio pode melhorar os resultados dos exercícios físicos em três janelas de tempo distintas; < 30 segundos, 30 segundos a 10 minutos e > 10 minutos de competição "total".[8] Por exemplo, as descobertas de uma investigação demonstraram que a suplementação com bicarbonato de sódio melhorou em cerca de 2% uma sessão de exercícios físicos de 60 segundos.[5] Além disso, estudos laboratoriais que se valeram de séries repetidas de exercícios físicos de alta intensidade (i.e., > 100% do $\dot{V}O_{2máx}$) relataram que a ingestão de bicarbonato de sódio antes do exercício melhorou o desempenho em ~8%.[19] Além desses estudos laboratoriais, contamos com evidências de que o bicarbonato de sódio também resulta em benefícios para o desempenho esportivo em atividades cujas demandas metabólicas são principalmente anaeróbias, como o judô, a natação e o polo aquático.[19]

Ao decidir se deverá recorrer ao bicarbonato de sódio antes de um evento esportivo, o atleta deve estar ciente dos riscos associados a essa decisão. A ingestão de bicarbonato de sódio nas doses necessárias para que ocorra melhora na capacidade de tamponamento do sangue pode causar problemas gastrintestinais, como diarreia e vômitos.[7,38] Na maioria das vezes, as investigações usam doses suplementares em torno de 0,3 g/kg, e algumas evidências sugerem que o consumo de soluções de bicarbonato de sódio pode resultar em melhor desempenho da substância veiculada em cápsulas. Essas nuances na dosagem do bicarbonato de sódio ficam ainda mais complicadas por evidências que sugerem que os melhores resultados são vivenciados por competidores não treinados, com benefícios mais limitados para indivíduos treinados e atletas de elite.[8]

Citrato de sódio. De modo semelhante ao que ocorre com o bicarbonato de sódio, o citrato de sódio é outro suplemento que pode aumentar a capacidade de tamponamento extracelular (de Oliveria[19,25]). Por ser o segundo suplemento mais estudado para tamponamento do pH extracelular, contamos com um volumoso corpo de evidências sugerindo que o uso do citrato de sódio pode melhorar o desempenho do exercício nas circunstâncias corretas (de Oliveria). As estratégias de dosagem para o citrato de sódio são quase idênticas àquelas para o bicarbonato de sódio, tendo em vista que a ingestão de altas doses de citrato de sódio (i.e., > 0,3-0,5 g/kg de peso corporal) melhora o desempenho do exercício nos indivíduos com lactato sanguíneo em concentrações acima de 4 mM.[8,19]

Infelizmente, a ingestão de altas doses de citrato de sódio pode resultar no surgimento de efeitos colaterais indesejados, como náuseas, desconforto gastrintestinal e dores de cabeça. Assim, antes de tomar a decisão de usar citrato de sódio como complemento antes da competição, os atletas devem levar em consideração os efeitos colaterais negativos associados ao uso desse agente. Nesse tocante, uma metanálise recentemente publicada constatou que o citrato de sódio tem uma eficácia equivalente a cerca de metade da eficácia do bicarbonato de sódio (numa comparação entre estudos), enquanto a probabilidade de efeitos colaterais foi semelhante entre os dois suplementos.[8]

Beta-alanina. Evidências recentes sugerem que a suplementação com beta-alanina pode ter efeito benéfico na proteção contra a acidose induzida pelo exercício, podendo também melhorar o desempenho durante exercícios físicos de pouca duração e de alta intensidade.[40,41] A beta-alanina é um aminoácido não essencial produzido no fígado, intestino e rins. Mas, em jejum, os níveis sanguíneos da beta-alanina são baixos, indicando ser limitada a síntese endógena desse aminoácido.

A ligação entre a beta-alanina e a proteção contra a acidose está ligada ao fato de que a beta-alanina é um importante precursor para a síntese de carnosina no músculo esquelético. Conforme discutido no texto, a carnosina é uma pequena molécula (dipeptídio) encontrada no citoplasma de células excitáveis (i.e., neurônios; fibras musculares esqueléticas e cardíacas).[19] A carnosina desempenha várias funções fisiológicas importantes, por exemplo, a capacidade de tamponar íons hidrogênio e de dar proteção contra quedas no pH induzidas pelo exercício.[19]

A disponibilidade de beta-alanina é o fator limitante da taxa de síntese de carnosina nas fibras musculares. Contudo, a suplementação (2-3 g/dia) com beta-alanina ao longo de mais de duas semanas resulta em 60-80% de aumento nos níveis musculares de carnosina. Aqui, é importante ressaltar que esse aumento nos níveis musculares de carnosina está associado a um aumento de 3-5% na capacidade de tamponamento muscular.[19] Em teoria, esse aumento na capacidade de tamponamento intracelular poderia se traduzir em melhoras no desempenho durante exercícios físicos praticados em alta intensidade. A esse respeito, evidências crescentes sugerem que a suplementação com beta-alanina melhora o desempenho em exercícios físicos de alta intensidade em eventos de corrida e ciclismo com duração entre 1-4 minutos.[19] Curiosamente, alguns desses estudos registraram melhoras de 12-14% no desempenho em indivíduos não treinados suplementados com beta-alanina.[19,41] De modo semelhante ao uso de bicarbonato de sódio e de citrato de sódio, vários estudos concluíram que a suplementação de beta-alanina melhora o desempenho atlético em exercícios físicos de alta intensidade com duração de 1-10 minutos em indivíduos não treinados, enquanto há controvérsia com relação à eficácia da suplementação com beta-alanina em indivíduos bem treinados (revisado na referência 41). O insucesso da suplementação com beta-alanina em melhorar o desempenho em indivíduos bem treinados pode ser decorrente do fato de o treinamento físico aumentar a capacidade de tamponamento muscular; assim, é possível que a suplementação com beta-alanina não aumente a capacidade de tamponamento celular em indivíduos bem treinados.[41]

O único efeito colateral conhecido com o uso da suplementação com beta-alanina é a parestesia (formigamento na pele); essa sensação tem início cerca de 20 minutos após a ingestão, se prolongando por até 60 minutos.[19] Embora seja inofensiva, essa parestesia é desagradável e pode ser evitada dividindo a dosagem ao longo do dia.[19] Para uma revisão dos efeitos da suplementação com beta-alanina na capacidade de praticar exercício, ver Saunders et al. (2017) nas "Sugestões de leitura".

Palavras finais de cautela sobre o uso de "tampões suplementares" para melhora do desempenho nos exercícios físicos. Um corpo de evidências cada vez mais volumoso apoia a ideia de que, sob as circunstâncias certas, o uso de bicarbonato de sódio ou de citrato de sódio como suplemento pode melhorar a capacidade de tamponamento extracelular, enquanto o consumo de beta-alanina pode melhorar a capacidade de tamponamento intracelular. Independentemente do tipo de tampão, em geral o consumo de doses extremamente altas de quaisquer desses tampões resultará em grave alcalose, com consequências negativas para a saúde. Além disso, a dosagem de tampões suplementares pode variar muito, sobretudo nas tentativas de otimização dos efeitos ergogênicos e de minimização dos bem documentados efeitos colaterais. Em consequência, a necessidade de elaborar estratégias de dosagem é um tanto paradoxal, levando em conta as crescentes evidências que sugerem que indivíduos não treinados têm maior probabilidade de se beneficiar com o uso de um tampão suplementar.[8]

Uma consideração final importante no uso de qualquer auxílio ergogênico é a situação legal do composto. Em relação ao uso de tampões acidobásicos, algumas agências reguladoras esportivas proibiram o uso de tampões de sódio durante as competições. Ver Junior et al. (2015) e Saunders et al. (2017) em "Sugestões de leitura" para informações detalhadas sobre os possíveis efeitos ergogênicos do bicarbonato de sódio, do citrato de sódio e da beta-alanina.

A capacidade do bicarbonato (HCO_3^-) e do ácido carbônico (H_2CO_3) de atuar como sistema tampão é descrita matematicamente por uma relação conhecida como equação de Henderson-Hasselbalch:

$$pH = pKa + \log_{10}\left(\frac{HCO_3^-}{H_2CO_3}\right)$$

Onde pKa é a constante de dissociação para H_2CO_3 e tem um valor constante de 6,1. Em resumo, a equação de Henderson-Hasselbalch estabelece que o pH de uma solução de ácido fraco é determinado pela proporção entre a concentração de base (i.e., bicarbonato, HCO_3^-) em solução e a concentração de ácido (i.e., ácido carbônico). O pH normal do sangue arterial é igual a 7,4 e a proporção de bicarbonato para ácido carbônico é igual a 20:1.

Vamos considerar um exemplo, usando a equação de Henderson-Hasselbalch para calcular o pH do sangue arterial. Normalmente, a concentração sanguínea de bicarbonato é igual a 24 mEq/L e a concentração de ácido carbônico é igual a 1,2 mEq/L. Observe que mEq/L é uma abreviação para miliequivalente por litro, que é uma medida de concentração. Dessa forma, o pH sanguíneo pode ser calculado do seguinte modo:

$$pH = pKa + \log_{10}\left(\frac{24}{1,2}\right)$$
$$pH = 6,1 + \log_{10} 20$$
$$pH = 6,1 + 1,3$$
$$pH = 7,4$$

Embora a perspectiva tradicional da química acidobásica considere os níveis dos íons bicarbonato e íons hidrogênio como os dois determinantes primários do pH, novas ideias surgidas na década de 1980 expuseram a complexidade da regulação do equilíbrio do pH no corpo. Esses conceitos novos foram lançados por Peter Stewart e são apresentados no Quadro "Um olhar no passado – nomes importantes na ciência".

Um olhar no passado – nomes importantes na ciência

Peter Stewart desafiou a pesquisa sobre regulação acidobásica ao propor o conceito de "diferença de íon forte"

Peter Stewart (1921-1993) nasceu e cresceu em Winnipeg, no Canadá. Ele obteve os títulos de mestre e PhD na University of Minnesota. Ao longo de sua carreira longa e produtiva na área de pesquisa científica, o dr. Stewart atuou na University of Illinois, na Emory University e na Brown University.

Nos anos 1970, o dr. Stewart desenvolveu forte interesse pela regulação acidobásica e começou a analisar matematicamente as variáveis envolvidas no controle do pH nos líquidos corporais. Em 1981, ele desafiou os conceitos tradicionais do controle acidobásico ao publicar seu livro intitulado *How to Understand Acid-Base Balance – A Quantitative Acid-Base Primer for Biology and Medicine* (Como entender o equilíbrio acidobásico – um manual acidobásico quantitativo para biologia e medicina). Esse livro rapidamente incitou controvérsia e discussão entre os pesquisadores que estudavam o equilíbrio acidobásico. Vejamos, então, uma breve sinopse dessa controvérsia. Historicamente, acredita-se que o equilíbrio existente entre os níveis de íons hidrogênio e íons bicarbonato determina o pH dos líquidos corporais. O dr. Stewart desafiou esse conceito e argumentou que os íons hidrogênio e os íons bicarbonato não são as variáveis independentes responsáveis pelo controle acidobásico. Em vez disso, ele sugeriu que essas variáveis são dependentes e estão sujeitas à regulação por outros fatores, incluindo a diferença de íon forte,* níveis de dióxido de carbono e concentração de ácidos fracos e não voláteis nos líquidos corporais. Então, isso quer dizer que calcular o pH pela equação de Henderson-Hasselbalch é inútil? A resposta rápida e curta para essa pergunta é não. Entretanto, o trabalho do dr. Stewart demonstra que os fatores reguladores do equilíbrio acidobásico no corpo provavelmente são bem mais complexos do que se pensava originalmente.

Embora alguns fisiologistas tenham aceitado a proposta do dr. Stewart, sobre como o equilíbrio acidobásico é mantido, ainda está em curso uma discussão ativa sobre os modos de regulação do pH pelo corpo. Uma questão prática referente ao conceito de equilíbrio de íon forte do controle acidobásico é a complexidade de medir todas as variáveis necessárias ao cálculo do pH pelo método da diferença de íon forte do dr. Stewart. Portanto, em um futuro próximo, parece que a abordagem tradicional do equilíbrio acidobásico certamente prevalecerá.

* Na terminologia do dr. Stewart, a diferença de íon forte é definida pelo contraste existente entre o número de cátions fortes (p. ex., sódio, potássio, cálcio) e ânions fortes (p. ex., cloreto e lactato) nos líquidos corporais.[22] Você pode ler o texto original do dr. Stewart no *site* www.acidbase.org. Uma nova edição do *Textbook of Clinical Acid Base Medicine*, do dr. Stewart, foi publicada recentemente e está citada nas referências ao final deste capítulo (Kellum e Elbers, 2009).[22]

Em resumo

- O corpo mantém a homeostase acidobásica por meio de sistemas de controle tampões. Um tampão resiste à alteração do pH removendo íons hidrogênio diante da queda do pH e liberando íons hidrogênio quando o pH aumenta.
- Os principais tampões intracelulares são as proteínas, os grupos fosfato, bicarbonatos e dipeptídios de histidina (i.e., carnosina).
- As fibras musculares possuem dois importantes transportadores do íon hidrogênio que transportam esses íons do interior da fibra muscular para o espaço intersticial: (1) o transportador de sódio/hidrogênio e (2) os transportadores monocarboxilato.
- Os principais tampões extracelulares são: bicarbonato, hemoglobina e proteínas do sangue.

Influência respiratória sobre o equilíbrio acidobásico

O fato de o sistema respiratório contribuir para o equilíbrio acidobásico durante o exercício foi introduzido no Capítulo 10. Entretanto, mais detalhes sobre o modo como esse sistema contribui para o controle do pH serão apresentados aqui. Lembre-se de que o CO_2 é considerado um ácido volátil por mudar rápido de CO_2 para ácido carbônico (H_2CO_3). Do mesmo modo, lembre-se de que é a pressão parcial de CO_2 no sangue que determina a concentração de ácido carbônico. Por exemplo, de acordo com a lei de Henry, a concentração de um gás em solução é diretamente proporcional à sua pressão parcial. Ou seja, conforme a pressão parcial aumenta, a concentração de gás em solução também aumenta e vice-versa.

Por ser um gás, o CO_2 pode ser eliminado pelos pulmões. Dessa forma, o sistema respiratório é um regulador importante da concentração de ácido carbônico e do pH sanguíneos. Para melhor entender o papel dos pulmões no equilíbrio acidobásico, vamos reavaliar a equação de dissociação do ácido carbônico:

$$CO_2 + H_2O \Leftrightarrow H_2CO_3 \Leftrightarrow H^+ + HCO_3^-$$

Essa relação demonstra que quando a quantidade de CO_2 no sangue aumenta, a quantidade de H_2CO_3 também aumenta e isso diminui o pH por elevar a concentração sanguínea de ácidos (i.e., a reação se desloca para a direita). Em contraste, quando o conteúdo de CO_2 no sangue diminui (i.e., o CO_2 é "liberado" pelos pulmões), o pH do sangue aumenta, pois a quantidade de ácido presente diminui (a reação se desloca para a esquerda). Dessa forma, o sistema respiratório proporciona ao corpo um modo rápido de regular o pH sanguíneo por meio do controle da quantidade de CO_2 presente no sangue.[18,28,45]

Em resumo

- O controle respiratório do equilíbrio acidobásico envolve a regulação da PCO_2 do sangue.
- Um aumento da PCO_2 sanguínea diminui o pH, enquanto uma diminuição dela aumenta o pH.
- O aumento da ventilação pulmonar pode remover CO_2 do corpo e, assim, eliminar os íons hidrogênio e elevar o pH.

Regulação do equilíbrio acidobásico por via renal

Como os rins não são parte importante da regulação acidobásica durante o exercício de curta duração, apenas uma visão geral resumida do papel dos rins no equilíbrio acidobásico será exposta aqui. O principal meio de regulação da concentração de íons hidrogênio pelos rins consiste no aumento ou na diminuição da concentração de bicarbonato.[11,13,20,24] Quando o pH diminui (a concentração de íons hidrogênio aumenta) nos líquidos corporais, o rim responde diminuindo a velocidade da excreção de bicarbonato. Isso resulta no aumento da concentração sanguínea de bicarbonato e, portanto, ajuda a tamponar o aumento da concentração de íons hidrogênio. Ao contrário, quando o pH dos líquidos corporais sobe (a concentração de íons hidrogênio diminui), os rins intensificam a velocidade da excreção de bicarbonato. Dessa forma, ao mudar a quantidade de tampão presente nos líquidos corporais, os rins ajudam a regular a concentração de íons hidrogênio. O mecanismo renal envolvido na regulação da concentração de bicarbonato está localizado em uma parte do rim denominada túbulo, e atua por meio de uma série de reações complicadas e transporte ativo através da parede tubular.

Por que o rim não é importante como regulador do equilíbrio acidobásico durante o exercício? A resposta está no tempo requerido para o rim responder a um distúrbio acidobásico. Em geral, demora várias horas para os rins reagirem efetivamente em resposta ao aumento da concentração sanguínea de íons hidrogênio.[11,47] Portanto, os rins respondem devagar demais para proporcionarem benefícios relevantes à regulação da concentração de íons hidrogênio durante o exercício.

Em resumo

- Embora os rins exerçam papel importante na regulação do equilíbrio acidobásico em longo prazo, essa regulação durante o exercício é irrelevante.

Regulação do equilíbrio acidobásico durante o exercício

Durante os estágios finais de um teste de exercício incremental ou durante um exercício muito intenso e de curta duração, ocorre diminuição do pH no músculo e no sangue, principalmente por causa do aumento da produção de íons hidrogênio pelo músculo.[14,30] Esse aspecto está ilustrado na Figura 11.5, em que as alterações do pH sanguíneo e muscular durante um teste de exercício incremental são consideradas como uma função da intensidade do exercício (i.e., % $\dot{V}O_{2máx}$). Observe que, tanto no músculo como no sangue, o pH segue tendências similares durante a execução desse tipo de exercício. Entretanto, o pH muscular está sempre de 0,4 a 0,6 unidades abaixo do pH sanguíneo. Esse gradiente entre o pH muscular e sanguíneo ocorre porque a concentração de íons hidrogênio é mais alta no músculo do que no sangue, e a capacidade de tamponamento é menor no músculo do que no sangue.

A quantidade de íons hidrogênio produzida durante o exercício depende (1) da intensidade do exercício, (2) da quantidade de massa muscular envolvida e (3) da duração do trabalho.[14] O exercício que envolve o trabalho de alta intensidade com a perna (p. ex., corrida) pode diminuir o pH arterial de 7,4 para 7,0 em questão de minutos.[14,28,36,44] Além disso, as séries repetidas desse tipo de exercício podem fazer o pH sanguíneo declinar ainda mais e chegar a um valor de 6,8.[14] Esse valor de pH sanguíneo é o menor já registrado e representaria uma situação prejudicial à vida se não fosse corrigido em poucos minutos.

Como o corpo regula o equilíbrio acidobásico durante o exercício? Como os músculos que trabalham constituem a fonte primária de íons hidrogênio durante o exercício, é lógico que a primeira linha de defesa contra uma elevação da produção de ácidos resida nas fibras musculares individuais. Estima-se que as proteínas intracelulares e os dipep-

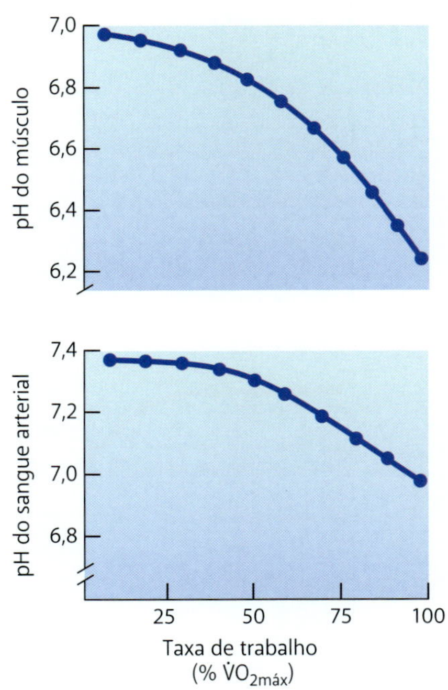

Figura 11.5 Mudanças do pH do sangue arterial e do pH muscular durante o exercício incremental. Note que o pH arterial e o pH muscular começam a cair juntos a taxas de trabalho superiores a 50% do $\dot{V}O_{2máx}$.

tídios histidínicos (i.e., carnosina) contribuam para até 60% da capacidade de tamponamento celular, e que mais 20 a 30% da capacidade de tamponamento total sejam oriundas do bicarbonato muscular.[26] Os 10 a 20% restantes da capacidade de tamponamento muscular advêm dos grupos fosfato intracelulares.

Como a capacidade de tamponamento do músculo é limitada, o líquido extracelular (sobretudo o sangue) também deve contar com um meio de também tamponar os íons hidrogênio. Portanto, os sistemas de tamponamento do sangue constituem a segunda linha de defesa contra a acidose induzida por exercício. O principal tampão extracelular é o bicarbonato do sangue.[26,40] A hemoglobina e as proteínas do sangue auxiliam nesse processo de tamponamento, mas têm um papel menos importante no tamponamento sanguíneo dos íons hidrogênio durante o exercício.[26] A Figura 11.6 ilustra o papel do bicarbonato sanguíneo como tampão durante o exercício incremental.[45] Observe que em aproximadamente 50 a 60% do $\dot{V}O_{2máx}$, os níveis sanguíneos de lactato começam a aumentar e o pH do sangue cai por causa do aumento nos íons hidrogênio no sangue. Esse aumento da concentração sanguínea de íons hidrogênio estimula os quimioceptores centrais no bulbo e os quimioceptores periféricos nos corpos carotídeos que, então, sinalizam para o centro de controle respiratório no sentido de aumentar a ventilação alveolar (i.e., limiar ventilatório; ver Cap. 10). Um aumento da ventilação alveolar acarreta a diminuição da PCO_2 do sangue e, portanto, atua diminuindo a carga de ácidos produzida durante o exercício.[18] O processo geral de auxílio respiratório no tamponamento do ácido láctico durante o exercício é referido como **compensação respiratória** para a acidose metabólica.

Em resumo, é importante controlar o equilíbrio acidobásico durante o exercício muito intenso e extenuante. No exercício de alta intensidade (ou seja, trabalho acima do limiar do lactato), o músculo esquelético em contração produz quantidades significativas de íons hidrogênio. A primeira linha de defesa contra a acidose induzida por exercício reside na fibra muscular (ou seja, tampões de bicarbonato, fosfato e proteína). Entretanto, como a capacidade de tamponamento da fibra muscular é limitada, são necessários sistemas adicionais de tampão para proteger o corpo contra a acidose induzida pelo exercício. Nesse caso, a segunda linha de defesa contra mudanças no pH durante o exercício são os sistemas de tamponamento sanguíneo (ou seja, os tampões bicarbonato, fosfato e proteínas, inclusive a hemoglobina). É importante destacar que um aumento na ventilação pulmonar durante o exercício intenso auxilia na eliminação do ácido carbônico ao "soprar o dióxido de carbono". Essa compensação respiratória para a acidose induzida pelo exercício desempenha um papel importante contra a mudança no pH durante o exercício intenso. Juntas, a primeira e a segunda linhas de defesa protegem o corpo contra a acidose induzida pelo exercício (Fig. 11.7).

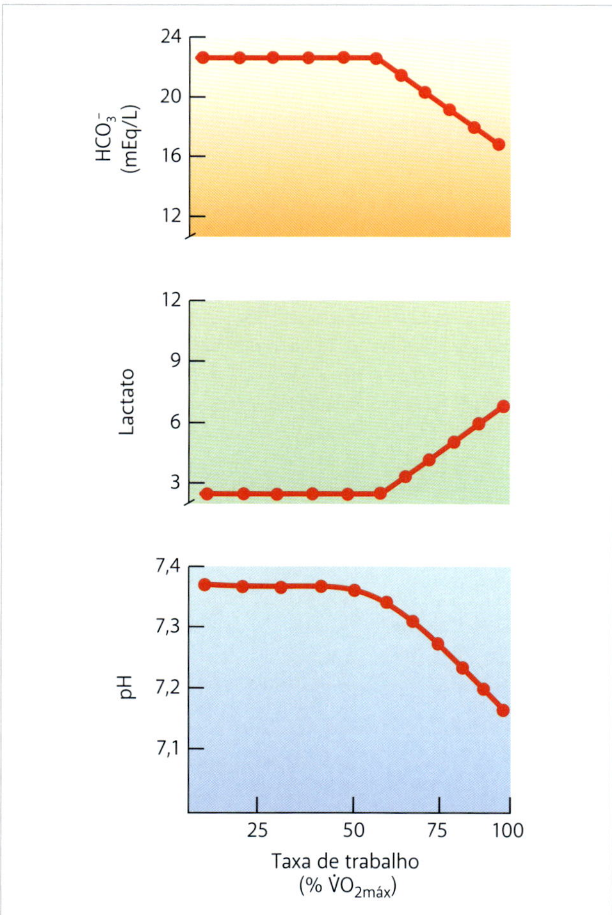

Figura 11.6 Mudanças das concentrações de bicarbonato, de lactato e do pH que ocorrem no sangue em função da taxa de trabalho.

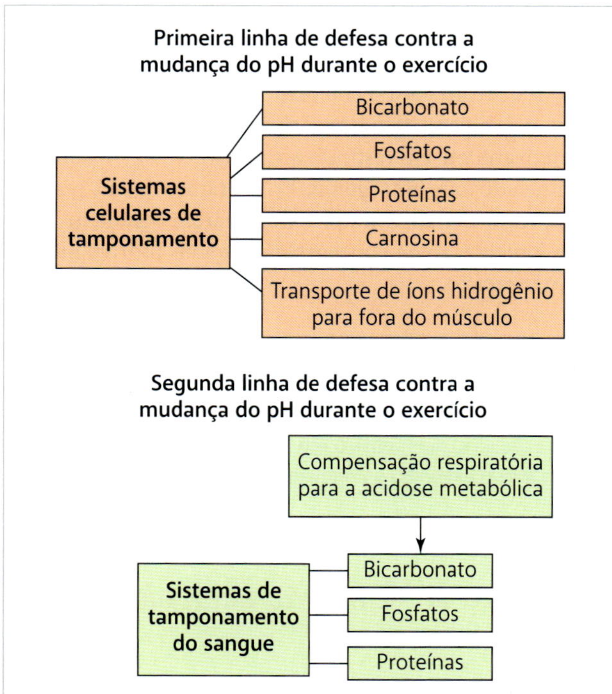

Figura 11.7 As duas principais linhas de defesa contra a mudança no pH durante o exercício intenso.

Em resumo

- A Figura 11.7 resume o processo de "dois estágios" de tamponamento da produção de íons hidrogênio induzida pelo exercício.
- A primeira linha de defesa contra a produção de íons hidrogênio no músculo está dentro da própria fibra muscular. Durante o exercício, os sistemas de tampão do músculo atuam rapidamente para tamponar os íons hidrogênio e evitar um declínio significativo no pH muscular.
- A segunda linha de defesa contra a acidose induzida por exercício é composta pelos sistemas de tamponamento sanguíneo, que incluem tampões bicarbonato, fosfato e proteína.
- É importante destacar que um aumento na ventilação pulmonar durante o exercício intenso elimina o ácido carbônico ao "soprar" o dióxido de carbono. Esse processo é chamado "compensação respiratória para acidose metabólica" e é importante na segunda linha de defesa contra a acidose induzida pelo exercício.

Atividades para estudo

1. Defina os termos *ácido, base, tampão, acidose, alcalose* e *pH*.
2. Represente graficamente a escala de pH. Assinale os valores de pH que representam o pH normal no sangue arterial e no meio intracelular.
3. Liste e discuta brevemente as principais fontes de íons hidrogênio produzidos no músculo durante o exercício.
4. Por que a manutenção da homeostasia acidobásica é importante para o desempenho físico?
5. Discuta os mecanismos de tamponamento intracelular e extracelular que protegem contra a acidose induzida por exercício. Quais são os principais sistemas de tampão e transportadores do íon hidrogênio encontrados em cada uma dessas linhas de defesa?
6. Discuta a compensação respiratória para acidose metabólica. O que aconteceria ao pH sanguíneo se um indivíduo começasse a hiperventilar em repouso? Por quê?
7. Resumidamente, destaque o modo como o corpo resiste à mudança do pH durante o exercício. Neste destaque, inclua os sistemas de tamponamento celular e sanguíneo.

Sugestões de leitura

Dolan, E., B. Saunders, R. Harris, J. Bicudo, D. Bishop, C. Sale, et al., 2019. Comparative physiology investigations support a role for histadine-containing dipeptides in intracellular acid-base regulation of skeletal muscle. *Comparative Biochemistry and Physiology* 234: 77-86.

Fitts, R.H. 2016. The role of acidosis in fatigue. *Medicine and Science in Sports and Exercise* 48: 2335-2338.

Fox, S. 2018. *Human Physiology*. New York, NY: McGraw-Hill.

Junior, A., V. Painelli, B. Saunders, and G. Artioli. 2015. Nutritional strategies to modulate intracellular and. extracellular buffering capacity during high intensity exercise. *Sports Medicine* 45: S71-S81.

Gough, L.A., D. Brown, S. Deb, S. Sparks, and L.R. McNaughton. 2018. The influence of alkalosis on repeated high-intensity exercise performance and acid-base recovery in acute moderate hypoxic conditions. *European Journal of Applied Physiology* 118: 2489-2498.

Saunders, B., K. Elliot-Sale, G. Artioli, P.A. Swinton, E. Dolan, H. Roschel, et al. 2017. Beta-alanine supplementation to improve exercise capacity and performance: a systematic review and meta-analysis. *British Journal of Sports Medicine* 51: 658-669.

Widmaier, E., H. Raff, and K. Strang. 2019. *Vander's Human Physiology*, 10th ed. New York, NY: McGraw-Hill.

Referências bibliográficas

1. Abe H. Role of histidine-related compounds as intracellular proton buffering constituents in vertebrae muscle. *Biochemistry* (Moscow) 65: 757-765, 2000.
2. Applegate C, Mueller M, and Zuniga K. Influence of dietary acid load on exercise performance. *Sport Nutrition and Exercise Metabolism* 27: 213-219, 2016.
3. Boning D and Maassen N. Point: lactic acid is the only physicochemical contributor to the acidosis of exercise. *Journal of Applied Physiology* 105: 358-359, 2008.
4. Broch-Lips M, Overgaard K, Praetorius HA, and Nielsen OB. Effects of extracellular HCO3(-) on fatigue, pHi, and K1 efflux in rat skeletal muscles. *Journal of Applied Physiology* 103: 494-503, 2007.
5. Carr A, Hopkins W, and Gore C. Effects of acute alkalosis and acidosis on performance: a meta analysis. *Sports Medicine* 41: 801-814, 2011.
6. Coombes J and McNaughton L. The effects of bicarbonate ingestion on leg strength and power during isokinetic knee flexion and extension. *Journal of Strength and Conditioning Research* 7: 241-249, 1993.
7. Costill DL, Verstappen F, Kuipers H, Janssen E, and Fink W. Acid-base balance during repeated bouts of exercise: influence of HCO3. *International Journal of Sports and Medicine* 5: 228-231, 1984.
8. de Oliveira LF, Dolan E, Swinton P, Durkalec-Michalski K, Artioli G, et al. Extracellular buffering supplements to improve exercise capacity and performance: a comprehensive systematic review and meta-analysis. *Sports Medicine* 52: 505-526, 2022.
9. Edge J, Bishop D, and Goodman C. The effects of training intensity on muscle buffer capacity in females. *European Journal of Applied Physiology* 96: 97-105, 2006.
10. Fitts RH. The role of acidosis in fatigue. *Medicine and Science in Sports and Exercise* 48: 2335-2338, 2016.
11. Fox S. *Human Physiology*. New York, NY: McGraw-Hill, 2018.
12. Gough LA, Brown D, Deb S, Sparks S, and McNaughton LR. The influence of alkalosis on repeated high-intensity exercise performance and acid-base recovery in acute moderate hypoxic conditions. *European Journal of Applied Physiology* 118: 2489-2498, 2018.
13. Hall JE. *Guyton and Hall Textbook of Medical Physiology*. Philadelphia, PA: Mosby/Saunders, 2015.
14. Hultman E and Sahlin K. Acid-base balance during exercise. In: *Exercise and Sport Science Reviews*, edited by Hutton R, and Miller D. Philadelphia, PA: Franklin Institute Press, 1980, pp. 41-128.

15. Hultman E and Sjoholm J. Biochemical causes of fatigue. In: *Human Muscle Power*, edited by Jones N, McCartney N, and McComas A. Champaign, IL: Human Kinetics, 1986.
16. Juel C. Training-induced changes in membrane transport proteins of human skeletal muscle. *European Journal of Applied Physiology* 96: 627-635, 2006.
17. Jones NL. Hydrogen ion balance during exercise. *Clinical Science (London)* 59: 85-91, 1980.
18. Jones NL. An obsession with CO2. *Applied Physiology, Nutrition, and Metabolism* 33: 641-650, 2008.
19. Junior A, Painelli V, Saunders B, and Artioli G. Nutritional strategies to modulate intracellular and extracellular buffering capacity during high intensity exercise 45: S71-S81, 2015.
20. Kamel S, Halperin, and Mitchell L. *Fluid, electrolyte, and acid-base physiology: A problem-based approach.* Philadelphia, PA: Elsevier, 2016.
21. Katz A, Costill DL, King DS, Hargreaves M, and Fink WJ. Maximal exercise tolerance after induced alkalosis. *International Journal of Sports and Medicine* 5: 107-110, 1984.
22. Kellum J and Elbers P, eds. *Stewart's Textbook of Acid-Base.* acid-base.org, 2009.
23. Kemp GJ, Tonon C, Malucelli E, Testa C, Liava A, Manners D, et al. Cytosolic pH buffering during exercise and recovery in skeletal muscle of patients with McArdle's disease. *European Journal of Applied Physiology* 105: 687-694, 2009.
24. Kiil F. Mechanisms of transjunctional transport of NaCl and water in proximal tubules of mammalian kidneys. *Acta Physiologica Scandinavia* 175: 55-70, 2002.
25. Kowalchuk JM, Maltais SA, Yamaji K, and Hughson RL. The effect of citrate loading on exercise performance, acid-base balance and metabolism. *European Journal of Applied Physiology and Occupational Physiology* 58: 858-864, 1989.
26. Laiken N and Fanestil D. Acid-base balance and regulation of hydrogen ion excretion. In: *Physiological Basis of Medical Practice*, edited by West J. Baltimore, MD: Lippincott Williams & Wilkins, 1985.
27. Linderman J and Fahey TD. Sodium bicarbonate ingestion and exercise performance. An update. *Sports Medicine* 11: 71-77, 1991.
28. Lindinger M and Heigenhauser G. Effects of gas exchange on acid-base balance. *Comprehensive Physiology* 2: 2203-2254, 2012.
29. Lindinger MI and Heigenhauser GJ. Counterpoint: lactic acid is not the only physicochemical contributor to the acidosis of exercise. *Journal of Applied Physiology* 105: 359-361; discussion 361-362, 2008.
30. Marsh GD, Paterson DH, Thompson RT, and Driedger AA. Coincident thresholds in intracellular phosphorylation potential and pH during progressive exercise. *Journal of Applied Physiology* 71: 1076-1081, 1991.
31. McNaughton L and Thompson D. Acute versus chronic sodium bicarbonate ingestion and anaerobic work and power output. *Journal of Sports Medicine and Physical Fitness* 41: 456-462, 2001.
32. McNaughton LR, Siegler J, and Midgley A. Ergogenic effects of sodium bicarbonate. *Current Sports Medicine Reports* 7: 230-236, 2008.
33. Miller P, Robinson A, Sparks S, Bridge C, Bentley D, and McNaughton, L. The effects of novel ingestion of sodium bicarbonate on repeated sprint ability. *Journal of Strength and Conditioning Research* 30: 561-568, 2016.
34. Nattie EE. The alphastat hypothesis in respiratory control and acid-base balance. *Journal of Applied Physiology* 69: 1201-1207, 1990.
35. Nielsen HB, Hein L, Svendsen LB, Secher NH, and Quistorff B. Bicarbonate attenuates intracellular acidosis. *Acta Anaesthesiol Scandinavia* 46: 579-584, 2002.
36. Robergs RA, Costill DL, Fink WJ, Williams C, Pascoe DD, Chwalbinska-Moneta J, et al. Effects of warm-up on blood gases, lactate and acid-base status during sprint swimming. *International Journal of Sports and Medicine* 11: 273-278, 1990.
37. Robergs RA, Ghiasvand F, and Parker D. Biochemistry of exercise-induced metabolic acidosis. *American Journal of Physiology Regulatory Integrative and Comparative Physiology* 287: R502-516, 2004.
38. Robertson RJ, Falkel JE, Drash AL, Swank AM, Metz KF, Spungen SA, et al. Effect of induced alkalosis on physical work capacity during arm and leg exercise. *Ergonomics* 30: 19-31, 1987.
39. Roth DA and Brooks GA. Lactate transport is mediated by a membrane-bound carrier in rat skeletal muscle sarcolemmal vesicles. *Archives Biochemistry Biophysics* 279: 377-385, 1990.
40. Sale C, Artioli G, Gualano B, Saunders B, Hobson RM, and Harris RC. Carnosine: from exercise performance to health. *Amino Acids* 44: 1477-1491, 2013.
41. Saunders B, Elliot-Sale K, Artioli G, Swinton PA, Dolan E, Roschel H, et al. Beta-alanine supplementation to improve exercise capacity and performance: a systematic review and meta-analysis. *British Journal of Sports Medicine* 51: 658-669, 2017.
42. Spriet LL. Phosphofructokinase activity and acidosis during short-term tetanic contractions. *Canadian Journal of Physiology and Pharmacology* 69: 298-304, 1991.
43. Jameson L, Fauci AS, Kasper DL, Hauser SL, Longo DL, Loscalzo J. *Harrison's Principles of Internal Medicine.* New York: McGraw-Hill, 2018.
44. Street D, Bangsbo J, and Juel C. Interstitial pH in human skeletal muscle during and after dynamic graded exercise. *Journal of Physiology* 537: 993-998, 2001.
45. Strickland M, Lindinger M, Olfert I, Heigenhauser G, and Hopkins S. Pulmonary gas exchange and acid-base balance during exercise. *Comprehensive Physiology* 3: 693-739, 2013.
46. Vollestad NK and Sejersted OM. Biochemical correlates of fatigue. A brief review. *European Journal of Applied Physiology and Occupational Physiology* 57: 336-347, 1988.
47. Widmaier E, Raff H, and Strang K. *Vander's Human Physiology.* New York, NY: McGraw-Hill, 2019.

12

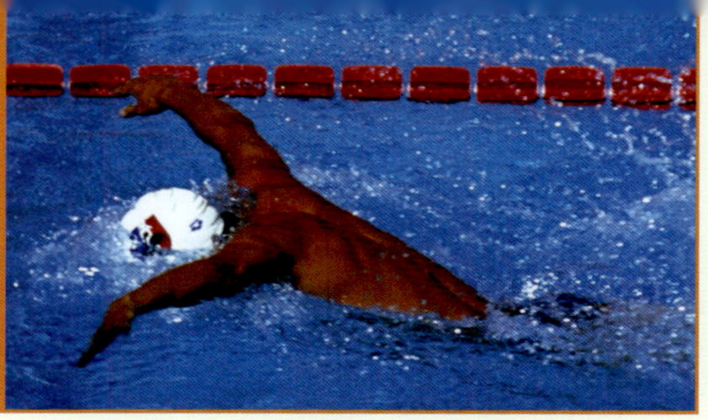

Mike Hewitt/Action Plus Sports Images/Alamy Stock Photo

Regulação da temperatura

Objetivos

Ao estudar este capítulo, você deverá ser capaz de:

1. Definir o termo *homeotermo*.
2. Apresentar uma visão geral do equilíbrio do calor durante o exercício.
3. Discutir o conceito de "temperatura central".
4. Listar os principais meios de intensificação involuntária da produção de calor.
5. Definir os quatro processos pelos quais o corpo pode perder calor durante o exercício.
6. Discutir o papel do hipotálamo pré-óptico anterior como termostato do corpo.
7. Explicar os eventos térmicos que ocorrem durante o exercício realizado em um ambiente frio/moderado e em um ambiente quente/úmido.
8. Listar as adaptações fisiológicas que ocorrem durante a aclimatização ao calor.
9. Descrever as respostas fisiológicas a um ambiente frio.
10. Discutir as alterações fisiológicas que ocorrem em resposta à aclimatização ao frio.

Conteúdo

Visão geral do equilíbrio do calor durante o exercício 302

Mensuração da temperatura durante o exercício 303

Visão geral da produção/perda de calor 305
- Produção de calor 305
- Perda de calor 305
- Armazenamento de calor no corpo durante o exercício 307

Termostato corporal – o hipotálamo pré-óptico anterior 308
- Desvio do ponto de ajuste do termostato hipotalâmico em decorrência de febre 308

Eventos térmicos durante o exercício 310

Índice de calor – uma mensuração da sensação de calor 312

Exercício em um ambiente quente 312
- Taxas de sudorese durante o exercício 312
- O desempenho no exercício é comprometido em um ambiente quente 316
- Diferenças de termorregulação relacionadas à idade e ao sexo biológico 319
- Aclimatação ao calor 319
- Perda da aclimatação 321

Exercício em um ambiente frio 322
- Respostas fisiológicas ao exercício no frio 322
- Aclimatação ao frio 323

Palavras-chave

aclimatação
aclimatização
calor específico
condução
convecção
evaporação
hipertermia
hipotálamo pré-óptico anterior
hipotermia
homeotermos
irradiação
termorreceptores

A regulação da temperatura corporal central é essencial porque as estruturas celulares e as vias metabólicas são afetadas pela temperatura. Por exemplo, as enzimas reguladoras das vias metabólicas são bastante influenciadas pelas alterações de temperatura. De fato, uma elevação da temperatura corporal para mais de 45°C (a temperatura corporal central é aproximadamente 37°C) pode alterar a estrutura proteica normal das enzimas, resultando na incapacidade de produzir energia celular (ou seja, ATP). Ademais, uma temperatura corporal inferior a 34°C retarda o metabolismo e a função cardíaca normal (arritmias), podendo levar à morte. Dessa forma, os seres humanos e muitos animais de sangue quente vivem suas vidas inteiras a apenas alguns graus do ponto térmico de morte. Fica claro, assim, que a temperatura corporal deve ser cuidadosamente regulada.

Os seres humanos e outros animais que mantêm uma temperatura corporal central constante são denominados **homeotermos**. A manutenção de uma temperatura corporal constante requer que a perda de calor corresponda à taxa de produção de calor. Para realizar a regulação térmica, o corpo está efetivamente equipado com mecanismos nervosos e hormonais que regulam não só a taxa metabólica como a quantidade de calor perdida em resposta às alterações da temperatura corporal. A estratégia de manutenção da temperatura dos homeotermos usa um "forno", e não um "refrigerador", para manter a temperatura corporal em um nível constante. Isso significa que a temperatura corporal é ajustada perto do limite máximo da faixa da sobrevida e mantida constante por uma contínua produção de calor metabólica acoplada a uma perda de calor pequena, todavia contínua. Segundo a lógica dessa estratégia, parece que a regulação da temperatura por meio da geração e da conservação de calor é bastante eficiente, enquanto a nossa capacidade de resfriamento é significativamente mais restrita.[6,21]

Como os músculos esqueléticos em contração produzem grandes quantidades de calor, o exercício prolongado realizado em um ambiente quente e úmido representa um sério desafio à homeostasia da temperatura. De fato, muitos fisiologistas do exercício acreditam que o superaquecimento é a única ameaça grave à saúde que o exercício impõe a um indivíduo saudável. Este capítulo discute os princípios da regulação da temperatura durante o exercício. As respostas cardiovascular e pulmonar ao exercício em um ambiente quente já foram discutidas nos Capítulos 9 e 10, respectivamente. A influência da temperatura sobre o desempenho é discutida no Capítulo 23.

Visão geral do equilíbrio do calor durante o exercício

D. B. Dill e seus colaboradores realizaram muitos dos primeiros estudos sobre o estresse do calor em seres humanos no Harvard Fatigue Laboratory. Essa pesquisa inicial forneceu a base científica de nosso atual conhecimento a respeito do estresse térmico e da regulação da temperatura durante o exercício. Veja adiante o Quadro "Um olhar no passado – nomes importantes na ciência" para uma perspectiva histórica do trabalho de D. B. Dill.

O objetivo da regulação da temperatura é manter uma temperatura central constante e, assim, prevenir o superaquecimento ou o super-resfriamento. Se a temperatura central tem de permanecer constante, a quantidade de calor perdida deve corresponder à quantidade de calor ganha (ver Fig. 12.1). Com isso, se a perda de calor for menor que a produção de calor, ocorre um ganho líquido de calor corporal, e, por consequência, a temperatura corporal sobe. Do mesmo modo, se a perda de calor exceder a produção, ocorre uma perda líquida de calor corporal, e a temperatura corporal diminui.

Durante o exercício, a temperatura corporal é regulada por meio de ajustes da quantidade de calor perdida. Nesse sentido, uma das funções importantes do sistema circulatório é o transporte de calor. O sangue é bastante efetivo em cumprir essa função, pois é dotado de uma alta capacidade de armazenar calor. Quando o corpo tenta perder calor, o fluxo sanguíneo para a pele aumenta como forma de promover perda de calor para o meio ambiente. Em contrapartida, quando o objetivo da regulação da temperatura é prevenir a perda de calor, o sangue é dirigido para longe da pele e em direção ao interior do corpo, para prevenir perdas adicionais de calor.

É importante destacar que, no interior do corpo, a temperatura varia bastante. Isso significa que existe um gradiente de temperatura entre a temperatura central (i.e., áreas centrais profundas, incluindo-se o coração, os pulmões, os órgãos abdominais) e a temperatura "externa" (cutânea). Em circunstâncias extremas (i.e., exposição a temperaturas muito baixas), a temperatura central pode ultrapassar em 20°C a temperatura da pele.[35] Entretanto, esses amplos gradientes de temperatura central-externa são raros, e a diferença ideal entre as temperaturas central e da pele é de aproximadamente 4°C.[60] Mesmo centralmente, a temperatura varia de um

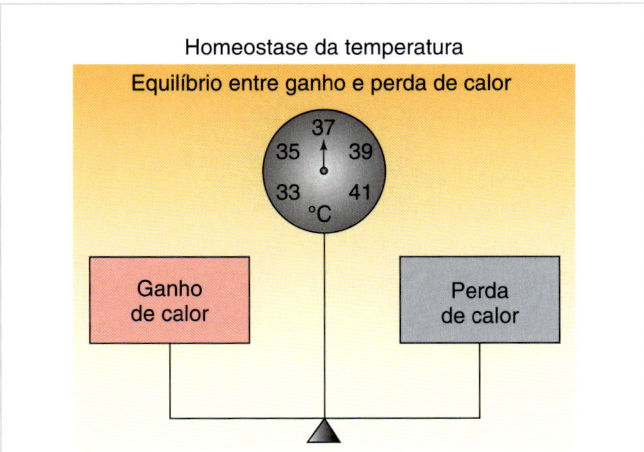

Figura 12.1 Na vigência de condições de equilíbrio estável, a homeostase da temperatura é mantida por taxas iguais de ganho e de perda de calor corporal. A unidade SI para medir a temperatura é graus Celsius; ver "Uma visão mais detalhada 12.1" para mais detalhes sobre essa escala de temperatura.

Uma visão mais detalhada 12.1

Celsius: unidade do SI para medir temperatura

A temperatura é normalmente medida com um termômetro e mede quão quente ou frio algo está. Por muitos anos, a unidade do SI para medir temperatura foi graus Kevin. Entretanto, mais recentemente, a unidade do SI para temperatura tornou-se Celsius, nomeada em homenagem ao astrônomo sueco Anders Celsius (1701-1744), que criou uma escala de temperatura semelhante. A escala Celsius, também conhecida como escala centígrada, é usada para medir temperatura por todos os países, exceto Estados Unidos, Bahamas, Belize, Ilhas Cayman e Libéria. Observe, no entanto, que a escala Celsius é usada mundialmente como unidade padrão para medir temperatura durante estudos fisiológicos.

Se você não estiver familiarizado com a escala de temperatura Celsius, a conversão de temperaturas de Fahrenheit para Celsius é simples, usando as seguintes transformações:

Conversão de	**para Fahrenheit**	**para Celsius**
Fahrenheit (°F)		(°F – 32) ÷ 1,8
Celsius (°C)	(°C × 1,8) + 32	

Conforme mostra a tabela, para passar de graus Fahrenheit (°F) para graus Celsius (°C), basta subtrair 32 e, em seguida, dividir por 1,8. Por exemplo, para converter 40°F para graus Celsius (°C), faça o seguinte cálculo:

$$\frac{(40 - 32)}{1,8} = 4,44°C$$

Para ajudar leitores pouco familiarizados com a escala de temperatura Celsius, a tabela abaixo fornece alguns exemplos de pontos de referência de temperatura comuns, expressos tanto em graus Celsius como em graus Fahrenheit.

Pontos de referência comuns para temperatura	**Celsius (°C)**	**Fahrenheit (°F)**
Temperatura corporal (central)	37	98,6
Ponto de ebulição da água	100	21,2
Ponto de congelamento da água	0	32
Temperatura ambiente	21	70
Dia quente	30	86
Dia frio	4	39

órgão para outro. Dessa forma, ao se discutir a temperatura corporal, é importante ser específico com relação ao local onde as mensurações de temperatura foram realizadas (i.e., temperatura cutânea ou temperatura central).

Em resumo

- Os homeotermos são animais (p. ex., seres humanos e outros mamíferos) que mantêm uma temperatura corporal central constante. Para tanto, a perda de calor deve corresponder ao ganho de calor.
- A temperatura varia acentuadamente no corpo. De modo geral, existe um gradiente termal na direção da temperatura corporal profunda (temperatura central) para a temperatura externa (cutânea).

Mensuração da temperatura durante o exercício

As determinações das temperaturas corporais profundas podem ser feitas com o auxílio de numerosos dispositivos distintos, inclusive de termômetros de mercúrio, termômetros digitais, termistores, e/ou pílulas de mensuração da temperatura central ingeríveis.[9] No contexto laboratorial, um sítio comum de mensuração da temperatura central é o reto. Embora a temperatura retal não seja igual à temperatura no cérebro, onde ocorre a regulação da temperatura, ela pode ser utilizada para se estimarem as alterações da temperatura corporal profunda que ocorrem durante o exercício. Some-se a isso o fato de que as mensurações de temperatura realizadas perto do tímpano (denominada temperatura timpânica) são comprovadamente efetivas para se estimar a

Um olhar no passado – nomes importantes na ciência

D. B. (Bruce) Dill foi pioneiro na pesquisa sobre os estresses do ambiente e do calor

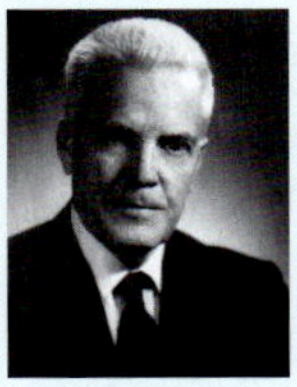

American College of Sports Medicine

Após obter seu título de PhD na Stanford University, em 1925, **D. B. (Bruce) Dill (1891-1986)** foi para a Harvard University trabalhar com o renomado fisiologista L. J. Henderson, que ainda hoje é bastante conhecido por suas contribuições para a química acidobásica, incluindo-se a equação de Henderson-Hasselbalch, introduzida no Capítulo 11.

Em 1927, o dr. Dill tornou-se um dos membros fundadores do Harvard Fatigue Laboratory. Esse importante laboratório de pesquisa foi incumbido de investigar os fatores que influenciavam a fadiga humana, inclusive o impacto de condições ambientais extremas (i.e., calor, frio e altitude elevada), exercício, nutrição, equilíbrio acidobásico e envelhecimento. Durante os 20 anos de existência do Harvard Fatigue Laboratory, o trabalho concluído pelo dr. Dill e seus colaboradores impulsionou significativamente nosso conhecimento sobre fisiologia ambiental e fisiologia do exercício.

Após o fechamento do Harvard Fatigue Laboratory, o dr. Dill passou a diretor científico da Medical Division of the Army Chemical Center, onde liderou as pesquisas até 1961. Nesse centro de pesquisas do Exército, sua pesquisa produziu muitos resultados importantes, inclusive os estudos que levaram ao desenvolvimento de métodos mais efetivos de ressuscitação cardiopulmonar. Esses mesmos procedimentos continuam em uso até hoje e têm salvado muitas vidas ao redor do mundo.

Após sua aposentadoria compulsória do centro de pesquisas do Exército, aos 70 anos de idade, o dr. Dill associou-se à Indiana University para assumir um cargo de pesquisador durante um período de cinco anos. Ele então se mudou para Boulder City (Nevada, EUA) para se tornar professor-pesquisador no Desert Research Institute, da University of Nevada-Las Vegas. Nesse instituto, continuou seu trabalho sobre o impacto fisiológico do estresse do calor e permaneceu ativo na pesquisa acerca de estresse do ambiente até morrer, aos 95 anos de idade. Ele apresentou sua última palestra em uma conferência científica, quando tinha 93 anos, e o tópico discutido foi a alteração de seu próprio $\dot{V}O_{2máx}$ ao longo dos últimos 60 anos. De fato, aos 93 anos, Bruce Dill foi a pessoa de idade mais avançada a realizar um teste de $\dot{V}O_{2máx}$. Durante sua longa e produtiva carreira científica, foi coautor de numerosos livros e de mais de 300 artigos científicos. Muitos desses estudos fundamentam a base de nosso atual conhecimento acerca do impacto do estresse do calor sobre a fisiologia e o desempenho humanos.

temperatura cerebral. Outra alternativa consiste na mensuração da temperatura do esôfago, como indicação da temperatura central. Assim como a temperatura retal, a temperatura do esôfago não é idêntica à temperatura cerebral, mas fornece uma mensuração da temperatura corporal profunda.

Embora as medidas da temperatura retal, timpânica e esofagiana possam ser facilmente obtidas no contexto laboratorial, cada uma dessas técnicas apresenta limitações em um contexto de campo. De fato, seria difícil aplicar tais técnicas de mensuração de temperatura em atletas durante uma sessão de prática de futebol americano ou futebol. Mesmo assim, o recente desenvolvimento de sistemas de telemetria com sensores de temperatura ingeríveis tornou possível a mensuração da temperatura central em campo e permitiu investigar as alterações de temperatura central que ocorrem em atletas durante as sessões práticas.[5] Esses sensores de temperatura ingeríveis usam transmissões de radiofrequência de baixa potência para se comunicar com um monitor de temperatura. Essas sondas são comprovadamente válidas e confiáveis para medição da temperatura corporal de jogadores de futebol americano, durante a prática.[5] Existem ainda numerosos dispositivos diferentes comercializados que são usados para medir a temperatura corporal, tanto no contexto laboratorial como no contexto de campo.

No laboratório, a mensuração da temperatura corporal fornece informações úteis sobre o gradiente de temperatura entre a temperatura profunda do corpo (ou seja, central) e a pele. A magnitude desse gradiente de temperatura central e da pele é importante para a perda de calor do corpo e será discutida posteriormente no capítulo. A temperatura cutânea pode ser medida colocando-se sensores de temperatura em vários sítios da pele. A temperatura cutânea média pode ser calculada pela mensuração da temperatura da pele em diversos locais, e, em seguida, deve-se computar a temperatura média com base nos resultados obtidos. Por exemplo, a temperatura cutânea média (T_C) pode ser estimada pela seguinte fórmula:[29]

$$T_c = (T_{testa} + T_{tórax} + T_{antebraço} + T_{coxa} + T_{panturrilha} + T_{abdome} + T_{dorso}) \div 7$$

onde, T_{testa}, $T_{tórax}$, $T_{antebraço}$, T_{coxa}, $T_{panturrilha}$, T_{abdome} e T_{dorso} representam as temperaturas cutâneas medidas na testa, no tórax, no antebraço, na coxa, na panturrilha, no abdome e no dorso, respectivamente.

Em resumo

- As mensurações das temperaturas corporais profundas podem ser realizadas com o auxílio de termômetros de mercúrio ou dispositivos conhecidos como *termistores*. Os sítios comuns de mensuração incluem o reto, a orelha (temperatura timpânica) e o esôfago.
- A temperatura cutânea pode ser medida colocando-se sensores de temperatura (termistores) em vários sítios da pele.

Visão geral da produção/perda de calor

Conforme dito anteriormente, o objetivo da regulação da temperatura (i.e., termorregulação) é manter uma temperatura central constante. Essa regulação é conseguida controlando-se a taxa de produção e a perda de calor. Na situação de desequilíbrio, o corpo ganha ou perde calor. O centro de controle da temperatura é uma área do cérebro denominada hipotálamo. O **hipotálamo pré-óptico anterior** atua como um termostato, iniciando um aumento da produção de calor quando a temperatura corporal cai e um aumento da taxa de perda de calor diante da elevação da temperatura corporal. A regulação da temperatura é controlada por processos físicos e químicos. Vamos começar nossa discussão sobre a regulação da temperatura introduzindo os fatores que governam a produção e a perda de calor.

Produção de calor

O corpo produz calor interno em decorrência de processos metabólicos normais. Em repouso ou durante o sono, a produção de calor metabólica é pequena. Contudo, durante o exercício intenso, a produção de calor é grande. A produção de calor que ocorre no corpo pode ser classificada como (1) voluntária (exercício) ou (2) involuntária (tremor ou produção de calor bioquímica decorrente da secreção de hormônios, como tiroxina e catecolaminas) (ver Fig. 12.2).

Como o corpo apresenta uma eficiência de no máximo 20-30% na conversão metabólica de macronutrientes em energia química, 70-80% da energia gasta durante o exercício aparecem em forma de calor. Durante o exercício intenso, isso pode resultar em uma ampla carga de calor. De fato, o exercício prolongado em um ambiente quente/úmido constitui uma forma de testar seriamente a capacidade do corpo de perder calor.

A produção involuntária de calor por tremores é a forma primária de intensificar a produção de calor durante a exposição ao frio. O tremor máximo pode aumentar a produção de calor corporal em cerca de 5 vezes, em relação aos valores de repouso.[1,6] Adicionalmente, a liberação de tiroxina pela glândula tireoide também pode aumentar a taxa metabólica. A tiroxina atua aumentando a taxa metabólica

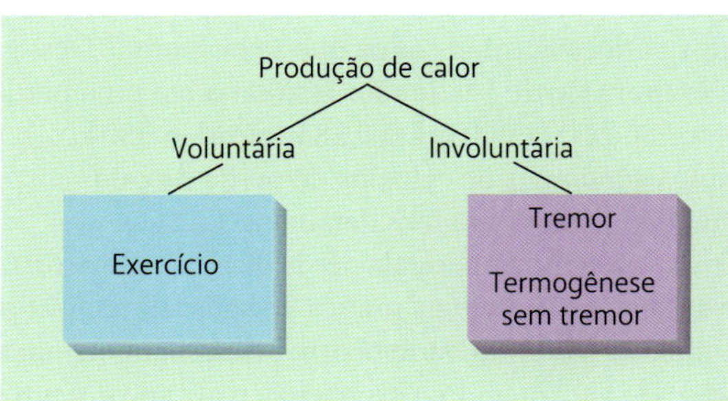

Figura 12.2 O corpo produz calor em razão dos processos metabólicos normais. A produção de calor pode ser classificada como voluntária ou involuntária.

de todas as células corporais.[17] Por fim, um aumento dos níveis sanguíneos de catecolaminas (adrenalina e noradrenalina) pode igualmente causar aumento da taxa de metabolismo celular.[17] O aumento da produção de calor em razão das influências combinadas da tiroxina e das catecolaminas é referido como termogênese sem tremor.

Perda de calor

A perda de calor do corpo pode correr por meio de quatro processos: (1) irradiação; (2) condução; (3) convecção; e/ou (4) evaporação. Os três primeiros desses mecanismos de perda de calor requerem a existência de um gradiente de temperatura entre a pele o ambiente. A **irradiação** consiste na perda de calor em forma de raios infravermelhos. Isso envolve a transferência de calor a partir da superfície de um objeto para a superfície de outro, sem que haja contato físico (i.e., a transferência de calor do Sol para a Terra por meio da irradiação). Em repouso, em um ambiente confortável (p. ex., temperatura ambiente = 21°C), 60% da perda de calor se dão pela irradiação. Isso é possível porque a temperatura cutânea é maior que a temperatura dos objetos circundantes (paredes, piso, etc.), e a perda de calor corporal ocorre em decorrência do gradiente térmico. Note que, em um dia quente e ensolarado, quando as temperaturas de superfície na Terra (p. ex., a temperatura da calçada) são maiores que a temperatura cutânea, o corpo também pode ganhar calor por irradiação. Por isso, é importante lembrar que a irradiação consiste na transferência de calor por raios infravermelhos e pode resultar em perda ou ganho de calor, dependendo das condições ambientais.

A **condução** consiste na transferência de calor do corpo para as moléculas de objetos mais frios que entram em contato com a superfície corporal. Em geral, o corpo perde somente pequenas quantidades de calor em decorrência desse processo. Um exemplo de perda de calor por condução é a transferência de calor do corpo para uma cadeira de metal, enquanto uma pessoa permanece sentada. A perda de calor ocorre enquanto a cadeira estiver mais fria do que a superfície corporal com a qual está em contato.

A **convecção** é uma forma de perda de calor em que o calor é transmitido às moléculas de ar ou água que entram em contato com o corpo. Na perda de calor convectiva, as moléculas de ar ou água são aquecidas e se afastam da fonte de calor, sendo substituídas por moléculas mais frias. Um exemplo de convecção forçada é um ventilador que desloca grandes quantidades de ar para longe da pele. Isso aumenta o número de moléculas de ar que entram em contato com a pele e, desse modo, promove perda de calor. Dito de forma prática, a quantidade de calor perdida por convecção depende da magnitude do fluxo de ar sobre a pele. Desse modo, sob condições de um vento calmo, o ciclismo a altas velocidades melhoraria o resfriamento convectivo, se comparado ao ciclismo a velocidades lentas. Nadar em águas frias (i.e., uma temperatura da água menor que a temperatura da pele) também resulta em perda de calor por convecção. De fato, a efetividade da água em termos de promoção de resfriamento é cerca de 25 vezes maior que a efetividade do ar a uma mesma temperatura.

O último modo de perda de calor é a evaporação. Ela é responsável por aproximadamente 25% da perda de calor que ocorre em repouso e, na maioria das condições ambientais, constitui a principal forma de perda de calor durante o exercício.[47] Na **evaporação**, o calor é transferido do corpo para a água na superfície da pele. Quando essa água ganha calor (energia) o suficiente, ela é convertida em gás (vapor de água) e dissipa o calor do corpo. A evaporação ocorre em decorrência de um gradiente de pressão de vapor formado entre a pele e o ar. A pressão de vapor consiste na pressão exercida pelas moléculas de água convertidas em gás (vapor de água). O resfriamento evaporativo durante o exercício ocorre como descrito a seguir: quando a temperatura corporal fica acima do normal, o sistema nervoso estimula as glândulas sudoríparas a secretarem suor sobre a superfície cutânea. Conforme o suor se evapora, o calor vai sendo perdido para o meio ambiente, o que por sua vez abaixa a temperatura cutânea.

A evaporação do suor da pele depende de três fatores: (1) condições ambientais (i.e., temperatura do ar e umidade relativa); (2) correntes convectivas ao redor do corpo e (3) extensão da superfície cutânea exposta ao meio ambiente.[46] A temperaturas ambientes elevadas, a umidade relativa (UR) constitui o principal fator influenciador da taxa de perda de calor por evaporação. Níveis altos de UR diminuem a taxa de evaporação. De fato, condições de umidade alta (> 60%) e moderada (40-60%) resultam em taxas de evaporação muito mais baixas, em comparação com o que ocorre em condições de umidade baixa (< 40%). Portanto, o resfriamento por evaporação é mais efetivo em condições de baixa umidade.

Por que a alta UR diminui a taxa de evaporação? A resposta está associada ao fato de uma UR alta diminuir o gradiente de pressão de vapor existente entre a pele e o meio ambiente. O conceito de um gradiente de pressão de vapor entre a pele e o ambiente fica evidenciado nos dias úmidos (i.e., UR > 60%), em que as gotículas de água na atmosfera limitam a visibilidade, produzindo um aspecto nublado, ao se observar o horizonte. Na verdade, em um dia quente/úmido (p. ex., UR = 80-100%), a pressão de vapor no ar se aproxima da pressão de vapor na pele úmida. Dessa forma, a taxa de evaporação é bastante reduzida. As altas taxas de sudorese observadas durante o exercício realizado em um ambiente quente/de alta umidade resultam em uma perda de água inútil, ou seja, o suor por si só não resfria a pele. É a evaporação que resfria a pele.

Vamos explorar em mais detalhes os fatores que regulam a taxa de evaporação. O principal ponto a se ter em mente é que a evaporação ocorre em razão de um gradiente de pressão de vapor. Isso significa que, para haver resfriamento evaporativo durante o exercício, a pressão de vapor na pele deve ser maior que a pressão de vapor no ar. A pressão de vapor é influenciada pela temperatura e pela UR. Essa relação é ilustrada na Tabela 12.1. Note que, a qualquer temperatura do ar, uma elevação da UR resulta em uma pressão de vapor no ar aumentada. Dito de forma simples, isso significa que um menor resfriamento evaporativo ocorre durante o exercício realizado em um dia quente/úmido, em comparação ao observado em um dia frio/de baixa umidade. No exemplo de um atleta correndo em um dia quente/úmido (p. ex., temperatura do ar = 30°C; UR = 100%), a temperatura cutânea média poderia estar na faixa de 33-34°C. A pressão de vapor na pele seria de aproximadamente 35 mmHg, e a pressão de vapor de ar estaria em torno de 32 mmHg (Tab. 12.1). Esse pequeno gradiente de pressão de vapor existente entre a pele e o ar (3 mmHg) possibilitaria uma evaporação apenas limitada e, assim, pouco resfriamento ocorreria. Em contrapartida, o mesmo atleta correndo em um dia frio/de baixa umidade (p. ex., temperatura do ar = 10°C; UR = 50%) poderia apresentar uma temperatura cutânea média de 30°C. O gradiente de pressão de vapor formado entre a pele e o ar nessas condições seria de aproximadamente 28 mmHg (32-4 = 28) (Tab. 12.1). Esse gradiente de pressão de vapor relativamente alto entre a pele e o ar permitiria uma taxa evaporativa relativamente alta e, por consequência, o resfriamento corporal ocorreria de forma mais eficiente nessas condições.

Tabela 12.1 Relação entre temperatura e umidade relativa (UR) na pressão de vapor

50% de UR Temperatura (°C)	Pressão de vapor (mmHg)
0	2,3
10	4,6
20	8,8
30	15,9
75% de UR Temperatura (°C)	**Pressão de vapor (mmHg)**
0	3,4
10	6,9
20	13,2
30	23,9
100% de UR Temperatura (°C)	**Pressão de vapor (mmHg)**
0	4,6
10	9,2
20	17,6
30	31,9

Quanto calor pode ser perdido por evaporação durante o exercício? A perda de calor por evaporação pode ser calculada conforme descrito a seguir. O corpo perde 0,58 kcal de calor para cada mL de água que se evapora.[71] Dessa forma, a evaporação de 1 L de suor resultaria em uma perda de calor de 580 kcal (1.000 mL × 0,58 kcal/mL = 580 kcal). Veja exemplos adicionais de cálculos de perda de calor corporal no Quadro "Uma visão mais detalhada 12.2".

Em suma, a maior parte da perda de calor que ocorre durante o exercício (exceto na prática de natação) realizado em um ambiente frio/moderado ocorre primariamente por evaporação. De fato, quando o exercício é realizado em um ambiente quente (onde a temperatura do ar é maior que a temperatura cutânea), a evaporação é a única forma de perder calor corporal. As formas pelas quais o corpo ganha e perde calor durante o exercício são resumidas na Figura 12.3.

Uma visão mais detalhada 12.2

Cálculo da perda de calor por evaporação

Saber que a evaporação de 1.000 mL de suor resulta em uma perda de calor da ordem de 580 kcal permite calcular as taxas de sudorese e evaporação necessárias à manutenção de uma temperatura corporal específica, durante o exercício. Considere o seguinte exemplo: John está trabalhando em uma bicicleta ergométrica a um $\dot{V}O_{2máx}$ de 2,0 L/min (gasto energético de 10 kcal/min). Se John se exercitar durante 20 minutos a essa taxa metabólica e com uma eficiência de 20%, quanta evaporação será necessária para evitar a elevação da temperatura central?[1] O calor total produzido pode ser calculado da seguinte forma:

Gasto energético total
= 20 minutos × 10 kcal/min
= 200 kcal

Calor total produzido
= 200 kcal × 0,80[1]
= 160 kcal

A evaporação total necessária para prevenir qualquer tipo de ganho de calor seria calculada como segue:

$$\frac{160 \text{ kcal}}{580 \text{ kcal/L}} = 0{,}276 \text{ L}^{2}$$

(evaporação necessária para prevenir ganho de calor)

(1) Se a eficiência for igual a 20%, então 80% (ou 0,80) do gasto energético total deve ser liberado como calor.
(2) Considerando-se a inexistência de outro mecanismo de perda de calor ativo.

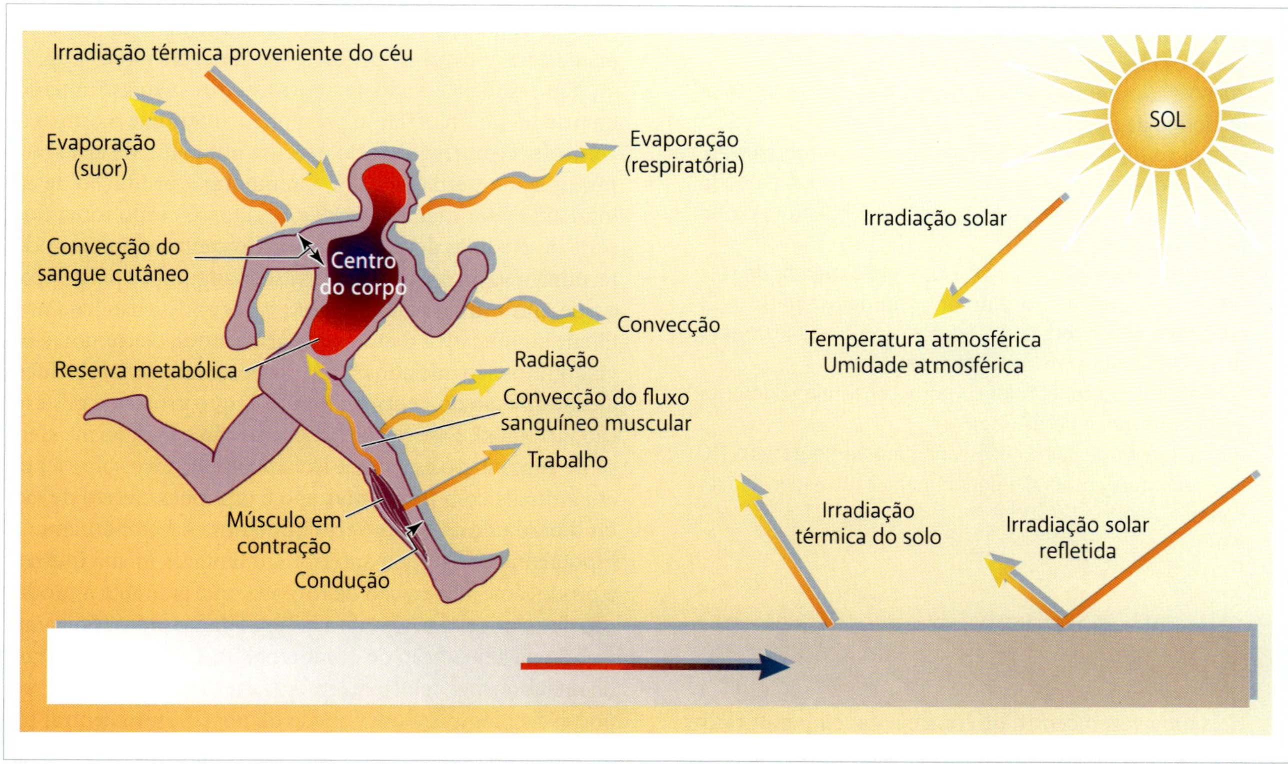

Figura 12.3 Resumo dos mecanismos de troca de calor durante o exercício.

Armazenamento de calor no corpo durante o exercício

Tendo discutido tanto a produção como a perda de calor, vamos abordar o armazenamento de calor no corpo durante o exercício. Conforme mencionado, todo calor que é produzido pelos músculos ativos durante o exercício e que não é perdido deve ser armazenado nos tecidos corporais. Dessa forma, a quantidade de calor ganha pelo corpo durante o exercício é computada como diferença entre produção e perda de calor:

Ganho de calor corporal durante o exercício = (calor produzido − perda de calor)

A quantidade de energia em forma de calor necessária para elevar a temperatura corporal depende do tamanho do indivíduo (i.e., peso corporal) e de uma característica tecidual corporal denominada **calor específico**. O termo *calor específico* refere-se à quantidade de energia em forma de calor necessária para promover uma elevação de 1°C em 1 kg de tecido corporal. O *calor específico* para o corpo humano é igual a 0,83 kcal/kg de massa corporal. Dessa maneira, a quantidade de calor necessária para elevar a temperatura corporal em 1°C pode ser computada do seguinte modo:

Calor necessário para aumentar a temperatura corporal em 1°C = (calor específico × massa corporal)

Usando a equação anterior, por exemplo, a quantidade de calor necessária para aumentar em 1°C a temperatura corporal em um indivíduo de 70 kg pode ser calculada multiplicando-se o calor específico do corpo (0,83 kcal/kg) pelo peso corporal do indivíduo (70 kg). Dessa forma, o calor necessário para aumentar a temperatura corporal em 1°C seria 58,1 kcal (i.e., 0,83 kcal/kg × 70 kg = 58,1 kcal). Veja um exemplo de cálculo de ganho de calor corporal no Quadro "Uma visão mais detalhada 12.3".

Em resumo

- O exercício que usa grandes grupos musculares (i.e., pernas) pode resultar na produção de grandes quantidades de calor. Como o corpo apresenta uma eficiência de quase 20-30%, 70-80% da energia gasta durante o exercício é liberada em forma de calor.
- O calor corporal pode ser perdido por evaporação, convecção, condução e irradiação. Durante o exercício realizado em um ambiente frio, a evaporação é a principal via de perda de calor.
- A taxa de evaporação a partir da pele depende de três fatores: (1) temperatura do ar e umidade relativa; (2) correntes de convecção ao redor do corpo e (3) extensão da pele exposta ao meio ambiente.
- O armazenamento de calor corporal consiste na diferença entre produção e perda de calor.
- A quantidade de calor necessária para aumentar em 1°C a temperatura corporal é denominada calor específico do corpo.

Termostato corporal – o hipotálamo pré-óptico anterior

Mais uma vez, o centro de controle da temperatura corporal está localizado no hipotálamo pré-óptico anterior.[60] Em geral, o hipotálamo pré-óptico anterior atua de forma bastante semelhante ao termostato da sua casa, ou seja, tenta manter uma temperatura central relativamente constante ao redor de algum "ponto de ajuste". Nos seres humanos, a temperatura correspondente ao ponto de ajuste é de cerca de 37°C.

A estimulação dos centros reguladores da temperatura no hipotálamo pré-óptico anterior é oriunda dos receptores existentes na pele e no centro. As mudanças ocorridas na temperatura ambiente são primeiro detectadas pelos receptores térmicos (sensíveis tanto ao calor como ao frio) localizados na pele. Esses **termorreceptores** são receptores sensoriais que detectam mudanças na temperatura corporal e transmitem essas informações para o termostato do corpo (i.e., hipotálamo pré-óptico anterior). Especificamente, esses termorreceptores cutâneos transmitem impulsos nervosos para o hipotálamo pré-óptico anterior, que, então, inicia a resposta apropriada, em uma tentativa de manter a temperatura de ponto de ajuste do corpo. Adicionalmente, os termorreceptores sensíveis ao calor/frio estão localizados tanto na medula espinal como no próprio hipotálamo pré-óptico anterior e detectam as alterações ocorridas na temperatura central.

A elevação da temperatura central acima do ponto de ajuste faz o hipotálamo iniciar uma série de ações fisiológicas destinadas a aumentar a quantidade de calor perdida. Primeiro, o hipotálamo estimula as glândulas sudoríparas, o que resulta no aumento da perda de calor por evaporação.[26,31] Adicionalmente, o centro de controle vasomotor elimina o tônus vasoconstritor normal para a pele, promovendo a vasodilatação cutânea e o aumento do fluxo sanguíneo cutâneo e, dessa forma, possibilitando uma perda de calor maior.[65] A Figura 12.4 ilustra as respostas fisiológicas associadas a um aumento da temperatura central. Quando a temperatura central é normalizada, o estímulo promotor de sudorese e de vasodilatação é eliminado. Isso exemplifica um sistema de controle que emprega *feedback* negativo (ver Cap. 2).

Em resposta ao frio, termorreceptores são estimulados na pele ou no hipotálamo pré-óptico anterior, e o centro de controle termorregulatório executa um plano de ação para minimizar a perda de calor e aumentar a produção de calor. Para evitar maiores perdas de calor, o corpo toma uma série de medidas de ação. Primeiro, o centro vasomotor determina a vasoconstrição dos vasos sanguíneos periféricos, o que diminui a perda de calor.[5,24] Segundo, caso haja uma queda significativa da temperatura central, os tremores involuntários são iniciados.[6,68] As respostas adicionais incluem a estimulação do centro pilomotor, que promove piloereção (arrepios). Esse reflexo de piloereção é uma forma efetiva de aumentar o espaço de isolamento térmico sobre a pele em animais com pelos, mas não é um meio efetivo de evitar a perda de calor em seres humanos. Adicionalmente, o hipotálamo pré-óptico anterior aumenta de forma indireta a produção e a liberação de tiroxina, que aumenta a produção de calor celular.[6] Por fim, o hipotálamo pré-óptico anterior inicia a liberação de noradrenalina, que aumenta a taxa de metabolismo celular (termogênese sem tremor). As respostas fisiológicas a uma queda da temperatura central são resumidas na Figura 12.5.

Desvio do ponto de ajuste do termostato hipotalâmico em decorrência de febre

A febre consiste na elevação da temperatura corporal acima da faixa normal, podendo ser causada por numerosas infecções bacterianas/virais ou distúrbios cerebrais. Durante uma febre, proteínas seletas e moléculas sinalizadoras de ácido graxo secretadas por bactérias podem fazer o ponto de ajuste do termostato do corpo subir a níveis acima do normal. As substâncias causadoras desse efeito são chamadas pirógenos. Quando o ponto de ajuste do termostato do corpo é elevado a um nível maior que o normal, todos os mecanismos disponíveis para elevação da temperatura corporal são mobilizados.[17] Poucas horas depois de o termostato ser ajus-

Uma visão mais detalhada 12.3

Cálculo do aumento da temperatura corporal durante o exercício

O conhecimento do calor específico do corpo humano, aliado à informação sobre a quantidade de calor produzida e perdida pelo corpo durante o exercício, permite calcular quanto a temperatura corporal irá aumentar durante uma sessão de exercício. Para melhor entender como realizar esses cálculos, vamos considerar o seguinte exemplo de um atleta que realiza treino de resistência. Um maratonista bem treinado, por exemplo, realiza uma sessão de treino em um percurso ao ar livre. Nesse dia, o tempo está relativamente quente (30°C) e úmido (UR = 60%). O maratonista pesa 60 kg e realiza um trabalho de 40 minutos a um $\dot{V}O_{2máx}$ de 3,0 L/min (i.e., gasto energético de 15 kcal/min). Se esse corredor apresentar uma eficiência de 20% e conseguir perder apenas 60% do calor produzido durante o exercício, qual será o aumento de sua temperatura corporal durante essa sessão de treino? O armazenamento total de calor e o aumento da temperatura corporal durante o exercício podem ser calculados com base nas seguintes etapas:

1. **Gasto energético total**
   = 40 minutos × (15 kcal/min)
   = 600 kcal
2. **Produção total de calor**
   = 600 kcal × 0,80[1]
   = 480 kcal
3. **Armazenamento total de calor durante o exercício**
   = 480 kcal × 0,40[2]
   = 192 kcal
4. **Quantidade de calor armazenado necessária para aumentar a temperatura corporal em 1°C**
   = 0,83 kcal/kg × 60 kg[3]
   = 49,8 kcal

A elevação da temperatura corporal resultante dessa sessão de exercício pode então ser calculada como segue:

5. **Aumento da temperatura corporal (°C) durante o exercício = armazenamento total de calor durante o exercício (calor específico × massa corporal)**
   = 192 kcal/49,8 kcal/°C
   = 3,86°C

No exemplo analisado, essa série de exercício resultaria em um aumento da temperatura corporal de 3,86°C, ou seja, 192 kcal/(0,83 kcal/kg × 60 kg). Dessa forma, se o atleta começasse a sessão de treino com uma temperatura corporal de 37°C, a temperatura corporal pós-exercício aumentaria para 40,86°C (i.e., 37°C + 3,86°C).

(1) Se a eficiência for de 20%, então 80% (ou 0,80) do gasto energético total devem ser liberados na forma de calor.

(2) Se o atleta conseguir perder apenas 60% do calor produzido durante o exercício, os 40% restantes (ou 0,40) do calor produzido devem ser armazenados em forma de energia de calor.

(3) A quantidade de calor necessária para aumentar a temperatura corporal em 1°C = (calor específico × massa corporal).

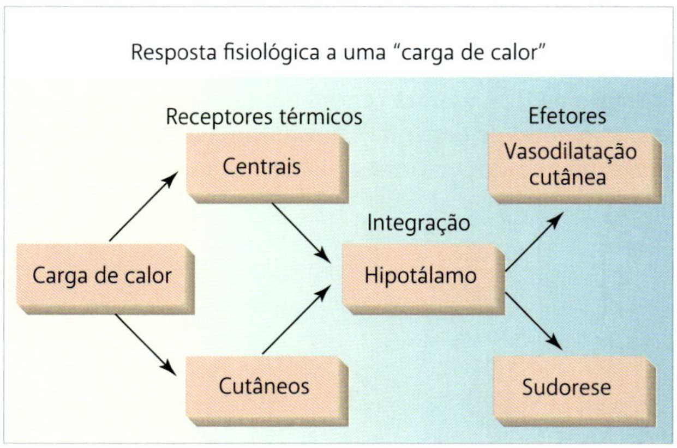

Figura 12.4 Representação resumida das respostas fisiológicas a um aumento da "carga de calor".

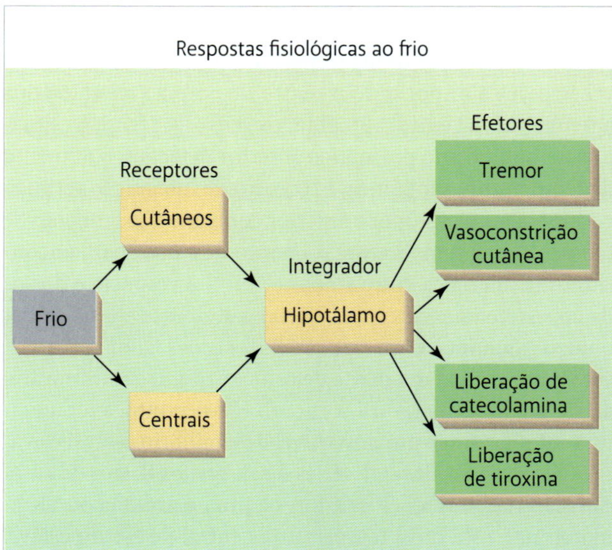

Figura 12.5 Ilustração das respostas fisiológicas ao estresse provocado pelo frio.

tado em um nível mais alto, a temperatura corporal central atinge esse novo nível em razão da conservação do calor. É evidente que as causas do aumento da temperatura central em decorrência da febre são fundamentalmente diferentes das causas que emergem com a prática do exercício. Na verdade, quando uma pessoa tem febre, o hipotálamo pré-óptico anterior fica "confuso" com a liberação de pirogênios e percebe que o corpo está frio, quando na verdade não está. Mas é importante compreendermos a regulação termostática e as respostas fisiológicas em condições de febre, para podermos saber como o hipotálamo pré-óptico anterior ajuda o corpo a se termorregular durante o exercício, ao registrar uma diferença entre a real temperatura corporal em comparação ao ponto de ajuste termostático.

Em resumo

- O termostato corporal está localizado no hipotálamo pré--óptico anterior.
- Termorreceptores são receptores sensoriais capazes de detectar mudanças na temperatura, transferindo essas informações para o termostato do corpo (i.e., hipotálamo pré-óptico anterior).
- Um aumento da temperatura central faz o hipotálamo pré-óptico anterior iniciar uma série de ações fisiológicas destinadas a aumentar a perda de calor. Essas ações incluem a iniciação da sudorese e a intensificação do fluxo sanguíneo na pele em razão da vasodilatação cutânea.
- A exposição ao frio faz o hipotálamo pré-óptico anterior promover alterações fisiológicas que aumentam a produção de calor corporal (tremores) e diminuem a perda de calor (vasoconstrição cutânea).
- Ocorre febre quando o termostato do corpo é quimicamente regulado para um nível superior, em resposta a sinais virais ou bacterianos.

Eventos térmicos durante o exercício

Depois de apresentar uma visão geral de como o hipotálamo pré-óptico anterior responde aos diferentes desafios térmicos, vamos discutir os eventos térmicos que ocorrem durante o exercício submáximo com carga constante realizado em um ambiente frio/moderado (i.e., com baixa umidade e à temperatura ambiente). A produção de calor aumenta durante o exercício em decorrência da contração muscular e é diretamente proporcional à intensidade do exercício. O sangue venoso que drena o músculo exercitado distribui o excesso de calor por todo o centro do corpo. À medida que a temperatura central aumenta, os sensores térmicos situados no hipotálamo pré-óptico anterior detectam o aumento da temperatura sanguínea, e o centro de integração térmico no hipotálamo pré-óptico anterior compara esse aumento de temperatura à temperatura do ponto de ajuste, para encontrar uma diferença entre ambas.[19,46,49,69] A resposta é dirigida ao sistema nervoso para iniciar a sudorese e intensificar o fluxo sanguíneo para a pele.[48] Essas ações fisiológicas servem para aumentar a perda de calor corporal e minimizar o aumento da temperatura corporal. Nesse ponto, a temperatura interna atinge um novo nível de equilíbrio estável elevado. Observe que, durante séries de exercícios físicos de curta duração (i.e., durações inferiores a uma maratona ou ultramaratona), essa nova temperatura central de estado estável não representa uma mudança da temperatura do ponto de ajuste, como ocorre na febre.[19,46,49,73] Em vez disso, o centro de controle térmico tenta fazer a temperatura central voltar aos níveis de repouso, mas não consegue por causa da produção de calor contínua associada ao exercício.

A Figura 12.6 ilustra os papéis exercidos pela evaporação, convecção e irradiação na perda de calor ocorrida durante o exercício com carga constante, realizado em condições ambientais moderadas. Observe o papel constante da convecção e da irradiação, ainda que pequeno, na perda de

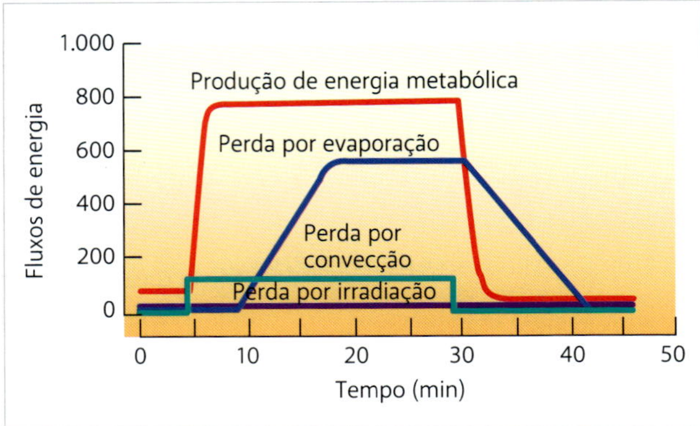

Figura 12.6 Alterações da produção de energia metabólica, perda de calor por evaporação, perda de calor por convecção e perda de calor por irradiação durante 25 minutos de exercício submáximo em condições ambientais de frio.

calor que ocorre durante esse tipo de exercício. Isso se deve ao gradiente de temperatura constante existente entre a pele e o ambiente do local. Em contrapartida, a evaporação exerce o papel mais importante na perda de calor durante o exercício realizado em um ambiente fresco e de baixa umidade.[46,49,51]

Durante o exercício com carga constante, o aumento da temperatura central está diretamente relacionado à intensidade do exercício e independe da temperatura ambiente em uma ampla gama de condições (i.e., 8-29°C e UR baixa).[50] Esse aspecto é ilustrado na Figura 12.7. Observe a elevação linear da temperatura central, à medida que a taxa metabólica aumenta. Além disso, o aumento da temperatura central do corpo induzido pelo exercício é o mesmo para o exercício de braços e pernas. O fato de ser a intensidade do exercício e não a temperatura ambiente o fator determinante da elevação da temperatura central durante o exercício sugere que o método de perda de calor durante o exercício contínuo é modificado conforme as condições ambientais.[33,50] Esse

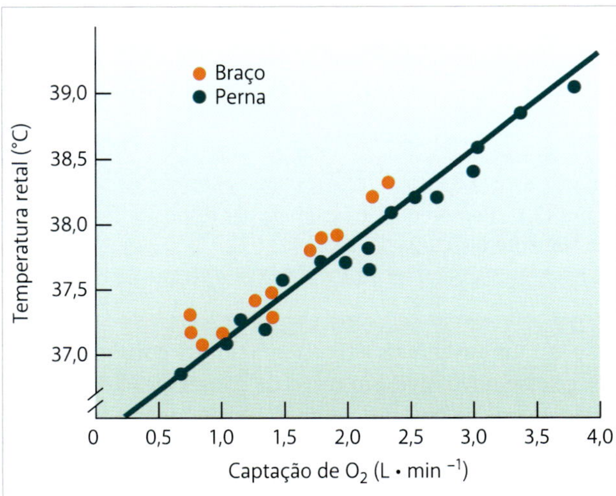

Figura 12.7 Relação existente entre taxa metabólica e temperatura retal durante o exercício com carga constante para braço (●) e para perna (●).
Fonte: Nielsen, Marius. "Die Regulation der Korpertemperatur bei Muskelarbeit" in *Scandinavica Archives Physiology*, 79(2):193-230, 1938.

conceito é apresentado na Figura 12.8, que mostra os mecanismos de perda de calor durante o exercício de intensidade constante na mesma umidade relativa, mas em diferentes temperaturas ambientais. Note que, conforme a temperatura ambiente sobe, a taxa de perda de calor por convecção e irradiação diminui, por causa da diminuição do gradiente de temperatura entre a pele e o meio ambiente. Essa diminuição da perda de calor por convecção e irradiação é compensada por um aumento da perda de calor por evaporação, de modo que a temperatura central permanece inalterada (ver Fig. 12.8). É importante ressaltar que, na Figura 12.8, há um ponto de cruzamento das temperaturas em 20°C. Exercícios físicos realizados em temperaturas acima desse ponto dependerão mais da perda de calor por evaporação e, proporcionalmente, menos da perda de calor por convecção e radiação. Por outro lado, quando a temperatura ambiente excede 35°C, o gradiente térmico entre a pele e o ambiente é tal que o resfriamento evaporativo passa a ser o único meio de perda de calor (Fig. 12.8).

A relação existente entre a intensidade do exercício e a produção de calor corporal é ilustrada na Figura 12.9. Observe o aumento linear do débito (gasto) energético, a pro-

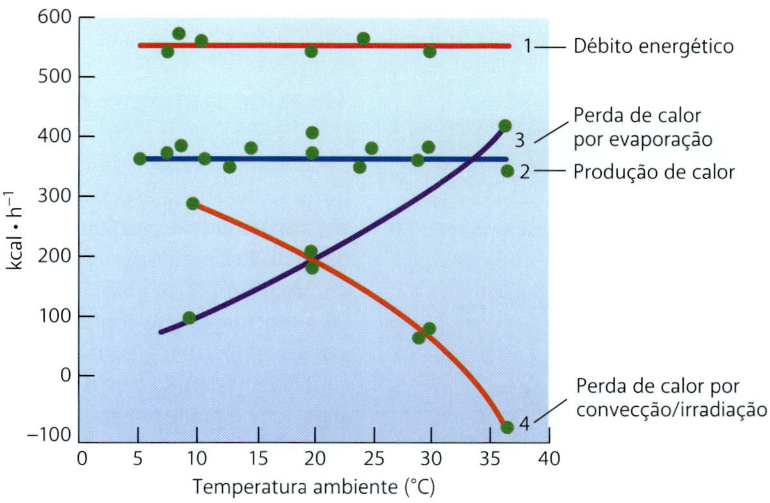

Figura 12.8 Troca de calor durante o exercício realizado a diferentes temperaturas ambientes. Note a mudança de perda de calor por evaporação e por convecção/irradiação, à medida que a temperatura ambiente aumenta. Ver a discussão no texto.
Fonte: Nielsen, Marius. "Die Regulation der Korpertemperatur bei Muskelarbeit" in *Scandinavica Archives Physiology*, 79(2):193-230, 1938.

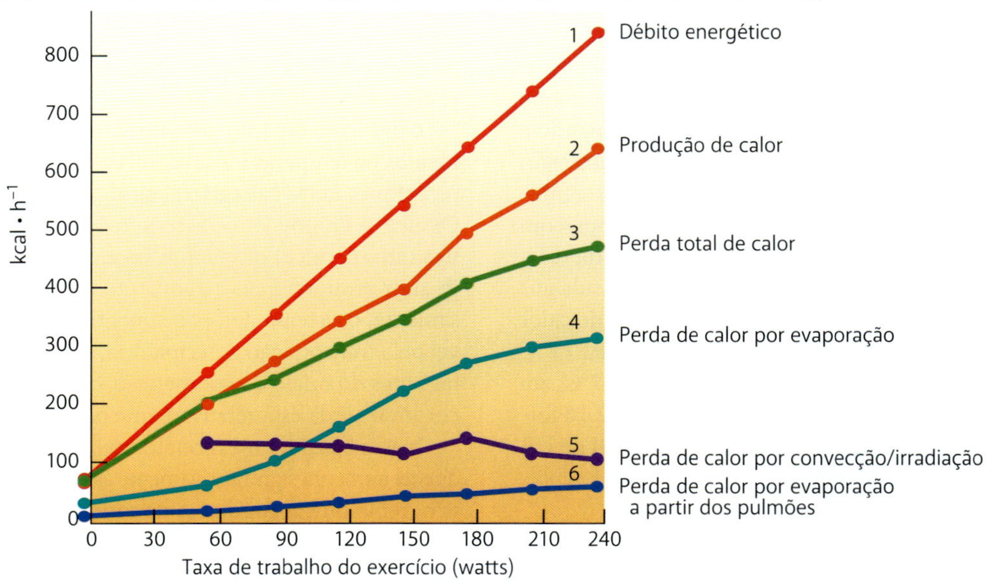

Figura 12.9 Troca de calor em repouso e durante o exercício na bicicleta ergométrica a diferentes taxas de trabalho. Observe o aumento contínuo da perda de calor por evaporação em razão de um aumento do débito de potência. Em contrapartida, um aumento da taxa metabólica não influencia essencialmente a taxa de perda de calor por convecção/irradiação.
Fonte: Nielsen, Marius. "Die Regulation der Korpertemperatur bei Muskelarbeit" in *Scandinavica Archives Physiology*, 79(2):193-230, 1938 Blackwell Scientific Publications, Ltd., Oxford, England. Reproduzido com autorização.

dução de calor e a perda de calor total que ocorrem em função da taxa de trabalho durante o exercício. Adicionalmente, note que as perdas de calor por convecção e por irradiação não são aumentadas por causa da taxa de trabalho durante o exercício. Isso ocorre por conta da existência de um gradiente de temperatura relativamente constante entre a pele e o ambiente. Em contrapartida, observa-se uma elevação consistente da perda de calor por evaporação, a qual acompanha os incrementos de intensidade do exercício. Essa observação enfatiza, mais uma vez, que a evaporação constitui a principal forma de perder calor durante o exercício, na maioria das condições ambientais. Como já foi dito, a importância da perda de calor por evaporação é proporcional ao acúmulo de calor corporal; esse conceito está ilustrado na Figura 12.9, pela diferença entre a produção de calor (linha laranja) e a perda total de calor (linha verde).

Em resumo

- Durante o exercício de intensidade constante, a elevação da temperatura corporal está diretamente relacionada à intensidade do exercício.
- A produção de calor corporal aumenta proporcionalmente à intensidade do exercício.

Índice de calor – uma mensuração da sensação de calor

O índice de calor (IC) é tipicamente expresso em graus Fahrenheit (F) (ou em graus centígrados) e é uma medida da sensação de calor diante da adição de UR à temperatura ambiente real. Em outras palavras, o IC é uma mensuração da percepção corporal da sensação de calor. O IC é calculado combinando-se a temperatura do ar e a UR para cálculo de uma temperatura aparente. Como discutido anteriormente, a perda de calor por evaporação é a forma mais importante de perder calor durante o exercício.[47] No entanto, quando a UR é alta (i.e., alta saturação de vapor de água na atmosfera), a taxa de evaporação de suor fica reduzida. Isso significa que o calor é removido do corpo a uma taxa menor, com consequente armazenamento de calor e aumento da temperatura corporal. Dessa forma, uma umidade elevada aumenta a percepção do indivíduo quanto à sensação do calor do ambiente. Por exemplo: se a temperatura do ar é 27,8°C e a UR está em 80%, o IC calculado será igual a 31,7°C, em vez da temperatura real do ar (27,8°C). A Figura 12.10 fornece o IC para uma faixa de valores porcentuais (%) de UR e de temperaturas.

Exercício em um ambiente quente

O exercício contínuo realizado em um ambiente quente/úmido impõe um desafio particularmente estressante à manutenção da temperatura corporal normal e à homeostase hídrica. Níveis altos de calor e umidade diminuem a capacidade corporal de perder calor por irradiação/convecção e evaporação, respectivamente. Essa incapacidade de perder calor durante o exercício realizado em um ambiente quente/úmido resulta em uma temperatura central mais alta e em uma taxa de sudorese maior (maior perda de líquido), em comparação ao observado quando o mesmo exercício é realizado em condições ambientais moderadas.[56-58,61,66] Esse aspecto é ilustrado na Figura 12.11. Note as diferenças marcantes entre as taxas de sudorese e as temperaturas centrais durante o exercício realizado em condições de calor/umidade e em condições ambientais moderadas. O efeito combinado da perda de líquido e da temperatura central elevada aumenta o risco de **hipertermia** (grande elevação da temperatura central) e lesão por calor (ver Quadro "Aplicações clínicas 12.1" e Cap. 23).

Taxas de sudorese durante o exercício

Em uma tentativa de aumentar a perda de calor por evaporação durante o exercício, os seres humanos contam com sua capacidade de aumentar a produção de suor por meio das glândulas sudoríparas (i.e., glândulas sudoríparas sob controle simpático colinérgico).[32] Há três tipos de glândulas sudoríparas que contribuem para o resfriamento: apócrinas, apoécrinas e écrinas. Desses três tipos, as glândulas sudoríparas écrinas são as mais abundantes, distribuídas na superfície da pele por todo o corpo.[3] A Figura 12.12 ilustra uma seção transversal da pele, com inclusão de uma glândula écrina representativa. É importante observar que, embora as glândulas apócrinas (Fig. 12.12) produzam suor, elas se abrem nos folículos capilares e não na superfície da pele. Por esse motivo, as glândulas apócrinas são menos eficazes que as glândulas écrinas, quando se trata da dissipação de calor através do suor. No corpo, as glândulas apócrinas (além das glândulas apoécrinas) são encontradas em apenas algumas regiões da pele (p. ex., couro cabeludo e axilas), o que limita ainda mais sua produção total de suor, comparativamente com as glândulas écrinas.[3]

Conforme descrito anteriormente neste capítulo, os aumentos na temperatura corporal são detectados por termorreceptores, tanto na região central do corpo quanto na pele. Os efetores hipotalâmicos promovem a estimulação simpática (adrenérgica) das glândulas écrinas, produzindo taxas de suor proporcionais ao aumento da temperatura.[3] Curiosamente, o sistema nervoso simpático também é responsável pela transpiração antecipatória, sentida por muitos atletas antes do início da competição, quando sua temperatura corporal ainda está relativamente baixa.

Nesse sentido, o exercício realizado em um ambiente quente aumenta significativamente as taxas de sudorese durante o treino ou em condições de competição esportiva.[5,20,32,64] Observe, porém, que as taxas de sudorese podem variar bastante de um indivíduo para outro. Nos indivíduos acostumados ao calor, por exemplo, a sudorese começa antes, e a taxa de sudorese durante o exercício é mais alta. Além disso, os indivíduos maiores (i.e., com massa corporal ampla) provavelmente apresentarão taxas de sudorese mais altas que os indivíduos menores. Por fim, existem variações genéticas

Temperatura °F (°C)	Umidade relativa (%)												
	40	45	50	55	60	65	70	75	80	85	90	95	100
110 (47)	136 (58)												
108 (43)	130 (54)	137 (58)											
106 (41)	124 (51)	130 (54)	137 (58)										
104 (40)	119 (48)	124 (51)	131 (55)	137 (58)									
102 (39)	114 (46)	119 (48)	124 (51)	130 (54)	137 (58)								
100 (38)	109 (43)	114 (46)	118 (48)	124 (51)	129 (54)	136 (58)							
98 (37)	105 (41)	109 (43)	113 (45)	117 (47)	123 (51)	128 (53)	134 (57)						
96 (36)	101 (38)	104 (40)	108 (42)	112 (44)	116 (47)	121 (49)	126 (52)	132 (56)					
94 (34)	97 (36)	100 (38)	103 (39)	106 (41)	110 (43)	114 (46)	119 (48)	124 (51)	129 (54)	135 (57)			
92 (33)	94 (34)	96 (36)	99 (37)	101 (38)	105 (41)	108 (42)	112 (44)	116 (47)	121 (49)	126 (52)	131 (55)		
90 (32)	91 (33)	93 (34)	95 (35)	97 (36)	100 (38)	103 (39)	106 (41)	109 (43)	113 (45)	117 (47)	122 (50)	127 (53)	132 (56)
88 (31)	88 (31)	89 (32)	91 (33)	93 (34)	95 (35)	98 (37)	100 (38)	103 (39)	106 (41)	110 (43)	113 (45)	117 (47)	121 (49)
86 (30)	85 (29)	87 (31)	88 (31)	89 (32)	91 (33)	93 (34)	95 (35)	97 (36)	100 (38)	102 (39)	105 (41)	108 (42)	112 (44)
84 (29)	83 (28)	84 (29)	85 (29)	86 (30)	88 (31)	89 (32)	90 (32)	92 (33)	94 (34)	96 (36)	98 (37)	100 (38)	103 (39)
82 (28)	81 (27)	82 (28)	83 (28)	84 (29)	84 (29)	85 (29)	86 (30)	88 (31)	89 (32)	90 (32)	91 (33)	93 (34)	95 (35)
80 (27)	80 (27)	80 (27)	81 (27)	81 (27)	82 (28)	82 (28)	83 (28)	84 (29)	84 (29)	85 (29)	86 (30)	86 (30)	87 (31)

Categoria	Índice de calor
Perigo extremo	54°C ou mais
Perigo	41–54°C
Cuidado extremo	32–41°C
Cuidado	27–32°C

Figura 12.10 Relação existente entre umidade relativa (%) e temperatura e o índice de calor (IC).
Fonte: National Weather Service-Tulsa.

Aplicações clínicas 12.1

É possível prevenir as lesões por calor associadas ao exercício

A lesão por calor durante o exercício pode ocorrer quando o nível de produção de calor corporal estiver alto e as condições ambientais (p. ex., umidade e temperatura ambientais elevadas) impedirem que o corpo perca calor. A causa primária de lesão por calor é a hipertermia (temperatura corporal alta). As elevações da temperatura corporal da ordem de 2-3°C geralmente não produzem efeitos patológicos.[3,7] Mesmo assim, quando a temperatura corporal ultrapassa 40-41°C, essas elevações podem estar associadas a uma variedade de problemas relativos ao calor. Note que os problemas relacionados ao calor durante o exercício não são do tipo "tudo ou nada", mas formam um *continuum* que pode se estender de um problema relativamente menor (i.e., síncope por calor) a uma emergência médica grave e prejudicial à vida (i.e., acidente de termoplegia). Os sintomas gerais do estresse do calor incluem náusea, cefaleia, tontura, diminuição da taxa de sudorese e incapacidade geral de raciocinar.

A cada ano, nos Estados Unidos, são relatados vários problemas relacionados ao calor no futebol americano. Ainda assim, a doença associada ao calor durante o exercício pode ser evitada. Para prevenir o superaquecimento durante o exercício, são úteis as seguintes diretrizes:

- Minimizar as chances de desidratação por meio do consumo preventivo de líquidos, antes da prática do exercício.
- Praticar exercícios físicos nas horas mais frescas do dia.
- Minimizar a intensidade e a duração do exercício nos dias quentes/úmidos.
- Expor uma área de superfície cutânea máxima para evaporação (i.e., remover as roupas) durante o exercício.
- Quando for impossível remover as roupas durante o exercício (p. ex., futebol americano), fazer intervalos frequentes de descanso/relaxamento com remoção intermitente das roupas (p. ex., retirar o capacete e a parte de cima do uniforme).
- Para evitar a desidratação durante o exercício, os treinos devem permitir a realização de vários intervalos para beber água (com descanso/relaxamento).
- Os intervalos de descanso/relaxamento durante o exercício devem retirar o atleta do ganho de calor radiante consequente à exposição direta à luz solar (p. ex., sentar-se debaixo de uma tenda) e oferecer exposição ao ar fresco circulante (p. ex., com ventiladores).
- Medir o peso corporal no início e no fim de uma sessão de treino (ou prática), para determinar a quantidade de reposição de líquidos necessária para restaurar o equilíbrio hídrico corporal antes da sessão de treino seguinte. Manter a hidratação adequada é importante porque a desidratação aumenta o risco de lesão induzida por calor.[9]

Quando um atleta desenvolve sintomas de lesão por calor, o tratamento óbvio consiste em parar o exercício e imediatamente começar a resfriar o corpo (p. ex., por imersão em água fria). Líquidos gelados que contenham eletrólitos também devem ser fornecidos para reidratação. Veja no Capítulo 23 mais detalhes sobre os sinais e os sintomas da lesão por calor. Consulte também Casa et al. (2015), Laitano et al. (2019) e Hosokawa et al. (2019) nas "Sugestões de leitura" para mais informações sobre a prevenção e cuidados com a intermação induzida pelo exercício.

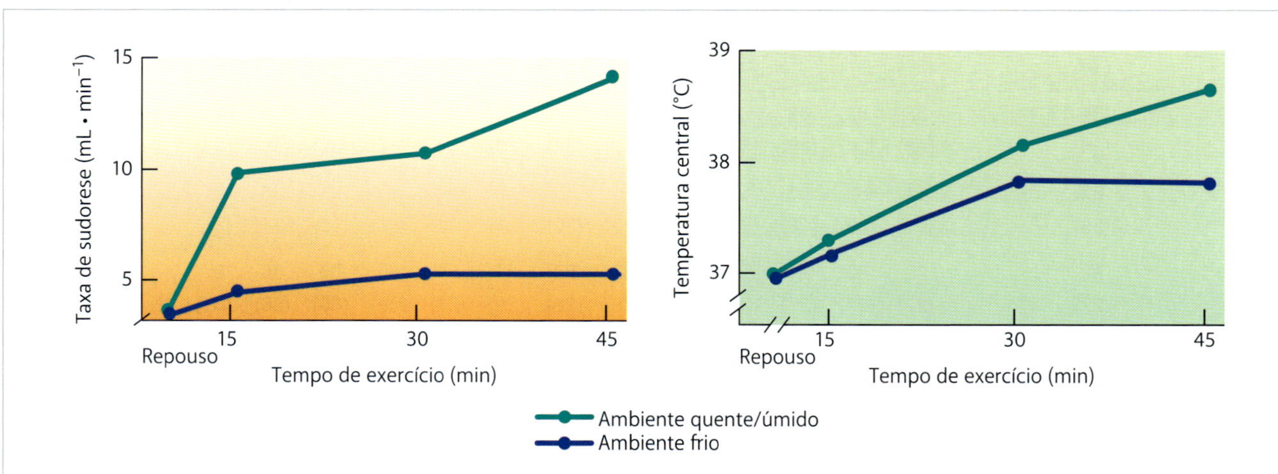

Figura 12.11 Diferenças de temperatura central e taxa de sudorese durante 45 minutos de exercício submáximo em condições ambientais de calor/umidade *versus* frio.

Vencendo limites 12.1

Prevenção da desidratação durante o exercício

O desempenho atlético pode ser comprometido pela perda de água (i.e., desidratação) induzida pelo suor. De fato, a desidratação que resulta em uma perda de 1-2% do peso corporal é suficiente para comprometer o desempenho no exercício.[10,41] Uma desidratação que corresponda a mais de 3% do peso corporal compromete a função fisiológica e aumenta o risco de lesão por calor.[10,40,43] Dessa forma, a prevenção da desidratação durante o exercício é importante para maximizar o desempenho atlético e prevenir as lesões por calor. A desidratação pode ser evitada aderindo-se às seguintes diretrizes:

- Os atletas devem estar bem hidratados antes de começar um treino ou competição. Para tanto, podem beber 400-800 mL de líquido ao longo das 3 horas anteriores ao exercício.[39,41]
- Os atletas devem consumir 150-300 mL de líquido a cada 15-20 minutos durante o exercício.[41] O volume real de líquido ingerido a cada período de ingestão (de líquido) deve ser ajustado conforme as condições ambientais (i.e., taxa de perda de suor) e as tolerâncias individuais de ingestão de líquido durante o exercício.
- Para facilitar a reidratação após o exercício, os atletas devem monitorar as perdas de líquido ocorridas durante o exercício, registrando o peso corporal antes do treino e, então, pesando-se imediatamente após a sessão de treino. Para garantir uma reidratação adequada após o exercício, o indivíduo deve consumir líquidos que sejam equivalentes a cerca de 150% da perda de peso. Por exemplo, se um atleta perde 1 kg de peso corporal durante uma sessão de treino, deverá consumir 1,5 L de líquido para obter uma reidratação completa.[41]
- Monitorar a cor da urina entre as sessões de treino é uma forma prática de avaliar os níveis de hidratação dos atletas. Por exemplo: em um indivíduo bem hidratado, a urina é tipicamente transparente ou tem cor de limonada. Em contrapartida, nos indivíduos desidratados, a urina produzida é um líquido de cor amarelo-escura.

Qual é o melhor líquido para reidratação – água ou isotônicos de formulação efetiva? A National Athletic Trainers Association concluiu que os atletas e indivíduos ativos dão preferência a bebidas geladas e aromatizadas para sua reidratação. A lógica para essa recomendação é o fato de que essas bebidas aumentam a ingestão voluntária pelos atletas e permitem uma reidratação mais efetiva. Veja mais detalhes sobre a reposição de líquidos durante e após o exercício em McDermott et al. (2017), listadas em "Sugestões de leitura".

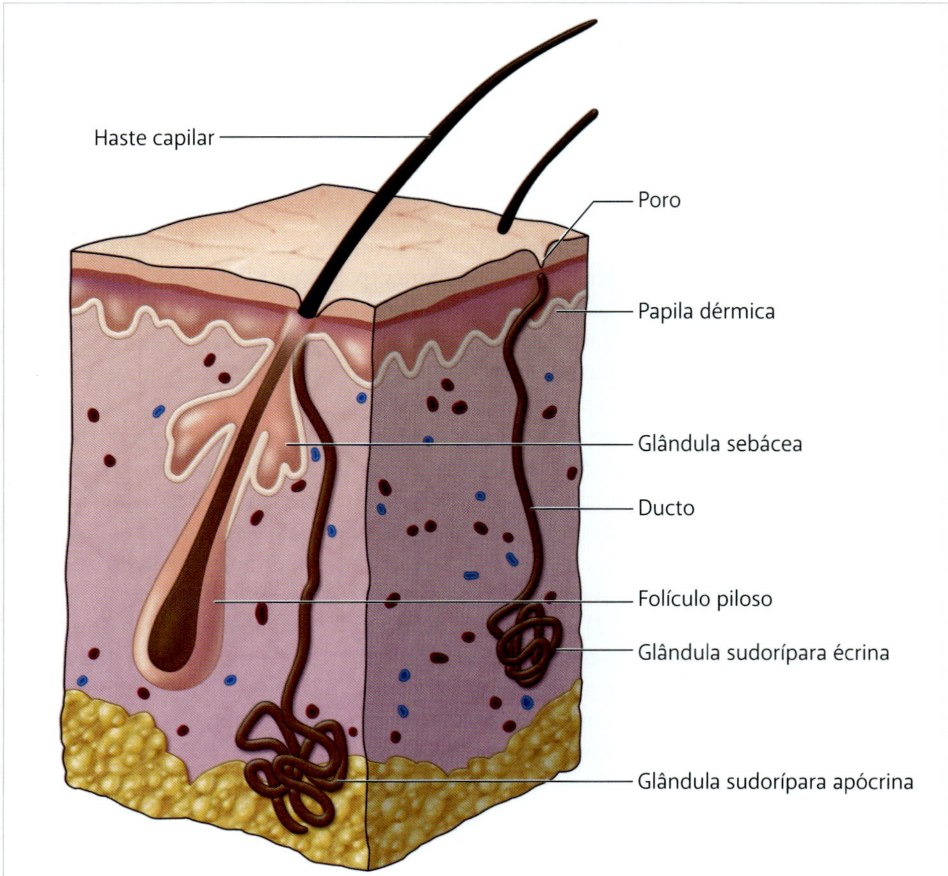

Figura 12.12 Ao longo de todo o corpo, as glândulas écrinas são as principais estruturas para a liberação de suor para a superfície cutânea.

Vencendo limites 12.2

Fisiologia do exercício aplicada ao esporte – o pré-resfriamento do corpo melhora o desempenho no exercício no calor

Exercícios físicos prolongados realizados no calor podem resultar em um aumento excessivo da temperatura corporal (i.e., hipertermia), decorrente do desequilíbrio entre a produção de calor e sua perda pelo corpo. Isso é importante porque temperatura corporal elevada afeta negativamente muitas funções fisiológicas, além de prejudicar o desempenho nos exercícios físicos. É importante ressaltar que temperaturas internas elevadas constantes podem causar enfermidades causadas pelo calor. Assim, as estratégias preventivas contra o armazenamento excessivo de calor corporal durante exercícios físicos prolongados em um ambiente quente podem melhorar o desempenho do indivíduo no exercício, além de protegê-lo contra lesões por calor.

Uma das estratégias mais eficazes para melhorar o desempenho do exercício em um ambiente quente é resfriar o corpo antes da prática (o que é conhecido como "pré-resfriamento"). Resumindo, o objetivo do pré-resfriamento é diminuir a temperatura interna do corpo antes que o exercício seja iniciado. Nesse caso, o conceito é que, se um atleta começa o exercício com uma temperatura central mais baixa (induzida pelo pré-resfriamento), isso permitirá que o indivíduo realize uma quantidade maior de trabalho antes de atingir uma temperatura central elevada a ponto de limitar seu desempenho no exercício. A esse respeito, muitos estudos confirmaram que o pré-resfriamento resulta em melhoras pequenas, porém significativas (i.e., 5-7%), no desempenho durante exercícios físicos de resistência realizados em um ambiente quente.[7]

Estudos que investigaram a influência do pré-resfriamento no desempenho do exercício recorreram a diversas técnicas de resfriamento diferentes, como: (1) imersão em água gelada, (2) uso de um colete de resfriamento (gelo), (3) uso de bolsas de resfriamento e (4), em menor grau, ingestão de bebidas geladas.[7] Embora cada uma dessas técnicas melhore o desempenho do exercício em um ambiente quente, uma combinação de técnicas de resfriamento (p. ex., combinação de bolsa de resfriamento e imersão em água fria) melhora o desempenho mais do que uma única técnica de resfriamento.[7] O uso dessas técnicas de resfriamento combinadas parece ser mais eficaz do que o recurso a apenas uma técnica de resfriamento, porque essas técnicas "mistas" influenciam maior área de superfície corporal e resultam na redução da temperatura central geral.[7] Para mais informações sobre pré-resfriamento e desempenho no exercício, ver Bongers et al. (2015) e Stevens et al. (2017) em "Sugestões de leitura".

associadas às taxas de sudorese, de tal modo que dois indivíduos com o mesmo tamanho corporal e níveis iguais de adaptação ao calor também podem diferir quanto às taxas de sudorese. As taxas de sudorese dos homens são maiores que as das mulheres? Embora algumas pessoas acreditem nisso, muitos estudos bem controlados sugerem que, quando os indivíduos são pareados em termos de massa corporal, área de superfície corporal e gasto calórico, mulheres e homens geralmente apresentam taxas de suor semelhantes.[3]

Independentemente dos fatores biológicos que influenciam a sudorese, o tipo de roupa esportiva também pode ter grande influência ao se pensar em taxas de sudorese durante o exercício. Por exemplo, os jogadores de futebol americano, vestindo seus uniformes completos e jogando em condições ambientais de calor e umidade, apresentam uma das maiores taxas de sudorese já registradas para atletas. Embora existam diversos motivos para a alta perda de suor apresentada por esses atletas, os dois fatores principais que contribuem para isso são o fato de que muitos desses atletas apresentam massa corporal ampla e que seus uniformes retardam a perda de calor.[1,25] Por exemplo: a perda média de suor dos jogadores de futebol americano varia de 4-5 L/hora durante uma partida realizada em condições ambientais quentes e úmidas.[20] Fora isso, durante as sessões de treinamento na pré-temporada, em que os atletas se exercitam duas vezes por dia, a perda diária de suor variou de 9-12 L de água. A falha em repor essa perda de líquidos diariamente resultaria em desidratação progressiva e em aumento do risco de lesão.[5,64,65] Veja mais informações sobre a importância da reposição de líquidos durante o exercício, no Quadro "Vencendo limites 12.1".

O desempenho no exercício é comprometido em um ambiente quente

O desempenho durante o exercício prolongado em intensidade submáxima (p. ex., maratona ou triatlo longo) é comprometido em condições ambientais de calor e de umidade.[41] De modo parecido, condições ambientais quentes também diminuem o desempenho atlético durante o exercício de alta intensidade (p. ex., rúgbi, futebol, ou um teste de 15 minutos na bicicleta).[16,28] Se, por um lado, os mecanismos responsáveis por esse desempenho reduzido no exercício induzido pelo calor continuam a ser investigados, por outro, evidências recentes sugerem que três fatores importantes podem contribuir para o comprometimento do desempenho no exercício no calor: (1) aceleração da fadiga muscular, (2) disfunção cardiovascular e/ou (3) disfunção do sistema nervoso central (Fig. 12.13). Na teoria, cada um desses fatores pode contribuir para a diminuição do desempenho durante o exercício em um ambiente quente. Contudo, é provável que esses três fatores interajam de forma a contribuir para o comprometimento do desempenho durante o exercício em condições quentes. Nesse sentido, a contribuição de cada um desses fatores para o comprometimento do desempenho no exercício dependerá da intensidade do exercício

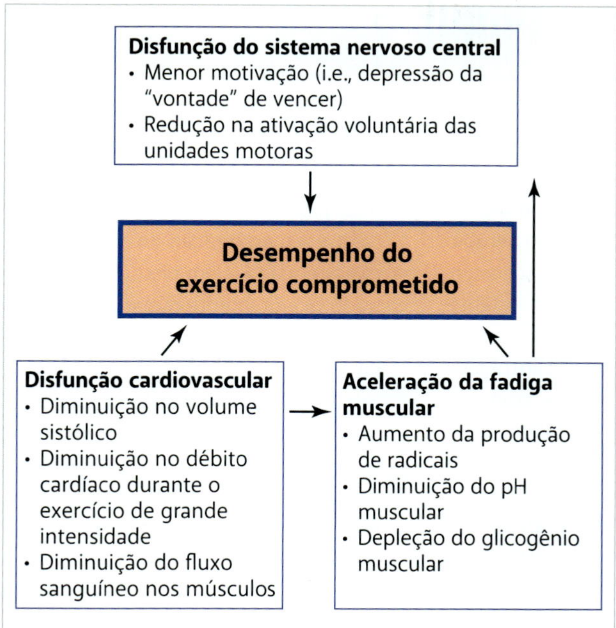

Figura 12.13 Fatores contributivos para o comprometimento do desempenho durante a prática do exercício no calor.

e de sua duração. A seguir, cada um desses fatores é discutido de forma resumida.

Aceleração da fadiga muscular. Durante o exercício em um ambiente quente, ocorrem três alterações importantes no metabolismo muscular, as quais podem contribuir para a fadiga muscular. Primeiro, a taxa de degradação de glicogênio muscular aumenta.[22] Isso é importante, porque a depleção de glicogênio muscular contribui para o desenvolvimento de fadiga muscular durante o exercício prolongado.[22] Em segundo lugar, o exercício em um ambiente quente promove elevação da produção de lactato no músculo. Além disso, as elevações induzidas por exercício relativas aos níveis musculares de lactato resultam em uma diminuição do pH muscular, que também contribui para a fadiga muscular. Finalmente, a produção de radicais livres aumenta na musculatura esquelética durante o exercício realizado no calor. Isso é significativo, pois o aumento na produção de radicais livres nos músculos também pode contribuir para a fadiga muscular.[75] Vamos nos lembrar que os radicais livres são produzidos durante a contração muscular e que esses radicais são moléculas altamente reativas que contêm um elétron não pareado em sua órbita externa.[59] Isso é importante porque os radicais livres reagem rapidamente com as proteínas musculares, resultando em danos oxidativos (i.e., oxidação). Essa maior produção de radicais livres no músculo induzida pelo calor pode danificar proteínas contráteis (p. ex., actina e miosina) e compromete a capacidade do músculo de gerar força.[59]

Além disso, conforme ilustrado na Figura 12.13, a fadiga muscular pode contribuir para a disfunção do sistema nervoso central. Isso decorre do *feedback* periférico proveniente dos músculos fatigados para o cérebro, resultando em diminuição do impulso motor central. Especificamente, ocorre estimulação dos quimiorreceptores musculares (também chamados de metaborreceptores) durante exercícios físicos fatigantes. A ativação dos quimiorreceptores musculares resulta em um *feedback* aferente ao cérebro por meio de aferentes tipo III/IV; esse *feedback* neural proveniente do músculo fatigado exerce influências inibitórias no impulso motor central, resultando na diminuição do recrutamento de unidades motoras (i.e., diminuição do recrutamento de fibras musculares).

Resumindo, o exercício em um ambiente quente promove a fadiga muscular, ao acelerar a depleção de glicogênio muscular, aumentar a produção de lactato e estimular a produção de radicais livres. Em muitos casos, esses três fatores interagem entre si e contribuem para a fadiga muscular acelerada observada durante exercícios físicos praticados em um ambiente quente. Além disso, o *feedback* neural aferente, proveniente dos músculos fatigados para o cérebro, exerce influências inibitórias no impulso motor central, resultando em uma diminuição na ativação das unidades motoras e, logo, em uma diminuição na produção da força muscular.

Disfunção cardiovascular. Um fator adicional que pode contribuir para o comprometimento do desempenho do exercício em um ambiente quente/úmido é a disfunção cardiovascular. Na verdade, o estresse térmico pode promover tensão cardiovascular (i.e., aumento da frequência cardíaca e diminuição do volume sistólico) e diminuição do fluxo sanguíneo muscular. Observe, porém, que o fluxo sanguíneo muscular reduzido não contribui para a tolerância precária ao exercício de intensidade leve ou moderada, porque o fluxo sanguíneo muscular é devidamente mantido nessas condições de exercício submáximo, quando não há desidratação.[13] Em contrapartida, durante o exercício de alta intensidade (i.e., próximo do $\dot{V}O_{2máx}$) realizado em um ambiente quente/úmido, ocorre declínio progressivo do fluxo sanguíneo muscular. Essa diminuição do fluxo sanguíneo muscular durante o exercício realizado no calor se deve à competição por sangue entre os músculos em atividade e a pele, ou seja, à medida que a temperatura corporal aumenta durante o exercício realizado em um ambiente quente, o fluxo sanguíneo se afasta dos músculos em contração e segue em direção à pele para auxiliar no resfriamento do corpo. Dessa forma, durante o exercício de alta intensidade, o fluxo sanguíneo muscular reduzido pode contribuir para a queda do desempenho no exercício realizado em condições de calor. Ou seja, essa redução no fluxo sanguíneo muscular resulta em diminuição na liberação de oxigênio para os músculos, sendo fator contributivo para a aceleração da fadiga muscular que ocorre durante a prática do exercício em alta intensidade e em condições de calor (Fig. 12.13). Em contrapartida, o fluxo sanguíneo muscular diminuído não pode explicar a diminuição induzida pelo calor do desempenho durante o trabalho de intensidade submáxima. Para mais detalhes sobre como a disfunção cardiovascular contribui para o comprometimento do desempenho no exercício, ver Nybo et al. (2014) e Sawka et al. (2015) nas "Sugestões de leitura".

Disfunção do sistema nervoso central. Já está devidamente estabelecido que tanto a hipertermia como a desi-

Pergunte ao especialista 12.1

Desempenho no exercício em condições ambientais de calor
Perguntas e respostas com o dr. Michael Sawka

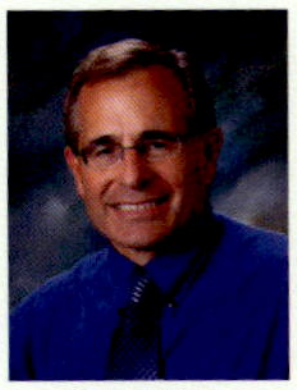

Dr. Michael Sawka

***Michael Sawka**, PhD, é professor de Fisiologia Aplicada no Georgia Institute of Technology. É um especialista internacionalmente reconhecido nas áreas de fisiologia do exercício e de estresse ambiental. De fato, o dr. Sawka é autor de mais de 200 estudos científicos altamente valiosos sobre fisiologia do exercício e estresse ambiental. Em particular, ele e sua equipe realizaram muitos estudos de investigação do impacto de um ambiente quente sobre o desempenho no exercício.*

Neste quadro, o dr. Sawka aborda três questões importantes relacionadas ao desempenho no exercício em condições de calor.

PERGUNTA: Seu trabalho estabeleceu que o estresse ambiental do calor exerce um impacto negativo sobre o desempenho no exercício aeróbio. Entretanto, como o estresse do calor influencia o desempenho dos times esportivos, como os de futebol ou de futebol americano?

RESPOSTA: O desempenho de um time depende do desempenho dos atletas individuais. Se o desempenho do atleta individual for comprometido, então é provável que o desempenho do time também será subótimo. Além disso, os times esportivos dependem bastante da coesão e da tomada de decisão, e há evidências de que o estresse do calor e a desidratação podem degradar a função cognitiva, afetando assim a tomada de decisão e a união da equipe.

PERGUNTA: Seu grupo estudou extensivamente o(s) mecanismo(s) que explica(m) o motivo que faz o estresse ambiental do calor comprometer o desempenho no exercício aeróbio. Quais são as explicações primárias para o comprometimento do desempenho aeróbio causado por um ambiente quente?

RESPOSTA: O estresse do calor compromete o desempenho no exercício aeróbio, por dois motivos principais: (1) pela tensão cardiovascular necessária à sustentação de um alto fluxo sanguíneo cutâneo e (2) por causa da desidratação, que diminui o volume de plasma e, assim, aumenta a tensão cardiovascular. Durante o exercício em um ambiente quente, o fluxo sanguíneo cutâneo intenso e a perda de plasma atuam, ambos, diminuindo a pressão venosa e, portanto, reduzindo o enchimento cardíaco. Apesar do aumento compensatório da frequência e da contratilidade cardíacas, o volume sistólico geralmente declina. Isso dificulta a manutenção da pressão arterial e a sustentação de um fluxo sanguíneo adequado para a musculatura esquelética e o cérebro. Além disso, o desconforto térmico e a percepção de esforço são elevados. Como efeito líquido, o estresse do calor degrada a potência aeróbia máxima, e qualquer taxa de trabalho submáxima passa a ser realizada a uma frequência de trabalho relativa maior (i.e., percentual de potência aeróbia máxima), que também intensifica a percepção do esforço. Ademais, o estresse do calor altera o metabolismo muscular esquelético (aumento do uso de glicogênio e acúmulo de lactato), além de poder modificar a função do sistema nervoso central e, dessa forma, contribuir para o comprometimento do desempenho no exercício.

PERGUNTA: Evidências fortes indicam que a aclimatação ao calor melhora a tolerância ao exercício realizado em condições ambientais de calor. No entanto, há outras estratégias (p. ex., pré-resfriamento ou hiper-hidratação) que os atletas podem usar para melhorar o desempenho aeróbio em ambientes quentes?

RESPOSTA: Sem dúvida, as estratégias mais efetivas para sustentar o desempenho sob o estresse do calor são a aclimatação ao calor e a manutenção de uma hidratação adequada. Além disso, foi demonstrado recentemente que a aclimatação ao calor confere benefícios para melhorar o desempenho do exercício aeróbio nos ambientes temperados. Existe alguma evidência de que o pré-resfriamento e a hiper-hidratação podem melhorar o desempenho em um ambiente quente, mas na minha opinião os benefícios alcançados são marginais. Além disso, o uso indevido dessas estratégias pode ser contraprodutivo.

A hiper-hidratação pode atrasar discretamente o desenvolvimento de desidratação e promover um leve aumento do volume sanguíneo; juntas, essas alterações ajudam a sustentar o sistema cardiovascular durante o exercício em ambiente quente. Mesmo assim, esses benefícios são marginais e, dependendo dos métodos empregados, a hiper-hidratação pode aumentar a probabilidade de hiponatremia (i.e., baixos níveis sanguíneos de sódio), o grau de desconforto associado ao aumento do débito urinário ou risco elevado de cefaleia.

O pré-resfriamento permite que a temperatura corporal (cutânea e central) seja menor no início do exercício. No entanto, os pequenos benefícios demonstrados em estudos realizados em laboratório podem ser perdidos na competição real, quando os atletas ficam expostos ao ambiente quente por períodos significativos antes do início da competição. Além disso, o super-resfriamento dos músculos esqueléticos inicialmente pode comprometer o desempenho muscular. Para mais informações sobre desempenho com a prática de exercícios físicos em ambientes quentes, ver Sawka, Cheuvront e Keneflick (2016) nas "Sugestões de leitura".

dratação podem prejudicar o desempenho no exercício em decorrência do comprometimento do sistema nervoso central. A hipertermia (i.e., temperatura corporal elevada), especificamente, atua sobre o sistema nervoso central para diminuir a pulsão mental pelo recrutamento das unidades motoras.[22,40,42] Conforme discutido anteriormente, a ativação dos quimioceptores musculares resulta em um *feedback* aferente para o cérebro através de aferentes dos tipos III/IV.

Esse *feedback* neural proveniente do músculo fatigado exerce influências inibitórias no impulso motor central, resultando em diminuição no recrutamento das unidades motoras.

Em resumo, o exercício prolongado em condições de calor pode comprometer o desempenho, em decorrência de alterações no sistema nervoso central. Esse comprometimento do sistema nervoso central induzido pelo exercício pode ter sua origem na hipertermia, na desidratação e no *feedback* aferente dos quimiorreceptores musculares. O leitor poderá encontrar mais detalhes sobre esse tópico em Nybo et al. (2014), em "Sugestões de leitura".

Desempenho no exercício em um ambiente quente: resumo e conclusões. O exercício realizado em um ambiente quente acelera a fadiga muscular e compromete o desempenho no exercício. Aparentemente, é provável que a fadiga induzida pelo calor não se deva a um único fator, mas que resulte de uma combinação de eventos fisiológicos.[52] Os fatores-chave que contribuem para o comprometimento no desempenho no exercício associado ao calor são a aceleração da fadiga muscular, o comprometimento da função cardiovascular e a disfunção do sistema nervoso central. A contribuição relativa de cada um desses fatores no prejuízo ao desempenho no exercício depende da duração e intensidade do exercício. Durante o exercício submáximo prolongado, por exemplo, a disfunção do sistema nervoso central e a aceleração da fadiga muscular interagem de modo a diminuir o desempenho no exercício. Em contrapartida, a disfunção cardiovascular não desempenha um papel importante no comprometimento do desempenho no exercício durante o trabalho submáximo prolongado, na ausência de uma desidratação intensa. Mas a disfunção cardiovascular (i.e., a diminuição do fluxo sanguíneo muscular) claramente contribui para a queda no desempenho durante o exercício de alta intensidade em um ambiente quente.

Várias estratégias podem ser usadas pelos atletas para melhorar o desempenho no exercício em condições ambientais de calor. Os atletas podem, por exemplo, otimizar o desempenho no exercício realizado em condições de calor aclimatando-se ao calor e bebendo líquidos antes e ao longo do exercício. O processo de adaptação fisiológica ao calor (aclimatação ao calor) melhorará a tolerância ao exercício e é discutido adiante, neste mesmo capítulo. As diretrizes para o consumo de água antes e ao longo do desempenho atlético são apresentadas no Quadro "Vencendo limites 12.1", e também são discutidas no Capítulo 23. Além disso, foi demonstrado que o pré-resfriamento melhora o desempenho no exercício praticado em condições de calor (ver "Vencendo limites 12.2"). Mais detalhes sobre desempenho no exercício realizado em condições de calor podem ser encontrados no Quadro "Pergunte ao especialista 12.1".

Diferenças de termorregulação relacionadas à idade e ao sexo biológico

Na década de 1960, acreditava-se que, em comparação com os homens, as mulheres eram menos tolerantes ao exercício realizado em condições ambientais de calor. Mas esses estudos iniciais não equipararam homens e mulheres no mesmo nível de aclimatação ao calor e constituições corporais similares (i.e., mesmo percentual de gordura corporal). Na verdade, quando os estudos combinaram homens e mulheres para essas características, as diferenças de sexo na tolerância ao calor foram pequenas.

O envelhecimento compromete a capacidade de um indivíduo quanto à termorregulação e ao exercício em condições de calor? Essa questão permanece controversa, mas parece que o envelhecimento leva a uma menor capacidade de regular a temperatura corporal.[4,615,30,32,55] Entretanto, o treinamento físico combinado à aclimatação ao calor pode melhorar a tolerância térmica em indivíduos idosos.[32,55,67] Para mais detalhes sobre o impacto do envelhecimento sobre a regulação da temperatura, ver Balmain et al. (2018) e Kenney (2017) nas "Sugestões de leitura".

Aclimatação ao calor

O exercício regular realizado em condições ambientais de calor resulta em uma série de ajustes fisiológicos destinados a minimizar as perturbações da homeostasia decorrentes do estresse do calor. O termo **aclimatização** se refere à adaptação fisiológica que ocorre quando um indivíduo sofre exposição prolongada (i.e., meses a anos) a um ambiente natural, enquanto **aclimatação** se refere a ajustes de curto prazo produzidos pela exposição a estresses ambientais. Na nossa discussão de exercício e tolerância ao calor, usaremos o termo aclimatação para indicar maior tolerância ao estresse térmico após a exposição de curta duração (dias a semanas) a um ambiente quente.

Indivíduos de todas as idades são capazes de se aclimatar a um ambiente quente.[30,67] O resultado final da aclimatação ao calor é a diminuição da frequência cardíaca e da temperatura central durante o exercício submáximo.[15] Embora a aclimatação parcial ao calor possa ocorrer pelo treinamento em um ambiente frio, é essencial que os atletas se exercitem em um ambiente quente para obter a aclimatação máxima ao calor.[2] Como a elevação da temperatura central é o estímulo primário para promoção da aclimatação ao calor, recomenda-se que o atleta faça treinos intervalados extenuantes ou exercício contínuo a uma intensidade superior a 50% de seu $\dot{V}O_{2máx}$, a fim de promover temperaturas centrais mais altas.[53] (Ver "Foco de pesquisa 12.1".)

As principais adaptações que ocorrem durante a aclimatação ao calor são um volume plasmático aumentado, antecipação do aparecimento da sudorese, taxa de sudorese mais alta, diminuição da perda de sal no suor, diminuição do fluxo sanguíneo na pele e aumento da síntese de proteínas de choque térmico. É interessante o fato de a adaptação ao calor ocorrer rápido, com uma aclimatação quase completa sendo alcançada em 7-14 dias após a primeira exposição[54,73] (Fig. 12.14). Cada uma dessas adaptações fisiológicas é brevemente discutida a seguir.

A aclimatação ao calor resulta em um aumento de 10-12% do volume plasmático.[18,70] Esse volume plasmático aumentado mantém o volume sanguíneo central, o volume sistóli-

Foco de pesquisa 12.1

O treinamento físico em condições de frio pode promover aclimatação ao calor?

Os atletas que treinam em ambientes frios muitas vezes viajam para regiões de climas mais quentes para competir. Sem a devida aclimatação ao calor, esses atletas ficam em desvantagem, em comparação aos atletas que desenvolveram um alto nível de adaptação ao calor treinando em ambientes quentes/úmidos. Dessa forma, uma questão fundamental é: "existem abordagens ao treinamento em ambientes frios capazes de promover aclimatação ao calor?". São exemplos dessas abordagens alternativas de treinamento o uso de roupas em camadas durante o exercício, uma medida que limita o resfriamento pela evaporação, ou o uso do aquecimento passivo (p. ex., a imersão em água quente, ou sentar-se em uma sauna) antes ou depois do exercício.

Quando se trata de usar roupas pesadas, essa pergunta tem resposta positiva, mas em geral a magnitude da aclimatação ao calor obtida por esse método é menor do que o nível máximo de aclimatação obtido pelo treinamento cotidiano em um ambiente quente/úmido.[2,14] No entanto, o treino em condições de calor "artificial" com o uso de roupa pesada e em condições ambientais frias parece ser melhor escolha do que dispensar o uso de medidas de aclimatação ao calor.[14]

Em um tópico correlato, a maioria de nós já testemunhou indivíduos praticando exercícios físicos vestidos com roupas que impedem a perda de suor pela evaporação. Essas roupas próprias para a prática de exercícios são confeccionadas com vinil emborrachado ou com materiais sintéticos que limitam a "respirabilidade". Em geral, as roupas para a prática de exercícios físicos desse tipo cobrem todo o corpo e evitam a perda de calor por evaporação a partir da pele. Enquanto o exercício praticado com essas roupas promove o aumento da temperatura corporal e, portanto, contribui para a aclimatação ao calor, o exercício prolongado realizado com roupas não respiráveis constitui um esforço de alto risco que pode levar a altas temperaturas corporais e à ocorrência de lesão por calor. Assim, não é recomendado vestir uma roupa de exercício que promova a sudorese, embora também previna a perda de calor por evaporação, considerando o risco de hipertermia.

Também devemos ter em mente que, embora a prática de exercícios físicos com roupas não respiráveis possa produzir queda no peso corporal após o exercício, em geral esse resultado é decorrente da perda de água através do suor, e não do metabolismo da gordura. Na verdade, para perder uma quantidade significativa de gordura corporal, deve-se gerar um déficit energético (i.e., calórico) (ver Cap. 18 para detalhes sobre perda de gordura corporal). Por outro lado, o peso corporal retornará ao normal quando a água perdida pela transpiração for reposta pelo consumo de líquidos depois do exercício.

Alternativamente, evidências preliminares sugerem que o aquecimento corporal passivo (p. ex., imersão em água quente a 42°C em seguida ao exercício) pode funcionar como meio eficaz de aclimatação ao calor.[27] Mas o aquecimento passivo dos atletas levanta novas preocupações com relação à segurança relacionadas à hipertermia. Também devemos ter em mente que, atualmente, não existem protocolos otimizados ou abordagens padronizadas para o uso do aquecimento passivo de atletas.[44] Assim, até que tenham sido publicados estudos mais cuidadosamente conduzidos, o uso de roupas pesadas e não respiráveis e do aquecimento passivo não são medidas recomendáveis como abordagens para a obtenção da aclimatação ao calor em atletas que vivem e treinam em climas frios.

co e a capacidade de sudorese, além de permitir que o corpo armazene mais calor com um ganho de temperatura menor.

Um dos principais aspectos da aclimatação ao calor é o aparecimento antecipado da sudorese e o aumento da taxa de sudorese. A antecipação do aparecimento da sudorese simplesmente significa que esta surge logo após o início do exercício. Isso, por sua vez, é traduzido em menos armazenamento de calor no começo do exercício e temperatura central mais baixa. Adicionalmente, a aclimatação ao calor pode aumentar a capacidade de sudorese em quase 3 vezes acima da taxa alcançável antes da adaptação ao calor.[62,74] Dessa forma, um resfriamento evaporativo bem mais significativo se torna possível, o que representa uma vantagem importante na minimização do armazenamento de calor durante o trabalho prolongado.

Além disso, as perdas de sódio e de cloreto no suor diminuem após a aclimatação ao calor, por causa da secreção aumentada de aldosterona.[12] Embora resulte em diminuição da perda de eletrólitos e ajude a reduzir as perturbações eletrolíticas durante o exercício realizado no calor, essa adaptação não minimiza a necessidade de repor a perda de água ocorrente durante o exercício e que é maior que o normal (ver Caps. 22 e 23).

Ademais, pesquisas indicam que uma parte importante da aclimatação ao calor inclui a produção celular de proteínas de choque térmico nas fibras de músculo esquelético e em todas as demais células do corpo. As proteínas de choque térmico são membros de uma grande família de proteínas denominadas "proteínas de estresse", introduzidas no Capítulo 2. Como o nome indica, essas proteínas de estresse são sintetizadas em resposta ao estresse (p. ex., calor) e projetadas para evitar o dano celular causado pelo calor ou outros estresses. O Quadro "Foco de pesquisa 12.2" detalha o modo como essas proteínas protegem as células contra o estresse do calor.

Em suma, as séries regulares de exercício realizadas em condições ambientais de calor resultam no rápido desenvolvimento de aclimatação ao calor, que promove adaptação máxima em 7-14 dias. Essa adaptação resulta em diminuição da frequência cardíaca durante o exercício submáximo sob calor, diminuição da temperatura central corporal, diminuição da avaliação psicológica do esforço percebido e melho-

Foco de pesquisa 12.2

Aclimatação ao calor e proteínas de choque térmico

As séries repetidas e prolongadas de exercício em um ambiente aquecido ou quente resultam em muitas adaptações fisiológicas que minimizam as perturbações da homeostasia causadas pelo estresse do calor. Coletivamente, essas adaptações melhoram a tolerância ao exercício realizado em condições ambientais de calor e diminuem o risco de lesão por calor. Há evidências de que uma parte importante desse processo adaptativo é a síntese das proteínas de choque térmico em numerosos tecidos, incluindo-se a musculatura esquelética e o coração.[45] As proteínas de choque térmico representam uma família de proteínas do "estresse" que são sintetizadas em resposta ao estresse celular (i.e., calor, acidose, lesão tecidual, etc.). Embora as proteínas de choque térmico exerçam uma variedade de funções celulares, está claro que essas proteínas conferem proteção celular contra lesão térmica estabilizando e restabelecendo a conformação das proteínas danificadas. De fato, as proteínas de choque térmico exercem papel importante no desenvolvimento da termotolerância e protegem as células do corpo contra as cargas de calor associadas ao exercício prolongado.[45]

ra do desempenho no exercício realizado em um ambiente quente.[36] O número de dias necessário para alcançar a máxima aclimatação ao calor para essas várias medidas fisiológicas é resumido na Figura 12.14. Como apresentado na figura, os aumentos induzidos pelo calor na frequência cardíaca e a expansão do volume plasmático tornam-se aclimatados dentro de uma semana após a exposição a um ambiente quente. O nível de conforto individual, quantificado pela escala de percepção de esforço, ocorre entre 6 e 9 dias, enquanto a alteração na taxa de sudorese pode levar de 7 a 14 dias. Uma ilustração do impacto da aclimatação ao calor sobre a frequência cardíaca e a temperatura central durante o exercício no calor é mostrada na Figura 12.15.

Perda da aclimatação

Quando uma pessoa para de se exercitar, a perda da aclimatação ao calor é rápida. As diminuições de tolerância ao calor ocorrem após alguns dias de inatividade (i.e., de ausência de exposição ao calor).[34] Especificamente, a tolerância ao calor pode declinar significativamente em 7 dias sem exposição ao calor, podendo haver perda total da tolerância após 28 dias sem exposição ao calor.[2] Portanto, a manutenção da aclimatação requer exposição constante ao calor.[72]

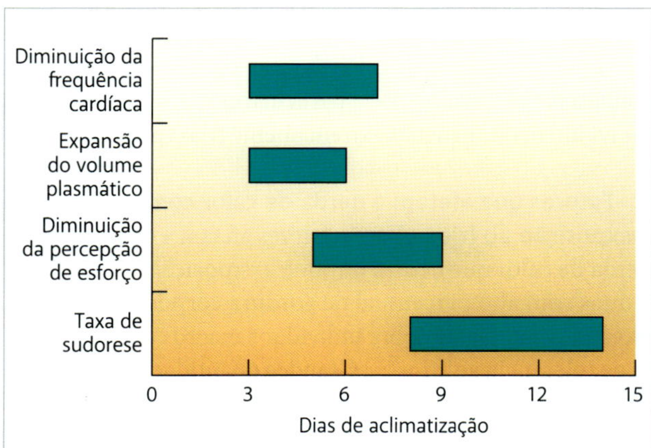

Figura 12.14 Número de dias requerido para alcançar a máxima aclimatação ao calor no decorrer de dias consecutivos de exposição ao calor. Note que a aclimatação máxima ao calor é alcançada em 7-14 dias após a exposição inicial ao calor.

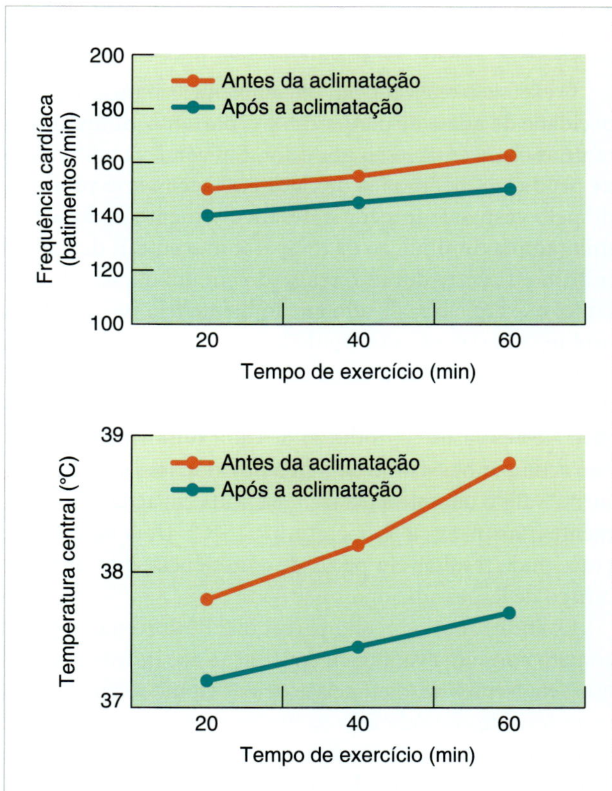

Figura 12.15 Ilustração do impacto da aclimatação ao calor sobre a frequência cardíaca e a temperatura central durante o exercício submáximo (50% do $\dot{V}O_{2máx}$) com carga constante, em condições ambientais de calor.

> **Em resumo**
>
> - As taxas de sudorese são determinadas por vários fatores biológicos individualizados, inclusive a densidade das glândulas écrinas distribuídas ao longo da superfície da pele.
> - Basicamente, as taxas de sudorese são controladas pela estimulação simpática, mas também podem ser influenciadas pelo tipo de roupa esportiva usada durante a prática do exercício.
> - Durante o exercício prolongado em condições ambientais moderadas, a temperatura central irá aumentar gradualmente acima do valor de repouso normal e atingirá um platô em cerca de 30-45 minutos.
> - Durante o exercício realizado em um ambiente quente/úmido, a temperatura central não atinge o platô, mas continua a subir. O exercício prolongado nesse tipo de ambiente aumenta o risco de lesão por calor.
> - A aclimatação ao calor resulta em (1) aumento do volume plasmático; (2) aparecimento antecipado da sudorese durante o exercício; (3) taxa de sudorese maior; (4) diminuição da quantidade de eletrólitos perdidos no suor; (5) diminuição do fluxo sanguíneo cutâneo; e (6) níveis aumentados de proteína de choque térmico nos tecidos.

Exercício em um ambiente frio

O exercício realizado em um ambiente frio melhora a capacidade do atleta de perder calor e, portanto, diminui bastante as chances de lesão por calor. Em geral, a combinação de produção metabólica de calor e aquecimento produzido pelo vestuário impede o desenvolvimento de **hipotermia** (ampla diminuição da temperatura central) durante o trabalho de curta duração realizado em um dia frio. Entretanto, o exercício realizado em ambiente frio por períodos prolongados (p. ex., um triatlo longo) ou o nado em águas frias podem subjugar a capacidade do corpo de evitar a perda de calor, com consequente desenvolvimento de hipotermia. Nesses casos, a produção de calor durante o exercício não acompanha o ritmo da perda de calor. Isso é particularmente válido durante a natação realizada em águas extremamente frias (p. ex., a temperatura < 15°C). Uma hipotermia grave pode resultar em perda de consciência, que aumenta o risco de lesões adicionais por frio.

Os indivíduos com alto percentual de gordura corporal contam com uma vantagem em relação aos indivíduos magros, em termos de tolerância ao frio.[24] Grandes quantidades de tecido adiposo subcutâneo conferem uma camada maior de isolamento térmico contra o frio. Esse isolamento extra diminui a taxa de perda de calor e, assim, melhora a tolerância ao frio. Por esse motivo, as mulheres em geral toleram a exposição ao frio leve melhor que os homens.[49]

A participação em atividades esportivas realizadas no frio pode apresentar vários tipos de problemas ao atleta. As mãos expostas ao tempo frio, por exemplo, ficam entorpecidas em decorrência da diminuição da taxa de transmissão neural e do fluxo sanguíneo, resultante da vasoconstrição. Isso acarreta perda de destreza e afeta habilidades como as de lançar e pegar algo. Além disso, partes do corpo expostas a temperaturas abaixo de zero são suscetíveis à geladura, que pode representar uma séria condição médica. O Capítulo 23 fornece mais detalhes sobre os efeitos de um ambiente frio no desempenho.

Respostas fisiológicas ao exercício no frio

Durante condições de repouso, os seres humanos apresentam vasoconstrição periférica quando expostos ao frio. Isso resulta em uma diminuição no fluxo sanguíneo para a pele, o que diminui a perda de calor por convecção entre a pele e o meio ambiente; por sua vez, isso aumenta efetivamente o isolamento térmico do corpo. Nessas condições, ocorre perda de calor pela superfície corporal exposta com maior rapidez do que é reposto, resultando em queda na temperatura da pele.[11] Durante a exposição do corpo inteiro a um ambiente frio (i.e., indivíduos vestindo *shorts* e camisa de mangas curtas), a resposta vasoconstritora se estende além dos dedos e se espalha por toda a circulação periférica do corpo.[11] Essa resposta de vasoconstrição à exposição ao frio diminui a perda de calor e protege a temperatura corporal profunda; mas isso ocorre às custas de uma queda na temperatura da pele.[11] A exposição prolongada ao frio (em repouso) também pode aumentar a produção metabólica de calor por meio de tremores (i.e., contrações musculares rítmicas e repetidas) e pelo aumento da produção metabólica de calor pelo tecido adiposo marrom.[11]

O exercício praticado em um ambiente frio aumenta a capacidade do atleta de perder calor; assim, diminui significativamente a probabilidade de lesões causadas pelo calor. Em geral, a combinação da produção de calor metabólico e do uso de roupas quentes previne a hipotermia (i.e., grande diminuição da temperatura central) durante o exercício em um dia frio. Porém, a realização de exercícios físicos no frio por longos períodos (p. ex., um triatlo longo) ou nadar em água fria são atividades que podem exceder a capacidade do corpo de evitar a perda de calor. Nesse cenário, pode ocorrer hipotermia. Nesses casos, a produção de calor durante o exercício não acompanha a perda de calor. Isso é particularmente válido quando o indivíduo nada em águas extremamente frias (p. ex., ≤ 15°C).

Fatores que afetam a perda de calor corporal durante a exposição ao frio. Vários fatores afetam a quantidade de perda de calor que ocorre durante a exposição ao frio. Indivíduos com alto percentual de gordura corporal, por exemplo, levam vantagem sobre indivíduos magros quando se trata de tolerância ao frio.[24,52] Grandes quantidades de gordura subcutânea proporcionam uma camada maior de isolamento térmico contra o frio. Esse isolamento térmico extra faz baixar a taxa de perda de calor e, portanto, aumenta a tolerância ao frio. Tendo em vista que, geralmente, as mulheres possuem uma quantidade adicional de gordura subcutânea, toleram melhor a exposição ao frio moderado e a imersão em água fria, comparativamente aos homens.[11] Mas, quando homens e mulheres de composição corporal semelhante são comparados, são observadas apenas pequenas diferenças de sexo biológico com relação à tolerância ao frio.[11]

A idade é outro fator que pode afetar a tolerância ao frio. Por exemplo: em comparação com os adultos, as crianças em geral têm uma proporção maior entre área de superfície-massa. Isso resulta em uma perda de calor corporal proporcionalmente maior, o que torna mais difícil a manutenção da homeostase térmica durante a exposição ao frio. Além disso, em comparação com adultos jovens e de meia-idade, os idosos que perderam quantidade significativa de massa muscular estão em maior risco de sofrer hipotermia durante a exposição ao frio. Isso porque a perda de massa muscular diminui o isolamento do tecido e dificulta ainda mais a manutenção da homeostase térmica durante a exposição ao frio.

Por fim, o treinamento físico ou os níveis de condicionamento físico exercem influências limitadas nas respostas termorregulatórias ao frio. Na verdade, estudos transversais e longitudinais concluíram que não existirá uma relação entre a capacidade de tolerância ao frio e os níveis de condicionamento físico se as pessoas forem normalizadas quanto ao mesmo percentual de gordura corporal.[11]

Efeitos do estresse pelo frio no desempenho do exercício. O desempenho esportivo praticado em temperaturas baixas pode ser prejudicado de várias maneiras. Por exemplo, em muitos casos as mãos expostas a baixas temperaturas ficam dormentes, devido à diminuição na taxa de transmissão neural e ao menor fluxo sanguíneo, em decorrência da vasoconstrição. Esse contratempo resulta na perda de destreza manual e afeta as habilidades motoras, como arremessar e pegar objetos. O nível de comprometimento da destreza manual induzido pelo frio tem correlação direta com a temperatura da pele. Além disso, quando a temperatura da pele atinge 15°C (i.e., 59°F), a destreza manual começa a diminuir rapidamente diante de novas quedas na temperatura.[11]

O frio também pode afetar a força muscular e a produção de energia diante da diminuição significativa da temperatura muscular.[11] Por exemplo, estudos que investigaram o impacto da imersão em água fria na força muscular revelam que a redução da temperatura do músculo até cerca de 8°C pode diminuir a força e a potência muscular em 31-44%.[11] Mas, durante o exercício em ambiente de ar frio, a temperatura do músculo exercitado normalmente não diminui; assim, raramente a exposição ao ar frio irá diminuir a produção de força muscular.

Até o momento, apenas alguns estudos investigaram a influência do ar frio no desempenho do exercício aeróbio. Infelizmente, não se chegou a um consenso com relação a saber se o desempenho do exercício aeróbio fica prejudicado em um ambiente frio, comparativamente a temperaturas relativamente mais elevadas (i.e., quentes). Analogamente aos estudos de exposição ao ar frio, são poucos os estudos que se debruçaram sobre o desempenho aeróbio durante exercícios praticados em água fria. No entanto, acredita-se que a água fria tenha um impacto negativo no desempenho aeróbio porque, em comparação com o ar, a condução de calor na água é 25 vezes maior do que no ar – o resultado é uma redução maior na temperatura muscular.[11] Para mais informações sobre o efeito do estresse pelo frio no desempenho do exercício, ver Castellani e Tipton (2016) nas "Sugestões de leitura".

Riscos à saúde durante exercícios físicos no frio. Indivíduos imersos em água fria (p. ex., ≤ 15°C) por períodos prolongados (i.e., ≥ 1 hora) correm o risco de sofrer hipotermia. Na verdade, pessoas que acidentalmente caem em rios ou lagos em temperaturas próximas de zero efetivamente correm risco de morte, se a temperatura interna do corpo cair do nível normal de 37°C para 25°C ou menos. Esse nível de hipotermia está associado à ocorrência de arritmias cardíacas e possível parada cardíaca. Além disso, a hipotermia grave resulta na perda da consciência, com aumento no risco de outras lesões causadas pelo frio.

Em comparação com o exercício praticado em água fria, o exercício num ambiente de ar frio representa menor risco de hipotermia. No entanto, a pele exposta corre o risco de congelamento em temperaturas do ar ambiente abaixo de zero. Nesse sentido, se não for tratada precocemente, a geladura (distúrbio médico grave), poderá causar danos permanentes aos tecidos (p. ex., gangrena) se a pele ficar exposta ao frio por longos períodos.

Respirar ar frio durante o exercício representa algum risco para as vias respiratórias ou para os pulmões? Decididamente, a resposta é não. Na verdade, o ar frio que entra no corpo através do nariz ou pela boca é rapidamente aquecido antes de chegar aos pulmões. Contudo, o ato de respirar ar frio pode desencadear em alguns indivíduos episódios de asma induzida pelo exercício. Esse tipo de asma é causado pelo resfriamento e ressecamento das vias aéreas, resultando em broncoconstrição. Para mais detalhes sobre as causas da asma induzida pelo exercício, ver o Capítulo 17.

Aclimatação ao frio

Ocorrem três tipos principais de adaptação fisiológica diante da exposição crônica de seres humanos a temperaturas frias.[37,38] Primeiro, a adaptação ao frio resulta em diminuição da temperatura média da pele na qual têm início os tremores. Isso significa que os indivíduos aclimatados ao frio começam a tremer quando expostos a temperaturas inferiores à temperatura da pele, em comparação aos indivíduos não aclimatados. A explicação para essa constatação é que os indivíduos aclimatados ao frio mantêm a produção de calor com menos tremores, aumentando a termogênese não associada ao tremor. Isso é promovido por um aumento da liberação de noradrenalina, que resulta em aumento da produção metabólica de calor.[8,23]

Em um segundo ajuste fisiológico que ocorre em razão da aclimatação ao frio, os indivíduos adaptados ao frio conseguem manter uma temperatura média de mãos e pés mais alta durante a exposição ao ambiente frio, em comparação aos indivíduos não aclimatados. A aclimatação ao frio aparentemente resulta em melhora da vasodilatação periférica intermitente para aumento do fluxo sanguíneo (e do fluxo de calor) nas mãos e nos pés.[37,38]

A terceira e última adaptação fisiológica ao frio é a melhor capacidade de dormir em ambientes frios. Indivíduos não aclimatados que tentam dormir em ambientes frios costumam tremer tanto que o sono acaba sendo impossibilitado. Em contrapartida, os indivíduos aclimatados ao frio conseguem dormir confortavelmente em ambientes frios, porque apresentam níveis elevados de termogênese não associada ao tremor. O curso temporal exato de uma aclimatação total ao frio ainda não foi devidamente definido. No entanto, indivíduos colocados em uma câmara fria começam a exibir sinais de aclimatação ao frio após 1 semana.[53]

Em resumo

- Durante condições de repouso, os seres humanos exibem vasoconstrição periférica diante da exposição ao frio. Isso resulta em diminuição no fluxo sanguíneo cutâneo, que, por sua vez, reduz a perda de calor por convecção entre a pele e o ambiente.
- O exercício realizado em ambiente frio melhora a capacidade dos atletas de perder calor e, assim, diminui significativamente as chances de lesão por calor.
- A aclimatação ao frio resulta em três adaptações fisiológicas: (1) maior termogênese não associada ao tremor, (2) maior capacidade de prevenir grandes quedas na temperatura cutânea durante a exposição ao frio e (3) melhor capacidade para dormir em ambientes frios. O propósito geral dessas adaptações é aumentar a produção de calor e manter a temperatura central, o que aumentará o nível de conforto do indivíduo durante a exposição ao frio.

Atividades para estudo

1. Defina os seguintes termos: (1) *homeotermo*; (2) *hipertermia* e (3) *hipotermia*.
2. Por que uma elevação significativa da temperatura central representa ameaça à vida?
3. Explique a afirmação de que o termo *temperatura corporal* é inadequado.
4. Como a temperatura corporal é medida durante o exercício?
5. Discuta brevemente o papel do hipotálamo pré-óptico anterior na regulação da temperatura.
6. Liste e defina os quatro mecanismos de perda de calor. Quais dessas vias têm a participação mais importante durante o exercício realizado em um ambiente quente/seco?
7. Discuta as duas categorias gerais de produção de calor nos seres humanos.
8. Quais hormônios estão envolvidos na produção bioquímica de calor?
9. Destaque brevemente os eventos térmicos que ocorrem durante o exercício prolongado em condições ambientais moderadas. Inclua em sua discussão informações sobre as mudanças da temperatura central, fluxo sanguíneo cutâneo, sudorese e temperatura da pele.
10. Calcule a quantidade de evaporação que precisa ocorrer para remover 400 kcal de calor do corpo.
11. Quanto calor precisaria ser removido da pele se 520 mL de suor se evaporassem durante um período de 30 minutos?
12. Liste e discuta as adaptações fisiológicas que ocorrem durante a aclimatação ao calor.
13. Como o exercício realizado em condições ambientais de frio poderia afetar a destreza em habilidades como as de lançar e pegar algo?
14. Discuta as alterações fisiológicas que ocorrem em resposta à exposição crônica ao frio.

Sugestões de leitura

Bongers, C., D. Thijssen, M. Veltmeijer, M. Hopman, and T. Eijsvogels. 2015. Precooling and percooling both improve performance in the heat: a meta-analysis review. *British Journal of Sports Medicine* 49:377-384.

Casa, D., J. K. DeMartini, M. F. Bergeron, D. Csillan, E. R. Eichner, R. M. Lopez, et al. 2015. National Athletic Trainers' Association position statement: Exertional heat illnesses. *Journal of Athletic Training* 50:986-1000.

Casa, D. J., S. Cheuvront, D. Galloway, and S. Shirreffs. 2019. Fluid needs for training, competition, and recovery in track and field athletes. *International Journal of Sport Nutrition and Exercise Metabolism* 29: 175-180.

Castellani, J., and M. Tipton. 2016. Cold stress effects on exposure tolerance and exercise performance. *Comprehensive Physiology* 6: 443-469.

Hosokawa, Y., T. Nagata, and M. Hasegawa. 2019. Inconsistency in the standard of care-toward evidence-based management of exertional heat stroke. *Frontiers in Physiology* 10: 108. https://doi.org/10.3389/phys.2019.00108

Kenney, W. L. 2017. Edward F. Adolph Distinguished lecture: skin-deep insights into vascular aging. *Journal of Applied Physiology* 123: 1024-1038.

Laitano, O., L. Leon, W. Roberts, and M. Sawka. 2019. Controversies in exertional heat stroke diagnosis, prevention and treatment. *Journal of Applied Physiology* 127: 1338-1348.

McDermott, B. P., S.A. Anderson, L. E. Armstrong, D. L. Casa, S. N. Cheuvront, L. Cooper, et al. 2017. National athletic trainers' association position statement: fluid replacement for the physically active. *Journal of Athletic Training* 52: 877-895. https://natajournals.org/doi/10.4085/1062-6050-52.9.02

Nybo, L., P. Rasmussen, and M. Sawka. 2014. Performance in the heat-physiological factors of importance for hyperthermia-induced fatigue. *Comprehensive Physiology* 4: 657-89.

Sawka, M., J. Perlard, and S. Racinals. 2015. Heat acclimatization to improve athletic performance in warm-hot environments. Gatorade Sports Science Institute, Sports Science Exchange. 28: SSE #153.

Sawka, M., S. Cheuvront, and R. Kenefick. 2016. Hydration and aerobic performance: impact of environment. Gatorade Sports Science Institute. *Sports Science Exchange* #152.

Schlader, Z. and N. Vargas. 2019. Regulation of body temperature by autonomic and behaviorial thermoeffectors. *Exercise and Sport Science Reviews* 47: 116-126.

Stevens, C. J., L. Taylor, and B. Dascombe. 2017. Cooling during exercise: an overlooked strategy for enhancing performance in the heat. *Sports Medicine* 47: 829-841.

Referências bibliográficas

1. Armstrong LE, Johnson EC, Casa DJ, Ganio MS, McDermott BP, Yamamoto LM, et al. The American football uniform: un-

compensable heat stress and hyperthermic exhaustion. *Journal of Athletic Training* 45: 117-127, 2010.

2. Armstrong LE and Maresh CM. The induction and decay of heat acclimatisation in trained athletes. *Sports Medicine* 12: 302-312, 1991.
3. Baker L. Physiology of sweat gland function: the roles of sweating and sweat composition in human health. *Temperature* 6: 211-259, 2019.
4. Balmain BN, Surendran S, Louis M, and Morris MR. Aging and thermoregulatory control: the clinical implications of exercise under heat stress in older individuals. *BioMed Research International.* doi.org/1010.1155/2017/8306154. 2018.
5. Bergeron MF, McKeag DB, Casa DJ, Clarkson PM, Dick RW, Eichner ER, et al. Youth football: heat stress and injury risk. *Medicine & Science in Sports & Exercise* 37: 1421-1430, 2005.
6. Blatteis CM. Age-dependent changes in temperature regulation – a mini review. *Gerontology* 58: 289-295, 2012.
7. Bongers C, Thijssen D, Veltmeijer M, Hopman M, and Eijsvogels T. Precooling and percooling both improve performance in the heat: a meta analysis review. *British Journal of Sports Medicine* 49: 377-384, 2015.
8. Cabanac M. Temperature regulation. *Annual Review of Physiology* 37: 415-439, 1975.
9. Casa DJ, Becker SM, Ganio MS, Brown CM, Yeargin SW, Roti MW, et al. Validity of devices that assess body temperature during outdoor exercise in the heat. *Journal of Athletic Training* 42: 333-342, 2007.
10. Casa DJ, Cheuvront S, Galloway D, and Shirreffs S. Fluid needs for training, competition, and recovery in track and field athletes. *International Journal of Sport Nutrition and Exercise Metabolism* 29: 175-180, 2019.
11. Castellani JW and Tipton MJ. Cold stress effects on exposure tolerance and exercise performance. *Comprehensive Physiology* 6: 443-469, 2016.
12. Chinevere TD, Kenefick RW, Cheuvront SN, Lukaski HC, and Sawka MN. Effect of heat acclimation on sweat minerals. *Medicine & Science in Sports & Exercise* 40: 886-891, 2008.
13. Crandall CG and Gonzalez-Alonso J. Cardiovascular function in the heat-stressed human. *Acta Physiologica (Oxford)* 199: 407-423, 2010.
14. Dawson B. Exercise training in sweat clothing in cool conditions to improve heat tolerance. *Sports Medicine* 17: 233-244, 1994.
15. Delamarche P, Bittel J, Lacour JR, and Flandrois R. Thermoregulation at rest and during exercise in prepubertal boys. *European Journal of Applied Physiology and Occupational Physiology* 60: 436-440, 1990.
16. Ely BR, Cheuvront SN, Kenefick RW, and Sawka MN. Aerobic performance is degraded, despite modest hyperthermia, in hot environments. *Medicine & Science in Sports & Exercise* 42: 135-141, 2010.
17. Fox S. *Human Physiology.* New York, NY: McGraw-Hill, 2018.
18. Gisolfi C and Cohen J. Relationships among training, heat acclimation, and heat tolerance in men and women: the controversy revisited. *Medicine and Science in Sports* 11: 56-59, 1979.
19. Gisolfi C and Wenger C. Temperature regulation during exercise: old concepts, new ideas. *Exercise and Sport Science Reviews* 12: 339-372, 1984.
20. Godek SF, Bartolozzi AR, and Godek JJ. Sweat rate and fluid turnover in American football players compared with runners in a hot and humid environment. *British Journal of Sports Medicine* 39: 205-211; discussion 205-211, 2005.
21. Gordon CJ. *Temperature Regulation in Laboratory Rodents.* New York, NY: Oxford Press, 2009.
22. Hargreaves M. Physiological limits to exercise performance in the heat. *Journal of Science and Medicine in Sport* 11: 66-71, 2008.
23. Hong S, Rennie D, and Park Y. Humans can acclimatize to cold: a lesson from Korean divers. *News in Physiological Sciences* 2: 79-82, 1987.
24. Horvath SM. Exercise in a cold environment. *Exercise and Sport Science Reviews* 9: 221-263, 1981.
25. Johnson EC, Ganio MS, Lee EC, Lopez RM, McDermott BP, Casa DJ, et al. Perceptual responses while wearing an American football uniform in the heat. *Journal of Athletic Training* 45: 107-116, 2010.
26. Johnson JM. Exercise and the cutaneous circulation. *Exercise and Sport Science Reviews* 20: 59-97, 1992.
27. Keiser S, Fluck D, Huppin F, Stravs A, Hilty M, and Lundby C. Heat training increases exercise capacity in hot but not in temperate conditions: a mechanistic counter-balanced cross-over study. American Journal of Physiology: *Heart and Circulatory Physiology* 309: H750-H761, 2015.
28. Kenefick RW, Ely BR, Cheuvront SN, Palombo LJ, Goodman DA, and Sawka MN. Prior heat stress: effect on subsequent 15-min time trial performance in the heat. *Medicine & Science in Sports & Exercise* 41: 1311-1316, 2009.
29. Kenney WL. Control of heat-induced cutaneous vasodilatation in relation to age. *European Journal of Applied Physiology and Occupational Physiology* 57: 120-125, 1988.
30. Kenney WL. Edward F. Adolph Distinguished lecture: skin-deep insights into vascular aging. *Journal of Applied Physiology* 123: 1024-1038, 2017.
31. Kenney WL and Johnson JM. Control of skin blood flow during exercise. *Medicine & Science in Sports & Exercise* 24: 303-312, 1992.
32. Kenney WL and Munce TA. Invited review: aging and human temperature regulation. *Journal of Applied Physiology* 95: 2598-2603, 2003.
33. Kruk B, Pekkarinen H, Manninen K, and Hanninen O. Comparison in men of physiological responses to exercise of increasing intensity at low and moderate ambient temperatures. *European Journal of Applied Physiology and Occupational Physiology* 62: 353-357, 1991.
34. Lee SM, Williams WJ, and Schneider SM. Role of skin blood flow and sweating rate in exercise thermoregulation after bed rest. *Journal of Applied Physiology* 92: 2026-2034, 2002.
35. Lim CL, Byrne C, and Lee JK. Human thermoregulation and measurement of body temperature in exercise and clinical settings. *ANNALS Academy of Medicine Singapore* 37: 347-353, 2008.
36. Lorenzo S, Halliwill JR, Sawka MN, and Minson CT. Heat acclimation improves exercise performance. *Journal of Applied Physiology* 109: 1140-1147, 2010.
37. Makinen TM. Different types of cold adaptation in humans. *Frontiers in Bioscience (Scholar Edition)* 2: 1047-1067, 2010.
38. Makinen TM. Human cold exposure, adaptation, and performance in high latitude environments. *American Journal of Human Biology* 19: 155-164, 2007.
39. Maughan R and Murray R. *Sports Drinks: Basic Science and Practical Aspects.* Boca Raton, FL: CRC Press, 2000.
40. Maughan RJ. Distance running in hot environments: a thermal challenge to the elite runner. *Scandinavian Journal of Medicine & Science in Sports* 20 (Suppl 3): 95-102, 2010.

41. Maughan RJ and Shirreffs SM. Dehydration and rehydration in competitive sport. *Scandinavian Journal of Medicine & Science in Sports* 20 (Suppl 3): 40-47, 2010.
42. Maughan RJ, Shirreffs SM, and Watson P. Exercise, heat, hydration and the brain. *The Journal of the American College of Nutrition* 26: 604S-612S, 2007.
43. McDermott BP, Anderson SA, Armstrong LE, Casa DJ, Cheuvront SN, Cooper L, et al. National athletic trainers' association position statement: fluid replacement for the physically active. *Journal of Athletic Training* 52: 877-895. https://natajournals.org/doi/10.4085/1062-6050-52.9.02. 2017.
44. Minson C and Cotter J. Crosstalk proposal: heat acclimatization does improve performance in a cool condition. *Journal of Physiology* 594: 241-243, 2016.
45. Morton JP, Kayani AC, McArdle A, and Drust B. The exercise-induced stress response of skeletal muscle, with specific emphasis on humans. *Sports Medicine* 39: 643-662, 2009.
46. Nadel E. Temperature regulation. In: *Sports Medicine and Physiology,* edited by Strauss R. Philadelphia, PA: W. B. Saunders, 1979.
47. Nadel E. Temperature regulation during prolonged exercise. In: *Perspectives in Exercise Science and Sports Medicine: Prolonged Exercise,* edited by Lamb D, and Murray R. Indianapolis, IN: Benchmark Press, 1988, pp. 125-152.
48. Nielsen B, Savard G, Richter EA, Hargreaves M, and Saltin B. Muscle blood flow and muscle metabolism during exercise and heat stress. *Journal of Applied Physiology* 69: 1040-1046, 1990.
49. Nielson B. Thermoregulation during exercise. *Acta Physiologica Scandinavica* 323 (Suppl): 10-73, 1969.
50. Nielson M. Die regulation der korpertemperatur bei muskelarbeit. *Scandinavica Archives Physiology* 79: 193, 1938.
51. Noble B. *Physiology of Exercise and Sport.* St. Louis, MO: C. V. Mosby, 1986.
52. Nybo L, Rasmussen P, and Sawka M. Performance in the heat-physiological factors of importance for hyperthermia-induced fatigue. *Comprehensive Physiology* 4: 657-689, 2014.
53. Pandolf KB. Effects of physical training and cardiorespiratory physical fitness on exercise-heat tolerance: recent observations. *Medicine and Science in Sports* 11: 60-65, 1979.
54. Pandolf KB. Time course of heat acclimation and its decay. *International Journal of Sports Medicine* 19 (Suppl 2): S157-160, 1998.
55. Pandolf KB, Cadarette BS, Sawka MN, Young AJ, Francesconi RP, and Gonzalez RR. Thermoregulatory responses of middle-aged and young men during dry-heat acclimation. *Journal of Applied Physiology* 65: 65-71, 1988.
56. Powers SK, Howley ET, and Cox R. Blood lactate concentrations during submaximal work under differing environmental conditions. *The Journal of Sports Medicine and Physical Fitness* 25: 84-89, 1985.
57. Powers SK, Howley ET, and Cox R. A differential catecholamine response during prolonged exercise and passive heating. *Medicine & Science in Sports & Exercise* 14: 435-439, 1982.
58. Powers SK, Howley ET, and Cox R. Ventilatory and metabolic reactions to heat stress during prolonged exercise. *The Journal of Sports Medicine and Physical Fitness* 22: 32-36, 1982.
59. Powers SK, Nelson WB, and Hudson MB. Exercise-induced oxidative stress: cause and consequences. *Free Radical Biology & Medicine* 51: 942-950, 2011.
60. Rasch W, Samson P, Cote J, and Cabanac M. Heat loss from the human head during exercise. *Journal of Applied Physiology* 71: 590-595, 1991.
61. Robinson S. Temperature regulation in exercise. *Pediatrics* 32 (Suppl): 691-702, 1963.
62. Sato F, Owen M, Matthes R, Sato K, and Gisolfi CV. Functional and morphological changes in the eccrine sweat gland with heat acclimation. *Journal of Applied Physiology* 69: 232-236, 1990.
63. Schlader Z and Vargas N. Regulation of body temperature by autonomic and behaviorial thermoeffectors. *Exercise and Sport Science Reviews* 47: 116-126, 2019.
64. Shirreffs SM. The importance of good hydration for work and exercise performance. *Nutrition Reviews* 63: S14-21, 2005.
65. Simmons G, Wong B, Holowatz L, and Kenney WL. Changes in the control of skin blood flow with exercise training: where do cutaneous vascular adaptations fit in? *Experimental Physiology* 96: 822-828, 2011.
66. Stolwijk JA, Saltin B, and Gagge AP. Physiological factors associated with sweating during exercise. *Aerospace Medicine* 39: 1101-1105, 1968.
67. Thomas CM, Pierzga JM, and Kenney WL. Aerobic training and cutaneous vasodilation in young and older men. *Journal of Applied Physiology* 86: 1676-1686, 1999.
68. Tikuisis P, Bell DG, and Jacobs I. Shivering onset, metabolic response, and convective heat transfer during cold air exposure. *Journal of Applied Physiology* 70: 1996-2002, 1991.
69. Wanner SP, Guimaraes JB, Rodrigues LO, Marubayashi U, Coimbra CC, and Lima NR. Muscarinic cholinoceptors in the ventromedial hypothalamic nucleus facilitate tail heat loss during physical exercise. *Brain Research Bulletin* 73: 28-33, 2007.
70. Wendt D, van Loon LJ, and Lichtenbelt WD. Thermoregulation during exercise in the heat: strategies for maintaining health and performance. *Sports Medicine* 37: 669-682, 2007.
71. Wenger CB. Heat of evaporation of sweat: thermodynamic considerations. *Journal of Applied Physiology* 32: 456-459, 1972.
72. Williams CG, Wyndham CH, and Morrison JF. Rate of loss of acclimatization in summer and winter. *Journal of Applied Physiology* 22: 21-26, 1967.
73. Wyndham CH. The physiology of exercise under heat stress. *Annual Review of Physiology* 35: 193-220, 1973.
74. Yanagimoto S, Aoki K, Horikawa N, Shibasaki M, Inoue Y, Nishiyasu T, et al. Sweating response in physically trained men to sustained handgrip exercise in mildly hyperthermic conditions. *Acta Physiologica Scandinavia* 174: 31-39, 2002.
75. Zuo L, Christofi FL, Wright VP, Liu CY, Merola AJ, Berliner LJ, et al. Intra- and extracellular measurement of reactive oxygen species produced during heat stress in diaphragm muscle. *American Journal of Physiology – Cell Physiology* 279: C1058-1066, 2000.

13

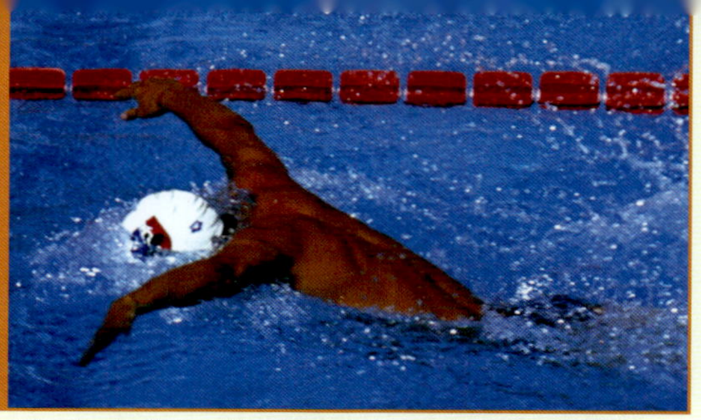

Mike Hewitt/Action Plus Sports Images/Alamy Stock Photo

Fisiologia do treinamento: efeitos dos treinamentos aeróbio e anaeróbio

Objetivos

Ao estudar este capítulo, você deverá ser capaz de:

1. Explicar os princípios básicos do treinamento: sobrecarga, reversibilidade e especificidade.
2. Discutir o papel da genética na determinação do $\dot{V}O_{2\text{máx}}$.
3. Descrever as alterações típicas em $\dot{V}O_{2\text{máx}}$ promovidas pelos programas de treinamento de resistência e o efeito do valor inicial (pré-treinamento) sobre a magnitude do aumento.
4. Identificar os valores de $\dot{V}O_{2\text{máx}}$ típicos para várias populações sedentárias, ativas e atléticas.
5. Saber a contribuição da frequência cardíaca, volume sistólico e diferença $(a\text{-}\bar{v})O_2$ na determinação do $\dot{V}O_{2\text{máx}}$.
6. Discutir como o treinamento aumenta o $\dot{V}O_{2\text{máx}}$.
7. Definir a pré-carga, pós-carga e contratilidade, bem como discutir o papel de cada um desses elementos no aumento do volume sistólico máximo que ocorre com o treinamento de resistência.
8. Descrever as alterações estruturais musculares responsáveis pelo aumento da diferença $(a\text{-}\bar{v})O_2$ máxima com o treinamento de resistência.
9. Listar e discutir as alterações primárias que ocorrem na musculatura esquelética como resultado do treinamento de resistência.
10. Explicar como o treinamento de resistência "de alta intensidade" melhora o equilíbrio acidobásico durante o exercício.
11. Destacar as alterações de "cenário amplo" que ocorrem na musculatura esquelética como resultado do treinamento físico e discutir a especificidade das respostas a esse treinamento.
12. Listar as quatro vias transdutoras de sinal primárias no músculo esquelético.
13. Listar e definir a função de mensageiros secundários importantes do músculo esquelético.
14. Destacar os eventos sinalizadores que levam à adaptação muscular induzida pelo treinamento de resistência.
15. Discutir como as alterações no "comando central" e no "*feedback* periférico" subsequentes a um programa de treinamento de resistência podem diminuir a frequência cardíaca, ventilação e respostas de catecolaminas a uma série de exercícios submáximos.
16. Descrever as causas subjacentes da diminuição do $\dot{V}O_{2\text{máx}}$ que ocorre com a cessação do treinamento de resistência.
17. Discutir o efeito do treinamento anaeróbio no desempenho durante o exercício de alta intensidade e curta duração.
18. Descrever o efeito do treinamento anaeróbio nas propriedades bioquímicas das fibras musculares esqueléticas.

Conteúdo

Princípios do treinamento 328
- Sobrecarga e reversibilidade 329
- Especificidade 329

Treinamento de resistência e $\dot{V}O_{2máx}$ 329
- Programas de treinamento e alterações de $\dot{V}O_{2máx}$ 329

Por que o treinamento físico melhora o $\dot{V}O_{2máx}$? 330
- Volume sistólico 332
- Diferença arteriovenosa de O_2 333

Treinamento de resistência: efeitos sobre o desempenho e a homeostasia 334
- Alterações no tipo e capilaridade da fibra induzidas pelo treinamento de resistência 334
- O treinamento de resistência aumenta o conteúdo mitocondrial nas fibras de músculo esquelético 335
- Mudanças induzidas pelo treinamento na utilização do combustível muscular 336
- O treinamento de resistência melhora a capacidade antioxidante da musculatura 338
- O treinamento físico melhora o equilíbrio acidobásico durante o exercício 339

Bases moleculares da adaptação ao treinamento físico 339
- Adaptação ao treinamento – quadro geral 340
- Especificidade das respostas ao treinamento físico 341
- Vias transdutoras de sinais primários no músculo esquelético 341
- Mensageiros secundários no músculo esquelético 343

Eventos sinalizadores que levam à adaptação do músculo induzido pelo treinamento de resistência 344

Treinamento de resistência: ligações existentes entre o músculo e a fisiologia sistêmica 346
- *Feedback* periférico 346
- Comando central 346

Destreinamento subsequente ao treinamento de resistência 348

Adaptações do músculo ao treinamento com exercício anaeróbio 350
- Alterações induzidas nos músculos esqueléticos pelo treinamento anaeróbio 350
- Alterações induzidas no desempenho pelo treinamento anaeróbio 351

Palavras-chave

bradicardia
calcineurina
CaMK (quinase dependente de calmodulina)
especificidade
NFκB (fator nuclear kappa B)
p38 (quinase p38 ativada por mitógeno)
PGC-1α (coativador-1α do receptor ativado por proliferadores de peroxissoma gama)
proteína quinase ativada por monofosfato de 5'adenosina (AMPK)
quinase dependente de calmodulina (CaMK)
reversibilidade
sobrecarga
via de sinalização IGF-1/Akt/mTOR

Um assunto abordado ao longo de todo o livro é que existem mecanismos regulatórios (i.e., sistemas de controle) que operam durante o repouso e o exercício para manter a homeostase. Está comprovado que a prática regular de exercícios de resistência (aeróbios) aumenta a capacidade do sistema cardiovascular de levar sangue aos músculos ativos e aumenta a capacidade muscular de produzir ATP em condições aeróbias. Essas alterações paralelas resultam em uma menor desorganização do ambiente interno durante o exercício. Isso, sem dúvida, resulta na melhora do desempenho. Além disso, as séries regulares de exercícios anaeróbios promovem uma adaptação muscular que melhora o desempenho nos eventos anaeróbios (p. ex., corrida de 200 m).

O propósito deste capítulo é discutir as adaptações fisiológicas que ocorrem em resposta tanto ao treinamento de resistência como ao treinamento anaeróbio. Um de seus principais objetivos é unir uma parte significativa da fisiologia já apresentada nos capítulos anteriores, pois a maioria dos tecidos e sistemas de órgãos é direta ou indiretamente afetada pelos programas de treinamento. Na discussão sobre o treinamento de resistência, consideram-se separadamente as alterações fisiológicas que promovem o aumento de $\dot{V}O_{2máx}$ à parte das adaptações associadas às melhoras no desempenho submáximo prolongado. Isso se deve ao fato de o $\dot{V}O_{2máx}$ estar estreitamente ligado à capacidade máxima do sistema cardiovascular de levar sangue aos músculos que estão trabalhando. A capacidade de sustentar um exercício submáximo por tempo prolongado está mais associada à manutenção da homeostasia da fibra muscular em decorrência das propriedades bioquímicas específicas dos músculos que estão trabalhando.

Este capítulo explora ainda a fisiologia do treinamento físico anaeróbio. Nesse caso, definimos treinamento físico anaeróbio como séries curtas de exercício (10-30 segundos) realizados acima do $\dot{V}O_{2máx}$ (i.e., exercício completo e extenuante). O ponto de partida será uma introdução aos princípios do treinamento e uma discussão da terminologia do treinamento.

Princípios do treinamento

Os três princípios do treinamento são a sobrecarga, a especificidade e a reversibilidade. Esses princípios são introduzidos aqui e aplicados nos Capítulos 17 (treinamento para saúde e condicionamento físico), bem como no Capítulo 20 (treinamento para desempenho).

Sobrecarga e reversibilidade

O princípio da **sobrecarga** refere-se ao fato de que um sistema orgânico (p. ex., cardiovascular) ou tecido (p. ex., músculo esquelético) deve ser exercitado em um nível além do qual está acostumado para alcançar uma adaptação ao treinamento. O sistema ou tecido adapta-se gradualmente a essa sobrecarga. Tal padrão de sobrecarregamento progressivo de um sistema ou tecido promove adaptações que resultam na melhora da função com o passar do tempo. As variáveis do treinamento físico que constituem a sobrecarga incluem a intensidade, duração e frequência (dias por semana) dos exercícios físicos. O corolário do princípio da sobrecarga é o princípio da reversibilidade. O princípio da **reversibilidade** indica que os ganhos de condicionamento por meio do exercício com sobrecarga são rapidamente perdidos quando o treinamento é interrompido e a sobrecarga removida.

Especificidade

O princípio da **especificidade** refere-se ao fato de que o treinamento físico é específico para os músculos envolvidos na atividade, tipos de fibras recrutadas, principal sistema de fornecimento de energia envolvido (aeróbio *vs.* anaeróbio), velocidade da contração e tipo de contração muscular (excêntrica, concêntrica ou isométrica). De fato, ninguém espera que os braços fiquem treinados durante um programa de exercício de corrida de 10 semanas. Entretanto, isso também significa que, se um indivíduo adere a um programa individual de corrida à distância e em baixa intensidade, empregando as fibras musculares de contração lenta, pouco ou nenhum efeito será produzido sobre as fibras de contração rápida dos músculos das pernas.

A especificidade também se refere aos tipos de adaptações que ocorrem no músculo como resultado do treinamento. Se um músculo é engajado na execução de exercícios de resistência, as adaptações primárias são os acréscimos no número de capilares e de mitocôndrias, que aumentam a capacidade do músculo de produzir energia em condições aeróbias. Quando um músculo é engajado em um treinamento de força pesado, a adaptação primária consiste no aumento da quantidade de proteínas contráteis.[36]

Em resumo

- Segundo o princípio da sobrecarga, para que um treinamento produza efeito, um sistema ou tecido deve ser desafiado com uma intensidade, duração ou frequência de exercícios às quais não esteja acostumado. Com o passar do tempo, o tecido ou sistema se adapta a essa carga aumentada. O princípio da reversibilidade refere-se ao fato de que os ganhos em condicionamento se perderão com a interrupção do treinamento.
- O princípio da especificidade refere-se ao fato de que o efeito do treinamento se limita às fibras musculares envolvidas na atividade. Além disso, a fibra muscular se adapta especificamente ao tipo de atividade. Especificamente, o treinamento de resistência promove um aumento na densidade de mitocôndrias e capilares no músculo, enquanto o treinamento de força leva a um aumento das proteínas contráteis no músculo esquelético.

Treinamento de resistência e $\dot{V}O_{2máx}$

O consumo máximo de oxigênio (também chamado de potência aeróbia máxima ou $\dot{V}O_{2máx}$) é a medida da capacidade máxima do corpo para transportar e utilizar oxigênio durante o exercício dinâmico que usa grandes grupos musculares (p. ex., pernas). O Capítulo 4 introduziu esse conceito, enquanto os Capítulos 9 e 10 mostraram como as variáveis pulmonares e cardiovasculares específicas respondem ao exercício graduado até o $\dot{V}O_{2máx}$. As próximas seções discutem o efeito dos programas físicos de resistência sobre o aumento de $\dot{V}O_{2máx}$ e as alterações fisiológicas responsáveis por esse aumento.

Programas de treinamento e alterações de $\dot{V}O_{2máx}$

Comumente, os programas de treinamento de resistência que aumentam o $\dot{V}O_{2máx}$ envolvem a prática contínua de exercícios dinâmicos que empregam uma massa muscular ampla (p. ex., corrida, ciclismo ou natação) por um período superior a 20 minutos/sessão, três ou mais vezes/semana, a uma intensidade maior que 50% do $\dot{V}O_{2máx}$. Ademais, o treinamento intervalado de alta intensidade (i.e., 20-120 segundos de esforço completo) também melhora a $\dot{V}O_{2máx}$. Nos Capítulos 17 e 20, foram apresentados os detalhes sobre como elaborar programas de treinamento para indivíduos médios e atletas, respectivamente. Enquanto os programas de treinamento de resistência com duração de 2-3 meses tipicamente aumentam o $\dot{V}O_{2máx}$ em 15-20%, a faixa de melhora alcançada pode ser de apenas 2-3% para os indivíduos com baixo potencial genético para adaptações ao treinamento de resistência, ou de até 50% para aqueles com potencial genético para grandes melhoras no $\dot{V}O_{2máx}$ com o treinamento.[5,8,25,38,53,60]

O $\dot{V}O_{2máx}$ relativo (i.e., normalizado de acordo com o peso corporal) pode variar amplamente em adultos, dependendo da idade, da condição de saúde e do nível de treinamento de cada indivíduo. Exemplificando, o $\dot{V}O_{2máx}$ pode ser inferior a 20 $mL \cdot kg^{-1} \cdot min^{-1}$ em pacientes com doença cardiovascular e pulmonar grave, assim como pode estar acima de 80 $mL \cdot kg^{-1} \cdot min^{-1}$ em maratonistas de nível internacional e praticantes de esqui *cross-country* (Tab. 13.1). Os valores de $\dot{V}O_{2máx}$ extremamente elevados apresentados pelos atletas de resistência de elite, de ambos os sexos, são decorrentes do treinamento e de uma dádiva genética de alta capacidade cardiovascular e elevado percentual de fibras musculares

Tabela 13.1 Valores de $\dot{V}O_{2máx}$ medidos em populações saudáveis e doentes

População	Homens	Mulheres
Saudável		
Praticantes de esqui *cross-country*	84	72
Maratonistas	83	62
Sedentários: jovens	45	38
Sedentários: adultos de meia-idade	35	30
Doentes		
Pacientes pós-infarto do miocárdio	22	18
Pacientes com doença pulmonar grave	13	13

Valores expressos em $mL \cdot kg^{-1} \cdot min^{-1}$.
Fonte: Åstrand, P., Rodahl, K., Dahl, H. A. e Stromme, S. B., *Textbook of Work Physiology: Physiological Bases of Exercise*. Champaign, IL Human Kinetics, 2003.

lentas. De fato, alguns estudos concluíram que a possibilidade de herdar $\dot{V}O_{2máx}$ no estado não treinado é de aproximadamente 50%.[6,7] Em outras palavras, cerca de 50% do $\dot{V}O_{2máx}$ individual são determinados pela genética.

Além disso, a pesquisa indica que a magnitude de melhora no $\dot{V}O_{2máx}$ em resposta ao treinamento de exercício também é determinada pela genética.[8] Exemplificando, após a conclusão de um programa de treinamento padronizado, observa-se uma ampla variação da melhora do nível de $\dot{V}O_{2máx}$ entre os indivíduos.[6,33] Atualmente, acredita-se que a hereditabilidade dos ganhos de treinamento em termos de $\dot{V}O_{2máx}$ seja de cerca de aproximadamente 50%.[14] Evidências apontam as diferenças de DNA mitocondrial como elementos importantes tanto para as diferenças individuais de $\dot{V}O_{2máx}$ inicial (i.e., na ausência de treinamento) como para as melhoras de $\dot{V}O_{2máx}$ induzidas pelo treinamento.[8] Pessoas geneticamente dotadas que mostram grandes melhoras (p. ex, aumento de 40-50%) no $\dot{V}O_{2máx}$ durante o treinamento de resistência são frequentemente chamadas de "responsiva" ao treinamento físico. Por outro lado, indivíduos que obtêm apenas pequenas melhoras no $\dot{V}O_{2máx}$ induzidas pelo treinamento são conhecidos como "pouco responsivos". Ver informações adicionais sobre a relação existente entre a genética e o desempenho humano no Quadro "Uma visão mais detalhada 13.1".

Além dos fatores genéticos, tanto a intensidade como a duração do treinamento de resistência exercem impacto importante sobre a magnitude das alterações induzidas pelo treinamento no $\dot{V}O_{2máx}$. Exemplificando, períodos prolongados de treinamento de resistência (i.e., 2-3 anos) podem produzir melhoras mais significativas (p. ex., aumentos de 40-50%) no $\dot{V}O_{2máx}$ em indivíduos geneticamente dotados.[29] Do mesmo modo, o treinamento de resistência de alta intensidade também pode aumentar o $\dot{V}O_{2máx}$ em até 50% dos indivíduos com o potencial genético para responder favoravelmente ao treinamento de resistência.[8,25] Exemplificando, um estudo revelou um aumento amplo (p. ex., melhora de 30-50%) e linear do $\dot{V}O_{2máx}$ ao longo de 10 semanas de treinamento de intensidade moderada.[25] Esses resultados contrastam com muitos estudos sobre treinamento que mostram o nivelamento dos valores de $\dot{V}O_{2máx}$ decorridas apenas algumas semanas de treinamento. O aumento bem mais significativo do $\dot{V}O_{2máx}$ com esse programa de treinamento de 10 semanas deveu-se à maior intensidade, frequência e duração do treinamento do que aquelas comumente empregadas nos programas de exercício de resistência. Passa-se agora à discussão das adaptações fisiológicas responsáveis pelas melhoras de $\dot{V}O_{2máx}$ induzidas pelo treinamento de resistência.

Em resumo

- Os programas de treinamento de resistência que aumentam o $\dot{V}O_{2máx}$ envolvem uma massa muscular ampla em atividade contínua por > 20 minutos/sessão, três ou mais vezes/semana, a uma intensidade de 50-85% do $\dot{V}O_{2máx}$.
- Embora o $\dot{V}O_{2máx}$ aumente em média 15-20% como resultado de um programa de treinamento de resistência, os maiores aumentos no $\dot{V}O_{2máx}$ induzidos pelo treinamento em geral ocorrem nos indivíduos geneticamente dotados que são chamados de "altamente responsivos" a adaptações do treinamento de resistência.
- A predisposição genética é responsável por cerca de 50% do valor de $\dot{V}O_{2máx}$ de uma pessoa. Um treinamento de resistência extenuante e/ou prolongado pode aumentar em até 50% o $\dot{V}O_{2máx}$ em alguns indivíduos.

Por que o treinamento físico melhora o $\dot{V}O_{2máx}$?

O cálculo do consumo de oxigênio por meio da equação de Fick é representado da seguinte forma:

$$\dot{V}O_{2máx} = \text{débito cardíaco máximo} \times (\text{diferença } [a\text{-}\bar{v}]O_2 \text{ máxima})$$

Como o consumo máximo de oxigênio é o produto do fluxo sanguíneo sistêmico (débito cardíaco) pela extração sistêmica de oxigênio (diferença arteriovenosa $[a\text{-}\bar{v}]$ de oxigênio), as alterações de $\dot{V}O_{2máx}$ induzidas pelo treinamento decorrem do aumento do débito cardíaco máximo ou de um aumento da diferença $(a\text{-}\bar{v})O_2$, ou ainda de alguma combinação de ambos.

Conforme exposto no Capítulo 9, deve-se lembrar de que o débito cardíaco é determinado pela multiplicação da frequência cardíaca pelo volume sistólico (i.e., a quantidade de sangue ejetada por batimento cardíaco). Deve-se lembrar ainda de que a diferença $(a\text{-}\bar{v})O_2$ é uma medida da quantidade de oxigênio removida do sangue arterial e usada pelos tecidos. Mais uma vez, a equação de Fick determina que os aumentos de $\dot{V}O_{2máx}$ induzidos pelo treinamento podem decorrer de um débito cardíaco aumentado, diferença $(a\text{-}\bar{v})O_2$ aumentada ou de aumentos tanto do débito cardíaco como da diferença $(a\text{-}\bar{v})O_2$. As pesquisas revelam que, em indivíduos não treinados, durações relativamente curtas (1-4 meses) de treinamento com exercícios de resistência melhoram o

Uma visão mais detalhada 13.1

O patrimônio genético desempenha papel fundamental no desempenho atlético

O livro extremamente popular de Malcolm Gladwell, *Outliers: the story of success*, examinou fatores que contribuem para altos níveis de sucesso atlético e profissional. No livro, o autor afirma que, para se tornar um atleta de elite, tudo o que é necessário são 10.000 horas de prática. Infelizmente, essa afirmativa nada mais é do que um mito. Embora a qualidade do treinamento, as longas horas passadas nos treinos e o suporte nutricional contribuam para o sucesso atlético, muitos outros fatores também desempenham papéis importantes no sucesso do atleta. Por exemplo: dependendo da modalidade esportiva, os atletas de classe mundial apresentam uma gama estreita de características fisiológicas, morfológicas (p. ex., o tamanho do corpo), biomecânicas e psicológicas;[51] essa observação sugere que atletas de classe mundial compartilham componentes genéticos semelhantes. Na verdade, estudos confirmam que a genética desempenha papel importante na determinação do sucesso atlético.[51] Neste artigo, que traz uma análise mais aprofundada, consideramos dois exemplos em que a genética desempenha papel fundamental para o indivíduo poder se transformar em um atleta de elite.

Em primeiro lugar, vamos considerar o impacto da genética no basquete, onde a alta estatura é uma grande vantagem. Já ficou devidamente estabelecido que a estatura corporal tem forte componente de hereditariedade. Estima-se, por exemplo, que 65-80% da altura corporal fica determinada por genes que aumentam a altura.[51] Portanto, herdar os "genes de altura" apropriados de pais altos é fator importante para alguém se tornar um jogador de basquete de grande sucesso.[51]

Além disso, a genética é muito importante em determinar se o indivíduo se tornará um atleta de resistência de elite. Embora vários fatores contribuam para o sucesso nos esportes de resistência, um dos principais elementos a determinar o sucesso nesses tipos de evento é que o atleta tenha um alto $\dot{V}O_{2máx}$. Assim, não deve surpreender que atletas de resistência de classe mundial tenham altos $\dot{V}O_{2máx}$. Vamos discutir a contribuição genética para o $\dot{V}O_{2máx}$ em pessoas não treinadas e em indivíduos que realizam treinamento de exercícios de resistência. Conforme discutido no texto, pesquisas revelam que a genética explica cerca de 50% da variação do $\dot{V}O_{2máx}$ entre indivíduos sedentários. Portanto, pessoas que começam com um $\dot{V}O_{2máx}$ alto antes de iniciar um programa de treinamento estão bem situados para alcançar sucesso com rapidez em esportes de resistência.[51]

Por que a genética desempenha papel fundamental na determinação do $\dot{V}O_{2máx}$ em indivíduos não treinados? Aqui, pelo menos dois fatores estão envolvidos. Primeiro, a composição do tipo de fibra muscular esquelética. Ter alta porcentagem de fibras musculares do tipo I (lentas), por exemplo, é uma grande vantagem para atletas de resistência porque eventos competitivos de resistência impõem uma alta demanda metabólica aeróbia no músculo.[51] Nesse sentido, cerca de 45% da variabilidade na quantidade de fibras do tipo I nos músculos esqueléticos é geneticamente determinada.[51] Em segundo lugar, a genética desempenha um papel importante na determinação do tamanho do coração e também do débito cardíaco máximo.[2] Como veremos mais adiante neste capítulo, dois fatores definidores do $\dot{V}O_{2máx}$ são o débito cardíaco máximo e a capacidade de absorção e utilização do oxigênio pelo músculo em exercício para produzir ATP. Em conjunto, esses dois componentes fisiológicos interagem para explicar a grande influência dos genes no $\dot{V}O_{2máx}$ em pessoas não treinadas.

Os genes também desempenham papel fundamental na determinação das adaptações fisiológicas ao treinamento. Na verdade, estudos mostraram que o fator hereditariedade é responsável por cerca de 50% da variabilidade na resposta ao treinamento com exercícios de resistência.[47] Especificamente, enquanto a melhora induzida pelo treinamento no $\dot{V}O_{2máx}$ é de, em média, 15-20%, alguns indivíduos são "pouco respondedores" ao treinamento físico, obtendo melhora de apenas 2-3% no $\dot{V}O_{2máx}$. Por outro lado, os indivíduos "altamente respondedores" ao treinamento de resistência podem aumentar seu $\dot{V}O_{2máx}$ "não treinado" em 40-50%. Essas grandes variações geneticamente controladas na resposta ao treinamento confirmam que, para se transformar em um atleta de resistência campeão, você deverá ter, obrigatoriamente, uma "alta resposta" ao treinamento.[5-8,47] Embora os detalhes completos do modo como os genes regulam a adaptação ao treinamento permaneçam especulativos, sabe-se que, no total, 97 genes contribuem para as diferenças genéticas na melhora do treinamento de $\dot{V}O_{2máx}$.[53,61]

Em resumo, é essencial ter um $\dot{V}O_{2máx}$ alto para que se possa obter desempenhos de nível internacional em corridas de resistência. Estudos indicam que a genética desempenha papel importante na determinação do $\dot{V}O_{2máx}$ de indivíduos sedentários e na capacidade de treinamento dos indivíduos em resposta a um programa de treinamento físico. Podemos concluir que, para se tornar um atleta de resistência de nível internacional, um indivíduo deve ter um $\dot{V}O_{2máx}$ elevado no estado não treinado e, além disso, responder bem ao treinamento de resistência. Em conjunto, esses resultados da investigação confirmam que, sem um rico patrimônio genético, não será possível ter um desempenho de classe mundial em eventos de resistência.[51] Para obter conhecimento de mais informações sobre o impacto da genética no $\dot{V}O_{2máx}$ e sobre as adaptações do treinamento ao exercício, ver Bouchard (2019), Sarzynski e Bouchard (2020), Ross et al. (2019) e Williams et al. (2017) nas "Sugestões de leitura".

$\dot{V}O_2$ (+ 26%) e aumentam o débito cardíaco máximo (+ 10%), mas não aumentam significativamente a diferença $(a\text{-}\bar{v})O_2$ máxima (Fig. 13.1).[40] Em consequência, após o treinamento de curta duração, toda a melhora induzida pelo treinamento no $\dot{V}O_{2máx}$ decorrerá do aumento no débito cardíaco máximo. Em contrapartida, estudos revelam que maiores durações de treinamento (i.e., ≥ 32 meses) aumentam o $\dot{V}O_{2máx}$, elevando tanto o débito cardíaco máximo (+15%) como a diferença $a\text{-}\bar{v}O_2$ máxima (+25%) (Fig. 13.1).[40] Devemos ter em mente que, em seguida ao treinamento de resistência de

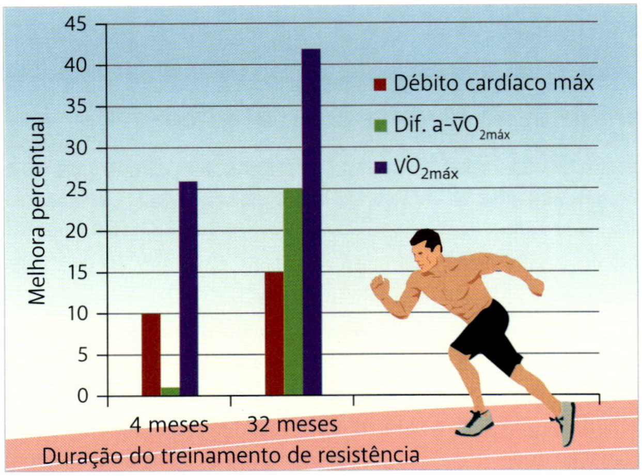

Figura 13.1 Progressão das alterações induzidas pelo treinamento de resistência em $\dot{V}O_{2máx}$, débito cardíaco máximo, e diferença a-$\bar{v}O_2$ máxima em adultos sedentários saudáveis durante 4-32 meses de treinamento.
Fonte: Montero, D., Diaz-Canestro, C. e Lundby, C., "Endurance Training and $\dot{V}O_{2máx}$: Role of Maximal Cardiac Output and Oxygen Extraction," *Medicine & Science in Sports & Exercise* 47(10): 2024-2033, 2015.

curta e longa duração, o aumento induzido pelo exercício no débito cardíaco máximo decorre inteiramente do aumento do volume sistólico, pois a frequência cardíaca máxima permanece constante, ou diminui ligeiramente.

O que faz o volume sistólico máximo e a diferença arteriovenosa de oxigênio máxima aumentarem como resultado do treinamento de resistência? As respostas são fornecidas nas próximas duas seções.

Volume sistólico

Vamos nos lembrar que o volume sistólico consiste na quantidade de sangue ejetada do coração a cada batimento, e que é igual à diferença entre o volume diastólico final (VDF) e o volume sistólico final (VSF). Observe que o treinamento físico não aumenta a frequência cardíaca máxima. Na verdade, meses de treinamento resultam em uma pequena diminuição da frequência cardíaca máxima. Por esse motivo, todos os aumentos do débito cardíaco máximo induzidos pelo treinamento devem ser decorrentes de aumentos do volume sistólico. A Figura 13.2 resume os fatores que podem aumentar o volume sistólico em resposta ao treinamento de resistência. Em poucas palavras, um aumento do VDF (pré-carga), aumento da contratilidade cardíaca ou diminuição da resistência periférica total (pós-carga) podem aumentar o volume sistólico. A seguir, será discutido brevemente cada um desses fatores em relação ao aumento do volume sistólico máximo que ocorre com o treinamento de resistência.

Volume diastólico final (VDF). Um dos principais fatores responsáveis pelos aumentos do volume sistólico máximo induzidos pelo treinamento é um aumento do VDF. Um aumento do VDF resulta no estiramento do ventrículo esquerdo e em um aumento correspondente da contratilidade cardíaca via mecanismo de Frank-Starling (Cap. 9). Esse aumento do VDF em um coração submetido ao treinamento de resistência é provavelmente resultado da ocorrência de várias alterações induzidas pelo treinamento. Em um mecanismo primário, o volume de plasma aumenta com treinamento de resistência e isso contribui para o aumento do retorno venoso e do VDF. Essas alterações do volume plasmático induzidas pelo treinamento, assim como as alterações do volume sistólico aumentado, podem ocorrer rapidamente. Exemplificando, um programa de treinamento de 6 dias (2 h/dia a 65% do $\dot{V}O_{2máx}$) pode promover um aumento de 7% no $\dot{V}O_{2máx}$, um aumento de 11% no volume plasmático e um aumento de 10% no volume sistólico. Esse aumento do volume sistólico induzido pelo treinamento é provavelmente advindo de um aumento do VDF.

Vale observar ainda que o treinamento de resistência prolongado (meses até anos) aumenta o volume do ventrículo esquerdo com pouca alteração da espessura da parede ventricular.[52] Tal ampliação do volume ventricular irá acomodar um VDF maior e, dessa forma, poderia atuar como um fator contribuidor para o aumento do volume sistólico induzido pelo treinamento.[19,52]

Por fim, o treinamento de resistência aumenta o volume sistólico não só durante o exercício máximo como também durante o repouso. O aumento do volume sistólico em repouso que ocorre nos atletas submetidos ao treinamento de resistência provavelmente se deve a um VDF aumentado em repouso. Esse, por sua vez, resulta do maior estiramento do miocárdio, por causa do tempo de enchimento ventricular aumentado associado à frequência cardíaca em repouso mais lenta (**bradicardia**) que se segue ao treinamento de resistência.[52]

Contratilidade cardíaca. A contratilidade cardíaca refere-se à força da contração do músculo cardíaco quando o comprimento da fibra (VDF), pós-carga (resistência periférica) e frequência cardíaca permanecem constantes. Embora uma série aguda de exercícios aumente a contratilidade cardíaca em razão da ação do sistema nervoso simpático sobre o ventrículo, é difícil determinar se a contratilidade inerente do coração humano é modificada pelo treinamento de re-

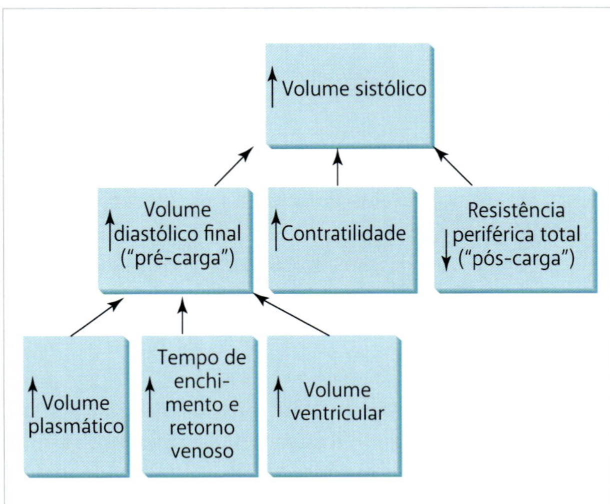

Figura 13.2 Fatores que aumentam o volume sistólico.

sistência. É por isso que os fatores que afetam a contratilidade (VDF, frequência cardíaca e pós-carga) são, eles próprios, afetados pelo treinamento de resistência. Mesmo assim, os estudos realizados com animais indicam que o treinamento com exercícios de alta intensidade aumenta a capacidade de bombeamento cardíaco ao aumentar a força da contração ventricular.[30,31,58,59] Além disso, estudos recentes revelaram que o treinamento de resistência aumenta os "mecanismos de torção" do ventrículo esquerdo, o que resulta em aumento do volume sistólico.[52,59] Juntos, esses achados indicam que o treinamento de resistência melhora a contratilidade ventricular em humanos e em animais.

Pós-carga. O termo *pós-carga* refere-se à resistência periférica contra a qual o ventrículo se contrai ao tentar impulsionar o sangue para dentro da aorta. A pós-carga é importante porque, quando o coração se contrai contra uma alta resistência periférica, o volume sistólico diminui (em comparação ao observado diante de uma resistência periférica menor). Após um programa de treinamento de resistência, os músculos treinados oferecem menos resistência ao fluxo sanguíneo durante o exercício máximo em razão da diminuição da atividade vasoconstritora simpática junto às arteríolas dos músculos treinados. Essa diminuição da resistência ocorre em paralelo com o aumento do débito cardíaco máximo, por isso a pressão arterial média durante o exercício permanece constante.

Diferença arteriovenosa de O_2

Como dito anteriormente, em seguida a muitos meses de treinamento, os aumentos de $\dot{V}O_2$ induzidos pelo treinamento são decorrentes dos aumentos do débito cardíaco (i.e., o volume sistólico aumenta) e da diferença $(a\text{-}\overline{v})O_2$. O aumento da diferença $(a\text{-}\overline{v})O_2$ induzido pelo treinamento é causado pelo aumento da extração de O_2 a partir do sangue. A capacidade aumentada do músculo de extrair O_2 após o treinamento advém principalmente do aumento da densidade capilar, tendo em vista que o aumento do número de mitocôndrias é de importância secundária.[3,26] O aumento da densidade capilar no músculo treinado acomoda o aumento do fluxo sanguíneo no músculo durante o exercício máximo, diminui a distância de difusão até a mitocôndria e retarda a velocidade do fluxo sanguíneo, dando mais tempo para que o oxigênio se difunda do capilar até a fibra muscular. As alterações na densidade capilar ocorrem em paralelo com as alterações no fluxo sanguíneo da perna e no $\dot{V}O_{2máx}$ induzidas pelo treinamento. Os aumentos do número de mitocôndrias que se seguem ao treinamento de resistência aumentam a capacidade da fibra muscular de consumir oxigênio e também contribuem para as diferenças $(a\text{-}\overline{v})O_2$ expandidas. Observa-se, porém, que a capacidade da mitocôndria de usar o O_2 excede a capacidade do coração de fornecê-lo. Como consequência, o número de mitocôndrias deixa de ser um fator central na limitação do $\dot{V}O_{2máx}$.[3,26] A Figura 13.3 resume os fatores responsáveis pelo aumento de $\dot{V}O_{2máx}$ associado ao programa de treinamento de resistência.

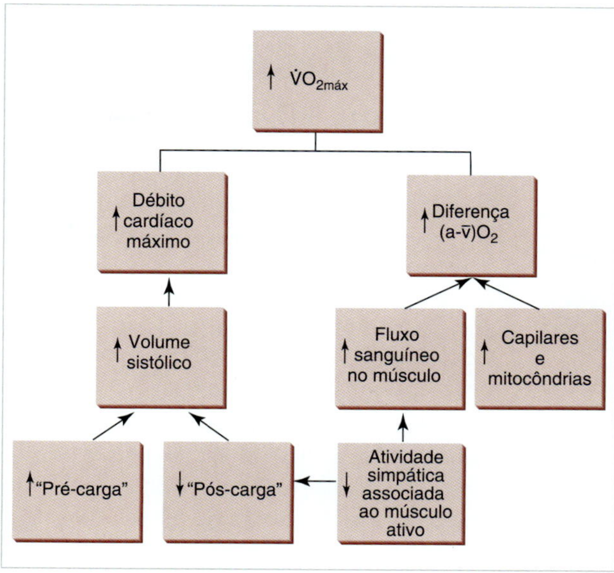

Figura 13.3 Resumo dos fatores que causam aumento de $\dot{V}O_{2máx}$ com o treinamento de resistência.

Por fim, embora muitos pesquisadores tenham investigado o treinamento e $\dot{V}O_{2máx}$, dois cientistas que deram contribuições fundamentais ao conhecimento acerca dos efeitos fisiológicos do treinamento físico foram John O. Holloszy e Bengt Saltin. Saiba mais sobre esses notáveis cientistas no Quadro "Um olhar no passado – nomes importantes na ciência".

Em resumo

- Em pessoas saudáveis e sedentárias, as melhoras no $V.O_{2máx}$ induzidas pelo treinamento que ocorrem em seguida a um treinamento de curta duração (i.e., aprox. 4 meses) resultam exclusivamente dos aumentos no débito cardíaco máximo. Mas as melhoras no $V.O_{2máx}$ induzidas pelo treinamento que ocorrem em seguida ao treinamento de longa duração (i.e., 32 meses) são decorrentes tanto de aumentos no débito cardíaco máximo (i.e., o volume sistólico aumenta) como do aumento na diferença $(a\text{-}\overline{v})O_2$.
- O aumento do volume sistólico máximo induzido pelo treinamento se deve tanto a um aumento da pré-carga como a uma diminuição da pós-carga.
  a. A pré-carga aumentada é devida principalmente ao aumento do volume ventricular diastólico final e ao aumento do volume plasmático.
  b. A pós-carga diminuída se deve a uma diminuição da constrição arteriolar nos músculos treinados, com consequente aumento do fluxo sanguíneo máximo nesses músculos sem alteração da pressão arterial média.
- O aumento induzido pelo treinamento na diferença $(a\text{-}\overline{v})O_2$ é causado por um aumento na densidade capilar dos músculos treinados, que é necessário para aceitar o aumento no fluxo sanguíneo muscular máximo. A densidade capilar maior permite um tempo de trânsito lento das hemácias pelo músculo, fornecendo tempo necessário para a difusão de oxigênio do capilar para a fibra muscular.

Um olhar no passado – nomes importantes na ciência

Dr. John O. Holloszy, MD, e dr. Bengt Saltin, MD, PhD – vencedores de prêmios olímpicos

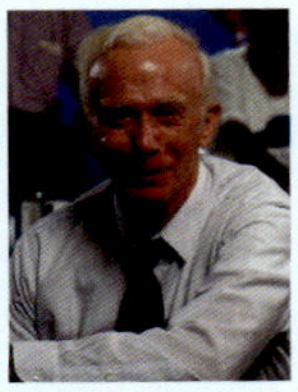

Joe Angeles/ WUSTL Photos

O Comitê Olímpico Internacional (COI) estabeleceu o *IOC Olympic Prize in Sports Sciences* para reconhecer os líderes internacionais na área de ciências do esporte.

Em 2000, o IOC concedeu o *IOC Prize in Sports Sciences* ao **dr. John O. Holloszy** (1933-2018). O prêmio reconhece suas notáveis contribuições para o nosso conhecimento acerca dos efeitos do treinamento de resistência sobre o músculo e o metabolismo, e sobre como esses efeitos afetam o desempenho de resistência, frequência cardíaca, diabetes e envelhecimento. Todavia, essa sentença simples não é o bastante para honrar os mais de 400 estudos por ele publicados nos melhores periódicos de pesquisa, nem seu impacto nas áreas da ciência do exercício e medicina preventiva. Ao longo de sua carreira, o dr. Holloszy treinou várias gerações de cientistas a seguirem seus passos. A sua lista de pesquisadores de pós-doutorado, a começar na década de 1960, mostra quem é quem na fisiologia do exercício. As contribuições prestadas por seus pesquisadores de pós-doutorado multiplicam em muitas vezes o efeito do trabalho do dr. Holloszy no campo da fisiologia do exercício. Na verdade, ao longo deste livro são citadas numerosas publicações de pesquisa, tanto oriundas do laboratório do Dr. Holloszy na Washington University School como provenientes dos laboratórios de cientistas por ele treinados.

Em 2002, o IOC concedeu o *IOC Prize in Sports Sciences* ao **dr. Bengt Saltin** (1935-2014). Durante uma longa e produtiva carreira de pesquisador, o Dr. Saltin publicou mais de 450 estudos que expandiram muito a nossa compreensão da fisiologia do exercício. Mais especificamente, o trabalho do dr. Saltin melhorou a nossa compreensão das mudanças no $\dot{V}O_{2máx}$ induzidas pelo treinamento e a regulação do uso de combustível no músculo esquelético durante o exercício. Além disso, ele realizou estudos clássicos de repouso na cama, revelando as importantes mudanças fisiológicas que ocorrem após períodos prolongados de inatividade. Você perceberá que muitos dos estudos do dr. Saltin são citados neste livro como uma prova da importância das descobertas de suas pesquisas.

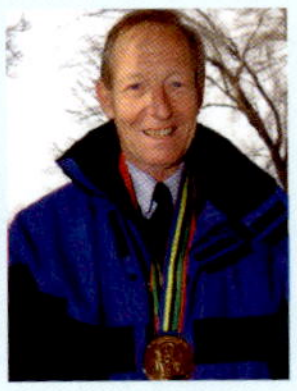

Harry How/Pool/ Getty Images

Treinamento de resistência: efeitos sobre o desempenho e a homeostasia

A capacidade de realizar trabalho submáximo por tempo prolongado depende da manutenção da homeostasia durante a atividade. O treinamento de resistência resulta em uma transição mais rápida do repouso para o exercício em estado estável, menor dependência das limitadas reservas hepáticas e musculares de glicogênio, e numerosas adaptações cardiovasculares e termorregulatórias que auxiliam na manutenção da homeostasia. Muitas dessas adaptações induzidas pelo treinamento se devem à ocorrência de alterações estruturais e bioquímicas nos músculos, que serão discutidas em detalhes nas próximas páginas. Entretanto, uma parte dessas adaptações está relacionada a fatores externos ao músculo. Isso deve ser ressaltado no início desta seção porque, embora nos concentremos na ligação existente entre as alterações ocorridas na musculatura esquelética e o desempenho, há evidências de que algumas melhoras no desempenho ocorrem rapidamente e podem preceder as alterações estruturais ou bioquímicas que ocorrem na musculatura esquelética.[23] Isso sugere que as adaptações metabólicas iniciais ao treinamento de resistência poderiam consistir em mudanças no sistema nervoso, ou adaptações do tipo neural-hormonal, que são seguidas por adaptações bioquímicas nas fibras musculares.

Na introdução deste capítulo, foi mencionado que o aumento do desempenho submáximo que decorre de um programa de treinamento de resistência se devia mais às alterações bioquímicas e estruturais ocorridas no músculo esquelético do que a um aumento de $\dot{V}O_{2máx}$. Entre as alterações típicas induzidas pelo treinamento de resistência estão os aumentos do percentual de fibras musculares de contração lenta (i.e., mudança de tipo de fibra rápida para lenta), no volume de mitocôndrias das fibras, capacidade adicional de metabolização de gorduras pelo músculo, melhora da capacidade antioxidante muscular e aumento da densidade de capilares.[26,55] De fato, essas mudanças no músculo induzidas pelo treinamento determinam principalmente as respostas fisiológicas gerais a uma série de exercícios submáximos. A discussão será iniciada com uma visão geral das alterações induzidas pelo treinamento de resistência nos tipos de fibras musculares e número de capilares na musculatura esquelética.

Alterações no tipo e capilaridade da fibra induzidas pelo treinamento de resistência

Está comprovado que o treinamento de resistência promove a troca das fibras musculares de contração rápida por fibras musculares de contração lenta. Conforme o exposto no Capítulo 8, essa troca no tipo de fibra muscular induzida pelo exercício envolve uma diminuição da quantidade de miosina rápida na musculatura e um aumento da concentração de isoformas de miosina lenta. Esse aspecto é significativo, porque as isoformas de miosina lenta apresentam atividade de ATPase de miosina mais baixa, mas conseguem realizar mais trabalho utilizando menos ATP (i.e., são mais eficientes). Essa troca de isoformas rápidas-lentas de miosina tem importância fisiológica porque aumenta a eficiência mecânica e, assim, tem o potencial de melhorar o desempenho em termos de resistência.

A magnitude dessa mudança no tipo de fibra induzida pelo exercício depende tanto da intensidade como da duração das sessões de treinamento ao longo de todos os anos de treinamento de resistência. Por exemplo, o número de fibras de tipo 1 (lentas) existentes na musculatura da perna dos corredores de maratonas está correlacionado ao número de anos de treinamento. Isso sugere que o aumento no número de fibras de tipo 1 induzido pelo treinamento é progressivo e, possivelmente, continua a ocorrer ainda por vários anos de treinamento. Observe, porém, que a maioria dos estudos sobre treinamento realizados com seres humanos e animais indica que, embora o treinamento de resistência promova a troca de fibras de contração rápida por fibras de contração lenta nos músculos ativos, essa troca não resulta na substituição total das fibras rápidas pelas fibras lentas. Sendo assim, como já mencionado no início do capítulo, a capacidade aeróbia extremamente alta apresentada pelos atletas de resistência de ambos os sexos provavelmente é uma dádiva genética que determina um alto percentual de fibras musculares lentas, juntamente com um débito cardíaco máximo maior.

O treinamento de resistência aumenta o suprimento capilar para as fibras de músculo esquelético dos indivíduos treinados. De fato, existe uma forte correlação entre o $\dot{V}O_{2máx}$ de um indivíduo e o número de capilares circundando as fibras musculares localizadas nos membros treinados. Essa capilarização no músculo esquelético induzida pelo exercício constitui uma vantagem, pois diminui as distâncias de difusão do oxigênio e da distribuição de substrato às fibras musculares. De maneira similar, a distância de difusão para remoção dos resíduos metabólicos a partir das fibras também é reduzida.

O treinamento de resistência aumenta o conteúdo mitocondrial nas fibras de músculo esquelético

Existem duas subpopulações de mitocôndria no músculo esquelético. Uma população reside imediatamente abaixo do sarcolema (mitocôndrias subsarcolêmicas). A segunda população de mitocôndrias, que é também a mais ampla (i.e., 80% do total de mitocôndrias), está dispersa ao redor das proteínas contráteis (mitocôndrias intermiofibrilares). O treinamento de resistência pode aumentar rapidamente a densidade de ambas as subpopulações mitocondriais nas fibras de músculo esquelético ativo. Exemplificando, o volume de mitocôndrias pode aumentar nas fibras musculares ao longo dos primeiros 5 dias de um programa de treinamento.[57] Tipicamente, o treinamento de resistência prolongado pode aumentar em 50-100% o volume mitocondrial muscular nas primeiras 6 semanas de treinamento.[10] No entanto, a magnitude do aumento nas mitocôndrias induzido pelo exercício no músculo depende da intensidade e da duração das sessões de exercício. Ver o Quadro "Uma visão mais detalhada 13.2" para mais detalhes sobre as alterações no volume e na renovação mitocondriais nas fibras musculares. O maior desempenho em termos de resistência em consequência da biogênese de mitocôndrias se deve às alterações que ocorrem no metabolismo muscular durante o exercício. A seguir, uma breve análise de algumas dessas importantes alterações.

No começo do exercício, o ATP é convertido em ADP e P_i nas fibras musculares para desenvolvimento da tensão. O aumento da concentração de ADP no citoplasma é o estímulo imediato para os sistemas produtores de ATP atenderem às demandas de ATP das pontes cruzadas. A fosfocreatina responde imediatamente à necessidade de ATP, seguida da glicólise e, por fim, da fosforilação oxidativa mitocondrial. Este último processo se torna a fonte primária de ATP durante a fase de estado estável do exercício. Como o treinamento de resistência afeta as respostas de consumo de oxigênio no começo do trabalho submáximo em estado estável?

O $\dot{V}O_{2máx}$ em estado estável consumido durante um teste de trabalho de intensidade moderada não é afetado pelo treinamento de resistência. Isso significa que as mitocôndrias continuam consumindo o mesmo número de moléculas de O_2 por minuto nos músculos em atividade antes e depois do treinamento de resistência. Entretanto, como o treinamento de resistência resulta em um aumento no volume de mitocôndrias nas fibras musculares, a forma como o sistema produtor de ATP é compartilhado entre as mitocôndrias difere entre os músculos esqueléticos não treinados e os treinados. Esse aspecto é ilustrado pelo seguinte exemplo. A Figura 13.4 ilustra a resposta bioenergética a uma sessão de exercício em estado estável (i.e., com intensidade moderada) em um indivíduo antes do treinamento (lado esquerdo) e a mesma intensidade absoluta de exercício, após o treinamento (lado direito). Observe que a taxa de consumo de O_2 é a mesma nas duas sessões de exercício. Isso significa que houve consumo de quantidades iguais de ATP por minuto. Também devemos ter em mente que a quebra de ATP durante o exercício resulta em aumentos nos níveis celulares de ADP e P_i. Além disso, observe que o aumento dos níveis celulares de ADP ativa a enzima limitadora da taxa de glicólise (fosfofrutoquinase), o que resulta em aceleração da glicólise; por sua vez, esse aumento da glicólise resulta em maior produção de lactato. Por outro lado, também devemos recordar que a formação aeróbia de ATP exige o transporte do ADP para dentro da mitocôndria e a subsequente combinação ao P_i para formação de ATP. Após o treinamento, com um volume duas vezes maior de mitocôndrias na fibra muscular, a velocidade do transporte de ADP para dentro da mitocôndria também é duplicada. Por esse motivo, a concentração de ADP no citosol aumenta apenas em 50%, pois as mitocôndrias adicionais se apresentam para a captação de ADP. Isso é importante por dois motivos. Primeiro, porque a menor concentração de ADP resulta em menos depleção de fosfocreatina, pois a reação para esse fenômeno é $[ADP] + [PC] \rightarrow [ATP] + [C]$. Em segundo lugar, a menor concentração de ADP na célula também resulta em menor estimulação de glicólise e, portanto, na produção diminuída de lactato e H^+. Coletivamente, a reduzida estimulação da glicólise consequente à menor concentração de ADP e os níveis aumentados de PC subsequentes ao treinamento de resistência resultam em uma menor dependência da glicólise anaeróbia para fornecimento de ATP no início do exercício.[21,24] O resultado líquido é um déficit de oxigênio menor, menor depleção de fosfocreatina e diminuição da formação de lactato e H^+. A Figura 13.5 mostra que as adaptações bioquímicas que se seguem ao treina-

Uma visão mais detalhada 13.2

O treinamento com exercícios de resistência aumenta o volume mitocondrial e promove a renovação do músculo esquelético

Conforme discutido no texto, tanto o treinamento com exercícios de resistência (i.e., exercícios submáximos contínuos) como o treinamento intervalado de alta intensidade promovem a síntese de novas mitocôndrias (o que é chamado de biogênese mitocondrial), resultando em um aumento no volume de mitocôndrias subsarcolemais e intermiofibrilares nas fibras musculares treinadas. Estudos revelam que o aumento do volume mitocondrial induzido pelo exercício se deve, sobretudo, ao aumento do tamanho mitocondrial, e não ao aumento do número de mitocôndrias.[35] Esse aumento induzido pelo exercício no volume mitocondrial nas fibras musculares resulta em maior capacidade oxidativa e de usar a gordura como fonte de combustível. Essa capacidade aprimorada de metabolizar a gordura como combustível durante o exercício é vantajosa, porque poupa carboidratos e evita o esgotamento dos limitados estoques de carboidratos nos músculos e no fígado.[35]

Além de promover a biogênese mitocondrial, o treinamento físico de resistência aumenta a remoção de mitocôndrias danificadas. Especificamente, o treinamento com exercícios de resistência promove a quebra e remoção de mitocôndrias "velhas" e danificadas; essas mitocôndrias lesionadas são substituídas por mitocôndrias "novas" e saudáveis, de maior tamanho. O processo de remoção e substituição de mitocôndrias musculares é comumente chamado de *renovação mitocondrial*. A remoção de mitocôndrias danificadas ocorre por meio de um processo chamado *mitofagia*, que consiste na remoção seletiva de mitocôndrias "velhas" e danificadas pelos lisossomos. O resultado do aumento induzido pelo exercício na renovação mitocondrial é que a população mitocondrial nos músculos de indivíduos treinados é maior e mais saudável do que a população mitocondrial encontrada nas fibras musculares de indivíduos não treinados.

Conforme já foi mencionado, esse aumento no volume de mitocôndrias saudáveis resulta em maior capacidade oxidativa e de metabolização das gorduras pelas fibras musculares. Para mais detalhes sobre exercícios físicos e mitocôndrias, ver Memme et al. (2021) nas "Sugestões de leitura".

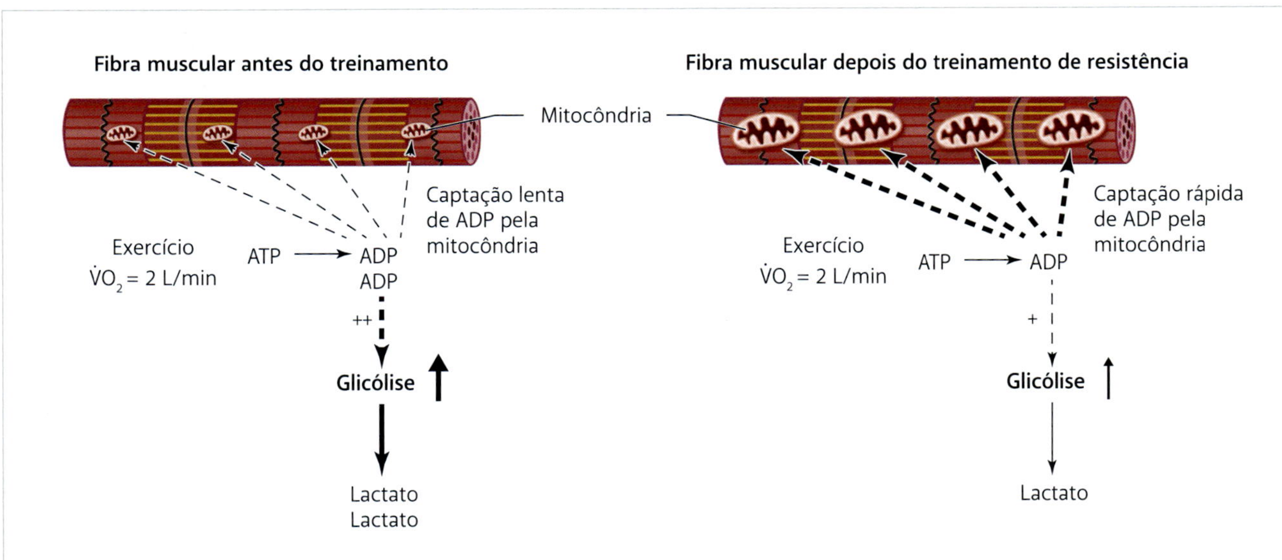

Figura 13.4 Ilustração do impacto causado pelo aumento do volume mitocondrial induzido pelo treinamento de resistência no músculo esquelético. Observe que o aumento no volume mitocondrial resulta em rápida captação de ADP na mitocôndria e em menor estimulação da glicólise e da produção de lactato.

mento de resistência resultam em uma elevação mais rápida da curva de consumo do oxigênio no início do trabalho, com menor desorganização da homeostasia.

Mudanças induzidas pelo treinamento na utilização do combustível muscular

A glicose plasmática é o principal combustível para o sistema nervoso e, portanto, manter os níveis de glicose plasmática é vital. Assim, não surpreende que o treinamento de resistência promova mudanças bioquímicas nos músculos esqueléticos que auxiliam na manutenção de uma concentração constante de glicose no sangue durante o exercício submáximo prolongado. Especificamente, o treinamento de resistência resulta no uso reduzido de glicose (carboidrato) como combustível e um aumento no metabolismo das gorduras durante o exercício submáximo prolongado. Juntas, essas mudanças poupam a glicose plasmática e aumentam a

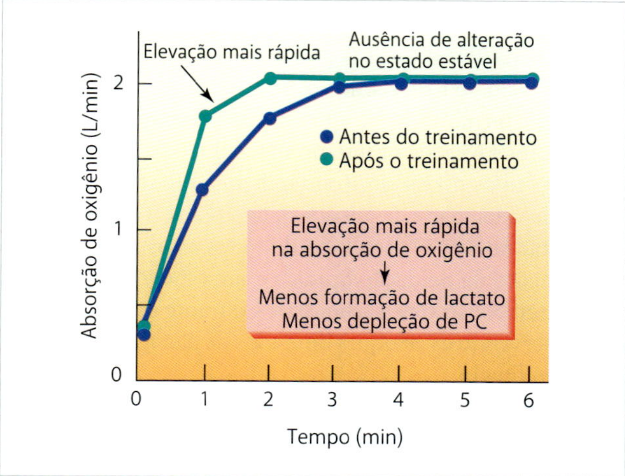

Figura 13.5 O treinamento de resistência diminui o déficit de O_2 no início do trabalho.

dependência de gordura como fonte de combustível no músculo esquelético durante o exercício. Os detalhes de como o treinamento de resistência altera o metabolismo de carboidrato e das gorduras são apresentados nas seções a seguir.

Resultados do treinamento de resistência no uso reduzido de glicose plasmática durante o exercício submáximo prolongado. A captação de glicose pelos músculos esqueléticos em contração ocorre via difusão facilitada e requer a presença de uma proteína de transporte de glicose (GLUT4) na membrana da célula muscular (i.e., sarcolema). O treinamento de resistência aumenta a capacidade de transportar glicose para as fibras do músculo esquelético ao aumentar o número de transportadores GLUT4 e a capacidade da insulina de promover o transporte de glicose no músculo.[46] Considerando essas mudanças induzidas pelo treinamento, é uma surpresa que o treinamento de resistência resulte em uma menor dependência do carboidrato como uma fonte de energia durante o exercício submáximo prolongado. De fato, a captação e oxidação da glicose do sangue durante o exercício submáximo é reduzida nos indivíduos treinados.[46] Consequentemente, indivíduos treinados são mais capazes de manter os níveis de glicose no sangue durante o exercício prolongado.

Os mecanismos pelos quais o treinamento reduz a utilização da glicose no sangue não são bem conhecidos, mas podem ser causados por um movimento reduzido dos transportadores GLUT4 do citosol para a membrana muscular.[46] Independentemente do mecanismo responsável por essa redução induzida pelo treinamento no metabolismo da glicose durante o exercício, essa utilização mais lenta de glicose durante o exercício prolongado em indivíduos treinados é uma adaptação lógica que reduziria o risco de desenvolver hipoglicemia (ou seja, níveis mais baixos de glicose no sangue) durante uma sessão de exercício prolongada (p. ex., ao correr uma maratona).

O treinamento de resistência aumenta o metabolismo da gordura durante o exercício. O treinamento de resistência aumenta o metabolismo das gorduras durante o exercício submáximo ao potencializar a entrega de gordura para o músculo e expandir a capacidade do músculo de metabolizar a gordura (Fig. 13.6). O aumento da entrega de gordura para o músculo induzido pelo treinamento é obtido por meio de três adaptações igualmente induzidas pelo treinamento: (1) densidade capilar aumentada que potencializa a entrega dos ácidos graxos livres (AGL) para o músculo; (2)

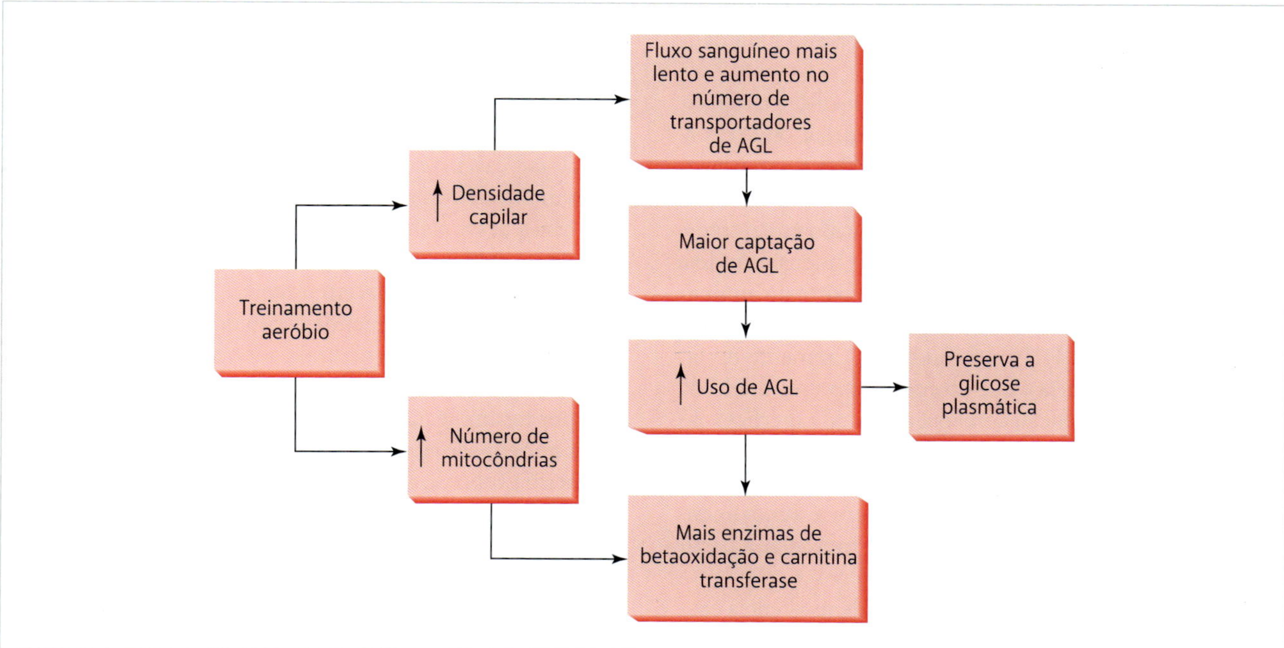

Figura 13.6 O treinamento de resistência aumenta o metabolismo de gordura e reduz a utilização de glicose pelo músculo durante o exercício submáximo prolongado. Esse aumento induzido pelo treinamento no metabolismo da gordura durante o exercício submáximo é alcançado ao aumentar a densidade capilar e aumentar o número de mitocôndrias na fibra muscular.

capacidade expandida de transportar AGL pelo sarcolema; e (3) capacidade melhorada para mover o AGL do citoplasma para as mitocôndrias. O treinamento de resistência também aumenta a capacidade do músculo de metabolizar a gordura ao aumentar o volume de mitocôndrias na fibra muscular. Essa capacidade é importante porque o metabolismo das gorduras ocorre nas mitocôndrias durante um processo conhecido como "betaoxidação", que converte AGL para as unidades de acetil-CoA para o metabolismo no ciclo de Krebs. Seguem mais detalhes de como o treinamento de resistência aumenta o metabolismo das gorduras.

A gordura intramuscular fornece cerca de 50% dos lipídios oxidados durante o exercício, e o restante é fornecido pelos AGL plasmáticos.[28,56] A absorção de AGL pelo músculo é proporcional à concentração dos AGL no plasma. Para entrar na fibra muscular, o AGL plasmático deve ser transportado através da membrana celular até o citoplasma e, em seguida, para dentro da mitocôndria. Só então a oxidação poderá acontecer. A movimentação do AGL para dentro da célula muscular envolve uma molécula transportadora cuja capacidade de transportá-lo pode se tornar saturada diante de elevadas concentrações plasmáticas de AGL.[50] Entretanto, o treinamento de resistência aumenta a capacidade de transporte de AGL através da membrana celular, de modo que, em comparação a um indivíduo sem treinamento, um indivíduo treinado consegue transportar mais AGL-através da membrana celular da fibra muscular.[32] Isso ocorre por causa do drástico aumento induzido pelo treinamento nas concentrações de proteína ligadora de ácidos graxos e de ácido graxo translocase (FAT), que transportam os ácidos graxos através do sarcolema para o interior da fibra.[29] Essa capacidade aumentada de transportar AGL é favorecida pela maior densidade de capilares observada no músculo treinado, que retarda a velocidade do fluxo sanguíneo após a membrana celular, disponibilizando assim mais tempo para o AGL ser transportado para dentro da célula (Fig. 13.6).[50]

O treinamento de resistência também melhora a capacidade de transportar AGL para as mitocôndrias, onde ocorre a oxidação de gordura. Uma etapa decisiva no transporte de AGL para dentro da mitocôndria envolve as enzimas carnitina palmitoiltransferase I (CPT-I) e ácido graxo translocase (FAT. A CPT-I e a FAT atuam juntas intensificando a entrada de AGL na mitocôndria, e grande parte do aumento na oxidação das gorduras induzido pelo treinamento está ligada a alterações na FAT mitocondrial. O aumento do tamanho das mitocôndrias, que acontece como resultado do treinamento de resistência, aumenta a área de superfície das membranas mitocondriais e a quantidade de CPT-I e FAT, de modo que a aceleração do transporte dos AGL no sentido do citoplasma para a mitocôndria favorece a movimentação de mais AGL para dentro da célula muscular a partir do plasma, para oxidação.

Como já mencionado, o treinamento de resistência causa aumento das duas subpopulações de mitocôndrias – subsarcolêmica e intermiofibrilar nas fibras musculares.[34] Esses aumentos do tamanho das mitocôndrias aumentam a concentração de enzimas envolvidas na betaoxidação dos ácidos graxos. O resultado é uma velocidade mais rápida de formação de moléculas de acetil-CoA a partir dos AGL para entrada no ciclo de Krebs, onde o citrato (a primeira molécula do ciclo) é formado. Uma alta taxa de betaoxidação resulta em maiores níveis de citrato no músculo. Isso é importante porque os altos níveis de citrato inibem a PFK (enzima limitadora de velocidade da glicólise), que reduz o metabolismo de carboidratos.[26] O resultado de todas essas adaptações é um aumento da oxidação lipídica e uma menor dependência do metabolismo de carboidratos durante o exercício, assim preservando os estoques limitados de glicogênio no músculo e no fígado.

Em resumo

- O treinamento de resistência melhora a capacidade das fibras musculares de manter a homeostasia durante o exercício prolongado.
- Séries regulares de treinamento de resistência resultam na troca de fibras musculares de contração rápida por fibras de contração lenta, bem como no aumento do número de capilares que circundam as fibras musculares treinadas.
- O exercício de resistência também aumenta o número de mitocôndrias subsarcolêmicas e intermiofibrilares nos músculos exercitados.
- A combinação dos aumentos da densidade de capilares e do volume de mitocôndrias por fibra muscular resulta no aumento da capacidade de transporte de AGL do plasma → citoplasma → mitocôndria.
- O aumento quantitativo das enzimas que atuam no ciclo do ácido graxo acelera a formação de acetil-CoA a partir dos AGL para oxidação no ciclo de Krebs. Esse aumento da oxidação de gorduras no músculo submetido ao treinamento de resistência poupa glicogênio muscular e hepático e glicose plasmática. Esses pontos são resumidos na Figura 13.6.

O treinamento de resistência melhora a capacidade antioxidante da musculatura

Os radicais livres são moléculas ou espécies químicas que contêm um elétron não pareado em sua órbita mais externa. Por causa desse elétron não pareado, os radicais tornam-se altamente reativos e podem interagir com componentes celulares para causar danos em proteínas, membranas e DNA.

Portanto, não surpreende o fato de as células conterem uma rede de moléculas neutralizadoras de radicais (i.e., antioxidantes), que confere proteção contra as lesões mediadas por tais moléculas. Em geral, esses antioxidantes celulares podem ser agrupados em duas categorias amplas. O primeiro grupo de antioxidantes é constituído por moléculas produzidas nas células corporais (i.e., antioxidantes endógenos), ao passo que o segundo grupo consiste em moléculas derivadas da dieta (i.e., antioxidantes exógenos). Para conferir proteção máxima contra os radicais, esses dois grupos de antioxidantes atuam em equipe para neutralizar os radicais e manter um equilíbrio antioxidante/oxidante saudável, prevenindo os danos celulares mediados por essas espécies reativas.

Conforme abordado no Capítulo 8, os radicais livres são produzidos durante a contração muscular, e a produção de radicais pode perturbar a homeostasia celular, promover dano oxidativo em proteínas contráteis musculares e contribuir para a fadiga muscular durante os eventos de resistência prolongados.[44,45] Mesmo assim, o treinamento de resistência pode conferir proteção às fibras musculares contra os danos mediados pelos radicais livres ao aumentar os níveis de antioxidantes endógenos nos músculos treinados.[44] Esse aumento da capacidade antioxidante muscular neutraliza os radicais livres produzidos durante o exercício ao mesmo tempo em que protege a fibra contra os danos mediados por essas moléculas durante o exercício. A proteção contra o dano oxidativo induzido pelo exercício pode, por sua vez, proteger contra a fadiga muscular mediada pelos radicais.

O treinamento físico melhora o equilíbrio acidobásico durante o exercício

O pH do sangue arterial é mantido em torno de 7,4 durante o repouso. Como descrito no Capítulo 11, os desafios agudos e a longo prazo ao pH são enfrentados pelos tampões intracelulares e extracelulares e pelas respostas dos sistemas pulmonar e renal. A capacidade de tamponamento muscular pode ser aumentada pelo treinamento intervalado de alta intensidade.[18] Embora o treinamento de resistência em taxas de trabalho submáximas não aumente a capacidade de tamponamento muscular, ele minimiza as perturbações do pH sanguíneo durante o trabalho submáximo. E como isso ocorre? A resposta está na menor produção de lactato e H^+ pelos músculos submetidos ao treinamento de resistência. A explicação é dada a seguir.

A formação de lactato ocorre quando há acúmulo de NADH e piruvato no citoplasma celular, que contém lactato desidrogenase (LDH):

$$[\text{piruvato}] + [\text{NADH}] \rightarrow [\text{lactato}] + [\text{NAD}]\ \text{LDH}$$

Qualquer fator que afete a concentração de piruvato, NADH ou o tipo de LDH na célula afetará a velocidade de formação de lactato. Já foi visto que o tamanho aumentado de mitocôndrias pode exercer um efeito drástico sobre a formação de piruvato; a concentração reduzida de ADP no citosol evita a ativação da PFK no início do trabalho, e a capacidade aumentada de usar gorduras como combustível diminui a necessidade de oxidação de carboidratos durante o trabalho prolongado. Se o uso de carboidratos é menor, menos piruvato é formado. Além disso, o aumento do volume de mitocôndrias induzido pelo treinamento aumenta as chances de o piruvato ser absorvido pelas mitocôndrias para oxidação no ciclo de Krebs, em vez de ser convertido em lactato no citoplasma. Todas essas adaptações favorecem uma concentração menor de piruvato, bem como uma diminuição da formação de lactato.

No músculo, ocorrem duas alterações bioquímicas adicionais decorrentes do treinamento de resistência que diminuem os níveis de produção de lactato e, consequentemente, também a formação de H^+. O NADH produzido durante a glicólise pode reagir com o piruvato, conforme a equação descrita anteriormente, ou pode ser transportado para dentro das mitocôndrias para ser oxidado na cadeia de transporte de elétrons e formar ATP (ver Cap. 3). O treinamento de resistência aumenta o número de "idas e vindas" disponível no transporte de elétrons associados ao NADH do citoplasma para dentro da mitocôndria.[26] Se o NADH formado na glicólise for mais rapidamente transportado para a mitocôndria, haverá menos lactato e menor formação de H^+. Por último, o treinamento de resistência muda o tipo de LDH presente na célula muscular. Essa enzima é encontrada em cinco formas distintas (isozimas): M_4, M_3H, M_2H_2, MH_3 e H_4. A isozima H_4, que é a forma cardíaca de LDH, apresenta baixa afinidade pelo piruvato disponível. Portanto, a probabilidade de formação de lactato é menor. O treinamento de resistência desloca a LDH no sentido da forma H_4, tornando menos provável a formação de lactato e aumentando a propensão à absorção de piruvato pelas mitocôndrias. A Figura 13.7 resume os efeitos dessas alterações bioquímicas sobre a formação de lactato e produção de H^+ durante o trabalho submáximo.

Em resumo

- O treinamento de resistência aumenta a concentração de antioxidantes endógenos nos músculos treinados. Esses antioxidantes então protegem as fibras musculares contra os danos mediados por radicais livres e a fadiga durante o exercício de resistência prolongado.
- O treinamento com exercícios de alta intensidade (intervalados) pode aumentar a capacidade de tamponamento dos músculos exercitados.
- O treinamento de resistência não aumenta a capacidade de tamponamento do músculo. Entretanto, o treinamento de resistência regular resulta em menos perturbação do pH sanguíneo durante o trabalho submáximo, pois os músculos submetidos a essa modalidade de treinamento produzem menos lactato e H^+.

Bases moleculares da adaptação ao treinamento físico

Nos segmentos anteriores, foram discutidas as numerosas alterações bioquímicas que ocorrem no músculo esquelético após semanas a meses de treinamento de resistência. Essas alterações celulares são iniciadas por um "estímulo de exercício" no interior dos músculos ativos e o resultado final é o aumento da síntese proteica específica nas fibras musculares. Esse processo de adaptação induzida pelo exercício nas fibras de músculo esquelético envolve muitas vias de sinalização promotoras de síntese proteica e formação de novas mitocôndrias (i.e., biogênese mitocondrial). Nas próximas seções, será apresentada uma breve visão geral dos processos de sinalização que contribuem para a adaptação muscular induzida pelo exercício. E, para começar, uma perspectiva ampla da adaptação muscular ao treinamento induzida pelo exercício. Em seguida, é feita uma breve introdução às moléculas de sinalização primárias e secundárias que parti-

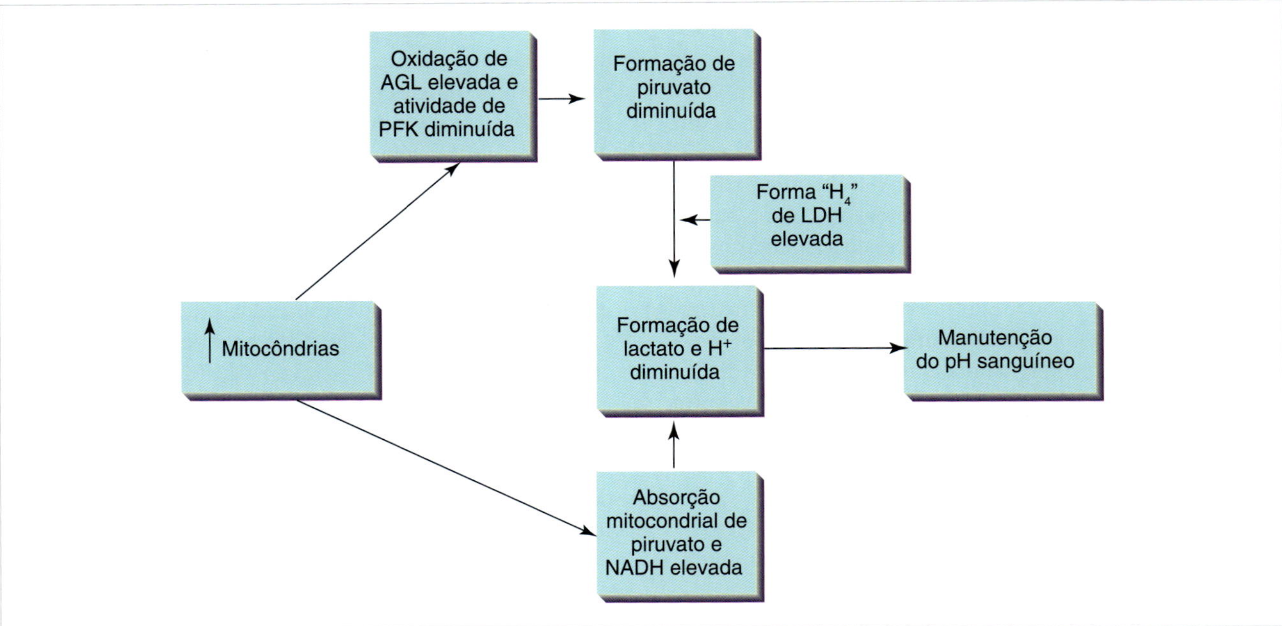

Figura 13.7 O número elevado de mitocôndrias induzido pelo treinamento de resistência diminui a formação de lactato e H^+ para manter o pH sanguíneo.

cipam da adaptação muscular em resposta ao treinamento de resistência. Neste capítulo, serão destacados os sinais específicos que levam à adaptação muscular em decorrência do exercício de resistência. Mais adiante, no Capítulo 14, vamos discutir as moléculas de sinalização responsáveis pela adaptação muscular ao treinamento de força.

Adaptação ao treinamento – quadro geral

Independentemente de o programa de treinamento ser composto por exercícios de resistência ou de força, a adaptação induzida pelo exercício que ocorre nas fibras musculares resulta de um aumento da quantidade de proteínas específicas. O processo de síntese de proteínas celulares induzida pelo exercício foi introduzido primeiramente no Capítulo 2. Lembre-se de que o "estresse" do exercício estimula as vias de sinalização celular nas fibras musculares de contração, que "ligam" os ativadores de transcrição. Esses ativadores de transcrição são responsáveis pela "ativação" de genes específicos que então determinam a síntese de novas proteínas. Essa ativação genética no núcleo celular resulta na transcrição de um RNA mensageiro (mRNA) que contém a informação genética para uma determinada sequência de aminoácidos proteica específica. O mRNA recém-sintetizado sai do núcleo e viaja até o ribossomo, onde sua mensagem é traduzida em uma proteína específica. É importante lembrar de que as proteínas individuais diferem quanto à estrutura e função, e que os tipos específicos de proteínas contidas em uma fibra muscular determinam as características do músculo e sua capacidade de executar determinados tipos de exercício.

Uma única série de exercícios de resistência é insuficiente para produzir alterações significativas nas proteínas contidas em uma fibra muscular. Mesmo assim, uma sessão de exercícios físicos promove perturbações transientes na homeostasia celular que, repetidas ao longo do tempo, resultam em adaptação induzida pelo exercício específica, associada ao treinamento prolongado.[10,11] O processo de adaptação ao treinamento induzida pelo exercício, a partir de uma perspectiva mais geral, ocorre como descrito a seguir. A contração muscular durante uma sessão de treinamento gera um sinal que promove adaptação muscular com o aumento da concentração de mensageiros primários e secundários. Esses mensageiros iniciam uma cascata de eventos sinalizadores coordenados, que resulta na expressão aumentada de genes específicos e, em seguida, na síntese de novas proteínas. Resumindo, uma série de exercícios físicos gera um aumento transiente na quantidade de mRNA específicos, que tipicamente atinge o pico durante as primeiras 4-8 horas de pós-exercício e que, com frequência, volta aos níveis basais dentro de 24 horas (Fig. 13.8*a*). Além disso, observa-se que os níveis de mRNA para proteínas específicas do músculo aumentam a velocidades diferentes e atingem o pico em períodos variáveis após uma sessão de exercícios. Esse aumento nos níveis de mRNA induzido pelo exercício resulta na síntese aumentada de proteínas musculares específicas. Dessa forma, o exercício repetido diariamente produz um efeito cumulativo e leva ao aumento progressivo dos níveis de proteínas musculares específicas que melhoram a função muscular (Fig. 13.8*b*). Isso explica por que a manutenção de um nível constante de condicionamento exige séries regulares de exercício. Além disso, observa-se que os aumentos na concentração de proteínas musculares induzidos pelo treinamento são um processo gradual, em que ocorrem elevações amplas dos níveis proteicos musculares durante as primeiras semanas de treinamento, seguidas de um acúmulo mais lento de proteínas à medida em que o treinamento progride (Fig. 13.8*b*).

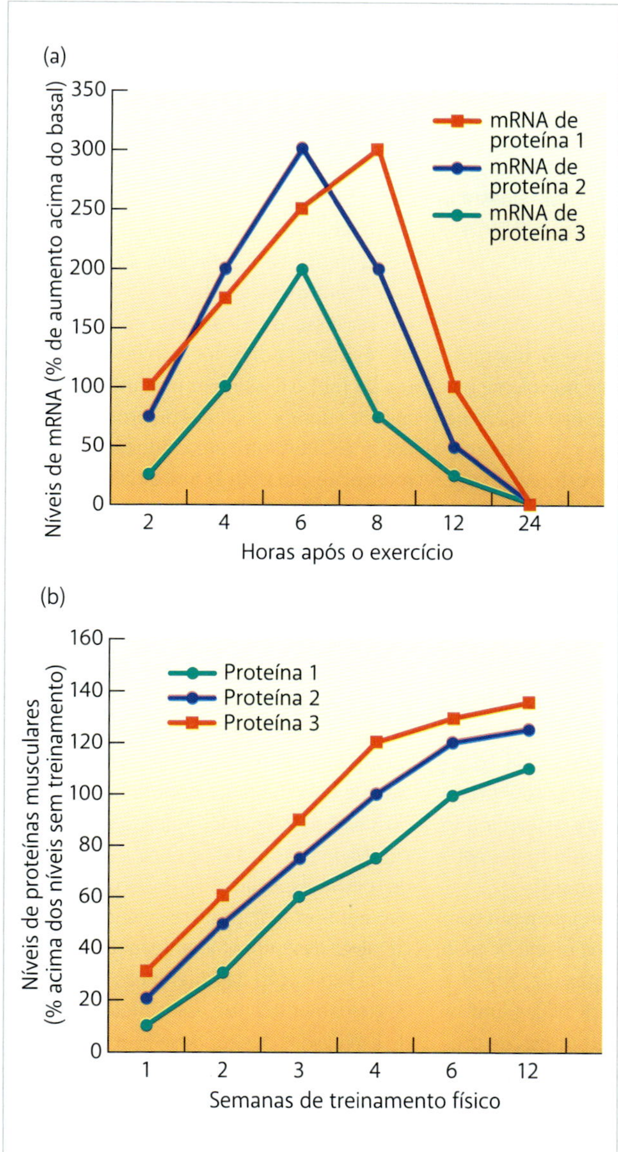

Figura 13.8 (*a*) Exemplo ilustrativo da elevação e declínio dos níveis de mRNA de três proteínas musculares distintas após uma série de exercícios aguda. (*b*) Ilustração do aumento induzido pelo treinamento dos níveis de três proteínas musculares diferentes durante um período de 12 semanas de treinamento.

Conforme já foi visto no Capítulo 0, têm se acumulado evidências indicativas de que as alterações induzidas pelo exercício no microRNA (miRNA) também podem contribuir para a resposta adaptativa induzida pelo exercício. Devemos lembrar que os miRNA são pequenas moléculas de RNA que regulam a expressão genética ao se ligarem ao mRNA e que impedem a proteção de uma proteína específica. Na verdade, evidências crescentes sugerem que as alterações nos níveis de miRNA nos músculos esqueléticos mediadas pelo exercício contribuem para a resposta adaptativa induzida pelo exercício no músculo ativo. Ver "Foco de pesquisa 13.1" para mais detalhes sobre como as alterações induzidas pelo exercício nos níveis de miRNA influenciam a resposta do treinamento induzida pelo exercício.

Especificidade das respostas ao treinamento físico

Como foi visto até aqui, o músculo esquelético é um tecido bastante adaptável que responde ao treinamento físico aumentando a expressão de múltiplos genes. As características da adaptação muscular induzida pelo exercício são específicas para o volume, a intensidade e a frequência de treinamento. Ou seja, as adaptações específicas que ocorrem nas fibras de músculo esquelético resultam do tipo de exercício que fornece o estímulo (i.e., exercício de força *vs.* de resistência). De fato, modos distintos de exercício promovem a expressão de genes diferentes nas fibras musculares ativas. Especificamente, os exercícios de força e resistência promovem ativação de diversas vias de sinalização celular. Assim, genes diferentes são ativados, o que resulta na expressão de diversas proteínas. Exemplificando, o treinamento de resistência prolongado resulta em uma variedade de adaptações metabólicas (p. ex., volume mitocondrial aumentado) e pouca alteração do tamanho da fibra muscular. Em contraste, o exercício de força com carga pesada resulta no aumento da síntese de proteínas contráteis e em hipertrofia muscular. Consistentes com os diferentes resultados funcionais induzidos por essas modalidades distintas de exercício, as vias de sinalização e mecanismos moleculares responsáveis por tais adaptações são diversos. No próximo segmento do texto, serão introduzidas as vias de sinalização "primárias" gerais que produzem as adaptações de treinamento induzidas pelo exercício para ambos os tipos de trabalho físico (resistência e força). Em seguida, serão discutidos os sinais secundários responsáveis pela síntese proteica aumentada subsequente ao treinamento físico. Especificamente, o enfoque principal neste capítulo será a análise dos sinais responsáveis pela adaptação induzida pelo treinamento de resistência; os sinais responsáveis pela adaptação induzida pelo treinamento de força serão estudados em detalhes no Capítulo 14.

Vias transdutoras de sinais primários no músculo esquelético

O conhecimento atual sobre os mecanismos precisos que permitem ao músculo esquelético interpretar e responder a diferentes tipos de exercício é incompleto. Mesmo assim, sabe-se que existem vários mensageiros primários participando da adaptação induzida pelo exercício que ocorre na musculatura esquelética. Os quatro sinais principais para a adaptação muscular durante o exercício incluem estímulos mecânicos, elevação dos níveis celulares de cálcio, alta concentração de radicais livres e reduções dos níveis musculares de fosfato/energia.

Estímulos mecânicos. Durante o treinamento com exercício de força, a força mecânica imposta sobre a fibra muscular pode deflagrar os processos de sinalização para promoção da adaptação. O alongamento passivo de uma fibra muscular, por exemplo, resulta na ativação de um mecanorreceptor na membrana muscular, que estimula as vias bioquímicas sinalizadoras, levando a um aumento na síntese de proteínas

Foco de pesquisa 13.1

MicroRNA e resposta adaptativa ao treinamento físico

No Capítulo 0, descobrimos que o treinamento físico faz baixar o nível de microRNA (miRNA) no músculo esquelético. Devemos ter em mente que os miRNA são pequenas moléculas que diminuem a síntese de proteínas ao bloquear a função do RNA mensageiro. Esse bloqueio da função do RNA mensageiro mediado por miRNA impede a síntese de proteínas, porque o RNA mensageiro tem papel essencial na síntese proteica. Na verdade, o RNA mensageiro contém a informação genética necessária para a formação de uma proteína específica. Especificamente, em seguida à sua formação no núcleo, o RNA mensageiro se desloca até o citoplasma para chegar aos ribossomos; nos ribossomos, o RNA mensageiro individual é traduzido, de modo a produzir uma proteína específica.

Existem mais de 700 miRNA diferentes em seres humanos, e esses miRNA regulam a expressão de cerca de 60% dos genes responsáveis pela síntese de proteínas.[49] Devemos observar que cada miRNA pode inibir vários RNA mensageiros diferentes; portanto, um único miRNA pode causar depressão da síntese de várias proteínas. Assim, podemos concluir que uma diminuição no nível de determinado miRNA resultará em menor interferência na função do RNA mensageiro e, portanto, no aumento da síntese de uma proteína específica. Por outro lado, níveis elevados de um miRNA específico bloquearão a função do RNA mensageiro e diminuirão a síntese da proteína em questão.

Conforme discutido neste capítulo, o treinamento com exercícios de resistência promove aumento na síntese de proteínas mitocondriais; esse efeito resulta no aumento do volume mitocondrial no interior dos músculos exercitados. O aumento no volume mitocondrial resulta em maior capacidade do músculo em produzir ATP por meio do metabolismo aeróbio (i.e., por fosforilação oxidativa). Por outro lado, a maioria dos programas de treinamento com exercícios de força não aumenta a síntese de proteínas mitocondriais; em vez disso, estimula a síntese de proteínas contráteis musculares (Cap. 14). É importante destacar que têm se acumulado evidências sugerindo que alterações nos níveis de miRNA específicos nas fibras musculares esqueléticas contribuem para as adaptações induzidas pelo treinamento.[17] Como uma alteração nos níveis de determinado miRNA influencia a resposta do treinamento a diferentes tipos de exercício?

Estudos revelam que o treinamento com exercícios de força reduz os níveis de pelo menos dois miRNA diferentes (i.e., miR-1 e miR-133a); esses miRNA específicos funcionam de modo a diminuir a síntese de proteínas contráteis musculares. Assim, uma diminuição induzida pelo treinamento físico nesses miRNA específicos aumentaria a síntese de proteínas contráteis, resultando no crescimento das fibras musculares.

Em contraste com o exercício de força, o treinamento com exercícios de resistência não altera os níveis de miR-1 e miR-133a; em vez disso, o treinamento com exercícios de resistência diminui os níveis musculares de miR-31. Isso é importante porque o miR-31 suprime a síntese de proteínas mitocondriais. Portanto, uma redução nos níveis musculares de miR-31 induzida pelo treinamento com exercícios de resistência promoveria a biogênese mitocondrial e aumentaria o volume mitocondrial nas fibras musculares exercitadas.

Em resumo, os miRNA diminuem a síntese de proteínas nas células ao bloquear a função do RNA mensageiro. É importante ressaltar que o treinamento físico diminui a quantidade de miRNA específicos; é provável que essa mudança contribua para a resposta ao treinamento induzida pelo exercício. Na verdade, a diferença na expressão de miRNA específicos no músculo esquelético entre exercícios de resistência e de força talvez desempenhe um papel fundamental na explicação das diferenças na resposta ao treinamento entre esses modos distintos de exercício.[49] O leitor deve ficar atento para tomar conhecimento de mais detalhes sobre exercícios e miRNA, à medida que essa área de pesquisa for se desenvolvendo.

contráteis.[27] Assim, os eventos sinalizadores iniciados pela carga mecânica com o exercício de força desempenham um papel importante na adaptação das fibras musculares induzida pelo exercício. Nesse sentido, fica claro que as fibras musculares são capazes de perceber as diferenças de intensidade e duração dos estímulos mecânicos (i.e., exercício de força *vs.* exercício de resistência) para contribuir para a especificidade da adaptação induzida pelo exercício.[10] Em particular, os altos níveis de alongamento mecânico que ocorrem pela membrana muscular durante o treinamento de força é o sinal primário que promove a síntese de proteínas contráteis, resultando na hipertrofia muscular. Os detalhes sobre as adaptações de treinamento induzidas pelos estímulos mecânicos serão estudados no Capítulo 14.

Cálcio. O cálcio é um importante mecanismo de sinalização celular. De fato, o cálcio livre no citoplasma pode ativar numerosas enzimas e outras moléculas de sinalização que promovem a síntese de proteínas. Exemplificando, o cálcio pode ativar uma quinase importante chamada *quinase dependente de calmodulina*. A quinase dependente de calmodulina é membro de uma família de enzimas promotoras de fosforilação de diversos substratos proteicos. Depois de ativada, a quinase dependente de calmodulina pode iniciar uma cascata sinalizadora nas fibras musculares que contribui para a adaptação do músculo ao treinamento físico. Como o exercício altera os níveis de cálcio e controla a sinalização mediada por essa molécula?

Vale lembrar-se do que foi exposto no Capítulo 8: a ativação neural da contração do músculo esquelético promove liberação de cálcio a partir do retículo sarcoplasmático, e a interrupção da estimulação neural inicia a recaptação desse cálcio a partir do citosol de volta para o retículo sarcoplasmático por ação das bombas de transporte ativo de cálcio. O nível de cálcio livre no citosol muscular é determinado pelo modo, intensidade e volume de exercício.[10] Por exemplo, provavelmente o exercício de resistência prolongado resulta em longos períodos de níveis elevados de cálcio no citosol muscular, enquanto o exercício de força geraria apenas curtos ciclos de elevados níveis de cálcio citosólico.[16] Portanto, essas diferenças induzidas por exercício nos níveis citosólicos de cálcio entre o exercício de resistência e de força determinam os eventos de sinalização *downstream* mediados pelo cálcio que levam à síntese de proteínas musculares específicas. Em particular, os níveis elevados mantidos de cálcio citosólico que ocorrem durante o treinamento de resistência têm um papel de sinalização importante na promoção de adaptações que ocorrem no músculo esquelético em resposta a esse tipo de treinamento.

Radicais livres. Está comprovado que o exercício resulta na produção de radicais livres e outros oxidantes na musculatura esquelética ativa.[44] Trata-se de algo importante, pois um número crescente de evidências indica que os radicais livres são sinais relevantes para a adaptação muscular ao treinamento físico.[43,45] A sua produção durante o exercício pode ativar, por exemplo, o fator nuclear kappa B (NFκB) e a p38 quinase ativada por mitógeno (p38). O NFκB é um importante ativador de transcrição e exerce papel decisivo na expressão de várias proteínas musculares, entre as quais as enzimas antioxidantes que protegem as fibras musculares contra o estresse oxidativo induzido pelo exercício.[44] A p38 é uma quinase intracelular que exerce um papel sinalizador central na produção de novas mitocôndrias. Observe que tanto p38 quanto NFκB atuam como sinais secundários envolvidos na adaptação muscular induzida por exercício para o treinamento de resistência, e ambos serão discutidos com mais detalhes nas seções a seguir.

Níveis de fosfato/energia muscular. O exercício muscular acelera o consumo de ATP no músculo que está trabalhando e aumenta a proporção AMP/ATP nas fibras musculares. Aumentar a proporção AMP/ATP pode iniciar numerosos eventos sinalizadores *downstream* nas fibras de músculo esquelético.[10] Essa alteração induzida pelo exercício no estado energético celular ativa numerosas moléculas sinalizadoras. Entretanto, um dos aspectos mais importantes da adaptação muscular induzida pelo exercício é a ativação de um mensageiro secundário chamado **proteína quinase ativada por monofosfato de 5'adenosina (AMPK)**. De fato, AMPK é uma molécula-chave de sinalização *downstream* que detecta o estado de energia do músculo e é ativada tanto pelo treinamento intervalado de alta intensidade como pelo exercício de resistência prolongado. Essa importante quinase regula numerosos processos de sinalização muscular levando à adaptação muscular em resposta ao treinamento de resistência e será discutida com mais detalhes no próximo tópico.

Mensageiros secundários no músculo esquelético

Após a iniciação do sinal primário, vias de sinalização adicionais (secundárias) são ativadas para mediar o sinal de promoção da adaptação muscular induzido pelo exercício. De fato, existem muitas vias de sinalização secundárias no músculo esquelético, que são reguladas em vários níveis. A seguir, a partir de uma perspectiva mais ampla, serão abordadas sete vias de sinalização secundárias que exercem papel importante na adaptação muscular induzida pelo exercício. Especificamente, serão destacados os papéis da AMPK, p38, coativador 1α do receptor gama ativado por proliferador de peroxissoma (PGC-1α), quinase dependente de calmodulina, calcineurina, NFκB e alvo mecanístico da rapamicina (mTOR) na adaptação muscular ao treinamento físico. Observe que as seis primeiras dessas moléculas estão envolvidas na adaptação muscular ao treinamento de resistência, enquanto a molécula de sinalização secundária mTOR contribui para a adaptação muscular na resposta ao treinamento com exercício de força.

AMPK. AMPK é uma importante molécula sinalizadora ativada durante o treinamento intervalado de alta intensidade e também durante o treinamento de resistência submáximo em virtude de mudanças nos níveis de fosfato/energia da fibra muscular. Essa molécula essencial regula numerosas vias produtoras de energia nos músculos, estimulando a captação de glicose e oxidação de ácidos graxos durante o exercício. A AMPK também está associada ao controle da expressão genética muscular por meio da ativação de fatores de transcrição associados à oxidação de ácidos graxos e à biogênese mitocondrial. É interessante notar que a AMPK pode inibir os componentes da via de sinalização mTOR. A importância dessa ação será discutida com mais detalhes no Capítulo 14.

p38. A quinase ativada por mitógeno p38 (**p38**) é uma molécula sinalizadora importante que sofre ativação junto às fibras musculares durante o exercício de resistência. Embora diversos estresses celulares possam ativar a p38, parece provável que a produção de radicais livres induzida pelo exercício seja o principal sinal para a ativação de p38 nas fibras musculares. Uma vez ativada, a p38 pode contribuir para a biogênese mitocondrial ativando o PGC-1α.

PGC-1α. Essa molécula-chave é ativada pelo treinamento intervalado de alta intensidade e pelo exercício de resistência submáximo, e é considerada um dos principais reguladores da biogênese mitocondrial junto às células.[41] De fato, o **PGC-1α** auxilia os ativadores de transcrição promotores de biogênese mitocondrial na musculatura esquelética após o treinamento de resistência. Além disso, o PGC-1α regula muitas outras alterações mediadas pelo exercício de resistência na musculatura esquelética, incluindo a formação de novos capilares (angiogênese), troca de fibras musculares de contração rápida por fibras lentas e a síntese de enzimas antioxidantes.[41] O PGC-1α também atua nas elevações da capacidade muscular de metabolização de gorduras induzidas pelo exercício e na absorção de glicose para dentro da fibra muscular. Diversos fatores ativam PGC-1α durante o exercício, tais como AMPK e p38.

Quinase dependente de calmodulina. A **quinase dependente de calmodulina (CaMK)** é ativada durante o treinamento com exercício de resistência.[10] Essa quinase vital influencia a adaptação muscular induzida pelo exercício ao contribuir para a ativação de PGC-1α. O sinal primário mais inicial para ativação da CaMK são os níveis citosólicos de cálcio aumentados.

Calcineurina. A **calcineurina** é uma fosfatase ativada pelo aumento da concentração citosólica de cálcio (i.e., uma enzima que remove um grupo fosfato das moléculas). Participa de várias respostas adaptativas no músculo, incluindo o crescimento/regeneração de fibras e a transição dos tipos de fibra rápida/lenta que resulta do treinamento de resistência.

NFκB. Como já mencionado, o **NFκB** é um ativador de transcrição que pode ser ativado pelos radicais livres produzidos nos músculos em contração. O NFκB ativo promove a expressão de várias enzimas antioxidantes que protegem as fibras musculares contra as lesões mediadas por radicais livres.

mTOR. **mTOR** é uma proteína quinase que é o principal regulador da síntese proteica e do crescimento muscular. A ativação da mTOR promove aumento da translação, o que resulta em maior síntese de proteínas. Especificamente, mTOR é uma molécula de sinalização secundária que atua na adaptação muscular ao treinamento com exercícios de resistência e que é ativada pela estimulação de um mecanorreceptor presente no sarcolema da fibra muscular. No Capítulo 14 o leitor encontrará mais detalhes sobre a ativação e sinalização da mTOR.

Em resumo

- Independentemente do tipo de estímulo promovido pelo exercício (i.e., resistência ou força), a adaptação induzida pelo treinamento que ocorre nas fibras musculares resulta de um aumento da quantidade de proteínas específicas.
- As adaptações induzidas pelo exercício nas fibras de músculo esquelético são específicas para o tipo de estímulo fornecido pelo exercício (i.e., exercício de resistência *vs.* força).
- A adaptação muscular induzida pelo exercício é resultante da coordenação entre as vias de sinalização primária e secundária nas fibras musculares.
- Os quatro sinais primários para adaptação muscular induzida pelo exercício incluem o alongamento do músculo; elevações da concentração intracelular de cálcio livre; níveis altos de radicais livres; e redução dos níveis musculares de fosfato/energia. Esses sinais primários então ativam sucessivas vias de sinalização secundárias para promoção da expressão genética.
- As sete moléculas de sinalização secundária que contribuem para a adaptação muscular induzida pelo exercício incluem a AMPK, p38, PGC-1α, CaMK, calcineurina, NFκB e mTOR. Essas moléculas sinalizadoras são ativadas através de uma das quatro vias de sinalização primárias e atuam direta ou indiretamente aumentando a expressão de genes codificadores de proteínas musculares específicas.

Eventos sinalizadores que levam à adaptação do músculo induzido pelo treinamento de resistência

Conforme já discutido, o treinamento de resistência pode aumentar o $\dot{V}O_{2máx}$ em 20-50%, além de melhorar o desempenho nos eventos de resistência submáximos. A melhora induzida pelo treinamento é promovida pela ocorrência de alterações no débito cardíaco e na densidade capilar, juntamente com alterações ao nível celular, tanto nas fibras musculares cardíacas como nas fibras musculares esqueléticas. Nesta seção, serão destacados os principais eventos sinalizadores induzidos pelo exercício que promovem adaptações moleculares nas fibras de músculo esquelético, em seguida ao treinamento intervalado de intensidade alta e ao treinamento de resistência (i.e., exercício submáximo contínuo).

As contrações musculares repetidas durante o exercício de resistência submáximo deflagram uma cascata sinalizadora no interior das fibras musculares ativas. Como resultado, há biogênese mitocondrial, troca de fibras musculares rápidas por fibras lentas e aumento da expressão de enzimas antioxidantes importantes. Conforme ilustrado na Figura 13.9, liberação de cálcio, o aumento da proporção AMP/ATP e a produção de radicais livres constituem os eventos sinalizadores primários responsáveis pela ativação dos sucessivos eventos sinalizadores secundários (i.e., ativação de calcineurina, CaMK, AMPK, p38, NFκB e PGC-1α) que levam à biogênese mitocondrial, transformação do tipo de fibra e expressão aumentada de enzimas antioxidantes.

Na Figura 13.9, note que os aumentos da proporção AMP/ATP induzidos pela contração ativam a AMPK no músculo, enquanto os níveis celulares elevados de cálcio livre se fazem necessários para a ativação de CaMK e calcineurina. A calcineurina ativa atua como molécula sinalizadora na promoção da transformação do tipo de fibras rápidas/lentas. Além disso, observa-se que as contrações musculares promovem aumento da concentração de radicais livres que atuam como sinal primário na ativação tanto de p38 como de NFκB. A ativação de três sinais secundários (AMPK, CaMK e p38) promove biogênese mitocondrial pela ativação do principal regulador de biogênese mitocondrial: PGC-1α. O PGC-1α também contribui para a transformação do tipo de fibras rápidas/lentas induzida pelo exercício. Por fim, observa-se que a ativação de PGC-1α e NFκB promove a expressão induzida pelo exercício de enzimas antioxidantes musculares importantes.[43,44]

A Figura 13.10 ilustra o curso temporal da biogênese mitocondrial induzida pelo exercício. Deve-se ter em mente que ocorre um aumento nos sinais primários para a promoção da biogênese mitocondrial logo nos primeiros segundos após o início do exercício. Nos primeiros minutos de exercício, há aumento dos sinais secundários envolvidos na adaptação muscular induzida pelo exercício no interior das fibras musculares. Poucas horas após o exercício, os níveis musculares de PGC-1α aumentam, e a biogênese mitocondrial tem prosseguimento. Em poucos dias, ocorre aumento do volume mitocondrial nos músculos exercitados, e esse aumento continua gradualmente, à medida que o treinamento prossegue.

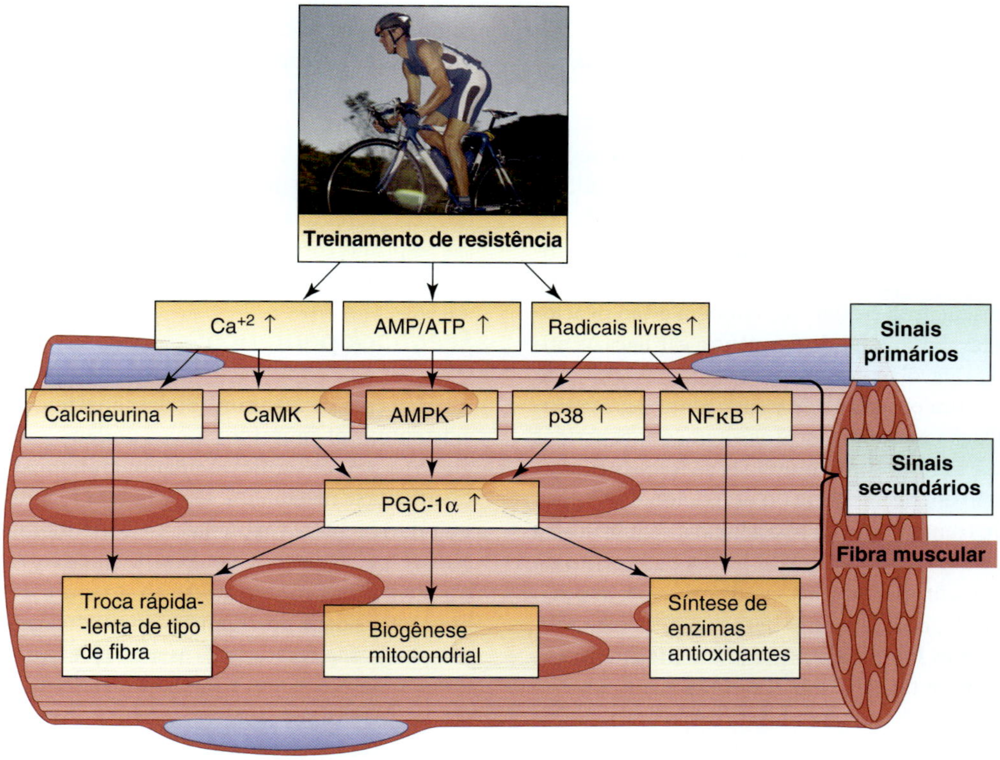

Figura 13.9 Ilustração das respostas do músculo esquelético induzidas pelo exercício, mediadas pela rede de sinalização intracelular, ao treinamento com exercícios de resistência. Observe que ambos os sinais, primários e secundários, estão envolvidos na adaptação muscular ao treinamento com exercícios de resistência. Ver mais detalhes no texto.
Sam Edwards/age fotostock

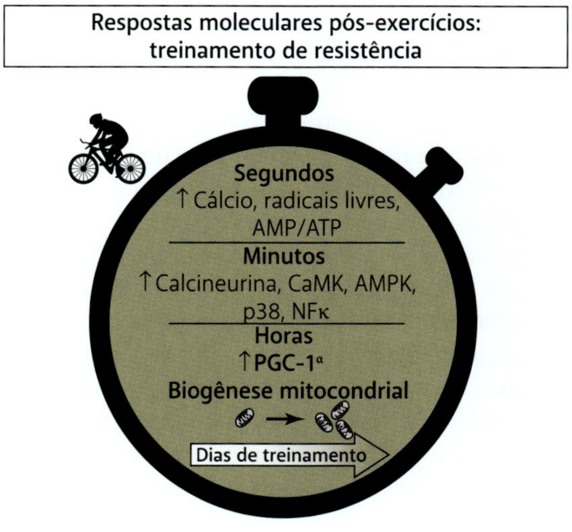

Figura 13.10 Ilustração do curso temporal das respostas moleculares ao treinamento com exercícios de resistência. Ver texto para mais detalhes.

Em resumo

- Os três sinais primários envolvidos na adaptação muscular induzida pelo exercício de resistência são as elevações da concentração celular de cálcio livre; a elevação nos níveis de radicais livres; e queda dos níveis musculares de fosfato/energia. Esses sinais primários então ativam uma ou mais vias sinalizadoras secundárias sucessivas para a promoção da expressão genética.
- As seis moléculas de sinalização secundária que contribuem para a adaptação muscular induzida pelo exercício de resistência incluem AMPK, PGC-1α, calcineurina, CaMK, p38 e NFκB.
- PGC-1α e calcineurina ativos exercem papéis importantes nas transformações induzidas pelo exercício de resistência nas fibras do tipo rápido/lento.
- Em conjunto, AMPK e CaMK e p38 ativos participam todas da ativação de PGC-1α. O PGC-1α ativo é o principal regulador da biogênese mitocondrial.
- Tanto o PGC-1α como o NFκB ativos contribuem para o aumento induzido pelo exercício da concentração de antioxidantes musculares.

Treinamento de resistência: ligações existentes entre o músculo e a fisiologia sistêmica

As primeiras partes deste capítulo descreveram a importância das alterações que ocorrem no músculo submetido ao treinamento de resistência, em termos de manutenção da homeostasia, durante o trabalho submáximo prolongado. É importante ter em mente que essas adaptações induzidas pelo exercício na musculatura esquelética também estão relacionadas às respostas diminuídas de frequência cardíaca, ventilação e níveis de catecolaminas medidas durante o trabalho submáximo após um programa de treinamento de resistência. Qual é a ligação existente entre as alterações ocorridas na musculatura e as respostas diminuídas de frequência cardíaca e ventilação em decorrência do exercício?

O estudo de treinamento de resistência a seguir ilustra o impacto das adaptações induzidas pelo treinamento na resposta geral do corpo a uma sessão de exercício submáximo. Nesse estudo, cada uma das pernas direita e esquerda dos participantes foi testada separadamente em um cicloergômetro, a uma taxa de trabalho submáxima, antes e durante o programa de treinamento de resistência. A frequência cardíaca e a ventilação foram medidas ao final do teste de exercício submáximo, e uma amostra de sangue foi coletada para monitorizar as alterações dos níveis de lactato, adrenalina e noradrenalina. Durante o estudo, cada indivíduo treinou somente uma perna durante 13 sessões de treinamento de resistência. Ao final de cada semana de treinamento, os indivíduos foram testados a uma mesma taxa de trabalho submáxima. A Figura 13.11 mostra que as respostas de frequência cardíaca, ventilação, lactato sanguíneo e níveis plasmáticos de adrenalina e noradrenalina diminuíram no decorrer do estudo. Ao fim desse programa de treinamento, a perna "não treinada" foi então treinada por 5 dias consecutivos, com a mesma taxa de trabalho submáximo aplicada à perna "treinada". As medidas fisiológicas foram obtidas durante a sessão de exercícios nos dias 1, 3 e 5. A Figura 13.11 mostra que, durante o exercício com uso da perna não treinada, todos os sistemas responderam como se jamais tivessem sido expostos ao treinamento físico. Dessa forma, não houve transferência do efeito do treinamento de uma perna para a outra. Esse exemplo mostra que as respostas de frequência cardíaca, ventilação e catecolamina plasmática ao exercício submáximo prolongado não são determinadas pela adaptação específica de cada órgão ou sistema, e sim pela condição de treinamento dos grupos musculares específicos engajados no exercício.[16] E como isso é possível?

Vamos rever o tópico de controle cardiorrespiratório durante o exercício para explicar por que o treinamento do exercício de resistência resulta em frequência cardíaca e resposta ventilatória menores para uma sessão-padrão de exercício submáximo. Relembrando os Capítulos 9 e 10, o controle da frequência cardíaca e ventilação pulmonar durante o exercício é alcançado pelas influências neurológicas central e periférica, que aumentam a frequência cardíaca e a ventilação para estarem compatíveis com as maiores demandas de oxigênio do exercício. A resposta dos centros de controle cardiovascular e respiratório é influenciada pela resposta neurológica proveniente dos centros cerebrais superiores, onde a tarefa motora se origina, assim como dos músculos responsáveis pela tarefa. Uma diminuição no recrutamento de unidades motoras ou uma redução no *feedback* aferente a partir dos receptores nos músculos ativos para o cérebro reduz essas respostas cardiorrespiratórias para a tarefa de trabalho. Seguem detalhes específicos sobre essa questão.

Feedback periférico

Há cerca de 30 anos, foi descoberto que os receptores existentes nos músculos ativos podem controlar ou "dirigir" os sistemas cardiovascular ou pulmonar proporcionalmente à taxa metabólica. No Capítulo 7, aprendemos que os quimiorreceptores existentes nos músculos esqueléticos são sensíveis às alterações metabólicas que ocorrem no músculo e podem fornecer informação ao sistema nervoso central sobre a intensidade do exercício. Em particular, esses quimiorreceptores são responsivos às alterações químicas ocorrentes no músculo (p. ex., aumentos no lactato, íons hidrogênio [H^+] etc.). Esses receptores enviam informações ao sistema nervoso central através de fibras nervosas de pequeno diâmetro (fibras dos grupos III e IV). A Figura 13.12 ilustra como as fibras nervosas dos grupos III e IV do músculo esquelético promovem um mecanismo de *feedback* periférico que contribui para a regulação das respostas cardiovascular e respiratória durante o exercício. Exemplificando, durante o exercício intenso, o aumento na produção de lactato e H^+ estimula os quimiorreceptores a enviarem *feedback* neurológico para os centros de controle cardiorrespiratório que, por sua vez, aumenta a frequência cardíaca (FC) e a ventilação pulmonar ($\dot{V}_E$).

A Figura 13.12 também ilustra como, comparativamente a um indivíduo não treinado, o treinamento com exercícios de resistência resulta na diminuição do *feedback* periférico para os centros de controle cardiorrespiratório. Em um indivíduo não treinado, por exemplo, a prática de exercícios muito intensos resulta em aumento na produção muscular de lactato e íons H^+. Esses metabólitos gerados pelo exercício se tornam fatores locais que funcionam como sinais aferentes para o sistema nervoso central. Especificamente, esses "fatores locais" estimulam os quimiorreceptores musculares a enviar sinais aferentes ao centro de controle cardiovascular que aumentarão a FC e a $\dot{V}_E$. Porém, depois do treinamento de resistência, o maior volume mitocondrial nos músculos treinados resultará em menor produção de lactato e H^+ (i.e., menos fatores locais), levando a menor ingresso de quimiorreceptores nos centros de controle cardiorrespiratório; o resultado é uma FC mais baixa e menor $\dot{V}_E$ durante a prática de exercícios de intensidade moderada.

Comando central

Vamos nos lembrar que comando central se refere aos sinais neurais originários de centros cerebrais superiores que

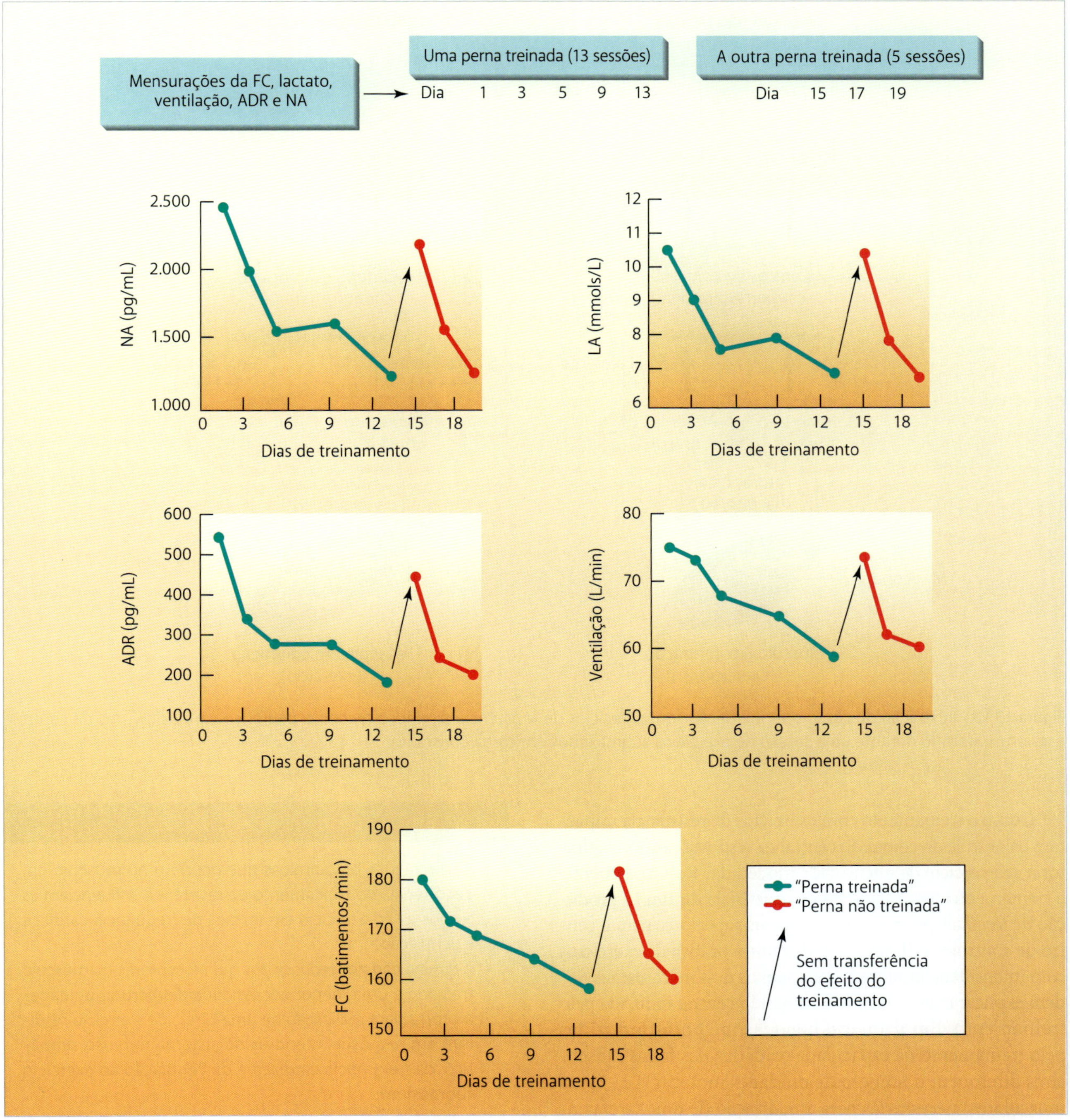

Figura 13.11 Falta de transferência de um efeito de treinamento, indicando que as respostas dos sistemas cardiovascular, pulmonar e nervoso simpático são mais dependentes do estado treinado dos músculos envolvidos na atividade do que de alguma adaptação específica desses sistemas.
ADR = adrenalina; FC = frequência cardíaca; LA = lactato; NA = noradrenalina.

proporcionam um mecanismo de *feedforward* para o controle da resposta cardiorrespiratória ao exercício. O conceito de controle central ao exercício foi discutido nos Capítulos 9 e 10 e é apresentado na Figura 13.13. Os centros cerebrais superiores preparam-se para executar uma tarefa motora e enviar potenciais de ação através dos centros cerebrais inferiores e neurônios espinais, para influenciar as respostas cardiorrespiratórias ao exercício. À medida que mais unidades motoras são recrutadas para desenvolver a maior tensão necessária à realização de uma tarefa de trabalho, respostas cardiorrespiratórias mais amplas passam a ser necessárias para sustentar a taxa metabólica dos músculos.[39] Por exemplo, durante um teste de exercício incremental, mais e mais fibras musculares são recrutadas para executar o exercício. Isso gera maior fluxo proveniente do comando central, o que, por sua vez, resulta em aceleração da frequência cardíaca e em aumento da resposta ventilatória pulmonar para a tarefa de trabalho.[1]

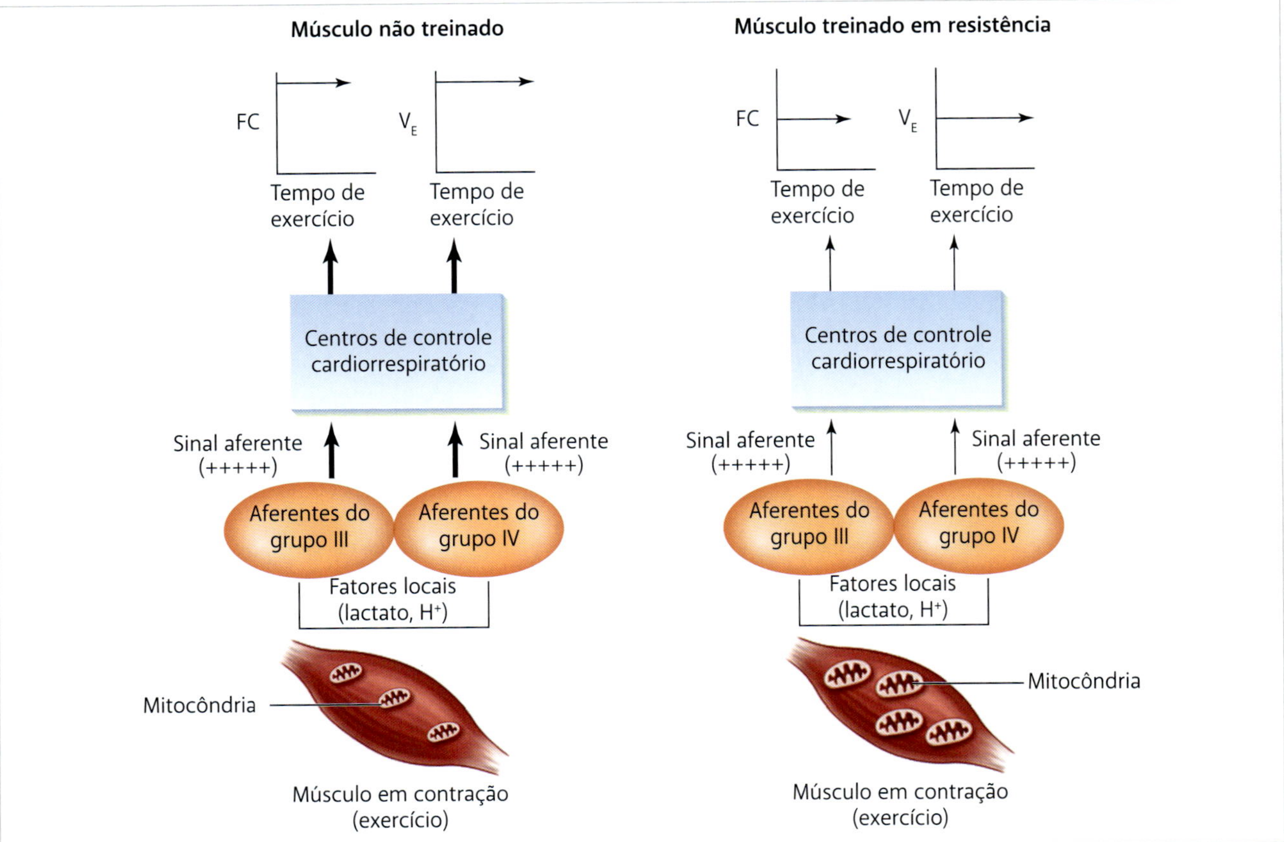

Figura 13.12 Ilustração de como o treinamento com exercícios de resistência diminui o *feedback* periférico para os centros de controle cardiorrespiratório durante uma sessão de exercícios submáximos em carga constante.

Como o treinamento com exercícios de resistência impactam o controle do comando central da resposta cardiorrespiratória ao exercício de intensidade moderada? Resumidamente, o treinamento com exercícios de resistência diminui a produção de *feedback* pelos centros cerebrais superiores para o centro de controle cardiovascular durante a prática de exercícios com intensidade moderada. Pelo menos dois mecanismos podem explicar essa redução no comando central induzida pelo treinamento. Em primeiro lugar, as melhoras induzidas pelo treinamento na capacidade oxidativa das fibras musculares diminuem o número de unidades motoras (i.e., fibras musculares) necessárias para a realização de uma tarefa envolvendo exercício prolongado e de intensidade moderada; esse cenário resultaria em menos impulsos "centrais" para o centro de controle cardiorrespiratório. Em segundo lugar, evidências oriundas de estudos sobre treinamento de exercícios físicos com apenas uma perna revelaram que o treinamento de resistência também resulta em mudanças diretas no sistema nervoso central, provocando diminuição no fluxo de comando central para o centro de controle cardiorrespiratório durante a prática de exercícios de intensidade moderada. Em conjunto, essa redução na produção de *feedforward* dos centros cerebrais superiores induzida pela prática de exercícios físicos resulta em menor fluxo proveniente do sistema nervoso simpático, acompanhado por uma frequência cardíaca mais baixa e por menor resposta ventilatória ao exercício submáximo[39] (Fig. 13.13).

Em resumo

- As alterações bioquímicas que ocorrem no músculo em decorrência do treinamento de resistência influenciam as respostas ao exercício em termos de frequência cardíaca e ventilação.
- A diminuição no *feedback* dos quimioceptores no músculo treinado e uma menor necessidade de recrutar unidades motoras para realização de uma tarefa de exercício resultam em respostas menores do sistema nervoso simpático, da frequência cardíaca e da ventilação ao exercício submáximo.

Destreinamento subsequente ao treinamento de resistência

Nas seções anteriores, foram discutidos os efeitos do treinamento de resistência sobre o $\dot{V}O_{2máx}$ e as adaptações celulares que ocorrem nas fibras musculares treinadas. A partir de agora a atenção se volta às adaptações ao treinamento e à discussão do que acontece ao $\dot{V}O_{2máx}$ quando o treinamento de resistência acaba. Está comprovado que, quando os indivíduos altamente treinados param de treinar, o $\dot{V}O_{2máx}$ diminui com o passar do tempo. Por quê? Isso se deve ao declínio tanto do débito cardíaco máximo como da extração de oxigênio que ocorre com o passar do tempo na condição

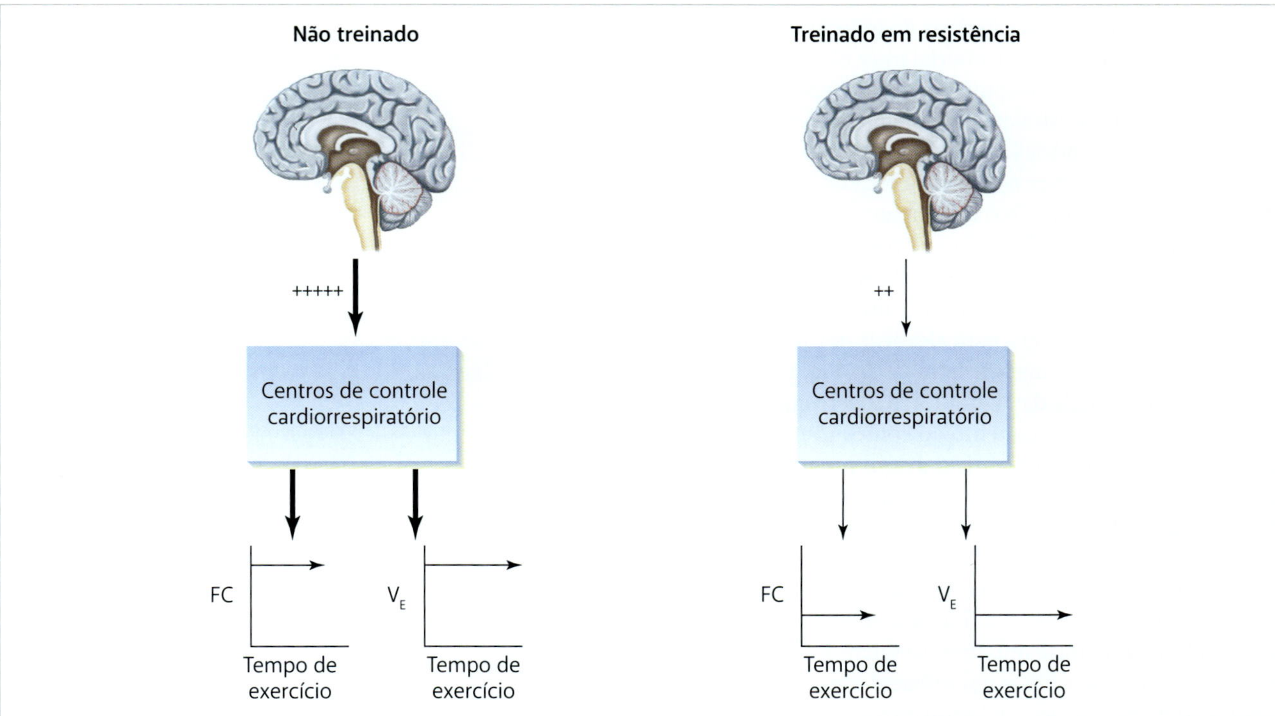

Figura 13.13 Ilustração de como o treinamento com exercício de resistência diminui o impulso *feedforward* do comando central para os centros de controle cardiorrespiratório durante uma série de exercícios submáximos em carga constante.

de destreinamento. Esse aspecto é ilustrado na Figura 13.14, que apresenta as alterações ocorridas em termos de absorção de oxigênio máxima, débito cardíaco, volume sistólico, frequência cardíaca e extração de oxigênio, ao longo de um período de 84 dias de ausência de treinamento.[15] A diminuição inicial (primeiros 12 dias) do $\dot{V}O_{2máx}$ foi totalmente decorrente da diminuição do volume sistólico, uma vez que a frequência cardíaca e a diferença $(a\text{-}\bar{v})O_2$ permaneceram as mesmas ou aumentaram. Essa diminuição súbita do volume sistólico máximo parece provir da perda rápida de volume plasmático com o destreinamento.[12] Quando o volume plasmático foi artificialmente restaurado por infusão, o $\dot{V}O_{2máx}$ aumentou e atingiu valores de pré-destreinamento.[12] Isso foi confirmado em outro estudo que demonstrou que uma expansão de 200-300 mL de volume plasmático aumentou o $\dot{V}O_{2máx}$ mesmo quando a concentração de hemoglobina estava reduzida.[13]

A Figura 13.14 também demonstra que, entre os dias 21 e 84 de destreinamento, a diminuição de $\dot{V}O_{2máx}$ decorreu da diminuição da diferença $(a\text{-}\bar{v})O_2$. Associa-se esse fato a uma diminuição do número de mitocôndrias no músculo, enquanto a densidade de capilares permaneceu inalterada. A capacidade oxidativa geral do músculo esquelético diminuiu, e o percentual de fibras de tipo IIa caiu de 43 para 26% e o percentual de fibras de tipo IIx aumentou de 5 para 19%.[14,15] Esse tipo de alteração de fibra lenta-para-rápida induzida pelo destreinamento é oposto à troca de rápida-para-lenta no tipo de fibra muscular que ocorre durante o treinamento de resistência.

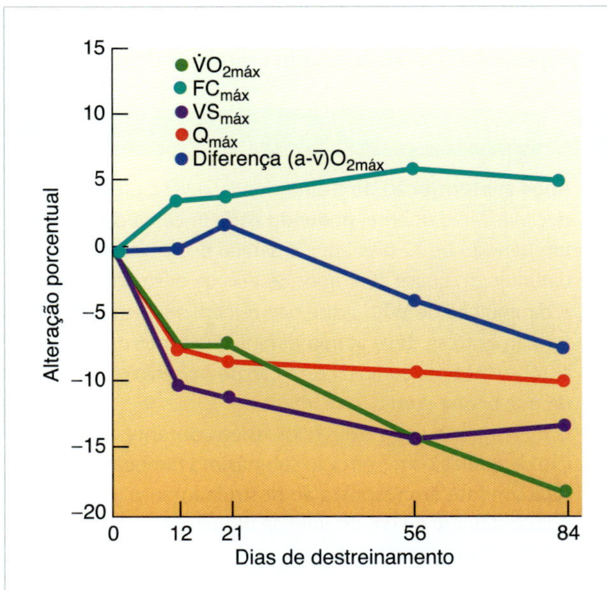

Figura 13.14 Curso temporal das alterações em $\dot{V}O_{2máx}$ e variáveis cardiovasculares associadas ao destreinamento.
Fonte: Coyle, E. F., Martin III, W. H., Sinacore, D. R., Joyner, M. J., Hagberg, J. M. e Holloszy. "Time course of loss of adaptations after stopping prolonged intense endurance training" in *Journal of Applied Physiology*, 57(6): 1857-64. 1984.

Além de o destreinamento diminuir o $\dot{V}O_{2máx}$, a inatividade também influencia negativamente o desempenho nos exercícios de resistência submáximos. Por exemplo, até apenas 14 dias de interrupção do treinamento (p. ex., destreinamento) pode comprometer de forma significativa o desempenho de exercício submáximo (p. ex., desempenho em corrida de 10 km). Isso se deve primariamente a uma diminuição do número de mitocôndrias no músculo.[37,60] De fato, a capacidade oxidativa mitocondrial muscular é alterada rapidamente tanto no início como no final do treinamento físico. A Figura 13.15 mostra quão rapidamente a concentração muscular de mitocôndrias aumenta no início do treinamento e se torna duas vezes maior em cerca de 5 semanas de treinamento. Entretanto, basta 1 semana de destreinamento (indicada pela letra "a") para que ocorra uma perda aproximada de 50% de todos os ganhos alcançados em 5 semanas de treinamento.[4,54] Diante disso, foram necessárias 3-4 semanas de retreinamento para alcançar novamente os níveis anteriores (indicados pela letra "b" na Fig. 13.15). Uma análise mais detalhada da Figura 13.15 sugere que, em comparação com a taxa de aumento do conteúdo mitocondrial no músculo esquelético no início de um programa de treinamento com exercícios de resistência, as mitocôndrias são mais rapidamente adicionadas ao músculo durante o retreinamento. Essa observação levou à sugestão de que o músculo esquelético tem memória. Embora a "memória muscular" tenha sido objeto de várias definições, no presente contexto a definição de memória muscular se refere a uma forma de memória celular (nas fibras musculares) capaz de explicar o fenômeno de que, ao ser retomado o treinamento, frequentemente será possível recuperar rapidamente as adaptações ao treinamento perdidas pelo destreinamento. Contudo, ainda se discute se a memória muscular existe ou não no músculo esquelético humano. No Capítulo 14, o leitor terá acesso a uma discussão detalhada sobre a memória muscular em resposta ao treinamento com exercícios de resistência.

Em resumo

- Após a interrupção do treinamento, o $\dot{V}O_{2máx}$ começa a declinar rapidamente, podendo cair em cerca de 8% em um período de 12 dias após a parada dos treinamentos e diminuir em quase 20% após 84 dias de destreinamento.
- A diminuição de $\dot{V}O_{2máx}$ que ocorre com a interrupção do treinamento se deve a uma diminuição tanto do volume sistólico máximo como da extração de oxigênio – o inverso do que ocorre com o treinamento.
- O desempenho nos exercícios físicos durante a realização de tarefas com exercício submáximo também diminui rapidamente em resposta ao destreinamento, em razão principalmente de um declínio do número de mitocôndrias nas fibras musculares.

Adaptações do músculo ao treinamento com exercício anaeróbio

O treinamento com exercícios anaeróbios refere-se a sessões de exercícios de curta duração e de alta intensidade ou extenuantes. Esse tipo de exercício de alta intensidade é conhecido como treinamento intervalado de alta intensidade (HIIT) e como treinamento intervalado com *sprints* (SIT). Embora não existam definições padronizadas para HIIT ou SIT, é amplamente aceito que, em comparação com o HIIT, o SIT envolve períodos de trabalho mais curtos e intensos

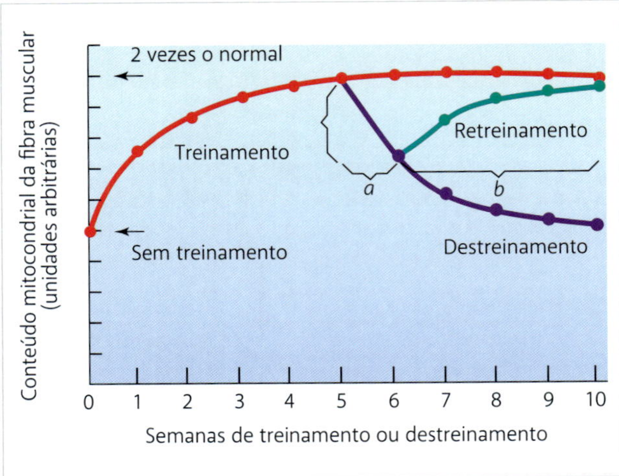

Figura 13.15 Curso temporal das adaptações ao treinamento/destreinamento, em termos de conteúdo de mitocôndrias do músculo esquelético. Observe que cerca de 50% do aumento do conteúdo mitocondrial foi perdido após 1 semana de destreinamento (*a*) e todas as adaptações foram perdidas após 5 semanas de destreinamento. Além disso, foram necessárias 4 semanas de retreinamento (*b*) para reconquistar as adaptações perdidas na primeira semana de destreinamento.

(10-30 segundos). Por outro lado, o HIIT consiste em séries de exercícios de intensidade muito alta, com duração de 31-240 segundos.[9B] Em geral, o HIIT é realizado em intensidades de exercício entre 80-100% do $\dot{V}O_{2máx}$, enquanto o SIT é realizado em intensidades de exercício acima de 100% do $\dot{V}O_{2máx}$. Assim, durante a realização do SIT, os músculos em atividade têm sua atividade energética suprida principalmente pelo sistema ATP-fosfocreatina (ATP-CP) e pela glicólise. São exemplos de exercícios anaeróbios os eventos de *sprint* em pista, como os 100 e 200 metros rasos. O leitor deve lembrar, do Capítulo 3, que uma sessão de exercícios de HIIT com duração de 60 segundos também seria em grande parte uma sessão de exercícios anaeróbios, haja vista que 70% do ATP necessário viria de fontes anaeróbias (i.e., do sistema ATP-CP e da glicólise), enquanto os 30% restantes do ATP necessário viriam da produção aeróbia de ATP (i.e., da fosforilação oxidativa). Vamos agora discutir as adaptações induzidas pelo SIT nos músculos e a melhora associada no desempenho do exercício físico.

Alterações induzidas nos músculos esqueléticos pelo treinamento anaeróbio

É importante ter em mente que as adaptações musculares ocorrentes em seguida ao SIT são decorrentes da curta duração do intervalo entre exercícios.[48] Na verdade, os sistemas de energia utilizados durante o SIT diferem consideravelmente, dependendo da duração do intervalo entre exercícios. Durante exercícios máximos (i.e., extenuantes) com duração de 10 segundos ou menos, por exemplo, quase toda a energia é derivada do sistema ATP-CP. Mas, quando uma sessão de SIT dura de 20-30 segundos, a contribuição relativa da produção de energia anaeróbia diminui: cerca de 20% da energia será aerobiamente produzida.[48] Isso reforça o fato de que nenhuma forma de exercício é puramente anaeróbia ou aeróbia. Portanto, como as demandas metabólicas dos exercícios de velocidade de curta e longa duração são diferentes, podemos concluir que as adaptações intramusculares dependem da composição do programa de treinamento de exercícios. As próximas seções irão enfatizar as principais adaptações no músculo esquelético induzidas pelo SIT.

Alterações induzidas pelo SIT na capacidade de tamponamento do músculo esquelético. Conforme apresentado no Capítulo 11, as fibras musculares são protegidas contra reduções de pH induzidas pelo exercício por tampões intracelulares e por transportadores de íons hidrogênio que transferem esses íons do interior do músculo através do sarcolema. Estudos demonstraram que tanto o SIT (duração do exercício = 10-30 segundos) quanto o HIIT (duração do intervalo = 31-60 segundos) melhoram a capacidade de tamponamento muscular (Fig. 13.16).[48] Os mecanismos responsáveis pelas melhoras induzidas pelo exercício na capacidade de tamponamento muscular são os níveis aumentados de tampões intracelulares (p. ex., carnosina) e dos transportadores de íons hidrogênio[9B,48] Essa melhora na capacidade de tamponamento muscular induzida pelo treinamento é vantajosa, pois o exercício praticado em alta intensidade resulta em aceleração na produção de íons lactato e hidrogênio.

Alterações induzidas pelo SIT nas proteínas do músculo esquelético. Além de melhoras na capacidade de tamponamento muscular, a prática do SIT resulta em maior síntese de proteínas musculares.[9B] Na verdade, o SIT aumenta a expressão genética de 471 genes diferentes.[9B] Nesse ponto, vamos discutir algumas das principais mudanças induzidas pelo SIT nas proteínas do músculo esquelético.

É importante ressaltar que a prática do SIT resulta em um aumento de 50% na síntese das proteínas contráteis musculares (p. ex., actina e miosina) durante as primeiras 4-8 horas subsequentes a uma sessão de treinamento. Quatro semanas de SIT em indivíduos não treinados, por exemplo, resultarão em hipertrofia das fibras musculares rápidas (tipos IIa e IIx) e em aumentos na atividade das enzimas envolvidas no sistema ATP-CP (i.e., mioquinase e creatina fosfoquinase).[48] Não é de surpreender que esse aumento no tamanho das fibras musculares induzido pela prática do SIT esteja associado a aumento da força muscular. Além disso, o SIT aumenta a capacidade do sistema ATP-CP, aumentando a quantidade de moléculas de fosfocreatina no músculo e a atividade da creatina quinase. Em conjunto, essas mudanças resultam em maior capacidade para o uso rápido da fosfocreatina para a produção de ATP durante exercícios praticados em alta intensidade. Além disso, o SIT aumenta as atividades de enzimas glicolíticas essenciais (i.e., fosfofrutoquinase), que, por sua vez, aumentam a capacidade do músculo em produzir ATP através da glicólise (Fig. 13.16).[20,48]

Por fim, e como já foi mencionado neste capítulo, tanto o SIT (30 segundos) como o HIIT (31-240 segundos) promovem a biogênese mitocondrial. Em contrapartida, geralmente o SIT praticado por curtos períodos (i.e., duração de 5-10 segundos) não aumenta o volume mitocondrial nas fibras musculares, pois essas adaptações ao treinamento estão limitadas a mudanças no sistema ATP-CP e na glicólise.

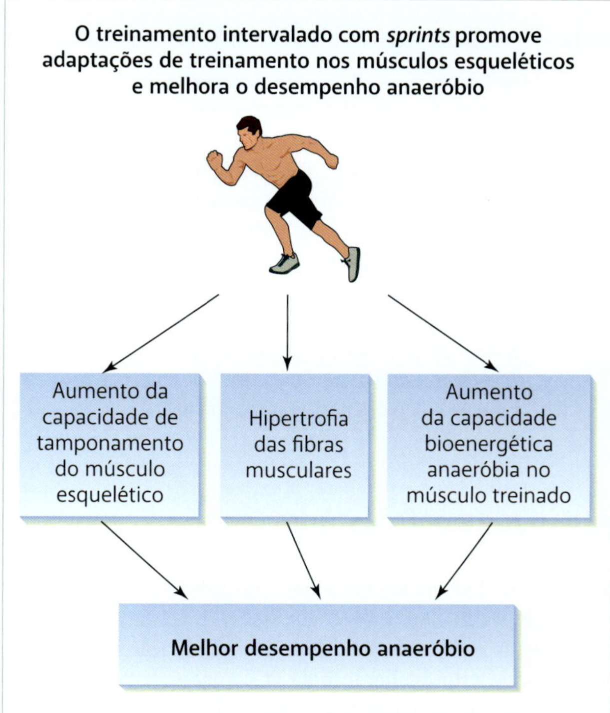

Figura 13.16 O treinamento intervalado com *sprints* aumenta: (1) a capacidade de tamponamento do músculo esquelético; (2) o tamanho e a força das fibras musculares; e (3) a capacidade dos sistemas bioenergéticos anaeróbios de produzir ATP. Em conjunto, essas adaptações melhoram o desempenho em eventos de exercícios anaeróbios.

Alterações induzidas no desempenho pelo treinamento anaeróbio

De maneira semelhante aos aumentos no $\dot{V}O_{2máx}$ induzidos pelo treinamento de resistência, as melhoras na capacidade anaeróbia com o treinamento de velocidade variam entre indivíduos, grande parte em razão das diferenças genéticas. Exemplificando, depois de 4-10 semanas de SIT, a melhora percentual na capacidade e na potência anaeróbia de pico varia de 3-25% entre indivíduos.[48] Independentemente da magnitude do aumento na potência anaeróbia, esse aumento na produção de potência anaeróbia induzido pelo treinamento se traduz em melhoras no desempenho do exercício durante esforços de alta intensidade com duração inferior a 30 segundos. A Figura 13.16 resume as alterações induzidas pelo SIT no músculo esquelético e a melhora no desempenho do exercício em eventos anaeróbios. Para mais detalhes sobre o efeito do SIT no músculo esquelético, ver Callahan et al. (2021) nas "Sugestões de leitura".

Em resumo

- As adaptações musculares que ocorrem em resposta ao treinamento intervalado com *sprints* variam, dependendo da duração do exercício.
- O treinamento intervalado de curta duração (10-30 segundos) resulta em um aumento da capacidade de tamponamento do músculo, em aumento no tamanho das fibras musculares rápidas (tipo II) e em maior capacidade de gerar ATP por meio de sistemas de energia anaeróbia.
- O treinamento intervalado de alta intensidade envolvendo intervalos ≥ 31 segundos promove adaptações, tanto nos sistemas de energia anaeróbia como de energia aeróbia (i.e., aumento da biogênese mitocondrial).

Atividades para estudo

1. Explique os princípios básicos do treinamento: sobrecarga, especificidade e reversibilidade.
2. Discuta o papel da genética na determinação do $\dot{V}O_{2máx}$.
3. Indique a típica alteração de $\dot{V}O_{2máx}$ associada aos programas de treinamento de resistência e o efeito do valor inicial (pré-treinamento) sobre a magnitude do aumento.
4. Estabeleça os valores típicos de $\dot{V}O_{2máx}$ para as diversas populações sedentárias, ativas e atléticas.
5. Compreenda a contribuição da frequência cardíaca, volume sistólico e diferença $(a\text{-}\bar{v})O_2$ para a determinação de $\dot{V}O_{2máx}$.
6. Discuta como o treinamento aumenta o $\dot{V}O_{2máx}$.
7. Defina pré-carga, pós-carga e contratilidade. Discuta o papel de cada um desses termos no aumento do volume sistólico máximo que ocorre com o treinamento de resistência.
8. Descreva as alterações envolvendo a estrutura muscular que são responsáveis pelo aumento da diferença $(a\text{-}\bar{v})O_2$ máxima associada ao treinamento de resistência.
9. Liste e discuta as alterações primárias que ocorrem no músculo esquelético como resultado do treinamento de resistência.
10. Explique como o treinamento de resistência melhora o equilíbrio acidobásico durante o exercício.
11. Destaque as alterações do quadro geral que ocorrem na musculatura esquelética como resultado do treinamento físico. Discuta a especificidade das respostas ao treinamento físico.
12. Liste as quatro vias transdutoras de sinais primárias no músculo esquelético.
13. Liste e defina a função de seis mensageiros secundários importantes encontrados no músculo esquelético.
14. Destaque os eventos sinalizadores que levam à adaptação muscular induzida pelo treinamento de resistência.
15. Discuta como as alterações de "comando central" e "*feedback* periférico" subsequentes a um programa de treinamento de resistência podem diminuir as respostas de frequência cardíaca, ventilação e catecolaminas a uma série de exercícios submáximos.
16. Descreva as causas subjacentes da diminuição de $\dot{V}O_{2máx}$ que ocorrem com a cessação do treinamento de resistência.
17. Descreva a variação existente entre indivíduos nas melhoras induzidas pelo treinamento anaeróbio na capacidade anaeróbia.
18. Discuta as alterações que ocorrem no músculo esquelético em resposta ao treinamento com exercício anaeróbio (i.e., tiros de corrida).

Sugestões de leitura

Bouchard, C. 2019. DNA sequence variations contribute to variability in fitness and trainability. *Med Sci Sports Exerc* 51: 1781-1785.

Callahan, M.J., E. Parr, J.A. Hawley, and D. Camera. 2021. Can high-intensity interval training promote skeletal muscle anabolism? *Sports Medicine* 51: 405-421.

Domanska-Senderowska, D., M.N. Laguette, A. Jegier, P. Cięszczyk, A.V̇September, E. Brzezian,ska-Lasota. 2019. MicroRNA profile and adaptive response to exercise training: a review. *International Journal of Sports Medicine* 40: 227-235.

Memme, J.M., A. Erlich, G. Phukan, and D.A. Hood. 2021. Exercise and mitochondrial health. *Journal of Physiology* 599: 803-817.

Ross, R. et al. 2019. Precision exercise medicine: understanding exercise response variability. *British Journal of Sports Medicine* 53: 1141-1153.

Sarzynski, M.A. and C. Bouchard. 2020. World-class athletic performance and genetic endowment. *Nature Metabolism* 2: 796-798.

Williams, C., M. Williams, N. Eynon, K. Ashton, J. Little, U. Wisloff, et al. 2017. Genes to predict VO2 max trainability: systematic review. *BMC Genomics* 18 (Suppl 8): 83-131.

Referências bibliográficas

1. Asmussen E, Johansen SH, Jorgensen M, and Nielsen M. On the nervous factors controlling respiration and circulation during exercise. Experiments with curarization. *Acta Physiologica Scandinavia* 63: 343-350, 1965.
2. Avila JJ, Kim SK, and Massett MP. Differences in exercise capacity and responses to training in 24 inbreed mouse strains. *Frontiers in Physiology.* https://doi.org/10.3389/fphys.2017.00974. 2017.
3. Blomqvist CG and Saltin B. Cardiovascular adaptations to physical training. *Annual Review of Physiology* 45: 169-189, 1983.
4. Booth F. Effects of endurance exercise on cytochrome C turnover in skeletal muscle. *Annals of the New York Academy of Sciences* 301: 431-439, 1977.
5. Bouchard C, An P, Rice T, Skinner JS, Wilmore JH, Gagnon J, et al. Familial aggregation of VO(2max) response to exercise training: results from the HERITAGE Family Study. *Journal of Applied Physiology* 87: 1003-1008, 1999.
6. Bouchard C. DNA sequence variations contribute to variability in fitness and trainability. *Medicine & Science in Sports and Exercise* 51: 1781-1785, 2019.
7. Bouchard C, Daw EW, Rice T, Perusse L, Gagnon J, Province MA, et al. Familial resemblance for VO2 max in the sedentary state: the HERITAGE family study. *Medicine & Science in Sports & Exercise* 30: 252-258, 1998.

8. Bouchard C, Sarzynski MA, Rice TK, Kraus WE, Church TS, Sung YJ, et al. Genomic predictors of maximal oxygen uptake response to standardized exercise training programs. *Journal of Applied Physiology* 110: 1160-1170, 2011.
9. Camera D, Smiles W, and Hawley JA. Exercise-induced skeletal muscle signaling pathways and human athletic performance. http://hx.doi.org/10.1016/j.freeradbiomed.2016.02.007. 2016.
9B. Callahan, M, Parr E, Hawley J, and Camera D. Can high intensity interval training promote skeletal muscle anabolism. *Sports Medicine* 51: 405-421, 2021.
10. Coffey VG and Hawley JA. The molecular bases of training adaptation. *Sports Medicine* 37: 737-763, 2007.
11. Coffey VG, Pilegaard H, Garnham AP, O'Brien BJ, and Hawley JA. Consecutive bouts of diverse contractile activity alter acute responses in human skeletal muscle. *Journal of Applied Physiology* 106: 1187-1197, 2009.
12. Coyle EF, Hemmert MK, and Coggan AR. Effects of detraining on cardiovascular responses to exercise: role of blood volume. *Journal of Applied Physiology* 60: 95-99, 1986.
13. Coyle EF, Hopper MK, and Coggan AR. Maximal oxygen uptake relative to plasma volume expansion. *International Journal of Sports Medicine* 11: 116-119, 1990.
14. Coyle EF, Martin WH, III, Bloomfield SA, Lowry OH, and Holloszy JO. Effects of detraining on responses to submaximal exercise. *Journal of Applied Physiology* 59: 853-859, 1985.
15. Coyle EF, Martin WH, III, Sinacore DR, Joyner MJ, Hagberg JM, and Holloszy JO. Time course of loss of adaptations after stopping prolonged intense endurance training. *Journal of Applied Physiology* 57: 1857-1864, 1984.
16. Cronan TL III and Howley ET. The effect of training on epinephrine and norepinephrine excretion. *Medicine and Science in Sports* 6: 122-125, 1974.
17. Domanska-Senderowska D, Laguette MN, Jegier A, Cięszczyk P, September AV, and Brzezian¸ska-Lasota E. MicroRNA profile and adaptive response to exercise training: a review. *International Journal of Sports Medicine* 40: 227-235, 2019.
18. Edge J, Bishop D, and Goodman C. The effects of training intensity on muscle buffer capacity in females. *European Journal of Applied Physiology* 96: 97-105, 2006.
19. Ehsani AA, Hagberg JM, and Hickson RC. Rapid changes in left ventricular dimensions and mass in response to physical conditioning and deconditioning. *American Journal of Cardiology* 42: 52-56, 1978.
20. Esbjornsson Liljedahl M, Holm I, Sylven C, and Jansson E. Different responses of skeletal muscle following sprint training in men and women. *European Journal of Applied Physiology and Occupational Physiology* 74: 375-383, 1996.
21. Favier RJ, Constable SH, Chen M, and Holloszy JO. Endurance exercise training reduces lactate production. *Journal of Applied Physiology* 61: 885-889, 1986.
22. Gist N, Fedewa M, Dishman R, and Cureton K. Sprint interval training effects on aerobic capacity: a systematic review and meta-analysis. *Sports Medicine* 44: 269-279, 2014.
23. Green HJ, Jones S, Ball-Burnett ME, Smith D, Livesey J, and Farrance BW. Early muscular and metabolic adaptations to prolonged exercise training in humans. *Journal of Applied Physiology* 70: 2032-2038, 1991.
24. Hagberg JM, Hickson RC, Ehsani AA, and Holloszy JO. Faster adjustment to and recovery from submaximal exercise in the trained state. *Journal of Applied Physiology* 48: 218-224, 1980.
25. Hickson RC, Dvorak BA, Gorostiaga EM, Kurowski TT, and Foster C. Potential for strength and endurance training to amplify endurance performance. *Journal of Applied Physiology* 65: 2285-2290, 1988.
26. Holloszy JO and Coyle EF. Adaptations of skeletal muscle to endurance exercise and their metabolic consequences. *Journal of Applied Physiology* 56: 831-838, 1984.
27. Hornberger TA, Armstrong DD, Koh TJ, Burkholder TJ, and Esser KA. Intracellular signaling specificity in response to uniaxial vs. multiaxial stretch: implications for mechanotransduction. *American Journal of Physiology – Cell Physiology* 288: C185-194, 2005.
28. Horowitz JF. Fatty acid mobilization from adipose tissue during exercise. *Trends in Endocrinology & Metabolism* 14: 386-392, 2003.
29. Juel C. Training-induced changes in membrane transport proteins of human skeletal muscle. *European Journal of Applied Physiology* 96: 627-635, 2006.
30. Kemi OJ, Hoydal MA, Macquaide N, Haram PM, Koch LG, Britton SL, et al. The effect of exercise training on transverse tubules in normal, remodeled, and reverse remodeled hearts. *Journal of Cellular Physiology* 226: 2235-2243, 2011.
31. Kemi OJ and Wisloff U. Mechanisms of exercise-induced improvements in the contractile apparatus of the mammalian myocardium. *Acta Physiologica (Oxford)* 199: 425-439, 2010.
32. Kiens B, Essen-Gustavsson B, Christensen NJ, and Saltin B. Skeletal muscle substrate utilization during submaximal exercise in man: effect of endurance training. *Journal Physiology* 469: 459-478, 1993.
33. Klissouras V̇Heritability of adaptive variation. *Journal of Applied Physiology* 31: 338-344, 1971.
34. Koves TR, Noland RC, Bates AL, Henes ST, Muoio DM, and Cortright RN. Subsarcolemmal and intermyofibrillar mitochondria play distinct roles in regulating skeletal muscle fatty acid metabolism. *American Journal of Physiology – Cell Physiology* 288: C1074-1082, 2005.
35. Lundby C and Jacobs R. Adaptations of skeletal muscle mitochondria to exercise training. *Experimental Physiology* 101.1: 17-22, 2016.
36. MacDougall JD. Morphological changes in human skeletal muscle following strength training and immobilization. In: *Human Muscle Power,* edited by Jones N, McCartney N, and McComas A. Champaign, IL: Human Kinetics, 1986, pp. 269-285.
37. Madsen K, Pedersen PK, Djurhuus MS, and Klitgaard NA. Effects of detraining on endurance capacity and metabolic changes during prolonged exhaustive exercise. *Journal of Applied Physiology* 75: 1444-1451, 1993.
38. Midgley AW, McNaughton LR, and Wilkinson M. Is there an optimal training intensity for enhancing the maximal oxygen uptake of distance runners? empirical research findings, current opinions, physiological rationale and practical recommendations. *Sports Medicine* 36: 117-132, 2006.
39. Mitchell JH. J.B. Wolffe memorial lecture. Neural control of the circulation during exercise. *Medicine & Science in Sports & Exercise* 22: 141-154, 1990.
40. Montero D, Diaz-Canestro C, and Lundby C. Endurance training and V̇O2 max: Role of maximal cardiac output and oxygen extraction. *Medicine & Science in Sports & Exercise* 47: 2024-2033, 2015.
41. Olesen J, Kiilerich K, and Pilegaard H. PGC-1αlpha-mediated adaptations in skeletal muscle. *Pflügers Archiv* 460: 153-162, 2010.

42. Powers SK, KJ Sollanek, MP Wiggs, HA Demirel, and AJ Smuder. Exercise-induced improvements in myocardial antioxidant capacity: the antioxidant players and cardioprotection. *Free Radical Research* 48: 43-51, 2014.
43. Powers SK, Duarte J, Kavazis AN, and Talbert EE. Reactive oxygen species are signalling molecules for skeletal muscle adaptation. *Experimental Physiology* 95: 1-9, 2010.
44. Powers SK, Nelson WB, and Hudson MB. Exercise-induced oxidative stress in humans: cause and consequences. *Free Radical Biology & Medicine* 51(5): 942-950, 2011.
45. Powers SK, Talbert EE, and Adhihetty PJ. Reactive oxygen and nitrogen species as intracellular signals in skeletal muscle. *Journal of Physiology* 589: 2129-2138, 2011.
46. Richter E and Hargreaves M. Exercise, GLUT 4, and skeletal muscle glucose uptake. *Physiological Reviews* 93: 993-1017, 2013.
47. Ross R, Goodpaster BH, Koch LG, Sarzynski MA, Kohrt WM, Johannsen NM, et al. Precision exercise medicine: understanding exercise response variability. *British Journal of Sports Medicine* 53: 1141-1153, 2019.
48. Ross A and Leveritt M. Long-term metabolic and skeletal muscle adaptations to short-sprint training. *Sports Medicine* 15: 1063-1082, 2001.
49. Rusanova I, Fernandez-Martinez J, Fernandez-Ortiz M, Aranda-Martinez P, Escames G, Garcia-Garcia F, et al. Involvement of plasma miRNAs, muscle miRNAs and mitochondrial miRNAs in the pathophysiology of frailty. *Experimental Gerontology* 124: https://doi.org/10.1016/j.exger.2019.110637, 2019.
50. Saltin B and Astrand PO. Free fatty acids and exercise. *The American Journal of Clinical Nutrition* 57: 752S-757S; discussion 757S-758S, 1993.
51. Sarzynski M and Bouchard C. World-class athletic performance and genetic endowment. *Nature Metabolism* 2: 796-798, 2020.
52. Schiros CG, Ahmed MI, Sangala T, Zha W, McGriffin DC, Bamman MM, et al. Importance of three-dimension geometric analysis in the assessment of the athlete's heart. *American Journal of Cardiology* 111: 1067-1072, 2013.
53. Schutte N, Nederend I, Hudziak J, Bartels M, and de Geus E. Twin-sibling study and meta-analysis on the heritability of maximal oxygen consumption. *Physiological Genomics* 48: 210 -219, 2016.
54. Spina RJ, Ogawa T, Kohrt WM, Martin WH, III, Holloszy JO, and Ehsani AA. Differences in cardiovascular adaptations to endurance exercise training between older men and women. *Journal of Applied Physiology* 75: 849-855, 1993.
55. Terjung RL. Muscle adaptations to aerobic training. In: *Sports Science Exchange*. Barrington, IL: Gatorade Sports Science Institute, 1995.
56. Van Loon L. Use of intramuscular triacylglycerol as a substrate source during exercise in humans. *Journal of Applied Physiology* 97: 1170-1187, 2004.
57. Vincent HK, Powers SK, Stewart DJ, Demirel HA, Shanely RA, and Naito H. Short-term exercise training improves diaphragm antioxidant capacity and endurance. *European Journal of Applied Physiology* 81: 67-74, 2000.
58. Wang Y, Wisloff U, and Kemi OJ. Animal models in the study of exercise-induced cardiac hypertrophy. *Physiological Research* 59: 633-644, 2010.
59. Weiner RB, Hutter AM, Wang F, Kim J, Weyman AE, Wood MJ, et al. The impact of endurance exercise training on left ventricle torsion. *JACC Cardiovasc Imaging* 3: 1001-1009, 2010.
60. Wibom R, Hultman E, Johansson M, Matherei K, Constantin-Teodosiu D, and Schantz PG. Adaptation of mitochondrial ATP production in human skeletal muscle to endurance training and detraining. *Journal of Applied Physiology* 73: 2004-2010, 1992.
61. Williams, C, Williams M, Eynon N, Ashton K, Little J, Wisloff U, and Combes J. Genes to predict $\dot{V}O2$ max trainability: a systematic review. *BMC Genomics*. 18 (Suppl 8): 83-131, 2017.

14

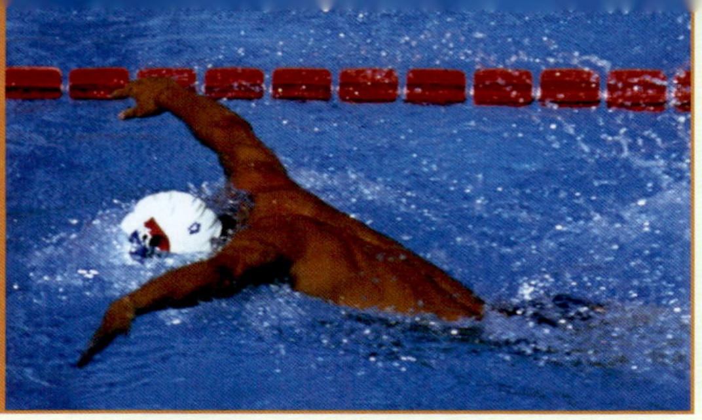

Mike Hewitt/Action Plus Sports Images/Alamy Stock Photo

Fisiologia do treinamento de força

Objetivos

Ao estudar este capítulo, você deverá ser capaz de:

1. Identificar as vias neurais envolvidas na contração muscular.
2. Comparar o papel das adaptações neurais *versus* aumentos na massa muscular e na produção de força específica na fibra em termos da aquisição de força em seguida ao treinamento de força.
3. Descrever o impacto do envelhecimento na força e a influência do treinamento de força para a aquisição de força em idosos.
4. Discutir as mudanças induzidas pelo treinamento de força que ocorrem no sistema nervoso e que contribuem para o aumento da força muscular.
5. Identificar as alterações bioquímicas que ocorrem nas fibras musculares esqueléticas em resposta ao treinamento de força.
6. Descrever as mudanças induzidas pelo treinamento de força que ocorrem nos tendões, ligamentos e ossos.
7. Discutir o curso temporal da síntese das proteínas musculares após uma sessão de exercícios de força.
8. Delinear os eventos de sinalização que levam aos aumentos induzidos pelo treinamento de força no crescimento muscular.
9. Descrever o papel desempenhado pelos hormônios e pelas células-satélite na hipertrofia induzida pelo treinamento de força.
10. Discutir como o destreinamento após o treinamento de força afeta o tamanho e a força das fibras musculares e explicar como o retreinamento afeta o tamanho e a força das fibras musculares.
11. Descrever os eventos celulares que levam à atrofia muscular induzida pela inatividade.
12. Definir memória muscular e discutir um mecanismo que pode contribuir para esse fenômeno.
13. Explicar por que a prática simultânea do treinamento de força e resistência pode prejudicar os ganhos de força.

Conteúdo

Efeitos fisiológicos do treinamento com exercícios de força 356
- O treinamento de força promove mudanças no sistema nervoso 357
- O treinamento de força altera as propriedades das fibras musculares 360
- Alterações no tipo de fibra muscular induzidas pelo treinamento de força 361
- O treinamento de força melhora a capacidade oxidativa do músculo e aumenta o número de capilares? 361
- O treinamento de força melhora a atividade da enzima antioxidante muscular 362
- O treinamento de força aumenta a resistência dos tendões e ligamentos 362
- O treinamento de força melhora o conteúdo mineral ósseo 362

Curso de tempo e eventos de sinalização que levam ao crescimento muscular induzido pelo treinamento de força 362
- Curso de tempo da síntese das proteínas musculares 363
- Eventos de sinalização que levam ao crescimento muscular induzido pelo treinamento de força 364
- Os hormônios contribuem para a hipertrofia induzida pelo treinamento de força? 366

Os medicamentos anti-inflamatórios afetam a hipertrofia induzida pelo treinamento? 366
Papel das células-satélite na hipertrofia induzida pelo treinamento de força 366
Influência genética na magnitude da hipertrofia induzida pelo treinamento de força 367
Destreinamento após treino de força 369
A inatividade prolongada dos músculos esqueléticos conduz a uma rápida atrofia muscular 370
Treinamento simultâneo de força e resistência 372
Mecanismos responsáveis pelo comprometimento dos ganhos de força durante o treinamento simultâneo de força e resistência 373

Palavras-chave

agonista
antagonista
atrofia muscular
hiperplasia
impulso neural
leucina
máximo de uma repetição
resistência muscular

Qualquer tipo de exercício praticado com regularidade (p. ex., exercício de resistência ou exercício de força) promove adaptações nos músculos esqueléticos. No entanto, as adaptações fisiológicas que ocorrem nos músculos são específicas para o tipo de treinamento físico. Na verdade, as adaptações do músculo esquelético em resposta ao treinamento com exercícios de resistência diferem significativamente das mudanças que se seguem ao treinamento de força. Exemplificando, o treinamento de resistência (p. ex., corrida, ciclismo etc.) resultará em mudanças limitadas na massa e na força dos músculos esqueléticos. Por outro lado, algumas semanas de treinamento com exercícios de força aumentam o volume e a força dos músculos. Essas diferenças nas adaptações ao treinamento se devem às variações na intensidade e no número de contrações musculares. Por exemplo, durante 60 minutos de um exercício de resistência com intensidade moderada, os músculos ativos trabalham com cargas relativamente baixas e geralmente se contraem > 5 mil vezes durante a prática. Em contrapartida, durante uma prática com exercícios de força, os músculos ativos ficam expostos a uma carga relativamente alta, e normalmente um único grupo muscular se contrai poucas vezes (p. ex., 20 a 30 contrações) durante a sessão de treinamento.

Este capítulo explora a fisiologia do desenvolvimento de força em resposta ao treinamento com exercícios de força. Além disso, tendo em vista que o treinamento de resistência promove adaptações nos músculos passíveis de entrar em conflito com as mudanças associadas aos programas de treinamento de força, discutiremos a questão: a prática simultânea do treinamento de força e resistência resulta em aumento menor na força muscular, em comparação com a prática exclusiva do treinamento de força? Iniciaremos com uma descrição dos efeitos fisiológicos do treinamento com exercícios de força.

Efeitos fisiológicos do treinamento com exercícios de força

A constatação de que o treinamento de força resulta em aumento da massa muscular e da força foi originalmente relatada há mais de 100 anos. Apesar dessa longa história, durante muitos anos não foi dada a devida importância ao treinamento de força para a saúde. Mas atualmente já ficou claro que esse tipo de treinamento promove inúmeros benefícios para a saúde, cada vez mais importantes com o avanço da idade. O leitor deve consultar "Uma visão mais detalhada 14.1" para ter mais informações sobre a crescente importância do treinamento de força à medida que envelhecemos. No Capítulo 15, discutiremos os benefícios gerados pelo treinamento de força para a saúde.

Antes de discutir as adaptações fisiológicas induzidas pelo treinamento de força, vamos revisar alguns termos e princípios básicos. Força muscular refere-se à força máxima que um músculo ou grupo muscular pode gerar; comumente exprimimos a força muscular como o **máximo de uma repetição**, ou **1 RM**, que representa a carga máxima capaz de ser movida ao longo de uma amplitude de movimento completa. Em termos simples, 1 RM é a quantidade máxima de peso que uma pessoa pode levantar em uma repetição. **Resistência muscular** refere-se à capacidade de determinado músculo de fazer contrações repetidas contra uma carga submáxima. De acordo com nossa discussão anterior sobre treinamento e $\dot{V}O_{2máx}$ (Cap. 13), são consideráveis as diferenças individuais no modo como determinado indivíduo responde aos programas de treinamento de força.[75] Essa grande variação entre indivíduos em termos do aumento de força muscular induzido pelo treinamento de força decorre de influências genéticas; esse tópico será discutido com mais detalhes mais adiante, ainda neste capítulo. Por fim, assim como ocorre no treinamento de resistência, os princípios básicos de treinamento, frequência, sobrecarga e especificidade também se aplicam ao treinamento de força. Exemplificando, o treinamento de força com grandes pesos (60-90% 1 RM × 6-10 repetições) resultará principalmente em ganhos de força muscular. Por outro lado, o treinamento de força com pesos mais leves (ou seja, 35-40 repetições até a ocorrência de fadiga) resultará em ganhos de resistência muscular e em menores aumentos de força. Quais são as mudanças fisiológicas que ocorrem com o treinamento de força que aumentam a força muscular? Esta pergunta será respondida nos próximos segmentos.

Os Capítulos 7 e 8 descreveram os papéis que o recrutamento de unidades motoras, a frequência de disparo dos neurônios motores e o disparo sincronizado das unidades motoras desempenham no desenvolvimento da tensão

Uma visão mais detalhada 14.1

Envelhecimento, força e treinamento

O envelhecimento está associado ao declínio da força; a maior parte do declínio ocorre depois dos 50 anos (ver Cap. 22 para mais detalhes). Em parte, a perda de força se deve à perda de massa muscular; quando relacionada à idade, essa perda é denominada sarcopenia. A sarcopenia ocorre por causa da redução do tamanho das fibras musculares do tipo II (atrofia) e da diminuição no número de fibras do tipo I e II.[35] Esse declínio no número de fibras musculares relacionado ao processo de envelhecimento parece acontecer por causa da perda de neurônios motores. Assim, durante o envelhecimento, ocorre a perda de unidades motoras inteiras. Além disso, as fibras musculares do tipo I ou do tipo II restantes se juntam formando grupos homogêneos; esse fenômeno contrasta com a distribuição heterogênea dos tipos de fibras, o que pode ser observado em uma secção transversal de músculo de indivíduos mais jovens.[35]

Essa é a má notícia. A boa notícia é que, ao seguir um programa de treinamento de força, pessoas de todas as idades serão beneficiadas com hipertrofia muscular e ganhos de força.[21,22,32,35] Assim, fica evidente a importância dos programas de treinamento de força para os idosos, não só para que mantenham a força necessária para realizar atividades da vida diária, mas também para que melhorem seu equilíbrio e diminuam o risco de sofrer quedas.[21,22]

Embora o treinamento de força faça com que pessoas idosas obtenham hipertrofia e força muscular, normalmente as fibras musculares dessas pessoas não desenvolvem hipertrofia no mesmo grau, em comparação com o que acontece com indivíduos mais jovens, mesmo ao serem realizados programas de treinamento idênticos.[3] Essa limitada hipertrofia muscular em indivíduos mais velhos ocorre porque, em comparação com os adultos jovens, o treinamento de força em pessoas mais velhas resulta em menor aumento na síntese das proteínas musculares em seguida a uma sessão de exercício.[3] Por outro lado, ainda em comparação com adultos jovens, a ativação das células-satélite induzida pelo treinamento de força diminui em pessoas idosas; mais adiante neste capítulo, o leitor terá mais detalhes sobre o papel desempenhado pelas células-satélite na hipertrofia muscular.

muscular. Naqueles capítulos, também ficamos sabendo que as unidades motoras do tipo II desenvolvem mais tensão que as unidades motoras do tipo I. Esses fatores estão muito envolvidos na melhoria da força em decorrência do treinamento. Na verdade, o treinamento de força aumenta a força muscular por meio de mudanças no sistema nervoso e de aumentos na produção específica de força na fibra e na massa muscular. Nas duas próximas seções, discutiremos os papéis que o sistema nervoso e o crescimento muscular exercem no desenvolvimento de força resultante da adoção de um programa de treinamento de força. A Figura 14.1 ilustra um esquema que facilitará nossa discussão sobre fatores neurais e musculares relacionados aos ganhos de força. Estudos de treinamento de curta duração (2 a 8 semanas) demonstraram que as adaptações neurais desempenham papel importante no ganho de força.[24,61] Em contrapartida, durante programas de treinamento prolongados, o aumento no volume muscular e na produção específica de força da fibra passam a desempenhar o papel dominante no desenvolvimento da força.[24,61] Passaremos a discutir com mais detalhes essas mudanças no sistema nervoso e na massa muscular induzidas pelo treinamento de força.

O treinamento de força promove mudanças no sistema nervoso

Já ficou esclarecido que as adaptações neurais contribuem para o aumento da força induzido pelo treinamento de força.[19,61] Essa conclusão pode ser corroborada por duas observações simples. Primeiro, no intervalo de duas semanas após o início do treinamento de força, a força muscular aumenta sem que ocorra aumento no tamanho das fibras musculares (Fig. 14.1). Esse achado indica que a força pode ser aumentada por meio de mudanças no sistema nervoso, sem aumento da massa muscular.

Um fenômeno chamado "adaptação cruzada" proporciona outra evidência de que mudanças no sistema nervoso contribuem para aumentos de força induzidos pelo treinamento de força. Adaptação cruzada refere-se à observação de que, se um membro participa de treinamento de força, a força muscular aumenta no membro não treinado (contralateral). Exemplificando, quando um braço é exposto ao treinamento de força, uma parte do efeito do treinamento é "transferida" para o outro braço. Nesse caso, o aumento da força no braço treinado pode ser decorrente tanto da hipertrofia muscular quanto de alterações no sistema nervoso. Por outro lado, o ganho de força no braço não treinado deve ter ocorrido apenas em função da adaptação neural, por não ocorrer qualquer hipertrofia muscular no braço não treinado.[61] Já foram observados resultados semelhantes com o uso de um modelo de treinamento de força de uma perna.[38] Por fim, devemos ter em mente que as adaptações neurais que resultam do treinamento de força são diferentes daquelas que acontecem com o treinamento com exercícios de resistência. Na verdade, o Capítulo 13 (Fig. 13.11) nos mostrou que, quando uma das pernas foi exposta ao treinamento de resistência em um cicloergômetro, o efeito do treinamento de resistência não foi "transferido" para a perna não treinada.

Embora os fatores neurais desempenhem papel fundamental nos ganhos de força muscular durante as primeiras 2 a 8 semanas de treinamento, ainda não foram esclarecidas as adaptações neurais específicas que ocorrem em resposta ao exercício de força. Nosso limitado conhecimento nessa área se deve aos resultados inconsistentes

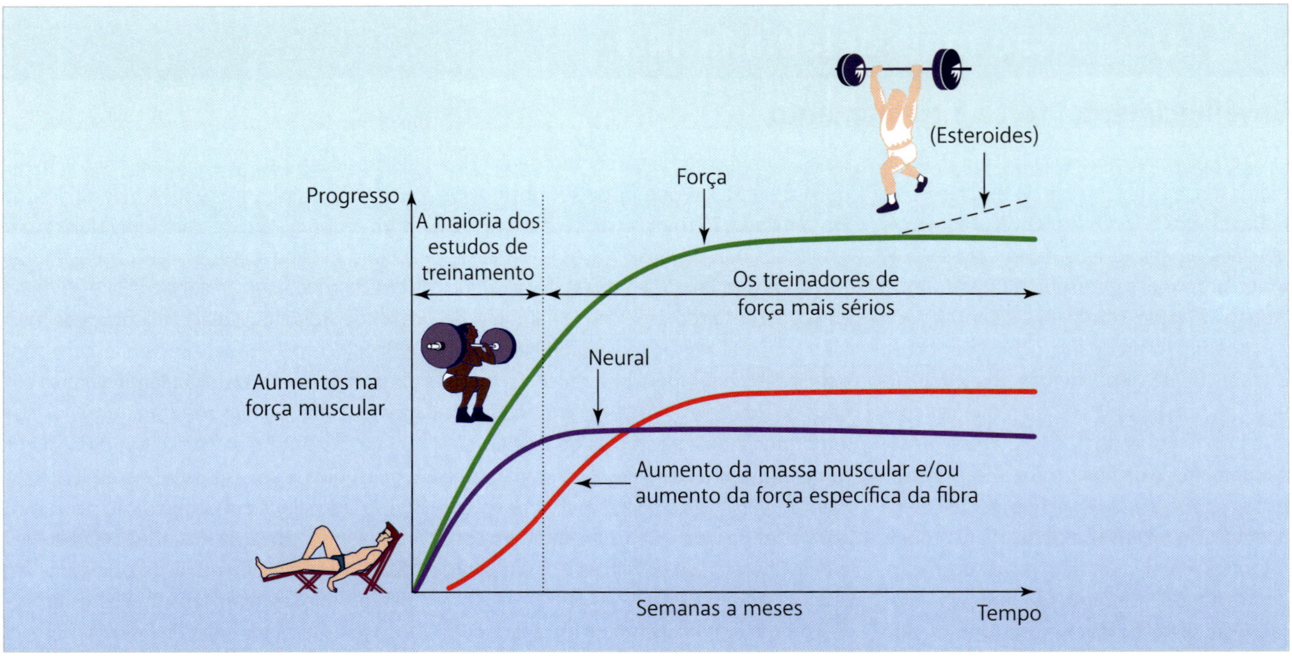

Figura 14.1 Funções relativas das adaptações neurais e musculares ao treinamento de resistência. Deve-se ter em mente que, ao iniciarem um programa de treinamento de força, indivíduos não treinados podem aumentar sua força de 10% a 80% ou ainda mais durante os primeiros 6 meses de treinamento. Observar, também, que até 50% desse ganho de força durante as primeiras semanas de treinamento se deve às adaptações neurais.

das pesquisas e por não haver disponibilidade das necessárias técnicas experimentais que identifiquem alterações no sistema nervoso. Contudo, evidências recentes sugerem que o aumento na resposta neural proveniente do sistema nervoso central induzido pelo treinamento de força é uma mudança fundamental que contribui para o aumento da força. Também é possível que o treinamento de força diminua a coativação dos músculos antagonistas; uma diminuição da ativação dos músculos antagonistas também resultaria em aumento da força muscular. Antes de pôr em discussão essas importantes questões, revisaremos as vias neurais envolvidas na contração muscular.

Vias neurais envolvidas na contração muscular. A Figura 14.2 ilustra passo a passo o processo envolvido na execução de uma contração muscular. Para que um movimento muscular voluntário (p. ex., levantar um peso) seja iniciado, o processo tem início em centros cerebrais superiores; em seguida, essa mensagem neural transita até o córtex motor. Do córtex motor, a mensagem é enviada ao tronco encefálico e retransmitida para a medula espinal. Na medula espinal, essa mensagem neural excitatória despolariza os neurônios motores (ou seja, ocorre descarga ou "disparo" dos neurônios motores); ocorre então o envio de ondas de despolarização através do axônio até as fibras musculares contidas na unidade motora. A quantidade de força muscular desenvolvida dependerá da magnitude do sinal neural, que, por sua vez, depende em parte do nível de sinalização inibitória para o sistema nervoso central. A seguir, o leitor terá uma discussão detalhada das mudanças induzidas pelo treinamento de força no sistema nervoso.

Aumento do impulso neural. Os músculos recebem um sinal de ativação neural dos neurônios motores localizados na medula espinal. Esse sinal neural é conhecido como

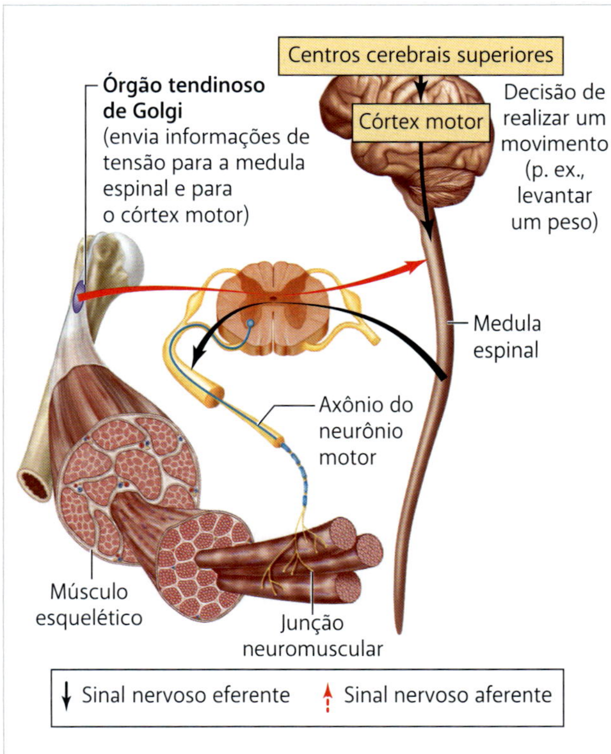

Figura 14.2 Etapas neurais que levam à contração muscular. Ver texto para mais detalhes.

impulso neural; mais especificamente, o impulso neural é definido como a magnitude da resposta neural eferente do sistema nervoso central para as fibras musculares ativadas. Com frequência, mede-se o estímulo neural por eletromiografia (EMG). Nesse procedimento, eletrodos são aplicados na superfície da pele para medir a atividade elétrica gerada pela despolarização dos músculos ativos. Em geral, a atividade EMG é uma medida global da atividade muscular, dependente da interação entre o sistema nervoso central e os músculos esqueléticos.[25]

Embora pareça que o treinamento de força resulta em um aumento do impulso neural, é importante considerar que o impulso neural é resultante de uma interação complexa entre vários fatores, como: (1) o número total de neurônios motores ativados; (2) a taxa de disparo do neurônio motor; (3) a sincronização da unidade motora (ou seja, o número de unidades motoras disparando simultaneamente); e (4) a transmissão neural por meio da junção neuromuscular. Agora, vamos discutir cada um desses fatores e as evidências atuais de que tais fatores contribuem para o aumento da força pelo treinamento de força.

Pesquisas revelam que um dos resultados do treinamento de força é a ocorrência de adaptações neurais em regiões corticais e subcorticais do cérebro. Devemos ressaltar que essas adaptações aumentam a ativação dos neurônios motores, resultando na ativação de maior número de unidades motoras. Conforme foi discutido nos Capítulos 7 e 8, o recrutamento de maior número de unidades motoras aumenta a geração de força muscular. Um fator preponderante que influencia o número de unidades motoras recrutadas durante o exercício muscular é o nível de inibição neural, tanto ao nível do córtex motor quanto nos neurônios motores da medula espinal. Especificamente, um alto nível de inibição neural resultaria na diminuição do número de neurônios motores ativados, com menor produção de força pelo músculo. Um fator importante que contribui para a inibição da ativação da unidade motora durante a prática do exercício de força é o órgão tendinoso de Golgi. O leitor deve se lembrar de que os órgãos tendinosos de Golgi estão localizados no interior dos tendões do músculo esquelético (Cap. 7). Esses importantes receptores monitoram continuamente a tensão produzida pela contração muscular, atuando como dispositivos de segurança para que seja evitada uma excessiva produção de força e, em consequência, a ocorrência de lesões, durante contrações musculares máximas. Ao serem ativados por níveis elevados de tensão muscular, os órgãos tendinosos de Golgi enviam sinais inibitórios através da medula espinal para centros cerebrais superiores, para que a ativação das unidades motoras seja reduzida. Teoricamente, o treinamento com exercícios de força pode alterar as propriedades do órgão tendinoso de Golgi de tal modo que, durante uma contração máxima, o órgão envie menos sinais inibitórios ao sistema nervoso central. Essa ação resultaria em menor inibição do impulso neural proveniente do córtex motor e em um aumento no recrutamento de unidades motoras. Numerosos estudos confirmam que o treinamento de força reduz a inibição da ativação neuronal, tanto ao nível do córtex motor quanto na medula espinal, sendo possível que essa adaptação neural induzida pelo treinamento de força ocorra graças a mudanças na função do órgão tendinoso de Golgi (revisado na ref. 40). Todavia, até o momento não contamos com evidências diretas que comprovem que o treinamento de força altera a estrutura e a função do órgão tendinoso de Golgi em seres humanos.

Aprendemos com o Capítulo 8 que a taxa de disparo do neurônio motor (ou seja, a frequência de despolarizações por segundo) desempenha um papel importante na geração da força muscular. Em outras palavras, quando a taxa de descarga da unidade motora aumenta, o músculo não tem tempo para relaxar entre estímulos, e a força gerada é aditiva. Assim, o aumento da taxa de disparo do neurônio motor durante as contrações máximas é um possível mecanismo neural para o aumento da força muscular durante o treinamento de força.[6,7] Embora alguns estudos tenham concluído que o treinamento de força aumenta significativamente as taxas de disparo das unidades motoras nos músculos dos braços e das pernas, essa não é considerada uma descoberta universal.[7] Além disso, foi observado que, em seguida ao treinamento de força, a correlação entre a força muscular e a taxa de disparo das unidades motoras é baixa; esse achado sugere que outros fatores neurais devem contribuir para os ganhos neurológicos na força muscular.

Outra adaptação neural potencialmente importante em resposta ao treinamento de força é a maior sincronização das unidades motoras.[6,19] O termo sincronização se refere ao recrutamento simultâneo de grande número de unidades motoras, o que resulta em maior geração de força muscular. A esse respeito, pesquisas demonstraram que o treinamento de força aumenta a sincronização do recrutamento de unidades motoras.[6,19] Seis semanas de treinamento de força, por exemplo, podem aumentar em 128% a sincronização das unidades motoras, com aumento da produção de força muscular (ou seja, força). É provável que essas adaptações no sistema nervoso induzidas pelo treinamento envolvam diversos componentes neurais, inclusive a transmissão sináptica na medula espinal, juntamente com adaptações ao nível do córtex motor.

Devemos também considerar que tanto o treinamento de força quanto o de resistência trazem benefícios para a junção neuromuscular (Cap. 8). Especificamente, esses dois tipos de exercício promovem aumento nas dimensões da junção neuromuscular; essa adaptação também é acompanhada por aumento nas vesículas sinápticas que contêm o neurotransmissor acetilcolina.[56] Em conjunto, essas adaptações melhoram a capacidade do neurônio motor em ativar a contração muscular. Contudo, ainda não foi devidamente esclarecido o papel desempenhado pela adaptação da junção neuromuscular induzida pelo exercício de força nos ganhos de força.

Mudanças na proporção entre ativação dos agonistas/antagonistas. Vários pesquisadores especulam que uma diminuição na ativação dos músculos antagonistas contribui para aumentos na força induzidos pelo treinamento de força. Um **agonista** é um músculo cuja ação resulta no movimento de um membro na direção desejada; portanto, os agonistas são os principais motores de uma ação muscular. Por outro lado, quando um músculo age como **antagonista**, ele se opõe à ação do músculo agonista. Exemplificando: ao realizar a flexão do cotovelo (p. ex., dobrar o cotovelo durante os exercícios de rosca direta com uso de um haltere), o músculo agonista é o bíceps, enquanto o tríceps atua como antagonista. Podemos concluir que a geração máxima de força por um músculo agonista é alcançada quando o músculo antagonista não é coativado (ou seja, ativado simultaneamente com o agonista). Portanto, o treinamento de força pode aumentar a força muscular ao diminuir a coativação dos antagonistas durante determinado movimento. Embora existam evidências de que o treinamento de força diminui a coativação dos músculos antagonistas, outros estudos não corroboram as alterações induzidas pelo treinamento na coativação dos antagonistas (revisado nas referências 7 e 61). Assim, continua obscuro o papel desempenhado pelas mudanças induzidas pelo treinamento de força na relação entre a ativação dos agonistas/antagonistas nos ganhos de força.

Em resumo

- A magnitude da saída neural eferente do sistema nervoso central para as fibras musculares é denominada "impulso neural".
- O exercício de força resulta em aumento do impulso neural; esse aumento no impulso neural ocorre graças a vários fatores, como a diminuição da inibição do córtex motor e a melhor sincronização no recrutamento de unidades motoras.
- Embora não contemos com evidências definitivas, é possível que o treinamento de força resulte em diminuição na ativação dos músculos antagonistas.

O treinamento de força altera as propriedades das fibras musculares

Além das adaptações no sistema nervoso, o treinamento de força promove inúmeras mudanças nas fibras musculares de indivíduos treinados. O treinamento de força, por exemplo, aumenta tanto a concentração de proteínas contráteis musculares quanto a tensão específica das fibras musculares. Vamos nos lembrar do Capítulo 8: durante uma contração tetânica, a quantidade de força produzida por determinado músculo é diretamente proporcional às quantidades de actina e miosina existentes no interior das fibras musculares. Essa observação pode ser explicada pelo fato de que, quanto mais pontes cruzadas de miosina estiverem ligadas à actina e envolvidas no golpe de potência, mais força será produzida. Esse princípio simples explica por que os músculos maiores, que contêm mais actina e miosina, geram mais força do que os músculos menores. Em resposta ao treinamento de força, os músculos esqueléticos podem aumentar a produção de força por três maneiras: (1) aumentando a produção de força específica em cada fibra muscular; (2) aumentando o número total de fibras no músculo (hiperplasia); e/ou (3) aumentando o tamanho das fibras existentes (hipertrofia). Esses três fatores serão discutidos separadamente.

Tensão específica da fibra muscular. Devemos ter em mente que a produção de força específica (força por área de secção transversal da fibra) é maior nas fibras musculares do tipo IIa e IIx, em comparação com as fibras do tipo I (Cap. 8). O mecanismo que explica essa descoberta é que as fibras do tipo IIa e IIx contêm mais actina e miosina por área de secção transversal, comparativamente ao que acontece com as fibras do tipo I. Assim, quando comparadas às fibras do tipo I, as fibras do tipo II possuem mais pontes cruzadas de miosina e, portanto, geram mais força.

Uma observação comum nos estudos que envolvem treinamento de força em seres humanos é que a força muscular aumenta mais do que o representado pelo tamanho do músculo; esse achado sugere que a capacidade intrínseca de geração de força do músculo aumenta em resposta ao treinamento de força.[20] Na verdade, estudos revelaram que o treinamento de força aumenta a produção de força específica das fibras do tipo I, sem entretanto alterar a produção de força específica das fibras do tipo IIa ou do tipo IIx.[14] O mecanismo que explica esse aumento induzido pelo treinamento de força na produção de força específica da fibra permanece obscuro, mas sabe-se que não se deve a um aumento na quantidade de actina/miosina por área de secção transversal da fibra. Se o treinamento de força não aumenta a concentração de actina e de miosina nas fibras musculares do tipo I, por que o treinamento aumenta a produção de força específica dessas fibras? Uma possível explicação é que o aumento da força específica nas fibras do tipo I induzido pelo treinamento de força se deve ao aumento da sensibilidade das fibras ao cálcio.[26] A maior sensibilidade das fibras musculares esqueléticas ao cálcio resulta em maior número de pontes cruzadas de miosina ligadas à actina e, por consequência, em maior produção de força muscular. Independentemente do mecanismo, o aumento induzido pelo treinamento de força na tensão específica nas fibras do tipo I é um dos fatores (independentemente do crescimento muscular) que contribuem para o aumento da força muscular induzido pelo treinamento de força.[14]

Hiperplasia. Conforme foi mencionado, **hiperplasia** se refere a um aumento no número total de fibras musculares em determinado músculo (p. ex., bíceps braquial). O aumento do tamanho do músculo induzido pelo treinamento de força é ou não um resultado da hiperplasia? Essa dúvida foi levantada por estudos em animais, nos quais foi constatado que a aplicação de uma sobrecarga muscular intensa resulta em aumento do número de fibras musculares.[50,52,70] Há pelo menos dois mecanismos que podem explicar a hiperplasia induzida pelo treinamento nesses estudos com animais. Uma possibilidade é que a hiperplasia seja decorrente da divisão das fibras musculares em resposta a um regime intenso de treinamento de força; várias linhas de evidência apoiam essa possibilidade.[52] Uma segunda explicação é a ativação das células-satélite para formar fibras musculares novas e independentes. Embora isso pareça plausível, as evidências atuais indicam que pode ocorrer um aumento induzido pelo treinamento no número de fibras musculares independentemente das células-satélite; essa observação sugere que a divisão das fibras musculares seja o mecanismo primário para explicar a hiperplasia induzida pelo treinamento de força.[52]

Embora já se saiba da ocorrência de hiperplasia em animais, há controvérsias com relação à ideia de que o treinamento de força promove a geração de novas fibras musculares em seres humanos. Na verdade, tanto as evidências a favor como as contrárias em relação à ocorrência de hiperplasia em humanos são limitadas e indiretas.[12,24,45,47,52] Além disso, mesmo que ocorra hiperplasia em humanos, é provável que sua contribuição para o aumento da massa muscular induzida pelo treinamento seja pequena.

Hipertrofia. Ocorre aumento no tamanho da fibra muscular (hipertrofia) em seguida a algumas semanas de treinamento de força; é provável que essa seja a principal forma de aumentar a massa muscular depois do treinamento de força de longo prazo.[24] Em geral, o aumento do tamanho das fibras musculares induzido pelo treinamento de força é um processo gradual, que ocorre em resposta a meses ou mesmo anos de treinamento. Mas contamos com evidências de que, com a prática do treinamento de força de alta intensidade, é possível detectar pequenos aumentos no tamanho das fibras musculares após três semanas de treinamento (ou seja, 10 sessões de exercícios físicos).[64] Além disso, embora o treinamento de força aumente o tamanho das fibras do tipo I e II, o treinamento com pesos provoca maior grau de hipertrofia nas fibras do tipo II.[41,73] Ainda não foram devidamente esclarecidos os mecanismos que explicam por que as fibras do tipo II demonstram maior propensão à hipertrofia, em comparação com as fibras do tipo I; portanto, há necessidade de mais pesquisas que se proponham a resolver essa questão.

O aumento da área da secção transversal da fibra induzido pelo treinamento de força é decorrente de um aumento nas proteínas miofibrilares (ou seja, actina e miosina). Esse aumento nos filamentos de actina/miosina na fibra ocorre graças à adição de sarcômeros paralelamente aos sarcômeros já existentes, resultando em hipertrofia da fibra muscular.[24] O acúmulo de proteínas contráteis extras aumenta o número de pontes cruzadas de miosina na fibra; por sua vez, esse acréscimo de pontes cruzadas de miosina aumenta a capacidade de geração de força pela fibra.

Embora a hipertrofia do músculo esquelético resulte em aumento de força, alguns pesquisadores argumentam que ela talvez não seja o fator mais importante a afetar os aumentos de força induzidos pelo treinamento de força. Exemplificando, a observação de que nem sempre o aumento da massa muscular induzido pelo exercício é diretamente proporcional ao aumento da força fez com que esses pesquisadores questionassem o papel da hipertrofia no aumento da força muscular induzido pelo treinamento. Embora esses cientistas do exercício aceitem a contribuição da hipertrofia muscular para o aumento da força, também especulam que as duas influências principais nos aumentos de força induzidos pelo treinamento de força são: (1) adaptações neurais e (2) aumento na produção da força específica da fibra. Para mais informações sobre essa discussão, ver Loenneke et al. (2019) nas "Sugestões de leitura".

Alterações no tipo de fibra muscular induzidas pelo treinamento de força

De modo parecido com o que ocorre com o treinamento de resistência, períodos prolongados (i.e., > 8 semanas) de treinamento de força resultam em rápida mudança do tipo rápido para o lento nas fibras musculares em músculos treinados.[68,69] Contudo, as mudanças induzidas pelo treinamento de força nos tipos de fibras musculares são menos expressivas, em comparação com as observadas no treinamento de resistência. Além disso, após o treinamento de força, a mudança no tipo de fibra consiste em uma transição do tipo IIx para o tipo IIa, sem que ocorra aumento percentual nas fibras do tipo I. Por exemplo: 20 semanas de treinamento de força normalmente diminuem a porcentagem de fibras do tipo IIx em 5% a 11%, ocorrendo um aumento correspondente nas fibras do tipo IIa nos músculos treinados.[69] Ainda não foram publicados estudos de longo prazo (i.e., > 1 ano) que tenham documentado mudanças induzidas pelo treinamento de força no tipo de fibra muscular; assim, continuamos sem saber se essa mudança induzida pelo treinamento – de fibras IIx para fibras IIa – tem continuidade ao longo do tempo.

O treinamento de força melhora a capacidade oxidativa do músculo e aumenta o número de capilares?

Conforme apresentado no Capítulo 13, o treinamento com exercícios de resistência aumenta a capacidade oxidativa (ou seja, ocorre aumento do volume mitocondrial) nas fibras musculares treinadas. O treinamento de resistência também promove a formação de novos capilares ao redor das fibras musculares treinadas. O treinamento de força também é capaz de promover aumento do volume mitocondrial no músculo treinado? Ainda não temos uma resposta definitiva para essa pergunta, porque os resultados das investigações sobre o efeito do treinamento de força na capacidade oxidativa muscular são pouco convincentes. Alguns estudos relatam que o treinamento de força diminui o volume mitocondrial no músculo,[46] enquanto outros não indicam qualquer alteração na capacidade oxidativa do músculo;[74] outras investigações concluíram que o treinamento de força promove pequenos aumentos na capacidade oxidativa do músculo.[71] As investigações sobre o efeito do treinamento de força na capilarização muscular também não fornecem resultados consistentes: alguns estudos relataram nenhuma formação de novos capilares, enquanto outros concluíram que o treinamento de força promove pequenos aumentos no número de capilares. Existe uma explicação para esses resultados divergentes? São vários os fatores que podem explicar esses achados controversos, como a frequência e a duração do treinamento de força, bem como o número de repetições realizadas durante o treinamento. De fato, estudos que usaram programas de treinamento de força de longa duração (semanas a meses) com altas frequências de treinamento (3 dias/semana) e grande volume (ou seja, grande número de repetições) com os exercícios detectaram consistentemente pequenas melhorias na capacidade oxidativa muscular e na capilarização ao redor das fibras. Diante disso, podemos especular que a melhoria nas propriedades oxidativas musculares em decorrência do treinamento de força provavelmente depende da duração do período de treinamento e do volume dos exercícios físicos.

O treinamento de força melhora a atividade da enzima antioxidante muscular

De modo semelhante ao que ocorre no treinamento com exercícios de resistência, o treinamento de força também melhora a capacidade antioxidante muscular. Como exemplo, 12 semanas de treinamento de força aumentam as atividades de enzimas antioxidantes essenciais nos músculos treinados em quase 100%.[58] Assim, como no exercício de resistência, o treinamento com exercícios de força melhora a capacidade antioxidante do músculo. Esse aumento induzido pelo treinamento na concentração de antioxidantes musculares proporciona proteção contra a produção de radicais livres induzida pelo exercício nas fibras musculares em contração.

O treinamento de força aumenta a resistência dos tendões e ligamentos

Experimentos em humanos e animais confirmam que o treinamento de força tem um impacto positivo na força do tecido conjuntivo. Especificamente, o treinamento de força aumenta o tamanho e a resistência dos tendões e ligamentos. Um componente essencial dessas estruturas é o colágeno, e uma sessão de exercícios de força aumenta rapidamente a taxa de síntese de colágeno nos tendões humanos. Dessa maneira, a taxa de síntese de colágeno aumenta dentro das 6 horas que se seguem ao exercício, permanecendo elevada durante as 48 horas subsequentes à sessão de exercício.[51] O exame do curso temporal dos aumentos induzidos pelo exercício na síntese de colágeno nos tendões e na síntese das proteínas contráteis nos músculos esqueléticos revelou aumentos correspondentes na síntese de colágeno nos tendões e de proteínas contráteis nas fibras musculares. Assim, observa-se um aumento proporcional na resistência dos tendões e músculos em resposta ao treinamento de força.[66] Essa adaptação paralela assegura que, à medida que os músculos se avolumam, aumenta a resistência dos tendões, para corresponder à maior força muscular.

O treinamento de força melhora o conteúdo mineral ósseo

De modo análogo ao aumento na resistência dos tendões e ligamentos induzidos pelo treinamento de força, esse tipo de treinamento também aumenta o conteúdo mineral ósseo, o que resulta em maior densidade óssea. Esse aumento induzido pelo exercício no conteúdo mineral ósseo torna os ossos mais resistentes. Como resultado, diminui o risco de fraturas ósseas.[66] Embora o osso responda a muitos tipos de programas de treinamento com exercícios, pesquisas indicam que o treinamento de força e outras atividades físicas promotoras de elevação na tensão no osso (p. ex., correr e saltar) resultam em maiores ganhos na resistência dos ossos.[66]

Em resumo

- Em grande parte, os aumentos na força muscular resultantes do treinamento de força durante curtos períodos (2 a 8 semanas) são parte integrante das mudanças no sistema nervoso, enquanto os ganhos de força durante programas de treinamento de longo prazo (meses a anos) resultam coletivamente de: (1) adaptações do sistema nervoso; (2) aumento na massa muscular; e (3) aumentos na produção de força específica das fibras musculares do tipo I.
- Ainda é motivo de grande controvérsia se a ocorre ou não hiperplasia em resposta ao treinamento de força; as atuais evidências sugerem que a maior parte do aumento da massa muscular que se segue ao treinamento de força ocorre graças a tendões e ligamentos induzidos pela hipertrofia (e não hiperplasia) muscular.
- Períodos prolongados de treinamento de força promovem mudança nos tipos de fibras musculares (i.e., do tipo rápido para o tipo lento). A maior parte dessa mudança nas fibras induzida pelo treinamento é a conversão de fibras do tipo IIx para fibras do tipo IIa, sem que ocorra aumento no número de fibras do tipo I.
- Também ainda é controverso se o treinamento de força melhora as propriedades oxidativas dos músculos. Mas algumas evidências indicam que a prática de programas de treinamento de força em grande volume durante longos períodos melhora a capacidade oxidativa muscular e aumenta o número de capilares em torno das fibras treinadas.
- O treinamento de força melhora a capacidade antioxidante das fibras musculares treinadas.
- O treinamento de força aumenta a resistência dos tendões, ligamentos e ossos. É importante ter em mente que o aumento da força muscular induzido pelo treinamento de força é acompanhado por aumentos iguais na resistência do tecido conjuntivo (i.e., dos ligamentos e tendões).
- Ver Tabela 14.1 para um breve resumo das adaptações fisiológicas induzidas pelo treinamento de força.

Curso de tempo e eventos de sinalização que levam ao crescimento muscular induzido pelo treinamento de força

Ocorrem aumentos no tamanho da fibra muscular (hipertrofia) quando a taxa de síntese proteica excede a taxa de degradação das proteínas. Os exercícios de força induzem hipertrofia muscular ao desencadear uma cascata de eventos de sinalização química que aumentam a síntese das proteínas nas fibras musculares treinadas. Nesta seção, discutiremos o curso temporal da síntese proteica induzida pelo exercício, com ênfase nas diferenças na síntese das proteínas musculares entre indivíduos treinados e não treinados.

Tabela 14.1 Resumo das adaptações fisiológicas induzidas pelo treinamento de força

Variável fisiológica	Efeito do treinamento de força	Comentários
Sistema nervoso	Aumento do impulso neural Possíveis alterações na relação entre ativação dos agonistas/antagonistas	A adaptação ocorre rapidamente (dentro de 2 a 8 semanas) em seguida ao início do programa de treinamento
Massa muscular	Aumentada	Hipertrofia detectável dentro de 3 semanas após o início do treinamento Não está claro se ocorre hiperplasia nos seres humanos
Produção de força específica da fibra muscular	Aumentada	A força específica aumentou apenas nas fibras do tipo I
Tipo de fibra muscular	Mudança de fibras rápidas para lentas	Pequena mudança de fibras do tipo IIx para IIa, sem evidência de aumento percentual das fibras do tipo I
Capacidade oxidativa muscular	Não está claro	Um aumento da capacidade oxidativa muscular é possível, mas depende do tipo de treinamento de força realizado
Densidade capilar muscular	Não está claro	A adaptação ao treinamento é possível, mas depende do tipo de treinamento de força realizado
Capacidade antioxidante muscular	Aumentada	12 semanas de treinamento aumentam a atividade das enzimas antioxidantes em quase 100%
Resistência dos tendões e ligamentos	Aumentada	Aumento harmonizado na resistência dos tendões/ligamentos, para corresponder ao aumento da força muscular
Conteúdo mineral ósseo	Aumentado	O aumento no conteúdo mineral ósseo faz com que os ossos fiquem mais fortes

Também será discutido o modo como o treinamento de força regula os eventos de sinalização promotores da síntese das proteínas musculares. Por fim, examinaremos o papel desempenhado pelas células-satélite na hipertrofia muscular induzida pelo treinamento de força. Vamos começar com uma discussão sobre o curso temporal dos aumentos induzidos pelo exercício na síntese das proteínas musculares em indivíduos treinados e não treinados.

Curso de tempo da síntese das proteínas musculares

Uma única sessão de exercício de força promove um aumento na síntese das proteínas musculares e na degradação proteica após o exercício. No entanto, o crescimento muscular ocorre porque o aumento induzido pelo exercício na síntese das proteínas musculares excede a taxa de degradação de proteína. No entanto, o crescimento muscular induzido pelo treinamento de força ocorre a uma taxa relativamente lenta porque a síntese das proteínas deve exceder a degradação proteica durante três ou mais semanas para atingir um aumento significativo no tamanho da fibra muscular.

A síntese das proteínas musculares aumenta rapidamente após uma sessão de treinamento de força. Na verdade, uma única sessão de exercício de força aumenta a síntese das proteínas musculares em 50% a 150% dentro de 1 a 4 horas após o exercício, tanto em indivíduos treinados quanto não treinados[13,44,72] (Fig. 14.3). Esse aumento na síntese proteica induzido pelo exercício permanece elevado por 30 a 48 horas, dependendo do estado de treinamento do indivíduo.[13,44,72] Especificamente, a síntese proteica pós-exercício permanece

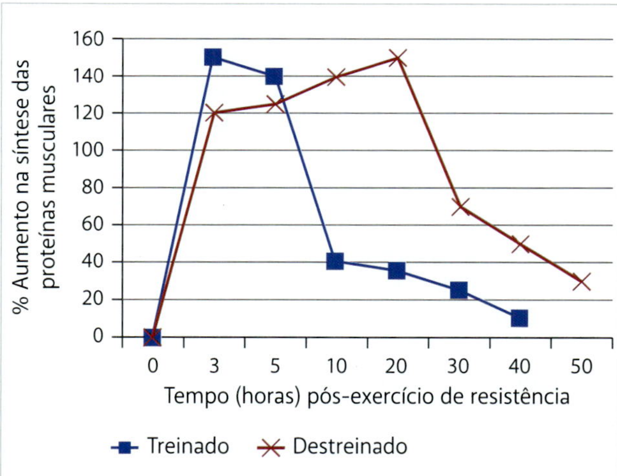

Figura 14.3 Evolução temporal da síntese proteica após uma única sessão de treinamento com exercícios de força.
Fontes: Dados de Damas, F., Phillips, S., Vechin, F. C. e Ugrinowitsch, C. "A Review of Resistance Training-Induced Changes in Skeletal Muscle Protein Synthesis and Their Contribution to Hypertrophy." *Sports Medicine* 45(6): 801-807, 2015; MacDougall, J. D., Gibala, M. J., Tarnopolsky, M. A., MacDonald, J. R., Interisano, S. A. e Yarasheski, K. E. "The Time Course for Elevated Muscle Protein Synthesis Following Heavy Resistance Exercise." *Canadian Journal of Applied Physiology* 20(4): 480-486, 1995; Tang, J. E., Perco, J. G., Moore, D. R., Wilkinson, S. B. e Phillips, S. M. "Resistance training alters the response of fed state mixed muscle protein synthesis in young men." *American Journal of Phsyology: Regulatory, Imtegrative and Comparative Physiology* 294: R172-178, 2008.

elevada por um período mais longo em indivíduos não treinados (Fig. 14.3).[13] Assim, em seguida a apenas uma sessão de exercício de força, o aumento percentual na síntese das proteínas musculares é maior em pessoas não treinadas em comparação com indivíduos treinados. Essa observação explica por que geralmente a taxa de hipertrofia muscular induzida pelo exercício ocorre com maior rapidez em indivíduos não treinados *versus* indivíduos treinados.[13]

Eventos de sinalização que levam ao crescimento muscular induzido pelo treinamento de força

Para que ocorra, a síntese proteica envolve uma série de etapas de sinalização química na célula, a começar com a ativação de um gene e terminando com uma cadeia de aminoácidos que representa a proteína em seu estado final. Já falamos neste livro sobre as etapas conducentes à síntese proteica nas fibras musculares (Cap. 2, Fig. 2.7). Em resumo: o processo tem início com uma série de eventos de sinalização celular que estimulam ativadores transcricionais existentes no sarcoplasma. Em seguida à ativação, o ativador transcricional (i.e., a molécula que ativa um gene) se desloca do citosol para o núcleo, onde se ligará ao promotor do gene. A ativação do promotor do gene fornece o estímulo para a transcrição. Por sua vez, a transcrição resulta na formação de uma mensagem – o chamado RNA mensageiro (mRNA), que contém a informação genética para a estruturação da sequência de aminoácidos de determinada proteína. O mRNA sai do núcleo e transita através do sarcoplasma até chegar aos ribossomos. O ribossomo é o local onde ocorre a síntese proteica. Nos ribossomos, o mRNA é traduzido em uma proteína específica.

O leitor deve ter em mente que o ribossomo desempenha um papel crucial na síntese das proteínas. Basicamente, os ribossomos são as "fábricas de proteínas" intracelulares que ligam os aminoácidos na ordem especificada pelo mRNA. Pesquisas indicam que o aumento no número de ribossomos no músculo esquelético é fator essencial para que ocorra hipertrofia das fibras induzida pelo treinamento de força.[39] Dessa maneira, durante os primeiros treinos de um programa de treinamento de força, ocorre aumento no número de ribossomos no músculo. Aqui, é importante enfatizar que estudos demonstraram que o aumento numérico dos ribossomos nas fibras musculares precede a hipertrofia; essa maior abundância de ribossomos amplia a capacidade de tradução das fibras musculares e, portanto, sua capacidade de sintetizar as proteínas contráteis. Em vista disso, um aumento numérico dos ribossomos no músculo esquelético é fator fundamental para a ocorrência de hipertrofia muscular induzida pelo treinamento de força.[39] Na verdade, embora o exercício de força aumente os níveis de mRNA das proteínas contráteis musculares, a maior síntese das proteínas musculares induzida pelo exercício se deve em grande parte ao aumento na quantidade de proteínas sintetizadas por molécula de mRNA, e não somente a um aumento no mRNA total.[29] Em outras palavras, o exercício de força aumenta a síntese das proteínas musculares ao fazer com que a transcrição se torne mais eficiente; essa maior eficiência ocorre graças ao aumento no número de ribossomos.

Quais são os sinais moleculares capazes de estimular a síntese das proteínas musculares em seguida a uma sessão de exercícios de força? A Figura 14.4 ilustra as principais etapas da via de sinalização intracelular que resultam no aumento da síntese das proteínas musculares. O leitor deve observar que o sinal inicial (i.e., primário) para a síntese proteica induzida pelo exercício de força é a ativação de um mecanorreceptor no sarcolema induzida pela contração; esse fenômeno desencadeia uma série de eventos de sinalização celular que conduzirão ao aumento da síntese proteica e ao crescimento muscular (ou seja, a hipertrofia).[34] A seguir, discutiremos esse processo com mais detalhes.

Conforme foi discutido no Capítulo 13, o principal regulador da síntese proteica e do tamanho do músculo é a proteína quinase denominada alvo mecanístico da rapamicina (mTOR).[29,37] A ativação da mTOR promove a síntese proteica com o aumento da transcrição, resultando em maior síntese proteica.[29] O entendimento do modo de regulação da mTOR pelo exercício continua sendo um tópico de pesquisa importante. Historicamente, acreditava-se que havia necessidade de um aumento do fator de crescimento semelhante à insulina 1 (IGF-1) induzido pelo treinamento com exercícios de força para a promoção da hipertrofia muscular. Mas, embora o IGF-1 possa contribuir para o crescimento muscular, evidências mais recentes revelaram que outras moléculas de sinalização também contribuem para a ativação da mTOR induzida pelo exercício. Especificamente, duas das moléculas de sinalização que ativam diretamente a mTOR são uma molécula lipídica denominada ácido fosfatídico (PA) e uma segunda molécula, conhecida como Rheb (do inglês *Ras homolog enriched in brain*, i.e., homólogo Ras enriquecido no cérebro). Agora, vamos voltar nossa atenção para o modo como o exercício de força ativa a mTOR para haver aumento na síntese das proteínas musculares.

Na célula, o local onde ocorre a regulação da ativação da mTOR é uma organela conhecida como complexo endossomo/lisossomal; para simplificar, nos referiremos a esse complexo como "lisossomo". A Figura 14.4 nos mostra que mTOR, PA e Rheb estão ligados ao lisossomo. Em repouso, a mTOR permanece inativa, pois apenas baixos níveis de PA estão presentes na fibra muscular. Por outro lado, no músculo inativo a ativação da mTOR pela Rheb fica inibida por uma molécula conhecida como complexo de esclerose tuberosa 2 (TSC2). Assim, para que a mTOR seja ativada, deverão ocorrer um ou ambos os eventos a seguir: (1) os níveis musculares de PA devem aumentar e/ou (2) o bloqueio do TSC2 para a Rheb deve ser suprimido.[31] Curiosamente, o exercício de força resulta em um aumento nos níveis musculares de PA e na remoção da inibição da Rheb pelo TSC2. A seguir, resumiremos como isso acontece.

Durante um exercício de força, as contrações musculares contra uma grande carga ativam um mecanorreceptor no sarcolema, que estimula as enzimas responsáveis pela síntese de PA. Diante desse aumento nos níveis musculares de PA induzido pelo exercício, ocorrerá a ligação das moléculas de PA à mTOR, e o resultado é a ativação da mTOR. Por outro

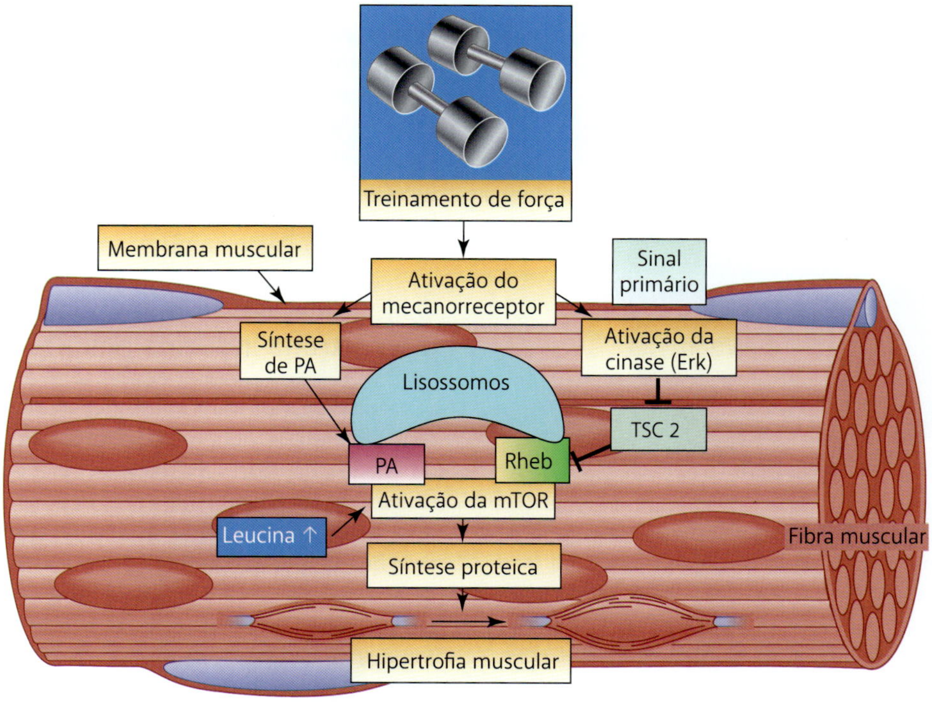

Figura 14.4 Ilustração da rede de sinalização intracelular responsável pelos aumentos na síntese das proteínas musculares induzidos pelo treinamento de força. Observar o envolvimento de sinais primários e secundários na adaptação muscular ao treinamento de força. Ver texto para mais detalhes.

lado, a ativação induzida pela contração dos mecanorreceptores também ativa uma enzima denominada quinase regulada por sinal extracelular (Erk), que exerce a ação de fosforilar e inibir o TSC2. Assim, a ativação de Erk induzida pelo exercício bloqueia a capacidade do TSC2 de inibir a Rheb. Com isso, a Rheb permanecerá livre para ativar a mTOR.

Finalmente, um número crescente de estudos constatou que, independentemente do exercício de força, a **leucina**, um aminoácido de cadeia ramificada, pode ativar mTOR e promover pequenos aumentos na síntese das proteínas musculares (Fig. 14.4). Na verdade, estudos realizados tanto em seres humanos como em animais demonstraram que a suplementação com leucina promove a síntese das proteínas musculares, com ou sem o treinamento de força.[11,36,80] Esse achado leva a uma questão fundamental: "A suplementação de pessoas sedentárias com proteínas de alta qualidade contendo grandes quantidades de leucina durante longos períodos será capaz de promover hipertrofia muscular?". A resposta é não, pois estudos bem controlados demonstraram que, embora o consumo de grandes doses de leucina possa estimular um aumento pequeno e temporário na síntese das proteínas musculares, a exclusiva suplementação com esse aminoácido não resultará em hipertrofia muscular em adultos sedentários. Para mais detalhes sobre este tópico, ver Plotkin et al. (2021) nas "Sugestões de leitura".

Em resumo: a mTOR é o principal ativador da síntese das proteínas musculares. Exercícios de força desencadeiam eventos de sinalização muscular que ativam mTOR, resultando em maior síntese proteica. Esse processo tem seu início com a ativação (induzida pela contração) de um mecanorreceptor presente na membrana da fibra que pode ativar a mTOR de duas maneiras. Em primeiro lugar, a sinalização do mecanorreceptor mediada pelo exercício promove a síntese de PA, que é um ativador de mTOR. Em segundo lugar, a sinalização desse mecanorreceptor ativa outro ativador-chave da mTOR, a Rheb. Esse processo ocorre porque as contrações musculares ativam a enzima Erk, que fosforila TSC2, o inibidor de Rheb. Por sua vez, essa fosforilação remove a inibição de Rheb pelo TSC2, abrindo a possibilidade da ativação de mTOR por Rheb. Em conjunto, essas ações de sinalização mediadas pelo exercício ativam mTOR e promovem a síntese das proteínas musculares. Para mais detalhes sobre a importância da mTOR na síntese das proteínas musculares, ver Hodson e Philip (2019) nas "Sugestões de leitura".

A Figura 14.5 ilustra as mudanças dependentes do tempo que ocorrem na sinalização induzida pelo exercício de força nos músculos esqueléticos. O leitor deve observar que, segundos após o início do exercício, começam a aumentar os níveis musculares de Rheb e PA ativados. E que, minutos depois do início do exercício, a mTOR começa a ser ativado e, dentro de 1 a 4 horas, nota-se um aumento na síntese das proteínas musculares. Contudo, considerando que a síntese proteica deve exceder a degradação das proteínas ao longo de três ou mais semanas para que possa ocorrer um crescimento muscular significativo, os aumentos na hipertrofia e na força muscular induzidos pelo exercício constituem um processo relativamente lento.

Por fim, é importante observar que, para haver um aumento na síntese das proteínas musculares induzido pelo exer-

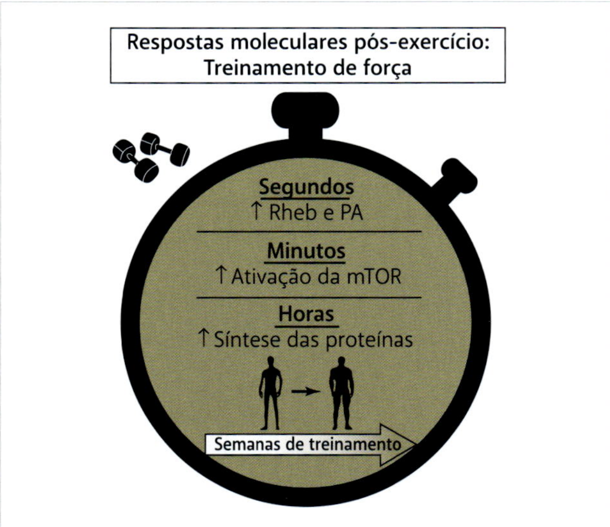

Figura 14.5 Ilustração do curso temporal das respostas moleculares ao treinamento com exercícios de força. Ver texto para mais detalhes.

cício, todos os aminoácidos essenciais devem estar presentes no músculo. Portanto, durante o treinamento de força, é essencial que, antes ou depois do treino, o indivíduo consuma uma quantidade adequada de proteína de alta qualidade, para otimizar seu crescimento muscular. Para mais detalhes sobre a quantidade e o momento da ingestão de proteína na síntese proteica em atletas, ver Morton et al. (2018) nas "Sugestões de leitura".

Os hormônios contribuem para a hipertrofia induzida pelo treinamento de força?

Conforme foi discutido no Capítulo 5, vários hormônios endógenos têm o potencial de aumentar a síntese das proteínas musculares, como a testosterona, o fator de crescimento semelhante à insulina-1 (IGF-1) e o hormônio do crescimento. Independentemente do treinamento com exercícios de força, foi observada uma associação entre aumentos farmacologicamente induzidos nos níveis sanguíneos de todos esses hormônios e a hipertrofia do músculo esquelético.[23] Especificamente, cada um desses hormônios está bioquimicamente ligado à ativação da via de sinalização da mTOR, e, como já tivemos a oportunidade de discutir, a ativação da via de sinalização mTOR desempenha um papel essencial na promoção da síntese das proteínas musculares.[63] Embora esse tópico ainda seja controverso, vários estudos concluíram que apenas uma sessão de treinamento com exercícios de força que envolvam grandes grupos musculares aumentará os níveis sanguíneos de testosterona, IGF-1 e do hormônio do crescimento.[23]

Há necessidade de aumento nos níveis circulantes de testosterona, IGF-1 e/ou hormônio do crescimento para que ocorra hipertrofia muscular induzida pelo treinamento de força? A resposta é não. Embora altos níveis circulantes desses hormônios possam ajudar na indução da hipertrofia pelo treinamento de força, estudos revelaram que esse processo não depende de aumento em um ou mais desses hormônios.[23,33] Especificamente, a ativação da sinalização de mTOR e o aumento na síntese das proteínas musculares induzidas pelo treinamento de força podem ocorrer independentemente da presença desses hormônios. Por esse motivo, essa ativação e esse aumento induzidos pelo treinamento de força no músculo esquelético provavelmente se devem aos mecanismos de sinalização intrínsecos no interior das fibras musculares, sem que os aumentos nos hormônios circulantes induzidos pelo treinamento desempenhem papel importante no processo (Fig. 14.4).

Os medicamentos anti-inflamatórios afetam a hipertrofia induzida pelo treinamento?

Muitas pessoas usam anti-inflamatórios não esteroidais de venda livre (p. ex., ibuprofeno e paracetamol) para o combate da artrite e das dores musculares. Atletas jovens costumam tomar esses medicamentos para reduzir a dor e o desconforto associados às lesões em tecidos moles. Tanto ibuprofeno quanto paracetamol inibem a atividade da cicloxigenase, enzima que produz prostaglandinas e que está envolvida em processos inflamatórios nas células. Contudo, diversos estudos em animais sugerem que esses inibidores da cicloxigenase podem interferir na hipertrofia muscular induzida pelo treinamento de força.[57,67] Esses estudos com animais sugerem que o uso concomitante desses medicamentos com o treinamento de força seria contraproducente. Mas estudos recentemente publicados com voluntários concluíram que esses analgésicos de uso comum não impedem os ganhos de força em praticantes de treinamento com exercícios de força.[15,43,76,77] Na verdade, um desses estudos sugeriu que o treinamento de força e o uso de ibuprofeno ou paracetamol simultaneamente podem mesmo aumentar a hipertrofia muscular; esse achado sugere um possível envolvimento das vias da cicloxigenase na regulação do conteúdo de proteína muscular em seres humanos.[76] Esses resultados são gratificantes para todas as pessoas envolvidas no treinamento de força e no uso de anti-inflamatórios não esteroidais.

Papel das células-satélite na hipertrofia induzida pelo treinamento de força

Pesquisas revelam que a ocorrência da hipertrofia inicial das fibras musculares esqueléticas durante as primeiras semanas de um programa de treinamento de força pode não ser dependente da adição de novos mionúcleos. Porém, à medida que as fibras musculares continuam a aumentar de tamanho em resposta ao treinamento de força, elas começam a adicionar novos núcleos (i.e., mionúcleos) no seu interior. Ao que parece, há necessidade da adição de novos núcleos ao músculo para que ocorra aumento no tamanho da fibra em seguida ao crescimento inicial que ocorre no começo do processo de treinamento. A Figura 14.6 ilustra esse processo.[6] O leitor deve se lembrar, do Capítulo 8, que a fonte desses mionúcleos extras é a célula-satélite, um tipo de célula-tronco adulta situada entre o sarcolema e a lâmina basal (ou seja, na camada externa de tecido conjuntivo ao redor da fibra).[52] Em adultos jovens, o treinamento de força ativa as células-satélite para que se dividam e se fundam com a fi-

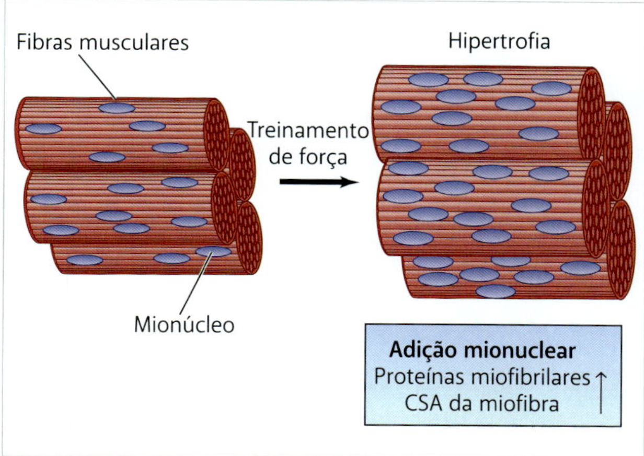

Figura 14.6 A hipertrofia das fibras induzida pelo treinamento de força resulta em um aumento paralelo nos mionúcleos, nas proteínas miofibrilares e na área da secção transversal das fibras.

bra muscular adjacente, o que resulta no aumento do número de núcleos na fibra.[1,3] Esse aumento numérico dos mionúcleos nas fibras em crescimento resulta em uma proporção constante entre o número de mionúcleos e o tamanho da fibra. Aqui, é importante enfatizar que provavelmente a adição desses mionúcleos a uma fibra em crescimento é necessária para dar sustentação ao processo de crescimento e de aumento do tamanho das fibras musculares em resposta ao treinamento de força. Na verdade, evidências sugerem que a remoção de células-satélite do músculo esquelético limita a capacidade de crescimento das fibras musculares em resposta à aplicação de sobrecarga.[1,2,59]

Por que o maior número de mionúcleos é fator vital para que as pessoas possam atingir o nível máximo de hipertrofia muscular em resposta ao treinamento de força? Uma possível explicação é que a adição de mionúcleos às fibras musculares em crescimento é condição necessária para haver manutenção do alto nível de capacidade transcricional necessário para a síntese de proteínas musculares em maior taxa após o treino de força.[59] Ou seja, cada mionúcleo só consegue produzir os mRNA para um volume específico de músculo; assim, para aumentar de tamanho, é vital que a fibra muscular receba novos mionúcleos para controlar o novo crescimento.[49]

Conforme foi debatido em "Uma visão mais detalhada 14.1", nos idosos a hipertrofia das fibras musculares esqueléticas não ocorre no mesmo nível, em comparação com o que acontece nos adultos jovens, mesmo que os idosos tenham seguido o mesmo programa de treinamento de força.[3,35] É provável que essa diferença (relacionada à idade) na capacidade dos indivíduos mais velhos em responder ao treinamento de força esteja ligada à supressão da síntese das proteínas musculares em decorrência da idade, por causa do número e do funcionamento das células-satélite.[3,35] Foi constatado que os idosos têm menor número de células-satélite em seus músculos, em comparação aos adultos jovens.[3] Por outro lado, a ativação das células-satélite induzida pelo exercício fica prejudicada nos músculos de indivíduos mais velhos (ou seja, > 60 anos).[3,55] Não se tem certeza sobre qual é o mecanismo responsável pela redução na ativação das células-satélite em idosos. No entanto, foi proposto que o comprometimento ligado ao processo de envelhecimento na função das células-satélite se deve a uma diminuição nos fatores de crescimento disponíveis para a ativação das células-satélite, juntamente com o aumento da inflamação sistêmica que influencia negativamente o funcionamento dessas células.

Em conclusão, as células-satélite originam os núcleos extras para as fibras musculares, e a adição de mionúcleos às fibras em crescimento parece ser fator essencial para ocorrer uma hipertrofia ideal das fibras em resposta ao treinamento de força.[1,2] E, embora o treinamento de força resulte em hipertrofia das fibras musculares em indivíduos idosos, essa hipertrofia não acontece com a mesma intensidade em indivíduos idosos *versus* adultos jovens. Ao que parece, essa capacidade diminuída de obter a hipertrofia muscular induzida pelo treinamento de força em indivíduos mais velhos se deve a uma depressão na síntese proteica, que ocorre secundariamente à supressão, tanto no número como no funcionamento das células-satélite, relacionada à idade. Para mais detalhes sobre a função das células-satélite nos músculos, ver Murach et al. (2018) nas "Sugestões de leitura".

Influência genética na magnitude da hipertrofia induzida pelo treinamento de força

A quantidade de massa muscular esquelética varia muito entre os indivíduos. Em grande parte, essa diferença se deve a características herdadas (ou seja, diferenças genéticas entre indivíduos). Na verdade, foi previsto que 80% das diferenças observadas na massa muscular entre as pessoas podem ser explicadas pela variação genética. Em particular, um estudo recentemente publicado demonstrou a existência de 47 genes diferentes como principais contribuintes para a formação da massa muscular.[79] Não deve surpreender que muitos dos genes relacionados à hipertrofia muscular estejam diretamente ligados à via de sinalização mTOR e que sejam ativados em decorrência do treinamento de força.[75] Essas observações levantam uma questão importante relacionada à hipertrofia induzida pelo treinamento de força. Especificamente, "a variabilidade genética entre indivíduos determina a magnitude da adaptação muscular ao treinamento de força?". A resposta é sim. Em seguida, discutiremos por que a genética desempenha papel fundamental na adaptação muscular ao treinamento de força.

São grandes as diferenças entre indivíduos em termos da magnitude da hipertrofia do músculo esquelético induzida pelo treinamento de força.[75] O leitor deve lembrar que a hipertrofia muscular induzida pelo treinamento ocorre graças ao aumento da síntese das proteínas musculares e que já ficou definido que o grau de aumento dessa síntese induzido pelo exercício varia significativamente entre indivíduos. Em geral, as pessoas podem ser categorizadas em três grupos, com base em seu nível de hipertrofia muscular em seguida ao treinamento de força: (1) grandes respondedores (níveis elevados de hipertrofia muscular); (2) respondedores moderados (níveis moderados de hipertrofia muscular); e (3) não respondedores (hipertrofia limitada ou ausente) (Fig. 14.7). Um estudo publicado recentemente que abor-

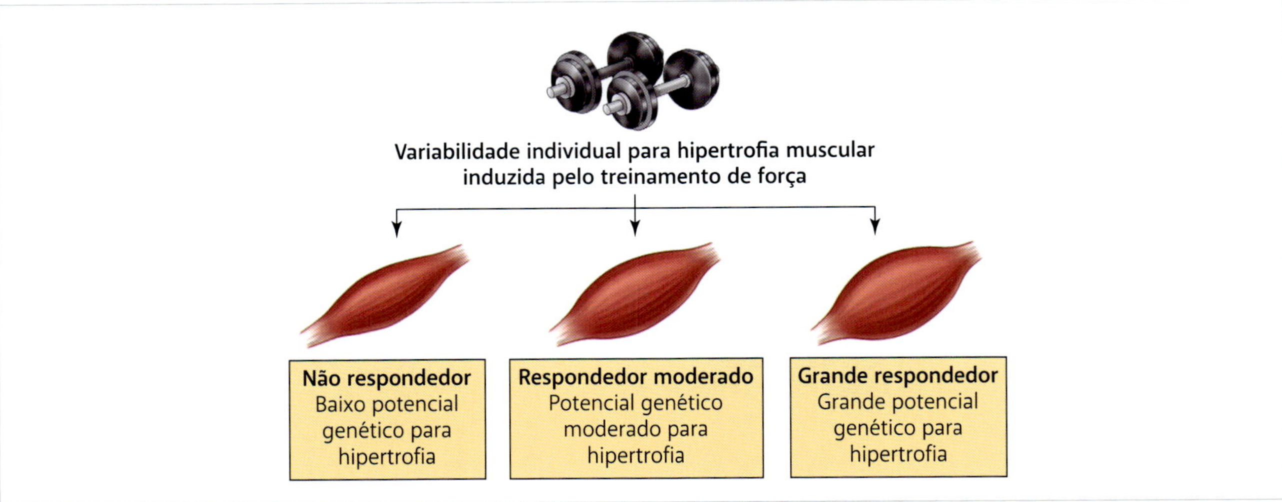

Figura 14.7 Ilustração que mostra a existência de grande grau de variabilidade entre indivíduos em seu nível de hipertrofia muscular, em seguida a um período prolongado (semanas a meses) de treinamento de força. Em geral, os indivíduos podem ser classificados em não respondedores, respondedores moderados e grandes respondedores. Supõe-se que essas significativas diferenças entre indivíduos no grau de hipertrofia muscular induzida pelo treinamento de força estejam diretamente ligadas às diferenças genéticas entre eles. Ver texto para mais detalhes.

dou esse tópico demonstrou que basta uma sessão de treino de força para que sejam observadas diferenças significativas na expressão genética na musculatura entre indivíduos.[75] Em particular, entre as pessoas são observadas variações significativas em sua capacidade de ativar os genes específicos para o músculo esquelético em resposta ao treinamento de força; essas diferenças na expressão genética parecem explicar grande parte da variação no volume da hipertrofia muscular induzida pelo treinamento entre indivíduos. Mais especificamente, essa pesquisa demonstrou que os genes de alta expressão nos músculos de indivíduos considerados grandes respondedores são genes que promovem tanto a síntese das proteínas musculares quanto a ativação das células-satélite. Essa ativação das células-satélite induzida pelo treinamento resulta na adição de mionúcleos à fibra, e esse aumento no número dos mionúcleos aumenta a capacidade de síntese proteica.[75] Em conjunto, tais aumentos na síntese proteica e no número de mionúcleos induzidos pelo treinamento operam de maneira cooperativa para a promoção da hipertrofia muscular. Portanto, e de modo semelhante à discussão precedente sobre o importante papel que a genética desempenha na determinação do modo como diferentes pessoas respondem ao treinamento de resistência (Cap. 13), a genética também tem papel fundamental na forma como diferentes pessoas respondem ao treinamento de força. Para mais detalhes sobre esse tópico, ver Verbrugge et al. (2018) nas "Sugestões de leitura".

Em resumo

- O treinamento de força aumenta a síntese das proteínas contráteis no músculo; esse efeito resulta em maior área da secção transversal da fibra (ou seja, ocorre hipertrofia).
- Os aumentos na síntese proteica induzidos pelo treinamento de força ocorrem mediante um aumento na transcrição, controlada pela via de sinalização mTOR.
- O exercício de força aumenta os níveis musculares de ácido fosfatídico e Rheb. Essas duas moléculas podem ativar a via de sinalização mTOR, por conseguinte aumentando a síntese das proteínas musculares.
- A ingestão de leucina, aminoácido de cadeia ramificada, pode ativar mTOR independentemente do treinamento de força.
- Embora níveis circulantes elevados do fator de crescimento semelhante à insulina-1, testosterona e hormônio do crescimento possam ajudar na hipertrofia induzida pelo treinamento de força, não há necessidade de aumentos nos níveis circulantes desses hormônios para a obtenção da hipertrofia induzida pelo treinamento de força.
- O treinamento de força promove aumentos paralelos na área de secção transversal das fibras musculares e no número de mionúcleos.
- As células-satélite são a fonte dos mionúcleos adicionais para as fibras musculares.
- Embora seja um tópico controverso, a adição de mionúcleos às fibras musculares parece ser uma necessidade para que se consiga obter a máxima hipertrofia das fibras em resposta ao treinamento de força.
- Cerca de 80% das diferenças observadas na massa muscular entre indivíduos podem ser explicadas pela variação genética.
- A genética também tem influência marcante no grau de hipertrofia induzida pelo treinamento de força, pois alguns indivíduos são geneticamente dotados e apresentam elevados níveis de hipertrofia (grandes respondedores). Em contraste, alguns indivíduos apresentam níveis mais moderados de hipertrofia (respondedores moderados), enquanto outras pessoas apenas conseguem alcançar uma hipertrofia limitada em seguida ao treinamento com exercícios de força (não respondedores).

Destreinamento após treino de força

De modo parecido ao que ocorre no destreinamento após um treinamento de resistência, o ditado "use ou perca" também se aplica aos programas de treinamento de força. Já ficou devidamente estabelecido que a interrupção do treinamento de força resultará em perda da força muscular e em atrofia muscular. No entanto, comparado ao que acontece no treinamento de resistência, a taxa de destreinamento (ou seja, a perda de força) que se segue a um programa de treinamento de força é mais lenta. A Figura 14.8 ilustra esse ponto. Especificamente, a Figura 14.8*a* ilustra o impacto causado por 30 semanas de destreinamento na força muscular e no tamanho das fibras musculares; além disso, a figura mostra o impacto de seis semanas de retreinamento realizadas depois do prolongado período de destreinamento.[68] Nesse estudo, os voluntários participaram de um programa de treinamento de força com duração de 20 semanas. Esse rigoroso programa de treinamento resultou em um aumento de 60% na força dinâmica máxima (extensão das pernas) e em hipertrofia em todos os três tipos de fibras musculares nos músculos extensores das pernas. Transcorridas 30 semanas de destreinamento, o grupo estudado apresentava redução de 31% na força muscular dinâmica máxima. Mas essa perda de força dinâmica induzida pelo destreinamento foi associada a um grau relativamente pequeno de atrofia muscular. (p. ex., atrofia das fibras do tipo I, aprox. 2%; atrofia das fibras do tipo IIa, 10%; e atrofia das fibras do tipo IIx; 14% [Fig. 14.8*b*]). Esses achados sugerem que grande parte da perda de força associada ao destreinamento está relacionada a alterações no sistema nervoso. Em conjunto, esses resultados sugerem que as adaptações musculares induzidas pelo treinamento de força (i.e., força dinâmica e hipertrofia muscular) podem ser preservadas por períodos relativamente longos durante o destreinamento.

Também devemos observar que seis semanas de retreinamento com exercícios de força com grande carga resultaram em rápida recuperação da força muscular dinâmica e na completa restauração do tamanho da fibra muscular, equivalente aos níveis de pico de treinamento (Fig. 14.8*b*).[68] Esses resultados demonstram a ocorrência de adaptações musculares rápidas como resultado do restabelecimento do treinamento de força em indivíduos previamente treinados. Essa rápida melhora na força muscular durante o retreinamento explica por que em geral os atletas de potência conseguem retornar rapidamente à "forma competitiva" em seguida a longos períodos de destreinamento. De que forma os indivíduos previamente treinados recuperam tão rapidamente a força, em seguida a um longo período de destreinamento? Ver "Foco de pesquisa 14.1" para uma discussão sobre o tópico de memória muscular.

A discussão precedente, que descreveu a perda de força muscular em seguida à interrupção do treinamento de força, tomou por base os dados de um estudo de pesquisa que recrutou pessoas saudáveis que pararam de treinar como parte do protocolo de pesquisa, e não em função de alguma lesão musculoesquelética. Todavia, em atletas ou em outras pessoas ativas, a causa mais comum para a interrupção do treinamento de força é a ocorrência de lesões musculoesqueléticas (p. ex., lesões musculares ou tendíneas); obviamente, a ocorrência de uma lesão musculoesquelética exige um período de descanso para que o tecido lesionado possa se curar. Na verdade, a maioria dos profissionais da medicina esportiva (p. ex., fisioterapeutas, preparadores físicos etc.) recomenda que as pessoas lesionadas esperem até que o tecido esteja curado antes de retomar o treinamento de força com grandes cargas. Entretanto, uma nova técnica de reabilitação, chamada "treinamento de força com restrição do fluxo sanguíneo", pode prevenir a atrofia e a fraqueza do músculo em atletas lesionados, graças ao uso do treinamento de força com baixa carga, como forma de minimizar o estresse incidente nos tecidos em recuperação. Para obter detalhes sobre esta técnica de reabilitação, ver "Foco de pesquisa 14.2".

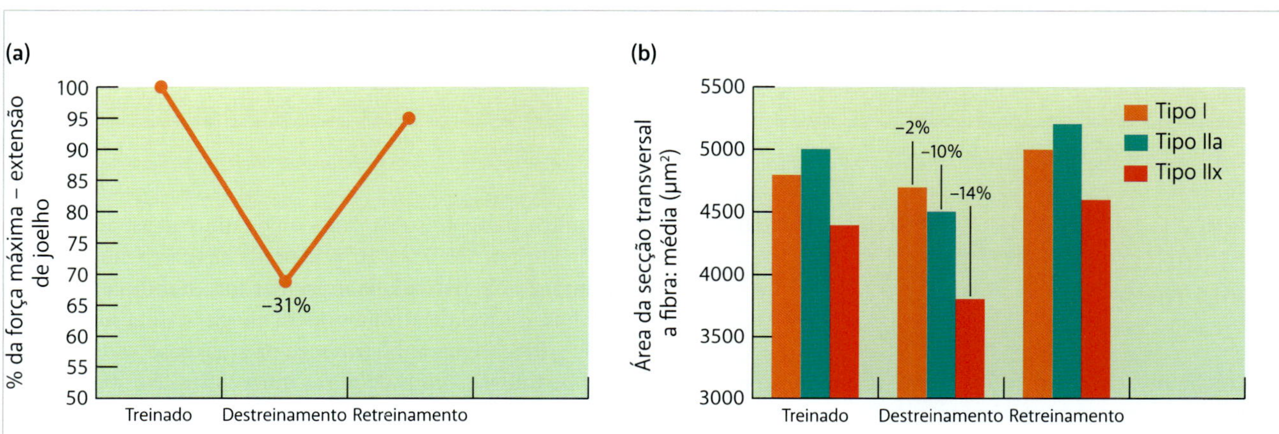

Figura 14.8 (*a*) Alterações na força muscular dinâmica após 30 semanas de destreinamento e mais seis semanas subsequentes de retreinamento com exercícios de força. (*b*) Alterações na área da secção transversal da fibra muscular depois de 30 semanas de destreinamento, seguidas por seis semanas de retreinamento com exercícios de força.

Foco de pesquisa 14.1

O músculo esquelético tem memória?

Nas academias, argumenta-se folcloricamente que, mesmo depois de longos períodos de inatividade, indivíduos com histórico de prévio treinamento de força conseguem obter ganhos de força mais rapidamente em seguida ao retreinamento. Aqui, é importante destacar que um estudo confirmou essa lenda do treinamento.[67] Um exame mais detalhado das partes (*a*) e (*b*) da Figura 14.8, por exemplo, demonstra que a prática prévia do treinamento de força acelera a reaquisição da força e da hipertrofia muscular durante o retreinamento – esse fenômeno foi denominado "memória muscular". Hoje em dia, os mecanismos que tentam explicar a memória muscular permanecem controversos; mas pesquisas recentemente publicadas sugerem que o mecanismo primário para explicação da memória muscular se localiza na fibra muscular, decorrente do aumento numérico dos mionúcleos induzido pelo treinamento de força. Então, vamos aos fatos.

Como já discutimos, o treinamento de força resulta em hipertrofia muscular, e esse aumento no tamanho das fibras se reflete por um aumento paralelo no número de mionúcleos. Teoricamente, esse aumento nos mionúcleos deve aumentar a capacidade de síntese proteica pelo músculo. Embora cercadas de controvérsia, pesquisas recentemente publicadas sugerem que o aumento no número de mionúcleos nas fibras musculares precede a hipertrofia.[5] Essa observação concorda com o conceito de que há necessidade de um aumento nos mionúcleos para ocorrer hipertrofia; alguns pesquisadores argumentaram que o aumento no número dos mionúcleos proporciona o mecanismo que explica a memória muscular.[5]

De que forma o aumento nos mionúcleos gera uma "memória muscular"? Na teoria, visto que os mionúcleos desempenham papel importante na síntese das proteínas musculares, as fibras musculares com maior número de mionúcleos devem ter grande capacidade de síntese proteica.[5,16,18,27] Lançando mão desse conceito, um grupo de pesquisadores noruegueses argumentou que, durante o treinamento de força, as fibras musculares aumentam o número de seus mionúcleos e que esses mionúcleos permanecerão na fibra mesmo depois de longos períodos de destreinamento (i.e., a interrupção do treinamento de força). Assim, as fibras que adquiriram maior número de núcleos crescerão mais rapidamente ao serem submetidas ao exercício contra resistência; esses núcleos representam uma forma funcional de "memória do músculo" com relação à força preexistente.[27] Dessa forma, esses pesquisadores supõem que essa memória muscular pode se prolongar por até 15 anos nos seres humanos.[27] Além disso, e conforme nossa discussão anterior (em "Uma visão mais detalhada 14.1"), a ativação das células-satélite (resultando na adição de mionúcleos na fibra muscular) acontece com maior dificuldade nos idosos; assim, se existe realmente uma memória muscular nos seres humanos, o treino de força praticado mais cedo na vida das pessoas pode ser fator importante para a manutenção da força muscular durante o processo de envelhecimento.[27]

Qual é o nível de consistência das evidências experimentais em favor dessa teoria da memória muscular? Atualmente, esse conceito está mergulhado em controvérsia, diante da limitação das evidências científicas em favor dos mionúcleos duradouros. Na verdade, estudos realizados em animais revelaram que ocorre perda de mionúcleos durante períodos prolongados de inatividade muscular.[17,49] Exemplificando: um estudo recentemente publicado mostrou que ocorre perda do excesso de mionúcleos induzido pelo treinamento de força em camundongos ao longo de 12 semanas de destreinamento.[17] Em vista disso, fica evidente a necessidade de mais estudos sobre esse tópico que busquem explicar o mecanismo biológico responsável pela memória muscular.

Por fim, alguns estudos também revelaram que, em seguida ao aumento da força muscular obtido pelo treinamento de força, um programa de manutenção pouco frequente com levantamento de peso pode preservar a força por períodos prolongados. Como exemplo, pesquisas indicam que, em seguida a um período de 12 semanas de um rigoroso treinamento de força (3 dias/semana), o treinamento pouco frequente (i.e., apenas um dia por semana) foi capaz de manter a força dinâmica máxima por até 12 semanas. Já em outro estudo, os pesquisadores relataram que a força máxima dos músculos na parte inferior das costas pôde ser mantida por 12 semanas com apenas um dia de treinamento a cada 2 semanas.[78] Em conjunto, esses estudos indicam a possibilidade de manutenção da força por até 12 semanas com um treinamento de força pouco frequente.

A inatividade prolongada dos músculos esqueléticos conduz a uma rápida atrofia muscular

Atrofia muscular é definida como uma redução na área da secção transversal das fibras musculares, o que resulta em diminuição da massa muscular. A imobilização prolongada (p. ex., imobilização de um membro depois de uma fratura óssea), voos espaciais (diminuição da carga incidente nos músculos em decorrência da gravidade zero) e/ou um repouso prolongado na cama podem promover atrofia muscular. Como exemplo, apenas 7 dias de imobilização de um membro, de repouso na cama ou de um voo espacial resultarão em cerca de 7% a 10% de perda da massa muscular. Se a duração da inatividade muscular for estendida para 20 a 30 dias, o nível de atrofia poderá chegar a uma redução de 15% a 20% no tamanho (ou seja, na área da secção transversal) de todos os tipos de fibras musculares. Por que motivo ocorre atrofia dos músculos esqueléticos durante uma inatividade prolongada?

A conservação da massa muscular esquelética (ou seja, abundância de proteínas) depende do equilíbrio entre a síntese e a degradação proteica. Muitos estudos já demonstraram que a inatividade muscular prolongada leva à perda de proteínas no músculo esquelético em função da maior de-

Foco de pesquisa 14.2

Treinamento de força de restrição do fluxo sanguíneo: uma nova estratégia para a reabilitação de lesões musculoesqueléticas

A atrofia do músculo esquelético e a perda de força são problemas comuns para as pessoas que sofreram uma lesão musculoesquelética (p. ex., distensão muscular ou tendinosa). Em geral, para uma pessoa se recuperar de uma lesão musculoesquelética, deverá passar por um prolongado período de descanso, seguido por um retorno lento ao treinamento físico. A técnica de treinamento para reabilitação denominada "treinamento de restrição do fluxo sanguíneo" é um método relativamente novo e eficaz para o aumento da força muscular e que evita lesões nos tecidos em processo de cicatrização. A seguir, o leitor terá uma visão geral da teoria e da prática do treinamento de restrição do fluxo sanguíneo.

Conforme já discutimos neste capítulo, é grande a crença de que o desenvolvimento da força muscular e da hipertrofia exige que o músculo seja submetido a cargas pesadas durante o treinamento de força. Exemplificando, uma recomendação comum para que se consiga aumentar a força muscular é a prática de 6 a 10 contrações musculares (i.e., repetições) contra uma carga elevada (p. ex., 60-90% de 1 RM). Porém, em seguida a uma lesão musculoesquelética, o treinamento de força com cargas elevadas pode danificar ainda mais o tecido lesionado. Por esse motivo, torna-se essencial a formulação de um método de reabilitação que melhore a força muscular sem que sejam impostas cargas elevadas ao músculo. Nesse sentido, o uso do treinamento de restrição do fluxo sanguíneo objetivando melhorar a força muscular em pessoas pós-lesão musculoesquelética tem se popularizado nos últimos anos. Essa técnica (treinamento de restrição do fluxo sanguíneo) também é conhecida por outros nomes, como treinamento Kaatsu, treinamento de oclusão e treinamento hipóxico. Para a realização desse método de treinamento, usa-se um manguito pneumático aplicado ao redor de um membro; esse manguito inflado funciona como um torniquete para limitar parcialmente o fluxo sanguíneo arterial para o músculo em exercício e para inibir o retorno venoso durante a prática. Comparado ao treinamento de força tradicional, as cargas de treinamento necessárias à promoção da hipertrofia muscular são significativamente menores (p. ex., 20-30% de 1 RM) com o uso do método de treinamento de restrição do fluxo sanguíneo. Portanto, essa abordagem proporciona aos profissionais de medicina esportiva (p. ex., fisioterapeutas, preparadores físicos etc.) um método para o aumento da força muscular sem causar maiores danos aos tecidos lesionados.

Qual é a eficácia da técnica de restrição do fluxo sanguíneo na promoção da hipertrofia muscular e dos ganhos de força? Muitas pesquisas indicam que o treinamento de força com restrição do fluxo sanguíneo aumenta tanto o volume quanto a força muscular. Além disso, comparativamente ao treinamento com exercícios de força sob grande carga, em muitos casos a magnitude do ganho de força com o treinamento de restrição do fluxo sanguíneo é comparável. É importante ressaltar que a vantagem obtida com a abordagem pela restrição do fluxo sanguíneo para recuperar a força muscular em seguida a uma lesão é que o treinamento com menor carga diminui o risco de novas lesões no tecido danificado.

Embora a maioria dos relatos sugira que o treinamento de força com restrição do fluxo sanguíneo é seguro, há certa preocupação de que essa forma de treinamento aumente o risco de trombose venosa profunda. Porém, uma revisão recentemente publicada sobre a segurança geral e os riscos associados ao treinamento com restrição do fluxo sanguíneo concluiu que a técnica é eficaz e segura para a maioria das populações de pacientes. Ver Anderson et al. (2022) nas "Sugestões de leitura" para mais detalhes sobre o histórico de segurança desse tipo de treinamento.

Voltando ao tema, o treinamento de força com restrição do fluxo sanguíneo envolve a incidência de uma carga de força relativamente baixa (ou seja, 20-30% 1 RM) no músculo. Como já tivemos a oportunidade de discutir, as contrações musculares contra grandes cargas durante o treinamento com exercícios de força ativam um mecanorreceptor no sarcolema, que, por sua vez, ativa uma cascata de sinalização para promover a síntese das proteínas musculares e aumentar a força muscular. Esse cenário levanta a questão: "como um programa de exercícios de força de baixa carga promoveria a síntese proteica e aumentaria a força muscular?". Infelizmente, não temos uma resposta definitiva para essa pergunta. No entanto, evidências mais recentes sugerem que o estresse metabólico incidente no músculo em decorrência do fluxo sanguíneo reduzido seja uma força dominante na promoção da hipertrofia muscular em seguida ao treinamento de força com restrição do fluxo sanguíneo. Para obter detalhes sobre os mecanismos subjacentes à hipertrofia muscular induzida pela restrição do fluxo sanguíneo, ver Pearson e Hussain (2015) e Hwang e Willoughby (2019) nas "Sugestões de leitura". Além disso, ver Lorenz (2021) nas "Sugestões de leitura" para uma breve visão geral do treinamento com restrição do fluxo sanguíneo na medicina de reabilitação.

gradação das proteínas musculares e à diminuição da síntese proteica[60] (Fig. 14.9). A taxa de síntese proteica, por exemplo, diminui nas primeiras 6 horas subsequentes ao início da inatividade muscular. Além disso, estudos revelam que a degradação das proteínas musculares aumenta nas primeiras 6 a 12 horas de desuso dos músculos.[65] Portanto, durante períodos prolongados de inatividade muscular, a perda das proteínas musculares decorre tanto da diminuição da síntese proteica quanto do aumento da degradação das proteínas musculares.

Quais são os mecanismos responsáveis pelos aumentos induzidos pela inatividade na degradação das proteínas musculares e na depressão na síntese proteica? Um regulador essencial da atrofia muscular por desuso é a produção de radicais livres nas fibras musculares inativas. Na verdade, longos períodos de desuso muscular resultam em maior

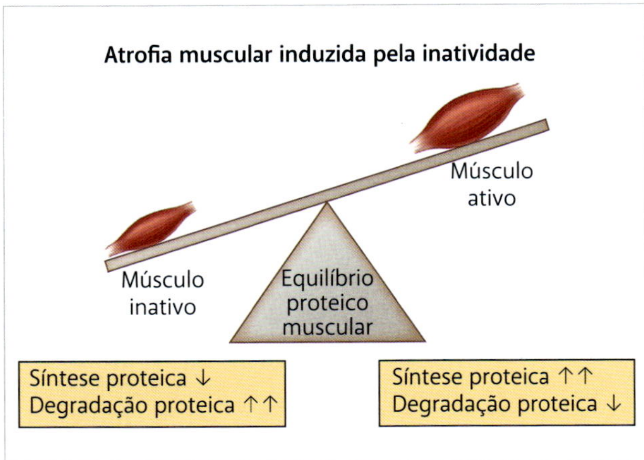

Figura 14.9 Atrofia muscular induzida pela inatividade em decorrência do aumento na degradação das proteínas musculares, juntamente com a redução na síntese dessas substâncias. Ver texto para mais detalhes.

produção de radicais livres nos músculos inativos.[60] Um aumento na produção de radicais resultará em dano oxidativo nas fibras musculares (esse dano oxidativo é denominado estresse oxidativo).[60] Isso é importante porque o estresse oxidativo ativa vias de sinalização celular que controlam tanto a proteólise quanto a síntese proteica nas fibras musculares (Fig. 14.10). Especificamente, o aumento do estresse oxidativo ativa rapidamente certas enzimas (proteases) que degradam as proteínas musculares; além disso, o estresse oxidativo impede a ativação da mTOR e diminui a síntese das proteínas musculares.[60]

Um tópico importante a ser pesquisado é o desenvolvimento de um tratamento terapêutico que previna ou retarde a atrofia muscular por desuso. Em condições nas quais os músculos não podem ser exercitados (p. ex., o gessamento de um membro ou o repouso na cama durante uma doença), não se conta com a opção de fazer exercícios físicos que protejam contra o desuso muscular. Por esse motivo, atualmente os pesquisadores estão explorando abordagens farmacológicas que sirvam de proteção contra a atrofia do músculo esquelético causada por desuso. Vários medicamentos experimentais prometem proteger contra a atrofia muscular induzida pela inatividade, inclusive diversos antioxidantes peculiares e certas moléculas direcionadas às mitocôndrias, projetadas para diminuir o estresse oxidativo. O leitor deve ficar atento a essa interessante área de pesquisa, pois novas abordagens terapêuticas estão surgindo para a prevenção do desuso muscular.

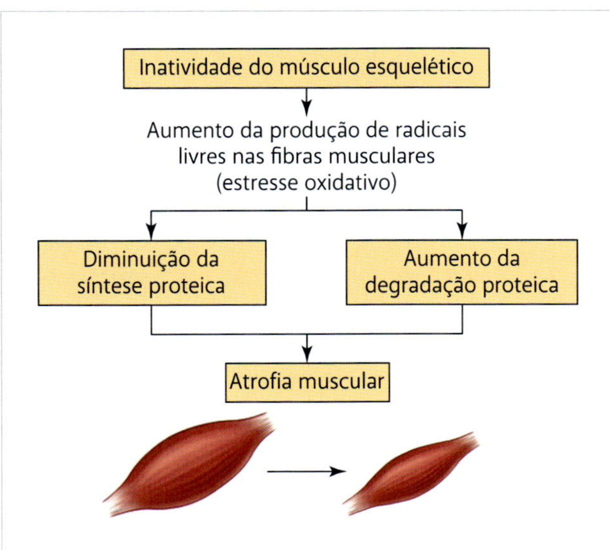

Figura 14.10 O aumento da produção de radicais livres é um "gatilho" importante para a promoção da atrofia dos músculos durante períodos prolongados de inatividade muscular. O aumento da produção de radicais livres resulta em estresse oxidativo e diminuição da síntese das proteínas musculares, juntamente com maior degradação dessas substâncias.

Em resumo

- A interrupção do treinamento de força resulta em perda de força muscular e em atrofia muscular. Todavia, em comparação com a taxa de destreinamento que se segue à descontinuação dos exercícios de resistência, a taxa de destreinamento em seguida à interrupção dos exercícios de força é mais lenta.
- Em seguida a um período de destreinamento, indivíduos previamente treinados serão beneficiados com ganhos rápidos de força ao ser retomado o treinamento de força. Esse fenômeno é comumente conhecido como "memória muscular". Embora seja tópico controverso, a memória muscular pode ser decorrente do grande número de mionúcleos que restaram nas fibras musculares treinadas.
- A força dinâmica máxima pode ser mantida por até 12 semanas em condições de treinamento pouco frequentes.
- Períodos prolongados de inatividade muscular (p. ex., imobilização de um membro ou repouso na cama) resultam em rápida atrofia das fibras musculares, por causa da diminuição da síntese das proteínas musculares e maior degradação dessas substâncias (Fig. 14.9).
- Um mecanismo essencial responsável pela atrofia muscular induzida pela inatividade é o aumento na produção de radicais livres nas fibras inativas; isso resulta na diminuição da síntese das proteínas musculares e em maior degradação dessas substâncias (Fig. 14.10).

Treinamento simultâneo de força e resistência

Depois de ler o Capítulo 13 e este capítulo, pode ter ocorrido a você, leitor, que o treinamento simultâneo de resistência e de força pode interferir nas adaptações associadas exclusivamente ao treinamento de força. Exemplificando, o treinamento de força resulta em aumento no tamanho das fibras musculares, mas isso não ocorre no treinamento de resistência. Determinado tipo de treinamento realmente interfere nos efeitos do outro tipo? Embora esse tópico continue motivo de discussão, um número crescente de estudos concluiu que a prática simultânea de treinamentos de força e resistência no mesmo dia resulta em comprometimento dos ganhos de força, em comparação com o treinamento exclusivamente de força. Vamos analisar essa questão com mais detalhes.

O primeiro relato alegando que o treinamento simultâneo resultou no comprometimento dos ganhos de força foi publicado há 40 anos. Esse estudo original demonstrou que um programa combinado de treinamento de força e resistência com duração de 10 semanas resultou em ganhos semelhantes em $\dot{V}O_{2máx}$ em comparação a um grupo que treinou apenas exercícios de resistência, mas o treinamento simultâneo (força + resistência) mostrou ter havido interferência nos ganhos de força.[30] O grupo que treinou com exercícios exclusivamente de força aumentou a força ao longo de todas as 10 semanas, mas o grupo que treinou exercícios combinados de força e resistência demonstrou estabilização e diminuição da força ao final do programa de treinamento.

Desde esse estudo inicial, numerosas investigações apoiaram ou discordaram da ideia de que os ganhos de força ficam prejudicados durante o treinamento simultâneo (revisado nas referências 4, 9, 54, 81). Nesses estudos, muitas das diferenças observadas parecem emergir de variações nos programas de treinamento. Como exemplo, parece que o impacto do treinamento simultâneo (i.e., resistência + força) nos ganhos de força depende de uma série de fatores, como a intensidade, o volume e a frequência do treinamento, e de como os modos de treinamento são integrados.[62] Na realidade, a frequência e a intensidade do treinamento influenciam a possibilidade de um dos tipos de treino interferir no outro.[48] Ou seja, muitos dos estudos que combinaram sessões de treinamento no mesmo dia e que envolviam grandes volumes de exercícios de resistência relatam que o treinamento simultâneo prejudica os ganhos de força.[16,42] Nesse cenário, foi publicada recentemente uma revisão da literatura sobre o assunto. Essa revisão revelou que o fato de o treinamento simultâneo de força/resistência prejudicar ou não os ganhos de força depende diretamente da duração do treinamento com exercícios de resistência (minutos/sessão de treinamento) e da frequência do treinamento (dias/semana).[81] Especificamente, nos estudos que envolveram o treinamento simultâneo no qual os indivíduos faziam treinamento de resistência em > 2 dias por semana e > 30 minutos/dia, os pesquisadores concluíram consistentemente que o treinamento simultâneo compromete tanto os ganhos de força como a hipertrofia muscular, em comparação com indivíduos que fizeram apenas o treinamento de força.[81] Na próxima seção, abordaremos os possíveis mecanismos para explicar por que o treinamento simultâneo prejudica os ganhos de força.

Mecanismos responsáveis pelo comprometimento dos ganhos de força durante o treinamento simultâneo de força e resistência

Ao longo dos anos, várias teorias foram propostas para explicar por que o treinamento simultâneo de resistência e de força impede o desenvolvimento da força em comparação com treinamento exclusivamente de força. Há três teorias principais, e todas envolvem fatores neurais, sobretreinamento (*overtraining*) e comprometimento da síntese proteica. A seguir, oferecemos uma breve discussão de cada uma dessas possibilidades.

Fatores neurais. Foi proposto que o treinamento simultâneo de força e resistência prejudica o desenvolvimento da força por causa de fatores neurais. Especificamente, alguns pesquisadores supõem que a prática do treinamento simultâneo prejudica as adaptações neurais ao treinamento de força.[16] Mas, devido à complexidade do estudo desse tópico (i.e., as adaptações neurais ao treinamento de força), as evidências experimentais em apoio a essa possibilidade são limitadas.[28] Assim, atualmente não ficou claro se a interferência induzida pelo treinamento com exercícios de resistência nas adaptações neurais contribui (ou não) para o comprometimento dos ganhos de força em pessoas treinadas simultaneamente com exercícios de força e resistência.

Sobretreinamento. Com frequência, o sobretreinamento é definido como um desequilíbrio entre treinamento e recuperação. Resumidamente, o sobretreinamento é o resultado de grande volume/intensidade de exercício sem intervalos suficientes de descanso e recuperação. Em teoria, o sobretreinamento pode contribuir para a incapacidade do indivíduo em alcançar ganhos de força ideais durante o treinamento simultâneo de força e resistência. Contudo, hoje não contamos com evidências experimentais que comprovem que o sobretreinamento seja um fator contributivo importante para a inibição dos ganhos de força, ao serem praticados exercícios simultâneos de força e resistência.

Depressão da síntese proteica. É possível que a prática simultânea de períodos de treinamento com exercícios de força e resistência resulte no comprometimento da síntese proteica em seguida ao treinamento com exercícios de força.[4,8-10,29] A seguir, descreveremos a ciência subjacente a esse conceito (Fig. 14.11). Antes, o leitor deve ter em mente que o treinamento com exercícios de força aumenta a síntese das proteínas contráteis musculares pela ativação da via de sinalização mTOR (Fig. 14.11). Por outro lado, também deve se recordar, do Capítulo 13, que o treinamento de resistência aumenta a ativação da AMPK e promove a biogênese mitocondrial. Além disso, a AMPK ativa pode ativar uma molécula de sinalização chamada complexo de esclerose tuberosa 2 (TSC2). Depois de ativado, o TSC2 inibe a atividade da mTOR e, portanto, prejudica a síntese proteica.[29] Assim, a via AMPK/TSC2 oferece uma ligação bioquímica para explicar por que o treinamento simultâneo de força e resistência pode comprometer os ganhos de força. Embora a ativação do TSC2 no músculo esquelético durante o treinamento de resistência ofereça uma explicação plausível para o motivo pelo qual o treinamento de resistência impede os ganhos de força no músculo, certamente novas pesquisas que se proponham a determinar se essa via de sinalização bioquímica é a única explicação para que saibamos por que isso ocorre serão bem-vindas. Para mais informações sobre o tópico de treinamento simultâneo, ver Coffey e Hawley (2017) na lista de "Sugestões de leitura".

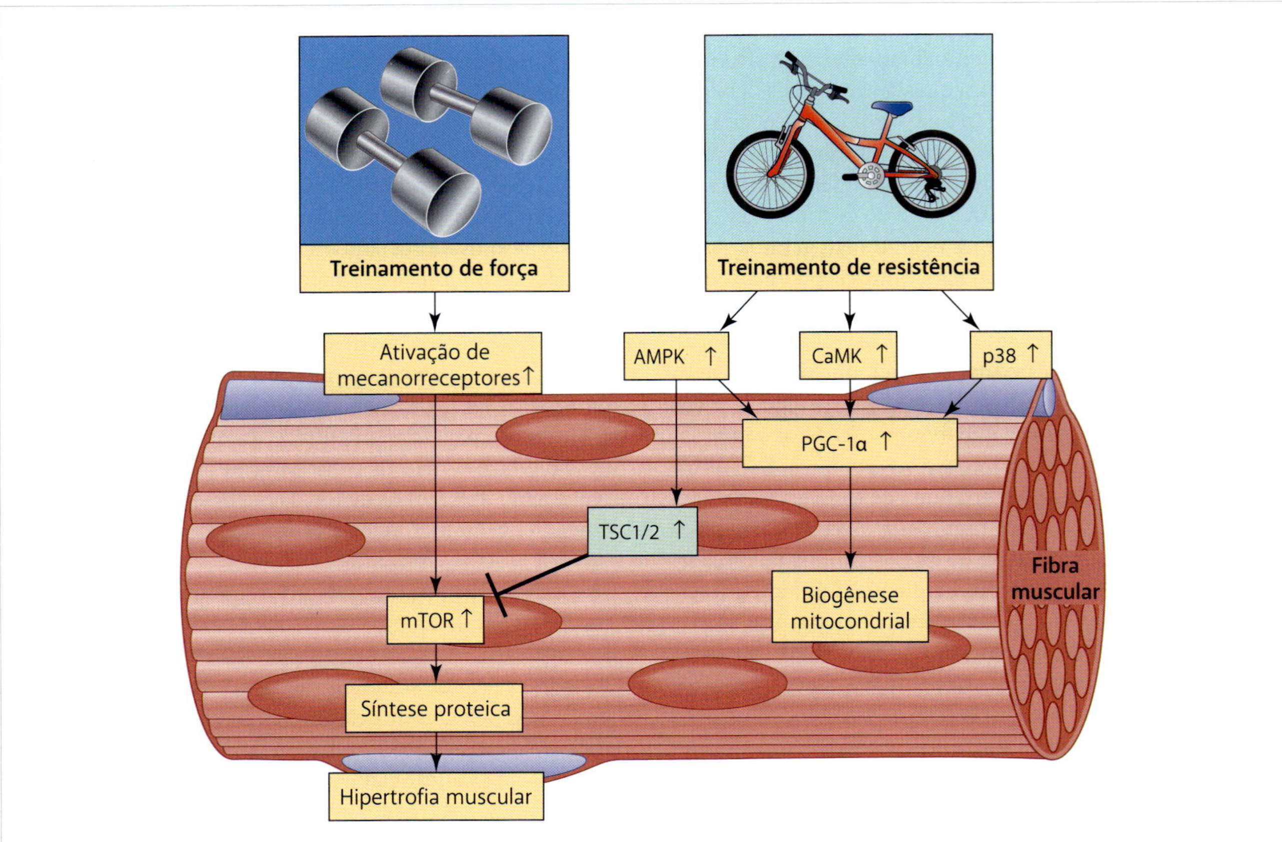

Figura 14.11 Redes de sinalização intracelular mediadoras de respostas adaptativas do músculo esquelético induzidas pelo exercício (tanto com treinamento de força quanto com treinamento de resistência). O treinamento com exercícios de força ativa a via mTOR, que promove a síntese proteica pelo aumento da translação. O treinamento com exercícios de resistência ativa vários sinais secundários, resultando na promoção de aumentos de PGC-1α e da biogênese mitocondrial. Observar que a ativação de AMPK pelo treinamento com exercícios de resistência pode inibir a sinalização de mTOR via complexo de esclerose tuberosa 2 (TSC2) e suprimir a síntese proteica induzida pelo treinamento de força. A interação entre essas duas redes de sinalização intracelular pode ser uma explicação plausível para a redução dos ganhos de força com a instituição de programas simultâneos de treinamento de força e resistência, em comparação com os aumentos de força obtidos exclusivamente com o treinamento de força.

Em resumo

- Indivíduos que praticam simultaneamente treinamento de força e resistência em grande intensidade têm seus ganhos de força comprometidos *versus* treinamento exclusivamente com exercícios de força.
- Pelo menos três mecanismos podem explicar por que o treinamento simultâneo pode comprometer os ganhos de força. Esses mecanismos envolvem fatores neurais, sobretreinamento e redução da síntese proteica.
- Teoricamente, a prática simultânea de simultâneos de força e resistência pode prejudicar a síntese proteica em seguida ao treinamento com exercícios de força. A Figura 14.11 ilustra a ciência subjacente a essa hipótese.

Atividades para estudo

1. Descreva as vias neurais envolvidas na contração muscular.
2. Discuta, em detalhes, o papel das adaptações neurais *versus* aumentos na massa muscular e na produção de força específica da fibra no aumento da força decorrente do treinamento de força.
3. Descreva o impacto do envelhecimento na força muscular esquelética e a influência do treinamento de força no fortalecimento muscular em idosos. De que modo o treinamento de força afeta o fortalecimento muscular em indivíduos idosos? De que modo o consumo de medicamentos anti-inflamatórios afeta o fortalecimento muscular induzido pelo treinamento de força?
4. Identifique as alterações bioquímicas observadas nas fibras musculares esqueléticas em resposta ao treinamento de força. Em sua discussão, inclua as mudanças induzidas pelo treinamento de força que ocorrem no tipo de fibra muscular, na capacidade oxidativa, no número de capilares, na atividade de enzimas antioxidantes, na resistência dos tendões/ligamentos e no conteúdo mineral ósseo.
5. Discuta o curso temporal da síntese das proteínas musculares em seguida a apenas uma sessão de exercícios de força.
6. Faça um esboço detalhado dos eventos de sinalização conducentes aos aumentos induzidos pelo treinamento de força na síntese das proteínas musculares.

7. Descreva o papel desempenhado pelos hormônios e pelas células-satélite na hipertrofia induzida pelo treinamento de força.
8. Discuta como o destreinamento que ocorre em seguida ao treinamento de força afeta o tamanho e a força das fibras musculares. Agora, explique como o retreinamento afeta o tamanho e a força das fibras musculares.
9. Descreva os eventos celulares que levam à atrofia muscular induzida pela inatividade.
10. Defina memória muscular e discuta um mecanismo potencial que pode contribuir para esse fenômeno.
11. Discuta os mecanismos que explicam por que o treinamento simultâneo de força e resistência pode prejudicar os ganhos de força.

Sugestões de leitura

Anderson, K., D. Rask, T. Bates, J. Nuelle. 2022. Overall safety and risks associated with blood flow restriction therapy: a literature review. *Military Medicine* doi: 10.1093/milmed/usac055

Coffey, V.G. and J.A. Hawley. 2017. Concurrent exercise training: do opposites distract? *Journal of Physiology* 595: 2883-2896.

Hodson, N. and A. Philip. 2019. The importance of mTOR trafficking for human skeletal muscle translational control. *Exercise and Sport Sciences Reviews* 47: 46-53.

Hwang, P. and D. Willoughby. 2019. Mechanisms behind blood flow-restricted training and its effect toward muscle growth. *Journal of Strength and Conditioning* 33: S167-S179.

Loenneke, J.P., S. Buckner, S. Dankel, and T. Abe. 2019. Exercise-induced changes in muscle size do not contribute to exercise-induced changes in muscle strength. *Sports Medicine*. doi:org/10.1007/s40279-01106-9.

Lorenz, D. 2021. Blood flow restriction: cause for optimism, but let's not abandon the fundamentals. *International Journal of Sports Physical Therapy* 16: 962-967.

Morton, R.W., K.T. Murphy, S.R. McKellar, B.J. Schoenfeld, M. Henselmans, E. Helms. 2018. A systematic review, meta-analysis and meta-regression of the effect of protein supplementation on resistance training-induced gains in muscle mass on strength in healthy adults. *British Journal of Sports Medicine* 52: 376-384.

Murach, K., C. Fry, T. Kirby, J. Jackson, J. Lee, S. White, et al. 2018. Starring or supporting role? Satellite cells and skeletal muscle fiber regulation. *Physiology* 33: 26-38.

Pearson, S. and S Hussain. 2015. A review of the mechanisms of blood-flow restriction resistance training-induced muscle hypertrophy. *Sports Medicine* 45: 187-200.

Plotkin, D., et al. 2021. Isolated leucine and branched chain amino acid supplementation for enhancing muscular strength and hypertrophy: a narriative review. *International Journal of Sport Nutrition and Exercise Metabolism* 31: 292-301.

Taber, C., A. Vigotsky, G. Nuckols, and C. Haun. 2019. Exercise-induced myofibrillar hypertrophy is a contributory cause of gains in muscle strength. *Sports Medicine* doi:org/10.1007/s40279-01106-9.

Verbrugge, S., M. Schonfelder, L. Becker, F. Nezhad, M. de Angelis, and H. Wackerhage. 2018. Genes whose gain or loss of function increases skeletal muscle mass in mice: a systematic literature review. *Frontiers in Physiology* 9: 553.

Wackerhage, H., B.J. Schoenfeld, D. L. Hamilton, M. Lehti, and J. Hulmi. 2019. Stimuli and sensors that initiate skeletal muscle hypertrophy following resistance exercise. *Journal of Applied Physiology* 126: 30-43.

Referências bibliográficas

1. Adams GR. Satellite cell proliferation and skeletal muscle hypertrophy. *Applied Physiology, Nutrition, and Metabolism* 31: 782-790, 2006.
2. Adams GR, Caiozzo VJ, Haddad F, and Baldwin KM. Cellular and molecular responses to increased skeletal muscle loading after irradiation. *American Journal of Physiology – Cell Physiology* 283: C1182-1195, 2002.
3. Alway SE, Myers, MJ, and Mohamed JS. Regulation of satellite cell function in sarcopenia. *Frontiers in Aging Neuroscience* 6: 1-15, 2014.
4. Baar K. Using molecular biology to maximize concurrent training. *Sports Medicine* 44: S117-S125, 2014.
5. Bruusgaard JC, Johansen IB, Egner IM, Rana A, and Gundersen K. Myonuclei acquired by overload exercise precede hypertrophy and are not lost on detraining. *Proceedings of the National Academy of Sciences* 107: 15111-15116, 2010.
6. Carroll TJ, Riek S, and Carson R. Neural adaptations to resistance training. *Sports Medicine* 31: 829-840, 2001.
7. Carroll TJ, Selvanayagam V, Riek S, and Semmler J. Neural adaptations to strength training: Moving beyond transcranial magnetic stimulation and reflex studies. *Acta Physiologica* 202: 119-140, 2011.
8. Coffey VG and Hawley JA. The molecular bases of training adaptation. *Sports Medicine* 37: 737-763, 2007.
9. Coffey G and Hawley JA. Concurrent exercise training: do opposites distract? *Journal of Physiology* 595: 2883-2896, 2017.
10. Coffey VG, Pilegaard H, Garnham AP, O'Brien BJ, and Hawley JA. Consecutive bouts of diverse contractile activity alter acute responses in human skeletal muscle. *Journal of Applied Physiology* 106: 1187-1197, 2009.
11. Columbus DA, Fiorotto M, and Davis TA. Leucine is a major regular of muscle protein synthesis in neonates. *Amino Acids* 47: 259-270, 2015.
12. Craig B. Hyperplasia: scientific fact or fiction? *Strength & Conditioning Journal* 23: 42-44, 2001.
13. Damas F, Phillips S, Vechin F, and Ugrinowitch C. A review of resistance training changes in skeletal muscle protein synthesis and their contribution to hypertrophy. *Sports Medicine* 45: 801-807, 2015.
14. Dankel SJ, Kang M, Abe T, and Loenneke. Resistance training induced changes in strength and specific force at the fiber and whole muscle level: a meta-analysis. *European Journal of Applied Physiology* 119: 265-278, 2019.
15. Dideriksen K., Boesen AP, Kristiansen JF, Magnusson SP, Schjerling P, Holm L, et al. Skeletal muscle adaptation to immobilization and subsequent retraining in elderly men: no effect of anti-inflammatory medication. *Experimental Gerontology* 82: 8-18. 2016. doi:10.1016/jexger.2016.05.009.
16. Dudley GA and Djamil R. Incompatibility of endurance- and strength-training modes of exercise. *Journal of Applied Physiology* 59: 1446-1451, 1985.
17. Dungan CM, Murach KA, Frick KK, Jones SR, Crow SE, Englund DA, et al. Elevated myonuclear density during skeletal muscle hypertrophy in response to training is reversed during detraining. *American Journal of Physiology: Cell Physiology* 316: C649-C654, 2019.

18. Egner I, Bruugaard J, Eftestol E, and Gundersen K. A cellular memory mechanism aids overload hypertrophy in muscle long after an episodic exposure to anabolic steroids. *Journal of Physiology* 591: 6221-6230, 2013.
19. Enoka R. Neural adaptations with chronic physical activity. *Journal of Biomechanics* 30: 447-455, 1997.
20. Erskine R, Jones D, Maffulli N, Williams A, Stewart C, and Degens H. What causes in vivo muscle tension to increase following resistance training? *Experimental Physiology* 96: 145-155, 2011.
21. Fiatarone MA, Marks EC, Ryan ND, Meredith CN, Lipsitz LA, and Evans WJ. High-intensity strength training in nonagenarians: effects on skeletal muscle. *JAMA* 263: 3029-3034, 1990.
22. Fiatarone MA, O'Neill EF, Ryan ND, Clements KM, Solares GR, Nelson ME, et al. Exercise training and nutritional supplementation for physical frailty in very elderly people. *The New England Journal of Medicine* 330: 1769-1775, 1994.
23. Fink J, Schoenfeld B, and Nakazato K. The role of hormones in muscle hypertrophy. *Physician and Sports Medicine* 46: 129-134. 2018. https://doi.org/10.1080/00913847.2018.1406778.
24. Folland JP and Williams AG. The adaptations to strength training: morphological and neurological contributions to increased strength. *Sports Medicine* 37: 145-168, 2007.
25. Gabriel DA, Kamen G, and Frost G. Neural adaptations to resistance exercise. *Sports Medicine* 36: 133-149, 2006.
26. Godard MP, Gallagher P, Raue U, and Trappe S. Alterations in single fiber calcium sensitivity with resistance training in older women. *Pflugers Archives-European Journal of Physiology* 444: 419-425, 2002.
27. Gundersen K. Muscle memory and a new cellular model for muscle atrophy and hypertrophy. Journal of Experimental Biology 219: 235-242. 2016.
28. Hakkinen K, Alen M, Kraemer WJ, Gorostiaga E, Izquierdo M, Rusko H, et al. Neuromuscular adaptations during concurrent strength and endurance training versus strength training. *European Journal of Applied Physiology* 89: 42-52, 2003.
29. Hawley JA. Molecular responses to strength and endurance training: are they incompatible? *Applied Physiology, Nutrition, and Metabolism* 34: 355-361, 2009.
30. Hickson RC. Interference of strength development by simultaneously training for strength and endurance. *European Journal of Applied Physiology and Occupational Physiology* 45: 255-263, 1980.
31. Hodson N and Philip A. The importance of mTOR trafficking for human skeletal muscle translational control. *Exercise and Sport Sciences Reviews* 47: 46-53, 2019.
32. Holviala JH, Sallinen JM, Kraemer WJ, Alen MJ, and Hakkinen KK. Effects of strength training on muscle strength characteristics, functional capabilities, and balance in middle-aged and older women. *Journal of Strength and Conditioning Research* 20: 336-344, 2006.
33. Hooper DR, Kraemer WJ, Focht BC, Volek JS, DuPont WH, Caldwell LK, et al. Endocrinological roles for testosterone in resistance exercise responses and adaptations. *Sports Medicine* 47: 1709-1720. doi:10.1007/s40279-017-0698-y, 2017.
34. Hornberger TA, Armstrong DD, Koh TJ, Burkholder TJ, and Esser KA. Intracellular signaling specificity in response to uniaxial vs. multiaxial stretch: implications for mechanotransduction. *American Journal of Physiology – Cell Physiology* 288: C185-194, 2005.
35. Hunter GR, McCarthy JP, and Bamman MM. Effects of resistance training on older adults. *Sports Medicine* 34: 329-348, 2004.
36. Jackman SR, Witard OC, Philip A, Wallis G, Baar K, and Tipton K. Branched-chain amino acid ingestion stimulates muscle myofibrillar protein synthesis following resistance exercise in humans. *Frontiers in Physiology* 8: 390. 2017. doi:10.3389/phys.2017.00390.
37. Jacobs B, Goodman C, and Hornberger T. The mechanical activation of mTOR signaling: an emerging role for late endosome/lysosomal targeting. *Journal of Muscle Research and Cell Motility* 35: 11-21, 2014.
38. Kannus P, Alosa D, Cook L, Johnson RJ, Renstrom P, Pope M, et al. Effect of one-legged exercise on the strength, power and endurance of the contralateral leg: a randomized, controlled study using isometric and concentric isokinetic training. *European Journal of Applied Physiology and Occupational Physiology* 64: 117-126, 1992.
39. Kim H, Guo B, and Nader G. Regulation of ribosome biosynthesis during skeletal muscle hypertrophy. *Exercise and Sport Sciences Reviews* 47: 91-97, 2019.
40. Kidgell DJ, Bonanno D, Frazer A, Howatson G, and Pearce A. Corticospinal responses following strength training: a systematic review and meta-analysis. *European Journal of Neuroscience* 46: 2648-2661, 2017.
41. Kraemer WJ, Deschenes MR, and Fleck SJ. Physiological adaptations to resistance exercise: implications for athletic conditioning. *Sports Medicine* 6: 246-256, 1988.
42. Kraemer WJ, Patton JF, Gordon SE, Harman EA, Deschenes MR, Reynolds K, et al. Compatibility of high-intensity strength and endurance training on hormonal and skeletal muscle adaptations. *Journal of Applied Physiology* 78: 976-989, 1995.
43. Krentz JR, Quest B, Farthing JP, Quest DW, and Chilibeck PD. The effects of ibuprofen on muscle hypertrophy, strength, and soreness during resistance training. *Applied Physiology, Nutrition, and Metabolism* 33: 470-475, 2008.
44. MacDougall JD, Gibala MJ, Tarnopolsky MA, MacDonald JR, Interisano SA, and Yarasheski KE. The time course for elevated muscle protein synthesis following heavy resistance exercise. *Canadian Journal of Applied Physiology* 20: 480-486, 1995.
45. MacDougall JD, Sale DG, Alway SE, and Sutton JR. Muscle fiber number in biceps brachii in bodybuilders and control subjects. *Journal of Applied Physiology* 57: 1399-1403, 1984.
46. MacDougall JD, Sale DG, Elder GC, and Sutton JR. Muscle ultrastructural characteristics of elite powerlifters and bodybuilders. *European Journal of Applied Physiology* 48: 117-126, 1982.
47. McCall GE, Byrnes WC, Dickinson A, Pattany PM, and Fleck SJ. Muscle fiber hypertrophy, hyperplasia, and capillary density in college men after resistance training. *Journal of Applied Physiology* 81: 2004-2012, 1996.
48. McCarthy JP, Pozniak MA, and Agre JC. Neuromuscular adaptations to concurrent strength and endurance training. *Medicine & Science in Sports & Exercise* 34: 511-519, 2002.
49. McClung J, Kavazis AN, DeRuisseau KC, Falk DJ, Deering MA, Lee Y, et al. Caspase-3 regulation of diaphragm myonuclear domain during mechanical ventilation-induced atrophy. *American Journal of Respiratory and Critical Care Medicine* 175: 150-159, 2007.
50. Mikesky AE, Giddings CJ, Matthews W, and Gonyea WJ. Changes in muscle fiber size and composition in response to heavy-resistance exercise. *Medicine & Science in Sports & Exercise* 23: 1042-1049, 1991.
51. Miller BF, Olesen JL, Hansen M, Døssing S, Crameri RM, Welling RJ, et al. Coordinated collagen and muscle protein synthesis in human patella tendon and quadriceps muscle after exercise. *Journal of Physiology* 15: 1021-1033, 2005.

52. Murach K, Dungan C, Peterson C, and McCarthy J. Muscle fiber splitting is a physiological response to extreme loading in animals. *Exercise and Sport Science Reviews* 47: 108-115, 2019.
53. Murach K, Fry C, Kirby T, Jackson J, Lee J, White S, et al. Starring or supporting role? Satellite cells and skeletal muscle fiber regulation *Physiology* 33: 26-38, 2018.
54. Nader GA. Concurrent strength and endurance training: from molecules to man. *Medicine & Science in Sports & Exercise* 38: 1965-1970, 2006.
55. Nederveen JP, Joanisse S, Snijders T, Ivankovic V, Baker SK, Phillips SM, et al. Skeletal muscle satellite cells are located at a closer proximity to capillaries in healthy young compared to older men. *Journal of Cachexia, Sarcopenia and Muscle* 7: 547-554, 2016.
56. Nishimune H, Stanford J, and Mori Y. Role of exercise in maintaining the integrity of the neuromuscular junction. *Muscle Nerve* 49: 315-324, 2014.
57. Novak ML, Billich W, Smith SM, Sukhija KB, McLoughlin TJ, Hornberger TA, et al. COX-2 inhibitor reduces skeletal muscle hypertrophy in mice. *American Journal of Physiology Regulatory Integrative and Comparative Physiology* 296: R1132-1139, 2009.
58. Parise G, Phillips SM, Kaczor JJ, and Tarnopolsky MA. Antioxidant enzyme activity is up-regulated after unilateral resistance exercise training in older adults. *Free Radical Biology & Medicine* 39: 289-295, 2005.
59. Petrella, J, Kim J, Cross J, Kosek D, and Bamman M. Efficacy of myonuclear addition may explain differential myofiber growth among resistance-trained young and older men and women. *American Journal of Physiology* 291: E937-E946, 2006.
60. Powers SK, Ozdemir M, and Hyatt H. Redox control of proteolysis during inactivity-induced skeletal muscle atrophy. *Antioxidants and Redox Signaling* 33: 559-569, 2020.
61. Sale DG. Neural adaptation to resistance training. *Medicine & Science in Sports & Exercise* 20: S135-145, 1988.
62. Sale DG, Jacobs I, MacDougall JD, and Garner S. Comparison of two regimens of concurrent strength and endurance training. *Medicine & Science in Sports & Exercise* 22: 348-356, 1990.
63. Schiaffino S, Dyar KA, Ciciliot S, Blaauw B, Sandri M. Mechanisms regulating skeletal muscle growth and atrophy. *FEBS Journal* 280: 4294-4314, 2013.
64. Seynnes OR, de Boer M, and Narici MV. Early skeletal muscle hypertrophy and architectural changes in response to high-intensity resistance training. *Journal of Applied Physiology* 102: 368-373, 2007.
65. Shanely A, Van Gammeren D, Deruisseau KC, Zergeroglu AM, McKenzie MJ, Yarasheski KE, et al. Mechanical ventilation depresses protein synthesis in the rat diaphragm. *American Journal of Respiratory and Critical Care Medicine* 170: 994-999, 2004.
66. Shaw I, Shaw B, Brown G, and Shariat A. Review of the role of resistance training and musculoskeletal injury prevention and rehabilitation. *Gavin Journal of Orthopedic Research and Therapy* 2016: 1-5, 2016.
67. Soltow QA, Betters JL, Sellman JE, Lira VA, Long JH, and Criswell DS. Ibuprofen inhibits skeletal muscle hypertrophy in rats. *Medicine & Science in Sports & Exercise* 38: 840-846, 2006.
68. Staron RS, Leonardi MJ, Karapondo DL, Malicky ES, Falkel JE, Hagerman FC, et al. Strength and skeletal muscle adaptations in heavy-resistance-trained women after detraining and retraining. *Journal of Applied Physiology* 70: 631-640, 1991.
69. Staron RS, Malicky ES, Leonardi MJ, Falkel JE, Hagerman FC, and Dudley GA. Muscle hypertrophy and fast fiber type conversions in heavy resistance-trained women. *European Journal of Applied Physiology and Occupational Physiology* 60: 71-79, 1990.
70. Tamaki T, Uchiyama S, and Nakano S. A weight-lifting exercise model for inducing hypertrophy in the hindlimb muscles of rats. *Medicine & Science in Sports & Exercise* 24: 881-886, 1992.
71. Tang JE, Hartman JW, and Phillips SM. Increased muscle oxidative potential following resistance training induced fibre hypertrophy in young men. *Applied Physiology, Nutrition, and Metabolism* 31: 495-501, 2006.
72. Tang JE, Perco JG, Moore DR, Wilkinson SB, and Phillips SM. Resistance training alters the response of fed state mixed muscle protein synthesis in young men. *American Journal of Physiology Regulatory Integrative and Comparative Physiology* 294: R172-178, 2008.
73. Tesch PA. Skeletal muscle adaptations consequent to long-term heavy resistance exercise. *Medicine & Science in Sports & Exercise* 20: S132-134, 1988.
74. Tesch PA, Komi PV, and Hakkinen K. Enzymatic adaptations consequent to long-term strength training. *International Journal of Sports Medicine* 8 (Suppl 1): 66-69, 1987.
75. Thalacker-Mercer A, Stec M, Cui X, Cross J, Windham S, and Bamman M. Cluster analysis reveals differential transcript profiles associated with resistance training human muscle hypertrophy. *Physiological Genomics* 45: 499-507, 2013.
76. Trappe TA, Carroll CC, Dickinson JM, LeMoine JK, Haus JM, Sullivan BE, et al. Influence of acetaminophen and ibuprofen on skeletal muscle adaptations to resistance exercise in older adults. *American Journal of Physiology Regulatory Integrative and Comparative Physiology* 300: R655-662, 2011.
77. Trappe TA, Ratchford SM, Brower BE, Liu SZ, Lavin KM, Carroll CC, et al. COC inhibitor influence on skeletal muscle fiber size and metabolic adaptations to resistance exercise in older adults. *Journal of Gerontology* 71: 1289-1294, 2016.
78. Tucci JT, Carpenter DM, Pollock ML, Graves JE, and Leggett SH. Effect of reduced frequency of training and detraining on lumbar extension strength. *Spine* (Phila Pa 1976) 17: 1497-1501, 1992.
79. Verbrugge S, Schonfelder M, Becker L, Nezhad F, de Angelis M, and Wackerhage H, et al. Genes whose gain or loss of function increases skeletal muscle mass in mice: a systematic literature review. *Frontiers in Physiology* 9: 553, 2018.
80. Wilkinson DJ, Hossain T, Hill DS, Phillips BE, Crossland H, Williams J, et al. Effects of leucine and its metabolite B-hydroxy-B-methylbutyrate on human skeletal muscle protein metabolism. *Journal of Physiology* 591: 2911-2923, 2013.
81. Wilson JM, Marin PJ, Rhea MR, Wilson SM, Loenneke JP, and Anderson JC. Concurrent training: a meta-analysis examining interference of aerobic and resistance exercises. *Journal of Strength and Conditioning Research* 26: 2293-2307, 2012.

SEÇÃO 2

Fisiologia da saúde e do condicionamento físico

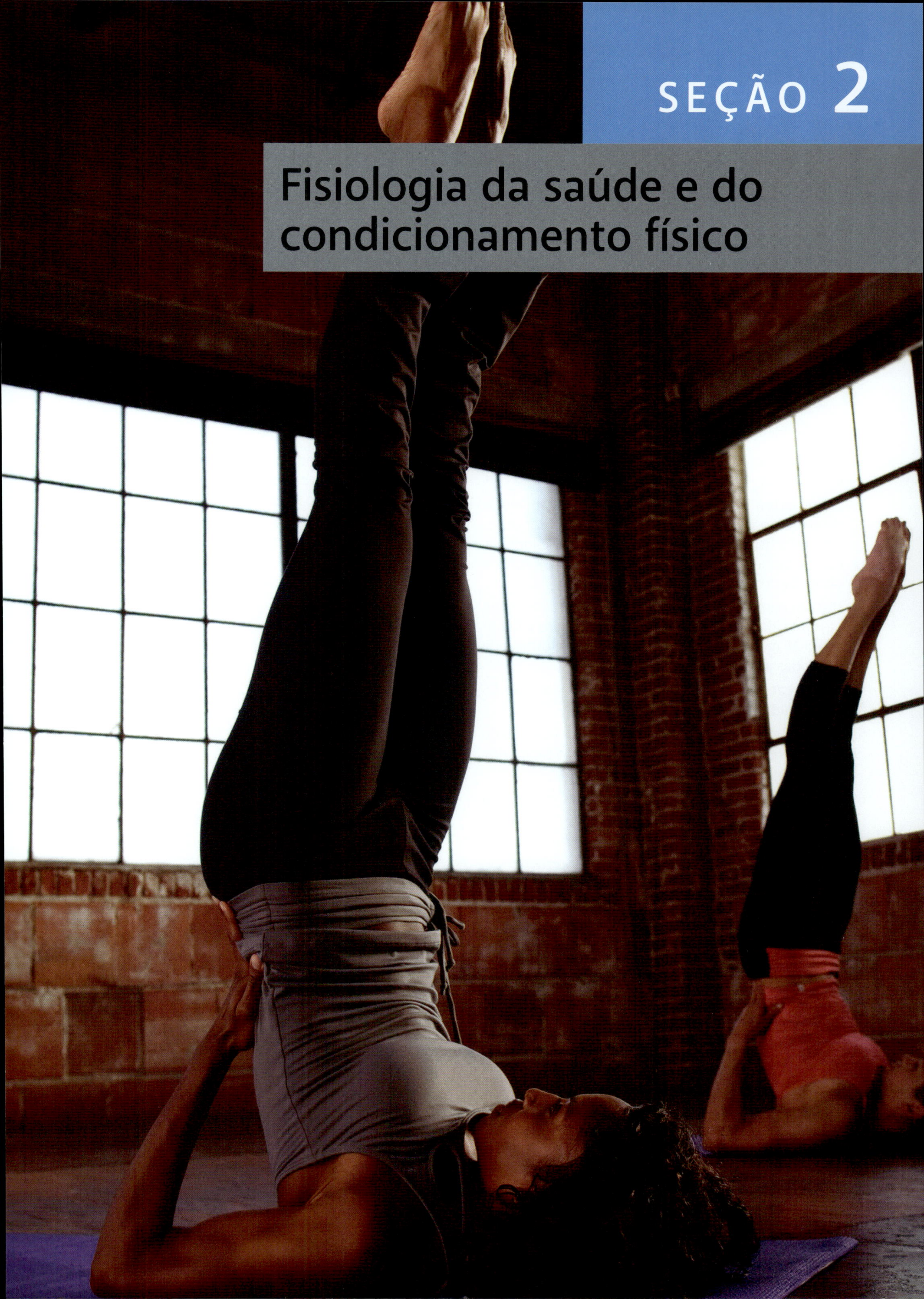

15

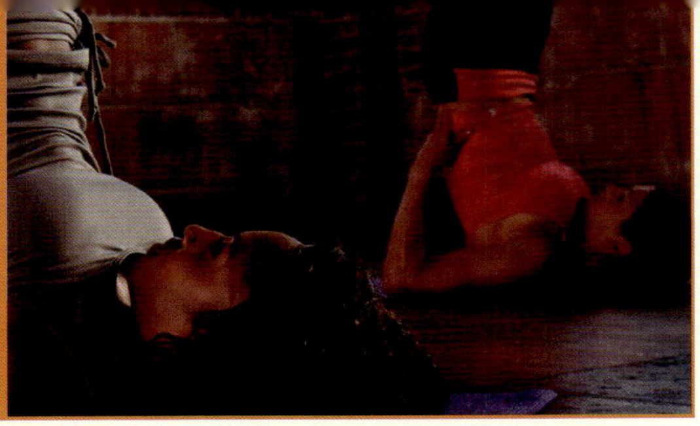

Tim Mantoani/Masterfile

Exercício é remédio – Parte 1: Prevenção de doenças crônicas

Objetivos

Ao estudar este capítulo, você deverá ser capaz de:

1. Discutir os principais determinantes da saúde e da longevidade.
2. Definir os termos-chave: epidemiologia, epidemiologia do exercício, atividade física (AF), exercício, condicionamento físico, AF leve, AF moderada, AF vigorosa, comportamento sedentário (CS), inatividade física e razão de risco.
3. Discutir o impacto de ficar sentado por muito tempo na mortalidade por todas as causas e explicar a influência da AF na diminuição do maior risco de mortalidade por todas as causas induzido pelo CS.
4. Identificar três doenças crônicas associadas ao CS prolongado.
5. Definir aterosclerose e explicar por que o acúmulo de placa aterosclerótica pode diminuir o fluxo sanguíneo para o coração.
6. Discutir a ligação biológica entre aumento da gordura visceral e doenças crônicas.
7. Identificar o objetivo inicial da iniciativa do American College of Sports Medicine, "Exercício é remédio".
8. Esboçar um gráfico da relação dose-resposta entre AF e mortalidade por todas as causas. Marcar no gráfico o volume recomendado de AF, bem como os pontos no gráfico que ultrapassam em 3 e 10 vezes as diretrizes recomendadas para o exercício.
9. Discutir se a AF praticada com regularidade pode atenuar ou eliminar a prejudicial conexão existente entre um período prolongado na posição sentada e a mortalidade por todas as causas.
10. Analisar os benefícios para a saúde decorrentes da AF moderada e vigorosa.
11. Discutir o impacto da AF no risco de doença arterial coronariana (DAC), câncer e diabetes tipo 2.
12. Discutir os mecanismos que explicam por que a AF aeróbia diminui o risco de cardiopatia congênita, câncer, diabetes, doença de Alzheimer e AVC.
13. Descrever o efeito do treinamento de força no risco de mortalidade por todas as causas e no risco de doenças crônicas.
14. Explicar como o treinamento de força diminui o risco de mortalidade por todas as causas e o risco de câncer e diabetes tipo 2.

Conteúdo

Termos-chave utilizados na epidemiologia do exercício 381

O comportamento sedentário prolongado aumenta o risco de mortalidade por todas as causas e de doenças crônicas 383

Ficar sentado por muito tempo está associado ao aumento da mortalidade por todas as causas 383

O comportamento sedentário aumenta o risco de morte por DAC 384

Ligações biológicas entre CS prolongado e doenças crônicas 386

Exercício é remédio 388

A AF aeróbia diminui a mortalidade por todas as causas 388

A AF aeróbia diminui a mortalidade por todas as causas ao diminuir o risco de morte por doenças crônicas 392

Ligações biológicas entre a AF aeróbia e a redução da incidência de doenças crônicas 393

Proteção contra DAC: benefícios cardiovasculares do exercício aeróbio 393

A AF aeróbia diminui o risco de câncer 397

A AF aeróbia protege contra doenças graves ou morte por Covid-19 399
A AF aeróbia diminui o risco de acidente vascular cerebral (AVC) e dos danos cerebrais causados pelo derrame 399
Proteção contra a doença de Alzheimer – benefícios para a saúde com a AF aeróbia 401
A prática regular da atividade física/do exercício aeróbio melhora a saúde metabólica e protege contra o diabetes tipo 2 403
O treinamento de força diminui a mortalidade por todas as causas 404
O treinamento de força diminui a mortalidade por todas as causas ao diminuir o risco de morte por diabetes tipo 2 e por câncer 404
Ligações biológicas entre exercícios de força e diminuição da mortalidade por todas as causas 405
Mecanismos que ligam o exercício de força à proteção contra o diabetes tipo 2 405
Mecanismos que ligam o exercício de força à diminuição do risco de câncer 406

Palavras-chave

aterosclerose
atividade física
atividade física leve
atividade física moderada
atividade física vigorosa
comportamento sedentário
condicionamento físico
doença de Alzheimer
epidemiologia
epidemiologia do exercício
exercício
inatividade física
metástase
razão de risco

Noventa por cento dos principais determinantes da saúde e da longevidade envolvem a genética, fatores ambientais e o estilo de vida (Fig. 15.1). Certamente não podemos controlar nossa composição genética; assim, o enfoque nos fatores ambientais e comportamentais continua sendo a principal meta para que possamos melhorar a saúde e aumentar a longevidade. Nesse sentido, foram feitos progressos significativos no sentido de diminuir as influências ambientais com relação às doenças; essas intervenções passam por uma melhor higiene pessoal e pela melhoria da qualidade da água e do ar. Por outro lado, tem sido limitado o progresso na mudança de determinados comportamentos individuais que aumentam o risco de doenças. Tal situação é de se lamentar, porque os comportamentos de estilo de vida representam 40% dos determinantes da saúde e da longevidade (Fig. 15.1). Os dois estilos de vida que contribuem mais decisivamente para a saúde e a longevidade são a atividade física (AF) e a dieta. Assim, nesta seção do livro, intitulada "Fisiologia da saúde e do condicionamento físico", nos concentraremos na AF e na nutrição. O presente capítulo enfatiza o impacto da inatividade física e da AF na saúde e na longevidade. O próximo capítulo (Cap. 16) discute os efeitos benéficos do exercício no tratamento de doenças crônicas, e o Capítulo 17 detalha a prescrição de exercícios físicos recomendados para ganhos de força e resistência para melhorar a saúde e o condicionamento físico. O último capítulo desta seção (Cap. 18) discute a importância da nutrição para a saúde e o controle de peso.

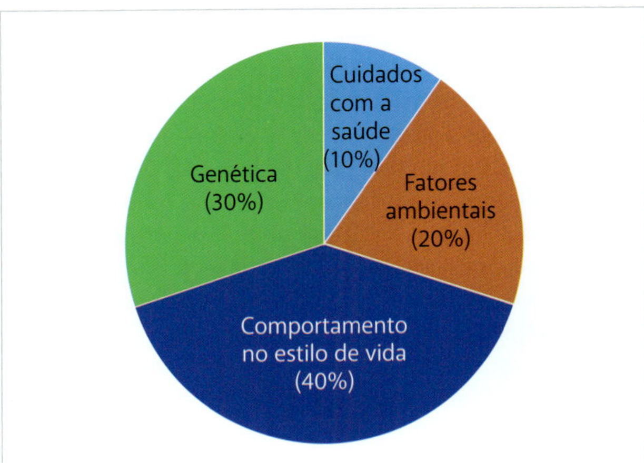

Figura 15.1 Determinantes da saúde e da longevidade. Observe que o estilo de vida é o fator que mais contribui para a saúde e longevidade. Modificada da referência 90.
Modificada de Schroeder, SA. We can do better-improving the health of the American people. *New England Journal of Medicine* 357:1221-1228, 2007.

Este capítulo, "Exercício é remédio – Parte 1: Prevenção de doenças crônicas", se concentra nos ganhos para a saúde com a prática regular da AF. Também discutimos o fato de que a inatividade física aumenta o risco de surgimento de diversas doenças crônicas. Além disso, enfatizamos que exercícios físicos praticados com regularidade diminuem o risco de doenças crônicas e da mortalidade por todas as causas. A ideia de que o exercício é importante para a saúde não é um conceito novo. Na verdade, já na Grécia antiga, o médico Hipócrates (c. 460-370 a.C.) escreveu que "apenas comer não fará com que um homem se mantenha satisfatoriamente; ele também deve se exercitar".[9] Embora há muito tempo se acredite que a prática regular do exercício promove boa saúde, apenas nos últimos 30 anos surgiram muitas das pesquisas mostrando que essa prática diminui o risco de doenças crônicas. Este capítulo analisa as consequências negativas da inatividade física/comportamento sedentário para a saúde e enfatiza as fortíssimas evidências de que tanto o exercício aeróbio (de resistência) como o treinamento de força diminuem os riscos de mortalidade por todas as causas e do surgimento de doenças crônicas. Começaremos definindo os termos-chave usados neste capítulo.

Termos-chave utilizados na epidemiologia do exercício

Antes de discutirmos a influência da inatividade física e da prática do exercício na saúde e nas doenças, é importante definir a epidemiologia do exercício e os diversos termos de uso comum nesse campo. Em primeiro lugar, **epidemiologia** é o estudo de padrões e determinantes da saúde e das doenças. Em outras palavras, epidemiologia é a ciência que determina os fatores que contribuem tanto para a saúde quanto para a doença. **Epidemiologia do exercício** é um ramo da epidemiologia que investiga o papel que o comportamento sedentário (CS) e a AF desempenham na determinação da saúde e do risco de doenças.

Em seguida, vamos definir vários termos usados na epidemiologia do exercício. Primeiro, **atividade física (AF)** é qualquer movimento corporal produzido pelas contrações repetidas dos músculos esqueléticos e que aumenta substancialmente o gasto energético. As categorias de AF consistem em atividades ocupacionais, de lazer (p. ex., caminhar, andar de bicicleta, jardinagem), tarefas domésticas e atividades relacionadas ao transporte (p. ex., caminhar, correr ou andar de bicicleta para ir trabalhar). O termo **condicionamento físico** é um conjunto de características que as pessoas possuem e que se relacionam com a capacidade de realizar atividades físicas. O **exercício** é um subconjunto da AF; exercício é uma AF planejada com o objetivo de preservar ou aprimorar o condicionamento físico. Embora as diferenças entre AF e exercício sejam sutis, deve-se ter em mente que nem todas as formas de AF são estruturadas com o objetivo de melhorar os níveis de condicionamento físico (p. ex., AF ocupacional e doméstica); assim, tais tipos de AF não são classificados como exercício. Em seguida, discutiremos os termos associados às diferentes intensidades da AF.

No Capítulo 4, discutimos quatro categorias de intensidade de exercício, segundo definição pelos fisiologistas do exercício. Mas os epidemiologistas do exercício classificam a intensidade do exercício de forma diferente, dividindo a AF em três categorias (leve, moderada e vigorosa); para tanto, lançam mão de múltiplos da taxa metabólica em repouso (ou taxa metabólica basal). O leitor deve se lembrar, do Capítulo 1, que equivalente metabólico (MET) é o termo usado para representar o gasto energético em repouso. **AF leve** é classificada como aquela atividade que requer 1,6 a 2,9 MET de gasto energético. **AF moderada** é definida como a dependente de 3 a 5,9 MET de gasto energético. Finalmente, **AF vigorosa** envolve ações musculares que exigem 6 MET ou mais de gasto energético (Fig. 15.2). O conceito de usar os MET na descrição da intensidade da AF também pode ser utilizado no cálculo do volume total de AF, bastando multiplicar a duração do exercício (i.e., horas) realizado a cada semana pela intensidade do exercício (expressa em MET). O resultado desse cálculo é expresso em MET-horas por semana (MET-h/semana). Em resumo, a expressão MET-h/semana é uma medida do gasto energético total do indivíduo durante a AF. Exemplificando, se o leitor se exercita meia hora por dia durante uma semana a uma intensidade de 6 MET, seu volume total de AF é calculado como:

Volume diário de exercício:
0,5 hora de exercício/dia × 6 MET = 3 MET-horas/dia

Volume semanal de exercício:
3 MET-horas/dia × 7 dias/semana = 21 (MET/h/semana)

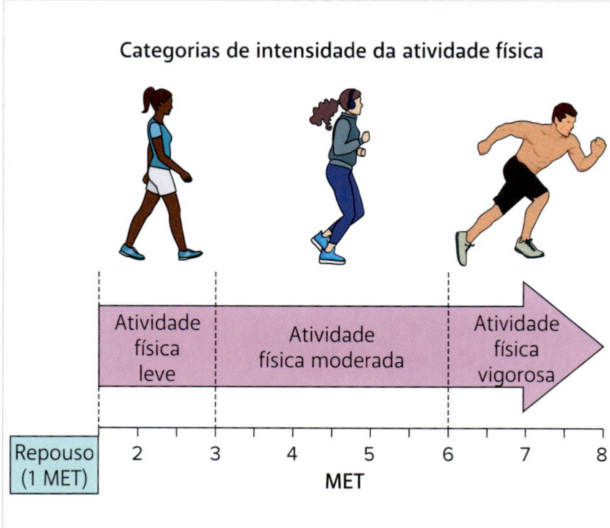

Figura 15.2 As três classificações de intensidade da atividade física (AF). Ver texto para mais detalhes.

O Capítulo 17 discutirá em detalhes a prescrição de exercícios físicos recomendada (ou seja, de acordo com as diretrizes para a prática da AF) para adultos. Mas será de grande utilidade ter uma compreensão geral das diretrizes mais recentes para a prática da AF na discussão deste capítulo sobre os benefícios do exercício para a saúde. Em resumo, as diretrizes mais recentes para a prática da AF publicadas pela Organização Mundial da Saúde e pelo U. S. Department of Health and Human Services recomendam que os adultos treinem tanto a modalidade aeróbia (ou seja, atividade de resistência) quanto o treinamento de força, para obter benefícios para a sua saúde. A recomendação para a AF aeróbia, por exemplo, é a prática, pelos adultos de um total de 150 a 300 minutos de atividade semanal de intensidade moderada ou de 75 a 150 minutos semanais de AF vigorosa.[16,74] O limite inferior dessas diretrizes para a prática da AF se representa por 7,5 MET/h/semana, enquanto a recomendação no limite superior chega a 15 MET/h/semana.

As diretrizes recomendam que, para o treinamento de força (também chamado de treinamento com pesos, exercício de fortalecimento muscular e atividade de fortalecimento muscular), os adultos devem se envolver em atividades de fortalecimento muscular em dois ou mais dias por semana, devendo fazer exercícios que envolvam todos os grupos musculares principais.[16,74] Essas diretrizes para a prática da AF com exercícios aeróbios e de força foram desenvolvidas com base em estudos que comprovaram os benefícios que esses dois tipos de AF proporcionam à saúde.

Vamos agora definir dois termos importantes, relacionados à falta de AF. O primeiro deles, **comportamento sedentário (CS)**, é definido como qualquer comportamento durante o estado de vigília caracterizado por um gasto energético ≤ 1,5 MET. Exemplificando, sentar a uma mesa, assistir à TV ou reclinar-se são tipos comuns de CS. Embora trabalhar em pé seja preferível a simplesmente ficar sentado, a energia necessária para a postura ereta é só marginalmente maior que o CS (ou seja, 1,6 MET).

A **inatividade física (IF)** é diferente do CS. Quando um indivíduo é classificado como fisicamente inativo, isso significa que ele não atende às diretrizes recomendadas para a prática da AF (ou seja, 150 min/semana de AF de intensidade moderada). Além disso, pode-se concluir que certos indivíduos podem ser ao mesmo tempo sedentários e fisicamente inativos. Ou seja, algumas pessoas podem passar muito tempo em estado de CS (i.e., sentadas) e, por não praticarem AF regularmente, também são classificadas como fisicamente inativas.

Por fim, vamos explicar como os epidemiologistas do exercício calculam o risco de IF na mortalidade por todas as causas e a diminuição do risco de morte proporcionado pela prática da AF. Ao estudar os efeitos da IF na saúde, os epidemiologistas usam uma razão numérica simples para descrever o impacto da inatividade e da AF na mortalidade por todas as causas ou nas mortes decorrentes de determinada doença. **Razão de risco** é uma estimativa do risco de morte em um grupo de indivíduos em comparação com um grupo de referência (ou seja, normalmente o grupo de referência tem um risco médio para a ocorrência de morte). Uma razão de risco de 1,0, por exemplo, denota um risco médio de morte. Por outro lado, uma razão de risco de 1,2 indica que esse grupo de indivíduos tem um risco 20% maior de morte, em comparação com as pessoas do grupo de risco médio. Assim, podemos concluir que uma razão de risco de 0,8 significa que esse grupo tem risco 20% menor de morte. Isso posto, vamos discutir em seguida o impacto da IF na mortalidade por todas as causas e nas mortes por doenças crônicas.

Em resumo

- A epidemiologia do exercício é um ramo da epidemiologia que investiga o papel que o CS e a AF desempenham na determinação da saúde e do risco de doenças.
- AF é qualquer movimento corporal produzido pela contração dos músculos esqueléticos e que aumenta substancialmente o gasto energético. Exercício é um subconjunto da AF; ou seja, exercício é uma AF planejada com o objetivo de melhorar ou preservar o condicionamento físico.
- Os epidemiologistas do exercício classificam a intensidade do exercício em três categorias (AF leve, moderada ou vigorosa) e usam múltiplos da taxa metabólica em repouso (MET).
- CS é definido como qualquer comportamento durante a vigília caracterizado por um gasto energético ≤ 1,5 MET.
- Um indivíduo é considerado fisicamente inativo quando não realiza a quantidade recomendada de AF.
- A razão de risco compara o risco de morte de um grupo de indivíduos *versus* um grupo de referência; em geral, o grupo de referência é um conjunto de indivíduos considerados como tendo um risco médio de mortalidade por todas as causas.

O comportamento sedentário prolongado aumenta o risco de mortalidade por todas as causas e de doenças crônicas

É do conhecimento geral que tanto a permanência prolongada na posição sentada (ou seja, CS) quanto a IF são fatores de risco para diversas doenças crônicas, bem como para o aumento da mortalidade por todas as causas.[42] Infelizmente, uma grande parcela da população mundial fica sentada ao longo de várias horas por dia e não pratica AF em grau suficiente para atender às diretrizes recomendadas. Exemplificando, dados de 168 países revelam que cerca de 28% de todos os adultos não praticam exercício físico em grau suficiente para a aquisição de benefícios para a saúde.[31] Infelizmente, a prevalência de IF é quase três vezes maior nos Estados Unidos (EUA) do que a média mundial. Na realidade, naquele país 80% dos adultos não atendem às diretrizes aeróbias recomendadas para a prática da AF.[8] Por esse motivo, a IF é um grande problema de saúde nos EUA e em muitos outros países ao redor do mundo.

Além de não atender às diretrizes para a prática da AF, muitos empregos exigem que os funcionários fiquem sentados à frente de uma mesa durante longas horas. Por outro lado, nas últimas décadas o tempo gasto assistindo à televisão e usando dispositivos eletrônicos aumentou significativamente. Em conjunto, os períodos consumidos em ficar sentado no trabalho, usar dispositivos eletrônicos e assistir à TV aumentaram consideravelmente a quantidade total de tempo que as pessoas passam em uma situação de CS. As próximas seções destacarão evidências convincentes de que ficar sentado por muito tempo é um importante fator de risco para mortalidade por todas as causas e para o surgimento de várias doenças crônicas.

Ficar sentado por muito tempo está associado ao aumento da mortalidade por todas as causas

A primeira sugestão de que o CS (i.e., ficar sentado por muito tempo) constitui um risco para a saúde foi publicada em 1953; esse estudo inovador demonstrou que os motoristas de ônibus de Londres tinham um risco acima da média de sofrer doença arterial coronariana (DAC).[61] Essa investigação histórica inspirou muitos outros estudos que confirmam que ficar sentado por muito tempo realmente constitui grande risco para a saúde. Na verdade, atualmente se estima que CS e IF sejam responsáveis por mais de 5 milhões de mortes anuais em todo o mundo.[47]

Como já foi mencionado, hoje em dia é muito comum presenciar adultos com CS, por causa do tempo consumido no computador e assistindo à televisão. Nesse tocante, estudos sugeriram que os adultos em países de alta renda passam a maior parte do seu tempo acordado em condições sedentárias.[52] Infelizmente, longos períodos na posição sentada aumentam significativamente o risco de mortalidade por todas as causas.[24] A seguir, exploraremos esse importante tópico com mais detalhes.

Um artigo recentemente publicado analisou os resultados de um grande grupo de investigações independentes com a finalidade de determinar o impacto do tempo sentado na mortalidade por todas as causas.[24] Em conjunto, esses estudos envolveram mais de um milhão de homens e mulheres, acompanhados durante 2 a 18 anos. A Figura 15.3 resume os resultados desse estudo. A mensagem principal passada pela Figura 15.3 é que ficar sentado por muito tempo aumenta o risco de mortalidade por todas as causas, e o risco de morte aumenta na dependência do tempo sentado por dia. Exemplificando, em comparação com um grupo de referência com um CS limitado (ou seja, < 2 horas por dia), nos participantes que passavam 4 a 6 horas sentados por dia o risco de morte aumentou 30%. Quando o tempo sentado foi aumentado para 6 a 8 horas por dia, o risco de mortalidade por todas as causas aumentou para 36% acima do percentual do grupo de referência. Por fim, os pesquisadores verificaram que ficar sentado mais de 8 horas por dia aumentava o risco de mortalidade por todas as causas em 60%. Juntos, esses resultados enfatizam a importância de limitar o tempo gasto em CS. A conexão biológica entre ficar sentado por muito tempo e a mortalidade por todas as causas é que o ato de ficar sentado aumenta o risco para o surgimento de muitas doenças crônicas, como DAC, AVC, diabetes tipo 2, demência e alguns tipos de câncer.[20,21,42,45,68,108,109] Considerando que a DAC continua sendo a principal causa de mortalidade em muitos países, discutiremos a ligação biológica entre o CS e o aumento do risco de morte por DAC.

O comportamento sedentário aumenta o risco de morte por DAC

Nas doenças cardiovasculares ocorrem vários distúrbios associados aos vasos sanguíneos, tanto dentro como fora do coração. Muitos dos problemas associados às doenças cardiovasculares estão relacionados a um processo patológico chamado aterosclerose. A **aterosclerose** é uma doença progressiva que provoca a estenose (i.e., estreitamento) das artérias em decorrência do acúmulo de placas de gordura na parede interna da artéria. A Figura 15.4 ilustra a aterosclerose no interior de uma artéria coronária (i.e., doença arterial coronariana/DAC). Em comparação com um lúmen de diâmetro normal (ou seja, no interior do vaso sanguíneo) medido em uma secção transversal de uma artéria saudável (Fig. 15.4*a*), o lúmen do vaso enfermo está quase completamente bloqueado pela placa aterosclerótica (Fig. 15.4*b*). O grau de aterosclerose coronariana pode ser clinicamente visualizado por meio de uma arteriografia, procedimento que usa meios de contraste e radiografias para a observação do fluxo sanguíneo nos vasos coronarianos. A Figura 15.4*c* mostra o arteriograma de um indivíduo com DAC. Observe que a seta branca identifica uma oclusão de 60% da artéria coronária descendente anterior esquerda. O leitor deve se lembrar, do Capítulo 9, que a diminuição no raio de um vaso sanguíneo coronariano resulta em redução significativa no fluxo sanguíneo. Assim, é fácil entender como a oclusão de uma artéria coronária diminui o fluxo sanguíneo para o coração; essa diminuição no fluxo sanguíneo coronariano

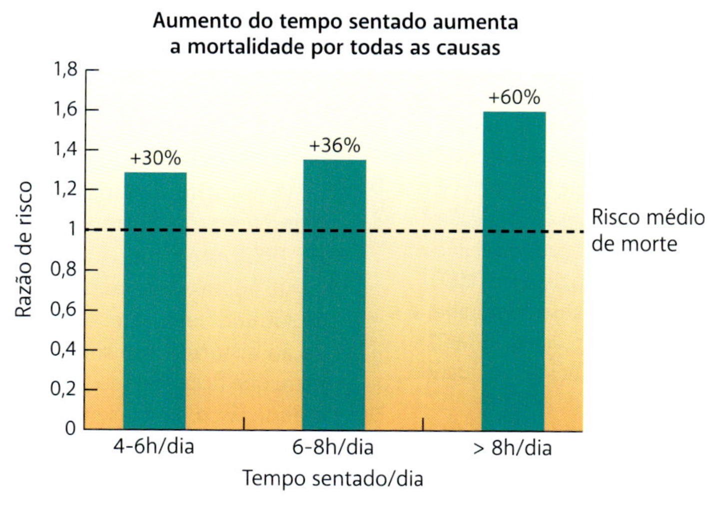

Figura 15.3 O aumento do tempo que a pessoa passa sentada por dia aumenta a mortalidade por todas as causas. Observe que o grupo de referência para essas comparações fica sentado menos de 2 horas por dia. Os dados são das referências 24 e 39.
Fontes: Ekelund U, Steene-Johannessen J, Brown WJ, Fagerland MW, Owen N, Powell KE, Bauman A, Lee IM, Lancet Physical Activity Series 2 Executive C e Lancet Sedentary Behaviour Working G. Does physical activity attenuate, or even eliminate, the detrimental association of sitting time with mortality? A harmonised meta-analysis of data from more than 1 million men and women. *Lancet* 388: 1302-1310, 2016; Katzmarzyk PT, Ross R, Blair SN e Despres JP. Should we target increased physical activity or less sedentary behavior in the battle against cardiovascular disease risk development? *Atherosclerosis* 311: 107-115, 2020.

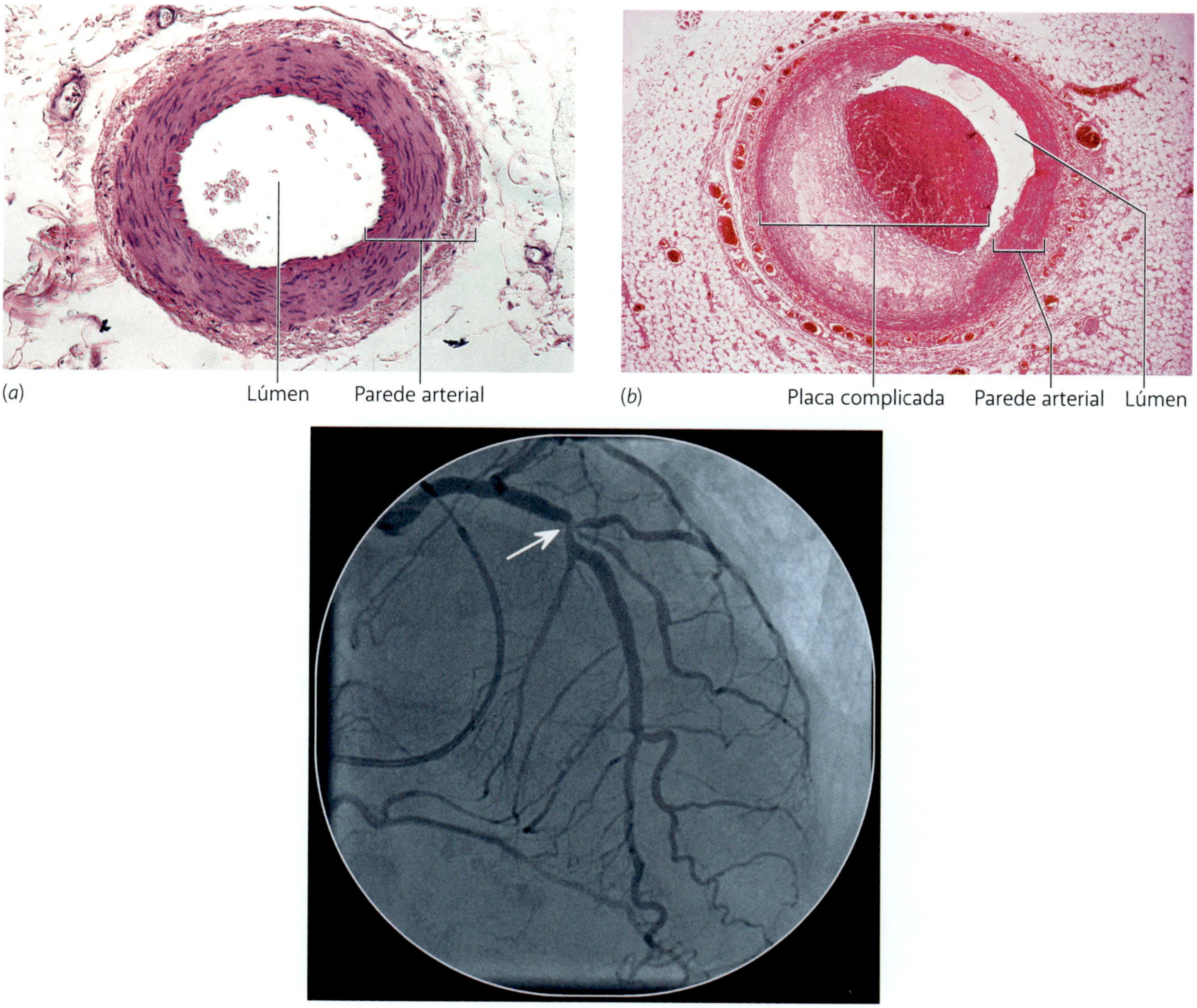

Figura 15.4 Aterosclerose coronariana. As duas fotos superiores ilustram cortes transversais de artérias: normal (*a*) e doente (*b*). A fotografia inferior (*c*) ilustra o angiograma das artérias coronárias. A "seta" aponta para uma região da artéria com oclusão de 60% causada pela aterosclerose. Imagem (Figura 15.5) da 11ª edição de Powers/Howley, Quindry.
(a) Ed Reschke/Stone/Getty Images; (b) Image Source/Getty Images; (c) kalewa/Shutterstock

torna-se particularmente problemática durante a prática da AF/exercício quando aumenta a necessidade de oxigênio e nutrientes para o coração.

Um caso avançado de DAC poderá resultar em morte do indivíduo, em decorrência de um infarto do miocárdio (i.e., ataque cardíaco). Em geral, os ataques cardíacos ocorrem devido à ruptura da placa acumulada no interior da artéria coronária; essa ruptura da placa desencadeia um coágulo sanguíneo que causará bloqueio do fluxo sanguíneo para o miocárdio situado adiante do fluxo. Uma interrupção prolongada do fluxo sanguíneo (i.e., uma isquemia) poderá lesionar e destruir miócitos cardíacos, causando o infarto do miocárdio.[77] Além disso, uma isquemia miocárdica prolongada poderá resultar em arritmia cardíaca fatal.[77]

Tanto a IF como o CS são fatores de risco importantes para o desenvolvimento de DAC. Na verdade – e como mostra a Figura 15.5 –, o risco de morte por DAC aumenta significativamente em pessoas que passam muito tempo sentadas. Exemplificando, em comparação com pessoas que ficam sentadas menos de 2 horas por dia, as que ficam 4 a 6 horas sentadas por dia têm um risco de morte por DAC aumentado em 30%. Além disso, o risco de morte por DAC aumenta ainda mais com o tempo extra que as pessoas passam sentadas. Outro exemplo: o risco de morte por DAC aumenta para 40% quando o tempo sentado é aumentado para 6 a 8 horas por dia; se a pessoa passar mais tempo ainda na posição sentada (ou seja, > 8 horas/dia), seu risco de morte por doença coronariana aumentará para 60% acima da média. Assim, esses resultados demonstram que períodos prolongados de CS (ou seja, na posição sentada) aumentam o risco de mortalidade por todas as causas – em parte, por causa do aumento do risco de morte por

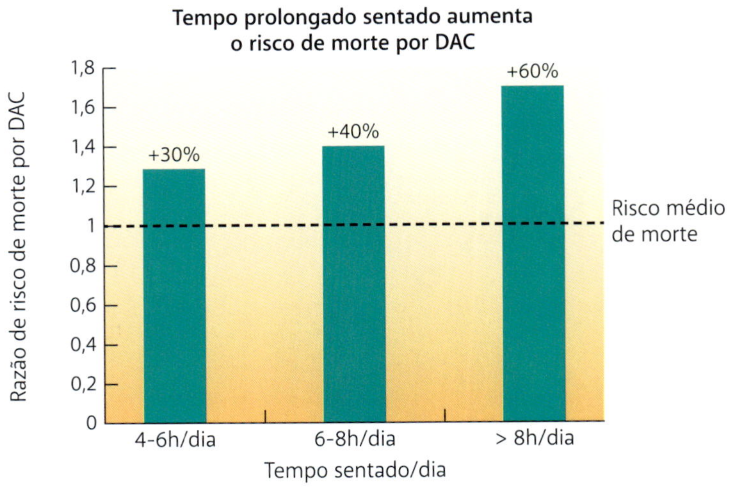

Figura 15.5 Longos períodos na posição sentada aumentam o risco de morte por doença arterial coronariana (DAC). O grupo de referência para o risco médio de morte fica sentado 2 horas ou menos por dia. Dados da referência 39.
Fonte: Katzmarzyk PT, Ross R, Blair SN, e Despres JP. Should we target increased physical activity or less sedentary behavior in the battle against cardiovascular disease risk development? *Atherosclerosis* 311: 107-115, 2020.

DAC. E, como já mencionamos, períodos prolongados na posição sentada também aumentam o risco de desenvolvimento de diversas outras doenças crônicas que, por sua vez, aumentam o risco de mortalidade por todas as causas (p. ex., câncer, diabetes tipo 2 etc.). Pelo exposto, a questão agora é: quais vínculos biológicos conectam períodos prolongados de CS com maiores riscos de desenvolvimento de doenças crônicas?

Ligações biológicas entre CS prolongado e doenças crônicas

Há décadas, as consequências do CS prolongado para a saúde têm sido objeto de ativa investigação. Embora o CS esteja relacionado por várias maneiras à ocorrência de doenças crônicas, um elo importante entre CS e doenças crônicas é o aumento da gordura abdominal (i.e., a gordura visceral). Na verdade, já foi estabelecida uma conexão direta entre IF e aumento da gordura visceral, tanto em seres humanos como em outros animais.[46,66] O aumento da gordura visceral está associado a maior risco de surgimento de diversas doenças crônicas, como doenças cardiovasculares, diabetes tipo 2, demência, câncer de cólon e câncer de mama.[70,76] Não deve surpreender que o aumento da gordura visceral também esteja associado a um aumento da mortalidade por todas as causas.[70,76]

De que modo um alto nível de gordura visceral aumenta o risco de doenças crônicas? As células de gordura visceral (gordura branca) aumentam de tamanho em decorrência do aumento no armazenamento de triglicerídeos. Quando isso ocorre, essas células liberam muitas moléculas pró-inflamatórias no sangue.[72] Essa maior quantidade de moléculas inflamatórias na circulação sanguínea resulta em uma inflamação sistêmica crônica de baixo grau, que constitui fator de risco para vários problemas de saúde, inclusive diabetes tipo 2, aterosclerose, doença de Alzheimer e atrofia dos músculos esqueléticos (Fig. 15.6).[70,72] A ligação entre a inflamação crônica e essas doenças é bastante complexa; sabe-se que a inflamação crônica pode lesionar órgãos ao desencadear uma sinalização celular anormal e o aumento do dano oxidativo mediado pelos radicais livres intracelulares. Para o leitor interessado em mais detalhes sobre inflamação e doença, ver Pedersen (2019) nas "Sugestões de leitura".

Muitos estudos pré-clínicos e humanos confirmam que o CS prolongado e a inflamação crônica disso resultante provocam efeitos negativos nos músculos esqueléticos. A inatividade prolongada, por exemplo, promove atrofia dos músculos esqueléticos, disfunção mitocondrial, aumento da produção de radicais livres e diminuição da capacidade de absorção de triglicerídeos e glicose pelas fibras musculares.[11,33,38,58,102] Além disso, um período de apenas 4 horas de CS resultará em mudanças significativas na expressão genética no músculo, como diminuição da expressão dos genes ligados às proteínas contráteis e à biogênese mitocondrial.[10] Esses achados revelam que muitos dos distúrbios metabólicos observados em casos de CS prolongado ocorrem nos músculos esqueléticos.[45] (Fig. 15.7).

Por fim, alguns estudos demonstraram que um dia de CS (p. ex., 8 horas sentado) resultou em diminuição nos níveis sanguíneos de lipoproteínas de alta densidade (i.e., HDL, o colesterol bom) e em aumento nos níveis de triglicerídeos circulantes.[11,40] Em conjunto, essas alterações nos lipídios sanguíneos, em combinação com a inflamação crônica, aumentam o risco de formação da placa aterosclerótica.

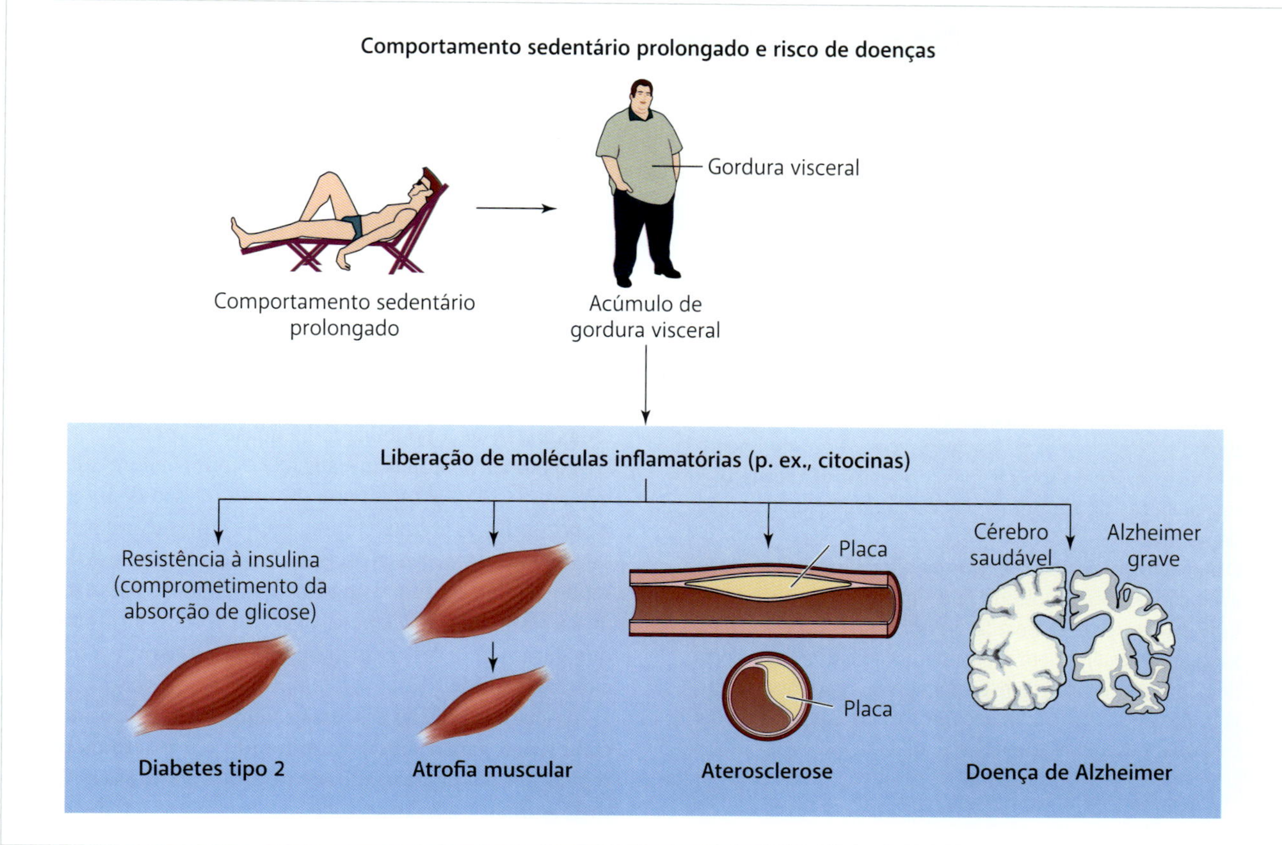

Figura 15.6 O comportamento sedentário prolongado aumenta o risco de várias doenças crônicas e de atrofia muscular.

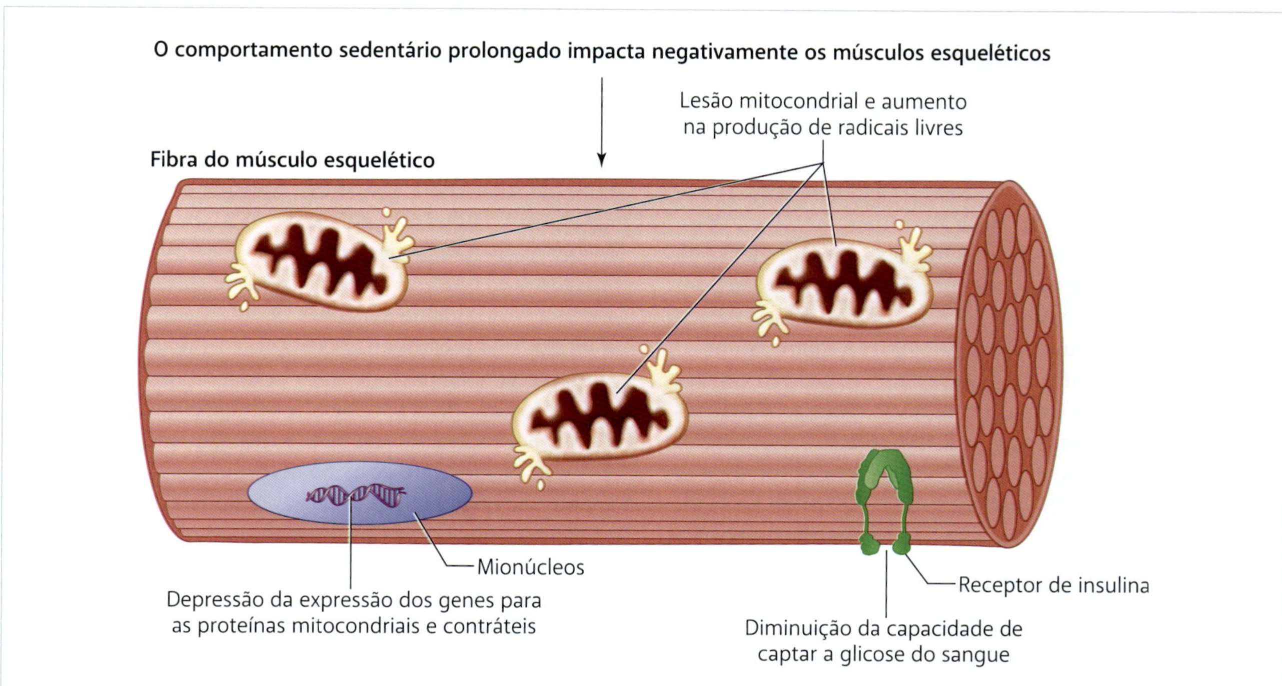

Figura 15.7 O comportamento sedentário prolongado causa impacto negativo na saúde dos músculos esqueléticos.

Em resumo

- Ficar sentado por muito tempo aumenta o risco de desenvolvimento de numerosas doenças crônicas e de mortalidade por todas as causas. Além disso, o risco de morte aumenta em função do número de horas/dia na posição sentada.
- A conexão biológica entre ficar sentado por muito tempo e mortalidade por todas as causas é que ficar sentado aumenta o risco de desenvolvimento muitas doenças não transmissíveis, como DAC, AVC, diabetes tipo 2, demência e alguns tipos de câncer.
- Uma importante conexão biológica entre CS e doenças crônicas é que a inatividade prolongada promove aumento da gordura visceral; esse aumento está associado a maior risco de mortalidade por todas as causas e de desenvolvimento de várias doenças crônicas (p. ex., doenças cardiovasculares, diabetes tipo 2, demência, câncer de cólon e câncer de mama).
- O aumento nas reservas de gordura visceral resulta em maior liberação de várias moléculas pró-inflamatórias no sangue. Esse aumento de moléculas inflamatórias na circulação sanguínea resultará em uma inflamação sistêmica crônica de baixo grau – fator de risco para diversas doenças, como diabetes tipo 2, câncer, aterosclerose, doença de Alzheimer e atrofia muscular esquelética.

Exercício é remédio

Como já discutimos, a IF aumenta o risco de diversas doenças crônicas e de mortalidade por todas as causas. Então, se o problema é a IF, a prática regular de AF e de exercícios físicos é a solução? Certamente a resposta é sim! Como exemplo, um artigo publicado em uma importante revista médica concluiu que não contamos com nenhum medicamento disponível que possa influenciar tantos sistemas do organismo de forma positiva como a AF;[50] essa afirmação é corroborada por diversos estudos que demonstraram que a prática regular da atividade física/do exercício diminui tanto a mortalidade por todas as causas como o risco de morte por numerosas doenças crônicas.[2,42,45] As esmagadoras evidências em favor dos grandes benefícios para a saúde promovidos pela prática regular de AF levaram o American College of Sports Medicine a lançar a iniciativa "Exercise is Medicine" [Exercício é remédio]. O objetivo inicial desse programa era informar e orientar os médicos e outros profissionais de saúde acerca dos benefícios da prática da AF para a saúde e incentivar os profissionais de saúde em geral a prescrever exercícios físicos para seus pacientes.[87,104] A partir do início dessa iniciativa, em 2007, os objetivos do programa se expandiram. Para mais detalhes, ver "Pergunte ao especialista 15.1".

As próximas seções resumem as evidências em favor da prática regular da atividade física/do exercício aeróbio como estratégia para a diminuição do risco de mortalidade por todas as causas e do risco de desenvolvimento de doenças crônicas. Além disso, discutiremos a relação dose-resposta entre o volume e a intensidade da prática da atividade física/do exercício aeróbio e a diminuição do risco de desenvolvimento de doenças. Concluiremos com uma discussão sobre os mecanismos biológicos que vinculam a prática da atividade física/do exercício aeróbio à boa saúde. Iniciaremos destacando as evidências da diminuição da mortalidade por todas as causas com o aumento da prática da atividade física/do exercício.

A AF aeróbia diminui a mortalidade por todas as causas

O primeiro estudo de grande porte demonstrando que a AF ocupacional aeróbia comum diminui a mortalidade por todas as causas foi publicado há quase 70 anos.[61] Desde esse artigo pioneiro, muitas investigações confirmaram que a prática regular da AF realmente diminui o risco de mortalidade por todas as causas.[42] Esses importantes estudos moldaram nossa compreensão acerca dos benefícios da AF para a saúde. Neste capítulo, o quadro "Um olhar do passado – nomes importantes da ciência" destaca diversos pesquisadores que deram grandes contribuições para os campos do exercício e da saúde.

Iniciaremos nossa discussão sobre os benefícios do exercício físico para a saúde examinando o impacto da prática regular da AF na mortalidade por todas as causas. A Figura 15.8 ilustra a relação dose-resposta entre AF de intensidade moderada/vigorosa e mortalidade por todas as causas. Essa figura fornece quatro pontos principais. Primeiro, o leitor deve observar que mesmo níveis baixos de AF (i.e., 3 MET-h/semana) diminuem em cerca de 20% o risco de mortalidade por todas as causas.[59] Em segundo lugar, o ato de seguir as Diretrizes de Atividade Física dos EUA para a quantidade recomendada de atividade aeróbia (ou seja, 7,5 MET-h/semana) diminui em cerca de 30% o risco de mortalidade por todas as causas. É importante ressaltar que essa redução no risco representa cerca de 75% do benefício máximo da AF aeróbia. Em terceiro lugar, observe que três vezes a quantidade recomendada de AF é o limite para alcançar o máximo benefício induzido pela AF contra a mortalidade por todas as causas e que esse nível de atividade diminui o risco de mortalidade por todas as causas em 37%.[59] Por fim, a Figura 15.8 mostra que, ao praticar 10 vezes a quantidade mínima recomendada de AF, o indivíduo não gozará de benefícios extras para a sua saúde, acima daqueles observados com a prática de três vezes a diretriz recomendada para a AF. É digno de nota que esse alto nível de AF (i.e., 10 × a recomendação) não aumenta o risco de mortalidade por todas as causas. Em resumo, as pessoas que seguem as diretrizes recomendadas para a AF (7,5 MET-h/semana de AF) extrairão benefícios substanciais para a sua saúde, além da diminuição da mortalidade por todas as causas em 30%. Mas, se as pessoas praticarem o triplo da quantidade recomendada para a AF (22,5 MET-h/semana), conseguirão atingir o mais alto nível de benefícios para a saúde e diminuirão em 37% o risco de mortalidade por todas as causas.[59]

É possível praticar grande volume de exercício aeróbio e aumentar o risco de mortalidade por todas as causas? Ainda não há resposta para essa pergunta, porque o impacto de ní-

Pergunte ao especialista 15.1

Exercício é remédio: perguntas e respostas com o Dr. Robert Sallis

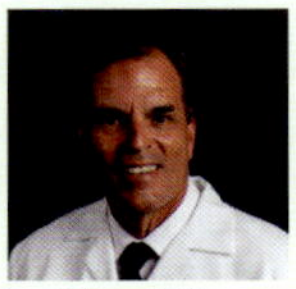
Dr. Robert Sallis

***Robert Sallis MD** é médico de clínica geral/medicina esportiva no Kaiser-Permanente Fontana Medical Center em Fontana, Califórnia, nos EUA. O Dr. Sallis é um especialista internacionalmente reconhecido no campo dos benefícios da AF para a saúde. Durante seu mandato como presidente do American College of Sports Medicine (ACSM), em 2007, o Dr. Sallis lançou a iniciativa histórica do ACSM, "Exercise is Medicine (EIM)". Esse programa exclusivo do ACSM se expandiu pelo mundo afora com o objetivo de aumentar a conscientização sobre os benefícios da prática da atividade física/do exercício para a saúde. Nesta matéria, o Dr. Sallis aborda questões sobre a iniciativa "EIM" e os benefícios para a saúde auferido com a prática regular da atividade física e de exercícios físicos.*

PERGUNTA: Quais foram os fatores motivacionais que inspiraram o senhor a criar a iniciativa EIM?

RESPOSTA: Como membro de longa data do American College of Sports Medicine, fiquei fascinado pelas pesquisas que comprovam a poderosa conexão entre atividade física e saúde. Como médico de família, imaginei que se eu tivesse o mesmo volume de pesquisas documentando os benefícios de determinado medicamento, eu o prescreveria para todos os meus pacientes. Na verdade, é bem provável que a não prescrição de tal remédio seria considerada negligência médica, principalmente no caso de pacientes padecendo de doenças crônicas ou em alto risco de desenvolvê-las. Então, por que isso não acontece com os exercícios físicos, sobretudo levando em conta que esse "remédio" é gratuito?

PERGUNTA: Quais são os objetivos do programa EIM? O senhor pode citar algumas das iniciativas recentes do EIM que sejam direcionadas aos estudantes universitários?

RESPOSTA: O objetivo inicial do programa EIM continua sendo fundamental ainda hoje, que é fazer da avaliação do nível de atividade física (AF) e a prescrição de exercícios físicos uma parte padronizada do paradigma de prevenção e tratamento das doenças para todos os tipos de pacientes. Para que isso aconteça, promovemos ativamente o uso de um *Physical Activity Vital Sign* (PAVS) (Sinal Vital de Atividade Física), no qual cada paciente responde a duas perguntas sobre seus hábitos típicos de se exercitar. A primeira pergunta é: "Em média, quantos dias por semana você pratica exercícios moderados ou vigorosos?". A segunda pergunta é: "Nos dias em que você se exercita, quantos minutos se exercita nesse nível?". Então, multiplicamos os dados oriundos dessas respostas com o objetivo de determinar quantos minutos de exercício o paciente faz por semana. Os pacientes são então parabenizados por cumprirem as diretrizes de prática da AF vigentes nos Estados Unidos, ou incentivados a aumentar seu nível de AF para a meta de 150 minutos por semana.

Mais recentemente, o EIM lançou uma iniciativa intitulada *"Exercise is Medicine On-Campus"*, pelo qual objetivamos que nenhum aluno venha a se formar em uma faculdade ou universidade sem ter um plano vitalício de condicionamento físico. Aparentemente, essa é uma habilidade básica (e importante), mas é incrível como tão poucos alunos aprendem e ficam sabendo por que devem se exercitar e o que exatamente devem fazer para estar em forma. Também é importante que as universidades facilitem a atividade dos seus alunos e ofereçam uma variedade de locais para o desempenho dessa atividade. A assistência pessoal deve ser parte integrante da vida no *campus*.

PERGUNTA: A iniciativa EIM já está em vigor há mais de 15 anos. Até o momento, quais foram as conquistas mais importantes desse programa?

RESPOSTA: Acredito que a conquista mais importante foi o desenvolvimento e a disseminação do PAVS. O resultado é que um número cada vez maior de profissionais de saúde vem rotineiramente perguntando aos seus pacientes sobre seus hábitos de praticar exercícios físicos e incentivando-os a cumprir a diretriz de praticar 150 minutos por semana de uma AF moderada ou vigorosa. A Kaiser Permanente (onde atuo há mais de 30 anos) foi a primeira grande organização de saúde a adotar o PAVS, tendo começado a fazer essas perguntas a cada um dos nossos quase 5 milhões de pacientes em cada consulta ambulatorial. Esse procedimento permite que nossos médicos e outros profissionais de saúde iniciem com facilidade uma discussão com cada paciente sobre exercício físico e sua importância para a saúde.

Além disso, o EIM tem se espalhado pelo mundo e já alcançou cerca de 40 países, com 3 centros regionais, além do seu centro global em Indianápolis, lotado na sede do ACSM. Essa rede tem sido um grande trunfo em termos de compartilhamento de ideias e de colaboração em todo o mundo. Por outro lado, a iniciativa EIM *On-Campus* se alastrou para mais de 280 *campi* no mundo todo, uma garantia de que um número muito maior de estudantes se forme na faculdade entendendo a importância da AF para a sua saúde ao longo da vida.

PERGUNTA: Ao longo de sua excepcional carreira, o senhor defendeu o exercício físico como estilo de vida para melhorar a saúde e diminuir o risco de desenvolvimento de doenças crônicas. Em sua opinião, quais são os três principais motivos para praticar AF regularmente?

RESPOSTA: Há tantas coisas para listar que é difícil limitá-las a apenas três. Mas acredito que a razão mais importante seja o fato de que o exercício nos faz sentir melhor e, além disso, ajuda a aumentar nossa energia quase imediatamente. A segunda razão seria o fato de que o exercício tem o poder de prevenir e tratar praticamente todas as doenças crônicas. Por fim, sabemos que aqueles que se exercitam regularmente têm maior probabilidade de viver mais tempo do que aqueles que não o fazem. Acredito que a inatividade física é o maior problema de saúde pública do nosso tempo e espero que possamos enfim mudar isso.

Um olhar no passado – nomes importantes na ciência

Jeremy Morris, Ralph Paffenbarger Jr., Steve Blair, Frank Booth, Victor Matsudo, Ulf Ekelund e Bente Pedersen – Líderes na pesquisa sobre exercício e saúde

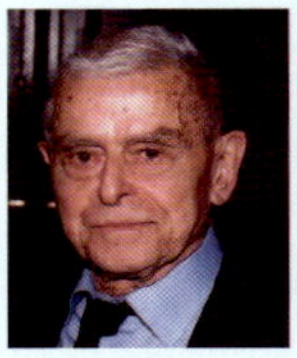
Dr. Jeremy Morris

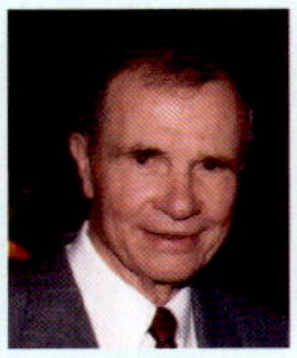
Dr. Ralph Paffenbarger

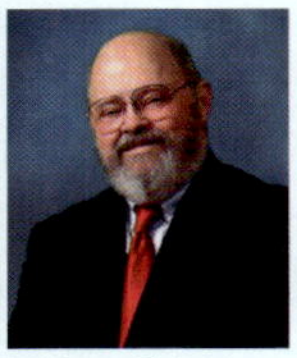
Dr. Steve Blair

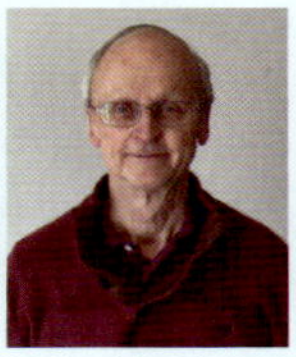
Dr. Frank Booth

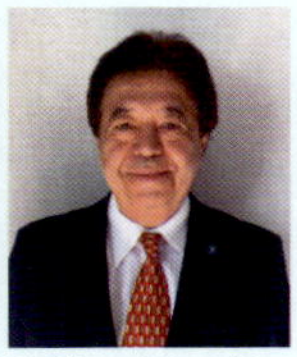
Dr. Victor Matsudo

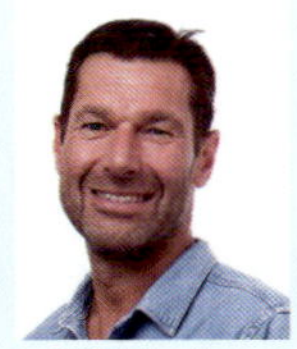
Dr. Ulf Ekelund

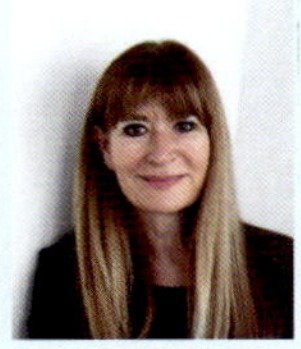
Dra. Bente Pedersen

Os sete cientistas destacados nesta edição de "Nomes importantes da ciência" deram grandes contribuições para nossa compreensão do impacto positivo da atividade física (AF) na saúde. O Dr. Jeremy Morris, cientista escocês que trabalha em Londres, publicou o primeiro estudo epidemiológico que se debruçou sobre o impacto da AF ocupacional no risco de DAC. Esse estudo histórico estruturou a base para futuras investigações que exploraram os benefícios da AF para a saúde.[61]

Ao longo de cinco décadas, o Dr. Ralph Paffenbarger Jr. conduziu vários estudos epidemiológicos pioneiros que investigaram as conexões entre inatividade, AF e saúde. Um dos seus estudos mais conhecidos, o Harvard Alumni Health Study, é uma investigação histórica, na qual foi demonstrado que a prática da atividade física/do exercício diminui o risco de morte por DAC.[69]

Graças à excepcional carreira de pesquisador do Dr. Steven Blair em epidemiologia do exercício, nossa compreensão da importância do condicionamento cardiovascular no risco de mortalidade por todas as causas aumentou significativamente.[12,13] É digno de nota que o Dr. Blair e seus colaboradores forneceram a primeira evidência de que o mau condicionamento físico é um importante fator de risco para mortalidade.

O Dr. Frank Booth pesquisou vários tópicos importantes relacionados à fisiologia do exercício. Em pesquisa recente, o Dr. Booth examinou os mecanismos celulares responsáveis pelos benefícios à saúde decorrentes da prática do exercício físico. É importante destacar que o Dr. Booth é autor de duas revisões importantes que esclarecem a associação entre inatividade física e doenças crônicas.[14,15] Além de suas contribuições científicas excepcionais, o Dr. Booth continua sendo um defensor ativo e incentivador para que pessoas de todas as idades se tornem fisicamente ativas.

O Dr. Victor Matsudo, médico e cientista brasileiro, dedicou sua carreira à pesquisa sobre os benefícios da AF e à promoção da AF como forma de melhorar a saúde. É importante destacar que o Dr. Matsudo fundou o "Simpósio Internacional de Ciências do Esporte". Esse encontro de pesquisadores já está em seu 45º ano, tendo sido classificado entre os melhores congressos profissionais do mundo focados em AF e saúde.

O Dr. Ulf Ekelund é um epidemiologista norueguês especializado em exercícios físicos. Sua equipe de pesquisa realizou vários estudos importantes que exploraram as ligações entre inatividade, AF e mortalidade por todas as causas. Um de seus estudos mais importantes buscou determinar se a prática da AF atenua os efeitos nocivos da postura sentada durante longos períodos.[24] Os detalhes desse importante estudo serão discutidos mais adiante, ainda neste capítulo.

Com suas pesquisas, a Dra. Bente Pedersen, médica e cientista dinamarquesa, forneceu novas e importantes informações que ampliaram nossa compreensão sobre as ligações biológicas entre o exercício físico e a saúde. E mais importante ainda, a Dra. Pedersen descobriu que o músculo esquelético é um órgão endócrino que libera a citocina interleucina-6 (IL-6) durante as contrações musculares.[96] Essa notável descoberta nos forneceu a primeira evidência do modo como os músculos esqueléticos se comunicam com outros sistemas do organismo durante a prática do exercício. O significado dessa descoberta foi introduzido no Capítulo 0.

veis extremos de treinamento físico na mortalidade por todas as causas ainda não foi estudado em profundidade. Conforme já discutimos, as pessoas podem fazer até 10 vezes a quantidade recomendada de exercícios físicos sem aumentar o risco de mortalidade por todas as causas (Fig. 15.8).[24] Portanto, as evidências atualmente disponíveis sugerem que, embora o indivíduo possa fazer 10 vezes mais atividades do que a recomendação das diretrizes sem que ocorram efeitos prejudiciais, atualmente ainda não sabemos se um volume extremo de treinamento físico (i.e., acima de 10 vezes a recomendação) terá impacto negativo na saúde.

Considerando que a prática regular da AF diminui o risco de mortalidade por todas as causas, não deve surpreender que sua prática também aumente a expectativa de vida. Na verdade, a Figura 15.9 revela que mesmo quantidades relativamente pequenas de AF aumentam a expectativa de vida em quase dois anos. Por outro lado, fazer o volume recomendado de AF aeróbia acrescentará quase três anos à vida; e fazer 20 a 30 MET-h/semana acrescentará mais quatro anos.[59]

Em uma seção anterior, discutimos o aumento da mortalidade por todas as causas associado a longos períodos na posição sentada (i.e., ficar sentado durante muito tempo). Vamos agora abordar a seguinte questão: a prática regular da atividade física/do exercício aeróbio pode atenuar ou eliminar a conexão prejudicial existente entre longos períodos na posição sentada e a mortalidade por todas as causas? A resposta é "sim", mas devemos ter em mente que o volume de AF necessário para a eliminação das consequências ne-

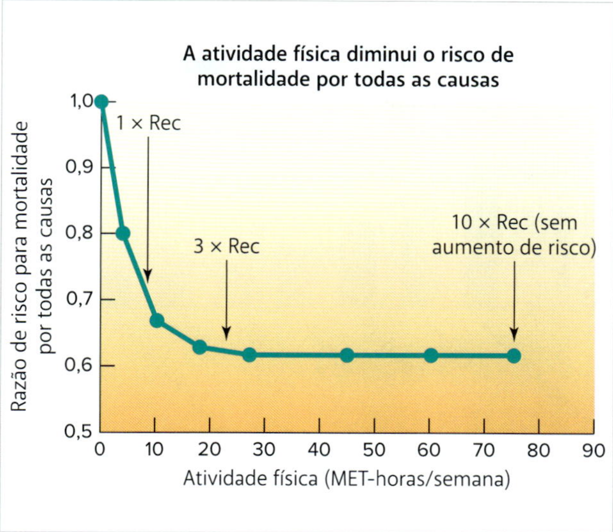

Figura 15.8 A atividade física aeróbia (AF) diminui o risco de mortalidade por todas as causas. Rec = Diretrizes recomendadas para a prática da AF aeróbia. Especificamente, as diretrizes mais recentes para AF recomendam a realização de, no mínimo, 150 minutos/semana da AF aeróbia de intensidade moderada ou 75 minutos/semana de AF aeróbia vigorosa (7,5 MET-horas/semana). Dados da referência 2.
Fonte: Arem H, Moore SC, Patel A, Hartge P, Berrington de Gonzalez A, Visvanathan K, Campbell PT, Freedman M, Weiderpass E, Adami HO, Linet MS, Lee IM e Matthews CE. Leisure time physical activity and mortality: a detailed pooled analysis of the dose-response relationship. *JAMA Intern Med* 175: 959-967, 2015.

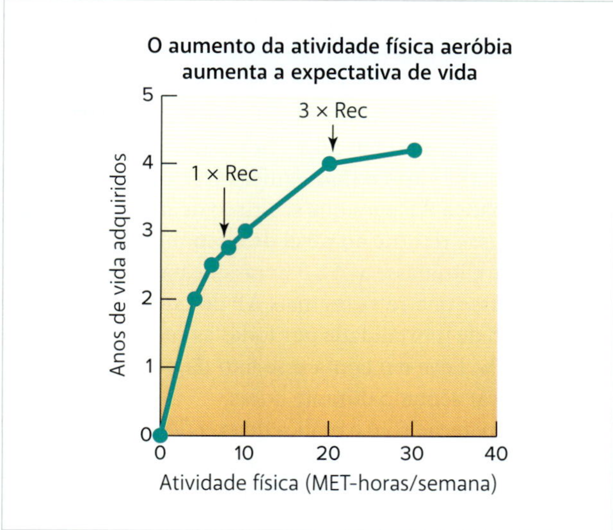

Figura 15.9 Impacto do aumento da atividade física aeróbia na expectativa de vida. Dados da referência 59.
Fonte: Moore SC, Patel AV, Matthews CE, Berrington de Gonzalez A, Park Y, Katki HA, Linet MS, Weiderpass E, Visvanathan K, Helzlsouer KJ, Thun M, Gapstur SM, Hartge P e Lee IM. Leisure time physical activity of moderate to vigorous intensity and mortality: a large pooled cohort analysis. *PLoS Med* 9: e1001335, 2012.

gativas para a saúde decorrentes de ficar sentado por muito tempo excede as diretrizes para a prática da AF em mais de quatro vezes.[24] Nesse tocante, a Figura 15.10 ilustra o risco de mortalidade por todas as causas associado a ficar sentado durante períodos prolongados (ou seja, 6 a 8 horas/dia) em pessoas fisicamente inativas e em indivíduos que praticam três volumes diferentes de exercício que excedem as diretrizes recomendadas para AF. O leitor deve observar que, em comparação com pessoas fisicamente inativas (< 2,5 MET-h/semana), a realização do dobro da quantidade recomendada para a prática de exercícios aeróbios (ou seja, 16 MET-h/semana) diminui o risco de mortalidade por todas as causas decorrente da posição sentada, de um aumento de 40% para um aumento de apenas 22% no risco. A Figura 15.10 também ilustra a necessidade de fazer exercícios físicos com um volume superior ao quádruplo das diretrizes para a AF

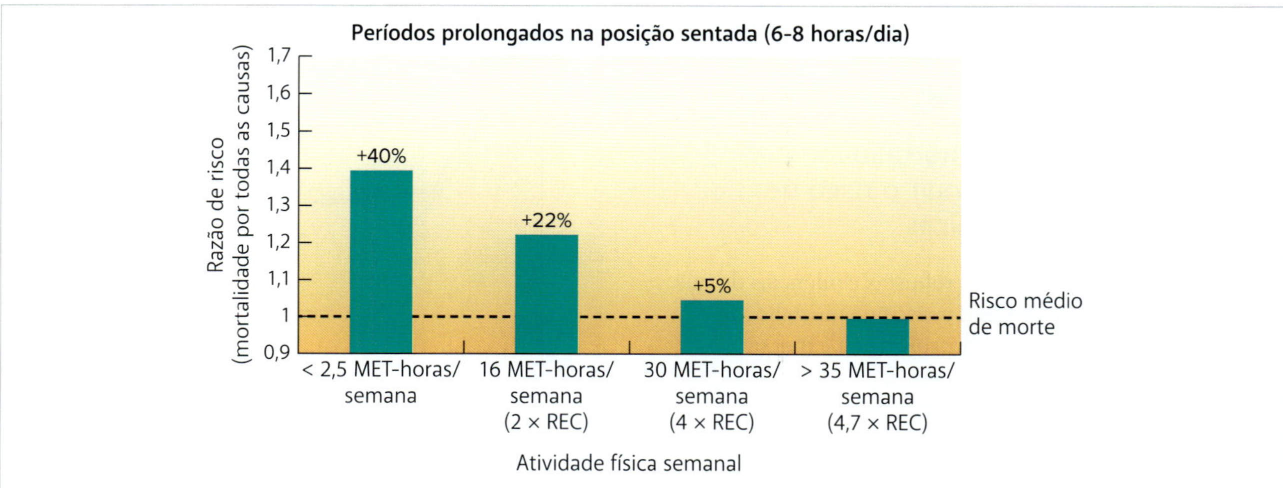

Figura 15.10 Períodos prolongados na posição sentada (6-8 horas/dia) aumentam em 40% o risco de mortalidade por todas as causas. Felizmente, o ato de exceder as diretrizes recomendadas para a prática da AF aeróbia diminui o risco de mortalidade por todas as causas em decorrência de ficar sentado por muito tempo. Dados da referência 24. Rec = Diretrizes recomendadas para a prática da AF aeróbia. Especificamente, as diretrizes mais recentes para a prática da AF recomendam um mínimo de 150 minutos/semana de AF aeróbia de intensidade moderada ou 75 minutos/semana de AF aeróbia vigorosa (7,5 MET-horas/semana). O grupo de referência para o risco médio de morte fica sentado 2 horas ou menos por dia.

aeróbia (ou seja, > 35 MET-h/semana) para a eliminação do risco associado a ficar sentado 6 a 8 horas por dia.

Essa pesquisa enfatiza ainda mais a importância de limitar o tempo que se passa diariamente sentado. Na verdade, se tiver de ficar sentado por 6 a 8 horas/dia, você deverá exceder em quatro vezes o limite inferior das diretrizes recomendadas para a AF para que seu risco de mortalidade por todas as causas retorne ao nível de risco médio. Por outro lado, se você eliminasse as 6 a 8 horas que passa sentado por dia e praticasse quatro vezes mais AF do que o recomendado, seu risco de mortalidade por todas as causas seria reduzido em 37%. Leve em conta esse fato da próxima vez que optar por ficar sentado durante horas.

Em comparação com a prática do exercício aeróbio de intensidade moderada, o exercício vigoroso proporciona maiores benefícios à saúde? Infelizmente, ainda não temos uma resposta definitiva para essa pergunta, pois os estudos que investigaram o impacto dos exercícios físicos de intensidade moderada *versus* vigorosa forneceram resultados variáveis. Exemplificando, embora alguns estudos tenham concluído que a prática do exercício vigoroso proporciona maiores benefícios à saúde *versus* exercício de intensidade moderada, outros estudos revelaram que, quando o volume de exercício realizado é expresso em forma de MET-h/semana, foi notada semelhança entre o exercício de intensidade moderada *versus* vigorosa em termos da proteção induzida pela AF contra a mortalidade por todas as causas.[2] Por esses motivos, os benefícios para a saúde podem ser alcançados tanto por exercícios físicos de intensidade moderada como de intensidade vigorosa.

Nos últimos anos, tem aumentado o interesse no treinamento intervalado de alta intensidade (HIIT). Então, surge a questão: O HIIT diminui a mortalidade por todas as causas? Atualmente, ainda não temos uma resposta para essa pergunta. Mas pesquisas revelam que sessões regulares de HIIT promovem as mesmas adaptações fisiológicas clássicas observadas com a atividade contínua moderada ou vigorosa.[49] Assim, parece provável que a prática regular de sessões de HIIT ofereça muitos dos benefícios para saúde obtidos com os exercícios aeróbios contínuos. Portanto, o HIIT também tem o potencial de diminuir a mortalidade por todas as causas.

A AF aeróbia diminui a mortalidade por todas as causas ao diminuir o risco de morte por doenças crônicas

A seção anterior resumiu as robustas evidências de que a prática regular da AF diminui o risco de mortalidade por todas as causas e que também prolonga a expectativa de vida. A questão agora é: de que modo a prática da atividade física/do exercício aeróbio diminui o risco de mortalidade por todas as causas? Temos uma resposta para essa pergunta: a prática da atividade física/do exercício diminui o risco de morte por diversas doenças crônicas. Como exemplo, a Figura 15.11 destaca as oito maiores causas de mortalidade nos Estados Unidos para 2020. Devemos ter em mente que seis dessas causas de mortalidade são doenças crônicas (i.e., DAC, câncer, AVC, doença pulmonar obstrutiva crônica (DPOC), doença de Alzheimer e diabetes). Um ponto importante: pesquisas demonstram que a AF aeróbia praticada com regularidade diminui o risco de morte por DAC, AVC, vários tipos de câncer e diabetes (Fig. 15.12).[44]

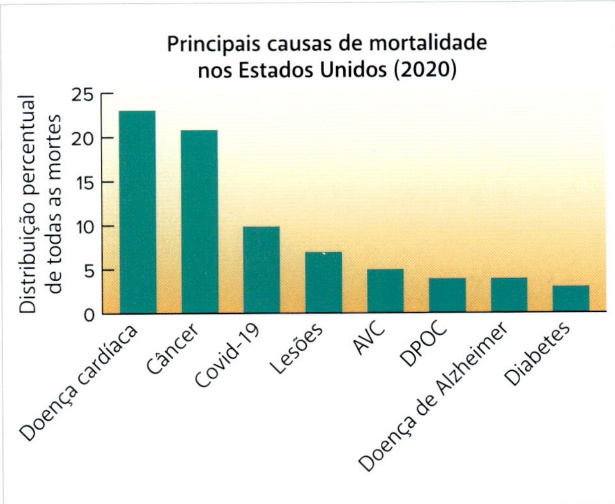

Figura 15.11 Principais causas de mortalidade nos Estados Unidos em 2020.
Os dados são do Centers for Disease Control.

Observe também que, em 2020, a Covid-19 foi a terceira maior causa de mortalidade nos Estados Unidos. Conforme já foi dito no Capítulo 6, um estudo recentemente publicado revelou que os indivíduos seguidores das diretrizes recomendadas para a prática da AF aeróbia antes de sua infecção por Covid-19 estavam em menor risco de morte por Covid, em comparação com pessoas fisicamente inativas.[86] Diante

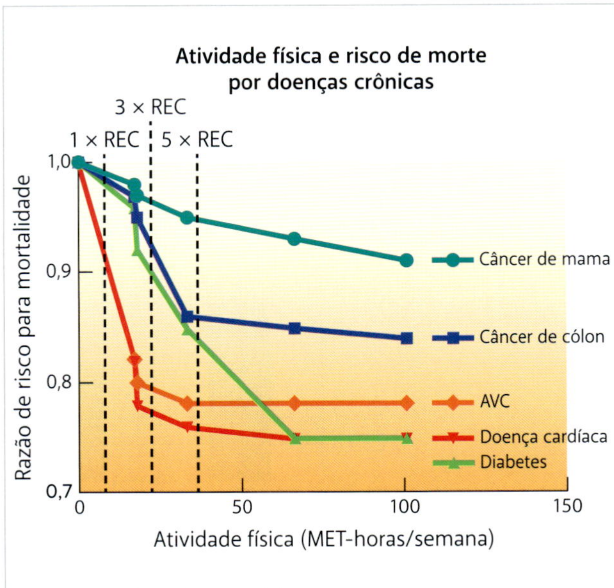

Figura 15.12 A atividade física aeróbia diminui o risco de morte para várias doenças crônicas. Dados da referência 44.
Fonte: Kyu HH, Bachman VF, Alexander LT, Mumford JE, Afshin A, Estep K, Veerman JL, Delwiche K, Iannarone ML, Moyer ML, Cercy K, Vos T, Murray CJ e Forouzanfar MH. Physical activity and risk of breast cancer, colon cancer, diabetes, ischemic heart disease, and ischemic stroke events: systematic review and dose-response meta-analysis for the Global Burden of Disease Study 2013. *BMJ* 354: i3857, 2016.

disso, a prática regular da atividade aeróbia não apenas diminui o risco de morte por doenças crônicas, mas também o risco de morte por Covid-19, desde que sejam seguidas as recomendações das diretrizes para a AF.

Em resumo

- O ACSM lançou a iniciativa EIM em 2007 com o objetivo de educar médicos e outros profissionais de saúde sobre os benefícios decorrentes da prática da AF, bem como de incentivar os profissionais de saúde a prescrever exercícios físicos para seus pacientes.
- Há evidências robustas de que o cumprimento das diretrizes para a prática da AF aeróbia diminui em 30% o risco de mortalidade por todas as causas; a rotina de praticar o triplo do volume recomendado para AF resulta em redução de 37% na mortalidade por todas as causas.
- Pesquisas também revelam que as pessoas podem fazer dez vezes mais AF do que o recomendado nas diretrizes, sem aumentar o risco de mortalidade por todas as causas.
- A prática do volume mínimo recomendado de AF pode aumentar a expectativa de vida em quase três anos.
- Ficar sentado por muito tempo (i.e., 6 a 8 horas/dia) exige que você exceda em quatro vezes as diretrizes recomendadas para AF, para que seu risco de mortalidade por todas as causas retorne a um nível de risco médio.
- As evidências atuais sugerem que a prática de exercícios aeróbios de intensidade moderada e vigorosa proporciona resultados semelhantes em termos da proteção contra mortalidade por todas as causas.
- A prática regular da atividade física/do exercício diminui o risco de morte por diversas doenças crônicas. Especificamente, a atividade aeróbia praticada com regularidade diminui o risco de morte por DAC, AVC, certos tipos de câncer e diabetes.

Ligações biológicas entre a AF aeróbia e a redução da incidência de doenças crônicas

Globalmente, a inatividade física é uma causa importantíssima de mortalidade.[72] Na verdade, evidências epidemiológicas demonstram que a prática regular da atividade física/do exercício aeróbio diminui o risco de desenvolvimento de mais de 35 doenças.[15] Nesta seção, discutiremos os mecanismos que explicam por que a prática regular da atividade física/do exercício aeróbio diminui o risco de morte por seis das principais causas de mortalidade observadas nos Estados Unidos em 2020. Das oito principais causas de mortalidade naquele país (Fig. 15.11), morte acidental (causada por lesão) é a única causa de mortalidade não afetada pela AF. Na verdade, evidências revelam que a prática da AF diminui o risco de morte por DAC, câncer, Covid-19, AVC, doença de Alzheimer e diabetes. Embora algumas evidências tenham sugerido que a prática da AF diminui o risco de DPOC, as evidências existentes não são suficientes para que possamos concluir que a prática regular da AF seja capaz de prevenir essa doença.[34,62]

Devemos ter em mente que, entre as oito principais causas de mortalidade, a Covid-19 é a única doença infecciosa listada (Fig. 15.11). Excluindo as lesões acidentais, as demais causas de mortalidade são doenças crônicas. Nos segmentos seguintes, fornecemos evidências de que a prática da AF diminui o risco de morte por doenças crônicas e por Covid-19. Além disso, exploramos os possíveis mecanismos que explicam por que a AF atenua a gravidade da Covid-19 e diminui o risco de morte por DAC, câncer, AVC, doença de Alzheimer e diabetes tipo 2. Em primeiro lugar, discutiremos por que a prática da AF aeróbia diminui o risco de morte por DAC.

Proteção contra DAC: benefícios cardiovasculares do exercício aeróbio

Conforme foi mostrado na Figura 15.11, DAC continua sendo a principal causa de mortalidade nos Estados Unidos e em muitos outros países. Felizmente, a participação regular em AF aeróbias (atendendo às recomendações das diretrizes) diminui o risco de morte por DAC (Fig. 15.12). Quais são as conexões biológicas entre a AF aeróbia e a diminuição do risco de morte por DAC? Para abordar essa questão, vamos discutir os nove principais fatores de risco para desenvolvimento de DAC (Fig. 15.13). Devemos ter em mente que três desses fatores de risco não podem ser modificados; obviamente, o envelhecimento, o sexo e a hereditariedade são fatores de risco que estão além do nosso controle. Em contrapartida, os seis fatores de risco restantes para DAC podem ser controlados: tabagismo, diabetes, pressão alta, colesterol

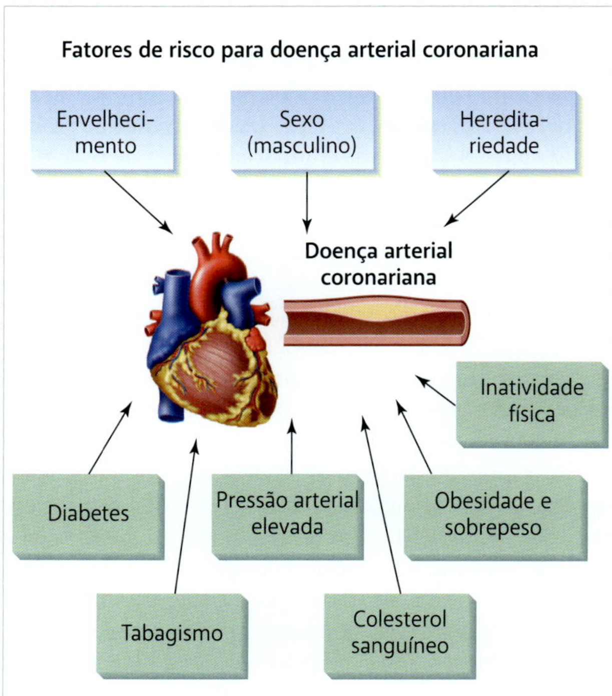

Figura 15.13 Fatores de risco para doença arterial coronariana. Os fatores de risco identificados nos quadros azul-claros não podem ser modificados. Ver texto para mais detalhes.

alto no sangue, obesidade/sobrepeso e inatividade física. Entre esses fatores de risco controláveis, a prática regular da AF aeróbia pode diminuir o risco de DAC, influenciando positivamente cinco fatores de risco: (1) inatividade física; (2) obesidade e sobrepeso; (3) colesterol no sangue; (4) pressão alta; e (5) diabetes. Por outro lado, a prática da AF pode diminuir o risco de morte por ataque cardíaco ao promover adaptações cardíacas que protegem o coração contra lesões durante um episódio de ataque cardíaco; essa proteção é conhecida como "cardioproteção induzida pelo exercício". Agora discutiremos como a prática da AF aeróbia modifica os fatores de risco para DAC: inatividade física, alto teor de gordura corporal, colesterol no sangue, pressão alta e diabetes tipo 2. Por fim, discutiremos a importância e os mecanismos responsáveis pela cardioproteção induzida pelo exercício.

A AF aeróbia diminui os riscos à saúde associados à inatividade física. A inatividade física é um fator de risco independente para DAC. O leitor deve ter em mente que a definição de inatividade física é praticar menor volume de AF do que o recomendado nas diretrizes específicas para AF. Portanto, começar um programa de AF que atenda às diretrizes para a prática da AF eliminará a inatividade física como fator de risco para DAC.

Além disso, lembre-se de que o CS (p. ex., ficar sentado) também aumenta o risco de desenvolver DAC. Já tivemos a oportunidade de discutir que a prática da AF aeróbia pode minimizar o CS como fator de risco para mortalidade por todas as causas. Entretanto, a única maneira de remover os efeitos negativos do CS para a saúde é limitar o tempo consumido no estado de CS (i.e., ficar sentado por muito tempo). Assim, a redução do tempo consumido na posição sentada deve ser uma meta de saúde de todas as pessoas.

O aumento do volume de AF aeróbia ajuda a manter um peso saudável. Nos Estados Unidos (e em muitos outros países), a obesidade continua sendo um enorme problema de saúde. A obesidade é importante fator de risco para DAC e está associada a hipertensão, diabetes tipo 2, câncer e outras doenças crônicas. Lembre-se de que o aumento das reservas de gordura visceral aumenta a liberação de moléculas inflamatórias, o que resultará em uma inflamação de baixo grau. A inflamação crônica é um fator de risco para várias doenças, inclusive para DAC. É importante ter em mente que a prática regular da AF ajuda a manter um peso corporal saudável e pode auxiliar na perda de gordura, graças ao déficit calórico (ver Cap. 18 para mais detalhes). Exemplificando, o aumento da AF aeróbia eleva o gasto calórico diário; esse aumento no gasto energético, em combinação com a adoção de uma dieta com restrição calórica, promoverá a perda de gordura. Na verdade, o aumento do gasto energético diário pelo aumento da AF pode ajudar na obtenção de um déficit calórico e na perda de gordura visceral.[92]

No entanto, embora a prática exclusiva do exercício possa ajudar na perda de peso, muitos adultos obesos têm dificuldade em alcançar a intensidade e o volume de exercício necessários para que esses resultados se concretizem.[84] Como exemplo, uma investigação indicou a necessidade de grande volume de exercício (1.200-2.000 kcal semanais) para que ocorra uma perda de peso continuada.[99] Contudo, é importante ter em mente que não há necessidade da perda de grande quantidade de gordura para que sejam obtidos benefícios para a saúde. Especificamente, essa pesquisa confirma que mesmo uma perda de peso modesta (p. ex., 5-10% do peso corporal) pode diminuir o risco de desenvolvimento de DAC.[99] No Capítulo 18 o leitor encontrará mais detalhes sobre dieta, exercícios físicos e controle de peso.

A AF aeróbia melhora o perfil de colesterol no sangue. ***Dislipidemia*** é um termo que descreve um perfil lipídico sanguíneo pouco saudável. O perfil lipídico sanguíneo consiste em subfrações do colesterol e em triglicerídeos. Coletivamente, a dislipidemia é essencial para a ocorrência da aterosclerose, pois o colesterol é diretamente incorporado à placa que se acumula no interior das artérias coronárias. Vamos começar pela identificação dos principais componentes de um perfil lipídico no sangue. Perfil lipídico no sangue refere-se aos lipídios encontrados no sangue, isto é, o colesterol total e duas subfrações do colesterol: (1) lipoproteína de baixa densidade (LDL, "colesterol ruim") e (2) lipoproteína de alta densidade (HDL, "colesterol bom"). Altos níveis de colesterol LDL no sangue são fatores que promovem a aterosclerose, enquanto altos níveis de colesterol HDL protegem contra o acúmulo de placas no interior dos vasos sanguíneos. A proteção contra a aterosclerose promovida por altos níveis de colesterol HDL ocorre pela promoção de um processo conhecido como *transporte reverso do colesterol*, em que o colesterol é removido dos vasos sanguíneos para que não possa ser incorporado às "estrias de gordura" que evoluirão para a formação das placas ateroscleróticas.[4] Tendo em vista que o LDL representa o "colesterol ruim" e o HDL é o "colesterol bom", a proporção entre colesterol total e colesterol HDL é considerada um bom índice do risco de desenvolvimento de DAC. Visto que o colesterol bom (HDL) é o denominador da fração, obviamente uma baixa proporção é considerada saudável. Exemplificando, uma proporção de colesterol total/HDL entre 1 e 3,5 é considerada saudável, enquanto uma proporção de colesterol total/HDL ≥ 3,6 indica maior risco de desenvolvimento de DAC.

Os triglicerídeos são o último componente do perfil lipídico. Embora os triglicerídeos não promovam diretamente a aterosclerose, níveis sanguíneos elevados desses lipídios constituem um biomarcador importante para o risco de DAC. Na verdade, a presença de níveis sanguíneos elevados de triglicerídeos frequentemente tem correlação com outras partículas lipídicas que contribuem para a ocorrência de aterosclerose.[57]

Pesquisas indicam que a prática da atividade física/do exercício aeróbio altera de forma positiva o perfil lipídico do sangue, por diminuir o risco de DAC. Embora alguns estudos tenham concluído que o exercício faz baixar os níveis sanguíneos de LDL, esses achados são observados com mais frequência em seguida ao treinamento com exercícios físicos de alta intensidade.[51] Independentemente da redução (ou não) dos níveis sanguíneos de LDL pela prática da atividade física/do exercício físico, o treinamento regular com a prática de exercícios aeróbios aumenta os níveis sanguíneos de HDL.[26,64,85] Esse aumento do HDL induzido pela prática da atividade física/do exercício minimiza o risco de DAC, ao diminuir a proporção de colesterol total em relação ao HDL; mais importante, essa mudança atenua o risco de desenvolvimento de DAC. A Figura 15.14 ilustra o impacto da atividade física aeróbia na relação colesterol total/HDL.[65]

Por fim, também ocorre redução da fração de triglicerídeos em um perfil lipídico em seguida a uma sessão aguda de exercício. Uma razão para níveis sanguíneos mais baixos de triglicerídeos em indivíduos que se exercitam regularmente é que o exercício melhora a eliminação dos triglicerídeos do sangue depois de uma refeição.[51] No entanto, essa redução induzida pelo exercício nos níveis sanguíneos de triglicerídeos não é essencial como fator contributivo para a diminuição no risco de DAC induzida pelo exercício.

De que modo o volume da atividade física/do exercício afeta o perfil lipídico do sangue? Embora ainda não contemos com uma resposta definitiva para essa questão, evidências sugerem que gastos energéticos entre 1.200 e 2.200 kcal/semana melhoram o perfil lipídico do sangue.[23] Em relação às intensidades da atividade física/do exercício capazes de melhorar o perfil lipídico no sangue, tanto a prática moderada como a prática vigorosa da atividade física/do exercício aeróbio melhoram os perfis de colesterol no sangue.[51] Por fim, embora a medicação com uma das estatinas – que é a classe mais amplamente prescrita de medicamentos para redução do colesterol – diminua de forma profunda o risco de DAC, a combinação da prática do exercício com uma estatina tem efeito aditivo, em comparação com o uso isolado da terapia farmacológica.[30] Isso é importante considerando que alguns indivíduos apresentam efeitos colaterais induzidos pelo uso das estatinas – por exemplo, fraqueza do músculo esquelético.[103] Assim, com orientação médica, podem ser instituídas mudanças na alimentação, exercícios físicos e dieta com o objetivo de diminuir a dose prescrita da estatina, para que sejam minimizados os efeitos colaterais indesejados – ou, talvez, com a completa eliminação da necessidade desse medicamento.

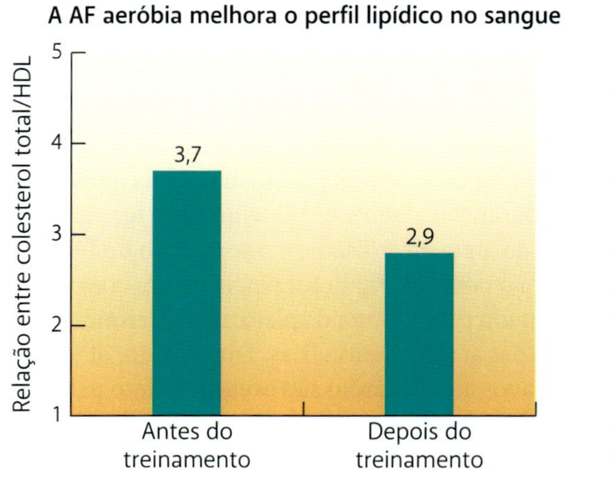

Figura 15.14 A atividade física aeróbia (AF) melhora o perfil lipídico do sangue ao diminuir a proporção entre colesterol total/colesterol HDL. Dados da referência 65.
Fonte: Nybo L, Sundstrup E, Jakobsen MD, Mohr M, Hornstrup T, Simonsen L, Bulow J, Randers MB, Nielsen JJ, Aagaard P e Krustrup P. High-intensity training *versus* traditional exercise interventions for promoting health. *Med Sci Sports Exerc* 42: 1951-1958, 2010.

A AF aeróbia diminui a contribuição da hipertensão para a DAC. A hipertensão é o fator de risco para DAC mais comum, sendo também dos fatores mais facilmente preveníveis.[7] A **hipertensão**, também conhecida como *pressão alta*, consiste em uma elevação na pressão arterial sistólica (> 130 mmHg) ou diastólica (> 80 mmHg). A Tabela 15.1 apresenta uma comparação entre a pressão arterial normal e os estágios da hipertensão. Tal como acontece com muitas condições relacionadas com o estilo de vida, a hipertensão é um problema progressivo, tendo em vista que a pressão arterial aumenta gradativamente ao longo de meses e anos.[73] Tendo em vista que a pressão arterial tende a aumentar com a idade, é importante monitorá-la regularmente (ver "Uma visão mais detalhada 9.1 – Mensuração da pressão arterial"). Embora a incidência de hipertensão aumente com o processo de envelhecimento, essa condição não é rara em pessoas com 20 a 30 anos. Lamentavelmente, foi previsto que quase 70% dos adultos norte-americanos sofram de hipertensão ou de pressão arterial elevada.[17] Por outro lado, embora normalmente as mulheres jovens apresentem menor incidência de pressão arterial elevada em comparação com homens jovens, os percentuais de hipertensão pós-menopausa nas mulheres são equivalentes aos percentuais correspondentes à idade nos homens.[6] Entre as intervenções não farmacológicas no estilo de vida que sabidamente fazem baixar a pressão arterial, a AF se situa entre as mais potentes: em pessoas hipertensas, foram observadas quedas médias nas pressões arteriais sistólica e diastólica em repouso da ordem de 8 a 11 mmHg e 5 a 8 mmHg, respectivamente.[73] É importante ressaltar que tanto o treinamento aeróbio quanto o de força podem baixar a pressão arterial em repouso em pessoas hipertensas.[73] A relação dose-resposta entre a AF aeróbia e a hipertensão em adultos indica que existe uma relação linear entre risco de hipertensão e volume de exercício aeróbio realizado por semana (Fig. 15.15).[48] O leitor também deve notar que, nos Estados Unidos, o cumprimento das Diretrizes de Atividade Física para AF aeróbia (7,5 MET-h/semana) diminui o risco de hipertensão em apenas 5%. Por esse motivo, pode haver necessidade de outras estratégias comportamentais relacionadas à redução da ingestão de sal na dieta, perda de peso e

Tabela 15.1 Categorização da pressão arterial em repouso em adultos

Categoria da pressão arterial	Pressão arterial sistólica	Pressão arterial diastólica
Normal	< 120 mmHg e	< 80 mmHg
Elevada	120-129 mmHg	< 80 mmHg
Hipertensão		
Estágio 1	130-139 mmHg ou	80-89 mmHg
Estágio 2	> 140 mmHg ou	> 90 mmHg

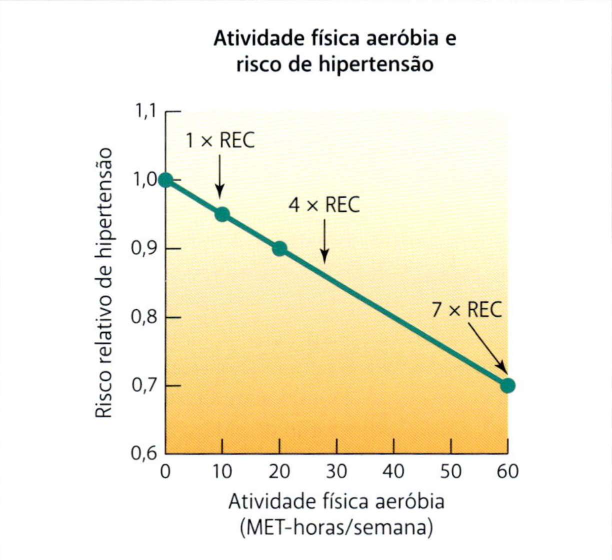

Figura 15.15 Relação dose-resposta entre atividade física aeróbia e risco de hipertensão. Dados da referência 48. Rec = Diretrizes recomendadas para a prática da AF aeróbia. Especificamente, as diretrizes mais recentes para a prática da AF recomendam um mínimo de 150 minutos/semana de AF aeróbia de intensidade moderada ou 75 minutos/semana de AF aeróbia vigorosa.

cessação do tabagismo para que seja minimizada a chance de ocorrência de hipertensão.

Entram em ação pelo menos três mecanismos com os quais a prática regular do exercício aeróbio baixa a pressão arterial em repouso (Fig. 15.16). Primeiramente, o exercício aeróbio aumenta a concentração de óxido nítrico sintase no endotélio vascular (i.e., na camada celular interna no vaso sanguíneo).[75] Essa enzima essencial é responsável pela produção do óxido nítrico, que é a principal molécula vasodilatadora (Cap. 9). O aumento da produção de óxido nítrico resulta em melhor função endotelial e em vasodilatação (i.e., o aumento do diâmetro dos vasos sanguíneos); essa vasodilatação diminui a resistência ao fluxo sanguíneo e, com isso, faz baixar a pressão arterial. Em segundo lugar, a prática regular da atividade aeróbia também diminui a taxa de formação de placas no interior dos vasos sanguíneos; esse efeito evita tanto a estenose (i.e., estreitamento) da artéria quanto o aumento da rigidez arterial. Por fim, sessões regulares de AF aeróbia promovem angiogênese (ou seja, a formação de novos vasos sanguíneos).[75] Esse aumento na formação de novos vasos sanguíneos diminui a resistência vascular sistêmica e faz baixar a pressão arterial.

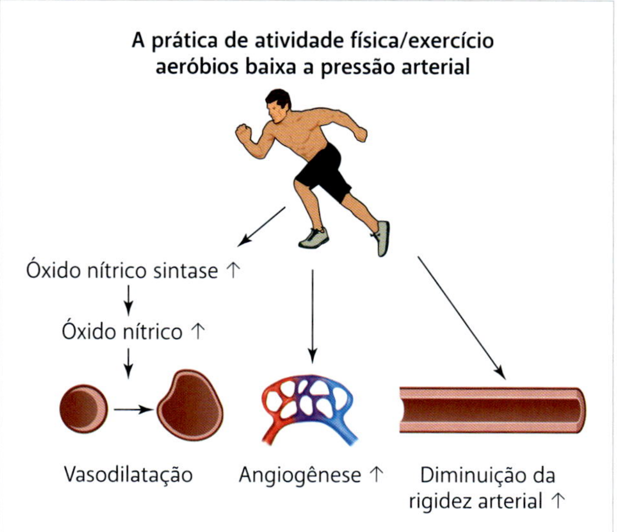

Figura 15.16 A atividade física aeróbia baixa a pressão arterial por diversos mecanismos.

A AF aeróbia diminui a contribuição do diabetes tipo 2 para DAC. O diabetes é uma doença causada por níveis cronicamente altos de glicose no sangue (i.e., **hiperglicemia**).[5,19] Além da elevada incidência dessa doença, a natureza progressiva do diabetes é uma grande preocupação de saúde pública porque, à medida que aumenta a gravidade do diabetes, também aumenta a probabilidade de DAC e outras comorbidades.[5,20] A hiperglicemia crônica, por exemplo, promove tanto inflamação quanto aterosclerose.[66] Por outro lado, o diabetes não controlado causa lesão a órgãos do corpo, inclusive danos a grandes (i.e., artérias) e pequenos (capilares) vasos sanguíneos, o que resulta em falência de órgãos, ataque cardíaco e AVC. A boa notícia é que a prática regular da atividade aeróbia ajuda a manter a homeostase da glicose no sangue e diminui o risco de diabetes tipo 2. Mais adiante, ainda neste capítulo, discutiremos detalhes sobre o impacto da AF no controle do diabetes tipo 2.

A prática da atividade física/do exercício aeróbio protege o coração contra danos durante um ataque cardíaco. Além da redução no risco de DAC, a prática regular da atividade física/do exercício aeróbio protege o coração contra lesões durante um ataque cardíaco; essa proteção é chamada de cardioproteção induzida pelo exercício. O Capítulo 9 introduziu o fato de que o exercício pode proteger o coração durante um ataque cardíaco ("Aplicações clínicas 9.1"). Nesta seção, fornecemos detalhes sobre os mecanismos responsáveis pela cardioproteção induzida pelo exercício. São numerosos os estudos pré-clínicos confirmando que o treinamento com exercícios aeróbios realizado antes do ataque cardíaco proporciona proteção significativa contra danos cardíacos durante o ataque.[78-80] O leitor deve ter em mente que a causa do ataque cardíaco é a interrupção do fluxo sanguíneo para o coração, em decorrência de um coágulo sanguíneo liberado pela ruptura da placa aterosclerótica no interior de uma das artérias coronárias. Durante um ataque cardíaco, os danos ao miocárdio são causados tanto pela interrupção do fluxo sanguíneo coronariano (isquemia) como pela restauração do fluxo sanguíneo (reperfusão) após a dissolução do coágulo; em conjunto, esse dano é denominado lesão de isquemia-reperfusão (I-R). A lesão aos miócitos cardíacos durante um evento I-R é causada por diversos fatores. No entanto, dois dos eventos mais prejudiciais para as células cardíacas são: (1) danos mediados por radicais livres às membranas e proteínas cardíacas e (2) altos níveis de cálcio intracelular, que promovem danos celulares. Vamos discutir brevemente como esses dois eventos lesionam os miócitos cardíacos. Primeiramente, os danos mediados pelos radicais livres nas células cardíacas constituem a pedra angular das lesões I-R.[82] O leitor deve se lembrar, do Capítulo 3, que os radicais livres são moléculas com um elétron não parelhado em seu orbital mais externo; por esse motivo, os radicais livres são altamente reativos, causando lesões nas células ao oxidar lipídios e proteínas celulares. As proteínas oxidadas ficam com uma configuração desdobrada e se tornam disfuncionais; esses eventos resultam em comprometimento da função enzimática, disfunção das proteínas contráteis e perda da capacidade de regulação dos níveis intracelulares de cálcio.[77] Essa incapacidade de regulação dos níveis celulares de cálcio é importante, pois a presença de níveis intracelulares elevados de cálcio danifica as células ao ativar certas enzimas (i.e., proteases) que quebram as proteínas celulares; essa ação impede o funcionamento contrátil normal das fibras musculares cardíacas.[77]

Um ataque cardíaco grave pode ter consequências fatais. E, se o indivíduo sobreviver a um ataque cardíaco significativo, os danos causados ao miocárdio resultarão em disfunção cardíaca permanente, além de prejudicar a qualidade de vida do indivíduo. Felizmente, a prática regular da AF promove adaptações nas células do miocárdio que resistem à lesão I-R. Na verdade, apenas 5 dias de treinamento com exercícios aeróbios fornecem proteção significativa contra lesões I-R do miocárdio (Fig. 9.4; Cap. 9). De que forma o treinamento físico protege o coração contra lesões I-R?

Pesquisas revelam a ocorrência de numerosas mudanças nas células do miocárdio em resposta ao treinamento físico; pelo menos três dessas adaptações desempenham papéis importantes na cardioproteção induzida pelo exercício. Especificamente, as principais mudanças induzidas pelo exercício e que contribuem para a cardioproteção são: (1) aumento dos antioxidantes celulares; (2) maior resistência mitocondrial aos danos I-R; (3) melhor movimentação do cálcio celular (Fig. 15.17). De que modo essas mudanças no coração induzidas pela prática da atividade física/do exercício resultam em cardioproteção?

Os aumentos na concentração de antioxidantes celulares induzidos pelo exercício desempenham papel importante na cardioproteção induzida pelo exercício, porque as enzimas antioxidantes protegem o coração contra o aumento da produção de radicais livres e os subsequentes danos celulares. Por outro lado, o treinamento físico promove adaptações mitocondriais, resultando em maior resistência das mitocôndrias a uma agressão I-R. Por fim, o treinamento físico melhora a movimentação do cálcio nos miócitos cardíacos, resultando em níveis mais baixos de cálcio livre durante um ataque cardíaco e, portanto, em menos danos mediados pelo cálcio aos miócitos cardíacos. Em conjunto, essas três adaptações induzidas pelo exercício protegem o coração contra danos durante um ataque cardíaco.

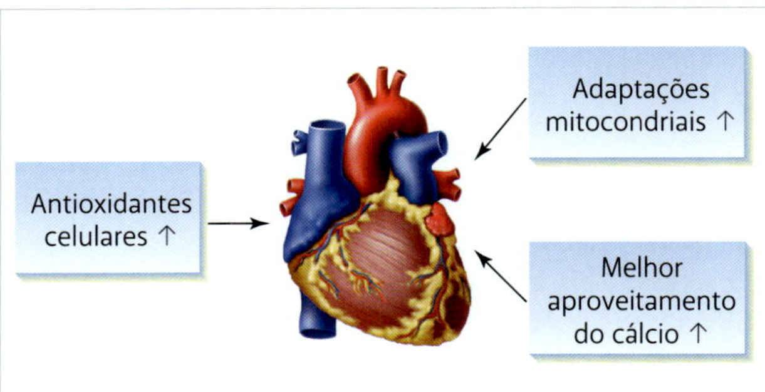

Figura 15.17 Mecanismos responsáveis pela cardioproteção induzida pelo exercício.

Em resumo

- Existem nove fatores de risco principais para a ocorrência de DAC; a prática regular da atividade física/do exercício aeróbio pode diminuir o risco de cinco desses fatores: (1) inatividade física; (2) obesidade e sobrepeso; (3) colesterol no sangue; (4) pressão alta; e (5) diabetes.
- Iniciar um programa de AF que atenda às diretrizes para a prática da AF aeróbia elimina a inatividade física como fator de risco para DAC.
- O aumento da atividade aeróbia ajuda a manter um peso saudável e pode eliminar a obesidade e o sobrepeso como fatores de risco para DAC cardíacas.
- A prática da atividade física/do exercício aeróbio causa impacto positivo no perfil lipídico do sangue, aumentando o colesterol HDL e melhorando a relação colesterol total/HDL.
- A prática da atividade física/do exercício aeróbio pode baixar a hipertensão como fator de risco para DAC, em 5 a 8 mmHg a pressão arterial sistólica em repouso. Em geral, são necessários volumes maiores de AF para obter ganhos significativos na pressão arterial.
- O atendimento das diretrizes para a prática da AF aeróbia diminui o risco de diabetes tipo 2 ao melhorar a homeostase da glicose em todo o corpo.
- A prática da atividade física/do exercício aeróbio promove um fenótipo cardioprotetor no coração que diminui o risco de lesão cardíaca grave durante um ataque cardíaco. Essa proteção decorre do aumento de antioxidantes nas fibras musculares cardíacas induzido pela AF, da melhoria na movimentação do cálcio nos miócitos cardíacos e da produção de mitocôndrias mais resilientes, que resistem a danos durante um ataque cardíaco.

A AF aeróbia diminui o risco de câncer

O câncer é um grupo de doenças caracterizadas pelo crescimento e disseminação de células anormais que se dividem descontroladamente; em conjunto, essas células anormais recebem a denominação de "células cancerígenas". O câncer é causado por danos ao DNA de células saudáveis; como resultado, ocorre uma taxa descontrolada de divisão e crescimento das células. A disseminação de células cancerígenas pelo corpo é chamada de **metástase**. Tumor é a presença de um grupo de células cancerígenas em um único local. Infelizmente, a disseminação descontrolada de células cancerígenas no corpo pode causar lesões a órgãos, e a não prevenção do crescimento tumoral frequentemente resulta na morte do indivíduo.[93]

Não existe uma causa única para a formação de células cancerígenas, e são vários os fatores de risco para a ocorrência do câncer. A inflamação crônica é um fator de risco comum para a promoção do câncer. Com o passar do tempo, a inflamação crônica pode causar danos ao DNA e resultar na formação de células cancerígenas. Exemplificando, a inflamação crônica resulta na produção de radicais livres de oxigênio e de outras moléculas prejudiciais; em conjunto, essas moléculas são chamadas de espécies reativas de oxigênio (ERO). A exposição das células a altos níveis de ERO danifica o DNA, resultando frequentemente em uma divisão celular descontrolada e na formação de células cancerígenas.

Há numerosas causas de inflamação crônica. Como exemplo, a inflamação crônica pode acontecer em resposta a infecções sistêmicas ou a uma variedade de doenças inflamatórias (p. ex., doenças inflamatórias intestinais, artrite reumatoide, diabetes ou asma). Além disso, a inatividade física e o excesso de peso corporal também favorecem a inflamação crônica; felizmente, podemos eliminar esses fatores de risco para inflamação e câncer com a prática regular da AF aeróbia e pela perda de gordura corporal.[54,93] Na verdade, a fidelidade às diretrizes para a prática da AF aeróbia diminui o risco de 13 tipos diferentes de câncer: adenocarcinoma de esôfago, cânceres de fígado, pulmão, rim, cárdia gástrica e endométrio, leucemia mieloide, mieloma e cânceres de cólon, cabeça e pescoço, reto, bexiga e mama.[54,60] Agora, a questão colocada é: como a prática regular da AF diminui o risco de câncer?

Os mecanismos moleculares responsáveis pela diminuição do risco de câncer induzida pelo exercício continuam sendo um tema importante para novas pesquisas. As evidências mais recentes revelam que a prática regular da AF aeróbia protege contra o câncer de dois modos principais: (1) identificação e eliminação de células cancerígenas recém-formadas e (2) diminuição da taxa de crescimento do tumor e da disseminação metastática do câncer.[35] A seguir, oferecemos um resumo de como os exercícios físicos conseguem tais efeitos.

O exercício promove a remoção de células cancerígenas recém-formadas. O leitor deve se lembrar, do Capítulo 6, que o sistema imune desempenha um papel importante na prevenção do câncer. Na verdade, uma função fundamental do sistema imune é reconhecer e destruir células cancerígenas recém-formadas, antes que formem tumores e se disseminem pelo corpo. Duas células imunológicas participam do reconhecimento e da destruição das células cancerígenas: células assassinas naturais (células NK) e células T citotóxicas (células T). É importante saber que uma sessão de AF aeróbia aumenta os níveis circulantes das células NK e T.[35] Por outro lado, a prática da AF aeróbia aumenta a concentração circulante das quimiocinas imunes; essas moléculas ajudam as células NK a identificar e destruir células cancerígenas. Por fim, as células cancerígenas produzem quantidades significativas de lactato. O acúmulo de lactato nas células cancerígenas inibe o funcionamento das células imunológicas, reduzindo sua capacidade de destruir células cancerígenas. Felizmente, a AF baixa os níveis de lactato nas células tumorais e melhora a capacidade das células imunes na identificação e destruição dessas células.[35] Em conjunto, esses mecanismos explicam como a prática regular da AF diminui o risco de progressão das células cancerígenas.

O exercício retarda o crescimento tumoral e diminui as metástases. Embora a AF não possa diminuir o volume do tumor nem eliminar tumores existentes, a prática regular da AF retarda em até 67% o crescimento tumoral.[35] Isso é importante porque a redução no crescimento do tumor retarda a disseminação das células cancerígenas pelo corpo. A prática regular da AF diminui o crescimento tumoral de três maneiras. Em primeiro lugar, a prática moderada a vigorosa da AF aeróbia mobiliza as células NK. Em segundo lugar, a AF aumenta a temperatura corporal, e esse efeito retarda o crescimento do tumor graças ao maior fluxo sanguíneo para as células tumorais; por sua vez, esse aumento no fluxo sanguíneo faz com que maior número de células NK e T seja liberado, resultando na destruição das células cancerígenas. Assim, o crescimento do tumor fica retardado. Por fim, os aumentos induzidos pelo exercício nos níveis circulantes de adrenalina inibem uma importante via de crescimento (i.e., a via Hippo) nas células cancerígenas; essa inibição retarda a taxa de crescimento do tumor.[35] Em conjunto, esses mecanismos retardam o crescimento tumoral e a disseminação do câncer pelo corpo (Fig. 15.18).

Em resumo

- O câncer é um grupo de doenças caracterizadas pelo crescimento descontrolado e pela disseminação de células anormais que também se dividem de forma descontrolada.
- Não existe uma causa única para a formação de células cancerígenas; por outro lado, são vários os fatores de risco para o câncer. Um importante fator de risco é a inflamação crônica. Uma fonte potencial de inflamação crônica é o aumento da gordura visceral; com o passar do tempo, a inflamação crônica instalada promove danos ao DNA, com possibilidade de resultar no surgimento de um câncer.
- Atender às diretrizes para a prática da AF aeróbia diminui o risco de 13 tipos diferentes de câncer: adenocarcinoma de esôfago, cânceres de fígado, pulmão, rim, da cárdia gástrica e endometrial, leucemia mieloide, mieloma e cânceres de cólon, cabeça e pescoço, reto, bexiga e mama.
- Ainda são objeto de discussão os mecanismos exatos responsáveis pela diminuição do risco de câncer induzida pela prática da AF. Mas as evidências disponíveis sugerem que a prática regular da AF aeróbia protege contra o câncer por meio (1) da identificação e eliminação de células cancerígenas recém-formadas e (2) da redução da taxa de crescimento tumoral e da disseminação metastática do câncer.

A AF aeróbia protege contra doenças graves ou morte por Covid-19

Conforme já informamos, a Covid-19 foi a terceira principal causa de mortalidade nos Estados Unidos em 2020. O leitor deve observar que a Covid-19 foi a única doença infecciosa entre as oito principais causas de mortalidade em 2020 naquele país. As duas seções precedentes enfatizaram

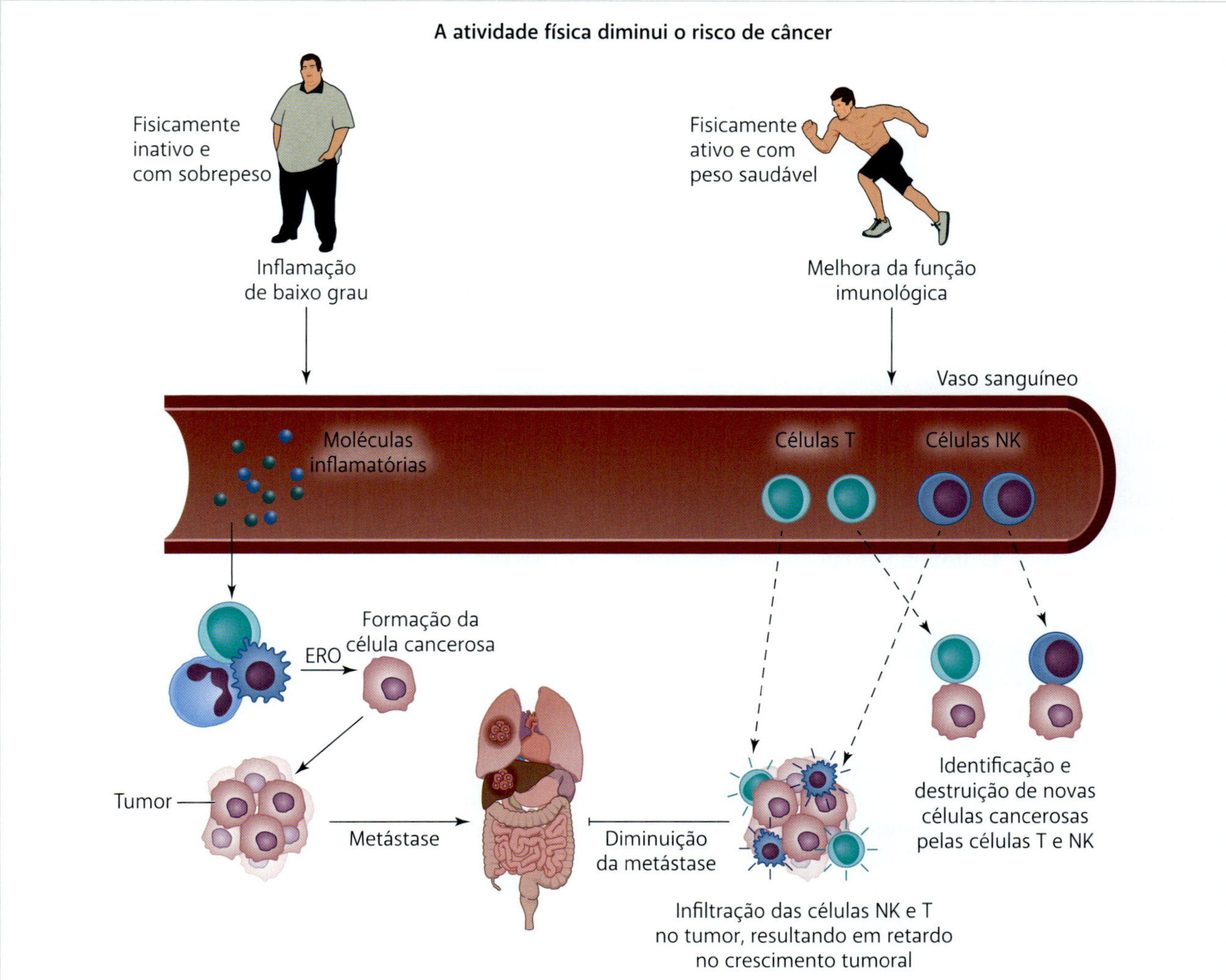

Figura 15.18 A atividade física aeróbia diminui o risco de câncer de várias maneiras. Um modo fundamental se dá por meio da melhora da função imunológica.

que o atendimento às diretrizes para a prática da AF aeróbia diminui o risco de morte por DAC e por câncer (respectivamente, a primeira e a segunda causa de mortalidade). É importante ressaltar que a prática regular de exercícios aeróbios também diminui o risco de morte por Covid-19.

Conforme pudemos ver no Capítulo 6, a prática regular da AF e de exercícios físicos melhora a função imunológica e diminui o risco de infecção por vírus. O leitor deve se lembrar de que o impacto da AF no risco de hospitalização e de morte em decorrência da infecção por Covid-19 também foi discutido pela primeira vez no Capítulo 6. Em vista disso, aqui faremos apenas uma breve recapitulação. Um estudo recentemente publicado concluiu que pessoas fisicamente inativas durante os dois anos anteriores à pandemia por Covid-19 tinham maior probabilidade de hospitalização, de serem internadas na unidade de terapia intensiva e de morrer, em comparação com pacientes que cumpriam consistentemente as diretrizes para a prática da AF aeróbia.[86] Além disso, em comparação com os consistentemente inativos, os que realizavam algum nível de AF apresentavam menor probabilidade de hospitalização e de morte. Esses achados sugerem que qualquer nível de AF resultará em ganhos na proteção do indivíduo contra desfechos graves da Covid-19. Porém, em comparação com os pacientes que seguiam fielmente as diretrizes para a prática da AF, os indivíduos que praticavam apenas alguma AF tinham maiores chances de hospitalização e morte.

A AF aeróbia diminui o risco de acidente vascular cerebral (AVC) e dos danos cerebrais causados pelo derrame

Um acidente vascular cerebral (AVC, derrame) é a morte de células cerebrais causada pela falta de oxigênio. Há três tipos principais de AVC: (1) isquêmicos; (2) hemorrágicos; e (3) ataque isquêmico transitório. Na maioria dos casos, os AVC (87%) são derrames isquêmicos. Infelizmente, os AVC isquêmicos constituem uma das principais causas de mortalidade e incapacitação. O AVC isquêmico ocorre quando uma artéria que transporta sangue para o cérebro fica bloqueada. Mais comumente, esses bloqueios (que causam o AVC isquêmico) são decorrentes de coágulos sanguíneos. Já um derrame hemorrágico é resultante da ruptura de uma artéria que conduz sangue para o cérebro. O extravasamento de sangue desde o vaso lesionado resulta em menor fornecimento de oxigênio para o cérebro e aumenta a pressão sobre as células cerebrais; em conjunto, esses insultos geralmente resultam na morte de neurônios. Por fim, o ataque isquêmico transitório é resultante de breves períodos de isquemia, geralmente por coágulos sanguíneos. Esses últimos eventos são comumente denominados "mini-AVC". Aqui, a boa notícia é que normalmente esses derrames de curta duração não causam danos significativos ao cérebro.

Agora, vamos discutir as evidências de que a prática regular da AF aeróbia é capaz de diminuir tanto o risco de derrame quanto a magnitude do dano cerebral que ocorre durante o AVC. Também discutiremos os mecanismos responsáveis pela proteção contra AVC induzida pela prática da AF.

A prática regular da atividade física/do exercício aeróbio diminui o risco de AVC. Numerosos estudos demonstram que a prática da AF diminui os fatores de risco para AVC e, portanto, o risco de sofrer um derrame.[32,81] Na verdade, estudos revelaram a existência de uma robusta relação inversa entre níveis de AF e risco de AVC em todas as idades.[106] As evidências sugerem que a prática moderada e vigorosa da AF está associada a uma redução de 50% no risco de AVC.[106] Nesse tocante, é importante saber que a prática moderada e vigorosa da AF proporciona níveis semelhantes de proteção contra o risco de um AVC.[106] Um apoio extra para o conceito de que a AF diminui o risco de AVC provém de estudos sugerindo a existência de uma forte relação inversa entre o condicionamento cardiorrespiratório, medido pelo $\dot{V}O_{2máx}$, e o risco de um AVC.[43] Ou seja, em comparação com indivíduos com alto $\dot{V}O_{2máx}$, indivíduos com baixo $\dot{V}O_{2máx}$ estão em maior risco de sofrer AVC. Quais são as ligações biológicas que conectam a prática da AF com menor risco de ocorrência de um AVC?

Mecanismos responsáveis pela proteção induzida pela AF contra a ocorrência de AVC e da lesão cerebral resultante do AVC. A AF diminui o risco de AVC ao proporcionar efeitos benéficos com relação aos fatores de risco para AVC. Os principais fatores de risco para a ocorrência de um AVC incluem hipertensão, dislipidemia, diabetes, inatividade física, obesidade, consumo excessivo de bebidas alcoólicas e tabagismo.[81] Entre esses sete fatores de risco, a prática regular da AF tem efeitos benéficos na hipertensão, dislipidemia, diabetes, inatividade física e obesidade (Fig. 15.19).[81] Especificamente, a prática regular da AF baixa a pressão arterial, melhora os perfis lipídicos no sangue, ajuda a manter a homeostase da glicose no sangue, remove a inatividade física como fator de risco para derrame e ajuda na perda de peso. Portanto, a AF pode exercer impacto positivo em cinco dos sete fatores de risco para acidente vascular cerebral.

Além disso, a AF protege o cérebro durante um derrame, ao diminuir a gravidade dos danos cerebrais induzidos pelo AVC. É importante destacar que, ao diminuir a magnitude dos danos cerebrais, a proteção do cérebro induzida pela AF irá melhorar os resultados funcionais pós-AVC.[32] De que modo a AF protege o cérebro contra danos durante um derrame?

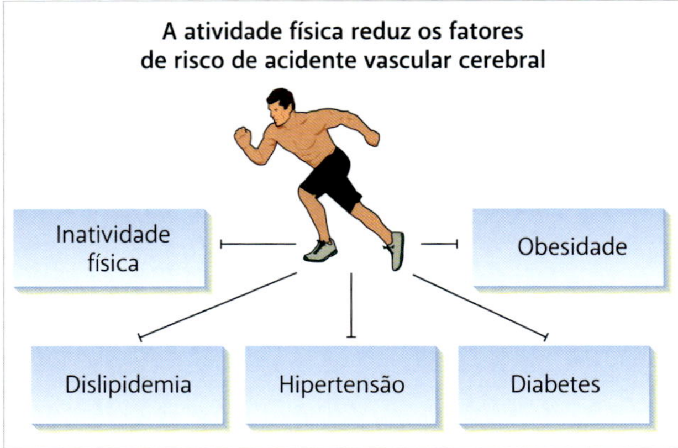

Figura 15.19 A atividade física aeróbia diminui cinco fatores essenciais de risco para a ocorrência de acidente vascular cerebral.

Numerosos estudos pré-clínicos demonstram que a prática da AF resulta em adaptações bioquímicas no cérebro que protegem os neurônios contra o estresse associado a um derrame. Os mecanismos responsáveis pela proteção induzida pelo exercício contra lesões decorrentes do AVC incluem a melhora da integridade da barreira hematoencefálica, o aumento da concentração das proteínas de choque térmico, níveis elevados de antioxidantes no cérebro e o aumento da concentração do fator neurotrófico derivado do cérebro.[32] Em conjunto, essas alterações induzidas pela AF protegem os neurônios contra danos durante um derrame.

Em resumo

- A Covid-19 foi a terceira principal causa de mortalidade nos Estados Unidos em 2020. Felizmente, em comparação com indivíduos inativos, aqueles que se mostraram fiéis às diretrizes para prática da AF aeróbia tiveram risco significativamente menor de hospitalização e de morte por essa virose. É provável que essa proteção induzida pela prática da atividade física/do exercício se deva à melhora da função imunológica, resultando em menor risco de infecção viral.
- Derrame (i.e., AVC) é a morte de células cerebrais causada pela falta de oxigênio. A prática regular da AF e de exercício diminui significativamente o risco de AVC ao atenuar os fatores de risco associados ao AVC. Especificamente, a prática da atividade física/do exercício tem efeitos benéficos nos seguintes fatores de risco para AVC: (1) hipertensão; (2) dislipidemia; (3) diabetes; (4) inatividade física; e (5) obesidade.
- A prática da AF também protege o cérebro durante um derrame, diminuindo a gravidade dos danos cerebrais induzidos pelo episódio. Assim, ao diminuir a magnitude dos danos cerebrais, a proteção do cérebro induzida pela AF melhora os resultados funcionais pós-derrame, o que resultará em uma recuperação mais rápida.
- Os mecanismos responsáveis pela proteção induzida pelo exercício contra as lesões decorrentes do AVC são: melhoria da integridade da barreira hematoencefálica, maior concentração de proteínas de choque térmico, níveis elevados de antioxidantes no cérebro e aumento na concentração do fator neurotrófico derivado do cérebro.

Proteção contra a doença de Alzheimer – benefícios para a saúde com a AF aeróbia

Demência não constitui uma doença específica; trata-se de um termo geral para o comprometimento da capacidade de lembrar, pensar ou tomar decisões; tudo isso interfere nas atividades cotidianas do indivíduo. O distúrbio que mais comumente resulta em demência é a doença de Alzheimer, responsável por 60-80% de todos os casos de demência.[56] A **doença de Alzheimer** (DA) é uma doença neurodegenerativa progressiva que se caracteriza pela perda de memória e por vários outros distúrbios cognitivos. Os fatores de risco para DA são idade, histórico familiar, inatividade física, obesidade abdominal, diabetes, tabagismo e colesterol alto.[56] Em geral, a DA surge depois dos 65 anos, e o risco dessa doença aumenta com o avanço da idade. Na realidade, o envelhecimento é o maior fator de risco para DA, já que cerca de 80% das pessoas com essa doença têm mais de 75 anos de idade.[56] Em sua maioria, os casos de DA familiar têm início precoce, e cerca de 60% desses casos são causados por defeitos em três genes específicos.

As pessoas são acometidas pela DA em decorrência da perda de neurônios funcionais em diversas regiões do cérebro associadas à memória de curto prazo e ao raciocínio lógico. Ainda se discute a causa exata da DA; no entanto, evidências sugerem que uma agregação de proteínas beta-amiloides fora dos neurônios e uma coleção de proteínas tau (conhecidas como emaranhados neurofibrilares) intraneuronais promovem neurodegeneração, declínio cognitivo e, finalmente, demência.[3,22,29] Na fase inicial da doença, a DA destrói neurônios e suas conexões em áreas do cérebro envolvidas na memória; frequentemente o hipocampo é a primeira área a sofrer dano.[63] Mais tarde, no processo patológico, outras regiões do cérebro serão lesionadas, inclusive áreas do córtex cerebral responsáveis pela linguagem, raciocínio e comportamento social.[63] Com o passar do tempo, muitas outras áreas do cérebro também acabarão sendo danificadas, a ponto de ocorrer a perda da capacidade de viver e funcionar de forma independente; no final das contas, essa é uma doença fatal.[63]

Um número crescente de estudos sugere que a prática da AF diminui o risco de DA e outras formas de demência.[56,89,105] Especificamente, as pessoas que praticam semanalmente alguma forma de AF têm um risco 35% menor de declínio cognitivo em comparação com seus indivíduos sedentários equivalentes.[94] Por outro lado, as pessoas fiéis ao volume recomendado de AF aeróbia (i.e., 150 minutos/semana) têm um risco 40% menor de sofrer DA.[88] Mas devemos ter em mente que a AF pode não diminuir o risco de DA em pessoas com mais de 65 anos.[105] Além disso, os benefícios da AF não são permanentes, pois ela precisa ser regularmente praticada ao longo da vida para que os efeitos benéficos no cérebro sejam duradouros. De que modo a AF protege o cérebro contra a DA?

Mecanismos responsáveis pela redução da AF no risco de DA. Com base nos efeitos que a prática da atividade física/do exercício exerce no cérebro, há muito tempo os estudiosos consideram que a AF seja uma boa estratégia para a prevenção ou adiamento do declínio cognitivo relacionado ao avanço da idade.[5] Na verdade, o exercício causa impacto positivo em três áreas principais da função cerebral: fisiologia vascular, neurogênese e volumes hipocampais.[5] Em seguida, vamos discutir brevemente cada uma dessas áreas. Um fator de risco para DA ligado ao processo de envelhecimento é o declínio do fluxo sanguíneo cerebral que ocorre com o tempo. A diminuição do fluxo sanguíneo cerebral está associada à degeneração neuronal e ao declínio da função cognitiva.[105] É importante ter em mente que a prática regular da atividade aeróbia pode ter impacto positivo no fluxo sanguíneo cerebral durante o envelhecimento, e, assim, a AF protege o cérebro contra a ocorrência de DA.[105] Conforme discutido no Cap. 7, a prática da atividade física/do exercício promove a neurogênese (i.e., o surgimento de novos neurônios), o que é essencial para a manutenção da saúde do cérebro ao longo da vida do indivíduo. Nesse sentido, a AF aumenta os níveis circulantes e cerebrais do fator neurotrófico derivado do cérebro, uma molécula que promove a neurogênese e tem papel fundamental na regulação da memória. Sabe-se que os pacientes com DA apresentam baixos níveis de fator neurotrófico derivado do cérebro, tanto no sangue quanto no cérebro.[105] A DA também está associada à perda de neurônios funcionais em diversas áreas do cérebro; assim, a neurogênese induzida pela AF pode diminuir o risco de DA. Por fim, como já tivemos a oportunidade de discutir, no início da doença a DA destrói neurônios no hipocampo. Esse problema fica ainda maior porque o envelhecimento também diminui o volume do hipocampo, em decorrência da perda de neurônios relacionada ao processo de envelhecimento. Portanto, o fato de que a prática da atividade física/do exercício aumenta os volumes do hipocampo (graças ao aumento da neurogênese) fala em favor do conceito de que a prática regular da atividade física/do exercício reduzirá o risco de declínio mediado pela DA nos neurônios do hipocampo.

Por fim, uma das características da DA é o dano causado pelos radicais livres (oxidativos) aos neurônios. Além disso, a inflamação é fator-chave que contribui para a morte de neurônios em pessoas com DA. Mais importante ainda, a prática regular da atividade física/do exercício pode diminuir os danos oxidativos aos neurônios, por aumentar os níveis de moléculas antioxidantes no cérebro.[105] Também foi demonstrado que a prática regular da atividade física/do exercício diminui a inflamação sistêmica e, em consequência, diminui o risco de desenvolvimento da DA.[105]

Em resumo, há vários mecanismos contributivos para a diminuição do risco de DA induzida pela prática regular da atividade física/do exercício: melhoria do fluxo sanguíneo cerebral, neurogênese e aumento do volume do hipocampo. Por outro lado, a prática regular da AF diminui o risco de danos mediados por radicais livres aos neurônios (i.e., danos oxidativos), além de reduzir o nível de inflamação sistêmica, outro fator de risco para DA (Fig. 15.20).

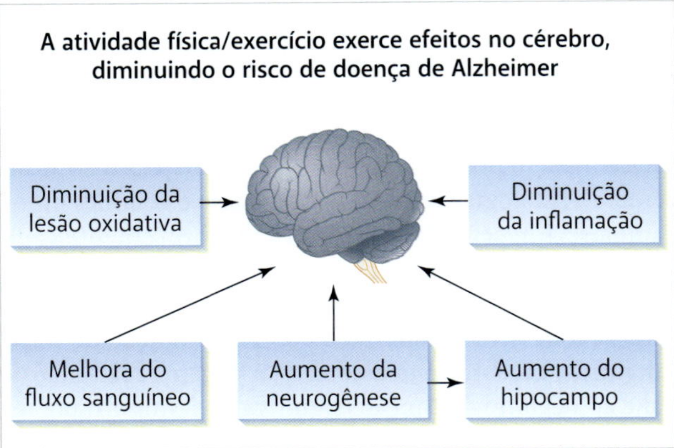

Figura 15.20 A atividade física/exercício aeróbio diminui o risco para doença de Alzheimer.

Em resumo

- Demência não é uma doença específica; trata-se de um termo geral para o comprometimento da capacidade de lembrar, pensar ou tomar decisões, que interfere na realização das atividades cotidianas. A doença de Alzheimer (DA) é a doença mais comum que resulta em demência; DA é uma doença neurodegenerativa progressiva, caracterizada pela perda de memória e por vários outros distúrbios cognitivos.
- Os fatores de risco para DA são idade, histórico familiar, inatividade física, obesidade abdominal e inflamação, diabetes, tabagismo e colesterol alto.
- A prática regular da atividade física/do exercício aeróbio diminui o risco de DA, por melhorar o fluxo sanguíneo cerebral, a neurogênese e o aumento dos volumes do hipocampo. Além disso, a prática regular da AF diminui o risco de danos aos neurônios mediados pelos radicais livres, além de reduzir o nível de inflamação sistêmica, outro fator de risco para DA.

A prática regular da atividade física/do exercício aeróbio melhora a saúde metabólica e protege contra o diabetes tipo 2

Segundo a Organização Mundial da Saúde, mais de 422 milhões de pessoas no mundo têm diabetes *mellitus*. Nos Estados Unidos, atualmente há mais de 37 milhões de pessoas com diabetes, e este continua sendo uma das principais causas de mortalidade. Conforme discutimos anteriormente, o diabetes é uma doença causada pela hiperglicemia[5,19] e continua a ser uma grande preocupação de saúde pública por ser um fator importante de risco para DAC e outras comorbidades.[5,20] Especificamente, a hiperglicemia crônica resulta em reações químicas espontâneas (glicosilação) entre a glicose sanguínea e muitas proteínas circulantes. Essas proteínas glicosiladas podem promover inflamação, o que provocará uma acelerada aterosclerose.[66] Na verdade, se não estiver controlado, o diabetes danifica órgãos e promove lesões, tanto nos vasos sanguíneos calibrosos (i.e., artérias) quanto nos pequenos vasos sanguíneos (i.e., capilares), o que pode resultar em falência de órgãos, ataque cardíaco e derrame.

Visão geral do diabetes como doença crônica. O diabetes é diagnosticado de várias maneiras. Primeiramente, ele pode ser detectado pela medição dos níveis plasmáticos de glicose (hiperglicemia em jejum $\geq$ 126 mg $\cdot$ dl^{-1} [7,0 mmol $\cdot$ L^{-1}]) ou em seguida a um teste padronizado de tolerância à glicose oral. O diabetes também pode ser diagnosticado pela determinação da hemoglobina glicada (HbA1c) no sangue; níveis sanguíneos cronicamente elevados de glicose resultam na adição de glicose à hemoglobina, marcada como HbA1c. HbA1c é definida como o percentual de hemoglobina glicada encontrada no sangue; HbA1c $\geq$ 6,5% é o limite para o diabetes.[4,5] Depois do diagnóstico, os casos são classificados em duas formas distintas: diabetes tipo 1 e diabetes tipo 2.

O diabetes tipo 1 é decorrente da deficiência de insulina e constitui cerca de 5% a 10% de todos os casos diagnosticados de diabetes.[4,5,18] Geralmente a doença tem seu início em pessoas jovens, em seguida a uma infecção viral (semelhante à gripe) que ataca as células beta do pâncreas. Como o leitor deve se lembrar do Cap. 5, as células beta pancreáticas produzem o hormônio insulina. Na ausência de níveis adequados de insulina, todo o metabolismo do corpo sofre impacto negativo, porque esse hormônio promove a captação de glicose pelas células. A partir do momento do diagnóstico, em geral as pessoas com diabetes tipo 1 precisarão de doses diárias de insulina exógena (injetada) para ocorrer a captação de glicose pelas células em seguida a cada refeição; esses indivíduos dependem desse tratamento com insulina para que sejam mantidas as concentrações de glicose no sangue dentro dos limites normais.

O diabetes tipo 2 refere-se a uma forma da doença que é resistente à insulina. No caso do diabetes tipo 2, geralmente os indivíduos apresentam níveis normais de insulina circulante, mas o músculo esquelético e outros tecidos se tornam menos eficientes em termos da absorção da glicose do sangue, o que resulta em hiperglicemia. Em países industrializados como os Estados Unidos, 90% a 95% das pessoas com diabetes são diagnosticadas com a forma do tipo 2 da doença.[4,18,20] Ao contrário do diabetes tipo 1, pessoas com diabetes tipo 2 em geral dispensam a suplementação com insulina. Tendo em vista que o diabetes tipo 2 é um distúrbio progressivo que geralmente surge em adultos jovens ou de meia-idade, habitualmente essa doença é precedida por um diagnóstico de pré-diabetes (p. ex., valores de glicemia que tendem aos limiares clínicos para o diabetes). Em decorrência da natureza progressiva da doença ao longo de anos ou décadas, essa forma de diabetes é por vezes chamada de diabetes de início adulto. Porém, nos últimos anos, vários fatores, como raça, obesidade e estilo de vida (i.e., inatividade), resultaram em maior frequência no diagnóstico de diabetes tipo 2 em crianças e adolescentes.[5,74] Essa tendência enfatiza o crescente impacto do diabetes na saúde das populações em países do mundo todo.

Causas do diabetes tipo 2. O surgimento do diabetes tipo 2 está ligado à combinação do sedentarismo crônico e do acúmulo de gordura (i.e., tecido adiposo) na região abdominal (gordura visceral). O diabetes tipo 2 está na base de um distúrbio metabólico conhecido como **síndrome metabólica**. A síndrome metabólica é um termo genérico que envolve vários fatores de risco para DAC, como hipertensão, dislipidemia, resistência à insulina (i.e., diabetes tipo 2) e obesidade abdominal. Nesse sentido, supõe-se que a presença de gordura abdominal seja um fator de risco crítico para desenvolver o diabetes tipo 2.

Um aumento na reserva de gordura visceral aumenta a produção de citocinas pró-inflamatórias como o TNF-α, aumenta o estresse oxidativo e diminui a produção de hormônios anti-inflamatórios, como a adiponectina (ver Cap. 5). Essas alterações resultam em resistência celular à insulina; resistência à insulina significa que, mesmo em presença desse hormônio, as células são incapazes de absorver glicose na taxa normal.

Mecanismos que ligam a AF à proteção contra o diabetes tipo 2. Quando uma pessoa é diagnosticada como tendo diabetes tipo 2, o principal objetivo médico passa a ser a manutenção de um nível saudável de glicose no sangue. Felizmente, a participação em AF praticadas com regularidade, em combinação com restrições alimentares e perda de peso, é uma estratégia altamente eficaz na prevenção e no tratamento do diabetes tipo 2.[4] Agora, vamos discutir como a AF diminui o risco de diabetes tipo 2, sendo também benéfica para indivíduos já com esse tipo de diabetes.

A prática regular da atividade física/do exercício aeróbio melhora a sensibilidade à insulina em todo o corpo e nos músculos esqueléticos, o que resulta em uma absorção mais eficiente da glicose, tanto em repouso quanto durante o exercício.[71,97] Quatro mecanismos contribuem para a melhor captação de glicose pelos músculos esqueléticos induzida pela prática da AF: (1) aumento da biogênese mitocondrial em músculos treinados; (2) melhor sinalização pós-receptor de insulina (ou seja, maior captação de glicose pelas células); (3) aumento da concentração da proteína de transporte de glicose (GLUT4) nos músculos esqueléticos; e (4) aumento da capilarização ao redor das fibras musculares treinadas.[100,101] O aumento do volume mitocondrial induzido pela AF aumenta a capacidade de metabolização da glicose e das gorduras por meio da fosforilação oxidativa.[55] Além disso, as melhorias na sensibilidade das células musculares à insulina, induzidas pelo treinamento aeróbio, resultam em maior captação de glicose pelas células e em melhora da homeostase da glicose no sangue.[41] Por outro lado, a prática regular e contínua da atividade física/do exercício aeróbio promove aumentos na expressão de GLUT4 e na capilarização que irriga os músculos esqueléticos treinados.[1,37] GLUT4 é uma proteína de transporte de glicose encontrada no interior das fibras musculares esqueléticas; durante as contrações musculares, o GLUT4 se desloca do citoplasma para o sarcolema, de modo a facilitar a captação da glicose pelo músculo. Assim, o aumento da concentração de GLUT4 aumenta a captação de glicose pelas fibras musculares durante a AF. Por fim, a maior capilarização assegura o fornecimento e a absorção de glicose pelos músculos em atividade.[97] Em conjunto, essas adaptações induzidas pela prática da AF contribuem para melhorar a homeostase da glicose em pessoas com diabetes tipo 2 (Fig. 15.21).

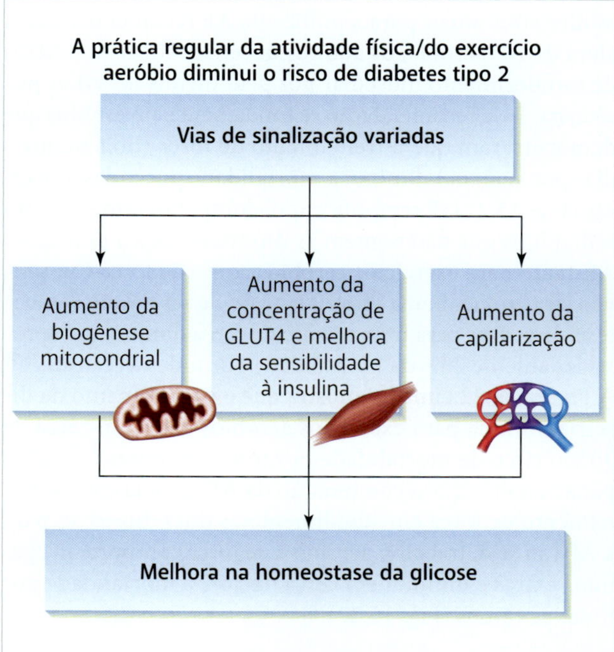

Figura 15.21 A atividade física/exercício aeróbio diminui o risco de diabetes tipo 2 ao aumentarem a biogênese mitocondrial, as expressões de GLUT4, a sensibilidade à insulina e a capilarização.

Em resumo

- O diabetes é uma doença causada pela hiperglicemia crônica.
- Há duas formas de diabetes: (1) diabetes tipo 1 e (2) diabetes tipo 2. O diabetes tipo 1 é resultante da deficiência de insulina, enquanto o diabetes tipo 2 é resultante do comprometimento da sinalização da insulina, o que resulta na incapacidade de absorção de glicose pelos tecidos. Nos países industrializados, 90% a 95% das pessoas com diabetes sofrem do tipo 2.
- Síndrome metabólica é um termo genérico que envolve o agrupamento de fatores de risco para DAC: hipertensão, dislipidemia, resistência à insulina (i.e., diabetes tipo 2) e obesidade abdominal.
- A prática regular da AF/de exercício aeróbio protege contra o diabetes tipo 2. Quatro mecanismos contribuem para a melhora induzida pela prática da AF na captação de glicose pelos músculos esqueléticos: (1) aumento da biogênese mitocondrial em músculos treinados; (2) melhor sinalização pós-receptor de insulina (i.e., captação mais eficiente de glicose); (3) aumento da concentração de GLUT4 nos músculos esqueléticos; e (4) aumento da capilarização ao redor das fibras musculares treinadas.

O treinamento de força diminui a mortalidade por todas as causas

Até aqui, nossa discussão se concentrou nos ganhos para a saúde com a prática regular da atividade física/do exercício aeróbio. Agora, discutiremos os benefícios do exercício de força para a saúde. Conforme discussão anterior, as diretrizes atuais para a prática da AF recomendam que, além da AF aeróbia, os adultos devem praticar exercícios de fortalecimento muscular por pelo menos dois dias por semana. Essa recomendação se fundamenta em estudos que demonstraram que o treinamento de força (dois ou mais dias por semana) diminui a mortalidade por todas as causas (Fig. 15.22). Exemplificando, comparativamente com indivíduos que não seguem as diretrizes para a prática da AF, tanto para exercícios aeróbios como de força (ou seja, não seguem nenhuma diretriz), o fato de ser fiel tão somente às diretrizes para treinamento de força diminui em aproximadamente 20% da mortalidade por todas as causas.[25,95] A Figura 15.22 também mostra que o cumprimento da diretriz mínima para exercícios aeróbios baixa em cerca de 30% o risco de mortalidade por todas as causas.[2,42] Vale a pena ressaltar que a combinação da AF aeróbia com o treinamento de força em atendimento às duas diretrizes para a AF (ou seja, trabalho aeróbio e de força) proporciona ganhos extras e diminui em cerca de 36% a mortalidade por todas as causas (Fig. 15.22).[95]

O treinamento de força diminui a mortalidade por todas as causas ao diminuir o risco de morte por diabetes tipo 2 e por câncer

Em comparação ao número de estudos que investigam os benefícios do exercício aeróbio para a saúde, o impacto do treinamento de força na saúde tem recebido menos atenção. Apesar disso, um corpo crescente de evidências sugere que o treinamento com exercícios de força diminui o risco de morte por câncer e por diabetes. Especificamente, o treinamento de força diminui em 30% o risco de diabetes tipo 2.[91]

Além disso, recentemente foram publicadas pesquisas revelando que o treinamento com pesos diminui o risco dos cânceres de cólon, bexiga e rim;[53,83] isso é importante considerando que essas neoplasias são responsáveis por > 21% dos novos casos de câncer nos Estados Unidos. Por outro lado, estudos indicam uma relação inversa entre mortalidade por câncer e massa muscular. Em outras palavras, pessoas com maior massa muscular têm maior probabilidade de sobrevivência ao câncer, em comparação com indivíduos com pouca massa muscular. Um estudo mais antigo, por exemplo, demonstrou que o risco de morte por câncer é significativamente menor em pessoas com grande massa muscular, em comparação com pessoas com pouca massa muscular.[67] A Figura 15.23 ilustra esse ponto importante; observe que o risco de morte por câncer foi menor nos indivíduos situados no quartil mais alto para massa muscular, enquanto, nos indivíduos com menor massa muscular, a taxa de mortalidade por câncer foi significativamente maior. Assim, pode-se concluir que o treinamento de força diminui o risco de câncer e que os exercícios de fortalecimento aumentam as chances de sobrevivência a essa doença.

Ainda está em curso o debate com relação à questão de saber se o treinamento de força diminui o risco de surgimento de doenças cardiovasculares. Embora vários estudos tenham demonstrado que o exercício de força tende a reduzir o risco de morte por DAC (i.e., -17% de risco), as evidências mais recentes não são conclusivas.[18,19,25,95] Mas um estudo recentemente publicado que envolveu mais de 35 mil mulheres concluiu que, independentemente da atividade física/do exercício aeróbio, o treinamento de força diminui significativamente o risco de morte por DAC.[91] O leitor deve ficar atento, pois há necessidade de mais pesquisas que esclare-

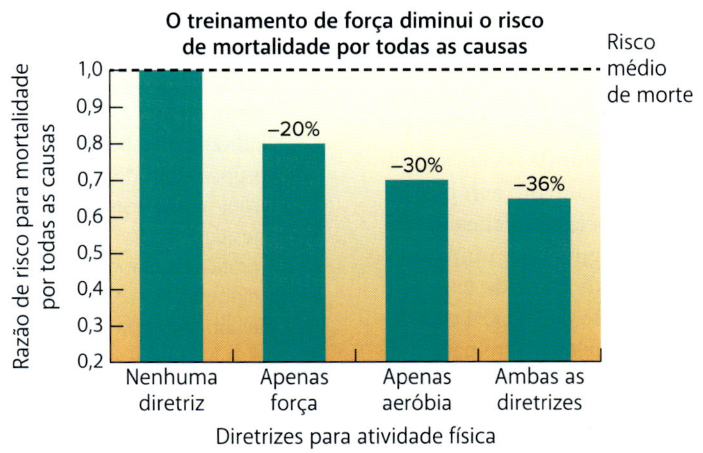

Figura 15.22 O treinamento de força diminui o risco de mortalidade por todas as causas. Os dados são das referências 25 e 95. Fonte: El-Kotob R, Ponzano M, Chaput JP, Janssen I, Kho ME, Poitras VJ, Ross R, Ross-White A, Saunders TJ e Giangregorio LM. Resistance training and health in adults: an overview of systematic reviews. *Appl Physiol Nutr Metab* 45: S165-S179, 2020; Stamatakis E, Lee IM, Bennie J, Freeston J, Hamer M, O'Donovan G, Ding D, Bauman A e Mavros Y. Does strength-promoting exercise confer unique health benefits? a pooled analysis of data on 11 population cohorts with all-cause, cancer, and cardiovascular mortality endpoints. *Am J Epidemiol* 187: 1102-1112, 2018.

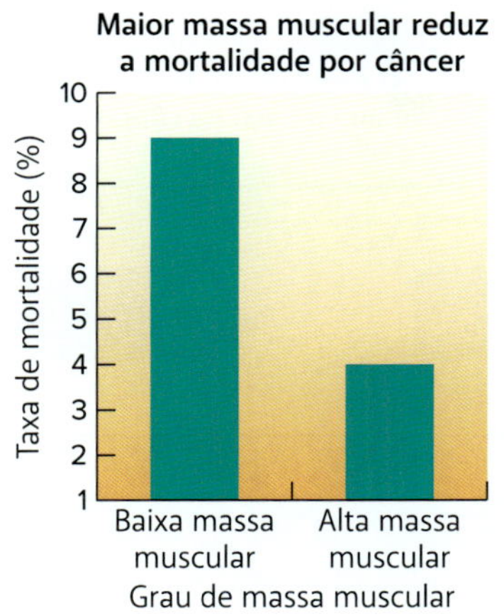

Figura 15.23 Em comparação com indivíduos com baixa massa da musculatura esquelética, as pessoas com câncer que apresentam níveis mais altos de massa muscular têm maior chance de sobreviver à doença. Dados da referência 67.
Fonte: Oppert JM, Charles MA, Thibult N, Guy-Grand B, Eschwege E e Ducimetiere P. Anthropometric estimates of muscle and fat mass in relation to cardiac and cancer mortality in men: the Paris Prospective Study. *Am J Clin Nutr* 75: 1107-1113, 2002.

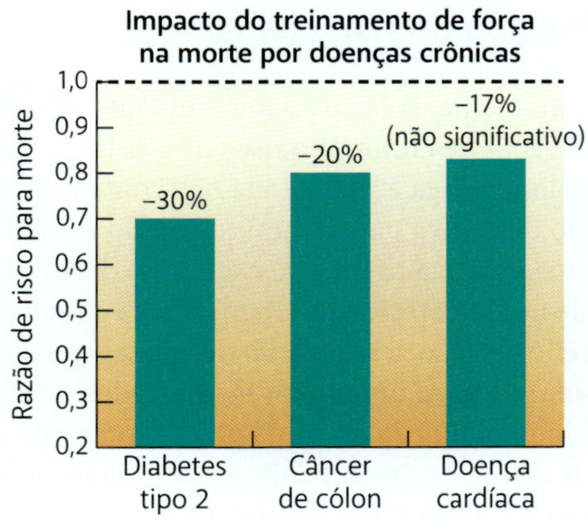

Figura 15.24 O treinamento de força diminui o risco de morte por diabetes tipo 2 e por câncer de cólon. Os dados são das referências 53, 91 e 95.
Fonte: Mazzilli KM, Matthews CE, Salerno EA e Moore SC. Weight training and risk of 10 common types of cancer. *Med Sci Sports Exerc* 51: 1845-1851, 2019; Shiroma EJ, Cook NR, Manson JE, Moorthy MV, Buring JE, Rimm EB e Lee IM. Strength training and the risk of type 2 diabetes and cardiovascular disease. *Med Sci Sports Exerc* 49: 40-46, 2017; Stamatakis E, Lee IM, Bennie J, Freeston J, Hamer M, O'Donovan G, Ding D, Bauman A e Mavros Y. Does strength-promoting exercise confer unique health benefits? a pooled analysis of data on 11 population cohorts with all-cause, cancer, and cardiovascular mortality endpoints. *Am J Epidemiol* 187: 1102-1112, 2018.

çam o papel que o treinamento de força desempenha na diminuição do risco de morte por DAC.

Em resumo, pesquisas indicam que o treinamento de força diminui o risco de morte por diabetes tipo 2 e que, além disso, diminui o risco de cânceres de cólon, bexiga e rim. Embora o treinamento de força tenda a reduzir o risco de morte por DAC, certamente há necessidade de novas pesquisas para ficarmos sabendo se o treinamento de força diminui efetivamente o risco de DAC (Fig. 15.24).

Ligações biológicas entre exercícios de força e diminuição da mortalidade por todas as causas

Agora que ficou determinado que os exercícios de força diminuem o risco de desenvolvimento do diabetes tipo 2 e de vários tipos de câncer, vamos discutir as mudanças induzidas pelo treinamento e que são responsáveis por essa proteção.

Mecanismos que ligam o exercício de força à proteção contra o diabetes tipo 2

Numerosos estudos demonstram que o treinamento de força resulta em adaptações biológicas que diminuem o risco de diabetes tipo 2. Como exemplo, o treinamento de força pode reduzir a gordura abdominal, fator de risco para o desenvolvimento do diabetes tipo 2.[107] Na verdade, e como já discutimos, a resistência à insulina está intimamente ligada a altos níveis de gordura visceral e à produção resultante de moléculas inflamatórias que contribuem para a menor sensibilidade à insulina. Com a diminuição das reservas de gordura visceral, o treinamento de força também melhora a sensibilidade à insulina em todo o corpo, o que resulta em maior captação da glicose em todo o corpo e em melhor homeostase da glicose.[27] Por fim, o treinamento de força também aumenta a concentração de GLUT4 no músculo esquelético; esse efeito ajuda na captação de glicose não mediada pela insulina pelas fibras musculares durante o exercício.[36] Em conjunto, essas adaptações biológicas induzidas pelo treinamento de força diminuem o risco de desenvolvimento do diabetes tipo 2 (Fig. 15.25).[98]

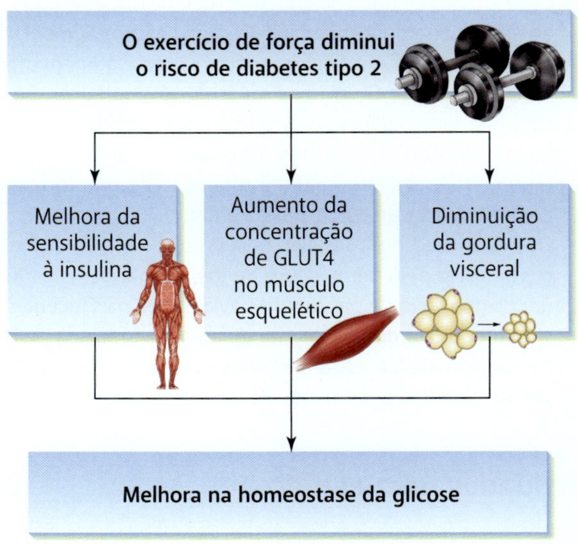

Figura 15.25 O exercício de força diminui o risco de diabetes tipo 2.

Mecanismos que ligam o exercício de força à diminuição do risco de câncer

Até o momento, já ficou estabelecido que o treinamento de força é capaz de diminuir o risco de três tipos comuns de câncer: cólon, bexiga e rim. Ainda não contamos com uma explicação definitiva para a diminuição do risco desses tipos de câncer com a prática de exercícios de força. No entanto, e de modo parecido com a prática da atividade física/do exercício aeróbio, a realização de apenas uma sessão de treinamento de força diminui os biomarcadores de inflamação e melhora a função imunológica.[28] Conforme foi anteriormente discutido em detalhes, essas mudanças fisiológicas podem diminuir o risco de ocorrência e progressão do câncer. O leitor deve ter em mente que a liberação crônica de moléculas inflamatórias pelas células de gordura visceral aumenta o risco de formação de câncer. Por outro lado, também devemos lembrar que o sistema imune tem a função de reconhecer e destruir as células cancerígenas, antes que se disseminem pelo corpo. Assim, é provável que a diminuição da inflamação induzida pelo exercício de força e o reforço do sistema imune trabalhem em conjunto, com o objetivo de diminuir o risco de câncer (Fig. 15.26).

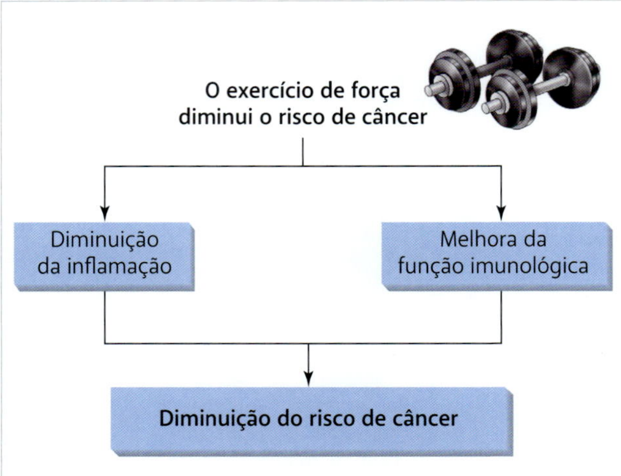

Figura 15.26 O treinamento de força diminui o risco de câncer ao reduzir a inflamação crônica e melhorar a função imunológica.

Em resumo

- Em comparação com pessoas que não seguem as diretrizes de AF para exercícios aeróbios ou de força, pessoas que seguem somente as diretrizes para o treinamento de força serão beneficiadas com uma diminuição de cerca de 20% da mortalidade por todas as causas.
- A combinação de treinamento aeróbio e de treinamento de força, em atendimento a ambas as diretrizes para a AF, resulta em ganhos extras; além disso, a mortalidade por todas as causas diminui em cerca de 36%.
- O treinamento de força diminui a mortalidade por todas as causas, bem como o risco de morte por diabetes tipo 2 e a ocorrência de três tipos de câncer.
- Os exercícios de força diminuem o risco de diabetes tipo 2 ao reduzir a gordura abdominal (i.e., inflamação), aumentar a sensibilidade à insulina em todo o corpo e aumentar a concentração de GLUT4 nos músculos esqueléticos. Em conjunto, essas adaptações induzidas pelo treinamento de força melhoram a homeostase da glicose em todo o corpo.
- O treinamento de força diminui o risco de três formas comuns de câncer: cólon, bexiga e rim.
- Os mecanismos responsáveis pela proteção contra o câncer induzida pelo treinamento de força continuam sendo um campo ativo de pesquisa. As evidências mais recentes sugerem que a diminuição na inflamação induzida pelo treinamento de força e as melhorias na função imunológica provavelmente contribuem para essa proteção.

Atividades para estudo

1. Quais foram as principais causas de mortalidade nos EUA em 2020? Qual foi o impacto da Covid-19 na causa de mortalidade nos EUA e no mundo?
2. Identifique os quatro principais fatores contributivos para o estado geral de saúde. Qual desses fatores desempenha o maior papel na determinação da saúde?
3. Nos Estados Unidos, quais são as atuais recomendações para a prática da AF aeróbia objetivando melhorar a saúde?
4. Foi demonstrado que a prática regular da atividade física/do exercício físico aeróbio diminui o risco de mortalidade por todas as causas. Qual das sete principais causas de mortalidade pode ser afetada pela prática regular da AF?
5. Identifique os principais fatores de risco para DAC. Quais desses fatores podem ser modificados para diminuir o risco? Quais dos principais fatores de risco para DAC podem ser modificados pela AF aeróbia regular?
6. Como a prática da atividade física/do exercício físico diminui o risco de inflamação crônica?
7. Defina os seguintes termos-chave: epidemiologia, epidemiologia do exercício, AF, exercício, condicionamento físico, AF leve, AF moderada, AF vigorosa, CS, razão de risco e inatividade física.
8. Discuta o impacto de ficar sentado por muito tempo em termos de mortalidade por todas as causas e destaque o impacto promovido pela AF aeróbia na diminuição do aumento no risco de mortalidade por todas as causas induzido pelo CS.
9. Identifique três doenças crônicas associadas a um CS prolongado.
10. Defina aterosclerose e explique por que o acúmulo da placa aterosclerótica resulta na diminuição do fluxo sanguíneo.
11. Discuta a relação entre aumento da gordura visceral e doenças crônicas.
12. Identifique o objetivo inicial do programa "Exercício é remédio".
13. Desenhe um gráfico ilustrativo da relação dose-resposta entre AF e mortalidade por todas as causas. Marque no gráfico o volume recomendado de AF, bem como os pontos que excedem em 3 e 10 vezes o volume de exercício recomendado.
14. Discuta se a prática regular da AF pode atenuar ou eliminar a conexão prejudicial existente entre longos períodos na posição sentada e mortalidade por todas as causas.

15. Analise os benefícios da prática de AF moderada e vigorosa para a saúde.
16. Discuta o impacto da AF no risco de doenças cardíacas, câncer e diabetes tipo 2.
17. Descreva o impacto do treinamento de força no risco de mortalidade por todas as causas.
18. Explique como o treinamento de força diminui o risco de mortalidade por todas as causas.
19. A relação entre AF aeróbia e câncer tem sido investigada por diversos grupos de pesquisa. Liste sete tipos de câncer que comprovadamente têm seu risco relativo diminuído em 12% ou mais com a prática de exercícios aeróbios.
20. Foi demonstrado que a prática de exercícios de força diminui o risco de três tipos de câncer. Nomeie esses cânceres e liste três fatores que contribuem para a proteção contra tais neoplasias induzida pelo treinamento de força.

Sugestões de leitura

Kraus, W.E., K.E. Powell, W.L. Haskell, K.F. Janz, W.W. Campbell, J.M. Jakicic, et al. 2019. Physical activity, all-cause and cardiovascular mortality, and cardiovascular disease. *Med Sci Sports Exerc* 51: 1270-1281.

Meng, Q, M.S. Lin, and I.S. Tzeng. 2020. Relationship between exercise and alzheimer's disease: a narrative literature review *Front Neurosci* 14: 131.

Pedersen, B.K. 2019 The physiology of optimizing health with a focus on exercise as medicine. *Annu Rev Physiol* 81: 607-627.

Powers, S.K., A.J. Smuder, A.N. Kavazis, and J.C. Quindry. 2014. Mechanisms of exercise-induced cardioprotection. *Physiology (Bethesda)* 29: 27-38.

Thompson, W.R., R. Sallis, E. Joy, C.A. Jaworski, R.M. Stuhr, and J.L. Trilk. 2020. Exercise is medicine. *Am J Lifestyle Med* 14: 511-523.

Westcott, W.L. 2012. Resistance training is medicine: effects of strength training on health. *Curr Sports Med Rep* 11: 209-216.

Referências bibliográficas

1. Andersen P and Henriksson J. Capillary supply of the quadriceps femoris muscle of man: adaptive response to exercise. *J Physiol* 270: 677-690, 1977.
2. Arem H, Moore SC, Patel A, Hartge P, Berrington de Gonzalez A, Visvanathan K, Campbell PT, Freedman M, Weiderpass E, Adami HO, Linet MS, Lee IM, and Matthews CE. Leisure time physical activity and mortality: a detailed pooled analysis of the dose-response relationship. *JAMA Intern Med* 175: 959-967, 2015.
3. Ashrafian H Zadeh EH, and Khan RH. Review on Alzheimer's disease: Inhibition of amyloid beta and tau tangle formation. *Int J Biol Macromol* 167: 382-394, 2021.
4. Bandeali S and Farmer J. High-density lipoprotein and atherosclerosis: the role of antioxidant activity. *Curr Atheroscler Rep* 14: 101-107, 2012.
5. Barnes JN. Exercise, cognitive function, and aging. *Adv Physiol Educ* 39: 55-62, 2015.
6. Barnes JN. Sex-specific factors regulating pressure and flow. *Exp Physiol* 102: 1385-1392, 2017.
7. Benjamin EJ, Blaha MJ, Chiuve SE, Cushman M, Das SR, Deo R, de Ferranti SD, Floyd J, Fornage M, Gillespie C, Isasi CR, Jimenez MC, Jordan LC, Judd SE, Lackland D, Lichtman JH, Lisabeth L, Liu S, Longenecker CT, Mackey RH, Matsushita K, Mozaffarian D, Mussolino ME, Nasir K, Neumar RW, Palaniappan L, Pandey DK, Thiagarajan RR, Reeves MJ, Ritchey M, Rodriguez CJ, Roth GA, Rosamond WD, Sasson C, Towfighi A, Tsao CW, Turner MB, Virani SS, Voeks JH, Willey JZ, Wilkins JT, Wu JH, Alger HM, Wong SS, Muntner P, American Heart Association Statistics C, and Stroke Statistics S. Heart disease and stroke statistics-2017 update: a report from the American heart association. *Circulation* 135: e146- e603, 2017.
8. Bennie JA, De Cocker K, Teychenne MJ, Brown WJ, and Biddle SJH. The epidemiology of aerobic physical activity and muscle-strengthening activity guideline adherence among 383,928 U.S. adults. *Int J Behav Nutr Phys Act* 16: 34, 2019.
9. Berryman JW. Motion and rest: galen on exercise and health. *Lancet* 380: 210-211, 2012.
10. Bey L, Akunuri N, Zhao P, Hoffman EP, Hamilton DG, and Hamilton MT. Patterns of global gene expression in rat skeletal muscle during unloading and low-intensity ambulatory activity. *Physiol Genomics* 13: 157-167, 2003.
11. Bey L and Hamilton MT. Suppression of skeletal muscle lipoprotein lipase activity during physical inactivity: a molecular reason to maintain daily low-intensity activity. *J Physiol* 551: 673-682, 2003.
12. Blair SN, Kohl HW, 3rd, Barlow CE, Paffenbarger RS, Jr., Gibbons LW, and Macera CA. Changes in physical fitness and all-cause mortality. A prospective study of healthy and unhealthy-men. *JAMA* 273: 1093- 1098, 1995.
13. Blair SN, Kampert JB, Kohl HW, 3rd, Barlow CE, Macera CA, Paffenbarger RS, Jr., and Gibbons LW. Influences of cardiorespiratory fitness and other precursors on cardiovascular disease and all-cause mortality in men and women. *JAMA* 276: 205-210, 1996.
14. Booth FW, Laye MJ, and Roberts MD. Lifetime sedentary living accelerates some aspects of secondary aging. *J Appl Physiol (1985)* 111: 1497-1504, 2011.
15. Booth FW, Roberts CK, and Laye MJ. Lack of exercise is a major cause of chronic diseases. *Compr Physiol* 2: 1143-1211, 2012.
16. Bull FC, Al-Ansari SS, Biddle S, Borodulin K, Buman MP, Cardon G, Carty C, Chaput JP, Chastin S, Chou R, Dempsey PC, DiPietro L, Ekelund U, Firth J, Friedenreich CM, Garcia L, Gichu M, Jago R, Katzmarzyk PT, Lambert E, Leitzmann M, Milton K, Ortega FB, Ranasinghe C, Stamatakis E, Tiedemann A, Troiano RP, van der Ploeg HP, Wari V, and Willumsen JF. World Health Organization 2020 guidelines on physical activity and sedentary behaviour. *Br J Sports Med* 54: 1451-1462, 2020.
17. Chobanian AV, Bakris GL, Black HR, Cushman WC, Green LA, Izzo JL, Jr., Jones DW, Materson BJ, Oparil S, Wright JT, Jr., Roccella EJ, Joint National Committee on Prevention DE, Treatment of High Blood Pressure. National Heart L, Blood I, and National High Blood Pressure Education Program Coordinating C. Seventh report of the Joint National Committee on Prevention, Detection, Evaluation, and Treatment of High Blood Pressure. *Hypertension* 42: 1206-1252, 2003.
18. Dankel SJ, Loenneke JP, and Loprinzi PD. Determining the Importance of Meeting Muscle-Strengthening Activity Guidelines: Is the Behavior or the Outcome of the Behavior (Strength) a More Important Determinant of All-Cause Mortality? *Mayo Clin Proc* 91: 166-174, 2016.
19. Dankel SJ, Loenneke JP, and Loprinzi PD. Dose-dependent association between muscle-strengthening activities and all-cause mortality: prospective cohort study among a national sample of adults in the USA. *Arch Cardiovasc Dis* 109: 626-633, 2016.

20. de Rezende LF, Rey-Lopez JP, Matsudo VK, and do Carmo Luiz O. Sedentary behavior and health outcomes among older adults: a systematic review. *BMC Public Health* 14: 333, 2014.
21. de Rezende LF, Rodrigues Lopes M, Rey-Lopez JP, Matsudo VK, and Luiz Odo C. Sedentary behavior and health outcomes: an overview of systematic reviews. *PLoS One* 9: e105620, 2014.
22. De Sousa RAL, Rodrigues CM, Mendes BF, Improta-Caria AC, Peixoto MFD, and Cassilhas RC. Physical exercise protocols in animal models of Alzheimer's disease: a systematic review. *Metab Brain Dis* 36: 85-95, 2021.
23. Durstine JL, Grandjean PW, Cox CA, and Thompson PD. Lipids, lipoproteins, and exercise. *J Cardiopulm Rehabil* 22: 385-398, 2002.
24. Ekelund U, Steene-Johannessen J, Brown WJ, Fagerland MW, Owen N, Powell KE, Bauman A, Lee IM, Lancet Physical Activity Series 2 Executive C, and Lancet Sedentary Behaviour Working G. Does physical activity attenuate, or even eliminate, the detrimental association of sitting time with mortality? a harmonised meta-analysis of data from more than 1 million men and women. *Lancet* 388: 1302-1310, 2016.
25. El-Kotob R, Ponzano M, Chaput JP, Janssen I, Kho ME, Poitras VJ, Ross R, Ross-White A, Saunders TJ, and Giangregorio LM. Resistance training and health in adults: an overview of systematic reviews. *Appl Physiol Nutr Metab* 45: S165-S179, 2020.
26. Fikenzer K, Fikenzer S, Laufs U, and Werner C. Effects of endurance training on serum lipids. *Vascul Pharmacol* 101: 9-20, 2018.
27. Flack KD, Davy KP, Hulver MW, Winett RA, Frisard MI, and Davy BM. Aging, resistance training, and diabetes prevention. *J Aging Res* 2011: 127315, 2010.
28. Fortunato AK, Pontes WM, De Souza DMS, Prazeres JSF, Marcucci-Barbosa LS, Santos JMM, Veira ELM, Bearzoti E, Pinto KMC, Talvani A, and Da Silva AN. Strength training session induces important changes on physiological, immunological, and inflammatory biomarkers. *J Immunol Res* 2018: 9675216, 2018.
29. Franzmeier N, Neitzel J, Rubinski A, Smith R, Strandberg O, Ossenkoppele R, Hansson O, Ewers M, and Alzheimer's Disease Neuroimaging I. Functional brain architecture is associated with the rate of tau accumulation in Alzheimer's disease. *Nat Commun* 11: 347, 2020.
30. Gui YJ, Liao CX, Liu Q, Guo Y, Yang T, Chen JY, Wang YT, Hu JH, and Xu DY. Efficacy and safety of statins and exercise combination therapy compared to statin monotherapy in patients with dyslipidaemia: A systematic review and meta-analysis. *Eur J Prev Cardiol* 24: 907-916, 2017.
31. Guthold R, Stevens GA, Riley LM, and Bull FC. Worldwide trends in insufficient physical activity from 2001 to 2016: a pooled analysis of 358 population-based surveys with 1.9 million participants. *Lancet Glob Health* 6: e1077-e1086, 2018.
32. Hafez S, Eid Z, Alabasi S, Darwiche Y, Channaoui S, and Hess DC. Mechanisms of preconditioning exercise-induced neurovascular protection in stroke. *J Stroke* 23: 312-326, 2021.
33. Hamilton MT, Hamilton DG, and Zderic TW. Exercise physiology versus inactivity physiology: an essential concept for understanding lipoprotein lipase regulation. *Exerc Sport Sci Rev* 32: 161-166, 2004.
34. Hirayama F, Lee AH, and Hiramatsu T. Life-long physical activity involvement reduces the risk of chronic obstructive pulmonary disease: a case-control study in Japan. *J Phys Act Health* 7: 622-626, 2010.
35. Hojman P, Gehl J, Christensen JF, and Pedersen BK. Molecular Mechanisms Linking Exercise to Cancer Prevention and Treatment. *Cell Metab* 27: 10-21, 2018.
36. Holten MK, Zacho M, Gaster M, Juel C, Wojtaszewski JF, and Dela F. Strength training increases insulin-mediated glucose uptake, GLUT4 content, and insulin signaling in skeletal muscle in patients with type 2 diabetes. *Diabetes* 53: 294-305, 2004.
37. Houmard JA, Shinebarger MH, Dolan PL, Leggett- Frazier N, Bruner RK, McCammon MR, Israel RG, and Dohm GL. Exercise training increases GLUT-4 protein concentration in previously sedentary middle-aged men. *Am J Physiol* 264: E896-901, 1993.
38. Joseph AM, Adhihetty PJ, Buford TW, Wohlgemuth SE, Lees HA, Nguyen LM, Aranda JM, Sandesara BD, Pahor M, Manini TM, Marzetti E, and Leeuwenburgh C. The impact of aging on mitochondrial function and biogenesis pathways in skeletal muscle of sedentary high- and low-functioning elderly individuals. *Aging Cell* 11: 801-809, 2012.
39. Katzmarzyk PT, Ross R, Blair SN, and Despres JP. Should we target increased physical activity or less sedentary behavior in the battle against cardiovascular disease risk development? *Atherosclerosis* 311: 107-115, 2020.
40. Kim IY, Park S, Chou TH, Trombold JR, and Coyle EF. Prolonged sitting negatively affects the postprandial plasma triglyceride-lowering effect of acute exercise. *Am J Physiol Endocrinol Metab* 311: E891- E898, 2016.
41. Kirwan JP, Solomon TP, Wojta DM, Staten MA, and Holloszy JO. Effects of 7 days of exercise training on insulin sensitivity and responsiveness in type 2 diabetes mellitus. *Am J Physiol Endocrinol Metab* 297: E151-156, 2009.
42. Kraus WE, Powell KE, Haskell WL, Janz KF, Campbell WW, Jakicic JM, Troiano RP, Sprow K, Torres A, Piercy KL, and Physical Activity Guidelines Advisory C. Physical activity, all-cause and cardiovascular mortality, and cardiovascular disease. *Med Sci Sports Exerc* 51: 1270-1281, 2019.
43. Kurl S, Laukkanen JA, Rauramaa R, Lakka TA, Sivenius J, and Salonen JT. Cardiorespiratory fitness and the risk for stroke in men. *Arch Intern Med* 163: 1682-1688, 2003.
44. Kyu HH, Bachman VF, Alexander LT, Mumford JE, Afshin A, Estep K, Veerman JL, Delwiche K, Iannarone ML, Moyer ML, Cercy K, Vos T, Murray CJ, and Forouzanfar MH. Physical activity and risk of breast cancer, colon cancer, diabetes, ischemic heart disease, and ischemic stroke events: systematic review and dose-response meta-analysis for the global burden of disease study 2013. *BMJ* 354: i3857, 2016.
45. Lavie CJ, Ozemek C, Carbone S, Katzmarzyk PT, and Blair SN. Sedentary behavior, exercise, and cardiovascular health. *Circ Res* 124: 799-815, 2019.
46. Laye MJ, Thyfault JP, Stump CS, and Booth FW. Inactivity induces increases in abdominal fat. *J Appl Physiol (1985)* 102: 1341-1347, 2007.
47. Lee IM, Shiroma EJ, Lobelo F, Puska P, Blair SN, Katzmarzyk PT, and Lancet Physical Activity Series Working G. Effect of physical inactivity on major non-communicable diseases worldwide: an analysis of burden of disease and life expectancy. *Lancet* 380: 219-229, 2012.
48. Liu X, Zhang D, Liu Y, Sun X, Han C, Wang B, Ren Y, Zhou J, Zhao Y, Shi Y, Hu D, and Zhang M. Dose-response association between physical activity and incident hypertension: a systematic review and meta-analysis of cohort studies. *Hypertension* 69: 813-820, 2017.

49. MacInnis MJ, and Gibala MJ. Physiological adaptations to interval training and the role of exercise intensity. *J Physiol* 595: 2915-2930, 2017.
50. Manini TM. Using physical activity to gain the most public health bang for the buck. *JAMA Intern Med* 175: 968-969, 2015.
51. Mann S, Beedie C, and Jimenez A. Differential effects of aerobic exercise, resistance training and combined exercise modalities on cholesterol and the lipid profile: review, synthesis and recommendations. *Sports Med* 44: 211-221, 2014.
52. Matthews CE, Chen KY, Freedson PS, Buchowski MS, Beech BM, Pate RR, and Troiano RP. Amount of time spent in sedentary behaviors in the United States, 2003-2004. *Am J Epidemiol* 167: 875-881, 2008.
53. Mazzilli KM, Matthews CE, Salerno EA, and Moore SC. Weight training and risk of 10 common types of cancer. *Med Sci Sports Exerc* 51: 1845-1851, 2019.
54. McTiernan A, Friedenreich CM, Katzmarzyk PT, Powell KE, Macko R, Buchner D, Pescatello LS, Bloodgood B, Tennant B, Vaux-Bjerke A, George SM, Troiano RP, Piercy KL, and Physical Activity Guidelines Advisory C. Physical activity in cancer prevention and survival: a systematic review. *Med Sci Sports Exerc* 51: 1252-1261, 2019.
55. Meex RC, Schrauwen-Hinderling VB, Moonen- Kornips E, Schaart G, Mensink M, Phielix E, van de Weijer T, Sels JP, Schrauwen P, and Hesselink MK. Restoration of muscle mitochondrial function and metabolic flexibility in type 2 diabetes by exercise training is paralleled by increased myocellular fat storage and improved insulin sensitivity. *Diabetes* 59: 572-579, 2010.
56. Meng Q, Lin MS, and Tzeng IS. Relationship between exercise and alzheimer's disease: a narrative literature review. *Front Neurosci* 14: 131, 2020.
57. Miller M, Stone NJ, Ballantyne C, Bittner V, Criqui MH, Ginsberg HN, Goldberg AC, Howard WJ, Jacobson MS, Kris-Etherton PM, Lennie TA, Levi M, Mazzone T, Pennathur S, American Heart Association Clinical Lipidology T, Prevention Committee of the Council on Nutrition PA, Metabolism, Council on Arteriosclerosis T, Vascular B, Council on Cardiovascular N, and Council on the Kidney in Cardiovascular D. Triglycerides and cardiovascular disease: a scientific statement from the American heart association. *Circulation* 123: 2292-2333, 2011.
58. Min K, Smuder AJ, Kwon OS, Kavazis AN, Szeto HH, and Powers SK. Mitochondrial-targeted antioxidants protect skeletal muscle against immobilization-induced muscle atrophy. *J Appl Physiol (1985)* 111: 1459-1466, 2011.
59. Moore SC, Patel AV, Matthews CE, Berrington de Gonzalez A, Park Y, Katki HA, Linet MS, Weiderpass E, Visvanathan K, Helzlsouer KJ, Thun M, Gapstur SM, Hartge P, and Lee IM. Leisure time physical activity of moderate to vigorous intensity and mortality: a large pooled cohort analysis. *PLoS Med* 9: e1001335, 2012.
60. Moore SC, Lee IM, Weiderpass E, Campbell PT, Sampson JN, Kitahara CM, Keadle SK, Arem H, Berrington de Gonzalez A, Hartge P, Adami HO, Blair CK, Borch KB, Boyd E, Check DP, Fournier A, Freedman ND, Gunter M, Johannson M, Khaw KT, Linet MS, Orsini N, Park Y, Riboli E, Robien K, Schairer C, Sesso H, Spriggs M, Van Dusen R, Wolk A, Matthews CE, and Patel AV. Association of leisure-time physical activity with risk of 26 types of cancer in 1.44 million adults. *JAMA Intern Med* 176: 816-825, 2016.
61. Morris JN, Heady JA, Raffle PA, Roberts CG, and Parks JW. Coronary heart-disease and physical activity of work. *Lancet* 262: 1053-1057, 1953.
62. Nakhaee MR, Zolfaghari MR, Joukar S, Nakhaee N, Masoumi-Ardakani Y, Iranpour M, and Nazari M. Swimming exercise training attenuates the lung inflammatory response and injury induced by exposing to waterpipe tobacco smoke. *Addict Health* 12: 109- 117, 2020.
63. NIA. What happens to the brain in Alzheimer's disease? National Institutes of Health. https://www.nia.nih.gov/health/what-happens-brain-alzheimers-disease.
64. Nimmo MA, Leggate M, Viana JL, and King JA. The effect of physical activity on mediators of inflammation. *Diabetes Obes Metab* 15 Suppl 3: 51-60, 2013.
65. Nybo L, Sundstrup E, Jakobsen MD, Mohr M, Hornstrup T, Simonsen L, Bulow J, Randers MB, Nielsen JJ, Aagaard P, and Krustrup P. High-intensity training versus traditional exercise interventions for promoting health. *Med Sci Sports Exerc* 42: 1951- 1958, 2010.
66. Olsen RH, Krogh-Madsen R, Thomsen C, Booth FW, and Pedersen BK. Metabolic responses to reduced daily steps in healthy nonexercising men. *JAMA* 299: 1261-1263, 2008.
67. Oppert JM, Charles MA, Thibult N, Guy-Grand B, Eschwege E, and Ducimetiere P. Anthropometric estimates of muscle and fat mass in relation to cardiac and cancer mortality in men: the Paris Prospective Study. *Am J Clin Nutr* 75: 1107-1113, 2002.
68. Ozemek C, Laddu DR, Lavie CJ, Claeys H, Kaminsky LA, Ross R, Wisloff U, Arena R, and Blair SN. An update on the role of cardiorespiratory fitness, structured exercise and lifestyle physical activity in preventing cardiovascular disease and health risk. *Prog Cardiovasc Dis* 61: 484-490, 2018.
69. Paffenbarger RS, Jr., Hyde RT, Wing AL, and Hsieh CC. Physical activity, all-cause mortality, and longevity of college alumni. *N Engl J Med* 314: 605-613, 1986.
70. Pedersen BK. The diseasome of physical inactivity and the role of myokines in muscle-fat cross talk. *J Physiol* 587: 5559-5568, 2009.
71. Pedersen BK, and Saltin B. Exercise as medicine – evidence for prescribing exercise as therapy in 26 different chronic diseases. *Scand J Med Sci Sports* 25 Suppl 3: 1-72, 2015.
72. Pedersen BK. The physiology of optimizing health with a focus on exercise as medicine. *Annu Rev Physiol* 81: 607-627, 2019.
73. Pescatello LS, Buchner DM, Jakicic JM, Powell KE, Kraus WE, Bloodgood B, Campbell WW, Dietz S, Dipietro L, George SM, Macko RF, McTiernan A, Pate RR, Piercy KL, and Physical Activity Guidelines Advisory C. Physical activity to prevent and treat hypertension: a systematic review. *Med Sci Sports Exerc* 51: 1314-1323, 2019.
74. Piercy KL, Troiano RP, Ballard RM, Carlson SA, Fulton JE, Galuska DA, George SM, and Olson RD. The physical activity guidelines for Americans. *JAMA* 320: 2020-2028, 2018.
75. Pinckard K, Baskin KK, and Stanford KI. Effects of exercise to improve cardiovascular health. *Front Cardiovasc Med* 6: 69, 2019.
76. Pischon T, Boeing H, Hoffmann K, Bergmann M, Schulze MB, Overvad K, van der Schouw YT, Spencer E, Moons KG, Tjonneland A, Halkjaer J, Jensen MK, Stegger J, Clavel-Chapelon F, Boutron-Ruault MC, Chajes V, Linseisen J, Kaaks R, Trichopoulou A, Trichopoulos D, Bamia C, Sieri S, Palli D,

Tumino R, Vineis P, Panico S, Peeters PH, May AM, Bueno-de-Mesquita HB, van Duijnhoven FJ, Hallmans G, Weinehall L, Manjer J, Hedblad B, Lund E, Agudo A, Arriola L, Barricarte A, Navarro C, Martinez C, Quiros JR, Key T, Bingham S, Khaw KT, Boffetta P, Jenab M, Ferrari P, and Riboli E. General and abdominal adiposity and risk of death in Europe. *N Engl J Med* 359: 2105-2120, 2008.

77. Powers SK, Murlasits Z, Wu M, and Kavazis AN. Ischemia-reperfusion-induced cardiac injury: a brief review. *Med Sci Sports Exerc* 39: 1529-1536, 2007.
78. Powers SK, Quindry JC, and Kavazis AN. Exercise-induced cardioprotection against myocardial ischemia-reperfusion injury. *Free Radic Biol Med* 44: 193-201, 2008.
79. Powers SK, Smuder AJ, Kavazis AN, and Quindry JC. Mechanisms of exercise-induced cardioprotection. *Physiology (Bethesda)* 29: 27-38, 2014.
80. Powers SK. Exercise: Teaching myocytes new tricks. *J Appl Physiol (1985)* 123: 460-472, 2017.
81. Prior PL, and Suskin N. Exercise for stroke prevention. *Stroke Vasc Neurol* 3: 59-68, 2018.
82. Quindry JC, and Hamilton KL. Exercise and cardiac preconditioning against ischemia reperfusion injury. *Curr Cardiol Rev* 9: 220-229, 2013.
83. Rezende LFM, Lee DH, Keum N, Wu K, Eluf-Neto J, Tabung FK, and Giovannucci EL. Resistance training and total and site-specific cancer risk: a prospective cohort study of 33,787 US men. *Br J Cancer* 123: 666-672, 2020.
84. Ross R, Dagnone D, Jones PJ, Smith H, Paddags A, Hudson R, and Janssen I. Reduction in obesity and related comorbid conditions after diet-induced weight loss or exercise-induced weight loss in men. A randomized, controlled trial. *Ann Intern Med* 133: 92-103, 2000.
85. Ruiz-Ramie JJ, Barber JL, and Sarzynski MA. Effects of exercise on HDL functionality. *Curr Opin Lipidol* 30: 16-23, 2019.
86. Sallis R, Young DR, Tartof SY, Sallis JF, Sall J, Li Q, Smith GN, and Cohen DA. Physical inactivity is associated with a higher risk for severe COVID-19 outcomes: a study in 48 440 adult patients. *Br J Sports Med* 55: 1099-1105, 2021.
87. Sallis RE. Exercise is medicine and physicians need to prescribe it! *Br J Sports Med* 43: 3-4, 2009.
88. Santos-Lozano A, Pareja-Galeano H, Sanchis- Gomar F, Quindos-Rubial M, Fiuza-Luces C, Cristi-Montero C, Emanuele E, Garatachea N, and Lucia A. Physical activity and Alzheimer disease: a protective association. *Mayo Clin Proc* 91: 999-1020, 2016.
89. Scarmeas N, Luchsinger JA, Schupf N, Brickman AM, Cosentino S, Tang MX, and Stern Y. Physical activity, diet, and risk of Alzheimer disease. *JAMA* 302: 627-637, 2009.
90. Schroeder SA. We can do better-Improving the health of the American People. *New England Journal of Medicine* 357: 1221-1228, 2007.
91. Shiroma EJ, Cook NR, Manson JE, Moorthy MV, Buring JE, Rimm EB, and Lee IM. Strength Training and the Risk of Type 2 Diabetes and Cardiovascular Disease. *Med Sci Sports Exerc* 49: 40-46, 2017.
92. Slentz CA, Bateman LA, Willis LH, Shields AT, Tanner CJ, Piner LW, Hawk VH, Muehlbauer MJ, Samsa GP, Nelson RC, Huffman KM, Bales CW, Houmard JA, and Kraus WE. Effects of aerobic vs. resistance training on visceral and liver fat stores, liver enzymes, and insulin resistance by HOMA in overweight adults from STRRIDE AT/ RT. *Am J Physiol Endocrinol Metab* 301: E1033-1039, 2011.
93. Society Ac. Cancer facts and figures 2022. In: *American cancer society*, edited by society Ac. Atlanta: American cancer society, 2022.
94. Sofi F, Valecchi D, Bacci D, Abbate R, Gensini GF, Casini A, and Macchi C. Physical activity and risk of cognitive decline: a meta-analysis of prospective studies. *J Intern Med* 269: 107-117, 2011.
95. Stamatakis E, Lee IM, Bennie J, Freeston J, Hamer M, O'Donovan G, Ding D, Bauman A, and Mavros Y. Does strength-promoting exercise confer unique health benefits? a pooled analysis of data on 11 population cohorts with all-cause, cancer, and cardiovascular mortality endpoints. *Am J Epidemiol* 187: 1102-1112, 2018.
96. Steensberg A, Keller C, Starkie RL, Osada T, Febbraio MA, and Pedersen BK. IL-6 and TNF-alpha expression in, and release from, contracting human skeletal muscle. *Am J Physiol Endocrinol Metab* 283: E1272-1278, 2002.
97. Stocks B and Zierath JR. Post-translational modifications: the signals at the intersection of exercise, glucose uptake and insulin sensitivity. *Endocr Rev* 2021.
98. Strasser B and Pesta D. Resistance training for diabetes prevention and therapy: experimental findings and molecular mechanisms. *Biomed Res Int* 2013: 805217, 2013.
99. Swift DL, Johannsen NM, Lavie CJ, Earnest CP, and Church TS. The role of exercise and physical activity in weight loss and maintenance. *Prog Cardiovasc Dis* 56: 441-447, 2014.
100. Sylow L, Kleinert M, Richter EA, and Jensen TE. Exercise-stimulated glucose uptake – regulation and implications for glycaemic control. *Nat Rev Endocrinol* 13: 133-148, 2017.
101. Sylow L and Richter EA. Current advances in our understanding of exercise as medicine in metabolic disease. *Current opinion in physiology* 12: 12-19, 2019.
102. Talbert EE, Smuder AJ, Min K, Kwon OS, Szeto HH, and Powers SK. Immobilization-induced activation of key proteolytic systems in skeletal muscles is prevented by a mitochondria-targeted antioxidant. *J Appl Physiol (1985)* 115: 529-538, 2013.
103. Thompson PD, Panza G, Zaleski A, and Taylor B. Statin-Associated Side Effects. *J Am Coll Cardiol* 67: 2395-2410, 2016.
104. Thompson WR, Sallis R, Joy E, Jaworski CA, Stuhr RM, and Trilk JL. Exercise Is Medicine. *Am J Lifestyle Med* 14: 511-523, 2020.
105. Valenzuela PL, Castillo-Garcia A, Morales JS, de la Villa P, Hampel H, Emanuele E, Lista S, and Lucia A. Exercise benefits on Alzheimer's disease: State-of-the-science. *Ageing Res Rev* 62: 101-108, 2020.
106. Wannamethee G, and Shaper AG. Physical activity and stroke in British middle aged men. *BMJ* 304: 597-601, 1992.
107. Westcott WL. Resistance training is medicine: effects of strength training on health. *Curr Sports Med Rep* 11: 209-216, 2012.
108. Wilmot EG, Edwardson CL, Achana FA, Davies MJ, Gorely T, Gray LJ, Khunti K, Yates T, and Biddle SJ. Sedentary time in adults and the association with diabetes, cardiovascular disease and death: systematic review and meta-analysis. *Diabetologia* 55: 2895-2905, 2012.
109. Yan S, Fu W, Wang C, Mao J, Liu B, Zou L, and Lv C. Association between sedentary behavior and the risk of dementia: a systematic review and meta-analysis. *Transl Psychiatry* 10: 112, 2020.

16

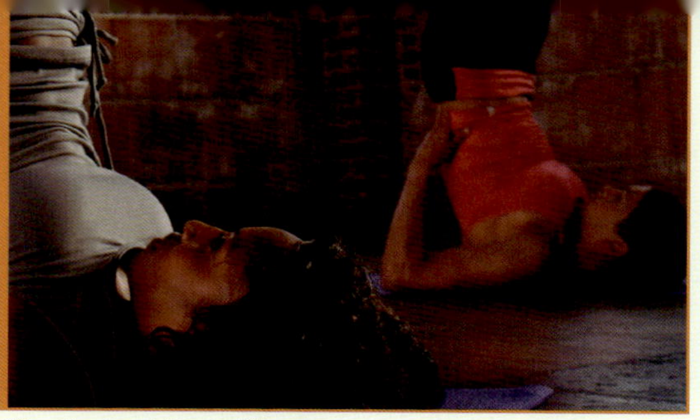

Tim Mantoani/Masterfile

Exercício é remédio – Parte 2: Terapia para doenças crônicas e prevenção de disfunções fisiológicas relacionadas à idade

Objetivos

Ao estudar este capítulo, você deverá ser capaz de:

1. Identificar três doenças cardiovasculares comuns e explicar a patologia associada a cada uma dessas doenças.
2. Discutir os benefícios provenientes da reabilitação cardíaca para pacientes com doença arterial coronariana. Explicar os mecanismos envolvidos nessa proteção induzida pelo exercício contra a ocorrência de eventos adversos para a saúde.
3. Definir hipertensão e explicar por que esse distúrbio representa numerosos riscos para a saúde de pacientes hipertensos.
4. Discutir o impacto decorrente da prática de exercícios físicos aeróbios e de força na pressão arterial em indivíduos hipertensos.
5. Identificar três mecanismos pelos quais o treinamento físico reduz a pressão arterial em pessoas com hipertensão.
6. Discutir como um derrame afeta a função cognitiva e a função motora dos pacientes.
7. Listar e discutir oito benefícios dos exercícios físicos aeróbios para pacientes com AVC.
8. Identificar os mecanismos que ligam a prática do exercício aeróbio à recuperação do AVC.
9. Definir câncer e explicar como a neoplasia se espalha de um local do corpo para outro.
10. Listar e discutir as quatro principais maneiras pelas quais os exercícios físicos auxiliam no tratamento do câncer.
11. Identificar os mecanismos que ligam a prática de treinamento físico ao tratamento bem-sucedido do câncer.
12. Definir DPOC e identificar dois distúrbios pulmonares comuns que podem contribuir para a ocorrência dessa doença.
13. Listar os principais benefícios resultantes de um programa de reabilitação pulmonar estruturado com base em exercícios físicos em pacientes com DPOC.
14. Discutir os mecanismos responsáveis pelas melhoras induzidas pela prática do exercício físico na capacidade de caminhar/condicionamento cardiorrespiratório, diminuição do risco de sofrer quedas, redução da dispneia e menor ansiedade/depressão em pacientes com DPOC.
15. Definir diabetes tipo 2 e destacar as diferenças entre pessoas com diabetes tipo 1 e tipo 2.
16. Identificar quatro benefícios importantes para a saúde obtidos pelas pessoas com diabetes tipo 2 com a prática do treinamento de exercícios físicos aeróbios e de força.
17. Descrever os principais mecanismos envolvidos nas melhoras induzidas pelo exercício físico no controle glicêmico em pessoas com diabetes tipo 2.
18. Identificar o impacto exercido pelo processo de envelhecimento no $\dot{V}O_{2máx}$, na força muscular, na densidade óssea e na cognição.
19. Discutir os mecanismos responsáveis: (1) pela melhora no $\dot{V}O_{2máx}$; (2) na força muscular; (3) densidade óssea; e (4) cognição induzidos pela prática do exercício físico.

Conteúdo

Exercício físico e doenças cardiovasculares 412
Exercício como terapia para DAC 412
Exercício como terapia para hipertensão 415
Exercício como terapia para pacientes em recuperação de acidente vascular cerebral 417
Exercício como terapia para pacientes com câncer 419
Visão geral do câncer como doença crônica 419
A prática de exercícios físicos aeróbios e de força é benéfica para pacientes com câncer 419
Mecanismos que ligam o exercício físico ao tratamento bem-sucedido do câncer 420
Exercício como terapia para pacientes com doença pulmonar obstrutiva crônica 422
Visão geral da DPOC 422
Os exercícios físicos aeróbios e de força são benéficos para pacientes com DPOC 424
Mecanismos que ligam a prática do exercício físico ao tratamento bem-sucedido da DPOC 424
Exercício como terapia para o diabetes tipo 2 426
Visão geral do diabetes tipo 2 426
Benefícios do exercício físico para pessoas com diabetes tipo 2 426
Mecanismos que conectam a prática do exercício físico ao tratamento do diabetes tipo 2 427
O exercício como terapia para adiamento dos declínios da função fisiológica ligados ao processo de envelhecimento 428
Visão geral dos declínios na função fisiológica relacionados à idade 428
O exercício retarda a perda da função fisiológica relacionada à idade 430
Mecanismos reguladores das melhoras induzidas pelo exercício na função fisiológica em idosos 430

Palavras-chave

caquexia
dispneia
osteoporose
tumores

O Capítulo 15 destacou as evidências de que a prática regular da atividade física (AF) e de exercícios físicos diminui o risco de mortalidade por todas as causas, reduzindo também o risco de doenças crônicas. Este capítulo continua a discussão sobre o tema "Exercício é remédio", analisando as evidências científicas alegando que o treinamento físico é tratamento eficaz para diversas doenças crônicas. Especificamente, examinaremos os efeitos terapêuticos do exercício físico no tratamento de doenças cardiovasculares (ou seja, doença arterial coronariana [DAC], hipertensão, acidente vascular cerebral [AVC, derrame]), câncer, doença pulmonar obstrutiva crônica (DPOC) e diabetes tipo 2. Neste capítulo, também discutiremos o papel vital desempenhado pela prática regular do exercício físico no adiamento do declínio ligado ao processo de envelhecimento no condicionamento cardiorrespiratório, na força muscular, na densidade mineral óssea e na cognição. Começaremos nossa discussão sobre o "exercício como remédio" para doenças crônicas pela revisão dos benefícios oriundos do exercício físico no tratamento de pacientes com doenças cardiovasculares.

Exercício físico e doenças cardiovasculares

As doenças cardiovasculares consistem em vários distúrbios associados aos vasos sanguíneos, no coração ou fora desse órgão; são doenças cardiovasculares comuns a doença arterial coronariana (DAC), o acidente vascular cerebral (AVC) e a hipertensão. Infelizmente, as doenças cardiovasculares continuam sendo a principal causa de morte em todo o mundo; anualmente, mais de 17 milhões de pessoas morrem por essa causa.[29] Esta seção destacará o papel desempenhado pelo exercício físico como terapia no tratamento de pacientes com DAC, AVC e hipertensão. Vamos começar nossa análise com uma discussão sobre os benefícios que os pacientes com DAC obtêm para sua saúde ao praticarem exercício físico.

Exercício como terapia para DAC

A prática do exercício físico como terapia para DAC tem uma longa história. Na verdade, alguns relatos de casos que descrevem a importância do exercício físico para pacientes com doença arterial coronariana datam de 1772.[11] Porém, até a década de 1950, o repouso absoluto em seguida a um ataque cardíaco (i.e., infarto agudo do miocárdio [IAM]) continuava sendo a principal forma de tratamento para os pacientes. A conscientização cada vez maior de que o exercício físico pode beneficiar pacientes cardíacos teve sua origem em um pequeno grupo de médicos nas décadas de 1940 e 1950; estes foram os primeiros a perceber que a prática do exercício ajudava os pacientes na fase pós-infarto, tanto em sua recuperação emocional quanto física. Embora vários profissionais tenham contribuído em alguma medida para nossa compreensão acerca dos benefícios para pacientes com DAC com a prática do exercício físico, em geral o cardiologista norte-americano Herman Hellerstein é considerado o "pai da terapia baseada no exercício", atualmente conhecida como reabilitação cardíaca.[11] Hoje em dia, o exercício físico é a terapia recomendada para a maioria dos pacientes com DAC; há algumas décadas, contamos com diretrizes para esses programas (p. ex., Diretrizes para Teste e Prescrição de Exercício Físico). Nesse cenário, quase todos os programas de reabilitação cardíaca incorporam exercícios aeróbios leves a moderados, realizados de 3 a 5 vezes por semana e em sessões com duração de 20 a 50 minutos. Embora alguns programas prescrevam exercícios físicos moderados a vigorosos para pacientes com DAC, a intensidade vigorosa é prescrita menos comumente (em comparação com a prescrição de exercícios físicos leves a moderados). Alguns programas de reabilitação cardíaca também prescrevem exercícios de força com pouca intensidade para pacientes com DAC que gozem de excelente controle da pressão arterial. Antes de analisar os benefícios da reabilitação cardíaca em termos dos resultados para os pacientes, vamos revisar brevemente a patologia da DAC e, em seguida, identificar as quatro categorias de pacientes portadores dessa doença.

Visão geral da DAC. O leitor deve se lembrar, do Capítulo 15, que a DAC é o resultado da existência de um aglomerado de placas ateroscleróticas no interior das artérias coronárias, o que resulta na estenose (i.e., estreitamento) das artérias coronárias e em menor fluxo sanguíneo para as fibras do miocárdio. O leitor também deve ter em mente que a ocorrência de um fluxo sanguíneo inadequado para determinado tecido é conhecida como isquemia. Em geral, a isquemia do miocárdio resultará em dor no peito (angina de peito) e na diminuição do débito cardíaco durante a prática de exercícios físicos moderados a vigorosos. Aqui, devemos ressaltar que a presença de DAC aumenta o risco de infarto do miocárdio. Outro conceito que deve ser lembrado é que o IAM nada mais é do que a morte de células do miocárdio causada pela falta de oxigênio durante uma isquemia prolongada; por sua vez, em muitos casos esse evento isquêmico no coração é causado por um coágulo sanguíneo que foi liberado na circulação pela ruptura de uma placa aterosclerótica no interior de uma artéria coronária.

A DAC pode ser diagnosticada por técnicas invasivas ou não invasivas, para que o médico possa determinar se seu paciente está sofrendo de aterosclerose nas artérias coronárias. Há diversas classes de pacientes com DAC: (1) pacientes com aterosclerose estabelecida, sem IAM prévio; (2) pacientes que sofreram IAM; (3) pacientes submetidos à cirurgia de revascularização do miocárdio (i.e., *bypass*) como tratamento para DAC; e (4) pacientes submetidos a uma angioplastia coronariana e/ou à colocação de um tubo de arame (*stent*) para a dilatação de vasos sanguíneos como tratamento para DAC. Em geral, todas as classes de pacientes com DAC são, sem exceção, candidatos à reabilitação cardíaca. Agora, passaremos a discutir os benefícios da reabilitação cardíaca para pacientes com DAC.

A reabilitação cardíaca diminui a frequência de eventos adversos em pacientes com DAC. Na área da saúde, um evento adverso é definido como um problema médico inesperado que ocorre em pacientes durante seu tratamento, ou naqueles que ainda não estão sendo tratados. Exemplificando, tanto as hospitalizações quanto as mortes são classificadas como eventos adversos. Em comparação com o tratamento clínico de rotina (i.e., sem recorrer à prática de exercícios físicos), a instituição de um programa de reabilitação cardíaca com base na prática de exercício físico para pacientes com DAC diminui o número de eventos adversos, como as hospitalizações, a morte por DAC e o índice de mortalidade por todas as causas.[25,71] A magnitude dessa proteção é impressionante; a Figura 16.1 esclarece esse ponto. O leitor deve observar que, em comparação aos pacientes com DAC não envolvidos em reabilitação cardíaca, os pacientes que participam de um programa de reabilitação cardíaca com base em exercícios físicos são beneficiados com uma redução

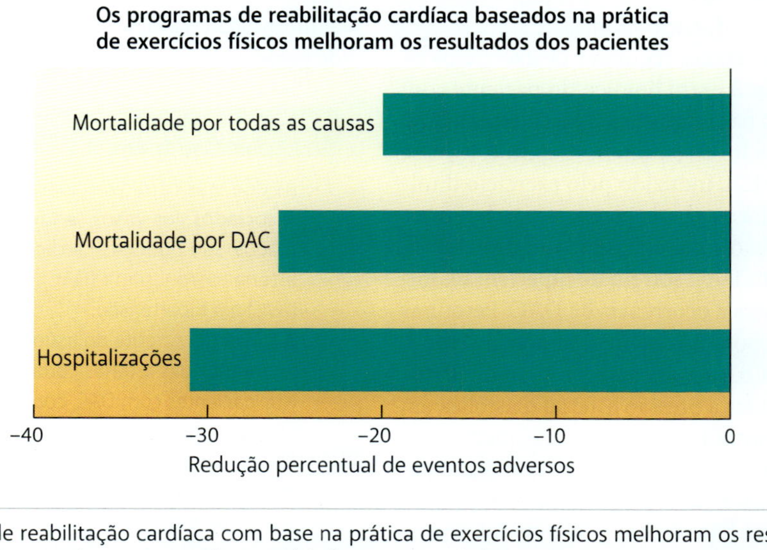

Figura 16.1 Os programas de reabilitação cardíaca com base na prática de exercícios físicos melhoram os resultados dos pacientes, ao reduzir o risco de mortalidade por todas as causas, da mortalidade por DAC e de hospitalizações em decorrência de complicações da DAC.

de 31% nas hospitalizações, 26% na mortalidade por DAC e 20% na mortalidade por todas as causas. Por outro lado, alguns estudiosos sugeriram que, em comparação à prática de exercícios físicos de intensidade leve a moderada, os ganhos resultantes da reabilitação cardíaca aumentam quando os pacientes se envolvem em programas de treinamento com exercícios físicos moderados a vigorosos.[70] Quais são os mecanismos responsáveis pela proteção contra a ocorrência de eventos adversos em pacientes com DAC induzida pela reabilitação cardíaca?

Mecanismos responsáveis pelos benefícios à saúde associados à reabilitação cardíaca baseada em exercícios físicos. Conforme foi apresentado no Capítulo 15, a atividade física regular (AF) e o exercício físico praticados com regularidade diminuem o risco de DAC. Nessa perspectiva, os programas de reabilitação cardíaca com base na prática de exercício físico melhoram a saúde de pacientes com essa doença, além de diminuírem o risco de futuros eventos adversos associados à DAC (p. ex., IAM). Especificamente, os programas de reabilitação cardíaca que usam exercícios físicos diminuem o risco de eventos adversos para a saúde; os pacientes com DAC fiéis a tais programas são ajudados a: (1) manter um peso saudável; (2) baixar a pressão arterial; (3) melhorar o perfil lipídico; (4) proporcionar às células do miocárdio uma proteção intrínseca contra os danos cardíacos induzidos pelo IAM; (5) melhorar o $\dot{V}O_{2máx}$. Tendo em vista que esses ganhos para a saúde decorrentes da prática do exercício já foram detalhadamente discutidos no Capítulo 15, aqui ofereceremos apenas uma breve revisão. Vamos começar revisando o impacto positivo que a prática da AF e/ou do exercício físico exerce no controle de peso.

Um objetivo fundamental dos programas de reabilitação cardíaca consiste em ajudar o paciente a alcançar um peso corporal saudável. Para tanto, os programas de reabilitação cardíaca com base na prática de exercícios físicos combinam o treinamento físico com a educação alimentar, como ajuda para que o paciente diminua a gordura corporal e mantenha um peso saudável. Aliás, a manutenção de um peso saudável diminui o risco de inflamação crônica e, portanto, também o risco de DAC e de outras doenças crônicas.[47]

Em muitos casos, as sessões regulares de exercícios físicos aeróbios melhoram o perfil lipídico do paciente com DAC, graças ao aumento na concentração do colesterol bom (i.e., HDL). Conforme já foi discutido no Capítulo 15, esse aumento no colesterol HDL induzido pelo exercício diminui o risco de posterior formação de placas ateroscleróticas, além de baixar a proporção entre colesterol total/HDL.[17,50]

Muitos pacientes com DAC sofrem de hipertensão, importante fator de risco para a ocorrência de DAC. Pesquisas confirmaram que a incorporação de um programa de treinamento com exercícios físicos aeróbios aos programas de reabilitação cardíaca faz baixar a pressão arterial diastólica em 5 a 8 mmHg.[49] Mas devemos ter em mente que quedas de 5 a 8 mmHg na pressão arterial sistólica talvez não sejam suficientes para que a pressão arterial do paciente com DAC fique abaixo do limite para a hipertensão (130 mmHg). Diante disso, além dos exercícios físicos aeróbios, muitos pacientes inscritos em programas de reabilitação cardíaca também são medicados com anti-hipertensivos, isto é, agentes farmacológicos que diminuem o risco de derrame e interrompem o avanço da aterosclerose.

Nos Capítulos 9 e 15, aprendemos que o treinamento com exercícios físicos aeróbios promove mudanças cardíacas intrínsecas, resultando na proteção dos miócitos cardíacos contra lesões durante um episódio de IAM. Essas adaptações são conhecidas como cardioproteção induzida pelo exercício. Esse é um aspecto importante, tendo em vista que esse fenômeno – a cardioproteção induzida pelo exercício – diminui significativamente o risco de danos às fibras musculares cardíacas durante um ataque cardíaco.[54,55] Portanto, em seguida a algumas semanas de reabilitação cardíaca, o coração do paciente com DAC já terá sido beneficiado com a cardioproteção, o que pode minimizar os danos cardíacos, se o paciente vier a sofrer outro infarto do miocárdio.

Por fim, outro mecanismo que contribui para ampliar os benefícios para a saúde decorrentes da reabilitação cardíaca é a melhora do $\dot{V}O_{2máx}$ do paciente induzida pelo exercício físico. Conforme já tivemos a oportunidade de mencionar, ultimamente surgiram evidências sugerindo que, em comparação com os exercícios físicos de intensidade leve a moderada, os programas de reabilitação cardíaca que adotam exercícios físicos moderados a vigorosos podem proporcionar benefícios mais significativos para a saúde dos pacientes.[70] Embora nem todos os pacientes em reabilitação cardíaca possam suportar níveis de esforço moderados a vigorosos, aqueles pacientes com capacidade de fazer exercícios físicos em intensidades mais altas e com segurança serão beneficiados com um ganho extra: maior $\dot{V}O_{2máx}$. Essa melhora no condicionamento cardiorrespiratório (i.e., maior $\dot{V}O_{2máx}$) proporciona benefícios práticos para os pacientes, por atenuar a carga de trabalho relativa associada às suas atividades cotidianas. Aqui, cabe ressaltar que os pacientes que melhorarem seu $\dot{V}O_{2máx}$ com o treinamento físico terão menos probabilidade de sofrer morte por qualquer causa, inclusive DAC.[7] A Figura 16.2 resume os mecanismos que ligam a reabilitação cardíaca com base na prática de exercício físico à diminuição na incidência de eventos adversos para saúde de pacientes com DAC.

Em resumo

- As doenças cardiovasculares envolvem vários distúrbios associados aos vasos sanguíneos cardíacos ou extracardíacos; são doenças cardiovasculares comuns a doença arterial coronariana (DAC), o acidente vascular cerebral (AVC) e a hipertensão.
- A DAC é decorrente do acúmulo de placas ateroscleróticas no interior das artérias coronárias.
- Nos pacientes com DAC, comparativamente ao tratamento clínico de rotina – que não prevê a realização de exercícios físicos –, o tratamento com envolvimento de um programa de reabilitação cardíaca com base em exercícios físicos diminui o número de eventos adversos, como hospitalizações, morte por DAC e mortalidade por todas as causas.

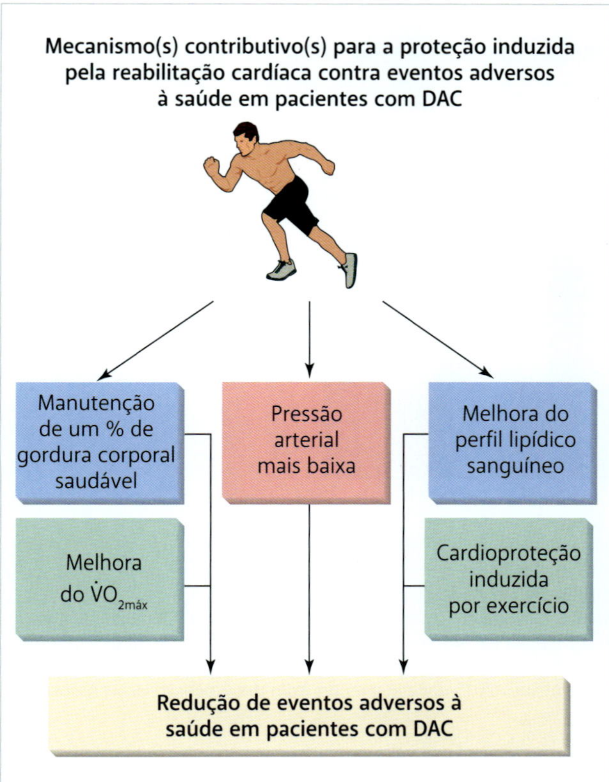

Mecanismo(s) contributivo(s) para a proteção induzida pela reabilitação cardíaca contra eventos adversos à saúde em pacientes com DAC
Manutenção de um % de gordura corporal saudável
Pressão arterial mais baixa
Melhora do perfil lipídico sanguíneo
Melhora do $\dot{V}O_{2máx}$
Cardioproteção induzida por exercício
Redução de eventos adversos à saúde em pacientes com DAC

Figura 16.2 Cinco mecanismos principais ligam os programas de reabilitação cardíaca com base em exercícios físicos à proteção de pacientes com DAC contra a ocorrência de eventos adversos à saúde.

- Os programas de reabilitação cardíaca com base em exercícios físicos diminuem o risco de eventos adversos para a saúde, ao ajudar o paciente a atingir um peso corporal saudável, baixar sua pressão arterial, melhorar seu perfil lipídico, promover cardioproteção e aumentar o $\dot{V}O_{2máx}$.

Exercício como terapia para hipertensão

Nos Estados Unidos e em outros países industrializados, a hipertensão continua sendo uma doença cardiovascular bastante comum entre adultos.[5] Felizmente, o diagnóstico de hipertensão é relativamente simples de ser estabelecido, e seu tratamento com exercícios físicos e/ou medicamentos é relativamente barato. Nesta seção, apresentaremos a hipertensão efetivamente como um grande problema de saúde, discutiremos os benefícios adquiridos com a prática regular do exercício para seu controle e revisaremos os mecanismos responsáveis pelas quedas da pressão arterial induzidas pelo exercício. Comecemos com uma visão geral da hipertensão na qualidade de doença cardiovascular.

Visão geral da hipertensão como doença crônica. Conforme já foi discutido no Cap. 15, a hipertensão (i.e., pressão alta) é definida como uma elevação na pressão arterial sistólica (> 130 mmHg) ou diastólica (> 80 mmHg). A hipertensão crônica representa diversos riscos sérios para a saúde, inclusive um risco aumentado de: (1) aterosclerose/DAC; (2) insuficiência cardíaca; (3) AVC; (4) perda da visão; (5) demência.[12] Na verdade, a hipertensão é responsável anualmente por mais de 7 milhões de mortes em todo o mundo.[10] Vamos examinar o efeito da idade e do sexo no risco de hipertensão.

A Figura 16.3 ilustra o impacto do envelhecimento na incidência de hipertensão. A análise da figura revela vários aspectos essenciais. Em primeiro lugar, nos jovens (i.e., < 34 anos) a incidência de hipertensão é relativamente baixa, tanto em homens quanto em mulheres. Mas observemos que a prevalência de hipertensão aumenta rapidamente depois de ultrapassados os 35 anos, em ambos os sexos. Também é digno de nota que, nos Estados Unidos, a hipertensão afeta mais de 55% da população após os 55 anos. Portanto, não deve surpreender que a ocorrência de morte prematura causada pela hipertensão seja mais comum em adultos mais velhos.[41] Além disso, embora as mulheres tendam a ter pressão arterial mais baixa do que os homens antes dos 54 anos de idade, a prevalência de hipertensão é igual para indivíduos de ambos os sexos com mais de 54 anos.[23] Por esse motivo, a hipertensão é um enorme problema de saúde, tanto para homens quanto para mulheres.

Exercícios físicos aeróbios e de força baixam a pressão arterial em repouso. O treinamento com exercícios físicos aeróbios reduz a pressão arterial em cerca de 75% dos adultos hipertensos.[23] Alguns pacientes não respondem ao treinamento aeróbio; isso é explicado por diferenças genéticas entre os que respondem ("respondentes") e os que não respondem ("não respondentes") ao treinamento físico.[23] Pesquisas indicam que a prática regular de exercícios físicos aeróbios faz baixar a pressão arterial sistólica e a pressão arterial diastólica nos indivíduos respondentes em cerca de 5 a 11 mmHg e 5 a 8 mmHg, respectivamente.[23,49]

Uma prescrição de exercício comumente recomendada para o tratamento da hipertensão é de 20 a 60 minutos de exercício aeróbio a 40% a 70% do $\dot{V}O_{2máx}$, com frequência de 3 a 5 vezes por semana.[75] Especificamente, três dias por semana compreendem a frequência mínima de exercício necessária para fazer baixar a pressão arterial. Além disso, em comparação com a frequência de três dias por semana, praticar exercícios físicos em quatro ou mais dias resultará em maiores quedas na pressão arterial.[75] Com referência à duração do treinamento, 30 minutos diários de exercício proporcionam excelentes reduções na pressão arterial; devemos ter em mente que, em muitos casos, durações superiores de treinamento não resultarão em quedas maiores na pressão arterial.[75]. Curiosamente, o exercício aeróbio de intensidade moderada (p. ex., 40% a 60% do $\dot{V}O_{2máx}$) é tão eficaz quanto o exercício de intensidade mais alta em termos da redução da pressão arterial em pessoas hipertensas.[23] Por fim, as quedas induzidas pela prática do exercício aeróbio na pressão arterial em hipertensos ocorrem rapidamente (i.e., nas primeiras 1 a 10 semanas de treinamento).[23] Embora em muitos casos a prática do treinamento durante períodos mais prolongados faça a pressão arterial baixar ainda mais, é pequena a diferença observada na redução da pressão arterial para 10 e

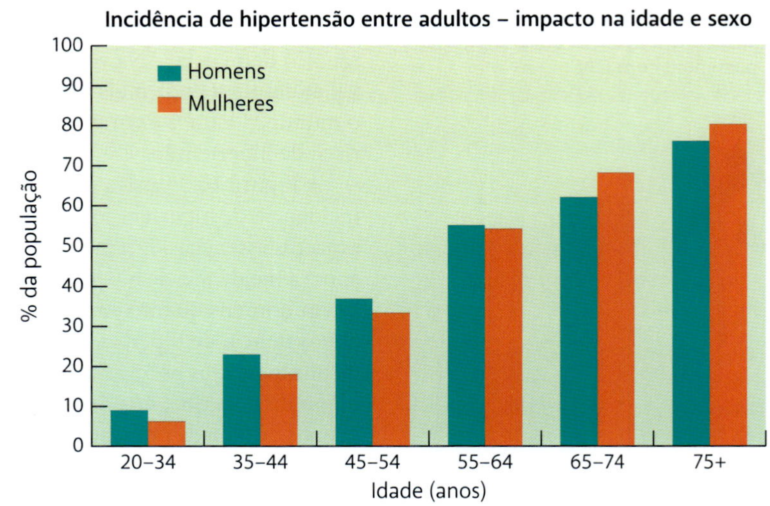

Figura 16.3 Incidência de hipertensão ao longo da vida em homens e mulheres. Os dados são da referência 41.
Fonte: Mozaffarian D, Benjamin EJ, Go AS, Arnett DK, Blaha MJ, Cushman M, de Ferranti S, Despres JP, Fullerton HJ, Howard VJ, Huffman MD, Judd SE, Kissela BM, Lackland DT, Lichtman JH, Lisabeth LD, Liu S, Mackey RH, Matchar DB, McGuire DK, Mohler ER, 3rd, Moy CS, Muntner P, Mussolino ME, Nasir K, Neumar RW, Nichol G, Palaniappan L, Pandey DK, Reeves MJ, Rodriguez CJ, Sorlie PD, Stein J, Towfighi A, Turan TN, Virani SS, Willey JZ, Woo D, Yeh RW, Turner MB, American Heart Association Statistics C e Stroke Statistics S. Heart disease and stroke statistics-2015 update: a report from the American Heart Association Circulation 131: e29-322, 2015.

20 semanas de treinamento (ou seja, 1 a 3 mmHg).[23] Agora, abordaremos a questão: "O treinamento com exercícios de força faz baixar a pressão arterial de pessoas hipertensas?".

Tendo em vista que o exercício dinâmico (isotônico) de força contra altas cargas promove grandes elevações na pressão arterial, é importante que os pacientes hipertensos fiquem cientes de que não devem fazer exercícios de força usando cargas pesadas. Portanto, é recomendável que a prescrição de exercícios de força para pessoas com hipertensão preveja a realização de exercícios dinâmicos de força com intensidade leve a moderada. Alguns relatos concluíram que, em pessoas hipertensas de raça não branca, o exercício dinâmico de força com intensidade moderada faz baixar a pressão arterial a níveis comparáveis aos obtidos com o exercício aeróbio.[35] Porém, vários estudos que envolveram participantes brancos e de outras raças concluíram que o treinamento com exercícios de força é inferior ao exercício aeróbio em termos de queda da pressão arterial em indivíduos hipertensos.[13,34,75] Com base nesse consenso, não devemos considerar que o treinamento de força seja a modalidade de exercício preferível para o objetivo de baixar a pressão arterial em pessoas hipertensas; a Figura 16.4 ilustra esse ponto.

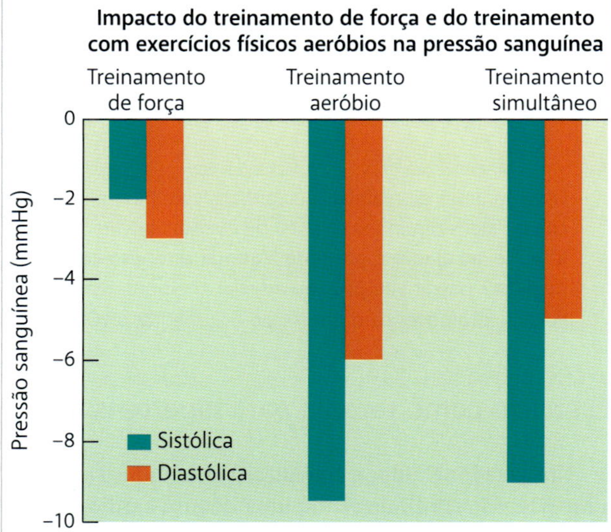

Figura 16.4 Impacto do treinamento com exercícios de força, do treinamento com exercícios físicos aeróbios e treinamento simultâneo na diminuição das pressões arteriais sistólica e diastólica em homens e mulheres hipertensos. Os dados são das referências 14, 30 e 49.
Fonte: Corso LM, Macdonald HV, Johnson BT, Farinatti P, Livingston J, Zaleski AL, Blanchard A e Pescatello LS. Is concurrent training efficacious antihypertensive therapy? a meta-analysis. Med Sci Sports Exerc 48: 2398-2406, 2016; Kelley GA e Kelley KS. Progressive resistance exercise and resting blood pressure: A meta-analysis of randomized controlled trials. Hypertension 35: 838-843, 2000; Pescatello LS, Buchner DM, Jakicic JM, Powell KE, Kraus WE, Bloodgood B, Campbell WW, Dietz S, Dipietro L, George SM, Macko RF, McTiernan A, Pate RR, Piercy KL e Physical Activity Guidelines Advisory C. Physical activity to prevent and treat hypertension: a systematic review. Med Sci Sports Exerc 51: 1314-1323, 2019.

Conforme já vimos no Capítulo 15, hoje em dia tanto exercícios de força como exercícios físicos aeróbios fazem parte das diretrizes recomendadas para a prática da atividade física nos Estados Unidos. Esse ponto levanta a questão: "O que acontece com a pressão arterial em indivíduos hipertensos praticantes de exercícios físicos dinâmicos de força e de exercícios aeróbios?". Conforme já tivemos a oportunidade de discutir (Cap. 14), fazer exercícios de força juntamente com exercícios aeróbios é uma estratégia conhecida como "treinamento simultâneo". Uma revisão recentemente publicada abordando esse tópico concluiu que, em pessoas hipertensas, o treinamento simultâneo proporciona reduções na pressão arterial semelhantes às obtidas com a prática exclusiva do exercício aeróbio (Fig. 16.4).[14]

Mecanismos responsáveis pela queda da pressão arterial induzida pelo exercício. Discutimos no Capítulo 15 os mecanismos responsáveis pelas quedas induzidas pelo exercício na pressão arterial; assim, aqui faremos apenas uma breve revisão desse tópico. Em resumo, o exercício aeróbio faz baixar a pressão arterial em repouso por meio de três mecanismos principais. Primeiramente, o treinamento físico aumenta a produção de óxido nítrico nos vasos sanguíneos, resultando em melhor função endotelial e em vasodilatação (i.e., o aumento do diâmetro dos vasos sanguíneos). Essa vasodilatação diminui a resistência ao fluxo sanguíneo e, em consequência, faz baixar a pressão arterial. Em segundo lugar, o exercício físico também diminui a taxa de formação de placas no interior dos vasos sanguíneos; isso evita a estenose (i.e., estreitamento) das artérias, juntamente com menor rigidez arterial. Por fim, o exercício aeróbio promove a formação de novos vasos sanguíneos, o que resulta em menor resistência vascular sistêmica e na queda da pressão arterial (Fig. 16.5). Para mais detalhes, o leitor deve rever a regulação do fluxo sanguíneo no Capítulo 9 e informações relacionadas no Capítulo 15.

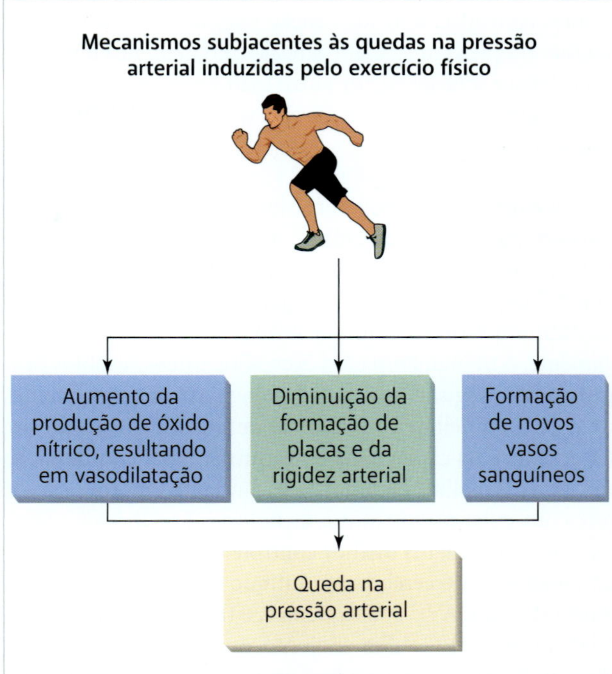
Mecanismos subjacentes às quedas na pressão arterial induzidas pelo exercício físico
Aumento da produção de óxido nítrico, resultando em vasodilatação
Diminuição da formação de placas e da rigidez arterial
Formação de novos vasos sanguíneos
Queda na pressão arterial

Figura 16.5 Mecanismos responsáveis pelas quedas na pressão arterial induzidas pelo exercício físico.

Em resumo

- Hipertensão é definida como elevação na pressão arterial sistólica (> 130 mmHg) ou diastólica (> 80 mmHg).
- A hipertensão crônica resulta em ameaças graves para a saúde, por exemplo, maior risco de: (1) aterosclerose/DAC; (2) insuficiência cardíaca; (3) AVC; (4) perda da visão; e (5) demência.
- O risco de hipertensão aumenta com o passar dos anos.
- A prevalência da hipertensão é igual em homens e mulheres com mais de 54 anos.
- O treinamento com exercícios físicos aeróbios faz baixar a pressão arterial em aproximadamente 75% dos adultos hipertensos.
- Embora tanto os exercícios físicos aeróbios quanto os de força possam baixar a pressão arterial em pessoas hipertensas, os exercícios físicos aeróbios parecem ser superiores, em comparação com o treinamento com exercícios de força, na diminuição da pressão arterial.
- O exercício aeróbio faz baixar a pressão arterial por: (1) aumentar a produção de óxido nítrico nos vasos sanguíneos; (2) diminuir a taxa de formação de placas nos vasos sanguíneos; e (3) estimular a produção de novos vasos sanguíneos.

Exercício como terapia para pacientes em recuperação de acidente vascular cerebral

O acidente vascular cerebral (AVC) é uma das principais causas de incapacidade e morte em todo o mundo. Embora a prevalência de morte por AVC tenha diminuído, vem aumentando o número de pessoas que têm de conviver com os efeitos dos acidentes vasculares cerebrais.[68] Esse aumento na prevalência de pessoas que padecem de deficiências ligadas ao AVC fez crescer a demanda por programas de reabilitação para esse problema. Ainda não foram devidamente esclarecidos os aspectos específicos relacionados à terapia ideal para a reabilitação de pessoas com AVC. Todavia, muitos dos programas bem-sucedidos de terapia para AVC incluem exercícios físicos aeróbios, juntamente com terapias específicas para a reabilitação motora com uso de abordagens variadas (p. ex., exercícios físicos voluntários para braços afetados pelo AVC, estimulação elétrica dos músculos do membro afetado e/ou estimulação eletromagnética do cérebro). Está fora dos objetivos deste capítulo uma discussão detalhada desses programas de reabilitação motora; assim, vamos nos concentrar nos benefícios na recuperação pós-derrame decorrentes da prática de exercícios físicos aeróbios. Então, vamos começar com uma introdução ao AVC como doença crônica.

Visão geral do AVC como doença crônica. No Capítulo 15, o leitor tomou conhecimento de uma introdução aos eventos fisiológicos associados a um AVC. Em resumo, um acidente vascular cerebral (i.e., AVC, também conhecido como apoplexia ou derrame) consiste no rápido início de uma disfunção cerebral induzida pela vasculatura sanguínea com duração superior a 24 horas.[46] Em sua maioria, os AVC consistem em um infarto do tecido cerebral (i.e., a morte de neurônios) resultante da isquemia prolongada. O AVC isquêmico ocorre quando uma artéria que fornece sangue ao cérebro fica bloqueada por um coágulo sanguíneo. Os AVC ocorrem com maior frequência em pessoas com mais de 65 anos.[46] A gravidade do AVC resulta de diversos fatores, como a duração da isquemia e a área cerebral afetada. Muitos pacientes com AVC têm sua função cognitiva afetada e apresentam fraqueza muscular (paresia) unilateral nos membros superiores e inferiores; por outro lado, cerca de 33% dos pacientes que sofreram um AVC apresentam distúrbios de linguagem (afasia).[46]

Os exercícios físicos aeróbios causam impacto positivo em pacientes com AVC. Inúmeras evidências indicam que o exercício aeróbio proporciona diversos benefícios fisiológicos aos pacientes que sofreram um AVC, além de diminuir o risco de um segundo AVC.[22,31,46,59,74] Especificamente, o treinamento com exercícios físicos aeróbios proporciona os seguintes ganhos fisiológicos aos sobreviventes de AVC: (1) melhor condicionamento cardiorrespiratório; (2) melhora na capacidade de caminhar e na coordenação motora; (3) melhor equilíbrio; (4) aumento na produção da força muscular nos membros afetados; (5) melhora da capacidade cognitiva; (6) melhor controle postural; (7) pré-condicionamento do cérebro, permitindo que resista a possíveis danos durante AVC subsequentes; e (8) diminuição do risco de futuros AVC.[74] Em conjunto, essas adaptações fisiológicas induzidas pelo exercício proporcionam inúmeros ganhos para os pacientes em processo de recuperação de um AVC (Fig. 16.6). Agora, vamos discutir os mecanismos fisiológicos responsáveis por esses benefícios induzidos pelo exercício em pacientes com AVC.

Mecanismos que ligam o exercício aeróbio à reabilitação do AVC. Nos pacientes que sofreram um AVC, a prática do exercício aeróbio promove a recuperação do derrame por meio de vários mecanismos. Como exemplo, o treinamento com exercícios físicos aeróbios aumenta rapidamente o $\dot{V}O_{2máx}$ (i.e., o condicionamento cardiorrespiratório). Especificamente, ocorre aumento do débito cardíaco máximo em resposta ao exercício aeróbio, graças ao maior volume sistólico. Se o treinamento se prolongar por várias semanas a meses/anos, o $\dot{V}O_{2máx}$ continuará a aumentar gradativamente por causa do aumento do volume sistólico e do aprimoramento da capacidade dos músculos esqueléticos em absorver oxigênio e produzir ATP por meio da fosforilação oxidativa (ver o Cap. 13 para mais detalhes).

Pesquisas pré-clínicas revelaram que os exercícios físicos aeróbios interagem diretamente com os processos de reparo cerebral pós-AVC. Conforme vimos no Capítulo 7, a prática do exercício aeróbio promove maiores concentrações do fator neurotrófico derivado do cérebro (BDNF), do fator de crescimento semelhante à insulina-1 (IGF-1) e do fator de crescimento nervoso em várias regiões do cérebro.[51] Esse aumento na concentração dos fatores de crescimento cerebral promove a angiogênese (i.e., a formação de novos vasos sanguíneos) e a formação de novos neurônios, sinapses e dendritos no cérebro.[3,51] Considerados em conjunto, esses fatores ajudam no reparo cerebral, e o resultado é que o paciente pós-AVC caminhe melhor/aumente sua coordenação motora, tenha mais equilíbrio, produza mais força muscular, melhore a capacidade cognitiva e demonstre mais controle postural.[3,51]

A capacidade do exercício aeróbio de diminuir o risco de AVC foi discutida no Capítulo 15. Em resumo, a prática do exercício aeróbio reduz o risco de AVC ao remover os principais fatores de risco para a ocorrência desse distúrbio, inclusive a pressão alta, acompanhada por uma proporção des-

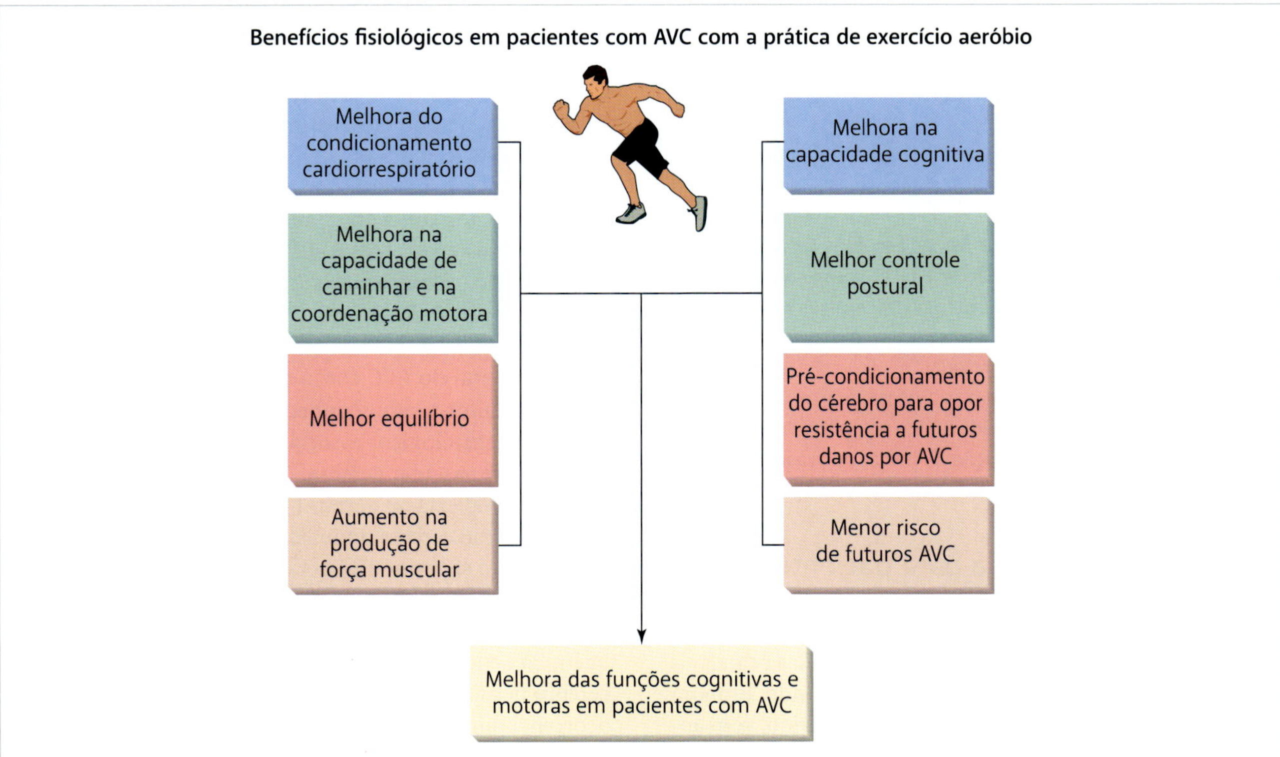

Figura 16.6 Benefícios fisiológicos com a prática do exercício aeróbio em pacientes que sofreram AVC.

favorável entre colesterol total/colesterol HDL.[59] Por outro lado, um baixo nível de condicionamento cardiorrespiratório constitui um risco para AVC.[31] Portanto, ao melhorar o condicionamento cardiorrespiratório dos sobreviventes de AVC, o exercício aeróbio diminui outro fator de risco para AVC.

Por fim, o exercício aeróbio não só diminui o risco de um AVC, mas também resulta em mudanças no fenótipo cerebral que protege o cérebro contra danos induzidos pelo distúrbio; essas adaptações induzidas pelo exercício são conhecidas comumente como pré-condicionamento induzido pelo exercício.[22] Atualmente, ainda não compreendemos por completo os mecanismos responsáveis por essa proteção do cérebro induzida pelo exercício. Todavia, os possíveis mecanismos são a angiogênese, o aumento dos antioxidantes no cérebro, a maior concentração das proteínas de choque térmico e o aumento dos níveis de BDNF.[22] Consideradas em conjunto, essas mudanças induzidas pelo exercício protegem o cérebro contra os danos isquêmicos associados a um derrame.

Em resumo

- Os acidentes vasculares cerebrais (AVC) constituem uma das principais causas de incapacitação e morte em todo o mundo.
- O AVC é definido como o rápido início de uma disfunção cerebral induzida pela vasculatura sanguínea com duração superior a 24 horas. Em sua maioria, os AVC ocorrem por um coágulo sanguíneo que bloqueia uma artéria fornecedora de sangue ao cérebro.
- Em geral, os sobreviventes de um AVC se apresentam com fraqueza muscular unilateral nos membros superiores e inferiores. Além disso, muitos sofrem distúrbios cognitivos e da linguagem.
- Pesquisas indicam que a prática de exercícios físicos aeróbios resulta em vários benefícios fisiológicos pós-AVC, como o pré-condicionamento cerebral e a redução do risco de um segundo AVC.
- Os pacientes com AVC podem ser beneficiados com o treinamento com exercícios físicos aeróbios de oito maneiras: (1) melhora do condicionamento cardiorrespiratório; (2) aumento da capacidade de caminhar e melhor coordenação motora; (3) melhor equilíbrio; (4) aumento da produção de força muscular nos membros afetados; (5) melhora da capacidade cognitiva; (6) melhor controle postural; (7) pré-condicionamento do cérebro, possibilitando ao paciente opor resistência a novos danos no caso de derrames subsequentes; e (8) diminuição do risco de futuros derrames.

Exercício como terapia para pacientes com câncer

Nos Estados Unidos, o câncer é a segunda causa principal de morte e a principal em vários outros países. Nos últimos anos, vem aumentando significativamente o interesse nas funções desempenhadas pelo exercício no tratamento do câncer. Nesta seção, oferecemos uma visão geral do câncer, discutimos as evidências de que o exercício físico beneficia pacientes com câncer e destacamos os mecanismos que ligam o exercício físico a melhores resultados para pacientes com câncer. Iniciaremos com uma introdução ao câncer.

Visão geral do câncer como doença crônica

O câncer não é doença isolada, mas um grupo de doenças que se caracterizam pelo crescimento descontrolado de células anormais (i.e., células malignas) que se agrupam para formar **tumores**.[46] Conforme discutimos no Capítulo 15, o câncer se alastra de um local para outro por meio do transporte de células cancerígenas malignas pela circulação sanguínea ou pelo sistema linfático até tecidos e órgãos por todo o corpo; essa disseminação das células cancerígenas de um local para outro é chamada de metástase.

Os sintomas do câncer são variados e dependem do tipo e das dimensões do tumor, bem como de sua localização.[46] Muitos tipos de câncer promovem perda de peso; essa perda de peso induzida pelo câncer é conhecida como caquexia do câncer. Resumidamente, **caquexia** é definida como a perda de massa muscular e de tecido adiposo decorrente de alguma doença. A caquexia induzida pelo câncer ocorre em função de vários fatores, como inflamação e liberação de fatores derivados do tumor que promovem rápida degradação proteica nos músculos esquelético e cardíaco.[27] São muitos os tipos de câncer; contudo, mais de 50% de todos os cânceres humanos estão associados à caquexia, e sua prevalência é elevada em pacientes com câncer de pâncreas, pulmão, esôfago, colorretal, da cabeça/pescoço e gástrico.[45] É importante ter em mente que a caquexia é responsável por 20% de todas as mortes ligadas ao câncer; por outro lado, uma caquexia acentuada é sinal de prognóstico sombrio para pacientes com câncer.[45]

É frequente que pacientes com câncer que sofrem de caquexia sejam fisicamente inativos em decorrência de fadiga muscular, mal-estar, falta de apetite e de tratamentos anticâncer agressivos (p. ex., cirurgia, quimioterapia, radiação).[46] A quimioterapia anticâncer é um tratamento exigente, capaz de promover atrofia da musculatura cardíaca e esquelética, fadiga e inatividade física; tais efeitos promovem declínio no condicionamento cardiorrespiratório do paciente. O fato de que tanto o câncer quanto a quimioterapia promovem fraqueza muscular e fadiga fez com que os pesquisadores passassem a investigar a possibilidade de que a prática regular de exercícios físicos resulte em menor fadiga e menos náusea e incapacidade em pacientes com câncer. Já ficou devidamente estabelecido que o exercício físico proporciona inúmeros efeitos benéficos aos pacientes com câncer. Agora, vamos discutir as evidências de que o treinamento físico diminui a fadiga e melhora os resultados e a qualidade de vida dos pacientes com câncer.

A prática de exercícios físicos aeróbios e de força é benéfica para pacientes com câncer

Evidências abundantes já demonstraram que o treinamento físico promove impacto positivo no condicionamento cardiorrespiratório, na força muscular, na atenuação da fadiga e no bem-estar geral das pessoas com câncer.[46] Além disso, o exercício físico atenua os distúrbios do sono e a depressão, comuns em pacientes com câncer.[46]

Além dos benefícios para o estilo de vida, estudos pré-clínicos demonstraram que o treinamento físico também auxilia no tratamento do câncer. Esses benefícios induzidos pelo exercício são: (1) controle da progressão do câncer, ao retardar o crescimento do tumor e a taxa de metástases; (2) redução dos eventos adversos associados ao tratamento do câncer; (3) proteção contra a fraqueza da musculatura esquelética induzida pelo câncer; (4) maior eficácia do tratamento do câncer.[27] Em seguida, discutiremos mais detalhadamente cada um desses benefícios promovidos pelo exercício físico (Fig. 16.7).

Um achado consistente nos estudos pré-clínicos sobre o câncer é que o treinamento com exercícios físicos aeróbios diminui a taxa de crescimento tumoral.[1] Especificamente, o treinamento físico pode reduzir em até 67% do crescimento do câncer.[48] É importante ter em mente que essa redução no crescimento do tumor induzida pelo exercício também diminui a taxa de metástases.[27] No entanto, o leitor deve observar que a prática isolada do exercício físico não consegue eliminar nem reduzir o tamanho dos tumores existentes.[27]

Um dos efeitos importantes do exercício para pacientes com câncer é que essa prática atenua os efeitos adversos associados aos tratamentos anticâncer. O treinamento com exercícios físicos aeróbios, por exemplo, promove adaptações benéficas nas células da musculatura esquelética que resultam na diminuição dos efeitos colaterais tóxicos da doxorrubicina, importante medicamento quimioterápico.[56,57,67] A doxorrubicina é um agente antitumoral altamente eficaz, prescrito no tratamento de muitos tipos de câncer. Esse agente farmacológico destrói as células cancerígenas, em parte por estimular a produção de radicais livres no interior das células tumorais; essa produção de radicais livres lesiona as proteínas e organelas nas células cancerígenas, resultando em morte celular. No entanto, a doxorrubicina também promove a produção de radicais livres em células saudáveis, causando lesões e morte das fibras musculares cardíacas e esqueléticas, além de causar danos a outros órgãos.[67] Portanto, a descoberta de que a prática do exercício aeróbio atenua significativamente os efeitos colaterais nocivos da doxorrubicina foi extremamente importante, pois hoje os médicos podem prescrever doxorrubicina para tratamento do câncer sabendo que os participantes de programas regulares com exercícios físicos aeróbios sofrerão efeitos colaterais menos nocivos.[26,64-66]

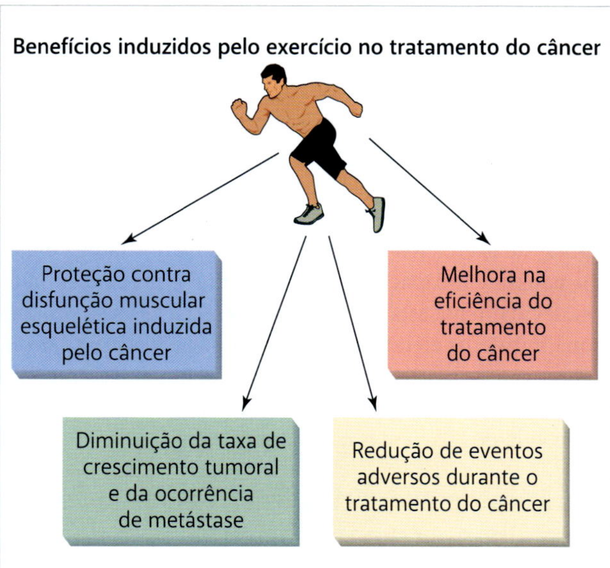

Figura 16.7 Benefícios induzidos pelo exercício no tratamento do câncer.

Como já tivemos a oportunidade de discutir, muitos pacientes com câncer sofrem de caquexia, o que resulta em perda de massa e força musculares. Essa fraqueza muscular induzida pelo câncer não pode ser revertida com o uso de medicamentos nem pelo suporte nutricional.[27] Porém, alguns estudos demonstraram que o treinamento com exercícios físicos aeróbios tem ação protetora contra a perda de massa muscular induzida pelo câncer.[48] Por outro lado, embora o exercício de força não promova hipertrofia do músculo esquelético em pacientes com câncer e que sofram de caquexia, esse tipo de treinamento efetivamente aumentará a força muscular.[33] Considerados em conjunto, esses estudos revelam que tanto o treinamento aeróbio quanto o de força resultam em ganhos para pacientes com câncer que estejam sofrendo de fraqueza muscular induzida pela doença.

Finalmente, o treinamento físico também aumenta a potência dos tratamentos tradicionais contra o câncer.[27,61] Como exemplo, estudos pré-clínicos revelaram que a combinação do treinamento com exercícios físicos aeróbios com a quimioterapia resulta em resultados terapêuticos mais favoráveis, em comparação com o uso isolado da quimioterapia.[6,60] Agora, vamos nos concentrar nos mecanismos responsáveis pelos ganhos auferidos com a prática do exercício físico no tratamento do câncer.

Mecanismos que ligam o exercício físico ao tratamento bem-sucedido do câncer

Sempre é bom lembrar que a prática do exercício físico beneficia de várias maneiras os pacientes com câncer, como a desaceleração do crescimento tumoral, a atenuação dos efeitos colaterais adversos decorrentes dos variados tratamentos contra o câncer, a proteção contra a fraqueza muscular e a maior eficácia do tratamento. Quais são os mecanismos biológicos que ligam o exercício físico a cada um desses benefícios?

Embora os exercícios físicos aeróbios não diminuam o tamanho do tumor, sua prática retarda o crescimento tumoral por três maneiras. Em primeiro lugar, o exercício aeróbio mobiliza as células assassinas naturais (células NK) que atacam e destroem as células cancerígenas. Em segundo lugar, a prática do exercício aeróbio durante longos períodos eleva a temperatura corporal e aumenta o fluxo sanguíneo para as células tumorais. Esse efeito (i.e., o maior fluxo sanguíneo para as células tumorais) aumenta o aporte de células T e NK, que destroem as células cancerígenas e retardam o crescimento do tumor. Por fim, o exercício aeróbio promove aumento nos níveis sanguíneos de adrenalina; o aumento da adrenalina circulante, por sua vez, inibe uma via essencial de crescimento das células tumorais e retarda o crescimento do tumor. Em conjunto, esses mecanismos induzidos pelo exercício físico promovem a diminuição do crescimento tumoral e menor disseminação do câncer pelo corpo (ver a Fig. 15.18 no Cap. 15 para mais detalhes).

Já mencionamos que a doxorrubicina, medicamento quimioterápico, é um tratamento altamente eficaz para a redução do tamanho do tumor e prevenção do seu crescimento. Infelizmente, já aprendemos que o uso da doxorrubicina no tratamento do câncer fica limitado por causa de sua toxicidade para células saudáveis situadas em órgãos vitais. Contudo, o treinamento com exercícios físicos aeróbios realizado antes ou durante o tratamento com doxorrubicina protege as células saudáveis do corpo contra os danos induzidos por esse agente farmacológico. Especificamente, o exercício aeróbio protege o coração, os músculos esqueléticos, os rins e o fígado contra lesões induzidas pela doxorrubicina.[26,56,57,67] A proteção resultante da prática do exercício físico contra danos celulares induzidos pela doxorrubicina ocorre por dois mecanismos. Em primeiro lugar, o exercício aeróbio promove maiores níveis de antioxidantes no coração, músculos esqueléticos, rins e fígado; esse aumento na concentração de antioxidantes protege esses órgãos contra os efeitos da produção de radicais livres induzida pela doxorrubicina.[67] Em segundo lugar, o treinamento com exercícios físicos aeróbios aumenta a concentração de uma classe de proteínas de transporte celular que removem da célula os xenobióticos (i.e., substâncias estranhas ao corpo). Especificamente, o exercício aeróbio promove o aumento da concentração de proteínas transportadoras ABC nos músculos cardíacos e esqueléticos; essas proteínas transmembrana transportadoras removem a doxorrubicina das células saudáveis.[40] Esse é um efeito importante, porque maiores concentrações desses transportadores protegem as células contra danos induzidos pela doxorrubicina em órgãos saudáveis.[67] Assim, é provável que a proteção induzida pelo exercício contra os danos causados no coração e nos músculos esqueléticos pelo uso da doxorrubicina seja decorrente do aumento das proteínas transportadoras ABC, em combinação com uma elevação na concentração dos antioxidantes celulares.

Ainda não ficou esclarecido qual ou quais são os mecanismos precisos que ligam a prática do exercício físico à proteção contra a fraqueza muscular mediada pelo câncer. No entanto, há pelo menos duas possibilidades. Em primeiro lugar, pesquisas pré-clínicas sugerem que o exercício físico influencia diretamente as células tumorais, para que não haja liberação de fatores promotores da depleção muscular.[48] Embora nem os exercícios de força nem os exercícios físicos aeróbios promovam hipertrofia muscular em pacientes com câncer, a prática dos exercícios de força pode aumentar a força muscular, graças ao impacto causado no sistema nervoso; ver o Capítulo 14 para mais detalhes sobre as alterações induzidas pelo exercício no sistema nervoso.

Evidências crescentes sugerem que o treinamento físico resulta em maior eficácia do tratamento do câncer. Embora sejam inúmeras as abordagens para tratamento do câncer, a quimioterapia, a imunoterapia, a radioterapia e a cirurgia constituem os quatro tratamentos mais comuns. É bem possível que o treinamento físico possa beneficiar cada uma dessas terapias. As eficácias da quimioterapia e da imunoterapia, por exemplo, dependem de um fluxo sanguíneo adequado para o tumor que permita o aporte dos agentes terapêuticos ao tumor.[27] O treinamento com exercícios físicos aeróbios promove a angiogênese e aumenta o fluxo sanguíneo para os tumores; esses efeitos melhoram a administração dos medicamentos às células cancerígenas, aumentando a eficácia da terapia anticâncer.

A radioterapia exige o fornecimento de oxigênio para as células cancerígenas, pois esse gás é necessário para a formação de radicais de oxigênio (mediada pela radiação) que exterminam essas células.[27] Pode-se concluir que o aumento do fluxo sanguíneo para os tumores induzido pela prática do exercício melhora a eficácia da radioterapia.[27]

Por fim, a cirurgia é o tratamento de primeira linha contra muitos tumores sólidos cancerosos. Na verdade, considera-se que a ressecção cirúrgica de tumores seja o tratamento mais eficiente para muitos tipos de câncer.[27] No caso de pacientes idosos e/ou fragilizados, recomenda-se o treinamento físico antes da cirurgia, com o objetivo de aumentar a força muscular e o condicionamento cardiorrespiratório. Essa diretriz se fundamenta em evidências de que, nos pacientes com melhor condicionamento cardiorrespiratório e mais força muscular, a prática do exercício físico abrevia o tempo de hospitalização pós-cirurgia. Por esse motivo, o treinamento físico beneficia diretamente pacientes com câncer tratados por cirurgia, o que evita morbidades pós-operatórias (p. ex., infecções) associadas a longos períodos de internação hospitalar.[27] O leitor deve consultar o quadro "Pergunte ao especialista 16.1" para obter mais informações sobre a prática do exercício físico no tratamento do câncer.

Em resumo

- O câncer não é apenas uma doença, mas um grupo de doenças que se caracterizam pelo crescimento descontrolado de células malignas que formam tumores.
- Muitos tipos de câncer promovem perda de massa muscular e de gordura; a perda de massa muscular esquelética induzida pelo câncer é conhecida como caquexia.
- Evidências abundantes indicam que o treinamento físico causa impacto positivo no condicionamento cardiorrespiratório, na força muscular, na atenuação da fadiga e no bem-estar geral em pessoas com câncer.
- Os benefícios específicos induzidos pelo exercício físico para pacientes com câncer são: (1) controle da progressão do câncer, ao adiar o crescimento do tumor e a taxa de metástases; (2) menos eventos adversos associados ao tratamento do câncer; (3) proteção contra a debilitação da musculatura esquelética induzida pelo câncer; e (4) melhoras na eficácia do tratamento do câncer.

Pergunte ao especialista 16.1

Reabilitação de pacientes com câncer pelo exercício físico

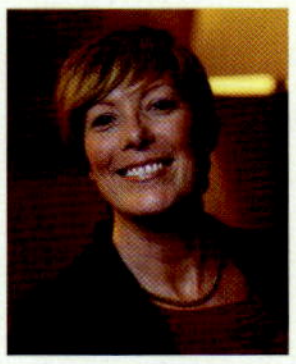
Kathryn H. Schmitz

A ***Dra. Kathryn Schmitz*** *é professora do Departamento de Ciências da Saúde Pública e do Departamento de Medicina Física e Reabilitação da Pennsylvania State University e até recentemente era presidente do American College of Sports Medicine. Sua pesquisa se concentra na reabilitação por meio da prática de exercícios físicos por pessoas que convivem com algum dos vários tipos de câncer. A Dra. Schmitz também é uma influente cientista, defensora ativa das políticas que melhoram os cuidados e a qualidade de vida de pacientes com câncer e de suas redes de apoio.*

PERGUNTA: Costumava ser comum na medicina recomendar repouso absoluto para pacientes diagnosticados com câncer. O que mudou para que, atualmente, muitos pacientes com câncer pratiquem exercícios físicos como forma de reabilitação?

RESPOSTA: Na década de 1970, algumas enfermeiras iniciantes da Universidade Estadual de Ohio se perguntaram se esse conselho era sensato, diante do quanto sabíamos sobre o valor do exercício físico para outros distúrbios crônicos, como a doença arterial coronariana e o diabetes. As enfermeiras inscreveram suas pacientes com câncer de mama em programas bastante vigorosos de cicloergometria e descobriram que essa estratégia melhorou a dor e a fadiga. Era o nascimento de um novo campo. A analogia com doença arterial coronariana consistiu na descoberta, pelo pesquisador Henry Blackburn em 1970, no Hospital Universitário de Genebra, de que o fato de fazer com que sobreviventes de infarto do miocárdio deixassem mais cedo o leito ajudava na sua recuperação. Nesses dois casos, os médicos temiam que o exercício fosse excessivo, e, em ambos os casos, ficou comprovado que a prática do exercício físico era mais benéfica do que prejudicial.

PERGUNTA: Quais são as atuais opções de reabilitação por meio do exercício físico disponíveis para pacientes diagnosticados com câncer?

RESPOSTA: Infelizmente, no momento é bastante imprevisível a probabilidade de que determinado paciente receba uma programação de exercícios físicos ou uma reabilitação de alta qualidade durante ou após o tratamento do câncer. Estamos trabalhando para resolver essa deficiência por meio do mapeamento da programação existente em um recurso que será oferecido pela iniciativa "Exercise is Medicine" [Exercício é remédio] do ACSM. A iniciativa Moving Through Cancer, sob os auspícios do EIM, deu início a um registro para esses programas. Para acessá-los, consulte https://www.exer ciseismedicine.org/support_page .php/moving-through-cancer/.

PERGUNTA: Há alguma consideração especial para determinado paciente com câncer que, antes do diagnóstico, tinha um comportamento completamente sedentário?

RESPOSTA: É aconselhável que o indivíduo sedentário diagnosticado com câncer inicie um programa de caminhadas no momento mesmo do diagnóstico, pois é bem provável que essa atividade de baixa/moderada intensidade resultará em benefícios, antes mesmo do início do tratamento. Igualmente importante é dar início a um regime de treinamento de força com frequência de duas a três vezes por semana, para melhorar, ou pelo menos manter, a função física e a massa muscular durante e após o tratamento. A segurança dessas intervenções já ficou devidamente estabelecida em dezenas de estudos bem controlados.

PERGUNTA: O que a senhora recomendaria a alguém que recebeu um diagnóstico de câncer terminal?

RESPOSTA: CONTINUE CAMINHANDO! Nos últimos anos, pessoas com doença metastática têm sobrevida maior, em comparação com o que ocorria há uma década. A imunoterapia e outras abordagens estão prolongando a vida de pessoas com metástases. Dito isso, é bem provável que pacientes com metástases terão de continuar em terapia pelo resto da vida, e os tratamentos podem ter efeitos colaterais adversos significativos. Também já foi devidamente documentado que os exercícios físicos beneficiam a função física, a ansiedade, a depressão, a fadiga e a qualidade de vida, entre outros resultados para a saúde relacionados ao câncer. Tendo em vista que esses sintomas podem fazer com que o paciente decida interromper a terapia (com risco para a própria vida), nesse cenário a prática do exercício físico pode salvar vidas. Mas há necessidade da realização de estudos clínicos randomizados para o estabelecimento de evidências em favor dessa forte hipótese. Até que tenhamos tais evidências, o paciente metastático deverá ser alertado de que o controle dos sintomas se torna mais fácil com o treinamento físico do que sem ele.

Exercício como terapia para pacientes com doença pulmonar obstrutiva crônica

A doença pulmonar obstrutiva crônica (DPOC) continua sendo uma das principais causas de morte e incapacitação nos EUA, bem como em muitos países por todo o mundo. O interesse no exercício físico como terapia para pacientes com DPOC teve seu início há mais de 70 anos. Nesta seção, discutiremos a DPOC como uma doença crônica, resumiremos os benefícios derivados da prática do exercício físico para pacientes com DPOC e discutiremos os mecanismos responsáveis pelos ganhos induzidos pelo exercício para pacientes com DPOC. Então, vamos começar com uma visão geral da DPOC.

Visão geral da DPOC

DPOC é uma doença pulmonar caracterizada pela obstrução crônica das vias aéreas; em geral, essa obstrução é causada por uma ou mais doenças que, por sua vez, causam bloqueio das vias aéreas pulmonares. O resultado da obstrução das vias aéreas é a dificuldade dos pacientes para respirar; essa incapacidade de transferir gases para dentro/ fora dos pulmões resulta no comprometimento das trocas gasosas através dos alvéolos. Especificamente, a incapacidade de transportar adequadamente o ar para os pulmões resultará no desequilíbrio ventilação/perfusão e no comprometimento das trocas de O_2/CO_2; o resultado é uma diminuição no conteúdo arterial de O_2 e um aumento nos níveis sanguíneos de CO_2 (ver Cap. 10 para mais detalhes sobre o desequilíbrio ventilação/perfusão). Os sintomas da DPOC incluem tosse, falta de ar (**dispneia**), baixa tolerância ao exercício, e, em pacientes com DPOC avançada, essas pessoas ficam incapacitadas até mesmo de realizar atividades cotidianas simples.[76] Os principais fatores de risco para DPOC são idade, histórico de tabagismo, exposição crônica a poluentes atmosféricos e histórico de asma. Além de aumentar o risco de DPOC, o tabagismo pode lesionar os pulmões por diversas maneiras; a Figura 16.8 ilustra os efeitos de longo prazo do fumo e da poluição do ar nos pulmões.

Com frequência, a DPOC ocorre por causa de uma bronquite crônica e do enfisema, em combinação ou isoladamente.[76] Devemos ter em mente que a DPOC é diferente da asma, que é outra doença pulmonar resultante da obstrução das vias aéreas; a diferença entre asma e DPOC é que, nos indivíduos asmáticos, a obstrução das vias aéreas geralmente tem curta duração (p. ex., 1 a 2 dias) e pode ser revertida por meio de medicamentos. Por outro lado, a obstrução das vias aéreas em pacientes com DPOC é crônica, não revertida com facilidade por meio de medicamentos. Discutiremos bronquite e enfisema separadamente.

A bronquite crônica se caracteriza pela produção persistente de muco nas vias aéreas. Mais especificamente, em casos de bronquite crônica, é característica a ocorrência de hipertrofia das glândulas mucosas e de inflamação crônica das pequenas vias aéreas, o que resulta na diminuição do diâmetro da abertura das vias aéreas. Em conjunto, esses eventos aumentam a resistência das vias aéreas e dificultam a respiração.

Embora existam vários tipos de enfisema, todas as formas desse problema são incuráveis; assim, a única opção terapêutica disponível é a melhora dos sintomas do paciente

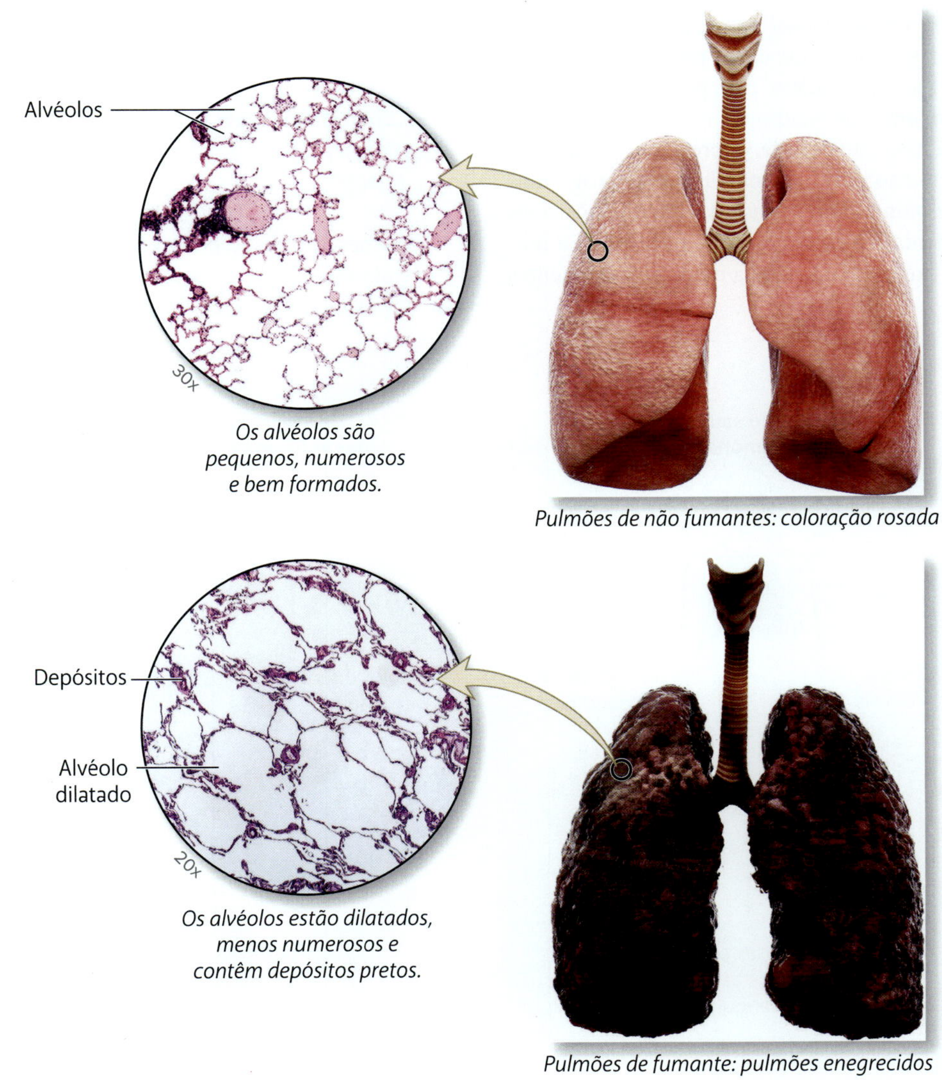

Figura 16.8 Comparação entre pulmões de fumantes e não fumantes.
Al Telser/McGraw Hill; Pavel Chagochkin/Shutterstock; Dr_Microbe/iStockphoto/Getty Images; Pavel Chagochkin/Shutterstock

por meio da reabilitação com base no exercício físico. Independentemente do tipo de enfisema, essa doença danifica os alvéolos pulmonares, e o resultado é a diminuição da área da superfície disponível para a difusão. Além disso, os danos induzidos pelo enfisema nas paredes alveolares também provocam perda de elasticidade do tecido pulmonar, com um consequente colapso das vias aéreas; como resultado, aumenta a resistência das vias aéreas, o que dificulta ainda mais a respiração. Na verdade, o enfisema resulta em maior dificuldade durante a inspiração; por outro lado, o colapso das vias aéreas induzido pelo enfisema dificulta a expiração dos pacientes, resultando na retenção de gás nos pulmões ao final da expiração.[76] A Figura 16.9 resume o impacto da DPOC na função pulmonar e nos distúrbios ocorrentes nas trocas gasosas pulmonares. Em seguida, discutiremos os benefícios derivados dos programas de reabilitação para pacientes com DPOC.

Os exercícios físicos aeróbios e de força são benéficos para pacientes com DPOC

Em geral, os pacientes que sofrem de DPOC se tornam fisicamente inativos; isso acontece, em parte, por causa da dispneia associada ao movimento. Esse padrão de comportamento resulta em um ciclo vicioso de inatividade/perda do condicionamento físico, ansiedade, depressão e isolamento social. Há um consenso internacional de que os programas de reabilitação pulmonar com inclusão de exercícios físicos são parte fundamental do tratamento, considerando a inadequação do uso exclusivo da terapia médica em pacientes com DPOC.[46]

Em sua maioria, os programas de reabilitação pulmonar se prolongam por 8 a 12 semanas e envolvem a educação do paciente e a prática de exercícios musculares. Nesses programas de reabilitação pulmonar, a parte referente aos exercícios físicos envolve atividades aeróbias leves a moderadas (p. ex., caminhadas ou ciclismo) juntamente com exercícios leves de força. Em decorrência das diferenças marcantes no grau da doença entre pacientes com DPOC, é importante que a prescrição de exercícios físicos para esses pacientes seja adaptada à capacidade individual. Já foram devidamente estabelecidos os ganhos positivos derivados do exercício físico para pacientes com DPOC. Embora a reabilitação pulmonar não melhore a função pulmonar em pacientes com DPOC, há muitos outros benefícios derivados dessa modalidade terapêutica: na verdade, os programas de reabilitação pulmonar melhoram a capacidade de caminhada/condicionamento cardiorrespiratório, aumentam a força muscular, diminuem o risco de quedas, atenuam a dispneia e diminuem a ansiedade/depressão – o resultado é uma melhor qualidade de vida.[20,21,46] Além disso, foi demonstrado que a reabilitação pulmonar diminui o número de hospitalizações de pacientes com DPOC. A Figura 16.10 resume os principais benefícios derivados da reabilitação pulmonar.

Mecanismos que ligam a prática do exercício físico ao tratamento bem-sucedido da DPOC

Os mecanismos responsáveis pelos benefícios da reabilitação pulmonar nos pacientes estão ligados às inúmeras adaptações fisiológicas positivas, derivadas tanto do treinamen-

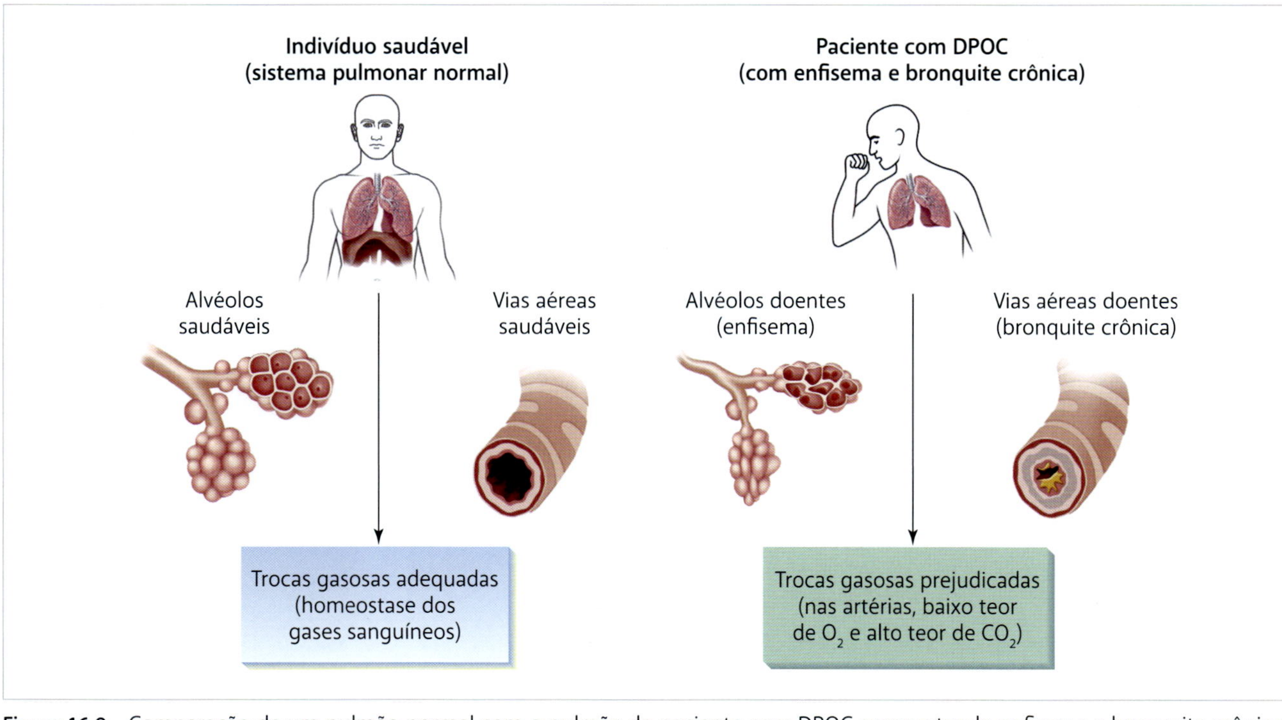

Figura 16.9 Comparação de um pulmão normal com o pulmão de paciente com DPOC apresentando enfisema e bronquite crônica. Observar o comprometimento das trocas gasosas no paciente com DPOC, em comparação com o indivíduo saudável.

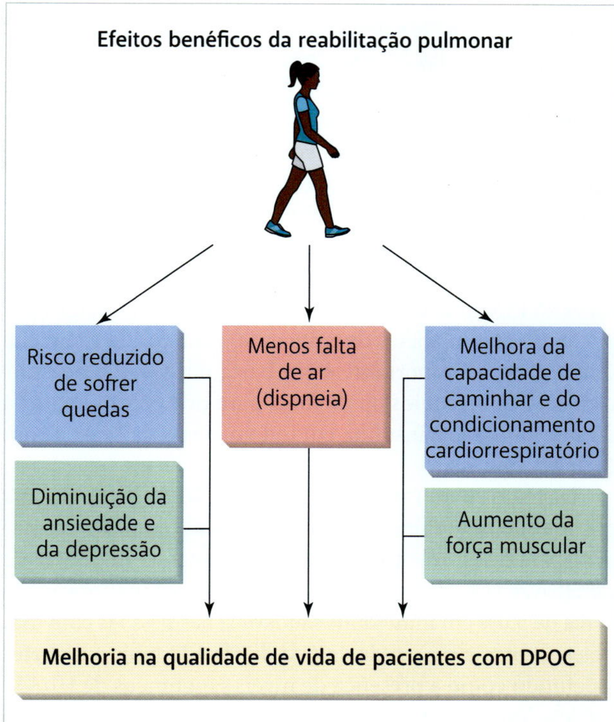

Figura 16.10 Benefícios da reabilitação pulmonar em pacientes com DPOC.

to aeróbio quanto do treinamento de força. Como exemplo, o treinamento com exercícios físicos aeróbios melhora a capacidade de caminhada de pacientes com DPOC, elevando seu condicionamento cardiorrespiratório; isso graças ao aumento do débito cardíaco máximo e às adaptações nos músculos locomotores (aumentos da angiogênese e da biogênese mitocondrial) (Cap. 13). O aumento da força muscular em pacientes com DPOC se deve tanto a alterações no sistema nervoso quanto à hipertrofia muscular. Além disso, o aumento da força muscular nas pernas é fator importante para a diminuição do risco de quedas em pacientes com DPOC.

Muitas pesquisas indicam que, nos pacientes com DPOC, a combinação de exercícios físicos aeróbios e de força promove redução da ansiedade e da depressão. Ainda são pouco compreendidos os mecanismos biológicos específicos responsáveis por esse efeito benéfico do exercício no cérebro. Mas é possível que o impacto positivo do exercício na depressão/ansiedade em pacientes com DPOC tenha sua origem nas melhoras induzidas pelo exercício físico no equilíbrio dos neurotransmissores cerebrais e no aumento da liberação de opioides endógenos. Especificamente, um desequilíbrio nos neurotransmissores monoaminérgicos no cérebro está associado à depressão.[24] O aumento induzido pelo exercício na liberação de opioides endógenos promove um impacto positivo no humor e, além disso, diminui a depressão.[24] Em conjunto, essas mudanças cerebrais induzidas pelo exercício diminuem a depressão e a ansiedade em pacientes com DPOC.[24,73]

Por fim, o treinamento com exercícios físicos aeróbios, que faz parte de todos os programas de reabilitação pulmonar, atenua a dispneia induzida pela atividade física em pacientes com DPOC. Trata-se de um benefício fundamental derivado da reabilitação pulmonar, tendo em vista que a dispneia de esforço é o principal sintoma percebido pelos pacientes com DPOC.[15] Na verdade, a dispneia (falta de ar ou "ânsia por ar") é fator importante que limita a qualidade de vida em pacientes com DPOC. Por que o treinamento com exercícios físicos aeróbios atenua a dispneia nesses pacientes? A dispneia tem causa complexa, mas a percepção mental de uma carga elevada incidente nos músculos inspiratórios desempenha papel fundamental. Assim, qualquer intervenção que venha a reduzir a sensação de incidência de uma grande carga de trabalho nos músculos inspiratórios pode atenuar a dispneia. O treinamento com exercícios físicos aeróbios diminui de duas maneiras a percepção mental de que os músculos respiratórios estão submetidos a uma grande carga de trabalho. Em primeiro lugar, o exercício com envolvimento de todo o corpo resulta em adaptações induzidas pelo treinamento nos músculos locomotores (i.e., aumento das mitocôndrias). Conforme foi discutido no Capítulo 13, essas adaptações nos músculos esqueléticos promovidas pelo exercício físico resultam em menos *feedback* aferente ao centro de controle respiratório localizado no bulbo raquidiano; isso resulta em menor "impulso" respiratório e, portanto, menor ventilação-minuto (i.e., menos respiração), qualquer que seja a intensidade submáxima do exercício físico. Em segundo lugar, o treinamento com exercícios físicos aeróbios resulta em adaptações celulares nos músculos respiratórios (ou seja, aumento do volume mitocondrial e maior capilarização).[52,53] Isso resulta em melhor capacidade de resistência nos músculos inspiratórios, e esse efeito atenua a sensação mental de que os músculos respiratórios estão trabalhando contra grandes cargas. Em conjunto, essas mudanças induzidas pelo exercício atenuam a sensação de dispneia durante a atividade física.

Em resumo

- Nos Estados Unidos, DPOC continua sendo uma das principais causas de morte e incapacitação; isso ocorre também em diversos outros países.
- DPOC é uma doença pulmonar que se caracteriza por uma obstrução crônica das vias aéreas; em geral, essa obstrução é causada por uma ou mais doenças (p. ex., bronquite crônica e/ou enfisema) que resultam no bloqueio das vias aéreas pulmonares.
- Em geral, pacientes com DPOC são fisicamente inativos; isso se deve, em parte, à dispneia associada à atividade física. Esse padrão de comportamento resulta em um ciclo vicioso de inatividade/perda de condicionamento físico e aumentos da ansiedade, depressão e isolamento social.
- Embora a reabilitação pulmonar não melhore a função pulmonar em pacientes com DPOC, essa terapia proporciona inúmeros benefícios, como maior capacidade de caminhadas/condicionamento cardiorrespiratório, aumento da força muscular, diminuição do risco de quedas, atenuação da dispneia e redução da ansiedade/depressão.
- Os mecanismos responsáveis pelos benefícios derivados da reabilitação pulmonar para os pacientes estão ligados às numerosas adaptações fisiológicas positivas promovidas do treinamento aeróbio e de força.

Exercício como terapia para o diabetes tipo 2

Já aprendemos no Capítulo 15 que um número crescente de pessoas (mais de 422 milhões no mundo todo) sofre de diabetes tipo 2 e que essa doença continua sendo uma das principais causas de mortalidade em vários países. O diabetes resulta de níveis cronicamente elevados de glicose no sangue (i.e., hiperglicemia); a presença de hiperglicemia resulta em reações químicas (glicosilação) entre a glicose e diversas proteínas do sangue. Essas proteínas glicosiladas são causadoras de uma inflamação crônica de baixo grau que acelera a aterosclerose e promove danos aos vasos sanguíneos calibrosos (artérias) e aos vasos menores (capilares), o que resultará na falência de órgãos, em ataques cardíacos e em derrames. Como já tivemos a oportunidade de discutir, há dois tipos de diabetes. O diabetes tipo 1 decorre da deficiência de liberação de insulina pelo pâncreas, enquanto o diabetes tipo 2 é uma doença resistente à insulina. Em última análise, resistência à insulina significa que as células do corpo não conseguem absorver glicose, mesmo na presença de insulina. Em todo o mundo, o diabetes tipo 2 é a forma mais comum (em cerca de 90% dos pacientes com diabetes); esse tipo será o foco da nossa discussão.

Visão geral do diabetes tipo 2

No Cap. 15, o leitor presenciou uma discussão detalhada sobre o diabetes tipo 2; assim, faremos uma breve recapitulação nesta seção. Em geral, as pessoas com diabetes tipo 2 apresentam níveis circulantes normais de insulina; mas os tecidos corporais nesses pacientes são menos sensíveis a ela. Assim, a captação de glicose pelos tecidos fica prejudicada. O resultado dessa diminuição da capacidade de absorção da glicose pelas células é a hiperglicemia. Geralmente, o surgimento do diabetes tipo 2 nas pessoas está associado a uma combinação de inatividade física e aumento de gordura visceral. É digno de nota que muitas pessoas com diabetes tipo 2 padecem também de um distúrbio conhecido como síndrome metabólica. A síndrome metabólica foi apresentada no Capítulo 15 e consiste em um conjunto de problemas de saúde que abrange fatores de risco para DAC, como hipertensão, dislipidemia, resistência à insulina (i.e., diabetes tipo 2) e obesidade abdominal.

Benefícios do exercício físico para pessoas com diabetes tipo 2

Embora comumente os médicos prescrevam medicamentos para o tratamento do diabetes tipo 2, a prática regular do exercício físico também é importante para o controle dessa doença.[36,37,58,77] Especificamente, as atuais diretrizes médicas para o tratamento do diabetes tipo 2 consideram uma combinação de exercícios físicos aeróbios e de força.[44] Na verdade, tanto os exercícios físicos aeróbios como os de força oferecem benefícios específicos para as pessoas com diabetes tipo 2, e a combinação dessas duas modalidades de exercício proporciona benefícios extras para a saúde. Agora, discutiremos os benefícios específicos derivados do exercício físico para a saúde das pessoas com diabetes tipo 2.

Pesquisas revelaram que a prática de exercícios físicos aeróbios e de força faz baixar os níveis de glicose no sangue e melhora o controle glicêmico em pacientes com diabetes tipo 2.[78] A Figura 16.11 ilustra o impacto de uma única sessão de exercícios físicos aeróbios prolongados (i.e., aprox. 35% do $\dot{V}O_{2máx}$) nos níveis glicêmicos em pessoas com diabetes tipo 2 *versus* controles saudáveis.[16] O leitor deve observar o rápido declínio nos níveis de glicose no sangue em pacientes com diabetes durante os 90 minutos de exercício. Outro aspecto importante é que basta uma sessão de exercícios físicos aeróbios ou de força para que ocorra melhora da sensibilidade à insulina em todo o corpo da pessoa com diabetes tipo 2.[37,78]

Devemos lembrar que a determinação da hemoglobina glicada (hemoglobina A1c, HbA1c) é um biomarcador padrão para o controle glicêmico em pacientes. O nível normal de HbA1c (i.e., um percentual da hemoglobina total) é de cerca de 5,0% em indivíduos saudáveis; nas pessoas com diabetes, ocorre elevação dos níveis de HbA1c, pois o diabetes é definido como a presença de níveis sanguíneos de HbA1c ≥ 6,5%. Vale ressaltar que tanto o treinamento aeróbio como o de força fazem baixar os níveis sanguíneos de HbA1c em pessoas com diabetes tipo 2. Uma análise de várias pesquisas revela que a prática do exercício aeróbio de intensidade moderada tem efeito marginalmente superior ao exercício de força em termos da redução dos níveis sanguíneos de HbA1c.[37] Além disso, a combinação do treinamento aeróbio com exercícios de força (i.e., treinamento simultâneo) é uma estratégia eficaz para a diminuição dos níveis de HbA1c em pessoas com diabetes tipo 2 (Fig. 16.12).[37] Curiosamente, a melhora induzida pelo exercício físico no controle glicêmico pode ocorrer independentemente da perda de peso corporal.[37] Por fim, embora o exercício (tanto aeróbio quanto de força) reduza os níveis sanguíneos de HbA1c nessa população, a prática exclusiva do exercício físico pode não diminuir a HbA1c para níveis inferiores a 6,5%. Portanto, no tratamento de muitos pacientes com diabetes tipo 2, os mé-

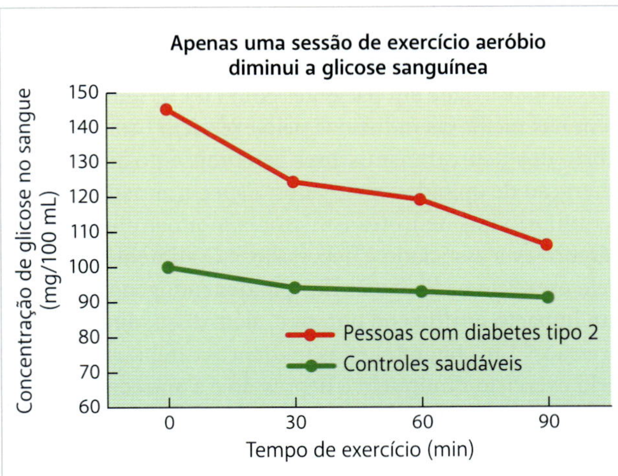

Figura 16.11 Impacto de 90 minutos de exercício aeróbio de intensidade moderada na glicemia em pessoas com diabetes tipo 2.

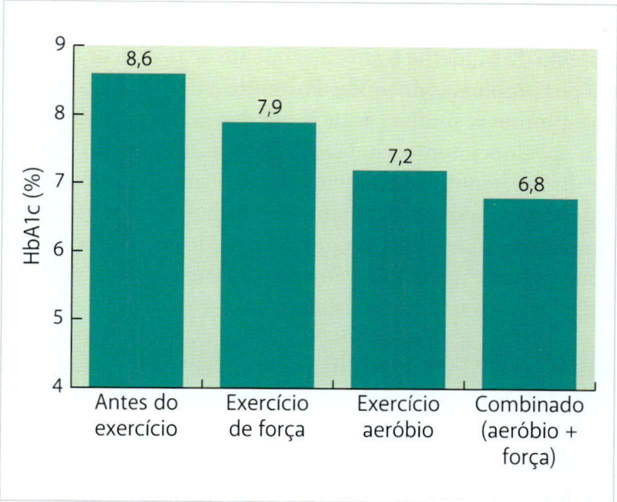

Figura 16.12 Comparação de exercícios de força, exercícios físicos aeróbios e treinamento simultâneo (exercícios de força e aeróbios) nos níveis de hemoglobina A1c (HbA1c) em pessoas com diabetes tipo 2.

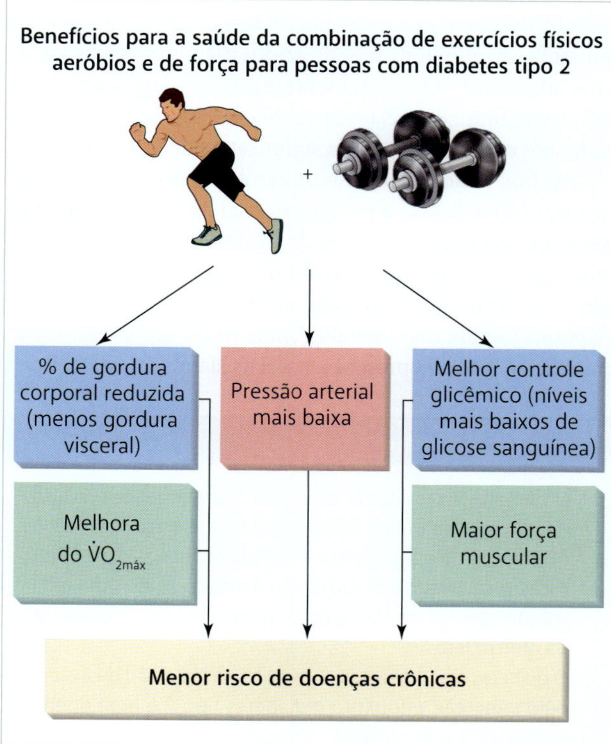

Benefícios para a saúde da combinação de exercícios físicos aeróbios e de força para pessoas com diabetes tipo 2
+
% de gordura corporal reduzida (menos gordura visceral)
Pressão arterial mais baixa
Melhor controle glicêmico (níveis mais baixos de glicose sanguínea)
Melhora do $\dot{V}O_{2máx}$
Maior força muscular
Menor risco de doenças crônicas

Figura 16.13 Benefícios para a saúde da combinação de exercícios físicos aeróbios e de força (treinamento simultâneo) para pessoas com diabetes tipo 2.

dicos prescrevem medicamentos, mas também exercícios físicos, para controle do diabetes.

Além de melhorar o controle glicêmico, os exercícios físicos (tanto os aeróbios quanto os de força) proporcionam benefícios extras para a saúde do indivíduo com diabetes tipo 2. Como exemplo, essas duas modalidades de exercício fazem baixar a pressão arterial média, diminuindo as pressões arteriais sistólica e diastólica.[37] Por outro lado e independentemente, o treinamento com exercícios físicos aeróbios e de força está associado à diminuição da gordura visceral.[18,63] Embora o treinamento com exercícios físicos aeróbios melhore o condicionamento cardiorrespiratório ($\dot{V}O_{2máx}$) em pessoas com diabetes tipo 2,[37,78] isso não ocorre com a prática do exercício de força.[37,78] No entanto, o treinamento de força aumenta a força muscular em pessoas com diabetes, enquanto o exercício aeróbio normalmente não provoca esse efeito.[37,78] Portanto, uma rotina simultânea de exercícios físicos, isto é, uma combinação de exercícios físicos aeróbios e de força, proporciona os maiores benefícios para pessoas com diabetes tipo 2. A Figura 16.13 resume os benefícios para a saúde com a prática combinada de exercícios físicos aeróbios e de força para tratamento de pessoas com diabetes tipo 2. Para mais detalhes sobre a prática do exercício físico no tratamento do diabetes tipo 2, ver Mannucci et al. (2021) e Magkos et al. (2020) nas "Sugestões de leitura".

Mecanismos que conectam a prática do exercício físico ao tratamento do diabetes tipo 2

No Capítulo 15, discutimos com detalhes os mecanismos subjacentes aos benefícios para a saúde induzidos pelos exercícios físicos aeróbios e de força. Assim, nesta seção faremos apenas uma breve revisão sobre esse tópico.

A ligação mecanicista entre o treinamento físico e um melhor controle glicêmico é resultante de quatro processos adaptativos: (1) biogênese mitocondrial, induzida pelo exercício físico nos músculos esqueléticos; (2) melhor sinalização para a insulina (i.e., maior captação de glicose) nos tecidos do corpo; (3) aumento da concentração de GLUT4 (i.e., um transportador de glicose para a célula) nos músculos esqueléticos; e (4) aumento da capilarização em torno das fibras musculares treinadas. Em conjunto, essas mudanças induzidas pelo exercício físico melhoram a homeostase da glicose no sangue em pessoas com diabetes tipo 2.

Vamos revisar os mecanismos responsáveis pelos aumentos na força muscular e no $\dot{V}O_{2máx}$ em decorrência da prática do exercício físico. Em pessoas com diabetes, o aumento da força muscular resultante do treinamento de força ocorre graças às adaptações ocorridas no sistema nervoso (ou seja, um aumento do impulso neural) e na hipertrofia dos músculos esqueléticos. O treinamento com exercícios físicos aeróbios melhora o $\dot{V}O_{2máx}$ em pessoas com diabetes tipo 2 pelo aumento do débito cardíaco máximo (por meio do aumento do volume sistólico) e pela expansão da capacidade dos músculos esqueléticos de absorver oxigênio e produzir ATP (via fosforilação oxidativa). O fornecimento mais eficiente de oxigênio às fibras musculares é realizado pelo aumento da capilarização, juntamente com uma elevada capacidade de fosforilação oxidativa, graças ao aumento volumétrico das mitocôndrias.

Tanto o treinamento aeróbio como o de força resistência podem diminuir a gordura corporal total, graças ao aumento do gasto energético diário e à geração de um déficit calórico. Além disso, essas duas modalidades de treinamento físico diminuem o tamanho das células de gordura viscerais, aumentando a mobilização de ácidos graxos livres dessas células adiposas.[18,63] Curiosamente, essa diminuição da gordura visceral induzida pela prática do exercício pode ser alcançada sem ocorrer uma perda significativa de peso corporal.[63]

Por fim, tanto o treinamento aeróbio como o treinamento de força fazem baixar a pressão arterial em pessoas com diabetes tipo 2, graças à melhora da vasodilatação arterial resultante da maior síntese de óxido nítrico, aumento da angiogênese e diminuição da rigidez arterial. O leitor deve rever o Capítulo 15 para mais detalhes sobre os modos como o exercício físico baixa as pressões arteriais sistólica e diastólica.

Em resumo

- O diabetes é resultante de níveis cronicamente elevados de glicose no sangue; essa hiperglicemia promove reações químicas entre a glicose e diversas proteínas do sangue; essas proteínas glicosiladas são causadoras de uma inflamação crônica de baixo grau que promove a aceleração da aterosclerose.
- O diabetes tipo 1 é decorrente da baixa liberação de insulina pelo pâncreas, enquanto o diabetes tipo 2 é uma doença de resistência à insulina.
- É comum que os médicos prescrevam tanto medicamentos como exercícios físicos no tratamento de pessoas com diabetes tipo 2.
- Tanto os exercícios físicos aeróbios quanto os de força proporcionam benefícios para a saúde dos pacientes com diabetes tipo 2. Essas modalidades de exercício melhoram o controle glicêmico, baixam a pressão arterial e diminuem os estoques de gordura visceral.
- O treinamento com exercícios físicos aeróbios melhora o $\dot{V}O_{2máx}$ em pessoas com diabetes tipo 2, enquanto o exercício de força melhora a força muscular.
- Os mecanismos que conectam a prática do treinamento físico para melhora do controle glicêmico são: biogênese mitocondrial induzida pelo exercício, uma sinalização mais eficiente da insulina, aumento de GLUT4 nos músculos esqueléticos e aumento da capilarização em torno das fibras musculares treinadas. Em conjunto, essas mudanças induzidas pelo exercício melhoram a homeostase da glicose no sangue em pessoas com diabetes tipo 2.

O exercício como terapia para adiamento dos declínios da função fisiológica ligados ao processo de envelhecimento

O número de pessoas com mais de 65 anos tem aumentado em todo o mundo, e, infelizmente, boa parte da população mundial está se tornando mais sedentária e com sobrepeso.[28] O impacto combinado de um estilo de vida sedentário, obesidade e envelhecimento promove declínios na função fisiológica em todos os sistemas do organismo.[4] Embora o aumento da expectativa de vida seja um fator positivo, essa maior longevidade representará sérios desafios ao sistema de saúde, se o envelhecimento se fizer acompanhado por problemas de saúde. Portanto, o desafio para o futuro é promover mudanças de estilo de vida que resultem em um envelhecimento saudável. Nesta seção final do capítulo, discutiremos os benefícios da prática regular do exercício físico para o condicionamento cardiorrespiratório, força muscular, saúde óssea e cognição nos idosos. Então, vamos começar com uma visão geral do impacto exercido pelo envelhecimento na função fisiológica.

Visão geral dos declínios na função fisiológica relacionados à idade

Embora o envelhecimento esteja associado a um declínio na função fisiológica de todos os sistemas orgânicos, vamos nos concentrar nos declínios relacionados à idade no condicionamento cardiorrespiratório (i.e., $\dot{V}O_{2máx}$), força muscular, densidade óssea e cognição. Vamos começar com uma visão geral do impacto do envelhecimento no $VO_{2máx}$. O declínio do $\dot{V}O_{2máx}$ dependente da idade segue um traçado quase linear depois dos 45 anos; porém, se for graficamente representado dos 20 aos 85 anos, esse declínio resultará em um traçado curvilíneo.[19,28] Observe na Figura 16.14 que o $\dot{V}O_{2máx}$ permanece relativamente constante aproximadamente até os 30 anos, tanto em homens como em mulheres. Contudo, por volta dos 40 anos, ocorre uma diminuição gradual do $\dot{V}O_{2máx}$ durante a terceira e quarta décadas de vida (i.e., 3 a 6% por década). A aceleração do declínio do $\dot{V}O_{2máx}$ começa depois dos 60 anos de idade; doravante, o condicionamento cardiorrespiratório diminuirá em cerca de 10 a 20% por década.[28]

Esse declínio no $\dot{V}O_{2máx}$ ligado à idade ocorre em função da diminuição tanto do débito cardíaco máximo como da diferença máxima de oxigênio arterial-venoso misto (diferença a-$\bar{v}O_2$). Essa redução relacionada à idade no débito cardíaco máximo ocorre por causa da diminuição tanto na frequência cardíaca máxima quanto no volume sistólico máximo, enquanto o declínio na diferença a-$\bar{v}O_2$ decorre das

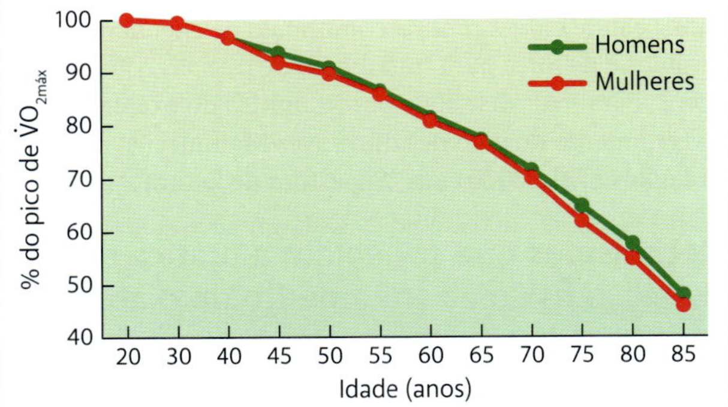

Figura 16.14 Declínio relacionado à idade no consumo máximo de oxigênio ($\dot{V}O_{2máx}$). Dados da referência 28.
Fonte: Jackson AS, Sui X, Hebert JR, Church TS e Blair SN. Role of lifestyle and aging on the longitudinal change in cardiorespiratory fitness. *Arch Intern Med* 169: 1781-1787, 2009.

reduções na capilarização e no volume mitocondrial no interior das fibras musculares esqueléticas.[69]

O envelhecimento também está associado ao declínio da força muscular. Devemos ter em mente que a perda de massa muscular esquelética ligada com o passar do tempo é conhecida como sarcopenia; esse tópico foi introduzido no Capítulo 8. Essa diminuição da massa muscular ligada ao envelhecimento tem início por volta dos 25 anos e continuará por toda a vida. Todavia, o leitor deve observar que a taxa de depleção muscular ligada à idade ocorre em duas fases. A primeira é uma fase "lenta" de perda muscular; nela, 10% da massa muscular é perdida entre os 25 e os 50 anos. A seguir, a perda de massa muscular é mais rápida. Na verdade, entre os 50 e os 80 anos, o indivíduo perde mais 40% da massa muscular.[43] Assim, por volta dos 80 anos, a pessoa poderá ter perdido metade da massa muscular esquelética total. Por outro lado, o processo de envelhecimento resulta na perda de fibras rápidas (em particular, fibras do tipo IIx) e no aumento de fibras lentas.[32,39,43] Do ponto de vista clínico, a sarcopenia grave decorrente do envelhecimento traz consequências negativas para a saúde porque, nos idosos, a fraqueza muscular aumenta o risco de quedas e diminui a capacidade de cumprir as atividades cotidianas, com perda de independência.[43] A Figura 16.15 ilustra os fatores de risco para sarcopenia. Para mais detalhes sobre o impacto do envelhecimento no músculo esquelético, o leitor deve retornar ao Capítulo 21 e ver Larsson et al. (2019) nas "Sugestões de leitura".

O envelhecimento normal também é fator de risco para o declínio cognitivo; o comprometimento da cognição pode envolver a perda da memória, deficiências nas habilidades de fala/linguagem, depressão da função executiva (p. ex., resolução de problemas, multitarefas etc.) e processamento visuoespacial prejudicado (p. ex., reconhecimento visual de objetos, formas etc.).[42] Embora a taxa de declínio cognitivo mais significativa ocorra depois dos 65 anos, é possível que já aos 45 anos ocorra ligeiro declínio cognitivo.[62] As deficiências na função cognitiva ligadas ao processo de envelhecimento estão associadas à perda da substância cinzenta (i.e., neurônios) e a alterações na estrutura e função das sinapses no cérebro.[42]

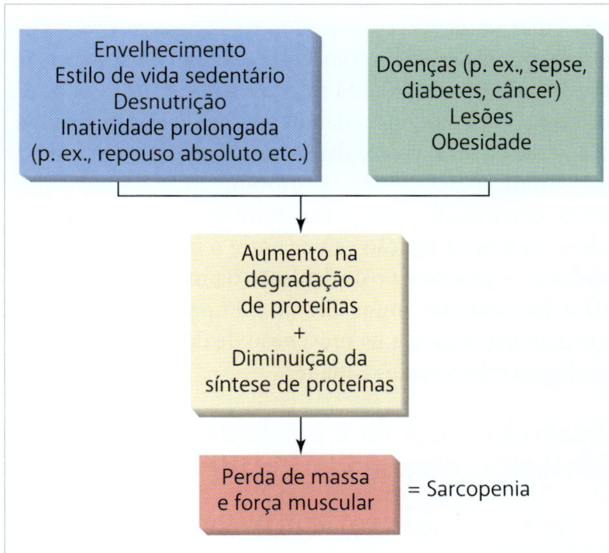

Figura 16.15 Fatores de risco para sarcopenia. Redesenhado da referência 39.
Fonte: Marzetti E, Calvani R, Tosato M, Cesari M, Di Bari M, Cherubini A, Collamati A, D'Angelo E, Pahor M, Bernabei R, Landi F e Consortium S. Sarcopenia: an overview. *Aging Clin Exp Res* 29: 11-17, 2017.

Por fim, a diminuição da atividade física e o envelhecimento são os principais fatores de risco para a perda de massa óssea.[8] A perda de massa óssea é conhecida como **osteoporose**. Os ossos do esqueleto são compostos por dois subtipos de osso: o osso externo cortical (compacto) e a estrutura reticular interna, o osso trabecular (ou esponjoso). Embora esses dois tipos de osso sejam suscetíveis à osteoporose, o osso trabecular, presente na área central dos ossos vertebrais e dos ossos longos do esqueleto axial, está particularmente vulnerável. A Figura 16.16 apresenta micrografias eletrônicas da estrutura trabecular dos ossos. Em comparação com o osso

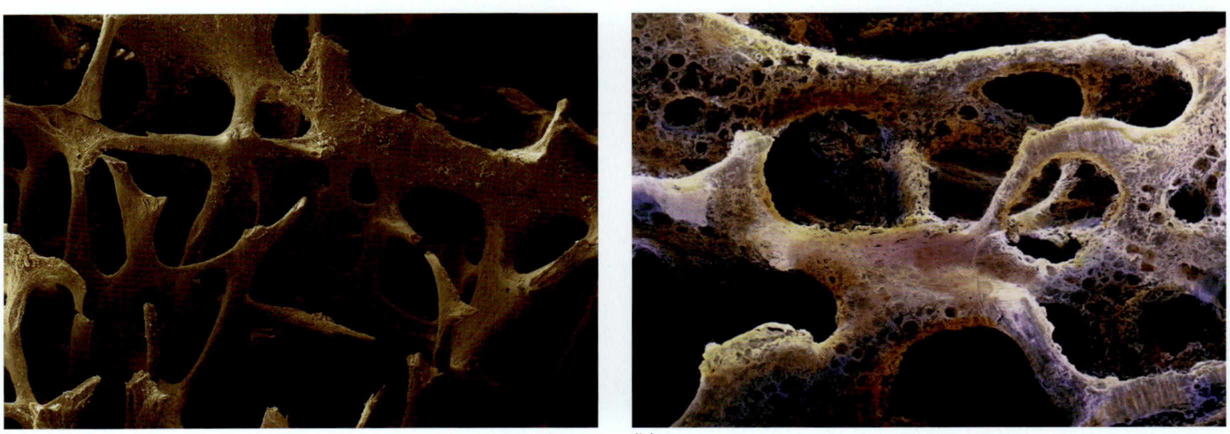
(a) (b)

Figura 16.16 Micrografias eletrônicas de varredura de (*a*) um osso saudável com estrutura trabecular de matriz saudável e (*b*) um osso não saudável de um indivíduo com osteoporose. (a) Ted Kinsman/Science Source; (b) Professor Pietro M. Motta/Science Source.

trabecular saudável representado na Figura 16.16*a*, é fácil perceber por que o osso trabecular em uma pessoa com osteoporose (Fig. 16.16*b*) está sujeito a sofrer fratura. A perda da massa óssea tem início depois dos 30 anos, e, infelizmente, a perda da massa óssea depois dos 60 anos pode se tornar uma condição debilitante.[8] Curiosamente, é frequente observar sarcopenia e osteoporose num mesmo paciente; esse achado reforça a ligação crítica entre a inatividade física e perdas de massa óssea e de depleção da musculatura esquelética. Em seguida, vamos discutir o impacto positivo que o exercício físico exerce na prevenção de declínios na função fisiológica relacionados à idade.

O exercício retarda a perda da função fisiológica relacionada à idade

Conforme ilustra a Figura 16.14, o $\dot{V}O_{2máx}$ diminui com o passar do tempo, tanto em homens quanto em mulheres. Embora o treinamento com exercícios físicos aeróbios não seja capaz de prevenir completamente esse declínio ligado à idade, sua prática pode retardar o declínio do condicionamento cardiorrespiratório, que também acontece com o envelhecimento. Exemplificando: em comparação com pessoas sedentárias, o $\dot{V}O_{2máx}$ é cerca de 20% maior em indivíduos treinados em exercícios físicos aeróbios, qualquer que seja a faixa etária considerada (Fig. 16.17). Da mesma forma, a força muscular diminui com a idade (Fig. 16.18). Embora o treinamento com exercícios de força possa aumentar a força muscular em pessoas de todas as idades, o treinamento com exercícios físicos de fortalecimento não é capaz de reverter completamente a perda de força muscular ligada à idade, por causa da sarcopenia.

De maneira parecida com o músculo esquelético, o osso é um tecido vivo que fica mais forte em resposta ao treinamento físico.[8] Na realidade, muitos estudos confirmam que a prática de exercícios físicos que resultem em um impacto de "carga" nos ossos promoverá aumentos significativos na densidade mineral óssea.[38] Exercícios físicos que envolvem a sustentação do peso, como caminhar, correr, subir escadas e jogar tênis, são modos excelentes para a manutenção da saúde óssea, graças ao aumento da densidade mineral óssea. A prática de exercícios de força também pode melhorar a resistência óssea. Embora a natação e o ciclismo sejam excelentes modos de melhorar o condicionamento cardiovascular, tais práticas não são as melhores formas de melhorar a saúde óssea.

Conforme já tivemos a oportunidade de discutir, tanto o volume do cérebro quanto o da substância cinzenta diminuem com o avanço da idade.[4] Vários estudos sugeriram que a prática regular dos exercícios físicos aeróbios pode retardar essa perda de massa cinzenta e da cognição relacionada ao processo de envelhecimento. Como exemplo, o exercício aeróbio retarda o declínio da substância cinzenta em função do avanço da idade, particularmente nas regiões cerebrais pré-frontal, parietal superior e temporal.[4] Além disso, um estudo de longa duração que envolveu idosos normais revelou que pessoas habituadas à prática de exercícios físicos aeróbios por 3 a 4 vezes por semana apresentavam menor risco de demência. Aqui, é importante ter em mente que, nos idosos participantes do estudo, os pesquisadores observaram alta correlação entre o volume total de exercícios físicos aeróbios realizados durante um período de 9 anos e maiores volumes de substância cinzenta; esse achado sugere que o exercício físico previne a perda de neurônios relacionada ao envelhecimento.[4] Em conjunto, esses estudos enfatizam a importância da prática regular do exercício aeróbio como forma de retardo do declínio da massa cinzenta ligado ao envelhecimento e de proteção contra declínios na função cognitiva, também ligados à idade.

Mecanismos reguladores das melhoras induzidas pelo exercício na função fisiológica em idosos

Os mecanismos que ligam o exercício a melhoras no $\dot{V}O_{2máx}$ e na força muscular em pessoas idosas são idênticos aos mecanismos responsáveis pela promoção do condicionamento cardiorrespiratório e da força em pessoas mais jo-

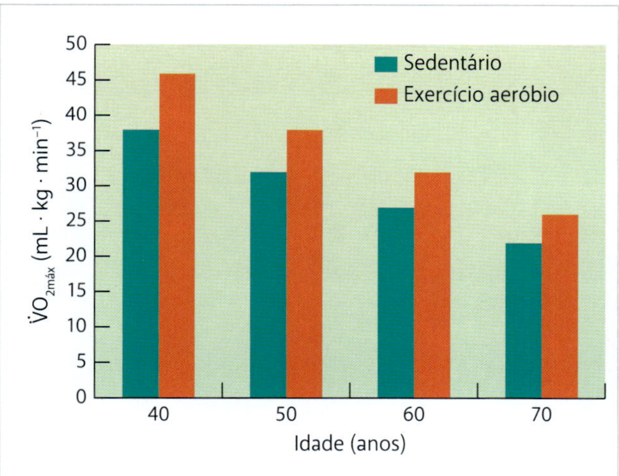

Figura 16.17 Impacto do exercício aeróbio no $\dot{V}O_{2máx}$ ao longo da vida.

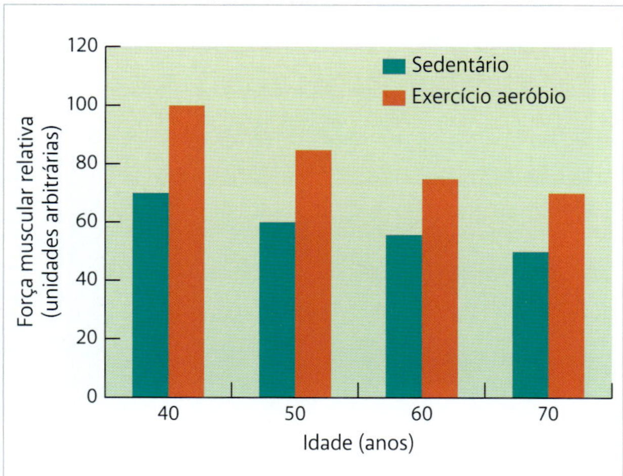

Figura 16.18 O exercício de resistência pode aumentar a força muscular ao longo da vida.

vens. Em resumo, o treinamento com exercícios físicos aeróbios aumenta o $\dot{V}O_{2máx}$ nos idosos ao elevar o débito cardíaco máximo e ao aumentar a diferença máxima de oxigênio arterial-venoso misto (diferença a-$\bar{v}O_2$). Especificamente, o treinamento com exercícios físicos aeróbios aumenta o débito cardíaco máximo ao aumentar o volume sistólico máximo, sem que haja alterações significativas na frequência cardíaca máxima. Além disso, o treinamento com exercícios físicos aeróbios aumenta a capilarização em torno das fibras musculares esqueléticas e expande o volume mitocondrial no interior das fibras treinadas. Essas adaptações aumentam a diferença a-$\bar{v}O_2$ máxima. Em conjunto, esses aumentos induzidos pelo exercício no débito cardíaco máximo e na diferença a-$\bar{v}O_2$ máxima elevam o $\dot{V}O_{2máx}$ (Fig. 16.19*a*).

Já discutimos que o treinamento com exercícios de força aumenta a força muscular em parte, ao promover a síntese de proteínas musculares, o que resulta em hipertrofia muscular. Devemos lembrar que a ocorrência de hipertrofia muscular resulta em aumentos das proteínas contráteis musculares e, portanto, em maior número de pontes cruzadas de miosina, que ficarão disponíveis para o estabelecimento de pontes com a actina, gerando mais força. Por outro lado, o treinamento com exercícios de força resulta em adaptações no sistema nervoso conducentes ao aumento do impulso neural e ao recrutamento de unidades motoras extras. Em conjunto, essas adaptações induzidas pelo treinamento de força aumentam a força muscular (Fig. 16.19*b*).

Exercícios físicos realizados sob carga (i.e., exercícios de força, atividades de levantamento de peso etc.) resultam no aumento da carga mecânica incidente nos ossos; isso estimulará numerosas vias de sinalização que promoverão a ativação dos osteoblastos e diminuição da atividade dos osteoclastos.[8,72] Osteoblastos são células ósseas que funcionam como fábricas para a produção de colágeno e de fatores de crescimento que estimulam a mineralização óssea; o resultado é um aumento da massa mineral óssea (i.e., os ossos ficam mais fortes).[9] Já os osteoclastos são células que promovem a reabsorção óssea e, portanto, tornam os ossos menos resistentes. Segue-se que, pela ativação dos osteoblastos e pela repressão dos osteoclastos, o exercício físico promoverá um aumento da densidade mineral óssea e um esqueleto saudável.[8,72]

Também foi relatado que o exercício físico aumenta a angiogênese nos ossos, e o resultado é um aumento do fluxo sanguíneo para os ossos.[72] O comprometimento do fluxo sanguíneo para os ossos é fator de risco para a osteoporose. Assim, aumentos do fluxo sanguíneo para os ossos têm efeito protetor contra a osteoporose.[72]

Embora já se saiba que o exercício com aplicação de carga ativa numerosas vias de sinalização nos ossos que, em última análise, aumentarão a resistência óssea, ainda não foram esclarecidos os detalhes dos mecanismos precedentes que levam à ativação das vias de crescimento ósseo. Mas o exercício aumenta a liberação de hormônios e de citocinas que promovem aumento da força e melhoram a saúde óssea. Por outro lado, o exercício também promove o aumento na concentração de numerosas moléculas de sinalização que estimulam a angiogênese. A Figura 16.20 oferece um resumo dos mecanismos responsáveis pelas melhoras induzidas pelo exercício físico na densidade mineral óssea em idosos. Para mais detalhes sobre o impacto exercido pelo exercício físico na saúde óssea, o leitor deve consultar Bonewald (2019) nas "Sugestões de leitura" e ler o quadro "Pergunte ao especialista 16.2".

Lembre-se de que os mecanismos responsáveis pela melhora da cognição em idosos foram discutidos em detalhes no Capítulo 15; portanto, aqui oferecemos ao leitor apenas um breve resumo do tópico. O exercício físico causa impacto positivo em três áreas principais da função cerebral: fisio-

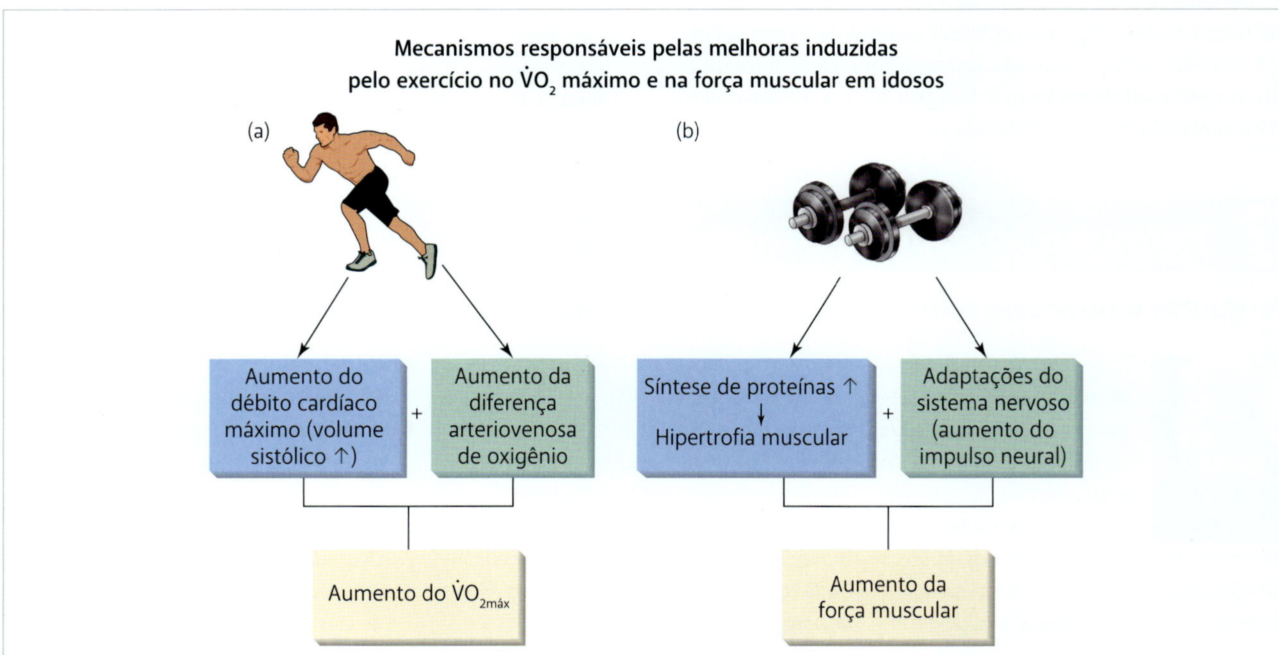

Figura 16.19 Mecanismos responsáveis pelas melhoras induzidas pelo exercício (*a*) no $\dot{V}O_{2máx}$ e (*b*) na força muscular.

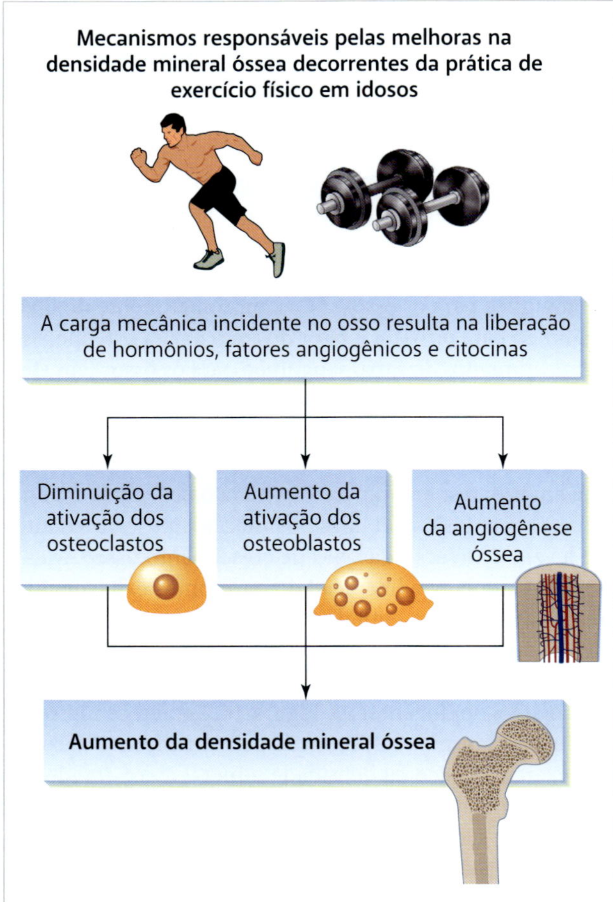

Figura 16.20 Mecanismos responsáveis pelas melhoras na densidade mineral óssea decorrentes da prática de exercício físico em idosos.

logia vascular, neurogênese e volumes hipocampais.[2] Especificamente, a prática regular de exercícios físicos aeróbios melhora o fluxo sanguíneo cerebral e aumenta a neurogênese e os volumes hipocampais. Em conjunto, essas mudanças têm o potencial de melhorar a cognição nos idosos. Além disso, a atividade física praticada com regularidade diminui o risco de danos neuronais mediados pelos radicais livres (i.e., danos oxidativos) e atenua o nível de inflamação sistêmica, que é fator de risco para o declínio cognitivo relacionado à idade (Fig. 16.21).

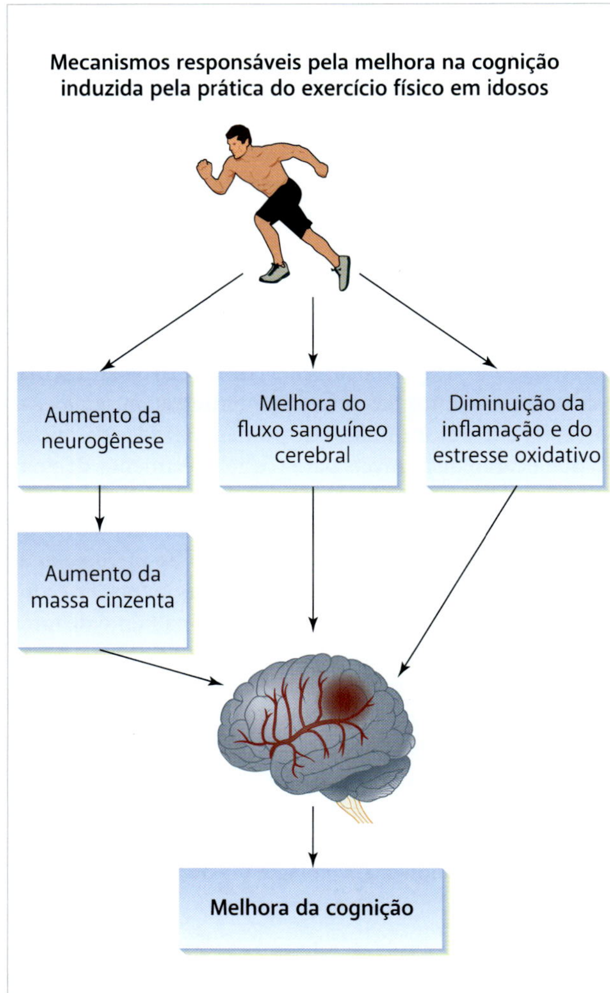

Figura 16.21 Mecanismos associados a melhoras cognitivas induzidas pela prática de exercício físico em idosos.

Pergunte ao especialista 16.2

Perguntas e respostas sobre exercícios físicos e saúde óssea com a Dra. Susan A. Bloomfield

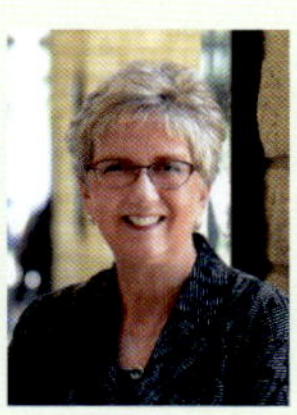

Susan Bloomfield

A ***Dra. Susan Bloomfield*** *é professora do Departamento de Saúde e Cinesiologia e membro do corpo docente de pós-graduação em Nutrição e Ciência dos Alimentos da Texas A&M University, nos EUA. Sua pesquisa utiliza modelos animais para estudar a fisiologia integrativa que impulsiona a adaptação óssea à microgravidade modelada, restrição calórica prolongada e exercícios físicos, além das relações funcionais entre ossos e músculos nesses modelos de pesquisa. A Dra. Bloomfield mora em College Station com Beau, seu inquieto labrador, e com dois gatos; ela pode ser encontrada competindo em várias das provas anuais de natação da série U.S. Masters.*

PERGUNTA: Quais são os principais fatores que afetam a saúde óssea?

RESPOSTA: A saúde óssea ideal depende da ingestão nutricional adequada de cálcio, vitamina D, energia e proteínas, bem como da prática regular de exercícios físicos no contexto de um perfil hormonal reprodutivo normal. Se os níveis séricos de estrogênio ou testosterona estiverem

(continua)

(continuação)

baixos, a massa óssea (geralmente medida pela densidade mineral óssea, ou DMO) tende a diminuir. Curiosamente, o principal efeito do estrogênio é a supressão da atividade dos osteoclastos (que são as células de reabsorção óssea). Assim, a deficiência de estrogênio, seja ocorrendo na menopausa ou em seguida a uma amenorreia prolongada em uma mulher jovem, "desacelera" a reabsorção óssea e resulta em perda da massa óssea. O hormônio do crescimento e, em adultos, o IGF-I e a leptina são fatores endócrinos que variam na dependência do estado nutricional. O declínio de qualquer um desses hormônios "metabólicos" também exerce impacto negativo no equilíbrio ósseo. É importante que as pessoas consumam energia e proteínas adequadas para que possam manter uma saúde óssea ideal. Curiosamente, contamos com evidências sólidas de que a atividade física praticada com regularidade é fundamental para a maximização do impacto benéfico da ingestão de cálcio na massa óssea. E há evidências muito claras de que, se for suprimida toda a atividade física envolvendo a sustentação de peso, o esqueleto "diminuirá de tamanho" para que possa corresponder à redução da carga suportada. Exemplificando, a menos que sejam diligentes com seus regimes de exercícios físicos e de consumo de nutrientes, os astronautas da ISS perdem massa óssea 10 vezes mais rapidamente no espaço do que mulheres na pós-menopausa.

PERGUNTA: Exercícios físicos e boa nutrição são mais importantes para os idosos, nos quais a perda óssea ocorre com mais frequência?

RESPOSTA: Por mais importantes que sejam os exercícios físicos e a boa nutrição depois dos 50 anos, época em que a perda óssea ligada à idade ou induzida pela menopausa se torna mais evidente, na verdade os anos mais críticos do ponto de vista da saúde pública ocorrem nas proximidades da puberdade. Ganhamos incríveis 30% do nosso pico final de massa óssea nos três anos em torno da puberdade; os novos ganhos na DMO ocorrerão até pelo menos os 25 anos de idade. O maior impacto do exercício físico na DMO e na geometria óssea ideal ocorre durante esses anos de rápido crescimento, e daí resulta que as crianças ativas se tornarão adultos com altos picos de massa óssea, antes que tenha início a perda ligada à idade. Nessa idade, um alto consumo de cálcio (1.200 a 1.500 mg/dia) ajuda a garantir um máximo benefício. Mas a ingestão de cálcio vem diminuindo entre as crianças norte-americanas, e, ironicamente, esse problema ocorre mais drasticamente entre as adolescentes, as que mais se beneficiariam em termos da diminuição do risco de fraturas osteoporóticas mais adiante em suas vidas. Aqui, a mensagem óbvia em termos de saúde pública é que precisamos promover maior consumo de alimentos ricos em cálcio (especialmente o leite!) e maior volume de atividade física para nossas crianças e adolescentes. Esse objetivo se traduz na remoção das máquinas de refrigerantes dos corredores de nossas escolas e na realização de aulas regulares de educação física no ensino médio. Na população como um todo, é bem provável que seja muito mais eficaz prevenir a osteoporose, em vez da atenção ao tratamento de pessoas já com perda óssea estabelecida. Dito isso, é preciso que todos nós, que já nos encontramos no outro extremo do espectro do envelhecimento, prestemos atenção à boa nutrição e à prática de exercícios físicos, sobretudo para que possamos manter uma massa muscular adequada (e tonificada) que muito ajudará a minimizar a perda óssea ligada ao envelhecimento e a diminuir nosso risco de sofrer fraturas por fragilidade óssea.

PERGUNTA: Quais são as características gerais dos programas de exercícios físicos capazes de promover aumentos na massa óssea e diminuir o risco de fraturas osteoporóticas na terceira idade?

RESPOSTA: Há lições importantes a aprender com alguns experimentos importantes feitos com base em modelos animais, com resultados cada vez mais frequentemente aplicados à condição humana. Como exemplo, experimentos realizados por Rubin e Lanyon[100] nas ulnas de perus revelaram a importância da magnitude da força aplicada ao osso (em lugar da aplicação de vários ciclos de carga), bem como da distribuição única da carga. Graças a esses achados, podemos testemunhar a ênfase atual aplicada ao treinamento com pesos ou em atividades de sustentação de peso que envolvam forças de impacto, para o fornecimento de estímulos adequados ao esqueleto. Por outro lado, um programa de exercícios físicos diversificado, que lance mão de grande variedade de grupos musculares com padrões de movimento frequentes e variados, constitui melhor estratégia do que o uso de um sinal monótono para os ossos (p. ex., correr ou andar de bicicleta). Achados mais recentes de Robling e de outros pesquisadores[97] que utilizaram cargas externas em tíbias de ratos sugerem que a prática de quatro sessões mais curtas de exercícios físicos distribuídas ao longo do dia podem ter maior poder osteogênico (com promoção de ganhos de massa óssea), em comparação com uma ou duas sessões mais longas. Curiosamente, essa abordagem está inteiramente de acordo com as recomendações que ouvimos de epidemiologistas do exercício. Esses profissionais alegam que a atividade acumulada ao longo do dia proporciona benefícios significativos à saúde. A incorporação de mais atividades em nosso cotidiano (deslocamentos de bicicleta, trabalho físico em casa, mais caminhadas, além da prática de exercícios físicos planejados) é algo extremamente promissor, em termos de melhora da saúde óssea.

Em resumo

- O envelhecimento está associado a um declínio na função fisiológica de todos os sistemas do organismo. Exemplificando, o envelhecimento resulta no declínio do condicionamento cardiorrespiratório (ou seja, $\dot{V}O_{2máx}$), da força muscular, da densidade óssea e da cognição.
- Os declínios relacionados ao processo de envelhecimento no $\dot{V}O_{2máx}$ decorrem da diminuição do débito cardíaco máximo e da diferença máxima de oxigênio arterial-venoso misto.
- O treinamento com exercícios físicos aeróbios aumenta o $\dot{V}O_2$ nos idosos. Mas o treinamento físico não pode prevenir completamente o declínio do $\dot{V}O_{2máx}$ ligado à idade.
- O declínio da força muscular relacionado ao envelhecimento decorre, em parte, da sarcopenia.
- O treinamento com exercícios de força pode aumentar a força muscular em pessoas de todas as idades, além de promover hipertrofia muscular e adaptações no sistema nervoso. Contudo, os exercícios de força não podem evitar completamente o declínio da força muscular que acontece com o processo de envelhecimento.
- O processo normal de envelhecimento está associado ao declínio cognitivo. Em geral, o comprometimento da cognição envolve a perda da memória, deficiências nas habilidades de fala/linguagem, a depressão da função executiva e o comprometimento do processamento visuoespacial.
- A prática regular do exercício diminui o risco do declínio cognitivo relacionado à idade, melhora o fluxo sanguíneo cerebral, aumenta a neurogênese e expande os volumes hipocampais. Em conjunto, essas mudanças melhoram a cognição nos indivíduos mais velhos.

Atividades para estudo

1. Identifique três doenças cardiovasculares comuns e explique a patologia associada a cada doença.
2. Descreva os benefícios da reabilitação cardíaca para pacientes com doença arterial coronariana. Explique os mecanismos subjacentes a essa proteção induzida pela prática do exercício físico contra a ocorrência de eventos adversos à saúde.
3. Defina hipertensão e explique por que esse distúrbio significa inúmeros riscos para a saúde de pessoas hipertensas.
4. Discuta o impacto decorrente da prática de exercícios físicos aeróbios e de força na pressão arterial em pessoas hipertensas.
5. Identifique três mecanismos pelos quais o treinamento com exercícios físicos faz baixar a pressão arterial em pessoas hipertensas.
6. Discuta como um AVC pode afetar as funções cognitiva e motora dos pacientes.
7. Liste e discuta oito benefícios decorrentes da prática de exercícios físicos aeróbios para pacientes com AVC.
8. Quais são os mecanismos que ligam o exercício aeróbio à recuperação do AVC?
9. Defina câncer e explique como essa doença se dissemina de um local para outro.
10. Liste e discuta os quatro modos principais pelos quais os exercícios físicos ajudam no tratamento do câncer.
11. Cite os mecanismos que ligam o treinamento físico ao tratamento bem-sucedido do câncer.
12. Defina DPOC e identifique dois distúrbios pulmonares comuns que podem contribuir para a ocorrência dessa doença.
13. Cite os principais benefícios de um programa de reabilitação pulmonar com base na prática de exercícios físicos para pacientes com DPOC.
14. Discuta os mecanismos responsáveis pelas melhoras induzidas pelo exercício físico na capacidade de caminhar/condicionamento cardiorrespiratório, diminuição do risco de sofrer quedas, atenuação da dispneia e redução da ansiedade/depressão em pacientes com DPOC.
15. Defina diabetes tipo 2 e destaque as diferenças entre pessoas com diabetes tipo 1 e tipo 2.
16. Identifique quatro benefícios importantes para a saúde das pessoas com diabetes tipo 2 obtidos com o treinamento com exercícios físicos aeróbios e de força.
17. Descreva os principais mecanismos por trás das melhorias induzidas pelo exercício no controle glicêmico em pessoas com diabetes tipo 2.
18. Delineie o impacto causado pelo processo de envelhecimento no $\dot{V}O_{2máx}$, na força muscular, na densidade óssea e na cognição.
19. Discuta os mecanismos responsáveis pelas melhoras: (1) no $\dot{V}O_{2máx}$; (2) na força muscular; (3) na densidade óssea; e (4) na cognição induzidas pela prática do exercício físico.

Sugestões de leitura

Bonewald, L. 2019. Use it or lose it to age: a review of bone and muscle communication. *Bone* 120: 212-218.

Larsson, L., H. Degens, M. Li, L. Salviati, Y. I. Lee, W. Thompson, et al. 2019. Sarcopenia: aging-related loss of muscle mass and function. *Physiological Reviews* 99: 427-511.

Pedersen, B.K. 2019. The physiology of optimizing health with a focus on exercise as medicine. *Annu Rev Physiol* 81: 607-627.

Magkos, F., M.F. Hjorth, and A. Astrup. 2020. Diet and exercise in the prevention and treatment of type 2 diabetes mellitus. *Nat Rev Endocrinol* 16: 545-555.

Mannucci, E., A. Bonifazi, and M. Monami. 2021. Comparison between different types of exercise training in patients with type 2 diabetes mellitus: a systematic review and network metanalysis of randomized controlled trials. *Nutr Metab Cardiovasc Dis* 31: 1985-1992.

Referências bibliográficas

1. Ashcraft KA, Peace RM, Betof AS, Dewhirst MW, and Jones LW. Efficacy and mechanisms of aerobic exercise on cancer initiation, progression, and metastasis: a critical systematic review of in vivo preclinical data. *Cancer Res* 76: 4032-4050, 2016.
2. Ashrafian H, Zadeh EH, and Khan RH. Review on Alzheimer's disease: inhibition of amyloid beta and tau tangle formation. *Int J Biol Macromol* 167: 382-394, 2021.
3. Austin MW, Ploughman M, Glynn L, and Corbett D. Aerobic exercise effects on neuroprotection and brain repair following

stroke: a systematic review and perspective. *Neurosci Res* 87: 8-15, 2014.

4. Barnes JN. Exercise, cognitive function, and aging. *Adv Physiol Educ* 39: 55-62, 2015.
5. Benjamin EJ, Blaha MJ, Chiuve SE, Cushman M, Das SR, Deo R, de Ferranti SD, Floyd J, Fornage M, Gillespie C, Isasi CR, Jimenez MC, Jordan LC, Judd SE, Lackland D, Lichtman JH, Lisabeth L, Liu S, Longenecker CT, Mackey RH, Matsushita K, Mozaffarian D, Mussolino ME, Nasir K, Neumar RW, Palaniappan L, Pandey DK, Thiagarajan RR, Reeves MJ, Ritchey M, Rodriguez CJ, Roth GA, Rosamond WD, Sasson C, Towfighi A, Tsao CW, Turner MB, Virani SS, Voeks JH, Willey JZ, Wilkins JT, Wu JH, Alger HM, Wong SS, Muntner P, American Heart Association Statistics C, and Stroke Statistics S. Heart disease and stroke statistics-2017 update: a report from the American heart association. *Circulation* 135: e146-e603, 2017.
6. Betof AS, Lascola CD, Weitzel D, Landon C, Scarbrough PM, Devi GR, Palmer G, Jones LW, and Dewhirst MW. Modulation of murine breast tumor vascularity, hypoxia and chemotherapeutic response by exercise. *J Natl Cancer Inst* 107: 2015.
7. Blair SN, Kohl HW, 3rd, Barlow CE, Paffenbarger RS, Jr., Gibbons LW, and Macera CA. Changes in physical fitness and all-cause mortality. A prospective study of healthy and unhealthy men. *JAMA* 273: 1093-1098, 1995.
8. Bonewald L. Use it or lose it to age: a review of bone and muscle communication. *Bone* 120: 212-218, 2019.
9. Bonewald LF. The amazing osteocyte. *J Bone Miner Res* 26: 229-238, 2011.
10. Bramlage P and Hasford J. Blood pressure reduction, persistence and costs in the evaluation of antihypertensive drug treatment – a review. *Cardiovasc Diabetol* 8: 18, 2009.
11. Buckley JP. The changing landscape of cardiac rehabilitation; from early mobilisation and reduced mortality to chronic multi-morbidity management. *Disabil Rehabil* 43: 3515-3522, 2021.
12. Buford TW. Hypertension and aging. *Ageing Res Rev* 26: 96-111, 2016.
13. Cornelissen VA, Fagard RH, Coeckelberghs E, and Vanhees L. Impact of resistance training on blood pressure and other cardiovascular risk factors: a meta-analysis of randomized, controlled trials. *Hypertension* 58: 950-958, 2011.
14. Corso LM, Macdonald HV, Johnson BT, Farinatti P, Livingston J, Zaleski AL, Blanchard A, and Pescatello LS. Is concurrent training efficacious antihypertensive therapy? a meta-analysis. *Med Sci Sports Exerc* 48: 2398-2406, 2016.
15. Crisafulli E and Clini EM. Measures of dyspnea in pulmonary rehabilitation. *Multidiscip Respir Med* 5: 202-210, 2010.
16. Devlin JT, Hirshman M, Horton ED, and Horton ES. Enhanced peripheral and splanchnic insulin sensitivity in NIDDM men after single bout of exercise. *Diabetes* 36: 434-439, 1987.
17. Fikenzer K, Fikenzer S, Laufs U, and Werner C. Effects of endurance training on serum lipids. *Vascul Pharmacol* 101: 9-20, 2018.
18. Flack KD, Davy KP, Hulver MW, Winett RA, Frisard MI, and Davy BM. Aging, resistance training, and diabetes prevention. *J Aging Res* 2011: 127315, 2010.
19. Fleg JL, Morrell CH, Bos AG, Brant LJ, Talbot LA, Wright JG, and Lakatta EG. Accelerated longitudinal decline of aerobic capacity in healthy older adults. *Circulation* 112: 674-682, 2005.
20. Goldstein RS, Hill K, Brooks D, and Dolmage TE. Pulmonary rehabilitation: a review of the recent literature. *Chest* 142: 738-749, 2012.
21. Gordon CS, Waller JW, Cook RM, Cavalera SL, Lim WT, and Osadnik CR. Effect of pulmonary rehabilitation on symptoms of anxiety and depression in COPD: a systematic review and meta-analysis. *Chest* 156: 80-91, 2019.
22. Hafez S, Eid Z, Alabasi S, Darwiche Y, Channaoui S, and Hess DC. Mechanisms of Preconditioning Exercise-Induced Neurovascular Protection in Stroke. *J Stroke* 23: 312-326, 2021.
23. Hagberg JM, Park JJ, and Brown MD. The role of exercise training in the treatment of hypertension: an update. *Sports Med* 30: 193-206, 2000.
24. Helmich I, Latini A, Sigwalt A, Carta MG, Machado S, Velasques B, Ribeiro P, and Budde H. Neurobiological alterations induced by exercise and their impact on depressive disorders [corrected]. *Clin Pract Epidemiol Ment Health* 6: 115-125, 2010.
25. Heran BS, Chen JM, Ebrahim S, Moxham T, Oldridge N, Rees K, Thompson DR, and Taylor RS. Exercise-based cardiac rehabilitation for coronary heart disease. *Cochrane Database Syst Rev* CD001800, 2011.
26. Hinkley JM, Morton AB, Ichinoseki-Sekine N, Huertas AM, and Smuder AJ. Exercise training prevents doxorubicin-induced mitochondrial dysfunction of the liver. *Med Sci Sports Exerc* 51: 1106-1115, 2019.
27. Hojman P, Gehl J, Christensen JF, and Pedersen BK. Molecular mechanisms linking exercise to cancer prevention and treatment. *Cell Metab* 27: 10-21, 2018.
28. Jackson AS, Sui X, Hebert JR, Church TS, and Blair SN. Role of lifestyle and aging on the longitudinal change in cardiorespiratory fitness. *Arch Intern Med* 169: 1781-1787, 2009.
29. Kachur S, Chongthammakun V, Lavie CJ, De Schutter A, Arena R, Milani RV, and Franklin BA. Impact of cardiac rehabilitation and exercise training programs in coronary heart disease. *Prog Cardiovasc Dis* 60: 103-114, 2017.
30. Kelley GA and Kelley KS. Progressive resistance exercise and resting blood pressure: a meta-analysis of randomized controlled trials. *Hypertension* 35: 838-843, 2000.
31. Kurl S, Laukkanen JA, Rauramaa R, Lakka TA, Sivenius J, and Salonen JT. Cardiorespiratory fitness and the risk for stroke in men. *Arch Intern Med* 163: 1682-1688, 2003.
32. Larsson L, Degens H, Li M, Salviati L, Lee YI, Thompson W, Kirkland JL, and Sandri M. Sarcopenia: aging-related loss of muscle mass and function. *Physiol Rev* 99: 427-511, 2019.
33. Lee J. The effects of resistance training on muscular strength and hypertrophy in elderly cancer patients: A systematic review and meta-analysis. *Journal of Sport and Health Science* 11: 194-201, 2022.
34. Lemes IR, Ferreira PH, Linares SN, Machado AF, Pastre CM, and Netto JJ. Resistance training reduces systolic blood pressure in metabolic syndrome: a systematic review and meta-analysis of randomised controlled trials. *Br J Sports Med* 50: 1438-1442, 2016.
35. MacDonald HV, Johnson BT, Huedo-Medina TB, Livingston J, Forsyth KC, Kraemer WJ, Farinatti PT, and Pescatello LS. Dynamic resistance training as stand-alone antihypertensive lifestyle therapy: a meta-analysis. *J Am Heart Assoc* 5: 2016.
36. Magkos F, Hjorth MF, and Astrup A. Diet and exercise in the prevention and treatment of type 2 diabetes mellitus. *Nat Rev Endocrinol* 16: 545-555, 2020.
37. Mannucci E, Bonifazi A, and Monami M. Comparison between different types of exercise training in patients with type 2 diabetes mellitus: A systematic review and network metanalysis of randomized controlled trials. *Nutr Metab Cardiovasc Dis* 31: 1985-1992, 2021.

38. Marques EA, Mota J, and Carvalho J. Exercise effects on bone mineral density in older adults: a meta-analysis of randomized controlled trials. *Age (Dordr)* 34: 1493-1515, 2012.
39. Marzetti E, Calvani R, Tosato M, Cesari M, Di Bari M, Cherubini A, Collamati A, D'Angelo E, Pahor M, Bernabei R, Landi F, and Consortium S. Sarcopenia: an overview. *Aging Clin Exp Res* 29: 11-17, 2017.
40. Morton AB, Mor Huertas A, Hinkley JM, Ichinoseki-Sekine N, Christou DD, and Smuder AJ. Mitochondrial accumulation of doxorubicin in cardiac and diaphragm muscle following exercise preconditioning. *Mitochondrion* 45: 52-62, 2019.
41. Mozaffarian D, Benjamin EJ, Go AS, Arnett DK, Blaha MJ, Cushman M, de Ferranti S, Despres JP, Fullerton HJ, Howard VJ, Huffman MD, Judd SE, Kissela BM, Lackland DT, Lichtman JH, Lisabeth LD, Liu S, Mackey RH, Matchar DB, McGuire DK, Mohler ER, 3rd, Moy CS, Muntner P, Mussolino ME, Nasir K, Neumar RW, Nichol G, Palaniappan L, Pandey DK, Reeves MJ, Rodriguez CJ, Sorlie PD, Stein J, Towfighi A, Turan TN, Virani SS, Willey JZ, Woo D, Yeh RW, Turner MB, American Heart Association Statistics C, and Stroke Statistics S. Heart disease and stroke statistics-2015 update: a report from the American heart association. *Circulation* 131: e29-322, 2015.
42. Murman DL. The Impact of Age on Cognition. *Semin Hear* 36: 111-121, 2015.
43. Narici MV and Maffulli N. Sarcopenia: characteristics, mechanisms and functional significance. *Br Med Bull* 95: 139-159, 2010.
44. Nathan DM, Buse JB, Davidson MB, Ferrannini E, Holman RR, Sherwin R, Zinman B, American Diabetes A, and European Association for Study of D. Medical management of hyperglycemia in type 2 diabetes: a consensus algorithm for the initiation and adjustment of therapy: a consensus statement of the American Diabetes Association and the European Association for the Study of Diabetes. *Diabetes Care* 32: 193-203, 2009.
45. Ni J and Zhang L. Cancer Cachexia: Definition, Staging, and Emerging Treatments. *Cancer Manag Res* 12: 5597-5605, 2020.
46. Pedersen BK and Saltin B. Exercise as medicine – evidence for prescribing exercise as therapy in 26 different chronic diseases. *Scand J Med Sci Sports* 25 Suppl 3: 1-72, 2015.
47. Pedersen BK. The physiology of optimizing health with a focus on exercise as medicine. *Annu Rev Physiol* 81: 607-627, 2019.
48. Pedersen L, Idorn M, Olofsson GH, Lauenborg B, Nookaew I, Hansen RH, Johannesen HH, Becker JC, Pedersen KS, Dethlefsen C, Nielsen J, Gehl J, Pedersen BK, Thor Straten P, and Hojman P. running suppresses tumor growth through epinephrine- and IL-6-dependent NK cell mobilization and redistribution. *Cell Metab* 23: 554-562, 2016.
49. Pescatello LS, Buchner DM, Jakicic JM, Powell KE, Kraus WE, Bloodgood B, Campbell WW, Dietz S, Dipietro L, George SM, Macko RF, McTiernan A, Pate RR, Piercy KL, and Physical Activity Guidelines Advisory C. Physical activity to prevent and treat hypertension: a systematic review. *Med Sci Sports Exerc* 51: 1314-1323, 2019.
50. Pinckard K, Baskin KK, and Stanford KI. Effects of exercise to improve cardiovascular health. *Front Cardiovasc Med* 6: 69, 2019.
51. Ploughman M, Austin MW, Glynn L, and Corbett D. The effects of poststroke aerobic exercise on neuroplasticity: a systematic review of animal and clinical studies. *Transl Stroke Res* 6: 13-28, 2015.
52. Powers SK and Criswell D. Adaptive strategies of respiratory muscles in response to endurance exercise. *Med Sci Sports Exerc* 28: 1115-1122, 1996.
53. Powers SK, Coombes J, and Demirel H. Exercise training-induced changes in respiratory muscles. *Sports Med* 24: 120-131, 1997.
54. Powers SK, Smuder AJ, Kavazis AN, and Quindry JC. Mechanisms of exercise-induced cardioprotection. *Physiology (Bethesda)* 29: 27-38, 2014.
55. Powers SK. Exercise: teaching myocytes new tricks. *J Appl Physiol (1985)* 123: 460-472, 2017.
56. Powers SK, Duarte JA, Le Nguyen B, and Hyatt H. Endurance exercise protects skeletal muscle against both doxorubicin-induced and inactivity-induced muscle wasting. *Pflugers Arch* 471: 441-453, 2019.
57. Powers SK, Bomkamp M, Ozdemir M, and Hyatt H. Mechanisms of exercise-induced preconditioning in skeletal muscles. *Redox Biol* 35: 101462, 2020.
58. Praet SF and van Loon LJ. Exercise therapy in type 2 diabetes. *Acta Diabetol* 46: 263-278, 2009.
59. Prior PL and Suskin N. Exercise for stroke prevention. *Stroke Vasc Neurol* 3: 59-68, 2018.
60. Schadler KL, Thomas NJ, Galie PA, Bhang DH, Roby KC, Addai P, Till JE, Sturgeon K, Zaslavsky A, Chen CS, and Ryeom S. Tumor vessel normalization after aerobic exercise enhances chemotherapeutic efficacy. *Oncotarget* 7: 65429-65440, 2016.
61. Schmitz KH, Courneya KS, Matthews C, Demark-Wahnefried W, Galvao DA, Pinto BM, Irwin ML, Wolin KY, Segal RJ, Lucia A, Schneider CM, von Gruenigen VE, Schwartz AL, and American College of Sports M. American College of Sports Medicine roundtable on exercise guidelines for cancer survivors. *Med Sci Sports Exerc* 42: 1409-1426, 2010.
62. Singh-Manoux A, Kivimaki M, Glymour MM, Elbaz A, Berr C, Ebmeier KP, Ferrie JE, and Dugravot A. Timing of onset of cognitive decline: results from Whitehall II prospective cohort study. *BMJ* 344: d7622, 2012.
63. Slentz CA, Bateman LA, Willis LH, Shields AT, Tanner CJ, Piner LW, Hawk VH, Muehlbauer MJ, Samsa GP, Nelson RC, Huffman KM, Bales CW, Houmard JA, and Kraus WE. Effects of aerobic vs. resistance training on visceral and liver fat stores, liver enzymes, and insulin resistance by HOMA in overweight adults from STRRIDE AT/RT. *Am J Physiol Endocrinol Metab* 301: E1033-1039, 2011.
64. Smuder AJ, Kavazis AN, Min K, and Powers SK. Exercise protects against doxorubicin-induced markers of autophagy signaling in skeletal muscle. *J Appl Physiol (1985)* 111: 1190-1198, 2011.
65. Smuder AJ, Kavazis AN, Min K, and Powers SK. Exercise protects against doxorubicin-induced oxidative stress and proteolysis in skeletal muscle. *J Appl Physiol (1985)* 110: 935-942, 2011.
66. Smuder AJ, Kavazis AN, Min K, and Powers SK. Doxorubicin-induced markers of myocardial autophagic signaling in sedentary and exercise trained animals. *J Appl Physiol (1985)* 115: 176-185, 2013.
67. Smuder AJ. Exercise stimulates beneficial adaptations to diminish doxorubicin-induced cellular toxicity. *Am J Physiol Regul Integr Comp Physiol* 317: R662-R672, 2019.
68. Stinear CM, Lang CE, Zeiler S, and Byblow WD. Advances and challenges in stroke rehabilitation. *Lancet Neurol* 19: 348-360, 2020.

69. Tanaka H and Seals DR. Endurance exercise performance in Masters athletes: age-associated changes and underlying physiological mechanisms. *J Physiol* 586: 55-63, 2008.
70. Taylor JL, Bonikowske AR, and Olson TP. Optimizing Outcomes in Cardiac Rehabilitation: The Importance of Exercise Intensity. *Front Cardiovasc Med* 8: 734278, 2021.
71. Taylor RS, Brown A, Ebrahim S, Jolliffe J, Noorani H, Rees K, Skidmore B, Stone JA, Thompson DR, and Oldridge N. Exercise-based rehabilitation for patients with coronary heart disease: systematic review and meta-analysis of randomized controlled trials. *Am J Med* 116: 682-692, 2004.
72. Tong X, Chen X, Zhang S, Huang M, Shen X, Xu J, and Zou J. The Effect of Exercise on the Prevention of Osteoporosis and Bone Angiogenesis. *Biomed Res Int* 2019: 8171897, 2019.
73. Tselebis A, Bratis D, Pachi A, Moussas G, Ilias I, Harikiopoulou M, Theodorakopoulou E, Dumitru S, Kosmas E, Vgontzas A, Siafakas N, and Tzanakis N. A pulmonary rehabilitation program reduces levels of anxiety and depression in COPD patients. *Multidiscip Respir Med* 8: 41, 2013.
74. Veldema J and Jansen P. Ergometer training in stroke rehabilitation: systematic review and meta-analysis. *Arch Phys Med Rehabil* 101: 674-689, 2020.
75. Wallace JP. Exercise in hypertension. A clinical review. *Sports Med* 33: 585-598, 2003.
76. West J. B. *Pulmonary Pathophysiology*. Philadelphia: Wolters Kluwer, 2017.
77. Yang D, Yang Y, Li Y, and Han R. Physical Exercise as Therapy for Type 2 Diabetes Mellitus: From Mechanism to Orientation. *Ann Nutr Metab* 74: 313-321, 2019.
78. Yang Z, Scott CA, Mao C, Tang J, and Farmer AJ. Resistance exercise versus aerobic exercise for type 2 diabetes: a systematic review and meta-analysis. *Sports Med* 44: 487-499, 2014.

17

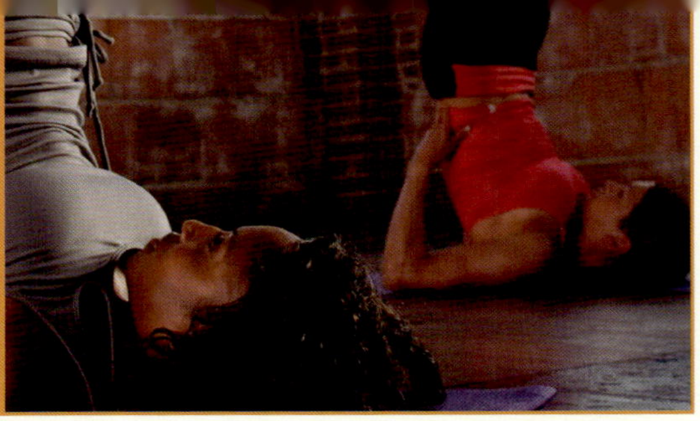

Tim Mantoani/Masterfile

Exercício é remédio – Parte 3: Prescrições de exercícios para saúde e condicionamento físico

Objetivos

Ao estudar este capítulo, você deverá ser capaz de:

1. Traçar um diagrama da curva de dose-resposta ao exercício e explicar os termos potência, inclinação e efeito máximo, associados a essa curva.
2. Definir e discutir os quatro fatores que descrevem uma dose de exercício.
3. Descrever as atuais diretrizes para atividades físicas, tanto para a atividade aeróbia como para o treinamento de força.
4. Discutir as definições de atividades de baixa, moderada e vigorosa intensidade.
5. Explicar o grau de intensidade física de leve intensidade necessário para melhorar a saúde.
6. Identificar a faixa de frequência, intensidade, tempo (duração) e tipo (FITT) da atividade associada a melhoras no condicionamento físico cardiorrespiratório.
7. Explicar dois métodos indiretos utilizados para calcular a faixa de frequência cardíaca-alvo necessária durante a prática do exercício aeróbio para melhorar o condicionamento cardiorrespiratório.
8. Descrever treinamento intervalado de alta intensidade (HIIT) e discutir as adaptações fisiológicas que ocorrem em resposta ao HIIT.
9. Descrever dois métodos comuns (frequência cardíaca de reserva e $\dot{V}O_2$ de reserva) utilizados na computação das intensidades de treinamento físico com exercícios.
10. Descrever o benefício do treinamento de força para a saúde e resumir os programas de força e alongamento recomendados para adultos.

Conteúdo

Curva de dose-resposta ao exercício 439
- Definindo uma dose de exercício 440

Orientações sobre atividade física para melhorar a saúde 441

Atividade física de leve intensidade, contagens de passos e saúde 443

Prescrição de exercícios físicos para o condicionamento cardiorrespiratório 444
- Frequência 445
- Intensidade do exercício 445
- Monitoramento da frequência cardíaca 448
- Tempo (duração) 448
- Avaliação da $\dot{V}O_{2máx}$ 449
- Mensuração direta de $\dot{V}O_{2máx}$ 450
- Estimativa de $\dot{V}O_{2máx}$ 451

Treinamento de força 453

Treinamento para melhorar a flexibilidade 454

Palavras-chave

contagens de passos
dose
efeito (resposta)
faixa de frequência cardíaca-alvo (FCA)
frequência cardíaca de reserva (FCR)
$\dot{V}O_2$ de reserva
treinamento intervalado de alta intensidade (HIIT)

Este capítulo é o componente final da trilogia "Exercício é remédio". Em Exercício é remédio – parte 1 (Cap. 15), discutimos os mecanismos responsáveis pela diminuição, induzida pelo exercício, no risco de inúmeras doenças crônicas (p. ex., doenças cardiovasculares). O Capítulo 16 (Exercício é remédio – parte 2) explicou os benefícios terapêuticos advindos da prática do exercício como tratamento para doenças crônicas. Além disso, o Capítulo 16 resumiu os benefícios do exercício no retardo do declínio ligado ao processo de envelhecimento no $\dot{V}O_{2máx}$, na força muscular, na função cognitiva e na densidade mineral óssea. Este capítulo (Exercício é remédio – parte 3: prescrições de exercícios para saúde e condicionamento físico) é a conclusão lógica da trilogia "Exercício é remédio"; nele discutiremos a prescrição de exercícios físicos necessária para melhora da saúde e do condicionamento cardiorrespiratório.

Conforme foi descrito no Capítulo 15, muitos estudos já confirmaram que a inatividade física aumenta o risco de doença cardíaca coronariana (DCC).[15,74,76,87,93] Esses estudos também demonstraram que a prática regular de atividade física diminui o risco de desenvolvimento de cardiopatia congênita. É digno de nota que a prática regular da atividade física pode compensar os efeitos negativos para a saúde associados à inatividade prolongada.[64,75] Com base nessas evidências oriundas de estudos, a American Heart Association classificou a inatividade física como fator de risco importante para DCC.[8] Além disso, estudos epidemiológicos revelaram que o aumento da atividade física e a melhora do condicionamento cardiorrespiratório diminuem o risco de morte por todas as causas, inclusive por câncer, diabetes e coronariopatias.[14,77] Com base nesses dados, atualmente os especialistas chegaram a um consenso, de que a atividade física é parte necessária para um estilo de vida saudável, com vistas à prevenção de doenças e no tratamento de doenças crônicas. Nesse sentido, o último Relatório Científico do Comitê Consultivo de Diretrizes de Atividade Física dos EUA resume as pesquisas que falam a favor da importância da prática da atividade física na prevenção e no tratamento de inúmeras doenças.[4,15,20,41,43,59,86,88,107] Em conjunto, essas evidências formam a base da campanha "Exercício é remédio", apresentada no Capítulo 15.[95,109] Aqui, a questão é: de quanto exercício é preciso para melhorar a saúde e o condicionamento físico? A resposta a essa pergunta é fornecida neste capítulo. Especificamente, este capítulo resume as orientações atuais sobre atividade física do Departamento de Saúde e Serviços Humanos dos EUA para melhora da saúde e diminuição do risco de doenças. Também examinamos as orientações para prescrição de exercícios físicos com vistas à melhora do condicionamento cardiorrespiratório (i.e., $\dot{V}O_{2máx}$), juntamente com a força muscular e a flexibilidade. Iniciemos com uma discussão sobre a curva dose-resposta do exercício aeróbio.

Curva de dose-resposta ao exercício

Com base no conceito de que exercício é remédio, a dosagem da atividade física se parece com a prescrição de um medicamento. Na verdade, é frequente que o exercício físico seja descrito como uma "droga milagrosa" que pode prevenir e tratar inúmeras doenças. No caso da prescrição de um medicamento, o médico trata um paciente com um remédio projetado para combater uma doença específica. Para o tratamento ser eficaz, o médico deve primeiro ter noção da potência do medicamento e ser conhecedor da **dose** necessária para proporcionar o efeito desejado. Da mesma forma, é essencial que os profissionais do exercício prescrevam a dose apropriada de exercício para que seja alcançado o **efeito** desejado na saúde (i.e., **resposta**). Como acontece com muitos medicamentos prescritos, o exercício produz resultados para a saúde e o condicionamento físico, em conformidade com a dose-resposta. Em consequência, a dose de atividade física necessária para alcançar determinado desempenho de alto nível com o exercício é diferente daquela necessária para atingir um efeito na saúde (p. ex., pressão arterial mais baixa) ou melhorar o condicionamento cardiorrespiratório (p. ex., aumento do $\dot{V}O_{2máx}$). A Figura 17.1 ilustra essa relação dose-resposta para um medicamento.[36] Então, vamos inicialmente discutir a relação dose-resposta do medicamento, antes de discutir a curva dose-resposta do exercício.

- **Potência.** A potência de um medicamento é a quantidade do medicamento necessária para a efetivação de determinado efeito. No caso do exercício, a **dose** do exercício se relaciona tanto à intensidade como à duração do exercício.
- **Inclinação.** A inclinação da curva dose-resposta descreve o grau de mudança obtido no efeito com um aumento da dose do medicamento. Aplicando à curva dose-resposta do exercício, algumas adaptações fisiológicas ocorrem com uma dose de exercício, enquanto alguns efeitos ligados à saúde dependem da aplicação de maior dose (e de um tempo mais prolongado de tratamento) para que possa ser observado um resultado desejado para a saúde.
- **Efeito máximo.** O efeito máximo (eficácia) de um medicamento varia com o tipo de agente. Analogamente, em muitos casos haverá necessidade de prescrever um exercício moderado a intenso para a obtenção do máximo benefício do treinamento com exercícios aeróbios. Embora um exercício leve possa diminuir os fatores de risco para determinadas doenças, essa intensidade

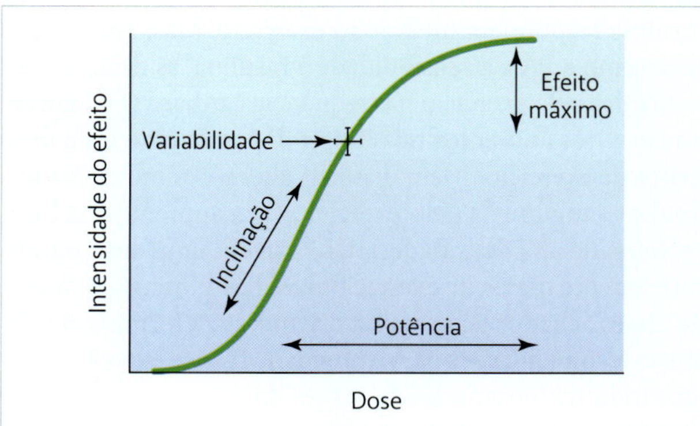

Figura 17.1 Relação entre a dose de um medicamento (expressa como o log da dose) e o efeito.

tipicamente tem efeito limitado no $\dot{V}O_{2máx}$ e em outras variáveis fisiológicas.

- **Variabilidade.** O efeito de um medicamento varia entre indivíduos. Os colchetes que se intersectam na Figura 17.1 indicam a variabilidade na dose necessária do medicamento para que seja obtido determinado efeito e a variabilidade no efeito associado a determinada dose. Com referência ao exercício, existem diferenças genéticas entre as pessoas, e esse fato faz com que alguns indivíduos sejam menos responsivos a determinada dose de exercício.[26] Em vista disso, essas diferenças biológicas explicam grande parte da variabilidade observada nos efeitos da dose-resposta do exercício entre indivíduos.
- **Efeito colateral.** Todos os medicamentos causam efeitos colaterais, e, com frequência, esses efeitos não são desejáveis. Na verdade, efeitos colaterais adversos frequentemente limitam a utilidade do medicamento. No caso do exercício, ocorrem poucos efeitos colaterais indesejáveis, além do maior risco de lesão, que ocorre em resposta ao supertreinamento (i.e., exercício de alta intensidade/longa duração).

Agora, vamos discutir com mais detalhes a curva dose-resposta do exercício. Na prescrição de exercícios físicos para prevenção e reabilitação de doenças, um fator crucial é a questão de se ter conhecimento sobre qual é a dose apropriada de exercício para que seja causado o efeito desejado na saúde. Pesquisas revelam que a dose adequada de atividade física depende do resultado desejado para a saúde. Exemplificando: é possível alcançar melhoras em algumas variáveis ligadas à saúde (p. ex., pressão arterial em repouso) com a prescrição de uma dose relativamente baixa de exercício. Por outro lado, haverá necessidade de dose maior de exercício para causar impacto em outros efeitos fisiológicos, como um aumento no $\dot{V}O_{2máx}$. Vamos explorar essa questão com mais detalhes.

Algumas variáveis fisiológicas respondem a uma "dose relativamente baixa" de exercício, enquanto outras exigem doses maiores de exercício para que benefícios sejam alcançados. A Figura 17.2 ilustra as relações dose-resposta entre a dose de exercício e cinco variáveis fisiológicas diferentes.[52] Nesse exemplo, a dose de exercício é definida como o número de minutos de exercício de intensidade moderada (i.e., aprox. 60% do $\dot{V}O_{2máx}$) praticados a cada semana. Observe que a pressão arterial (PA) em repouso e a sensibilidade à insulina respondem melhor ao exercício. Mas, em comparação com a PA e a sensibilidade à insulina, as diminuições induzidas pelo exercício na frequência cardíaca (FC) em repouso e nos aumentos no $\dot{V}O_{2máx}$ dependem de uma dose maior de exercício. Além disso, as alterações induzidas nos lipídios sanguíneos pelo exercício (i.e., aumentos na lipoproteína de alta densidade/HDL) exigem uma dose significativamente maior de exercício para haver benefício à saúde. Esses achados de pesquisa orientaram a formulação das atuais recomendações para a atividade física e exercícios objetivando melhorar a saúde. Antes de discutirmos os detalhes das orientações para a prática do exercício para a saúde e o condicionamento físico, vamos definir mais adequadamente o que é uma "dose" de exercício.

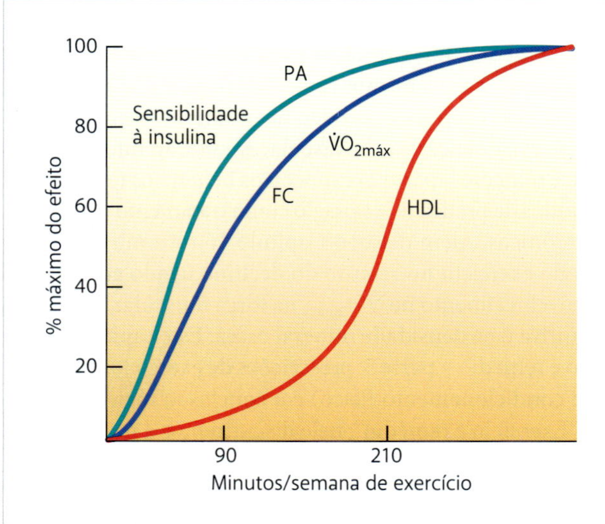

Figura 17.2 Relações de dose-resposta propostas entre quantidade de exercício realizado por semana a 60-70% da capacidade máxima de trabalho e alterações em diversas variáveis. Pressão arterial (PA) e sensibilidade à insulina (curva no lado esquerdo) são ambos sensíveis ao exercício. Na verdade, uma duração relativamente curta para exercícios físicos semanais (i.e., 90 minutos/semana) baixa a PA em repouso em indivíduos hipertensos e melhora a sensibilidade à insulina. Consumo máximo de oxigênio ($\dot{V}O_{2máx}$) e frequência cardíaca em repouso, que são parâmetros do condicionamento físico (curva do meio), estão próximos em termos de sensibilidade; mudanças nos lipídios, por exemplo, aumentos na lipoproteína de alta densidade (HDL) (curva à direita), são variáveis as menos sensíveis ao treinamento. Mais especificamente, em comparação com a sensibilidade à insulina e à PA, há necessidade de maiores durações semanais na prática do exercício para ocorrer melhora no $\dot{V}O_{2máx}$, para baixar a frequência cardíaca em repouso e para aumentar os níveis sanguíneos de HDL.

Definindo uma dose de exercício

A dose de atividade física e exercício é caracterizada pelo princípio FITT, que contém os seguintes fatores:

Frequência (F) – o número de vezes com que uma atividade é realizada. Ela pode ser expressa em dias por semana ou pelo número de vezes por dia.

Intensidade (I) – o quanto a atividade é intensa. A intensidade pode ser descrita em termos de % do $\dot{V}O_{2máx}$, % da frequência cardíaca máxima, classificação do esforço percebido e/ou limiar do lactato.

Tempo (T) – a duração da atividade. Este é tipicamente expresso como minutos de exercício.

Tipo (T) – o modo ou o tipo de atividade realizada. Modo pode simplesmente indicar se o exercício é do tipo de resistência *versus* aeróbio.

Portanto, o princípio FITT descreve os quatro elementos principais de uma prescrição de exercício. Além disso, o produto da Frequência × Intensidade × Tempo gera o volume total de exercício realizado a cada semana, o que está diretamente relacionado aos benefícios para a saúde.[57,107,108]

Outro elemento de uma prescrição de exercício, chamado progressão, descreve a maneira como um indivíduo transita de um exercício mais fácil para outro mais difícil durante o curso de um programa de treinamento; vamos abordar o conceito de progressão mais adiante no capítulo.

As respostas (efeitos) resultantes de uma prescrição de exercício incluem o aumento do condicionamento cardiorrespiratório ($\dot{V}O_{2máx}$) e uma variedade de desfechos para a saúde como descrito no Capítulo 15; entretanto, está claro que os efeitos relacionados à saúde com a prática do exercício nem sempre dependerão de um aumento no $\dot{V}O_{2máx}$.[40,41,107] Esse ponto importante nos fornece uma transição para nossa próxima seção.

Em resumo

- O princípio FITT define a frequência, intensidade, tempo (duração) e tipo de exercício realizado.
- A dose de exercício reflete a interação entre intensidade, frequência e duração para gerar o volume de exercício realizado.
- A resposta à prática regular do exercício inclui mudanças funcionais (p. ex., um aumento no $\dot{V}O_{2máx}$) e desfechos na saúde (p. ex., menor pressão arterial). Deve-se ter em mente que os benefícios do exercício no $\dot{V}O_{2máx}$ e os resultados para a saúde podem ocorrer independentemente um do outro.

Orientações sobre atividade física para melhorar a saúde

Antes de discutirmos a prescrição de exercícios físicos necessária para melhorar a saúde, vamos revisar alguns termos que foram introduzidos no Capítulo 15. Devemos ter em mente que a atividade física (AF) é qualquer movimento corporal produzido pelas contrações repetidas do músculo esquelético e que aumente substancialmente o gasto energético. Exercício é um tipo de AF planejada com o objetivo de melhorar ou manter o condicionamento físico. O termo condicionamento físico reflete um conjunto de características relacionadas à capacidade de realizar determinado tipo de atividade física. Neste capítulo, nos concentraremos primeiramente no condicionamento cardiorrespiratório, o qual é determinado pela mensuração do $\dot{V}O_{2máx}$. Os métodos que permitem a medição e a estimativa diretas do $\dot{V}O_{2máx}$ serão discutidos mais adiante, ainda neste capítulo.

Com base no Capítulo 15, vamos lembrar que os epidemiologistas do exercício definem intensidade da AF como leve, moderada ou vigorosa. Essas intensidades de AF são classificadas com base no número de equivalentes metabólicos (MET) necessários para realizar a AF ou o exercício. Também devemos ter em mente que um MET é equivalente à sua taxa metabólica de repouso. Especificamente, uma AF leve é classificada como qualquer atividade que requeira um gasto energético de 1,6-2,9 MET. Uma AF moderada é definida como aquela dependente de 3-5,9 MET de gasto energético, enquanto uma AF vigorosa envolve ações musculares que exigem gastos energéticos iguais ou superiores a 6 MET. Por fim, lembre-se de que o conceito que propõe o uso de MET na descrição da intensidade da AF também se aplica para calcular o volume total de AF, pela multiplicação do tempo de duração do exercício (i.e., horas) realizado a cada semana pela intensidade do exercício expressa em MET. O resultado do cálculo é expresso em MET-horas por semana (MET-h/semana). Estamos agora preparados para discutir as orientações sobre prescrição de exercícios físicos com a finalidade de melhorar a saúde.

Para reverter a epidemia de inatividade física e seu impacto negativo na saúde da população, em 1995 o American College of Sports Medicine e os Centers for Disease Control and Prevention (CDC) publicaram as primeiras orientações sobre atividade física para melhora da saúde. Esse pronunciamento histórico se fundamentou em estudos que falam em favor dos benefícios da AF para a saúde.[85] Nos Estados Unidos, as orientações mais recentes sobre atividade física publicadas pelo US Department of Health and Human Services (2ª edição) foram lançadas em 2018.[107] Os próximos segmentos resumem essas recomendações sobre a AF direcionada para melhora da saúde. Vamos começar destacando alguns dos conceitos gerais contidos nessas recomendações.

- Em geral, diariamente os adultos devem fazer 30 minutos ou mais de AF de intensidade moderada na maioria dos (e de preferência, em todos os) dias da semana.[7,78]
- O volume semanal total de AF recomendado pode ser realizado por uma variedade de combinações de intensidade e tempo.[107]
- As atuais diretrizes sobre AF são intencionalmente abrangentes, como forma de acomodar as muitas preferências individuais com relação à AF. Além disso, essas novas recomendações sobre AF foram formuladas com base em evidências da existência de uma associação entre o tempo total de atividade (i.e., volume de exercício) e a diminuição da mortalidade por doenças cardiovasculares. Exemplificando, as diretrizes enfatizam ser possível obter benefícios para a saúde com o acúmulo de várias sessões individuais de 10 minutos de AF. Para aquelas pessoas que não podem ou não querem se envolver em AF muito longas, o acúmulo de períodos de atividades de curta duração é uma forma estratégica de obter benefícios para a saúde.
- Para pessoas que conseguem praticar AF em maior intensidade, os benefícios para a saúde poderão se concretizar com menos minutos de atividade total.[42,78,107]
- Os adultos devem se esforçar para terem o maior grau de atividade possível, evitando ficar sentados por muito tempo ao longo do dia.

Passaremos agora a discutir as recomendações específicas para a prática do exercício com o objetivo de melhorar a saúde. As atuais *Diretrizes para Atividade Física dos Estados Unidos* recomendam que os adultos pratiquem AF aeróbia e exercícios de fortalecimento (ou seja, práticas de força); a Figura 17.3 destaca a quantidade mínima de AF recomendada.[107] Especificamente, a quantidade mínima de atividade aeróbia semanal é de 150 minutos de atividade de inten-

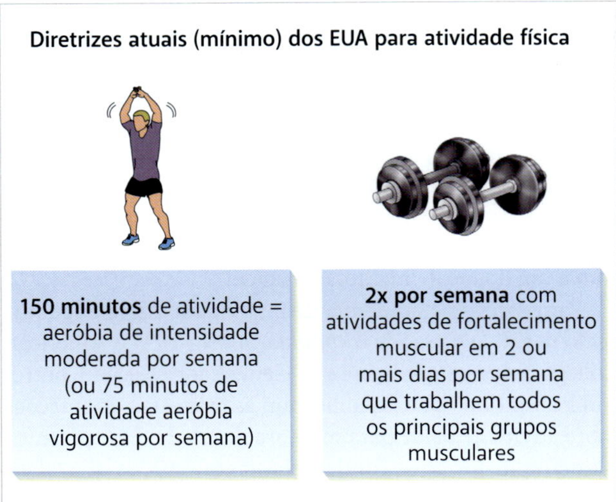

Figura 17.3 Nos Estados Unidos, as diretrizes atuais (mínimo) para a atividade física recomendam a prática tanto do exercício aeróbio como de força.

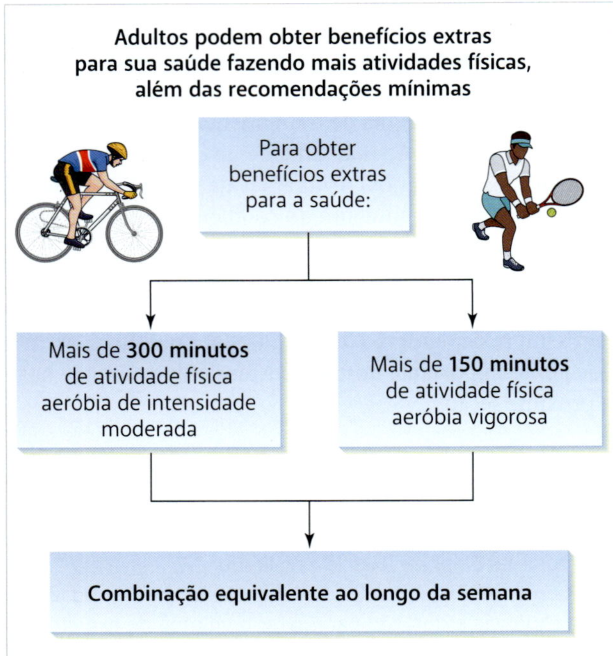

Figura 17.4 Os adultos podem obter benefícios extras para sua saúde fazendo mais AF, além das recomendações mínimas.

sidade moderada ou 75 minutos de atividade vigorosa. As pessoas podem realizar esses totais de atividade semanal em sessões diárias intermitentes com duração de apenas 10 minutos por exercício. O leitor deve observar que a recomendação mínima para o volume de exercício aeróbio é de 7,5 MET-h/semana.

A recomendação semanal mínima para a prática de exercícios de força é a realização de exercícios de fortalecimento duas vezes por semana. É importante ressaltar que esse treinamento com exercícios de força deve envolver todos os principais grupos musculares. Em geral, para que todos esses grupos sejam envolvidos no exercício de força, provavelmente haverá necessidade de 8-10 exercícios diferentes e de 8-12 repetições durante cada exercício.

Ainda nos Estados Unidos, as diretrizes para AF também determinam que, além de realizar a quantidade mínima de atividade aeróbia recomendada, os praticantes poderão obter benefícios extras relacionados à saúde pela realização de mais AF (i.e., praticar mais atividade é melhor). Exemplificando, o acúmulo semanal de 300 minutos de AF de intensidade moderada ou de 150 minutos de AF vigorosa proporcionará benefícios à saúde que ultrapassam os ganhos obtidos com o cumprimento das recomendações mínimas (Fig. 17.4). Essa duplicação das recomendações de exercícios aeróbios (i.e., 2 × as recomendações) se traduz em 15,0 MET-h/semana. Por outro lado, é provável que a realização de exercícios de força três vezes por semana resulte em maiores benefícios à saúde, em comparação com a recomendação mínima para a prática de exercícios de fortalecimento muscular de apenas dois dias por semana.

Na realização de AF com o objetivo de melhorar a saúde, muitas pessoas praticam AF de intensidade tanto moderada como vigorosa. Em vista disso, na literatura científica é comum referir-se coletivamente às atividades que incluem AF moderada e vigorosa como "atividade física moderada a vigorosa" (AFMV). Como ajuda para determinar se as atividades envolvem atividade moderada ou vigorosa, o Apêndice G fornece uma lista de atividades físicas comuns e as necessidades energéticas correspondentes (i.e., MET).[1] Observe que, dentro das atividades listadas no Apêndice G, o exercício de resistência geralmente envolve atividades que ultrapassam o limite de 6 MET necessário para merecer a classificação de atividade vigorosa. Isso é importante porque, embora seja possível obter benefícios para a saúde com a prática de PA de intensidade leve, a melhora no $\dot{V}O_{2máx}$ depende de exercícios físicos de maior intensidade, moderados e/ou vigorosos. O leitor terá mais informações sobre estratégias de treinamento mais adiante, na seção que descreve a prescrição de exercícios físicos para melhora do $\dot{V}O_{2máx}$.

Por fim, além da prescrição geral de exercícios físicos para melhorar a saúde, vários outros fatores devem ser levados em conta para o planejamento de um programa regular de exercícios. Essas considerações envolvem uma triagem da saúde de adultos em alto risco de sofrer alguma doença crônica (p. ex., doenças cardiovasculares, diabetes tipo 2 etc.) ou de adultos que já sofram alguma doença crônica. Além disso, deverão ser incluídos períodos de aquecimento e de relaxamento na rotina diária de exercícios. E mais: um ponto importante levantado nas diretrizes para AF dos EUA é a importância de uma progressão adequada da AF desde o início do programa de exercícios físicos. Ver "Uma visão mais detalhada 17.1" para mais detalhes sobre cada um desses fatores.

Como provavelmente já é do conhecimento do leitor, atualmente existem muitos tipos de monitores de atividade, a maioria deles capaz de medir **contagens de passos**. Mas normalmente a caminhada espontânea envolve AF leve (i.e. 1,6-2,9 MET); essa baixa intensidade de exercício não atende às atuais recomendações para AF de realizar atividades moderadas ou vigorosas. Agora, a pergunta é: a realização de AF leves (p. ex., caminhar lentamente) pode resultar em

Uma visão mais detalhada 17.1

Importância da triagem de saúde, aquecimento/desaquecimento e progressão do exercício

Triagem de saúde antes de iniciar um programa de exercícios físicos

Para todos os adultos interessados em iniciar um programa de exercícios físicos, um bom primeiro passo é fazer uma avaliação do estado de saúde para decidir se você está suficientemente saudável para dar início a um programa de exercícios sem consultar o médico. Embora se possa recorrer a algum dos muitos questionários padronizados disponíveis para avaliação do risco de uma pessoa antes de começar um programa de exercícios, um recurso de uso comum é o *Physical Activity Readiness Questionnaire* (PAR-Q+) (Questionário de Prontidão para Atividade Física). Também é importante fazer uma consulta às diretrizes do ACSM para testes e prescrição de exercícios físicos para obter mais informações sobre triagem de saúde e o processo de avaliação pré-exercício.[2]

A triagem pré-exercício foi criada com o objetivo de identificar aqueles indivíduos com maior probabilidade de sofrer um evento médico que represente risco para a vida se praticarem exercícios físicos de intensidade moderada ou vigorosa. Observe que, para a maioria das pessoas, o risco de sofrer uma emergência médica durante uma sessão aguda de exercício é baixo.[99] Em jovens, por exemplo, o risco de morte súbita durante uma prática de exercício é de cerca de 1/133 mil e 1/769 mil por ano em homens e mulheres, respectivamente. A maioria das mortes se deve principalmente à ocorrência de doenças cardíacas congênitas.[103] Em adultos, o risco de morte súbita durante atividade física de intensidade vigorosa é de um por ano para cada 15-18 mil indivíduos.[4]

Aquecimento, alongamento e relaxamento, alongamento

Antes de iniciar uma sessão de exercícios físicos, é importante fazer uma série de exercícios e alongamentos muito leves, o que ajudará na transição do repouso para o exercício (ver aquecimento físico no Cap. 24 para mais detalhes). Em resumo, as pessoas que iniciam uma sessão de exercícios devem aumentar gradualmente o nível de atividade, até que seja alcançada a intensidade desejada. No aquecimento, devem ser incluídos exercícios de alongamento para aumentar a amplitude de movimento das articulações envolvidas na atividade, além de alongamentos específicos para aumentar a flexibilidade da região lombar e dos ombros. Ao final da sessão de atividade física, é recomendável um período de cerca de cinco minutos de atividades de relaxamento – exercícios de caminhada lenta – para que a FC seja gradualmente retomada e para que a PA retorne ao normal. Esta parte da sessão de exercícios é muito importante, para diminuir o risco de um episódio hipotensivo pós-exercício.[50]

Progressão do exercício

Um ponto importante enfatizado nas *Diretrizes para Atividade Física dos Estados Unidos* consiste em aderir a uma progressão gradual da intensidade e duração do exercício no início de um programa de atividade física, ou quando o praticante está na fase de transição de uma atividade de intensidade moderada para outra de intensidade vigorosa.[107] São propostas as seguintes recomendações gerais:

- Fazer transições de uma atividade de intensidade leve para moderada e para vigorosa, e não o inverso (p. ex., caminhar antes de correr).
- Iniciar um programa de exercícios físicos com atividades de intensidade leve a moderada e aumentar o número de minutos por dia (ou de dias por semana) antes de aumentar a intensidade.
- O aumento do volume de exercícios físicos não deve exceder 10% por semana (p. ex., 10 minutos a mais para alguém que se exercita 100 minutos por semana).
- Em geral, a taxa de aumento na duração do exercício é mais lenta para pessoas idosas, menos condicionadas e não acostumadas a se exercitar.

benefícios para a saúde? Essa questão será respondida na próxima seção.

Atividade física de leve intensidade, contagens de passos e saúde

Embora as *Diretrizes para Atividade Física dos Estados Unidos* tenham por meta a melhora da saúde por meio de atividades físicas de intensidade moderada ou vigorosa, um grande número de pesquisas revela que também é possível obter benefícios para a saúde pelo acúmulo de um volume de atividade física de leve intensidade (i.e., 1,1-2,9 MET). As diretrizes mais recentes sobre atividade física enfatizam esse ponto, ao afirmar que, se não for possível cumprir as recomendações de atividade física, as pessoas devem fazer qualquer tipo de atividade que puderem, pois qualquer quantidade resultará em ganhos para a saúde. Na verdade, mesmo 5 minutos de uma AF de leve intensidade proporcionarão benefícios significativos para a saúde.[107]

Alguns descrevem as atividades de leve intensidade (p. ex., caminhar) como atividades "espontâneas"; atividade espontânea é o movimento associado ao cotidiano das pessoas, não fazendo parte de um programa de exercícios físicos estruturado.[49,107] Surgiram evidências de que as atividades físicas de leve intensidade proporcionam benefícios à saúde, pelo menos em parte graças à popularização da tecnologia vestível e de dispositivos de monitoramento das atividades que permitem aos cientistas quantificar com precisão o volume de atividade física de leve atividade e determinar se tal prática resulta em benefícios para a saúde. Normalmente, os rastreadores de atividade física vestíveis são posicionados na cintura, no pulso ou no dedo, com o objetivo de monitorar a **contagem diária de passos** (i.e., o número de passos efetivamente dados a cada dia) como forma de estimar o gasto energético associado à atividade física.[71] Embora a contagem de passos não forneça estimativas precisas do gasto energético, é possível quantificar o número de passos dados por dia com muita precisão; como conclusão geral, foi constatada uma correlação entre contagens de passos mais altas e maior gasto energético, bem como a benefícios para a saúde.[11]

Como se pode determinar o número de passos diários atribuídos à AF de intensidade leve *versus* AFMV? A resposta é que contamos com diversos dispositivos de monitoramento de atividades que informam automaticamente ao usuário o número de passos associados ao AFMV. Alternativamente, é fácil registrar a duração da caminhada e o número de passos dados durante a atividade. Em geral, quando uma pessoa caminha em níveis moderados e/ou vigorosos (i.e., AFMV), ela deverá dar algo entre 3 mil e 6 mil passos para cumprir as diretrizes diárias recomendadas para AF.[63] Com referência à velocidade da caminhada e à intensidade do exercício, uma AF de intensidade moderada ocorre numa cadência de 100 passos/minuto, enquanto uma intensidade vigorosa requer 130 passos/minuto.[106] Pode-se concluir que um menor número de passos por minuto (i.e., < 99 passos/min) constitui atividade física de leve intensidade.

Como conclusão geral, as pessoas que realizam maior volume de atividades físicas de intensidade leve (i.e., dão maior número de passos) estão em menor risco de sofrer alguma doença crônica em comparação com indivíduos sedentários.[3,22,63,106] Aqui, a questão principal é: quanta atividade física de intensidade leve será necessária para que a pessoa melhore significativamente sua saúde?

Embora os especialistas concordem que a meta frequentemente prescrita de 10 mil passos irá gerar benefícios para a saúde na maioria das pessoas, esse limite de contagem diária de passos é um tanto arbitrário, pois benefícios para a saúde também podem ser alcançados com menor número de passos.[56,63] Exemplificando, pessoas idosas podem auferir benefícios para a saúde dando menos de 10 mil passos diários. Especificamente, um estudo que analisou mulheres idosas (idade média = 72 anos) revelou que 4.400 passos diários resultam em diminuição do risco de mortalidade por todas as causas. Além disso, os pesquisadores observaram que, entre essas participantes, as taxas de mortalidade continuaram a cair, à medida que a atividade ultrapassava os 4.400 passos, atingindo finalmente um patamar de 7.500 passos/dia.[65]

Assim, embora adultos de meia-idade que completam a meta de 10 mil passos por dia tenham grande probabilidade de auferir substanciais benefícios para a saúde, ainda não foram conclusivamente definidos os limites de passos necessários para a obtenção de uma boa saúde para adultos de meia-idade. Mas essa pesquisa sugere que uma meta de 7 mil passos/dia provavelmente proporcionará benefícios à saúde e reduzirá a mortalidade por todas as causas.[3,22,63] Por outro lado, e com base nas evidências disponíveis, parece que, quanto mais passos a pessoa dá por dia, melhores são os resultados para a sua saúde.[21,22,63] Para uma discussão detalhada das evidências subjacentes à recomendação de 10 mil passos por dia, ver Wattanaspisit e Thanamee (2017) nas "Sugestões de leitura".

Em resumo

- Para que os benefícios da AF relacionados à saúde se concretizem, os adultos devem praticar entre 150 e 300 minutos semanais de AF de intensidade moderada ou 75 a 150 minutos semanais de AF vigorosa, ou alguma combinação dessas duas estratégias.
- Combinações de AFMV podem ser quantificadas como MET-h/semana. Uma meta semanal de 7,5-15 MET-h/semana melhorará a saúde.
- Pode-se usar a contagem de passos para estimar atividades físicas de intensidade leve, moderada e vigorosa. Embora a meta diária de 10 mil passos, frequentemente citada, esteja associada a resultados positivos para a saúde, essa contagem de passos ultrapassa o considerado necessário para que sejam alcançados benefícios para a saúde na maioria dos adultos de meia-idade (é provável que 7 mil passos/dia sejam suficientes).
- As diretrizes para AF também recomendam que os adultos façam treinamento com exercícios de força em 2 ou mais dias por semana. É essencial que esses exercícios de fortalecimento envolvam todos os principais grupos musculares.

Prescrição de exercícios físicos para o condicionamento cardiorrespiratório

Conforme discutido anteriormente, é possível obter benefícios relacionados à saúde por meio da AF sem aumentar o $\dot{V}O_{2máx}$. De fato, muitas vezes, a realização de AF leve a moderada não eleva significativamente o $\dot{V}O_{2máx}$. Portanto, nesta seção, discutimos prescrições de exercícios físicos projetadas para melhorar o $\dot{V}O_{2máx}$ e fornecer benefícios à saúde.

A prescrição de exercícios de condicionamento cardiorrespiratório (CCR) para melhorar o $\dot{V}O_{2máx}$ inclui atividades dinâmicas que envolvem músculos grandes. As atividades de exercícios aeróbios podem ser variadas, mas em geral incluem caminhada, corrida e/ou ciclismo. O efeito do treinamento de CCR dos programas de exercícios físicos depende da frequência, duração e intensidade das sessões de exercícios para gerar um gasto energético apropriado (ou seja, volume total de exercício) para melhorar o $\dot{V}O_{2máx}$. Historicamente, a prescrição de exercícios físicos para melhorar o $\dot{V}O_{2máx}$ tem sido orientada pelo estabelecimento de uma intensidade relativa de exercício que promoverá ganhos de CCR juntamente com a duração e frequência adequadas do exercício. Para melhorar o CCR, o ACSM recomenda exercícios com uma intensidade de 40% a 89% da **frequência cardíaca de reserva (FCR)** ou do **consumo de oxigênio de reserva ($\dot{V}O_2R$)**, combinados com 20 a 60 minutos de exercícios por sessão, realizados de 3 a 5 dias por semana.[4] A **FCR** é definida como a diferença entre sua frequência cardíaca em repouso e sua frequência cardíaca máxima. Da mesma forma, a **$\dot{V}O_2R$** é a diferença entre o $\dot{V}O_2$ em repouso e o seu $\dot{V}O_{2máx}$. A faixa de intensidade relativa mencionada anteriormente acomoda exercícios físicos de intensidade moderada (40%-59% FCR) e de intensidade vigorosa (60%-89% FCR). O termo % do $\dot{V}O_2R$ é frequentemente usado no lugar do tradicional % $\dot{V}O_{2máx}$. No entanto, para pessoas com condicionamento físico médio a alto, os termos são semelhantes.[50] A combinação da frequência, intensidade e duração do exercício deve resultar em um volume de exercício de 8,3 a 16,6 MET-h/semana.[2,4] Vamos começar nossa discussão sobre a prescrição de exercícios físicos de CCR tratando da frequência do treinamento físico com mais detalhes. Veja "Um olhar no passado – nomes importantes na ciência" para obter informações sobre um pesquisador que teve um grande impacto na prescrição de exercícios físicos para melhorar o $\dot{V}O_{2máx}$ e a saúde.

Frequência

A frequência do exercício recomendada é maior para exercício de intensidade moderada (≥ 5 dias/semana) do que para exercício de intensidade vigorosa (≥ 3 dias/semana) para alcançar o volume de exercício recomendado.[3,5,106] As melhoras do CCR aumentam com a frequência das sessões de exercício, em que duas sessões semanais constituem o mínimo; mas ocorre nivelamento dos ganhos de CCR depois de 4 sessões semanais.[5,109] Contudo, devemos ter em mente que, embora seja possível obter ganhos em termos de CCR com um programa de dois dias por semana, a intensidade do exercício deverá ser maior do que a aplicada em um programa de 3-5 dias por semana, e em muitos casos os participantes não atingem as metas de perda de peso com o esquema de somente dois dias por semana de exercícios físicos.[81] Além disso, o exercício de alta intensidade associado a uma frequência de 2 dias/semana pode não ser apropriado para a maioria das pessoas previamente sedentárias. Se for realizado exercício com intensidade vigorosa, o esquema de 3-5 dias semanais deverá prever um dia de folga entre sessões, para possibilitar a recuperação entre sessões de treinamento. A Figura 17.5 ilustra as relações existentes entre a frequência/intensidade/duração do exercício e melhoras no $\dot{V}O_{2máx}$. Observe, também, que volumes mais elevados de exercício estão associados a maior risco de ocorrência de lesões.[80,82,83,108]

Intensidade do exercício

Intensidade do exercício descreve a sobrecarga imposta ao sistema cardiovascular durante uma atividade física. Não deve surpreender que o limiar de intensidade para melhorar o $\dot{V}O_{2máx}$ seja mais baixo para os menos condicionados e mais alto para os mais condicionados. Antes de iniciar a discussão sobre qual é a intensidade necessária para aumentar o $\dot{V}O_{2máx}$, vamos redefinir dois termos comumente usados para descrever a intensidade do exercício. Primeiramente, a intensidade do exercício é muitas vezes descrita como um percentual da FCR. FCR é a diferença entre a frequência cardíaca em repouso e a frequência cardíaca máxima. Em segundo lugar, a intensidade do exercício também é descrita por um percentual do $\dot{V}O_2$ de reserva ($\dot{V}O_2R$). $\dot{V}O_2R$ é a diferença entre o $\dot{V}O_2$ em repouso e o $\dot{V}O_{2máx}$.

O limiar de intensidade para uma melhora em $\dot{V}O_{2máx}$ é de apenas 30% do $\dot{V}O_2R$ para indivíduos com valores de $\dot{V}O_{2máx}$ baixos (i.e., inferiores a 40 $mL \cdot kg^{-1} \cdot min^{-1}$), Contudo, a in-

Um olhar no passado – nomes importantes na ciência

Michael L. Pollock, Ph.D., lançou as bases para a prescrição de exercícios físicos

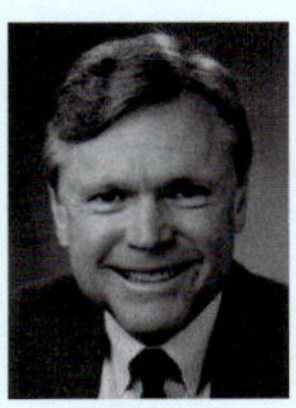

American College of Sports Medicine

Michael L. Pollock recebeu seu PhD na Universidade de Illinois, nos EUA, sob a direção do dr. Thomas K. Cureton (um pioneiro no campo da fisiologia do exercício). De muitas maneiras, o Dr. Pollock espelhou-se na dedicação do Dr. Cureton com o exercício e o condicionamento físico. Especificamente, a pesquisa de Mike Pollock estabeleceu as bases para a moderna abordagem à prescrição de exercícios físicos objetivando a melhora do $\dot{V}O_{2máx}$. Exemplificando, o trabalho do Dr. Pollock abriu caminho para a atual compreensão da intensidade, frequência e duração do exercício para melhora do $\dot{V}O_{2máx}$ e para proporcionar benefícios para a saúde. Tempos depois, a pesquisa do Dr. Pollock também enfatizou a importância do treinamento de esforço, o que resultou na inclusão desse tipo de treinamento nos posicionamentos oficiais sobre exercício físico pelo ACSM. Além disso, o nome de Mike Pollock está associado a uma das mais populares equações para a conversão da soma de dobras cutâneas em percentual de gordura corporal. O fato de que essas equações ainda se encontram cotidianamente em uso, muitos anos após sua formulação, demonstra a importância de seu trabalho.

Dr. Pollock também teve grande influência no desenvolvimento dos testes e treinamentos com exercícios cardiopulmonares em pacientes com doenças cardiovasculares. Suas publicações de pesquisas e livros nessa área ofereceram orientações claras para o fornecimento de programas de exercícios seguros e efetivos no ambiente da reabilitação cardiopulmonar (ver em "Sugestões de leitura" o livro publicado em sua homenagem: *Pollock's Textbook of Cardiovascular Disease and Rehabilitation*). Dr. Pollock foi membro fundador da American Association of Cardiovascular and Pulmonary Rehabilitation e fundador do *Journal of Cardiopulmonary Rehabilitation*. Além dessas importantes contribuições, também serviu como presidente do American College of Sports Medicine.

Mike Pollock realizou todo esse trabalho enquanto padecia (secretamente) de espondilite anquilosante – uma doença inflamatória degenerativa que compromete a mobilidade da coluna vertebral. Ele faleceu em 1998, mas seu legado permanece vivo sempre que algum profissional de educação física redige uma prescrição de exercícios físicos e quando orienta um cliente sobre "Qual a quantidade de exercício considerada suficiente?"

Agradecimentos especiais a Barry Franklin e William Haskell pelas informações para este quadro.

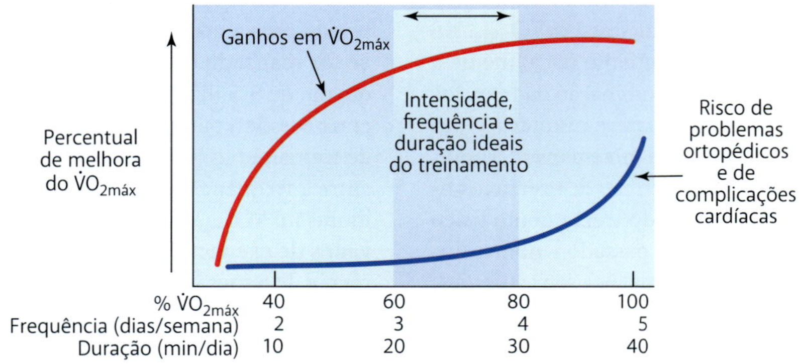

Figura 17.5 Efeitos do aumento da frequência, da duração e da intensidade do exercício no aumento de $\dot{V}O_{2máx}$ em um programa de treinamento. A figura demonstra o risco crescente de problemas ortopédicos, decorrente de sessões de exercício demasiadamente longas ou realizadas em um número excessivo de vezes por semana. A probabilidade de complicações cardíacas aumenta com intensidades de exercício que ultrapassem o recomendável para melhoras no condicionamento cardiorrespiratório.

tensidade de exercício necessária para melhorar o $\dot{V}O_{2máx}$ para aqueles com $\dot{V}O_{2máx}$ superior a 40 mL · kg^{-1} · min^{-1} é de ≥ 46% do $\dot{V}O_2R$. Conforme mencionado anteriormente, para a maioria das pessoas, a faixa de intensidades de exercício associadas a um aumento no $\dot{V}O_{2máx}$ é de 40-% do $\dot{V}O_2R$; esses valores correspondem à prática do exercício a 50-80% do $\dot{V}O_{2máx}$.[50]

A questão agora é: a intensidade do treinamento influencia o percentual de melhora do $\dot{V}O_{2máx}$? Embora alguns pesquisadores tenham concluído que a intensidade do exercício desempenha papel fundamental nas melhoras observadas no $\dot{V}O_{2máx}$ induzidas pelo exercício,[73,103,104] evidências mais recentes sugerem que a intensidade do exercício *per se* não é o único fator determinante dos ganhos no $\dot{V}O_{2máx}$. Na verdade, em comparação com exercícios em intensidades relativamente altas (p. ex., 80% do $\dot{V}O_{2máx}$), pessoas que se exercitam na extremidade inferior do limite de intensidade do exercício (p. ex., 50% do $\dot{V}O_{2máx}$) podem obter ganhos semelhantes no condicionamento cardiorrespiratório aumentando a duração dos exercícios físicos. Esses resultados enfatizam o impacto que o volume total de exercício exerce nas adaptações ao treinamento. Assim, o produto da intensidade do exercício pela duração do exercício parece ser fundamental para que se possa determinar a magnitude das adaptações ao treinamento físico (p. ex., exercício com 65% da FCR × 60 minutos de duração). Para saber mais sobre o impacto da intensidade do exercício nos ganhos de $\dot{V}O_{2máx}$, ver Crowley et al. (2022) nas "Sugestões de leitura" para mais detalhes.

Vamos agora discutir o processo de monitoramento da intensidade do exercício. Em decorrência da relação linear entre a intensidade do exercício e a frequência cardíaca (FC), a intensidade do exercício pode ser monitorada pela mensuração da FC.[55]

A faixa de valores para FC associada à intensidade de exercício necessária para que ocorra melhora no $\dot{V}O_{2máx}$ é chamada **faixa de frequência cardíaca alvo (FCA).** Como determinar a faixa de FCA necessária para melhorar o $\dot{V}O_{2máx}$?

Método direto. Como o nome implica, esse método de determinar a faixa de FC alvo envolve a mensuração direta da FC durante um teste de exercício graduado, com o objetivo de determinar o $\dot{V}O_{2máx}$. A Figura 17.6 ilustra esse processo. Especificamente, essa figura ilustra a resposta de FC de um indivíduo com 20 anos de idade durante um teste de esforço graduado em uma esteira ergométrica. O $\dot{V}O_{2máx}$ do indivíduo foi 12 MET; assim, 60 e 80% do $\dot{V}O_{2máx}$ são iguais a cerca de 7,2 e 9,6 MET, respectivamente. Para determinar a faixa da FC alvo, traça-se uma linha vertical a partir de cada uma dessas cargas de trabalho até a linha FC/MET e, em seguida, traça-se uma linha horizontal até o eixo y, no qual os valores de FC equivalentes a essas cargas de trabalho representam a FCA para treinamento. Esses valores de FC, 138 a 164 bpm, representa a faixa de FCA apropriada para a melhora do $\dot{V}O_{2máx}$.[2,50]

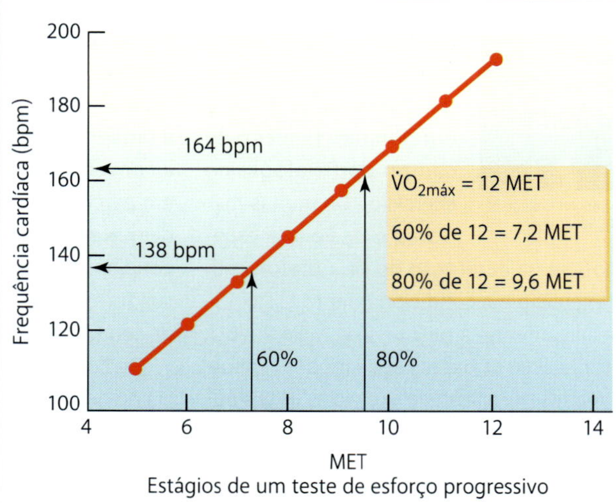

Figura 17.6 Faixa de frequência cardíaca alvo determinada com base nos resultados de um teste de estresse com exercício. Os valores para frequência cardíaca mensurados em cargas de trabalho iguais a 60 e 80% do $\dot{V}O_{2máx}$ constituem a faixa de FCA.

Métodos indiretos. A faixa de FCA (batimentos/minuto) também pode ser estimada por meio de dois métodos indiretos de uso comum: (1) O método da frequência cardíaca de reserva, ou método de Karvonen; e (2) O método do percentual da FC máxima. Essas duas abordagens se baseiam no conhecimento da frequência cardíaca máxima determinada durante um teste de exercício graduado (ver Caps. 4 e 20 para mais detalhes) ou em estimativas da frequência cardíaca máxima com o uso de uma fórmula baseada na idade do indivíduo. Vamos começar com uma discussão sobre o método da frequência cardíaca de reserva, para estimativa da faixa de FCA necessária para a melhora do $\dot{V}O_{2máx}$.

Para uso desse método, a faixa de FCA pode ser estimada por meio de alguns cálculos simples, sabendo-se que a relação entre FC e $\dot{V}O_2$ é linear. O método da frequência cardíaca de reserva para cálculo de uma faixa de FCA consiste em três etapas simples:[55,56]

1. Subtrair FC de repouso de FC máxima para obter FC de reserva (FCR).
2. Calcular 60 e 80% da FCR.
3. Adicionar cada valor de FCR à FC de repouso para obter a faixa de FCA.

Por exemplo:

1. Se um indivíduo tem FC máxima de 200 bpm e uma FC de repouso de 60 bpm, então a FCR é 140 bpm (200-60).
2. 60% × 140 bpm = 84 bpm e 80% × 140 bpm = 112 bpm
3. 84 bpm + 60 bpm = 144 bpm
   112 bpm + 60 bpm = 172 bpm
   A faixa de FCA é 144 a 172 bpm para esse indivíduo.

Esse método fornece estimativas razoáveis da intensidade de exercício, porque 60 a 80% da FCR é igual a aproximadamente 60 a 80% do $\dot{V}O_{2máx}$ para indivíduos com condicionamento cardiorrespiratório médio ou elevado. A Figura 17.7 ilustra os cálculos da FCR e da faixa de FCA com o uso do método da FCR.

Outra forma indireta para cálculo da faixa de FCA é o método do percentual de FC máxima. Nele, simplesmente se tomam 70 e 85% da FC máxima para obter a faixa de FCA. Vamos considerar o seguinte exemplo desse cálculo.

Nesse exemplo do método do percentual da FC máxima para determinação da faixa de FCA, o indivíduo tem FC máxima de 200 bpm. A faixa de FCA para ele é de 140 a 170 bpm (70% × 200 = 140 bpm; 85% × 200 = 170 bpm). Setenta por cento da FC máxima equivale a aproximadamente 55% do $\dot{V}O_{2máx}$ e 85% da FC máxima equivale a cerca de 75% do $\dot{V}O_{2máx}$ – ambos dentro da faixa de intensidade necessária para ganhos de CCR, mas essa abordagem é ligeiramente mais conservadora do que 60 a 80% FCR.[44-46,67]

A intensidade de exercício pode ser prescrita pelo método direto ou por qualquer dos métodos indiretos. Qualquer dos métodos indiretos depende do conhecimento da FC máxima. Se a FC máxima for mensurada durante um teste de exercício graduado máximo, o valor obtido deve ser utilizado nos cálculos. No entanto, se a FC máxima não for medida diretamente,

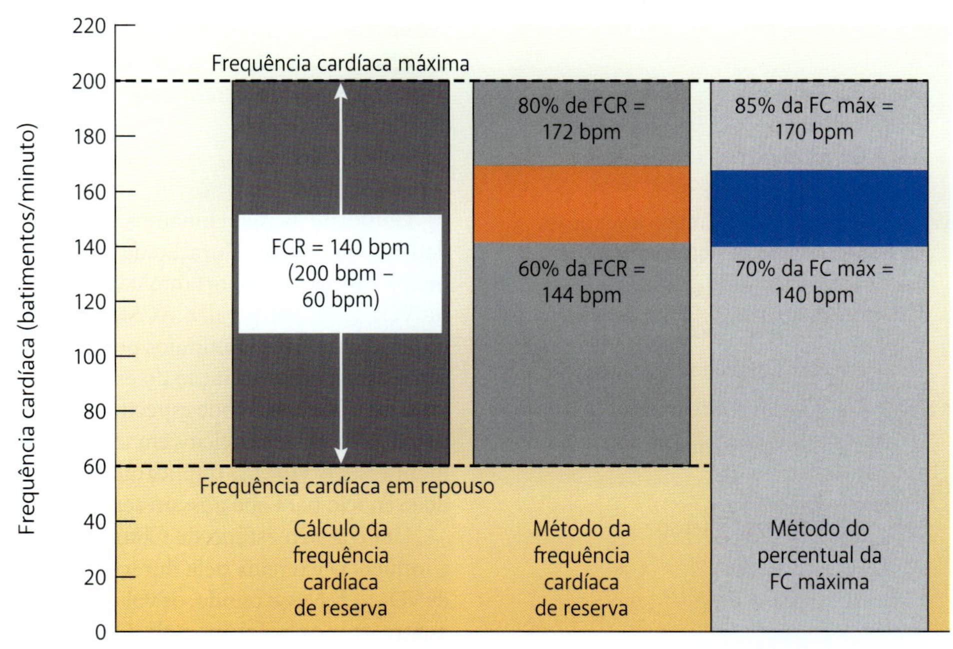

Figura 17.7 A frequência cardíaca de reserva (FCR) é calculada como sendo 140 batimentos/min (200 batimentos/min para FC máx. – 60 bpm para FCR). Assim, 80% a 60% com o uso do método da FCR resulta em uma faixa alvo de 172 a 144 batimentos/min, enquanto, com o uso de 85% a 70% do percentual pelo método de FC máxima, é calculada uma faixa de frequência cardíaca quase idêntica (170-140 batimentos/min). Percentuais para diferentes intensidades para os dois métodos de determinação da FCA produzem faixas de FC semelhantes, porque o método do percentual de FC máxima considera a FC em repouso, o que não ocorre com o método da FCR.

é possível fazer uma estimativa da FC máxima por quaisquer de duas fórmulas diferentes:

Fórmula 1: FC máxima = 220 – idade)

Fórmula 2: FC máxima = 208 – (0,7 × idade)

Infelizmente, as duas fórmulas estão sujeitas a erro. Especificamente, o erro associado a cada uma dessas fórmulas é de aproximadamente ± 10-11 bpm.[32,105] Quando usar um valor de frequência cardíaca no exercício para estimar o % de $\dot{V}O_{2máx}$ ou o % de $\dot{V}O_2R$ no qual o indivíduo esteja trabalhando, o erro é cerca de ±6% (i.e., 60% da FCR = 60 ± 6% de $\dot{V}O_2R$) quando a frequência cardíaca máxima *medida* é conhecida.

Aplicações clínicas 17.1

Consequentemente, o uso de métodos indiretos para obtenção da faixa estimada de FCA é uma orientação para a intensidade de exercício, significando que deve ser utilizada junto com outras informações (p. ex., escala de classificação do esforço percebido de Borg) para que seja determinado se a intensidade de exercício é razoável. Nesse tocante, a escala de percepção de esforço (EPE) de Borg é utilizada com frequência como meio auxiliar para FCA na prescrição da intensidade de exercício para indivíduos aparentemente sadios (ver Tab. 17.1). A faixa da EPE de 12 a 17 na escala de Borg original abrange a faixa de intensidade de exercício similar a 40 até 89% da FCR.[2,4,13,24,38,39,84] A escala EPE é útil, porque o participante aprende a associar a faixa de FCA com certa percepção de seu esforço, minimizando a necessidade para frequentes mensurações da frequência de pulso. Foi demonstrado que a escala EPE tem elevada confiabilidade de teste-reteste,[23] estando intimamente relacionada ao percentual de $\dot{V}O_{2máx}$ e ao limiar de lactato, independentemente do modo de exercício e do condicionamento do indivíduo.[48,92,] Em vez de usar exercício contínuo em uma intensidade específica para melhorar o $\dot{V}O_{2máx}$, existe um interesse elevado pelo uso de exercício intermitente de alta intensidade a fim de alcançar os mesmos objetivos em um período mais curto de tempo (ver "Aplicações clínicas 17.1").

Tabela 17.1 Pontuação de escalas de esforço percebido

Escala de pontuação original	Escala de pontuação revisada
6	0 Nada absolutamente
7 Muito, muito leve	0,5 Muito, muito leve (quase não se percebe)
8	1 Muito leve
9 Muito leve	2 Leve (fraco)
10	3 Moderado
11 Razoavelmente leve	4 Um pouco intenso
12	5 Intenso (forte)
13 Um pouco intenso	6
14	7 Muito intenso
15 Intenso	8
16	9
17 Muito intenso	10 Muito, muito intenso
18	
19 Muito, muito intenso	
20	

Fonte: Borg, Gunnar A.VPsychophysical bases of perceived exertion. *Medicine & Science in Sports & Exercise* 14(5): 377-381, 1982.

Monitoramento da frequência cardíaca

Agora que discutimos a FCA necessária para melhorar o CCR, vamos discutir o monitoramento da frequência cardíaca durante o exercício. Para que se possa determinar se um indivíduo está dentro da faixa de FCA durante o exercício, a FC deve ser medida imediatamente, tão logo o exercício seja encerrado, com o registro de uma contagem de pulso de 10 segundos nos primeiros 15 segundos. Pode-se medir o pulso na artéria radial ou na artéria carótida; se houver preferência pela artéria carótida, o participante deve apenas usar uma pressão leve, pois uma pressão mais intensa pode diminuir a FC.[50,84] Mas também se pode usar um monitor de frequência cardíaca para determinar a FC durante o exercício. Na verdade, são inúmeras as tecnologias vestíveis que incluem "relógios inteligentes" com sensores de frequência cardíaca ou monitores cardíacos com cinta peitoral. Embora a precisão dos relógios inteligentes como monitores de FC seja variável, estudos revelaram que existem diversos relógios inteligentes e monitores de FC de cinta peitoral capazes de medir a FC com precisão.[62,101] Vamos agora discutir a duração do exercício necessária para haver melhora no condicionamento cardiorrespiratório.

Tempo (duração)

Conforme já mencionamos, juntamente com a intensidade do exercício, a duração da sessão de exercício desempenha um papel importante na determinação dos ganhos no $\dot{V}O_{2máx}$.[5,10] Em geral, o ACSM recomenda uma duração de exercício de 20-60 minutos por sessão de treinamento aeróbio.[4] Contudo, a duração do exercício necessária para melhorar o $\dot{V}O_{2máx}$ depende especificamente da intensidade do exercício, porque exercícios em intensidades mais baixas (i.e., menor % do $\dot{V}O_{2máx}$) implicarão maior duração da prática do exercício para que possam ser obtidas melhoras no CCR.

Um clássico estudo de Church e colaboradores ilustra a influência exercida pela duração do exercício nos ganhos de $\dot{V}O_{2máx}$.[25] Nesse estudo, os voluntários foram divididos em quatro grupos experimentais. O grupo-controle não praticou exercício, enquanto três grupos de AF praticaram exercícios de intensidade moderada (~50% do $\dot{V}O_2$ de pico) em três durações de exercício diferentes. Os resultados desse estudo ilustram a relação do tipo dose-resposta entre a duração do exercício e o aumento no $\dot{V}O_{2máx}$ (Fig. 17.8). Isso é importante, visto que muitas pessoas sedentárias podem ter

Aplicações clínicas 17.1

Treinamento intervalado de alta intensidade (HIIT)

As diretrizes de atividade física se voltam para as atividades aeróbias contínuas realizadas em intensidade moderada ou vigorosa. Entretanto, aumentou a popularidade de um modo de treinamento usado por vários atletas de resistência por mais de 100 anos nos programas de condicionamento. O modo é o treinamento por intervalo, agora comumente conhecido como Treinamento Intervalado (Intermitente) de Alta Intensidade (HIIT) (ver Cap. 20 para mais detalhes). Os programas HIIT em geral começam com um aquecimento, seguido por uma série de sessões breves de exercício de alta intensidade; cada sessão é separada por um período de recuperação de repouso ou exercício de menor intensidade. Tipicamente, o intervalo é repetido por um número específico de vezes (p. ex., uma série de 3-12 intervalos) e o número exato de intervalos fica determinado pelo nível de condicionamento de cada indivíduo, e é seguido por um período de recuperação antes que a série seja repetida. Consequentemente, o número de variáveis incluídas em uma prescrição de exercício HIIT inclui pelo menos as opções a seguir:[16,17]

- Tipo de exercício (p. ex., corrida, bicicleta).
- Intensidade do intervalo.
- Número de intervalos feitos.

Intensidade e duração da recuperação entre as séries.

O interesse renovado pelo treinamento intervalado foi estimulado pela pesquisa que mostrou que esses programas geram mudanças fisiológicas muito expressivas em um período muito curto. Por exemplo, após apenas 6 sessões de quatro a sete séries máximas de testes de 30 segundos com 4 minutos de recuperação entre cada um, ocorreram aumentos na capacidade oxidativa, na capacidade para oxidação das gorduras, nos transportadores de glicose intramuscular, nos níveis de glicogênio do músculo em repouso e no desempenho de exercício.[18,33,34,66,96]

Outros estudos, que envolveram sessões de exercício de 60 segundos em uma intensidade que exigia ~90% da FC máxima, revelaram que esse tipo de treinamento resulta em aumento no volume mitocondrial nos músculos treinados e em maior tolerância ao exercício.[34] Curiosamente, o treinamento HIIT é percebido por alguns como mais agradável, em comparação com os 50 minutos de exercício contínuo a 70% de $\dot{V}O_{2máx}$.[12,70] É importante saber que pesquisas envolvendo pacientes com distúrbios cardiometabólicos revelaram que o treinamento HIIT resulta em melhoras significativas na sensibilidade à insulina, na pressão sanguínea e na composição do sangue.[19] Finalmente, estudos mostram que os pacientes com coronariopatias envolvidos no treinamento HIIT obtêm maiores ganhos no $\dot{V}O_{2máx}$ em comparação com o treinamento com exercícios de intensidade moderada.[19,31,37,38,58,89,100]

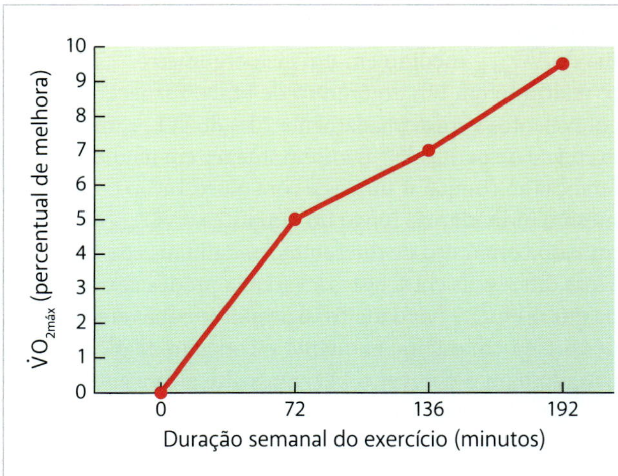

Figura 17.8 Impacto da duração semanal do treinamento na melhora do $\dot{V}O_{2máx}$. Ver texto para detalhes.

mais facilidade com uma sessão de exercício de baixa intensidade e mais duradoura do que com uma sessão com exercícios de alta intensidade e de curta duração. Além disso, em comparação com o exercício de alta intensidade, o risco de uma lesão fica minimizado em pessoas fazendo séries de baixa intensidade. Ver Figura 17.9 para um resumo das orientações gerais para melhora do CCR.

Em resumo

- Antes de participar em um programa de exercício, pessoas sedentárias devem passar por uma triagem para determinar seu estado de saúde.
- Os programas de exercício para pessoas previamente sedentárias devem ser iniciados com atividades de intensidade moderada (caminhada) e focar na frequência e duração crescentes para obter benefícios adicionais para a saúde antes de a intensidade ser aumentada.
- As características ideais de um programa de exercício intenso para aumento do $\dot{V}O_{2máx}$ são intensidade = 60-80% do $\dot{V}O_{2máx}$; frequência = 3-5 vezes por semana; duração = 20-60 minutos por sessão.
- A faixa de FCA, considerada como 60-80% da FCR ou 70-85% da FC máxima, é uma estimativa razoável da intensidade de exercício apropriada.

Avaliação de $\dot{V}O_{2máx}$

Tendo em vista a enorme importância do condicionamento cardiorrespiratório para os resultados de saúde, a determinação do $\dot{V}O_{2máx}$ tem utilidade na avaliação da saúde cardiovascular, para a prescrição de exercícios aeróbios, e também na avaliação da eficácia dos programas de treinamento aeró-

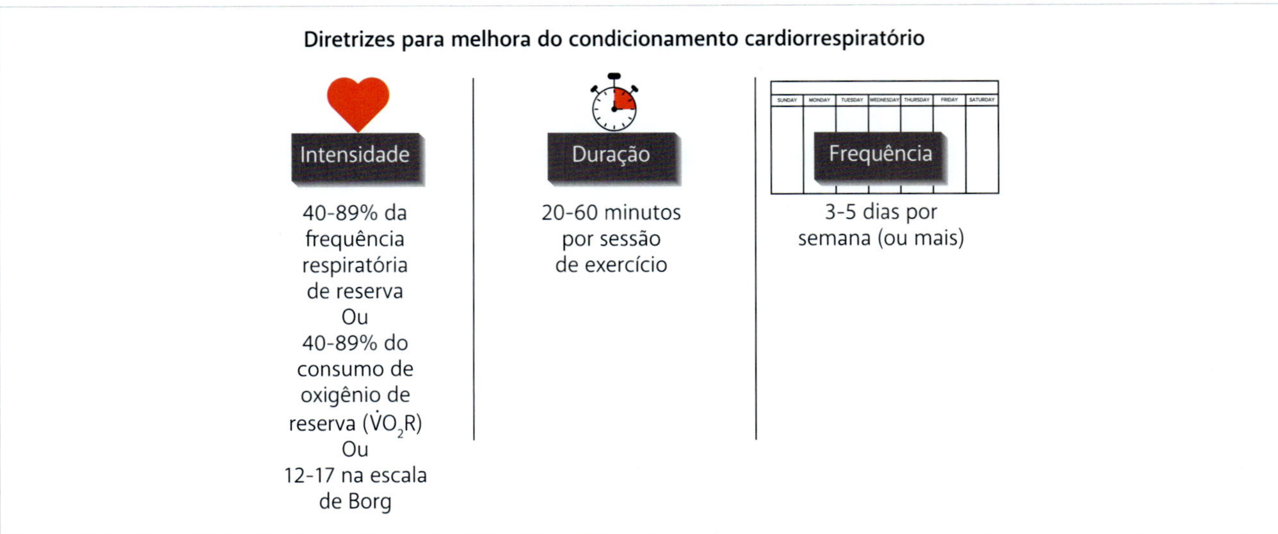

Figura 17.9 Diretrizes gerais para treinamento de exercícios aeróbios com o objetivo de melhorar o condicionamento cardiorrespiratório. Observe que o exercício na extremidade inferior da escala de FCR ou de $\dot{V}O_2R$ (i.e., 40%) melhorará o condicionamento cardiorrespiratório em indivíduos com pouco condicionamento físico, enquanto, em geral, haverá necessidade de maior intensidade do exercício (p. ex., 60%) para que ocorra melhora no condicionamento cardiorrespiratório em pessoas com níveis mais altos de condicionamento físico.

bio.[35,60] Com relação à saúde cardiovascular, frequentemente se lança mão dos valores de $\dot{V}O_{2máx}$ obtidos por meio de um teste de exercício graduado (TEG) para identificar indivíduos com cardiopatia congênita.[53,54,72] Exemplificando, indivíduos com $\dot{V}O_{2máx}$ classificado na faixa muito baixa para sua idade e sexo são considerados de alto risco para doenças cardíacas. A Tabela 17.2 mostra as classificações percentuais de $\dot{V}O_{2máx}$ por idade e sexo nos Estados Unidos. Um homem de 55 anos com um $\dot{V}O_{2máx}$ de 21 mL · kg · min^{-1} (ou inferior), por exemplo, estaria classificado no 5º percentil da população nacional; esse baixo $\dot{V}O_{2máx}$ relativo posicionaria essa pessoa na categoria de condicionamento físico muito ruim e em risco de sofrer doença coronariana (Tab. 17.2). Agora, vamos discutir a medição direta do $\dot{V}O_{2máx}$ e os procedimentos para a estimativa desse parâmetro.

Mensuração direta de $\dot{V}O_{2máx}$

Conforme foi explicado no Capítulo 4, o $\dot{V}O_{2máx}$ pode ser diretamente determinado durante um TEG. Em decorrência da importância do condicionamento cardiorrespiratório para os resultados de saúde, é importante que o $\dot{V}O_{2máx}$ seja medido com precisão durante um TEG máximo. Como já foi visto no Capítulo 4, a captação de oxigênio (VO_2) aumenta com o uso de cargas de trabalho maiores durante um TEG, até ser atingida a capacidade máxima do sistema cardiorrespiratório (i.e., $\dot{V}O_{2máx}$). Nesse tocante, é muito importante que se tenha atenção aos detalhes do teste, para que se possa obter uma medição precisa do $\dot{V}O_{2máx}$ (ver "Uma visão mais detalhada 4.2" para mais detalhes).[68] O leitor deve observar que, quando os valores de $\dot{V}O_{2máx}$ são comparados entre diferentes protocolos de exercício, há diferenças sistemáticas.[10] Para a maioria das pessoas, o maior valor de $\dot{V}O_{2máx}$ é obtido durante uma corrida em uma esteira ergométrica inclinada, seguida por um teste de caminhada (também em uma esteira inclinada) e, finalmente, usando um cicloergômetro. Nas populações norte-americanas, os protocolos para testes de caminhada geram valores cerca de 6% mais baixos do que aqueles medidos durante um teste de corrida;[69] por sua vez, os protocolos para testes em cicloergômetro produzem valores cerca de 10-11% mais baixos do que os resultantes de um teste de corrida.[27,28,61] Todavia, no caso de pessoas que praticam exercícios regulares na bicicleta, o $\dot{V}O_{2máx}$ medido durante uma corrida em esteira fica apenas 5-7% acima do $\dot{V}O_{2máx}$ medido em um cicloergômetro.[10,47] Um teste realizado em um ergômetro de braço fornecerá valores equivalentes a aproximadamente 70% do $\dot{V}O_{2máx}$ medido no exercício de pernas.[29,97] É importante ter em mente essas diferenças ao comparar um teste com outro, ou ao comparar o mesmo indivíduo ao longo do tempo, se o $\dot{V}O_{2máx}$ for determinado com o uso de diferentes modalidades de exercício. Essas diferenças entre testes levaram à prática convencional de que o $\dot{V}O_{2máx}$ "verdadeiro" é o valor medido em um teste de corrida em esteira, enquanto o conceito de pico de $\dot{V}O_2$ é usado para descrever o $\dot{V}O_2$ mais alto alcançado durante um TEG de caminhada ou ciclismo.[94] No entanto, uma exceção a essa regra é o caso da determinação do $\dot{V}O_{2máx}$ em ciclistas altamente treinados, porque esses atletas frequentemente atingem um valor de $\dot{V}O_{2máx}$ mais alto em um cicloergômetro, em comparação com o valor obtido em um teste de esteira.[102]

A obtenção de um valor preciso do $\dot{V}O_{2máx}$ é crucial para estudos de pesquisa. Entretanto, a determinação direta do $\dot{V}O_{2máx}$ depende de equipamentos de laboratório caros e que talvez não estejam disponíveis em alguns laboratórios.[35] Nesse cenário, foram desenvolvidas inúmeras técnicas que usam uma variedade de testes de exercício submáximos para estimar o $\dot{V}O_{2máx}$ sem a necessidade de equipamentos caros. A seguir, faremos um breve resumo dos métodos para estimar o $\dot{V}O_{2máx}$.

Tabela 17.2 Classificações por percentis para $\dot{V}O_{2máx}$ por idade e sexo biológico

	Homens (faixa etária [anos])						Mulheres (faixa etária [anos])					
Percentil	20-29	30-39	40-49	50-59	60-69	70-79	20-29	30-39	40-49	50-59	60-69	70-79
95	66,3	59,8	55,6	50,7	43,0	39,7	56,0	45,8	41,7	35,9	29,4	24,1
90	61,8	56,5	52,1	45,6	40,3	36,6	51,3	41,4	38,4	32,0	27,0	23,1
85	59,3	54,2	49,3	43,2	38,2	35,5	48,3	39,3	36,0	30,2	25,6	22,2
80	57,1	51,6	46,7	41,2	36,1	31,4	46,5	37,5	34,0	28,6	24,6	21,3
75	55,2	49,2	45,0	39,7	34,5	30,4	44,7	36,1	32,4	27,6	23,8	20,8
70	53,7	48,0	43,9	38,2	32,9	28,4	43,2	34,6	31,1	26,8	23,1	20,5
65	52,1	46,6	42,1	36,3	31,6	27,6	41,6	33,5	30,0	26,0	22,0	19,9
60	50,2	45,2	40,3	35,1	30,5	26,9	40,6	32,2	28,7	25,2	21,2	19,4
55	49,0	43,8	38,9	33,8	29,1	25,6	38,9	31,2	27,7	24,4	20,5	19,2
50	48,0	42,4	37,8	32,6	28,2	24,4	37,6	30,2	26,7	23,4	20,0	18,3
45	46,5	41,3	36,7	31,6	27,2	24,0	35,9	29,3	25,9	22,7	19,6	17,8
40	44,9	39,6	35,7	30,7	26,6	22,8	34,6	28,2	24,9	21,8	18,9	17,0
35	43,5	38,5	34,6	29,5	25,7	22,4	33,6	27,4	24,1	21,2	18,4	16,8
30	41,9	37,4	33,3	28,4	24,6	21,2	32,0	26,4	23,3	20,6	17,9	15,9
25	40,1	35,9	31,9	27,1	23,7	20,4	30,5	25,3	22,1	19,9	17,2	15,6
20	38,1	34,1	30,5	26,1	22,4	19,2	28,6	24,1	21,3	19,1	16,5	15,1
15	35,4	32,7	29,0	24,4	21,2	18,2	26,2	22,5	20,0	18,3	15,6	14,6
10	32,1	30,2	26,8	22,8	19,8	17,1	23,9	20,9	18,8	17,3	14,6	13,6
5	29,0	27,2	24,2	20,9	17,4	16,3	21,7	19,0	17,0	16,0	13,4	13,1

Os valores estão em m > $kg^{-1} \cdot min^{-1}$; H: homens; M: mulheres.
Categorias de condicionamento físico (percentil): superior: 95; excelente: 80-90; bom: 60-75; razoável: 40-55; ruim: 20-35; muito ruim: 5-15.
Fonte: Kaminsky, L. A., R. Arena, and J. Myers. Reference standards for cardiorespiratory fitness measured with cardiopulmonary exercise testing: data from the fitness registry and the importance of exercise national database. *Mayo Clinic Proceedings* 90(11): 1515-23, 2015.

Estimativa do $\dot{V}O_{2máx}$

Graças à existência de uma relação linear entre FC e $\dot{V}O_2$, é possível estimar o $\dot{V}O_{2máx}$ com base em um TEG submáximo. Nesses testes, a FC (eixo Y) é plotada em relação à taxa de trabalho (ou $\dot{V}O_2$ estimado no eixo dos x) até que o indivíduo atinja 70-85% da FC máxima prevista para a idade. A Figura 17.10 ilustra a resposta de FC para um jovem de 20 anos que completou um TEG submáximo em um cicloergômetro. A frequência cardíaca foi determinada em cada frequência de trabalho, até serem atingidos 85% da FC máxima estimada (170 bpm). Na figura, uma linha foi traçada através dos pontos de FC e em seguida extrapolada para a FC máxima estimada, calculada com a equação (220 – idade). Em seguida, outra linha é traçada desse ponto até o eixo dos x, para que seja estimada a taxa de trabalho, ou $\dot{V}O_2$ (nesse caso, 2,7 L/min) que teria sido alcançada se a pessoa prosseguisse com o exercício até a FC máxima.[35] Então, pode-se calcular o $\dot{V}O_{2máx}$ relativo pela divisão da captação total de oxigênio (mL/min) pelo peso corporal do indivíduo em quilogramas.

Embora esse seja um procedimento simples para a estimativa do $\dot{V}O_{2máx}$, a técnica não está isenta de armadilhas potenciais. O maior problema está relacionado à fórmula empregada para estimar a FC máxima. Essas estimativas apresentam um desvio-padrão (DP) de aproximadamente ±11 bpm.[35] Portanto, empregando a fórmula dos 220–idade, pode-se estimar a FC máxima dessa pessoa com 20 anos de idade em 200 bpm, mas a FC máxima real pode se situar entre 178 e 222 bpm. Na verdade, não é raro observar indivíduos com FC máximas medidas que estão ±20 bpm acima ou abaixo da FC máxima prevista para a sua idade. Usando esse exemplo, o que aconteceria se o indivíduo na Figura 17.10 tivesse uma FC máxima real medida de apenas 180 bpm, em lugar dos estimados 200 bpm? Nesse caso, o $\dot{V}O_{2máx}$ estimado estaria superestimando o valor correto. Além disso, um erro de 20 bpm na superestimação da FC máxima resultaria em um cenário em que o indivíduo estaria se exercitando nas proximidades de sua FC máxima durante o último estágio do TEG. Apesar do erro potencial inerente à estimativa do $\dot{V}O_{2máx}$ a partir desses testes submáximos, essas estimativas de $\dot{V}O_{2máx}$ são úteis por fornecerem *feedback* para participantes em programas de condicionamento físico. Isso posto, nos casos em que haja necessidade de precisão (p. ex., em um ambiente de pesquisa ou na área clínica), o $\dot{V}O_{2máx}$ deve ser medido pela determinação das trocas gasosas pulmonares (i.e., por calorimetria indireta). Para mais detalhes sobre o erro na estimativa do $\dot{V}O_{2máx}$, ver "Uma visão mais detalhada 17.2".

Uma visão mais detalhada 17.2

Erro na estimativa de $\dot{V}O_{2máx}$

A estimativa de $\dot{V}O_{2máx}$ está associada a um "erro" inerente quando comparada à medição direta de $\dot{V}O_{2máx}$. Quando os cientistas determinam a validade de um teste de exercício para estimar o $\dot{V}O_{2máx}$, eles devem primeiro testar um grande número de indivíduos no laboratório para efetivamente medir o $\dot{V}O_{2máx}$ de cada participante no teste. Em outro dia, os pesquisadores poderão pedir que os participantes completem uma corrida de longa distância para cronometragem, ou um teste padronizado em esteira ou no cicloergômetro para que seja determinado o maior percentual de inclinação/velocidade ou taxa de trabalho que cada participante pode atingir. Em conjunto, essas informações são usadas no desenvolvimento de uma equação que preveja o valor máximo de $\dot{V}O_2$ medido com base no tempo para a distância percorrida, a última inclinação/velocidade alcançada em um teste na esteira ou a taxa de trabalho final no teste do cicloergômetro.

Normalmente, o valor previsto não será igual ao valor máximo do $\dot{V}O_2$ medido. Assim, ao ser aplicada a equação de previsão, usa-se um termo chamado erro-padrão (EP) para descrever a diferença, em termos de afastamento (i.e., maior ou menor) do valor previsto com relação ao valor real. Um erro-padrão (±EP) descreve a área onde 68% das estimativas são comparadas ao valor real. Se o EP fosse ±1 mL · kg^{-1} · min^{-1}, então 68% dos valores previstos para o $\dot{V}O_{2máx}$ se localizariam dentro de ±1 mL · kg^{-1} · min^{-1} do valor real. Normalmente, o EP é maior que isso.[10,68] Por exemplo:

- Se o $\dot{V}O_{2máx}$ for estimado a partir do último estágio de um teste máximo, EP = ±3 mL · kg^{-1} · min^{-1}.
- Se o $\dot{V}O_{2máx}$ for estimado a partir dos valores de frequência cardíaca medidos durante um teste submáximo, EP = ±4-5 mL · kg^{-1} · min^{-1}.
- Se o $\dot{V}O_{2máx}$ for estimado a partir do teste de caminhada de 1 milha ou do teste de corrida de 12 minutos descrito anteriormente, EP = ±5 mL · kg^{-1} · min^{-1}.

Erros-padrão relativamente grandes podem sugerir que esses testes têm pouco valor, mas não é o caso. Conforme foi descrito para estimativa do $\dot{V}O_{2máx}$ a partir de exercícios submáximos, esses testes são confiáveis, e, quando um mesmo indivíduo faz o mesmo teste ao longo do tempo, a mudança no $\dot{V}O_{2máx}$ estimado (e monitorado pelo teste) será um reflexo do progresso desse indivíduo em termos de condicionamento cardiorrespiratório. Portanto, a estimativa do $\dot{V}O_{2máx}$ pode funcionar como uma ferramenta motivacional e educacional, no trabalho com clientes de *fitness*.

Também devemos ter em mente que o $\dot{V}O_{2máx}$ pode ser estimado por meio de testes de campo, como o teste de Cooper de corrida/caminhada de 12 minutos, o teste de caminhada por uma milha e diversos outros testes de campo que não dependem de equipamento caro. Para mais informações sobre a estimativa do $\dot{V}O_{2máx}$ em laboratório e em campo, ver Buttar et al. (2019) nas "Sugestões de leitura" para um resumo dos vários testes laboratoriais e de campo disponíveis.

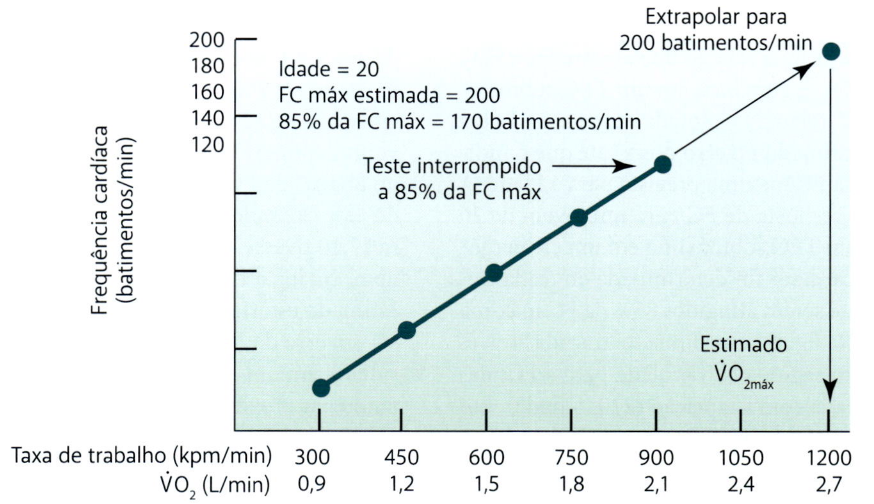

Figura 17.10 Estimativa do $\dot{V}O_{2máx}$ com base em valores de frequência cardíaca medidos durante uma série de esforços de trabalho submáximos em um cicloergômetro. O teste era interrompido quando o voluntário atingia 85% da FC máxima. Traça-se uma linha passando através dos pontos de FC medidos durante o teste; em seguida, faz-se a extrapolação para a estimativa da FC máxima prevista para a idade. Outra linha é traçada a partir desse ponto até o eixo x, para identificação do $\dot{V}O_{2máx}$.

Em resumo

- O $\dot{V}O_{2máx}$ pode ser medido diretamente por meio de um teste de exercício graduado. Esse procedimento depende de equipamento laboratorial caro e de uma cuidadosa atenção aos detalhes, para o resultado ser acurado.
- Em geral, o valor mais alto para $\dot{V}O_{2máx}$ é medido por um teste de corrida em determinado grau, sobre uma esteira ergométrica; normalmente, os valores para $\dot{V}O_{2máx}$ medido com um teste de caminhada na esteira e num cicloergômetro são, respectivamente, 6% e 10-11% mais baixos, em comparação com o valor na esteira ergométrica.
- O $\dot{V}O_{2máx}$ também pode ser estimado com a aplicação de testes laboratoriais submáximos, bem como por testes de campo. Todos os testes laboratoriais e de campo submáximos para estimativa do $\dot{V}O_2$ estão sujeitos a erro.

Treinamento de força

Até esse ponto, a ênfase recaiu no treinamento com exercício aeróbio para melhora do condicionamento cardiorrespiratório. Todavia, tanto os posicionamentos oficiais do ACSM sobre condicionamento[2] como as atualizações das orientações sobre AF e saúde pública[42,107] recomendam exercícios de força e flexibilidade como parte do programa completo de condicionamento. O leitor deve lembrar que, embora os benefícios fisiológicos do treinamento de força tenham sido discutidos no Capítulo 14, a Tabela 17.3 reitera esses benefícios e apresenta um resumo de como o treinamento de força oferece vários benefícios para a saúde além de aumentar ou manter a força.[9] Coletivamente, esses achados relacionados à saúde apontam para a necessidade do treinamento de força como parte de um programa regular de exercício. Nesta seção, discutiremos a prescrição de exercícios físicos para o treinamento de força com vistas à melhora da saúde. Ver o Capítulo 20 para mais detalhes sobre o treinamento de força para melhoras no desempenho esportivo.

A recomendação do ACSM enfatiza que pessoas de todas as idades devem praticar regularmente o treinamento com exercícios de força, para minimizar o risco para várias enfermidades, baixar o risco de mortalidade por qualquer causa e melhorar a qualidade de vida. Inúmeras pesquisas revelam que o acréscimo do treinamento de força ao treinamento com exercícios aeróbios proporciona benefícios para a saúde, desde a infância até a velhice. Comparativamente ao exercício aeróbio isolado, por exemplo, o treinamento de força resulta em aumentos significativos na massa corporal magra e na taxa metabólica em repouso. Além disso, esse tipo de treinamento é muito superior ao treinamento com exercícios aeróbios em termos do aumento da força e da potência muscular. Os treinamentos com exercícios aeróbios e de

Tabela 17.3 Comparação dos efeitos do exercício aeróbio com exercício de força sobre o coração e as variáveis de condicionamento físico[a]

Variável	Exercício aeróbio	Exercício de força
Gordura corporal total	↓↓	↓
Gordura intra-abdominal	↓↓	↓⇔
Massa corporal magra	⇔	↑↑
Peso corporal	↓	⇔
Taxa metabólica em repouso	↑	↑↑
Força muscular	⇔	↑↑↑
Massa muscular	⇔	↑↑
Potência muscular	⇔	↑
Densidade capilar	↑	⇔
Volume mitocondrial	↑↑	↓⇔
Níveis basais de insulina	↓	↓
Sensibilidade à insulina	↑↑	↑↑
Resposta da insulina ao desafio da glicose	↓↓	↓↓
Frequência cardíaca em repouso	↓↓	⇔
PAS em repouso	↓↓	↓
PAD em repouso	↓↓	↓
Pico de $\dot{V}O_2$	↑↑↑	↑⇔
Tempo de resistência submáximo e máximo	↑↑↑	↑↑
Produto da pressão-taxa de exercício submáximo	↓↓↓	↓↓

Abreviações: PAD; pressão arterial diastólica; PAS; pressão arterial sistólica.
[a]↑ indica aumentado; ↓ reduzido; ⇔, efeito desprezível; 1 seta, efeito pequeno; 2 setas, efeito moderado; 3 setas, grande efeito.

força parecem ser semelhantes com relação ao aumento da sensibilidade à insulina (Tab. 17.3).

Os principais objetivos relacionados à saúde com a prática de treinamento com exercícios de força incluem aumento da força muscular e da massa livre de gordura, juntamente com um aumento na taxa metabólica em repouso e na densidade mineral óssea.[2-6] Para que tais ganhos sejam concretizados, as pessoas devem fazer de 8-10 exercícios diferentes que envolvam todos os principais grupos musculares. Devem ser concluídas 8-12 repetições em cada série de exercícios, e, idealmente, devem ser realizadas 2-3 séries de exercícios. Como frequência para o treinamento de força, os praticantes devem fazer 2 ou mais treinos não consecutivos semanais. A Figura 17.11 apresenta um resumo do plano de exercícios físicos para treinamento de força para a obtenção de benefícios para a saúde.

Embora a posição do ACSM relacionada à prática de exercícios de força reconheça que "regimes com maior número de séries podem proporcionar maiores benefícios", existem evidências de que a prática apenas de uma única série de exercícios de força poderá proporcionar maior força muscular e atingir objetivos para a melhora da saúde.[30,90,91,93,111] Mas pesquisas sugerem que a prática de várias séries é melhor do que a prática de uma única série para aumentar a força.[51,96] No entanto, quando o ganho máximo de força não é o objetivo principal do programa de treinamento, o uso de um protocolo de série única melhorará significativamente a força das partes superior e inferior do corpo, além de ser "eficiente em termos de tempo".[30] Por outro lado, se o objetivo for a obtenção de ganhos máximos de força, haverá necessidade de recorrer a várias séries de exercícios físicos. De modo análogo à dose-resposta ao exercício para melhorar o $\dot{V}O_{2máx}$, o volume de treinamento com exercícios de força necessário para melhora da força muscular é menor em indivíduos não treinados, comparativamente ao que ocorre com indivíduos treinados.[79,91] Na verdade, pessoas não treinadas ganham força rapidamente algumas semanas depois de terem iniciado um programa de treinamento com pesos consistindo em apenas uma série de exercícios realizados 2-3 vezes por semana. Ver Ratamess (2021), Faigenbaum (2017) e Haff e Triplett (2021) nas "Sugestões de leitura" para detalhes completos sobre a prescrição de exercícios físicos para treinamento com exercícios de força.

Treinamento de força para a saúde
Plano de exercícios físicos

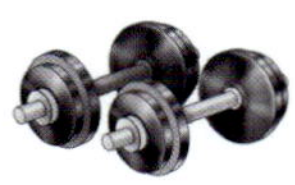

- Podem ser utilizados pesos livres, máquinas ou faixas.
- Fazer 8-10 exercícios multiarticulares que trabalhem todos os principais grupos musculares.
- Executar 1-3 séries de 8-12 repetições com boa forma.
- Levantar e abaixar os pesos de forma controlada (2 segundos para cima e para baixo).
- A última repetição deve ser difícil de completar.
- Treinar 2-3 dias por semana (com um dia de descanso entre sessões).
- Aumentar o peso levantado (gradualmente) ao longo do tempo.

Figura 17.11 Diretrizes gerais para o treinamento de força para a saúde.

Treinamento para melhorar a flexibilidade

Flexibilidade refere-se à capacidade de mover uma articulação ao longo da sua amplitude de movimento normal. Existem vários métodos de alongamento, como alongamento dinâmico, alongamento balístico, facilitação neuromuscular proprioceptiva e alongamento estático. Vai além dos objetivos deste capítulo entrar em detalhes relativos ao alongamento e à flexibilidade. Portanto, é recomendável que o leitor consulte o Capítulo 20 e Ratamess (2020) nas "Sugestões de leitura" para mais detalhes sobre esse tópico.

Tendo em vista que o alongamento estático é um dos métodos de alongamento mais efetivos em termos de aumento da flexibilidade, revisaremos as atuais recomendações para melhora da flexibilidade com o uso do alongamento estático. Esse tipo de alongamento ocorre quando a pessoa relaxa um músculo e, em seguida, mantém o músculo em uma posição alongada. O processo de alongamento estático mantém o músculo alongado em um ponto de mínimo desconforto. O progresso na flexibilidade ocorre quando a pessoa aumenta progressivamente o alongamento do músculo com o passar do tempo, para extensão da amplitude de movimento. A Figura 17.12 ilustra as orientações gerais para melhorar a flexibilidade com o uso do alongamento estático.

Diretrizes para alongamento estático

- Frequência: 3-5 dias por semana.
- Intensidade: Alongar até o ponto de sentir leve desconforto.
- Duração (tempo): 15-30 segundos de alongamento estático.
- Repetições: 3-5 de cada alongamento.
- Volume: Total de 60 segundos (ou mais) de alongamento por grupo muscular.

Figura 17.12 Diretrizes para melhora da flexibilidade por meio de alongamento estático.

Em resumo

- Nos Estados Unidos, as atuais diretrizes de saúde pública para melhora da saúde recomendam tanto a realização de exercícios de força como de flexibilidade.
- Pesquisas indicam que o acréscimo do treinamento de força ao treinamento com exercícios aeróbios proporciona benefícios à saúde desde a infância até a velhice.
- Os objetivos do treinamento com exercícios de força são abrangentes; as principais metas são os aumentos da força muscular e da densidade mineral óssea.
- A prescrição do treinamento com exercícios de força consiste em 8-10 exercícios multiarticulares que envolvam todos os grupos musculares. Devem ser realizadas de 1-3 séries (8-12 repetições por série); os maiores ganhos de força ocorrem com a prática de maior número de séries. O treinamento deve ocorrer com uma frequência de 2-3 dias por semana, com um dia de descanso entre sessões.
- Flexibilidade refere-se à capacidade de mover uma articulação em sua amplitude normal de movimento.
- Existem vários métodos de alongamento, mas o alongamento estático é um método comum e eficaz.
- As diretrizes para o alongamento estático consistem em uma frequência de treinamento de 3-5 dias por semana, 15-30 segundos de alongamento estático por exercício e 3-5 repetições de cada alongamento.

Atividades para estudo

1. Diagrame a curva dose-resposta do exercício e explique os termos potência, inclinação e efeito máximo associados a essa curva.
2. Defina e discuta os quatro fatores que descrevem uma dose de exercício.
3. Descreva as diretrizes atuais de atividade física tanto para atividade aeróbia como para o treinamento de força.
4. Discuta as definições de atividades de baixa, moderada e vigorosa intensidade.
5. Explique o quanto de atividade física de baixa intensidade é necessário para melhorar a saúde.
6. Identifique a faixa de frequência, intensidade, tempo (duração) e tipo (FITT) de atividade associada a melhorias no condicionamento cardiorrespiratório.
7. Explique dois métodos indiretos usados para calcular a faixa de frequência cardíaca alvo exigida durante o exercício aeróbio para melhorar o condicionamento cardiorrespiratório.
8. Descreva o treinamento intervalado de alta intensidade (HIIT) e discuta as adaptações fisiológicas que ocorrem em resposta ao HIIT.
9. Defina dois métodos comuns (frequência cardíaca de reserva e $\dot{V}O_2$ de reserva) usados para calcular intensidades de treinamento físico.
10. Descreva os benefícios do treinamento de resistência para a saúde e resuma os programas recomendados de treinamento de resistência e alongamento para adultos.

Sugestões de leitura

American College of Sports Medicine. 2013. *ACSM's Resource Manual for Guidelines for Exercise Testing and Prescription.* 7th ed. Baltimore, MD: Lippincott Williams & Wilkins.

American College of Sports Medicine. 2009. Progression models in resistance training for health adults. *Medicine and Science in Sports and Exercise.* DOI: 10.1249/MSS.0b013e3181915670

Buttar, K., N. Saboo, and S. Kacker. 2019. A review: maximal oxygen uptake and its estimation methods. *International Journal of Physical Education, Sports, and Health* 6:24-32.

Crowley, E. et al. 2022. The effect of exercise intensity training on $\dot{V}O2$ max in healthy adults: an overview of systematic reviews and meta-analyses. *Translational Sports Medicine.*

Durstine, J. L., G. E. Moore, M. J. LaMonte, and B. A. Franklin. 2008. *Pollock's Textbook of Cardiovascular Disease and Rehabilitation.* Champaign, IL: Human Kinetics.

Faigenbaum, A. D. 2017. Exercise prescription for muscular fitness. In *Fitness Professional's Handbook,* 7th ed. E. T. Howley and D. L. Thompson (eds). Champaign, IL: Human Kinetics.

Gagnon, L. H. 2017. Exercise prescription for flexibility and low-back function. In *Fitness Professional's Handbook.* 7th ed. E. T. Howley and D. L. Thompson (eds). Champaign, IL: Human Kinetics.

Haff, G., and N. Triplett. 2021. Essentials of Strength and Conditioning. Champaign, IL: Human Kinetics.

Howley, E. T., and D. L. Thompson. 2017. *Fitness Professional's Handbook.* 7th ed. Champaign, IL: Human Kinetics.

Ratamess, N. 2021. *ACSM's Foundations of Strength Training and Conditioning.* 2nd ed. Baltimore, MD: Wolters Kluwer.

Wattanapisit, A. and S. Thanamee. 2017. Evidence behind 10,000 steps walking. *Journal of Health Research* 31: 241-248.

Referências bibliográficas

1. Ainsworth B, Haskell W, Herrmann S, Meckes N, Bassett D, Tudor-Locke C, et al. 2011 compendium of physical activity: a second update of codes and MET values. *Medicine and Science in Sports and Exercise* 43:1575-1581, 2011.
2. American College of Sports Medicine. American College of Sports Medicine position stand: the recommended quantity and quality of exercise for developing and maintaining cardiorespiratory and muscular fitness, and flexibility in healthy adults. *Medicine & Science in Sports & Exercise* 30: 975-991, 1998.
3. American College of Sports Medicine. Quantity and quality of exercise for developing and maintaining cardiorespiratory, musculoskeletal, and neuromotor fitness in apparently healthy adults: guidance for prescribing exercise. *Medicine & Science in Sports & Exercise* 43:1334-1359, 2011.
4. American College of Sports Medicine. *Guidelines for Exercise Testing and Prescription.* Baltimore, MD: Lippincott Williams & Wilkins, 2017.
5. American College of Sports Medicine. Progression models in resistance training for healthy adults. *Medicine & Science in Sports & Exercise* 41: 1510-1530, 2009.
6. American College of Sports Medicine. Progression models in resistance training for healthy adults. *Medicine & Science in Sports & Exercise* 34: 364-380, 2002.
7. American College of Sports Medicine. Summary statement: workshop on physical activity and public health. *Sports Medicine Bulletin* 28: 7, 1993.

8. American Heart Association. Statement on exercise: benefits and recommendations for physical activity programs for all Americans. A statement for health professionals by the Committee on Exercise and Cardiac Rehabilitation of the Council on Clinical Cardiology, American Heart Association. *Circulation* 86: 340-344, 1992.
9. Artero EG, Lee D-C, Lavie CJ, España-Romero V, Sui X, Church TS, et al. Effects of muscular strength on cardiovascular risk factors and prognosis. *Journal of Cardiopulmonary Rehabilitation and Prevention* 32: 351-358, 2012.
10. Åstrand PO and Saltin B. Maximal oxygen uptake and heart rate in various types of muscular activity. *Journal of Applied Physiology* 16: 977-981, 1961.
11. Bai Y, Welk G, Nam Y, Lee J, Lee J, Kim Y, Meier N, and Dixon P. Comparison of consumer and research monitors under semistructured settings. *Medicine and Science in Sports and Exercise* 48: 151-158, 2016.
12. Bartlett JD, Close GL, Maclaren DPM, Gregson W, Drust B, and Morton JP. High-intensity running is perceived to be more enjoyable than moderate-intensity continuous exercise: implications for exercise adherence. *Journal of Sport Sciences* 29: 547-553, 2011.
13. Birk TJ and Birk CA. Use of ratings of perceived exertion for exercise prescription. *Sports Medicine* 4: 1-8, 1987.
14. Blair SN, Kohl HW, III, Barlow CE, Paffenbarger RS, Jr., Gibbons LW, and Macera CA. Changes in physical fitness and all-cause mortality: a prospective study of healthy and unhealthy men. *JAMA* 273: 1093-1098, 1995.
15. Blair SN, Kohl HW, III, Paffenbarger RS, Jr., Clark DG, Cooper KH, and Gibbons LW. Physical fitness and all-cause mortality: a prospective study of healthy men and women. *JAMA* 262: 2395-2401, 1989.
16. Buchheit M and Laursen PB. High-intensity interval training, solutions to the programming puzzle. Part I: cardiopulmonary emphasis. *Sports Medicine* 43: 313-338, 2013.
17. Buchheit M and Laursen PB. High-intensity interval training, solutions to the programming puzzle. Part II: anaerobic energy, neuromuscular load and practical applications. *Sports Medicine* 43: 927-954, 2013.
18. Burgomaster KA, Hughes SC, Heigenhauser GJF, Bradwell SN, and Gibala MJ. Six sessions of sprint interval training increases muscle oxidative potential and cycle endurance capacity in humans. *Journal of Applied Physiology* 98: 1985-1990, 2005.
19. Campbell W, Kraus W, Powell K, Haskell W, Janz K, Jakicic J, et al. High-intensity interval training for cardiometabolic disease prevention. *Medicine and Science in Sports and Exercise* 51: 1220-1226, 2019.
20. Caspersen CJ, Powell KE, and Christenson GM. Physical activity, exercise, and physical fitness: definitions and distinctions for health-related research. *Public Health Reports* 100: 126-131, 1985.
21. Cavero-Redondo I, Peleteiro B, Alvarez-Bueno C, Artero E, and Martinez-VizcainoV̇The effect of physical interventions on glycosylated haemoglobin in non-diabetic populations: a systematic review and meta-analysis. *Sports Medicine* 48: 1151-1164, 2018.
22. Cavero-Redondo I, Tudor-Locke C, Alvarez-Bueno C, Cunha P, Aguiar E, and Martinez-VizcainoV̇Steps per day and arterial stiffness. *Hypertension* 73: 350-363, 2019.
23. Ceci R and Hassmen P. Self-monitored exercise at three different RPE intensities in treadmill vs field running. *Medicine & Science in Sports & Exercise* 23: 732-738, 1991.
24. Chow RJ and Wilmore JH. The regulation of exercise intensity by ratings of perceived exertion. *Journal of Cardiac Rehabilitation* 4: 382-387, 1984.
25. Church TS, Earnest CP, Skinner JS, and Blair SN. Effects of different doses of physical activity on cardiorespiratory fitness among sedentary, overweight or obese postmenopausal women with elevated blood pressure: a randomized controlled trial. *JAMA* 297: 2081-2091, 2007.
26. Dionne FT, Turcotte L, Thibault MC, Boulay MR, Skinner JS, and Bouchard C. Mitochondrial DNA sequence polymorphism, V̇O2 max, and response to endurance training. *Medicine & Science in Sports & Exercise* 23: 177-185, 1991.
27. Duncan GE, Howley ET, and Johnson BN. Applicability ofV̇O2 max criteria: discontinuous versus continuous protocols. *Medicine & Science in Sports & Exercise* 29: 273-278, 1997.
28. Faulkner JA, Roberts DE, Elk RL, and Conway J. Cardiovascular responses to submaximum and maximum effort cycling and running. *Journal of Applied Physiology* 30: 457-461, 1971.
29. Franklin BA. Exercise testing, training and arm ergometry. *Sports Medicine* 2: 100-119, 1985.
30. Galvao DA and Taaffe DR. Single- vs. multiple-set resistance training: recent developments in the controversy. *Journal of Strength and Conditioning Research/National Strength & Conditioning Association* 18: 660-667, 2004.
31. Gayda M, Ribeiro PAB, Juneau M, and Nigam A. Comparison of different forms of exercise training in patients with cardiac disease: where does high-intensity interval training fit? *Canadian Journal of -Cardiology* 32: 485-494, 2016.
32. Gellish RL, Goslin BR, Olson RE, McDonald A, Russi GD, and Moudgil VK. Longitudinal modeling of the relationship between age and maximal heart rate. *Medicine & Science in Sports & Exercise* 39: 822-829, 2007.
33. Gibala MJ and McGee SL. Metabolic adaptations to short-term high-intensity interval training a little pain for a lot of gain? *Exercise and Sport Science Review* 36: 58-63, 2008.
34. Gibala MJ, Little JP, MacDonald J, and Hawley JA. Physiological adaptations to low-volume, high-intensity interval training in health and disease. *Journal of Physiology* 590(5): 1077-1084, 2012.
35. Golding LA. YMCA *Fitness Testing and Assessment Manual*. Champaign, IL: Human Kinetics, 2000.
36. Goodman LS and Gilman A. Goodman's and Gilman's *The Pharmacological Basis of Therapeutics*. (Eds. Brunton, L. et al.) New York, NY: Macmillan, 2018.
37. Guiraud T, Nigam A, Gremeaux V, Meyer P, Juneau M, and Bosquet L. High-intensity interval training in cardiac rehabilitation. *Sports Medicine* 42: 587-605, 2012.
38. Gutmann M. Perceived exertion-heart rate relationship during exercise testing and training in cardiac patients. *Journal of Cardiac Rehabilitation* 1: 52-59, 1981.
39. Hage P. Perceived exertion: one measure of exercise intensity. *Physician and Sportsmedicine* 9: 136-143, 1981.
40. Haskell WL. Dose-response issues from a biological perspective. In *Physical Activity, Fitness, and Health,* edited by Bouchard C, Shephard RJ, and Stevens T. Champaign, IL: Human Kinetics, 1994, pp. 1030-1039.
41. Haskell WL. Physical activity and health: need to define the required stimulus. *The American Journal of Cardiology* 55: 4D-9D, 1985.
42. Haskell WL, Lee IM, Pate RR, Powell KE, Blair SN, Franklin BA, et al. Physical activity and public health: updated recommendation for adults from the American College of Sports

Medicine and the American Heart Association. *Medicine & Science in Sports & Exercise* 39: 1423-1434, 2007.

43. Haskell WL, Montoye HJ, and Orenstein D. Physical activity and exercise to achieve health-related physical fitness components. *Public Health Report* 100: 202-212, 1985.
44. Hellerstein H. Principles of exercise prescription for normals and cardiac subjects. In *Exercise Training in Coronary Heart Disease,* edited by Naughton JP, and Hellerstein HK. New York, NY: Academic Press, 1973, pp. 129-167.
45. Hellerstein HK and Ader R. Relationship between percent maximal oxygen uptake (% max V̇O2) and percent maximal heart rate (% MHR) in normals and cardiacs (ASHD). *Circulation* 43-44 (Suppl II): 76, 1971.
46. Hellerstein HK and Franklin BA. Exercise testing and prescription. In *Rehabilitation of the Coronary Patient,* edited by Wenger NK, and Hellerstein HK. New York, NY: Wiley, 1984, pp. 197-284.
47. Hermansen L and Saltin B. Oxygen uptake during maximal treadmill and bicycle exercise. *Journal of Applied Physiology* 26: 31-37, 1969.
48. Hetzler RK, Seip RL, Boutcher SH, Pierce E, Snead D, and Weltman A. Effect of exercise modality on ratings of perceived exertion at various lactate concentrations. *Medicine & Science in Sports & Exercise* 23: 88-92, 1991.
49. Howley ET. Type of activity: resistance, aerobic and leisure versus occupational physical activity. *Medicine & Science in Sports & Exercise* 33: S364-369; discussion S419-320, 2001.
50. Howley ET and Thompson DL. *Fitness Professional's Handbook.* 7th ed. Champaign, IL: Human Kinetics, 2017.
51. Humburg H, Baars H, Schroder J, Reer R, and Braumann KM. 1-set vs. 3-set resistance training: a crossover study. *Journal of Strength and Conditioning Research/National Strength & Conditioning Association* 21: 578-582, 2007.
52. Jennings GL, Deakin G, Korner P, Meredith I, Kingwell B, and Nelson L. What is the dose-response relationship between exercise training and blood pressure? *Annals of Medicine* 23: 313-318, 1991.
53. Kaminsky LA, Arena R, Beckie TM, Brubaker PH, Church TS, Forman DE, et al. The importance of cardiorespiratory fitness in the United States: the need for a national registry. A policy statement from the American Heart Association. *Circulation* 127: 652-662, 2013.
54. Kaminsky LA, Arena R, and Myers J. Reference standards for cardiorespiratory fitness measured with cardiopulmonary exercise testing: data from the Fitness Registry and the Importance of Exercise National Database. *Mayo Clinic Proceedings* 90: 1515-1523, 2015.
55. Karvonen J and Vuorimaa T. Heart rate and exercise intensity during sports activities: practical application. *Sports Medicine* 5: 303-311, 1988.
56. Karvonen MJ, Kentala E, and Mustala O. The effects of training on heart rate; a longitudinal study. *Annales Medicinae Experimentalis et Biologiae Fenniae* 35: 307-315, 1957.
57. Kasaniemi YA, Danforth JE, Jensen MD, Kopelman PG, Lefebvre P, and Reeder BA. Dose–response issues concerning physical activity and health: an evidenced-based symposium. *Medicine & Science in Sports & Exercise* 33 (Suppl): S351-358, 2001.
58. Kessler HS, Sisson SB, and Short KR. The Potential for high-intensity interval training to reduce cardiometabolic disease risk. *Sports Medicine* 42: 489-509, 2012.
59. King A, Powell K, and Kraus W. The US physical activity guidelines advisory committee report – introduction. *Medicine & Science in Sports & Exercise* 51:1203-1205, 2019.
60. Kodama S, Saito K, Tanaka S, Maki M, Yachi Y, Asumi M, et al. Cardiorespiratory fitness as a quantitative predictor of all-cause mortality and cardiovascular events in healthy men and women. *Journal of the American Medical Association* 301: 2024-2035, 2009.
61. Kohl HW, Gibbons LW, Gordon NF, and Blair SN. An empirical evaluation of the ACSM guidelines for exercise testing. *Medicine & Science in Sports & Exercise* 22: 533-539, 1990.
62. Koshy A, Sajeev J, Nerlekar N, Brown A, Rajakariar K, Zuriek M, et al. Smart watches for heart rate assessment in atrial arrhythmias. *International Journal of Cardiology* 266: 124-127, 2018.
63. Kraus W, Janz K, Powell K, Campbell W, Jakicic J, Troiano R, et al. Daily step counts for measuring physical activity and its relationship to health. *Medicine and Science in Sports and Exercise* 51: 1206-1212, 2019.
64. Lee IM, Hsieh CC, and Paffenbarger RS, Jr. Exercise intensity and longevity in men. The Harvard alumni health study. *JAMA* 273: 1179-1184, 1995.
65. Lee IM, Shiroma E, Kamada M, Bassett D, Matthews C, and Buring J. Association of step volume and intensity with all-cause mortality in older women. *JAMA Internal Medicine* in press 2019.
66. Little JP, Safdar A, Wilkin GP, Tarnopolsky MA, and Gibala MJ. A practical model of low-volume high-intensity interval training induces mitochondrial biogenesis in human skeletal muscle: potential mechanisms. *Journal of Physiology* 588(6): 1011-1022, 2010.
67. Londeree BR and Ames SA. Trend analysis of the % V̇O2 max-HR regression. *Medicine and Science in Sports* 8: 123-125, 1976.
68. McConnell TR. Practical considerations in the testing of V̇O2 max in runners. *Sports Medicine* 5: 57-68, 1988.
69. McArdle WD, Katch FI, and Pechar GS. Comparison of continuous and discontinuous treadmill and bicycle tests for max V̇O2. *Medicine and Science in Sports* 5: 156-160, 1973.
70. Milanovic Z, Sporis G, and Weston M. Effectiveness of high-intensity interval training (HIT) and continuous endurance training for V̇O2 max improvements: a systematic review and meta-analysis of controlled trials. *Sports Medicine.* 45: 1469-1481, 2015.
71. Milanovic Z, Stojiljkovic N, Pavlovic L, Antic V, and Stankovic N. Accupedo pedometer: daily walking step counter. *British Journal of Sports Medicine.* http://dx.doi.org/10.1136/bjsports-2016-095993. 2016.
72. Myers J, Prakash M, Froelicher V, Do D, -Partington S, and Atwood JE. Exercise capacity and mortality among men referred for exercise testing. *New England Journal of Medicine* 346: 793-801, 2002.
73. O'Donovan G, Owen A, Bird SR, Kearney EM, Nevill AM, Jones DW, et al. Changes in cardiorespiratory fitness and coronary heart disease risk factors following 24 wk of moderate- or high-intensity exercise of equal energy cost. *Journal of Applied Physiology* 98: 1619-1625, 2005.
74. Paffenbarger RS and Hale WE. Work activity and coronary heart mortality. *New England Journal of Medicine* 292: 545-550, 1975.
75. Paffenbarger RS, Hyde RT, and Wing AL. Physical activity and physical fitness as determinants of health and longevity. In *Exercise, Fitness and Health,* edited by Bouchard C, Shephard RJ, Stevens T, Sutton JR, and McPherson BD. Champaign, IL: Human Kinetics, 1990, pp. 33-48.
76. Paffenbarger RS, Jr., Hyde RT, Wing AL, and Hsieh CC. Physical activity, all-cause mortality, and longevity of college alumni. *New England Journal of Medicine* 314: 605-613, 1986.

77. Paffenbarger RS, Jr., Hyde RT, Wing AL, Lee IM, Jung DL, and Kampert JB. The association of changes in physical-activity level and other lifestyle characteristics with mortality among men. *New England Journal of Medicine* 328: 538-545, 1993.
78. Pate RR, Pratt M, Blair SN, Haskell WL, Macera CA, Bouchard C, et al. Physical activity and public health: a recommendation from the Centers for Disease Control and Prevention and the American College of Sports Medicine. *JAMA* 273: 402-407, 1995.
79. Peterson MD, Rhea MR, and Alvar BA. Maximizing strength development in athletes: a meta-analysis to determine the dose-response relationship. *Journal of Strength and Conditioning Research/National Strength & Conditioning Association* 18: 377-382, 2004.
80. Pollock ML. How much exercise is enough? *Physician and Sportsmedicine* 6: 50-64, 1978.
81. Pollock ML, Broida J, Kendrick Z, Miller HS, Jr., Janeway R, and Linnerud AC. Effects of training two days per week at different intensities on middle-aged men. *Medicine and Science in Sports* 4: 192-197, 1972.
82. Pollock ML, Dimmick J, Miller HS, Jr., Kendrick Z, and Linnerud AC. Effects of mode of training on cardiovascular function and body composition of adult men. *Medicine and Science in Sports* 7: 139-145, 1975.
83. Pollock ML, Gettman LR, Milesis CA, Bah MD, Durstine L, and Johnson RB. Effects of frequency and duration of training on attrition and incidence of injury. *Medicine and Science in Sports* 9: 31-36, 1977.
84. Pollock ML and Wilmore JH. *Exercise in Health and Disease.* Philadelphia, IL: W. B. Saunders, 1990.
85. Porcari JP, Ebbeling CB, Ward A, Freedson PS, and Rippe JM. Walking for exercise testing and training. *Sports Medicine* 8: 189-200, 1989.
86. Powell KE, Paluch AE, and Blair SN. Physical activity for health:What kind? How much? How intense? On top of what? *Annual Review of Public Health* 2011 32: 349-365.
87. Powell KE, Thompson PD, Caspersen CJ, and Kendrick JS. Physical activity and the incidence of coronary heart disease. *Annual Review of Public Health* 8: 253-287, 1987.
88. Proper KI, van den Heuvel SG, De Vroome EM, Hildebrandt VH, and Van der Beek AJ. Dose-response relation between physical activity and sick leave. *British Journal of Sports Medicine* 40: 173-178, 2006.
89. Quindry J, Franklin B, Chapman M, Humphrey R, and Mathis S. Benefits and risks of high-intensity interval training in patients with coronary artery disease. *American Journal of Cardiology* 123: 1370-1377, 2019.
90. Rhea MR, Alvar BA, and Burkett LN. Single versus multiple sets for strength: a meta-analysis to address the controversy. *Research Quarterly for Exercise and Sport* 73: 485-488, 2002.
91. Rhea MR, Alvar BA, Burkett LN, and Ball SD. A meta-analysis to determine the dose response for strength development. *Medicine & Science in Sports & Exercise* 35: 456-464, 2003.
92. Robertson RJ, Goss FL, Auble TE, Cassinelli DA, Spina RJ, Glickman EL, et al. Cross-modal exercise prescription at absolute and relative oxygen uptake using perceived exertion. *Medicine & Science in Sports & Exercise* 22: 653-659, 1990.
93. Ronnestad BR, Egeland W, Kvamme NH, Refsnes PE, Kadi F, and Raastad T. Dissimilar effects of one- and three-set strength training on strength and muscle mass gains in upper and lower body in untrained subjects. *Journal of Strength and Conditioning Research/National Strength & Conditioning Association* 21: 157-163, 2007.
94. Rowell LB. Human cardiovascular adjustments to exercise and thermal stress. *Physiological Reviews* 54: 75-159, 1974.
95. Sallis R, Matuszak J, Baggish A, Franklin B, Chodzko-Zajko W, Fletcher B, et al. Call to action on making physical activity assessment and prescription a standard of care. *Current Sport Medicine Reports* 15: 207-215, 2016.
96. Saltin B and Gollnick PD. Skeletal muscle adaptability: significance for metabolism and performance. In *Handbook of Physiology–Section* 10: *Skeletal Muscle,* edited by Peachey LD, Adrian RH, and Geiger SR. Baltimore, MD: Lippincott Williams & Wilkins, 1983.
97. Sawka MN, Foley ME, Pimental NA, Toner MM, and Pandolf KB. Determination of maximal aerobic power during upper-body exercise. *Journal of Applied Physiology* 54: 113-117, 1983.
98. Seip RL, Snead D, Pierce EF, Stein P, and Weltman A. Perceptual responses and blood lactate concentration: effect of training state. *Medicine & Science in Sports & Exercise* 23: 80-87, 1991.
99. Siscovick DS, Weiss NS, Fletcher RH, and Lasky T. The incidence of primary cardiac arrest during vigorous exercise. *New England Journal of Medicine* 311: 874-877, 1984.
100. Siscovick DS, Weiss NS, Fletcher RH, Schoenbach VJ, and Wagner EH. Habitual vigorous exercise and primary cardiac arrest: effect of other risk factors on the relationship. *Journal of Chronic Diseases* 37: 625-631, 1984.
101. Stahl S, An H, Dinkel D, Noble, J, and Lee J. How accurate are wrist-based heart rate monitors during walking and running activities? *Sports Exercise and Medicine* 2: 1-8, 2016.
102. Stromme SB, Ingjer F, and Meen HD. Assessment of maximal aerobic power in specifically trained athletes. *Journal of Applied Physiology* 42: 833-837, 1977.
103. Swain DP and Franklin BA. Comparison of cardioprotective benefits of vigorous versus moderate intensity aerobic exercise. *American Journal of Cardiology* 97: 141-147, 2006.
104. Swain DP and Franklin BA. $\dot{V}O(2)$ reserve and the minimal intensity for improving cardiorespiratory fitness. *Medicine & Science in Sports & Exercise* 34: 152-157, 2002.
105. Tanaka H, Monahan KD, and Seals DR. Age-predicted maximal heart rate revisited. *Journal of the American College of Cardiology* 37: 153-156, 2001.
106. Tudor-Locke C, Aguiar E, Han H, Ducharme S, Schuna J, Barriera T, et al. Walking cadence (steps/min) and intensity in 21-40 year olds: CADENCE adults. *International Journal of Behavior Nutrition and Physical Activity* 16: 1-11, 2019.
107. U.S. Department of Health and Human Services. 2018 Physcial activity guidelines for Americans. 2nd edition. https://health.gov/paguidelines/second-edition/pdf/PhysicalActivityGuidelines2ndedition.pdf
108. U.S. Department of Health and Human Services. Physical Activity Guidelines Advisory Committee Report 2018. https://health.gov/paguidelines/second-edition/report/pdf/PAGAdvisoryCommitteeReport.pdf
109. U.S. Department of Health and Human Services. *Healthy People* 2000: *National Health Promotion and Disease Prevention Objectives.* U.S. Government Printing Office, 1990.
110. Wenger HA and Bell GJ. The interactions of intensity, frequency and duration of exercise training in altering cardiorespiratory fitness. *Sports Medicine* 3: 346-356, 1986.
111. Wolfe BL, LeMura LM, and Cole PJ. Quantitative analysis of single vs. multiple-set programs in resistance training. *Journal of Strength and Conditioning Research/National Strength & Conditioning Association* 18: 35-47, 2004.

18

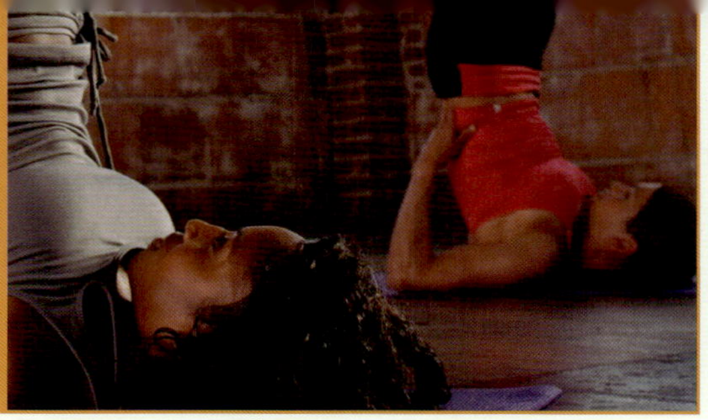

Tim Mantoani/Masterfile

Nutrição, composição corporal e controle do peso

Objetivos

Ao estudar este capítulo, você deverá ser capaz de:

1. Definir nutrição e nutrientes.
2. Discutir as classes e funções dos nutrientes.
3. Identificar as duas principais classes de carboidratos e explicar o índice glicêmico.
4. Explicar por que os aminoácidos são classificados em duas categorias, denominadas aminoácidos essenciais e não essenciais.
5. Listar as três principais classes de lipídios e discutir as principais funções dessas substâncias no corpo.
6. Discutir a importância da água como macronutriente.
7. Definir vitaminas e explicar os critérios para que determinado composto seja classificado como vitamina.
8. Identificar as vitaminas lipossolúveis e hidrossolúveis.
9. Definir e discutir os seguintes termos: minerais essenciais, minerais principais e minerais vestigiais.
10. Descrever o que significam os termos *ingestão dietética de referência, necessidades médias estimadas, ingestão dietética recomendada, níveis máximos toleráveis de ingestão, necessidade energética estimada, valor diário* e *faixas aceitáveis de distribuição de macronutrientes*.
11. Explicar a finalidade do painel de informações nutricionais em produtos alimentícios comerciais.
12. Identificar as faixas aceitáveis de distribuição de macronutrientes para carboidratos, gorduras e proteínas.
13. Discutir as duas classes de colesterol no sangue e explicar o papel que cada uma delas desempenha no risco de doenças cardiovasculares.
14. Listar e explicar sucintamente os cinco pontos principais contidos nas atuais *Diretrizes Alimentares para Norte-Americanos*.
15. Definir composição corporal e discutir o modelo bicompartimentado da composição corporal.
16. Explicar o termo Índice de Massa Corporal e discutir os prós e contras do uso desse método na avaliação do sobrepeso e da obesidade.
17. Listar e explicar brevemente os princípios por trás dos seguintes métodos de mensuração da composição corporal: pesagem hidrostática (subaquática), absorciometria por raios X de dupla energia (DEXA), pletismografia por deslocamento, impedância bioelétrica e soma de dobras cutâneas. Além disso, identificar quais dessas técnicas têm o maior e o menor erro padrão de estimativa.
18. Descrever a faixa percentual de gordura corporal considerada saudável para homens e mulheres adultos jovens (18 a 44 anos).
19. Discutir a equação do balanço energético. Em sua discussão, identificar os fatores que compõem o lado do gasto energético da equação.
20. Identificar os componentes do armazenamento de energia de macronutrientes. Além disso, listar e identificar as funções dos três tipos de adipócitos.
21. Listar e descrever quatro planos de dieta populares (p. ex., dietas com baixo teor de carboidratos, dietas com baixo teor de gordura, dietas ricas em proteínas e planos de dieta nutricionalmente balanceados).
22. Discutir as evidências de que o conteúdo de macronutrientes da dieta pode não ser a chave para a perda de peso.
23. Discutir o impacto das dietas de baixa caloria na perda de massa magra. Explicar também como combinar exercícios físicos com um programa de dieta pode reduzir a perda de massa magra durante uma dieta de baixa caloria.
24. Listar e discutir as cinco etapas que levam a um percentual saudável de gordura corporal.

Conteúdo

Nutrição – a ciência dos alimentos 460
Classes e funções dos nutrientes 461
Macronutrientes 461
  Carboidratos 462
  Proteínas 462
  Lipídios (gorduras) 463
  Água 464
Micronutrientes 465
  Vitaminas 465
  Minerais 468
Necessidades nutricionais e diretrizes dietéticas 470
  Necessidades médias estimadas 470
  Ingestão dietética recomendada 470
  Ingestões adequadas 470
  Níveis máximos toleráveis de ingestão 470
  Necessidade energética estimada 471
  Faixas aceitáveis de distribuição de macronutrientes 471
Painel de informações nutricionais sobre alimentos 471
Recomendações nutricionais para a ingestão de macro e micronutrientes 473
  Faixas aceitáveis de distribuição de macronutrientes 473
  Recomendações para a ingestão de micronutrientes 476
Diretrizes Dietéticas para Norte-Americanos 479
Composição corporal 479
  Métodos de avaliação do sobrepeso e da obesidade 480
  Métodos de medição da composição corporal 481
O que é um percentual saudável de gordura corporal? 485
Perda de peso: o papel da dieta e do exercício físico 485
  Equilíbrio energético corporal 486
  Planos de dieta populares 489
  A composição de macronutrientes das dietas influencia a perda de peso? 491
  Fatores que influenciam a adesão a uma dieta 492
  Dietas de baixa energia resultam em perda de gordura e de massa livre de gordura 493
  Apenas a prática do exercício físico não promove perda de peso em longo prazo 494
  A combinação de exercícios físicos e dieta promove perda de peso e mantém a massa livre de gordura 494
  Etapas para a obtenção de um percentual saudável de gordura corporal 495

Palavras-chave

aminoácidos essenciais
aminoácidos não essenciais
dieta de baixa energia
faixas aceitáveis de distribuição de macronutrientes
índice glicêmico
ingestão adequada
ingestão diária de referência
macronutrientes
micronutrientes
minerais principais
necessidade energética estimada
níveis máximos toleráveis de ingestão
nutrição
nutrientes
oligominerais
ingestão diária recomendada
valor diário
vitaminas

Ao longo da vida, comeremos mais de 70 mil refeições e inúmeros lanches.[8] Pesquisas revelam que a quantidade, a qualidade e os tipos de alimentos que comemos exercem influência excepcional na saúde e na longevidade.[44] Por exemplo, uma dieta pobre em gorduras e rica em frutas e vegetais, combinada com a prática regular de exercícios físicos, diminui o risco de inúmeras doenças crônicas (p. ex., doenças cardiovasculares, diabetes tipo 2 e câncer). Por outro lado, uma dieta pobre aliada a um estilo de vida sedentário aumenta o risco de muitas doenças. Na verdade, estudos revelam que, nos Estados Unidos, escolhas alimentares inadequadas e um estilo de vida sedentário contribuem para mais de 400 mil mortes por ano.[36] Este capítulo apresenta três tópicos importantes e inter-relacionados: (1) princípios da nutrição; (2) avaliação da composição corporal; e (3) controle de peso. Vamos começar com uma discussão sobre os princípios gerais da nutrição. Em particular, revisaremos as diferentes classes de nutrientes e discutiremos as quantidades de cada nutriente consideradas necessárias para a manutenção de um corpo saudável. O segundo segmento do capítulo discute algumas técnicas empregadas na mensuração da composição corporal e explica como essa variável é impactante nos programas de perda de peso projetados para que o indivíduo atinja uma composição corporal saudável. A seção final deste capítulo discute o papel da dieta e do exercício físico na perda de peso e em seu controle. Vamos começar com uma introdução à nutrição.

Nutrição – a ciência dos alimentos

Os alimentos que comemos contêm nutrientes. **Nutrientes** são substâncias necessárias para o funcionamento do corpo, e muitos são essenciais para a nossa vida. **Nutrição** é o estudo científico dos nutrientes e de suas ações, interações e contribuições para um corpo saudável.[46] Logicamente, o estudo da nutrição envolve os princípios da fisiologia e da bioquímica. A ciência da nutrição, por exemplo, estuda os processos fisiológicos e bioquímicos da ingestão e digestão dos nutrientes, juntamente com a absorção/metabolismo dos alimentos e a integração dos nutrientes aos tecidos formadores do nosso corpo.[45]

Classes e funções dos nutrientes

Os alimentos fornecem os nutrientes necessários para alimentar, formar e manter todos os órgãos e as células do corpo. Os nutrientes são divididos em seis classes principais: carboidratos, gorduras, proteínas, água, vitaminas e minerais.

Todos os nutrientes são importantes para a nossa saúde. Embora o corpo possa sintetizar alguns nutrientes a partir dos alimentos consumidos (p. ex., gorduras e colesterol), muitos nutrientes (cerca de 50) são essenciais na dieta.[46] Cada **nutriente essencial** deve ser fornecido pelos alimentos, tendo em vista que o corpo não é capaz de sintetizá-lo em quantidades suficientes para atender às necessidades do organismo. Em geral, cada nutriente desempenha uma das três funções vitais no corpo:

1. **Fornecimento da energia necessária às células.** Carboidratos e gorduras são os principais nutrientes responsáveis pelo fornecimento de energia para as células.[8] Embora proteínas possam servir como fonte de combustível, normalmente a contribuição desses nutrientes como combustíveis é pequena; assim, a principal função das proteínas não é fornecer energia. O conteúdo energético dos nutrientes é expresso em quilocalorias (kcal), mas, comumente, o termo "quilocalorias" é chamado de calorias.
2. **Promoção do crescimento e do desenvolvimento.** As proteínas constituem o principal nutriente envolvido no crescimento e desenvolvimento do corpo.[8] Especificamente, as proteínas da dieta fornecem os aminoácidos necessários para que as células sintetizem proteínas celulares (i.e., proteínas contráteis nos músculos, enzimas etc.). Além disso, os nutrientes cálcio e fósforo são importantes "tijolos" na construção dos ossos.
3. **Regulação do metabolismo.** Os nutrientes reguladores do metabolismo são as vitaminas, minerais, oligoelementos, proteínas e água. Por exemplo, todas as vitaminas participam da regulação do metabolismo celular.[8,45,46] Especificamente, tanto a vitamina E como a vitamina C desempenham funções importantes como agentes antioxidantes; portanto, essas vitaminas estão envolvidas no metabolismo dos radicais. Além disso, minerais e oligoelementos desempenham funções essenciais na regulação de diversos processos metabólicos. O mineral sódio, por exemplo, é necessário para ocorrer o controle do equilíbrio do líquido extracelular e da transmissão neural.[8] Diversos oligoelementos (p. ex., ferro e cobre) são cofatores necessários para que algumas enzimas funcionem corretamente. Muitas proteínas celulares também desempenham papéis importantes no metabolismo.[8,45,46] Um exemplo clássico é o das enzimas celulares, proteínas que atuam como catalisadores de reações metabólicas. Por fim, a água é um nutriente único, pois desempenha ampla variedade de funções metabólicas essenciais para o corpo. Especificamente, ocorre consumo de água durante algumas reações metabólicas (p. ex., quebra do ATP); em outras reações, ocorre sua formação (p. ex., a água é o produto final da fosforilação oxidativa). A água desempenha papéis fundamentais no transporte de nutrientes para as células e no metabolismo.

Diariamente, o corpo depende de quantidades substanciais de alguns nutrientes e de quantidades limitadas de outros. Em vista disso, as seis classes de nutrientes são divididas em duas categorias principais, com base na necessidade por cada nutriente (Fig. 18.1). Nutrientes classificados como **macronutrientes** são necessários em quantidades relativamente grandes (i.e., acima de alguns gramas por dia); nessa categoria se enquadram os carboidratos, as gorduras, as proteínas e a água. Já os nutrientes necessários em pequenas quantidades (i.e., < 1 g/dia) são chamados de **micronutrientes**. Vitaminas e minerais estão inseridos na categoria de micronutrientes. Vamos discutir separadamente os macronutrientes e os micronutrientes.

Em resumo

- Nutrientes são substâncias necessárias para a realização das funções corporais; muitos nutrientes são essenciais para a vida.
- Nutrição é o estudo científico dos nutrientes e das suas ações, interações e contribuições para um corpo saudável.
- Há seis classes principais de nutrientes: carboidratos, gorduras, proteínas, água, vitaminas e minerais.
- Os nutrientes fornecem algumas das três funções vitais para o corpo: (1) fornecimento de energia necessária às células; (2) promoção do crescimento e do desenvolvimento; e (3) regulação do metabolismo.
- As seis classes de nutrientes são divididas em duas categorias: macronutrientes ou micronutrientes. Os macronutrientes são consumidos em quantidades relativamente grandes; são os carboidratos, as proteínas, os lipídios e a água. Os micronutrientes são consumidos em pequenas quantidades; essa categoria de nutrientes está composta pelas vitaminas e minerais.

Macronutrientes

Como já foi dito, o corpo depende de quantidades relativamente grandes de macronutrientes – carboidratos, pro-

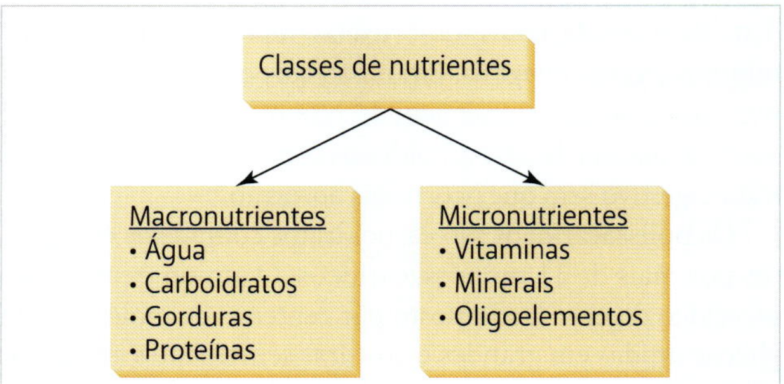

Figura 18.1 As duas principais classes de nutrientes: macronutrientes e micronutrientes.

teínas, lipídios e água. Vamos começar nossa discussão sobre macronutrientes com uma visão geral dos carboidratos.

Carboidratos

Carboidratos são compostos de átomos de carbono, oxigênio e hidrogênio; a proporção de hidrogênio é duas vezes maior do que a de carbono e oxigênio (i.e., a fórmula química geral dos carboidratos é CH_2O).[8] Os carboidratos desempenham diversas funções vitais em nosso organismo. Primeiramente, os carboidratos constituem uma fonte essencial de combustível para os músculos esqueléticos e para o cérebro. Na verdade, as células cerebrais (i.e., neurônios) dependem de constante suprimento de carboidratos para que possam funcionar normalmente. Além disso, os carboidratos constituem um componente essencial das membranas celulares; na maioria dos casos, esses carboidratos de membrana se ligam a proteínas (denominadas glicoproteínas) ou a lipídios (i.e., os glicolipídios). Os carboidratos localizados nas membranas celulares desempenham diversas funções – por exemplo, como receptores de membrana. Finalmente, alguns tipos de carboidratos não são digeríveis (p. ex., fibras), mas esses compostos também beneficiam a saúde.[8,45,46]

Quimicamente, os carboidratos podem ser simples ou complexos. Carboidratos simples (frequentemente chamados de açúcares simples) são moléculas relativamente pequenas encontradas naturalmente nas frutas, vegetais e laticínios. Especificamente, um monossacarídeo é a unidade química básica dos carboidratos. Os três monossacarídeos mais importantes provenientes da alimentação são a glicose (açúcar do sangue), frutose e galactose.[8,45,46]

Os dissacarídeos também são açúcares simples, formados por dois monossacarídeos ligados entre si. Os dissacarídeos provenientes da alimentação mais comuns são a sacarose, a maltose e a lactose. A sacarose (açúcar de mesa) consiste na interligação entre uma molécula de glicose e uma molécula de frutose. A maltose (açúcar do malte) contém duas moléculas de glicose interligadas, enquanto a lactose (açúcar do leite) é composta pela interligação de uma molécula de galactose ligada a uma de glicose.

Os carboidratos complexos contêm três ou mais monossacarídeos ligados entre si; essa classe de carboidratos está dividida em duas categorias principais, denominadas oligossacarídeos e polissacarídeos. Os oligossacarídeos são carboidratos complexos compostos de 3-10 monossacarídeos, enquanto os polissacarídeos são compostos de 11 ou mais monossacarídeos interligados.[8] As principais fontes alimentares de oligossacarídeos são a cebola, couve-de-bruxelas, repolho, brócolis, leguminosas e grãos integrais. Em nosso corpo, as enzimas digestivas humanas não conseguem decompor os oligossacarídeos; assim, a maioria desses carboidratos complexos transitará pelo trato digestivo sem que ocorra sua absorção.[8]

Os polissacarídeos são carboidratos complexos compostos por mais de 11 monossacarídeos. O amido é um polissacarídeo digerível, composto por centenas de moléculas de glicose unidas em grandes estruturas semelhantes a cadeias. Alguns dos alimentos ricos em amido são o pão, produtos de cereais derivados do trigo, arroz, cevada e aveia. Além destes, vegetais como milho, abóbora, feijão, batata e ervilha também contêm amido.

Conforme foi comentado nos Capítulos 3, 4 e 5, o corpo humano armazena glicose na forma de glicogênio no fígado e nos músculos esqueléticos. O consumo de alimentos contendo níveis elevados de carboidratos facilita a síntese de glicogênio, por fornecerem glicose ao fígado e aos músculos esqueléticos. Para mais detalhes sobre a síntese de glicogênio e suas funções durante a prática do exercício físico, ver Murray e Rosenbloom (2018) nas "Sugestões de leitura".

Além do amido (um polissacarídeo digestível), os vegetais sintetizam outros polissacarídeos complexos, denominados "fibras". A fibra alimentar se compõe de longas cadeias de monossacarídeos conectados por uma ligação química que não pode ser degradada pelas enzimas digestivas humanas. Algumas das formas comuns de fibras na dieta incluem celulose, hemicelulose, pectina, mucilagens e gomas. Embora a fibra não possa ser digerida, esse polissacarídeo é metabolizado (i.e., fermentado) por bactérias (microbiota) residentes no trato gastrintestinal. A fibra não utilizada por esses microrganismos transitará pelo trato gastrintestinal e será eliminada nas fezes.

Há dois tipos de fibras alimentares: solúvel e insolúvel. As fibras solúveis, como as pectinas e as gomas, dissolvem-se na água. Já a celulose e as hemiceluloses são insolúveis na água. As fibras, tanto solúveis como insolúveis, não são consideradas nutrientes essenciais porque o corpo pode viver sem elas. Mas o consumo de alimentos que contêm fibras solúveis e insolúveis promove benefícios significativos para a nossa saúde. Por exemplo, a fibra insolúvel presente nos alimentos acelera o tempo de trânsito intestinal; com isso, diminui o risco de constipação, doença diverticular (doença inflamatória do cólon) e câncer de cólon. Por outro lado, a adesão a dietas ricas em fibras solúveis pode minimizar o risco de doenças cardiovasculares, além de baixar os níveis de colesterol no sangue, diminuir a pressão arterial e reduzir os biomarcadores de inflamação.[46] Para saber mais sobre os benefícios das fibras para a saúde, ver Stephenson e Schiff (2019) em "Sugestões de leitura".

Proteínas

De modo semelhante ao que acontece com os lipídios, as proteínas têm em sua composição os elementos carbono, hidrogênio e oxigênio. Mas as proteínas também contêm nitrogênio; além disso, algumas proteínas contêm enxofre. Em conjunto, esses elementos químicos formam aminoácidos que são os "tijolos" de construção para a síntese de proteínas. As proteínas desempenham papel fundamental em todas as células do corpo. Por exemplo, as proteínas servem de elementos contráteis para os músculos lisos, esqueléticos e cardíacos. As proteínas também facilitam o transporte pela membrana e desempenham papel essencial no sistema imune. Na verdade, depois da água, as proteínas consistem no principal componente do tecido corporal magro, representando cerca de 17% do peso corporal.[8,45,46] Muitas dessas proteínas corporais são encontradas no músculo esquelético e no tecido conjuntivo, além de atuar como enzimas e hormônios.

O corpo precisa de 20 aminoácidos diferentes para a formação de todas as proteínas contidas nos diversos tipos de células que compõem o corpo humano. Embora haja necessidade de todos os aminoácidos para a vida, 11 dos 20 aminoácidos podem ser sintetizados nas células. Assim, esses aminoácidos não precisam ser obtidos pela dieta; eles são classificados como **aminoácidos não essenciais**. Por outro lado, o corpo não consegue formar nove aminoácidos, por isso são identificados como **aminoácidos essenciais**, porque devem ser obtidos na dieta[8] (Tab. 18.1).

Tabela 18.1 Classificação dos aminoácidos

Os aminoácidos que não podem ser sintetizados nas células são chamados de aminoácidos essenciais, enquanto os aminoácidos que podem ser produzidos no corpo são conhecidos como aminoácidos não essenciais. Observe que três aminoácidos essenciais são classificados como aminoácidos de cadeia ramificada; esses aminoácidos possuem uma cadeia lateral ramificada e constituem cerca de 35% dos aminoácidos essenciais encontrados nas proteínas do músculo esquelético.

Aminoácidos essenciais (9)	Aminoácidos não essenciais (11)
Histidina	Alanina
Isoleucina*	Arginina
Leucina*	Asparagina
Lisina	Ácido aspártico
Metionina	Cisteína
Fenilalanina	Ácido glutâmico
Treonina	Glutamina
Triptofano	Glicina
Valina*	Prolina
	Serina
	Tirosina

*Aminoácidos de cadeia ramificada.

As fontes alimentares de origem animal e vegetal fornecem as proteínas necessárias. Entretanto, devemos ter em mente que as proteínas animais e vegetais diferem em suas proporções de aminoácidos essenciais e não essenciais. Proteínas animais como carne bovina, frango, peixe, ovos e leite contêm em sua composição todos os nove aminoácidos essenciais.[8] Tendo em vista que as proteínas animais são ricas em aminoácidos essenciais, são classificadas como proteínas completas (também conhecidas como proteínas de alta qualidade).[8,45,46] Em contrapartida, muitas proteínas vegetais (exceto soja e quinoa) não contêm todos os aminoácidos essenciais; estas são conhecidas como proteínas incompletas (também chamadas de proteínas de baixa qualidade). A seguir, há uma discussão sobre a importância de uma dieta composta por alimentos contendo proteínas completas.

Conforme foi comentado no Capítulo 2, as proteínas são sintetizadas nas células por meio de uma série de etapas bioquímicas bem controladas que conectam os aminoácidos para formar uma sequência específica que definirá uma proteína singular. Todas as células do corpo dependem de um conjunto de aminoácidos livres para poderem sintetizar proteínas. Em sua maioria, as proteínas são formadas por uma combinação de aminoácidos essenciais e não essenciais.[8] Obviamente, no momento da síntese proteica, deve existir uma quantidade suficiente de aminoácidos necessários para a formação de determinada proteína no *pool* de aminoácidos livres. Podemos concluir, então, que uma única proteína vegetal incompleta (p. ex., o trigo, que é pobre no aminoácido essencial lisina) não pode sustentar a síntese de proteínas que necessitem da lisina em sua composição. Portanto, quando as células não possuem reservas suficientes de aminoácidos essenciais, não é possível ocorrer síntese proteica, e os aminoácidos que restam no *pool* de aminoácidos são frequentemente usados para o fornecimento de energia celular ou são convertidos em carboidratos ou gorduras.

O aminoácido essencial que esteja em menor quantidade na dieta é chamado de aminoácido limitante. Resumidamente, o aminoácido limitante controla a quantidade de proteína que será sintetizada nas células. Por exemplo, se a síntese de uma proteína grande depende de um total de 20 moléculas do aminoácido essencial lisina, haverá necessidade de, no mínimo, 20 moléculas desse aminoácido no *pool* de aminoácidos livres para essa proteína ser sintetizada. Mas, se estiverem disponíveis apenas 15 moléculas de lisina, será impossível sintetizar essa proteína; portanto, a lisina passa a ser o aminoácido limitante.

Por fim, embora muitos vegetais sejam fontes de proteína de baixa qualidade, é possível combinar diversos desses alimentos na dieta para compensar a deficiência de aminoácidos essenciais de quaisquer dos vegetais. Quando dois ou mais vegetais diferentes são consumidos para compensar deficiências no conteúdo de aminoácidos essenciais em cada alimento vegetal considerado individualmente, essa combinação de proteínas vegetais é conhecida como proteínas complementares.[8,45,46] Ou seja, quando fontes complementares de proteína são combinadas na dieta, os aminoácidos de uma fonte vegetal podem compensar os aminoácidos limitantes de outras fontes, e o resultado é uma dieta proteica (completa) de alta qualidade. Essa abordagem, da combinação de diversas proteínas vegetais, explica como os vegetarianos podem planejar cuidadosamente uma dieta vegetal para fornecer todos os aminoácidos essenciais necessários à vida.

Lipídios (gorduras)

Os lipídios são solúveis em solventes orgânicos; a maioria dos lipídios não é solúvel em água. O termo lipídio é derivado da palavra grega *lipos* (que significa gordura). Há três classes principais de lipídios: triglicerídeos, fosfolipídios e esteróis, como o colesterol.[8] O corpo sintetiza todas as classes de lipídios, e essas substâncias podem ser encontradas nos alimentos.

Os lipídios desempenham diversas funções importantes no corpo. Os triglicerídeos, uma classe essencial de lipídios, constituem uma importante fonte de energia armazenada nas células de gordura (adipócitos). Além de sua função como fonte de combustível, os triglicerídeos armazenados funcionam como depósito de armazenamento para vitaminas lipossolúveis, isolamento para o corpo e proteção para órgãos vitais. Os fosfolipídios são componentes estruturais necessários para a formação das membranas celulares e para as membranas que envolvem organelas celulares (p. ex., as mitocôndrias). Por fim, o colesterol também é um componente essencial das membranas celulares. Embora ele não seja uma fonte de combustível no corpo, esse lipídio é necessariamente utilizado na síntese de diversas substâncias importantes, como a vitamina D e os hormônios esteroides (p. ex., cortisol, testosterona, estrogênio etc.).

Em sua maioria, os lipídios contêm ácidos graxos em sua estrutura. Por exemplo, os triglicerídeos são compostos por três cadeias de ácidos graxos ligadas a uma molécula de glicerol. Esses ácidos constituem importante fonte de combustível para os músculos, bem como para inúmeras outras células. Os ácidos graxos são compostos por uma cadeia de moléculas de hidrogênio e carbono, geralmente variando de 2 a 24 carbonos de comprimento; uma das extremidades dessa cadeia de hidrocarbonetos fica coberta com um ácido orgânico contendo uma molécula de oxigênio.[8] Portanto, embora os ácidos graxos contenham os mesmos elementos químicos básicos dos carboidratos e das proteínas, eles contêm quantidades limitadas de moléculas de oxigênio. Apesar de o corpo poder sintetizar a maioria dos tipos de ácidos graxos, as células não conseguem sintetizar dois ácidos graxos específicos (ácido alfa-linolênico e ácido linolênico) que desempenham papéis importantes no desenvolvimento do sistema nervoso; assim, é fundamental que a dieta contenha esses ácidos graxos essenciais para uma boa saúde.

Por fim, alguns alimentos contêm pequenas quantidades de gordura trans (também chamadas de ácidos graxos trans). A gordura trans é um tipo de gordura insaturada de ocorrência natural na carne e no leite em pequenas quantidades. Tendo em vista que a gordura trans pode aumentar a vida útil dos alimentos processados, a produção industrial dessa substância aumentou significativamente no século XX para a sua inclusão na margarina, em vários tipos de petiscos e em alimentos assados. Esse maior consumo de alimentos contendo gordura trans é problemático, pois o consumo desse tipo de lipídio pode aumentar o risco de doenças cardíacas. Ainda falaremos sobre esse importante tópico importante mais adiante, neste capítulo.

Água

Embora muitos não percebam a água como um macronutriente, trata-se do macronutriente que se faz necessário em maior quantidade. Isso porque a água desempenha um papel singular e essencial em muitas funções corporais importantes. Por exemplo, a água é um componente importante do sangue, saliva, muco, suor e líquido articular. Além disso, a água desempenha papel fundamental na digestão dos alimentos, na regulação da temperatura corporal, no controle da pressão arterial e no transporte de nutrientes no sangue. Por tudo isso, é vital que níveis adequados de água no corpo sejam mantidos, para a preservação da homeostase. O não consumo de água nas quantidades adequadas resultará em desidratação; além disso, muitas funções do corpo serão afetadas negativamente, inclusive o desempenho nos exercícios físicos. Em seguida, vamos discutir a distribuição da água no corpo.

O corpo tem dois compartimentos hídricos principais: (1) água intracelular (i.e., no interior das células); e (2) água extracelular (água contida fora das células) (Fig. 18.2). A maior parte da água corporal (aprox. 63%) está contida no compartimento intracelular, enquanto os 37% restantes são encontrados nos compartimentos extracelulares.[15] O compartimento extracelular está composto por vários reservatórios diferentes de água, como a água que envolve as células (líquido intersticial) e o componente aquoso do sangue (i.e., o plasma). Dependendo da composição corporal de determinado indivíduo, normalmente a água representa entre 50-60% do peso corporal em homens e mulheres adultos.[15] Os tecidos magros do corpo (p. ex., músculo esquelético, coração, fígado etc.) contêm cerca de 75% de água em relação à massa. Por outro lado, as células de gordura (adipócitos) contêm apenas 5% de água por massa, porque os adipócitos ficam cheios de gordura (triglicerídeos). Portanto, o teor de gordura corporal é determinante primário do teor total de água corporal. Assim, em comparação com indivíduos com baixo percentual de gordura corporal, pessoas com alto percentual de gordura corporal apresentam menor teor total de água corporal.

Considerando a importância da água nas funções fisiológicas, não surpreende a existência de uma rigorosa regulação do equilíbrio hídrico do corpo por fatores neurais e hormonais que aumentam a sede. O leitor deve ter em mente que cerca de 90% da água que entra no corpo a cada dia provém de bebidas e alimentos.[15] Os 10% restantes de água são produzidos nas células durante a fosforilação oxidativa (Cap. 3). Nas seções subsequentes, discutiremos as necessidades de ingestão de líquidos para indivíduos ativos e inativos e consideraremos a influência do meio ambiente nas necessidades de água.

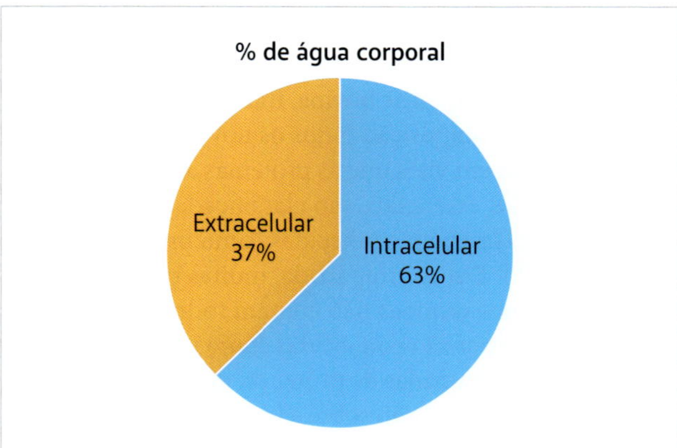

Figura 18.2 Normalmente, a água compõe 50-60% da massa corporal. Essa água está localizada em dois compartimentos principais: (1) água intracelular e (2) água extracelular.

Em resumo

- Como macronutrientes, os carboidratos desempenham diversas funções no corpo: (1) fonte de combustível; (2) componentes das membranas celulares; (3) elementos dos receptores de membrana; e (4) proporcionam benefícios à saúde digestiva (fibra).
- Proteínas são macronutrientes que fornecem aminoácidos – os "tijolos" de construção das proteínas celulares.
- Os aminoácidos são classificados como essenciais ou não essenciais. Os aminoácidos não essenciais podem ser sintetizados no corpo, enquanto os aminoácidos essenciais não são sintetizados nas células e, portanto, devem estar presentes na alimentação.
- Lipídios são macronutrientes geralmente não solúveis em água. Na dieta, os lipídios desempenham várias funções importantes, como: (1) fonte de combustível; (2) isolamento para o corpo; (3) proteção de órgãos vitais; (4) componentes das membranas celulares; e (5) necessários para a síntese de diversas substâncias importantes para o corpo (p. ex., hormônios esteroides e vitamina D).
- A água é um macronutriente importante e necessário para a vida, sendo um componente importante do sangue, saliva, muco, suor e líquido articular. Além disso, a água desempenha papel fundamental na regulação da temperatura, no controle da pressão arterial e no transporte de nutrientes no sangue.

Micronutrientes

Micronutrientes são nutrientes necessários em pequenas quantidades; as vitaminas e os minerais compõem essa categoria. Embora os micronutrientes sejam necessários em quantidades limitadas, eles são essenciais para o desempenho das funções normais do corpo e para a própria vida. Vamos começar nossa discussão sobre micronutrientes com uma visão geral das vitaminas.

Vitaminas

Diversos alimentos derivados de vegetais e animais contêm vitaminas. Em particular, **vitaminas** são substâncias orgânicas que participam de inúmeros processos metabólicos no corpo, essenciais para a vida. Para ser classificado como vitamina, o composto deve atender a todos os critérios a seguir:[8]

O corpo não consegue sintetizar o composto ou produzi-lo em quantidade suficiente para a manutenção de uma boa saúde.

O composto deve ocorrer naturalmente nos alimentos.

Com a ausência do composto (i.e., a vitamina) na dieta, ocorrem problemas de saúde. Ao ser restaurado o consumo alimentar do composto, o indivíduo volta a ter boa saúde, e os sinais e sintomas dos problemas de saúde são revertidos.

Até o momento, são 13 os compostos diferentes que atendem à definição de vitamina.[46] Com base em sua solubilidade, as vitaminas são classificadas em duas categorias gerais: vitaminas lipossolúveis ou vitaminas hidrossolúveis. Como o nome indica, as vitaminas lipossolúveis (vitaminas A, D, E e K) são encontradas nas porções lipídicas dos alimentos, armazenadas em componentes lipídicos do corpo (p. ex., tecido adiposo). As vitaminas hidrossolúveis são: tiamina, riboflavina, niacina, ácido pantotênico, folato, biotina, vitamina B6, vitamina B12 e vitamina C. A Tabela 18.2 fornece uma lista dos nomes usados para identificação das vitaminas lipossolúveis e hidrossolúveis.

Tabela 18.2	Nomes usados para identificar vitaminas lipossolúveis e hidrossolúveis
Vitaminas lipossolúveis	
Vitamina A (também chamada de retinol)	
Vitamina D (também chamada de colecalciferol, ergocalciferol)	
Vitamina E (também chamada de tocoferol; vários tocoferóis incluem o alfatocoferol)	
Vitamina K (também chamada de filoquinonas, menaquinonas)	
Vitaminas hidrossolúveis	
Tiamina (também chamada de vitamina B1)	
Riboflavina (também chamada de vitamina B2)	
Niacina (também chamada de nicotinamida, ácido nicotínico, vitamina B3)	
Vitamina B6 (também chamada de piridoxina)	
Biotina (também chamada de vitamina H)	
Ácido pantotênico (também chamado de vitamina B5)	
Folato (também chamado de ácido fólico)	
Vitamina C (também chamada de ácido ascórbico)	

É importante não esquecer que as vitaminas lipossolúveis se acumulam nas reservas de gordura do corpo. Portanto, se determinado indivíduo consumir níveis elevados de vitaminas lipossolúveis ao longo de semanas ou meses, essas vitaminas poderão atingir níveis tóxicos nesses tecidos. Em contrapartida, em sua maioria as vitaminas hidrossolúveis são eliminadas pela urina; assim, não são armazenadas no corpo por períodos prolongados. Por essa razão, as vitaminas hidrossolúveis não são tão tóxicas quanto as lipossolúveis.

As vitaminas desempenham inúmeras funções no corpo, e em geral cada vitamina exerce várias funções.[46] Embora com frequência as propagandas de suplementos vitamínicos promovam a ideia de que as vitaminas aumentam os níveis de energia, essas substâncias não fornecem energia para o corpo.[8,45,46] Em vez disso, diversas vitaminas participam de reações químicas que liberam energia dos combustíveis (i.e., por fosforilação oxidativa). Por outro lado, as vitaminas contribuem para a saúde dos ossos, a coagulação sanguínea, o metabolismo dos aminoácidos, as defesas antioxidantes, a função imunológica, a formação de hemácias e o crescimento/desenvolvimento das pessoas (Fig. 18.3). Uma discussão detalhada de cada vitamina e de suas funções fisiológicas vai além dos objetivos deste capítulo. Nas próximas seções apresentaremos com mais detalhes as funções fisiológicas de vitaminas essenciais selecionadas. Para mais informações sobre todas as vitaminas, ver Stephenson e Schiff (2019) nas "Sugestões de leitura".

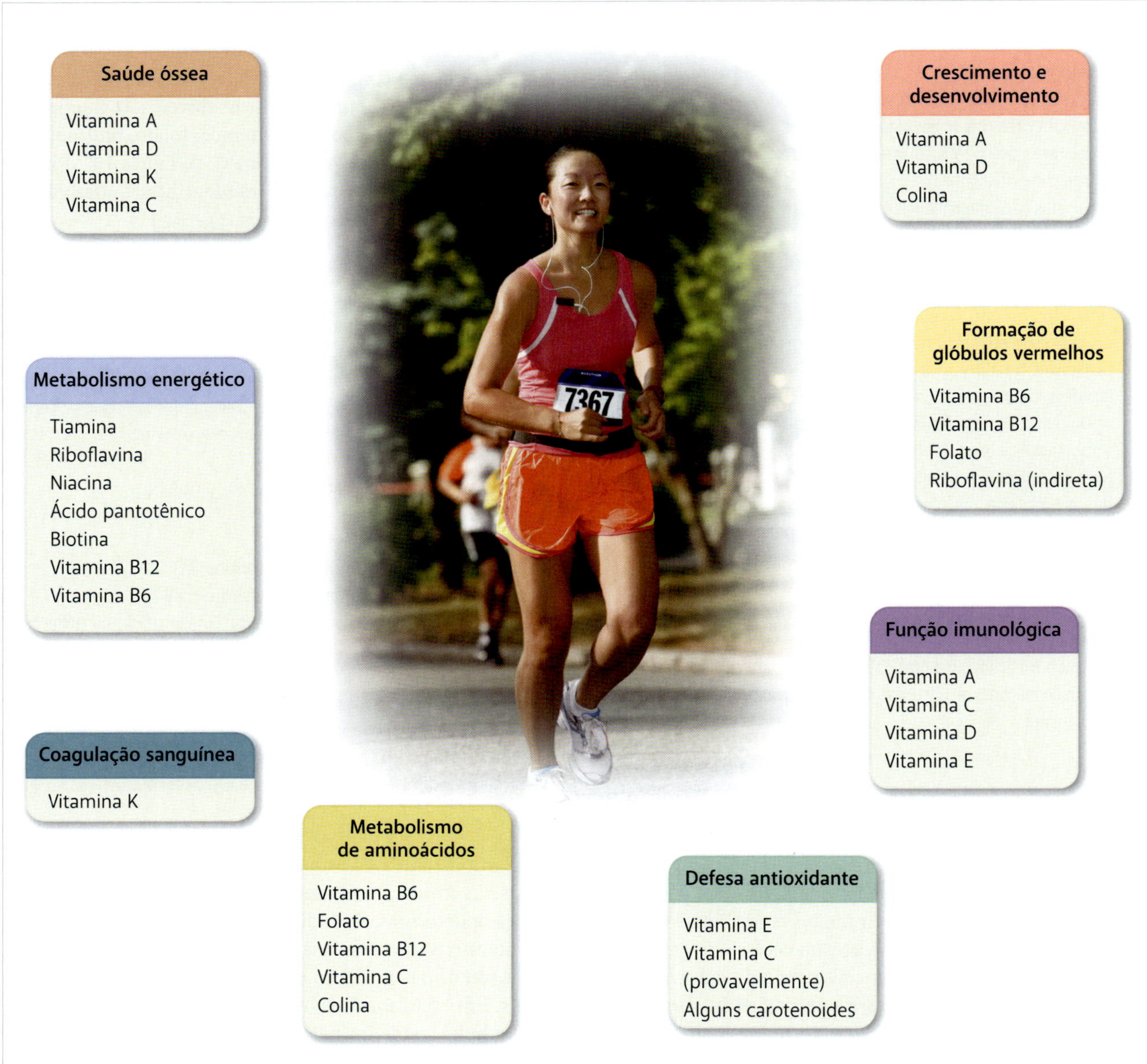

Figura 18.3 As funções das vitaminas e dos compostos correlatos. Grupos de vitaminas e compostos semelhantes a vitaminas (p. ex., colina e certos carotenoides) funcionam em conjunto para manter uma boa saúde.
Michael Krinkel/E+/Getty Images

Vitaminas antioxidantes. O leitor deve lembrar que os radicais livres (frequentemente chamados simplesmente de radicais) são moléculas com um elétron não pareado em seu orbital mais externo; esse elétron não pareado torna os radicais altamente reativos. Conforme foi discutido no Capítulo 3, radicais são um subproduto do metabolismo, biologicamente importantes por serem agentes oxidantes que removem elétrons de moléculas celulares estáveis, como as proteínas, os ácidos graxos ou o DNA. Embora baixos níveis de produção de radicais não prejudiquem as células, a presença de altos níveis de oxidação de proteínas, ácidos graxos ou DNA resulta em danos e, em muitos casos, na destruição dessas moléculas.[46] Isso é significativo porque a oxidação de proteínas, gorduras e DNA pode contribuir para o envelhecimento das pessoas, além de resultar em uma variedade de doenças, inclusive câncer, doenças cardíacas e derrame.

Diante do fato de que a presença de níveis elevados de radicais é prejudicial aos componentes celulares, não deve surpreender que as células contenham antioxidantes endógenos (i.e., antioxidantes produzidos no interior da célula) e antioxidantes exógenos (i.e., antioxidantes adquiridos na dieta) como proteção contra danos celulares mediados por radicais. Como o nome indica, os antioxidantes previnem a oxidação ao neutralizarem os radicais livres. Tanto a vitamina E quanto a vitamina C são vitaminas antioxidantes importantes. A vitamina E é uma vitamina lipossolúvel que protege as células contra danos mediados por radicais livres aos ácidos graxos localizados dentro das membranas celulares. A vitamina C, vitamina hidrossolúvel, protege contra danos mediados por radicais livres nas proteínas celulares e no DNA. Em conjunto, essas vitaminas antioxidantes funcionam como um escudo contra os radicais livres, para evitar danos à célula (Fig. 18.4).

Vitaminas envolvidas no metabolismo energético. Diversas vitaminas hidrossolúveis desempenham papéis necessários na bioenergética. Citamos três exemplos: riboflavina, niacina e biotina. Riboflavina é um componente essencial da coenzima flavina adenina dinucleotídeo (FAD), apresentada ao leitor no Capítulo 3. Vamos nos lembrar que FAD é importante no transporte de elétrons para a cadeia transportadora de elétrons. Da mesma forma, a niacina desempenha um papel necessário na síntese de duas coenzimas, nicotinamida adenina dinucleotídeo (NAD) e nicotinamida adenina dinucleotídeo fosfato (NADP). Essas coenzimas, derivadas da niacina, participam de mais de 200 reações celulares, inclusive de várias vias envolvidas na bioenergética.[8,45,46] Finalmente, a biotina, outra vitamina, também participa de inúmeras reações celulares importantes, como na regeneração do oxaloacetato no ciclo do ácido cítrico.[8]

Vitaminas envolvidas na saúde óssea. Quatro vitaminas distintas (vitaminas A, D, K e C) contribuem para a saúde óssea (Fig. 18.3). Nesse sentido, a vitamina D é particularmente importante para a saúde dos ossos. Na verdade, o corpo tem necessidade da vitamina D para poder manter os ossos saudáveis, graças ao papel dessa vitamina no metabolismo do cálcio e do fósforo. Especificamente, a vitamina D estimula as células do intestino delgado a absorver o cálcio e o fósforo provenientes dos alimentos. Por exemplo, no caso de carência de vitamina D no organismo, apenas 10-15% do cálcio contido nos alimentos será absorvido; mas, quando a vitamina D está presente, a absorção aumenta para 30-80%.[45,46] Além disso, a vitamina D estimula as células ósseas a formar fosfato de cálcio, o principal composto mineral nos ossos.[46] A importância dessa vitamina fica evidente, pois uma deficiência de vitamina D resulta em ossos moles e em uma doença óssea chamada raquitismo.[8]

Embora a vitamina D seja considerada uma vitamina, o corpo pode sintetizar esse composto quando as células da pele são expostas à luz solar. Isso explica por que a vitamina D é chamada de "vitamina do sol". No entanto, em geral os níveis sanguíneos de vitamina D estão abaixo dos níveis ideais em pessoas que vivem em climas setentrionais e em indivíduos idosos, porque o envelhecimento reduz a capacidade de síntese de vitamina D pela pele. Assim, o consumo de vitamina D na dieta é particularmente importante para determinadas pessoas.[8,45,46]

As vitaminas A, K e C também desempenham funções na saúde óssea. Crianças com deficiência de vitamina A, por exemplo, apresentam crescimento atrofiado, porque essa vitamina é necessária para os processos de decomposição e formação de ossos saudáveis.[8,45,46]. Já a vitamina K tem importância na coagulação do sangue e para a saúde dos ossos, porque três proteínas de ligação ao cálcio nos ossos dependem da presença de vitamina K para que possam exercer sua função na mineralização óssea.[8] Por fim, além de atuar como antioxidante, a vitamina C exerce efeito positivo na saúde óssea, ao promover a expressão de genes que aumentam a formação óssea.[1]

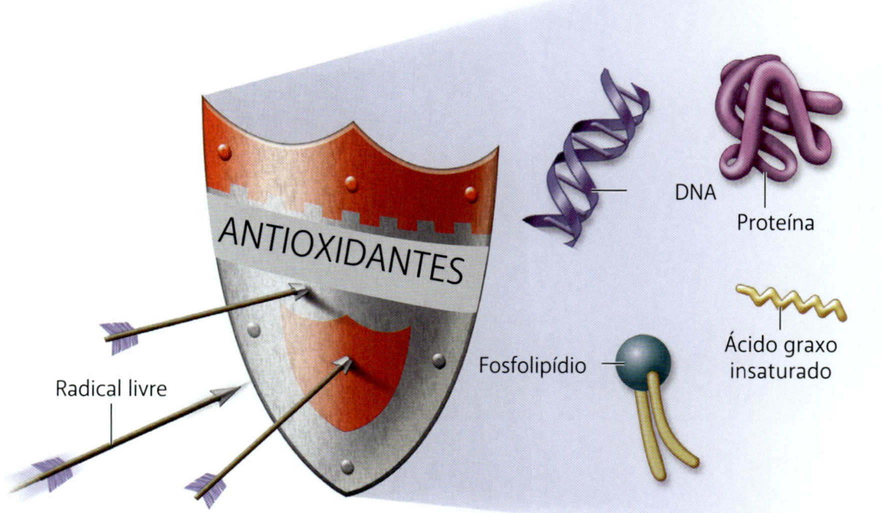

Figura 18.4 Os antioxidantes atuam como um escudo para proteger os componentes celulares (p. ex., fosfolipídios, ácidos graxos, DNA e proteínas) contra danos mediados por radicais.

Minerais

Contrastando com as vitaminas, que são compostos orgânicos constituídos por vários elementos, os minerais são elementos químicos individuais, necessários em pequenas quantidades no corpo. É fundamental a presença de minerais na dieta, pois os elementos básicos não podem ser sintetizados no corpo. Nos seres humanos, os minerais constituem cerca de 4% do peso corporal total; há cerca de 16 minerais considerados essenciais na dieta.[45] (Fig. 18.5). Determinado mineral é considerado essencial se uma deficiência alimentar resultar em disfunção fisiológica ou em doença.

Os minerais são classificados em duas categorias, com base na necessidade diária. Se precisarmos de mais de 100 mg (1/50 de uma colher de chá) de determinado mineral por dia, o mineral é considerado como **macromineral**. Os sete principais macrominerais considerados essenciais são: cálcio, fósforo, magnésio, enxofre, sódio, potássio e cloreto. Já os **microminerais** (também chamados de oligominerais) são necessários em níveis inferiores a 100 mg/dia.[46] Os nove oligominerais essenciais são: ferro, zinco, cobre, iodo, selênio, molibdênio, flúor, manganês e cromo. A Figura 18.6 fornece uma visão geral das principais funções dos macrominerais e dos oligominerais.

Os minerais essenciais desempenham muitas funções no corpo. Alguns minerais, como o cálcio e o fósforo, formam estruturas inorgânicas nos ossos e nos dentes. Os minerais também contribuem para o equilíbrio hídrico, e alguns deles desempenham papéis importantes, como cofatores na função enzimática (um cofator é um elemento necessário para a aceleração da função enzimática). Nas próximas seções, destacaremos as funções de uma seleção dos macrominerais e oligominerais.

Macrominerais. Como esclarecimento, os macrominerais não recebem essa denominação por causa de sua importância relativa para a saúde, mas porque são necessários em quantidades maiores, em comparação com os oligominerais. Vamos discutir os importantes papéis que o cálcio, o fósforo, o potássio e o sódio desempenham no corpo.

O cálcio é o macromineral mais abundante no corpo, desempenhando diversos papéis necessários na função fisiológica normal. Por exemplo, o cálcio é um componente imprescindível, tanto para os ossos como para os dentes; além disso, esse mineral participa da coagulação sanguínea e neurotransmissão. Por outro lado, o cálcio é uma molécula de sinalização essencial na célula, imprescindível para a contração muscular.

O fósforo é o segundo macromineral mais abundante no corpo, representando cerca de 1% do peso corporal de uma pessoa. Embora 85% de todo o fósforo no corpo esteja localizado nos ossos e dentes, esse mineral é essencial para o funcionamento normal de cada célula, por ser necessário para[45]:

- Síntese de ATP, fosfato de creatina e outras substâncias necessárias para a produção de energia.

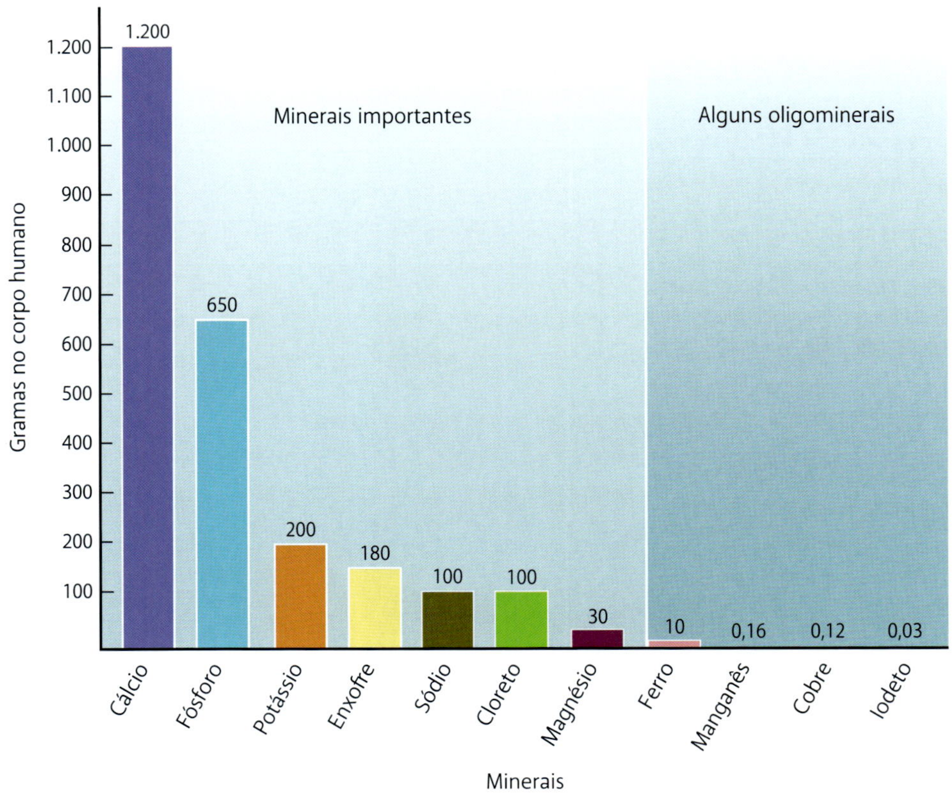

Figura 18.5 Quantidade aproximada de minerais presentes no corpo humano médio.

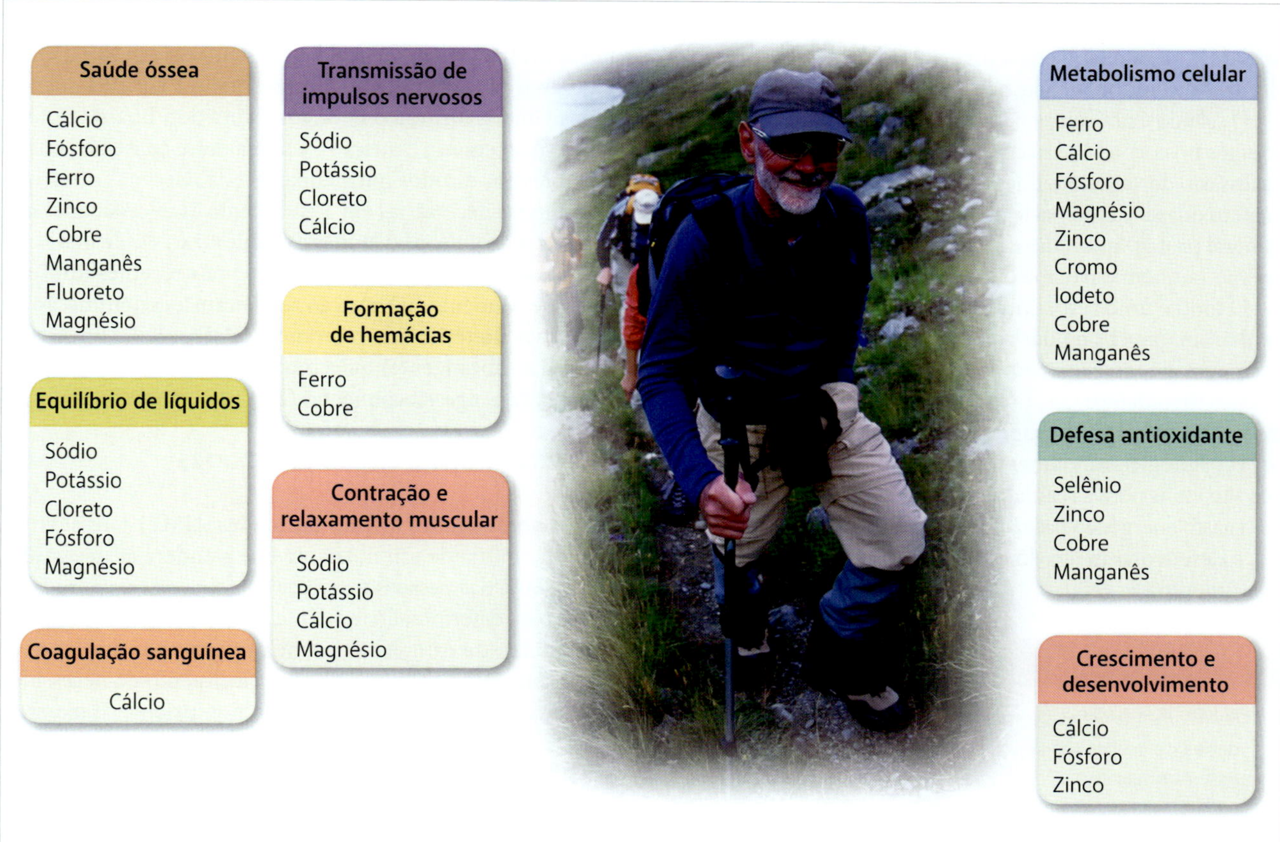

Figura 18.6 Minerais e suas funções.
Heath Korvola/Photodisc/Getty Images

- Síntese de fosfolipídios, DNA e RNA.
- Ativação de inúmeras enzimas e hormônios.

O potássio é o terceiro macromineral mais abundante no corpo, sendo o íon positivamente carregado dominante no interior celular. Na verdade, a maior parte das reservas de potássio se situa no líquido intracelular. Todas as células dependem do potássio para que possam funcionar, pois esse mineral desempenha papel importante, tanto no funcionamento das células nervosas quanto das células musculares. Além disso, o potássio é essencial para um funcionamento normal dos rins.

O sódio é o quinto macromineral mais abundante no corpo. O sal de cozinha (i.e., cloreto de sódio) é a principal fonte de sódio nas dietas ocidentais. Esse mineral desempenha um papel importante no equilíbrio hídrico, sendo o principal íon positivamente carregado encontrado no líquido extracelular. Esse macromineral também é importante para a transmissão nervosa, funcionamento do músculo esquelético e transporte intracelular de glicose e aminoácidos.

Microminerais. Como já tivemos a oportunidade de discutir, os microminerais são necessários em pequenas quantidades no corpo (< 100 mg/dia), mas – e mais importante – os oligominerais essenciais são imprescindíveis para a vida. Nesse segmento, identificaremos as funções de vários oligominerais essenciais: ferro, zinco, cobre, selênio e iodo. Vamos começar com o ferro.

O ferro desempenha um papel essencial no transporte de oxigênio – tanto no sangue como nas fibras musculares. Especificamente, é um componente necessário tanto da hemoglobina quanto da mioglobina. Esse mineral também é cofator essencial para inúmeras enzimas importantes envolvidas na síntese dos neurotransmissores, como a dopamina e a serotonina. Além disso, o sistema imune depende do ferro para seu funcionamento normal, porque o ferro está envolvido na produção das células *natural killer* (Cap. 6).

No corpo, o zinco é um cofator necessário para cerca de 300 enzimas.[8] Na verdade, o zinco desempenha, direta ou indiretamente, algum papel em quase todos os processos do corpo.[8] Por exemplo, esse micromineral é necessário para a síntese de DNA e RNA, síntese do heme (p. ex., hemoglobina), para a formação óssea e para a função imunológica. O corpo também depende de níveis adequados de zinco para reprodução, crescimento e desenvolvimento. Por fim, o zinco atua como cofator em diversas enzimas, inclusive a importante enzima antioxidante, superóxido dismutase.

De maneira análoga ao ferro e ao zinco, o cobre é um componente importante de diversas enzimas essenciais. Em cooperação com o zinco, por exemplo, o cobre é essencial para a função da enzima antioxidante superóxido dismutase. O cobre também desempenha papel essencial no funcionamento de outras enzimas importantes, inclusive a citocromo C oxidase, que catalisa a etapa final da cadeia de transporte de elétrons nas mitocôndrias.

O selênio é um componente de pelo menos 25 enzimas diferentes no corpo.[8] Por exemplo, o selênio é um componente necessário de várias enzimas antioxidantes, como a glutationa peroxidase. Como parte da rede antioxidante, esse micromineral protege as células contra radicais nocivos. Por fim, o selênio também participa da função imunológica.

O iodo é único entre outros microminerais, por desempenhar um papel singular como nutriente essencial. Especificamente, o iodo é um componente imprescindível dos hormônios tireoidianos (i.e., tiroxina e tri-iodotironina). Embora esse micromineral desempenhe uma única função, tem um papel fisiológico fundamental, pois os hormônios tireoidianos são vitais para a regulação do metabolismo, influenciando o gasto energético basal, o metabolismo de macronutrientes, o desenvolvimento do cérebro e do sistema nervoso e o crescimento em geral.

Em resumo

- Os micronutrientes são necessários em pequenas quantidades no corpo; são as vitaminas e os minerais.
- As vitaminas são substâncias importantes que ocorrem naturalmente em vegetais e animais.
- As vitaminas são classificadas em dois grupos, com base em sua solubilidade; vitaminas hidrossolúveis e vitaminas lipossolúveis.
- Para ser considerada vitamina, a substância deve ocorrer naturalmente nos alimentos e ser necessária para o funcionamento normal do corpo. Além disso, as vitaminas são compostos que não podem ser sintetizados no corpo em quantidades suficientes para a manutenção de uma boa saúde.
- As vitaminas desempenham inúmeras funções no corpo, como participação em reações químicas e contribuições para a saúde dos ossos, coagulação sanguínea, metabolismo dos aminoácidos e defesa antioxidante.
- As vitaminas A, D, E e K são classificadas como lipossolúveis.
- As vitaminas hidrossolúveis são: tiamina, riboflavina, niacina, vitamina B6, biotina, ácido pantotênico, folato e vitamina C.
- Os minerais são classificados como macro ou microminerais (i.e., oligominerais). Comparativamente aos oligominerais, os macrominerais são necessários em maiores quantidades no corpo.
- Os principais minerais incluem cálcio, fósforo, magnésio, enxofre, sódio, potássio e cloreto.
- Os microminerais (também chamados de oligominerais) são: ferro, zinco, cobre, iodo, selênio, molibdênio, flúor, manganês e cromo.

Necessidades nutricionais e diretrizes dietéticas

É evidente que os alimentos fornecem os nutrientes (i.e., carboidratos, gorduras, proteínas, minerais, vitaminas e água) necessários para a vida. A questão principal é: "Para manter seu corpo saudável, que quantidades de cada um desses nutrientes devem ser ingeridas diariamente em sua dieta?". Para abordar essa questão, um grupo de cientistas nos Estados Unidos formou o Food and Nutrition Board (Conselho de Alimentos e Nutrição); a tarefa desse conselho consiste em revisar estudos nutricionais e estabelecer as diretrizes alimentares necessárias em atendimento às necessidades nutricionais de pessoas de todas as idades (i.e., desde bebês até pessoas idosas). As recomendações mais recentes do Conselho de Alimentos e Nutrição receberam a denominação de **ingestões dietéticas de referência** (**IDR**); IDR é um termo geral (i.e., abrangente) que considera seis conjuntos de padrões para a ingestão alimentar (Fig. 18.7). As atuais IDR são:

Necessidades médias estimadas

As **necessidades médias estimadas** (NME) consistem na ingestão diária de um nutriente que atenderá às necessidades de 50% das pessoas inseridas em faixa etária definida. A NME para determinado nutriente só fica estabelecida quando o Conselho de Alimentos e Nutrição concorda que existem evidências suficientes para o estabelecimento da necessidade. Atualmente, existem NME para 17 nutrientes diferentes.

Ingestão dietética recomendada

A **ingestão dietética recomendada** (IDR) é o nível de ingestão de nutrientes suficiente para atender às necessidades nutricionais de quase todos (97-98%) os indivíduos saudáveis em determinada fase da vida. No estabelecimento de uma IDR, uma consideração importante é a capacidade do nutriente de prevenir doenças, e não só de prevenir uma deficiência.

Ingestões adequadas

O termo **ingestões adequadas** (IA) descreve os níveis de nutrientes para os quais não há dados suficientes para o estabelecimento de uma NME ou IDR. O Conselho de Alimentos e Nutrição determina as IA que, segundo previsão, devem exceder a IDR (quando a IDR for conhecida). Portanto, os IA têm como objetivo a cobertura das necessidades nutricionais de 97-98% das pessoas inseridas em determinada faixa etária.

Níveis máximos toleráveis de ingestão

Os **níveis máximos toleráveis de ingestão** (UL) são aquelas quantidades máximas diárias de nutrientes que, uma vez ingeridos, não causarão efeitos adversos à saúde em quase todos os indivíduos (97-98%) no âmbito de determinada faixa etária. Em outras palavras, os UL são o nível médio diário máximo de ingestão dos nutrientes que não causará efeitos adversos à saúde. Deve-se ter em mente que os UL não constituem uma meta para a ingestão de nutrientes; na verdade, os UL representam um teto que não deve ser excedido pela ingestão de nutrientes. Atualmente, existem poucas informações que possibilitem o estabelecimento de UL para todos os nutrientes.

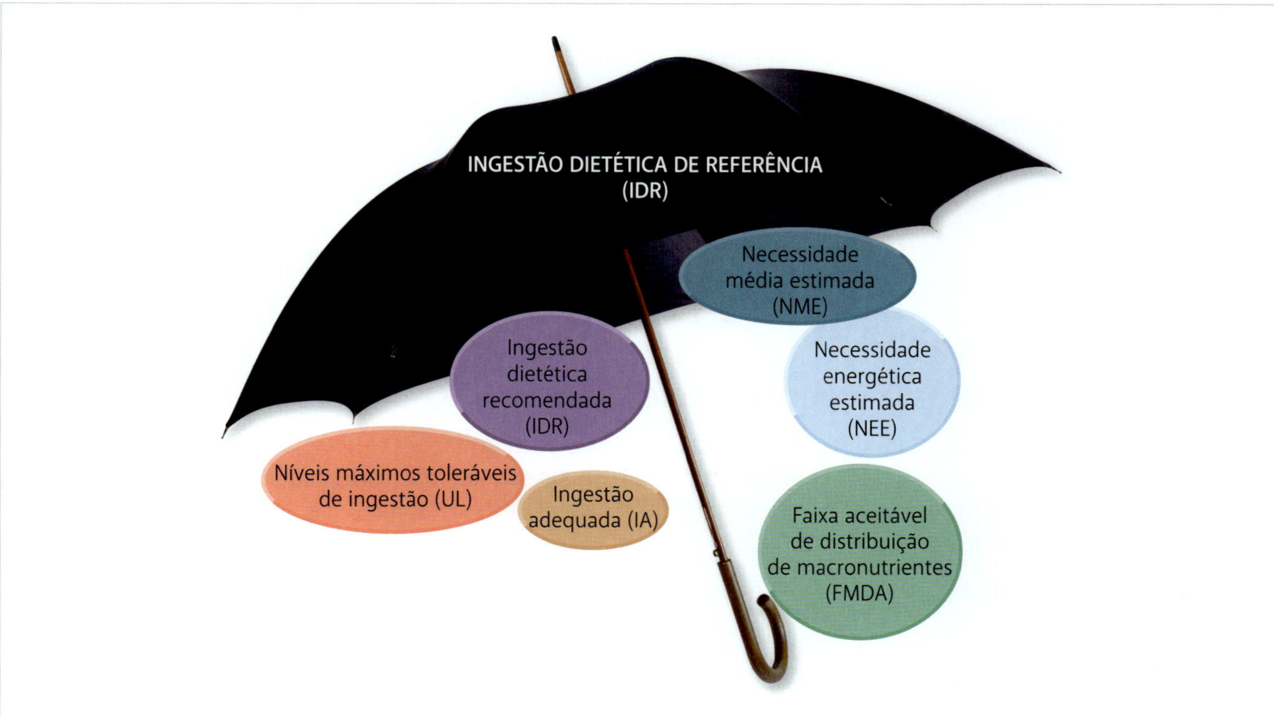

Figura 18.7 Ingestões dietéticas de referência.
Ryan McVay/Photodisc/Getty Images

Necessidade energética estimada

A **necessidade energética estimada** (NEE) é a ingestão média (diária) de energia na dieta que atende às necessidades de uma pessoa saudável que esteja mantendo seu peso. A NEE leva em consideração o nível de atividade física, a altura, o peso, o sexo e a idade da pessoa. Ver Apêndice B para as NEE para homens e mulheres nas diversas faixas etárias.

Faixas aceitáveis de distribuição de macronutrientes

As **faixas aceitáveis de distribuição de macronutrientes** (FADM) são as faixas de ingestão de carboidratos, gorduras e proteínas que fornecem quantidades adequadas de vitaminas e minerais e que, além disso, minimizam o risco de doenças crônicas relacionadas à dieta, como o diabetes tipo 2 e as doenças cardíacas. Esses valores são expressos na forma de percentual da ingestão total de energia (i.e., quilocalorias).

Em resumo

- As recomendações mais recentes do Conselho de Alimentos e Nutrição são denominadas ingestões dietéticas de referência (IDR). Esse termo se refere a seis padrões individuais de ingestão alimentar.
- Necessidades médias estimadas (NME) são as necessidades diárias de determinado nutriente que atenderão às necessidades de 50% das pessoas inseridas em determinada faixa etária.
- Ingestão dietética recomendada (IDR) é o nível de ingestão de nutrientes suficiente para atender às necessidades nutricionais de quase todos (97-98%) os indivíduos saudáveis em determinada fase da vida.
- Ingestões adequadas (IA) descrevem o nível de nutrientes para os quais não há dados suficientes para que se possa estabelecer as NME ou IDR.
- Níveis máximos toleráveis de ingestão (UL) são as quantidades máximas de ingestão diária de nutrientes que não causarão efeitos adversos à saúde em quase todos os indivíduos (97-98%) inseridos em determinada faixa etária.
- Necessidade energética estimada (NEE) é a ingestão média (diária) de energia alimentar que atende às necessidades de uma pessoa saudável que esteja mantendo seu peso. A NEE leva em consideração o nível de atividade física, a altura, o peso, o sexo e a idade da pessoa.
- Faixas aceitáveis de distribuição de macronutrientes (FADM) são as faixas de ingestão de carboidratos, gorduras e proteínas que fornecem quantidades adequadas de vitaminas e minerais e minimizam o risco de doenças crônicas relacionadas à dieta; esses valores são expressos como um percentual da ingestão energética.

Painel de informações nutricionais sobre alimentos

Nos Estados Unidos, a Food and Drug Administration (FDA) determina que os fabricantes de alimentos forneçam um painel de informações nutricionais estampado nos alimentos embalados, para que os consumidores tenham acesso a informações sobre o conteúdo energético e nutricional do produto. Recentemente, foi introduzida uma atualização do painel de informações nutricionais, de modo a oferecer informações sobre o tamanho da porção do alimento, seu conteúdo calórico, gordura total, gordura saturada, gordura trans, colesterol, sódio, carboidrato total, fibra, açúcares totais, açúcares adicionados, proteína, vitamina D, potássio, cálcio e ferro contidos no produto (Fig. 18.8).

INFORMAÇÕES NUTRICIONAIS

FDA U.S. FOOD & DRUG ADMINISTRATION

Rótulo de Informações Nutricionais novo e melhorado

A U.S. Food and Drug Administration atualizou o rótulo de Informações Nutricionais em alimentos e bebidas embalados com um novo *design* que tornará mais fácil para você fazer escolhas alimentares informadas, que contribuirão para hábitos alimentares saudáveis ao longo da vida. Explore hoje mesmo!

Porções mais legíveis

Novidades: As porções por recipiente e o tamanho da porção agora estão em letras maiores e/ou em negrito. Os tamanhos das porções também foram atualizados para refletir o que as pessoas comem e bebem atualmente. Além disso, há novas normas para embalagens de determinados tamanhos, como aquelas que contêm entre uma e duas porções ou que contêm mais que uma porção, mas podem ser consumidas em uma ou várias porções.

O tamanho da porção é baseado na quantidade de comida normalmente consumida de uma só vez, mas não é uma recomendação para quanto comer. Em geral, as informações listadas no rótulo de Informações Nutricionais *tomam por base uma porção* do alimento; mas alguns recipientes também podem ter as informações exibidas por pacote.

- **Ao comparar calorias e nutrientes em diferentes alimentos, verifique o tamanho da porção, para que a comparação seja precisa.**

Porções por recipiente mostram o número total de porções em todo o pacote ou recipiente do alimento.

- **A embalagem do alimento pode conter mais de uma porção.** Alguns recipientes também podem ter um rótulo com duas colunas: uma delas lista a quantidade de calorias e nutrientes em uma porção, enquanto a outra lista essas informações para todo o pacote.

Leve em conta as calorias

Novidades: As calorias agora estão em letras maiores e em negrito.

Calorias refere-se ao número total de calorias, ou "energia", fornecidas por todas as fontes (gordura, carboidrato, proteína e álcool) em uma porção do alimento.

- Orientação geral: **100 calorias por porção individual de um alimento é considerado uma quantidade moderada, e 400 calorias ou mais por porção individual de um alimento é considerado rico em calorias.**
- Para atingir ou manter um peso saudável, equilibre o número de calorias que você consome com o número de calorias que seu corpo utiliza. **Foi determinado que 2.000 calorias por dia são um bom guia para aconselhamento nutricional geral. Suas necessidades calóricas podem ser maiores ou menores** e irão variar dependendo da sua idade, sexo, altura, peso e nível de atividade física. Verifique suas necessidades calóricas em www.ChooseMyPlate.gov/GetMyPlan.

Transição para o novo rótulo

Os fabricantes ainda dispõem de tempo para começar a usar o novo rótulo de Informações Nutricionais melhorado; assim, durante algum tempo, você verá ambas as versões do rótulo nos produtos. Mas em todo o país o novo rótulo selo já começa a aparecer em produtos.

Informações Nutricionais

4 porções por recipiente
Porção: 1 1/2 xícara (208 g)

Quantidade por porção
Calorias 240

	% do valor diário*
Gordura total 4g	**5%**
Gordura saturada 1,5g	**8%**
Gordura trans 0g	
Colesterol 5mg	**2%**
Sódio 430mg	**19%**
Carboidratos totais 46g	**17%**
Fibra alimentar 7g	**25%**
Açúcares totais 4g	
Adição de 2g de açúcares	**4%**
Proteína 11g	
Vitamina D 2mcg	10%
Cálcio 260mg	20%
Ferro 6mg	35%
Potássio 240mg	6%

* O % valor diário (VD) indica o nível de contribuição de determinado nutriente em uma porção de alimento para a dieta diária. 2.000 calorias por dia são usadas para aconselhamento nutricional geral.

Para saber mais sobre o novo rótulo de Informações Nutricionais, visite: **http://go.usa.gov/xkHru**

Figura 18.8 Compreendendo o novo Painel de Informações Nutricionais sobre alimentos.
Fonte: U.S. Food and Drug Administration

O painel de informações nutricionais ajuda os consumidores a comparar o conteúdo nutricional dos alimentos embalados. É importante saber que os níveis de gordura, colesterol, sódio, carboidratos e proteínas contidos no produto alimentar são expressos como um percentual do valor diário (Fig. 18.8). O **valor diário (VD)** é um padrão usado na rotulagem nutricional indicativo da quantidade dos vários nutrientes contidos em determinado produto alimentício, com base em uma dieta de 2.000 calorias/dia. Por exemplo, se uma porção de um produto fornece 5% do VD de gordura, ela contém 5% da quantidade total de gordura recomendada para consumo diário. Observe que o % do VD é apresentado do lado direito do painel de informações nutricionais (Fig. 18.8).

Em resumo

- A FDA exige que os fabricantes de alimentos forneçam um painel de informações nutricionais nos alimentos embalados para que os consumidores tenham informações sobre o conteúdo energético e nutricional do produto.
- O painel de informações nutricionais inclui informações sobre o tamanho da porção, conteúdo calórico, gordura total, gordura saturada, gordura trans, colesterol, sódio, carboidrato total, fibra, açúcares totais, açúcares adicionados, proteína, vitamina D, potássio, cálcio e ferro contidos no produto.
- Valor diário (VD) é um padrão usado na rotulagem nutricional indicativo da quantidade dos vários nutrientes contidos nos alimentos que comemos, com base em uma dieta de 2.000 calorias/dia.

Recomendações nutricionais para a ingestão de macro e micronutrientes

Nesta seção, o leitor terá um breve resumo das atuais recomendações nutricionais para a ingestão de macro e micronutrientes. Iniciemos com uma discussão sobre as recomendações para ingestão de macronutrientes.

Faixas aceitáveis de distribuição de macronutrientes

A Tabela 18.3 fornece as FADM atuais para carboidratos, gorduras e proteínas. O conteúdo energético dos alimentos é medido em quilocalorias (kcal), e as FADM fornecem recomendações para a ingestão de macronutrientes com base no percentual da ingestão total de energia expressa em kcal/dia. Em seguida, discutiremos as necessidades de ingestão recomendadas para macronutrientes, a começar pelos carboidratos.

Recomendações para a ingestão de carboidratos. Os alimentos que contêm carboidratos são uma fonte importante de energia e fibras. Como fonte de combustível, os carboidratos fornecem 4 kcal/g. Como já tivemos a oportunidade de analisar, os carboidratos são necessários na dieta por serem responsáveis por diversas funções importantes relacionadas à saúde. A faixa aceitável de distribuição de macronutrientes para carboidratos é de 45-65%, e a IDR para carboidratos é de 130 g/dia para adultos. Observe que a IDR para carboidratos não inclui fibras não digeríveis. Além disso, a IDR para carboidratos se refere tão somente ao nível mínimo de carboidratos necessário para o fornecimento de uma quantidade adequada de glicose para o sistema nervoso central e para a reposição das reservas de glicogênio muscular consumidos durante a atividade. Portanto, a IDR para carboidratos está situada bem abaixo do ponto médio da FADM para essas substâncias, que equivale a 275 g de carboidratos para uma dieta de 2.000 kcal.

Tabela 18.3 Faixas aceitáveis de distribuição para macronutrientes (FADM) para adultos. Os valores são expressos como % da ingestão total de energia (quilocalorias por dia [kcal/dia])

Macronutriente	% da ingestão total de energia (kcal/dia)
Carboidratos	45-65
Gorduras	20-35
Proteínas	10-35

Em referência aos tipos de carboidratos incluídos na dieta, há consenso entre os cientistas de que os carboidratos devem vir de fontes de carboidratos complexos, como frutas, vegetais e grãos integrais ricos em fibra. Em geral, esses tipos de carboidratos complexos são ricos em vitaminas e minerais. Assim, esses tipos de carboidratos não só fornecem combustível para o corpo, mas também vitaminas e minerais essenciais à dieta.

Vale a pena ressaltar que as *Diretrizes Dietéticas para Norte-Americanos* recomendam que, nos alimentos contendo açúcar refinado adicionado durante o processamento, o percentual do açúcar se limite a não mais do que 10% da ingestão total diária de energia. Para muitas pessoas, isso representa cerca de 100 calorias para as mulheres e 150 calorias para os homens. Para indivíduos que seguem uma dieta ocidental moderna, a concretização dessa meta alimentar costuma ser tarefa desafiadora, pois muitos *snack foods* industrializados contêm açúcar refinado.

Embora a ingestão adequada de carboidratos seja importante para a manutenção da saúde e minimização do risco de doenças crônicas, como acontece com muitos nutrientes, a ingestão excessiva de alguns tipos de carboidratos poderá ser prejudicial à saúde. O consumo excessivo de carboidratos simples, por exemplo, poderá aumentar o risco de ganho de peso e obesidade. Mas devemos ter em mente que, embora a obesidade seja um fator de risco para a ocorrência de diabetes tipo 2, o consumo de dietas ricas em açúcar nem sempre resultará em diabetes.[4] No entanto, o consumo de alimentos contendo carboidratos simples fornece calorias extras, sem os benefícios do fornecimento de vitaminas e minerais. Por outro lado, as dietas ricas em açúcar podem aumentar os riscos de cáries (i.e., cavidades) dentárias, em decorrência da metabolização do açúcar em ácidos pelas bactérias na boca.[8] Outra preocupação pertinente sobre o consumo de carboidratos é a ingestão de alimentos contendo lactose. Devemos lembrar que a lactose é um dissacarídeo existente em vários alimentos (p. ex., leite, iogurte, sorvete e queijo). A intolerância à lactose é um distúrbio digestivo causado pela incapacidade de digerir lactose. Portanto, pessoas com esse transtorno devem evitar a lactose em sua dieta. Por fim, indivíduos com diabetes devem planejar sua dieta para que seja evitada a ingestão de quantidades elevadas de determinados tipos de carboidratos capazes de promover hiperglicemia (alto nível de glicose no sangue). Nesse sentido, o índice glicêmico é uma medida que determina a quantidade de carboidrato nos alimentos que causará elevação da glicemia. Por causa disso, o índice glicêmico é um indicador usado com frequência no planejamento de dietas para diabéticos. Ver "Aplicações clínicas 18.1" para mais informações sobre o índice glicêmico.

Recomendações para a ingestão de gorduras. Ao contrário dos carboidratos, não existe uma IDR para a ingestão total de gorduras para adultos. Contudo, a faixa aceitável de distribuição de macronutrientes para as gorduras é de 20-35% do total de calorias (Tab. 18.3). Essa faixa equivale a 44-78 g de gordura por dia para pessoas que consomem 2.000 calorias/dia.

Por vários motivos, a gordura é essencial em nossa dieta. Por exemplo, a gordura não só fornece combustível para energia, mas também é importante na absorção das vitaminas lipossolúveis; além disso, as gorduras constituem um componente importante da estrutura da membrana celular. E mais: temos necessidade das gorduras para a síntese de hormônios esteroides e para o fornecimento de isolamento para nosso corpo. Em relação aos tipos de gorduras na dieta, os seres humanos devem consumir dois ácidos graxos essenciais: o ácido linoleico (membro da família dos ácidos graxos ômega-6) e o ácido alfa-linolênico (membro da família dos ácidos graxos ômega-3). Esses dois ácidos graxos são componentes essenciais das membranas celulares. A Tabela 18.4 resume as atuais recomendações para a ingestão desses ácidos graxos essenciais.

Aplicações clínicas 18.1

Índice glicêmico – o que é? Ele é importante?

Todos sabemos que, quando comemos, a secreção de insulina aumenta para promover a absorção, o uso e o armazenamento de carboidratos. O grau em que a concentração de glicose no sangue aumenta e permanece elevada dependerá dos tipos e das quantidades de carboidratos ingeridos, bem como da resposta individual à insulina e da sensibilidade do tecido a esse hormônio.[42]

Está claro que a ingestão de alguns tipos de carboidratos resulta em aumento mais expressivo da glicemia em comparação com outros tipos. O **índice glicêmico** (IG) é uma medida do quanto determinado carboidrato no alimento elevará os níveis de glicose no sangue. É importante ressaltar que o IG pode ajudar pessoas com dificuldade de processar a glicose (p. ex., diabéticos) a tomar decisões mais sensatas no planejamento das refeições. Após a ingestão de um alimento contendo carboidrato, o IG quantifica o aumento da glicemia (acima do jejum) durante um período de duas horas, em comparação com um alimento com carboidrato padronizado. Especificamente, a resposta da glicose é comparada a um alimento de referência (glicose ou pão branco) com a mesma quantidade. Alimentos com baixo IG representam menos problemas para as pessoas com capacidade reduzida de absorver e usar a glicose (p. ex., uma pessoa com diabetes tipo 2). Contudo, tendo em vista que esses carboidratos são comparados numa base "por grama", o IG não leva em conta o impacto causado pela quantidade real de carboidrato na refeição na resposta. A "carga glicêmica (CG)" tenta preencher essa lacuna; para tanto, multiplica o IG pela quantidade de carboidrato na porção.[42] A simplicidade do IG e da CG fica complicada pelo fato de que a maioria das refeições não contém apenas um carboidrato. Fatores como a quantidade de proteína e de gordura na dieta afetarão a resposta da glicemia ao carboidrato ingerido.

Embora haja base para a utilização do IG para ajudar as pessoas na seleção de alimentos para controle de doenças metabólicas e cardiovasculares, contamos com evidências de que dietas com baixos IG/CG nem sempre diminuem os fatores de risco cardiovascular[29,40] e que os benefícios são observados principalmente em mulheres, não em homens.[13] Finalmente, nos casos em que foram observados efeitos positivos, parece que o fator mais importante é a CG, e não o IG.[13]

Curiosamente, houve uma nova reviravolta nessa história do IG e da CG. A frutose representa uma parte substancial da ingestão total de carboidratos na dieta média dos norte-americanos. Há alguns anos, os estudiosos ficaram preocupados com a descoberta de uma correlação entre o aumento na ingestão de xarope de milho rico em frutose e a prevalência de obesidade naquele país. O motivo da preocupação é que, ao contrário da glicose, a frutose não aumenta as respostas à insulina e à leptina com o mesmo grau de intensidade que a glicose. Em consequência, os centros cerebrais associados à alimentação (i.e., fome) recebem menos informações associados à alimentação.[6] Em consonância com esses fatos, quando a frutose é administrada diretamente no cérebro, a ingestão de alimentos aumenta – ou seja, o oposto do efeito da glicose.[4] Não deve surpreender que alguns pesquisadores sugiram que sejam examinados os papéis do "índice de frutose" (IF) e da "carga de frutose" (FL) na ocorrência de doenças cardiometabólicas, em vez de nos limitarmos apenas ao IG e à CG.[4] Isso posto, as atuais evidências baseadas em estudos controlados sobre alimentação sugerem que o aumento do risco cardiometabólico é observado apenas nos casos em que frutose e bebidas adoçadas com açúcar são consumidas em níveis elevados ou quando complementam uma dieta com excesso de energia.[18,40] O certo é que, no futuro, ouviremos mais sobre esse assunto.

Tabela 18.4 Recomendações do Food and Nutrition Board para ácidos graxos essenciais

Ácido graxo essencial	Homens (gramas/dia)	Mulheres (gramas/dia)
Ácido linoleico (ômega-6)	17	12
Ácido alfa-linolênico (ômega-3)	1,6	1,1

A maior parte da gordura do corpo é armazenada no tecido adiposo, para posterior liberação na corrente sanguínea em forma de ácidos graxos livres. O armazenamento de pequenas quantidades de gordura para uso como fonte de combustível é vantajoso, graças à alta densidade calórica da gordura (9 kcal/g). Por causa da alta densidade calórica da gordura, é possível carregar uma grande reserva energética com pouco peso. Na verdade, o conteúdo energético de 450 g de tecido adiposo (3.500 kcal) é suficiente para atender ao gasto energético de uma corrida de maratona. O outro lado da moeda é que, também devido à alta densidade calórica da gordura, frequentemente muito tempo deverá transcorrer até que ocorra redução da massa de tecido adiposo durante uma dieta.

O consumo excessivo de gordura representa um risco para saúde? Respondendo rapidamente: sim! Especificamente, normalmente o consumo de uma dieta rica em gordura está associado à ingestão de muitas calorias, o que resultará em maiores reservas de gordura corporal; infelizmente, altos níveis de armazenamento de gordura corporal podem resultar em obesidade, além de aumentar o risco de diversas doenças crônicas.

Na Medicina, o foco da atenção tem recaído no papel desempenhado pela gordura alimentar no desenvolvimento da aterosclerose. As recomendações dietéticas emitidas por diversas organizações de saúde preconizam uma redução na ingestão de gordura, sobretudo das gorduras saturada e trans, com o objetivo de baixar os níveis de colesterol no sangue. Conforme foi apresentado no Capítulo 15, comumente a concentração de colesterol no soro é dividida em duas classes, com base no tipo da **lipoproteína** transportadora do colesterol. As **lipoproteínas de baixa densidade (LDL)** transportam mais colesterol do que as **lipoproteínas de alta densidade (HDL)**. Altos níveis de colesterol LDL no sangue estão diretamente relacionados a maior risco de doença cardiovascular porque esse tipo de colesterol se acumula nas paredes das artérias; esse acúmulo é chamado de "placa". Ao contrário do **colesterol LDL**, níveis elevados de colesterol HDL oferecem proteção contra doenças cardíacas, graças à remoção do colesterol do sangue. A concentração de colesterol HDL é influenciada pela hereditariedade, sexo, prática do exercício físico e dieta. Normalmente, as dietas ricas em gorduras saturadas e gorduras trans não afetam os níveis de colesterol HDL, mas aumentam o colesterol LDL. Assim, uma redução na ingestão de gorduras saturadas ou trans reduzirá os níveis sanguíneos de colesterol LDL. Na verdade, a mera substituição das gorduras saturadas por gorduras insaturadas na dieta (sem que seja alterado o percentual de prática ingestão de gordura) fará baixar o colesterol sérico. Tanto as *Diretrizes Dietéticas para Norte-Americanos* precedentes como as atuais têm promovido padrões alimentares que diminuam a ingestão de gorduras saturadas para não mais que 10% da ingestão calórica. Essa recomendação envolve a redução ou eliminação das gorduras trans da dieta. Essas gorduras rivalizam com as gorduras saturadas, como contribuintes para a ocorrência de doenças cardíacas, e a substituição por gorduras poli-insaturadas deve fazer baixarem os níveis de colesterol.[28]

Recomendações para a ingestão de proteínas. Embora as proteínas tenham a mesma densidade energética que os carboidratos (i.e., 4 kcal/g), as proteínas não constituem uma fonte primária de energia em pessoas saudáveis e bem alimentadas. Na verdade, proteínas na dieta são importantes porque contêm os nove aminoácidos essenciais e, sem eles, o corpo não consegue sintetizar todas as proteínas necessárias para o desempenho das funções celulares. A *qualidade* das proteínas em uma dieta pode ser avaliada pela forma como esses aminoácidos essenciais estão representados em uma fonte de proteína. Alguns exemplos de alimentos que contêm uma fonte proteica completa incluem carne vermelha, aves, peixes, ovos, leite, iogurte, soja e quinoa. Entretanto, com um planejamento cuidadoso, todos os aminoácidos essenciais poderão ser consumidos pela combinação de vários alimentos que contêm algumas, mas não todas, as proteínas essenciais (p. ex., grãos, vegetais, leguminosas, sementes e nozes). Considerando que uma refeição deve conter uma variedade de alimentos, um alimento com proteína de maior qualidade tende a complementar outro com proteína de menor qualidade, e daí resulta uma ingestão adequada de aminoácidos essenciais.

A faixa aceitável de distribuição de macronutrientes (FADM) para as proteínas vai de 10-35%. Em adultos, a IDR para as proteínas foi estabelecida em 0,8 g de proteína por quilograma de peso corporal; esse nível diário de consumo de proteína será atingido com facilidades nas dietas compostas por uma variedade dos alimentos ricos em proteínas anteriormente mencionados. Embora a grande maioria dos norte-americanos atenda a essa recomendação, a necessidade dos atletas por proteína é previsivelmente superior à IDR. O Capítulo 22 discute as necessidades proteicas para atletas.

Ingestão adequada (IA) de água. Como já discutimos, a água é um nutriente essencial necessário para haver vida. Para adultos, a ingestão adequada (IA) para o consumo total de água (nos alimentos e bebidas combinados) é de 2,7 L/dia para mulheres e de 3,7 L/dia para homens. Mas é tarefa difícil prever individualmente a necessidade diária de água, em decorrência das diferenças no tamanho do corpo, nas temperaturas ambientais, nas taxas de suor e nos níveis de atividade física. Embora o Capítulo 22 vá discutir detalhadamente o treinamento físico e o estado de hidratação, cabe uma breve visão geral sobre esse tópico.

Hidratação é um termo que se refere ao estado hídrico do corpo. Uma diminuição no conteúdo de água do corpo abaixo dos níveis ideais é definida como desidratação. A manutenção do equilíbrio hídrico no corpo é um ato de equilíbrio entre o consumo/perda de água corporal através do suor, urina, fezes e evaporação de água durante a respiração. Se não for mantida uma hidratação adequada, a função fisiológica normal poderá ficar comprometida. Na verdade, até mesmo uma perda de líquido equivalente a 2% do peso corporal pode resultar em sensação de fadiga, dores de cabeça e tontura. Perdas maiores de água corporal (p. ex., > 4% do peso corporal) poderão prejudicar o desempenho no exercício físico. Por outro lado, se não for corrigida pela ingestão de líquidos, uma desidratação prolongada e grave (i.e., 10% do peso corporal em água) aumentará o risco de insolação, insuficiência renal, coma e até mesmo morte. Portanto, devemos considerar prioridade a manutenção de uma hidratação adequada.

Embora a perda de água corporal resulte em aumento da sede e da ingestão voluntária de água, o mecanismo da sede não basta para garantir que um indivíduo irá consumir uma quantidade adequada de água para se reidratar. Então, como podemos determinar se nossa ingestão de água é suficiente para ficarmos hidratados? Uma das maneiras mais simples de monitorar o estado de hidratação é observar a cor da urina[2] (Fig. 18.9). Se a hidratação estiver sendo adequada, a urina deverá ser incolor ou terá uma coloração amarelo-claro (i.e, cor de limonada fraca). Por outro lado, no caso de desidratação, os rins produzem uma urina mais concentrada, assumindo uma coloração amarelo-escura (i.e., cor de suco de maçã) ou ainda mais escura, como ilustram os painéis 7-8 da Figura 18.9. Todavia, a cor da urina não é um índice perfeito do estado de hidratação, pois vários outros fatores podem influenciá-la. Por exemplo, uma infecção do trato urinário ou a ingestão de certos medicamentos ou alimentos (p. ex., beterraba, fava ou ruibarbo) ou, ainda, suplementos alimentares que contenham vitaminas do complexo B podem alterar a cor da urina.

Ao se decidir por uma bebida para reidratação, é aconselhável considerar o conteúdo calórico da bebida antes de fazer sua escolha (p. ex., água *versus* bebida com alto teor de açúcar). Em geral, muitas das bebidas com alto teor de açúcar fornecem calorias sem qualquer outro benefício nutricional. Se você optar pela água como seu fluido de reidratação preferido, terá muitas opções à sua disposição. A água engarrafada se tornou uma alternativa popular à água da torneira, porque muitas pessoas acreditam ser menos provável que ela esteja contaminada com patógenos ou impurezas, em comparação com a água da torneira. Nesse sentido, muitas marcas de água engarrafada são tratadas com cloro ou ozônio com o objetivo de eliminar patógenos. Todavia, nos Estados Unidos os padrões federais de qualidade e de níveis de contaminação são idênticos para a água da torneira e a água engarrafada. Por exemplo, a Environmental Protection Agency (Agência de Proteção Ambiental) monitora a qualidade da água pública, enquanto a Food and Drug Administration (Administração de Alimentos e Medicamentos) é responsável pela regulação da qualidade da água engarrafada. Na realidade, a maior parte da água engarrafada produzida nos Estados Unidos é água de torneira municipal processada.

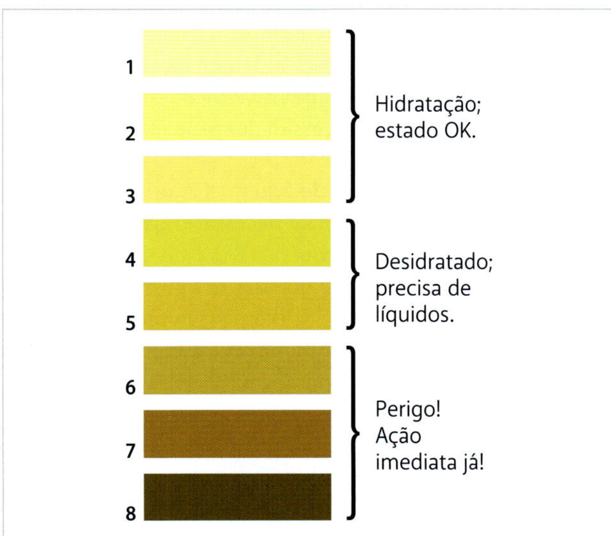
1
2
3
Hidratação; estado OK.
4
5
Desidratado; precisa de líquidos.
6
7
8
Perigo! Ação imediata já!

Figura 18.9 Aplicação da cor da urina na determinação do estado de hidratação. Ver texto para mais detalhes.

É possível consumir um volume excessivo de água? A resposta é sim. Embora os rins de uma pessoa saudável possam formar aproximadamente 15 L de urina por dia, é possível consumir uma quantidade excessiva de água, o que resultará em diminuição da concentração de sódio no sangue; essa condição é chamada de hiponatremia e pode ser fatal. O Capítulo 22 discutirá com mais detalhes essa importante questão.

Em resumo

- A FADM para carboidratos vai de 45-65% da ingestão total de energia.
- A FADM para gorduras é de 20-35% da ingestão total de energia.
- A FADM para proteínas vai de 10-35% da ingestão total de energia. A IDR para ingestão de proteínas equivale a 0,8 g/kg do peso corporal, mas é bem provável que a necessidade de proteínas para atletas seja maior que a IDR.
- A FADM para a água é de 2,7 L/dia para mulheres e 3,7 L/dia para homens. Contudo, é difícil fazer uma previsão da necessidade de água para cada indivíduo, por causa das diferenças no tamanho do corpo, temperaturas ambientais, taxas de suor e atividade física.

Recomendações para a ingestão de micronutrientes

Como já discutimos, tanto as vitaminas lipossolúveis quanto as hidrossolúveis desempenham um papel importante nas funções metabólicas do organismo. Contamos com uma IDR para a maioria das vitaminas, mas, para aquelas vitaminas sem evidências suficientes para o estabelecimento de uma IDR, foi determinada uma IA para essas substâncias. A Tabela 18.5 apresenta um resumo das principais funções das vitaminas, uma lista de fontes alimentares para cada vitamina e sua IDR ou IA. Ver o Apêndice C para mais detalhes sobre a ingestão necessária de vitaminas ao longo da vida.

Tabela 18.5 Resumo das vitaminas

Vitamina	Funções principais	Fontes alimentares*	IDR ou IA*
Vitamina A (retinoides) e provitamina A (carotenoides)	Promove a visão: luz e cor Promove o crescimento Previne ressecamento de pele e olhos Promove resistência à infecção bacteriana	Vitamina A Fígado Leite enriquecido Cereais para desjejum enriquecidos Provitamina A Batata-doce, espinafre, vegetais verdes, cenoura, melão Cantalupo, abricó, brócolis	Homens: 900 μg Mulheres: 700 μg
D (colecalciferol e ergocalciferol)	Facilita a absorção de cálcio e fósforo Mantém a calcificação ideal dos ossos	Leite enriquecido com vitamina D Cereais para desjejum enriquecidos Óleo de peixe Sardinha Salmão	15 μg
E (tocoferóis)	Atua como antioxidante: previne a degradação da vitamina A e dos ácidos graxos insaturados	Óleos vegetais Alguns vegetais verdes Algumas frutas Cereais para desjejum enriquecidos	15 mg
K (filoquinona e menaquinona)	Ajuda na formação de protrombina e de outros fatores para a coagulação do sangue e contribui para o metabolismo ósseo	Vegetais verdes Fígado	Homens: 120 μg* Mulheres: 90 μg*
Vitamina	**Funções principais**	**Fontes alimentares***	**IDR ou IA***
Tiamina	Coenzima envolvida no metabolismo dos carboidratos; função nervosa	Semente de girassol, carne de porco, cereais integrais e enriquecidos, vagens secas, ervilhas, fermento de padeiro	Homens: 1,2 mg Mulheres: 1,1 mg
Riboflavina	Coenzima envolvida no metabolismo energético	Leite, cogumelos, espinafre, fígado, grãos enriquecidos	Homens: 1,3 mg Mulheres: 1,1 mg
Niacina	Coenzima envolvida no metabolismo energético, síntese de lipídios, degradação das gorduras	Cogumelos, farelo de cereais, atum, salmão, galinha, carne vermelha, fígado, amendoim, grãos enriquecidos	Homens: 16 mg Mulheres: 14 mg
Ácido pantotênico	Coenzima envolvida no metabolismo energético, síntese de lipídios, degradação das gorduras	Cogumelos, fígado, brócolis, ovos; a maioria dos alimentos tem algum	5 mg*
Biotina	Coenzima envolvida na produção de glicose, síntese de lipídios	Queijos, gema de ovo, couve-flor, manteiga de amendoim, fígado	30 μg
Vitamina B6 (piridoxina e outras formas)	Coenzima envolvida no metabolismo das proteínas, síntese de neurotransmissores, síntese de hemoglobina, muitas outras funções	Alimentos à base de proteína animal, espinafre, brócolis, banana, salmão, semente de girassol	1,3 mg
Folato (ácido fólico)	Coenzima envolvida na síntese do DNA, outras funções	Vegetais de folhas verdes, suco de laranja, vísceras, couve-de-bruxelas, semente de girassol	400 μg
Vitamina B12 (cobalaminas)	Coenzima envolvida no metabolismo do folato, função nervosa, outras funções	Alimentos animais, especialmente vísceras, ostras, mariscos (não natural em vegetais)	2,4 μg
Vitamina C (ácido ascórbico)	Síntese do tecido conjuntivo, síntese de hormônios, síntese de neurotransmissores	Frutas cítricas, morango, brócolis, vegetais verdes	Homens: 90 mg Mulheres: 70 mg

Nota: Os valores são as recomendações de ingestão diária (IDR) para adultos com 19-50 anos de idade, a menos que assinalado com asterisco (*); neste caso, representam as ingestões adequadas (IA). Os níveis máximos toleráveis de ingestão (UL) estão listados sob intoxicação; ingestões acima desses valores podem levar a consequências negativas para a saúde.

Os minerais essenciais desempenham muitas funções importantes nas funções fisiológicas. Devemos ter em mente que os minerais necessários em grandes quantidades são chamados de macrominerais, enquanto os minerais necessários em quantidades menores são conhecidos como oligominerais. A Tabela 18.6 apresenta um resumo das principais funções dos macrominerais e dos oligominerais, fontes alimentares de minerais e a IDR ou IA para cada mineral. Ver o Apêndice D para mais detalhes sobre os requisitos de ingestão dos macrominerais e oligominerais ao longo da vida.

Tabela 18.6 Resumo dos minerais

Principais minerais	Funções principais	Fontes nutricionais*	IDR ou IA*
Sódio	Funciona como importante íon do líquido extracelular; ajuda na transmissão dos impulsos nervosos	Sal de cozinha, alimentos processados, condimentos, molhos, sopas, batata frita	1.500 mg*
Potássio	Funciona como importante íon do líquido intracelular; ajuda na transmissão dos impulsos nervosos	Espinafre, abóbora, banana, suco de laranja, outros vegetais e frutas, leite, carne vermelha, legumes, cereais integrais	4.700 mg*
Cloreto	Funciona como importante íon do líquido extracelular; participa da produção de ácido no estômago; ajuda na transmissão nervosa	Sal de cozinha, alguns vegetais, alimentos processados	2.300 mg*
Cálcio	Proporciona força para os ossos e dentes; ajuda na coagulação sanguínea; ajuda na transmissão do impulso nervoso; necessário para as contrações musculares	Laticínios, peixe enlatado, vegetais folhosos, tofu, suco de laranja enriquecido (e outros alimentos enriquecidos)	1.000 mg
Fósforo	Necessário para a força dos ossos e dentes; funciona como parte de vários compostos metabólicos; funciona como importante íon do líquido intracelular	Laticínios, alimentos processados, pescado, refrigerantes, produtos de panificação, carnes vermelhas	700 mg
Magnésio	Proporciona força para os ossos; ajuda na função enzimática; ajuda as funções nervosa e cardíaca	Farelo de trigo, vegetais verdes, nozes, chocolate, legumes	Homens: 420 mg Mulheres: 320 mg
Oligominerais	**Funções principais**	**Fontes nutricionais**	**IDR ou IA***
Ferro	Utilizado pela hemoglobina e outros compostos essenciais participantes na respiração; utilizado para função imune	Carnes vermelhas, espinafre, frutos do mar, brócolis, ervilhas, farelo de cereais, pães enriquecidos	Homens: 8 mg Mulheres: 18 mg
Zinco	Necessário para enzimas, envolvido no crescimento, imunidade, metabolismo do álcool, desenvolvimento sexual e reprodução	Frutos do mar, carnes vermelhas, vegetais verdes, cereais integrais	Homens: 11 mg Mulheres: 8 mg
Selênio	Ajuda o sistema antioxidante	Carnes vermelhas, ovos, pescado, frutos do mar, cereais integrais	55 μg
Iodeto	Ajuda o hormônio tireoidiano	Sal iodado, pão branco, peixes de água salgada, laticínios	150 μg
Cobre	Ajuda no metabolismo do ferro; tem ação em muitas enzimas, como as envolvidas no metabolismo das proteínas e na síntese de hormônios	Fígado, cacau, sementes, nozes, cereais integrais, frutas secas	900 μg
Fluoreto	Aumenta a resistência do esmalte dental contra a cárie	Água fluorada, pasta dentifrícia, tratamentos dentários, chá, algas marinhas	Homens: 4 mg* Mulheres: 3 mg*
Cromo	Melhora o controle da glicemia	Gema de ovo, cereais integrais, carne de porco, nozes, cogumelo, cerveja	Homens: 30-35 μg* Mulheres: 20-25 μg*
Manganês	Ajuda na ação de algumas enzimas, como as envolvidas no metabolismo dos carboidratos	Nozes, aveia, sementes, chá	Homens: 2,3 mg* Mulheres: 1,8 mg*
Molibdênio	Ajuda na ação de algumas enzimas	Sementes, cereais, nozes	45 μg

Nota: Os valores são as recomendações de ingestão diária (IDR) para adultos com 19-50 anos de idade, a menos que assinalado com asterisco (*); neste caso, representam as ingestões adequadas (IA). Os níveis máximos toleráveis de ingestão (UL) estão listados sob intoxicação; ingestões acima desses valores podem levar a consequências negativas para a saúde.

Em resumo

- Tanto as vitaminas lipossolúveis como as hidrossolúveis desempenham papéis importantes nas funções metabólicas do corpo. Contamos com uma IDR para a maioria das vitaminas, mas, para vitaminas que não contam com evidências suficientes para o estabelecimento de uma IDR, uma IA foi determinada. É fundamental que as pessoas cumpram os requisitos de ingestão diária recomendada (IDR) ou de ingestão de alimentos (IA) para as vitaminas lipossolúveis e hidrossolúveis uma boa saúde, para que possam manter uma boa saúde.
- Os minerais essenciais desempenham diversos papéis importantes nas funções fisiológicas. Assim como acontece com as vitaminas, existe uma IDR para vários minerais, mas, no caso de minerais que não contam com evidências suficientes para o estabelecimento de uma IDR, foi determinada uma IA. Também é essencial que sejam atendidas as IDR ou IA de minerais para a manutenção de uma boa saúde.

Diretrizes Dietéticas para Norte-Americanos

Muitas pessoas consomem uma dieta rica em calorias, gorduras saturadas, gorduras trans, colesterol, açúcares simples, sal e álcool. Além disso, muitas pessoas consomem quantidades insuficientes de grãos integrais, frutas e vegetais. Esses maus hábitos alimentares resultam em maior risco de diversas doenças crônicas, por exemplo, doenças cardiovasculares, câncer e diabetes tipo 2.

A cada cinco anos, o U.S. Department of Agriculture (USDA) e o U.S. Department of Health and Human Services (i.e., Departamento de Agricultura dos EUA e Departamento de Saúde e Serviços Humanos dos EUA, respectivamente) se reúnem e publicam as *Diretrizes Dietéticas para Norte-Americanos* (Diretrizes Dietéticas, abreviadamente). Essas diretrizes foram desenvolvidas por um grupo de especialistas em nutrição e elaboradas de modo a proporcionar conhecimento científico atualizado sobre nutrição, atividade física e outras escolhas para um estilo de vida saudável. As Diretrizes Dietéticas são elaboradas para atendimento das necessidades nutricionais e diminuição do risco de obesidade, hipertensão, doenças cardiovasculares, diabetes tipo 2 e outros distúrbios. Uma premissa básica das Diretrizes Dietéticas é que o atendimento das necessidades nutricionais deve ocorrer principalmente pelo consumo de alimentos. As atuais Diretrizes Dietéticas fornecem cinco recomendações principais, elaboradas para ajudar pessoas com 2 anos ou mais, bem como populações especiais (p. ex., adultos idosos), a alcançar padrões alimentares saudáveis. Devemos ter em mente que essas cinco recomendações estão inter-relacionadas; portanto, é importante que todas sejam seguidas, para ser obtido o melhor resultado. As Diretrizes Dietéticas atuais são:

1. **Siga um padrão alimentar saudável durante toda a vida.** Todas as escolhas de alimentos e bebidas são importantes. Escolha um padrão alimentar saudável e com um nível calórico apropriado para ajudá-lo a atingir e manter um peso corporal saudável, apoiar a adequação de nutrientes e minimizar o risco de doenças crônicas.
2. **Concentre-se na variedade, densidade e quantidade de nutrientes.** Para que as necessidades nutricionais sejam atendidas dentro dos limites calóricos, escolha uma variedade de alimentos ricos em nutrientes de todos os grupos alimentares e nas quantidades recomendadas.
3. **Limite as calorias provenientes de açúcares adicionados e gorduras saturadas e diminua o consumo de sódio.** Adote uma dieta com baixo teor de açúcares adicionados, gorduras saturadas e sódio. Reduza o consumo de alimentos e bebidas ricos nesses componentes, atendo-se a quantidades que se encaixem em padrões alimentares saudáveis.
4. **Mude para escolhas de alimentos e bebidas mais saudáveis.** Opte por alimentos e bebidas ricos em nutrientes de todos os grupos alimentares e deixe de lado escolhas menos saudáveis. Leve em consideração as preferências culturais e pessoais, para ficar mais fácil promover e manter essas mudanças.
5. **Apoie padrões de alimentação saudáveis para todas as pessoas.** Todas as pessoas têm um papel a desempenhar para ajudar no esforço de criar e apoiar padrões de alimentação saudáveis nos vários ambientes do país: a casa, a escola, o trabalho e as comunidades.

Para obter detalhes completos sobre as Diretrizes Dietéticas para 2015-2020, ver *Diretrizes Dietéticas para Norte-Americanos* de 2015-2020 do U.S. Department of Agriculture (USDA) e do U.S. Department of Health and Human Services na lista de "Sugestões de leitura".

Em resumo

- A cada cinco anos, o Departamento de Agricultura dos EUA (USDA) e o Departamento de Saúde e Serviços Humanos dos EUA se reúnem e publicam as *Diretrizes Dietéticas para Norte-Americanos*.
- As atuais diretrizes incentivam a adoção de um padrão alimentar saudável ao longo da vida.
- As diretrizes também recomendam um padrão alimentar baixo em açúcares adicionados, gorduras saturadas e sódio.
- Além disso, as diretrizes incentivam pessoas de todas as idades a selecionar alimentos e bebidas ricos em nutrientes em todos os grupos alimentares, em vez de optar por escolhas menos saudáveis.

Composição corporal

O termo "composição corporal" se refere à constituição dos tecidos do corpo. Com frequência o termo é usado em referência ao percentual de gordura do corpo. Contamos com vários modelos que descrevem a composição corporal. Um dos modelos de uso mais comuns é o de dois compartimentos (i.e., bicompartimentado), que classifica o corpo em massa gorda ou massa livre de gordura (Fig. 18.10). Nesse modelo, massa gorda se refere a toda a gordura armazena-

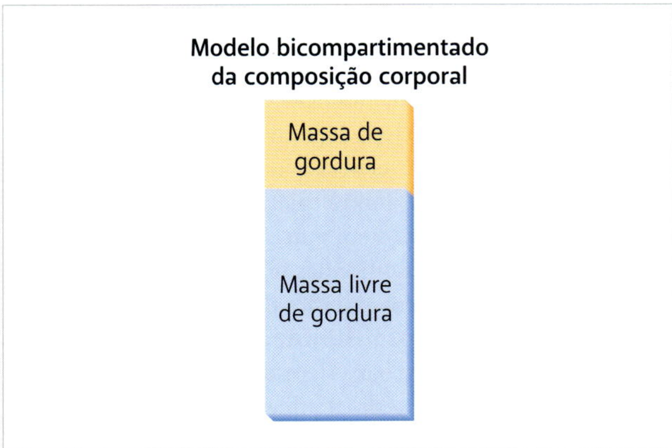

Figura 18.10 Modelo bicompartimentado da composição corporal.

da no corpo, expressa como massa gorda relativa (i.e., percentual de gordura corporal). Massa livre de gordura refere-se a todos os tecidos corporais diferentes da gordura; são os músculos esqueléticos, ossos, órgãos e tecidos conjuntivos.

A mensuração da composição corporal tem várias aplicações; esse dado fornece informações úteis para treinadores, atletas e profissionais de saúde. Por exemplo, a obesidade é um grande problema de saúde na sociedade norte-americana (e no Brasil); na verdade, sobrepeso ou obesidade são fatores de risco para a ocorrência de câncer, hipertensão, doenças cardíacas e diabetes tipo 2.[4] Além disso, há uma preocupação crescente de que, à medida que aumenta a incidência de obesidade infantil, o número de adultos obesos também aumentará. Para enfrentar esse problema, é muito importante podermos determinar a prevalência do sobrepeso e da obesidade, bem como avaliar o impacto da dieta e do exercício físico na composição corporal. Esta seção apresenta uma breve visão geral sobre os modos para avaliação da composição corporal. Para o leitor interessado em obter informações detalhadas sobre a avaliação da composição corporal, ver *Avaliação da Composição Corporal do ACSM* na lista de "Sugestões de leitura".

Métodos de avaliação do sobrepeso e da obesidade

Os profissionais de saúde dependem de um método simples, rápido e barato para poderem determinar se o corpo de um indivíduo contém um nível de gordura corporal que represente risco para a sua saúde. Em todo o mundo, a técnica mais comumente utilizada na avaliação da gordura corporal é o índice de massa corporal (IMC). O IMC é calculado como a razão entre o peso corporal (em quilogramas) e a altura (em metros) ao quadrado:

$$\text{IMC} = \text{peso [kg]} \div \text{altura [m}^2\text{]}.$$

Os atuais padrões de IMC para adultos, para determinar se um indivíduo se encontra abaixo do peso, com peso normal ou acima do peso são:

Abaixo do peso	< 18,5
Normal	18,5-24,9
Sobrepeso	25,0-29,9
Obesidade – grau I	30,0-34,9
Obesidade – grau II	35,0-39,9
Obesidade extrema – grau III	≥ 40

Embora as orientações do IMC sejam válidas para a população em geral, o cálculo não mede diretamente a gordura corporal. Apesar disso, o IMC pode ter utilidade para profissionais de saúde por ser uma ferramenta simples de triagem para a gordura corporal. Qual a eficiência do IMC para o diagnóstico de obesidade na população adulta em geral? Um estudo detalhado concluiu que, embora o IMC tenha correlação significativa com o percentual de gordura corporal em adultos, a precisão no diagnóstico da obesidade é imperfeita; isso vale particularmente para homens e mulheres situados nas faixas intermediárias de IMC (i.e., 24-28) e para idosos.[38]

Além disso, em geral o IMC é um indicador inadequado do percentual de gordura corporal em atletas. Na verdade, um dos maiores problemas associados à medição do IMC é que esse indicador não consegue estabelecer uma diferença entre alguém muito musculoso e simplesmente acima do peso. Vamos considerar o seguinte exemplo de cálculo do IMC em dois indivíduos com composição corporal nitidamente diferente:

1. Fisiculturista altamente treinado:
   peso = 91 kg
   altura = 1,7 m
   % de gordura corporal diretamente medida = 8%
   IMC = 31,5
2. Indivíduo sedentário consumidor de dieta hipercalórica:
   peso = 91 kg
   altura = 1,7 m
   % de gordura corporal diretamente medida = 30%
   IMC = 31,5

Nesse exemplo, o percentual de gordura corporal de cada um desses indivíduos foi medido com técnica precisa e confiável para a determinação da composição corporal (i.e., pesagem subaquática). Esse exemplo ilustra que, em dois indivíduos exatamente com o mesmo IMC, o percentual de gordura corporal foi 3,5 vezes maior em um deles, em comparação ao outro (30% *versus* 8% de gordura corporal). Portanto, embora o cálculo do IMC seja simples e barato, essa técnica tem limitações na previsão do percentual de gordura corporal. Contrastando com o IMC, discutiremos agora diversas técnicas para determinar a composição corporal que fornecem uma estimativa precisa do conteúdo de gordura corporal.

Em resumo

- O IMC usa uma fórmula simples: peso/altura ao quadrado (kg/m^2) para a classificação das pessoas (com peso normal, com sobrepeso ou obesidade).

- Observe que o IMC não é uma medida direta da composição corporal (i.e., proporção entre tecido muscular *versus* tecido adiposo); assim, esse indicador pode fornecer informações enganosas sobre a condição do indivíduo – se ele está acima do peso ou obeso.

Métodos de medição da composição corporal

Nas últimas décadas, houve evolução em diversas técnicas diferentes para determinar a composição corporal. Vários desses procedimentos são complexos, demorados e caros; assim, essas técnicas apenas raramente são utilizadas nas pesquisas ou nas academias de condicionamento físico. Mas há diversas técnicas que avaliam a composição corporal comprovadamente precisas e baratas; tais técnicas serão discutidas neste segmento.

No uso de qualquer técnica para determinação da composição corporal, é importante lembrar que cada uma tem seus próprios erros. Independentemente da técnica, o tamanho do erro de medição na estimativa da composição corporal pode ser descrito pelo erro padrão de estimativa (EPE). EPE é uma medida da variação entre um valor previsto e o valor real. Quanto menor o valor de EPE, mais precisa a previsão da técnica escolhida para o percentual real de gordura corporal. Por exemplo, se uma técnica estima o percentual de gordura corporal em 20% e o EPE é de ±2,5%, isso significa que o percentual real de gordura corporal para o indivíduo avaliado provavelmente está situado entre 22,5% e 17,5% para 68% dos indivíduos. Assim, como não sabemos em que ponto da faixa de percentual de gordura corporal um indivíduo se encontra, é preciso que nos cerquemos de cautela ao interpretar os valores percentuais de gordura corporal. Porém, a determinação do percentual de gordura corporal com o uso de uma técnica específica para a composição corporal continua sendo útil, para fins de comparação das mudanças no percentual de gordura corporal ao longo do tempo no mesmo indivíduo. Na realidade, a mudança medida no percentual de gordura é indicativa de mudanças na massa gorda e na massa livre de gordura.

Nas seções seguintes, resumiremos cinco técnicas para estimativa da composição corporal com amplo uso em laboratórios de pesquisa e nas academias de ginástica. Vamos começar com duas abordagens comuns baseadas em princípios semelhantes para avaliação da composição corporal.

Duas técnicas populares para estimativa do percentual de gordura corporal se apoiam na medição da densidade do corpo para estimativa da composição corporal. Ao usar esses métodos convencionais para determinação da composição corporal (i.e., pesagem subaquática e pletismografia por deslocamento de ar), o pesquisador obtém uma estimativa da **densidade corporal total** e, a partir desse dado, calcula o percentual do corpo formado por tecido gordo e o percentual livre de gordura. Essas técnicas envolvem o sistema bicompartimentado de composição corporal já discutido (i.e., massa livre de gordura e massa gorda).[3] A densidade do corpo (D_{corpo}) é calculada pela divisão da massa do corpo (M_{corpo}) pelo volume do corpo (V_{corpo}):

$$D_{corpo} = M_{corpo} \div V_{corpo}$$

A conversão dos valores de densidade corporal total em componentes de tecido adiposo e livre de gordura depende de certas "constantes" aplicadas para cada um desses componentes de tecido. Estima-se que o tecido adiposo humano tenha uma densidade de 0,900 g/mL e que o tecido livre de gordura tenha uma densidade de 1,100 g/mL. Aplicando esses valores para a densidade, Siri[43] derivou uma equação que calcula o percentual de gordura corporal com base na densidade corporal total:

$$\text{\% de gordura corporal} = (495 \div \text{densidade}) - 450$$

Essa equação só terá validade se os valores de densidade do tecido adiposo e do tecido livre de gordura forem de 0,900 e 1,100 g/mL, respectivamente. Embora se considere que a previsão da densidade da massa gorda seja precisa, a densidade da massa livre de gordura varia, dependendo da população. Por exemplo, em comparação com os adultos, as crianças têm menor conteúdo mineral ósseo e mais água por unidade de massa livre de gordura; isso resulta em menor densidade de massa livre de gordura.[33] Além disso, algumas populações adultas apresentam densidades de massa livre de gordura superiores a 1.100.[32] Portanto, com a aplicação da equação de Siri, essas diferenças na densidade da massa livre de gordura introduzem erro na estimativa do percentual de gordura corporal.

Pesagem subaquática. A **técnica de pesagem subaquática** (também conhecida como pesagem hidrostática) para medição da gordura corporal é considerada o padrão-ouro para a estimativa da composição corporal. Essa técnica se utiliza de um princípio simples da física para determinar a densidade corporal utilizada no cálculo do percentual de gordura corporal. Devemos lembrar que a densidade é igual à massa dividida pelo volume ($D = M \div V$). Tendo em vista a possibilidade de determinar facilmente a massa corporal pela mensuração do peso corporal em uma balança de precisão, será preciso apenas determinar o volume corporal para calcular a densidade corporal total.[17] O método de pesagem subaquática aplica o princípio de Arquimedes para determinar o volume corporal; esse princípio afirma que, quando um objeto (p. ex., uma pessoa) é mergulhado na água, sofre impulso por uma força contrária igual ao peso da água deslocada pelo objeto. Resumindo, o volume de água deslocado (i.e., movido para cima) seria igual ao volume da pessoa submersa na água.

A Figura 18.11 ilustra o equipamento utilizado no procedimento de pesagem subaquática. Esse procedimento consiste em um processo simples de duas etapas: (1) o indivíduo é pesado fora da água; e (2) o mesmo indivíduo é pesado dentro da água. O volume do corpo é então calculado como a diferença entre o peso do indivíduo fora da água menos o seu peso dentro da água dividido pela densidade da água (cor-

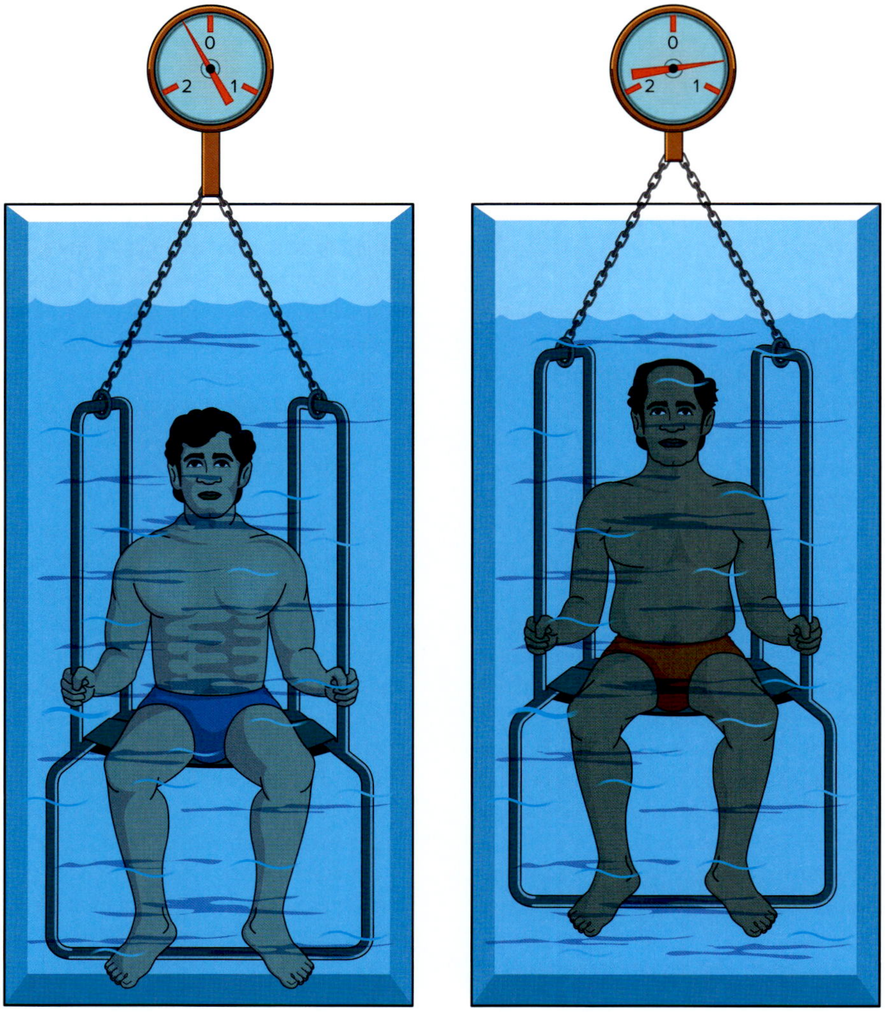

Figura 18.11 Ilustração da técnica de pesagem submersa, para determinar a densidade e a composição corporal. Esses dois indivíduos têm mesmos peso e altura, mas diferente composição corporal.

rigida pela temperatura da água no tanque). Depois de determinar o volume do corpo, a densidade corporal pode ser calculada usando a fórmula ($D_{corpo} = M_{corpo} \div V_{corpo}$). Uma vez determinada a densidade corporal, o percentual de gordura corporal é calculado usando a equação de Siri.

Embora a pesagem subaquática seja uma técnica excelente para estimar o percentual de gordura corporal, esse método tem suas limitações. Um problema é que essa técnica requer uma medição precisa de todo o ar preso no corpo (i.e., ar nos pulmões e no trato gastrintestinal). Em geral, o volume de ar contido no trato gastrintestinal é pequeno e pode ser previsto sem erro significativo. Mas o volume de ar nas vias aéreas e nos pulmões é consideravelmente maior e deve ser medido com precisão, para evitar erros. Outra fonte de erro com a aplicação dessa técnica é que a densidade da massa livre de gordura difere ligeiramente entre populações diferentes; portanto, se a densidade da massa livre de gordura do indivíduo diferir de 1,100 (assumida na equação de Siri), ocorrerá erro na estimativa do percentual de gordura corporal. Como não sabemos a densidade real da massa livre de gordura em cada indivíduo, estima-se que o erro inerente associado a esse procedimento seja de cerca de 2,7%. Apesar dessa limitação, esse método continua sendo considerado o padrão-ouro, contra o qual novos métodos de avaliação da composição corporal são comparados.

Pletismografia por deslocamento de ar. A densidade corporal também pode ser determinada a partir de medições de volume corporal obtidas por meio da pletismografia por deslocamento de ar (em contraste com o deslocamento de água, usado na pesagem hidrostática). São usadas pequenas mudanças na pressão decorrentes da mudança no volume de ar em uma câmara fechada para calcular o volume de um indivíduo sentado na câmara. O dispositivo de deslocamento de ar Bod Pod usa essa tecnologia para simplificar a medição do volume corporal e, com isso, o cálculo da densidade corporal total (ver Fig. 18.12). O leitor deve observar que, embora a pletismografia por deslocamento de ar seja um procedimento relativamente simples que pode ser feito pela própria pessoa, para fins de pesquisa há necessidade de controlar as mudanças na temperatura, na composição gasosa e nos movimentos respiratórios do indivíduo durante as medições. Uma vez medido o volume corporal com o método da pletismografia por deslocamento de ar, essa informação é utilizada da mesma forma que a coletada na pesagem hidrostática.[11] Embora os valores percentuais de gordura corporal derivados desse método possam diferir da pesagem hidrostática, em geral as diferenças são pequenas.[35] O EPE é de cerca de ±2,2-3,7%.[37]

Absorciometria de raios X de dupla energia (DEXA). Nessa tecnologia, são empregados dois feixes de raios X para a determinação de estimativas, tanto regionais como de corpo inteiro, do tecido magro, da densidade óssea e da gordura, com alto grau de precisão e confiabilidade.[32,37] O EPE é de aproximadamente ±1,8%, e a DEXA vem rapidamente se tornando uma técnica popular para a medição da composição corporal. Na realidade, a DEXA apresenta as seguintes vantagens, em relação às técnicas de pesagem subaquática/pletismografia por deslocamento de ar: a capacidade de medir a densidade óssea e a capacidade de medir a composição corporal. Além disso, a DEXA é uma técnica simples – o indivíduo simplesmente se deita em uma plataforma durante o exame. Portanto, em comparação à pesagem subaquática, a DEXA elimina a necessidade de submersão dos indivíduos durante a medição. Mas a DEXA tem suas desvantagens: o equipamento é caro, e o exame deve ser realizado por pessoal médico qualificado.

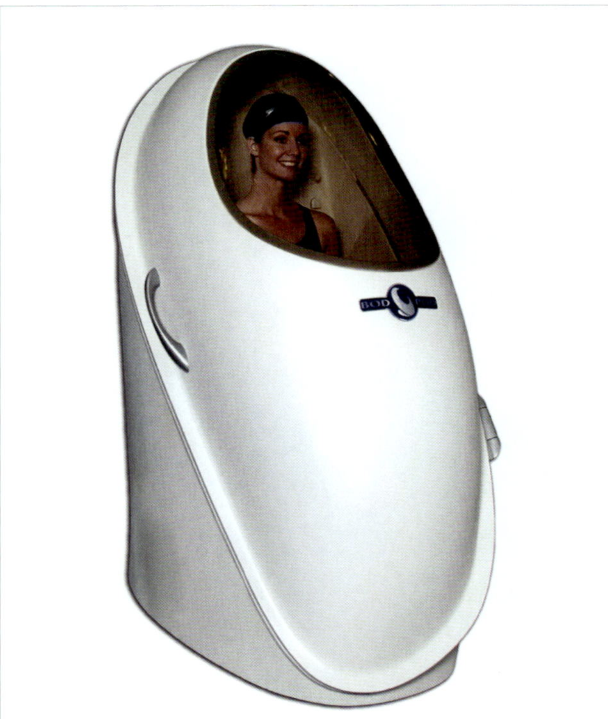

Figura 18.12 Ilustração do sistema Bod Pod para mensuração do volume corporal com o uso de pletismografia por deslocamento de ar.
www.cosmed.com

Análise de bioimpedância elétrica (BIA). Essa técnica, desenvolvida na década de 1980, consiste em um método simples, rápido e não invasivo para a obtenção de informações sobre a composição corporal. Originalmente, os eletrodos eram colocados na extremidade de dois membros, distantes um do outro (p. ex., pulso até o tornozelo, nas mãos, nos pés); atualmente, os equipamentos mais modernos usam uma placa para os pés e/ou eletrodos portáteis, com a implementação de avanços, como a medição de múltiplas frequências e segmentar direta (Fig. 18.13). A técnica envolve o uso de uma pequena (e indetectável) corrente elétrica, aplicada a uma das extremidades enquanto a queda de tensão (impedância) é medida na outra extremidade.[32] A corrente flui através de todo o material condutor no caminho entre os eletrodos: o tecido magro (principalmente água e eletrólitos) é bom condutor de eletricidade (i.e., baixa impedância), e o tecido adiposo é mau condutor (i.e., alta impedância). O valor obtido para as impedâncias fornece uma estimativa da água corporal total, com base na qual se pode calcular tanto a massa livre de gordura como a gordura corporal.[32]

Em geral, com o uso dessa técnica, as estimativas do percentual de gordura corporal exibem grande correlação com a medição da gordura corporal pelo uso da técnica de pesagem subaquática. Em geral, o EPE para BIA varia de ± 3,5-5% e de instrumento para instrumento.[32] Contudo, embora a BIA pareça ser uma técnica simples, é preciso fi-

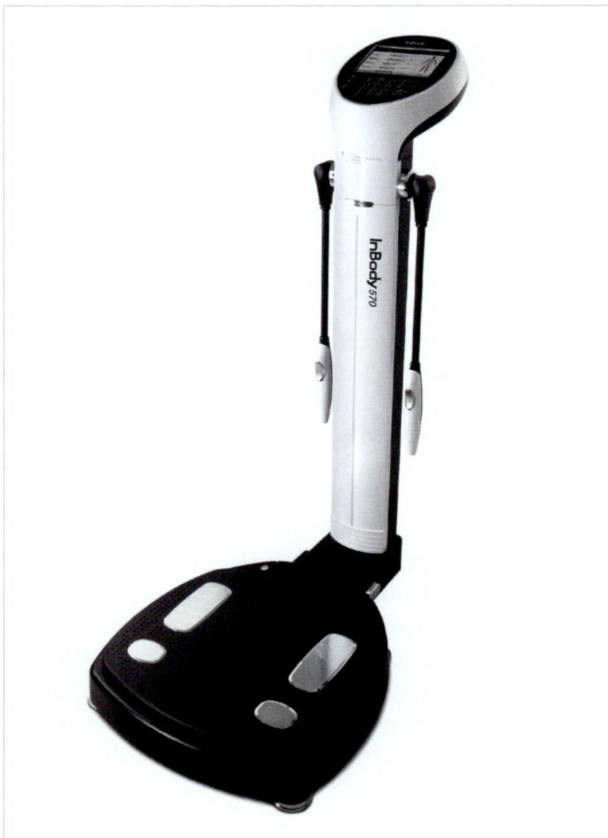

Figura 18.13 Fotografia do aparelho InBody 570, que usa impedância bioelétrica para mensuração da composição corporal.
InBody USA

carmos atentos a uma série de detalhes, para que possamos obter mais valores confiáveis e válidos do EPE acima mencionado.[48] Por exemplo, o estado de hidratação de uma pessoa deve ser controlado porque a desidratação ou a hiper-hidratação influenciarão a impedância corporal; com isso, aumentarão o erro na estimativa do percentual de gordura corporal com o uso dessa técnica. Para obter detalhes completos sobre questões associadas à BIA e à estimativa da composição corporal, ver Lohman e Milliken (2020) nas "Sugestões de leitura".

Soma de dobras cutâneas. Muitas das técnicas disponíveis para as estimativas da composição corporal consomem tempo e dependem de equipamentos especiais e/ou de pessoal com treinamento médico. Por outro lado, a estimativa da composição corporal com o uso de uma série de medidas das dobras cutâneas pode ser rapidamente obtida, com baixo custo e sem a necessidade de pessoal médico qualificado. O método da prega cutânea baseia-se na observação de que, em qualquer população, uma fração significativa da gordura corporal total se situa sob a pele (i.e., gordura subcutânea) e que, se for possível obter uma amostra representativa dessa gordura, a gordura (i.e., a densidade) corporal geral poderá ser prevista com precisão. Em geral, essas equações preditivas são desenvolvidas com a ajuda do método de pesagem subaquática como padrão-ouro. Em seguida, oferecemos uma visão geral do processo para o desenvolvimento de uma técnica válida de medição de dobras cutâneas com o objetivo de prever o percentual de gordura corporal em homens e em mulheres universitários. Em primeiro lugar, um número significativo de homens e mulheres em idade universitária devem ter sua densidade corporal determinada por meio de pesagem subaquática. Calculado o percentual de gordura corporal por meio de pesagem subaquática, medições de dobras cutâneas em vários locais são obtidas nos mesmos indivíduos. O pesquisador, então, deve determinar qual conjunto de dobras cutâneas seria capaz de prever com mais precisão o percentual de gordura corporal determinada pela pesagem subaquática.

Os pesquisadores descobriram que a gordura subcutânea representa uma fração variável da gordura total (20-70%), dependendo da idade, sexo, nível de gordura geral e técnica de medição usada. Em determinado nível de gordura corporal, as mulheres têm menos gordura subcutânea do que os homens, e indivíduos mais idosos têm menos do que indivíduos mais jovens do mesmo sexo.[32] Considerando que essas variáveis podem influenciar uma estimativa da densidade corporal, não deve surpreender que, das mais de 100 equações desenvolvidas, a maioria tenha sido considerada "específica para a população" e que não pudesse ser usada para grupos de diferentes idades ou sexos. Isso gera problemas para profissionais nos programas de condicionamento físico para adultos e para professores de educação física do ensino fundamental ou médio, casos em que não é provável que uma única equação funcione especificamente para seu grupo. Felizmente, pesquisas em andamento têm minimizado significativamente esses problemas.

Os primeiros estudos que objetivavam o desenvolvimento de equações válidas para a medição de dobras cutâneas com a finalidade de obter estimativas precisas da composição corporal em toda a população foram publicados já há várias décadas. Dois líderes nesse campo foram os Drs. Michael Pollack e Andrew Jackson. Esses pesquisadores foram dos primeiros a desenvolver "equações generalizadas" para homens e mulheres, ou seja, equações que podem ser usadas tanto em homens quanto em mulheres nas diversas faixas etárias.[26] Muitos estudos já confirmaram a validade dessas equações para a estimativa do percentual corporal em populações atléticas e não atléticas. Nessas equações, são obtidas medidas específicas de dobras cutâneas em vários locais do corpo; em seguida, usa-se a soma das medidas das dobras cutâneas para calcular a densidade corporal (Fig. 18.14). Os apêndices E e F oferecem tabelas de percentual de gordura corporal para homens e mulheres, respectivamente, usando a soma de três dobras cutâneas.[26] Estima-se que o percentual de gordura corporal derivada das medidas das dobras cutâneas tenha um EPE equivalente a cerca de ± 3,5% em relação ao valor "verdadeiro".[26]

O uso da técnica de medida das dobras cutâneas foi estendido às crianças nas escolas com o objetivo da identificação precoce da obesidade. Atualmente, o FITNESSGRAM

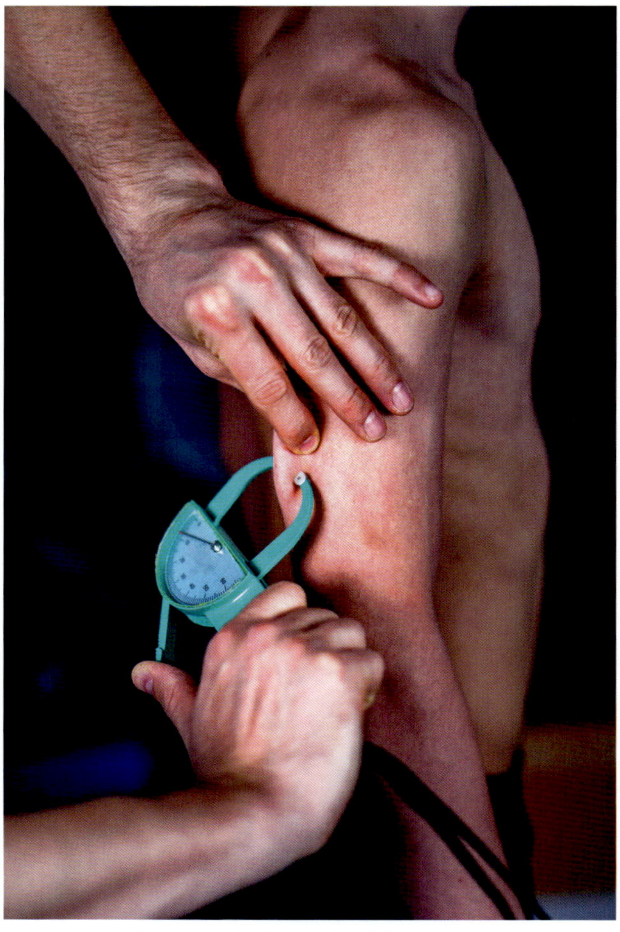

Figura 18.14 Ilustração da técnica das dobras cutâneas para mensuração da composição corporal.
Microgen/Shutterstock

usa medições de dobras cutâneas para obter uma estimativa do percentual de gordura corporal e definir padrões referenciados por critérios. Como alternativa, quando não for possível fazer as medidas das dobras cutâneas, utiliza-se o IMC com valor de corte referenciado a critérios apropriados para a saúde. Para mais informações, visite o site do FITNESSGRAM (http://www.cooperinstitute.org/fitnessgram).

O que é um percentual de gordura corporal saudável?

Já discutimos como o IMC é utilizado na classificação de indivíduos em relação à saúde e à doença. Como devemos usar as informações sobre a composição corporal (p. ex., percentual de gordura corporal) para emitir julgamentos sobre o estado de saúde de alguém? Infelizmente, ainda não se chegou a um consenso científico sobre o percentual de gordura corporal que deve ser considerado saudável. Isso ocorre porque, ao contrário do IMC, a medição do percentual de gordura corporal em grande número de pessoas não tem ocorrido rotineiramente; além disso, não tem havido acompanhamento dos resultados de saúde. Em contrapartida, graças à facilidade para a determinação do IMC (i.e., bastam a altura e o peso), os cientistas têm determinado o IMC de milhões de pessoas ao redor do mundo. Com a medição do percentual de gordura corporal e a monitoração dos resultados para a saúde de grande número de pessoas ao longo de vários anos, será possível chegar a uma recomendação de consenso para a faixa de percentual de gordura corporal que minimizaria o risco de doenças associadas à pouca ou muita gordura corporal. O leitor deve ficar atento!

Embora atualmente inexista um consenso científico sobre o percentual ideal de gordura corporal em termos de saúde, foram propostas "estimativas fundamentadas" para a faixa de percentuais de gordura corporal considerada saudável (Tab. 18.7).

Tabela 18.7 Faixas de percentuais de gordura corporal consideradas saudáveis para homens e mulheres adultos ao longo da vida

Homens	Percentual de gordura corporal
Jovens adultos (18-44 anos)	8-22
Meia-idade (45-64 anos)	10-25
Idosos (65 anos ou mais)	10-23
Mulheres	**Percentual de gordura corporal**
Jovens adultas (18-44 anos)	20-35
Meia-idade (45-64 anos)	25-38
Idosas (65 anos ou mais)	25-35

Fonte: Lobman, T. G., L. Houtkooper, and S. B. Going. Body fat measurement goes high-tech: not all are created equal. *ACSM'S Health & Fitness Journal* 1(1): 30-35, 1997.

Em resumo

- Cinco das técnicas mais válidas e comuns para a avaliação da composição corporal são: métodos hidrostáticos (pesagem subaquática e pletismografia por deslocamento de ar), absorciometria de raios X de dupla energia (DEXA), impedância bioelétrica e medida das dobras cutâneas.
- No sistema bicompartimentado para a análise da composição corporal, o corpo é dividido em massa livre de gordura e em massa gorda, com densidades de 1,100 e 0,900, respectivamente.
- Densidade corporal é igual a massa ÷ volume. Tanto a pesagem subaquática quanto a pletismografia por deslocamento de ar são utilizadas na determinação do volume corporal. Atualmente, a pesagem subaquática continua sendo considerada padrão-ouro para a determinação da composição corporal.
- A análise de impedância bioelétrica (BIA) dá uma estimativa da água corporal total; a partir desse dado, podem ser determinados a massa livre de gordura e o percentual de gordura. O EPE para impedância bioelétrica varia de ±3,5-5%; também varia de instrumento para instrumento.
- A gordura subcutânea pode ser "amostrada" na forma de espessuras de dobras cutâneas, e a soma das dobras cutâneas pode ser convertida em percentual de gordura corporal. O EPE para as medidas das dobras cutâneas para avaliação da composição corporal é de ±3,5%.
- A DEXA usa dois feixes de raios X como forma de determinar estimativas regionais e de corpo inteiro para o tecido magro, a densidade óssea e a gordura. O EPE para DEXA é de aproximadamente ±1,8%; essa técnica vem rapidamente se tornando popular para a medição da composição corporal.
- A faixa de gordura corporal recomendada para a saúde de homens jovens é de 8-22%, e de mulheres jovens, de 20-35%.

Perda de peso: o papel da dieta e do exercício físico

Infelizmente, o número de pessoas com sobrepeso ou obesas está aumentando em todo o mundo. Essa é uma realidade preocupante, porque a mortalidade por todas as causas é significativamente maior em indivíduos obesos, em função do maior número de mortes por doenças cardiovasculares, diabetes e câncer.[14] Já foram propostas diversas causas diferentes para a obesidade, e continuam os debates sobre as razões para o aumento da obesidade em todo o mundo.

Nas últimas décadas, vários livros foram publicados, cada um deles alegando revelar o segredo para obter sucesso na perda e no controle do peso. Muitos desses livros afirmam que a verdade sobre o controle bem-sucedido do peso era desconhecida até agora, e o autor finalmente revelará o(s) segredo(s) de como se pode perder peso rapidamente e sem sentir fome.[4] Vários desses livros explicam que a ciência subjacente ao seu plano é muito simples, e, em geral, os conceitos científicos são abordados ao longo de alguns parágrafos ou em um curto capítulo. Além disso, seu plano alimentar é fácil de seguir e não exige a prática de exercícios físicos para a perda de gordura corporal. Infelizmente, a verdade real sobre o controle de peso é muito mais complicada.

O restante deste capítulo esclarecerá diversos mitos populares sobre dietas para perda de peso e discutirá o impacto da dieta e dos exercícios físicos no equilíbrio energético e no controle de peso. Começaremos com uma visão geral do conceito de equilíbrio energético no corpo.

Equilíbrio energético corporal

A chave para o desenvolvimento de um programa bem-sucedido de controle de peso exige uma compreensão do controle das reservas de energia do corpo. Para termos uma boa compreensão estrutural do controle de peso, devemos nos basear no fato de que a fisiologia humana concorda com a primeira lei da termodinâmica; esse princípio simples afirma que a energia pode ser transformada de uma forma para outra, mas não pode ser criada nem destruída. Ao ser aplicada ao controle de peso, essa lei física se traduz no conceito de que, se um indivíduo consome mais energia (por meio da ingestão de alimentos) do que gasta, o excesso de energia (i.e., um balanço energético positivo) será armazenado no corpo. Em outras palavras, se você consumir uma quantidade maior de energia alimentar (i.e., calorias) do que gasta, o corpo armazenará a energia restante em forma de gordura ou de carboidratos. Esse conceito pode ser facilmente visualizado em uma ilustração que descreve a equação do equilíbrio energético (Fig. 18.15). A equação afirma simplesmente que as mudanças nas reservas de energia do corpo são iguais à ingestão de energia menos o gasto de energia. Para que possamos entender melhor o conceito de balanço energético corporal, discutiremos em seguida os fatores envolvidos nessa equação, começando com o lado direito da equação.

Componentes da ingestão de energia. A ingestão de energia envolve a ingestão de alimentos que contêm energia proveniente de um ou mais dos três grupos de macronutrientes (i.e., carboidratos, proteínas e gorduras). Uma vez ingeridos, com frequência a absorção desses macronutrientes é incompleta e 2-10% da energia consumida se perde na matéria fecal.[45,46] A absorção líquida da energia dos alimentos varia entre indivíduos, devido a fatores intestinais (p. ex., microbiota intestinal), alimentos específicos consumidos e o modo de preparo dos alimentos.[45,46] Devemos ter em mente que a densidade calórica entre os macronutrientes difere: a densidade energética da gordura é de 9 kcal/g, enquanto a proteína e o carboidrato contêm 4 kcal/g de energia. Assim, a densidade energética da gordura equivale a mais que o dobro da densidade energética da proteína e do carboidrato. Agora, vamos nos deter no componente de gasto energético da equação do balanço energético.

Componentes do gasto energético. É importante lembrar que o gasto energético de um indivíduo pode ser determinado pela mensuração da quantidade de calor gerada pelo corpo ou pelo volume de oxigênio consumido por minuto. O gasto energético total ao longo de um dia é a soma de três componentes: (1) gasto energético em repouso (GER); (2) gasto energético da atividade física/exercício (AF/E); e o (3) efeito térmico dos alimentos (ETA). Vamos discutir sucintamente cada um desses componentes.

Todas as células do corpo dependem do fornecimento contínuo de energia para que posam realizar vários tipos de trabalho celular. Por exemplo, há necessidade de energia para manter o potencial de repouso da membrana das células, bem como para realizar reações anabólicas (p. ex., síntese de glicogênio e de proteínas). Além disso, o coração depende de um fornecimento constante de energia para receber e bombear o sangue por todo o corpo. Da mesma forma, os músculos respiratórios precisam de um suprimento de energia para a manutenção da ventilação pulmonar (i.e., respiração), restauração do oxigênio no sangue e eliminação do dióxido de carbono produzido nas células. A taxa de GER é conhecida como taxa metabólica em repou-

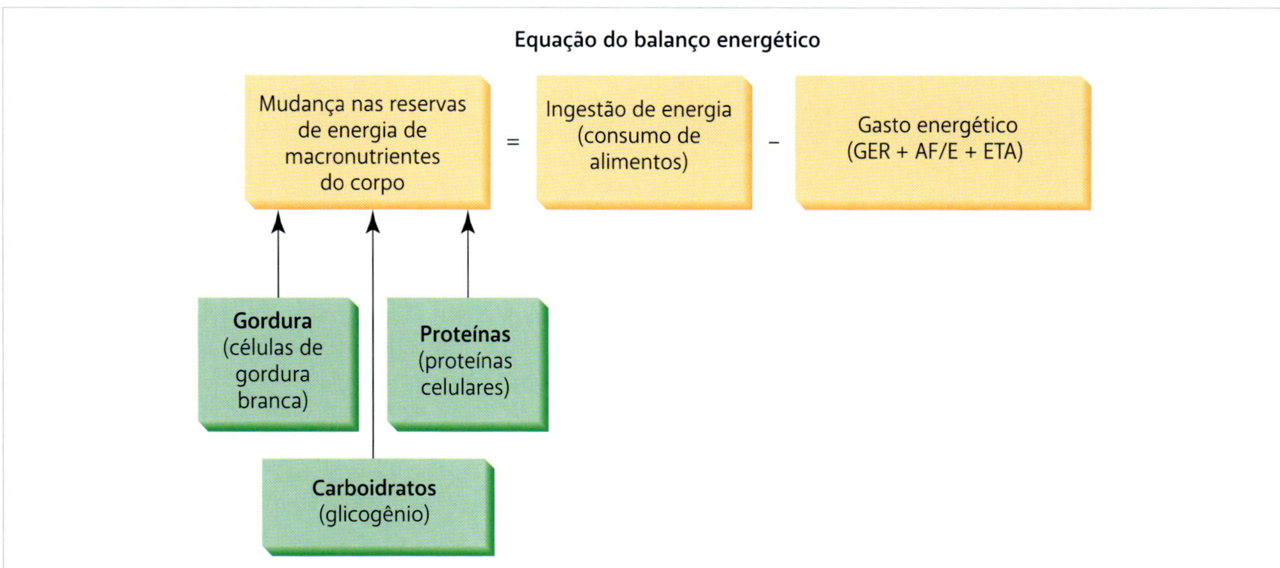

Figura 18.15 A equação do equilíbrio energético. Ver texto para detalhes.

so (TMR), influenciada pela idade, sexo, composição corporal e massa corporal da pessoa. Quanto maior for a massa corporal, maior será a TMR. Além disso, o tecido magro (i.e., a massa livre de gordura) exige mais energia do que o tecido adiposo; assim, pessoas com baixo percentual de gordura corporal terão uma taxa metabólica em repouso mais alta por kg de massa corporal, em comparação com pessoas com alto percentual de gordura corporal. Em geral, o GER é responsável por algo entre 50-85% do gasto energético total (Fig. 18.16).

A porção referente à atividade física/exercício (AF/E) do gasto energético diário total provém das atividades cotidianas, juntamente com qualquer exercício físico feito durante o dia. O leitor deve se lembrar do Capítulo 16 – a atividade física é definida como qualquer forma de atividade muscular, enquanto o exercício físico representa um subconjunto da atividade física que tem por objetivo melhorar o condicionamento físico. Em indivíduos sedentários, a atividade física representa apenas 15% da necessidade energética diária total (Fig. 18.16*a*). Por outro lado, para pessoas ativas envolvidas em um treinamento físico praticado com regularidade, a atividade física/exercício é responsável por 20-45% do gasto energético diário total (Fig. 18.16*b*).

O terceiro e último componente do gasto energético total é o efeito térmico dos alimentos (ETA), que representa a necessidade energética associada à digestão e ao armazenamento dos alimentos. Embora o ETA compreenda o menor dos três componentes do gasto energético, o gasto energético associado ao TEF não é desimportante, pois representa algo entre 5-10% do gasto energético total. A composição da dieta tem grande influência nas proporções do ETA. Em particular, macronutrientes diferentes têm efeitos diferentes no tamanho do ETA. Por exemplo, a ingestão de proteínas resulta no maior ETA, seguida pela ingestão de carboidratos e, depois, de gordura.[19] Agora, vamos discutir o lado esquerdo da equação do balanço energético: a mudança nas reservas de macronutrientes.

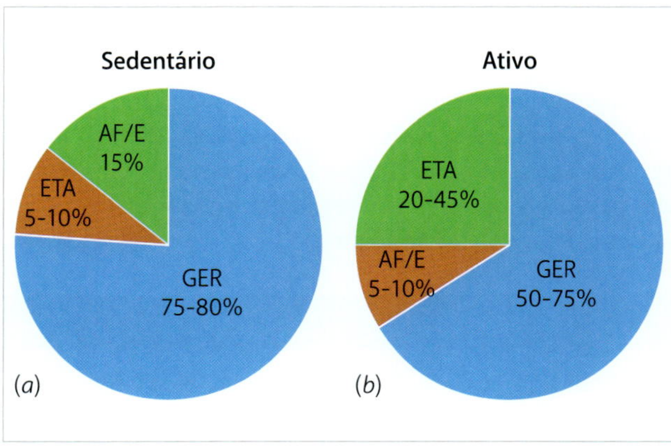

Figura 18.16 Componentes do gasto energético diário ilustrados para: (*a*) um indivíduo sedentário e (*b*) um indivíduo ativo. Observe que o indivíduo sedentário consome apenas 15% do gasto energético total durante a atividade física. Em contrapartida, dependendo do seu nível de atividade física, o indivíduo ativo pode consumir 20-45% do gasto energético total durante a atividade física/prática do exercício.

Componentes da reserva de energia proveniente dos macronutrientes. Este componente da equação do balanço energético (Fig. 18.5) reflete as mudanças nas reservas de carboidratos, proteínas e gorduras na massa corporal. Se a ingestão de energia for superior ao gasto energético, haverá um aumento nas reservas de energia do corpo. Em contraste, se o gasto energético exceder a ingestão de energia, ocorrerá uma perda líquida nas reservas de energia. A seguir, faremos uma breve discussão sobre os modos de armazenamento de gordura, carboidratos e proteínas pelo corpo.

A maior fonte de energia do corpo é a sua reserva de gordura em forma de triglicerídeos no tecido adiposo branco; basicamente, esse tecido adiposo se compõe de adipócitos (i.e., células de gordura). Existem três tipos de adipócitos no corpo: (1) células de gordura branca; (2) células de gordura marrom; (3) células de gordura bege (Fig. 18.17*b*). Esses três tipos de adipócitos diferem tanto em sua abundância como em função.

Os adipócitos brancos são o tipo mais abundante de células de gordura no corpo; essas células são encontradas em vários locais sob a pele (i.e., gordura subcutânea), ao redor do coração (gordura epicárdica) e nas proximidades do trato gastrintestinal (gordura mesentérica) (Fig. 18.17*a*). Observe que a gordura mesentérica também é chamada de gordura visceral e que a presença de grandes reservas desse tipo de gordura está associada a uma inflamação crônica de baixo grau. A principal função dos **adipócitos brancos** é armazenar combustível como gotículas lipídicas, na forma de triglicerídeos (triglicerídeos = 3 moléculas de ácidos graxos + glicerol). Um adulto magro tem cerca de 35 bilhões de adipócitos, totalizando 130.000 kcal de energia armazenada.[10] Por outro lado, um indivíduo extremamente obeso (p. ex., percentual de gordura corporal > 35%) pode ter um número quatro vezes maior de adipócitos brancos (i.e., 140 bilhões), contendo 100% mais lipídios em comparação com os adipócitos encontrados em indivíduos magros. O enorme número de grandes adipócitos observado em indivíduos extremamente obesos contém cerca de 1 milhão de kcal de energia armazenada.[19]

Os adipócitos brancos têm uma coloração esbranquiçada (ou são levemente amarelos) porque contêm grande quantidade de gotículas lipídicas e um número limitado de mitocôndrias (Fig. 18.17*b*). Devemos lembrar que o tecido adiposo branco não é apenas um reservatório de combustível, mas também um órgão endócrino capaz de liberar diversos hormônios (Cap. 5). Esses hormônios são liberados na circulação e transmitem informações para diversos órgãos, como o músculo esquelético, cérebro, fígado e pâncreas.[30] Infelizmente, muitos dos hormônios (conhecidos como adipocinas) liberados pelos adipócitos viscerais são hormônios inflamatórios que funcionam como elos entre a obesidade e o risco de doenças cardiovasculares, câncer e diabetes.[15]

Os adipócitos marrons podem constituir até 6% do peso corporal em bebês e em crianças pequenas.[30] Entretanto, nos adultos, essas células são encontradas em quantidades menores, em três locais principais (almofadas de gordura nos ombros, na parte superior das costas e nas proximidades dos rins). Essas células de gordura singulares possuem essa co-

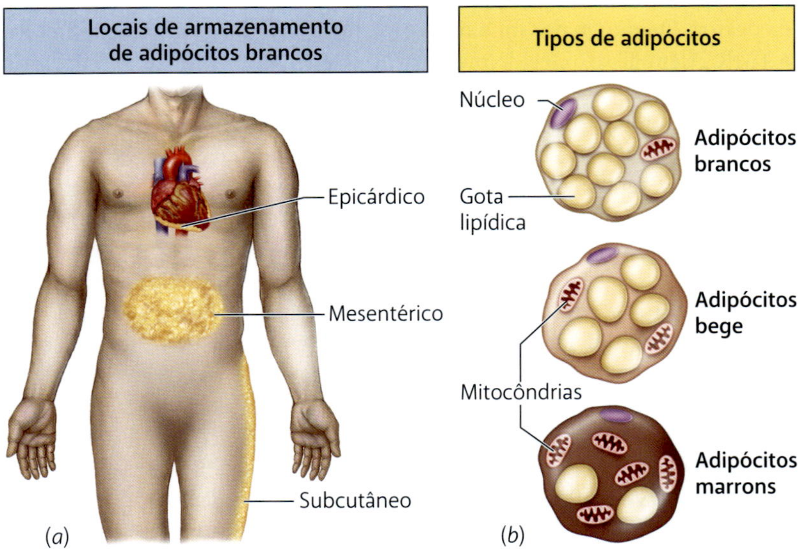

Figura 18.17 (*a*) Ilustração da localização dos adipócitos brancos no corpo; (*b*) desenho ilustrando adipócitos brancos, adipócitos bege e adipócitos marrons.

loração marrom por conterem grande número de mitocôndrias (Fig. 18.17*b*). A função dos adipócitos marrons difere nitidamente das funções do tecido adiposo branco. Na verdade, os **adipócitos marrons** não são um "tanque de armazenamento de combustível"; na verdade, são células de gordura que funcionam aumentando o gasto energético em repouso e gerando calor. Isso ocorre graças às peculiares mitocôndrias encontradas no interior das células adiposas marrons: essas mitocôndrias não sintetizam ATP, mas oxidam gorduras e liberam energia em forma de calor.[30] Evidências sugerem que um aumento na quantidade de gordura marrom no corpo resulta em benefícios positivos para a saúde, por aumentarem a taxa metabólica em repouso e diminuírem o tamanho das células de gordura branca.

Finalmente, os adipócitos do terceiro tipo são chamados de **adipócitos bege** (às vezes chamados de células de gordura brite); esses adipócitos são semelhantes aos adipócitos marrons, pois podem aumentar o gasto energético.[30] É importante ressaltar que estudos pré-clínicos sugeriram que, em roedores, o treinamento com exercícios de resistência pode promover a conversão de adipócitos brancos em adipócitos bege.[13] Se essa transformação ocorrer em humanos, provavelmente esse processo aumentará o gasto energético do corpo. Esse tópico será discutido mais adiante, ainda neste capítulo.

Basicamente, os carboidratos são armazenados no corpo em forma de glicogênio intracelular nos músculos esqueléticos e no fígado. A massa total de glicogênio no corpo é relativamente pequena, ou seja, aproximadamente 500 g.[19] Mas a água fornece os meios para a ligação de moléculas de glicose para a formação de glicogênio. Por esse motivo, a síntese e a degradação do glicogênio envolvem uma mudança no equilíbrio hídrico porque, para cada grama de glicogênio armazenado no corpo, 2,8 g extras de água também são armazenados. Portanto, quando as reservas de glicogênio do corpo estão significativamente reduzidas, também ocorre perda de água, o que resulta em diminuição da massa corporal sem haver alteração no conteúdo de gordura corporal.

Conforme tem sido discutido ao longo deste livro, a existência da proteína corporal se reflete por como muitos tipos diferentes de proteínas celulares (p. ex., proteínas contráteis, enzimas etc.), e cada uma dessas proteínas tem função específica a desempenhar na célula. Nesse sentido, as proteínas não são armazenadas como fonte de combustível para o corpo em si, sintetizadas exclusivamente como moléculas funcionais no interior da célula. Contudo, ao serem degradadas, as proteínas celulares liberam aminoácidos no citosol, fornecendo uma fonte limitada de combustível para a célula.

Um desequilíbrio entre a ingestão e a utilização de macronutrientes acarretará alterações na composição corporal. Em vista disso, no longo prazo a estabilidade do peso corporal é um indicador de mudanças no balanço energético. Em seguida, prosseguiremos nossa discussão sobre perda de peso corporal com uma breve visão geral das dietas populares para perda de peso. Depois, apresentaremos um resumo das pesquisas que oferecem evidências a favor ou contra o sucesso dessas dietas populares.

Em resumo

- A fisiologia humana obedece à primeira lei da termodinâmica. Esse princípio simples afirma que a energia pode ser transformada de uma forma para outra, mas não pode ser criada nem destruída.
- Ao ser aplicada ao controle de peso, a primeira lei da termodinâmica se traduz no fato de que qualquer desequilíbrio entre a energia derivada dos alimentos e a energia utilizada no corpo deve ser contabilizado pelo armazenamento da sobra de energia alimentar no corpo.

- A equação do balanço energético afirma que as alterações nas reservas de energia do corpo são iguais à ingestão de energia menos o gasto energético: alterações nas reservas de energia dos macronutrientes do corpo = (ingestão de energia – gasto energético)
- O gasto energético total durante um dia é a soma de três componentes: (1) gasto energético em repouso; (2) gasto energético na atividade física/exercício; e (3) efeito térmico dos alimentos.
- Há três tipos de adipócitos no corpo: (1) células de gordura branca; (2) células de gordura marrom; e (3) células de gordura bege.
- O maior suprimento de energia do corpo é representado pela gordura armazenada em forma de triglicerídeos no tecido adiposo branco; esse tecido adiposo (i.e., tecido gordo) se compõe principalmente de adipócitos (células de gordura).
- Em adultos, os adipócitos marrons são encontrados em quantidades relativamente pequenas em três locais principais (almofadas de gordura nos ombros, parte superior das costas e proximidades dos rins). Esses adipócitos não constituem um "tanque de armazenamento de combustível"; sua função consiste em aumentar o gasto energético em repouso e em gerar calor.
- Os adipócitos bege (células de gordura brite) são semelhantes aos adipócitos marrons, pois podem aumentar o gasto energético. É importante ressaltar que evidências crescentes sugerem que o treinamento com exercícios de resistência pode promover a conversão de adipócitos brancos em adipócitos bege. Se isso ocorrer, provavelmente esse processo aumentará o gasto energético do corpo.
- A forma principal de armazenamento dos carboidratos no corpo é como glicogênio intracelular nos músculos esqueléticos e no fígado.
- As proteínas não são armazenadas como fonte de combustível corporal por si só; elas são sintetizadas exclusivamente como moléculas funcionais no interior das células.

Planos de dieta populares

Inúmeros planos de dieta "da moda" vêm recebendo ampla atenção da mídia nos últimos 50 anos. Muitos desses planos de dieta são apresentados em livros ou vendidos comercialmente (em forma de alimentos preparados); a maioria desses planos afirma que sua abordagem oferece um caminho rápido e fácil para a perda de peso sem a necessidade de ficar contando calorias. Em geral, a maioria das dietas populares para perda de peso pode ser categorizada em grupos com base no conteúdo recomendado de macronutrientes na dieta. Neste segmento, resumiremos algumas das dietas de perda de peso mais influentes na cultura popular. Mais especificamente, discutiremos a teoria subjacente a cada uma dessas abordagens dietéticas para perda de peso. Iniciaremos com uma visão geral dos universalmente populares planos de dieta com baixo teor de carboidratos.

Dietas com baixo teor de carboidratos. Dietas com baixo teor de carboidratos são dietas populares para perda de peso, em voga há mais de 50 anos. O público em geral tomou conhecimento, pela primeira vez, dos planos de dieta com baixo teor de carboidratos com a publicação de um livro intitulado "Diet Revolution" [Revolução da Dieta], publicado pelo Dr. Robert Atkins em 1972; por isso, essa dieta ficou conhecida como dieta Atkins. Depois que a dieta Atkins se tornou popular, surgiram centenas de outros planos de dieta com baixo teor de carboidratos, como a dieta South Beach e inúmeras versões dos "chamados" planos de dieta cetogênica (keto).

Em geral, essas dietas com baixo teor de carboidratos diferem na quantidade de carboidratos permitida no plano alimentar. Muitos dos planos com baixo teor de carboidratos permitem a ingestão de 50-100 g de carboidratos por dia (i.e., 200-400 kcal/dia). Contudo, os planos de dieta cetogênica recomendam que o consumo seja inferior a 30 g de carboidratos por dia; assim, em conjunto esses planos de dieta são considerados como dietas com baixíssimo teor de carboidratos. É importante considerar que muitos dos planos de dieta com baixo teor de carboidratos implicam ingestões de carboidratos abaixo da IDR de 130 g/dia. Essa IDR representa a ingestão mínima de carboidratos necessária para o funcionamento normal do cérebro.

Além das diferentes quantidades de carboidratos incluídas na dieta, outra variação entre essas dietas de baixo teor de carboidratos é se, no plano alimentar, os carboidratos serão substituídos por altos níveis de gordura ou por altos níveis de proteína como a principal forma de macronutriente da dieta. Por exemplo, em sua maioria, os atuais planos de dieta "cetogênica" são muito pobres em carboidratos e ricos em gordura.

Além das dietas com baixo teor de carboidratos, também existem dietas com restrição de carboidratos. Um dos planos mais populares, a dieta da "Zona", prescreve uma divisão "30-30-40" para os macronutrientes. Especificamente, os usuários desse plano ingerem 30% de suas calorias provenientes de proteínas, 30% de gorduras e 40% de carboidratos. Assim, contrariamente a muitos outros planos de dieta com baixo teor de carboidratos, a dieta da zona atende à IDR de ingestão de carboidratos.

Por que há a crença geral de que uma dieta com baixo teor de carboidratos promove perda de peso? Resumidamente, o consumo de altos níveis de carboidratos refinados (açúcares simples) pode contribuir para o ganho de gordura por três maneiras. Primeiramente, uma refeição rica em carboidratos resulta em um aumento significativo nos níveis de glicose no sangue; essa elevação desencadeia a liberação de insulina pelo pâncreas. Por sua vez, um nível elevado de insulina no sangue promove o armazenamento de gordura nos adipócitos e bloqueia a liberação de ácidos graxos pelas células de gordura.[23] Em segundo lugar, a diminuição na disponibilidade de ácidos graxos no sangue induzida pela insulina diminui a taxa metabólica em repouso.[23] Por fim, dietas ricas em carboidratos têm sido propostas para aumentar o apetite (i.e., diminuir a saciedade) e, com isso, aumentar a ingestão geral de energia. Por outro lado, dietas com baixo teor de carboidratos estão associadas à maior produção de cetonas (também chamadas de corpos cetônicos ou cetoácidos) pelo fígado com base nos ácidos graxos. Altos níveis circulantes de corpos cetônicos podem diminuir o apetite, resultando em diminuição na ingestão total de energia.[23]

Quais são as desvantagens das dietas com baixo teor de carboidratos? Uma preocupação com esse tipo de dieta é que geralmente tais métodos são ricos em gordura, com a possibilidade de elevação do colesterol circulante. Outro possível risco associado a uma dieta pobre em carboidratos e alta em proteínas é que a elevada ingestão de proteínas representaria risco para pessoas com distúrbios renais. Além disso, dietas com baixo teor de carboidratos em geral são pobres em fibras. Uma desvantagem final dessas dietas é, no longo prazo, a dificuldade de adesão das pessoas ao plano alimentar.

Dietas com baixo teor de gordura. Existem diversas variedades de dietas com baixo teor de gordura; nesses planos, o princípio subjacente é o de que apenas pequena porção da ingestão total de calorias será derivada da gordura. Algumas dietas com baixo teor de gordura populares são a dieta mediterrânea e a dieta Ornish. A dieta mediterrânea não é considerada uma dieta "da moda" e há várias décadas ela vem mantendo a popularidade com seu baixo teor de gordura. O interesse por essa dieta surgiu ao ser amplamente divulgado que pessoas em países banhados pelo Mar Mediterrâneo vivem mais e sofrem menos de doenças cardíacas. Essa dieta é pobre em carne vermelha, açúcar e gordura saturada e rica em vegetais, nozes e outros alimentos saudáveis. Todavia, devemos ter em mente a existência de várias versões dessa dieta, pois as pessoas que vivem nos diferentes países em torno do Mar Mediterrâneo (gregos, italianos, franceses e espanhóis) se alimentam de forma diferente.

A dieta Ornish é outra dieta popular com baixo teor de gordura. Esse plano de dieta recomenda a remoção de gorduras e do colesterol da sua dieta, com a substituição desses itens altamente calóricos por grãos integrais, legumes, frutas e vegetais. A dieta Ornish recomenda uma proporção de 70-20-10 de calorias diárias obtidas, respectivamente, de carboidratos, proteínas e gorduras.

A justificativa em apoio às dietas com baixo teor de gordura é consistente, visto que um plano de dieta com baixo teor de gordura oferece diversas vantagens para a saúde, em comparação com dietas ricas em gordura. Por exemplo, alimentos ricos em gordura também são alimentos ricos em calorias. Além disso, comprovadamente existe uma associação entre o consumo de uma dieta rica em gordura e aumentos dos níveis circulantes de colesterol e do risco de doenças cardíacas.

Quais são as desvantagens das dietas com baixo teor de gordura? Uma possível preocupação é o fato de que muitas opções de alimentos com baixo teor de gordura comercializados são altamente processadas e, em muitos casos, ricas em açúcar simples e em aditivos. Por outro lado, as dietas muito pobres em gordura podem interferir na absorção das vitaminas A, D, E e K, que são lipossolúveis. Por fim, as dietas muito pobres em gordura podem limitar a ingestão dos ácidos graxos essenciais necessários para uma boa saúde.

Dietas ricas em proteínas. A dieta Paleo (também chamada de dieta paleolítica ou dieta do homem das cavernas) é um plano alimentar elaborado de modo a imitar os alimentos consumidos pelos nossos ancestrais pré-históricos. Resumindo, em grande parte esse plano consiste em uma dieta rica em proteínas, abastecida por alimentos que os seres humanos comiam quando vagavam pelo planeta em eras passadas. Essa dieta se compõe de alimentos como peixes, carnes magras, frutas, vegetais sem amido e nozes, com exclusão de laticínios, cereais e alimentos processados.

Uma vantagem da dieta Paleo é o seu baixo teor de gordura. Como já mencionamos, dietas com baixo teor de gordura oferecem pelo menos duas vantagens em relação às dietas ricas em gordura. Em primeiro lugar, alimentos ricos em gordura são também ricos em calorias, e dietas ricas em gordura promovem níveis mais altos de colesterol no sangue. Em segundo lugar, dietas ricas em proteínas aumentam a saciedade e o gasto energético, em decorrência dos efeitos térmicos mais expressivos da proteína na digestão.

Quais são as desvantagens da dieta Paleo? Infelizmente, como essa dieta não foi detalhadamente estudada, ainda não são bem conhecidas as suas desvantagens, mas vários relatos concluem que é difícil aderir a ela. Assim, é questionável o sucesso, em longo prazo, desse tipo de dieta em termos de perda de peso.

Dietas nutricionalmente balanceadas com restrição de calorias. Uma dieta de baixa energia (também chamada de dieta de restrição calórica) fornece menos energia alimentar do que o indivíduo gasta durante o dia; muitas dessas dietas fornecem de 800-1.200 kcal/dia. Muitos planos de dieta comerciais empregam dietas nutricionalmente balanceadas e de baixa energia (p. ex., Vigilantes do Peso e Jenny Craig), e são muitos os nutricionistas que falam em favor de uma abordagem com uma dieta balanceada e restrição calórica para a perda de peso.

Em geral, esses planos de dieta nutricionalmente balanceados seguem as FADM para carboidratos, gorduras e proteínas, já citadas neste capítulo (Tab. 18.3). O leitor deve ter em mente que a ingestão recomendada de macronutrientes toma por base o percentual da ingestão total de energia. Um plano de dieta nutricionalmente equilibrado e que segue as diretrizes da FADM tem teores relativamente baixos de gordura total, o que diminui o risco de níveis sanguíneos elevados de colesterol. Além disso, esse tipo de dieta fornece quantidades adequadas de proteínas e de fibras alimentares. Portanto, não existem desvantagens significativas associadas ao consumo de uma dieta balanceada. Na verdade, a Academy of Nutrition and Dietetics (Academia de Nutrição e Dietética) recomenda que as dietas para perda de peso sigam as boas práticas nutricionais, em concordância com os FADM para macronutrientes.

Embora muitos nutricionistas recomendem a adesão a um plano de dieta nutricionalmente equilibrado, os proponentes dos diversos planos de dieta diferentes continuam a enfatizar a importância de um ou mais macronutrientes nos seus planos de dieta. Quais são as evidências que apoiam a alegação de que o conteúdo de macronutrientes da dieta exerce efeito significativo na perda de peso?

A composição de macronutrientes das dietas influencia a perda de peso?

Agora que apresentamos vários tipos de dietas populares para perda de peso, vamos discutir as pesquisas que realizaram comparações diretas entre essas dietas de emagrecimento. Conforme foi visto no Capítulo 0, em todos os estudos científicos é essencial contar com um projeto experimental rigoroso. Assim, ao ler qualquer pesquisa que envolva dietas para perda de peso, o leitor deverá levar em conta apenas aqueles estudos que contem com um número adequado de indivíduos e um excelente controle experimental, tanto da dieta quanto da atividade física. Por exemplo, muitos estudos sobre dietas baseiam-se em "condições de vida livre" (i.e., os indivíduos vivem e comem em casa). Na verdade, durante os estudos de vida livre os pesquisadores desconhecem o que os participantes comem. Por isso, a avaliação dietética da ingestão alimentar baseada em questionário é notoriamente pouco confiável, pois as pessoas com sobrepeso tendem a subnotificar a ingestão alimentar.[47] Portanto, é tarefa difícil a interpretação dos resultados dos estudos de vida livre, em razão da ausência de um controle experimental da dieta. Além disso, os estudos sobre dietas de curta duração também são problemáticos. Por exemplo, muitos estudos relatam maior perda de peso em curto prazo quando os indivíduos seguem uma dieta baixa em carboidratos *versus* com restrição de outros macronutrientes (p. ex., gordura ou proteína). Esses estudos sobre dietas de curta duração são ainda complicados pelo fato de que a maior parte da perda de peso inicial (i.e, nos primeiros 7 a 14 dias de dieta) com uma dieta pobre em carboidratos se deve à perda de água corporal. Isso se deve à depleção de glicogênio (a água é armazenada juntamente com o glicogênio) e à perda de sódio, resultando na diminuição da água extracelular. Estima-se que é possível perder 2,2 kg ou mais de água durante as primeiras 1-2 semanas de uma dieta pobre em carboidratos.[20,47] Portanto, diante dessas preocupações com o modelo experimental, consideraremos apenas estudos de dieta que abranjam um ano ou mais e que controlem cuidadosamente a ingestão de alimentos.

Uma revisão de estudos rigorosos revela que, em longo prazo, a perda de peso só ocorre com dietas com baixo nível de energia (i.e., a dieta contém menos energia do que o gasto energético diário) e que a perda de peso não depende da composição dos macronutrientes da dieta.[47] Mais especificamente, quanto maior a restrição energética da dieta, maior a perda de peso, independentemente de a restrição energética ser proveniente das proteínas, carboidratos ou gorduras.[47] A Figura 18.18 ilustra essa conclusão e resume os resultados de um estudo de dieta com duração de 24 meses e que investigou a resposta de perda de peso em mais de 600 adultos com sobrepeso a quatro dietas de baixa energia distintas que enfatizam quantidades diferentes de macronutrientes.[39] Em particular, cada dieta de baixa energia continha a mesma quantidade de calorias, mas as quatro dietas diferiam na composição de macronutrientes das seguintes maneiras:

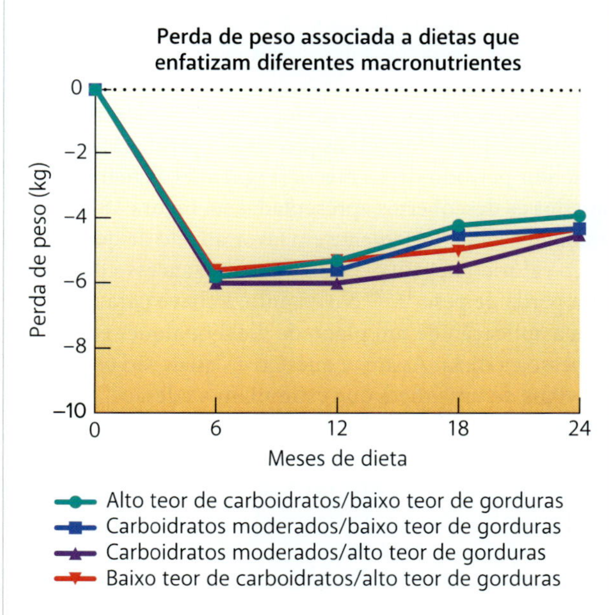

Figura 18.18 Perda de peso associada a dietas de baixa energia que enfatizam diferentes macronutrientes. Dados de Sacks et al.[39] Fonte: Sacks FM, Bray GA, Carey VJ, Smith SR, Ryan DH, Anton SD, et al. Comparison of weight-loss diets with different compositions of fat, protein and carbohydrates. *New England Journal of Medicine* 360: 859-873, 2009.

Dieta 1: 65% de carboidratos/15% de proteína/20% de gordura (alto teor de carboidratos/baixo teor de gordura)

Dieta 2: 55% de carboidratos/25% de proteína/20% de gordura (carboidratos moderados/baixo teor de gordura)

Dieta 3: 45% de carboidratos/15% de proteína/40% de gordura (carboidratos moderados/alto teor de gordura)

Dieta 4: 35% de carboidratos/25% de proteína/40% de gordura (baixo teor de carboidratos/alto teor de gordura)

A inspeção da Figura 18.18 revela que, embora essas quatro dietas tenham diferido acentuadamente no conteúdo de macronutrientes, não houve diferenças significativas na perda de peso entre os planos de dieta estudados. Portanto, quando comparadas em termos de calorias, as dietas com baixo teor de carboidratos não são superiores, em termos de promoção da perda de peso, em comparação às dietas com alto teor de carboidratos. Da mesma forma, quando comparadas em termos de calorias, as dietas com baixo teor de gordura não são superiores, também em termos de promoção da perda de peso, em comparação às dietas com alto teor de gordura. Em conjunto, esses resultados reforçam nossa discussão anterior sobre a primeira lei da termodinâmica e sugerem que uma caloria é uma caloria, independentemente de ser derivada de gordura, proteína ou carboidrato.

Outros estudos fornecem outras evidências de que o conteúdo de macronutrientes da dieta não é a chave para a perda de peso. Por exemplo, duas investigações bem elaboradas que envolveram 482 voluntários com sobrepeso compararam as dietas Atkins, Ornish, "Zona", mediterrânea e Vigilantes do Peso para a perda de peso.[11,41] O leitor deve lembrar que cada uma dessas dietas difere acentuadamente em seu conteúdo de macronutrientes. Mas, quando comparados em termos de ingestão calórica, não foram observadas diferenças na perda de peso entre quaisquer desses planos de dieta durante um período de 12 meses (Fig. 18.19). Quando combinados às descobertas apresentadas na Figura 18.18, esses resultados falam fortemente em favor do fato de que um balanço calórico negativo é a chave para o sucesso das dietas para perda de peso.[4,21,23] No entanto, a chave para o sucesso com a aplicação de um plano de dieta qualquer é a adesão da pessoa à dieta. Assim, a questão é: "quais são os elementos vitais de uma dieta que estimulam a adesão?" A próxima seção abordará essa importante questão.

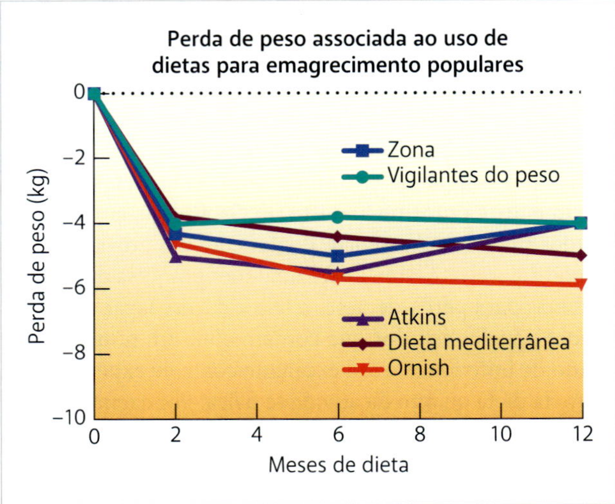

Figura 18.19 Perda de peso associada a dietas de emagrecimento populares que enfatizam diferentes macronutrientes. Os dados são das referências 11 e 41.

Fonte Dansinger ML, Gleason JA, Griffith JL, Selker HP e Schaefer EJ. Comparison of the Atkins, Ornish, Weight Watchers e Zone diets for weight loss and heart disease risk reduction: a randomized trial. JAMA 293: 43-53, 2005; Shai I, Schwarzfuchs D, Henkin Y, Shahar DR, Witkow S, Greenberg I, et al. Weight loss with a low carbohydrate, Mediterranean, or low-fat diet. *New England Journal of Medicine* 359: 229-241, 2008.

Fatores que influenciam a adesão a uma dieta

O principal fator preditor de perda de peso em resposta a um plano de dieta com baixo teor de energia é a adesão. Vários fatores fazem que a adesão a uma dieta seja tarefa desafiadora. Por exemplo, a disponibilidade e a comercialização de *fast food* criaram um ambiente em que as pessoas são constantemente bombardeadas com oportunidades de consumir lanches ricos em gordura e/ou açúcar.[47] Essa oportunidade de ingerir refeições processadas ricas em energia fez com que as pessoas se desviassem de um plano alimentar regular, além de promover um padrão de alimentação de "beliscamento" ao longo do dia, resultando em um balanço calórico positivo e no subsequente aumento das reservas corporais de gordura.[47]

Obviamente, um fator importante que influencia a adesão a uma dieta é o apetite. Em geral, o consumo de alimentos que não provocam a sensação de "estar saciado" promoverá a ingestão de mais alimentos, até que seu apetite seja suprimido (a supressão do apetite é chamada de saciedade). A regulação do apetite está sob um controle fisiológico complexo, e uma discussão detalhada desse tópico excederia os objetivos deste capítulo. Mesmo assim, vamos discutir sucintamente os modos como a ingestão de macronutrientes específicos afeta nossa saciedade.

Embora cercadas de controvérsia, as evidências publicadas sugerem a existência de uma hierarquia para a saciedade de macronutrientes, em que as proteínas satisfazem mais completamente a fome em comparação com os carboidratos, estes proporcionando mais consistentemente a supressão da fome em comparação com a gordura.[47] As dietas ricas em gordura ou carboidratos são problemáticas, visto que nenhum desses macronutrientes é capaz de produzir o maior nível de saciedade. Por outro lado, dietas com teores muito baixos de carboidratos podem suprimir o apetite, o que promoveria aumento nas cetonas circulantes.[23] A Tabela 18.8 resume as características das gorduras, proteínas e carboidratos e seu impacto na ingestão de alimentos.

O consumo de macronutrientes específicos também pode influenciar a ingestão total de energia de outra maneira. Especificamente, estudos revelaram que as pessoas geralmente comem diariamente uma quantidade consistente (i.e., em peso) de comida. Em vista disso, o consumo de alimentos menos densos em energia (i.e., vegetais ou alimentos ricos em proteínas) em oposição ao consumo de alimentos com alta densidade energética (i.e., alimentos ricos em gordu-

Tabela 18.8 Características de energia e saciedade das gorduras, proteínas e carboidratos

Características dos macronutrientes	Gordura	Proteína	Carboidrato
Capacidade de comer toda a refeição	Baixa	Alta	Intermediária
Capacidade de suprimir a fome	Baixa	Alta	Intermediária
Densidade de energia	Alta	Baixa	Baixa
Calorias por grama	9	4	4
Capacidade de armazenamento no corpo em forma de combustível	Alta	Nenhuma	Baixa
Capacidade de estimular sua própria oxidação	Pouca	Boa	Boa

Fonte: Modificada da referência.[47]

ras) poderia diminuir significativamente a ingestão diária de energia e promover a saciedade, sem alteração no volume de alimentos consumidos a cada dia.[47]

Por fim, a adesão a uma dieta será mais consistente com o uso de planos alimentares que contenham grande variedade de alimentos. Isso pode explicar por que alguns dos planos de dieta mais populares com restrição das escolhas alimentares enfrentam problemas de adesão.[11] Portanto, para que as pessoas obtenham sucesso com o uso de qualquer dieta, é importante optar por uma dieta que ofereça ampla variedade de opções alimentares.

É evidente que o objetivo de qualquer programa de perda de peso é a perda de gordura corporal. Infelizmente, a perda de peso associada a uma dieta com baixo teor de calorias é resultante da perda não só de gordura, mas também de massa magra. Na próxima seção, discutiremos como dietas de baixa energia podem promover a perda de massa livre de gordura e diminuem a taxa metabólica em repouso.

Em resumo

- Nas últimas décadas, grande número de planos de dieta para perda de peso tem ganhado ampla atenção da mídia. As principais classificações dos planos de dieta para perda de peso são as dietas com baixo teor de carboidratos, dietas com baixo teor de gorduras, dietas ricas em proteínas e dietas nutricionalmente balanceadas com restrição calórica.
- Todas as classificações para os planos de dieta têm suas desvantagens, à exceção dos planos de dieta nutricionalmente balanceados que seguem as FADM para carboidratos, gorduras e proteínas. Não surpreende que a U.S. Academy of Nutrition and Dietetics recomende que as dietas para perda de peso sigam boas práticas nutricionais, em consonância com as FADM para macronutrientes.
- Pesquisas revelam que, em longo prazo, a perda de peso só ocorrerá com o uso de dietas que limitem o consumo de energia (i.e., a dieta deve conter menos energia do que o gasto energético diário) e que a perda de peso independe da composição de macronutrientes na dieta.
- Para a obtenção de sucesso com qualquer plano alimentar projetado para perda de peso, é fundamental a adesão da pessoa à dieta.
- Evidências sugerem que existe uma hierarquia para a saciedade de macronutrientes: as proteínas satisfazem a fome mais completamente que os carboidratos, e os carboidratos proporcionam mais supressão da fome do que as gorduras.
- A ingestão de determinados macronutrientes afeta a ingestão total de energia, porque em geral as pessoas ingerem praticamente a mesma quantidade de alimentos por dia. Por esse motivo, o consumo de alimentos com menor valor energético, em lugar de alimentos com alta densidade energética, poderá diminuir significativamente a ingestão diária de energia e, com isso, promover a saciedade sem haver alteração no volume de alimentos diariamente consumidos.
- Em geral, as pessoas aderem com maior facilidade a uma dieta quando o plano alimentar contém grande variedade de alimentos.

Dietas de baixa energia resultam em perda de gordura e de massa livre de gordura

Conforme apresentamos anteriormente, é inevitável que as dietas para perda de peso resultem na perda de gordura e de massa magra (i.e., tecido magro). São vários os motivos que tornam indesejável essa perda de tecido magro (p. ex., músculo esquelético). Em primeiro lugar, a perda de massa muscular esquelética resulta em perda da força. Além disso, a diminuição na massa livre de gordura também é indesejável, considerando que a massa magra é a principal responsável pela maior parte do gasto energético em repouso. Uma redução no gasto energético em repouso é importante por representar algo entre 50-75% do gasto energético total. Agora, vamos discutir com mais detalhes a perda de massa livre de gordura decorrente da dieta e a consequente redução no gasto energético em repouso.

A Figura 18.20 ilustra a diminuição da taxa metabólica em repouso em pessoas ao longo de 24 meses de uma dieta com baixíssimo teor de calorias. Observe que a taxa metabólica em repouso é expressa como um percentual do gasto energético em repouso determinado antes do início da dieta. O leitor também deve observar que a taxa metabólica em repouso diminui em 20% durante os primeiros seis meses de uso da dieta hipocalórica, continuando a diminuir gradualmente durante os próximos 18 meses, até que a taxa metabólica de repouso esteja situada 35% abaixo dos valores pré-dieta.[27] O principal fator contributivo para o declínio da taxa metabólica em repouso é a perda de massa livre de gordura; contudo, uma diminuição nos níveis circulantes do hormônio tireoidiano T3 e a redução da atividade do sistema nervoso simpático também contribuem para esse declínio.[5] É importante ressaltar que essa redução no gasto energético em repouso influencia a equação do balanço energético, com redução no gasto energético total.

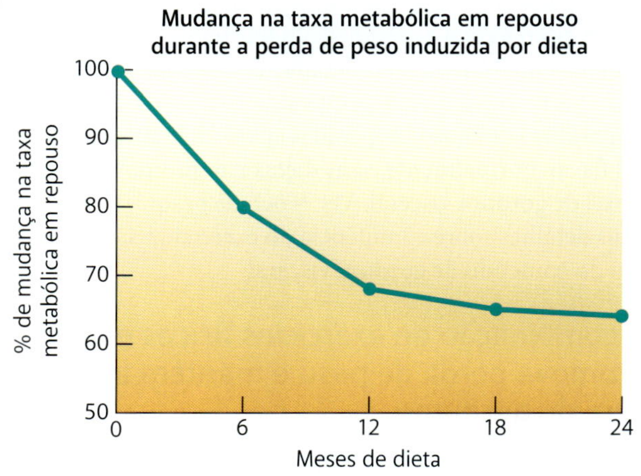

Figura 18.20 Alteração na taxa metabólica de repouso durante 24 meses de dieta hipocalórica. Dados de Keys.[27]

Fonte: Keys A. The Biology of Human Starvation. Minneapolis, MN: The University of Minnesota Press, 1950.

Estudos que investigaram a perda de massa livre de gordura induzida pela dieta revelaram que a magnitude da diminuição desse componente do organismo depende do grau de restrição calórica.[9] Por exemplo, em resposta a uma dieta hipocalórica (déficit de 750-1.000 kcal/dia), cerca de 14% da perda total de peso é decorrente de uma redução da massa livre de gordura.[9] Porém, quando o déficit calórico sobe para 1.500 kcal/dia (dieta com baixíssimo teor de calorias), essa maior restrição calórica resulta em maior perda de massa livre de gordura (i.e., 23% da perda total de peso se deve à perda de massa livre de gordura).[9] Existem estratégias capazes de prevenir essa perda de massa magra induzida pela dieta? No próximo segmento, discutiremos o papel desempenhado pelo treinamento físico na perda de peso e na manutenção da massa corporal magra durante programas de perda de peso.

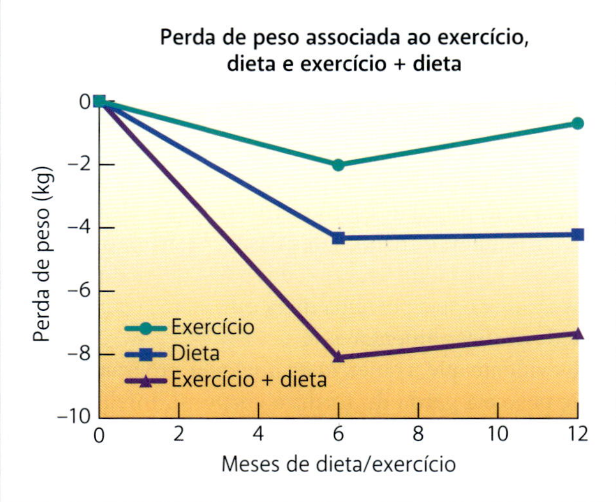

Figura 18.21 Impacto do exercício, dieta de baixa energia e exercício + dieta de baixa energia na perda de peso. Os dados são das referências 10 e 16.

Apenas a prática do exercício físico não promove perda de peso em longo prazo

Muitos estudos investigaram o impacto causado exclusivamente pela prática do exercício físico na perda de peso. Surpreendentemente, na maioria das pessoas a prática do treinamento físico propriamente dito (i.e., força ou resistência) não resulta em perda de peso significativa em longo prazo (Fig. 18.21).[16] Uma possível explicação para essa descoberta é que muitos estudos não levaram em conta a intensidade e a duração do exercício necessárias para a obtenção de um efeito significativo na equação do balanço energético.

Embora isoladamente o exercício não promova perda de peso significativa, o treinamento com exercícios aeróbios resulta em reduções significativas no tecido adiposo visceral. Por outro lado, o treinamento com exercícios de força por si só não promove grande redução na gordura visceral.[9a,49] A perda de gordura visceral induzida em decorrência da prática de exercícios aeróbios é importante, tendo em vista que a presença de altos níveis de gordura visceral está associada à inflamação crônica de baixo grau, que constitui um fator de risco para a ocorrência de inúmeras doenças crônicas (ver Cap. 15 para mais detalhes). Curiosamente, embora as dietas de baixa caloria promovam perda de peso (e perda de gordura) quando comparadas apenas à prática do exercício físico, normalmente essas dietas não promovem grande perda de gordura visceral. Ver "Foco de pesquisa 18.1" para mais detalhes sobre a influência do exercício físico na redução do conteúdo de gordura visceral.

A combinação de exercícios físicos e dieta promove perda de peso e mantém a massa livre de gordura

Embora o exercício praticado isoladamente não seja muito eficaz em termos de perda de peso, a combinação do exercício com a restrição calórica resulta em maior perda de peso, em comparação com o uso exclusivo da dieta[10,16] (Fig. 18.21). A explicação para essa descoberta é que uma dieta hipocalórica diminui a ingestão de energia, e o treinamento físico aumenta o gasto energético total na equação do balanço energético; esse cenário pode acontecer por três maneiras. Em primeiro lugar, uma única sessão de exercício (exercício de força ou de resistência) aumenta o gasto energético e, com isso, influencia a equação do balanço energético, elevando o gasto energético total (Fig. 18.15). O leitor deve ter em mente o que foi dito no Capítulo 4, que esse aumento no gasto energético induzido pelo exercício ocorre em duas fases. A primeira fase é representada pela energia gasta durante a prática do exercício em si. A segunda fase provém do aumento induzido pelo exercício no gasto energético em repouso, que às vezes se prolonga por até 48 horas após o exercício. Mas lembre-se de que esse gasto energético pós-exercício é pequeno, representando 6-15% do total energético gasto durante a sessão de exercícios.

Como já foi discutido, os adipócitos bege são semelhantes aos adipócitos marrons, pois podem aumentar o gasto energético em repouso. Embora exista controvérsia, estudos em animais sugerem que o treinamento com exercícios de resistência promove a conversão de adipócitos brancos em adipócitos bege.[12] Se isso ocorre em humanos, esse aumento de adipócitos bege pode aumentar o gasto energético em repouso.[12]

Por fim, como uma única sessão de exercícios de força promove a síntese de proteínas nos músculos esqueléticos, o exercício de força pode proteger contra a perda de massa livre de gordura (i.e., tecido magro) induzida pela restrição calórica. Essa preservação da massa magra induzida pelo exercício protege contra uma redução na taxa metabólica de repouso. Na verdade, o treinamento com exercícios de força combinado com uma dieta hipocalórica resulta na preservação da massa livre de gordura em comparação com a dieta sozinha.[7] É importante ressaltar que essa proteção contra a perda de massa livre de gordura também protege contra a diminuição induzida pela dieta no gasto energético em repouso (Fig. 18.22).

Embora seja reconhecido que o treinamento de força traz benefícios durante a perda de peso, o benefício do trei-

Foco de pesquisa 18.1

Modalidade de exercício físico e perda de gordura visceral

Conforme discutimos no Capítulo 15, a presença de níveis elevados de tecido adiposo visceral (TAV) está associada à ocorrência de uma inflamação crônica de baixo grau. Portanto, altos níveis de IVA prenunciam consequências negativas para a saúde, porque a inflamação crônica aumenta o risco de diversas doenças crônicas, inclusive doenças cardiovasculares, diabetes e câncer. Assim, a redução do conteúdo de TAV é meta importante para a saúde de todos nós. Nesse sentido, tanto exercícios aeróbios quanto dietas hipocalóricas demonstraram eficácia na redução do TAV. Curiosamente, embora ainda seja motivo de alguma controvérsia, vários estudos sugerem que a prática isolada do treinamento com exercícios aeróbios pode ser mais eficaz para a redução do TAV, em comparação com uma dieta hipocalórica.[49] Essa importante descoberta estimulou a realização de vários estudos que compararam o impacto de diferentes modalidades de exercícios no TAV. Em seguida, resumiremos esses estudos.

Muitos estudos concluíram que a realização de exercícios aeróbios de intensidade moderada durante períodos prolongados (i.e., ≥ 30 minutos/dia, 4-7 dias por semana) resulta em redução no TAV; as reduções relatadas na perda do TAV induzida pela prática de exercícios aeróbios variam de -6% a -24%.[38b,49] Da mesma forma, pesquisas também revelaram que o treinamento intervalado de alta intensidade diminui os níveis de TAV em grau comparável ao conseguido com o treinamento com exercícios aeróbios.[9a] Por outro lado, alguns estudos mostraram que nem o treino com exercícios de velocidade (i.e., 30 segundos/exercício máximo) nem o treinamento com exercícios de força promovem grandes perdas no TAV.[9a,50] Ver Chen et al. (2021) nas "Sugestões de leitura" para mais detalhes sobre este tópico.

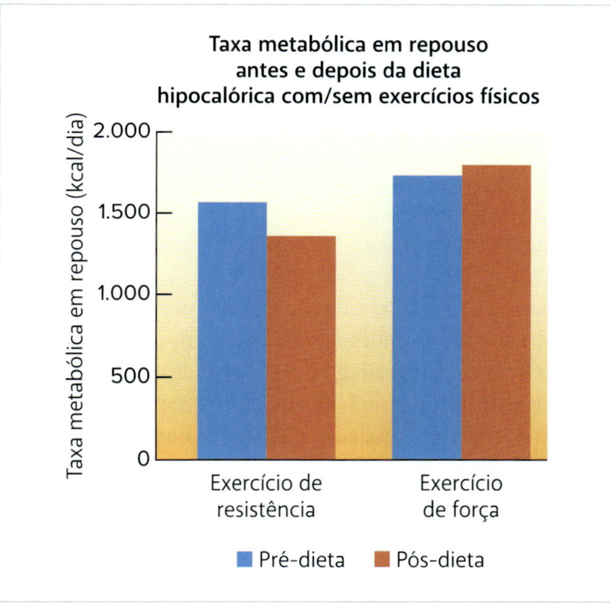

Figura 18.22 Impacto do exercício de resistência e do exercício de força no metabolismo em repouso em indivíduos expostos a uma dieta de baixa energia. Dados da referência 7.

Fonte: Bryner RW, Ullrich IH, Sauers J, Donley D, Hornsby G, Kolar M, et al. Effects of resistance vs. aerobic training combined with an 800 calorie liquid diet on lean body mass and resting metabolic rate. *Journal of the American College of Nutrition* 18: 115-121, 1999.

namento com exercícios de resistência para proteger contra a perda de massa magra induzida pela dieta ainda não foi esclarecido. Especificamente, algumas investigações relatam proteção, enquanto outros estudos concluem que o treinamento de resistência não protege contra a perda de massa livre de gordura.[24] No entanto, independentemente de preservar ou não a massa livre de gordura, o exercício de resistência proporciona vários outros benefícios à saúde. Assim, muitos especialistas em perda de peso recomendam que as pessoas envolvidas em dietas para perda de peso incluam o treinamento com exercícios de força e de resistência em seus esforços para perder peso.

Em resumo

- Dietas de perda de peso com baixos teores de energia resultam em perda de gordura e de massa livre de gordura.
- A perda de massa livre de gordura (i.e., músculo esquelético) resulta em diminuição da força e redução do gasto energético em repouso.
- A magnitude da diminuição da massa livre de gordura, associada à adesão a dietas de baixa energia, depende do grau de restrição calórica; em geral essa diminuição varia entre 14-23% da perda total de peso.
- A prática exclusiva do treinamento físico (de força ou de resistência) não resulta em perda de peso significativa.
- Embora o exercício *per se* não promova perda de peso, a combinação do exercício com a restrição calórica resulta em maior perda de peso, em comparação com o uso exclusivo da dieta.

Etapas para a obtenção de um percentual saudável de gordura corporal

Este capítulo oferece uma introdução à nutrição, além das orientações para uma alimentação saudável. Além disso, discutimos as técnicas para determinação da composição corporal, juntamente com a faixa percentual de gordura corporal considerada saudável. Assim, agora o leitor está munido do conhecimento necessário para planejar uma dieta e uma estratégia de atividade física com o objetivo de perder gordura corporal e obter uma composição corporal saudável. Esse processo envolve cinco etapas simples: (1) Determinação do seu percentual de gordura corporal atual; (2) Formação da sua "meta" percentual de gordura corporal; (3) Estimativa do seu gasto energético diário; (4) Estabelecimento do déficit calórico diário necessário para que seja alcançada a sua meta de composição corporal em um período especificado; e (5) Planejamento da sua dieta e do programa de exercícios físicos para que sua meta de composição corporal seja alcançada. Vamos considerar cada uma dessas etapas com mais detalhes.

Etapa 1: O primeiro passo para a obtenção de um percentual de gordura corporal saudável tem início com a determinação da sua composição corporal, com o uso de uma técnica válida. Lembre-se de que existem erros inerentes em muitas técnicas de composição corporal (p. ex., medidas de dobras cutâneas, impedância bioelétrica e DEXA); assim, seu percentual de gordura corporal medida poderá estar acima ou abaixo de seu percentual de gordura corporal "real".

Etapa 2: Depois de determinar seu percentual de gordura corporal, a próxima etapa consiste em estabelecer o percentual desejado para a gordura corporal com a aplicação das informações fornecidas na Tabela 18.7. Se seu percentual de gordura corporal estiver excedendo a faixa "saudável", estabeleça sua meta para o percentual de gordura corporal e calcule quanto peso você precisa perder para obter o percentual desejado para a gordura corporal. Considere o seguinte exemplo de um cálculo em duas etapas para a determinação do peso corporal que resultará na concretização de sua meta. Nesse exemplo, uma estudante universitária determinou que sua gordura corporal é de 36%. Atualmente, ela pesa 73,5 kg e deseja perder gordura para atingir o limite inferior da faixa saudável para o percentual de gordura corporal, e estabeleceu sua meta para a perda de peso para chegar aos 20% de gordura corporal. O cálculo para determinar o peso ideal dessa universitária para atingir os 20% de gordura corporal desejados é o seguinte:

Passo 1. Calcular o peso livre de gordura:
100% – 36% de gordura = 64% sem gordura
64% × 73,5 kg = 47 kg de peso livre de gordura

Observe que, no cálculo anterior, o percentual livre de gordura é expresso como uma fração (i.e., 0,64).

Passo 2. Calcule seu peso ideal:
Peso ideal = peso livre de gordura ÷ (1 – % ideal de gordura)

Semelhante à equação anterior, a meta para o % de gordura é expressa como uma fração (0,20):

Para calcular o peso corporal associado a uma composição corporal com 20% de gordura, faça o seguinte cálculo:
Peso ideal: 47 kg ÷ (1 – 0,20) = 58,7 kg

Portanto, seu peso ideal é 58,7 kg para atingir a meta desejada de 20% de gordura corporal.

Etapa 3: O próximo passo consiste em determinar seu gasto energético total (GET) diário. Lembre-se da equação do balanço energético, na qual o gasto energético total está composto por três elementos: (1) Gasto energético em repouso (GER); (2) Gasto energético da atividade física/exercício (AF/E); e (3) Efeito térmico dos alimentos (ETA). Há inúmeras abordagens para a estimativa do seu gasto energético total, e todas envolvem suposições, que poderão resultar em uma subestimativa ou superestimativa do seu GET. Aqui, apresentamos uma abordagem simples de quatro etapas para estimar seu GET:

Passo 1: A primeira etapa envolve o cálculo do seu GER, que pode ser feito da seguinte forma[34]:

Homens: GER (kcal) = (10 × peso) + (6,25 × altura) – (5 × idade) + 5
Mulheres: GER (kcal) = (10 × peso) + (6,25 × altura) – (5 × idade) – 161

Onde: peso em quilogramas; altura em centímetros; idade expressa em anos.

Passo 2: O segundo cálculo necessário para estimar seu GET envolve o cálculo da energia necessária para a digestão e absorção dos alimentos (i.e., ETA). Esse componente do GET é frequentemente estimado em 10% do seu GER + AF/E.
Onde: GER e FA/E são citados em kcal; esse cálculo utiliza 10% expresso em forma de fração (0,10). Por exemplo, se a soma de seu GER + FA/E for 1.800 kcal, seu ETA seria de 180 kcal (i.e., 1.800 × 0,10 = 180).

Passo 3: O terceiro cálculo fornece uma estimativa da energia gasta durante AF/E. Esse componente da equação de equilíbrio energético é difícil de estimar precisamente devido à complexidade de estimar o gasto energético durante as atividades diárias. No entanto, a seguinte abordagem pode ser usada para estimar a energia associada ao AF/E:

Sedentário (pouco ou nenhum exercício, trabalho de escritório) = 0,15 × GER
Atividade leve (exercícios leves/esportes em 1-3 dias/semana) = 0,20 × GER
Atividade moderada (exercício/esporte moderado em 3-5 dias/semana) = 0,25 – 0,30 × GER
Alta atividade (exercícios/esportes intensos em 6-7 dias/semana) = 0,35 – 0,45 × GER

Onde: GER está em kcal.

Passo 4: O cálculo final para estimar o GET envolve determinar a soma da energia gasta durante os três componentes separados que compõem o GET:

GET (kcal) = GER (kcal) + GET (kcal) + AF/E (kcal)

Etapa 4: Esta importante etapa envolve a estimativa do tamanho do seu déficit calórico necessário para a perda do peso corporal desejado. Historicamente, acreditava-se que um déficit energético cumulativo de 3.500 kcal seria necessário para a perda de 450 g de gordura. No entanto, pesquisas revelam que a regra geral de "3.500 kcal por quilo" não prevê com precisão a perda de peso ao longo de semanas ou meses de uma dieta com baixo teor de energia.[21,22] O defeito dessa regra dos 3.500 kcal em prever com precisão o peso em longo prazo ocorre porque a regra não leva em conta as mudanças fisiológicas decorrentes da perda de peso. Mais especificamente, a perda de peso resulta em diminuições na taxa metabólica em repouso e no custo energético da atividade física (em decorrência da perda de peso corporal). Para obter uma estimativa mais precisa da quantidade de déficit energético necessária para haver perda de gordura corporal, pesquisadores do U.S. National Institutes of Health desenvolveram uma abordagem simples (que pode ser acessada na internet) para o cálculo do déficit energético diário necessário para a pessoa perder uma quantidade específica de gordura durante um período específico. Esse programa bastante amigável é completo, inclusive com um "vídeo explicativo sobre o planejador de peso corporal", que fornece instruções sobre o modo de aplicar essa ferramenta *on-line* para o atendimento das suas metas pessoais de perda de peso. "Uma visão mais detalhada 18.1" apresenta um exemplo de como deve ser usado esse planejador de peso corporal.

Etapa 5: A etapa final na execução do seu programa de perda de peso envolve o uso das informações obtidas durante as etapas 1 até 4 para a formulação de um plano para a concretização de sua meta de perda de peso. Ao formular seu pla-

Uma visão mais detalhada 18.1

Planejador de peso corporal acessado na internet

Recentemente, o U.S. National Institutes of Health (Instituto Nacional de Saúde) publicou um planejador de peso corporal acessado na internet que possibilita aos seus usuários a estruturação de um plano personalizado de calorias e de atividade física com o objetivo de atingir um peso ideal dentro de determinado período. Além disso, o *site* fornece informações sobre como manter o peso desejado, atingida a meta de perda de peso.

O *site* (https://www.niddk.nih.gov/bwp) do planejador de peso corporal é amigável e contém um vídeo passo a passo sobre a utilização do planejador de peso corporal. Em resumo, esse instrumento simples incorporou anos de pesquisa científica que resultou no desenvolvimento de um modelo matemático para auxiliar na formulação de um plano de perda de peso que inclua uma dieta com baixo teor de energia e a prática regular de exercícios físicos. Vamos considerar o exemplo a seguir, de como deve ser usado o planejador de peso corporal do NIH para perda de peso em Susan, em uma estudante universitária de 21 anos. Susan tem 1,63 m de altura, e seu peso corporal atual é de 73,5 kg. Um exame DEXA revelou 36% de gordura em sua composição corporal. Susan tem por meta de perda de peso uma composição corporal de 20% de gordura (i.e., dentro da faixa de percentual de gordura saudável), e a moça calculou que, para alcançar essa meta, precisa perder aproximadamente 14 kg para atingir o peso desejado de 58 kg. Agora, vamos usar o planejador de peso corporal do NIH para determinar a ingestão calórica necessária para que Susan perca esse peso durante um período de 32 semanas de dieta e exercícios físicos.

Etapa 1. Entre no *site* do planejador de peso corporal (o endereço foi fornecido acima). A primeira etapa do planejador de peso corporal aparece na tela e permite a você inserir suas informações iniciais: peso corporal, sexo, idade, altura e uma estimativa do seu nível atual de atividade física no trabalho/escola e durante o tempo livre. Susan estima que seu nível atual de atividade física seja leve, tanto durante o período na faculdade quanto durante as atividades de lazer.
Etapa 2. Esta etapa do planejador de peso corporal solicita que você insira seu peso desejado, juntamente com o prazo desejado para alcançá-lo. Susan insere sua meta de peso de 58,5 kg e registra que deseja atingir sua meta em 32 semanas (224 dias).
Etapa 3. A próxima etapa no planejador de peso corporal permite que você insira seus planos para aumento da atividade física (i.e., mudança na atividade física) para aumentar seu gasto energético diário durante o exercício. Susan planeja fazer 60 minutos de caminhada com intensidade média ao longo de 4 dias por semana, juntamente com 30 minutos de treinamento com exercícios de força (3 dias por semana). Primeiramente, a moça insere o exercício de caminhada e depois seleciona "especificar outra alteração" para adicionar o treinamento com exercícios de força. Infelizmente, o planejador de peso corporal do NIH não inclui treinamento com exercícios de força como um tipo de exercício, então Susan adiciona seu treinamento com exercícios de força na forma de 30 minutos de caminhada com intensidade média (3 dias/semana).
Etapa 4. A passagem para a etapa final do planejador fornece os resultados para sua dieta e plano de exercícios físicos para alcançar seu peso ideal de 58,5 kg após 224 dias de dieta e de exercícios físicos. Essa tela de resultados fornece uma estimativa da ingestão calórica diária necessária para a perda do peso desejado (14 kg) em 224 dias e a necessidade energética (calorias/dia) para a manutenção do seu peso ideal de 59 kg, uma vez alcançada a sua meta.

Em resumo, o *site NIH Body Weight Planner* oferece uma ferramenta precisa e de fácil uso que permite o planejamento da sua dieta e a estratégia de exercícios físicos que resultarão na concretização de suas metas de perda de peso, além da obtenção de um percentual de gordura corporal saudável. É importante ter em mente que essa ferramenta de planejamento de peso corporal está fundamentada nas pesquisas mais recentes para a determinação do déficit de energia necessário para a queima de gordura corporal ao longo de muitas semanas de adesão a um plano de dieta com baixo teor de energia.[21,22] Visite o *site* e divirta-se elaborando seu plano de perda de peso.

no, considere as seguintes recomendações sobre o tamanho do déficit calórico, inclusão do treinamento físico e composição da dieta.

Em geral, os programas de perda de peso bem-sucedidos consistem em redução na ingestão calórica e aumento no gasto calórico, obtido por meio de exercícios físicos. Em relação ao tamanho do déficit calórico diário, as diretrizes dos U.S. Centers for Disease Control recomendam que a ingestão calórica seja reduzida em 500-1.000 kcal/dia. Déficits calóricos superiores a 1.000 kcal/dia promoverão uma perda significativa de massa magra; assim, devemos evitar essas dietas de baixíssimo valor energético.

Como já discutimos, a combinação de exercícios físicos com uma dieta com baixo teor de energia resultam em perdas de peso mais expressivas, em comparação com o uso isolado da dieta. Na realidade, a prática conjunta da dieta e dos exercícios físicos atende tanto à ingestão de energia quanto ao gasto energético na equação do balanço energético. As orientações atuais do ACSM para perda de peso com a prática de exercícios físicos recomendam a inclusão do treinamento de exercícios de força (3 dias/semana) juntamente com o treinamento com exercícios de resistência na maioria dos dias da semana, totalizando 150-300 minutos de exercícios combinados por semana. Vale enfatizar novamente que a inclusão do treinamento de exercícios de força em um programa de perda de peso é medida essencial para ocorrer menor perda de massa magra.

Também queremos lembrar que a adesão à dieta é a chave para a perda de peso. Ao planejar sua dieta com baixo teor de energia, é aconselhável optar por uma dieta balanceada, com baixo teor de gordura e rica em frutas e vegetais. Além disso, pesquisas revelam que uma dieta contendo grande variedade de alimentos aumenta a adesão a um plano alimentar com baixo teor calórico. Por fim, lembre-se de que o consumo de bebidas alcoólicas também contribui para a ingestão total de calorias, pois o álcool puro contém 7 kcal de energia por grama. Isso se traduz na ingestão de cerca de 150 kcal por 360 mL de cerveja e em aproximadamente 120 kcal por taça de vinho. Por outro lado, o consumo de coquetéis alcoólicos aumenta sua ingestão calórica e a energia contida nos coquetéis é muito variável (p. ex., 112-490 kcal), dependendo dos ingredientes da bebida. Portanto, é importante considerar a limitação do consumo de bebidas alcoólicas, para que suas metas de ingestão calórica sejam alcançadas mais facilmente.

Em resumo

- O estabelecimento de um plano para a obtenção de um percentual de gordura corporal saudável envolve um processo de cinco etapas: (1) Determine seu percentual de gordura corporal; (2) Estabeleça o percentual de gordura corporal desejado e calcule o peso corporal que representa sua meta; (3) Determine seu gasto energético total; (4) Determine o déficit calórico necessário para que sua meta de perda de peso seja alcançada durante determinado período; e (5) Formule um plano de dieta e de exercícios físicos que tornarão possível obter um percentual de gordura corporal saudável.
- O *site Body Weight Planner*, do U.S. National Institutes of Health, oferece uma ferramenta precisa e de fácil uso para o planejamento da sua dieta e para a formulação de uma estratégia de exercícios físicos que resultam na concretização de suas metas de perda de peso e de um percentual saudável de gordura corporal.

Atividades para estudo

1. Definir nutrição e nutrientes. Identificar e discutir as funções dos nutrientes no corpo.
2. Listar as seis principais classes de nutrientes e fornecer uma breve explicação da função de cada classe.
3. Definir macro e micronutrientes.
4. Listar e discutir a função de cada classe de macronutrientes.
5. Listar e explicar as funções das duas categorias de micronutrientes.
6. Discutir as duas classes de aminoácidos e explicar por que alguns são essenciais na dieta.
7. Identificar os principais compartimentos hídricos do corpo e discutir como a água corporal é regulada.
8. Listar os critérios necessários para que um composto seja considerado uma vitamina.
9. Por que é importante reconhecer que existem duas categorias de vitaminas?
10. Explicar a diferença entre macrominerais e oligominerais.
11. Listar e definir os seis conjuntos de padrões de ingestão alimentar que compõem a ingestão alimentar de referência (IDR).
12. Identificar as informações contidas no painel de informações nutricionais dos alimentos exigido pela FDA nas embalagens de alimentos.
13. Quais são as FADM para carboidratos, gorduras e proteínas?
14. O que é índice glicêmico e por que ele é importante?
15. O que são ácidos graxos essenciais e por que eles são importantes?
16. Explicar as duas principais classes de colesterol no sangue e identificar seu impacto no risco de doenças cardíacas.
17. Como você pode determinar se sua ingestão de água é suficiente para a manutenção da hidratação?
18. Explicar a importância das *Diretrizes Alimentares para Norte-Americanos* e identificar as cinco principais recomendações dessas orientações.
19. Definir IMC e explicar as vantagens e desvantagens de seu uso na classificação de indivíduos em categorias de peso.
20. Discutir as vantagens e desvantagens em avaliar a composição corporal por métodos hidrostáticos (pesagem subaquática), pletismografia por deslocamento de ar, absorciometria de raios X de dupla energia (DEXA), impedância bioelétrica e medidas de dobras cutâneas.
21. Discutir o modelo bicompartimentado da análise da composição corporal e explicar como a densidade corporal é calculada.

22. Discutir os componentes que compõem a equação do balanço energético.
23. Explicar como a gordura, os carboidratos e as proteínas são armazenados no corpo. Identificar os três tipos de adipócitos no corpo e discutir suas funções.
24. Listar e discutir os prós e contras de quatro planos de dieta populares.
25. Discutir o papel dos exercícios físicos e da dieta na perda de peso.

Sugestões de leitura

Benardot, D. 2019. *Nutrition for Exercise Science*. Philadelphia, PA: Wolkers Kluwer.

Chan, Y., H. Yang, and S. Shun. 2021. Effect of exercise intervention dosage on reducing visceral adipose tissue: a systematic review and network analysis of randomized controlled trials. *International Journal of Obesity* 45: 982-997.

Lohman, T. and L. Milliken. 2020. *ACSM's Body Composition Assessment*. Champaign, IL: Human Kinetics.

Murray, B. and C. Rosenbloom. 2018. Fundamentals of glycogen metabolism for coaches and athletes. *Nutrition Reviews* 76: 243-259.

Stephenson, T. J. and W. J. Schiff. 2022. *Human Nutrition: Science for Healthy Living*. New York, NY: McGraw-Hill.

U.S. Department of Health and Human Services and U.S. Department of Agriculture. 2015. *2015-2020 Dietary Guidelines for Americans*. 8th ed. December 2015. Available at https://health.gov/dietaryguidelines/2015/guidelines/.

Referências bibliográficas

1. Aghajanian, P, Hall S, Wongworawat M, and Mohan S. The roles and mechanisms of actions of vitamin C in bone: new developments. *Journal of Bone and Mineral Research* 30: 1945-1955, 2015.
2. Armstrong LE. Hydration assessment techniques. *Nutrition Reviews* 63: S40-S54, 2005.
3. Behnke AR, Welham WC, and Feen BG. The specific gravity of healthy men: body weight volume as an index of obesity. *Journal of the American Medical Association* 118: 495-498, 1942.
4. Bergeron N, Siri-Tarino P, Bray GA, and Krauss R (Eds.). Nutrition and cardiometabolic health. Boca Raton, FL: CRC Press, 2018.
5. Bray GA. Effect of caloric restriction on energy expenditure in obese patients. *Lancet* 2: 397-398, 1969.
6. Bray GA, Nielsen SJ, and Popkin BM. Consumption of high fructose corn syrup in beverages may play a role in the epidemic of obesity. *American Journal of Clinical Nutrition* 79: 537-543, 2004.
7. Bryner RW, Ullrich IH, Sauers J, Donley D, Hornsby G, Kolar M, et al. Effects of resistance vs. aerobic training combined with an 800 calorie liquid diet on lean body mass and resting metabolic rate. *Journal of the American College of Nutrition* 18: 115-121, 1999.
8. Byrd-Bredbenner C, Moe G, Berning J, and Kelley D. *Wardlaw's Perspectives in Nutrition*. New York, NY: McGraw-Hill, 2022.
9. Chaston TB and O'Brien PE. Changes in fat-free mass during significant weight loss: a systematic review. *International Journal of Obesity* 31: 743-750, 2007.

9a. Chan Y, Yang H, and Shun S. Effect of exercise intervention dosage on reducing visceral adipose tissue: a systematic review and network analysis of randomized controlled trials. *International Journal of Obesity.* 45: 982-997, 2021.

10. Curioni CC and Lourenco PM. Long-term weight loss after diet and exercise. *International Journal of Obesity* 29: 1168-1174, 2005.
11. Dansinger ML, Gleason JA, Griffith JL, Selker HP, and Schaefer EJ. Comparison of the Atkins, Ornish, Weight Watchers, and Zone diets for weight loss and heart disease risk reduction: a randomized trial. *JAMA* 293: 43-53, 2005.
12. Dewal RS and Stanford KI. Effects of exercise on brown and beige adipocytes. *Biochimica et Biophysica Acta* 1864: 71-78, 2019.
13. Fan JY, Song YQ, Wang YY, Hui RT, Zhang WL. Dietary glycemic index, glycemic load, and risk coronary heart disease, stroke, and stroke mortality: a systematic review with meta-analysis. *PLOS ONE* 7: e52182, 2012.
14. Flegal KM, Kit BK, Orprana H, and Graubard BI. Association of all-cause mortality with overweight and obesity using standard body mass index categories: a systematic review and meta-analysis. *JAMA* 309: 71-78, 2013.
15. Fox SI and Rompolski K. *Human Physiology*. McGraw Hill, New York. 16e, 2022.
16. Franz MJ, VanWormer JJ, Crain AL, Boucher JL, Histon T, Caplan W, et al. Weight-loss outcomes: a systematic review and meta-analysis of weight-loss clinical trials with a minimum 1-year follow-up. *Journal of the American Dietetic Association* 107: 1755-1767, 2007.
17. Goldman RF and Buskirk ER. Body volume measurement by underwater weighing: description of a method. In: *Techniques for Measuring Body Composition*, edited by Brozek J, and Henschel A. National Research Council, Washington, DC, 1961.
18. Ha V, Jayalath VH, Cozma AI, Mirrahimi A, de Souza RJ, and Sievenpiper, JL. Fructose-containing sugars, blood pressure and cardiometabolic risk: a critical review. *Current Hypertension Reports* 15: 281-297, 2013.
19. Hall KD, Heymsfield SB, Kemnitz JW, Klein S, Schoeller DA, Speakman JR. Energy balance and its components: implications for body weight regulation. *American Journal of Clinical Nutrition* 95: 989-994, 2012.
20. Hall KD, Bemis T, Brychta R, Chen KY, Courville A, Crayner EJ, et al. Calorie for calorie, dietary fat restriction results in more fat loss than carbohydrate restriction in people with obesity. *Cell Metabolism* 22: 427-436, 2015.
21. Hall KD, Sacks G, Chandramohan D, Chow CC, Wang YC, Gortmaker SL, et al. Quantification of the effect of energy imbalance on body weight. *Lancet* 378: 826-837, 2011.
22. Hall KD. What is the required energy deficit per unit weight loss. *International Journal of Obesity* 32: 573-576, 2008.
23. Hall KD. A review of the carbohydrate-insulin model of obesity. *European Journal of Clinical Nutrition*.doi:10:.1038/ejcn.2016.269. 2017.
24. Hensen LC, Poole DC, Donahoe CP, and Heber D. Effect of exercise training on resting energy expenditure during caloric restriction. *American Journal of Clinical Nutrition* 46: 893-899, 1987.
25. Reference deleted
26. Jackson AS and Pollock ML. Practical assessment of body composition. *Physician and Sportsmedicine* 13: 76-90, 1985.
27. Keys A. *The Biology of Human Starvation*. Minneapolis, MN: The University of Minnesota Press, 1950.

28. Kris-Etherton P, Daniels SR, Eckel RH, Engler M, Howard BV, Krauss RM, et al. Summary of the scientific conference on dietary fatty acids and cardiovascular health: conference summary from the Nutrition Committee of the American Heart Association. Circulation 103: 1034-1039, 2001.
29. Kristo AS, Matthan NR, and Lichtenstein AH. Effects of diets differing in glycemic index and glycemic load on cardiovascular risk factors: review of randomized controlled feeding trials. *Nutrients* 5: 1071-1080, 2013.
30. Kwok K, Lam K, and Xu A. Heterogeneity of white adipose tissue: molecular basis and clinical implications. *Experimental and Molecular Medicine* 48: e215; doi:10.1038/emm.2016.5, 2016.
31. Referência excluída.
32. Lohman T and Milliken L. *ACSM's Body Composition Assessment*. Champaign, IL: Human Kinetics, 2020.
33. Lohman TG. Applicability of body composition techniques and constants for children and youths. In: *Exercise and Sport Sciences Reviews*, edited by Pandolf KB. New York, NY: Macmillan, 1986, pp. 325-357.
34. Mifflin MD, St Jeor S, Hill LA and Scott B. A new predictive equation for resting energy expenditure in healthy individuals. *American Journal of Clinical Nutrition* 51: 241-247, 1990.
35. Millard-Stafford ML, Collins MA, Evans EM, Snow TK, Cureton KJ, and Rosskopf LB. Use of air displacement plethysmography for estimating body fat in a four-component model. *Medicine and Science in Sports and Exercise* 33: 1311-1317, 2001.
36. Mokdad AH, Marks J, Stroup DF, and Gerberding JL. Actual causes of death in the United States, 2000. *Journal of American Medical Association* 291: 1238-1245, 2004.
37. Ratamess N. Body composition status and assessment. In: *ACSM's Resource Manual for Guidelines for Exercise Testing and Prescription*, edited by Swain DP. Baltimore, MD: Lippincott Williams & Wilkins, 2014, pp. 287-308.
38. Romero-Corral A, Somers V, Sierra-Johnson J, Thomas R, Collazo-Clavell M, Korinek J, et al. Accuracy of body mass index in diagnosing obesity in the general adults population. *International Journal of Obesity* 32: 959-966, 2008.
38b. Ross R, Soni S, and Houle S. Negative energy balance induced by exercise or diet: effects on visceral adipose tissue and liver fat. *Nutrients*. 12: 891, 2020.
39. Sacks FM, Bray GA, Carey VJ, Smith SR, Ryan DH, Anton SD, et al. Comparison of weight-loss diets with different compositions of fat, protein and carbohydrates. *New England Journal of Medicine* 360: 859-873, 2009.
40. Schwingshackl L and Hoffmann G. Long-term effects of low glycemic index/load vs. high glycemic index/load diets on parameters of obesity and obesity-associated risks: a systematic review and meta-analysis. *Nutrition Metabolism and Cardiovascular Diseases* 23: 699-706, 2013.
41. Shai I, Schwarzfuchs D, Henkin Y, Shahar DR, Witkow S, Greenberg I, et al. Weight loss with a low carbohydrate, Mediterranean, or low-fat diet. *New England Journal of Medicine* 359: 229-241, 2008.
42. Sheard NF, Clark NG, Brand-Miller JC, Franz MJ, Pi-Sunyer FX, Mayer-Davis E, et al. Dietary carbohydrate (amount and type) in the prevention and management of diabetes: a statement by the American Diabetes Association. *Diabetes Care* 27: 2266-2271, 2004.
43. Siri WE. Body composition from fluid spaces and density: analysis of methods. In: *Techniques for Measuring Body Composition*, edited by Brozek J, and Henschel A. Washington, D.C.: National Academy of Sciences, 1961, pp. 223-244.
44. Slawson DL, Fitzgerald N, and Morgan K. Position of the academy of nutrition and dietetics: the role of nutrition in health promotion and chronic disease prevention. *Journal of Academy of Nutrition and Dietetics* 113: 972-979, 2013.
45. Smith AM, Collene AL, and Spees CK. Wardlaw's *Contemporary Nutrition – A Functional Approach*. New York, NY: McGraw-Hill, 2021.
46. Stephenson TJ and Schiff WJ. *Human Nutrition: Science for Healthy Living*. New York, NY: McGraw-Hill, 2022.
47. Thom G and Lean M. Is there an optimal diet for weight management and metabolic health? *Gastroenterology* 152: 1739-1751, 2017.
48. Thompson DL. Body composition. In: *Fitness Professional's Handbook*, edited by Howley ET and Thompson, DL. Champaign, IL: Human Kinetics, 2017.
49. Verheggen RJ, Maessen MF, Green DJ, Hermus AR, Hopman MT, and Thijssen DH. A systematic review and meta-analysis on the effects of exercise training versus hypocaloric diet: distinct effects on body weight and visceral adipose tissue. *Obesity Reviews* 17: 664-690, 2016.
50. Ziegler AK, Jensen SM, Schjerling P, Mackey AL, Andersen JL, and Kjaer M. The effect of resistance training upon age-related systemic and local skeletal muscle inflammation. *Experimental Gerontology* 121: 19-32, 2019.

SEÇÃO 3

Fisiologia do desempenho

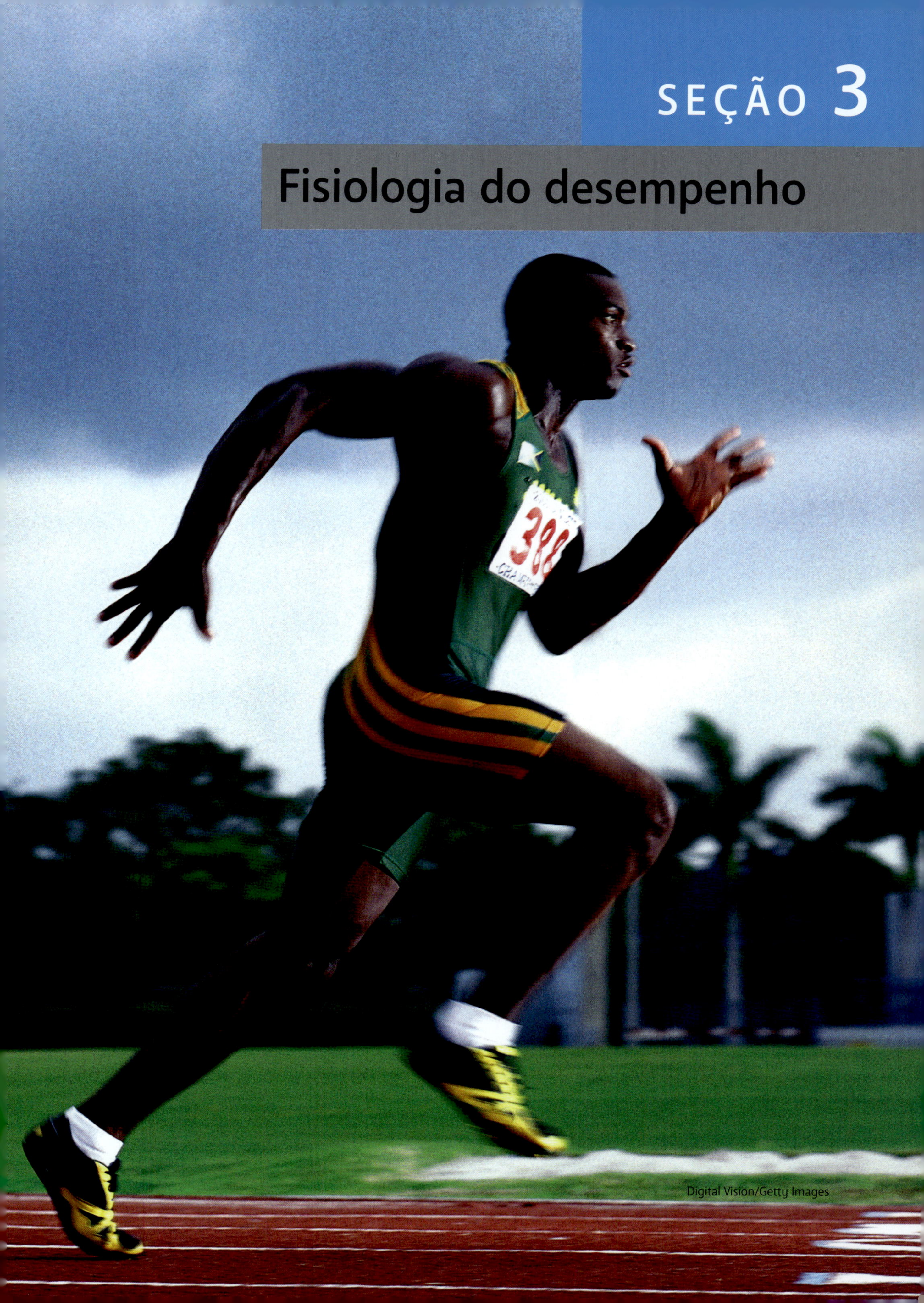

Digital Vision/Getty Images

19

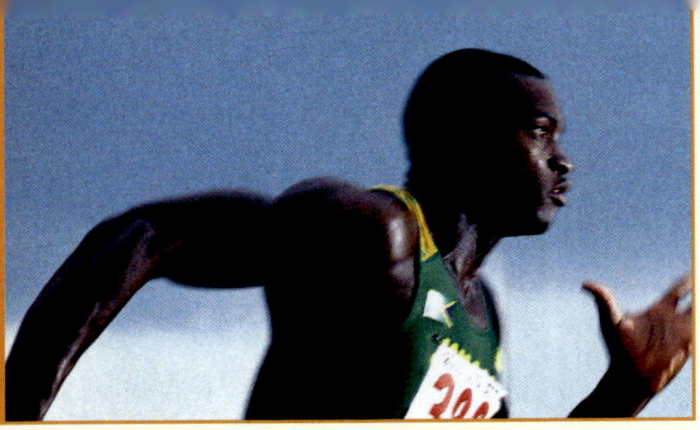

Digital Vision/Getty Images

Fatores que afetam o desempenho

Objetivos

Ao estudar este capítulo, você deverá ser capaz de:

1. Identificar os fatores que afetam o desempenho máximo.
2. Fornecer evidência a favor e contra a ideia de que o sistema nervoso central é um local de fadiga.
3. Identificar possíveis fatores neurais periféricos que possam estar ligados à fadiga.
4. Explicar o papel da ciclagem das pontes cruzadas na fadiga.
5. Resumir a evidência sobre a ordem de recrutamento das fibras musculares diante de intensidades de atividade crescentes e o tipo de metabolismo do qual cada uma é dependente.
6. Descrever os fatores que limitam o desempenho em atividades máximas com duração inferior a 10 segundos.
7. Descrever os fatores que limitam o desempenho em atividades máximas com duração de 10 a 180 segundos.
8. Discutir as mudanças sutis nos fatores que afetam o desempenho ideal quando a duração de desempenho máximo aumenta de 3 minutos até 4 horas.

Conteúdo

Locais de fadiga 503
- Fadiga central 504
- Fadiga periférica 506
- Fadiga central e periférica 510

Fatores que limitam desempenhos anaeróbios máximos 510
- Desempenhos de duração ultracurta (10 segundos ou menos) 510
- Desempenhos de curta duração (10 a 180 segundos) 512

Fatores que limitam desempenhos aeróbios máximos 514
- Desempenhos de duração moderada (3 a 20 minutos) 514
- Desempenhos de duração intermediária (21 a 60 minutos) 514
- Desempenhos de longa duração (1 a 4 horas) 515

O atleta como máquina 519

Palavras-chave

fadiga
fadiga central
fadiga periférica
radicais livres

Nos últimos capítulos, a ênfase recaiu no exercício e na nutrição apropriados para a saúde e o condicionamento físico. Foi enfatizada a moderação nesses aspectos, para diminuir os fatores de risco associados a diversos tipos de doença. Agora, é preciso mudar o foco para a discussão dos fatores que limitam o desempenho físico.

Os objetivos do desempenho exigem muito mais tempo, esforço e risco de lesão que os objetivos do condicionamento físico. Quais são as condições para um desempenho ideal? Para responder a essa pergunta, é preciso que outra seja formulada: qual é o tipo de desempenho? Fica claro que as condições para o melhor desempenho na corrida de 400 m são diferentes daquelas associadas à maratona. A Figura 19.1 ilustra um diagrama dos principais fatores que influenciam o desempenho.[8] Cada desempenho exige certo grau de força e também de "habilidade" para aplicação da força da melhor maneira possível. Além disso, deve ser fornecida energia do modo necessário ou, então, o desempenho ficará prejudicado. Diferentes atividades requerem diferentes quantidades de energia provenientes de processos aeróbios e anaeróbios. Tanto o ambiente (altitude e calor) como a dieta (ingestão de carboidratos e água) têm seu papel no desempenho de resistência. Ademais, melhores desempenhos exigem envolvimento psicológico para "partir em busca do ouro".

Começando com o tópico da fadiga, o objetivo deste capítulo é expandir os conceitos descritos na Figura 19.1 e discutir os principais fatores limitantes do desempenho em uma variedade de atividades. Esse entendimento servirá como base para a seção "Fisiologia do desempenho", neste capítulo.

Locais de fadiga

Fadiga é simplesmente definida como a incapacidade de manter um nível de potência ou de força durante repetidas contrações musculares, que são reversíveis com o repouso.[22,30,61] Como sugerem os dois exemplos, da corrida de 400 m e da maratona, as causas da fadiga variam, sendo geralmente específicas para o tipo de atividade física. A Figura 19.2 oferece um resumo dos nove possíveis locais de fadiga que são mais frequentemente identificados pelos fisiologistas.[31] A discussão dos mecanismos tem início no cérebro, onde uma série de fatores pode influenciar o "desejo de vencer". Essa discussão continua ao longo da unidade motora, passando pelo nível do tecido muscular e até as fibras musculares individuais, inclusive até as estruturas subcelulares como as pontes cruzadas dos próprios músculos. Dos nove locais possíveis de fadiga ilustrados na Figura 19.2, os dois primeiros são centrais (cérebro e medula espinal), enquanto os demais locais são periféricos com relação ao sistema nervoso central (SNC). Geralmente os fisiologistas classificam os locais de fadiga com base nesses agrupamentos anatômicos. Assim, nas seções subsequentes, discutiremos com mais detalhes tanto a fadiga central como a periférica.

São muitas as evidências fisiológicas em apoio aos locais listados na Figura 19.2 como "elos fracos" na geração da tensão muscular necessária para um desenvolvimento ideal. Curiosamente, entre os principais especialistas do mundo, ainda há alguma controvérsia sobre quais dos fatores que contribuem para a fadiga são os mais importantes. Embora esses tipos de discrepâncias científicas possam, às vezes, ser confusos, o debate em andamento em geral se relaciona às várias abordagens experimentais necessárias para examinar a fadiga, isolando uma causa potencial de todas as outras. De fato, a fadiga é um fenômeno fisiológico que abrange vários sistemas orgânicos e tecidos, desde o SNC até componentes subcelulares de células musculares individuais. Em decorrência dessa complexidade anatômica e bioquímica, é impossível conduzir um único experimento que isole simultaneamente todos os potenciais locais de fadiga em relação uns aos outros.

Alguns exemplos de abordagens experimentais que podem fornecer diferentes interpretações científicas das causas da fadiga são (a) o tipo de fibra e o estado de treinamen-

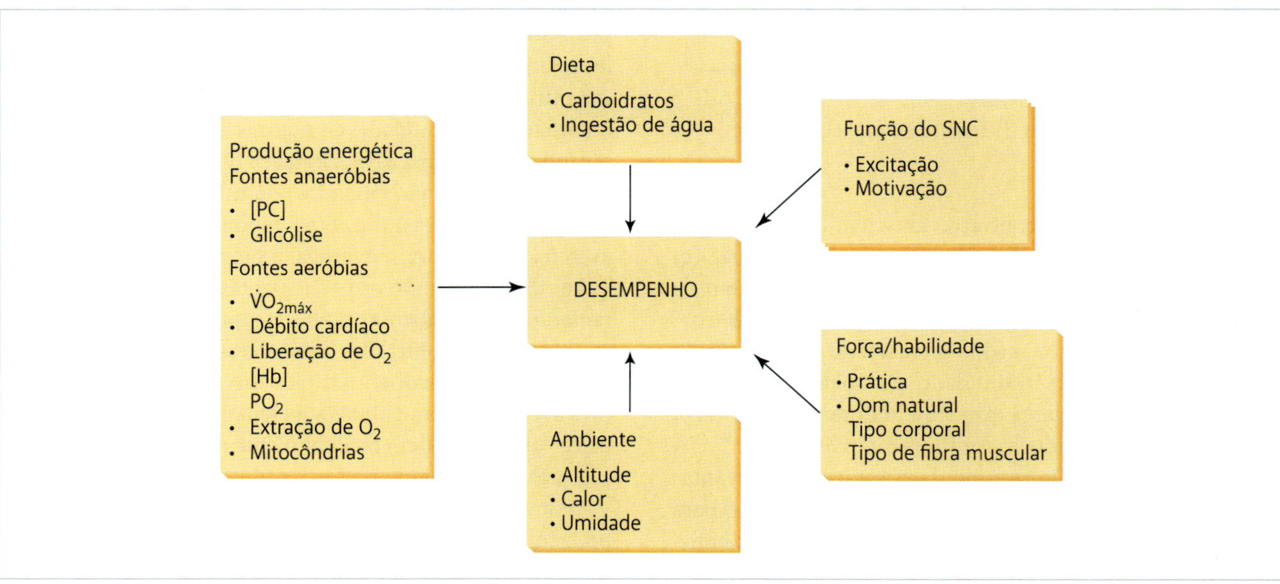

Figura 19.1 Fatores que afetam o desempenho.

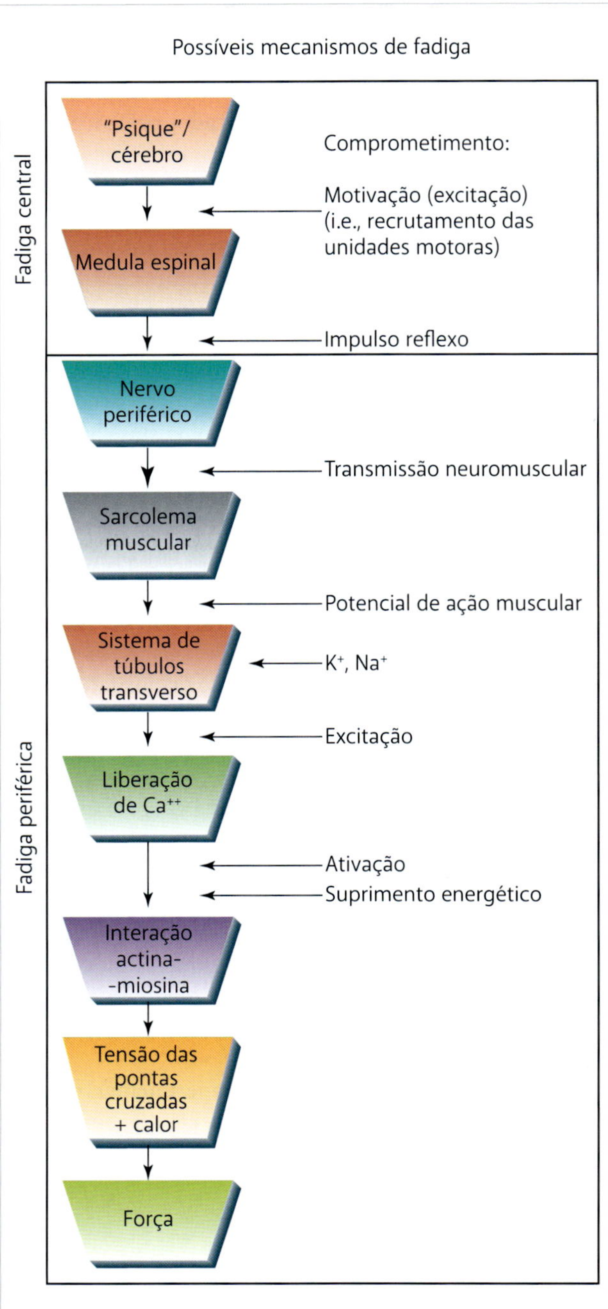

Figura 19.2 Possíveis locais de fadigas central e periférica.

to do indivíduo, (b) se a contração muscular foi iniciada por movimento voluntário ou se por estimulação muscular, (c) o uso de preparações musculares experimentais, que em alguns casos consistem em fibras isoladas de "hospedeiros" anfíbios e de mamíferos, e (d) a intensidade e a duração do exercício (ou de exercício simulado, por meio de uma série de contrações musculares experimentalmente induzidas), bem como se a atividade foi contínua ou intermitente.[72,73] A Tabela 19.1 fornece um resumo das vantagens e desvantagens das diversas abordagens utilizadas pelos cientistas para o estudo da fadiga.[1] Enquanto praticamente todos os cientistas concordam que os locais possíveis para a fadiga central e periférica sejam fatores contributivos, a importância relativa de cada fator ainda é objeto de discussão. As diferenças de opinião científica sobre os diversos locais de fadiga são nitidamente influenciadas pelo contexto experimental no qual os locais foram estudados (Tab. 19.1). Agora, será oferecida uma síntese das evidências sobre cada elo fraco, com aplicação das informações para tipos específicos de desempenho.

Fadiga central

Embora já tenha sido um tópico de intenso debate científico, hoje em dia há um consenso geral de que o SNC sofre fadiga fisiológica de uma forma que limita o desempenho do exercício. Esse importante conceito é descrito como a *hipótese da fadiga central*, ou "**fadiga central**".[25] Fundamentalmente, o SNC seria implicado na fadiga se ocorresse redução (a) no número de unidades motoras funcionais envolvidas na atividade ou (b) na frequência de disparo das unidades motoras.[22]

As discussões iniciais sobre o papel da fadiga central foram influenciadas pelos experimentos clássicos de Merton, que demonstraram não haver diferença na geração de tensão quando uma contração máxima voluntária foi comparada com uma contração máxima eletricamente induzida. Quando o músculo ficou fatigado por contrações voluntárias, a estimulação elétrica não foi capaz de restaurar a tensão.[55] Esse achado individual sugeriu que o SNC não estava limitando o desempenho e que a "periferia" era o local da fadiga.

Por outro lado, o trabalho mais antigo de Ikai e Steinhaus[35] demonstrou que um simples grito durante um esforço poderia aumentar o que, antes, se acreditava ser a força "máxima". Artigo mais recente demonstrou que a estimulação elétrica de um músculo fatigado por contrações voluntárias resultou em aumento no desenvolvimento da tensão.[36] Assim, foi sugerido que o limite superior da força voluntária é regulado "psicologicamente", visto que há necessidade de certos fatores motivacionais ou excitatórios para que seja atingido um limite fisiológico.[36]

Concordando com esses resultados, isto é, que o SNC pode limitar o desempenho, foram publicados dois estudos por Asmussen e Mazin.[6,7] Os participantes desses estudos levantaram pesos 30 vezes por minuto, causando fadiga em 2-3 minutos. Depois de uma pausa de 2 minutos, o levantamento teve continuidade. Os autores demonstraram que, ao ser introduzida uma diversão física (consistindo na contração de músculos não fatigados) ou mental (consistindo em fazer somas mentais) durante o repouso entre as sessões de exercício que levaram à fadiga, a produção de trabalho era maior do que quando os participantes não faziam nada durante a pausa. Também constataram que, se uma pessoa fizesse uma série de contrações musculares até o ponto da fadiga com os olhos fechados, a simples abertura dos olhos restaurava a tensão.[6] Esses estudos sugerem que alterações na "excitação" do SNC podem facilitar o recrutamento das unidades motoras para aumentar a força e alterar o estado de fadiga.

Por que parece que o estado de excitação de uma pessoa pode influenciar a quantidade de tensão que pode ser gerada durante contrações musculares repetitivas? Contamos com evidência convincente de que o comprometimento da ati-

Tabela 19.1 Vantagens e desvantagens das diversas abordagens do estudo da fadiga

Músculo *in vivo*	Vantagens	Todos os mecanismos fisiológicos presentes
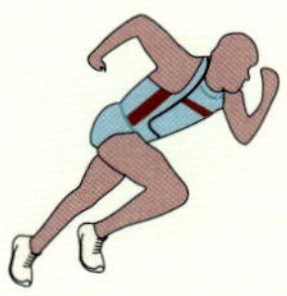		A fadiga pode ser central ou periférica
		Todos os tipos de fadiga podem ser estudados
		Padrões de estimulação apropriados para os tipos de fibra e estágio da fadiga
	Desvantagens	Mistura de tipos de fibra
		Padrões de ativação complexos
		Gera dados correlativos; mecanismos de difícil identificação
		Intervenções experimentais muito limitadas
Músculo isolado	Vantagens	Eliminação da fadiga central
		Dissecção simples
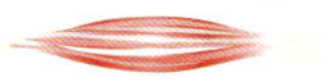	Desvantagens	Mistura de tipos de fibra
		Inevitáveis os gradientes extracelulares de O_2, CO_2, K^+ e ácido láctico
		Mecanismos de fadiga prejudicados pela presença de gradientes extracelulares
		Drogas não podem ser aplicadas rapidamente por causa dos gradientes de difusão
Fibra simples isolada	Vantagens	Apenas um tipo de fibra presente
		Força e outras mudanças (iônica, metabólica) podem estar inequivocamente correlacionadas
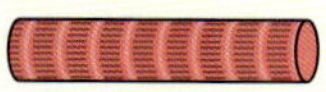		É possível fazer mensurações por fluorescência de íons, metabólitos, potencial de membrana, etc.
		Aplicação fácil e rápida de drogas, íons, metabólitos, etc. extracelulares
	Desvantagens	Ambiente diferente das condições *in vivo*
		Ausência de acúmulo de K^+ e de outras mudanças *in vivo*
		Tendência para lesão em temperaturas fisiológicas
		O pequeno tamanho dificulta a análise dos metabólitos
Fibra desmembranada	Vantagens	Podem ser aplicadas soluções precisas
		Possível estudar as propriedades miofibrilares, liberação e captação de retículo sarcoplasmático, liberação/pareamento de AP/Ca^{++}
		Mudanças metabólicas e iônicas associadas à fadiga podem ser estudadas isoladamente
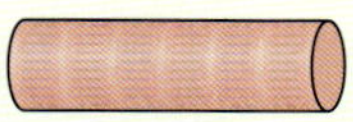	Desvantagens	A relevância para a fadiga pode ser questionável
		Pode ocorrer perda de componentes intracelulares importantes
		Os metabólitos relevantes ao estudo devem ser identificados em outros sistemas

vação voluntária do músculo durante as contrações fatigantes é decorrente, em parte, da redução da atividade de despolarização nos neurônios motores da medula espinal que controlam os músculos envolvidos. A depressão na atividade está relacionada com uma redução no impulso estimulatório nas vias descendentes dos centros cerebrais superiores e no *feedback* aferente dos músculos envolvidos.[24]

Um treinamento de resistência excessivo (sobretreinamento – em inglês, *overtraining*) foi associado a alguns sintomas, como redução na capacidade de desempenho, fadiga prolongada, alteração do estado de humor, perturbação do sono, perda do apetite e aumento da ansiedade.[20,78,79] Tendo em vista que alterações na liberação de serotonina (5-hidroxitriptamina) no SNC estão ligadas à depressão clínica, insônia e humor, havia motivo para suspeitar que essa substância também poderia ser um fator contributivo para a fadiga central durante as contrações musculares.[78,79] Na verdade, há evidência de que aumentos na liberação da serotonina cerebral durante o exercício prolongado aceleram a fadiga e que a redução dos níveis de serotonina retarda as respostas de fadiga.[19] Embora pareça que a prática regular de exercício com intensidade moderada melhora os estados de humor de pacientes depressivos, o exercício excessivo parece ter efeito oposto. Essa observação reflete o entendimento mais recente de que, no âmbito do SNC, os neurotransmissores ligados à fadiga devem ser mantidos dentro de uma faixa ideal.[17] Com o aprofundamento desse conhecimento, estudos mais recentemente publicados sugerem que a fadiga não se deve exclusivamente aos níveis de serotonina, mas à sua relação com a dopamina. Por um lado, uma relação elevada entre serotonina/dopamina contribui para o cansaço; por outro lado, uma baixa relação está ligada à excitação. Baixos níveis cerebrais de noradrenalina também contribuem para a ocorrência de fadiga.[17,52,53]

O SNC está intimamente envolvido no exercício, inclusive a preparação psicológica que antecede sua prática,[81] o recrutamento das unidades motoras e o contínuo *feedback* proveniente de uma série de receptores sensores de tensão, temperatura, gases sanguíneos, pressão arterial e outras variáveis. O cérebro integra esses diversos sinais e gera comandos que automaticamente reduzem o nível de potência para proteger o organismo. Nesse sentido, o exercício começa e termina no cérebro.[41] Noakes et al.[44,62-64,76] desenvolveram o modelo do "governo central" para a fadiga central que se concentra principalmente no cérebro consciente e inconsciente e não envolve a medula espinal ou a unidade motora (para mais detalhes sobre esse tópico, ver "Vencendo limites 7.1"). Esse modelo tem muitos aspectos novos, mas tem atraído algumas críticas.[85] Recentemente, alguns especialistas opinaram sobre esse tópico, destacando o fato de que é um grande desafio isolar a contribuição do sistema nervoso central com relação ao processo geral de fadiga.[25] As melhores estimativas disponíveis atualmente sugerem que o SNC é responsável por apenas 10-15% da fadiga experimentada durante o exercício físico.[25,29] Agora, serão estudados alguns dos eventos externos ao SNC que estão ligados ao processo da fadiga.

Em resumo

- Fadiga é definida como a incapacidade de manter a potência ou a força produzida durante contrações musculares repetidas – uma observação que é reversível com o repouso.
- Há pelo menos nove locais possíveis de fadiga, divididos em fatores de fadiga central e de fadiga periférica. A importância relativa dos possíveis locais de fadiga continua sendo tópico sujeito a debates, influenciada pelas abordagens experimentais utilizadas no estudo dos vários fatores.
- O aumento da excitação do SNC facilita o recrutamento de unidades motoras com a finalidade de produzir maior força e alterar o estado de fadiga por meio da otimização dos níveis de neurotransmissores (p. ex., serotonina, dopamina, noradrenalina).
- Hoje em dia, em geral, aceita-se que o SNC contribui para a fadiga, embora sua contribuição geral para a fadiga seja limitada (10-15%), comparativamente com os fatores periféricos.

Fadiga periférica

Tendo em vista a contribuição relativamente pequena do SNC para a fadiga,[28] a vasta maioria das evidências aponta para a periferia (fadiga periférica), em que eventos nervosos, mecânicos ou energéticos podem dificultar o desenvolvimento da tensão.[26,86]

Fatores nervosos. Se alguém estiver interessado em possíveis locais de fadiga, deverá rastrear o movimento do potencial de ação do nervo até o músculo e, no interior do músculo, seu progresso ao longo do sarcolema e do túbulo transverso (túbulo T) até o retículo sarcoplasmático (RS), onde o Ca^{++} é armazenado. Quando o Ca^{++} é liberado, interage com as proteínas reguladoras (p. ex., troponina) causadoras do movimento das pontes cruzadas para a geração de tensão. Finalmente, o Ca^{++} deve ser bombeado de volta para o RS, para permitir que o músculo relaxe antes da próxima contração. Nesse ponto, é preciso examinar as evidências para confirmar se qualquer desses locais está implicado no processo da fadiga.

Junção neuromuscular. O potencial de ação parece chegar à junção neuromuscular mesmo quando ocorre fadiga.[55] Além disso, evidências baseadas em mensurações simultâneas da atividade elétrica na junção neuromuscular e em fibras musculares individuais sugerem que a junção neuromuscular não é o local da fadiga.[12,29]

Sarcolema e túbulos transversos. Foi proposta a hipótese de que o sarcolema poderia ser o local da fadiga, em virtude de sua incapacidade de manter as concentrações de Na^+ e K^+ durante estimulações repetidas. Quando a bomba de Na^+/K^+ (que é impulsionada pela disponibilidade do ATP) não pode acompanhar o ritmo, ocorre acúmulo de K^+ fora da membrana e redução desse eletrólito no interior celular. Isso resulta em despolarização da célula e redução na amplitude do potencial de ação.[74] A despolarização gradual do sarcolema pode resultar em alteração do funcionamento dos túbulos T, inclusive com bloqueio do seu potencial de ação. Caso ocorra este último efeito, a liberação de Ca^{++} do RS ficará afetada do mesmo modo (i.e., diminuirá) que a contração muscular.[3] Contudo, evidências indicam que a típica redução na amplitude do potencial de ação tem pouco efeito na produção de força pelo músculo. Além disso, a frequência mais baixa dos disparos do potencial de ação com a repetida estimulação do músculo parece protegê-lo de maior fadiga (em vez de causar fadiga), ao mudar a ativação para uma frequência de disparo mais baixa e satisfatória.[26] Isso não significa que o túbulo T não esteja envolvido no processo de fadiga; sob certas condições de estimulação, pode ocorrer bloqueio do potencial de ação no túbulo T, levando à redução da liberação de Ca^{++} pelo RS.[26,29,32] Como resultado, a ativação das pontes cruzadas de miosina seria adversamente afetada. Um dos efeitos benéficos do treinamento é o aumento da capacidade da bomba de Na^+/K^+, o que pode contribuir para a manutenção do gradiente Na^+/K^+ e reduzir o potencial para fadiga através desse mecanismo.[29,32]

Em resumo

- Aparentemente a junção neuromuscular não é um local de fadiga periférica.
- A estimulação repetida do sarcolema pode resultar em reduções na amplitude e na frequência dos potenciais de ação; no entanto, mudanças na frequência ideal necessária para a ativação muscular preservam a produção de força.
- Sob certas condições, pode ocorrer bloqueio do potencial de ação no túbulo t, o que resulta em menor liberação de Ca^{++} do RS.

Fatores mecânicos. O principal fator mecânico que pode estar relacionado à fadiga é a "ciclagem" das pontes cruzadas. A ação da ponte cruzada depende (a) da disposição funcional de actina e miosina, (b) da disponibilidade do Ca^{++} para se ligar com a troponina e permitir a ligação da ponte cruzada com o local ativo na actina e (c) do ATP, que é necessário tanto para a ativação da ponte cruzada para realizar o movimento quanto para a dissociação da ponte cruzada da actina. O exercício, especialmente do tipo excêntrico, pode provocar ruptura física do sarcômero e reduzir a capacidade do músculo de gerar tensão.[5] No entanto, uma concentração elevada de H^+, que geralmente ocorre com o exercício intenso, pode contribuir para a fadiga por diversos mecanismos:[26,27,30,72,73]

- Redução da força por ponte cruzada.

- Redução da força gerada em determinada concentração de Ca^{++} (em relação à interferência do íon H^+ com a ligação do Ca^{++} à troponina).
- Inibição da liberação do Ca^{++} pelo RS.

Dentro dessa linha, dados de fibras musculares desmembranadas (uma abordagem experimental para o exame da bioquímica intracelular em uma célula muscular funcional, Tab. 19.1), estudadas à temperatura laboratorial (~20°C) demonstraram que um aumento na concentração de H^+ estava ligado à diminuição da força e da velocidade máxima do encurtamento. Todavia, quando experimentos em fibras musculares desmembranadas e intactas foram realizados a 30°C (uma temperatura mais fisiológica), a acidose causada pelo acréscimo de íons H^+ diminuiu a força em apenas 10% e não aumentou a velocidade da fadiga. Esses últimos resultados são consistentes com dados provenientes de humanos que se exercitavam e nos quais a força foi recuperada antes da recuperação da concentração de H^+ aos níveis pré-exercício.[66]

Um sinal de fadiga nas contrações isométricas é um "tempo de relaxamento" mais longo – o tempo transcorrido desde a ocorrência da tensão de pico até a tensão basal. Esse parece ser um aspecto importante da fadiga nas fibras de contração rápida. Esse tempo de relaxamento mais longo pode ser decorrente de um retardo na capacidade do RS de bombear Ca^{++} e/ou retardar a ciclagem das pontes cruzadas, mas este último efeito parece ser mais importante.[66] Esse tempo de relaxamento mais longo resultaria em uma redução na frequência das passadas, uma característica da fadiga em corridas de 400 m.[66] Embora H^+ esteja implicado nesse tempo de relaxamento mais longo, também há envolvimento do acúmulo de fosfato inorgânico (P_i) decorrente da degradação do ATP.[29] É para esse ponto que a atenção será voltada adiante.

Em resumo

- A capacidade das pontes cruzadas de "ciclar" é importante para a geração contínua de tensão.
- A fadiga pode estar ligada a alterações nos níveis celulares de diversos fatores.
- Uma elevada concentração de H^+ nas células musculares contribui para a ocorrência de fadiga.
- A incapacidade de rápida captação de Ca^{++} pelo retículo sarcoplasmático entre contrações musculares repetidas pode tornar o tempo de relaxamento mais longo, o que afetará a frequência da contração muscular.

Radicais livres. As influências mecânicas na ocorrência de fadiga são as alterações nas contrações e nas proteínas reguladoras da homeostase, em função dos danos causados pelos radicais livres. O(s) mecanismo(s) que explica(m) por que os radicais promovem efeitos ergogênicos temporários na produção da força isométrica e da fadiga muscular continua(m) motivo de grande atividade nas pesquisas. Embora até o momento a maior parte dos estudos tenha se concentrado na fadiga induzida pelos radicais livres, é provável que os mecanismos responsáveis pelos efeitos (tanto benéficos como prejudiciais) no desempenho muscular sejam os mesmos.[69,70] Evidências atuais sugerem que a produção de radicais livres pode contribuir para a fadiga muscular por duas formas importantes. Em primeiro lugar, os radicais livres podem danificar proteínas contráteis essenciais, inclusive a miosina e a troponina.[15] A ocorrência de danos a essas proteínas musculares diminui a sensibilidade dos miofilamentos ao cálcio, além de limitar o número de pontes cruzadas de miosina ligadas à actina.[75] Pelo exposto, num cenário em que um menor número de pontes cruzadas de miosina estão ligadas à actina, ocorre diminuição da força muscular (i.e., ocorre fadiga). Um segundo mecanismo para explicar como os radicais livres podem contribuir para a fadiga muscular é que a grande produção de radicais livres pode diminuir a atividade da bomba de sódio/potássio no músculo esquelético.[46] Esse comprometimento da função da bomba de sódio/potássio resulta em problemas nos acoplamentos excitação-contração da fibra muscular, o que, por sua vez, compromete a produção de força.[46]

Tendo em vista que os radicais livres contribuem para a fadiga muscular, é possível que a suplementação com antioxidantes retarde a fadiga muscular induzida pelo exercício. Mas estudos que utilizaram vitaminas antioxidantes (p. ex., vitaminas E e C) não suportam o conceito de que os antioxidantes dietéticos possam melhorar o desempenho humano.[68] Por outro lado, experimentos que utilizaram N-acetilcisteína, um poderoso antioxidante, revelam que ele pode retardar a fadiga durante a prática de exercícios submáximos prolongados,[47,50] embora o uso de suplementos contendo esse composto esteja ligado a efeitos colaterais capazes de impactar o desempenho atlético (p. ex., diarreia etc.).[63] Além disso, embora níveis ideais de N-acetilcisteína possam adiar a fadiga, o uso de doses elevadas de antioxidantes (i.e., acima da dose ideal) pode prejudicar o desempenho muscular[16] (ver "Uma visão mais detalhada 19.1").

Além disso, foi relatado que a suplementação diária com altas doses de antioxidantes (p. ex., vitaminas C e E) deprime as adaptações nos músculos esqueléticos induzidas pelo treinamento.[54] Portanto, a suplementação indiscriminada de antioxidantes pode ser prejudicial ao desempenho atlético. Ver Cheng et al. nas "Sugestões de leitura" para mais detalhes sobre o papel desempenhado pelos radicais livres na fadiga muscular.

Em resumo

- A produção de radicais livres durante as contrações musculares pode contribuir para a ocorrência de fadiga.
- A lesão às proteínas contráteis e uma diminuição na sensibilidade ao Ca^{++} se encontram entre as razões para a promoção de fadiga pelos radicais livres.
- O consumo das vitaminas antioxidantes C e E parece não atenuar os efeitos na fadiga causados pelos radicais livres gerados durante a prática do exercício; seu consumo pode deprimir algumas adaptações induzidas pelo exercício.
- Em alguns cenários experimentais, a administração de N-acetilcisteina pode retardar a fadiga, mas seu uso está associado à ocorrência de efeitos colaterais negativos.

Uma visão mais detalhada 19.1

A produção de radicais durante o exercício contribui para a fadiga muscular

Radicais livres (i.e., radicais) são moléculas que contêm um elétron não pareado em sua orbital mais externa. Esse elétron não pareado resulta em instabilidade molecular; assim, os radicais são altamente reativos e capazes de danificar proteínas, lipídios e DNA na célula.[33] Em contrapartida, antioxidantes são moléculas que entram em contato com os radicais livres e estabilizam (ou reduzem) os elétrons não pareados. Quimicamente, o equilíbrio entre radicais livres e antioxidantes é descrito como estado *redox*, em referência à redução promovida pelos antioxidantes ou à oxidação decorrente da ação dos radicais livres. A lesão mediada pelos radicais livres em constituintes celulares é denominada estresse oxidativo, e níveis elevados de estresse oxidativo podem levar à disfunção celular.

Curiosamente, embora a prática regular do exercício resulte em muitos benefícios para a saúde, o exercício também promove a produção de radicais livres nos músculos esqueléticos, e o exercício prolongado e/ou intenso pode causar estresse oxidativo no músculo que está sendo exercitado. Acredita-se que o músculo esquelético em repouso se encontre em um estado relativamente reduzido, ou que contenha poucos radicais livres; por outro lado, a produção de grande quantidade de radicais livres durante a prática de exercícios prolongados pode sobrecarregar os antioxidantes celulares, resultando em uma mudança intramuscular para um estado oxidado.[67] Essa lesão oxidativa induzida pelo exercício contribui fundamentalmente para a fadiga muscular durante o exercício prolongado (i.e., > 30 minutos de duração).[46,47,51,67]

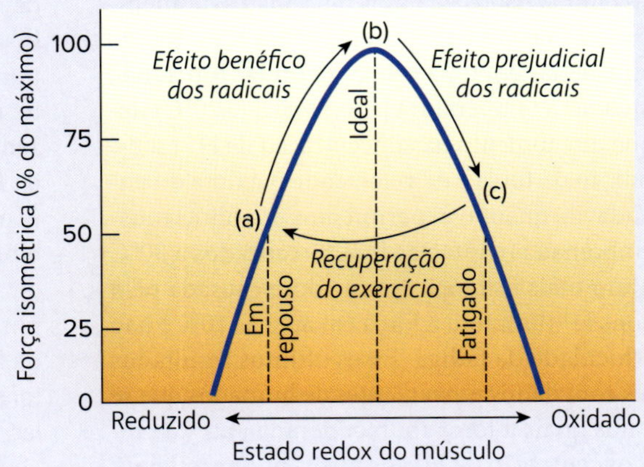

Figura 19.3 O estado redox muscular e a produção de força isométrica. No estado de repouso (*a*), o músculo está reduzido. À medida que o exercício começa, a geração inicial de radicais livres no interior do músculo esquelético beneficia a produção de força (*b*). Porém, no caso de exercícios prolongados (i.e., duração > 30 minutos), a produção contínua de radicais resulta em um estado intramuscular relativamente oxidado e a produção de força diminui (*c*) à medida que a fadiga se instala. Durante a recuperação, o músculo retorna a um estado relativamente reduzido, sem fadiga.
Fonte: Reid, Michael B. Invited Review: Redox modulation of skeletal muscle contraction: what we know and what we don't. *Journal of Applied Physiology* 90(2): 724-731, 2001.

A Figura 19.3 ilustra conceitualmente esse processo de fadiga, em que a produção de força isométrica no músculo esquelético muda na dependência do estado redox. Na Figura 19.3, o músculo em repouso (a) está em um estado relativamente reduzido. No início de uma sessão de exercícios físicos, ocorre um breve efeito benéfico na geração de força muscular, pois a produção inicial de radicais livres melhora o desempenho, sem que ocorra uma fadiga muscular imediata (b). Contudo, no caso de exercícios de duração prolongada (i.e., duração > 30 minutos), ocorrerá uma produção contínua dos radicais, que acabarão por causar um efeito prejudicial na produção de força muscular (c). Durante a fase de recuperação, a fadiga vai se dissipando, na medida em que o estado redox do músculo reduz cada vez mais (uma transição de (c) para (a) na Fig. 19.3).

Energética da contração. A fadiga pode ser considerada como o resultado de um desequilíbrio simples entre as necessidades de ATP do músculo e a capacidade de geração desse nucleotídeo.[73] Conforme foi descrito no Capítulo 3, quando o exercício tem início e a necessidade de ATP acelera, ocorre uma série de reações geradoras de ATP para sua reposição.

- Enquanto as pontes cruzadas utilizam ATP e geram ADP, a fosfocreatina cria condições para a ressíntese imediata do ATP (PC + ADP → ATP + C).
- Com a depleção da fosfocreatina, ADP começa a acumular, ocorrendo a reação de miocinase para geração de ATP (ADP + ADP → ATP + AMP).
- O acúmulo de todos esses produtos estimula a glicólise para a geração de ATP adicional, o que pode resultar em acúmulo de H^+.[9]

No entanto, quando a demanda por ATP continua a exceder o aporte, ocorrem diversas reações celulares que limitam o trabalho e protegem a célula contra lesões. É importante ter em mente que o ATP é necessário para bombear íons e manter a estrutura celular. Nesse sentido, a fadiga tem uma função protetora. Quais são os sinais que indicam à célula muscular que a utilização energética deve ser refreada? Quando os mecanismos geradores de ATP não podem acompanhar sua utilização, inicia-se o acúmulo de fosfato inorgânico (P_i) na célula (P_i e ADP não estão sendo convertidos em ATP). Foi demonstrado que o aumento de P_i no músculo inibe a força máxima e que, quanto mais alta for a concentração de P_i, mais baixa será a força mensurada durante a recuperação da fadiga. Aparentemente, o P_i age diretamente nas pontes cruzadas para reduzir sua ligação à actina,[26,27,49,66,84] além de inibir a liberação de cálcio do retículo sarcoplasmático.[2,21,29,66] No entanto, o acúmulo de P_i reduz o custo total de ATP por unidade de força, sugerindo melhora na eficiência.[49]

O que interessa saber – e que às vezes causa surpresa aos estudantes – é que a célula não esgota suas reservas de ATP, mesmo em casos de extrema fadiga. Tipicamente, a concentração de ATP cai para apenas 70% de seu nível pré-exercício. Os fatores que causam a fadiga reduzem a utilização de ATP com maior rapidez do que sua geração, de modo que a concentração desse nucleotídeo é mantida. Acredita-se que essa seja uma função protetora, que visa a minimizar mudanças na homeostase celular com a estimulação contínua. Outros fatores novos podem estar ligados à fadiga.

Em conclusão, a influência bioenergética na fadiga é inseparável do fluxo sanguíneo situado no músculo esquelético e do oxigênio por ele fornecido. Nesse tocante, muitos estudos em animais e também em seres humanos confirmam que a capacidade oxidativa do músculo esquelético fica limitada pelas taxas máximas de fluxo sanguíneo.[42] Devemos ter em mente que, no Capítulo 9, discutimos como o fluxo sanguíneo localizado poderia ser *autorregulado* pela liberação de fatores bioquímicos das células do endotélio vascular que revestem o lúmen de todos os vasos sanguíneos.[59] A liberação de óxido nítrico (NO), uma molécula vasoativa, se situa entre os metabólitos locais responsáveis pelo maior fluxo sanguíneo, fato que acompanha a prática de exercícios fatigantes. Curiosamente, existe grande heterogeneidade nas taxas máximas de fluxo sanguíneo entre os músculos e também em nível intramuscular. Isso significa que, embora todos os tipos de fibras musculares sofram fadiga diante de uma limitação no fluxo sanguíneo, os perfis de fadiga dos diferentes tipos de fibras musculares resultam da ordem de recrutamento das unidades motoras e das propriedades bioquímicas correlatas (ver Tab. 8.2).[42]

Em resumo

- A fadiga está diretamente associada a um descompasso entre a velocidade de uso do ATP pelo músculo e a velocidade de fornecimento desse nucleotídeo.
- O acúmulo dos metabólitos P_i e ADP, como resultado da degradação do ATP durante as contrações musculares, contribui para a ocorrência aguda de fadiga muscular.
- Os mecanismos celulares da fadiga retardam a velocidade de utilização do ATP com maior rapidez do que a velocidade de sua geração, a fim de preservar a concentração do ATP e da homeostase celular.
- A fadiga muscular ocorre nos casos de limitação do fluxo sanguíneo, uma resposta que parece ser independente do tipo de fibra. NO, liberado pelas células do endotélio celular, está entre os fatores bioquímicos locais responsáveis pelo aumento do fluxo sanguíneo durante um exercício fatigante.

Recrutamento dos tipos de fibra muscular. No Capítulo 8, foi feita a ligação dos diferentes métodos de produção de ATP com os diferentes tipos de fibras musculares que são recrutados durante a atividade. Aqui, essa informação será brevemente resumida, no que se relaciona à discussão da fadiga. A Figura 19.4 ilustra o padrão de recrutamento das fibras musculares diante de intensidades de exercício crescentes. Até cerca de 40% do $\dot{V}O_{2máx}$, a fibra muscular oxidativa de contração lenta tipo I é recrutada para promover a geração de tensão.[73] Esse tipo de fibra depende de um aporte contínuo de sangue para fornecer o oxigênio necessário para a geração do ATP a partir de carboidratos e gorduras.[42] Qualquer fator que limite o suprimento de oxigênio para esse tipo de fibra (p. ex., altitude, desidratação, perda de sangue ou anemia) causaria uma redução na geração da tensão nessas fibras, implicando recrutamento de fibras do tipo IIa para a geração de tensão.

Entre 40 e 75% do $\dot{V}O_{2máx}$, são recrutadas fibras de contração rápida do tipo IIa resistentes à fadiga, além das fibras do tipo I.[73] Essas fibras de contração rápida são ricas em mitocôndrias, assim como as fibras do tipo I, o que faz com que fiquem dependentes da liberação de oxigênio para a geração da tensão. Elas também têm grande capacidade de produzir ATP por meio da glicólise anaeróbia. O conteúdo mitocondrial das fibras do tipo IIa é sensível ao treinamento de resistência, de modo que, com o destreinamento, maior parte do suprimento de ATP seria proporcionada pela glicólise, levando à produção de lactato (ver Cap. 13). Se ocorrer diminuição do suprimento de oxigênio para esse tipo de fibra, ou se houver redução na capacidade de utilização do oxigênio pela fibra (decorrente de baixo número de mitocôndrias), ocorrerá queda na geração de tensão.

Durante contrações musculares sob carga constante, um declínio na tensão das fibras do tipo IIa, causado pela fadi-

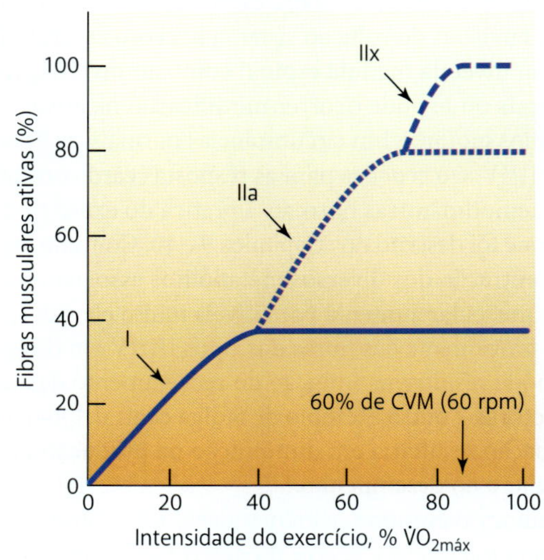

Figura 19.4 Ordem do recrutamento dos tipos de fibras musculares no exercício de intensidade crescente.
Fonte: McArdle, W. D., F. I. Katch, and V. L. Katch. *Exercise physiology: energy, nutrition, and human performance*. Baltimore: Lippincott Williams & Wilkins, 2001.

ga, fará com que sejam ativadas unidades motoras do tipo IIx, para ser mantida a taxa de trabalho. A fibra do tipo IIx é a fibra muscular de contração rápida com baixo conteúdo mitocondrial. Essa fibra pode gerar grande tensão via fontes energéticas anaeróbias, mas entra rapidamente em fadiga. Essa fibra é recrutada por volta de 75% do $\dot{V}O_{2máx}$, juntando-se à tensão das fibras dos tipos I e IIa e fazendo com que o exercício intenso passe a depender de sua capacidade de gerar tensão.[73]

Em resumo

- As fibras musculares são recrutadas na seguinte ordem, diante de intensidades de exercício crescentes: tipo I → tipo IIa → tipo IIx.
- A progressão desloca-se do tipo de fibra muscular mais oxidativo para o menos oxidativo. O exercício intenso (> 75% do $\dot{V}O_{2máx}$) implica necessidade de recrutamento de fibras do tipo IIx (além das fibras dos tipos I e IIa), resultando em maior produção de H^+.

Fadiga central e periférica

Na seção anterior, uma variedade de metabólitos gerados pelos músculos ativos (p. ex., H^+, Pi) foi associada à fadiga em decorrência do seu efeito no desenvolvimento de força na periferia (i.e., força reduzida gerada por ponte cruzada).

Contudo, esses mesmos metabólitos podem estar implicados na fadiga central. Devemos nos lembrar, dos Capítulos 9 e 10, que o músculo esquelético contém fibras nervosas aferentes (sensoriais) do grupo III/IV, cujas extremidades podem detectar estímulos mecânicos (p. ex., força) e químicos (p. ex., H^+ e outros íons que saem dos músculos durante contrações indutoras de fadiga) provenientes do fluido intersticial que circunda as células musculares. Em consequência, as informações sobre eventos contráteis na periferia são enviadas de volta ao sistema nervoso central (SNC), tanto ao nível da medula espinal como ao nível supraespinal, locais onde pode ocorrer modificação na ativação dos neurônios motores. Em circunstâncias normais, as fibras dos tipos III/IV são cruciais para as respostas cardiorrespiratórias e hemodinâmicas normais à prática do exercício físico, conforme foi descrito nos Capítulos 9 e 10. Contudo, quando a concentração dos diversos metabólitos associados à contração muscular aumenta para níveis muito elevados, o *feedback* proveniente das fibras dos tipos III/IV em direção ao SNC pode resultar na inibição do recrutamento das unidades motoras – outro exemplo de fadiga central. Obviamente tal situação resultaria em diminuição na produção de força muscular e no desempenho.[4]

Embora o enfoque principal deste texto tenha recaído no condicionamento físico e no desempenho de indivíduos presos (pela gravidade) à Terra, são universalmente conhecidas a debilitação muscular e a instabilidade dos astronautas ao emergirem do ônibus espacial, depois de seu retorno do espaço. Com a International Space Station (ISS) (i.e., estação espacial) atualmente em órbita e com tripulações que são regularmente trocadas desde 2000, não deve surpreender que os fisiologistas estejam estudando o impacto da ausência de gravidade por tempo prolongado na função muscular.[28] O Quadro "Pergunte ao especialista 19.1" dá algumas informações sobre por que os astronautas ficam mais fragilizados ao retornarem à Terra.

Em resumo

- Metabólitos como H^+ e P_i, gerados pela contração muscular, podem alcançar níveis que, reflexivamente, diminuem o recrutamento das unidades motoras e provocam fadiga, mediante a ação das fibras nervosas aferentes dos tipos III/IV.

Fatores que limitam desempenhos anaeróbios máximos

Com o aumento da intensidade do exercício, o recrutamento das fibras musculares progride na seguinte ordem: tipo I → tipo IIa → tipo IIx. Isso significa que o aporte de ATP necessário para a geração de tensão se torna cada vez mais dependente do metabolismo anaeróbio.[73] Dessa maneira, a fadiga é específica para o tipo de tarefa realizada. Se determinada tarefa depender apenas do recrutamento de fibras do tipo I, então os fatores limitantes do desempenho serão muito diferentes daqueles associados a tarefas que necessitam de fibras do tipo IIx. Tendo essa revisão e esse resumo em mente, agora é preciso examinar os fatores que limitam o desempenho.

Desempenhos de duração ultracurta (10 segundos ou menos)

Os eventos que se enquadram nesta categoria são: arremesso de peso, salto em altura, salto em distância e corridas de 50 e 100 m. Esses eventos exigem a produção de quantidades extraordinárias de energia em curto período (eventos de alta potência), e há necessidade de recrutamento de fibras musculares do tipo II. A Figura 19.5 demonstra que o desempenho máximo fica limitado pela distribuição dos tipos de fibra (tipo I *versus* tipo II) e pelo número de fibras musculares recrutadas, o qual é influenciado pelo nível de motivação e estímulo.[35] O desempenho ideal também é afetado pela habilidade e pela técnica, que dependem da prática. Não deve surpreender que as fontes anaeróbias de ATP – o sistema ATP-CP e a glicólise – forneçam a energia. Entretanto, nesses eventos ultracurtos, a liberação de energia necessária para o desempenho é determinada principalmente pela demanda gerada via impulso neuromuscular e não está limitada pelo suprimento energético intramuscular.[14] A Tabela 20.1 no Capítulo 20 oferece uma lista detalhada das atividades que dependem dessa potência. Há evidências de que a ingestão de creatina pode influenciar o desempenho no exercício de alta potência (ver Cap. 24 para mais detalhes).

Pergunte ao especialista 19.1

Adaptações musculares às viagens espaciais: perguntas e respostas com o dr. Robert H. Fitts

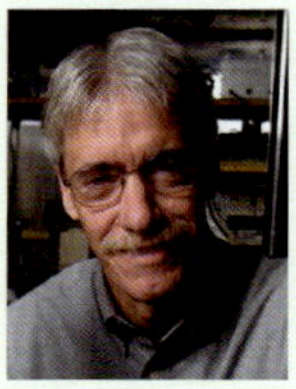

Robert H. Fitts

Dr. Fitts é professor e chefe do Departamento de Ciências Biológicas da Marquette University. Seus principais interesses de pesquisa são o pareamento de excitação-contração e a mecânica muscular, além do mecanismo da adaptação muscular ao voo espacial e a programas regulares de exercício. Sua pesquisa também se concentra na elucidação das causas celulares da fadiga muscular. Dr. Fitts foi laureado, em 1999, com o Citation Award do American College of Sports Medicine, por suas realizações de pesquisa, tendo recebido também o Prêmio de Pesquisador do Ano da Marquette University em 2000.

PERGUNTA: Quais mudanças ocorrem no músculo esquelético em decorrência das viagens espaciais?

RESPOSTA: A principal mudança no músculo esquelético com as viagens espaciais é a atrofia das fibras, causada por uma perda seletiva nos miofilamentos. Os músculos antigravidade das pernas são mais afetados do que os músculos do braço; e, principalmente, músculos lentos, como o sóleo, são mais afetados do que os músculos de contração rápida, como o gastrocnêmio. Em decorrência da perda de miofilamentos, as fibras musculares geram menos força e potência. Em seguida a um voo espacial de curta duração (≤ 3 semanas), as fibras lentas do tipo I demonstram elevada velocidade máxima de encurtamento – não causada pela expressão da miosina do tipo rápido. Foi proposta uma hipótese de que a maior velocidade resultaria de uma perda seletiva do filamento fino, a actina, o que aumenta o espaço entre os filamentos e faz com que a ponte cruzada de miosina se desfaça mais cedo, ao final do golpe de potência. Resultados recentes de experimentos da Estação Espacial Internacional (EEI) demonstraram que a velocidade elevada é uma mudança temporária, quando a velocidade das fibras lentas demonstra declínio significativo em seguida a voos de longa duração. Essa mudança, junto à maior atrofia das fibras, contribui para uma perda consideravelmente maior na potência das fibras lentas depois de voos de duração longa *versus* curta. Ao que parece, os voos espaciais aumentam a dependência de carboidratos dos músculos e reduzem sua capacidade de oxidar gorduras. Essa mudança metabólica não é causada pela redução na atividade de qualquer das enzimas da via betaoxidativa ou do ciclo de Krebs. A perda da potência das fibras e a maior dependência de carboidratos causam uma redução na capacidade de trabalho. Além disso, depois da viagem espacial, os membros da tripulação sentem dores musculares decorrentes da maior sensibilidade à lesão das fibras, induzida pela contração excêntrica.

PERGUNTA: Os estudos animais mimetizam as mudanças vivenciadas por humanos?

RESPOSTA: Muitas das alterações na musculatura esquelética provocadas pelos voos espaciais são observadas em roedores, primatas não humanos e humanos. A atrofia das fibras causada pela perda seletiva de miofilamentos já foi observada em todas as espécies estudadas. Entretanto, há diferenças entre espécies na linha cronológica do processo adaptativo. Por exemplo, ratos que viajaram no espaço demonstraram maior velocidade de atrofia das fibras do que humanos. Foi demonstrado que voos de apenas 2 ou 3 semanas aumentam a velocidade no músculo sóleo tanto em ratos como em humanos; mas, em ratos, o aumento decorreu em parte de uma conversão de aproximadamente 20% das fibras lentas do tipo I para fibras de contração rápida contendo isoenzimas de miosina rápida. Em humanos, os voos espaciais de curta duração não causaram conversão do tipo de fibra. Contudo, dados recentes sugerem que essas conversões (de contração lenta para rápida) realmente ocorrem em humanos em seguida a voos espaciais de longa duração (6 meses).

PERGUNTA: Existe alguma estratégia intervencional (treinamento) que esteja sendo empregada para reduzir o impacto das viagens espaciais no músculo esquelético?

RESPOSTA: A principal contramedida utilizada para proteger o músculo esquelético da perda induzida pela microgravidade é o exercício de resistência em um cicloergômetro ou esteira rolante. Esse tipo de modalidade não obteve sucesso completo, pois os membros da tripulação ainda perderam até 20% da massa muscular da perna depois de 6 meses no espaço. O exercício de alta intensidade foi incorporado ao programa de contramedidas na EEI, mas as cargas foram insuficientes para uma proteção adequada do tamanho ou da potência dos músculos das pernas. Recentemente, foi instalado um novo aparelho de alta resistência na EEI, mas sua efetividade ainda não ficou estabelecida. (O leitor interessado deve consultar os dois artigos do dr. Fitts sobre os efeitos dos voos espaciais na estrutura e no funcionamento dos músculos nas "Sugestões de leitura".)

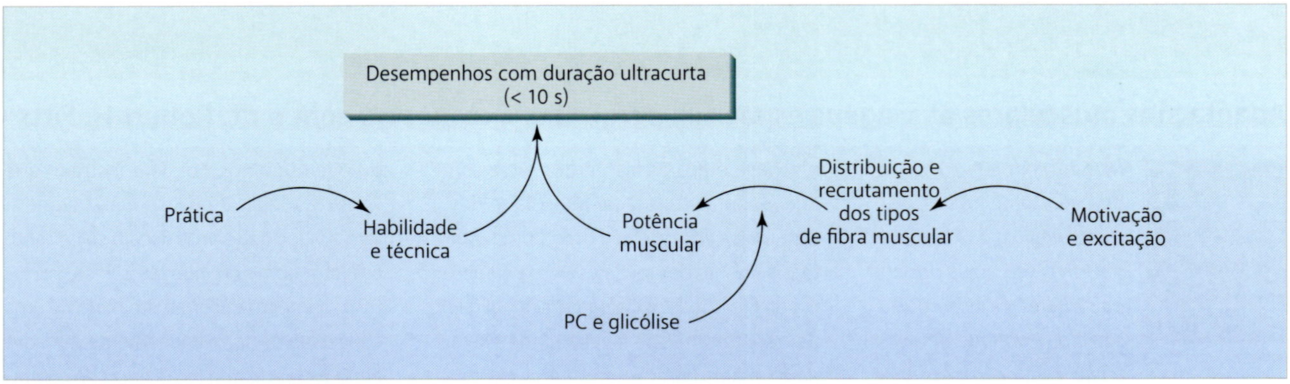

Figura 19.5 Fatores que afetam a fadiga em eventos de duração ultracurta.

Em resumo

- Em eventos com duração igual ou inferior a 10 segundos, o desempenho ideal depende do recrutamento das fibras apropriadas do tipo II para gerar as forças necessárias.
- Há necessidade de motivação e estímulo, bem como da habilidade necessária para o direcionamento da força.
- As principais fontes energéticas são anaeróbias, com enfoque na fosfocreatina.

Desempenhos de curta duração (10 a 180 segundos)

Em geral, os desempenhos de curto prazo ocorrem em um período relativamente breve, de 10 a 180 segundos. Embora essa janela de tempo possa parecer pequena para alguns, os eventos fisiológicos e metabólicos capazes de influenciar a fadiga muscular podem ser bastante diferentes para um evento de 10 segundos, em comparação com um evento com duração de 180 segundos. Na verdade, desempenhos máximos na faixa de 10-60 segundos ainda são predominantemente (> 70%) anaeróbios, com uso da fibra de contração rápida de grande força, mas, quando o desempenho máximo se estende para 3 minutos, cerca de 60% da energia tem origem nos processos aeróbios geradores de ATP mais lentos. Como resultado dessa transição da produção energética anaeróbia para aeróbia, a velocidade máxima de corrida diminui com a maior duração da prova, de 10-180 segundos. Considerando-se que o sistema ATP-CP pode fornecer ATP por apenas alguns segundos, a vasta maioria do ATP seria derivada da glicólise anaeróbia (ver Cap. 3).

Essas diferenças metabólicas e fisiológicas se tornam facilmente evidentes quando comparamos dois eventos de atletismo que acontecem dentro desse intervalo de tempo; a corrida de 100 m e a corrida de 800 m. Para ilustrar o contraste fisiológico e metabólico entre esses dois tipos de prova, a Figura 19.6 apresenta as principais diferenças para eventos de curta duração concluídos entre 10 e 60 segundos, em comparação com eventos concluídos em 60 a 180 segundos. Nos eventos realizados na faixa de 10 a 60 segundos, são utilizadas sobretudo fibras musculares rápidas, que produzem ATP com alta taxa de glicólise anaeróbia. Essa taxa de produção anaeróbia de ATP promoverá acúmulo de H^+ nos músculos e no sangue. Na verdade, a elevada concentração de H^+ pode interferir na produção contínua de ATP pela glicólise ou pelo próprio mecanismo contrátil, ao interferir na capacidade da troponina de se ligar a Ca^{++}. Entretanto, é preciso que seja dito que, em seguida a um exercício exaustivo, a recuperação da tensão muscular ocorre antes que a da concentração do H^+, o que sugere a natureza complexa do processo de fadiga.[30,71,72,82] Em um esforço para retardar o acúmulo de H^+, alguns atletas têm tentado ingerir tampões antes da corrida. Esse procedimento é detalhadamente discutido no quadro "Vencendo limites 11.1" e também no Capítulo 24, que trata dos recursos ergogênicos e do desempenho.

A Figura 19.6 também destaca os resultados fisiológicos associados a eventos que levam 60 a 180 segundos para serem concluídos, como uma corrida de 800 m. Embora eventos inseridos nessa faixa de duração para serem concluídos também estejam associados à ocorrência aguda de fadiga muscular, a maior duração significa que ocorre maior fornecimento de tensão pelas fibras dos tipos IIa e I e menos pelas fibras do tipo IIx. Por outro lado, a contribuição das vias metabólicas aeróbias para a produção total de ATP pode exceder 50%. Com o conhecimento dos fatores que influenciam os perfis de fadiga para os diversos eventos de curto prazo, o regime de treinamento poderá ser projetado de modo a otimizar o desempenho. Para mais informações sobre uma cientista que foi pioneira e responsável pelo nosso entendimento básico sobre a fadiga muscular, ver o quadro "Um olhar no passado – nomes importantes na ciência".

Em resumo

- Em desempenhos de curta duração (10-180 segundos), ocorre um desvio de 90% da energia fornecida anaerobiamente aos 10 segundos para 60% fornecida aerobiamente aos 180 segundos.
- A glicólise anaeróbia fornece uma parte substancial da energia para eventos de muito curta duração (10-60 segundos), resultando em níveis elevados dos íons hidrogênio.
- Em eventos com duração entre 60 e 180 segundos, há crescente contribuição das fibras musculares dos tipos IIa e I, de onde podem ser derivados mais de 50% da produção total de ATP pelo metabolismo aeróbio.

Um olhar no passado – nomes importantes na ciência

Brenda Bigland-Ritchie, Ph.D.

Brenda Bigland-Ritchie exerceu grande impacto em nossa compreensão sobre os músculos, com um enfoque especial no seu modo de funcionamento e nas causas da fadiga muscular. Brenda Bigland concluiu sua graduação no University College London, tendo recebido uma bolsa de estudos para trabalhar no Departamento de Fisiologia, onde havia acabado de se formar. Como estudante de pós-graduação, Bigland-Ritchie foi incentivada pelo ganhador do Prêmio Nobel A.V. Hill (ver Cap. 0) para que examinasse os gastos de oxigênio durante a realização de trabalho positivo e negativo em seres humanos. Esses experimentos ocorreram paralelamente aos estudos de A.V. Hill sobre contrações de encurtamento e alongamento em músculos isolados. Nesses estudos, foram demonstradas drásticas diferenças na produção de calor para os dois tipos de contrações.

Em um projeto muito engenhoso, Brenda Bigland, Murdoch Ritchie (seu futuro marido) e Bud Abbott organizaram duas bicicletas trabalhando simultaneamente, de modo que um ciclista pedalasse para frente e o outro para trás; havia envolvimento dos mesmos músculos, mas, enquanto um grupo muscular estava sendo alongado, o outro estava sendo encurtado. Os pesquisadores demonstraram, em um estudo atualmente considerado clássico, publicado em 1952, que o trabalho positivo (encurtamento) exigia muito mais energia do que o trabalho negativo em condições de mesma produção de potência, o que confirmou as observações de Hill em músculos isolados.

Bigland-Ritchie também publicou artigos que tratavam da relação entre força muscular, velocidade e atividade eletromiográfica integrada (IEMG) medida com eletrodos na superfície da pele; em outros experimentos, a pesquisadora estudou a atividade da unidade motora durante contrações voluntárias em músculos humanos.

Bigland-Ritchie se afastou de suas próprias pesquisas por cerca de 20 anos, depois do Nascimento de seu primeiro filho, em 1953. Em 1956, seu marido assumiu uma posição no Albert Einstein College of Medicine, no Bronx, Nova York, e a família imigrou para os Estados Unidos. Mais tarde, com seus filhos já no ensino médio, ela ficou preocupada se algum dia conseguiria retornar aos seus estudos científicos, por ter ficado afastada da ciência por tanto tempo. O marido a incentivou a trabalhar durante meio período em seu laboratório. Assim, nos anos seguintes, eles publicaram conjuntamente três artigos. Depois disso, Bigland-Ritchie aceitou um posto no Hunter College como professora de uma seção de um curso de fisiologia, tendo descoberto que não só gostava do ensino, mas que ainda conseguia aprender tão bem quanto qualquer um de seus alunos mais jovens. Incentivada pelo marido, ela retornou à Inglaterra para redigir sua tese de doutorado com base em sua pesquisa realizada anos antes, tendo descoberto que, ao examinar seus dados antigos à luz das mais recentes descobertas experimentais, novas ideias começaram a surgir. Bigland-Ritchie se doutorou em 1969.

Depois que seu marido aceitou um cargo na Universidade de Yale, ela se juntou ao corpo docente do vizinho Quinnipiac College. Foi lá que ela e seu colega Joe Woods redigiram suas ideias e se candidataram a uma bolsa de pesquisa do NIH. O financiamento foi aprovado e, assim, Bigland-Ritchie pôde continuar suas pesquisas em fisiologia muscular. Utilizando o modelo de trabalho positivo-negativo de sua antiga pesquisa, ela e seu novo colaborador demonstraram que tanto a atividade do IEMG como a captação de oxigênio ocorriam em muito menor grau durante as contrações de alongamento (i.e., trabalho negativo) em comparação com o que ocorria durante o trabalho positivo.

A pesquisa de Bigland-Ritchie levantou questões sérias sobre o uso da atividade IEMG de superfície como meio para investigação da função muscular e da fadiga. A pesquisadora desenvolveu técnicas que empregam eletrodos de fio fino para a monitoração da atividade EMG no interior do próprio músculo, com o objetivo de estudar a atividade da unidade motora durante o exercício e nas condições de fadiga. Sua atenção estava focada nos vários locais de fadiga: sua localização estaria no SNC, na junção neuromuscular ou no próprio músculo? Muito do que sabemos atualmente sobre fadiga (ver resumo no início deste capítulo) se deve à sua pesquisa, aos seus alunos e aos seus muitos colegas. Para saber mais sobre essa interessante cientista, leia os dois capítulos de Bigland-Ritchie e de Thomas et al. em "Sugestões de leitura".

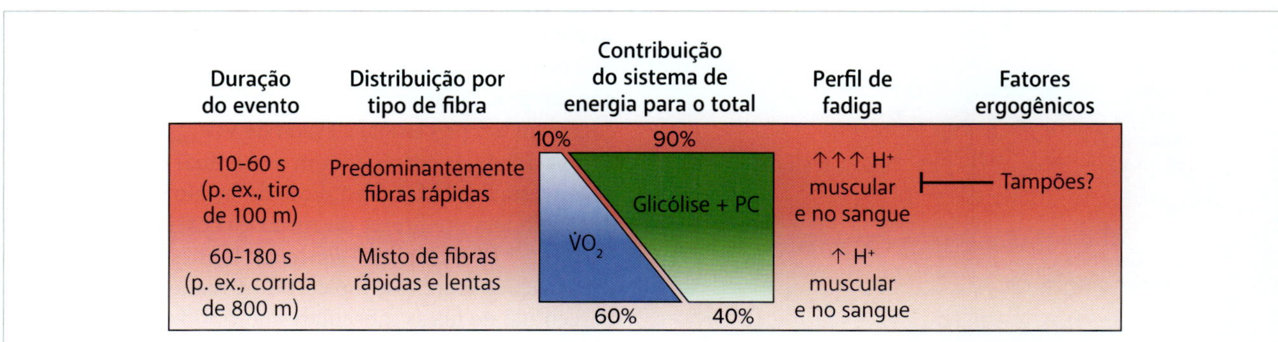

Figura 19.6 Fatores que afetam o desempenho e a fadiga em curto prazo. Os resultados fisiológicos e metabólicos podem ser diferentes para eventos competitivos realizados no intervalo de tempo de 10 a 180 segundos (ver texto para detalhes).

Fatores que limitam os desempenhos aeróbios máximos

Com a maior duração de um desempenho máximo, torna-se maior a demanda por fontes energéticas aeróbias. Além disso, fatores ambientais (como o calor e a umidade) e alimentares (como a ingestão de água e carboidratos) desempenham certo papel na fadiga.

Desempenhos de duração moderada (3 a 20 minutos)

Embora 60% da produção de ATP seja derivada de processos aeróbios em um esforço máximo de 3 minutos, o valor salta para 90% em um desempenho máximo com duração de 20 minutos. Tendo em vista essa dependência da produção de energia oxidativa, os fatores limitantes do desempenho são o sistema cardiovascular, que fornece sangue rico em oxigênio para os músculos, e o conteúdo mitocondrial dos músculos envolvidos na atividade. Considerando-se que a velocidade é um pré-requisito em corridas com duração inferior a 20 minutos, as fibras do tipo IIa, que são ricas em mitocôndrias, estão envolvidas no fornecimento aeróbio de ATP (além das fibras do tipo I já recrutadas). Corridas com duração inferior a 20 minutos são praticadas em 90 a 100% da potência aeróbia máxima; assim, o atleta com o mais elevado $\dot{V}O_{2máx}$ tem nítida vantagem. No entanto, como as fibras do tipo IIx também são recrutadas, ocorre aumento na produção de lactato e H^+, e o acúmulo de H^+ afetaria a geração de tensão, conforme foi anteriormente descrito.[30,71,72,83]

A Figura 19.7 resume os fatores que afetam os desempenhos que exigem elevado consumo máximo de oxigênio. O volume sistólico máximo é o ponto crucial para um débito cardíaco elevado (ver Cap. 13), sendo influenciado tanto pela genética como pelo treinamento. O conteúdo de oxigênio arterial (CaO_2) é influenciado pelo conteúdo de hemoglobina arterial ([Hb]), pela fração inspirada de oxigênio (FIO_2) e pela PO_2 do ar inspirado. O Capítulo 23 discute o efeito da altitude (baixa PO_2) no $\dot{V}O_{2máx}$, e o Capítulo 24 discute o uso do doping sanguíneo (para aumento da concentração de [Hb]) e a respiração de oxigênio no desempenho aeróbio. Os programas de treinamento são discutidos no Capítulo 20.

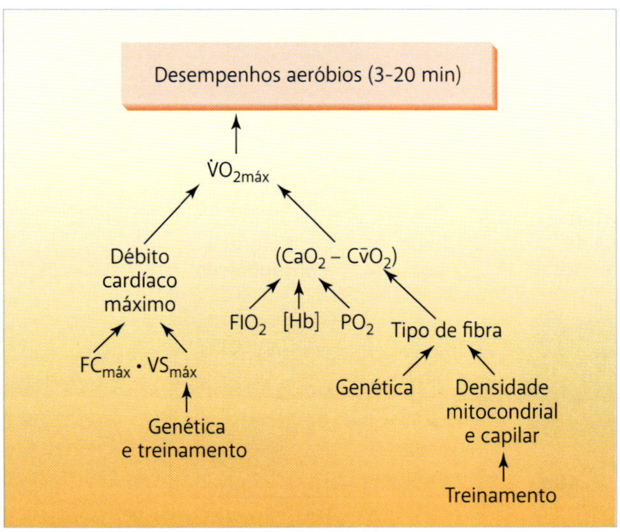

Figura 19.7 Fatores que afetam a fadiga em desempenhos aeróbios com duração de 3 a 20 minutos.

Em resumo

- Em desempenhos de duração moderada, de 3 a 20 minutos, o metabolismo aeróbio proporciona 60 a 90% do ATP, respectivamente.
- Essas atividades dependem de um gasto energético próximo do $\dot{V}O_{2máx}$, com recrutamento de fibras do tipo II, além de fibras do tipo I.
- É provável que pessoas com predisposição genética em favor de um volume sistólico maior e de uma quantidade relativamente alta de fibras musculares do tipo IIa sejam bem-sucedidas em eventos atléticos em força máxima com duração de 3 a 20 minutos.
- Qualquer fator que interfira na liberação de oxigênio (p. ex., altitude ou anemia) diminuiria o desempenho, pois este depende muito da produção de energia aeróbia. Níveis elevados de H^+ acompanham esses tipos de atividades.

Desempenhos de duração intermediária (21 a 60 minutos)

Em desempenhos máximos com duração de 21-60 minutos, geralmente, o atleta trabalhará a < 90% do $\dot{V}O_{2máx}$. Um $\dot{V}O_{2máx}$ elevado certamente é pré-requisito para o sucesso, mas contrastando com desempenhos aeróbios máximos de duração inferior a 20 minutos, nessa situação entram em ação outros fatores. Por exemplo, um indivíduo que seja um corredor mecanicamente "econômico" pode deslocar-se em maior velocidade com a mesma quantidade de oxigênio em comparação com um corredor não econômico.

Recentemente, foi confirmada a importância do $\dot{V}O_{2máx}$ e da economia da corrida na previsão do desempenho em corridas de longa distância,[48] existindo evidências de que esses dois fatores são importantes em corridas mais curtas (p. ex., 1.500 m).[37] As diferenças na economia de corrida são decorrentes de fatores biomecânicos e/ou bioenergéticos. Nesse caso, haveria necessidade de mensurar o $\dot{V}O_{2máx}$ e a economia de corrida para previsão do desempenho.

Curiosamente, e juntamente com $\dot{V}O_{2máx}$ e a economia de corrida, outra variável é muito importante para o sucesso durante desempenhos máximos aeróbios com duração de 21 a 60 minutos. Tendo em vista que corridas dessa duração não são praticadas em $\dot{V}O_{2máx}$, o indivíduo que conseguisse correr em um percentual elevado de $\dot{V}O_{2máx}$ teria vantagem. A capacidade de correr em um percentual mais elevado de $\dot{V}O_{2máx}$ está ligada à concentração de lactato no sangue; e um dos melhores preditores do ritmo da corrida é o limiar de lactato.[10,11] (Ver Quadro "Vencendo limites 19.1" para mais informações sobre esse tópico.) Curiosamente, um elevado percentual de fibras musculares do tipo I está associado a um limiar mais alto de lactato e a maior eficiência mecânica.[17] A Figura 19.8 resume os fatores que limitam o desempenho em corridas de 21 a 60 minutos.

Vencendo limites 19.1

O consumo de oxigênio máximo é importante para o desempenho em corridas de distância?

O $\dot{V}O_{2máx}$ está diretamente relacionado à velocidade de geração do ATP que pode ser mantida durante uma corrida de distância, embora o indivíduo não esteja correndo a 100% do $\dot{V}O_{2máx}$.

Esse conceito é válido para competições que variam de 21 minutos a várias horas (por exemplo, de uma corrida de 5 km a uma maratona).

Exemplificando, a velocidade de geração do ATP depende do $\dot{V}O_2$ real que pode ser mantido durante a corrida (mL · kg^{-1} · min^{-1}), que é uma função do $\dot{V}O_{2máx}$ do corredor e do percentual do $\dot{V}O_{2máx}$ no qual poderá correr. Para uma maratona de 2h15, o corredor deve manter um $\dot{V}O_2$ de aproximadamente 60 mL · kg^{-1} · min^{-1} durante toda a prova. Um corredor trabalhando a 80% do $\dot{V}O_{2máx}$ necessitaria de um $\dot{V}O_{2máx}$ de 75 mL · kg^{-1} · min^{-1}. Assim, o $\dot{V}O_{2máx}$ determina o limite superior para produção de energia em eventos de resistência, mas não determina o desempenho final. Fica claro que tanto o percentual do $\dot{V}O_{2máx}$ que pode ser mantido ao longo do curso da prova (estimado pelo limiar de lactato) como a economia de corrida têm impacto drástico na velocidade que pode ser mantida na distância percorrida.[10,11,48] Esse tópico interessante está aprofundado no quadro "Vencendo limites 18.2", que detalha as demandas fisiológicas necessárias para a quebra da barreira de 2 horas na maratona. Curiosamente, a redução progressiva no $\dot{V}O_{2máx}$ com a idade parece ser o principal mecanismo fisiológico associado a uma redução no desempenho de resistência de atletas másters, juntamente à redução na velocidade no limiar de lactato.[80]

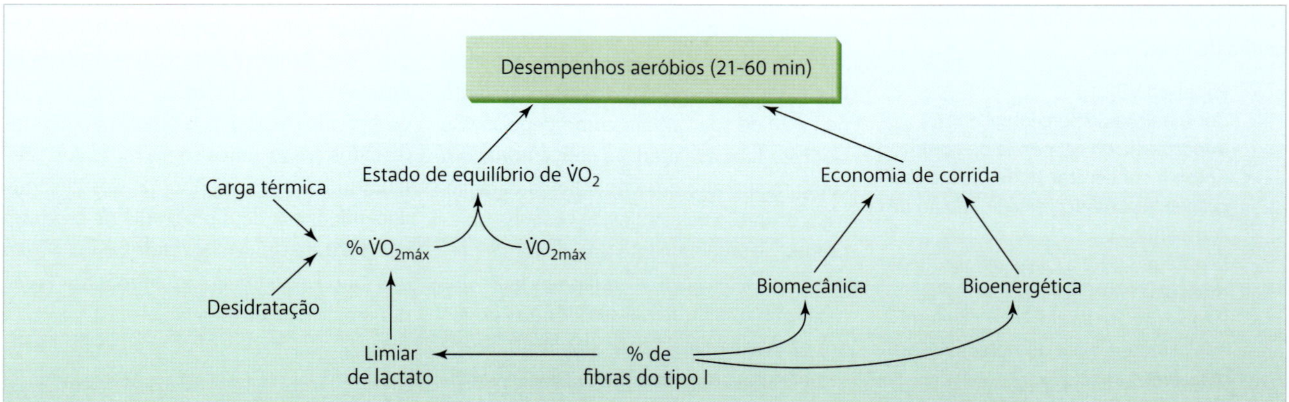

Figura 19.8 Fatores que afetam a fadiga em desempenhos aeróbios com duração de 21 a 60 minutos.

Por fim, devemos agora considerar três fatores ambientais – o calor, a umidade e também o estado de hidratação do atleta. A carga de calor obrigará o direcionamento de parte do débito cardíaco para a pele, o que resultará em fazer com que o sistema cardiovascular fique mais próximo do máximo em qualquer velocidade de corrida. Os Capítulos 22 e 23 estudam os efeitos da desidratação e das cargas ambientais de calor no desempenho. Recomendamos que o leitor leia o quadro "Um olhar no passado – nomes importantes na ciência", para conhecer uma fisiologista que desempenhou um papel relevante na descoberta dos fatores ligados ao desempenho de resistência.

Em resumo

- Geralmente, atividades com duração intermediária, de 21-60 minutos, são realizadas a menos de 90% do $VO_{2máx}$, sendo predominantemente aeróbias.
- Ao realizar eventos com duração entre 21 e 60 minutos, o sucesso é fortemente influenciado pelo $\dot{V}O_{2máx}$ e pela economia de corrida.
- Tendo em vista a duração da atividade, fatores ambientais, como calor, umidade e estado de hidratação do atleta, influenciam no resultado.

Desempenhos de longa duração (1 a 4 horas)

Desempenhos de 1 a 4 horas são atividades claramente aeróbias, envolvendo pouca produção energética anaeróbia. Utilizando-se os desempenhos aeróbios mais curtos (60 minutos ou menos) como introdução, quanto mais demorado o desempenho, maior a probabilidade de que fatores ambientais venham a desempenhar algum papel no resultado. Além disso, para desempenhos superiores a 1 hora, é possível que seja excedida a capacidade de fornecimento de glicose pelas reservas de carboidratos dos músculos e do fígado (ver Cap. 22). A suplementação de glicose durante desempenhos prolongados proporciona o combustível necessário não apenas para a geração de ATP para sustentar a formação das pon-

Um olhar no passado – nomes importantes na ciência

Dr. David L. Costill, PhD, avançou o estudo do desempenho de resistência

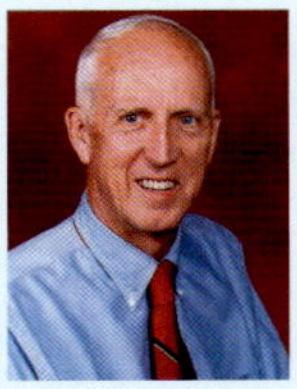
Ball State University Photo Service

Dr. David Costill teve grande impacto na compreensão dos fatores que afetam o desempenho de resistência. Ele completou seu PhD na Ohio State University e, depois de um cargo de 2 anos na State University of New York, Cortland, assumiu nova posição na Ball State University. Dr. Costill dirigiu o Human Performance Laboratory na Ball State University durante toda a sua carreira, transformando seu laboratório no local mais procurado para o estudo dos fatores que afetam o desempenho no exercício físico. Juntamente com seus estudantes, dr. Costill estudou diversas variáveis que influenciam o desempenho de resistência:

- Papel do $\dot{V}O_{2máx}$.
- Contribuição do percentual do $\dot{V}O_{2máx}$.
- Importância da economia de corrida.
- Como a concentração de lactato sanguíneo/plasmático está ligada ao desempenho.
- Estratégias para a carga de glicogênio muscular (ver Cap. 22).
- Reposição de líquidos – com ênfase nas características de bebidas esportivas (ver Cap. 22).
- Papel do tipo de fibra muscular (ver Cap. 8).
- Se os recursos ergogênicos (p. ex., cafeína; L-carnitina – ver Cap. 24) ajudam ou não no trabalho.

Muitos dos estudos que trataram dessas variáveis se transformaram em "clássicos" que os investigadores continuam a citar décadas depois de sua publicação. Dr. Costill não estava apenas interessado na descoberta da ciência subjacente ao desempenho de resistência; ele também utilizou seu tempo e energia para divulgar a mensagem a atletas e treinadores, como forma de ajudá-los a desenvolver melhores métodos para o aprimoramento de desempenho com base em princípios científicos.

A obra do dr. Costill ultrapassou em muito o estudo das corridas de distância. Tanto no início de sua carreira como depois, esse cientista teve sua atenção concentrada em como melhorar o desempenho na natação, pela realização de estudos de pesquisa objetivando o aprimoramento dos modos de prevenção de alterações deletérias nos músculos de astronautas que passam longos períodos na International Space Station. Dr. Costill sempre praticou o que prega e seu envolvimento na corrida de distância data desde o início de sua carreira – e, mais recentemente, como nadador máster, está nadando em competições com maior velocidade do que quando estava na faculdade.

Dr. Costill prestou serviços exemplares ao American College of Sports Medicine (ACSM) ao longo de sua carreira, tendo, inclusive, atuado como presidente da instituição. Suas pesquisas foram laureadas com numerosos prêmios ao longo dos últimos 30 anos, inclusive o *Honor Award* do ACSM. O impacto de suas pesquisas alcançou todos os cantos do globo, não apenas pelas publicações (mais de 400), mas pelos convites para conferências sobre suas pesquisas em mais de 30 países. Sua influência pessoal, como a da maioria dos cientistas, é multiplicada muitas vezes pelos estudantes por ele treinados – uma lista que contém muitos cientistas proeminentes interessados em assuntos sobre músculos, metabolismo e desempenho. Dr. Costill continua influenciando o programa de pesquisa na Ball State University, onde ocupa a *John and Janis Fisher Chair* como Professor Emérito em ciência do exercício.

tes cruzadas, mas também para a proteção da excitabilidade da membrana muscular.[77] Conforme foi assinalado no Capítulo 4, os ácidos graxos podem fornecer uma quantidade substancial de combustível durante o trabalho muscular prolongado em intensidade < 60% do $\dot{V}O_{2máx}$. Todavia, para as muitas atividades de resistência realizadas em intensidades de exercício mais elevadas (p. ex., corrida de maratona), as fibras musculares precisam contar com carboidratos para oxidar – ou o desempenho sofrerá declínio. Com base nessa lógica, alguns cientistas investigaram se esse mesmo modelo poderia ser utilizado para a previsão do desempenho em eventos do tipo "ultra" (ver o quadro "Uma visão mais detalhada 19.2"). O Capítulo 22 apresenta informações sobre as estratégias alimentares ideais para o desempenho em eventos muito demorados, inclusive o consumo de líquidos e carboidratos durante a corrida. A Figura 19.9 sintetiza os fatores limitantes do desempenho em eventos de corrida de longa distância.

A Figura 19.9 apresenta um resumo dos fatores limitantes do desempenho em corridas de longa distância, como a maratona. Quando se trata de estabelecer recordes mundiais em eventos de resistência de longa distância, é importante ter em mente que os detalhes ilustrados na Figura 19.9 são uma simplificação excessiva dos complexos fatores que influenciam o limite superior do desempenho humano. Na realidade, nos últimos anos, equipes de cientistas, médicos e treinadores de elite uniram seus esforços na esperança de que atletas alcancem desempenhos atléticos antes considerados impossíveis. Consulte o quadro "Vencendo limites 19.2", "Quebrando a barreira de 2 horas na maratona", que descreve um exemplo de pesquisa conduzida em equipe e projetada para a concretização de metas de desempenho elevadas.

Nas últimas décadas, a maioria dos 50 tempos de corrida mais rápidos para homens maratonistas é de corredores quenianos ou etíopes (http://www.iaaf.org/records/toplists/road-running/marathon/outdoor/men/senior/2019?regionType=world&drop=regular&fiftyPercentRule=regular&page=1&bestResultsOnly=true). Os pesquisadores examinaram diversas variáveis ilustradas na Figura 19.9 para que pudessem obter uma explicação para o incrível sucesso desses corredores. Em comparação com as medições feitas em maratonistas de elite europeus, os corredores quenianos

Uma visão mais detalhada 19.2

Fatores que afetam o desempenho em eventos de ultrarresistência

Contrastando com a duração dos desempenhos de resistência mencionados há pouco, os eventos de ultrarresistência estão em uma classe muito particular. São exemplos: corridas de montanha de 166 km,[58] triatlon Triple Iron (11,6 km de natação, 540 km de bicicleta, 126,6 km de corrida)[43] e corrida de Paris-Beijing (8.500 km em 161 dias).[57] Em estudo recentemente publicado que objetivava avaliar os fatores relacionados ao desempenho de ultrarresistência, 14 indivíduos correram o máximo possível de quilômetros em 24 horas em uma esteira ergométrica. Eles cobriram, em média, 149,2 km em 18h39 de efetiva corrida na esteira nas 24 horas. Duas das mais importantes variáveis relacionadas ao desempenho foram o $VO_{2máx}$ e o percentual de $VO_{2máx}$ que os participantes do estudo conseguiram manter ao longo das 24 horas,[56] ou seja, duas das três variáveis ligadas aos desempenhos de resistência normais já descritos.

Estudos que acompanharam as respostas metabólicas antes e depois de eventos de ultrarresistência constataram que a oxidação das gorduras fica sensivelmente elevada depois da participação na prova; os níveis plasmáticos dos ácidos graxos livres estavam 3,5 vezes mais altos.[34] Diante do baixo percentual do $VO_{2máx}$ mantido em muitos desses eventos (< 60%), a resposta metabólica não deve surpreender (ver Cap. 4). No entanto, isso não significa que os carboidratos não são importantes, pois alguns estudos demonstraram 50% de redução nas reservas de glicogênio muscular.[34] Embora as corridas de ultrarresistência aumentem a possibilidade de hiponatremia (uma condição perigosa em que as reservas de sódio no corpo ficam diluídas, por causa da ingestão de um volume excessivo de água – ver Cap. 23), apenas 4% dos corredores apresentaram uma forma leve dessa condição.[65]

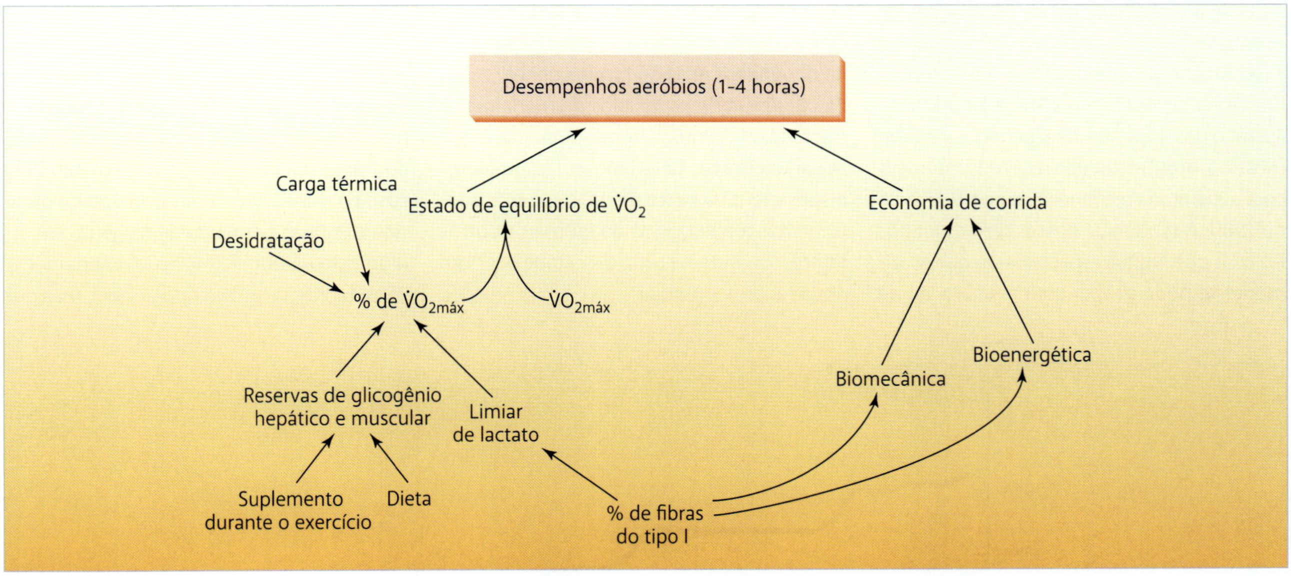

Figura 19.9 Fatores que afetam a fadiga em desempenhos aeróbios com duração de 1 a 4 horas.

apresentaram valores semelhantes para $\dot{V}O_{2máx}$ média, percentual de $\dot{V}O_{2máx}$ passível de ser mantido durante a corrida e para a atividade das enzimas oxidativas nos músculos das pernas envolvidos na corrida. Houve contradição nas evidências relativas às diferenças nos percentuais de fibras musculares do tipo I. Todavia, também houve evidências sugerindo que os corredores quenianos apresentavam valores mais baixos de lactato sanguíneo em determinada intensidade de exercício, além de melhor economia de corrida. Os valores para a economia de corrida foram associados à constituição linear (ectomórfica) dos quenianos, tendo sido comparáveis aos dois melhores valores até agora medidos em maratonistas caucasianos.[45] Wilber e Pitsiladis[87] sugerem que, além da fisiologia, pode haver algum fator a mais a influenciar o sucesso desses corredores quenianos:

Treinamento de corrida consistente desde a juventude como um método para ir e voltar da escola e a prática de treinamento de volume moderado e alta intensidade na altitude (2.000-3.000 m).

Grande motivação para ter sucesso a fim de melhorar o *status* socioeconômico.

O último fator, *grande motivação para ter sucesso a fim de melhorar o* status *econômico*, também pode ser o causador da promoção de alguns comportamentos inadequados, ou seja, o uso de substâncias que melhoram o desempenho PED (de *performance-enhancing drugs*), como a eritropoietina (ver Cap. 24), para vencer corridas e obter prêmios em dinheiro. Embora tenham sido identificados números crescentes de corredores quenianos usuários de PED, é provável que os negligentes procedimentos de repressão às drogas no

Vencendo limites 19.2

Quebrando a barreira de 2 horas na maratona

Para muitos padrões, a maratona (42,195 km) continua sendo o símbolo do sucesso atlético para corredores de resistência. O público continua muito interessado no evento desde o início do *boom* das corridas, na década de 1970. Não é de surpreender, diante desse interesse e dos grandes prêmios oferecidos pelos patrocinadores aos melhores corredores, tanto mulheres como homens, que os recordes mundiais da maratona venham despencando vertiginosamente nas últimas décadas. Nos últimos 30 anos, os recordes mundiais das maratonas feminina e masculina caíram entre 4% e 5%, enquanto o recorde mundial da corrida de 1.500 m (milha métrica) caiu apenas entre 1% e 2%.[40] O atual recorde mundial, sancionado pela Associação Internacional de Federações de Atletismo (IAAF), é de 2:01:39 e pertence a Eliud Kipchoge, que quebrou o recorde na maratona de Berlim em 2018. A Figura 19.10 ilustra o desempenho de Kipchoge; também mostra a progressão dos recordes mundiais para a maratona reconhecidos pela IAAF desde 1980. A tendência nesses desempenhos fez com que muitos especulassem que atualmente se pode sonhar com a realização de uma maratona em menos de 2 horas, feito antes considerado impossível.

Embora a quebra da barreira das 2 horas na maratona seja um limite arbitrário, essa marca – assim como a milha em menos de 4 minutos – continua sendo uma meta sonhada por muitos atletas e fãs do esporte. Nos últimos anos, os melhores cientistas esportivos, médicos-cientistas e treinadores trabalharam incansavelmente na identificação dos determinantes fisiológicos e biomecânicos necessários para tal objetivo ser atingido. Esses fatores são: elevado nível de consumo máximo de oxigênio ($\dot{V}O_{2máx}$), o limiar de lactato e/ou a velocidade crítica a pouco mais de 21 km/hora e a economia de corrida do atleta.[38,40] Muito se discute acerca de alguns aspectos, como, por exemplo, se as características coletivas de um campeão de maratona dependem mais de fatores genéticos ou da influência de protocolos de treinamento rigorosos.[13,39] Porém, agora ficou claro que as características hereditárias (i.e., uma predisposição para se ter um $\dot{V}O_{2máx}$ muito alto) exigem a convergência de inúmeros outros fatores, quando se trata de estabelecer um novo recorde mundial.

O que os melhores especialistas em ciência do esporte acreditam ser necessário para correr uma maratona em menos de 2 horas? Recentemente, Jones et al. publicaram uma investigação histórica sobre corredores de elite de longa distância como forma de entender as demandas fisiológicas necessárias para a realização da corrida abaixo da marca de 2 horas. Nesse estudo, os pesquisadores obtiveram uma série de medidas fisiológicas e biomecânicas em 13 dos melhores maratonistas do mundo.[38] As conclusões desse estudo apresentam a distinta vantagem de que essa coorte de elite provavelmente se assemelha em termos de economia de corrida e das características antropométricas, fatores que podem confundir estudos semelhantes realizados com base em corredores menos talentosos. Jones e seus colaboradores demonstraram que o $\dot{V}O_2$ necessário para a manutenção de um ritmo médio de pouco mais de 21 km/hora foi de 4,0 L/min, ou aproximadamente 67 mL/kg/min com base na massa média desse grupo de participantes. Essa demanda de oxigênio em estado estável equivale a aproximadamente 85% do $\dot{V}O_{2pico}$, um valor plausível, mas que

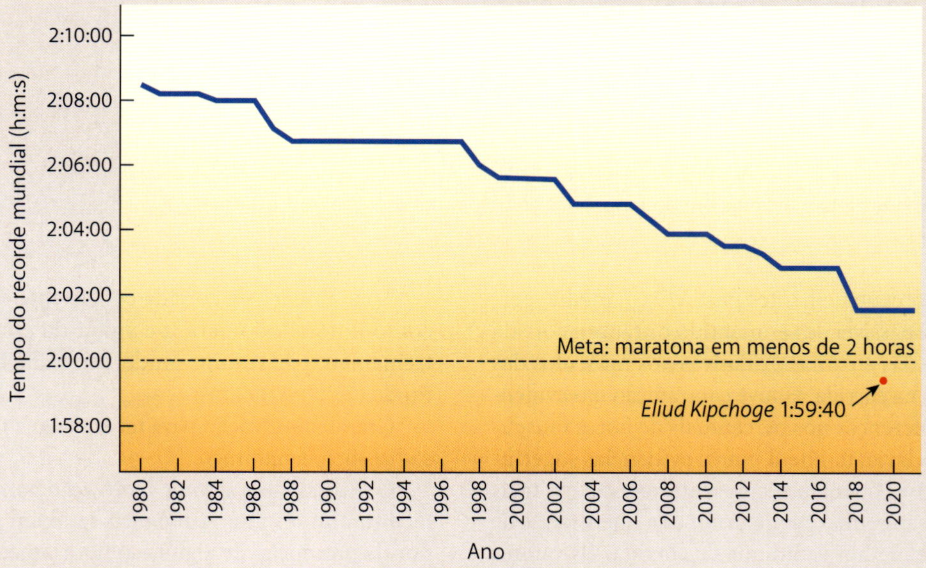

Figura 19.10 O recorde mundial da maratona (44,195 km), reconhecido pela Associação Internacional de Federações de Atletismo, baixou em mais de 7 minutos desde 1980. Embora correr uma maratona em menos de 2 horas ainda seja uma ilusão, em 12 de outubro de 2019 Eliud Kipchoge percorreu a distância da maratona em 1:59:40 (indicado pelo ponto vermelho) durante um evento esportivo não autorizado. Além desse feito incrível, Kipchoge é o atual recordista mundial da IAAF para a maratona.

exige treinamento intenso e que não seria possível graças apenas à genética. De fato, os autores do estudo concluíram que essas estimativas de resultados são influenciadas tanto pela predisposição genética dos atletas quanto por seus rigorosos programas de treinamento. Tendo em vista essas complexidades, os autores enfatizaram que todos os valores de resultados gerados em seu estudo devem ser considerados em conjunto, para evitar conclusões que não se podem aplicar àqueles que não participaram do estudo.[38]

Até o momento, ninguém correu uma maratona sancionada pela IAAF abaixo da marca de 2 horas. Mas, em outubro de 2019, o atual recordista mundial da maratona, Eliud Kipchoge, correu 42,195 km em 1:59:40 (o ponto vermelho na Fig. 19.10). Por mais notável que tenha sido essa conquista, ela não foi reconhecida pela IAAF como um recorde mundial. Os motivos para isso incluem o fato de que o evento foi patrocinado comercialmente, não tendo sido liberado para outros atletas. Além disso, o evento foi projetado em torno de Eliud Kipchoge, com vários outros corredores de elite da maratona se revezando para reduzir a resistência do vento contra Kipchoge; esses corredores ficaram à frente dele ao longo dos 42,195 km. No entanto, o sucesso de Kipchoge em quebrar a marca de 2 horas para uma maratona de exibição, somado à evolução da ciência do atletismo de resistência, aumenta a possibilidade de que essa marca seja em breve alcançada durante uma competição de maratona sancionada pela IAAF.

Quênia tenham contribuído inicialmente para esse problema.[23] Em maio de 2016, a Agência Mundial de Antidoping (WADA) considerou a Agência Antidoping do Quênia "não colaborativa". Essa decisão pode resultar em grande impacto na capacidade dos atletas quenianos em competir internacionalmente. Felizmente, o programa de treinamento de resistência queniano vem revertendo essas práticas, em conformidade com os regulamentos da WADA desde 2017. Desde uma perspectiva internacional, certamente ouviremos mais sobre PED em um futuro próximo. O Capítulo 24 abordará muitas das questões fundamentais em torno dos PED e do passaporte biológico como forma de rastreamento individual dos atletas e dos programas esportivos em geral. Em conclusão, determinados esportes possuem fatores extras que influenciam significativamente o desempenho de exercícios de resistência em longo prazo. Um exemplo de tal cenário é o ciclismo competitivo, em que os atletas treinam durante 4 ou mais horas por dia, entre 1 e 20 dias. Com relação ao desempenho no ciclismo de longa distância, teriam que ser consideradas diversas outras variáveis (p. ex., como minimizar a resistência do ar e a resistência ao rolamento). Consulte o Capítulo 24 para mais informações sobre esse tópico.

Em resumo

- Nos desempenhos de longa distância, com duração de 1-4 horas, os fatores ambientais desempenham um papel mais importante quando as reservas de glicogênio muscular e hepática tentam acompanhar a velocidade de uso dos carboidratos.
- A dieta, a ingestão de líquidos e a capacidade do atleta de lidar com o calor e a umidade são fatores que, sem exceção, influenciam o resultado final.
- Muitos dos fatores fisiológicos cruciais que influenciam o exercício de resistência de longa duração podem ser manipulados com drogas promotoras do desempenho – um fato que exige uma investigação praticamente constante por equipes de médicos e cientistas, para sua prevenção.

Em conclusão, os fatores fisiológicos que limitam o desempenho nos vários eventos atléticos são específicos para o tipo de desempenho. Desempenhos explosivos de curta duração dependem das fibras do tipo IIx, que podem gerar grande potência por meio de processos anaeróbios. Por outro lado, eventos aeróbios de duração longa dependem de um sistema cardiovascular que possa fornecer oxigênio em alta velocidade para as fibras musculares contendo muitas mitocôndrias. Fica claro que os testes e o treinamento dos atletas devem se concentrar nos fatores limitantes do desempenho para o evento específico. Por exemplo, a ingestão de carboidratos e líquidos é mais crucial para o corredor de longa distância em comparação com o praticante do salto em altura. Um artigo de revisão publicado por Abbiss e Laursen, nas "Sugestões de leitura", reúne os diversos modelos de fadiga em um só diagrama. Esse é um trabalho que merece ser lido depois desta visão geral sobre os fatores que afetam o desempenho. Os capítulos a seguir explorarão como treinar e alimentar apropriadamente os atletas para que possam alcançar um desempenho ideal.

O atleta como máquina

Uma pergunta que precisa ser feita, ao serem explorados os detalhes de como melhorar o desempenho, é: pode-se exceder o que é considerado como dentro dos limites razoáveis e éticos para os cientistas e tratar o atleta de elite como uma máquina, e não como uma pessoa? Os atletas de elite estão sendo tratados como carros de corrida, em que engenheiros e mecânicos (i.e., cientistas e treinadores) tentam detectar pontos fracos que comprometem o desempenho e, em seguida, recomendam soluções? Alguns dirão que sim, e defenderão os méritos de tal empresa. Outros talvez sugiram que esse procedimento tem o potencial de desumanização se o atleta ficar reduzido a não mais do que uma coleção de partes operacionais que são avaliadas por um conjunto de especialistas.

Para resolver melhor essa divisão filosófica no centro desse debate, é útil considerar os objetivos dos estudos de pesquisa que examinam o desempenho atlético.

Exemplificando, se estamos tentando compreender como o ser humano funciona e desenvolvemos métodos saudáveis e seguros que permitam ao atleta superar as limitações pessoais, estaríamos no lado correto. Por outro lado, se usamos o atleta como ferramenta, isso seria outra história. É comum ver o uso dos atletas por alguns países, em prol de determinada doutrina política, e a cumplicidade dos cientistas que foram recrutados para fazer com que esses atletas corram mais rapidamente e por mais tempo, e que saltem mais alto. Felizmente, as universidades, os hospitais e os centros de pesquisa contam com comitês de revisão institucional (i.e., Institutional Review Boards [IRB]) para aprovação das propostas de pesquisa; com isso, ficam salvaguardados os direitos individuais dos participantes do estudo. Esse processo também força o investigador a providenciar uma linha de raciocínio robusta que demonstra que o risco para o indivíduo (não importa quão pequeno) será justificado pelos benefícios que possam decorrer da pesquisa. Nessa mesma linha em favor da proteção dos participantes dos estudos, as revistas científicas exigem que os autores sigam as diretrizes dos IRB caso pretendam ter publicados seus trabalhos. Dessa forma, será possível avançar na compreensão sobre os mecanismos fisiológicos subjacentes à fadiga, ao mesmo tempo que os direitos do indivíduo participante ficam protegidos.

Atividades para estudo

1. Liste os fatores que influenciam o desempenho.
2. O fator limitante para geração de força está localizado no SNC ou na periferia? Defenda sua posição.
3. Traçando a trajetória do potencial de ação desde o momento que deixa a placa terminal motora, em que ponto poderia estar o "elo fraco" nos mecanismos de acoplamento da excitação com a contração?
4. Ao ocorrer fadiga, existe ainda ATP presente na célula. Qual é a explicação para isso?
5. Descreva o padrão de recrutamento dos tipos de fibras musculares durante as atividades aeróbias com intensidade progressivamente maior.
6. À medida que a duração de um esforço máximo aumenta de 10 segundos ou menos para algo entre 10 e 180 segundos, qual fator se torna limitante em termos de produção energética?
7. Faça um diagrama dos fatores que limitam os desempenhos máximos de corrida a distâncias de 1.500 m a 5 km.
8. Embora um $VO_{2máx}$ alto seja essencial para um desempenho de classe mundial, qual o papel exercido pela economia de corrida em um desempenho vencedor?
9. Tendo em vista que o acúmulo de lactato afetará adversamente a resistência, qual teste seria um indicador de velocidade máxima continuada para uma corrida (natação, ciclismo)?
10. Qual é o papel dos fatores ambientais, como a altitude e o calor, em desempenhos de distâncias muito longas, que se prolongam por 1 a 4 horas?

Sugestões de leitura

Abbiss, C. R., and P. B. Laursen. 2005. Models to explain fatigue during prolonged endurance cycling. *Sports Medicine* 35: 865-98.

Bigland-Ritchie, B. Looking Back. In *Fatigue*, edited by Enoka RM, Gandevia SC, McComas AJ, Stuart DG, and Thomas CK. New York, NY: Plenum Press, 1995, pp. 1-9.

Cheng, A. J., T. Yamada, D. Rassier, D. C. Andersson, H. Westerblad, and J. T. Lanner. 2016. ROS/RNS and contractile function in skeletal muscle during fatigue and recovery. *Journal of Physiology* 594: 5149-5160.

Daniels, J. T. 2005. *Daniels' Running Formula*, 2nd ed. Champaign, IL: Human Kinetics.

Fitts, R. H., S. W. Trappe, D. L. Costill, P. M. Gallagher, A. C. Creer, et al. 2010. Prolonged space flight-induced alterations in the structure and function of human skeletal muscle fibres. *Journal of Physiology* 588: 3567-3592.

Fitts, R. H., P. A. Colloton, S. W. Trappe, D. L. Costill, J. L. W. Bain, and D. A. Riley. 2013. Effects of prolonged space flight on human skeletal muscle enzyme and substrate profiles. *Journal of Applied Physiology* 115: 667-679.

Kent, J., N. Ortenblad, M. Hogan, D. Poole, and T. Musch. 2016. No muscle is an island: integrative perspective on muscle fatigue. *Medicine and Science in Sports and Exercise* 48: 2281-2293.

Thomas, C. K., R. M. Enoka, S. C. Gandevia, A. J. McComas, and D. G. Stuart. The scientific contributions of Brenda Bigland-Ritchie. In *Fatigue*, edited by Enoke RM, Gandevia SC, McComas AJ, Stuart DG, and Thomas CK. New York, NY: Plenum Press, 1995, pp. 11-26.

Referências bibliográficas

1. Allen DG, Lamb GD, and Westerblad H. Skeletal muscle fatigue: cellular mechanisms. *Physiological Reviews* 88: 287-332, 2008.
2. Allen DG and Westerblad H. Role of phosphate and calcium stores in muscle fatigue. *Journal of Physiology* 536: 657-665, 2001.
3. Allen DG, Westerblad H, Lee JA, and Lannergren J. Role of excitation-contraction coupling in muscle fatigue. *Sports Medicine* 13: 116-126, 1992.
4. Amann M, Sidhu SK, Weavil JC, Mangum TS, and Venturelli M. Autonomic responses to exercise: group III/IV muscle afferents. *Autonomic Neuroscience: Basic and Clinical* 188: 19-23, 2015.
5. Appell HJ, Soares JM, and Duarte JA. Exercise, muscle damage and fatigue. *Sports Medicine* 13: 108-115, 1992.
6. Asmussen E and Mazin B. A central nervous component in local muscular fatigue. *European Journal of Applied Physiology and Occupational Physiology* 38: 9-15, 1978.
7. Asmussen E and Mazin B. Recuperation after muscular fatigue by "diverting activities." *European Journal of Applied Physiology and Occupational Physiology* 38: 1-7, 1978.
8. Åstrand P-O and Rodahl K. *Textbook of Work Physiology*. 2nd edition, New York: McGraw-Hill, 1977.
9. Banister EW and Cameron BJ. Exercise-induced hyperammonemia: peripheral and central effects. *International Journal of Sports Medicine* 11 (Suppl 2): S129-142, 1990.
10. Bassett DR, Jr. and Howley ET. Limiting factors for maximum oxygen uptake and determinants of endurance performance. *Medicine & Science in Sports & Exercise* 32: 70-84, 2000.
11. Bassett DR, Jr. and Howley ET. Maximal oxygen uptake: "classical" versus "contemporary" viewpoints. *Medicine & Science in Sports & Exercise* 29: 591-603, 1997.

12. Bigland-Ritchie B. EMG and fatigue of human voluntary and stimulated contractions. In *Human Muscle Fatigue: Physiological Mechanisms*. London: Pitman Medical, 1981, pp. 130-156.
13. Bouchard C. DNA sequence variations contribute to variability in fitness and trainability. *Medicine and Science in Sport and Exercise* 51: 1781-1785, 2019.
14. Bundle MW and Weyand PG. Sprint exercise performance: does metabolic power matter? *Exercise and Sports Sciences Reviews* 40: 174-182, 2012.
15. Coirault C, Guellich A, Barbry T, Samuel JL, Riou B, and Lecarpentier Y. Oxidative stress of myosin contributes to skeletal muscle dysfunction in rats with chronic heart failure. *American Journal of Physiology* 292: H1009-1017, 2007.
16. Coombes JS, Powers SK, Rowell B, Hamilton KL, Dodd SL, Shanely RA, et al. Effects of vitamin E and alpha-lipoic acid on skeletal muscle contractile properties. *Journal of Applied Physiology* 90: 1424-1430, 2001.
17. Cordiero L, Rabelo P, Moraes M, Teixeira-Coelho F, Coimbra C, Wanner S, et al. Physical exercise-induced fatigue: the role of the serotonergic and dopaminergic systems. *Brazilian Journal of Medical and Biological Research* 50: 1-13, 2017.
18. Coyle EF. Integration of the physiological factors determining endurance performance ability. *Exercise and Sport Sciences Reviews* 23: 25-63, 1995.
19. Davis JM, Alderson NL, and Welsh RS. Serotonin and central nervous system fatigue: nutritional considerations. *American Journal of Clinical Nutrition* 72: 573S-578S, 2000.
20. Davis JM and Bailey SP. Possible mechanisms of central nervous system fatigue during exercise. *Medicine & Science in Sports & Exercise* 29: 45-57, 1997.
21. Duke AM and Steele DS. Mechanisms of reduced SR Ca12 release induced by inorganic phosphate in rat skeletal muscle fibers. *American Journal of Physiology – Cell Physiology* 281: C418-429, 2001.
22. Edwards R. Human muscle function and fatigue. In *Human Muscle Fatigue: Physiological Mechanisms*. London: Pitman Medical, 1981.
23. Eichner ER. Top marathon performance: interesting debate and troubling trends. *Current Sports Medicine Reports* 14: 2-3, 2015.
24. Enoka RM, Baudry S, Rudroff T, Farina D, Klass M, and Duchateau J. Unraveling the neurophysiology of muscle fatigue. *Journal of Electromyography and Kinesiology* 21: 208-219, 2011.
25. Enoka R, and Duchateau J. Translating fatigue to human performance. *Medicine and Science in Sports and Exercise* 48: 2228-2238, 2016.
26. Fitts RH. Cellular mechanisms of muscle fatigue. *Physiological Reviews* 74: 49-94, 1994.
27. Fitts RH. The cross-bridge cycle and skeletal muscle fatigue. *Journal of Applied Physiology* 104: 551-558, 2008.
28. Fitts RH, Riley DR, and Widrick JJ. Functional and structural adaptations of skeletal muscle to microgravity. *Journal of Experimental Biology* 204: 3201-3208, 2001.
29. Fitts RH. The muscular system: fatigue processes. In *ACSM's Advanced Exercise Physiology*, edited by Tipton CM, Sawka MN, Tate CA, and Terjung RL. Baltimore, MD: Lippincott Williams & Wilkins, 2006, pp. 178-196.
30. Fuchs F, Reddy Y, and Briggs FN. The interaction of cations with the calcium-binding site of troponin. *Biochimica et Biophysica Acta* 221: 407-409, 1970.
31. Gibson H and Edwards RH. Muscular exercise and fatigue. *Sports Medicine* 2: 120-132, 1985.
32. Green HJ. Membrane excitability, weakness, and fatigue. *Canadian Journal of Applied Physiology 5 Revue Canadienne de Physiologie Appliquee* 29: 291-307, 2004.
33. Halliwell B and Gutteridge J. *Free Radicals in Biology and Medicine*. Oxford: Oxford Press, 2007.
34. Helge JW, Rehrer NJ, Pilegaard H, Manning P, Lucas SJE, Gerrard DF, et al. Increased fat oxidation and regulation of metabolic genes with ultraendurance exercise. *Acta Physiologica* 191: 77-86, 2007.
35. Ikai M and Steinhaus AH. Some factors modifying the expression of human strength. *Journal of Applied Physiology* 16: 157-163, 1961.
36. Ikai M and Yabe K. Training effect of muscular endurance by means by voluntary and electrical stimulation. *Internationale Zeitschrift Fur Angewandte Physiologie, Einschliesslich Arbeitsphysiologie* 28: 55-60, 1969.
37. Ingham SA, Whyte GP, Pedlar C, Bailey DM, Dunman N, and Nevill AM. Determinants of 800-m and 1500-m running performance using allometric models. *Medicine & Science in Sports & Exercise* 40: 345-350, 2008.
38. Jones A, Kirby B, Clark I, Rice H, Fulkerson E, Wylie L, et al. Physiological demands of running at 2-hour marathon race pace. *Journal of Applied Physiology* 130: 369-379, 2021.
39. Joyner M. Limits to the evidence that DNA sequence differences contribute to variability in fitness and trainability. *Medicine and Science in Sport and Exercise* 51: 1786-1789, 2019.
40. Joyner M, Hunter S, Lucia A, and Jones A. Physiology and fast marathoners. *Journal of Applied Physiology* 128: 1065-1068, 2020.
41. Kayser B. Exercise starts and ends in the brain. *European Journal of Applied Physiology* 90: 411-419, 2003.
42. Kent J, Ortenblad N, Hogan M, Poole D, and Musch T. No muscle is an island: integrative perspectives on muscle fatigue. *Medicine and Science in Sport and Exercise* 48: 2281-2293, 2016.
43. Knechtle B and Kohler G. Running performance, not anthropometric factors, is associated with race success in a triple iron triathlon. *British Journal of Sports Medicine* 43: 437-441, 2009.
44. Lambert EV, St Clair Gibson A, and Noakes TD. Complex systems model of fatigue: integrative homeostatic control of peripheral physiological systems during exercise in humans. *British Journal of Sports Medicine* 39: 52-62, 2005.
45. Larsen HB and Sheel AW. The Kenyan runners. *Scandinavian Journal of Medicine and Science in Sports* 25 (Suppl 4): 110-118, 2015.
46. Matuszczak Y, Farid M, Jones J, Lansdowne S, Smith MA, Taylor AA, et al. Effects of N-acetylcysteine on glutathione oxidation and fatigue during handgrip exercise. *Muscle & Nerve* 32: 633-638, 2005.
47. McKenna MJ, Medved I, Goodman CA, Brown MJ, Bjorksten AR, Murphy KT, et al. N-acetylcysteine attenuates the decline in muscle Na+, K+-pump activity and delays fatigue during prolonged exercise in humans. *Journal of Physiology* 576: 279-288, 2006.
48. McLaughlin JE, Howley ET, Bassett DR, Jr., Thompson DL, and Fitzhugh EC. Test of the classic model for predicting endurance running performance. *Medicine & Science in Sports & Exercise* 42: 991-997, 2010.
49. McLester JR, Jr. Muscle contraction and fatigue. The role of adenosine 5'-diphosphate and inorganic phosphate. *Sports Medicine* 23: 287-305, 1997.
50. Medved I, Brown MJ, Bjorksten AR, and McKenna MJ. Effects of intravenous N-acetylcysteine infusion on time to fatigue

and potassium regulation during prolonged cycling exercise. *Journal of Applied Physiology* 96: 211-217, 2004.
51. Medved I, Brown MJ, Bjorksten AR, Murphy KT, Petersen AC, Sostaric S, et al. N-acetylcysteine enhances muscle cysteine and glutathione availability and attenuates fatigue during prolonged exercise in endurance-trained individuals. *Journal of Applied Physiology* 97: 1477-1485, 2004.
52. Meeusen R and Watson P. Amino acids and the brain: do they play a role in "central fatigue"? *International Journal of Sport Nutrition and Exercise Metabolism* 17: S37-S46, 2007.
53. Meeusen R, Watson P, Hasegawa H, Roelands B, and Piacentini MF. Central fatigue: the serotonin hypothesis and beyond. *Sports Medicine* 36: 881-909, 2006.
54. Merry TL and Ristow M. Do antioxidant supplements interfere with skeletal muscle adaptations to exercise training? *Journal of Physiology* 594: 5135-5147, 2016.
55. Merton PA. Voluntary strength and fatigue. *Journal of Physiology* 123: 553-564, 1954.
56. Millet GY, Banfi JC, Kerherve H, Morin JB, Vincent L, Estrade C, et al. Physiological and biological factors associated with a 24 h treadmill ultra-marathon performance. *Scandinavian Journal of Medicine & Science in Sports* 21: 54-61, 2011.
57. Millet GY, Morin JB, Degache F, Edouard P, Feasson L, Verney J, et al. Running from Paris to Neijing: biomechanical and physiological consequences. *European Journal of Applied Physiology* 107: 731-738, 2009.
58. Millet GY, Tomazin K, Verges S, Vincent C, Bonnefoy R, Boisson RC, et al. Neuromuscular consequences of an extreme mountain ultra-marathon. *PLOS ONE* 6: No. e17059, 2011.
59. Mortensen S and Saltin B. Regulation of the muscle blood flow in humans. *Experimental Physiology* 99: 1552-1558, 2014.
60. Nielsen B and Nybo L. Cerebral changes during exercise in the heat. *Sports Medicine* 33: 1-11, 2003.
61. National Heart, Lung, and Blood Institute workshop summary. Respiratory muscle fatigue: report of the respiratory muscle fatigue workshop group. *American Journal of Respiratory Disease* 142: 474-480, 1990.
62. Noakes TD and St Clair Gibson A. Logical limitations to the "catastrophe" models of fatigue during exercise in humans. *British Journal of Sports Medicine* 38: 648-649, 2004.
63. Noakes TD, St Clair Gibson A, and Lambert EV. From catastrophe to complexity: a novel model of integrative central neural regulation of effort and fatigue during exercise in humans. *British Journal of Sports Medicine* 38: 511-514, 2004.
64. Noakes TD, St Clair Gibson A, and Lambert EV. From catastrophe to complexity: a novel model of integrative central neural regulation of effort and fatigue during exercise in humans: summary and conclusions. *British Journal of Sports Medicine* 39: 120-124, 2005.
65. Page AJ, Reid SA, Speedy DB, Mulligan GP, and Thompson J. Exercise-associated hyponatremia, renal function, and nonsteroidal antiinflammatory drug use in an ultraendurance mountain run. *Clinical Journal of Sport Medicine* 17: 43-48, 2007.
66. Place N, Yamada T, Bruton JD, and Westerblad H. Muscle fatigue: from observations in humans to underlying mechanisms studies in intact single muscle fibers. *European Journal of Applied Physiology* 110: 1-15, 2010.
67. Powers S and Jackson M. Exercise-induced oxidative stress: cellular mechanisms and impact on skeletal muscle force production. *Physiological Reviews* 88: 1243-1276, 2008.
68. Powers SK, DeRuisseau KC, Quindry J, and Hamilton KL. Dietary antioxidants and exercise. *Journal of Sports Sciences* 22: 81-94, 2004.
69. Reid M. Redox modulation of skeletal muscle contraction: what we know and what we don't. *Journal of Applied Physiology* 90: 724-731, 2001.
70. Reid M. Free radicals and muscle fatigue: of ROS, canaries, and the IOC. *Free Radical Biology and Medicine* 44: 169-179, 2008.
71. Roberts D and Smith DJ. Biochemical aspects of peripheral muscle fatigue. a review. *Sports Medicine* 7: 125-138, 1989.
72. Sahlin K. Metabolic factors in fatigue. *Sports Medicine* 13: 99-107, 1992.
73. Sale DG. Influence of exercise and training on motor unit activation. In *Exercise and Sport Sciences Reviews*, edited by Pandolf K. New York, NY: Macmillan, 1987, vol. 15, pp. 95-151.
74. Sejersted OM and Sjogaard G. Dynamics and consequences of potassium shifts in skeletal muscle and heart during exercise. *Physiological Reviews* 80: 1411-1481, 2000.
75. Smith MA and Reid MB. Redox modulation of contractile function in respiratory and limb skeletal muscle. *Respiratory Physiology & Neurobiology* 151: 229-241, 2006.
76. St Clair Gibson A and Noakes TD. Evidence for complex system integration and dynamic neural regulation of skeletal muscle recruitment during exercise in humans. *British Journal of Sports Medicine* 38: 797-806, 2004.
77. Stewart RD, Duhamel TA, Foley KP, Ouyang J, Smith IC, and Green HJ. Protection of muscle membrane excitability during prolonged cycle exercise with glucose supplementation. *Journal of Applied Physiology* 103: 331-339, 2007.
78. Struder HK and Weicker H. Physiology and pathophysiology of the serotonergic system and its implications on mental and physical performance. Part I. *International Journal of Sports Medicine* 22: 467-481, 2001.
79. Struder HK and Weicker H. Physiology and pathophysiology of the serotonergic system and its implications on mental and physical performance. Part II. *International Journal of Sports Medicine* 22: 482-497, 2001.
80. Tanaka H and Seals DR. Dynamic exercise performance in Masters athletes: insight into the effects of primary human aging on physiological functional capacity. *Journal of Applied Physiology* 95: 2152-2162, 2003.
81. Tod D, Iredale F, and Gill N. 'Psyching-up' and muscular force production. *Sports Medicine* 33: 47-58, 2003.
82. Trivedi B and Danforth WH. Effect of pH on the kinetics of frog muscle phosphofructokinase. *Journal of Biological Chemistry* 241: 4110-4112, 1966.
83. Tupling AR. The sarcoplasmic reticulum in muscle fatigue and disease: role of the sarco(endo)plasmic reticulum Ca21-ATPase. *Canadian Journal of Applied Physiology 5 Revue Canadienne de Physiologie Appliquee* 29: 308-329, 2004.
84. Vandenboom R. The myofibrillar complex and fatigue: a review. *Canadian Journal of Applied Physiology 5 Revue Canadienne de Physiologie Appliquee* 29: 330-356, 2004.
85. Weir JP, Beck TW, Cramer JT, and Housh TJ. Is fatigue all in your head? a critical review of the central governor model. *British Journal of Sports Medicine* 40: 573-586; discussion 586, 2006.
86. Westerblad H, Lee JA, Lannergren J, and Allen DG. Cellular mechanisms of fatigue in skeletal muscle. *American Journal of Physiology* 261: C195-209, 1991.
87. Wilber RL and Pitsiladis YP. Kenyan and Ethiopian distance runners: what makes them so good? *International Journal of Sports Physiology and Performance* 7: 92-102, 2012.

20

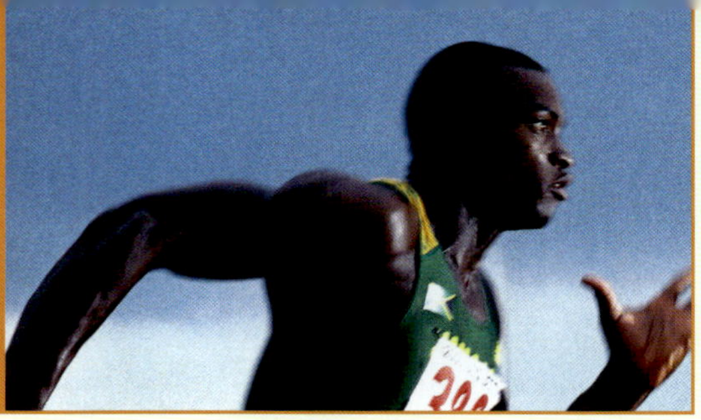
Digital Vision/Getty Images

Treinamento para o desempenho

Objetivos

Ao estudar este capítulo, você deverá ser capaz de:

1. Planejar um programa de treinamento específico para determinado esporte baseado em uma análise dos sistemas energéticos utilizados pela atividade.
2. Definir os termos sobrecarga, especificidade e reversibilidade.
3. Comparar e contrastar o uso do treinamento intervalado e do treinamento contínuo na melhora da potência aeróbia máxima em atletas.
4. Discutir as diferenças entre treinamento para potência anaeróbia e treinamento para aumento da força.
5. Listar as vantagens e as desvantagens dos diferentes tipos de equipamento no treinamento com pesos.
6. Definir dor muscular de início tardio (DMIT). Listar os fatores que contribuem para sua ocorrência.
7. Discutir o uso do alongamento estático e balístico para melhorar a flexibilidade.
8. Discutir as diferenças entre objetivos de condicionamento (1) fora da temporada, (2) na pré-temporada e (3) na temporada.
9. Listar e discutir alguns erros de treinamento comuns.

Conteúdo

Princípios do treinamento 524
- Sobrecarga, especificidade e reversibilidade 524
- Influência do sexo biológico e do nível inicial de condicionamento físico 526
- Influência da genética 526

Componentes de uma sessão de treinamento: aquecimento, prática e desaquecimento 527

Treinamento para melhorar a potência aeróbia 527
- Treinamento intervalado 529
- Exercício de longa distância e de baixa intensidade 534
- Exercício contínuo e de alta intensidade 535
- O treinamento na altitude melhora o desempenho do exercício ao nível do mar 535

Lesões e treinamento de resistência 536

Treinamento para melhorar a potência anaeróbia 536
- Treinamento para melhorar o sistema ATP-CP 537
- Treinamento para melhorar o sistema glicolítico 537

Treinamento para aumentar a força muscular 539
- Exercício de resistência progressiva 539
- Princípios gerais do treinamento de força 539
- Pesos livres *versus* aparelhos 540
- Diferenças entre sexos biológicos em resposta ao treinamento de força 540

Programas de treinamento concorrente: força e resistência 543

Influência nutricional sobre as adaptações do músculo esquelético induzidas pelo treinamento 544
- A disponibilidade de carboidrato no músculo esquelético influencia a adaptação ao treinamento de resistência 544
- A disponibilidade de proteína no músculo esquelético influencia a síntese de proteína muscular após o exercício 544
- Suplementação com megadoses de antioxidantes 544

Dor muscular 545

Treinamento para aumentar a flexibilidade 547

Condicionamento dos atletas durante o ano inteiro 548
- Condicionamento fora da temporada 548
- Condicionamento na pré-temporada 550
- Condicionamento na temporada 550

Erros comuns de treinamento 550

Palavras-chave

alongamento dinâmico
alongamento estático
dor muscular de início tardio (DMIT)
economia do exercício
exercício de intensidade supramáxima
exercício de resistência progressiva (ERP)
exercício de resistência variável
facilitação neuromuscular proprioceptiva (FNP)
hiperplasia
hipertrofia
intervalo de repouso
intervalo de trabalho
periodização
polimento
potência crítica
repetição
repetições máximas (RM)
série
sobretreinamento (overtraining)
treinamento contínuo de intensidade moderada (MICT)
treinamento intervalado de alta intensidade (HIIT)
treinamento intervalado com *sprints* (SIT)

Tradicionalmente, técnicos e treinadores têm planejado programas de condicionamento para suas equipes seguindo regimes utilizados por outras equipes com registros bem-sucedidos de vitórias/derrotas. Esse tipo de raciocínio não é consistente, porque o uso exclusivo de tais registros não valida cientificamente os programas de condicionamento utilizados pelas equipes vitoriosas. De fato, a equipe bem-sucedida pode ser vitoriosa em virtude da superioridade de seus atletas, e não de um excepcional programa de condicionamento. Sem sombra de dúvida, o planejamento de um programa de condicionamento atlético efetivo pode ser realizado mais eficientemente pela aplicação de princípios de treinamento fisiológico comprovados. A otimização dos programas de treinamento para atletas é importante, pois o insucesso no condicionamento adequado de uma equipe esportiva resultará em mau desempenho e, frequentemente, em derrota. Este capítulo apresenta um resumo de como devem ser aplicados os princípios científicos para o desenvolvimento de um programa de condicionamento esportivo.

Princípios do treinamento

O objetivo global de um programa de condicionamento esportivo é melhorar o desempenho. Dependendo do esporte específico, isso pode ser conseguido mediante o aumento da capacidade muscular de gerar força e potência, a melhoria da eficiência muscular e/ou a melhora da resistência muscular.[8,11,79] Deve-se ter em mente que, ao longo de todo este livro (p. ex., Caps. 3, 4, 13 e 19), a ênfase tem recaído no fato de que atividades esportivas dissimilares usam vias metabólicas ou "sistemas energéticos" diferentes para a produção do ATP necessário ao movimento. É importante que o técnico ou treinador entenda o metabolismo do exercício, porque o planejamento de um programa de condicionamento para otimizar o desempenho atlético exige conhecimento dos principais sistemas energéticos utilizados pelo esporte. A seguir, são apresentados alguns exemplos. Na realização de uma corrida de 60 m, o organismo utiliza quase que exclusivamente o sistema ATP-CP para a produção de ATP necessário. Em contrapartida, um corredor de maratona depende do metabolismo aeróbio para obter a energia necessária para completar a corrida. Contudo, quase todas as atividades esportivas utilizam várias vias energéticas. Por exemplo, o futebol utiliza uma combinação de vias metabólicas para a geração do ATP necessário. O conhecimento das contribuições anaeróbio-aeróbias relativas à produção do ATP durante uma atividade é a base do planejamento de um programa de condicionamento que, se bem projetado, determina a quantidade apropriada de tempo de condicionamento aeróbio e de tempo anaeróbio para equiparar a demanda energética do esporte. Por exemplo, se uma atividade deriva 40% do seu ATP de vias anaeróbias e 60% de vias aeróbias (p. ex., uma corrida de 1.500 m), o programa de treinamento deve ser dividido à base de 40%/60% entre o treinamento aeróbio/anaeróbio.[8] A Tabela 20.1 apresenta uma lista de vários esportes e uma estimativa de seus sistemas energéticos predominantes. O técnico, ou treinador, pode utilizar essa informação para alocar a quantidade apropriada de tempo para treinar cada sistema.

Essa discussão, por um lado, não implica necessariamente o fato de que atletas de potência (p. ex., velocistas) não devem fazer treinamento aeróbio. Por outro lado, em geral recomenda-se a atividade aeróbia para todos os atletas durante a pré-temporada, com o objetivo de fortalecer tendões e ligamentos. Observe-se, entretanto, que foi demonstrado que o treinamento concorrente (ou seja, exercício de força e treinamento de resistência [aeróbio]) possivelmente reduz os ganhos de força em comparação com o treinamento de força sozinho.[110] Portanto, projetar o programa de treinamento adequado para otimizar o benefício para o atleta requer um planejamento cuidadoso. Vamos discutir mais sobre treinamento concorrente posteriormente no capítulo. Para mais informações, ver Capítulo 14 para uma explicação bioquímica de como a prática de exercícios físicos concorrentes pode interferir na resposta adaptativa ao treinamento.

Sobrecarga, especificidade e reversibilidade

Os termos sobrecarga, especificidade e reversibilidade foram introduzidos no Capítulo 13 e são aqui retomados apenas brevemente. É bom lembrar de que um sistema do organismo (p. ex., cardiovascular, musculoesquelético, etc.) aumenta sua capacidade em resposta a uma sobrecarga de treinamento, ou seja, o programa de treinamento deve estressar o sistema acima do nível ao qual está acostumado. A Figura 20.1

Tabela 20.1 Sistemas energéticos predominantes para esportes selecionados

Esporte/atividade	% de contribuição de ATP por sistema energético		
	ATP-CP	Glicólise	Aeróbio
Atletismo: 100/200 m	98	2	—
Provas de campo	90	10	—
400 m	40	55	5
800 m	10	60	30
1.500 m	5	35	60
5.000 m	2	28	70
Maratona	—	2	98
Basquete	80	10	10
Beisebol	80	15	5
Futebol americano	90	10	—
Futebol:			
Goleiro/alas/atacantes	80	20	—
Meios de campo	60	20	20
Ginástica artística	90	10	—
Golfe (tacada)	100	—	—
Hóquei de campo	60	20	20
Hóquei no gelo:			
Ataque/defesa	80	20	—
Goleiro	95	5	—
Luta romana	45	55	—
Natação:			
Mergulho	98	2	—
50 m	95	5	—
100 m	80	15	—
200 m	30	65	5
400 m	20	40	40
1.500 m	10	20	70
Remo	20	30	50
Tênis	70	20	10
Vôlei	90	10	—

Fonte: E. L. Fox e D. K. Mathews, *Interval Training: Conditioning for Sports and General Fitness*. Saunders, 1974.

apresenta o conceito de sobrecarga e de respostas adaptativas ao treinamento. As séries de exercícios físicos rotineiramente esquematizadas, denotadas pelos pontos pretos nessa figura, promovem um progressivo estímulo do treinamento. Embora haja necessidade de sobrecarga de treinamento para que sejam obtidas melhoras no desempenho, excesso de sobrecarga sem tempo suficiente para a recuperação pode resultar em sobretreinamento (*overtraining*). O sobretreinamento é definido como um acúmulo do estresse de treinamento que compromete a capacidade do atleta de realizar sessões de treinamento, resultando, em longo prazo, em diminuição do

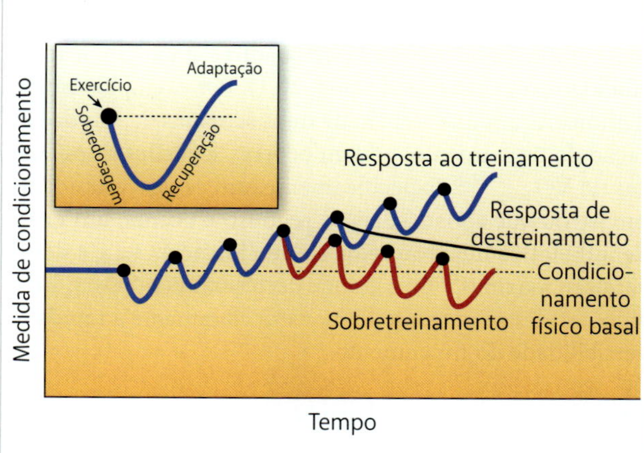

Figura 20.1 Conceitualização da resposta ao treinamento, sobretreinamento e reversibilidade do treinamento. Uma sessão aguda de exercícios físicos (pontos pretos) gera uma resposta de sobrecarga e uma queda temporária no desempenho, restaurada durante o período de recuperação pós-exercício. A resposta do treinamento a várias séries de exercícios produz melhor condicionamento físico (linha azul), como parte da resposta adaptativa. Pode ocorrer tanto o sobretreinamento como uma reversão nos ganhos de condicionamento físico (linha vermelha) nos casos de excessiva sobrecarga e/ou tempo de recuperação inadequado. Sem o estímulo de exercícios periódicos, ocorrerá reversibilidade do treinamento (linha preta), ou mesmo destreinamento.

desempenho.[112] O sobretreinamento está comumente associado a sintomas fisiológicos e também psicológicos (p. ex., fadiga crônica, perturbação do humor, etc.). A recuperação do sobretreinamento pode restaurar a capacidade de desempenho, mas pode depender de algumas semanas ou meses de treinamento físico em nível reduzido. Um termo relacionado, *overreaching*, é também de uso comum na literatura do treinamento físico. Uma definição comum de *overreaching* é o treinamento excessivo que leva a uma diminuição de curto prazo no desempenho; com intervalos de repouso adequado entre as sessões de treinamento, esse tipo de treinamento pode levar a melhor desempenho.[112] É fácil perceber que esses dois termos são semelhantes, tendo sido argumentado que os estudos sobre *overreaching* e sobretreinamento devem ser considerados com cautela, pois é difícil fazer a distinção entre esses dois termos.[112] Para evitar confusão, este capítulo se referirá a um acúmulo extremo do estresse de treinamento como sobretreinamento; o termo *overreaching* não será utilizado.

O conceito de especificidade refere-se não só aos músculos específicos envolvidos em determinado movimento, mas também aos sistemas energéticos que fornecem o ATP necessário para completar o movimento em condições de competição. Assim, os programas de treinamento devem utilizar não só aqueles grupos envolvidos durante a competição, mas também os sistemas energéticos que fornecerão o ATP. Por exemplo, o treinamento específico para um velocista deveria envolver tiros de corrida de alta intensidade. Analogamente, o treinamento específico para um maratonista envolveria corridas longas, nas quais virtualmente todo o ATP exigido pelos músculos ativos deveria ser derivado do metabolismo aeróbio.

Quando um atleta para de treinar, o efeito do treinamento é perdido rapidamente e esse quadro é chamado de reversibilidade do treinamento (Fig. 20.1). Por exemplo, estudos demonstraram que, dentro de duas semanas depois da cessação do treinamento, podem ocorrer reduções significativas do $\dot{V}O_{2máx}$.[26,27] Especificamente, um estudo clássico demonstrou que após 20 dias de repouso na cama, um grupo de indivíduos mostrou redução de 25% no $\dot{V}O_{2máx}$ e débito cardíaco máximo.[99] Esse grande decréscimo no $\dot{V}O_{2máx}$ induzido por destreinamento demonstra claramente a rápida reversibilidade do treinamento.

Influência do sexo biológico e do nível inicial de condicionamento físico

Em certa época, acreditava-se que os programas de condicionamento para mulheres tinham necessidades especiais que diferiam daquelas pertinentes ao treinamento de homens. Entretanto, agora está claro que homens e mulheres respondem aos programas de treinamento de forma semelhante.[7,14,103] Portanto, pode-se utilizar a mesma abordagem geral do condicionamento fisiológico no planejamento de programas para homens e mulheres. Isso não significa que homens e mulheres devam fazer sessões de treinamento físico idênticas (p. ex., mesmo volume e intensidade). De fato, os programas de treinamento individuais devem ser projetados apropriadamente, para equiparar o nível de condicionamento físico e maturação do atleta, independentemente do sexo. As "prescrições de exercício" individuais constituem importante preocupação no planejamento de um programa de treinamento; esse tópico será discutido em mais detalhes nas seções deste capítulo.

Uma observação comum é que os indivíduos diferem muito no grau em que seu desempenho se beneficia com os programas de treinamento. Muitos fatores contribuem para as variações individuais observadas na resposta ao treinamento. Uma das mais importantes influências é o nível inicial de condicionamento físico do atleta. Esse conceito está ilustrado na Figura 20.2, onde a resposta do $\dot{V}O_{2máx}$ a uma nova intervenção de treinamento produz resultados muito diferentes em uma pessoa sedentária, em comparação com alguém que seja muito ativo ou esteja altamente treinado. Na verdade, foi demonstrado que homens de meia-idade sedentários com doença cardíaca podem melhorar seu $\dot{V}O_{2máx}$ em até 50% (de um $\dot{V}O_{2máx}$ de 30 mL · kg^{-1} · min^{-1} para 45 mL · kg^{-1} · min^{-1}), enquanto o mesmo programa de treinamento em adultos ativos normais melhorará o $\dot{V}O_{2máx}$ em apenas 10 a 20% (de um $\dot{V}O_{2máx}$ de 40 mL · kg^{-1} · min^{-1} para 50 mL · kg^{-1} · min^{-1}). Do mesmo modo, atletas condicionados podem melhorar seu nível de condicionamento em apenas 3-5% após aumento na intensidade de treinamento. Todavia, essa melhora de 3-5% (de um $\dot{V}O_{2máx}$ de 72 mL · kg^{-1} · min^{-1} para 75,6 mL · kg^{-1} · min^{-1}) do atleta treinado pode ser a diferença entre ganhar uma medalha de ouro olímpica e não subir ao pódio.

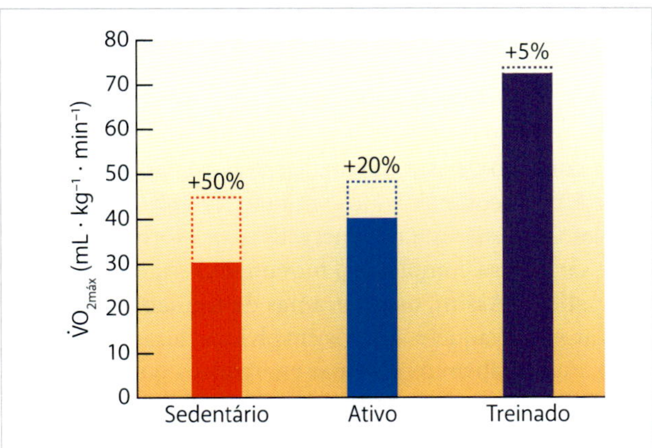

Figura 20.2 Variações individuais na resposta ao treinamento para $\dot{V}O_{2máx}$. O nível inicial de condicionamento físico afeta o grau em que o indivíduo pode melhorar seu $\dot{V}O_{2máx}$ com determinado regime de treinamento. Ver texto para mais detalhes.

Influência da genética

Como discutido no Capítulo 13, fica claro que a genética desempenha um importante papel no modo como o indivíduo responde a um programa de treinamento.[4,12,96] Por exemplo, uma pessoa com elevado patrimônio genético para esportes de resistência responde diferentemente ao treinamento de resistência, em comparação com alguém com um perfil genético significativamente diferente. Na verdade, uma pesquisa publicada recentemente forneceu indícios genéticos que explicam por que há indivíduos que "respondem muito" ao treinamento e melhoram seus níveis de condicionamento físico rapidamente e em maior grau e outros que "respondem pouco".[12] Por essa razão, e pelo fato de os atletas começarem seus programas de treinamento em diferentes níveis de condicionamento físico, os programas devem ser individualizados. Não é realista esperar que cada atleta em uma equipe realize a mesma quantidade de trabalho ou se exercite à mesma taxa de trabalho durante as sessões de treinamento.

Deve-se observar que, embora o treinamento possa melhorar muito o desempenho, não existe substituto para o talento atlético geneticamente herdado, se o indivíduo tiver que competir em um nível de classe mundial. De fato, há um limite para o nível de aumento da potência aeróbia com o treinamento. Assim, os indivíduos com baixo patrimônio genético para a potência aeróbia não podem – independentemente do programa de treinamento – aumentar seu $\dot{V}O_{2máx}$ até níveis de classe mundial. Na realidade, existe um limite para a quantidade de treinamento capaz de aumentar a potência aeróbia. Por esse motivo, indivíduos com baixa predisposição genética para potência aeróbia não podem, independentemente de qualquer programa de treinamento empregado, aumentar seu $\dot{V}O_{2máx}$ até níveis de classe mundial. Na verdade, é altamente improvável que os indivíduos sedentários e ativos representados na Figura 20.2 treinem a ponto de se tornarem competitivos em provas de resistência nas quais o indivíduo treinado já tenha alcançado o sucesso. Åstrand e Rodahl[8] comentaram que, se o indivíduo deseja ser um atleta de classe mundial, deve escolher seus pais de maneira inteligente. Embora esse comentário tenha sido feito de brincadeira, o patrimônio genético desempenha papel fundamental na determinação do potencial atlético. A esse respeito, uma investigação clássica com base nos participantes do estudo Heritage revelou que aqueles que não respondem apresentavam numerosas variantes de DNA mitocondrial *versus* seus homólogos bons respondedores.[105] O quadro "Uma visão mais detalhada 20.1" examina essa questão com mais detalhes e também explora os limites fisiológicos para a obtenção de melhoras no desempenho.

Analogamente ao exercício aeróbio, a genética também desempenha papel fundamental na determinação do nível de desempenho que pode ser atingido em esportes anaeróbios (p. ex., as corridas de velocidade no atletismo).[15,76] Na verdade, é bastante conhecido o fato de que o treinamento pode melhorar o desempenho anaeróbio apenas em pequeno grau. A principal razão é que o tipo de fibra muscular esquelética mais adequada para o desempenho anaeróbio (i.e., fibras rápidas do tipo IIx) fica determinado no início do desenvolvimento, e o percentual relativo dos tipos de fibra muscular não varia muito ao longo da vida. Portanto, a capacidade anaeróbia parece ser, em grande parte, determinada pela genética, pois o percentual de fibras rápidas/anaeróbias é determinante essencial da capacidade anaeróbia.

Em resumo

- O objetivo geral do condicionamento esportivo é a melhora do desempenho mediante o aumento da força/potência muscular, da eficiência muscular e/ou da resistência muscular.
- O programa de condicionamento deve determinar a quantidade apropriada de tempo para treinamento de modo a atender às demandas energéticas aeróbias e anaeróbias do esporte.
- Os músculos respondem ao treinamento em decorrência de uma sobrecarga progressiva. Quando um atleta interrompe o treinamento, ocorre um rápido declínio de seu condicionamento físico, em razão do destreinamento (reversibilidade).
- Em geral, homens e mulheres respondem de maneira semelhante ao condicionamento. O grau de melhora no treinamento é sempre maior naqueles indivíduos menos condicionados no início do programa.
- A genética tem um papel importante no desempenho do exercício de resistência (aeróbio) e anaeróbio.

Componentes de uma sessão de treinamento: aquecimento, prática e desaquecimento

Toda sessão de treinamento deve compreender três componentes: (1) aquecimento, (2) prática e (3) desaquecimento. O aquecimento que antecede a atividade de treinamento tem dois objetivos principais. Primeiramente, os exercícios de aquecimento aumentam o débito cardíaco e o fluxo sanguíneo para os músculos esqueléticos que serão utilizados durante a sessão de treinamento. Em segundo lugar, a atividade de aquecimento resulta em aumento da temperatura muscular, o que eleva a atividade das enzimas musculares. A duração do aquecimento é geralmente de 10 a 20 minutos, dependendo das condições ambientais e da natureza da atividade de treinamento. Embora sejam escassos os dados a esse respeito, uma revisão publicada recentemente concluiu que um aquecimento adequado pode reduzir a possibilidade de lesão muscular em decorrência de estiramentos ou luxações, além de melhorar o desempenho físico.[36,81] Apesar disso, é preciso que sejam realizadas novas pesquisas para que seja definitivamente demonstrado se o aquecimento pode evitar lesões induzidas pelo exercício.

Imediatamente em seguida à sessão de treinamento, deve ser cumprido um período de "desaquecimento" de pouca intensidade. O objetivo do desaquecimento é fazer com que o sangue "acumulado" nos músculos esqueléticos exercitados retorne à circulação central. De modo semelhante ao do aquecimento, a duração do desaquecimento pode variar de 10 a 20 minutos, dependendo das condições ambientais e da natureza da sessão de treinamento.

Em resumo

- Toda sessão de treinamento deve compreender um período de aquecimento, uma sessão de prática e um período de desaquecimento.
- Embora sejam limitados os dados disponíveis, acredita-se que o aquecimento reduza o risco de lesão muscular e/ou tendinosa durante o exercício.

Treinamento para melhorar a potência aeróbia

No Capítulo 13, foi dito que o treinamento de resistência melhora o $\dot{V}O_{2máx}$ ao aumentar tanto o débito cardíaco máximo como a diferença a-$\bar{v}$ O_2 (i.e., o aumento da capacidade de extração de O_2 pelo músculo). Assim, um programa de treinamento planejado para melhorar a potência aeróbia máxima deve sobrecarregar o sistema circulatório e também estressar a capacidade oxidativa dos músculos esqueléticos. Como ocorre em todos os regimes de treinamento, a especificidade é fator crítico. O atleta deve estressar os músculos específicos que serão utilizados em seu esporte. Em outras palavras, corredores devem treinar correndo, ciclistas devem treinar na bicicleta, nadadores devem nadar, e assim por diante.

São três os métodos principais de treinamento aeróbio utilizados pelos atletas: (1) treinamento intervalado, (2) exercício de longa distância e de baixa intensidade e (3) exercício contínuo e de alta intensidade. Existem controvérsias com relação a qual desses métodos de treinamento resulta nos maiores ganhos em $\dot{V}O_{2máx}$. Na verdade, não parece existir uma fórmula mágica de treinamento a ser seguida para todos os atletas. No entanto, evidências sugerem que a intensidade de treinamento é o fator mais importante para melhorar o $\dot{V}O_{2máx}$.[54,86,87] Não obstante, desde um ponto de vista psicológico, parece que a mescla dos três méto-

Uma visão mais detalhada 20.1

Melhora no desempenho de resistência: quais são os limites fisiológicos?

O desempenho de elite em provas de resistência depende de muitos fatores, inclusive de um treinamento apropriado, nutrição adequada, motivação e vários determinantes fisiológicos importantes. Embora muitos fatores fisiológicos contribuam para o desempenho de resistência, há três elementos-chave para o sucesso: (1) um alto $\dot{V}O_{2máx}$; (2) economia/eficiência superiores na prática do exercício; e (3) altos limiares de lactato e potência crítica (ver "Foco de pesquisa 20.1"). Vamos discutir qual o grau de melhora com o treinamento para cada um desses importantes determinantes fisiológicos do sucesso nos desempenhos de resistência.

Em que magnitude o treinamento pode melhorar o $\dot{V}O_{2máx}$?

A composição genética de um indivíduo é chamada de "genótipo". A Figura 20.3 ilustra o fato de que a genética desempenha papel importante na determinação do $\dot{V}O_{2máx}$. Por exemplo, indivíduos rotulados como "genótipo A" (linha inferior) possuem um $\dot{V}O_{2máx}$ relativamente baixo (35 mL · kg^{-1} · min^{-1}) no estado não treinado, e, frequentemente, esses indivíduos também são do tipo "de baixa resposta" ao exercício, pois neles o treinamento resulta apenas em pequenas melhoras em seu $\dot{V}O_{2máx}$ (p. ex., 5% ou menos). Claramente, a composição genética desses indivíduos não permitirá que eles atinjam o $\dot{V}O_{2máx}$ necessário para que se tornem atletas campeões de resistência (ou seja, aproximadamente 80 mL · kg^{-1} · min^{-1}). Por outro lado, pessoas classificadas como "genótipo E" possuem a composição genética ideal necessária para atletas campeões de resistência. Na verdade, esses indivíduos possuem um $\dot{V}O_{2máx}$ elevado (p. ex., 53 mL · kg^{-1} · min^{-1}) no estado não treinado e geralmente são considerados "altamente responsivos" ao treinamento físico, pois é frequente que o treinamento aumente seu $\dot{V}O_{2máx}$ em 50% (ou seja, melhora induzida pelo treinamento de $\dot{V}O_{2máx}$ de 53 para 80 mL · kg^{-1} · min^{-1}).

Os genótipos rotulados como B-D na Figura 20.3 ilustram ainda mais a gama de diferenças genéticas presentes na população. Especificamente, o $VO_{2máx}$ (estado não treinado) desses indivíduos varia de 40-48 mL · kg^{-1} · min^{-1}, e a melhora induzida pelo treinamento em suas potências aeróbias máximas pode variar de 15-35%. Com base nos exemplos ilustrados na Figura 20.3, fica claro que, para atingir um $\dot{V}O_{2máx}$ de 80 mL · kg^{-1} · min^{-1}, é essencial que os atletas comecem com um $\dot{V}O_{2máx}$ basal entre 53-60 mL · kg^{-1} · min^{-1}, porque o treinamento só poderá aumentar o $\dot{V}O_{2máx}$ em aproximadamente 50%. Além disso, observe que a Figura 20.3 também mostra que, independentemente da composição genética do indivíduo, normalmente o aumento induzido pelo treinamento no $\dot{V}O_{2máx}$ atinge um platô nos primeiros 24-30 meses de treinamento. Portanto, transcorridos os primeiros 24-30 meses de treinamento, novos avanços no desempenho de resistência deverão ter origem nas melhoras

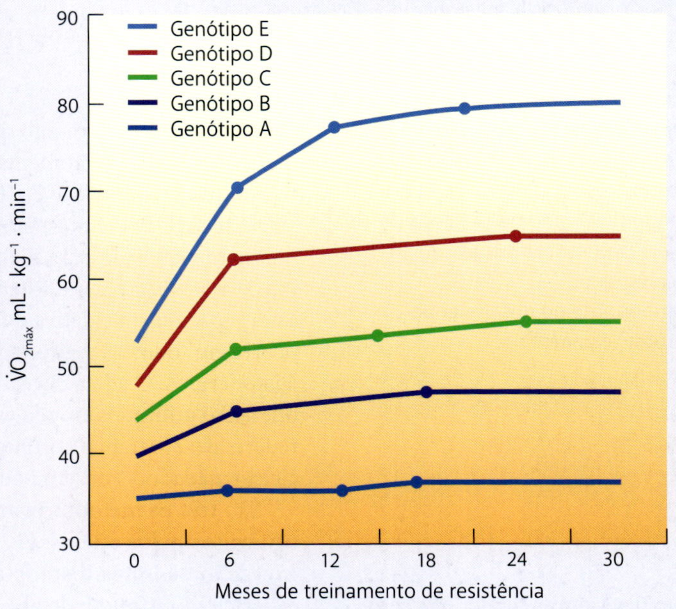

Figura 20.3 Ilustração da influência exercida pela genética (i.e., o genótipo) no $\dot{V}O_{2máx}$, tanto no estado não treinado como depois de 30 meses de treinamento de resistência (cada grupo cumpriu protocolos de treinamento semelhantes). O genótipo E (linha superior) ilustra o participante com a composição genética de um atleta campeão de resistência. O genótipo A (linha inferior) exemplifica a composição genética de um indivíduo com potencial genético muito limitado para que possa se transformar em um atleta campeão de resistência. Observe que os aumentos induzidos pelo treinamento no $\dot{V}O_{2máx}$ geralmente atingem um platô por volta dos 24-30 meses de treinamento. Ver texto para mais detalhes.

na economia do exercício e/ou em aumentos no limiar de lactato ou na potência crítica.

Em que magnitude o treinamento pode melhorar a economia/eficiência do exercício?

Embora, em muitos casos, as melhoras de $\dot{V}O_{2máx}$ decorrentes do treinamento atinjam um platô nos primeiros 24-30 meses de treinamento, a economia/eficiência do exercício pode aumentar ao longo da carreira dos atletas de resistência do grupo de elite. Por exemplo, Paula Radcliffe (atual detentora do recorde mundial da maratona) melhorou sua economia de corrida em 15% ao longo de 9 anos de treinamento.[57] Essa melhora na economia de exercício foi alcançada apenas com o treinamento físico, sem qualquer tentativa específica de alterar o estilo de corrida. Da mesma forma, a eficiência muscular demonstrou melhorar em 8% em um ciclista de elite durante 7 anos de treinamento.[26] Não está claro se as melhorias na economia/eficiência do exercício induzidas pelo treinamento dependem da constituição genética do indivíduo.[73] Além disso, o(s) mecanismo(s) responsável(is) pela melhora na economia/eficiência do exercício induzida pelo treinamento continua(m) sendo tema de debate.

Quanto o treinamento pode melhorar o limiar de lactato ou a potência crítica?

Tanto o limiar de lactato como a potência crítica podem ser melhorados em atletas de elite durante vários anos de treinamento. Por exemplo, a corredora de maratona de elite Paula Radcliffe melhorou tanto o seu limiar de lactato como a sua potência crítica em aproximadamente 30% durante 10 anos de treino.[63] Semelhante à economia de corrida, não se sabe se as melhorias induzidas pelo treinamento no limiar de lactato e na potência crítica são impactadas significativamente pela genética.

Resumo – quais são os limites fisiológicos para a melhora do desempenho?

- As melhoras do $\dot{V}O_{2máx}$ induzidas pelo treinamento são amplamente influenciadas pela composição genética (ou seja, o genótipo) do indivíduo. As melhoras observadas no treinamento de $\dot{V}O_{2máx}$ variam de 5-50% (dependendo do genótipo) e em geral atingem um platô durante os primeiros 24-30 meses de treinamento.
- O treinamento físico pode melhorar a economia do exercício em até 15% ao longo de alguns anos de treinamento.
- As melhoras induzidas pelo treinamento, tanto no limiar de lactato como na potência crítica, podem chegar a cerca de 30% ao longo de 10 anos de treinamento físico.

Ver Lundby e Robach (2015) e Joyner e Coyle (2008) nas "Sugestões de leitura" para mais detalhes sobre as limitações fisiológicas na melhora do desempenho.

dos proporcionaria a necessária variedade, impedindo que o atleta ficasse entediado com um programa de treinamento único e bastante monótono.

O leitor deve notar que a melhora no $\dot{V}O_{2máx}$ é apenas uma das variáveis relacionadas à resistência. Logo, o treinamento para melhorar o desempenho de resistência não deve se concentrar apenas na melhora do $\dot{V}O_{2máx}$, mas deve também aumentar o limiar de lactato e melhorar a economia da corrida (ver "Foco de pesquisa 20.1" para mais detalhes sobre a quantificação dos limites fisiológicos para a prática de exercícios aeróbios). Além disso, pode-se aplicar uma série de técnicas laboratoriais ao ambiente de treinamento como uma forma de prever mais adequadamente o sucesso em eventos dependentes de elevado nível de potência aeróbia. Além do $\dot{V}O_{2máx}$ e do limiar de lactato, esses testes também envolvem o limiar ventilatório, testes de potência crítica e economia de exercício (ver o quadro "Foco de pesquisa 20.1" para mais informações sobre esses testes). A seguir, será apresentada uma breve discussão acerca dos diversos métodos de treinamento utilizados para melhorar o desempenho de resistência.

Treinamento intervalado

O treinamento intervalado envolve a realização de várias séries de exercício, com breves períodos de recuperação nos intervalos. A duração e a intensidade do intervalo de trabalho dependem do que o atleta está tentando conseguir. Por exemplo, um intervalo de trabalho mais longo depende de maior envolvimento da produção energética aeróbia, enquanto intervalo mais curto e mais intenso propicia maior participação do metabolismo anaeróbio. Portanto, em geral, o treinamento intervalado projetado para melhorar o $\dot{V}O_{2máx}$ deve utilizar intervalos superiores de 50-60 segundos, para que seja aumentado o envolvimento da produção aeróbia de ATP. Além disso, é crença geral que intervalos de alta intensidade são mais efetivos para melhorar a potência aeróbia, e talvez o limiar de lactato, em comparação com intervalos de pouca intensidade.[32,34,66] Essas melhoras podem ser decorrentes do recrutamento de fibras de contração rápida (dos tipos IIa e IIx) durante esse tipo de exercício de alta intensidade.[29]

Nas últimas décadas, o termo **treinamento intervalado de alta intensidade (HIIT)** foi cunhado para descrever intervalos de alta intensidade que duravam de 30-120 segundos. Para diferenciar o HIIT do treinamento físico tradicional, no qual a pessoa faz o exercício em estado estacionário constante por um período prolongado (p. ex., exercício a 60% da FCR durante 45 minutos), atualmente usa-se o termo **treinamento contínuo de intensidade moderada (MICT)**. O HIIT é uma opção interessante, pois espera-se que uma série de exercícios de alta intensidade relativamente curta, com duração de 30 segundos, envolva uma quantidade significativa de produção de energia a partir de fontes de energia anaeróbias. Contudo, existem muitas evidências de que o HIIT promove melhoras significativas na capacidade aeróbia (ou seja, volume mitocondrial aumentado) nos músculos esqueléticos treinados.[43] Ver o quadro "Uma visão mais detalhada 20.2" para mais detalhes e uma breve história do HIIT como alternativa ao MICT.

Recentemente, o interesse pelo HIIT foi ampliado para um tipo ainda mais eficiente de treinamento intervalado – o

Foco de pesquisa 20.1

Testes laboratoriais para quantificação do potencial dos exercícios de resistência

Anteriormente, neste capítulo, discutimos estratégias de treinamento para a obtenção de maior potência aeróbia. Essas abordagens com treinamento não apenas se baseiam na medição do $\dot{V}O_{2máx}$, mas também dependem de informações obtidas de um punhado de técnicas utilizadas nos testes experimentais de exercícios físicos (i.e., no laboratório) que possuem alto valor preditivo de sucesso em provas envolvendo resistência. Em sua maioria, os centros de treinamento bem-sucedidos se valem desses testes laboratoriais para a elaboração de melhores programas de treinamento para seus atletas. Os testes laboratoriais utilizados incluem a determinação dos limiares de lactato e ventilatório, estimativas da potência crítica e a determinação do custo de oxigênio decorrente da corrida. A Figura 20.4 apresenta conceitualmente cada um desses quatro testes, e, em seguida, apresentamos uma breve discussão sobre essas ferramentas.

Normalmente, o teste para determinação do limiar de lactato é um teste de exercício incremental gradual, durante o qual se coleta uma amostra de sangue proveniente de um cateter permanente ou de uma série de pequenas punções na ponta do dedo[95,104,107,109] em cada estágio do teste. Uma vez completado o teste de exercício, as amostras de sangue são quimicamente analisadas com o objetivo de determinar as concentrações de lactato; em seguida, os resultados são plotados em relação ao $\dot{V}O_2$, conforme ilustra a Figura 20.4*a*. Os pesquisadores então identificam o "ponto de interrupção" do lactato no gráfico para determinar o $\dot{V}O_2$ no limiar de lactato. Esse limite é identificado como o ponto em que a resposta do lactato não segue mais a tendência linear das cargas de exercício iniciais. Na Figura 20.4*a*, o limiar de lactato é representado pelo quarto ponto à esquerda (2,0 L/min), ou pelo último ponto na tendência linear inicial (marcado pela linha azul). Já outros pesquisadores simplesmente usam o $\dot{V}O_2$ em uma concentração fixa (p. ex., 4 mM) como preditor de desempenho.[48,73]

A determinação do limiar ventilatório (Fig. 20.4*b*) é outra maneira de avaliar a taxa metabólica associada ao limiar de lactato, mas, nesse caso, não se faz a coleta de sangue. Com a ajuda de um ergoespirômetro, a estimativa do limiar ventilatório (ver Cap. 10 para mais detalhes) é comumente feita com base em um teste de exercício incremental; o examinador plota em um gráfico a ventilação e o $\dot{V}O_2$.[95,104,107] Analogamente à determinação do limiar de lactato, nos estágios iniciais a resposta ventilatória fica representada por um traçado linear que é matematicamente diferente dos estágios subsequentes, onde os valores aumentam mais rapidamente. Um aumento na ventilação acima da tendência linear formada pelos estágios iniciais do exercício (quarto ponto à esquerda na Fig. 20.4*b*) identifica o limiar ventilatório (2,0 L/min).

Embora nem sempre o limiar ventilatório e o limiar de lactato ocorram no mesmo $\dot{V}O_2$ submáximo (como foi o caso nas Figs. 20.4*a* e 20.4*b*), esses dois testes são úteis para a previsão do sucesso em provas de resistência.[41,95]

Potência crítica é outra medida laboratorial capaz de prever o desempenho em exercícios de resistência (p. ex., corrida, ciclismo, remo, natação etc.). A **potência crítica** se fundamenta no fato de que atletas praticantes de provas de resistência podem manter indefinidamente (aprox. 45 minutos) uma produção de potência submáxima específica (ou seja, a carga de trabalho do exercício).[55,60,62,67] Assim, um atleta com um $\dot{V}O_{2máx}$ alto e um limiar de lactato (e um limiar ventilatório) também elevados provavelmente terá um valor alto para a potência crítica. A Figura 20.4*c* ilustra a resposta curvilínea para a potência crítica com relação ao desempenho na corrida; no exemplo, em sete ocasiões distintas, um participante correu em velocidades variadas até atingir o ponto de exaustão voluntária (entre 2-15 minutos). A potência crítica pode ser matematicamente calculada[55,60,67] ou estimada subjetivamente como o ponto na curva potência/tempo onde ocorre o platô para a velocidade. Embora o limiar de lactato e a potência crítica tenham alta correlação, a potência crítica representa uma intensidade de exercício que está situada acima do limiar de lactato.[55,60,62,67] Curiosamente, a potência crítica pode funcionar melhor como fator preditivo do desempenho de atletas de elite em comparação com atletas menos talentosos. A esse respeito, uma revisão recentemente publicada envolvendo maratonistas de elite (tempos de conclusão < 2:08) constatou que a velocidade média de corrida para competições de duração mais curta (1.500 m a 15 km) era de aproximadamente 96% das suas velocidades na maratona.[62]

Por fim, é possível determinar a economia de movimento, ou **economia de exercício**, como forma de prever o sucesso atlético. Por exemplo, um corredor que não é econômico gastará uma quantidade maior de energia para se deslocar a uma determinada velocidade, em comparação com um corredor econômico. Assim, com todas as demais variáveis iguais, o corredor mais econômico provavelmente derrotaria o menos econômico em uma competição direta. Para determinar a economia do exercício, deve-se medir o consumo de oxigênio em estado estacionário em diferentes velocidades de movimento. A Figura 20.4*d* ilustra uma avaliação do custo de oxigênio para dois corredores que estão se exercitando em uma esteira. Observe que, em qualquer velocidade, o corredor B requer menos oxigênio e, portanto, gasta menos energia do que o corredor A. A partir dessa avaliação, pode-se concluir que o corredor B é mais econômico do que o A.

Em resumo, a literatura popular está repleta de artigos cujos autores afirmam ser donos de um novo sistema ou método capaz de prever futuros campeões a partir de um grupo de atletas em fase de amadurecimento. No entanto, a verdade é que não existe qualquer medida laboratorial definitiva capaz de prever com precisão o "atleta supremo". Na verdade, a mentalidade psicológica e os vários fatores fisiológicos se combinam de maneiras que tornam quase impossível prever quem será o melhor entre os melhores.[10] Mas, quando se trata de determinar quais atletas terão alto potencial para provas de resistência aeróbia, hoje em dia esses quatro testes se situam entre as abordagens laboratoriais mais importantes disponíveis para a identificação de talentos. Ver Poole et al. 2021 nas "Sugestões de leitura" para saber mais sobre as nuances científicas importantes em termos de limiar de lactato e da potência crítica para obter melhor compreensão do potencial do exercício de resistência.

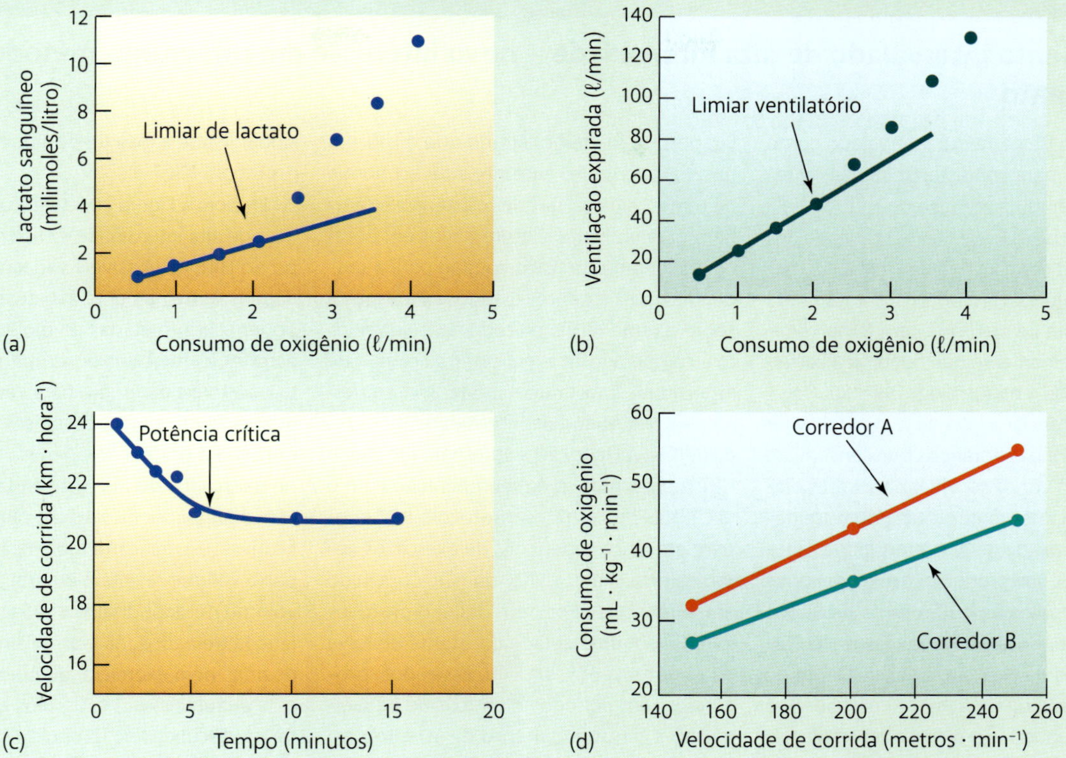

Figura 20.4 Dados de testes laboratoriais comuns utilizados na avaliação do potencial de exercícios aeróbios. (*a*) Um gráfico para lactato sanguíneo/$\dot{V}O_2$ de um teste para limiar de lactato, (*b*) um gráfico de ventilação/$\dot{V}O_2$ para determinação do limiar ventilatório, (*c*) determinação da potência crítica de períodos de corrida até a exaustão voluntária em várias velocidades e (*d*) uma comparação da curva de consumo de oxigênio em uma corrida entre dois corredores. Ver texto para mais detalhes.

treinamento intervalado com *sprints* (SIT). O SIT se parece com o HIIT, pois uma série de intervalos de curta duração é intercalada por períodos de descanso passivo ou de recuperação ativa. Mas também existem diferenças fundamentais entre HIIT e SIT. Por exemplo, enquanto normalmente o HIIT é praticado no $\dot{V}O_{2máx}$ (p. ex., 85-95% da FCR), o SIT é realizado em uma carga de trabalho que excede a capacidade aeróbia máxima do indivíduo. Em razão da alta intensidade relativa realizada, o SIT é descrito com frequência como **exercício de intensidade supramáxima**.[74] A Figura 20.6 ilustra as diferenças nas intensidades de treinamento entre HIIT, HIIT e SIT. Devemos ter em mente que, em comparação com o MICT em estado estável (60% do $\dot{V}O_2R$), os intervalos do HIIT se aproximam da capacidade aeróbia máxima (90% do $\dot{V}O_2R$), enquanto os intervalos SIT excedem (> 100% do $\dot{V}O_{2máx}$) a capacidade aeróbia máxima.

Não importa se você pratica HIIT ou SIT: uma vantagem evidente do treinamento intervalado em relação ao exercício contínuo em estado estacionário com intensidade relativa mais baixa é que aquele método de treinamento proporciona um meio de realizar grandes quantidades de exercícios de alta intensidade em curto período. Essa eficiência de tempo fica evidenciada na Figura 20.6, onde a duração total do HIIT e do SIT (intervalos de trabalho + intervalos de recuperação intercalados) é significativamente menor que no caso do MICT.

Se o SIT for realizado com exercícios de intensidade supramáxima, esse tipo de treinamento melhorará a potência aeróbia? Evidências recentes sugerem uma resposta afirmativa. Na verdade, um conjunto crescente de pesquisas sugere que, assim como o HIIT, o SIT pode resultar em melhoras na potência aeróbia máxima que podem exceder as conseguidas com a prática do MICT. Por exemplo, o SIT pode aumentar a densidade mitocondrial no músculo esquelético, além dos níveis enzimáticos mitocondriais que dão suporte ao metabolismo aeróbio (i.e., citrato sintase). Até que ponto as adaptações decorrentes do treinamento com o HIIT e o SIT equivalem aos resultados do MICT e continuam sendo foco das pesquisas em andamento. Para que se estabeleça uma comparação entre as modalidades de treinamento HIIT, SIT e MICT, é essencial que os pesquisadores examinem a magnitude da adaptação ao exercício pela comparação com o volume total de exercício realizado.

Por exemplo, em algumas investigações, foi observado que as melhoras na capacidade aeróbia máxima obtidas com a prática do HIIT e do SIT podem exceder os valores obtidos com o MICT, mas com menores volumes de exercício. Contrastando com essa descoberta, o MICT pode superar o

Uma visão mais detalhada 20.2

Treinamento intervalado de alta intensidade – novo interesse em um antigo método de treinamento

O uso do treinamento intervalado como um método para condicionar atletas de resistência ganhou a atenção do mundo pela primeira vez há mais de 60 anos, quando Roger Bannister correu a primeira milha em menos de 4 minutos. Eis a história. Bannister era um estudante de medicina com tempo limitado para treinamento que quebrou a barreira da milha de 4 minutos em 1954. Sua solução para gerenciar a falta de tempo foi evitar corridas de longas distâncias que consumiam tempo e, em vez disso, ele fazia sessões diárias de treinamento curto usando o treinamento intervalado de alta intensidade (HIIT). Por exemplo, sua produção diária era correr 6-10 × intervalos de 400 metros próximos ao esforço máximo, que resultavam em 55 a 60 segundos de exercício intenso. O fato de esse programa de treinamento permitir que Bannister quebrasse o recorde mundial para a corrida forneceu a primeira evidência prática de que essa forma de treinamento era uma técnica de condicionamento muito eficiente para atletas de resistência.

Recentemente, surgiu um interesse renovado pelo HIIT na literatura científica e popular, porque foi demonstrado que o HIIT era um método muito eficiente e de economia de tempo para atletas de resistência e também para indivíduos interessados em obter condicionamento físico voltado para a saúde. Nos mais recentes estudos de pesquisa sobre o tema HIIT, o método de treinamento é comparado ao exercício "tradicional" de intensidade constante e moderada; ou treinamento contínuo de intensidade moderada (MICT). A Figura 20.5 apresenta um treino HIIT representativo em comparação com o MICT. Na Figura 20.5, o protocolo HIIT consiste em cinco repetições de exercícios aeróbios praticados a 90% da FCR, concluído em 18 minutos. Por outro lado, o protocolo MICT em intensidade constante envolve 30 minutos a 60% da FCR. Esses dois protocolos têm períodos idênticos de aquecimento e desaquecimento de 10 minutos. As cargas de trabalho para HIIT e MICT tomam por base as relações de carga de trabalho de FC predeterminadas. Observe que o protocolo HIIT demonstra maior eficiência em termos de tempo e a fase de desaquecimento é concluída antes que tenha sido iniciada a fase de desaquecimento do protocolo MICT.

Embora a Figura 20.5 reflita as características de alta intensidade e eficiência de tempo do HIIT, as possíveis variações da abordagem ao treinamento são quase infinitas e podem ser projetadas de modo a melhorar estrategicamente o desempenho do atleta no exercício aeróbio para vários tipos de provas. Por exemplo, pesquisas demonstraram que a prática de apenas 30 segundos de exercícios de alta intensidade promovem adaptações fisiológicas rápidas e significativas. Especificamente, mesmo o HIIT de baixo volume resultará em um aumento no volume mitocondrial nos músculos esqueléticos treinados. As vias de sinalização induzidas pelo exercício, que desencadeiam essa adaptação nos músculos esqueléticos, foram discutidas no Capítulo 13 e envolvem a ativação do PGC-1α, que promove a biogênese mitocondrial. Para obter um resumo das adaptações fisiológicas associadas com o HIIT, consulte Gibala et al. (2012) em "Sugestões de leitura".

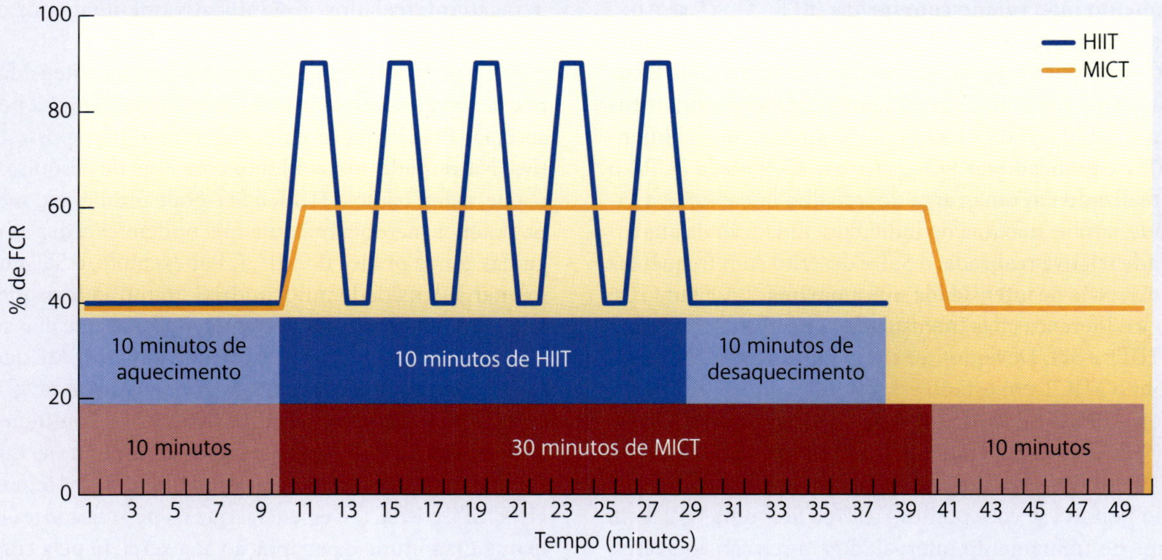

Figura 20.5 Comparação entre treinos HIIT e MICT. Embora os períodos de aquecimento e de desaquecimento sejam idênticos, o HIIT envolve repetições curtas de exercícios de alta intensidade, enquanto o MICT envolve exercícios de intensidade contínua por um período prolongado. Ver texto para mais detalhes.

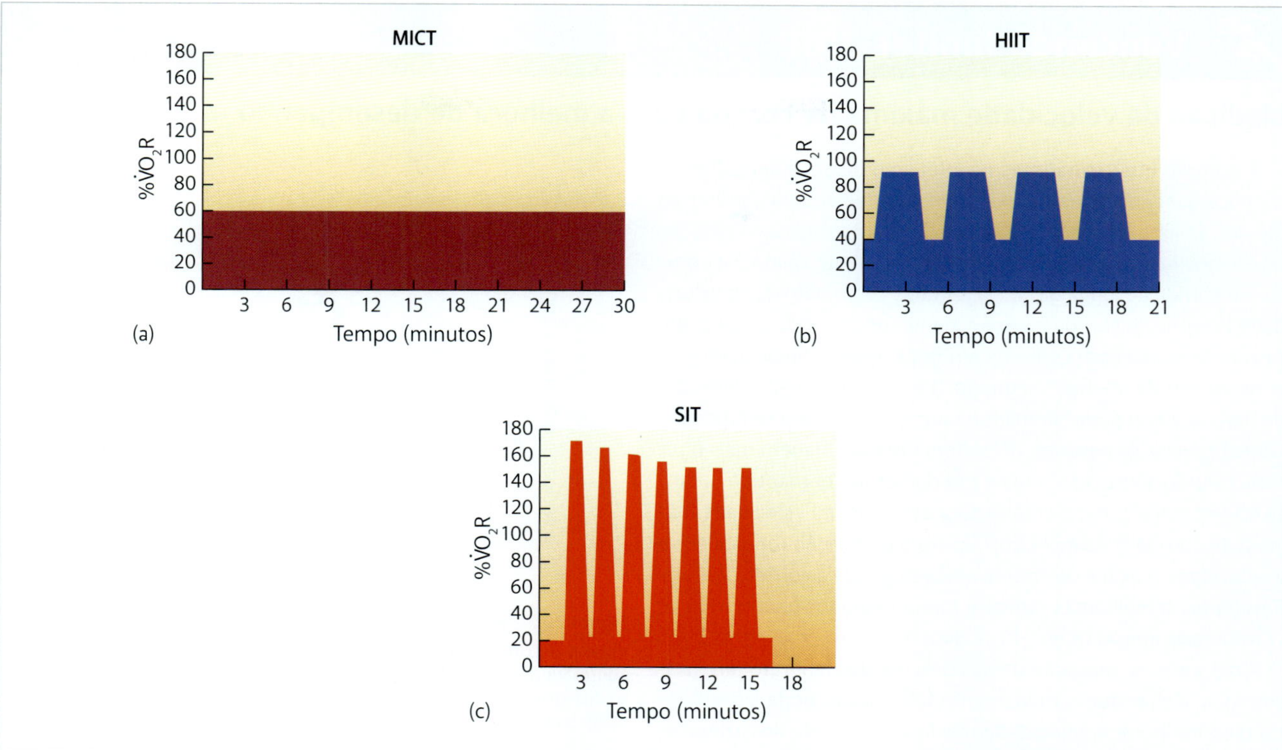

Figura 20.6 Apresentação do $\%VO_2R$ para (*a*) treinamento contínuo de intensidade moderada (MICT), (*b*) treinamento intervalado de alta intensidade (HIIT) e (*c*) treinamento intervalado com *sprints* (SIT). O MICT é realizado em uma intensidade de estado estável submáxima (60% do $\dot{V}O_2R$), enquanto os intervalos para o HIIT se aproximam da capacidade aeróbia máxima (90% do $\dot{V}O_2R$). Em contrapartida, os intervalos para o SIT são realizados em intensidade supramáxima (> 100% do $\dot{V}O_{2máx}$). O tempo necessário para completar essas sessões de exercícios físicos é inversamente proporcional à intensidade máxima do exercício.

HIIT e o SIT quando se trata de melhorar a densidade capilar do músculo esquelético.[74] Fica evidente a necessidade de mais pesquisas que se dediquem à busca de melhores respostas para as diferenças nos efeitos potenciais do treinamento entre HIIT, SIT e MICT. Além disso, qualquer comparação entre MICT e HIIT ou SIT em termos de treinamento deve se enquadrar nas possíveis combinações quase infinitas de treinamento com exercícios intervalados (p. ex., séries, repetições, trabalho e tempos de recuperação). Este último ponto enfatiza a utilidade em elaborar treinos intervalados que correspondam a objetivos atléticos específicos; esse é o foco de nossas discussões no restante desta seção.

Os vários tipos de treinamento intervalado descritos nesta seção podem ter utilidade por aumentarem a capacidade aeróbia máxima, a intensidade submáxima do exercício e a velocidade máxima de corrida. Para mais considerações sobre a velocidade máxima de corrida, ver o quadro "Vencendo limites 20.1". Além disso, o treinamento intervalado oferece duas maneiras de se proporcionar um estímulo para a sobrecarga. Por exemplo, as modificações do treinamento intervalado podem ser orientadas para obter o número total de intervalos de exercício realizados ou da intensidade do intervalo de trabalho. Ajustes em qualquer desses fatores permitirão ao treinador ou atleta alterar o plano da prática para a concretização de objetivos de treinamento específicos.

Como se planeja uma prática intervalada? Vai além dos objetivos deste capítulo uma discussão completa da teoria e da linha de raciocínio no planejamento de um treinamento intervalado; assim, aqui será apresentado apenas um apanhado geral do treinamento intervalado. No planejamento de uma sessão de treinamento intervalado, é preciso considerar as seguintes variáveis: (1) o comprimento do intervalo de trabalho, (2) a intensidade do esforço, (3) a duração do intervalo de repouso, (4) o número de sessões de intervalo e (5) o número de repetições de trabalho. O comprimento do intervalo de trabalho refere-se à distância a ser coberta durante o esforço de trabalho. Durante o treinamento intervalado, a intensidade do esforço de trabalho pode ser monitorada com uma contagem da FC durante 10 segundos, ao ser completado o intervalo (i.e., contagem da FC de 10 s × 6 = FC por min). Em geral, as FC de exercício devem chegar de 85-100% da FC máxima durante o treinamento intervalado.

O tempo entre as práticas de trabalho é denominado intervalo de repouso, consistindo em atividade leve, como, andar. Geralmente, a duração do intervalo de repouso é expressa como função da duração do intervalo de trabalho. Por exemplo, se o intervalo de repouso para uma corrida de 400 metros foi de 75 segundos, um intervalo de repouso de 75 segundos resultaria em um índice 1:1 de trabalho:repouso. Habitualmente, o intervalo de repouso deve ser pelo menos tão longo quanto o intervalo de trabalho.[8] No planejamento de um programa de treinamento intervalado para atletas que já não estejam altamente treinados, parece preferível um índice trabalho:repouso de 1:3 ou 1:2. Como regra geral para

Vencendo limites 20.1

Medição da velocidade máxima de corrida para a melhora do desempenho

É comum que treinadores de atletismo digam a seus atletas: "se você quer correr mais rápido, tem que treinar para correr mais rápido". De fato, o princípio da especificidade se aplica à velocidade do movimento, um fato que é particularmente válido para provas de corrida de longa distância. Estudos confirmam que a velocidade máxima de corrida é um excelente indicador de sucesso em provas de resistência, como a corrida de 5 km. A velocidade máxima de corrida (metros · segundo^{-1}) é definida como a velocidade mais alta que pode ser mantida por mais de cinco segundos.[101] Outros grupos de pesquisa defendem uma abordagem mais rigorosa, usando a velocidade mais alta que pode ser mantida durante 60 segundos como o critério para determinar a velocidade máxima de corrida.[90] A Figura 20.7 ilustra a correlação robusta entre a velocidade máxima de corrida e o tempo para a corrida de 5 km. Resultados semelhantes também foram relatados para provas de corrida mais longas (p. ex., 10-90 km).[90]

Com base na aplicação dessas descobertas laboratoriais, passou-se a aceitar que o treinamento intervalado pode ser utilizado para melhorar a velocidade máxima de corrida dos atletas e, assim, melhorar seu desempenho em competição.[9,101] Felizmente, contamos com uma abordagem devidamente estabelecida para a determinação da velocidade máxima de corrida que dispensa a necessidade do laboratório e que pode ser facilmente realizada em uma esteira ou na pista.[89,90,101] Por exemplo, a determinação da velocidade máxima de corrida em uma esteira envolve um teste curto com aumento progressivo da velocidade da esteira a cada 30 segundos (inclinação = 0%), até que ocorra fadiga voluntária.[101] A velocidade mais rápida que puder ser mantida por 5 segundos ou, de preferência, por 60 segundos representa a velocidade máxima inicial de corrida.[90,101] Tendo em vista que a velocidade basal é conhecida, é possível usar exercícios de corrida que enfatizam a rotação rápida das pernas e treinos de intervalos curtos para melhorar a velocidade máxima de corrida em atletas (tanto competitivos como recreativos). Além disso, estima-se que a velocidade de corrida no treinamento influencie 40% da mudança no desempenho em corridas de longa distância (p. ex., maratona), enquanto essa abordagem de treinamento pode ser responsável por até 80% da mudança no desempenho, no caso de provas de resistência com distâncias mais moderadas (p. ex., 5 km).[9,101]

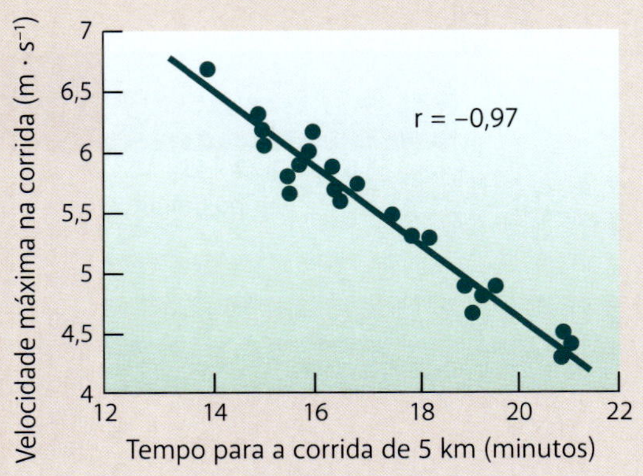

Figura 20.7 Relação entre a velocidade máxima e o tempo de conclusão de uma corrida de 5 km.
Fonte: Scott, B. K. e J. A. Houmard. Peak running velocity is highly related to distance running performance. *International Journal of Sports Medicine 15*(8): 504-507, 1994.

atletas adultos jovens, mais para o final do intervalo de recuperação, a FC deve cair para aproximadamente 120-130 batimentos/min.[8]

Série é um número especificado de esforços de trabalho realizados como uma unidade. Por exemplo, determinada série pode consistir em 8 × corrida de 400 m, com um intervalo de repouso prescrito entre as corridas. O termo repetição indica o número de práticas de trabalho dentro de uma mesma série. No exemplo dado, repetições de 8 × corrida de 400 m constituem uma série de 8 repetições. O número de repetições e séries realizadas por prática depende da finalidade da sessão de treinamento em questão e dos níveis de condicionamento físico dos atletas envolvidos. Para mais detalhes sobre treinamento intervalado, ver as referências bibliográficas 70 e 74.

Exercício de longa distância e de baixa intensidade

O uso de corridas (ou ciclismo, natação de longas distâncias etc.) de longa distância e de baixa intensidade passou a ser um modo popular de treinamento para eventos de resistência nos anos 1970. Em geral, esse método de treinamento envolve a realização do exercício de baixa intensidade (i.e., 50-65% do $\dot{V}O_{2máx}$ ou cerca de 60-70% da FC máxima) em extensões geralmente maiores do que a distância normal da competição. Embora pareça razoável que esse tipo de treinamento seja uma forma útil de preparar o atleta para competir em provas longas de resistência (p. ex., maratona), evidências sugerem que, para melhorar o $\dot{V}O_{2máx}$, o exercício de curta duração e de alta intensidade é superior ao exercício de longa duração e de baixa intensidade.[54]

Uma das razões históricas para o uso de sessões de treinamento de longa duração pelos atletas é a crença comum de que melhoras na resistência são proporcionais ao volume de treinamento realizado. De fato, muitos treinadores e atletas acreditam que os progressos no desempenho esportivo estão diretamente relacionados com a quantidade de trabalho realizada durante o treinamento e que os atletas apenas poderão concretizar seu potencial fazendo séries de exercícios físicos de longa duração. No entanto, evidências de Costill et al. contradizem essa suposição.[25] De fato, um estudo clássico demonstrou que atletas que treinaram 90 minutos por dia tiveram desempenho tão bom quanto atletas que treinaram 3 horas por dia.[25] Na verdade, os atletas que treinaram 3 horas por dia tiveram desempenho menos satisfatório em alguns eventos, em comparação ao grupo que treinou 90 minutos por dia. Esse estudo ilustra o ponto de que "mais" nem sempre é melhor no que tange ao treinamento de resistência. Portanto, treinadores e atletas devem considerar cuidadosamente o volume de treinamento necessário para que sejam obtidos máximos benefícios com a prática de exercícios de longas distâncias e de baixa intensidade.

Exercício contínuo e de alta intensidade

Também nesse caso, pesquisas sugerem que o exercício contínuo de alta intensidade é uma maneira formidável de melhorar o $\dot{V}O_{2máx}$ e o limiar de lactato em atletas.[28,30,33,54] Embora a intensidade do exercício capaz de promover a maior melhora no $\dot{V}O_{2máx}$ possa variar de um atleta para outro, a crença comum é que sejam ideais intensidades de exercício entre 80-100% do $\dot{V}O_{2máx}$ (ver Fig. 20.8).[86] Apesar disso, evidências também indicam que uma taxa de trabalho igual ou ligeiramente superior ao limiar de lactato proporciona melhora na potência aeróbia máxima.[86,102]

De que maneira o atleta monitora sua intensidade de exercício durante uma sessão de treinamento? É complicado tentar quantificar com precisão a intensidade de treinamento durante o exercício, mas pode-se usar a mensuração da FC em exercício como estimativa da intensidade relativa de treinamento do atleta. A Tabela 20.2 oferece um exemplo de escala de intensidade de treinamento conforme a FC, com o objetivo de prescrever e monitorizar atletas em treinamento de resistência. Obviamente, a padronização da intensidade do exercício com base exclusiva na frequência cardíaca tem suas limitações, não conseguindo dar conta das variações individuais entre atletas na relação entre FC e concentração sanguínea de lactato. Apesar disso, a vantagem desse tipo de escala de intensidade é a simplicidade, porque os atletas podem facilmente mensurar suas frequências cardíacas durante o exercício, com o uso de monitores eletrônicos para FC. Para mais detalhes sobre o uso da FC na monitoração da intensidade de treinamento, consultar Seiler (2010) em "Sugestões de leitura".

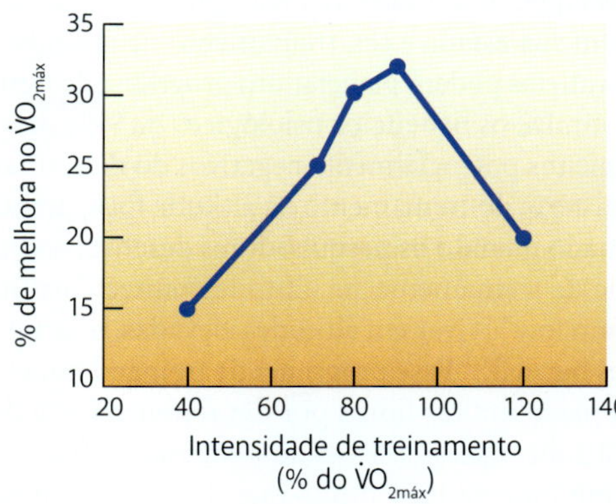

Figura 20.8 Relação entre a intensidade do treinamento e a melhora percentual no $\dot{V}O_{2máx}$.
Fonte: Knuttgen, H. G., L. O. Nordesjo, B. Ollander e B. Saltin. Physical conditioning through interval training with young male adults. *Medicine and Science in Sports and Exercise* 5(4): 220-226, 1973.

O treinamento na altitude melhora o desempenho do exercício ao nível do mar

Permanece um assunto controverso se o treinamento físico em elevadas altitudes melhora ou não o desempenho da resistência no nível do mar, pois o treinamento em altitude não foi relatado de forma consistente como sendo vantajoso na melhora do $\dot{V}O_{2máx}$ e desempenho no nível do mar.[106] Contudo, por muitos anos, os atletas de resistência acreditaram que viver e treinar em elevadas altitudes (p. ex., > 6.000 pés acima do nível do mar) melhorava o desempenho em comparação a viver e treinar no nível do mar.[78,108] Todavia, nem sempre isso será verdade, porque as cargas de trabalho absolutas sustentáveis nas altas altitudes podem ser mais baixas, comparativamente ao que fazem ao nível do mar (p. ex., 75% do $\dot{V}O_{2máx}$). Portanto, quando o atleta faz menor quantidade de treinamento nas intensidades de trabalho absolutas necessárias para a manutenção do condicionamento físico,

Tabela 20.2 Exemplo de escala de intensidade de cinco zonas para prescrição e monitorização do exercício

Treinamento em atletas:
Uma variável prática para a monitorização da intensidade do exercício é a frequência cardíaca (FC) expressa como percentual da FC máxima. Observe que as zonas de intensidade do exercício apresentadas nesta tabela são arbitrárias, começando com uma zona de intensidade relativamente baixa (zona 1) e terminando com uma zona de alta intensidade (zona 5).

Zona de intensidade	% da frequência cardíaca máxima	% do $\dot{V}O_{2máx}$	Níveis sanguíneos de lactato (mmol · L^{-1})	Duração típica de treinamento na zona
1	60-71	50-65	0,8-1,5	1-3 horas
2	72-82	66-80	1,5-2,5	1-2 horas
3	83-87	81-87	2,6-4,0	30-90 min
4	88-92	88-93	4,1-6,0	10-40 min
5	93-100	94-100	> 6,1	5-10 min

é possível que, na verdade, ocorra uma forma de destreinamento em sua estada e seu treinamento na altitude. Assim, como os atletas podem planejar um programa de treinamento que otimize os benefícios fisiológicos da vida na altitude, sem os efeitos potencialmente negativos do destreinamento?

O mistério do treinamento na altitude foi aparentemente solucionado quando os pesquisadores desenvolveram a modalidade de treinamento na altitude conhecida como "live high, train low" [viver em altitudes elevadas, mas treinar em altitudes baixas][71]. Esse programa de treinamento exige que o atleta passe muitas horas por dia repousando e dormindo na altitude, mas as sessões de treinamento físico são realizadas em uma altitude muito mais baixa. Essa abordagem propicia ao atleta os benefícios da aclimatização à altitude e, com o treinamento em baixa altitude, a capacidade do atleta de realizar sessões de treinamento intensas não fica comprometida pela elevada altitude. Foi argumentado que esse tipo de programa de treinamento na altitude proporciona ganhos significativos ao desempenho, em comparação com o treinamento e a vida ao nível do mar.[71] Mas o debate sobre este tópico continua; alguns autores sugerem que o treinamento em altitude não resultará em benefícios para atletas de elite. Ver Lundby e Robach (2016) nas "Sugestões de leitura" para mais detalhes sobre o impacto do treinamento em altitude no desempenho do exercício ao nível do mar. É importante saber que o tópico do treinamento em altitude será novamente abordado no Capítulo 23.

Em resumo

- Historicamente, o treinamento para melhorar a potência aeróbia máxima tem se valido de três métodos: (1) treinamento intervalado, (2) exercício de longa distância e de baixa intensidade e (3) exercício contínuo e de alta intensidade.
- O treinamento intervalado de alta intensidade (HIIT) é praticado nas proximidades da capacidade aeróbia máxima, enquanto o treinamento intervalado com *sprints* (SIT) é realizado em intensidades superiores à capacidade aeróbia máxima.
- Os treinos HIIT e SIT são alternativas eficientes (em termos de tempo) ao tradicional treinamento contínuo de intensidade moderada (MICT).
- Embora haja controvérsia sobre qual dos métodos de treinamento resulta nos maiores ganhos no $\dot{V}O_{2máx}$ evidências crescentes sugerem que é a intensidade, e não a duração, o fator mais importante para melhorar o $\dot{V}O_{2máx}$.
- O conceito de que o programa de treinamento na altitude "live high, train low" propicia ganhos significativos no desempenho de resistência, em comparação a treinar e viver ao nível do mar, permanece controverso; assim, há necessidade de mais pesquisas que confirmem se essa prática melhorará o desempenho de atletas de elite ao nível do mar.

Lesões e treinamento de resistência

Uma questão importante associada a qualquer tipo de treinamento de resistência é: que tipo de programa de treinamento apresenta o risco mais baixo de lesão para o atleta? Atualmente, não existe uma resposta definitiva para essa pergunta. No entanto, uma revisão de lesões induzidas pelo treinamento físico sugere que, em sua maioria, as lesões decorrentes do treinamento são resultantes do sobretreinamento (p. ex., lesões por uso excessivo) e ocorrem no joelho.[64,85] A lesão por uso excessivo pode ser decorrente tanto do exercício de curta distância e de alta intensidade como do exercício de longa distância e de baixa intensidade.[85] Uma orientação, fruto do bom senso, para evitar lesões por uso excessivo consiste em evitar grandes aumentos no volume ou na intensidade de treinamento. Talvez a regra geral mais útil para o aumento da carga de trabalho seja a "regra dos 10%".[85] Resumidamente, a regra dos 10% sugere que a intensidade ou duração do treinamento não deve ser aumentada em mais de 10% por semana, para que não ocorra lesão por sobretreinamento. Por exemplo, um corredor que faz 80 km por semana pode aumentar sua distância semanal para 88 km (10% de 80 = 8) na semana seguinte.

Além do sobretreinamento, foram identificados vários outros fatores de risco de lesão induzida pelo exercício.[85] Entre esses fatores, estão o desequilíbrio miotendinoso de força e/ou flexibilidade, problemas com o calçado (i.e., desgaste excessivo), alinhamento anatômico vicioso, superfície de corrida ruim e doença (p. ex., artrite, fratura antiga, etc.).[16]

Deve-se ter em mente que sexo biológico não é fator de risco de lesão em atletas participantes do treinamento de resistência.[85] Analogamente ao que ocorre com atletas homens, parece que a maioria das lesões nas pernas em corredoras decorre do sobretreinamento.[85] Isso pode ocorrer, em especial, em mulheres pouco condicionadas que estejam começando seu programa de treinamento.

Em resumo

- A maioria das lesões causadas pelo treinamento é resultante do sobretreinamento (p. ex., lesões por uso excessivo) e pode ser decorrente tanto do exercício contínuo e de alta intensidade como do exercício de longa distância e de baixa intensidade.
- Uma regra útil para aumentar a carga de treinamento é a "regra dos 10%", que preconiza que a intensidade ou a duração do treinamento não deve ser aumentada em mais de 10% por semana, para evitar lesões por sobretreinamento.

Treinamento para melhorar a potência anaeróbia

Eventos esportivos que duram menos de 60 segundos dependem em grande parte da produção anaeróbia da energia necessária. Em geral, o treinamento para melhorar a potência anaeróbia se concentra na necessidade de aprimorar o sistema ATP-CP ou a glicólise anaeróbia (sistema lactato).[84] Contudo, algumas atividades exigem contribuições importantes dessas duas vias metabólicas anaeróbias para o fornecimento do ATP necessário para a competição (ver Tab. 20.1).

Ademais, muitas atividades exigem a produção de ATP tanto de vias aeróbias como de vias anaeróbias. Em se tratando de treinamento para desempenho, esse conceito fundamental constitui uma extensão importante do tópico do metabolismo do exercício, conforme foi detalhado no Capítulo 4. Nesse tocante, a Figura 20.9 ilustra a contribuição percentual da produção de energia pelos três sistemas energéticos primários em função do esforço máximo. Por exemplo, uma corrida de 800 m é tipicamente realizada em um nível de potência que excede o $\dot{V}O_{2máx}$ em ~30%. É possível realizar o exercício em taxas de trabalho que excedem o $\dot{V}O_{2máx}$ porque o ATP usado para sua execução vem da combinação das fontes aeróbias e anaeróbias. Portanto, a energia para realizar esse tipo de evento esportivo requer a produção de ATP "reunida" das fontes aeróbias e anaeróbias (ou seja, fosforilação oxidativa, glicólise anaeróbia e sistema ATP-CP).

O treinamento anaeróbio é comumente definido como o exercício realizado em intensidades acima do $\dot{V}O_{2máx}$ e no qual o objetivo principal é estimular a produção energética anaeróbia.[61] Um treinamento anaeróbio de grande intensidade com duração de 2-10 segundos é frequentemente denominado treinamento de velocidade, enquanto a expressão treinamento de resistência com velocidade é habitualmente utilizada para descrever todas as formas de treinamento anaeróbio com duração superior a 10 segundos.[61] Anteriormente neste capítulo, descrevemos o SIT como forma de treinamento intervalado – realizado em intensidades acima de $\dot{V}O_{2máx}$ – para estimular melhoras na potência aeróbia. Para evitar confusão, é importante ressaltar que a diferença fundamental entre essas duas abordagens ao treinamento é a duração do intervalo de trabalho. Por exemplo, normalmente os intervalos no SIT excedem 30 segundos de duração, enquanto o treinamento de velocidade objetivando aumentar a potência anaeróbia habitualmente tem intervalos de trabalho < 10 segundos. Além disso, a proporção trabalho:descanso envolve tempos muito maiores para o treinamento de velocidade (p. ex., 1:5 ou ainda mais), em comparação ao que ocorre com a prática do SIT. Por conta disso, a quantidade absoluta de trabalho realizado durante um intervalo de treinamento de velocidade é ainda maior do que a praticada durante o SIT. Identicamente ao que ocorre no treinamento de resistência aeróbia, é fundamental que o programa de treinamento anaeróbio utilize os grupos musculares específicos exigidos pelo atleta durante a competição.

Treinamento para melhorar o sistema ATP-CP

Esportes como o futebol americano, o halterofilismo e as provas de velocidade do atletismo (100 m) dependem do sistema ATP-CP para proporcionar a maior parte da energia necessária para a competição. Assim, para que o atleta tenha um desempenho ideal, será preciso contar com um programa de treinamento que maximize a produção de ATP por meio do sistema ATP-CP.

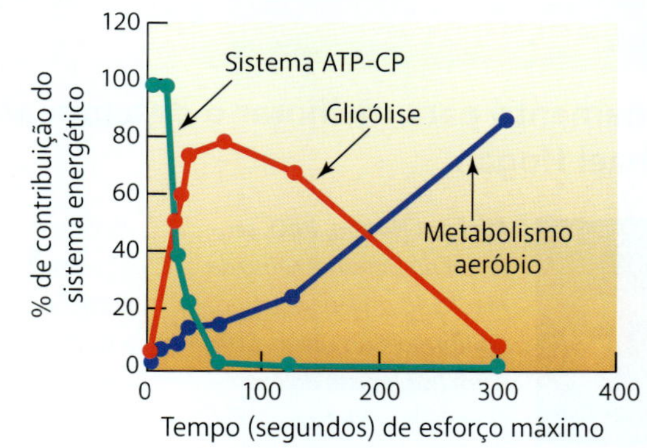

Figura 20.9 Contribuição percentual do sistema ATP-CP, da glicólise anaeróbia e do metabolismo aeróbio em função do tempo durante um esforço máximo.

O treinamento para melhorar o sistema ATP-CP envolve um tipo especial de treinamento intervalado. Para que a via metabólica do ATP-CP seja exigida ao máximo, são ideais intervalos curtos e de grande intensidade (com duração de 5-10 segundos) com uso dos músculos empregados na competição. Em decorrência das curtas durações desse tipo de intervalo, é limitada a produção de lactato, e a recuperação ocorre rapidamente. O intervalo de repouso pode variar entre 30-60 segundos, dependendo dos níveis de condicionamento dos atletas. Por exemplo, um programa de treinamento para jogadores de futebol americano pode envolver tiros de 30-40 m (com várias mudanças de direção), com um intervalo de repouso de 30 segundos entre os esforços. O número de repetições por série seria determinado pelos níveis de condicionamento físico dos atletas, por fatores ambientais e, talvez, por outras considerações.

Treinamento para melhorar o sistema glicolítico

Depois de aproximadamente 10 segundos de esforço máximo, ocorre dependência cada vez maior na produção energética a partir da glicólise anaeróbia.[35] Para melhorar a capacidade dessa via energética, o atleta deve sobrecarregar o "sistema" por meio de esforços de curta duração e grande intensidade. Em geral, intervalos de grande intensidade de 20-60 segundos de duração são válidos para a sobrecarga dessa via metabólica.

Esse tipo de treinamento anaeróbio é exigente, tanto física como psicologicamente; portanto, ele depende de grande entrega por parte do atleta. Além disso, o tipo de treinamento pode reduzir drasticamente as reservas de glicogênio muscular. Por essas razões, com frequência os atletas alternam dias de treinamento intervalado intenso e sessões de treinamento leve. Para mais detalhes sobre o treinamento para melhorar o desempenho anaeróbio, ler "Pergunte ao especialista 20.1" e consultar Iaia e Bangsbo (2010) em "Sugestões de leitura".

Pergunte ao especialista 20.1

Treinamento para melhorar o desempenho anaeróbio: perguntas e respostas com o dr. Michael Hogan

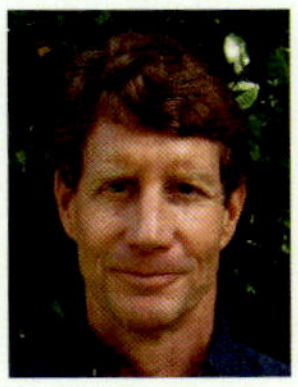
Michael Hogan

Michael Hogan, PhD, professor no Departamento de Medicina da University of California-San Diego, EUA, é um fisiologista do exercício de renome internacional, cuja pesquisa se concentra no fornecimento de oxigênio e em sua utilização no músculo esquelético. O dr. Hogan já publicou mais de 100 artigos de pesquisa, e seu trabalho é amplamente citado na literatura científica. Além disso, tem liderado numerosas organizações científicas, inclusive o American College of Sports Medicine e a American Physiological Society. Além de cientista internacionalmente conhecido, o dr. Hogan continua a competir ativamente no salto com vara, também exercendo as funções de treinador nessa modalidade. Como atleta universitário, foi durante 4 anos laureado em atividades de atletismo e ainda é o recordista no salto com vara da University of Notre Dame. Nos anos subsequentes à sua graduação na faculdade, o dr. Hogan continuou a treinar e a competir nessa modalidade e recentemente distinguiu-se em sua faixa etária em campeonatos nacionais e internacionais de salto com vara. A seguir, o dr. Hogan responde a perguntas relacionadas com o treinamento para melhorar a potência anaeróbia.

PERGUNTA: Ao planejar um programa de treinamento para melhorar a potência anaeróbia, as sessões de treinamento semanal devem ser planejadas em um ciclo de "difícil-fácil"?

RESPOSTA: Com certeza! Possivelmente isso é ainda mais crítico no treinamento para potência anaeróbia *versus* treinamento aeróbio. A razão para tal é que, para melhorar a capacidade anaeróbia, é preciso que sejam praticados exercícios de intensidade extremamente elevada, para que as fibras intramusculares do tipo IIx sejam totalmente ativadas. É preciso lembrar, do Capítulo 7, que, em decorrência do princípio do tamanho, as fibras musculares do tipo IIx são as últimas a serem recrutadas durante o processo de ativação do músculo. Um componente importante do treinamento anaeróbio é o trabalho durante o ciclo "difícil" a uma intensidade extremamente elevada, que em seguida resultará em aumento do diâmetro da fibra muscular (e, com isso, aumentando a quantidade total de PC e ATP disponíveis), tendo como resultado maior potência muscular. Uma preocupação essencial é a duração dos ciclos "difícil-fácil", pois cada atleta será individualmente muito diferente em sua capacidade de suportar exercício de grande intensidade antes de "quebrar" e de ocorrer lesão. O conhecimento do equilíbrio apropriado entre "difícil-fácil" é a diferença entre um ganhador de ouro olímpico e um atleta lesionado.

PERGUNTA: Em esportes ou em eventos esportivos (p. ex., uma corrida de 200 m) que dependem de energia tanto do sistema ATP-CP como da glicólise, é possível planejar um programa de treinamento para melhorar a produção de energia de cada um desses sistemas bioenergéticos?

RESPOSTA: Sim, esses sistemas bioenergéticos podem ser melhorados, embora não ao grau em que possa ser realizada a adaptação ao treinamento de resistência (i.e., mudanças cardiovasculares e em enzimas oxidativas) com o treinamento aeróbio. A chave para o desempenho anaeróbio que requer taxas elevadas de *turnover* de ATP durante curto período (~30 segundos) é ter tanta capacidade no sistema glicolítico como no sistema ATP-CP e minimizar os fatores que levam à fadiga nessas práticas de exercício curtas e de grande intensidade. Estudos demonstraram que as enzimas glicolíticas podem ter seus níveis aumentados em todos os tipos de fibra pelo treinamento de alta intensidade, de modo que, quando necessário, mais ATP possa ser anaerobiamente gerado. O treinamento anaeróbio também melhorará a capacidade aeróbia do músculo (i.e., seu conteúdo mitocondrial), o que pode ser importante, visto que (1) o aumento da geração aeróbia de ATP resultará em "poupança" do ATP-CP e em taxas mais baixas de produção de lactato, e (2) o aumento nas mitocôndrias também resultará em ressíntese mais rápida de PC durante a recuperação do exercício e, com isso, permitirá uma sessão de exercícios subsequente em alta intensidade, para iniciar com um nível basal mais elevado de PC (o que é importante na prática de esportes com movimentos de partida-parada rápidos, como o futebol ou o basquete). O treinamento anaeróbio também melhorará a velocidade de degradação da fosfocreatina (PC), possibilitando um *turnover* de ATP mais rápido. Ao que parece, os níveis de PC são minimamente afetados pelo treinamento; contudo, a suplementação com creatina pode aumentar os níveis de PC em repouso, e isso tem o potencial de melhorar o desempenho anaeróbio.

PERGUNTA: Recentemente, tem sido grande o interesse no treinamento de alta intensidade como uma forma de melhorar tanto a potência anaeróbia como a aeróbia. O senhor pode definir treinamento em grande intensidade e discutir as evidências que sugerem que esse tipo de treinamento pode melhorar os sistemas bioenergéticos anaeróbios e aeróbios?

RESPOSTA: Vêm se acumulando evidências que sugerem que o treinamento intervalado de alta intensidade (HIIT), que se caracteriza por breves episódios repetidos de exercício intenso (p. ex., 30-60 segundos de exercício a 100-120% do $\dot{V}O_{2máx}$), pode melhorar significativamente não só as vias bioenergéticas anaeróbias, mas também a potência aeróbia máxima. Isso surpreendeu alguns cientistas, porque, historicamente, acreditava-se que o HIIT melhoraria apenas a potência anaeróbia. Apesar disso, hoje em dia está claro que o HIIT pode induzir muitas adaptações musculares normalmente associadas ao tradicional treinamento físico de resistência, inclusive o aumento no volume das mitocôndrias e a melhora no desempenho de resistência. Na verdade, existe evidência crescente de que o HIIT pode fornecer condicionamento físico e benefícios para a saúde acima e além do que se pode obter do treinamento aeróbio exclusivo de baixa intensidade, provavelmente em virtude de maior ativação das respostas adaptativas resultantes do intenso estresse celular do HIIT que não é gerado pela atividade aeróbia de baixa intensidade.

Em resumo

- O treinamento para melhorar a potência anaeróbia envolve um tipo especial de treinamento intervalado. Em geral, os intervalos têm curta duração e consistem em exercício de grande intensidade.

Treinamento para aumentar a força muscular

O objetivo de um programa de treinamento de força é aumentar a quantidade máxima de força e de potência que pode ser gerada por determinado grupo muscular. Em geral, qualquer músculo que seja regularmente exercitado em grande intensidade (i.e., uma intensidade nas proximidades de sua capacidade máxima de geração de força) ficará mais forte. Os exercícios de treinamento de força podem ser classificados em três categorias: (1) isométricos ou estáticos, (2) dinâmicos ou isotônicos (envolvem exercício de resistência variável) e (3) isocinéticos. Deve-se ter em mente que o exercício isométrico é a aplicação de força sem que ocorra movimento articular e que exercício dinâmico envolve a aplicação de força com movimento articular (ver Cap. 8).

Exercício de resistência variável é a denominação utilizada para descrever o exercício realizado em aparelhos, como o Nautilus, que propiciam um grau variável de resistência durante o curso de uma contração dinâmica. Muitas máquinas de levantamento de peso, como o Nautilus, usam um came (i.e, uma engrenagem em forma de concha localizada no eixo de rotação) para a introdução de uma resistência variável para a pessoa que esteja fazendo o levantamento do peso. Graças ao formato do came, o eixo de rotação gera um nível diferente de resistência ao longo da amplitude de movimento. Esse esquema supera o "ponto de aderência" (a parte inicial do levantamento em que está presente uma desvantagem mecânica no movimento) experimentado no levantamento de pesos livres. A mudança na vantagem mecânica ao longo da amplitude de movimento é quantificada pelos profissionais biomecânicos como uma mudança no braço de momento e reflete os ajustes anatômicos do tendão do músculo em relação à articulação que está sendo mobilizada. Assim, teoricamente o came de uma máquina de levantamento de peso supera a desvantagem anatômica no "ponto de aderência" ao introduzir um braço de momento menor. O came também fornece resistência extra em todo o terço médio da amplitude de movimento (i.e., com um braço de momento maior); caso contrário, haveria vantagem anatômica. Na teoria, esse *design* em máquinas de levantamento de peso produz uma contração isotônica em toda a amplitude de movimento, mas essa conclusão pressupõe que o usuário tenha uma altura média e membros com comprimentos anatômicos normais. Caso contrário, os exercícios físicos atualmente descritos seriam considerados uma contração dinâmica, se realizados com pesos livres.

As contrações isocinéticas envolvem a prática de um exercício onde a aplicação de força ocorre a uma velocidade constante. Embora tenha sido demonstrado que o exercício isométrico aumenta a força, isso apenas acontece no ângulo articular específico mantido durante o treinamento. Por essa razão, em geral dá-se preferência aos treinamentos de força isotônico/dinâmico e isocinético na preparação de atletas, porque as respectivas abordagens geram ganhos de força ao longo de toda a amplitude de movimento.

Quais são as adaptações fisiológicas decorrentes do resultado do treinamento de força? Esse tópico foi discutido no Capítulo 14 e aqui será retomado apenas brevemente. Uma das mudanças fisiológicas óbvias e talvez mais importantes que ocorrem em seguida a um programa de treinamento de força é o aumento da massa muscular. É preciso recordar, do Capítulo 8, que a quantidade de força que pode ser gerada por um grupo muscular é proporcional à área da secção transversal do músculo. Logo, músculos maiores exercem maior força do que músculos menores. Além disso, praticamente todo o aumento no volume muscular por meio do treinamento de resistência acontece graças à hipertrofia (i.e., aumento do diâmetro da fibra muscular decorrente do aumento nas miofibrilas).[45-47,65,100,103]

Exercício de resistência progressiva

A forma mais comum de treinamento de força é o levantamento de peso, utilizando-se pesos livres ou os vários tipos de aparelhos de peso (i.e., treinamento dinâmico ou isocinético). Para aumentar a força, o treinamento com peso deve utilizar o princípio da sobrecarga, mediante o aumento periódico da quantidade de peso (treinamento de força) empregada em determinado exercício. Esse método de treinamento de força foi descrito originalmente na década de 1940 por Delorme e Watkins, sendo denominado exercício de resistência progressiva (ERP). Desde a publicação desse trabalho pioneiro, foram propostos vários outros sistemas de treinamento que visam a melhorar a força muscular, mas o conceito de ERP forma a base para a maioria dos programas de treinamento com peso.

Os exercícios de treinamento de força são prescritos com fundamentação na intensidade do exercício e no volume de exercícios realizados. A intensidade dos exercícios para o treinamento de força é expressa em termos de **repetição máxima (RM)**, em que 1 RM é o maior peso que pode ser levantado em uma vez. O volume de treinamento de força é estabelecido pelo número de repetições (reps) e de séries realizadas. **Série** é o número de vezes que determinado exercício é realizado, e reps é o número de vezes que um movimento específico é repetido na série.

Princípios gerais do treinamento de força

Os músculos aumentam sua força ao serem forçados a se contrair sob tensões relativamente altas. Se os músculos não estiverem sobrecarregados, não ocorrerá aumento da força. A primeira aplicação do princípio da sobrecarga foi utilizada pelo famoso lutador olímpico, Milo de Crotona (500 a.C.). Milo incorporou a sobrecarga em sua rotina de treinamento ao carregar nas costas um bezerro todos os dias, até que o animal atingisse a maturidade. Desde os dias de Milo, os atletas vêm aplicando o princípio da sobrecarga ao treinamento, mediante o levantamento de objetos pesados.

Permanece ainda controversa a questão sobre qual o regime de treinamento perfeito para um ganho ideal de força. Parte dessa controvérsia decorre do fato de que os relatos incidentais de sucesso extremo são acompanhados por justificativas científicas incompletas para a promoção dos mais variados regimes de condicionamento físico. Com demasiada frequência, essas alegações são propostas em apoio a algum modelo comercial não totalmente respaldado por uma quantidade suficiente de evidências científicas que comprovem a eficácia do programa. Na verdade, apesar de todos os milhares de estudos publicados, realizados dentro dos mais altos níveis de rigor científico, não parece existir uma fórmula simples para o treinamento de força que atenda às necessidades de todos.[1] Portanto, a prescrição de exercícios para o treinamento de força deve se adequar a cada indivíduo.

Uma orientação geral para a prescrição do treinamento de força é: a intensidade recomendada de treinamento é de 8-12 RM, praticadas em várias séries.[1] Os dias de repouso entre as práticas parecem ser detalhe crítico para um ganho ideal de força.[1] Assim, é recomendável um esquema de treinamento de 2-4 dias por semana para indivíduos principiantes ou intermediários.[1] No caso de treinamento avançado com pesos, é recomendável uma frequência de 4-6 dias por semana, se estiverem sendo utilizadas rotinas divididas (i.e., treinamento de 1-3 grupos musculares por sessão de treinamento).[1]

Uma crença comum entre treinadores e atletas é que a força aumenta à proporção direta do volume de treinamento (i.e., número de séries realizadas). Embora exista uma ligação fisiológica entre volume de treinamento e ganhos de força, ainda continua sendo objeto de discussão o número ideal de séries para aumento da força. Não obstante, duas revisões recentes concluíram que várias séries (i.e., 2 ou mais séries) de exercícios de força resultam em maiores hipertrofia e ganho de força, em comparação com a prática de apenas uma série.[68,69] Parece provável que o número ideal de séries, para que seja obtido o aumento máximo da força muscular, possa variar entre indivíduos de diferentes idades e níveis de condicionamento físico.[1] Além disso, fica claro que não há necessidade de usar programas de treinamento com peso que incorporem volumes de treinamento extremamente elevados (i.e., > 10 séries), para que o praticante obtenha ganhos de força satisfatórios.[40,92]

Analogamente a outros métodos de treinamento, o treinamento de força deve envolver os músculos utilizados na competição. Na verdade, os exercícios de treinamento de força devem exercitar os músculos no mesmo padrão de movimento utilizado durante a competição esportiva. Por exemplo, um arremessador de peso deve fazer exercícios físicos que fortaleçam os músculos específicos do braço, do tórax, das costas e das pernas envolvidos no arremesso.

Uma preocupação final no planejamento dos programas de treinamento de força para desempenho esportivo é que a velocidade do encurtamento muscular durante o treinamento deve ser similar às velocidades utilizadas durante o evento. Por exemplo, muitos esportes dependem de altas velocidades de movimento. Estudos demonstraram que os programas de treinamento de força que utilizam movimentos de alta velocidade em um padrão motor específico do esporte geram ganhos superiores em esportes orientados para força/potência. A Tabela 20.3 fornece um apanhado geral das orientações para o treinamento de força em programas de treinamento, objetivando enfatizar os ganhos máximos de força ou resistência muscular. Para ter acesso a uma visão geral dos modelos progressivos de treinamento de força, consultar o posicionamento oficial do ACSM (2009) em "Sugestões de leitura" e ver o Quadro "Vencendo limites 20.2" para informações sobre periodização do treinamento de força com o objetivo de aumentar os ganhos de força.

Pesos livres *versus* aparelhos

Ao longo dos anos, tem sido considerável a controvérsia em torno da questão: o treinamento com pesos livres (halteres) ou com os vários tipos de aparelhos de peso (Nautilus, Life Fitness, etc.) gera os maiores ganhos de força em atletas? Ficou claro que tanto pesos livres como aparelhos são efetivos para aumentar a força. Pesquisas demonstram que o treinamento com pesos livres conduz a maiores ganhos de força nos testes com pesos livres, enquanto o treinamento em aparelhos resulta em melhor desempenho de força nos testes em aparelhos.[1] Ao se utilizar um dispositivo neutro para testes com o objetivo de medir a força, verifica-se que os ganhos de força obtidos com pesos livres e com aparelhos são semelhantes.[1,75] Uma revisão recentemente publicada pelo ACSM concluiu que cada modo de treinamento tem suas vantagens. Por exemplo, os aparelhos de peso são considerados mais seguros, mais fáceis de aprender e permitem a realização de alguns exercícios físicos de difícil realização com pesos livres (p. ex., extensão de joelho).[1] As vantagens do treinamento com pesos livres incluem o fato de o levantamento de peso forçar o atleta a controlar tanto os fatores de equilíbrio como os de estabilização. Esse tipo de treinamento tem utilidade, pois quase todos os esportes exigem que o atleta mantenha o equilíbrio e a estabilidade do corpo durante a competição. A Tabela 20.4 resume algumas das vantagens e das desvantagens do treinamento de força com uso de aparelhos isométricos, dinâmicos (pesos livres, Nautilus, etc.) e isocinéticos.

Diferenças entre sexos biológicos em resposta ao treinamento de força

Já está devidamente estabelecido que, quando se compara a força absoluta (i.e., a quantidade total de força aplicada) em homens e em mulheres destreinados, os homens demonstram ser tipicamente mais fortes. Essa diferença é maior na parte superior do corpo, em que os homens são aproximadamente 50% mais fortes que as mulheres, enquanto em relação à parte inferior do corpo, os homens são apenas 30% mais fortes que as mulheres.[88] Entretanto, essa aparente diferença de força entre sexos é eliminada quando a produção de

Vencendo limites 20.2

Periodização do treinamento de força

As práticas de treinamento de força estão estruturadas em torno da intensidade do exercício e das "séries" e "repetições". Além disso, ao trabalhar com populações de atletas interessados em desempenho máximo, o treinador de força pode também especificar os períodos de repouso entre exercícios e séries, o tipo de ação muscular (excêntrica ou concêntrica), o número de sessões de treinamento por semana e o volume de treinamento (i.e., o número total de repetições feitas em uma prática). O treinamento periodizado de força utiliza essas variáveis para a estruturação de práticas com o objetivo de obter ganhos ideais de força, potência, desempenho motor e/ou hipertrofia ao longo do ano que antecede a temporada de competições.[1] A **periodização** descreve um processo sistemático em que o volume e a intensidade do treinamento variam com o passar do tempo. Por exemplo, na "periodização linear", o indivíduo evolui de um esquema de grande volume/pouca intensidade para pequeno volume/muita intensidade ao longo de um período especificado (p. ex., meses). Os programas periodizados de treinamento de resistência são melhores do que os programas não periodizados?

O consenso científico parece apoiar a alegação de que os programas periodizados são mais efetivos na promoção da força máxima, em comparação com os programas não periodizados para homens e mulheres de todas as faixas etárias e também para indivíduos com experiências variadas no treinamento de força (i.e., principiantes ou atletas).[97] De maneira coerente com o princípio da sobrecarga, os acréscimos induzidos pela periodização no volume, intensidade e frequência resultaram em maiores ganhos de força. Já foram formulados vários tipos de periodização, que foram discutidos em detalhes tanto em Harries et al. (2015) como pelo ACSM (2009), nas "Sugestões de leitura".

Tabela 20.3 Orientações para treinamento de força para programas de treinamento que enfatizam a força ou a resistência muscular máxima

Frequência por semana	Número de séries por exercício	Número de repetições por série	Intensidade (percentual de 1 RM)	Intervalo de repouso entre as séries
Programas de treinamento de força para maximização do ganho de força				
Atletas principiantes				
2-3 sessões para todo o corpo	1-3	8-12	60-70%	2-3 minutos
Atletas intermediários				
3 sessões para todo o corpo com 4 rotinas divididas	Várias (> 2 séries)	8-12	60-70%	2-3 minutos
Atletas avançados				
4-6 rotinas divididas	Várias (> 2 séries)	1-12	80-100% em um programa periodizado	2-3 minutos
Programas de treinamento de força para enfatizar a resistência muscular				
Atletas principiantes				
2-3 sessões para todo o corpo	Várias (> 2 séries)	10-15	Baixa (p. ex., 30-50%)	1 minuto
Atletas intermediários				
3 sessões para todo o corpo com 4 rotinas divididas	Várias (> 2 séries)	10-15	Baixa (p. ex., 30-50%)	1 minuto
Atletas avançados				
4-6 rotinas divididas	Várias (> 2 séries)	10-25	Variação de 30-60%	1 minuto para 10-15 repetições 1-2 minutos para 15-25 repetições

Notar as seguintes definições: atleta principiante – menos de 1 ano de experiência com treinamento de força; atleta intermediário – 2 a 3 anos de experiência com treinamento de força; atleta avançado – ≥ 3 anos de experiência com treinamento de força; rotina dividida – o corpo é dividido em diferentes áreas, e cada área é treinada em uma sessão de treinamento distinta.

Fonte: ACSM. American College of Sports Medicine position stand. Progression models in resistance training for healthy adults. *Medicine & Science in Sports & Exercise 41*(3):687-708, 2009.

Tabela 20.4 Resumo das vantagens e desvantagens potenciais dos programas de treinamento de peso que utilizam diversos tipos de equipamento

Programa	Equipamento	Vantagens	Desvantagens
Isométrico	Variedade de dispositivos de uso doméstico	Custo mínimo; menos tempo despendido	Não diretamente aplicável à maioria das atividades esportivas; pode se tornar enfadonho; difícil monitorização do progresso
Dinâmico	Pesos livres	Baixo custo; exercícios físicos especializados podem ser planejados para simular movimentos de determinado esporte; progresso de fácil monitorização	Possibilidade de lesão em decorrência de queda de pesos; aumento no tempo de prática, por causa do tempo necessário para a mudança de pesos
Dinâmico	Aparelhos de peso comercializados (i.e., Life Fitness®)	Geralmente seguro; progresso de fácil monitorização; pouco tempo gasto na troca de pesos	Não permite exercícios físicos especializados; dispendioso
Resistência variável	Aparelhos comercializados (p. ex., Nautilus®)	Tem um sistema de came (i.e., excêntricos) que proporciona resistência variável, a qual muda para se adequar à capacidade da articulação de gerar força ao longo da amplitude de movimento; progresso de fácil monitorização; segurança	Dispendioso; exercícios físicos especializados limitados
Isocinético	Aparelhos isocinéticos comercializados (p. ex., Cybex®)	Permite o desenvolvimento de resistência máxima ao longo de toda a amplitude de movimento; os exercícios físicos podem ser realizados em diversas velocidades	Dispendioso; exercícios físicos especializados limitados

Fonte: Modificada de Astrand, Per-Olof, K. Rodahl, H. A. Dahl e S. B. Stromme. *Textbook of work physiology: physiological bases of exercise*. IL: Human Kinetics, 2003.

força em homens e em mulheres é comparada com base na área da secção transversal do músculo. A Figura 20.10 ilustra esse ponto. Deve-se observar que, à medida que a área da secção transversal do músculo aumenta (eixo x), a força do flexor do braço (eixo y) aumenta de forma linear, independentemente do sexo, ou seja, o músculo humano pode gerar de 3-4 kg de força por cm^2 de secção transversal muscular, independentemente de o músculo pertencer a um homem ou a uma mulher.

Uma questão que surge com frequência é "As mulheres ganham força com a mesma rapidez que os homens quando treinam com pesos?". Um estudo clássico respondeu a essa pergunta e comparou a troca de força entre um grupo de homens e mulheres não treinados antes e após 10 semanas de treinamento de resistência.[111] Os resultados revelaram que inexistiam diferenças entre sexos no percentual de força adquirido durante o período de treinamento (ver Fig. 20.11). Descobertas semelhantes foram relatadas em outros estudos,

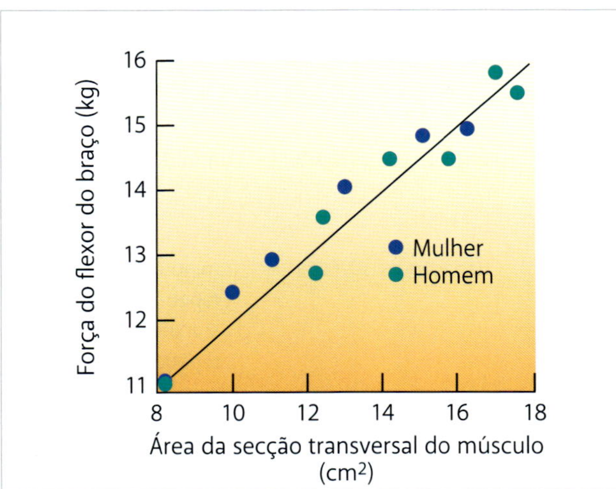

Figura 20.10 Força do flexor do braço de homens e de mulheres, representada graficamente como função da área da secção transversal do músculo.

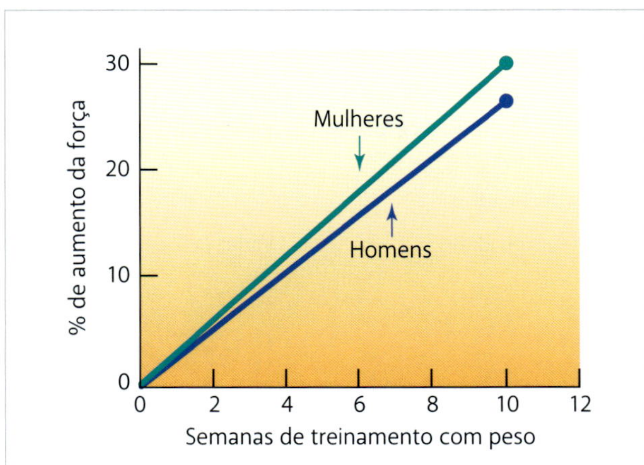

Figura 20.11 Mudanças de força em homens e mulheres como resultado de um programa de treinamento de força de 10 semanas.

demonstrando que homens e mulheres destreinados respondem de maneira parecida ao treinamento com pesos.[57] Contudo, nos estudos anteriormente mencionados, são considerados períodos de treinamento em curto prazo e talvez não reflitam o que ocorre ao longo de um treinamento prolongado. Por exemplo, é crença geral que os homens exibem maior grau de hipertrofia muscular em comparação com as mulheres, como resultado do treinamento de peso durante longos períodos. Essa diferença em sexo na hipertrofia muscular parece estar ligada ao fato de que os homens possuem níveis sanguíneos de testosterona 20-30 vezes mais elevados.[57]

Em resumo

- A melhora na força muscular pode ser obtida pela sobrecarga progressiva ao usar exercício isométrico, isotônico ou isocinético.
- O treinamento isotônico ou isocinético parece ser preferível ao exercício isométrico no desenvolvimento de ganho de força nos atletas, porque os ganhos de força isométrica ocorrem apenas em ângulos específicos de articulação que são mantidos durante o treinamento isométrico.
- Em geral, os homens são maiores que as mulheres e exibem força absoluta maior do que elas. Entretanto, quando a produção de força muscular é normalizada para a área transversal do músculo, não existem diferenças na produção de força do músculo esquelético entre homens e mulheres.

Programas de treinamento concorrente: força e resistência

Os treinamentos de força e de resistência são realizados simultaneamente por atletas e entusiastas de condicionamento físico. Como foi discutido no Capítulo 14, o desempenho de programas combinados de treinamento de força e de resistência não compromete os aumentos induzidos pelo treinamento aeróbio na capacidade de resistência, mas o treinamento concorrente pode antagonizar os ganhos de força obtidos apenas pelo treinamento de força.[31,51,53,98,110] Essa atenuação nos ganhos de força pelo exercício de resistência é frequentemente conhecida como "*efeito de interferência*".[22] Observa-se que esses efeitos de interferência são específicos por grupo muscular, de modo que são encontrados decréscimos nos ganhos de força nos músculos das pernas, e não nos músculos superiores do corpo.[110]

Além disso, se a combinação de treinamento de força e resistência impede ou não ganhos de força depende de vários fatores, incluindo a modalidade de treinamento de resistência, o volume e a frequência do treinamento de resistência, e a forma como os dois métodos de treinamento estão integrados.[80,98,110] Por exemplo, embora o mecanismo permaneça desconhecido, o treinamento de resistência realizado simultaneamente com o treinamento físico de corrida tem maior decréscimo nos ganhos de força do que o ciclismo.[110] Além disso, o volume do treinamento de resistência tem papel importante para determinar se o treinamento concorrente tem um impacto negativo nos ganhos de força.[110] Especificamente, o treinamento do exercício de resistência realizado mais de três dias por semana e ≥ 30-40 minutos por dia parece representar um limiar em que o treinamento concorrente interfere nos ganhos de força. Por fim, agendar o treinamento de força e resistência no mesmo dia pode impactar os ganhos de força. Por exemplo, realizar um treinamento de resistência imediatamente antes de iniciar uma sessão de treinamento de força pode ter um impacto negativo no esforço de treinamento do atleta durante a sessão de treinamento de resistência.[98]

Quais são as implicações práticas para os atletas sobre a questão de iniciar o treinamento concorrente? Está claro que a pesquisa sugere que o treinamento concorrente pode prejudicar o desenvolvimento de força e potência máximas em comparação com o treinamento de força sozinho.[110] Portanto, os atletas cujo esporte exige máxima força e produção de potência (ou seja, corridas de 100 metros, etc.) devem limitar o treinamento concorrente. Entretanto, se o esporte de um atleta não depende da produção máxima de potência, o treinamento concorrente não terá um impacto negativo sobre o desempenho, exceto a combinação de treinamento físico de força e resistência que resulte em *overtraining*. Além disso, o planejamento cuidadoso do treinamento concorrente ao envolver o ciclismo e/ou evitar o treinamento de resistência de alto volume (ou seja, ≥ 3 dias/semana e ≥ 30 minutos/dia) pode evitar os decréscimos induzidos pelo treinamento concorrente nos ganhos de força.[110] Para saber mais sobre esse tópico, ver Hawley (2009) nas "Sugestões de leitura".

Até aqui, nossa discussão sobre treinamento simultâneo de força e resistência se concentrou nos efeitos causados em atletas treinados. O efeito de interferência do treinamento simultâneo também afeta pessoas sedentárias, que podem ter iniciado um programa de exercícios físicos gerais que inclua componentes de força e de resistência? Curiosamente, a resposta parece ser negativa. Ou seja, os efeitos do treinamento simultâneo de força e de resistência em pessoas previamente sedentárias parecem ser aditivos, sendo observados aumentos nos ganhos iniciais experimentados tanto nas partes de força como de resistência de seus regimes de exercícios físicos. Em vista disso, as conclusões citadas sobre o efeito de interferência do treinamento concorrente parecem causar maior impacto em indivíduos altamente treinados, para os quais a força muscular é fator essencial para seus objetivos atléticos.[22]

Em resumo

- O desempenho de programas combinados de treinamento de força e de resistência não compromete os aumentos induzidos pelo treinamento na capacidade de resistência, mas o treinamento concorrente pode comprometer os ganhos de força obtidos apenas pelo treinamento de força.
- O comprometimento induzido pelo treinamento concorrente dos ganhos de força muscular é específico por grupo muscular, por isso uma redução no ganho de força ocorre nos músculos das pernas, mas não nos músculos da parte superior do corpo.

- Se a combinação de treinamento de força e resistência impede ou não ganhos de força, isso depende de vários fatores, incluindo a modalidade de treinamento de resistência, o volume do treinamento de resistência, e a forma como os dois métodos de treinamento estão integrados.
- Atletas cujo esporte exige força máxima e produção de potência devem limitar o treinamento concorrente. Entretanto, se o esporte de um atleta não depende da produção máxima de potência, o treinamento concorrente não terá um impacto negativo sobre o desempenho, exceto se o treinamento concorrente resultar em sobretreinamento.

Influência nutricional sobre as adaptações do músculo esquelético induzidas pelo treinamento

Como foi discutido nos Capítulos 8 e 14, o músculo esquelético é um tecido altamente adaptável com a propriedade de mudar sua capacidade funcional em resposta ao treinamento físico. Essas consequências funcionais das adaptações musculares induzidas por exercício são determinadas principalmente pelo modo de treinamento (p. ex., exercício de resistência *versus* exercício de força). Entretanto, a evidência que surge sugere que as adaptações musculares induzidas pelo treinamento também são influenciadas pela nutrição e pela disponibilidade de nutrientes.[52] Lembre-se de que o Capítulo 18 fez uma introdução sobre nutrição e exercício, e o Capítulo 22 discute o impacto da nutrição sobre o desempenho físico. Nas seções a seguir, vamos destacar a influência da nutrição e do suprimento de nutrientes sobre a adaptação do músculo esquelético ao treinamento físico. Especificamente, será discutido o impacto da disponibilidade de carboidrato e proteína sobre a adaptação muscular ao treinamento físico e revisada a evidência de que a suplementação com megadoses de antioxidantes tem o potencial para diminuir as respostas de treinamento normal ao exercício de resistência.

A disponibilidade de carboidrato no músculo esquelético influencia a adaptação ao treinamento de resistência

Durante o exercício, o músculo esquelético obtém carboidrato como uma fonte de combustível, principalmente dos estoques de glicogênio no músculo. Sobre essa questão, a evidência mostra que baixos níveis de glicogênio muscular podem ter uma influência positiva sobre a adaptação do músculo esquelético induzida pelo treinamento de resistência.[20] De fato, começar uma sessão de treinamento físico com baixos níveis de glicogênio muscular promove maior adaptação muscular em comparação com o mesmo treinamento realizado com concentração normal ou elevada de glicogênio muscular.[52] Especificamente, iniciar um exercício com baixos níveis de glicogênio muscular resulta em aumento na síntese de várias proteínas envolvidas na adaptação ao treinamento. O mecanismo para explicar essa resposta é que se exercitar durante condições de baixo glicogênio muscular aumenta a ativação do PGC-1α (ou seja, um regulador fundamental da biogênese mitocondrial) no músculo esquelético em virtude da maior estimulação da AMP cinase e p38, que servem como promotores *upstream* da ativação de PGC-1α.[52] Essa maior ativação de PGC-1α durante o exercício resultará no aumento da biogênese mitocondrial – uma importante adaptação muscular ao exercício de resistência.

Como um atleta de resistência pode planejar um programa de treinamento para usar de forma eficiente o conhecimento de que o treinamento com baixos níveis de glicogênio acelera a adaptação ao treinamento? Uma abordagem poderia ser limitar a ingestão de carboidrato da alimentação e, portanto, esgotar os níveis de glicogênio muscular pela incapacidade para ressintetizar glicogênio após as sessões de treinamento. Entretanto, foi demonstrado que essa abordagem resulta em fadiga crônica e prejudica a capacidade do atleta de treinar. A segunda e, talvez, melhor abordagem, seria empenhar-se no treinamento 2 vezes/dia em dias alternados. Ao treinar 2 vezes/dia, o atleta de resistência iniciaria a segunda sessão de treinamento do dia com menores níveis de glicogênio muscular em comparação com a primeira sessão de treinamento, o que deve ser vantajoso para a adaptação ao treinamento. De fato, a pesquisa mostra que esse método é eficiente e sugere que esse padrão de treinamento é superior a treinar 1 vez/dia.[49]

A disponibilidade de proteína no músculo esquelético influencia a síntese de proteína muscular após o exercício

A pesquisa mostra que fornecer proteína de alta qualidade (p. ex., leite ou soro do leite) para atletas imediatamente antes ou após uma sessão de treinamento aumenta a taxa de síntese de proteína muscular após o exercício.[93] Isso é verdadeiro para o treinamento físico de resistência e também para o treinamento de força.[93] Além disso, a suplementação com proteína também pode acelerar ganhos na potência anaeróbia.[91] Portanto, os atletas de resistência e potência devem planejar cuidadosamente sua ingestão de proteína em torno das sessões para otimizar as adaptações ao treinamento. Para mais detalhes sobre o cronograma e quantidade de proteína necessária para a síntese ideal de proteína induzida por exercício, ver Capítulo 22 e Pasiakos et al. (2015) nas "Sugestões de leitura".

Suplementação com megadoses de antioxidantes

Os exercícios de resistência e força resultam em maior produção de radicais livres nos músculos esqueléticos ativos. Sobre esse assunto, os estudos indicam que a produção de radicais livres induzida por exercício pode promover lesão oxidativa às células e contribuir para a fadiga muscular durante o exercício prolongado. O fato de os músculos produzirem radicais ao se contrair tem motivado alguns atletas a usar suplementos antioxidantes em um esforço para evitar o dano dos radicais livres e a fadiga muscular produzidos pelo exercício (ver "Uma visão mais detalhada 19.1"). Entretanto, se os suplementos antioxidantes são úteis ou prejudiciais para o atleta é uma questão que ainda permanece em debate, e evidência recente indica que a suplementação com megadoses de antioxidantes pode bloquear as adaptações de treinamento. Por exemplo, a suplementação com megadoses dos antioxidantes vitaminas E e C (ou seja, 400 UI de vitamina E e 1.000 mg de vitamina C), pode diminuir importantes adaptações induzidas pelo exercício no músculo esquelético. Na verdade, lembre-se do Capítulo 13, que a produção de radicais livres induzida pelo exercício é um sinal necessário para estimular a expressão de numerosas proteínas do músculo esquelético, incluindo enzimas antioxidantes e proteínas mitocondriais. Portanto, não é surpresa que bloquear as vias de sinalização estimuladas pelos radicais no músculo esquelético pelo consumo de megadoses de antioxidantes pode atrapalhar adaptações musculares induzidas por exercício.

Em resumo

- As adaptações musculares induzidas por exercício são influenciadas pela nutrição e disponibilidade de nutrientes.
- Iniciar uma sessão de treinamento de resistência com baixos níveis de glicogênio tem influência positiva na adaptação muscular ao treinamento.
- O consumo de proteína de alta qualidade antes ou após uma sessão de treinamento físico pode aumentar a taxa de síntese de proteína muscular.
- Consumir megadoses de antioxidantes, vitaminas E e C pode atrapalhar importantes adaptações induzidas pelo exercício no músculo esquelético.

Dor muscular

Uma experiência comum para os praticantes novatos e, em alguns casos, mesmo para atletas veteranos, é observar uma dor muscular de início tardio (DMIT), que surge de 24-48 horas após um exercício muito intenso e não habitual. A busca de uma resposta para a pergunta "O que causa a dor muscular de início tardio?" vem se prolongando por muitos anos. Foram propostas diversas explicações possíveis, inclusive um acúmulo de lactato no músculo, espasmos musculares e lacerações em músculos e no tecido conjuntivo. Fica claro que o lactato *não* causa esse tipo de sensação. Com base na presente evidência, parece que a DMIT se deve à lesão tecidual causada por força mecânica excessiva exercida no músculo e no tecido conjuntivo, resultando em microtrauma desses tecidos.[6,18,37,72] A evidência para apoiar esse ponto de vista veio de estudos de microscopia eletrônica nos quais as micrografias eletrônicas obtidas de músculos que sofrem de DMIT relevaram desgastes microscópicos nessas fibras musculares.[38]

Como ocorre a DMIT e qual é a explicação fisiológica para esse problema? Atualmente, não existem respostas completas para essas perguntas (para revisões, consultar as referências bibliográficas 6, 19 e 94). Entretanto, evidências atuais sugerem que a DMIT ocorre da seguinte maneira:[6,94] (1) contrações musculares vigorosas (especialmente contrações excêntricas) resultam em lesão estrutural no músculo (i.e., ruptura de sarcômeros); (2) ocorre lesão de membrana, inclusive nas membranas do retículo sarcoplasmático; (3) o cálcio extravasa do retículo sarcoplasmático, acumulando-se nas mitocôndrias, o que inibe a produção de ATP; (4) o acúmulo de cálcio também ativa enzimas (proteases), que degradam as proteínas celulares, inclusive as proteínas contráteis;[44] (5) a lesão das membranas combina-se com a degradação das proteínas musculares, resultando em um processo inflamatório, que envolve aumento na produção de prostaglandinas/histamina e na produção de radicais livres;[21] e, finalmente, (6) o acúmulo de histamina e o edema circunjacente às fibras musculares estimulam terminações nervosas livres (receptores de dor), resultando na sensação de dor no músculo[72] (ver Fig. 20.12).

Como se pode evitar a DMIT depois do exercício? Ao que parece, a dor muscular de início tardio ocorre mais frequentemente em seguida ao exercício intenso, com o uso de músculos desacostumados ao trabalho.[19,24] Além disso, o exercício excêntrico (ou seja, contrações de alongamento) aumenta

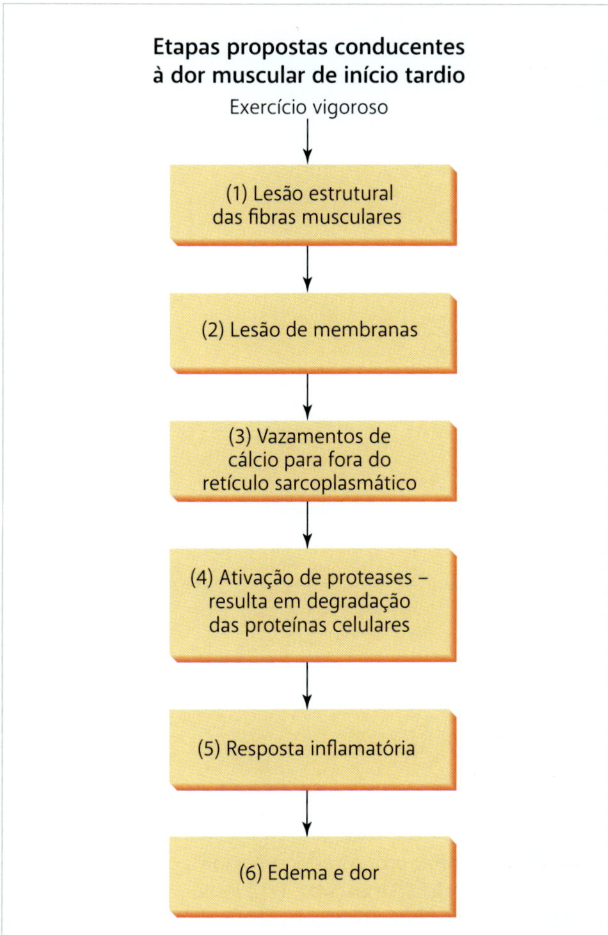

Figura 20.12 Modelo proposto para explicar a ocorrência de dor muscular de início tardio (DMIC) resultante de exercício muscular vigoroso.

Foco de pesquisa 20.2

Proteção contra dor muscular induzida pelo exercício: efeito da repetição do exercício

Frequentemente, a realização de uma prática de exercício não familiar resulta em lesão muscular e em dor muscular de início tardio (DMIT). Isso é particularmente verdadeiro quando a prática desse exercício não familiar envolve ações excêntricas. Curiosamente, em seguida à recuperação da DMIT, uma prática subsequente do mesmo exercício resulta em mínimos sintomas de lesão e de dor muscular; isso é conhecido como "efeito da repetição do exercício".[82] Embora tenham sido propostas muitas teorias para explicar o efeito da repetição do exercício, desconhece-se o mecanismo específico responsável por essa proteção induzida pelo exercício, e esse tópico continua a ser debatido. Em geral, foram propostas três teorias principais para explicar o efeito da repetição do exercício: (1) teoria neural, (2) teoria do tecido conjuntivo e (3) teoria celular.[82]

A teoria neural propõe que a lesão muscular induzida pelo exercício ocorra em um número relativamente pequeno de fibras do tipo II (rápidas) ativas. Na série subsequente de exercício, ocorre mudança no padrão de recrutamento das fibras musculares para aumentar a ativação da unidade motora, a fim de que seja recrutado um número maior de fibras musculares. Isso resulta na distribuição do esforço contrátil por maior número de fibras. Assim, há redução no esforço em cada fibra considerada individualmente, não ocorrendo lesão muscular durante as séries de exercício subsequentes.

A teoria do tecido conjuntivo sustenta que a lesão muscular decorrente da série inicial de exercício resulta em aumento no tecido conjuntivo, para que seja proporcionada maior proteção ao músculo durante o esforço do exercício. Foi postulado que esse aumento no tecido conjuntivo é responsável pelo efeito da repetição do exercício.

Finalmente, a teoria celular prevê que a lesão muscular induzida pelo exercício resulta na síntese de novas proteínas (p. ex., proteínas de esforço e proteínas do citoesqueleto) que melhoram a integridade da fibra muscular. A síntese dessas "proteínas protetoras" reduz a tensão incidente na membrana da fibra muscular e protege o músculo da lesão induzida pelo exercício.

Atualmente, desconhece-se qual dessas teorias explica de forma mais adequada o efeito da repetição do exercício. Parece improvável que qualquer teoria possa explicar todas as diversas observações associadas ao efeito da repetição do exercício. Assim, é possível que esse efeito ocorra mediante a interação de vários fatores neurais, de tecido conjuntivo e celulares que respondem ao tipo específico de lesão muscular induzida pelo exercício.[82] Essa ideia está resumida na Figura 20.13.

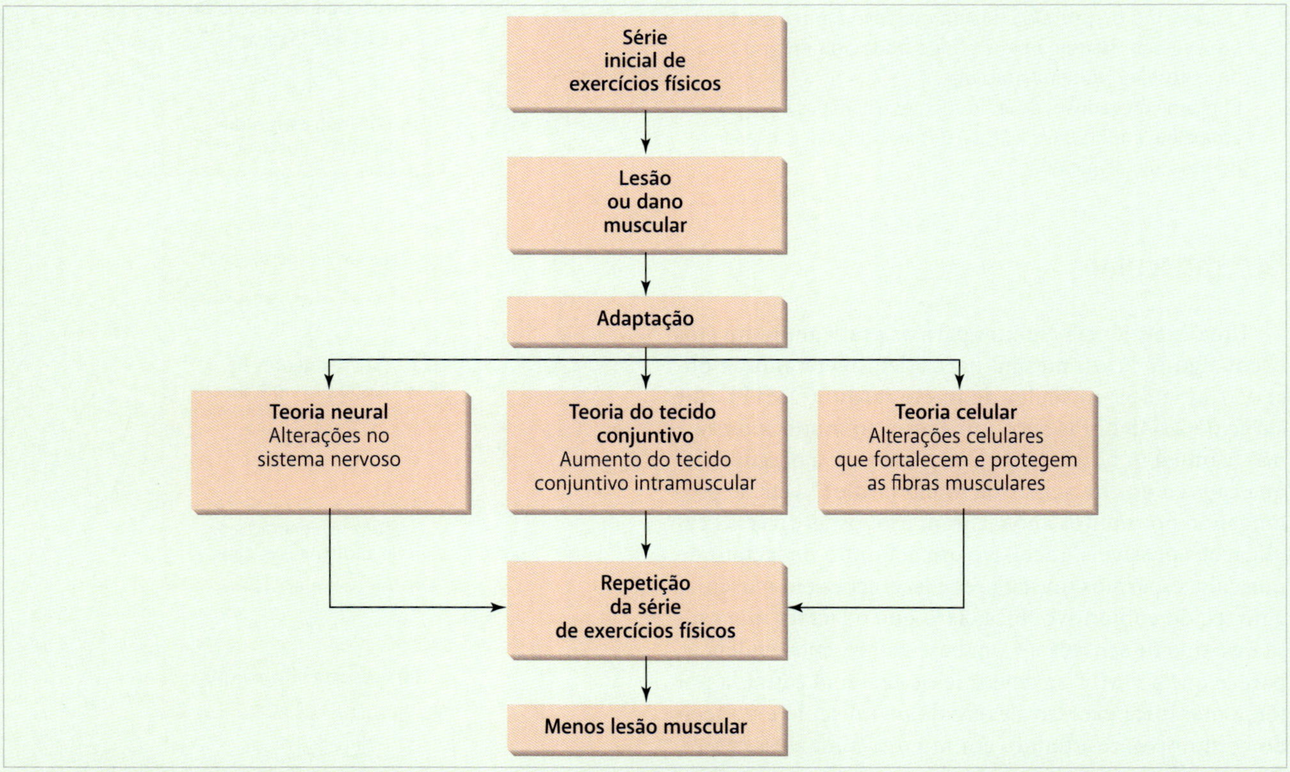

Figura 20.13 Teorias propostas como explicação do "efeito da repetição do exercício". Resumidamente, uma série inicial de exercícios físicos resulta em lesão muscular. Essa lesão muscular resulta em adaptação fisiológica, que ocorre por meio de mudanças no sistema nervoso, no tecido conjuntivo muscular e/ou alterações celulares nas fibras musculares. Uma ou todas essas adaptações funcionam para proteger o músculo contra lesões durante uma série subsequente de exercícios físicos.

Fonte: Adaptado de McHugh, M. P., Declan A. J. Connolly, R. G. Eston e G. W. Gleim. Exercise-induced muscle damage and potential mechanisms for the repeated bout effect. *Sports Medicine 27*(3): 157-170, 1999.

o risco para o desenvolvimento de DMIT comparado com o exercício concêntrico. Portanto, uma recomendação geral para evitar a DMIT seria começar lentamente um exercício específico durante as primeiras 5-10 sessões de treinamento. Esse padrão de progressão lenta permite que os músculos exercitados se "adaptem" ao estresse representado pelo exercício e, com isso, reduz a incidência ou a intensidade da DMIT. Para mais informações sobre DMIT, ver Lewis et al. (2012) nas "Sugestões de leitura" e o quadro "Aplicações clínicas 20.1". Além disso, muitos fabricantes produzem roupas de compressão para uso durante treinamentos e competições esportivas. Uma alegação comum dos fabricantes acerca dos benefícios das roupas de compressão é que elas melhoram a recuperação da dor muscular induzida pelo exercício. Por outro lado, os fabricantes também alegam que as roupas de compressão melhoram o desempenho em exercícios de resistência. Ver o quadro "Vencendo limites 20.3" para mais informações sobre o impacto das roupas de compressão na DMIT e no desempenho esportivo.

Em resumo

- Acredita-se que a dor muscular de início tardio (DMIT) ocorra por causa de lacerações microscópicas nas fibras musculares ou no tecido conjuntivo. Isso resulta na ativação das proteases, inflamação e edema muscular (ou seja, inchaço), que resulta em dor dentro de 24 a 48 horas após exercício extenuante.

Treinamento para aumentar a flexibilidade

Historicamente, acreditava-se que a melhora na flexibilidade por meio do alongamento reduziria o risco de lesão induzida por exercício, porém, hoje conta-se com evidência limitada em apoio ao conceito de que o alongamento evita lesões durante o exercício e na participação em muitos esportes.[5,50,83] Ademais, há consenso geral de que o alongamento, juntamente com o aquecimento, não reduz o risco de lesões por excesso de uso.[83] Ver McHugh e Cosgrave (2010) nas Sugestões de leitura para mais informações sobre o papel do alongamento na prevenção ou redução da dor muscular após o exercício.

Embora o aumento da flexibilidade talvez não reduza o risco de lesão induzida por exercício, a capacidade de mobilizar as articulações ao longo do arco completo de movimento é importante em muitos esportes. De fato, a perda da flexibilidade pode resultar em redução da eficiência motora. Portanto, muitos treinadores e técnicos esportivos recomendam a prática regular de exercícios de alongamento para melhorar a flexibilidade e, talvez, otimizar a eficiência dos movimentos.

Existem duas técnicas gerais de alongamento atualmente em uso: (1) alongamento estático (manutenção contínua de uma posição de alongamento) e (2) alongamento dinâmico (algumas vezes denominado alongamento balístico, se os movimentos não forem controlados). Embora essas duas técnicas resultem em maior flexibilidade, o alongamento estático é considerado superior ao alongamento dinâmico, porque (1) há menor probabilidade de lesão a uma articulação ou ao tecido conjuntivo, (2) o alongamento estático causa menos atividade dos fusos musculares, em comparação ao alongamento dinâmico, e (3) há menor probabilidade de indução de lesão ou entorse muscular. A estimulação dos fusos musculares durante o alongamento dinâmico pode gerar um reflexo de estiramento, resultando, portanto, em contração muscular. Esse tipo de contração muscular se contrapõe ao desejado alongamento muscular e pode aumentar a probabilidade de lesão.

Trinta minutos de exercícios de alongamento estático realizados 2 vezes/semana aumentarão a flexibilidade dentro de 5 semanas. É recomendável que a posição de alongamento seja mantida durante 10 segundos no início de um programa de flexibilidade e que o tempo seja aumentado para 60 segundos depois de algumas sessões de treinamento. Cada posição de alongamento deve ser repetida por 3-5 vezes, e o número será aumentado em até 10 repetições. Aplica-se a sobrecarga mediante o aumento do arco de movimento durante a posição de alongamento e mediante o aumento do tempo de manutenção da posição de alongamento.

Um modo efetivo de melhorar o relaxamento muscular consiste em preceder um alongamento estático de uma contração isométrica do grupo muscular que será alongado; essa prática pode incrementar o desenvolvimento da flexibilidade. Essa técnica de alongamento é conhecida como facilitação neuromuscular proprioceptiva (FNP). Em geral, o procedimento necessita de duas pessoas, sendo realizado conforme segue: um colega de treinamento movimenta passivamente o membro-alvo ao longo de seu arco de movimento; depois de chegar ao ponto terminal do arco de movimento, o músculo-alvo é isometricamente contraído (contra o colega de treinamento) durante 6-10 segundos. Em seguida, o músculo-alvo é relaxado e novamente alongado pelo colega de treinamento até um arco de movimento maior. O raciocínio fisiológico para o uso do alongamento com a técnica de FNP é que o relaxamento muscular se segue a uma contração isométrica, porque essa contração estimula os órgãos tendinosos de Golgi, que inibem a contração durante o exercício de alongamento subsequente.

Em resumo

- Existe evidência limitada em apoio à noção de que uma mobilidade articular (i.e., flexibilidade) melhor reduza a incidência de lesões induzidas por exercício.
- Com frequência, recomendam-se exercícios de alongamento com o objetivo de melhorar a flexibilidade e otimizar a eficiência do movimento.
- Pode-se conseguir maior flexibilidade por meio do alongamento estático ou dinâmico; o alongamento estático é a técnica preferida.

Aplicações clínicas 20.1

Tratamento para dor muscular de início tardio

A dor muscular de início tardio (DMIT) geralmente aparece 24-48 horas depois de uma sessão de exercícios extenuante e/ou não costumeira. Em muitos casos, a dor associada à DMIT é significativa e pode resultar em perda de tempo de treinamento. Por esse motivo, muitos estudos exploraram estratégias terapêuticas objetivando aliviar a dor e o desconforto associados à DMIT. Os tratamentos mais comuns e bem documentados para esse problema são: (1) repouso, aplicação de gelo, compressão e elevação dos membros; (2) a administração de anti-inflamatórios não esteroidais (p. ex., aspirina, ibuprofeno ou naproxeno).

O tratamento inicial mais recomendado para lesões leves de tecidos moles (p. ex., músculo esquelético) consiste em repouso, aplicação de gelo, compressão e elevação dos membros (geralmente abreviado como RICE, do inglês *rest, ice, compression, elevation*). A estratégia do tratamento RICE é reduzir o inchaço e a inflamação do músculo lesionado para aliviar a dor e acelerar a cura. Especificamente, o repouso dos músculos lesionados diminui o risco de maiores danos aos tecidos, e a aplicação de gelo no músculo lesionado diminui o fluxo sanguíneo e o inchaço. A compressão contínua (i.e., o uso de roupas compressivas ou de bandagens elásticas) ao redor do músculo lesionado é um meio eficaz de reduzir o inchaço e diminuir a dor associada à DMIT. Além da compressão, a elevação do músculo lesionado é outro meio de diminuir o inchaço. Em conjunto, o tratamento RICE para lesões de tecidos moles é amplamente considerado como terapia eficaz para casos de DMIT.

Embora o uso de anti-inflamatórios não esteroidais, como a aspirina e o ibuprofeno, seja o tratamento comum para aliviar a dor associada à DMIT, uma revisão da literatura científica revelou que existem muitas discrepâncias quanto à eficácia desses medicamentos. No entanto, muitos estudos bem controlados sugerem que o tratamento com medicamentos anti-inflamatórios pode efetivamente diminuir a dor associada à DMIT grave. Infelizmente, ainda se encontram no campo da especulação o tipo específico de medicamento anti-inflamatório não esteroidal, a dosagem e o padrão terapêutico mais eficazes para diminuir a dor associada à DMIT. Além disso, atletas e indivíduos ativos devem ser alertados de que altas doses e o uso prolongado de anti-inflamatórios não esteroidais são práticas frequentemente associadas a efeitos gastrintestinais adversos (p. ex., irritação estomacal).

Já foram explorados muitos outros tratamentos para DMIT; mas a eficácia dessas terapias ainda não foi devidamente esclarecida. Em geral, o conceito de que as práticas de alongamento ou de massagem são eficazes na redução da dor associada à DMIT conta com apoio apenas limitado. Por outro lado, outros tratamentos, como a acupuntura, o ultrassom, remédios herbais e antioxidantes, não conseguem aliviar consistentemente a dor associada à DMIT.

Em resumo, os tratamentos documentados como mais eficazes para aliviar a dor da DMIT são o RICE e o tratamento com anti-inflamatórios não esteroidais. Ficou claro que o tratamento pela abordagem RICE é eficaz na redução da dor e do inchaço associados à DMIT. Embora medicamentos de venda livre sejam frequentemente usados no tratamento de casos de DMIT, ainda há controvérsias quanto ao tipo, dosagem e padrão de tratamento com anti-inflamatórios não esteroidais, os fármacos mais eficazes na redução da dor associada à DMIT. Certamente há necessidade de mais pesquisas sobre esse tópico. Ver Lewis et al. (2012) nas "Sugestões de leitura" para mais detalhes sobre o tratamento da DMIT.

Condicionamento dos atletas durante o ano inteiro

É comum que os atletas modernos se envolvam em exercícios de condicionamento durante o ano inteiro. Isso se torna necessário para que não ocorra ganho excessivo de gordura corporal e também para evitar destreinamento físico extremo entre temporadas de competição. Os períodos de treinamento dos atletas costumam estar divididos em três fases: (1) treinamento fora da temporada, (2) treinamento na pré-temporada e (3) treinamento na temporada, podendo incorporar as técnicas de periodização discutidas anteriormente neste capítulo (ver "Vencendo limites 20.2"). A seguir, uma breve descrição de cada período de treinamento.

Condicionamento fora da temporada

Em geral, os objetivos dos programas de condicionamento fora da temporada são (1) prevenir o excessivo ganho de peso em gordura, (2) manter a força ou resistência muscular, (3) manter a integridade dos ligamentos e ossos e (4) manter um nível de habilidade razoável no esporte específico do atleta. Obviamente, a natureza exata do programa de condicionamento fora da temporada irá variar, dependendo do esporte. Por exemplo, um jogador de futebol americano gastaria um tempo consideravelmente maior fazendo exercícios de treinamento de força, em comparação com um corredor fundista. Por outro lado, o corredor incorporaria mais corridas em seu programa de condicionamento fora da temporada, em comparação com o jogador de futebol americano. Assim, devem ser selecionados exercícios físicos específicos, com base nas demandas do esporte.

Não importa o esporte, fundamental é que o programa de condicionamento fora da temporada proporcione variedade ao atleta. Além disso, esses programas geralmente utilizam um regime de treinamento composto por trabalho de grande volume e baixa intensidade. Essa combinação de treinamento variado e baixa intensidade pode impedir a ocorrência das "síndromes de sobretreinamento" e de deterioração psicológica. A Figura 20.14 contém uma lista de algumas atividades de treinamento recomendadas para o condicionamento fora da temporada.

Vencendo limites 20.3

As roupas de compressão beneficiam os atletas durante a competição e no período de recuperação do treinamento?

As roupas de compressão elástica podem ser usadas para comprimir membros inferiores e superiores por meio da pressão aplicada à pele e à musculatura. Historicamente, roupas de compressão para a parte inferior do corpo têm sido prescritas na medicina para o tratamento de grande variedade de distúrbios circulatórios (p. ex., hipotensão postural, varizes ou trombose venosa profunda). Para esses indivíduos, o uso de roupas de compressão melhora o retorno venoso e diminui o inchaço dos tecidos. Com base em evidências de que o uso de roupas de compressão aumenta o retorno venoso, muitas empresas de roupas esportivas as promovem durante a prática de exercícios físicos, o que abriu espaço para uma nova categoria de roupas esportivas.

Os fabricantes afirmam que o uso de roupas de compressão melhora a recuperação do exercício, ao acelerar a remoção de lactato do sangue e melhorar a recuperação em seguida a exercícios prejudiciais. Alguns fabricantes também afirmam que as roupas de compressão melhoram o desempenho de resistência. Contudo, até o momento são limitadas as evidências científicas em favor da maioria dessas alegações. Vamos examinar as evidências a favor e contra os benefícios do uso de roupas de compressão durante a prática do exercício.

As roupas de compressão melhoram a recuperação dos exercícios físicos?

Várias empresas afirmam que um dos principais benefícios do uso de roupas de compressão é a maior remoção do subproduto metabólico lactato dos músculos esqueléticos, o que pode ajudar na fase de recuperação do exercício. Contudo, os estudos que investigaram os efeitos dessas roupas na remoção de lactato em seguida ao exercício são inconsistentes. Na verdade, a maioria dos estudos concluiu que as roupas de compressão não aceleram a remoção de lactato do sangue pós-exercício.[77] Além disso, mesmo que as roupas de compressão aumentem a eliminação de lactato, a concentração de lactato no sangue por si só não é um biomarcador estabelecido para a qualidade da recuperação do exercício.

Vários estudos apoiam o conceito de que o uso de roupas de compressão pode ajudar na recuperação de lesões musculares induzidas pelo exercício (i.e., DMIT). Especificamente, o uso de roupas de compressão durante 3-4 dias após a ocorrência do dano muscular induzido pelo exercício diminui tanto o inchaço muscular como a DMIT.[33,56,77] Essas descobertas não devem surpreender, considerando que o tratamento da DMIT por compressão é uma abordagem terapêutica devidamente estabelecida para a atenuação da dor e redução do inchaço associadas a lesões de tecidos moles.

As roupas de compressão melhoram o desempenho nos exercícios físicos?

Além de usar roupas de compressão durante a recuperação, muitos atletas as usam em suas provas na esperança de melhorar o desempenho. Contudo, uma revisão recente concluiu que o uso de roupas de compressão não melhora o desempenho nas corridas em distâncias que variam de 400 m a meia maratona (ou seja, 21 km).[33] As roupas de compressão parecem ter um pequeno efeito positivo na economia de corrida;[33] no entanto, ainda não foram devidamente esclarecidos os mecanismos que expliquem esse benefício induzido pela compressão na economia de corrida.

Curiosamente, alguns estudos também sugerem que o uso de roupas de compressão resulta em pequenas melhoras no tempo transcorrido até a exaustão durante testes de exercícios físicos no laboratório (revisão na referência 33). Os mecanismos para explicar essa descoberta também não são claros, mas podem estar ligados a um efeito placebo com o uso de roupas compressivas. Ou seja, o uso de roupas de compressão durante o exercício pode exercer uma influência psicológica positiva, resultando em menor esforço percebido durante o exercício (revisão na referência 33). A explicação para esse menor esforço percebido pode ser que os voluntários submetidos ao teste teriam percepções positivas sobre o resultado do teste de esforço ao usar roupas de compressão.

Benefícios do exercício com roupas de compressão – conclusões

Atletas e treinadores estão envolvidos numa busca contínua de recursos de treinamento que melhorem tanto o desempenho como a recuperação do treinamento. Muitas propagandas afirmam que as roupas de compressão melhoram tanto o desempenho como a recuperação; mas são limitadas as evidências científicas em apoio a essas alegações. Nesse sentido, embora venha crescendo o número de estudos que investigaram os efeitos do uso de roupas de compressão, é importante fazer novos experimentos bem planejados para que se possa determinar o impacto das roupas de compressão no desempenho do exercício e na sua recuperação. Na verdade, as pesquisas atuais são muito inconsistentes: alguns estudos relatam benefícios com o uso de roupas de compressão nos exercícios físicos, enquanto outros estudos não observaram qualquer ganho. Vários fatores podem ser responsáveis pela inconsistência na literatura, inclusive diferenças no desenho do estudo, situação de treinamento dos indivíduos, amostras numericamente pequenas em diversos estudos e diferenças nos tipos de roupas de compressão. Em relação a esse último fator (os tipos de roupas de compressão), um grande problema no estudo dos efeitos fisiológicos das roupas de compressão é que a maioria das investigações não mede a quantidade de pressão externa aplicada ao corpo pela vestimenta de compressão. Isso é importante porque diferentes níveis de compressão podem ter efeitos fisiológicos diversos, tanto durante o exercício como na recuperação.

Apesar de sugestões, na literatura atual, de que roupas de compressão oferecem poucos benefícios para o treinamento ou a competição, seu uso continua popular entre atletas. É evidente a necessidade de mais investigações sobre os efeitos do uso dessas roupas para identificar a influência fisiológica delas e entender melhor se podem ajudar no desempenho ou na recuperação.

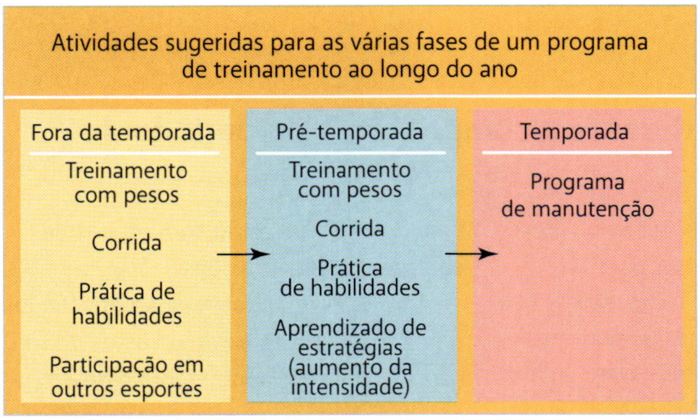

Atividades sugeridas para as várias fases de um programa de treinamento ao longo do ano
Fora da temporada
Treinamento com pesos
Corrida
Prática de habilidades
Participação em outros esportes
Pré-temporada
Treinamento com pesos
Corrida
Prática de habilidades
Aprendizado de estratégias (aumento da intensidade)
Temporada
Programa de manutenção

Figura 20.14 Atividades recomendadas para as várias fases do treinamento ao longo do ano.

O condicionamento fora da temporada permite que os atletas se concentrem em áreas de condicionamento em que possam estar fracos. Assim, é importante que os programas fora da temporada sejam projetados individualmente. Por exemplo, um jogador de basquete pode estar com pouca força e potência nas pernas e, com isso, ter um salto vertical limitado. Portanto, esse atleta deve se empenhar em um programa de condicionamento fora de temporada que melhore a força das pernas e a produção de potência para aumentar a capacidade de salto vertical.

Condicionamento na pré-temporada

O principal objetivo do condicionamento da pré-temporada (p. ex., 8-12 semanas antes da competição) é aumentar até o máximo a capacidade dos sistemas energéticos predominantes para determinado esporte. Na transição do condicionamento fora da temporada para o condicionamento na pré-temporada, ocorre um desvio gradual da prática de exercícios de baixa intensidade e grande volume para a prática de exercícios de grande intensidade e baixo volume. Como ocorre em todas as fases de um ciclo de treinamento, o programa deve ser específico para o esporte.

Em geral, os tipos de exercício realizados durante o condicionamento na pré-temporada são parecidos com aqueles utilizados durante o condicionamento fora de temporada (Fig. 20.14). A principal diferença entre o condicionamento fora de temporada e o na pré-temporada é a intensidade do esforço de condicionamento. Durante o condicionamento na pré-temporada, o atleta aplica uma sobrecarga progressiva ao aumentar a intensidade das práticas, enquanto o condicionamento fora de temporada envolve práticas em grande volume e baixa intensidade.

Condicionamento na temporada

Para a maioria dos esportes, o objetivo do condicionamento na temporada é manter o nível de condicionamento físico obtido durante o programa de treinamento na pré-temporada. Por exemplo, em um esporte como o futebol americano, em que a temporada de competição é relativamente longa, o atleta deve estar capacitado a manter a força e a resistência durante toda a temporada. Um fator complicador no planejamento de um programa de condicionamento na temporada para muitos esportes de equipe é que esta talvez não tenha um término perfeitamente definido, ou seja, ao final da temporada normal, os jogos do *playoff* podem prolongá-la por mais algumas semanas. Assim, nesses tipos de esporte, é difícil planejar um clímax no programa de condicionamento. Portanto, torna-se necessário um programa de treinamento de manutenção.

Em resumo

- Os programas de condicionamento para o ano inteiro para atletas consistem em um programa fora da temporada, um programa na pré-temporada e um programa durante a temporada.
- Os objetivos gerais de um programa de condicionamento fora da temporada são: evitar excessivo ganho de gordura corporal, manter a força e a resistência musculares, manter a força dos ossos e dos ligamentos e preservar um nível de habilidade razoável no esporte específico do atleta.
- O objetivo principal do condicionamento pré-temporada é aumentar as capacidades máximas dos sistemas de energia predominantes usados por um esporte em particular.
- O objetivo do condicionamento na temporada para a maioria dos esportes é manter o nível de condicionamento físico obtido durante o programa de treinamento pré-temporada.

Erros comuns de treinamento

Alguns dos erros de treinamento mais comuns são (1) sobretreinamento, (2) subtreinamento, (3) adoção de exercícios físicos e de intensidades da taxa de trabalho não específicos para o esporte, (4) não planejamento de esquemas de treinamento em longo prazo, para que sejam alcançados objetivos específicos e (5) não realização de polimento antes de uma competição. A seguir, será discutido brevemente cada um desses erros de treinamento.

O sobretreinamento pode ser um problema mais significativo do que o subtreinamento, e isso por várias razões. Primeiramente, o sobretreinamento (i.e., práticas excessivamente demoradas ou intensas) pode resultar em lesão ou reduzir a resistência do atleta às doenças (ver Cap. 6). Além disso, pode resultar em deterioração psicológica, que pode ser identificada por uma falta geral de entusiasmo pelo esporte por parte do atleta. Os sintomas gerais do sobretreinamento são (1) frequência cardíaca e níveis sanguíneos de lactato elevados em uma carga fixa de trabalho submáximo, (2) perda de peso causada por diminuição do apetite, (3) fadiga crônica, (4) deterioração psicológica, (5) ocorrência de vários episódios de gripe ou de dor de garganta e/ou (6) queda no desempenho (ver Fig. 20.15). Um atleta sobretreinado pode exibir um, vários ou todos os sintomas mencionados anteriormente.[13,39,58] Portanto, é fundamental que técnicos e treinadores identifiquem os sintomas clássicos do sobretreinamento e estejam preparados para diminuir a carga de trabalho de seus atletas, ao surgirem sintomas desse erro de treinamento. É preciso ter em mente a necessidade de planejar programas de treinamento específicos para atletas sempre que possível, como compensação para

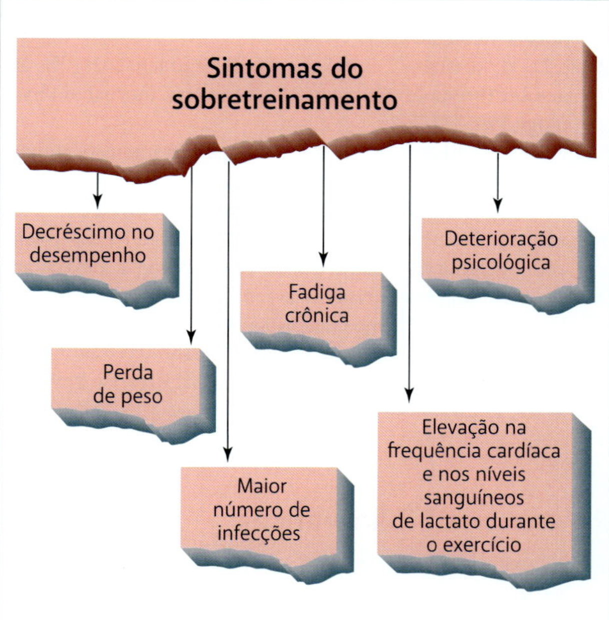

Figura 20.15 Sintomas comuns do sobretreinamento.

diferenças individuais quanto ao potencial genético e aos níveis de condicionamento físico. Esse é um ponto importante a ser lembrado durante o planejamento de programas de treinamento para condicionamento dos atletas.

Para mais detalhes sobre sobretreinamento, consultar Halson e Jeukendrup (2004) e Wyatt et al. (2013) em "Sugestões de leitura".

Outro erro comum no treinamento de atletas é o não planejamento de exercícios de treinamento específicos para o esporte. Frequentemente, técnicos ou treinadores não compreendem a importância da lei da especificidade; então, formulam exercícios de treinamento que não promovem a capacidade energética dos músculos esqueléticos utilizados em competições. Esse erro pode ser evitado se os responsáveis tiverem ampla compreensão dos princípios de treinamento discutidos anteriormente neste capítulo.

Além disso, técnicos, treinadores e atletas devem planejar e registrar os esquemas de treinamento projetados para a obtenção de objetivos de condicionamento físico específicos em várias ocasiões durante o ano. O não planejamento de uma estratégia de treinamento pode resultar em mau uso do tempo de treinamento e, em última análise, em desempenho inferior.

Finalmente, a não diminuição da intensidade e do volume de treinamento antes da competição é também um erro de treinamento comum. Para que seja alcançado um desempenho esportivo de pico, há necessidade de uma saudável mescla de nutrição, treinamento e repouso apropriados. Se não houver redução do volume e/ou da intensidade de treinamento antes da competição, o repouso será inadequado e o atleta terá seu desempenho comprometido. Logo, em um esforço para obter um desempenho de pico, os atletas devem reduzir sua carga de treinamento por alguns dias antes da competição; essa prática é conhecida como polimento. O objetivo do polimento é dar tempo para que os músculos ressintetizem glicogênio até níveis máximos e permitir que os músculos se curem das lesões induzidas pelo treinamento. Embora a duração ideal do período de polimento ainda seja objeto de discussão, reduções da carga de treinamento de 3-21 dias têm sido utilizadas com sucesso, tanto em esportes de força como de resistência.[59] Na verdade, corredores e nadadores podem reduzir sua carga de treinamento em aproximadamente 60% por até 21 dias, sem que ocorra redução no desempenho.[23,42,59]

Em resumo

- São erros comuns no treinamento: (1) subtreinamento, (2) sobretreinamento, (3) realização de exercícios físicos não específicos durante sessões de treinamento, (4) não esquematização cuidadosa de um plano de treinamento a longo prazo e (5) não realização do treinamento de polimento antes de uma competição.
- Os sintomas de sobretreinamento são: (1) frequência cardíaca e níveis sanguíneos de lactato elevados em uma carga fixa de trabalho submáximo, (2) perda de peso causada por diminuição do apetite, (3) fadiga crônica, (4) deterioração psicológica, (5) maior número de infecções e/ou (6) queda no desempenho.
- Polimento é o termo aplicado à redução, durante curto período, na carga de treinamento antes de uma competição. Pesquisas demonstraram que o polimento realizado antes de uma competição pode melhorar o desempenho em eventos, tanto de força como de resistência.

Atividades para estudo

1. Explique como o conhecimento dos sistemas energéticos utilizados em determinada atividade ou esporte pode ter utilidade no planejamento de um programa de treinamento específico para o esporte.
2. Faça um resumo dos princípios gerais para o planejamento de um programa de treinamento para os seguintes esportes: (1) futebol americano, (2) futebol, (3) basquete, (4) vôlei, (5) corrida de fundo (5.000 m) e (6) corrida de 200 m.
3. Descreva as abordagens laboratoriais utilizadas na quantificação do potencial do exercício aeróbio e explique até que ponto os dados gerados por esses testes têm valor preditivo para o sucesso esportivo.
4. Defina os seguintes termos em relação ao treinamento intervalado: (1) intervalo de trabalho, (2) intervalo de repouso, (3) índice de trabalho:repouso e (4) série.
5. Como se pode utilizar os diferentes tipos de treinamento intervalado (p. ex., HIIT e SIT) para melhorar a potência aeróbia?
6. Liste e discuta os três tipos mais comuns de programas de treinamento utilizados para melhorar o $\dot{V}O_{2máx}$.
7. Discuta as diferenças práticas e as teóricas entre um programa de treinamento intervalado utilizado para melhorar o sistema ATP-CP e um programa projetado para melhorar a produção de ATP via glicólise.
8. Liste os princípios gerais do desenvolvimento da força.

9. Defina os termos isométrico, isotônico, dinâmico e isocinético.
10. Delineie o modelo para explicar a dor muscular de início tardio.
11. Discuta o uso do alongamento estático e do dinâmico para melhorar a flexibilidade. Por que não é desejável um alto grau de flexibilidade em todos os esportes?
12. Liste e discuta os objetivos do condicionamento (1) fora da temporada, (2) na pré-temporada e (3) na temporada.
13. Cite alguns dos erros mais comuns cometidos no treinamento de atletas.

Sugestões de leitura

ACSM. 2009. American College of Sports Medicine position stand. Progression models in resistance training for healthy adults. Medicine & Science in Sports & Exercise 41: 687-708.

Fradkin, A. J., T. R. Zazryn, and J. M. Smoglia. 2010. Effects of warming-up on physical performance: a systematic review with meta-analysis. Journal of Strength and Conditioning Research 24: 140-148.

Gibala, M., J. Little, M. MacDonald, and J. Hawley. 2012. Physiological adaptations to low-volume, high intensity interval training in health and disease. Journal of Physiology 590(5): 1077-1084.

Haff, G. and N. T. Triplett. 2016. Essentials of strength and conditioning. Champaign, IL. Human Kinetics.

Halson, S., and A. Jeukendrup. 2004. Does overtraining exist? An analysis of overreaching and overtraining research. Sports Medicine 34: 967-981.

Harries, S., D. Lubans, and R. Callister. 2015. Systematic review and meta-analysis of linear and undulating periodized resistance training programs on muscular strength. Journal of Strength and Conditioning Research 29: 1113-1125.

Hawley, J. A. 2009. Molecular responses to strength and endurance training: are they incompatible? Applied Physiology Nutrition and Metabolism 34: 355-361.

Iaia, F. M., and J. Bangsbo. 2010. Speed endurance training is a powerful stimulus for physiological adaptations and performance improvements of athletes. Scandinavian Journal of Medicine and Sciences in Sports 20 (Suppl 2): 11-23.

Joyner, M.J. and E.F. Coyle. 2008. Endurance exercise performance: the physiology of champions. Journal of Physiology 586: 35-44.

Krieger, J. W. 2010. Single vs. multiple sets of resistance exercise for muscle hypertrophy: a meta-analysis. Journal of Strength and Conditioning Research 24: 1150-1159.

Lewis, P., D. Ruby, and C. Bush-Joseph. 2012. Muscle soreness and delayed onset muscle soreness. Clinics in Sports Medicine 31: 255-262.

Lundby, C. and P. Robach. 2015. Performance enhancement: what are the physiological limits? Physiology 30: 282-292.

Lundby, C. and P. Robach. 2016. Does altitude training increase exercise performance in elite athletes? Experimental Physiology 101: 783-788.

McHugh, M. P., and C. H. Cosgrave. 2010. To stretch or not to stretch: the role of stretching in injury prevention and performance. Scandinavian Journal of Medicine and Sciences in Sports 20: 169-181.

Pasiakos, S., T. McLellan, and H. Lieberman. 2015. The effects of protein supplements on muscle mass, strength, and aerobic and anaerobic power in healthy adults: a systematic review. Sports Medicine 45: 111-131.

Poole, D., H. Rossiter, G. Brooks, and L. B. Gladden. 2021. The anaerobic threshold: 50+ years of controversy. Journal of Physiology 599: 737-767.

Seiler, S. 2010. What is best practice for training intensity and duration distribution in endurance athletes? International Journal of Sports Physiology and Performance 5: 276-291.

Wilson, J. M., P. J. Marin, M. R. Rhea, S. M. Wilson, J. P. Loenneke, and J. C. Anderson. 2012. Concurrent training: a meta-analysis examining interference of aerobic and resistance exercises. Journal of Strength and Conditioning Research 26: 2293-2307.

Wyatt, F., A. Donaldson, and E. Brown. 2013. The overtraining syndrome: a meta-analytic review. Journal of Exercise Physiology 16: 12-23.

Referências bibliográficas

1. ACSM. American College of Sports Medicine position stand. Progression models in resistance training for healthy adults. Medicine & Science in Sports & Exercise 41: 687-708, 2009.
2. Alway SE, Sale DG, and MacDougall JD. Twitch contractile adaptations are not dependent on the intensity of isometric exercise in the human triceps surae. European Journal of Applied Physiology and Occupational Physiology 60: 346-352, 1990.
3. Alway SE, Stray-Gundersen J, Grumbt WH, and Gonyea WJ. Muscle cross-sectional area and torque in resistance-trained subjects. European Journal of Applied Physiology and Occupational Physiology 60: 86-90, 1990.
4. Amir O, Amir R, Yamin C, Attias E, Eynon N, Sagiv M, et al. The ACE deletion allele is associated with Israeli elite endurance athletes. Experimental Physiology 92: 881-886, 2007.
5. Andersen J. Stretching before and after exercise: effect on muscle soreness and injury risk. Journal of Athletic Training 40: 218-220, 2005.
6. Armstrong RB. Mechanisms of exercise-induced delayed onset muscular soreness: a brief review. Medicine & Science in Sports & Exercise 16: 529-538, 1984.
7. Astorino TA, Allen RP, Roberson DW, Jurancich M, Lewis R, McCarthy K, et al. Adaptations to highintensity training are independent of gender. European Journal of Applied Physiology 111: 1279-1286, 2010.
8. Åstrand P and Rodahl K. Textbook of Work Physiology. Champaign, IL: Human Kinetics, 2003.
9. Barandun U, Knechtle B, Knechtle P, Klipstein A, Rust C, Rosemann T, et al. Running speed during training and percent body fat predict race time in recreational male marathoners. Journal of Sports Medicine 3: 51-58, 2012.
10. Barker AR and Armstrong N. Exercise testing elite young athletes. Medicine and Sport Science 56: 106-125, 2011.
11. Berger R. Applied Exercise Physiology. Philadelphia, PA: Lea & Febiger, 1982.
12. Bouchard C, Sarzynski MA, Rice TK, Kraus WE, Church TS, Sung YJ, et al. Genomic predictors of maximal oxygen uptake response to standardized exercise training programs. Journal of Applied Physiology 110:1160-1170, 2011.
13. Bowers R and Fox E. Sports Physiology. New York, NY: McGraw-Hill, 1992.
14. Burke E. Physiological similar effects of similar training programs in males and females. Research Quarterly 48: 510-517, 1977.

15. Calvo M, Rodas G, Vallejo M, Estruch A, Arcas A, Javierre C, et al. Heritability of explosive power and anaerobic capacity in humans. European Journal of Applied Physiology 86: 218-225, 2002.
16. Carvalho AC, Junior LC, Costa LO, and Lopes AD. The association between runners' lower limb alignment with running-related injuries: a systematic review. British Journal of Sports Medicine 45: 339, 2011.
17. Chapman R, Karlsen T, Resaland G, Ge R, Harber M, Witkowski S, et al. Defining the dose of altitude training: how high to live for optimal sea level performance. Journal of Applied Physiology 116: 595-603, 2014.
18. Clarkson PM, Byrnes WC, McCormick KM, Turcotte LP, and White JS. Muscle soreness and serum creatine kinase activity following isometric, eccentric, and concentric exercise. International Journal of Sports Medicine 7: 152-155, 1986.
19. Clarkson PM, Nosaka K, and Braun B. Muscle function after exercise-induced muscle damage and rapid adaptation. Medicine & Science in Sports & Exercise 24: 512-520, 1992.
20. Clarkson PM and Sayers SP. Etiology of exerciseinduced muscle damage. Canadian Journal of Applied Physiology 24: 234-248, 1999.
21. Close GL, Ashton T, McArdle A, and Maclaren DP. The emerging role of free radicals in delayed onset muscle soreness and contraction-induced muscle injury. Comparative Biochemistry and Physiology Part A: Molecular & Integrative Physiologyl 142: 257-266, 2005.
22. Coffee V and Hawley J. Concurrent exercise training: do opposites distract? Journal of Physiology 595: 2883-2896, 2017.
23. Costill D. Effects of reduced training on muscular power in swimmers. Physician and Sports Medicine 13: 94-101, 1985.
24. Costill DL, Coyle EF, Fink WF, Lesmes GR, and Witzmann FA. Adaptations in skeletal muscle following strength training. Journal of Applied Physiology 46: 96-99, 1979.
25. Costill DL, Thomas R, Robergs RA, Pascoe D, Lambert C, Barr S, et al. Adaptations to swimming training: influence of training volume. Medicine & Science in Sports & Exercise 23: 371-377, 1991.
26. Coyle, EF. Improved muscular efficiency displayed as Tour de France champion matures. Journal of Applied Physiology 98: 2191-2196, 2007.
27. Coyle EF, Martin WH, III, Sinacore DR, Joyner MJ, Hagberg JM, and Holloszy JO. Time course of loss of adaptations after stopping prolonged intense endurance training. Journal of Applied Physiology 57: 1857-1864, 1984.
28. Davies CT, and Knibbs AVThe training stimulus: the effects of intensity, duration and frequency of effort on maximum aerobic power output. Internationale Zeitschrift für angewandte Physiologie, einschliesslich Arbeitsphysiologie 29: 299-305, 1971.
29. Deschenes M. Short review: motor coding and motor unit recruitment pattern. Journal of Applied Sport Science Research 3: 33-39, 1989.
30. Dudley GA, Abraham WM, and Terjung RL. Influence of exercise intensity and duration on biochemical adaptations in skeletal muscle. Journal of Applied Physiology 53: 844-850, 1982.
31. Dudley GA, and Djamil R. Incompatibility of endurance- and strength-training modes of exercise. Journal of Applied Physiology 59: 1446-1451, 1985.
32. Fox E, and Mathews D. Interval Training: Conditioning for Sports and General Fitness. Philadelphia, PA: W. B. Saunders, 1974.
33. Engel F, Holmberg H, and Sperlich B. Is there evidence that runners can benefit from wearing compression clothing? Sports Medicine DOI.1007/s40279-016-0546-5, 2016.
34. Fox EL, Bartels RL, Billings CE, O'Brien R, Bason R, and Mathews DK. Frequency and duration of interval training programs and changes in aerobic power. Journal of Applied Physiology 38: 481-484, 1975.
35. Fox EL, Robinson S, and Wiegman DL. Metabolic energy sources during continuous and interval running. Journal of Applied Physiology 27: 174-178, 1969.
36. Fradkin AJ, Zazryn TR, and Smoliga JM. Effects of warming-up on physical performance: a systematic review with meta-analysis. Journal of Strength and Conditioning Research 24: 140-148, 2010.
37. Friden J and Lieber RL. Structural and mechanical basis of exercise-induced muscle injury. Medicine & Science in Sports & Exercise 24: 521-530, 1992.
38. Friden J, Sjöström M, and Ekblom B. Myofibrillar damage following intense eccentric exercise in man. International Journal of Sports Medicine 4: 170-176, 1983.
39. Fry RW, Grove JR, Morton AR, Zeroni PM, Gaudieri S, and Keast D. Psychological and immunological correlates of acute overtraining. British Journal of Sports Medicine 28: 241-246, 1994.
40. Galvao D, and Taafee D. Single- vs. multiple-set resistance training: recent developments in the controversy. Journal of Strength and Conditioning Research 18: 660-667, 2004.
41. Gaskill SE, Ruby BC, Walker AJ, Sanchez OA, Serfass RC, and Leon AS. Validity and reliability of combining three methods to determine ventilatory threshold. Medicine & Science in Sports & Exercise 33: 1841-1848, 2001.
42. Gibala MJ, MacDougall JD, and Sale DG. The effects of tapering on strength performance in trained athletes. International Journal of Sports Medicine 15: 492-497, 1994.
43. Gibala M, Little J, MacDonald M, and Hawley J. Physiological adaptations to low-volume, high intensity interval training in health and disease. Journal of Physiology 590(5): 1077-1084, 2012.
44. Gissel H, and Clausen T. Excitation-induced Ca2+ influx and skeletal muscle cell damage. Acta Physiologica Scandinavica 171: 327-334, 2001.
45. Gonyea W, Ericson GC, and Bonde-Petersen F. Skeletal muscle fiber splitting induced by weightlifting exercise in cats. Acta Physiologica Scandinavica 99: 105-109, 1977.
46. Gonyea WJ. Role of exercise in inducing increases in skeletal muscle fiber number. Journal of Applied Physiology 48: 421-426, 1980.
47. Gonyea WJ, Sale DG, Gonyea FB, and Mikesky A. Exercise induced increases in muscle fiber number. European Journal of Applied Physiology and Occupational Physiology 55: 137-141, 1986.
48. Grant S, McMillan K, Newell J, Wood L, Keatley S, Simpson D, et al. Reproducibility of the blood lactate threshold, 4 mmol.l(-1) marker, heart rate and ratings of perceived exertion during incremental treadmill exercise in humans. European Journal of Applied Physiology 87: 159-166, 2002.
49. Hansen A, Fischer C, Plomgaard P, Andersen J, Saltin B, and Pedersen B. Skeletal muscle adaptation: training twice every second day vs. training once daily. Journal of Applied Physiology 98: 93-99, 2005.
50. Hart L. Effect of stretching on sport injury risk: a review. Clinical Journal of Sport Medicine 15: 113, 2005.

51. Hawley JA. Molecular responses to strength and endurance training: are they incompatible? Applied Physiology Nutrition and Metabolism 34: 355-361, 2009.
52. Hawley J, Burke L, Phillips S, and Spriet L. Nutritional modulation of training-induced skeletal muscle adaptations. Journal of Applied Physiology 110: 834-845, 2011.
53. Hickson RC. Interference of strength development by simultaneously training for strength and endurance. European Journal of Applied Physiology and Occupational Physiology 45: 255-263, 1980.
54. Hickson RC, Bomze HA, and Holloszy JO. Linear increase in aerobic power induced by a strenuous program of endurance exercise. Journal of Applied Physiology 42: 372-376, 1977.
55. Hill DW. The critical power concept: a review. Sports Medicine 16: 237-254, 1993.
56. Hill J, Howatson G, van Someren K, Leeder J, and Pedlar C. Compression garments and recovery from exercise-induced muscle damage: a meta-analysis. British Journal of Sports Medicine 48: 1340-1346, 2014.
57. Holloway JB, and Baechle TR. Strength training for female athletes: a review of selected aspects. Sports Medicine 9: 216-228, 1990.
58. Hooper SL, Mackinnon LT, Howard A, Gordon RD, and Bachmann AW. Markers for monitoring overtraining and recovery. Medicine & Science in Sports & Exercise 27: 106-112, 1995.
59. Houmard JA, Costill DL, Mitchell JB, Park SH, Hickner RC, and Roemmich JN. Reduced training maintains performance in distance runners. International Journal of Sports Medicine 11: 46-52, 1990.
60. Housh TJ, Cramer JT, Bull AJ, Johnson GO, and Housh DJ. The effect of mathematical modeling on critical velocity. European Journal of Applied Physiology 84: 469-475, 2001.
61. Iaia FM and Bangsbo J. Speed endurance training is a powerful stimulus for physiological adaptations and performance improvements of athletes. Scandinavian Journal of Medicine and Sciences in Sports 20 (Suppl 2): 11-23, 2010.
62. Jones A and Vanhatalo A. The 'critical power' concept: applications to sports performance with a focus on intermittent high-intensity exercise. Sports Medicine 47: 65-78, 2017.
63. Jones AM. The physiology of the world record holder for the women's marathon. International Journal of Sports Science & Coaching 1: 101-115, 2006.
64. Junior LC, Carvalho AC, Costa LO, and Lopes AD. The prevalence of musculoskeletal injuries in runners: a systematic review. British Journal of Sports Medicine 45: 351-352, 2011.
65. Kelley G. Mechanical overload and skeletal muscle fiber hyperplasia: a meta-analysis. Journal of Applied Physiology 81: 1584-1588, 1996.
66. Knuttgen HG, Nordesjo LO, Ollander B, and Saltin B. Physical conditioning through interval training with young male adults. Medicine & Science in Sports 5: 220-226, 1973.
67. Kolbe T, Dennis SC, Selley E, Noakes TD, and Lambert MI. The relationship between critical power and running performance. Journal of Sports Science 13: 265-269, 1995.
68. Krieger JW. Single versus multiple sets of resistance exercise: a meta-regression. Journal of Strength and Conditioning Research 23: 1890-1901, 2009.
69. Krieger JW. Single vs. multiple sets of resistance exercise for muscle hypertrophy: a meta-analysis. Journal of Strength and Conditioning Research 24: 1150-1159, 2010.
70. Laursen PB and Jenkins DG. The scientific basis for high-intensity interval training: optimising training programmes and maximising performance in highly trained endurance athletes. Sports Medicine 32: 53-73, 2002.
71. Levine BD and Stray-Gundersen J. Living hightraining low: effect of moderate-altitude acclimatization with low-altitude training on performance. Journal of Applied Physiology 83: 102-112, 1997.
72. Lewis P, Ruby D, and Bush-Joseph C. Muscle soreness and delayed onset muscle soreness. Clinics in Sports Medicine 31: 255-262, 2012.
73. Lunby, C and Robach P. Performance enhancement: what are the physiological limits? Physiology 30: 282-292, 2015.
74. MacInnis, M and Gibala M. Physiological adaptations to interval training and the role of exercise intensity. Journal of Physiology 595: 2915-2930, 2017.
75. Manning RJ, Graves JE, Carpenter DM, Leggett SH, and Pollock ML. Constant vs variable resistance knee extension training. Medicine & Science in Sports & Exercise 22: 397-401, 1990.
76. Maridaki M. Heritability of neuromuscular performance and anaerobic power in preadolescent and adolescent girls. Journal of Sports Medicine and Physical Fitness 46: 540-547, 2006.
77. Marques-Jimenez, D, Calleja-Gonzalez J, Arratibel I, Delextrat A, and Terrados N. Are compression garments effective for recovery of exercise-induced muscle damage? a systematic meta-analysis. Physiology & Behavior 153: 133-148, 2016.
78. Mazzeo RS. Physiological responses to exercise at altitude: an update. Sports Medicine 38: 1-8, 2008.
79. McArdle W, Katch F, and Katch V̇Exercise Physiology: Energy, Nutrition, and Human Performance. Baltimore, MD: Lippincott Williams & Wilkins, 1996.
80. McCarthy JP, Pozniak MA, and Agre JC. Neuromuscular adaptations to concurrent strength and endurance training. Medicine & Science in Sports & Exercise 34: 511-519, 2002.
81. McGowen C, Pyne B, Thompson K, and Rattray B. Warm-up strategies for sport and exercise: mechanisms and applications. Sports Medicine 45: 1523-1546, 2015.
82. McHugh MP, Connolly DA, Eston RG, and Gleim GW. Exercise-induced muscle damage and potential mechanisms for the repeated bout effect. Sports Medicine 27: 157-170, 1999.
83. McHugh MP and Cosgrave CH. To stretch or not to stretch: the role of stretching in injury prevention and performance. Scandinavian Journal of Medicine and Sciences in Sports 20: 169-181, 2010.
84. Medbo JI and Burgers S. Effect of training on the anaerobic capacity. Medicine & Science in Sports & Exercise 22: 501-507, 1990.
85. Micheli L. Injuries and prolonged exercise. In Prolonged Exercise, edited by Lamb D, and Murray R. Indianapolis, IN: Benchmark Press, 1988, pp. 393-407.
86. Midgley AW, McNaughton LR, and Jones AM. Training to enhance the physiological determinants of long-distance running performance: can valid recommendations be given to runners and coaches based on current scientific knowledge? Sports Medicine 37: 857-880, 2007.
87. Midgley AW, McNaughton LR, and Wilkinson M. Is there an optimal training intensity for enhancing the maximal oxygen uptake of distance runners? Empirical research findings, current opinions, physiological rationale and practical recommendations. Sports Medicine 36: 117-132, 2006.
88. Morrow JR, Jr. and Hosler WW. Strength comparisons in untrained men and trained women athletes. Medicine & Science in Sports & Exercise 13: 194-197, 1981.

89. Noakes TD. Implications of exercise testing for prediction of athletic performance: a contemporary perspective. Medicine & Science in Sports & Exercise 20: 319-330, 1988.
90. Noakes TD, Myburgh KH, and Schall R. Peak treadmill running velocity during the V̇O2 max test predicts running performance. Journal of Sports Sciences 8: 35-45, 1990.
91. Passiakos, SM, McLellan TM, and Lieberman HR. The effects of protein supplements on muscle mass, strength, and aerobic and anaerobic power in healthy adults: a systematic review. 45: 111-131, 2015.
92. Peterson MD, Rhea MR, and Alvar BA. Applications of the dose-response for muscular strength development: a review of meta-analytic efficacy and reliability for designing training prescription. Journal of Strength and Conditioning Research 19: 950-958, 2005.
93. Phillips S. Dietary protein requirements and adaptive advantages in athletes. British Journal of Nutrition 108: S158-S167, 2012.
94. Proske U and Allen TJ. Damage to skeletal muscle from eccentric exercise. Exercise and Sport Sciences Reviews 33: 98-104, 2005.
95. Powers SK, Dodd S, and Garner R. Precision of ventilatory and gas exchange alterations as a predictor of the anaerobic threshold. European Journal of Applied Physiology and Occupational Physiology 52: 173-177, 1984.
96. Rankinen T, Bray MS, Hagberg JM, Perusse L, Roth SM, Wolfarth B, et al. The human gene map for performance and health-related fitness phenotypes: the 2005 update. Medicine & Science in Sports & Exercise 38: 1863-1888, 2006.
97. Rhea MR and Alderman BL. A meta-analysis of periodized versus nonperiodized strength and power training programs. Research Quarterly for Exercise & Sport 75: 413-422, 2004.
98. Sale DG, Jacobs I, MacDougall JD, and Garner S. Comparison of two regimens of concurrent strength and endurance training. Medicine & Science in Sports & Exercise 22: 348-356, 1990.
99. Saltin B, Blomqvist G, Mitchell JH, Johnson RL, Jr., Wildenthal K, and Chapman CB. Response to exercise after bed rest and after training. Circulation 38: VII 1-78, 1968.
100. Schoenfeld B. Potential mechanisms for a role of metabolic stress in hypertrophic adaptations to resistance training. Sports Medicine 43: 179-194, 2013.
101. Scott BK and Houmard JA. Peak running velocity is highly related to distance running performance. International Journal of Sports Medicine 15: 504-507, 1994.
102. Seiler S. What is best practice for training intensity and duration distribution in endurance athletes? International Journal of Sports Physiology and Performance 5: 276-291, 2010.
103. Staron RS, Malicky ES, Leonardi MJ, Falkel JE, Hagerman FC, and Dudley GA. Muscle hypertrophy and fast fiber type conversions in heavy resistancetrained women. European Journal of Applied Physiology and Occupational Physiology 60: 71-79, 1990.
104. Tanaka K, Matsuura Y, Kumagai S, Matsuzaka A, Hirakoba K, and Asano K. Relationships of anaerobic threshold and onset of blood lactate accumulation with endurance performance. European Journal of Applied Physiology and Occupational Physiology 52: 51-56, 1983.
105. Vellers H, Verhein K, Burkholder A, Lee J, Kim Y, Lightfoot T, et al. Association between mitochondrial DNA sequence variants and trainability. Medicine and Science in Sports and Exercise 52: 2303-2309, 2011.
106. Vogt M and Hoppeler H. Is hypoxia training good for muscles and exercise performance? Progress in Cardiovascular Diseases 52: 525-533, 2010.
107. Wasserman K, Whipp BJ, Koyl SN, and Beaver WL. Anaerobic threshold and respiratory gas exchange during exercise. Journal of Applied Physiology 35: 236-243, 1973.
108. Wehrlin JP, Zuest P, Hallen J, and Marti B. Live high-train low for 24 days increases hemoglobin mass and red cell volume in elite endurance athletes. Journal of Applied Physiology 100: 1938-1945, 2006.
109. Weltman A, Snead D, Stein P, Seip R, Schurrer R, Rutt R, and Weltman J. Reliability and validity of a continuous incremental treadmill protocol for the determination of lactate threshold, fixed blood lactate concentrations, and V̇O2 max. International Journal of Sports Medicine 11: 26-32, 1990.
110. Wilson JM, Marin PJ, Rhea MR, Wilson SM, Loenneke JP, and Anderson JC. Concurrent training: a meta-analysis examining interference of aerobic and resistance exercises. Journal of Strength and Conditioning Research 26: 2293-2307, 2012.
111. Wilmore JH. Alterations in strength, body composition and anthropometric measurements consequent to a 10-week weight training program. Medicine & Science in Sports 6: 133-138, 1974.
112. Wyatt F, Donaldson A, and Brown E. The overtraining syndrome: a meta-analytic review. Journal of Exercise Physiology 16:12-23, 2013.

21

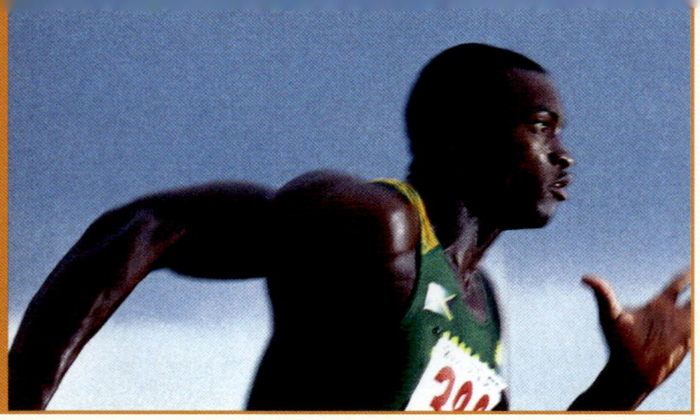

Digital Vision/Getty Images

Treinamento para mulheres atletas, crianças, populações especiais e atletas masters

Objetivos

Ao estudar este capítulo, você deverá ser capaz de:

1. Descrever a incidência de amenorreia em mulheres atletas *versus* população geral.
2. Listar os fatores que, segundo se acredita, contribuem para a "amenorreia das atletas".
3. Discutir as recomendações gerais para o treinamento durante a menstruação.
4. Listar as orientações gerais para o exercício durante a gravidez.
5. Definir a expressão tríade da mulher atleta.
6. Discutir a possibilidade de que o exercício crônico representa perigo para (1) o sistema cardiopulmonar ou (2) o sistema musculoesquelético das crianças.
7. Listar as condições que poderiam limitar a participação de pessoas com diabetes tipo 1 em um programa de treinamento vigoroso.
8. Explicar o raciocínio para a seleção de um lugar para a injeção de insulina para pessoas com diabetes tipo 1 antes de uma sessão de treinamento.
9. Listar as precauções que pessoas com asma devem tomar durante uma sessão de treinamento.
10. Discutir a questão: "A prática de exercícios físicos promove convulsões em pessoas com epilepsia?"
11. Ilustrar, por meio de gráfico, as mudanças na massa muscular e na força muscular que ocorrem com o envelhecimento.
12. Discutir os fatores relacionados ao envelhecimento que contribuem para as mudanças na massa muscular e na força muscular.
13. Discutir o impacto do envelhecimento no $\dot{V}O_{2máx}$ em homens e mulheres.
14. Delinear o(s) fator(es) responsável(is) para o declínio no desempenho de resistência relacionado(s) ao envelhecimento.

Conteúdo

Fatores importantes para mulheres envolvidas em treinamento vigoroso 557
- Exercício físico e distúrbios menstruais 557
- Treinamento e menstruação 558
- A mulher atleta e os distúrbios alimentares 558
- Distúrbios alimentares: considerações finais 561
- Distúrbios dos minerais ósseos e a atleta 561
- Exercício durante a gravidez 563
- Risco de lesão de joelho em mulheres atletas 566

Condicionamento esportivo para crianças 567
- Treinamento e o sistema cardiopulmonar 567
- Treinamento e o sistema musculoesquelético 567
- Progresso na ciência do exercício pediátrico 569

Treinamento competitivo para pessoas com diabetes 569

Treinamento para pessoas com asma 571

Epilepsia e treinamento físico 571
- A prática de exercícios físicos causa convulsões? 571
- Risco de lesão decorrente de convulsões 572

Desempenho físico e treinamento para atletas masters 572
- Alterações na força muscular relacionadas ao envelhecimento 572
- Envelhecimento e desempenho de resistência 573
- Diretrizes de treinamento para atletas masters 575
- A prática de exercícios físicos ao longo da vida beneficia o processo de envelhecimento 575

Palavras-chave

amenorreia
anorexia nervosa
bulimia
cartilagem articular
dismenorreia
epilepsia
placa de crescimento (placa epifisária)
sarcopenia
tríade da mulher atleta

Certamente, os princípios fisiológicos gerais do treinamento físico com o objetivo de melhorar o desempenho se aplicam a qualquer pessoa interessada em melhorar o desempenho atlético (ver Cap. 20). No entanto, ao planejar programas de treinamento para fins de competição para populações especiais, vários aspectos específicos exigem consideração individual. Por exemplo, há preocupações especiais sobre o treinamento especial tanto para a atleta como para crianças. Do mesmo modo, existem orientações específicas para o treinamento de pessoas com diabetes, asma e epilepsia. Finalmente, um número cada vez maior de atletas masters está competindo em eventos de resistência. De que maneira o envelhecimento influencia sua capacidade e habilidade fisiológica no treinamento? Este capítulo trata de cada um desses problemas; e inicia a discussão com o tópico do treinamento físico para a atleta.

Fatores importantes para mulheres envolvidas em treinamento vigoroso

O envolvimento de mulheres em esportes de competição aumentou de forma significativa ao longo das últimas décadas. Anteriormente, muitas das decisões relativas à participação de mulheres nos esportes e programas de exercício eram tomadas com base em informações fisiológicas limitadas ou inexistentes. Até recentemente, era escassa a pesquisa relacionada a mulheres e exercício. Embora muitas dúvidas concernentes à atleta ainda estejam aguardando resposta, pesquisas indicam que não há razão para limitar a atleta saudável em sua participação ativa em esportes de resistência ou de potência.[14,82] Na verdade, as respostas gerais das mulheres ao exercício e ao treinamento são essencialmente iguais às descritas para os homens,[82] com a exceção da termorregulação do exercício, que fica moderadamente comprometida em mulheres atletas durante a fase lútea do ciclo menstrual.[97]

O fato de que homens e mulheres respondem ao treinamento físico de maneira parecida é lógico, visto que os mecanismos celulares que regulam a maioria das respostas fisiológicas e bioquímicas ao exercício são idênticos para os dois sexos. No entanto, há várias preocupações específicas para a participação da mulher no treinamento vigoroso. Nesta seção, serão discutidos quatro tópicos essenciais relacionados à mulher atleta: (1) exercício e ciclo menstrual, (2) distúrbios alimentares, (3) distúrbios dos minerais ósseos e (4) exercício durante a gravidez.

Exercício e distúrbios menstruais

Ao longo dos últimos anos, tem sido publicado um número cada vez maior de relatos concernentes à influência do treinamento físico intenso na duração do ciclo menstrual.[26] De fato, na literatura podem ser encontrados numerosos relatos de mulheres atletas com "amenorreia das atletas". O termo **amenorreia** é definido como a ausência ou a cessação da menstruação.

A incidência de amenorreia das atletas varia muito entre as diferentes modalidades de esporte. Por exemplo, a incidência de amenorreia na população geral é de aproximadamente 3%, enquanto a taxa de amenorreia varia de 12 a 69% nas atletas.[2,24,27,56] A maior incidência de amenorreia (p. ex., 50 a 60%) ocorre em esportes que exigem baixa porcentagem de gordura corporal para alcançar sucesso competitivo, como corrida a distância ou balé.[108]

O que causa a disfunção do ciclo menstrual nas atletas? Em geral, a amenorreia é causada por interrupções nos processos normais de sinalização entre o hipotálamo e a hipófise. A(s) causa(s) específica(s) desses processos de sinalização interrompidos nas atletas pode(m) variar entre os indivíduos, mas pode(m) ser devida(s) a vários fatores, incluindo treinamento excessivo, estresse psicológico e baixa disponibilidade energética em decorrência de elevado consumo energético e/ou restrição na ingestão de nutrientes.[56,90,108] Embora alguns estudos tenham ligado o baixo porcentual de gordura corporal à amenorreia das atletas, as evidências não apoiam completamente apenas esse fator como a principal causa da doença.[108] Independentemente do que provoca amenorreia nas atletas, o risco de desenvolvê-la aumenta em função da quantidade total de treinamento.[23,53] A Figura 21.1 ilustra esse ponto. Com o aumento progressivo da distância do treinamento semanal, a incidência da amenorreia das atletas aumenta na proporção do aumento da tensão de treinamento. Esse achado pode ser interpretado de modo a significar que uma quantidade excessiva de treinamento influencia, direta ou indiretamente, a incidência de amenorreia.

Há pelo menos três maneiras em que o treinamento pode influenciar na função reprodutiva normal. Primeiramente, o exercício altera as concentrações sanguíneas de numerosos hormônios,[4,44,45] o que pode resultar em uma modificação do *feedback* para o hipotálamo (ver Cap. 5). Por sua vez, isso pode influenciar a liberação dos hormônios reprodutivos femininos e, assim, modificar o ciclo menstrual. Uma segunda possibilidade é que uma elevada quilometragem de treinamento pode resultar em aumento do estresse psicológico. O estresse psicológico pode desarranjar o ciclo menstrual pelo aumento dos níveis sanguíneos das catecolaminas ou dos opiáceos endógenos, que desempenham um papel na regulação do sistema reprodutor. Finalmente, o treinamento de exercício prolongado e intenso pode resultar em baixa disponibilidade de energia, que é o principal fator de risco para o desenvolvimento de amenorreia das atletas.[90] A disponibilidade de energia é definida como a captação de ener-

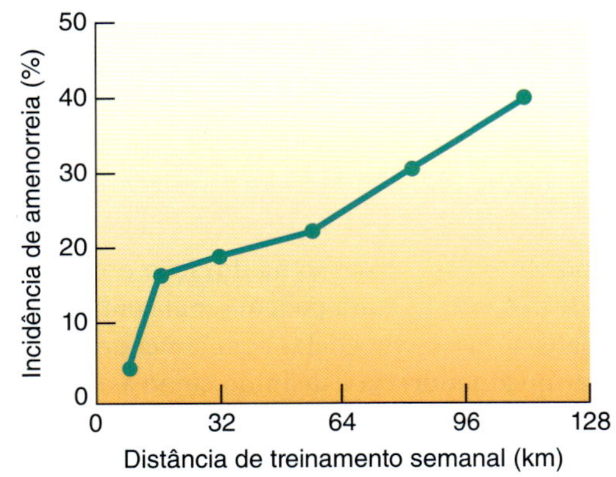

Figura 21.1 Relação entre distância de treinamento e incidência de amenorreia. Observa-se que, à medida que a distância de treinamento aumenta, ocorre um aumento direto na incidência de amenorreia.

gia da dieta menos o gasto energético por exercício. Acontece que os níveis elevados de gasto energético por exercício sem a adequada captação energética da dieta resultariam em menor disponibilidade energética nas células, o que pode prejudicar os processos de sinalização reprodutivos normais e ocasionar a amenorreia.[90] Para uma revisão do sistema reprodutor e do exercício em mulheres, consultar Orio et al. (2013) nas "Sugestões de leitura". Para uma discussão sobre disfunção menstrual associada à tríade da mulher atleta, ver o quadro "Uma visão mais detalhada 21.1".

Treinamento e menstruação

Nos últimos anos, o tópico de treinamento e menstruação em mulheres atletas competitivas e nas praticantes de exercícios físicos recreativos vem recebendo atenção significativa. Em relação às populações atléticas, a opinião de consenso entre os médicos é que existem poucas razões para a mulher atleta saudável evitar o treinamento ou a competição durante a menstruação.[60] Na verdade, já ocorreram desempenhos excepcionais e foram batidos recordes mundiais durante todas as fases do ciclo menstrual.[37] Portanto, não é recomendável que a atleta altere seu treinamento ou esquema para competição por causa da menstruação. No entanto, tem sido mais difícil chegar a um consenso científico para mulheres praticantes de exercícios físicos recreativos. Recentemente, uma revisão sistemática concluiu que é cientificamente plausível que as adaptações ao exercício sejam influenciadas pelas alterações hormonais que ocorrem ao longo do ciclo menstrual. Mas uma compreensão completa das ligações hormonais entre o ciclo menstrual e os resultados do exercício tem sido complicada pelas abordagens científicas variadas utilizadas neste campo.[35] Em vista disso, é importante que aumentem os esforços de pesquisa envolvendo maior atenção aos níveis dos hormônios sexuais para que se possa determinar como as adaptações ao treinamento são potencialmente influenciadas por mudanças hormonais ao longo do ciclo menstrual (ver "Foco de pesquisa 21.1").

A dismenorreia (menstruação dolorosa) pode ser problemática em mulheres atletas, porque sua incidência é mais elevada em populações atléticas, em comparação com grupos não atléticos. Desconhece-se a explicação para essa observação, mas é possível que as prostaglandinas (um tipo de ácido graxo de ocorrência natural) sejam responsáveis pela dismenorreia tanto em atletas como em não atletas. A liberação de prostaglandinas começa imediatamente antes do início do fluxo menstrual, podendo se prolongar por 2 a 3 dias após o início do fluxo. Essas prostaglandinas fazem com que o músculo liso uterino se contraia, o que, por sua vez, causa isquemia (redução do fluxo sanguíneo) e dor.[36,60]

Embora atletas que sofrem de dismenorreia possam continuar a treinar, frequentemente isso se torna difícil, porque a atividade física pode aumentar o desconforto. Atletas com dismenorreia grave devem consultar o médico para tratamento.[60] Com frequência, a dor da dismenorreia pode ser tratada com medicações de venda sem prescrição, que podem ser tomadas sem que haja interrupção dos esquemas de treinamento.

A mulher atleta e os distúrbios alimentares

Transtornos alimentares são doenças que causam perturbações graves nos comportamentos alimentares. Nos Estados Unidos, estima-se que mais de 10 milhões de mulheres e 1 milhão de homens sofrerão de algum transtorno alimentar clinicamente significativo ao longo da vida. Na realidade, a baixa aceitação social percebida de indivíduos com elevado percentual de gordura corporal e a ênfase em se ter um corpo "perfeito" aumentaram a incidência de distúrbios alimentares.[77] Dois dos distúrbios alimentares mais comuns, que afetam tanto atletas homens como mulheres, são a anorexia nervosa e a bulimia.[110] Comumente, a idade de surgimento da anorexia nervosa e também da bulimia gira em torno dos 18 anos.[63] Por causa da ocorrência relativamente elevada desses distúrbios alimentares em mulheres atletas, serão discutidos os sintomas e as consequências para a saúde desses comportamentos alimentares anormais.

Anorexia nervosa. A anorexia nervosa é um distúrbio alimentar, sem relação com qualquer doença física específica. O resultado final da anorexia nervosa extrema é um estado de inanição em que o indivíduo se torna muito magro em decorrência de sua recusa em se alimentar. Ainda não foi esclarecida a causa psicológica da anorexia nervosa, mas parece haver ligação com um medo infundado de engordar, o qual pode estar relacionado a pressões familiares ou da sociedade em favor do emagrecimento.[32] Parece que indivíduos com a maior probabilidade de sofrer anorexia nervosa são mulheres jovens da classe média-alta e extremamente autocríticas. Estima-se que a incidência de anorexia nos Estados Unidos seja de aproximadamente 1 em cada 100 adolescentes.[54,104]

O anoréxico pode lançar mão de uma série de técnicas para permanecer magro, inclusive inanição, exercício e laxantes.[54,110] Os efeitos da anorexia são: perda excessiva de peso, cessação da menstruação e, em casos extremos, morte. Considerando que a anorexia é um distúrbio mental e físico

Foco de pesquisa 21.1

O ciclo menstrual pode influenciar o desempenho nos exercícios físicos e as adaptações ao treinamento?

Alguns pesquisadores suspeitam que, na população de mulheres em idade reprodutiva, as adaptações ao treinamento físico podem ser afetadas pelo ciclo menstrual. Diante disso, os cientistas procuraram entender melhor as diferentes fases do ciclo menstrual. Na verdade, os eventos fisiológicos fundamentais do ciclo menstrual já estão devidamente caracterizados e são apresentados na **Figura 21.2**. Durante a fase folicular, o óvulo em maturação (i.e, folículo) se desenvolve, introduzido na fase ovulatória graças a picos nos

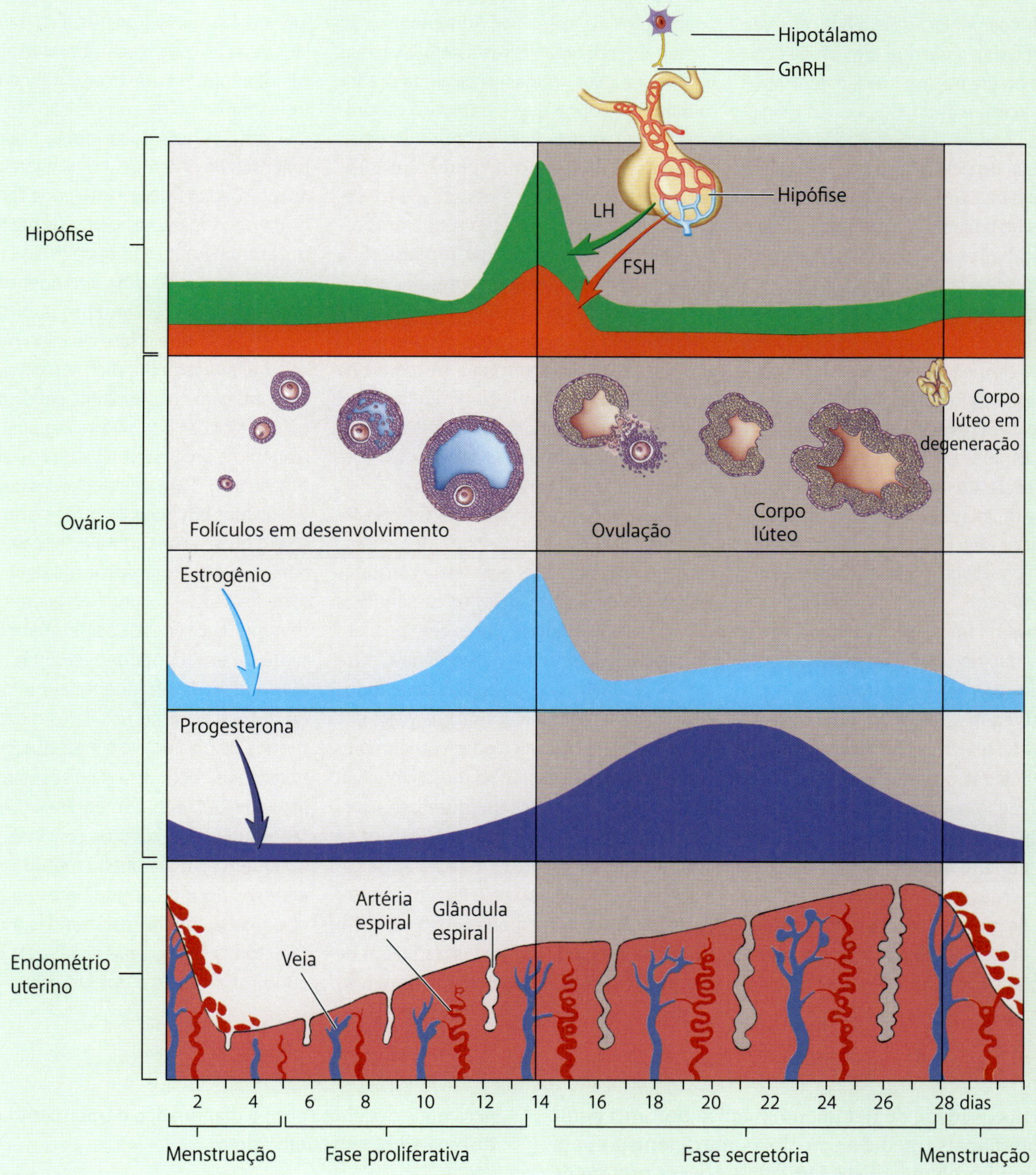

Figura 21.2 Controle hormonal do ciclo menstrual. O ciclo menstrual se caracteriza por uma fase folicular que resulta na ovulação, seguida pela fase lútea, na qual há possibilidade de fertilização. A alteração dos níveis hormonais de LH, FSH, estrogênio e progesterona ajuda a promover a maturação do folículo, a ovulação e as mudanças cíclicas no endométrio. Muitos cientistas suspeitam que as mudanças mensais que ocorrem nesses níveis hormonais podem influenciar as adaptações aos exercícios físicos.

hormônios LH, FSH e estrogênio. A fase lútea vem em seguida, e é durante esse período de fertilidade reprodutiva que são observados níveis sanguíneos elevados de progesterona e um bom desenvolvimento do revestimento endometrial uterino. Os cientistas ainda não descobriram completamente como essas fases do ciclo menstrual de 28 dias e as flutuações hormonais associadas afetam as adaptações aos exercícios físicos.

Porém, nos últimos anos tem-se chegado a uma fundamentação científica cada vez mais robusta, sugerindo que, em comparação com o que ocorre na fase lútea, o desempenho no exercício e as adaptações ao treinamento físico podem ser melhorados durante a fase folicular do ciclo menstrual. No entanto, os avanços derivados dessa importante pesquisa têm sido prejudicados pelo fato de que, durante décadas, os pesquisadores frequentemente evitavam a inclusão de mulheres pelo temor de que variações cíclicas nos hormônios reprodutivos confundissem os resultados do estudo. Felizmente, a evidente necessidade da representação feminina em estudos de pesquisa foi finalmente reconhecida pelo governo dos Estados Unidos, e, em 1993, a Lei de Revitalização do NIH tornou obrigatória a inclusão de mulheres em estudos de pesquisa financiados pelo governo federal daquele país. (Ver "Foco de pesquisa 21.2", *Sexo como variável biológica*).

Com base no número crescente de pesquisas na área, revisões da literatura pertinente a estudos em seres humanos e em animais sugerem que o $\dot{V}O_{2máx}$ e o desempenho nos testes cronometrados são, ambos, beneficiados durante a fase folicular, em comparação com o que ocorre na fase lútea. Esses achados podem ser explicados, em parte, por alterações no manuseio dos macronutrientes, pois observam-se maior produção de glicose hepática, mais disponibilidade de ácidos graxos livres e aceleração do metabolismo durante a fase folicular do ciclo menstrual.[92] Outros estudos sugerem que os ganhos no treinamento de força, incluindo a produção de força máxima, são mais expressivos durante a fase folicular *versus* fase lútea.[105] Além disso, a renovação proteica parece ser maior durante a fase lútea, o que sugere uma mudança relativa no sentido do catabolismo na última parte do ciclo menstrual.[93]

Que fator na fase folicular do ciclo menstrual pode beneficiar o desempenho e/ou as adaptações ao exercício? Atualmente, não contamos com uma resposta definitiva, mas uma teoria mais antiga – mas ainda predominante – propõe que a mudança na proporção entre estrogênio e progesterona ao longo do ciclo menstrual pode representar parte da resposta. A esse respeito, estudos preliminares sugeriram que proporções elevadas de estrogênio/progesterona estão associadas a melhores desempenhos no exercício.[92] Outro fator potencialmente contribuitivo é a observação de que os níveis basais de testosterona e testosterona livre, embora não sejam o hormônio sexual habitualmente associado às mulheres, ficam mais elevados na fase folicular em mulheres eumenorreicas não treinadas.[105]

Porém, todos os atuais achados consistem em conclusões provisórias, dependentes de novas pesquisas para a sua constatação ou refutação. Há várias razões científicas para essas advertências, por exemplo, o fato de que nem sempre há concordância entre alguns resultados de pesquisas de estudos com animais e com seres humanos. Além disso, os ciclos menstruais podem variar muito entre mulheres e mesmo na mesma mulher, tendo sido tarefa difícil reproduzir descobertas como essas.[92] Por outro lado, devem-se levar em consideração a interação entre estrogênio e progesterona e o quadro alimentar (p. ex., estar alimentada *versus* estar em jejum) na interpretação desses resultados de pesquisa. Especificamente, esses fatores hormonais e dietéticos podem alterar o desempenho no exercício por meio da estimulação da produção de glicose pelo fígado, da renovação de proteínas, da disponibilidade de ácidos graxos livres e do metabolismo de ácidos graxos, o que pode complicar as conclusões gerais, ao serem comparadas investigações com diferentes protocolos de alimentação e de exercícios físicos.[92] Além disso, visto que a maioria das participantes colabora com pesquisas envolvendo exercícios físicos em jejum ou em semijejum, justifica-se especular que as investigações laboratoriais podem ser diferentes do que ocorre nos cenários de treinamento ou de competição.[92]

Como consideração final, nossa compreensão do desempenho no exercício e das adaptações ao treinamento pode ser influenciada pelas maneiras como os pesquisadores examinam o ciclo menstrual. Com base nos resultados de uma abrangente revisão da literatura recentemente publicada, recomenda-se que a fase do ciclo menstrual seja quantificada por um método de contagem baseado no calendário, em combinação com avaliações dos níveis sanguíneos de estrogênio e progesterona e dos níveis urinários de LH.[35] Para aqueles profissionais não envolvidos em pesquisas, mas com interesse em publicações sobre este tópico, a confiança na literatura publicada deve ser avaliada levando em conta as recomendações metodológicas descritas. Também é importante ter em mente que os ciclos reprodutivos individuais frequentemente divergem do que está escrito nos livros didáticos em termos de dias do ciclo e de concentrações hormonais. Além disso, a discussão atual se limita às mulheres eumenorreicas em idade reprodutiva, e talvez suas conclusões não se apliquem às usuárias de métodos contraceptivos hormonais, mulheres na pós-menopausa e aquelas submetidas à pan-histerectomia (i.e, que passaram pela remoção cirúrgica do útero e dos ovários).

grave, há necessidade de tratamento médico por uma equipe de profissionais (médico, psicólogo, nutricionista) para a correção do problema. O tratamento talvez se prolongue por anos de aconselhamento psicológico e orientação nutricional. O primeiro passo na busca do tratamento profissional para a anorexia nervosa é o reconhecimento da existência do problema. A Figura 21.3 ilustra os sintomas comuns da anorexia. Ver Joy et al. (2016) nas "Sugestões de leitura" para mais detalhes sobre o diagnóstico e tratamento dos distúrbios alimentares em atletas.

Bulimia. A bulimia (também denominada bulimia nervosa) consiste na ingestão excessiva de alimentos (i.e., compulsão alimentar), seguida por vômito (i.e., purga).[83] O bulímico ingere repetidamente grandes quantidades de alimentos e, em seguida, se força a vomitar, para que não ocorra ga-

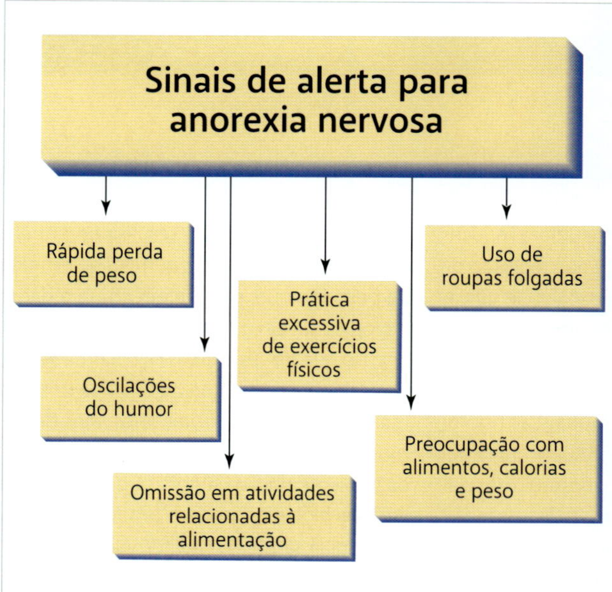

Figura 21.3 Sinais de alerta para anorexia nervosa.

nho de peso. A bulimia pode resultar em lesões aos dentes e ao esôfago, em razão do vômito de ácidos gástricos. Como a anorexia nervosa, a bulimia é mais comum em mulheres atletas, tem origem psicológica e, quando diagnosticada, deve receber tratamento profissional. Estima-se que a incidência de bulimia em mulheres norte-americanas entre 13 e 20 anos de idade seja de aproximadamente 1 a 3%.[104]

Em sua maioria, os bulímicos têm aparência e peso normais. Mesmo quando seus corpos são magros, pode ocorrer protrusão do abdome, em decorrência do estiramento causado pelas frequentes compulsões alimentares. Os sintomas comuns da bulimia são mostrados na Figura 21.4.

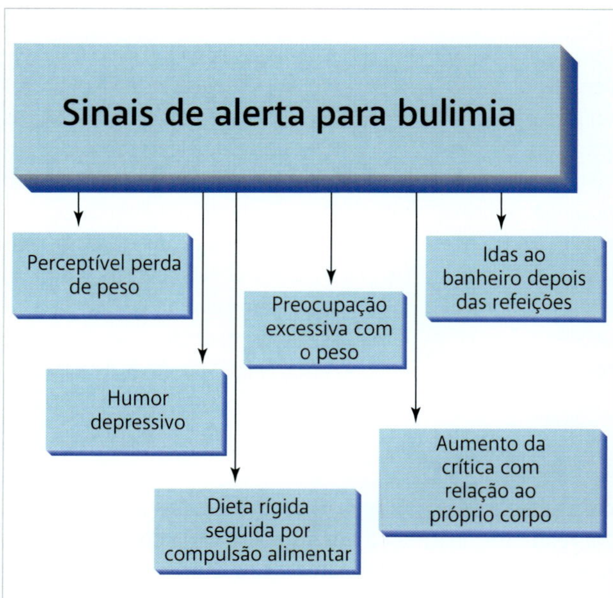

Figura 21.4 Sinais de alerta para bulimia.

Distúrbios alimentares: considerações finais

Os distúrbios alimentares continuam a ser um problema em mulheres atletas. Os esportes com a mais alta incidência de distúrbios alimentares são: corrida de longa distância, natação, mergulho, patinação artística, ginástica, fisiculturismo e balé. Embora a manutenção de uma composição corporal ideal para competição seja importante para alcançar êxito esportivo, os distúrbios alimentares não são um meio apropriado para a perda de peso. Portanto, é preciso que treinadores, atletas e técnicos identifiquem os sinais de alerta de um distúrbio alimentar e estejam preparados para ajudar o atleta na obtenção da ajuda apropriada.

Embora o foco deste capítulo recaia nos distúrbios alimentares em mulheres atletas, é importante ressaltar que esses distúrbios também são comuns em mulheres não atletas. Curiosamente, tem sido sugerida a prática do exercício para mulheres não atletas como intervenção válida para o tratamento dos distúrbios alimentares.[27] De fato, estudos recentemente publicados indicam que a prática regular do exercício pode melhorar os resultados biológicos e sociais em muitas mulheres com distúrbios alimentares, desde que sua condição não envolva volumes compulsivos de exercícios físicos. Os achados de uma metanálise recente sobre exercícios físicos no tratamento de indivíduos com transtornos alimentares oferecem uma série de orientações baseadas em evidências para as abordagens terapêuticas. Essas recomendações são:[27]

- Estabelecer um contrato por escrito contendo regras, expectativas e contingências, à medida que ocorrem avanços em direção às metas do programa de exercícios.
- O aconselhamento psicoeducacional sobre o tópico de exercício e saúde deve ser realizado sob a orientação de um profissional credenciado.
- Deve-se enfatizar o reforço positivo, para que sejam alcançados os objetivos dos exercícios, de saúde e do tratamento de distúrbios alimentares.
- Começar com uma prescrição de exercícios físicos individualizada que penda para o lado conservador no que diz respeito à intensidade e ao volume dos exercícios físicos.
- Os programas de tratamento estratégico devem levar em conta a interface entre exercícios físicos e nutrição.
- Deve ser prevista a realização de reuniões "de balanço" para avaliar o sucesso da prática do exercício e do programa geral de tratamento.

Distúrbios dos minerais ósseos e a mulher atleta

É cada vez mais preocupante a perda do conteúdo de minerais ósseos (osteoporose) na mulher atleta. Em geral, são duas as causas principais de perda óssea na atleta:[1,40]

1. Deficiência de estrogênio causada por amenorreia.
2. Ingestão inadequada de cálcio, em decorrência de distúrbios alimentares.

Foco de pesquisa 21.2

Sexo como variável biológica

Ao longo do século XX e no século XXI, a pesquisa biomédica avançou nossa compreensão de como o corpo funciona na saúde e na doença. Em diversos campos das ciências biomédicas, foram realizadas investigações em estudos pré-clínicos com animais, estudos clínicos com seres humanos e investigações de órgãos isolados, células e até mesmo de organelas subcelulares (p. ex., mitocôndrias isoladas). Esses subcampos científicos sobrepostos constituem as áreas de fisiologia, fisiologia do exercício e ciências do esporte. Embora o mundo tenha sido aquinhoado com imenso progresso graças às informações geradas pelo coletivo científico, tornou-se evidente que os achados baseados em indivíduos de determinado sexo foram amplamente extrapolados para ambos os sexos, independentemente de haver, ou não, justificativa para essa abordagem. Diante das evidentes diferenças biológicas entre pessoas nascidas de sexo feminino e masculino, a ciência tem se atualizado na esperança de melhor definir sexo como uma variável biológica.

Para começar essa discussão sobre sexo como variável biológica, é importante esclarecer que sexo e gênero são termos nitidamente diferentes. Sexo se refere a uma classificação baseada em atributos cromossômicos que envolvem os órgãos reprodutivos e suas funções correlatas. Por outro lado, gênero refere-se à autorrepresentação de uma pessoa como feminina, masculina ou situada em um espectro de construções de identidade não binárias.[73] Essa discussão se concentra na necessidade de examinar o papel biológico do sexo como uma variável importante em todos os tópicos de pesquisa em saúde, inclusive os resultados relacionados ao exercício físico.

Transcorrido mais de um século em que o enfoque recaiu principalmente em resultados centrados no homem, a abordagem do sexo como variável biológica tem se constituído em uma tarefa assustadora. A justificativa apresentada para a não inclusão de ambos os sexos em investigações científicas envolvia os custos obrigatoriamente necessários para o estudo de indivíduos dos sexos feminino e masculino, além dos esforços necessários para lidar com mudanças fisiológicas passíveis de serem influenciadas por funções reprodutivas (i.e., hormônios relacionados ao ciclo menstrual). No entanto, nos Estados Unidos, a Lei de Revitalização do NIH de 1993 foi pioneira, por exigir a inclusão de mulheres em estudos de pesquisa financiados pelo governo federal. Embora esse ato legal tenha resultado em uma representação mais proporcional dos sexos nas pesquisas clínicas financiadas pelo NIH, não houve um impacto direto nos locais de pesquisa, onde ocorrem muitas das descobertas "mecanicistas" (celulares e subcelulares). Em resposta, em 2014 foi elaborada a política de *Sexo como Variável Biológica*, instituída em 2016. Essa política determina que as pesquisas pré-clínicas financiadas pelo NIH, envolvendo sobretudo investigações de pesquisa baseadas em animais e em células, levem em conta a influência biológica do sexo.[95] Dessa forma, atualmente os cientistas envolvidos em pesquisas clínicas e pré-clínicas são obrigados a incluir participantes dos sexos feminino e masculino em suas investigações; além disso, devem fornecer resultados específicos para cada sexo em seus artigos publicados. Ocasionalmente, podem ser permitidas investigações com envolvimento de apenas um sexo (p. ex., apenas homens), mas é preciso que a necessidade científica dessa pesquisa seja totalmente justificada e a pesquisa somente terá prosseguimento depois de ter sido aprovada por um painel de cientistas pares.

O que aprendemos desde a instituição da política do *Sexo como variável biológica*? Felizmente, essas políticas resultaram em um aumento exponencial no número de estudos de pesquisa que levaram em conta o papel biológico do sexo nos resultados dos estudos. No que diz respeito às ciências da saúde, ficou demonstrado que alguns agentes farmacológicos, desenvolvidos nos anos de estudos centrados apenas nos homens e antes da implementação da política do *Sexo como variável biológica*, podem produzir eventos adversos à saúde da mulher. Além disso, ficou constatado que, quando as investigações pré-clínicas levam em conta a possibilidade de diferenças dependentes do sexo, podem ser obtidas economias significativas nos custos quando da realização das investigações clínicas subsequentes. Outra descoberta importante, embora simples, foi a documentação relacionada a casos em que *inexistem* diferenças entre os sexos em termos de resultados de estudo.[73]

De que modo a consideração do sexo como variável biológica influenciou as ciências do exercício e do esporte? A resposta para essa pergunta ainda está por ser descoberta. Embora tenhamos abordado sucintamente algumas dessas questões neste capítulo (ver "Foco de pesquisa 21.1"), é importante ter em mente que, nos próximos anos, deveremos testemunhar progressos em parte do nosso conhecimento atual sobre os resultados específicos para mulheres em relação à prática do exercício físico e das intervenções de saúde. Nesse sentido, os leitores atentos da literatura científica devem examinar os resultados das diversas pesquisas publicadas sempre com um olhar crítico, avaliando se a possível influência do sexo foi adequadamente abordada. Para mais informações sobre esse tópico, ver Shansky e Murphy (2021) nas "Sugestões de leitura".

Infelizmente, muitas mulheres atletas sofrem perda óssea causada pela amenorreia e pela ingestão inadequada de cálcio associada a um distúrbio alimentar.[1,40,41] Além disso, essas duas causas básicas para a ocorrência de distúrbios da densidade mineral óssea são fisiologicamente influenciadas por uma série de variáveis intervenientes, como o volume de exercícios físicos, baixo IMC (ou dos índices de composição corporal correlatos) e restrições alimentares autoimpostas. Na realidade, estima-se que uma em cada cinco mulheres que apresentem um dos fatores anteriores provavelmente sofrerá alguma fratura óssea. Lamentavelmente, o fato de ter 3 ou mais dos fatores aumentará em 50% a probabilidade de uma fratura óssea.[11] Embora tenha sido demonstrado que o treinamento físico reduz a taxa de perda óssea decorrente da deficiência de estrogênio e do baixo consumo de cálcio, o exercício não pode reverter por completo esse processo.[1] Assim, a única solução para o problema da perda de minerais ósseos na atleta é corrigir a deficiência de estrogênio e/ou aumentar o consumo de cálcio até níveis normais. Nos dois casos, um médico deve ser consultado para prescrição do tratamento correto para cada atleta (ver "Uma visão mais detalhada 21.1").

Exercício durante a gravidez

Atualmente, há concordância geral de que as mulheres com bom condicionamento físico antes da gravidez podem continuar a praticar exercícios físicos regulares durante sua gestação.[3,13,89] Essa conclusão está delineada nas orientações do American College of Obstetricians and Gynecologists (ACOG). Além disso, as orientações do ACOG indicam que a gravidez não deve ser considerada um estado de confinamento e que mulheres com gestações sem complicações devem ser incentivadas a se envolver em atividades físicas regulares.[8]

O treinamento físico praticado durante a gravidez representa muitos benefícios para a saúde das mães, como a diminuição do ganho excessivo de peso, o menor risco de diabetes gestacional, a menor incidência e gravidade da depressão pós-parto e melhor recuperação geral no pós-parto.[19,34] A Tabela 21.1 oferece uma visão geral dos benefícios preventivos para a saúde que podem ser atribuídos à prática da atividade física durante a gravidez. É importante enfatizar que esses achados estão relacionados à prevenção dos resultados de saúde indesejáveis mais comumente observados durante a gravidez. Considerando que o escopo das pesquisas sobre exercícios físicos e gravidez continua limitado, essas descobertas sugerem resultados típicos em mulheres grávidas que seguem as orientações recomendadas para a atividade física.[38] Vale ressaltar que essas descobertas se limitaram a estudos de pesquisa que monitoraram os resultados de saúde nos casos em que mulheres grávidas simplesmente seguiram as orientações para a prescrição de exercícios do ACSM. Ainda não ficou esclarecido como esses resultados para a saúde podem ser alterados – para melhor ou para pior – pela introdução de regimes de treinamento atlético.

Em que grau de intensidade uma mulher deve se exercitar durante a gravidez? Para mães saudáveis passando por gestações sem complicações, a resposta a essa pergunta tem relação com seu nível de condicionamento físico, idade e IMC. A frequência cardíaca continua sendo uma das melhores formas de avaliar a intensidade do exercício. Nesse tocante, a Tabela 21.2 oferece faixas generalizadas de FC para exercícios físicos de intensidade leve a moderada com base na idade, nível de condicionamento físico e IMC da mãe praticante de exercício físico. As recomendações para a FC são estratificadas para exercícios de intensidade moderada quando o IMC é < 25 e para exercícios de intensidade leve quando o IMC é ≥ 25.[85] Assim como os resultados de saúde descritos nesta seção, essas faixas de frequência cardíaca se destinam a mulheres gestantes aparentemente saudáveis e com gestações descomplicadas e de baixo risco.

Tabela 21.1 Benefícios preventivos para a saúde associados à atividade física durante a gravidez

Resultados de saúde que são evitados ou reduzidos devido à participação em atividades físicas	Força das evidências
Ganho de peso gestacional	fortes
Diabetes gestacional	fortes
Depressão pós-parto	fortes
Pré-eclâmpsia/hipertensão gestacional	limitadas
Ansiedade durante a gravidez	limitadas
Depressão durante a gravidez	limitadas

Fonte: Dipietro, L., K. Evenson, B. Bloodgood, K. Sprow, R. Troiano, K. Piercy et al., Benefits of physical activity during pregnancy and postpartum: an umbrella review. *Medicine and Science in Sports and Exercise* 51: 1292-1302, 2019. Strength of evidence pertains to applicability, generalizability, quantity/consistence, and statistical strength of the findings.

Assim, embora mulheres grávidas possam praticar com segurança exercícios físicos de intensidade baixa a moderada, as mulheres atletas podem manter um programa de treinamento ativo durante a gravidez? A primeira resposta para essa pergunta é sim, apesar de existirem algumas qualificações. Primeiramente, tanto atletas recreativas como atletas de competição com gestações sem complicações podem continuar a treinar durante a gravidez, mas devem monitorizar cuidadosamente sua temperatura corporal durante o exercício, para que não ocorra hipertermia.[8]

Especificamente, as atletas grávidas devem evitar sessões de treinamento de alta intensidade e/ou muito longas,

Tabela 21.2 Faixas de frequência cardíaca durante exercícios físicos para gestantes, estratificadas por idade, nível de condicionamento físico e IMC

IMC, 25 kg/m² Idade (anos)	Nível de condicionamento físico	Faixa de FC com intensidade moderada (bpm)
< 20	–	140-155
20-29	Baixo	129-144
	Ativo	135-150
	Condicionado	145-160
30-39	Baixo	128-144
	Ativo	130-145
	Condicionado	140-156
IMC, ≥ 25 kg/m² Idade (anos)	**Faixa de FC com intensidade leve (batimentos/minuto)**	
20-29	130-145	
30-39	140-156	

Fonte: Mottola, M., M. Davenport, C. Brun, S. Inglis, S. Charlsworth e M. Sopper. VO_2 peak prediction and exercise prescription for pregnant women. *Medicine and Science in Sports and Exercise* 38: 1389-1395, 2006.

Uma visão mais detalhada 21.1

Tríade da mulher atleta

Tríade da mulher atleta – origem e definição. A **tríade da mulher atleta** foi descrita pela primeira vez em 1992 como um problema clínico de ocorrência comum em atletas mulheres. Especificamente, a tríade da mulher atleta é definida como um distúrbio clínico comumente observado em meninas e mulheres fisicamente ativas, com envolvimento de três componentes: (1) amenorreia, (2) distúrbios alimentares e (3) perda mineral óssea.[66] Pesquisas indicam que esses problemas estão inter-relacionados, conforme está ilustrado na Figura 21.5. É geral a crença de que o fator necessário para a manutenção da tríade é a baixa disponibilidade de energia. Na verdade, a baixa disponibilidade de energia é um fator de risco importante para a disfunção menstrual e baixa densidade mineral óssea. A seguir, discutiremos a conexão fisiológica entre baixa disponibilidade de energia e a ocorrência de disfunção menstrual e baixa densidade mineral óssea.

Baixa disponibilidade energética é definida como uma deficiência energética que tem como causa um desequilíbrio entre a ingestão de energia alimentar e o gasto energético diário.[86] Esse desequilíbrio resulta em uma disponibilidade energética inadequada para a manutenção das atividades celulares e da homeostase e para o fornecimento da energia necessária para os músculos esqueléticos envolvidos nas atividades cotidianas e esportivas. A causa da baixa disponibilidade de energia é a ingestão inadequada de energia (i.e., os alimentos) relacionada ou não a distúrbios alimentares. Como já tivemos a oportunidade de discutir, os distúrbios alimentares são doenças causadoras de graves perturbações nos comportamentos alimentares. Porém, atletas que consomem grandes quantidades de energia (i.e., calorias) durante o treinamento podem se ver às voltas de um estado de baixo equilíbrio energético sem, entretanto, sofrer de um distúrbio alimentar. Nessas circunstâncias, o atleta simplesmente não consome uma quantidade de calorias suficiente para atender às suas necessidades energéticas diárias.

Independentemente da causa de sua redução, a baixa disponibilidade energética desempenha um papel causal, tanto nos distúrbios menstruais como na baixa densidade óssea.[10,11,18,66,76,86,101] A disfunção menstrual pode ser causada por vários fatores, por exemplo, níveis hormonais anormais, reservas inadequadas de gordura e a ocorrência de estresse relacionado ao exercício. Nesse sentido, a presença de baixa disponibilidade energética pode alterar os níveis dos hormônios envolvidos na regulação do ciclo menstrual, o que alteraria o padrão normal de liberação do hormônio luteinizante; isso é importante porque esse hormônio desempenha papel fundamental no controle do ciclo menstrual.[86] Se a disponibilidade de energia permanecer baixa durante muito tempo, o ciclo menstrual será temporariamente "desligado" em decorrência de interrupções na sinalização endócrina normal que regula o ciclo.[18,108] Essa disfunção menstrual resultante acarreta uma queda na síntese de estrogênio pelos ovários (ilustrada na Fig. 21.2), e, subsequentemente, os níveis sanguíneos desse hormônio permanecem em níveis cronicamente baixos, deixando de ocorrer os picos normalmente associados à ovulação e à nutrição do revestimento endometrial. Vale a pena enfatizar que as mudanças cíclicas no estrogênio sanguíneo são importantes para que ocorra a promoção do crescimento e da manutenção dos ossos, além da própria reprodução. Por esses motivos, a não ocorrência da produção normal de estrogênio

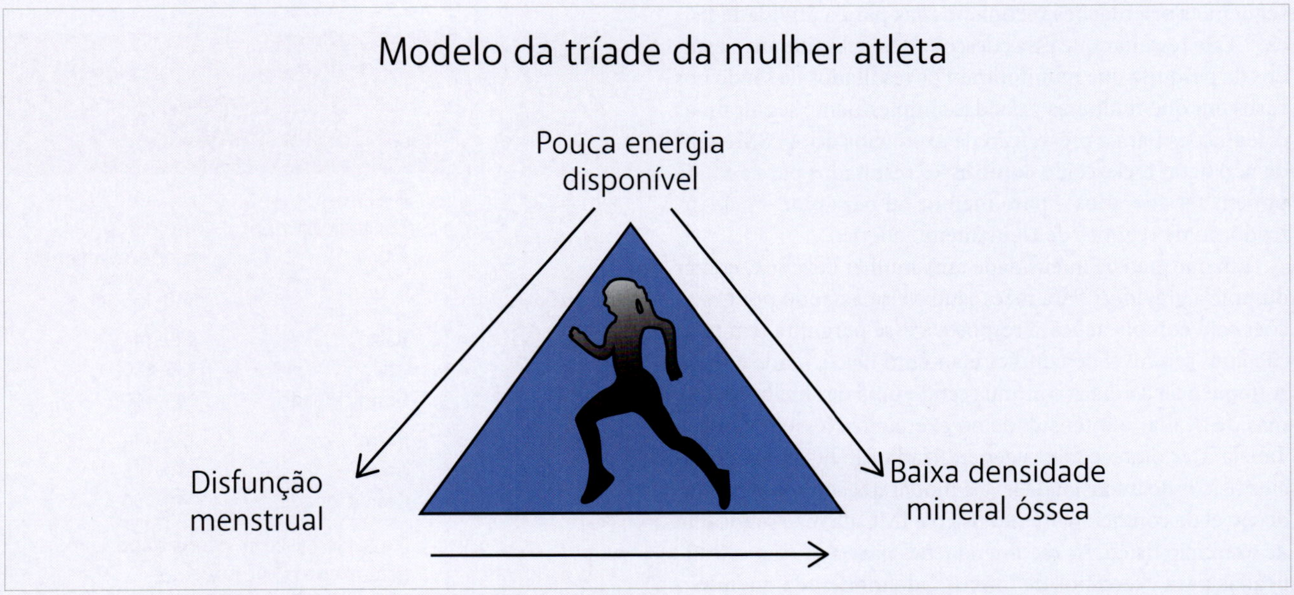

Figura 21.5 Inter-relações entre os três componentes que formam a tríade da mulher atleta. Acredita-se que um desequilíbrio energético, resultante de baixos níveis de energia disponíveis, pode promover problemas menstruais, como a amenorreia. A amenorreia está associada a baixos níveis sanguíneos de estrogênio, o que aumenta o risco de perda de minerais ósseos. Além disso, a diminuição na ingestão energética pode levar a deficiências no consumo de cálcio e de vitamina D, talvez contribuindo também para a perda desses minerais.

durante casos de disfunção menstrual também promove a perda de minerais ósseos, em função da maior reabsorção óssea.[18,108] Além disso, a baixa disponibilidade de energia causa um impacto negativo na densidade óssea, independentemente desses efeitos do estrogênio.[66]

Incidência da tríade da mulher atleta. Estimativas da prevalência da tríade da mulher atleta variam amplamente na literatura. Por exemplo, a prevalência de todos os três componentes da tríade da mulher atleta (ou seja, baixa disponibilidade de energia, amenorreia e perda mineral óssea) varia de 0 a 16% nas diversas populações de mulheres atletas.[56] Não surpreende que a prevalência de todos os três componentes da tríade seja maior nas mulheres envolvidas em esportes que exigem baixa porcentagem de gordura corporal (p. ex., corrida a distância, balé). Além disso, estudos revelaram que 3 a 27% de todas as atletas exibem pelo menos duas das condições da tríade, enquanto até 78% das atletas podem exibir um dos componentes.[56,62]

Consequências negativas para a saúde associadas à tríade da mulher atleta. Para as atletas que se apresentam a um médico com baixa energia disponível, é muito importante haver uma imediata intervenção para evitar a progressão dessa deficiência para problemas clínicos graves, como a amenorreia e a osteoporose (baixo conteúdo mineral ósseo).[66] Na verdade, as evidências indicam que os problemas de saúde associados à tríade da mulher atleta progridem desde uma saúde óssea ideal e de uma função menstrual normal ao longo de um espectro até o surgimento de problemas de saúde subclínicos (i.e., indetectáveis) e de um problema de saúde mais grave e detectável (i.e., osteoporose e disfunção menstrual).[66] A chave para a prevenção desses graves problemas de saúde associados à tríade da mulher atleta é o diagnóstico e tratamento precoces. Para mais detalhes sobre o diagnóstico e tratamento da tríade da mulher atleta, ver Joy et al.[66,67]

Uma proposta recente para substituição do termo tríade da mulher atleta por uma nova terminologia: "deficiência energética relativa no esporte". Evidências crescentes indicam que a causa da tríade da mulher atleta é a baixa ingestão de energia (resultando em baixa disponibilidade de energia); essa deficiência acarreta problemas de saúde, por causa da indisponibilidade da energia necessária para a manutenção da homeostase celular. Portanto, em uma declaração de consenso publicada pelos cientistas que prestam serviços ao Comitê Olímpico Internacional (COI), os autores argumentaram que o distúrbio clínico conhecido como tríade da mulher atleta não se compõe de três entidades, mas que é uma síndrome (i.e., uma combinação de sintomas associados a um processo mórbido) decorrente da baixa disponibilidade de energia. Esses cientistas afirmam que a baixa disponibilidade de energia afeta diversas funções fisiológicas, inclusive a taxa metabólica, a função menstrual, a saúde óssea, a imunidade, a síntese de proteínas celulares e a saúde cardiovascular e psicológica.[86] Além disso, argumentam que a baixa disponibilidade de energia não se limita às atletas; também afeta atletas homens. Em vista disso, os cientistas do COI concluíram pela necessidade de uma nova terminologia para que a síndrome clínica originalmente conhecida como tríade da mulher atleta seja descrita com maior precisão.[86] Nessa nova recomendação, foi proposto que a terminologia "tríade da mulher atleta" seja abandonada e, no futuro, que passemos a nos referir aos problemas associados à tríade da mulher atleta como "deficiência energética relativa nos esportes". Esses autores propõem que o novo termo seja definido como uma função fisiológica prejudicada, com envolvimento da taxa metabólica, função menstrual, saúde óssea, imunidade, síntese de proteínas e saúde cardiovascular como fatores causados pela deficiência energética relativa.[86]

Entretanto, um estudo de Koltun et al., recentemente publicado, comparou um grupo de atletas usando os critérios da tríade da mulher atleta e os critérios usados para definir uma deficiência energética relativa. As atletas foram avaliadas com relação à prontidão para competir e foram classificadas como "totalmente liberadas", "provisoriamente liberadas" ou temporariamente "restringidas" para a competição. As descobertas revelaram que a abordagem pela classificação da tríade da mulher atleta resultou em uma estimativa mais conservadora da prontidão das atletas para a competição. Especificamente, os resultados em seguida ao uso da abordagem pela tríade da mulher atleta resultaram na identificação de maior número de atletas dependentes de uma vigilância mais cuidadosa (+45%) e geraram mais recomendações para a restrição na participação em competições (+3%), em comparação com a abordagem pela deficiência energética relativa.[69] Não se sabe ainda como essas descobertas relacionadas à avaliação dos atletas podem se traduzir em resultados de saúde agudos ou crônicos. Por outro lado, ainda é muito cedo para sabermos se as abordagens pela tríade da mulher atleta ou pela deficiência energética relativa poderão ter maior utilidade quando aplicadas a diferentes grupos de atletas.[107] Dessa forma, os cientistas do exercício e os médicos especialistas em medicina esportiva continuarão a examinar novas evidências, à medida que esses termos forem aplicados a populações atléticas.

que elevem a temperatura corporal central acima de 1,5°C.[8] Nesse tocante, o exercício aquático é uma excelente forma de treinamento para atletas gestantes, pois permite o condicionamento cardiovascular em um meio que facilita uma perda de calor acelerada.

Também é importante que as atletas grávidas mantenham hidratação adequada durante o treinamento, consumindo líquidos em intervalos regulares (p. ex., a cada 15 minutos) durante o exercício. O equilíbrio hídrico pode ser monitorizado pela pesagem antes e depois da sessão física. Qualquer perda de peso corporal se traduz por perda de líquido e deve ser reposta pelo consumo do volume de líquido apropriado (p. ex., 0,5 kg de perda de peso = 500 mL de líquido). Ademais, o gasto energético das sessões de exercício deve ser estimado e contrabalançado pela ingestão energética apropriada.

Finalmente, também é essencial que as atletas gestantes sejam criteriosas ao planejar seus programas de exercício. As atletas devem estar cientes de que pode haver necessidade de reduzir a intensidade e o volume de treinamento à medida que sua gestação avança.[8] Mais importante ainda, é recomendável que todas as mulheres fisicamente ativas sejam periodicamente examinadas por seu médico, que avaliará os efeitos dos programas de exercício no feto em desenvolvimento, a fim de serem realizados os ajustes apropriados em seus programas.[8] Por outro lado, há casos em que não é seguro praticar exercícios físicos durante a gravidez. Os sinais e sintomas indicativos do surgimento de complicações clínicas são: contrações uterinas, sangramento vaginal, perda consistente de um líquido incolor ou cor-de-rosa pela vagina e tontura que ocorre durante o esforço, mas que persiste na fase de recuperação do exercício.[33]

Risco de lesão de joelho em mulheres atletas

As lesões do joelho são comuns em muitos esportes. Embora o risco de lesões do joelho varie entre os esportes, estudos revelam que, em comparação com os homens, as atletas pós-puberdade apresentam risco 3,5 vezes maior de sofrer lesão de ligamento cruzado anterior (LCA).[17,42,111] As taxas mais elevadas de lesões do LCA ocorrem com mais frequência em populações mais jovens (15-19 anos):[42,112] atletas do ensino médio sofrem até 4,5 vezes mais lesões do LCA ligadas à prática esportiva, em comparação com seus colegas do sexo masculino.[99] Quando normalizadas para o esporte em questão, as atletas universitárias sofrem entre 2,4 e 4 vezes mais lesões do LCA em comparação aos homens.[42,99] Por outro lado, as atletas profissionais apresentam taxas de lesões semelhantes, ou apenas ligeiramente superiores, às relativas aos atletas.[99,111]

Ao levar em conta o risco de lesão no joelho em mulheres atletas, uma consideração importante é se a lesão do LCA ocorreu em função de forças de contato ou se a lesão foi independente de contato. A lesão de LCA sem contato é uma lesão de esporte em que a atleta rompe o LCA durante um movimento embaraçoso que não envolve contato direto com outro atleta. Esses tipos de lesões de LCA sem contato incluem ~70% de todas as lesões de LCA relacionadas a esportes e são comumente observadas em esportes como futebol, basquete, handebol e vôlei.[92] Na verdade, recentemente o foco dos profissionais da medicina do esporte tem se direcionado para o entendimento das muitas razões possíveis pelas quais as mulheres atletas parecem ter maior tendência para sofrer lacerações do LCA durante cenários atléticos relativamente de "baixo risco", inclusive em eventos sem contato físico.[99]

Por que as mulheres têm maior risco de sofrer lesões do LCA? Infelizmente, não existe uma resposta definitiva para essa pergunta. No entanto, especula-se que vários fatores podem desempenhar algum papel para que as mulheres estejam em maior risco de sofrer lesões do joelho; alguns desses fatores são: flutuação nos hormônios sexuais durante o ciclo menstrual, diferenças de sexos biológicos na anatomia do joelho e desequilíbrios neuromusculares dinâmicos.[42,111] A seguir, serão discutidas as evidências em apoio a cada um desses fatores de risco potenciais.

Com relação aos hormônios sexuais e às lesões do joelho, estudos revelam que o risco de uma lesão do LCA é maior em mulheres atletas durante as fases folicular e ovulatória do ciclo menstrual (Fig. 21.2).[42] Enfatizando ainda mais o papel desempenhado pelas alterações nas concentrações hormonais e nas lesões no tecido conjuntivo, uma metanálise recentemente publicada trouxe evidências sugerindo que o uso de anticoncepcionais orais que equilibram os hormônios sexuais pode diminuir em até 20% o risco desse tipo de lesão. Entretanto, a aplicação desse achado provavelmente ficará limitada pela natureza da lesão musculoesquelética, pela forma como a lesão ocorreu e pelo tipo de contraceptivo oral utilizado.[68] Em vista disso, permanece obscura a ligação direta entre hormônios sexuais e aumento no risco de laceração do LCA. Nesse tocante, alguns pesquisadores propõem que os hormônios sexuais influenciam a estrutura do LCA, talvez comprometendo a força do ligamento e/ou o *feedback* proprioceptivo.[42] Apesar disso, são limitadas as evidências em apoio a esse conceito.

Os estudos que investigaram diferenças entre sexos na anatomia do joelho como determinante do risco de lesão dessa estrutura não conseguiram apresentar evidência definitiva de que as explicações anatômicas sejam responsáveis pelas diferenças entre sexos no percentual de lesões do joelho. Por exemplo, embora as mulheres tenham maior probabilidade de apresentar lassidão (articulação frouxa) da articulação do joelho do que homens, esse fato não foi correlacionado ao seu elevado percentual de lesão do joelho.[42] Portanto, não parece que diferenças de sexo na anatomia do joelho possam explicar por que as mulheres estão em maior risco de sofrer lesões do LCA.

Desequilíbrio neuromuscular dinâmico no joelho é uma área de pesquisa relacionada às lacerações do LCA em mulheres que continua se expandindo. Desequilíbrio neuromuscular dinâmico refere-se a uma combinação de fatores desequilibrados, como força muscular, propriocepção e biomecânica da aterrissagem. Em relação à força muscular, as mulheres, em comparação com os homens, têm menos força nos músculos quadríceps femoral e isquiotibiais, mesmo após a normalização para o peso corporal. Isso é significativo, pois exercícios que fortalecem os músculos do quadríceps femoral e dos isquiotibiais proporcionarão proteção contra lesões do joelho.[21,61] Também há evidências de que a maior incidência de lesão do joelho em mulheres pode estar ligada a um desequilíbrio no controle proprioceptivo e neuromuscular do joelho em mulheres atletas.[42] Não obstante, há necessidade de estudos mais detalhados antes de se chegar a uma conclusão mais definitiva sobre o papel desempenhado pela propriocepção nas diferenças entre sexos na lesão do joelho.

Finalmente, a evidência emergente revela que, comparadas com os homens, as mulheres correm, saltam e aterrissam de forma diferente quando praticam esportes.[42] Isso é importante, porque o mecanismo habitual para a lesão do LCA não causada por contato envolve desaceleração na velocidade do membro antes da mudança de direção ou durante a aterrissagem com o joelho em uma posição entre a completa extensão e 20° de flexão.[42] A esse respeito, em comparação com os homens, foi demonstrado que mulheres atletas tendem a aterrissar com ângulos do joelho que representam maior risco para lesão do LCA.[42] Portanto, uma diferença neuromuscular entre homens e mulheres, que influencia a aterrissagem ou outras estratégias do movimento, pode explicar, em parte, por que as atletas estão em maior risco de sofrer lesões do joelho na prática do esporte do que os atletas.

Resumidamente, em comparação com os homens, as mulheres atletas estão em maior risco para certos tipos de lesões do joelho (p. ex., lesão do LCA). Evidências atuais sugerem que as diferenças entre homens e mulheres em termos de desequilíbrio neuromuscular dinâmico (p. ex., força dos músculos da perna, estratégias de salto e aterrissagem) podem contribuir para as diferenças no risco de ocorrência de lesões do joelho entre os sexos. Embora vários estudos tenham explorado a eficácia de programas de treinamento neuromuscular em termos da diminuição da incidência de lesões do LCA em mulheres atletas, não contamos com evidências convincentes de que esses programas de treinamento diminuam significativamente o risco de lesões. Para uma discussão detalhada de programas que objetivam a minimização das lesões do LCA, ver a declaração de posição da National Athletic Trainers' Association recentemente publicada sobre prevenção de lesões do LCA.[93]

Em resumo

- A incidência de amenorreia em mulheres atletas parece ser mais elevada em corredoras de longa distância e em praticantes de balé, em comparação com outros esportes. Embora a causa da amenorreia em mulheres atletas ainda não tenha sido esclarecida, é possível que haja envolvimento de vários fatores (p. ex., volume de treinamento e estresse psicológico).
- Mulheres atletas não precisam evitar o treinamento durante a menstruação, a menos que sintam desconforto intenso em decorrência da dismenorreia. Atletas com dismenorreia grave devem consultar o médico para tratamento.
- Dois dos distúrbios alimentares mais comuns são anorexia nervosa e bulimia.
- Tríade da mulher atleta é um problema médico comumente observado em jovens e mulheres fisicamente ativas e envolve três componentes: (1) baixa disponibilidade de energia, em presença ou não de transtorno alimentar; (2) disfunção menstrual; e (3) baixa densidade mineral óssea.
- O exercício de curta duração e baixa intensidade não parece trazer consequências negativas durante a gravidez. Todavia, dados sugerem que o treinamento prolongado ou de alta intensidade deve ser cuidadosamente monitorizado durante a gestação.
- Em comparação com os homens, as mulheres atletas têm maior risco de sofrer lesões do joelho. Evidências sugerem que as diferenças entre homens e mulheres, em termos de hormônios sexuais como os andrógenos e os estrógenos, no desequilíbrio neuromuscular dinâmico (p. ex., diferenças na força dos músculos da perna e/ou estratégias de salto e aterrissagem), podem contribuir para as diferenças no risco de lesões do joelho entre os sexos biológicos.

Condicionamento esportivo para crianças

Há ainda muitas questões pendentes em relação às respostas fisiológicas da criança saudável a vários tipos de exercício. Essa incerteza se deve ao número limitado de pesquisadores que estudam crianças e exercício, e também por causa das considerações éticas decorrentes do estudo de crianças que podem criar barreiras para a participação nas pesquisas. Ou seja, poucos pesquisadores praticariam as técnicas laboratoriais invasivas (p. ex., biópsia muscular ou a exposição da criança a ambientes insalubres) que são mais comumente realizadas em adultos saudáveis como parte necessária do processo de pesquisa. Em razão dessas limitações, o atual conhecimento sobre o treinamento de crianças limita-se principalmente ao impacto do treinamento nos sistemas cardiovascular e musculoesquelético. A discussão a seguir trata de alguns dos importantes tópicos relacionados à participação de crianças em programas de condicionamento vigorosos.

Treinamento e o sistema cardiopulmonar

Com o aumento na popularidade das equipes esportivas juvenis, uma das primeiras perguntas a se fazer é: "O coração da criança é forte o suficiente para o condicionamento intensivo no esporte?". Em outras palavras, existe a possibilidade de sobretreinamento (*overtraining*) de atletas jovens, em que o resultado final será a lesão permanente ao sistema cardiovascular? A resposta para essa pergunta é não. Crianças envolvidas em esportes de resistência, como corrida ou natação, melhoram sua potência aeróbia máxima de maneira comparável aos adultos e não demonstram índices de lesão ao sistema cardiopulmonar.[7, 64,79,91] Ademais, e de maneira idêntica ao que ocorre nos adultos, as crianças melhoram significativamente seu condicionamento cardiopulmonar em resposta ao treinamento intervalado de alta intensidade, sem que fosse observada evidência de complicações físicas.[30] Ao longo dos últimos anos, as crianças vêm treinando com segurança para corridas de maratona, completando-as em menos de 4 horas. Se forem empregadas as técnicas apropriadas de treinamento físico, com aumento progressivo no estresse cardiopulmonar, parece que as crianças se adaptam ao treinamento de resistência de forma semelhante aos adultos.[6] Além disso, é pequeno o risco de morte súbita cardíaca em atletas jovens praticantes de provas de resistência, e novas abordagens para triagem da saúde diminuem ainda mais a probabilidade de que algum distúrbio que represente risco à vida de uma criança atleta venha a passar despercebido[20] (ver "Aplicações clínicas 21.1").

Treinamento e o sistema musculoesquelético

Evidências indicam que o treinamento organizado em vários esportes de equipe (p. ex., natação, basquete, vôlei, atletismo) não afeta adversamente o crescimento e o desen-

Aplicações clínicas 21.1

Risco de morte súbita cardíaca em atletas jovens

A morte súbita relacionada ao sistema cardiovascular é a causa principal de mortalidade em atletas com menos de 18 anos de idade.[75] Entretanto, em atletas jovens saudáveis, o risco de lesão ou morte súbita cardíaca durante a participação em esportes ou no exercício é relativamente pequeno. Por exemplo, foi estimado que a incidência de morte súbita em atletas jovens é de 1 a 3 mortes por 100 mil atletas.[39,72,75] Mais importante ainda: praticamente todas essas mortes resultaram de defeitos cardíacos congênitos, e não do exercício em si.[39]

Quatro anomalias cardiovasculares respondem pela maioria das mortes súbitas cardíacas em atletas jovens: (1) miocardiopatia hipertrófica (coração patologicamente aumentado); (2) anormalidades congênitas (hereditárias) das artérias coronárias; (3) aneurismas da aorta; e (4) estenose (estreitamento) congênita da válvula aórtica.[39]

O exame médico pode identificar atletas em risco de morte súbita? Em muitos casos, sim. Uma história clínica e um exame físico feito por um médico qualificado são bons instrumentos para a detecção de doenças cardíacas que possam representar risco para o jovem atleta que deseja participar de práticas esportivas.[29] No entanto, algumas anormalidades cardíacas que podem causar morte durante a participação no esporte são de difícil detecção durante um exame clínico de rotina.[39] Apesar disso, o exame clínico, juntamente à avaliação cardíaca (imagem cardíaca e teste de estresse), tem a possibilidade de reduzir o risco de morte súbita cardíaca, por identificar aqueles atletas jovens com predisposição para lesão cardíaca.[39,72] De fato, descobertas recentes de um estudo de pesquisa clínica indicam que a incorporação de um eletrocardiograma de 12 derivações na triagem pré-participação realizada na pré-temporada competitiva é um procedimento válido na identificação de anormalidades potencialmente letais na arquitetura cardíaca ou no sistema de condução elétrica.[20]

Nos últimos anos, o debate sobre os exames de triagem pré-participação envolveu diversas questões emergentes: (1) Qual é a relação risco:benefício da obrigatoriedade de exames de triagem para saúde cardíaca (i.e., ECG com 12 derivações)? (2) Os médicos supervisores estão devidamente treinados sobre as recomendações de triagem mais recentes apresentadas por posições de várias agências oficiais sobre o assunto? (3) Em que medida as intervenções secundárias por observadores (p. ex., desfibrilador externo automático, DEA) podem preencher as lacunas deixadas pelas políticas não obrigatórias de pré-triagem e (4) Durante a recente pandemia de Covid-19, houve alterações na saúde cardíaca em atletas diagnosticados/não diagnosticados de maneiras que tais alterações poderiam ser identificadas pelas práticas de triagem?[78,94] Infelizmente, ainda são objeto de discussão no meio médico quais são as respostas precisas para algumas dessas e outras questões correlatas. É evidente que os prós e contras ligados à pré-triagem médica de atletas para a possibilidade de morte cardíaca súbita continuarão a evoluir nos próximos anos. Ver Lithwick et al. (2016) nas "Sugestões de leitura" para mais informações sobre triagem cardíaca de atletas jovens.

volvimento das crianças.[81] Isso vale tanto para meninos[46] como para meninas.[9] De fato, foi demonstrado que o treinamento físico moderado fomenta ou otimiza o crescimento em crianças, além de reduzir o risco de obesidade e de diabetes do tipo 2.[43,46] Portanto, muitos pesquisadores concluíram que a atividade física regular é necessária para um crescimento e desenvolvimento normal. Entretanto, há perigo de ocorrer sobretreinamento (*overtraining*) e lesão em ossos e cartilagens?[12,47,50]

Uma das preocupações persistentes com o treinamento intenso de resistência ou de força em crianças é que seus ossos em crescimento são mais suscetíveis a certos tipos de lesão mecânica, em comparação com os adultos, principalmente por causa da presença da cartilagem de crescimento.[81] A cartilagem de crescimento é encontrada, nas crianças, em três localizações anatômicas principais:[81] (1) na placa de crescimento (também conhecida como placa epifisária), (2) na cartilagem articular (i.e., cartilagem nas articulações) e (3) nos locais de inserção musculotendínea. A localização da placa de crescimento para a articulação do joelho está ilustrada na Figura 21.6. A placa de crescimento é o local de crescimento ósseo nos ossos longos. O momento em que cessa o crescimento ósseo varia dependendo do osso, mas, em geral, o processo se completa por volta de 18 a 20 anos de idade.[81] Ao término do crescimento, ocorre ossificação das placas de crescimento (i.e., endurecem com cálcio) e seu desaparecimento; a cartilagem de crescimento é substituída por uma cartilagem "adulta" permanente.

As crianças podem fazer treinamento intenso de resistência ou de força sem que a longo prazo ocorram problemas no desenvolvimento musculoesquelético? Atualmente, não existem relatos ou estudos de casos publicados indicando que o exercício de resistência tem efeitos adversos no crescimento ósseo em crianças e adolescentes. Na verdade, vêm se acumulando evidências indicativas de que, em comparação com crianças sedentárias, o treinamento regular com exercícios de resistência resulta em uma série de vantagens para o desenvolvimento, como um maior conteúdo mineral ósseo e uma diminuição parcial no acúmulo de excesso de tecido adiposo.[87,90]

No entanto, considerando que o treinamento do sistema musculoesquelético traz o potencial de causar lesões em pessoas de qualquer idade, o treinamento de força aumenta os percentuais de lesões de tecidos moles em crianças? Embora crianças e adolescentes praticantes de treinamento de força exibam um percentual ligeiramente maior de lesões nos tecidos moles, é importante ter em mente que esse aumento no risco é parecido ao da participação geral em esportes. Por exemplo, os exercícios pliométricos – que são conhecidos por tornar mais elevado o risco de lesões nos tecidos moles em

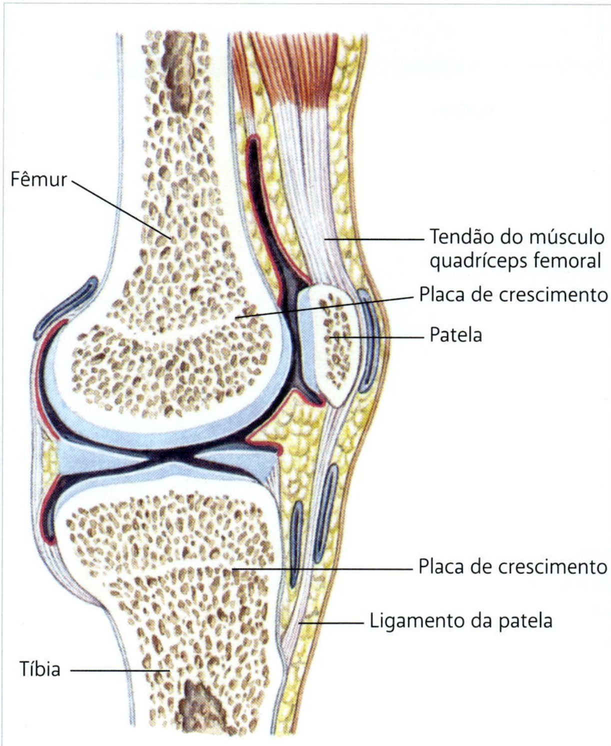

Figura 21.6 Localização da placa de crescimento (placa epifisária) associada aos ossos longos na perna.

pessoas de qualquer idade – podem ser evitados por meio de uma supervisão adequada e da aplicação de limites simples na frequência do treinamento (p. ex., ≤ 2-3 dias/semana).[87]

Assim, a chave para que um treinamento de força seja realizado com segurança é o papel da supervisão ativa por treinadores devidamente qualificados que passaram por treinamento formal em programação de exercícios físicos e no monitoramento de técnicas de levantamento de peso para crianças e adolescentes.[87] Nesse tocante, estudos que investigaram os efeitos do treinamento físico de força em crianças (6 a 12 anos de idade) concluíram que, se supervisionado, o exercício de força não lesiona ossos, músculos ou placas epifisárias.[45,96] Ademais, revisões recentemente publicadas sobre os efeitos do exercício de força em crianças concluíram que, sob supervisão adequada, esse tipo de treinamento pode ser praticado com segurança por atletas jovens sem que ocorram lesões ósseas ou cartilaginosas.[12,47,50,74] De fato, já ficou devidamente estabelecido que o treinamento de força traz numerosos benefícios à saúde das crianças. Por exemplo, foi demonstrado que o treinamento com pesos promove a saúde óssea, ao aumentar a densidade mineral óssea em meninos e meninas na pré-puberdade.[12]

Além dos benefícios para o crescimento e desenvolvimento dos ossos, ficou claro que o treinamento de força tem eficácia na promoção da força muscular nessa faixa etária em ambos os sexos biológicos.[48,51] Portanto, o aumento na força muscular induzido pelo treinamento de força em crianças parece ser alcançado principalmente por mudanças que ocorrem exclusivamente no sistema nervoso (p. ex., melhora no recrutamento das unidades motoras, etc.). Para mais detalhes sobre treinamento de força em crianças e adolescentes, consultar Faigenbaum et al. (2015).

Progresso na ciência do exercício pediátrico

Conforme já discutido, o conhecimento sobre a ciência do exercício pediátrico vem se desenvolvendo lentamente por causa das preocupações éticas do uso de crianças em pesquisas. Apesar disso, o conhecimento nesse campo vem se expandindo ao longo dos últimos anos. Um dos pioneiros a promover a pesquisa na ciência do exercício pediátrico foi o dr. Oded Bar-Or (ver "Um olhar no passado – nomes importantes na ciência"). Ademais, a criação da revista científica Pediatric Exercise Science estimulou a publicação de novos estudos sobre exercício durante a infância. Assim, pode-se antecipar que o conhecimento sobre a ciência do exercício pediátrico irá crescer rapidamente ao longo dos próximos anos.

Em resumo

- Evidências atuais indicam que o treinamento de resistência não é prejudicial ao crescimento e desenvolvimento do sistema cardiovascular em crianças. E mais, não há evidência de que o treinamento físico de resistência tem impacto negativo na saúde de ossos e cartilagens.
- Embora o risco de morte súbita cardíaca em atletas jovens seja extremamente baixo (1 a 3 mortes para 100 mil atletas), é essencial a realização de triagens pré-participação na identificação de problemas médicos potencialmente letais que, de outro modo, passariam despercebidos.
- Com base nas atuais evidências científicas, o consenso indica que, com supervisão apropriada, o treinamento de força pode ser realizado com segurança por atletas jovens sem lesão óssea ou cartilaginosa.
- Foi demonstrado que o treinamento de força feito por crianças na fase da pré-puberdade aumenta tanto a densidade óssea como a força muscular, com limitada hipertrofia muscular.

Treinamento competitivo para pessoas com diabetes

Conforme discutido nos Capítulos 15 e 17, há um efeito benéfico do exercício em pessoas com diabetes, e frequentemente os médicos recomendam a prática regular de exercício para pessoas com diabetes como parte de seu regime terapêutico (i.e., para ajudar a manter o controle dos níveis de glicose no sangue). Esta discussão se limitará às pessoas com diabetes tipo 1, pois é pouco provável que pessoas com diabetes tipo 2 se envolvam no treinamento objetivando o desempenho. Pessoas com diabetes tipo 1 podem treinar vigorosamente e tomar parte em provas esportivas de competição? A resposta para essa pergunta é um sim qualificado. Em pessoas com diabetes de longa data com complicações microvasculares (i.e., lesões a pequenos vasos sanguíneos) ou com neuropatia (lesão nervosa), o exercício deve ser limitado e, em geral, não é recomendável a prática de treina-

Um olhar no passado – nomes importantes na ciência

Oded Bar-Or foi pioneiro na fisiologia do exercício pediátrico

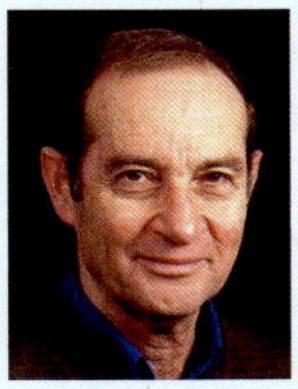

Courtesy of Marilyn Bar-Or

Oded Bar-Or (1937-2005) nasceu e foi criado em Jerusalém, Israel. Fez seu doutorado de medicina na Faculdade de Medicina Hadassah (Israel); em seguida à sua diplomação, dr. Bar-Or viajou para os Estados Unidos para iniciar seu treinamento de pesquisa de pós-doutorado em fisiologia do exercício no laboratório do dr. Elsworth Buskirk na Pennsylvania State University. Depois de completados seus estudos de pós-doutorado em 1969, dr. Bar-Or retornou para Israel e estabeleceu o Departamento de Medicina Esportiva no Wingate Institute. Durante sua permanência no Instituto, dr. Bar-Or e seus colaboradores obtiveram aclamação internacional na pesquisa da ciência dos esportes, e seu grupo de pesquisa desenvolveu o Teste de potência anaeróbia de Wingate, que permanece em uso nos dias atuais.

Em 1981, o professor Bar-Or deixou o Wingate Institute para se unir ao corpo docente da McMaster University, em Hamilton, Ontário (Canadá). Ao chegar na universidade, estabeleceu o Children's Exercise and Nutrition Center e deu início a uma busca de toda a vida, objetivando aumentar os conhecimentos sobre a ciência do exercício pediátrico. Durante sua permanência na McMaster University, suas pesquisas concentraram-se na compreensão das diferenças fisiológicas entre adultos e crianças em sua resposta ao exercício. Uma importante parte de seu trabalho foi dedicada à resolução do seguinte problema: como as respostas cardiorrespiratórias e termorreguladoras ao exercício de crianças diferem dos adultos em ambientes quentes? Na verdade, o dr. Bar-Or foi um dos primeiros pesquisadores a estudar as respostas termorregulatórias e a aclimatização das crianças ao exercício. O legado do dr. Bar-Or para a fisiologia do exercício pediátrico inclui mais de 155 publicações de pesquisas, além da autoria ou coautoria de dez livros sobre diversos tópicos pertinentes à medicina esportiva e à fisiologia do exercício pediátrico.

mento intenso.[16,81] No entanto, em indivíduos que mantêm um bom controle da glicose sanguínea e estejam isentos de outras complicações médicas, o diabetes em si não deve limitar o tipo de exercício ou evento esportivo.

Quais precauções devem ser tomadas pelo atleta com diabetes para que ele possa participar com segurança de programas de treinamento? Um resumo do treinamento para obtenção de condicionamento físico na população com diabetes foi apresentado no Capítulo 17; nesta seção, o tópico será revisto apenas de forma breve. A chave para uma participação segura do atleta com diabetes no condicionamento esportivo é aprender a evitar episódios hipoglicêmicos durante o treinamento.[100] Considerando-se que a resposta do diabetes à insulina varia, cada atleta com diabetes, em cooperação com seu médico pessoal, deve avaliar a combinação apropriada de exercício, dieta e insulina para obter um controle ideal das concentrações sanguíneas de glicose.

Nesse sentido, o advento das bombas de insulina e dos sensores vestíveis, por exemplo, os monitores contínuos de glicose, facilitou demais o processo de monitoramento preciso da glicemia nos últimos anos. Porém, a monitorização dos níveis glicêmicos com a tecnologia vestível ainda não está totalmente aperfeiçoada, porque os sensores de glicose sofrem um atraso de 5 a 10 minutos e os efeitos da insulina em jejum podem levar de 10 a 30 minutos para que se façam sentir. Em função desses atrasos inevitáveis, médicos e cientistas estão trabalhando com cientistas da computação para que possam usar o aprendizado com a máquina, de modo a melhor coordenar o processo de rastreamento e controle da glicose no sangue.[102] Diante disso, muitas das melhores práticas médicas estabelecidas nas últimas décadas permanecem inalteradas, apesar de todos os avanços técnicos alcançados no tratamento do atleta com diabetes.

Em geral, o exercício deve ser realizado após uma refeição e fazer parte da rotina normal. Durante anos, geralmente se recomendava considerar uma redução da dose de insulina injetada nos dias em que o atleta estivesse envolvido em treinamento muito intenso.[16,98] Na verdade, a aplicação de bombas de insulina e da monitorização contínua de glicose facilitou esse processo.[102] Apesar disso, uma grande preocupação para o atleta com diabetes é o local da injeção de insulina (ou do posicionamento da bomba) antes do exercício. Por exemplo, a insulina injetada (com uma agulha descartável por via subcutânea) na perna antes da corrida resulta em maior taxa de absorção do medicamento, em virtude do maior fluxo sanguíneo no membro. Essa resposta localizada poderia resultar em hipoglicemia induzida pelo exercício, que pode ser evitada pela aplicação da insulina no abdome ou braço. Por outro lado, se o regime de treinamento exigir exercício com os braços (p. ex., remar), o local de injeção da insulina ou do posicionamento da bomba deverá ser distante do músculo de trabalho (p. ex., no abdome). A posse de uma solução de glicose ou de um lanche rico em carboidrato durante as sessões de treinamento pode ajudar a evitar incidentes hipoglicêmicos durante as atividades.

Pessoas com diabetes podem obter os mesmos benefícios com o treinamento obtidos por aqueles que não têm a doença? A resposta de consenso para essa pergunta é sim. Embora crianças com diabetes não treinadas tendam a ser menos condicionadas que crianças normais,[70] as crianças com diabetes respondem a um programa de condicionamento físico de maneira similar às crianças saudáveis.[81] Observações empíricas sugerem que, quando a glicose sanguínea do atleta com diabetes está cuidadosamente regulada, esse atleta (do sexo masculino ou feminino) poderá competir e se destacar em diversos tipos de esportes de competição.

Em resumo

- Pessoas com diabetes tipo 1 isentas das complicações dessa doença não devem sofrer limitações no tipo ou quantidade de exercício.
- A chave para a participação segura nos esportes do atleta com diabetes tipo 1 é aprender a evitar episódios hipoglicêmicos.
- Muitos atletas com diabetes podem ser beneficiados com o uso de bombas de insulina leves e de aparelhos de monitoração contínua da glicemia.

Treinamento para pessoas com asma

Em geral, há concordância de que a maioria das crianças, adolescentes e adultos com asma pode participar de forma segura de todos os esportes, com exceção do mergulho autônomo (i.e., *scuba diving*, com cilindro de ar comprimido), desde que sejam capazes de controlar os broncospasmos induzidos pelo exercício com medicação ou com uma cuidadosa monitorização dos níveis de atividade.[84] Na verdade, evidências sugerem que o treinamento aeróbio pode reduzir a inflamação das vias aéreas e melhorar os sintomas da asma em certos indivíduos com a doença.[80] Um pré-requisito para o planejamento dos programas de treinamento para pessoas com asma é que seja executado um regime terapêutico apropriado para tratar o tipo de asma específico do atleta, antes que seja iniciado um vigoroso programa de treinamento (ver Cap. 17). Quando a asma estiver sob controle, o planejamento do esquema de treinamento para atletas com asma será idêntico ao de atletas que não têm a doença (ver Cap. 20). No entanto, conforme mencionado no Capítulo 17, frequentemente se recomenda que o atleta com asma tenha à mão um inalador (contendo um broncodilatador) durante as sessões de treinamento e que as práticas sejam realizadas com outros atletas, para o caso de ocorrer um ataque mais severo.

O problema da segurança para pessoas com asma que desejam participar de mergulho autônomo continua sob discussão. Uma revisão recentemente publicada sobre o tema concluiu que, apesar dos riscos do mergulho autônomo, muitos indivíduos com asma podem mergulhar com segurança, desde que se apresentem com baixo risco de sofrer uma crise de asma durante a prática.[28] As orientações a seguir devem ser seguidas. Para determinar se a pessoa com asma é boa candidata para mergulhar, essa pessoa deve ser submetida a um exame clínico completo que incluirá uma revisão do histórico do indivíduo, espirometria, provas de alergia e testes de provocação brônquica.[28] Além disso, para pessoas com problemas pulmonares que pretendam mergulhar, sua asma deve estar bem controlada no dia do mergulho.[28] Finalmente, os indivíduos com asma que pretendam mergulhar não devem estar sofrendo de asma induzida por exercícios físicos, emoção ou frio.[28] Contudo, uma revisão recentemente publicada sobre esse tópico sugere que pessoas com asma com função normal das vias aéreas em repouso e que não exibem asma induzida pelo exercício têm risco de sofrer barotrauma durante um mergulho similar ao de indivíduos saudáveis.

Em resumo

- Pessoas com asma podem participar com segurança de todos os esportes, com a possível exceção do mergulho autônomo (*scuba diving*), desde que sejam capazes de controlar os broncospasmos induzidos pelo exercício com medicação ou com uma cuidadosa monitorização dos níveis de atividade.
- A questão da segurança de uma pessoa com asma que participa de mergulho autônomo continua sem resposta. Apesar disso, evidências sugerem que pessoas com asma que não exibem asma induzida por exercício físico e têm vias respiratórias normais em repouso não apresentam maior risco de sofrer barotrauma durante o mergulho do que indivíduos saudáveis.

Epilepsia e treinamento físico

O termo epilepsia refere-se a um distúrbio temporário da função cerebral, que pode se caracterizar por perda da consciência, tremores musculares e perturbações sensitivas. Tendo em vista que a ocorrência de convulsões epilépticas não é facilmente prevista, indivíduos com epilepsia devem se envolver em programas vigorosos de treinamento? Infelizmente, há poucas informações disponíveis para responder essa pergunta. Antes que possa ser feita uma clara recomendação para a participação de pessoas com epilepsia em práticas esportivas, é preciso que sejam respondidas duas questões fundamentais. Primeiramente, a atividade física intensa aumenta o risco de uma convulsão epiléptica? E a ocorrência de uma convulsão durante determinada atividade esportiva expõe o atleta a risco desnecessário? A seguir, serão avaliadas as evidências disponíveis em relação a cada uma dessas perguntas.

A prática de exercícios físicos causa convulsões?

Existe um tipo raro de convulsão epiléptica que, segundo foi demonstrado, pode ser induzido pelo exercício *per se*.[24] São as convulsões tônicas (com atividade motora contínua), que tiveram confirmação de ocorrência durante diversos tipos de atividades esportivas. Felizmente, esse tipo de convulsão pode ser controlado, na maioria dos casos, por medicação anticonvulsivante.

No entanto, o estresse está entre as causas mais comumente informadas de convulsões em pessoas com epilepsia.[5] Por exemplo, esses indivíduos informam maior frequência de convulsões com aumentos de excitação, tensão, tristeza ou outras emoções fortes.[5] Considerando que o exercício é um estresse físico, o fato de praticá-lo promoveria convulsões?

Como ocorre em outros tipos de distúrbios convulsivos, os médicos ainda estão divididos em suas opiniões – se o exercício aumenta ou não o risco de ocorrência de convulsão. Um artigo de Gotze et al.[58] sugere que o exercício não aumenta o risco de convulsões em crianças ou adolescentes com epilepsia. De fato, Gotze et al.[58] argumentam que o exercício parece reduzir a incidência de convulsões em pessoas com epilepsia, por aumentar o limiar. Em apoio a essas afirmativas, revisões sobre epilepsia e esportes concluíram que ocorre redução no número de convulsões durante a prática do exercício.[3,5]

Em contrapartida, Kuijer[71] sugeriu que o epiléptico se encontra em maior risco de sofrer convulsão durante o exercício e durante a recuperação do exercício. Nesse contexto, foram propostos vários fatores relacionados ao exercício que aumentariam o risco de convulsões: (1) fadiga física, (2) hiperventilação, (3) hipóxia, (4) hipertermia, (5) hipoglicemia, (6) desequilíbrio eletrolítico e (7) estresse emocional associado a esportes de competição. Em conclusão, existe uma divisão na comunidade médica com relação ao exercício e ao risco de convulsões.

No entanto, o consenso geral afirma ser benéfico para indivíduos com epilepsia bem controlada praticarem com regularidade exercícios físicos com o objetivo de promover uma boa saúde física e mental;[5,86] mas o consenso não é tão expressivo quando se trata de treinamento para vários esportes e competições atléticas. Na verdade, cada atleta é único em relação ao tipo, frequência e gravidade das crises epilépticas.[5] Portanto, médicos, pais e treinadores devem tomar decisões individuais com sensatez sobre a pertinência ou não da prática de esportes caso a caso.

Outra preocupação específica para a participação de pessoas com epilepsia em esportes de contato é se um golpe na cabeça poderia mediar uma convulsão. Novamente, os médicos permanecem divididos em suas opiniões, mas, no momento, não existem estudos provando que traumas repetidos na cabeça em pessoas com epilepsia causem recorrência de convulsões.[47] Consultar Pimentel et al. (2015) nas "Sugestões de leitura" para mais detalhes.

Risco de lesão decorrente de convulsões

Obviamente, são muitas as atividades esportivas de competição (p. ex., futebol americano e boxe) durante as quais a ocorrência de uma convulsão exporia o atleta ao risco de lesão. No entanto, a ocorrência de uma convulsão durante muitos tipos de atividades cotidianas rotineiras (p. ex., subir escadas) ou de esportes recreativos (p. ex., mergulho autônomo e alpinismo) pode também significar ameaça ao epiléptico.[55] A participação, ou não, do epiléptico em treinamento físico ou atividade esportiva deverá ser individualmente determinada pelo bom senso e pela orientação de um médico. Dependendo do caso, a relação de risco-benefício para a participação em esportes pode variar muito, devendo ser considerados a natureza exata da epilepsia do indivíduo e o esporte em questão. Uma criança que padeça apenas de pequeno problema convulsivo pode, com a ajuda de medicação, vir a sofrer apenas uma rara convulsão, com pouca alteração visível em seu comportamento ou sua consciência em função do episódio convulsivo. Provavelmente, esse tipo de epiléptico poderia participar da maioria das atividades de treinamento sem qualquer dano.[5,15,58] Em contraste, um epiléptico que sofre convulsões importantes e frequentes não seria candidato a muitos tipos de esportes. Para uma discussão detalhada da epilepsia e do exercício, consultar Pimentel et al. (2015) nas "Sugestões de leitura".

Em resumo

- As dúvidas sobre a participação segura de pessoas com epilepsia em programas de treinamento devem ser respondidas individualmente.
- A relação de risco-benefício da participação em esportes pode variar muito de caso a caso, dependendo do tipo de epilepsia envolvido e do esporte em questão.

Desempenho físico e treinamento para atletas masters

É cada vez maior o número de pessoas com mais de 50 anos de idade participantes de eventos esportivos de competição. Esses "atletas masters" representam um subgrupo interessante de adultos, porque possuem características fisiológicas singulares que podem ser denominadas como "envelhecimento muito bem-sucedido".[106] Com frequência, o atleta master treina diariamente e se esforça para manter desempenhos esportivos que alcançou quando era mais jovem. Todavia, é inevitável que, com o avanço da idade, ocorra declínio no desempenho. Nos dois segmentos a seguir, serão descritas as mudanças relacionadas ao envelhecimento, em termos de força muscular e de desempenho de resistência, e discutidas as razões fisiológicas para o declínio da capacidade física com o envelhecimento, o que resulta em um ponto no qual ocorre a perda da independência física, com aumento significativo do risco de mortalidade. Assim, o treinamento com exercícios físicos para competições atléticas é uma das formas pelas quais indivíduos idosos podem permanecer saudáveis e independentes. Nos seguimentos a seguir, descreveremos as alterações na força muscular e no desempenho de resistência decorrentes do processo de envelhecimento; também discutiremos as razões fisiológicas para o declínio nas habilidades físicas com a passagem do tempo.

Alterações na força muscular relacionadas ao envelhecimento

O envelhecimento resulta em diminuição progressiva da força muscular. Embora realmente ocorram mudanças no sistema nervoso durante o envelhecimento, a maior parte da perda de força nessa fase da vida é decorrente do declínio da massa muscular. A perda de massa muscular relacionada ao envelhecimento é denominada sarcopenia, e a velocidade dessa perda está ilustrada na Figura 21.7. A sarcopenia ligada ao envelhecimento ocorre tanto em função do decréscimo no tamanho da fibra como no número das fibras presentes no músculo.[52] No entanto, quase toda a perda de massa muscular ligada à idade decorre da perda de fibras musculares.[52,88] Os mecanismos responsáveis por essa perda muscular relacionada ao envelhecimento ainda não foram esclarecidos. Apesar disso, parece que são vários os fatores que contribuem para a sarcopenia, incluindo inatividade, lesão mediada por radicais livres (estresse oxidativo) nas fibras musculares, inflamação e reduções nos hormônios anabólicos, como a testosterona.[22]

Na Figura 21.7, pode ser observado que ocorre pouca perda de massa muscular antes dos 50 anos de idade. Contudo, depois dessa idade, há perda progressiva de massa musculoesquelética, tanto em homens como em mulheres. A velocidade da perda muscular com o envelhecimento varia dependendo do indivíduo, mas ambos os sexos tendem a perder massa muscular em cerca de 1 a 2% por ano depois dos 50 anos de idade.[22] Portanto, tanto os homens como as mulheres podem perder 40 a 60% de sua massa muscular total entre 50 e 80 anos de idade.

Embora o envelhecimento resulte em perda de massa e da força muscular em todas as pessoas, um programa vitalício de treinamento de força pode manter um nível relativamente elevado da força muscular durante toda a vida do indivíduo. Por exemplo, a Figura 21.8 ilustra a mudança relacionada ao envelhecimento na força muscular da perna em três indivíduos que diferem em seus hábitos de exercício. Na ilustração, o indivíduo treinado manteve o treinamento de força durante toda a vida (2 a 3 dias/semana). O indivíduo ativo está envolvido em um exercício rotineiro de caminhadas (~5 mil passos/3 a 5 dias por semana), mas não pratica treinamento de força. O indivíduo sedentário não participa de exercícios físicos regulares, sendo o clássico tipo que passa "todo o tempo sentado em frente da televisão". Deve-se notar que a velocidade da perda da força muscular com o envelhecimento não difere entre esses indivíduos. Apesar disso, o indivíduo com treinamento de força mantém um nível mais elevado de força muscular nas pernas ao longo de sua vida, em comparação com o indivíduo ativo e com o sedentário. Portanto, embora o treinamento de força não possa prevenir a perda muscular relacionada ao envelhecimento, o indivíduo envolvido em treinamento regular de força pode manter um nível muito superior de força muscular ao longo da sua vida, quando comparado com indivíduos menos ativos.

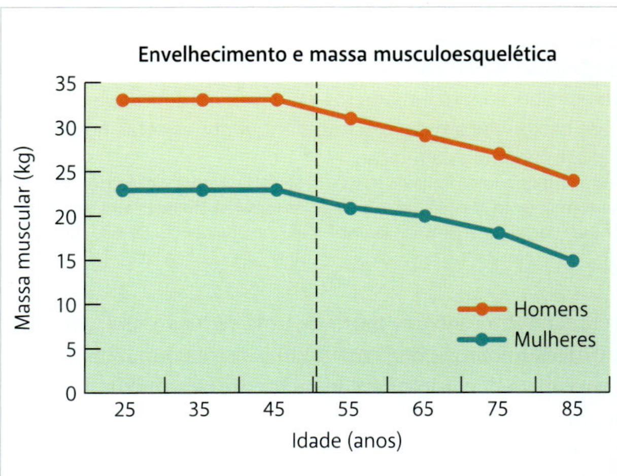

Figura 21.7 O envelhecimento resulta em perda de massa muscular, tanto em homens como em mulheres.
Fontes: Buford, T. W., S. D. Anton, A. R. Judge, E. Marzetti, S. E. Wohlgemuth, C. S. Carter, C. Leeuwenburgh et. al. Models of accelerated sarcopenia: critical pieces for solving the puzzle of agerelated muscle atrophy. *Ageing Research Reviews* 9(4): 369-383, 2010; Faulkner, J. A., L. M. Larkin, D. R. Claflin e S. V. Brooks. Age-related changes in the structure and function of skeletal muscles. *Clinical and Experimental Pharmacology and Physiology 34*(11): 1091-1096, 2007.

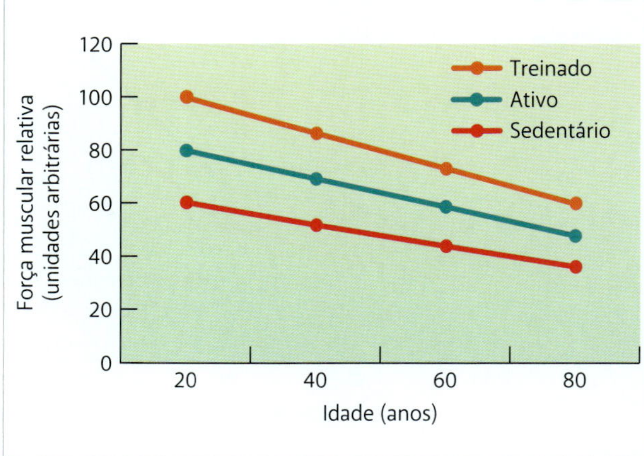

Figura 21.8 O envelhecimento está associado a uma perda significativa de força muscular. Entretanto, deve ser observado que o treinamento de força praticado regularmente pode retardar em muito essa perda da produção de força muscular relacionada ao envelhecimento.
Fontes: Modificado de Buford, T. W., S. D. Anton, A. R. Judge, E. Marzetti, S. E. Wohlgemuth, C. S. Carter, C. Leeuwenburgh et. al. Models of accelerated sarcopenia: critical pieces for solving the puzzle of age-related muscle atrophy. Ageing Research Reviews *9*(4): 369-383, 2010; Faulkner, J. A., L. M. Larkin, D. R. Claflin e S. V. Brooks. Age-related changes in the structure and function of skeletal muscles. *Clinical and Experimental Pharmacology and Physiology 34*(11): 1091-1096, 2007.

Envelhecimento e desempenho de resistência

De maneira parecida com a perda da força muscular ligada ao envelhecimento, nessa fase da vida também ocorre declínio do desempenho de resistência e no $\dot{V}O_{2máx}$. Por exemplo, a Figura 21.9 ilustra as mudanças nos tempos de corrida de 10.000 m (10 km) para homens e mulheres com o avanço da idade. Observa-se que os tempos do desempenho para 10 km aumentam (i.e., redução do desempenho) de maneira curvilínea com o envelhecimento; as mudanças mais rápidas no desempenho ocorrem aproximadamente depois dos 60 anos de idade. Analogamente, $\dot{V}O_{2máx}$ também declina com o envelhecimento, tanto em homens como em mulheres treinadas (Fig. 21.10). É possível observar que uma mudança limitada no $\dot{V}O_{2máx}$ ocorre até os 40 anos de idade.[65] Porém, o declínio no $\dot{V}O_{2máx}$ ligado ao envelhecimento, em ambos os sexos, é de aproximadamente 1% por ano depois dos 40 anos de idade. Embora o treinamento de resistência possa aumentar o $\dot{V}O_2$ em pessoas de todas as idades, o exercício de resistência não pode prevenir o declínio desse parâmetro com a chegada da idade. Entretanto, indivíduos que mantêm um programa ativo de treinamento de resistência ao longo da vida podem preservar um $\dot{V}O_{2máx}$ mais alto, em comparação com indivíduos sedentários (Fig. 21.11).

Quais são os fatores que contribuem para o declínio relacionado ao envelhecimento no desempenho de resistência e no $\dot{V}O_{2máx}$? No Capítulo 20, viu-se que os principais de-

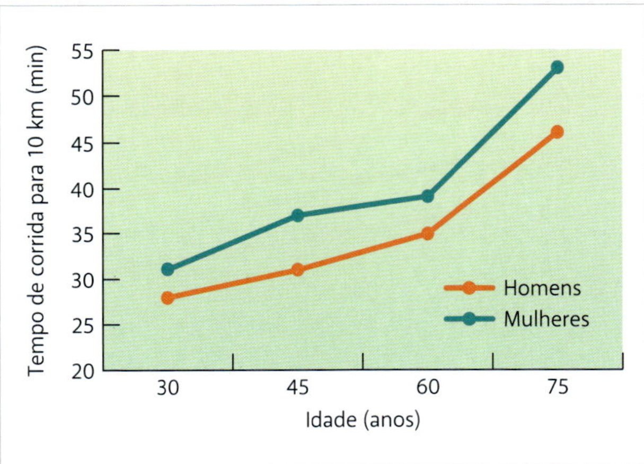

Figura 21.9 Mudanças nos tempos de corrida de 10.000 m (10 km) para homens e mulheres com o avanço da idade.
Fonte: Dados do World Masters Athletics.

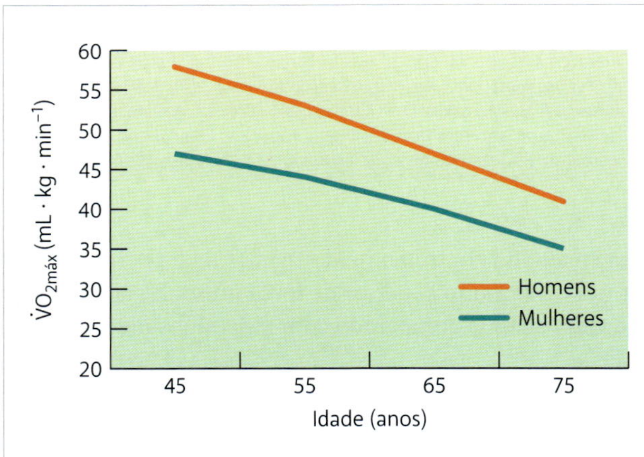

Figura 21.10 Declínio no $\dot{V}O_{2máx}$ relacionado à idade, em homens e mulheres com treinamento de resistência.
Fonte: Dados de Jackson, A. S., X. Sui, J. R. Hebert, T. S. Church e S. N. Blair. Role of lifestyle and aging on the longitudinal change in cardiorespiratory fitness. *Archives of Internal Medicine 169*(19): 1781-1787, 2009.

terminantes do desempenho de resistência são $\dot{V}O_{2máx}$, economia do exercício e intensidade máxima de exercício que é mantida durante o exercício de resistência (i.e., limiar do lactato). Em seguida, será discutido o impacto do envelhecimento em cada um desses fatores.

Consumo máximo de oxigênio ($\dot{V}O_{2máx}$) é o limite superior da máxima produção energética por meio da fosforilação oxidativa, sendo o principal determinante do desempenho no exercício de resistência. Deve-se ter em mente que $\dot{V}O_2$ é determinado tanto pelo débito cardíaco como pelo consumo de oxigênio pelos tecidos [i.e., diferença (a-$\bar{v}$)O_2], conforme definido pela equação de Fick (Cap. 13):

$$\dot{V}O_{2máx} = \text{débito cardíaco máximo} \times \text{diferença (a-}\bar{v}\text{)}O_2 \text{ máxima}$$

Estudos sugerem que o declínio no $\dot{V}O_{2máx}$ ligado ao envelhecimento ocorre em razão do decréscimo no débito cardíaco máximo e do declínio na diferença (a-$\bar{v}$)O_2 máxima.[106] Esse ponto está ilustrado na Figura 21.12. É preciso perceber que o declínio no débito cardíaco máximo ligado ao en-

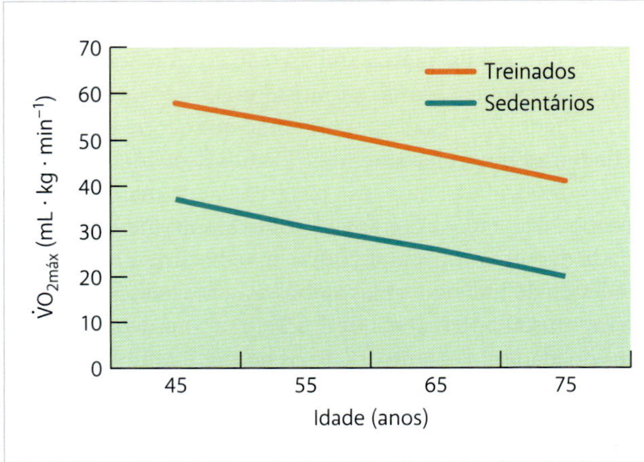

Figura 21.11 Alterações no $\dot{V}O_{2máx}$ de acordo com o envelhecimento em homens.
Fonte: Dados de Jackson, A. S., X. Sui, J. R. Hebert, T. S. Church e S. N. Blair. Role of lifestyle and aging on the longitudinal change in cardiorespiratory fitness. *Archives of Internal Medicine 169*(19): 1781-1787, 2009.

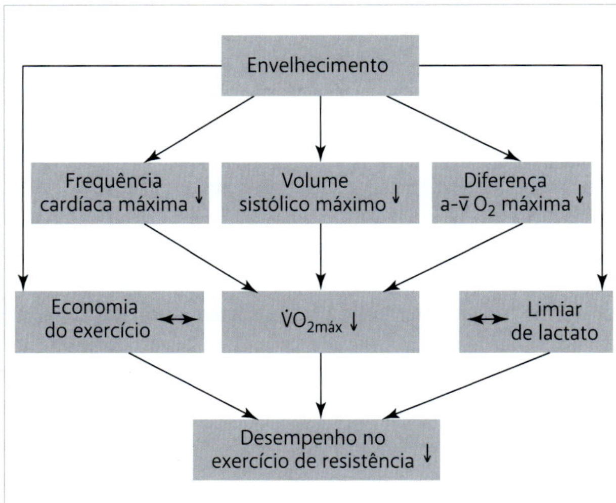

Figura 21.12 Fatores e mecanismos fisiológicos responsáveis pelo declínio no desempenho no exercício de resistência relacionado ao envelhecimento em adultos saudáveis. As setas que apontam para baixo indicam decréscimos, enquanto as setas horizontais indicam nenhuma alteração.
Fonte: Adaptado de Tanaka, H. e D. R. Seals. Endurance exercise performance in Masters athletes: age-associated changes and underlying physiological mechanisms. *Journal of Physiology 586*(1): 55-63, 2008.

velhecimento decorre tanto de uma redução na frequência cardíaca máxima como no volume sistólico máximo. Ficou claro que o declínio na frequência cardíaca máxima desempenha um papel importante no decréscimo do débito cardíaco máximo. Por exemplo, a frequência cardíaca máxima pode declinar em cerca de 60 batimentos/minuto, desde os 20 até os 60 anos. A queda na extração máxima de oxigênio [diferença (a-$\bar{v}$)O_2] relacionada ao envelhecimento provavelmente se deve a uma combinação de fatores, incluindo um declínio na densidade dos capilares e no volume das mitocôndrias.[106]

A economia do exercício é mensurada como o consumo de oxigênio em estado de equilíbrio sob uma intensidade submáxima de exercício, abaixo do limiar de lactato. A economia do exercício é importante para o desempenho de resistência, porque, em comparação com atletas pouco eficientes, os atletas que são mais eficientes utilizam menos energia para executar determinada tarefa do exercício. Alguns estudos indicam que a economia do exercício não muda com a idade; portanto, mudanças na economia não são um importante fator na explicação do declínio no desempenho de resistência relacionado ao envelhecimento (Fig. 21.12).

A capacidade de trabalhar em elevado percentual do consumo máximo de oxigênio durante um exercício submáximo é um determinante importante do desempenho de resistência, sendo frequentemente avaliada no laboratório pela mensuração do limiar de lactato (Cap. 20). O limiar de lactato não muda com a idade, quando expresso em relação ao $\dot{V}O_{2máx}$.[106] Assim, mudanças no limiar de lactato ligadas ao envelhecimento não são um fator essencial na determinação do declínio no desempenho de resistência com o envelhecimento.[106]

Em resumo, o sucesso nos eventos de resistência depende do $\dot{V}O_{2máx}$, da economia do exercício e do limiar de lactato. Ao que parece, o envelhecimento não tem impacto negativo no limiar de lactato e nem na economia do exercício. Por outro lado, o envelhecimento resulta em declínio progressivo do $\dot{V}O_{2máx}$, que é o principal fator que contribui para a queda no desempenho de resistência relacionada ao envelhecimento.

Em resumo

- O envelhecimento resulta em declínio da massa e da força musculares.
- A maior parte do declínio relacionado ao envelhecimento, tanto na massa musculoesquelética como na força muscular, ocorre depois dos 50 anos de idade.
- Séries de treinamento físico de resistência praticadas regularmente podem ajudar na manutenção da massa e da força musculares ao longo de toda a vida.
- O envelhecimento está associado a um declínio progressivo no desempenho de resistência.
- O principal fator que contribui para o declínio no desempenho de resistência, decorrente do envelhecimento, é um decréscimo no $\dot{V}O_{2máx}$, que ocorre por causa de reduções do débito cardíaco máximo e da diferença $(a\text{-}\bar{v})O_2$ máxima.
- O treinamento físico de resistência pode proteger contra os decréscimos no $\dot{V}O_{2máx}$ ligados ao envelhecimento, mas não podem interromper completamente esse declínio.

Diretrizes de treinamento para atletas masters

Vai além dos objetivos deste capítulo uma discussão detalhada do treinamento físico para o atleta master. Contudo, será apresentada uma visão geral de algumas das considerações essenciais para o treinamento desses atletas. Primeiramente, é importante que todo atleta master obtenha liberação médica antes de dar início a um programa de treinamento físico rigoroso. Um exame médico completo deve consistir em exame físico e um teste de esforço, para que haja garantia de que a prática do exercício rigoroso não representará risco para o atleta mais idoso.

Os princípios básicos do treinamento físico para melhora do desempenho foram apresentados no Capítulo 20 e podem ser aplicados tanto a atletas jovens como a masters. De maneira idêntica aos atletas mais jovens, o atleta master deve evitar o sobretreinamento (*overtraining*) e ficar atento aos principais sinais desse problema, como excessiva sensação de cansaço quando em repouso, diminuição da capacidade de realizar o exercício, frequência cardíaca mais elevada em repouso e perturbações no sono.

Os programas de treinamento para atletas masters devem ser adaptados para cada indivíduo, pois há variações no patrimônio genético de um indivíduo para outro. Além disso, devem ser levados em consideração: diferenças de idade, estágio de treinamento e esquema de competição, além da óbvia importância do planejamento de programas de treinamento individuais para esses atletas. Uma consideração crítica no planejamento de programas de treinamento para todos os atletas masters é evitar lesões por uso excessivo, mediante o estabelecimento de períodos de descanso adequados entre práticas rigorosas. Na verdade, programar dias de descanso entre práticas desafiadoras passa a ser cada vez mais importante à medida que o atleta vai envelhecendo. Para mais detalhes sobre o planejamento de programas de treinamento para atletas masters, ver Tanaka e Seals (2008) nas "Sugestões de leitura". Além disso, para mais detalhes sobre o impacto do exercício de resistência contínuo sobre o condicionamento cardiovascular, consulte Leper et al. (2016) em "Sugestões de leitura".

Em resumo

- Todos os atletas masters devem obter liberação médica antes de iniciar um programa rigoroso de treinamento físico.
- Os princípios fundamentais do treinamento físico aplicam-se a indivíduos de todas as idades.
- Os programas de treinamento para atletas masters devem ser individualizados, para atender às necessidades de cada atleta; também devem ser levados em consideração fatores como idade e estágio atual de treinamento.

A prática do exercício ao longo da vida beneficia o processo de envelhecimento

O atual interesse por um estilo de vida ativo foi originalmente popularizado no final da década de 1960 por Kenneth Cooper, médico que promoveu comportamentos saudáveis ao longo da vida e cunhou o termo *aeróbica*. Embora seja provável que uma pessoa sedentária melhorará sua saúde ao iniciar um programa de exercícios físicos numa fase mais avançada da vida, hoje em dia acredita-se que indivíduos que mantiveram um programa regular de exercícios ao longo de suas vidas podem obter mais benefícios à saúde. Esse entendimento está fundamentado em uma série de pesquisas recentes com participantes de 60 a 80 anos que vinham se exercitando com regularidade desde a adolescência e o início da vida adulta. Na verdade, esses indivíduos são os representantes da primeira geração de pessoas que foram cativadas pela "moda da aeróbica" nas décadas de 1960 e 1970.

Quantos anos de prática de exercícios físicos são necessários para resultar em ganhos extras para a saúde? Atualmente, não existe uma resposta exata para essa pergunta, mas a impressão geral é que aqueles que consistentemente cumpriram ou mesmo excederam as diretrizes para exercícios físicos vigentes à época com a finalidade de melhorar a saúde e o condicionamento físico ao longo de 20 a 50 anos podem ter envelhecido melhor do que pessoas menos ativas na mesma faixa etária.[25,57,59] Embora devamos ter em mente que muitas dessas investigações se fundamentaram em questionários de autorrelato para a quantificação dos níveis de atividade dos participantes, os achados desses estudos fornecem evidências convincentes de que, em longo prazo, a prática regular de exercícios físicos ao longo de décadas é vantajosa para a saúde.

A esse respeito, vários estudos investigaram doses de exercício físico ao longo da vida nos resultados de saúde.[25,57] Por exemplo, pesquisadores examinaram medidas da função cardíaca em pessoas que praticaram menos de duas séries semanais (i.e., sedentários) ou 2-3, 4-5 e 6 ou mais séries semanais (atletas master) de exercícios físicos durante um período mínimo de 25 anos. Foram observadas elevações no $\dot{V}O_{2máx}$ dependentes da dose de exercício; entretanto, as elevações no débito cardíaco e no volume sistólico máximos ocorreram apenas nos atletas master.[25] Outro estudo importante examinou mulheres que mantinham um estilo de vida (ao longo de mais de 25 anos) de muita atividade (mais de 4 horas/semana de atividade moderada a vigorosa). As mulheres classificadas como muito ativas foram comparadas com mulheres de mesma idade que, no mesmo período, eram apenas moderadamente ativas (2 a 4 horas/semana de atividade leve a moderada) ou sedentárias (< 1 hora/semana de atividade leve). Em comparação com as mulheres sedentárias e moderadamente ativas, o grupo muito ativo apresentou aumentos mais dinâmicos no fluxo sanguíneo no início do exercício. As participantes muito ativas também apresentaram melhores proporções entre a densidade capilar e as fibras musculares.[57] Por fim, outra investigação constatou que as fibras musculares esqueléticas do tipo I retiradas de mulheres que praticaram exercícios aeróbios ao longo da vida (média de 48 anos) se revelaram mais potentes do que as fibras retiradas de mulheres saudáveis, porém sedentárias. Esse efeito compensa em parte o declínio dependente da idade na área da secção transversal do músculo, observado em fibras do tipo IIa, e também sugere que vários mecanismos celulares podem ser os responsáveis pela melhoria do desempenho muscular em pessoas idosas.[59] Essas descobertas enfatizam a importância da prática contínua do exercício ao longo da vida, como forma de combater o processo de envelhecimento, tanto no sistema cardiovascular como nas fibras musculares esqueléticas envolvidas durante a realização do exercício.

Atividades para estudo

1. Cite algumas causas possíveis de amenorreia em atletas.
2. Qual é a atual recomendação para treinamento e participação em competições durante a menstruação?
3. Discuta como as diferentes fases do ciclo menstrual influenciam o desempenho do exercício ou as adaptações ao treinamento.
4. Com base nas informações disponíveis atualmente, quais são as diretrizes razoáveis para o aconselhamento da atleta grávida, no que tange à intensidade e à duração do treinamento?
5. Defina a tríade da mulher atleta.
6. Quais são os fatores que contribuem para a perda mineral óssea na atleta?
7. Discuta a noção de que o exercício intenso pode resultar em danos permanentes ao (a) sistema cardiovascular ou ao (b) sistema musculoesquelético em crianças.
8. Qual é a recomendação para pessoas com diabetes tipo 1 sem complicações físicas para o ingresso em um programa de treinamento para competição?
9. Quais são os fatores que devem ser levados em consideração ao orientar o atleta com diabetes com respeito à participação segura no condicionamento esportivo? Incluir na discussão sugestões relativas à sincronização com as refeições, aos locais de injeção da insulina e à disponibilidade de bebidas glicosadas durante as sessões de treinamento.
10. Qual é a opinião atual sobre a participação segura de pessoas com asma em eventos esportivos de competição?
11. Defina o termo epilepsia.
12. Discuta a possibilidade de o exercício aumentar o risco de convulsões em pessoas com epilepsia.
13. Quais são os fatores que devem ser levados em consideração na avaliação da relação de risco-benefício para a participação de pessoas com epilepsia em práticas esportivas?
14. Faça um gráfico sobre a mudança na massa e na força musculares com o envelhecimento.
15. Quais são os fatores que contribuem para as mudanças relacionadas ao envelhecimento na massa e na força musculares?
16. Discuta o impacto do envelhecimento no $\dot{V}O_{2máx}$, tanto em homens como em mulheres.
17. Qual(is) fator(es) é(são) responsável(is) pelo declínio no desempenho de resistência relacionado ao envelhecimento?
18. Descreva algumas das formas pelas quais a prática permanente de exercícios físicos ao longo da vida pode retardar o processo de envelhecimento.

Sugestões de leitura

Armstrong, N., and A. R. Barker. 2011. Endurance training and elite young athletes. *Medicine and Sport Science* 56: 59-83.

Armstrong, N., and A. M. McManus. 2011. Physiology of elite young male athletes. *Medicine and Sport Science* 56: 1-22.

Blaize, A., K. Pearson, and S. Newcomer. 2015. Impact of material exercise during pregnancy on offspring chronic disease susceptibility. *Exercise and Sport Sciences Reviews* 43: 198-203.

Faigenbaum, A., R. Loyd, J. MacDonald, and G. Myer. 2016. Citius, altius, Fortius: beneficial effects of resistance training for young athletes. *British Journal of Sports Medicine* 50(1): 3-7.

Joy, E., M. J. De Souza, A. Nattiv, M. Misra, N. I. Williams, R. J. Mallinson, et al. 2014. Female athlete triad coalition consensus statement on treatment and return to play of the female athlete triad. *Current Sports Medicine Reports* 13: 219-231.

Joy, E., A. Kussman, and A. Nattiv. 2016. Update on eating disorders in athletes: a comprehensive narrative review with a focus on clinical assessment and management. *British Journal of Sports Medicine* 50: 154-162.

Lepers, R., and P. Stapley. 2016. Masters athletes are extending the limits of human endurance. *Fronters in Physiology* 12: 1-8.

Lithwick, D., et al. 2016. Pre-participation screening in the young competitive athlete: international recommendations and a Canadian perspective. *British Columbia Medical Journal* 58: 145-151.

Lloyd, R. S., A. D. Faigenbaum, M. H. Stone, J. L. Oliver, I. Jeffreys, J. A. Moody, et al. 2014. Position statement on youth resistance training: the 2014 international consensus. *British Journal of Sports Medicine* 48(7): 498-505.

Morton, A. R., and K. D. Fitch. 2011. Australian Association for Exercise and Sports Science position statement on exercise and asthma. *Journal of Science and Medicine in Sport* 14: 312-316.

Nascimento, S. L., F. G. Surita, and J. G. Cecatti. 2012. Physical exercise during pregnancy: a systematic review. *Current Opinion in Obstetrics and Gynecology* 24: 387-394.

Orio, F., G. Muscogiuri, A. Ascione, F. Marciano, A. Volpe, G. La Sala, et al. 2013. Effects of physical exercise on the female reproductive system. *Minerva Endocrinologica* 38: 305-319.

Pimentel, J., R. Tojal, and J. Morgado. 2015. Epilepsy and physical exercise. *Seizure* 25: 87-94.

Shansky, R., and A. Murphy. 2021. Considering sex as a biological variable will require a global shift in science culture. *Nature Neuroscience* 24: 457-464.

Voskanian, N. 2013. ACL injury prevention in female athletes: review of the literature and practical considerations in implementing an ACL prevention program. *Current Reviews in Musculoskeletal Medicine* 6: 158-163.

Referências bibliográficas

1. Ackerman KE and Misra M. Bone health and the female athlete triad in adolescent athletes. *Physician and Sports Medicine* 39: 131-141, 2011.
2. Andersen AE. Anorexia nervosa and bulimia: a spectrum of eating disorders. *Journal of Adolescent Health Care* 4: 15-21, 1983.
3. Arida RM, Cavalheiro EA, de Albuquerque M, da Silva AC, and Scorza FA. Physical exercise in epilepsy: the case in favor. *Epilepsy and Behavior* 11: 478-479, 2007.
4. Arida RM, Scorza FA, Terra VC, Cysneiros RM, and Cavalheiro EA. Physical exercise in rats with epilepsy is protective against seizures: evidence of animal studies. *Arquivos de Neuro-psiquiatria* 67: 1013-1016, 2009.
5. Arida R, Guimaraes de Almeda AC, Cavalheiro EA, and Scorza F. Experimental and clinical findings from physical exercise as complementary therapy for epilepsy. *Epilepsy and Behavior* 26: 273-278, 2013.
6. Armstrong N and Barker AR. Endurance training and elite young athletes. *Medicine and Sport Science* 56: 59-83, 2011.
7. Armstrong N and McManus AM. Physiology of elite young male athletes. *Medicine and Sport Science* 56: 1-22, 2011.
8. Artal R and O'Toole M. Guidelines of the American College of Obstetricians and Gynecologists for exercise during pregnancy and the postpartum period. *British Journal of Sports Medicine* 37: 6-12; discussion 12, 2003.
9. Åstrand P. Girl swimmers. *Acta Paediatric Scandinavica* 147(Suppl): 1-75, 1963.
10. Barrack MT, Ackerman KE, and Gibbs JC. Update on the female athlete triad. *Current Reviews in Musculoskeletal Medicine* 6: 195-204, 2013.
11. Barrack MT, Gibbs JC, De Souza MJ, Williams NI, Nichols JF, Rauh MJ, and Nattiv A. Higher incidence of bone stress injuries with increasing female athlete triad-related factors. *American Journal of Sports Medicine* 42: 949-958, 2014.
12. Behm DG, Faigenbaum AD, Falk B, and Klentrou P. Canadian Society for Exercise Physiology position paper: resistance training in children and adolescents. *Applied Physiology Nutrition and Metabolism* 33: 547-561, 2008.
13. Beilock SL, Feltz DL, and Pivarnik JM. Training patterns of athletes during pregnancy and postpartum. *Research Quarterly for Exercise & Sport* 72: 39-46, 2001.
14. Benjamin HJ. The female adolescent athlete: specific concerns. *Pediatric Annals* 36: 719-726, 2007.
15. Bennett D. Sports and epilepsy: to play or not to play. *Seminars in Neurology* 1: 345-357, 1981.
16. Bhaskarabhatla KV and Birrer R. Physical activity and diabetes mellitus. *Comprehensive Therapy* 31: 291-298, 2005.
17. Bien DP. Rationale and implementation of anterior cruciate ligament injury prevention warm-up programs in female athletes. *Journal of Strength and Conditioning Research* 25: 271-285, 2011.
18. Birch K. Female athlete triad. *British Medical Journal* 330: 244-246, 2005.
19. Blaize A, Pearson K, and Newcomer S. Impact of maternal exercise during pregnancy on offspring chronic disease susceptibility. *Exercise and Sport Sciences Reviews* 43:198-203, 2015.
20. Brandt A and O'Keefe C. Integration of 12-lead electrocardiogramss into preparticipation screenings to prevent sudden cardiac death in highschool athletes. *Journal of Pediatric Health Care* 33:153-161, 2019.
21. Brophy RH, Silvers HJ, and Mandelbaum BR. Anterior cruciate ligament injuries: etiology and prevention. *Sports Medicine and Arthroscopy Review* 18: 2-11, 2010.
22. Buford TW, Anton SD, Judge AR, Marzetti E, Wohlgemuth SE, Carter CS, et al. Models of accelerated sarcopenia: critical pieces for solving the puzzle of age-related muscle atrophy. *Ageing Research Reviews* 9: 369-383, 2010.
23. Bullen BA, Skrinar GS, Beitins IZ, von Mering G, Turnbull BA, and McArthur JW. Induction of menstrual disorders by strenuous exercise in untrained women. *New England Journal of Medicine* 312: 1349-1353, 1985.
24. Burger LJ, Lopez RI, and Elliott FA. Tonic seizures induced by movement. *Neurology* 22: 656-659, 1972.
25. Carrick-Ranson G, Hastings J, Bhella P, Fujimoto N, Shibata S, Palmer M, et al. The effect of lifelong exercise dose on cardiovascular function during exercise. *Journal of Applied Physiology* 116: 736-745, 2014.
26. Castelo-Branco C, Reina F, Montivero AD, Colodron M, and Vanrell JA. Influence of high-intensity training and of dietetic and anthropometric factors on menstrual cycle disorders in ballet dancers. *Gynecological Endocrinology* 22: 31-35, 2006.

27. Cook B, Wonderlich S, Mitchell J, Thompson R, Sherman R, and McCallum K. Exercise in eating disorders treatment: systematic review and proposal guidelines. *Medicine and Science in Sports and Exercise* 48: 1408-1414, 2016.
28. Coop CA, Adams KE, and Webb CN. SCUBA diving and asthma: Clinical recommendations and safety. *Clinical Reviews in Allergy & Immunology* 50:18-22, 2016.
29. Corrado D, Basso C, Pavei A, Michieli P, Schiavon M, and Thiene G. Trends in sudden cardiovascular death in young competitive athletes after implementation of a preparticipation screening program. *JAMA* 296: 1593-1601, 2006.
30. Costigan S, Eather, N, Plotnikoff R, Taaffe D, and Lubans D. High-intensity interval training for improving health-related fitness in adolescents: a systematic review and meta-analysis. *British Journal of Sports Medicine* 49:1253-1261, 2015.
31. Dale E, Gerlach DH, and Wilhite AL. Menstrual dysfunction in distance runners. *Obstetrics & Gynecology* 54: 47-53, 1979.
32. Dalle Grave R. Eating disorders: progress and challenges. *European Journal of Internal Medicine* 22: 153-160, 2011.
33. Davenport M. Exercise during pregnancy. *ACSM's Health and Fitness Journal* 24: 10-17, 2020.
34. Davenport M, McCurdy A, Mottola M, Skow R, Meah V, Poitras V, et al. Impact of prenatal exercise on both prenatal and postnatal anxiety and depression symptoms: a systematic review and meta-analysis. *British Journal of Sports Medicine* 52: 1376-1385, 2018.
35. de Jonge X, Thompson B, and Han A. Methodological recommendations for menstrual cycle research in sports and exercise. *Medicine and Science in Sports and Exercise* 51: 2610-2617, 2019.
36. De Souza MJ. Menstrual disturbances in athletes: a focus on luteal phase defects. *Medicine & Science in Sports & Exercise* 35: 1553-1563, 2003.
37. De Souza MJ and Metzger DA. Reproductive dysfunction in amenorrheic athletes and anorexic patients: a review. *Medicine & Science in Sports & Exercise* 23: 995-1007, 1991.
38. Dipietro L, Evenson K, Bloodgood B, Sprow K, Troiano R, Piercy K, et al. Benefits of physical activity during pregnancy and postpartum: an umbrella review. *Medicine and Science in Sports and Exercise* 51: 1292-1302, 2019.
39. Drezner J and Corrado D. Is there evidence for recommending electrocardiogram as part of the pre-participation examination? *Clinical Journal of Sport Medicine* 21: 18-24, 2011.
40. Drinkwater BL, Bruemner B, and Chesnut CH, III. Menstrual history as a determinant of current bone density in young athletes. *JAMA* 263: 545-548, 1990.
41. Drinkwater BL, Nilson K, Chesnut CH, III, Bremner WJ, Shainholtz S, and Southworth MB. Bone mineral content of amenorrheic and eumenorrheic athletes. *New England Journal of Medicine* 311: 277-281, 1984.
42. Dugan SA. Sports-related knee injuries in female athletes: what gives? *American Journal of Physical Medicine & Rehabilitation* 84: 122-130, 2005.
43. Ekblom B. Effect of physical training in adolescent boys. *Journal of Applied Physiology* 27: 350-355, 1969.
44. Enea C, Boisseau N, Fargeas-Gluck MA, Diaz V, and Dugue B. Circulating androgens in women: exercise-induced changes. *Sports Medicine* 41: 1-15, 2011.
45. Enea C, Boisseau N, Ottavy M, Mulliez J, Millet C, Ingrand I, et al. Effects of menstrual cycle, oral contraception, and training on exercise-induced changes in circulating DHEA-sulphate and testosterone in young women. *European Journal of Applied Physiology* 106: 365-373, 2009.
46. Eriksson BO. Physical training, oxygen supply and muscle metabolism in 11-13-year old boys. *Acta Physiologica Scandinavica. Supplementum* 384: 1-48, 1972.
47. Faigenbaum AD, Kraemer WJ, Blimkie CJ, Jeffreys I, Micheli LJ, Nitka M, et al. Youth resistance training: updated position statement paper from the National Strength and Conditioning Association. *Journal of Strength and Conditioning Research* 23: S60-79, 2009.
48. Faigenbaum AD, Loud RL, O'Connell J, Glover S, and Westcott WL. Effects of different resistance training protocols on upper-body strength and endurance development in children. *Journal of Strength and Conditioning Research* 15: 459-465, 2001.
49. Faigenbaum AD, Milliken LA, and Westcott WL. Maximal strength testing in healthy children. *Journal of Strength and Conditioning Research* 17: 162-166, 2003.
50. Faigenbaum AD and Myer GD. Resistance training among young athletes: safety, efficacy and injury prevention effects. *British Journal of Sports Medicine* 44: 56-63, 2010.
51. Faigenbaum AD, Loyd RS, and Myer GD. Youth resistance training: past practices, new perspectives, and future directions. *Pediatric Exercise Science* 25: 591-604, 2013.
52. Faulkner JA, Larkin LM, Claflin DR, and Brooks SV. Age-related changes in the structure and function of skeletal muscles. *Clinical and Experimental Pharmacology and Physiology* 34: 1091-1096, 2007.
53. Feicht CB, Johnson TS, Martin BJ, Sparkes KE, and Wagner WW, Jr. Secondary amenorrhoea in athletes. *Lancet* 2: 1145-1146, 1978.
54. Fitzpatrick KK and Lock J. Anorexia nervosa. *BMJ Clinical Evidence (Online)* 2011: 2011.
55. Fountain NB and May AC. Epilepsy and athletics. *Clinics in Sports Medicine* 22: 605-616, x-xi, 2003.
56. Gibbs JC, Williams NI, and De Souza MJ. Prevalence of individual and combined components of the female athlete triad. *Medicine & Science in Sports & Exercise* 45: 985-996, 2013.
57. Gliemann l, Rytter N, Yujia L, Tamariz-Ellemann A, Carter H, and Hellsten Y. A high activity level is required for augmented muscle capillarization in older women. *Medicine and Science in Sports and Exercise* 53: 894-903, 2021.
58. Gotze W, Kubicki S, Munter M, and Teichmann J. Effect of physical exercise on seizure threshold (investigated by electroencephalographic telemetry). *Diseases of the Nervous System* 28: 664-667, 1967.
59. Gries K, Minchev K, Raue U, Grosicki G, Begue G, Finch W, et al. Single-muscle fiber contractile properties in lifelong aerobic exercising women. Journal of *Applied Physiology.* 127: 1710-1719, 2019.
60. Hale R. Factors important to women engaged in vigorous physical activity. In: *Sports Medicine,* edited by Strauss R. Philadelphia, PA: W. B. Saunders, 1984.
61. Hewett TE, Lindenfeld TN, Riccobene JV, and Noyes FR. The effect of neuromuscular training on the incidence of knee injury in female athletes: a prospective study. *American Journal of Sports Medicine* 27: 699-706, 1999.
62. Hoch AZ, Pajewski NM, Moraski L, Carrera GF, Wilson CR, Hoffmann RG, et al. Prevalence of the female athlete triad in high school athletes and sedentary students. *Clinical Journal of Sport Medicine* 19: 421-428, 2009.
63. Hudson J, Hiripi E, Pope H, and Kessler R. The prevalence and correlated of eating disordsers in the National Comorbidity Survey Replication. *Biological Psychiatry* 61:348-358, 2010.

64. Ingjer F. Development of maximal oxygen uptake in young elite male cross-country skiers: a longitudinal study. *Journal of Sports Sciences* 10: 49-63, 1992.
65. Jackson AS, Sui X, Hebert JR, Church TS, and Blair SN. Role of lifestyle and aging on the longitudinal change in cardiorespiratory fitness. *Archives of Internal Medicine* 169: 1781-1787, 2009.
66. Joy E, De Souza MJ, Nattiv A, Misra M, Williams NI, Mallinson RJ, et al. Female athlete triad coalition consensus statement on treatment and return to play of the female athlete triad. *Current Sports Medicine Reports* 13:219-231, 2014.
67. Joy E, Kussman A, and Nattiv A. 2016 Update on eating disorders in athletes: a comprehensive narrative review with a focus on clinical assessment and management. *British Journal of Sports Medicine* 50:154-162, 2016.
68. Kanopka J, Hsue L, and Dragoo J. Effect of oral contraceptives on soft tissue injury risk, soft tissue laxity, and muscle strength. *Orthopedic Journal of Sports Medicine* 7: 1-11, 2019.
69. Koltun K, Strock N, Southmayd E, Oneglia A, Williams N, and De Souze M. Comparison of female athlete triad coalition and RED-S risk assessment tools. *Journal of Sports Medicine* 37(21): 2433-2442, 2019.
70. Komatsu WR, Gabbay MA, Castro ML, Saraiva GL, Chacra AR, de Barros Neto TL, and Dib SA. Aerobic exercise capacity in normal adolescents and those with type 1 diabetes mellitus. *Pediatric Diabetes* 6: 145-149, 2005.
71. Kuijer A. Epilepsy and exercise, electroencephalographical and biochemical studies. In *Advances in Epileptology: The X Epilepsy International Symposium,* edited by Wada J, and Penry J. New York, NY: Raven Press, 1980.
72. La Gerche A, Baggish AL, Knuuti J, Prior DL, Sharma S, Heidbuchel H, et al. Cardiac imaging and stress testing asymptomatic athletes to identify those at risk of sudden cardiac death. *JACC Cardiovascular Imaging* 6: 993-1007, 2013.
73. Lee S. Sex as an important biological variable in biomedical research. *Biochemistry and Molecular Biology Reports* 51: 167-173, 2018.
74. Lloyd RS, Faigenbaum AD, Stone MH, Oliver JL, Jeffreys I, Moody JA, et al. Position statement on youth resistance training: the 2014 international consensus. *British Journal of Sports Medicine,* September 20, 2013, doi: 10.1136/bjsports-2013-092952.
75. Luong, MW, Morrison B, Lithwick D, Isserow SH, Heibron B, and Krahn A. Sudden cardiac death in young competitive athletes. *British Columbia Medical Journal* 58: 138-144, 2016.
76. Manore MM, Kam LC, and Loucks AB. The female athlete triad: components, nutrition issues, and health consequences. *Journal of Sports Sciences* 25 Suppl 1: S61-71, 2007.
77. Martinsen M, Bratland-Sanda S, Eriksson AK, and Sundgot-Borgen J. Dieting to win or to be thin? a study of dieting and disordered eating among adolescent elite athletes and non-athlete controls. *British Journal of Sports Medicine* 44: 70-76, 2010.
78. McCullough S, Goyal P, Krishnan U, Choi J, Safford M, and Okin P. Electrocardiographic findings in coronavirus disease-19: insights on mortality and underlying myocardial processes. *Observational Study* 26: 626-632, 2020.
79. McManus AM and Armstrong N. Physiology of elite young female athletes. *Medicine and Sport Science* 56: 23- 46, 2011.
80. Mendes FA, Almeida FM, Cukier A, Stelmach R, Jacob-Filho W, Martins MA, et al. Effects of aerobic training on airway inflammation in asthmatic patients. *Medicine & Science in Sports & Exercise* 43: 197-203, 2011.
81. Micheli L. *Pediatric and Adolescent Sports Medicine.* Philadelphia, PA: W. B. Saunders, 1984.
82. Micheli LJ, Smith A, Biosca F, and Sangenis P. Position statement on girls and women in sport. IOC, 2002.
83. Miller CA and Golden NH. An introduction to eating disorders: clinical presentation, epidemiology, and prognosis. *Nutrition in Clinical Practice* 25: 110-115, 2010.
84. Morton AR and Fitch KD. Australian Association for Exercise and Sports Science position statement on exercise and asthma. *Journal of Science and Medicine in Sport* 14: 312-316, 2011.
85. Mottola M, Davenport M, Brun C, Inglis S, Charlsworth S, and Sopper M. VO2 peak prediction and exercise prescription for pregnant women. *Medicine and Science in Sports and Exercise* 38: 1389-1395, 2006.
86. Mountjoy M, Sundgot-Borgen J, Burke L, Carter S, Constantini N, Lebrun C, et al. The IOC consensus statement: beyond the female athlete triad-relative energy deficiency in sport. *British Journal of Sports Medicine* 48: 491-497, 2014.
87. Myer A, Beam N, and Fakhoury J. Resistance training for children and adolescents. *Translational Pediatrics* 6: 137-143, 2017.
88. Narici MV and Maffulli N. Sarcopenia: characteristics, mechanisms and functional significance. *British Medical Bulletin* 95: 139-159, 2010.
89. Nascimento SL, Surita FG, and Cecatti JG. Physical exercise during pregnancy: a systematic review. *Current Opinion in Obstetrics and Gynecology* 24: 387-394, 2012.
90. Nattiv A, Loucks AB, Manore MM, Sanborn CF, Sundgot-Borgen J, and Warren MP. American College of Sports Medicine position stand. The female athlete triad. *Medicine & Science in Sports & Exercise* 39: 1867-1882, 2007.
91. Nottin S, Vinet A, Stecken F, N'Guyen LD, Ounissi F, Lecoq AM, et al. Central and peripheral cardiovascular adaptations to exercise in endurance-trained children. *Acta Physiologica Scandinavica* 175: 85-92, 2002.
92. Oosthuyse T and Bosch A. The effect of the menstrual cycle on exercise metabolism. *Sports Medicine* 40: 207-227, 2010.
93. Padua D, Distefano L, Hewett T, Garrett W, Marshall S, Golden G, et. al. National Athletic Trainers' Association position statement: prevention of anterior cruciate ligament injury. *Journal of Athletic Training* 53: 5-19, 2018.
94. Panhuyzen-Goedkoop N, Jorstad H, and Smeets J. A new concensus document on electrocardiographic interpretation in athletes: does it help to prevent sudden cardiac death in athletes? *Netherlands Heart Journal* 26: 127-132, 2018.
95. Pape M. Lost in translation? Beyond sex as a biological variable in animal research. *Health Sociology Review* 30: 275-291, 2021.
96. Pimentel J, Tojal R, and Morgado J. Epilepsy and physical exercise. *Seizure* 25: 87-94, 2015.
97. Pivarnik JM, Marichal CJ, Spillman T, and Morrow JR, Jr. Menstrual cycle phase affects temperature regulation during endurance exercise. *Journal of Applied Physiology* 72: 543-548, 1992.
98. Pruett E. Insulin and exercise in the non-diabetic man. In *Exercise Physiology,* edited by Fotherly K, and Pal S. New York, NY: Walter de Gruyter, 1985.
99. Renstrom P, Ljungqvist A, Arendt E, Beynon B, Fukubayashi T, Garrett W, et. al. Non-contact ACL injuries in female athletes: an international olympic committee current concepts statement. *British Journal of Sports Medicine* 42: 394-412, 2008.
100. Roberts AJ, Yi-Frazier JP, Aitken KE, Mitrovich CA, Pascual MF, Taplin CE. Do youth with type 1 diabetes exercise safely?

A focus on patient practices with glycemic outcomes. *Pediatric Diabetes* doi: 10.1111/pedi.12402, 2016.

101. Scheid JL and De Souza MJ. Menstrual irregularities and energy deficiency in physically active women: the role of ghrelin, PYY and adipocytokines. *Medicine and Sport Science* 55: 82-102, 2010.
102. Schwartz F, Marling C, and Bunescu R. The promise and perils of wearable physiological sensors for diabetes management. *Journal of Diabetes Science and Technology* 12: 587-591, 2018.
103. Specker B, Thiex N, and Sudhagoni R. Does exercise influence pediatric bone? A systematic review. *Clinical Orthopaedics and Related Research* 473:3658- 3672, 2015.
104. Stice E, Marti CN, and Rohde P. Prevalence, incidence, impairment, and course of the proposed DSM-5 eating disorder diagnoses in an 8-year prospective community study of young women. *Journal of Abnormal Psychology* 122: 445-457, 2013.
105. Sung E, Han A, Hinrichs T, Vorgerd M, Manchado C, and Platen P. Effect of follicular versus luteal-phase based strength training in young women. *Sprimger Plus* 3: 1-10, 2014.
106. Tanaka H and Seals DR. Endurance exercise performance in masters athletes: age-associated changes and underlying physiological mechanisms. *Journal of Physiology* 586: 55-63, 2008.
107. Torstveit MK and Sundgot-Borgen J. The female athlete triad exists in both elite athletes and controls. *Medicine & Science in Sports & Exercise* 37: 1449-1459, 2005.
108. Warren MP and Chua A. Exercise-induced amenorrhea and bone health in the adolescent athlete. *Annals of the New York Academy of Sciences* 1135: 244-252, 2008.
109. Weltman A, Janney C, Rians CB, Strand K, Berg B, Tippitt S, et al. The effects of hydraulic resistance strength training in pre-pubertal males. *Medicine & Science in Sports & Exercise* 18: 629-638, 1986.
110. Yager J and Andersen AE. Clinical practice: anorexia nervosa. *New England Journal of Medicine* 353: 1481-1488, 2005.
111. Zelisko JA, Noble HB, and Porter M. A comparison of men's and women's professional basketball injuries. *American Journal of Sports Medicine* 10: 297-299, 1982.
112. Zilmer D. Gender specific injury patterns in high school varsity basketball. *Journal of Women's Health* 1: 69-76, 1992.

22

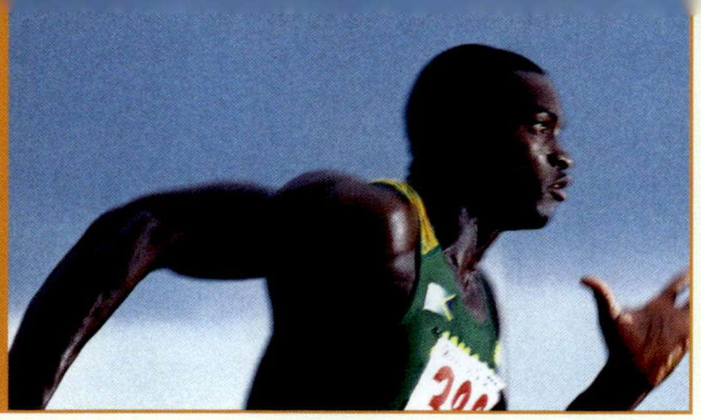

Digital Vision/Getty Images

Nutrição, composição corporal e desempenho

Objetivos

Ao estudar este capítulo, você deverá ser capaz de:

1. Descrever o efeito de várias dietas de carboidrato sobre o glicogênio muscular e sobre o desempenho de resistência durante exercício intenso.
2. Comparar o método "clássico" para a obtenção da supercompensação das reservas de glicogênio muscular com o método "modificado".
3. Descrever alguns dos potenciais problemas da ingestão de glicose imediatamente antes do exercício e como esses problemas podem ser evitados.
4. Descrever a importância da glicose no sangue como combustível no exercício prolongado e o papel da suplementação de carboidrato durante o desempenho.
5. Explicar por que devemos consumir vários carboidratos durante um exercício prolongado, ocasião em que a glicose sanguínea é utilizada em velocidade muito elevada.
6. Descrever a necessidade de proteína durante a adaptação a um nível de exercício novo e mais extenuante, bem como a necessidade de proteína quando a adaptação está completa.
7. Descrever a faixa recomendada de consumo de proteína para atletas e indicar os fatores dietéticos que podem tornar necessário o uso do limite superior da faixa.
8. Descrever as estratégias recomendadas de reposição de líquidos a serem usadas antes do exercício, durante exercícios de diferentes durações e depois do exercício.
9. Descrever a demanda de sal do atleta em comparação à de um indivíduo sedentário, bem como os meios recomendáveis de manter o equilíbrio sódico.
10. Apresentar um breve resumo dos efeitos da suplementação de vitamina no desempenho.
11. Caracterizar o papel da refeição pré-competição sobre o desempenho e o motivo para limitar gorduras e proteínas.
12. Explicar por que se deve ter cuidado ao recomendar valores de gordura corporal específicos para atletas individuais.

Conteúdo

Carboidratos 582
- Dietas de carboidrato e desempenho 582
- Ingestão de carboidrato antes ou durante o desempenho 585
- Ingestão de carboidrato pós-desempenho 587

Proteína 589
- Necessidades de proteína e exercícios físicos 589
- Necessidades de proteína para atletas 590

Água e eletrólitos 591
- Reposição de líquidos: antes do exercício 592
- Reposição de líquidos: durante o exercício 593
- Reposição de líquidos: depois do exercício 595
- Sal (NaCl) 595

Minerais 597
- Ferro 597

Vitaminas 598

Refeição pré-competição 599
- Nutrientes na refeição pré-competição 599

Composição corporal e desempenho 600
- Alimentação com restrição de tempo, jejum intermitente e desempenho em exercícios físicos 601

Palavras-chave

alimentação com restrição de tempo (ART)
anemia
carga de carboidrato
deficiência de ferro
equilíbrio de nitrogênio
hipoglicemia
hiponatremia
jejum intermitente (JI)
normalização do glicogênio
nutrição periodizada
polímero de glicose
restrição calórica
supercompensação

Este capítulo sobre nutrição, composição corporal e desempenho é uma extensão do Capítulo 18, uma vez que a principal ênfase deve ser em atingir objetivos relacionados à saúde antes de examinar os objetivos relacionados ao desempenho. Na realidade, as informações aqui apresentadas devem ser examinadas considerando as necessidades de um indivíduo comum. A partir dessa perspectiva, o cientista do exercício deveria fazer perguntas fundamentais sobre nutrição, como, por exemplo, determinado atleta precisa de mais proteína? Ou, qual porcentagem de gordura corporal é um objetivo razoável para um atleta em determinado esporte? Essas questões serão tratadas nessa ordem. Para uma visão mais detalhada desses temas, consulte Burke e Deakin (2015), Williams et al. (2017) e ACSM (2016) nas "Sugestões de leitura".

No Capítulo 18, indicou-se a proporção recomendada de ingestão de nutrientes:

- Em adultos, 45 a 65% das calorias devem provir de carboidratos, 20 a 35% de gordura, e 10 a 35% de proteínas.

Essa simples afirmação é importante porque abre caminho para uma discussão sobre o que os atletas devem consumir – e consomem – para suportar programas de treinamento intenso e ter combustível para os diversos desempenhos que constituem os esportes competitivos.

Carboidratos

A proporção recomendada de ingestão de carboidratos é bastante ampla para atender as necessidades de toda a população, e permite que ela satisfaça as necessidades ligadas à capacidade reduzida de uso de carboidratos (p. ex., pessoas com diabetes tipo 2). Como a oxidação de carboidratos constitui uma porcentagem maior da produção total de energia à medida que aumenta a intensidade do exercício, não deve ser surpresa que a maioria dos atletas precise de mais carboidratos que um indivíduo comum.[16] Esta seção considera o uso de carboidratos nos dias anteriores a um desempenho, durante o desempenho propriamente dito e depois dele. Contudo, as informações também podem ser aplicadas no planejamento de sessões de treinamento, caso em que é grande a demanda por carboidratos.

Dietas de carboidrato e desempenho

Em 1967, foram publicados três estudos do mesmo laboratório sueco que abriram caminho para a compreensão do papel do glicogênio muscular no desempenho.[1,12,72] As modernas estratégias voltadas para a ingestão de carboidratos e o desempenho nos exercícios físicos envolvem um processo conhecido como **nutrição periodizada**. A nutrição periodizada envolve diversas abordagens, tanto para o consumo de carboidratos como para os exercícios pré-competição. Essas abordagens foram projetadas de modo a maximizar o conteúdo de glicogênio muscular, objetivando melhor desempenho atlético.[18] É importante enfatizar que a nutrição periodizada envolve abordagens nutricionais e de treinamento que são diferentes para competições atléticas com várias durações, desde provas de 10.000 m até eventos de ultrarresistência.[18] Curiosamente, essas abordagens variadas à nutrição periodizada tiveram origem em três estudos fundamentais, publicados em 1967 por um laboratório sueco. Esses estudos abordaram o tema do glicogênio muscular e do desempenho nos exercícios físicos.[1,10,69]

Hermansen et al.[69] demonstraram que o glicogênio muscular era esgotado sistematicamente durante o exercício intenso (77% do $\dot{V}O_{2máx}$) e que, quando ocorria a exaustão voluntária, o teor de glicogênio estava próximo de zero.[69] Ahlborg et al.[1] verificaram que o tempo de trabalho até a exaustão era diretamente proporcional ao estoque de glicogênio nos músculos mais ativos no início da sessão de exercícios físicos.

Bergström et al.[12] confirmaram e ampliaram esse conceito ao demonstrar que, ao manipular a quantidade de carboidrato na dieta, a concentração de glicogênio no músculo antes do exercício podia ser alterada. Nesse estudo, os indivíduos consumiram 2.800 kcal/dia com uma dieta com baixo teor de carboidratos (gordura e proteína), uma dieta mista ou uma dieta rica em carboidratos em que 2.300 kcal provinham de carboidratos. À medida que o conteúdo de carboidratos aumentava, os pesquisadores observaram que os teores de glicogênio do quadríceps femoral foram, respectivamente, 0,63 (baixo), 1,75 (médio) e 3,31 (alto) g/100 g de músculo, e que o tempo de desempenho de exercício a 75% do $\dot{V}O_{2máx}$ foi em média 57 (baixo), 114 (médio) e 167 minutos (alto). A Figura 22.1 mostra esses resultados. Assim, Bergström et al. foram os primeiros pesquisadores a demonstrar que o aumento dos carboidratos na alimentação reforçava as reservas de glicogênio muscular e melhorava o tempo até a exaustão durante a prática de exercícios físicos muito intensos.[10]

Alguns anos depois, esses achados laboratoriais foram confirmados por Karlsson e Saltin,[81] que treinaram indivíduos para correr uma prova de 30 km 2 vezes, uma depois de uma dieta rica em carboidratos e outra depois de uma dieta mista. O nível de glicogênio muscular inicial era de 3,5 g/100 g de músculo depois da dieta rica em carboidratos e 1,7 g/100 g de músculo depois da dieta mista. O melhor desempenho de todos os indivíduos ocorreu durante a dieta rica em car-

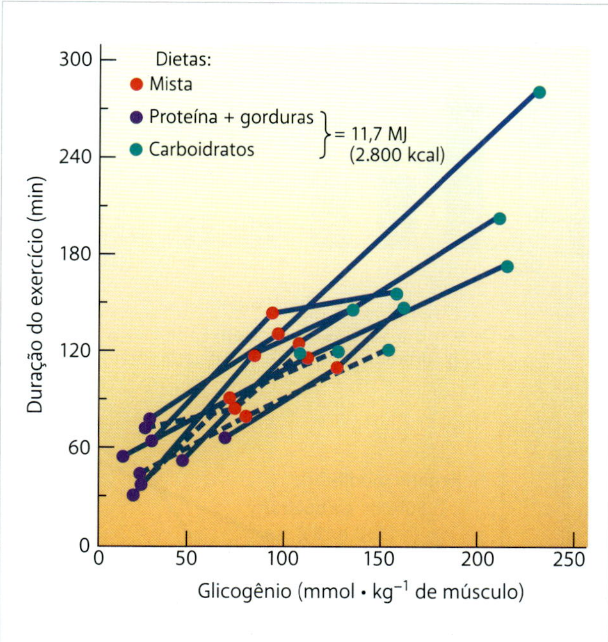

Figura 22.1 Efeito de diferentes dietas na concentração de glicogênio muscular e tempo de trabalho até a exaustão em seguida ao consumo de dietas contendo baixos níveis de carboidratos ("proteína + gorduras"), níveis médios de carboidratos ("mista") ou uma dieta rica em carboidratos ("carboidratos"). O consumo de maior quantidade de carboidratos foi associado a aumentos no conteúdo de glicogênio muscular e a tempos mais prolongados até a ocorrência de exaustão.

boidratos. É interessante notar que o ritmo no começo da corrida não foi mais rápido; em vez disso, o carboidrato extra permitiu que os corredores mantivessem o ritmo por um período maior. Uma descoberta importante nesse estudo foi que, comparado ao da dieta rica em carboidratos, o ritmo dos indivíduos na dieta mista só foi diminuir aproximadamente no meio da corrida (em cerca de 1 hora). Essa evidência sugere que a dieta mista normal utilizada no estudo seria adequada para provas de corrida ou ciclismo com duração de menos de 1 hora. Ver o Quadro "Um olhar no passado – nomes importantes na ciência" para saber mais sobre uma pessoa que teve grande importância para nossa compreensão desses aspectos da fisiologia do exercício.

Considerando a importância do glicogênio muscular no desempenho de resistência prolongado, não é surpresa que pesquisadores tenham tentado determinar que condições gerariam o maior teor de glicogênio muscular. Em 1966, Bergström e Hultman[11] fizeram com que indivíduos realizassem exercícios com uma perna para esgotar as reservas de glicogênio na perna exercitada sem afetar as reservas da outra. Quando esse protocolo de exercício era seguido de uma dieta rica em carboidratos, o teor de glicogênio ficava acima do dobro na perna exercitada do que na de controle. Essa descoberta importante sugeria que tanto a disponibilidade de carboidratos na dieta como o estímulo ao exercício físico foram determinantes importantes do conteúdo de glicogênio muscular. Esses autores também realizaram uma investigação fundamental para que pudessem entender se seria possível usar

Um olhar no passado – nomes importantes na ciência

Jonas Bergström, MD, PhD – da técnica de biópsia com agulha e do glicogênio muscular até muito, muito além

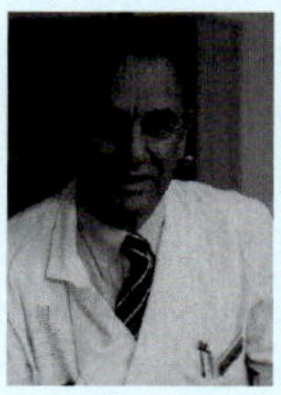

Ball State University Photo Service

Dr. Jonas Bergström teve um grande impacto no campo de fisiologia do exercício, embora a maior parte de seu trabalho de pesquisa tivesse foco na função renal, tema em que desfrutou de reputação internacional. Homem de muitos talentos, só foi entrar na medicina depois de decidir abandonar a carreira como jazzista famoso. Estudou medicina no Instituto Karolinska, em Estocolmo, na Suécia, e se graduou em 1956. Realizou o treinamento subsequente em fisiologia e bioquímica renal, e seu trabalho de tese, *Muscle Electrolytes in Man*, resultou no desenvolvimento da técnica de biópsia muscular percutânea (com agulha). A introdução dessa técnica possibilitou que vários pesquisadores mundo afora estudassem a função e o metabolismo muscular em repouso e durante o exercício – estudos que revolucionaram nossa compreensão da fisiologia do exercício, tanto em relação aos tipos de fibras musculares e ao uso base durante o exercício como em relação à adaptação à viagem espacial. Os estudos clássicos sobre o uso do glicogênio muscular descritos neste capítulo só foram possibilitados por essa técnica, e o dr. Bergström foi um dos principais cientistas nesses estudos, além de seu trabalho sobre insuficiência renal.

Quando Bergström estava no começo de sua carreira como médico, havia pouco a se fazer em casos de insuficiência renal. Ele foi a força motriz no angariamento de fundos, espaço e suporte para o desenvolvimento de um programa de diálise crônica na Suécia. Entretanto, sua vasta experiência em bioquímica e metabolismo permitiu que ele tivesse grande impacto sobre os fatores nutritivos relacionados à função renal. Sua pesquisa levou ao desenvolvimento de dietas especiais pobres em proteína, capazes de reduzir o acúmulo de ureia no sangue, bem como os sintomas associados a ela. Esse trabalho inovador melhorou significativamente as vidas de pacientes com insuficiência renal, tendo adiado a necessidade em anos. Sua pesquisa também tratou de questões relativas à pressão arterial e ao volume de sangue durante a diálise, à composição dos líquidos usados na diálise (a fim de reduzir a proteólise), bem como à importância de se prevenir a inflamação em pacientes com doenças renais por meio de dieta adequada. Seu trabalho teve impacto no tratamento de pacientes com doença renal em todo o mundo, e ele foi agraciado com diversos prêmios ao longo da carreira por suas contribuições extraordinárias. Dr. Bergström faleceu em 2001.

Fonte: Obituary. Jonas Bergstöm (1929-2001). *Neprology Dialysis Transplantation* 17:936-38, 2002.

um estímulo combinado de dieta e exercício físico com o objetivo de aumentar ainda mais os níveis de glicogênio muscular. Para alcançar esse objetivo, os participantes da pesquisa que seguiam uma dieta rica em proteína e gordura praticavam exercícios físicos exaustivos, seguidos por uma dieta rica em carboidratos no período de recuperação. Ao final do estudo, os resultados indicaram que uma dieta rica em carboidratos resultou no maior aumento no glicogênio muscular naqueles participantes que previamente tinham consumido uma dieta mista.[11] Essa combinação de informações levou ao método clássico (com duração de uma semana) de se realizar a supercompensação de glicogênio muscular, descrito a seguir:

- Exercício prolongado e extenuante para esgotar as reservas de glicogênio muscular.
- Dieta de proteína/gordura por 3 dias enquanto se continua treinando.
- Dieta rica em carboidratos (90% de carboidrato) durante 3 dias, com inatividade para a preservação das reservas de glicogênio.

Não obstante a efetividade dessa abordagem desde uma perspectiva de pesquisa, havia certos problemas de caráter prático nesse método para atingir altos teores de glicogênio muscular, visto que ele requer 7 dias de preparação para uma corrida. Além disso, alguns indivíduos não conseguiram tolerar as dietas com teor extremamente baixo de carboidratos (alta gordura e proteína) ou alto (90%).

Com base nessas preocupações logísticas, Sherman[116,117] propôs um plano modificado para a obtenção de uma resposta de supercompensação nos níveis musculares de glicogênio. O plano exige uma redução do treino de 90 para 40 minutos, enquanto se ingere uma dieta de 50% de carboidratos (350 g/dia). Essa fase do plano é seguida por 2 dias de treinos de 20 minutos cada, enquanto se ingere uma dieta de 70% de carboidratos (500 a 600 g/dia) e, por fim, um dia de repouso antes da competição com uma dieta de 70% de carboidratos (ou 500 a 600 g/dia). Esse regime modificado de supercompensação se mostrou eficaz no aumento das reservas de glicogênio a valores altos compatíveis com bons desempenhos (ver Fig. 22.2). Estudos mostraram que quando a ingestão de carboidratos é de cerca de 10 g/kg de peso corporal utilizando-se alimentos com alto índice glicêmico (ver Cap. 18), apenas um dia bastava para alcançar altos níveis de glicogênio muscular em todos os tipos de fibra muscular.[19,51] Os níveis elevados de glicogênio muscular podem durar até 5 dias, dependendo do nível de atividade física e da quantidade de carboidratos ingeridos durante esse período.[6]

O que é necessário para a reposição do glicogênio muscular no dia a dia (o que é por vezes chamado de **normalização do glicogênio**)? São necessárias 24 horas para repor, ou normalizar, o glicogênio muscular após exercício extenuante prolongado, desde que sejam ingeridos cerca de 500 a 700 g de carboidratos.[37,51,55,78] Deve-se salientar que uma pessoa que ingere 55 a 60% de calorias derivadas de carboidratos já consome o necessário para substituir o glicogênio muscular no dia a dia. Se um atleta precisa de 4.000 kcal/dia para alcançar o equilíbrio calórico e 55 a 60% das calorias derivam de carboidratos, serão consumidas de 2.200 a 2.400 kcal (55 a 60% das 4.000 kcal) ou 550 a 600 g de carboidratos. Essa quantidade condiz com o necessário para manter um conteúdo de glicogênio muscular normalizado após um regime de treinamento com exercício extenuante.[3] Esse dado é importante para considerações de treinamento, e essa dieta "regular" exigiria pouca ou nenhuma alteração nas práticas nutricionais a fim de satisfazer a carga de carboidratos (500 a 600 g/dia) para atingir a supercompensação nas reservas de glicogênio muscular, um processo frequentemente referido como **carga de carboidratos**.[18,116,117]

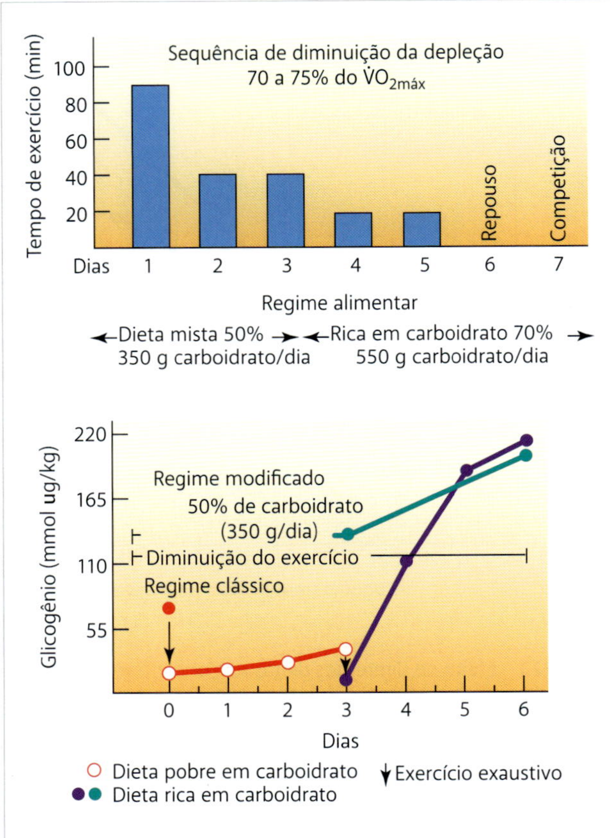

Figura 22.2 Modificação da técnica clássica de carga de glicogênio para atingir níveis altos de glicogênio muscular com mudanças mínimas na rotina de treinamento ou na dieta. Os níveis de glicogênio estão em unidades de glicose (ug) por quilograma (kg).

De acordo com esse entendimento, em 2016 o ACSM publicou uma declaração de posição sobre Nutrição e Desempenho Atlético,[3] recomendando a seguinte abordagem com vistas à otimização do armazenamento de carboidratos para sessões de treinamento e competições. Essa abordagem envolve a normalização do glicogênio ou estratégias para a carga de carboidratos, dependendo da duração da corrida:[3,18]

- Normalização do glicogênio para eventos com duração inferior a 90 min: 7 a 12 $g \cdot kg^{-1} \cdot d^{-1}$ para as necessidades diárias de combustível.
- Carga de carboidrato para eventos com mais de 90 minutos de exercício contínuo ou intermitente: 10 a 12 $g \cdot kg^{-1} \cdot d^{-1}$ durante 36-48 horas antes das competições.

Contudo, essas importantes recomendações devem ser ponderadas em relação a algumas considerações igualmente importantes. Em primeiro lugar, essas orientações tomaram por base pessoas do sexo masculino, que têm ingestão calórica alta ou muito alta. Portanto, quando essas abordagens centradas em homens são aplicadas para mulheres, os resultados não são tão consistentes (ver "Foco de pesquisa 21.2"). Em seguida, também devemos ter em mente que o glicogênio é armazenado com água (aprox. 3 g de água por grama de carboidrato). Dentro dessa linha, os atletas usuários dessa estratégia de alimentação com carboidratos precisam ficar atentos a uma possível sensação de repleção e peso, especialmente aqueles que praticam exercícios de levantamento de peso.[115]

Como consideração final sobre as estratégias de alimentação com carboidratos com fins de alcançar melhores desempenhos, vale a pena abordar mais uma questão: existe alguma vantagem em praticar treinamento de resistência num cenário de baixas reservas de glicogênio muscular? Há algum suporte para essa noção de "treinamento com baixo nível" (às vezes chamado de *bonk training*), pois a ativação das respostas de sinalização celular que impulsionam as adaptações musculares ocorre em maior grau, em comparação ao que ocorre num cenário de níveis elevados de glicogênio muscular. Mas essa abordagem é contestada em função de evidências que mostram que, em tais circunstâncias ("treinamento com baixo nível"), ocorre perda na qualidade do treino (p. ex., em intensidade, número de repetições) que pode ser mantida. Em consequência, também ocorre perda nas adaptações ao treinamento. Consequentemente, embora seja bastante sólida a teoria para o "treinamento com baixo nível", ainda não estão claros os ganhos para o desempenho.[3,17,18]

Em resumo

- O desempenho em provas de resistência é aprimorado com uma dieta rica em carboidratos, sobretudo graças ao aumento do glicogênio muscular.
- Para eventos de resistência com duração inferior a 90 minutos (p. ex., meia-maratona), é recomendável o uso de estratégias de normalização do glicogênio, enquanto a carga com carboidratos, ou supercompensação, é recomendável para eventos com duração superior a 90 minutos.
- Quando os treinos são reduzidos durante vários dias, ao longo dos quais se consome mais carboidrato (70% da ingestão diária), pode-se atingir uma "supercompensação" do estoque de glicogênio.

Ingestão de carboidrato antes ou durante o desempenho

Embora esteja claro que os níveis musculares de glicogênio sejam fundamentais para o tópico dos carboidratos e desempenho no exercício, não devemos negligenciar o papel essencial que a glicose no sangue representa. Na verdade, a revisão fundamental de Coggan e Coyle[32] esclarece o papel que a glicose sanguínea e o glicogênio muscular desempenham ao contribuir para a oxidação dos carboidratos para a prática de eventos envolvendo exercícios físicos de 3 a 4 horas de duração. Na realidade, à medida que o glicogênio muscular diminui, o papel representado pela glicose no sangue aumenta, até que, ao fim das 3 ou 4 horas de exercício, ela pode ser a única fonte de carboidrato. Essa transição dependente do tempo, do glicogênio muscular para a glicose sanguínea, é o que faz da glicose um combustível tão importante no trabalho prolongado e explica por que tanta atenção tem sido direcionada na tentativa de manter a concentração glicêmica.

É importante ter em mente que as reservas de glicogênio do fígado também diminuem com o tempo durante o exercício prolongado e, como a gliconeogênese pode fornecer glicose em uma velocidade de apenas 0,2 a 0,4 g/min, ao passo que os músculos podem consumi-la a uma velocidade de 1 a 2 g/min, a ocorrência de hipoglicemia é uma possibilidade real. A **hipoglicemia** (concentração glicêmica < 2,5 mmol/L) ocorre quando a velocidade de absorção de glicose não corresponde à produção do fígado e/ou do intestino delgado. Foi demonstrado que a hipoglicemia ocorre durante o exercício a 58% do $\dot{V}O_{2máx}$ por 3h30 e a 74% do $\dot{V}O_{2máx}$ por 2h30.[40] Contudo, tendo em vista que os sintomas da hipoglicemia podem ser muito individualizados, o número de indivíduos que exibiram disfunção no sistema nervoso central variou de nenhum[52] a apenas 25% dos indivíduos testados.[40] Embora não exista nenhuma relação absolutamente clara entre hipoglicemia e fadiga, a disponibilidade de glicose no sangue como fonte de energia está, sem dúvida, ligada ao desempenho de exercício extenuante prolongado (3 a 4 horas).[32] Como deve ser feita a ingestão de carboidratos antes e durante o exercício para manter a alta taxa de oxidação de carboidrato necessária para o desempenho?

Ingestão de carboidrato antes do desempenho. O fator tempo e o tipo de carboidrato são importantes para reabastecer os estoques de carboidrato do corpo antes de um desempenho. Várias revisões do tema indicam que as respostas da glicemia e da insulina no plasma à ingestão de glicose pré-exercício variam muito. Especificamente, alguns indivíduos sofrem redução da glicemia; a maioria não e que, em geral, o desempenho no exercício prolongado ou é melhorado ou não sofre alteração pela ingestão de carboidrato antes do exercício.[3,80,116] Assim, esses procedimentos resultam em aumento da velocidade do uso de carboidratos, porém, em virtude da grande quantidade de carboidrato ingerido, a glicose no plasma é mantida por um tempo maior. Jeukendrup apresenta as seguintes considerações e recomendações sobre as ingestões pré-exercício:[80]

- A queda na glicemia durante o exercício submáximo (62 a 72% do $\dot{V}O_{2máx}$) após a ingestão de 75 g de carboidrato 1 hora antes do exercício não pode ser prevenida com a ingestão de uma quantia menor (aprox. 22 g) ou maior (> 155 g) de carboidrato.
- Carboidratos de alto índice glicêmico ingeridos 1 hora antes do exercício causam respostas de glicemia e insulina

maiores do que carboidratos de índice glicêmico baixo ou moderado.

- A resposta hipoglicêmica é muito variável, havendo alguns atletas muito mais suscetíveis a ela do que outros. O interessante é que essa suscetibilidade não está ligada à sensibilidade à insulina.
- Para minimizar o risco de hipoglicemia, podem-se ingerir carboidratos imediatamente antes do exercício (nos últimos 5 minutos) ou durante o aquecimento.
- A forma em que o carboidrato é ingerido não importa. Pode-se usar um produto de carboidrato sólido, líquido ou em gel. Assim, as preferências do atleta poderão orientar a forma do carboidrato a ser consumido.

Atletas mais sensíveis às ingestões de carboidrato pré-exercício (i.e., que sofrem sintomas de hipoglicemia) devem testar diferentes tipos de carboidrato (de índice glicêmico baixo, moderado e alto). Com base nessa abordagem sistemática objetivando determinar o carboidrato preferido para ingestão pré-exercício, o atleta deverá ingerir carboidratos imediatamente antes do desempenho ou durante o aquecimento, ou, se nada disso funcionar, evitar carboidratos nos 90 minutos anteriores ao exercício.[80] Em vista disso, em 2016 o ACSM publicou uma declaração de posição[3] informando que, a reposição de carboidratos antes do evento, o atleta deve consumir 1-4 g · kg^{-1}, de 1 a 4 horas antes do exercício, mas com as seguintes ressalvas:

- O horário, a quantidade e o tipo de carboidrato devem ser escolhidos de acordo com as necessidades e preferências de cada atleta.
- Escolhas com baixo índice glicêmico podem fornecer uma fonte mais continuada de carboidratos, nos casos em que haja impossibilidade de consumo durante o exercício.

Ingestão de carboidrato durante o desempenho. Ao contrário dos estudos sobre ingestão pré-exercício, em que havia certa variabilidade no resultado, existe um amplo consenso de que ingerir carboidrato durante o exercício adia a fadiga e melhora o desempenho. O interessante é que a melhora no desempenho não parece ter qualquer relação com a economia das reservas de glicogênio muscular. O glicogênio muscular é esgotado na mesma velocidade durante o exercício prolongado vigoroso (70 a 75% do $\dot{V}O_{2máx}$), com ou sem ingestão de carboidrato; o mesmo, porém, não ocorre com o glicogênio hepático.[29,32] A ingestão de carboidrato parece poupar as reservas de glicogênio no fígado por contribuir diretamente com os carboidratos para a oxidação. Caso não se ingira mais carboidrato durante o exercício prolongado, a concentração glicêmica diminui à medida que os estoques no fígado são esgotados, o que resulta em uma velocidade inadequada de oxidação de carboidrato pelo músculo. A ativação do músculo realizada pelo sistema nervoso central é diminuída pela hipoglicemia, o que leva a um resultado de menor geração de potência.[100] Da mesma forma, o valor na escala de percepção de esforço (EPE) é menor com a suplementação de carboidrato durante o exercício prolongado.[25,125] A Figura 22.3 mostra o modelo de Coggan e Coyle de como o carboidrato é fornecido ao músculo durante o exercício prolongado sob condições de ingestão e jejum. A velocidade de esgotamento do glicogênio muscular não é diferente; porém, quando ingerem carboidratos, os indivíduos resistem por mais tempo em razão da maior disponibilidade de glicose no sangue. Esse efeito varia com a dose de carboidrato, sendo uma velocidade maior de ingestão (i.e., 60 g/h *versus* 15 g/h) a que resulta em melhores desempenhos.[120]

Qual é o melhor momento para se consumir carboidratos durante o exercício? Coggan e Coyle indicam que os carboidratos podem ser ingeridos ao longo de todo o exercício ou 30 minutos antes do momento previsto de fadiga, sem alteração no resultado.[32] Em testes de exercício a 75% do $\dot{V}O_{2máx}$, o tempo até a fadiga foi estendido em cerca de 45 minutos com a ingestão de carboidrato. Como, no fim

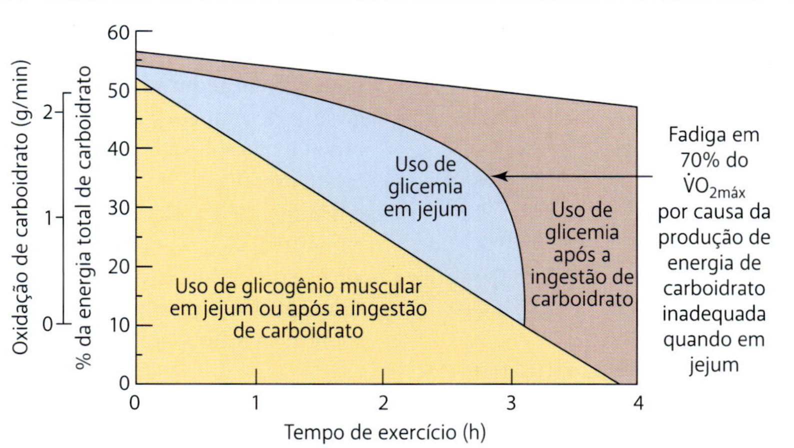

Figura 22.3 Uso de glicose no sangue e de glicogênio muscular, em jejum ou após ingestão de carboidratos (CHO), durante o exercício prolongado.
Fonte: Coggan, A. R. e E. F. Coyle. Carbohydrate ingestion during prolonged exercise: effects on metabolism and performance. *Exercise and Sport Sciences Reviews* 19: 1-40, 1991.

do exercício, os músculos usam glicose no sangue em uma velocidade de cerca de 1 a 1,3 g/min, deve-se ingerir carboidrato suficiente para fornecer 45 a 60 g (45 min × 1 a 1,3 g/min) a mais de carboidrato. É consenso que isso pode ser atingido com a ingestão de carboidratos em uma frequência em torno de 30 a 60 g/h durante o exercício.[25] Os 120 a 240 g de glicose consumidos (4 h × 30 a 60 g/h) fornecem os 45 a 60 g necessários ao fim do exercício, mas também sustentam o metabolismo de carboidrato elevado ao longo de todo o exercício.

Soluções de glicose, sacarose ou polímero de glicose conseguem manter a concentração glicêmica durante o exercício, mas a palatabilidade da solução é aprimorada se as soluções de polímero de glicose forem usadas em concentrações acima de 10%. Existe evidência de que a ingestão de carboidrato durante o exercício também melhora o desempenho nas atividades de resistência mais curtas (45 a 60 min) e mais intensas (> 75% de $\dot{V}O_{2máx}$) e durante esportes de equipe intermitentes.[27] A declaração de posição do ACSM de 2016 recomenda o esquema a seguir para a ingestão de carboidratos durante o desempenho:[3]

- Durante exercícios de resistência com duração de 1 a 2,5 horas, inclusive para esportes de "para-corre", como o futebol, o atleta deve consumir de 30 a 60 $g \cdot h^{-1}$ em forma líquida, sólida ou em gel, e utilizar esses produtos durante as sessões de treinamento.
- Durante exercícios de ultrarresistência com duração de 2,5 a 3 horas, devem ser consumidos até 90 $g \cdot h^{-1}$, mas deve-se optar por produtos que forneçam uma mistura de carboidratos transportáveis (p. ex., uma mistura de glicose:frutose) para que seja atendida essa alta taxa de oxidação de carboidratos. Independentemente da glicose, a frutose é transportada do trato gastrintestinal para o sangue; isso permite maior transporte de carboidratos, em comparação com o uso exclusivo da glicose.

Existe alguma substância que possa ser adicionada a essas bebidas para aumentar seu impacto no desempenho? Para uma atualização sobre bebidas contendo carboidratos e desempenho, ver "Pergunte ao especialista 22.1".

Enxágue com carboidratos. Conforme foi ventilado nesta seção, o consumo estratégico de carboidratos se situa entre as estratégias mais importantes para muitos tipos de eventos esportivos. Contudo, podemos contar com abordagens alternativas para atletas que possam sofrer efeitos colaterais digestivos ao consumir carboidratos durante ou imediatamente antes da competição? Nos últimos anos, muitos cientistas examinaram se o enxágue (i.e., lavagem) bucal com carboidratos é uma abordagem válida. Essa técnica de enxágue envolve de 5 a 10 segundos de bochecho com uma solução de carboidrato, mas sem que o líquido seja engolido.[104]

Na verdade, os estudos iniciais sobre bochechos com carboidratos parecem falar em favor da estratégia para melhoria do desempenho em corridas de resistência e no ciclismo.[28,112] Embora os mecanismos exatos responsáveis por esses efeitos ainda estejam sendo investigados, um estudo sobre esse tópico revelou que houve ativação dos centros cerebrais (conforme foi observado com o uso da ressonância magnética) associados à recompensa com o enxágue bucal com carboidratos, independentemente de o sabor do líquido ser doce (glicose) ou não (maltodextrina).[28]

Que tipos de exercícios físicos podem ser beneficiados com o uso do enxágue bucal com carboidratos? Exercícios de resistência de alta intensidade com duração superior a 25 minutos (p. ex., corridas e testes de contagem de tempo no ciclismo) estão entre os cenários em que a técnica de enxágue bucal provavelmente melhorará o desempenho.[28,104,112] Além disso, parece que, quando os atletas estão bem alimentados antes da competição, o efeito do enxágue bucal com carboidratos resulta em menos benefícios,[7] em comparação com quando se exercitam em jejum.[104] Por fim, embora sejam poucos os estudos que confirmam ou refutam a técnica do enxágue bucal com carboidratos como benéfica para a prática de exercícios de força, as investigações preliminares não demonstraram melhorias no desempenho.[104]

Ingestão de carboidrato pós-desempenho

O grau de depleção do glicogênio muscular varia de acordo com a duração e a intensidade do exercício. O fator limitante na síntese de glicogênio muscular é o transporte de glicose através da membrana celular. Depois de uma sessão de exercício intenso, ocorre aumento da permeabilidade da célula muscular à glicose, aumento na atividade de síntese de glicogênio, e aumento na sensibilidade do músculo à insulina.[78] Para tirar proveito desses fatores, é preciso consumir carboidratos (1 a 1,5 $g \cdot kg^{-1}$) dentro de 30 minutos depois do exercício e a intervalos de 2 horas durante até 6 horas para repor os estoques de glicogênio rapidamente. Alimentos com alto valor glicêmico são melhores nesse aspecto. Além disso, foi demonstrado que a ingestão combinada de uma quantidade menor de carboidrato (0,8 $g \cdot kg^{-1} \cdot h^{-1}$) com uma pequena quantidade de proteína (0,2-0,4 $g \cdot kg^{-1} \cdot h^{-1}$) é tão eficiente quanto a ingestão de 1,2 $g \cdot kg^{-1} \cdot h^{-1}$ de carboidrato.[3,8,17] Entretanto, se o tempo não for fator crucial, comer uma proporção equilibrada de carboidratos, gorduras e proteínas atingirá tanto a reposição de carboidratos como a promoção de uma taxa ideal de síntese de proteína muscular necessária para o reparo do tecido e a hipertrofia.[4] Refletindo essas colocações, a declaração de posição do ACSM de 2016 recomenda o seguinte:[3]

- Para que ocorra rápida reposição, quando houver menos de 8 horas entre duas sessões de exercícios físicos que dependam do consumo de carboidratos, o atleta deverá consumir 1 a 1,2 $g \cdot kg^{-1} \cdot h^{-1}$ de carboidrato nas primeiras 4 horas.

Pergunte ao especialista 22.1

Bebidas carboidratadas e desempenho: perguntas e respostas com o dr. Ronald J. Maughan

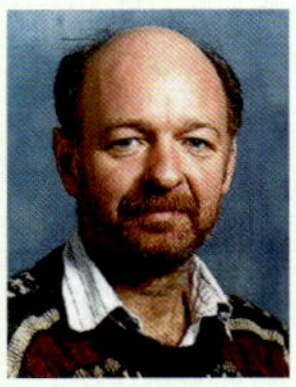

Ronald J. Maughan

***Ron Maughan** defendeu seu B.Sc. (Fisiologia) e seu PhD pela Universidade de Aberdeen, Escócia, e foi professor em Liverpool, Inglaterra, antes de retornar a Aberdeen – onde per-maneceu por mais 20 anos. Atualmente, trabalha na School of Sport, Exercise and Health Sciences na Loughborough University, Inglaterra. Preside o Nutrition Working Group do Comitê Internacional das Olimpíadas. Seus interesses de pesquisa se concentram em fisiologia, bioquímica e nutrição do desempenho de exercício, com interesse tanto na ciência básica do exercício como nos aspectos aplicados que se relacionam com a saúde e com o desempenho no esporte.*

PERGUNTA: Os atletas usam bebidas carboidratadas para melhorar o desempenho. Que tipo de atleta se beneficiaria mais com essa estratégia?

RESPOSTA: Todos os atletas verão utilidade nessas bebidas em algumas situações de treinamento e competição. Durante o exercício, elas são ainda mais importantes quando o tempo de exercício excede 30 a 40 minutos, mas alguns benefícios podem ser evidentes mais depressa que isso. Essas bebidas fornecem carboidrato como fonte de energia, o que é especialmente importante quando não houve oportunidade para a recuperação completa das reservas de carboidrato do corpo desde a última sessão de treinamento ou competição. O carboidrato é um combustível mais eficiente do que a gordura – requer menos oxigênio para uma demanda específica de energia – então, garantir um suprimento adequado é crucial para o desempenho. Essas bebidas também promovem a absorção de água e abastecem o atleta com alguns eletrólitos, por isso são particularmente importantes quando as perdas de suor são altas. Os atletas devem adquirir o hábito de tomar essas bebidas tanto no treinamento como na competição. As sessões de treinamento ficam mais fáceis, o risco de males causados pelo calor é muito menor e a qualidade de treinamento pode ser mais bem mantida: essas consequências são importantes tanto para aqueles que se exercitam por prazer como para os atletas de elite. A redução na percepção de esforço tem importância especial para as pessoas que se exercitam pela saúde, pois, quando o exercício parece mais fácil, elas têm mais chances de permanecerem fiéis ao programa de exercício, e esses efeitos podem ser sentidos no exercício de duração de menos de 30 minutos. Atletas de força e potência podem treinar por longos períodos, mas muitas vezes não têm consciência da necessidade de reidratação em esportes de resistência. É óbvio que as calorias contidas nessas bebidas precisam ser levadas em conta, portanto, aqueles com dietas com restrição de energia podem limitar o uso de bebidas esportivas.

PERGUNTA: Considerando o apoio da pesquisa existente a favor dessa estratégia, quais são as questões mais importantes que ainda restam ser respondidas?

RESPOSTA: Muitas questões ainda estão sem resposta, mas elas estão mais relacionadas à aplicação da ciência básica em situações práticas. Os ingredientes básicos das bebidas esportivas de carboidrato-eletrólito (água, açúcar e sal) não mudaram muito, mas precisamos entender melhor a formulação ideal para o uso em diferentes situações. Sabemos agora que uma mistura de diferentes carboidratos, incluindo glicose e frutose, pode aumentar a disponibilidade e a oxidação dos carboidratos ingeridos e intensificar o desempenho mais do que bebidas apenas com glicose. Há situações em que um teor maior ou menor de carboidrato conviria mais, e os atletas precisam saber que diferentes bebidas podem ser mais adequadas a condições de exercício e ambiente distintas. Eles também precisam saber como avaliar suas necessidades individuais de combustível e de hidratação e como elas mudam em diferentes situações. Existe um questionamento sobre a necessidade de reposição de eletrólitos em diferentes situações e precisamos aprender como identificá-los em risco de sub ou hiper-hidratação. Também é preciso aprender como comunicar o conhecimento atual de forma mais eficiente para os atletas e treinadores, e esse talvez seja o maior desafio que encaramos atualmente.

PERGUNTA: Existem diferenças entre as bebidas carboidratadas tradicionais e as novas "bebidas energéticas" que anunciam melhorar o desempenho?

RESPOSTA: Em geral, as novas bebidas energéticas contêm altíssimo teor de açúcar, logo energia, e também costumam conter cafeína para dar uma sensação de mais energia. Essas bebidas podem ter desvantagens em certas situações. Por conta do alto teor de carboidrato, a osmolalidade dessas bebidas é muito alta, e o corpo, na verdade, secreta água no intestino delgado depois que elas foram ingeridas. Embora seja um efeito transitório, isso exacerba qualquer desidratação preexistente e pode causar desconforto gastrintestinal. Algumas das bebidas energéticas mais recentes sequer contêm energia: contém apenas cafeína (além de sabores artificiais, etc.) ou outros supostos estimulantes para dar uma sensação de mais energia. Embora doses moderadas de cafeína possam ajudar o desempenho, as altas doses em alguns desses produtos podem aumentar o risco de desidratação causada pelo aumento de perda na urina e podem levar à supraexcitação, que resulta em desempenho mais fraco em determinadas tarefas de habilidade. Alguns atletas também relatam que altas doses de cafeína dificultam o sono à noite quando ingeridas em competições realizadas no fim da tarde ou no começo da noite.

Em resumo

- Deve-se consumir entre 1 e 4 g · kg^{-1} de carboidrato de 1 a 4 horas pré-exercício, mas o momento, a quantidade e o tipo de carboidrato deverão ser escolhidos de modo a atender às necessidades e preferências individuais.
- A ingestão de soluções de glicose durante o exercício estende o desempenho por fornecer carboidrato ao músculo quando está ocorrendo depleção do glicogênio muscular.
- Dependendo da duração do desempenho de resistência, o indivíduo deve consumir entre 30 e 90 g · h^{-1} de carboidrato durante o exercício, para que seja mantida a alta taxa de oxidação de carboidratos.
- O enxágue com uma solução carboidratada pode melhorar os desempenhos em exercícios de resistência de alta intensidade com duração superior a 25 minutos.
- Para repor os estoques de glicogênio rapidamente depois do exercício, deve-se consumir carboidratos (1 a 1,2 g · kg^{-1} · h^{-1}) nas primeiras 4 horas.

Proteína

A ingestão diária recomendada (IDR) de proteína é 0,8 g · kg^{-1} · d^{-1}, o que é facilmente atingido com uma dieta com 12% de sua energia (kcal) derivada de proteína. Por exemplo, se a necessidade de energia diária para um homem adulto que pesa 72 kg for de 2.900 kcal/dia, cerca de 348 kcal são ingeridas na forma de proteína (12% de 2.900 kcal). Em 4 kcal/g, essa pessoa consumiria cerca de 87 g de proteína ao dia, o que representa 1,2 g · kg^{-1} · d^{-1} (87 g/70 kg) ou 50% a mais do que o padrão da IDR. Um atleta precisa ingerir mais proteína do que especificado na IDR ou a dieta normal basta? Por mais confuso que possa parecer, tudo indica que a resposta para as duas perguntas seja sim.

Necessidades de proteína e exercícios físicos

A adequação de ingestão de proteína foi baseada, sobretudo, em estudos de **balanço nitrogenado (N)**. Cerca de 16% do peso da proteína é N e, quando a ingestão de N (proteína alimentar) se iguala à excreção de N, a pessoa está em balanço nitrogenado. A excreção de menos N do que é consumido é chamada de balanço nitrogenado positivo, ao passo que a excreção de mais N do que é consumido é chamada de balanço nitrogenado negativo. Esta última condição, se mantida, não convém à boa saúde por conta do potencial de perda de massa magra.

Com base nos estudos de balanço nitrogenado, era consenso geral que o padrão de IDR de 0,8 g · kg^{-1} · d^{-1} era adequado a indivíduos envolvidos em exercício prolongado. Nesses estudos, a excreção urinária de nitrogênio costumava ser usada como índice de excreção de N, visto que cerca de 85% do N é excretado dessa forma.[88] No entanto, alguns experimentos sugerem que esse método de medição pode subestimar a utilização de aminoácidos no exercício. Lemon e Mullin[89] verificaram que, embora não haja diferença na excreção urinária de N em comparação com o repouso, a perda de N no suor aumentou de 60 a 150 vezes durante o exercício, sugerindo que até 10% da necessidade de energia do exercício era atendida pela oxidação de aminoácidos.

Outros estudos, utilizando técnicas diferentes, deram respaldo a essas observações. Demonstrou-se que o músculo libera alanina, um aminoácido, em proporção com a intensidade do exercício[53] e que a alanina é usada na gliconeogênese no fígado para gerar nova glicose plasmática. Vários pesquisadores administraram um isótopo estável (marcador ^{13}C) do aminoácido leucina para estudar a velocidade em que os aminoácidos são mobilizados e oxidados durante o exercício. Em geral, a taxa de oxidação (medida pela aparição de $^{13}CO_2$) é mais alta durante o exercício do que no repouso tanto em ratos como em seres humanos.[42,74,131] Considerados em grupo, esses estudos sugerem que os aminoácidos são mais usados como combustível durante o exercício do que se acreditava antigamente. Também sugerem que a necessidade de proteína para atletas envolvidos em exercício prolongado é mais alta do que a IDR.[88] Contudo, há mais coisas nessa história.

Estudos de balanço nitrogenado em todo o corpo. Tudo indica que a capacidade de manter o equilíbrio de nitrogênio durante o exercício depende dos seguintes fatores:[20,22,87-89]

- Estado de treinamento do indivíduo.
- Qualidade e quantidade de proteína consumida.
- Total de calorias consumidas.
- Reservas de carboidrato do corpo.
- Intensidade, duração e tipo (força *versus* resistência) do exercício.

Quando se mede a utilização de proteína durante os primeiros dias de um programa de exercício, pessoas previamente sedentárias mostram um balanço nitrogenado negativo (Fig. 22.4). Entretanto, depois de cerca de 12 a 14 dias de treinamento, essa condição desaparece e a pessoa consegue manter o balanço nitrogenado.[61] Por isso, dependendo do ponto do programa de treinamento em que se fazem as medições, pode-se concluir que são necessárias mais proteínas (durante a adaptação ao exercício) ou que as necessidades proteicas podem ser atendidas pela IDR (depois que a adaptação estiver completa).[22] Butterfield[4] indica que, em

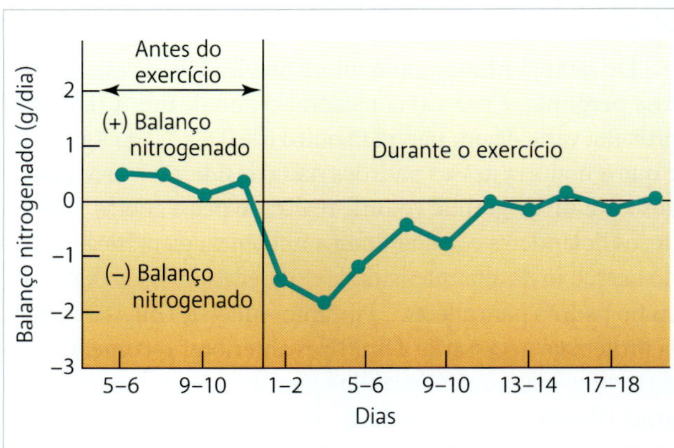

Figura 22.4 Efeito do exercício no balanço nitrogenado.

estudos de balanço nitrogenado, o tempo necessário para se atingir uma nova estabilidade depende da magnitude da mudança do nível de ingestão de N, bem como da quantidade absoluta de N consumido, e que o mínimo recomendado para um período de adaptação de 10 dias pode ser inadequado quando a ingestão de N é muito alta.[20]

Outro fator que influencia as necessidades proteicas durante o exercício é se a pessoa está em equilíbrio calórico, ou seja, se está ingerindo kcal suficiente para compensar o custo do exercício adicional. Demonstrou-se, por exemplo, que, ao aumentar a ingestão de energia em mais de 15% do que o necessário para se manter o peso, ocorreu um aumento na retenção de N durante o exercício quando esses indivíduos consumiam apenas 0,57 $g \cdot kg^{-1} \cdot d^{-1}$ de proteína da clara do ovo.[22] Em um estudo paralelo do mesmo grupo,[124] um déficit de 15% em ingestão de energia foi criado enquanto os indivíduos consumiam 0,57 ou 0,8 $g \cdot kg^{-1} \cdot d^{-1}$ de proteína da clara do ovo. Ao ingerir 15% a menos de calorias do que o necessário, a ingestão de proteína de 0,8 $g \cdot kg^{-1} \cdot d^{-1}$ se associava com um balanço nitrogenado negativo de 1 $g \cdot d^{-1}$. No entanto, quando os indivíduos faziam 1 ou 2 horas de exercício, esse balanço nitrogenado negativo melhorava para uma perda de apenas 0,51 ou 0,27 $g \cdot d^{-1}$, respectivamente. Durante o tratamento em que os indivíduos ficavam em equilíbrio calórico, a IDR de 0,8 $g \cdot kg^{-1} \cdot d^{-1}$ era suficiente para atingir um balanço nitrogenado positivo em ambas as durações de exercício. Fica claro, portanto, que para tirar conclusões apropriadas sobre a adequação de ingestão proteica, a pessoa precisa estar em equilíbrio energético.

Um último fator nutricional que pode influenciar a taxa do metabolismo de aminoácido durante o exercício é a disponibilidade de carboidrato. Lemon e Mullin[90] mostraram que a quantidade de ureia encontrada no suor era reduzida pela metade quando os indivíduos estavam com carga de carboidrato em oposição a quando estavam com o carboidrato esgotado (Fig. 22.5). Além disso, como mostra a Figura 22.6, a ingestão de glicose durante a segunda metade de um teste de exercício de 3 horas a 50% do $\dot{V}O_{2máx}$ reduz a taxa de oxidação do aminoácido leucina.[42] Portanto, não apenas o balanço calórico é importante no metabolismo da proteína, mas a capacidade da dieta de fornecer carboidrato adequado também deve ser levada em conta.

Necessidades de proteína para atletas

De quanta proteína um atleta precisa? Para responder a essa pergunta, é preciso considerar o fato de que a IDR para proteína varia de um país para outro (de 0,8 a 1,2 $g \cdot kg^{-1} \cdot d^{-1}$) e que a maioria desses padrões não considera o exercício vigoroso e/ou de grande volume realizado pelos atletas. Contudo, os holandeses consideraram a influência da prática regular do exercício de alta intensidade e ofereceram 1,5 $g \cdot kg^{-1} \cdot d^{-1}$ como padrão para atletas.[86] Portanto, volta-se à questão: quanta proteína é necessária? Diretrizes anteriores recomendavam diferentes ingestões de proteína para atletas de resistência do grupo de elite (p. ex., 1,2-1,4 $g \cdot kg^{-1} \cdot d^{-1}$) e atletas de treinamento de força de elite (p. ex., 1,2-1,7 $g \cdot kg^{-1} \cdot d^{-1}$). A posição do ACSM de 2016[3] recomenda uma única faixa de 1,2-2,0 $g \cdot kg^{-1} \cdot d^{-1}$, com a ressalva de que o limite superior da faixa deve ser usado para períodos curtos de treinamento intenso, ou nos casos de redução na ingestão de energia (p. ex., para perda de peso). Na verdade, a posição enfatiza o ponto de que a necessidade de proteína varia com:

- O estado de treinamento do atleta (atletas experientes precisam de menos).
- Regime de treinamento atual, em que um novo estímulo de treinamento requer o uso do limite superior da faixa.
- Disponibilidade de carboidratos, havendo necessidade de mais proteína nos casos de limitação de carboidratos.
- Adequação da ingestão calórica total, havendo necessidade de mais proteína necessária para atletas que estejam perdendo peso.

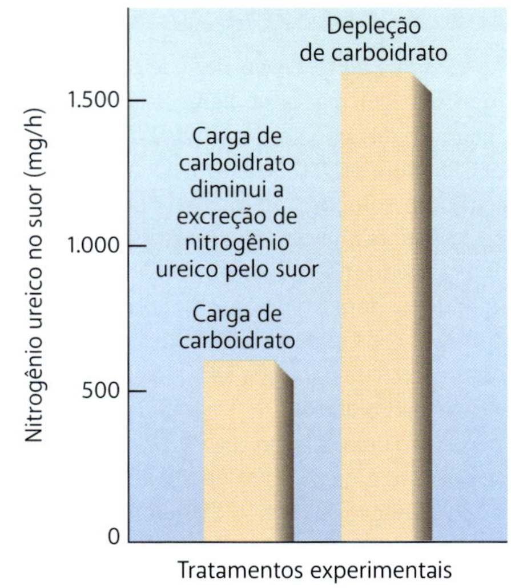

Figura 22.5 Efeito dos níveis iniciais de glicogênio muscular na excreção de nitrogênio ureico pelo suor durante o exercício. Alto nível de glicogênio muscular diminui a excreção de nitrogênio ureico pelo suor durante o exercício.

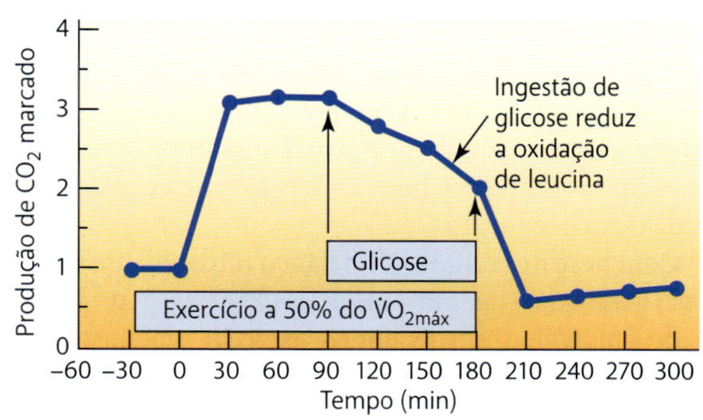

Figura 22.6 Efeito da ingestão de glicose na taxa do metabolismo do aminoácido leucina. A ingestão de glicose reduz a taxa de oxidação do aminoácido, o que fica demonstrado por uma queda na produção de CO_2 marcado.

As questões atuais giram em torno do momento da ingestão de proteína para ganhos ideais na massa muscular e se determinados tipos de proteína são melhores do que outros (ver Quadro "Vencendo limites 22.1").

Outra maneira de tratar essa questão é considerar a necessidade de proteína de um ser humano desde a infância até a fase adulta. A IDR de proteína é 1,5 g · kg^{-1} · d^{-1} durante o segundo semestre de vida, baixando para 0,95 g · kg^{-1} · d^{-1} entre os 4 e 8 anos de idade e atingindo o valor adulto de 0,8 g · kg^{-1} · d^{-1} aos 18 anos. Durante esse período, o peso corporal do indivíduo pode aumentar 10 vezes (7 a 70 kg). Isso não difere do que foi mencionado anteriormente sobre a adaptação ao exercício. Durante os primeiros dias de um programa de treinamento de exercício, quando os músculos estão se adaptando ao exercício novo, a necessidade de proteína pode ser maior do que a IDR.[61,62] Contudo, depois que a pessoa tiver se adaptado ao exercício, a necessidade se reverteria à IDR. Por fim, a ingestão de proteínas levando em conta a idade pode novamente aumentar depois dos 60 anos. Exemplificando, uma investigação recentemente publicada que recrutou pessoas saudáveis com mais de 60 anos constatou que as necessidades de ingestão alimentar de leucina, um aminoácido essencial da cadeia ramificada, chegavam quase ao dobro da IDR. Além disso, embora não existissem diferenças de sexo nesse estudo, quando as ingestões de leucina foram normalizadas para a massa livre de gordura, as necessidades para mulheres foram maiores do que para homens.[122]

No início desta seção sobre necessidades de proteína para atletas, colocou-se uma questão: um atleta precisa ingerir mais proteína do que a IDR ou a dieta normal basta? Durante o treinamento de força ou resistência intenso, a necessidade de proteína pode ser maior que a IDR. Portanto, a resposta é sim para essa parte da questão. A resposta para a segunda parte também é sim, pois a pessoa comum geralmente ingere 50% de proteína a mais do que a IDR. Brotherhood relata que a dieta normal de atletas tem cerca de 16% de proteína, o que excede 1,5 g · kg^{-1} · d^{-1} (88% a mais do que IDR). Esses valores excedem a IDR para crianças pequenas, que estão em estado crônico de balanço nitrogenado positivo, e se aproximam do limite superior das recomendações.[3,20,85-87] Para sustentar a ingestão de proteína alimentar suficiente, dois estudos recentes confirmaram que os suplementos de proteína não ofereciam vantagens em termos de ganho de força em um programa de treinamento de força, nem em atletas jovens treinados com experiência[73] nem em idosos que sofriam de sarcopenia.[23]

Foram suscitadas algumas preocupações sobre o consumo excessivo de proteína alimentar, sobretudo em relação a atletas amenorreicas.[21] Dietas ricas em proteína levam a aumento na excreção de Ca^{++} e, durante muitos anos, acreditou-se que a absorção de Ca^{++} era de origem óssea e que era uma preocupação real para a atleta amenorreica.[49,68] Estudos recentes sugerem o contrário. Dietas de curta duração com alto valor de proteína provaram aumentar a absorção de Ca^{++} no intestino simultaneamente e não há evidência de impacto nos estoques líquidos de Ca^{++} ósseo. Todavia, atletas com dieta pobre em proteína mostraram uma redução na absorção de Ca^{++} do intestino, e o uso prolongado dessas dietas poderia comprometer gravemente a saúde esquelética.[82,83]

Por outro lado, foram expressas preocupações de que atletas vegetarianos poderiam não conseguir atender à necessidade proteica. Uma revisão recente feita por Venderley e Campbell[128] relatou que as ingestões de proteína variavam de 10 a 12%, 12 a 14% e 14 a 18% em veganos, ovolactovegetarianos e onívoros, respectivamente. Os ovolactovegetarianos têm fácil acesso a proteína de alta qualidade em ovos e laticínios. Já os atletas veganos não, e eles podem se beneficiar com um planejamento alimentar cuidadoso com um nutricionista esportivo para atingir seus objetivos de desempenho.[3,128] Curiosamente, uma investigação recentemente publicada que recrutou indivíduos veganos e onívoros habituais quantificou os efeitos de fontes de proteína animal *versus* vegetal nas adaptações musculares ao exercício de força. Os aumentos na massa muscular magra e na área da secção transversal do músculo em seguida ao treinamento de força foram semelhantes entre os participantes que consumiram proteínas de fontes vegetais ou animais.[70] Em conjunto, esses achados enfatizam a eficácia do consumo de proteínas provenientes de diversas fontes, desde que os aminoácidos essenciais estejam disponíveis em quantidades suficientes. Consulte, nas "Sugestões de leitura", uma revisão recente de Rogerson, bem como o posicionamento de Borrione, Grasso, Quaranta e Parisi, que tratam dessa questão.

Em resumo

- As recomendações para a ingestão de proteínas se fundamentam em estudos que monitoram o equilíbrio de nitrogênio.
- Durante o exercício, a presença de níveis mais altos de glicogênio muscular e de glicose no sangue pode limitar o metabolismo de aminoácidos.
- A faixa de necessidades de proteína para os atletas é de 1,2 a 2,0 g · kg^{-1} · d^{-1}. O limite superior dessa faixa deve ser adotado para aqueles envolvidos em novos programas de treinamento ou que consomem quantidades inadequadas de calorias ou carboidratos.
- As necessidades de proteína são maiores durante o crescimento e a maturação do indivíduo, alcançando as recomendações para adultos por volta dos 18 anos de idade.
- Algumas dietas podem exigir atenção extra, para que sejam atendidas as necessidades de aminoácidos por atletas vegetarianos.

Água e eletrólitos

O Capítulo 12 descreveu em alguns detalhes a necessidade de dissipar calor durante o exercício a fim de minimizar o aumento da temperatura no centro do corpo. O principal mecanismo de perda de calor em níveis altos de exercício em ambiente confortável, e em todos os níveis de trabalho em um ambiente quente, é a evaporação do suor. As taxas de suor aumentam em relação direta com a intensidade do exercício e, em clima quente, as taxas de suor podem chegar a 2,8 litros por hora.[35] Apesar das tentativas de repor água duran-

Vencendo limites 22.1

Planejamento da ingestão de proteína para efeito máximo

Não há dúvida de que, ao seguir um treinamento de força, a síntese de proteína muscular (SPM) aumente. No entanto, ela aumenta ainda mais quando se ingerem ou infundem aminoácidos do que em estado de jejum. Por motivos práticos óbvios, o foco ficou na ingestão, e não na infusão, e foram feitas as seguintes observações sobre como obter resultados máximos:[72,79,106]

- A SPM é ativada com mais força quando há aminoácidos disponíveis na primeira hora após o treino.
  - Essa abordagem ao planejamento da ingestão de proteína é ainda mais importante para idosos.
- A proteína de soro de leite (20% de proteína do leite) é digerida com mais rapidez do que a proteína de caseína (80% de proteína do leite) ou de soja e gera um nível mais alto de aminoácidos essenciais (AAE) no sangue, sendo estes uma força motriz para a SPM.
  - A proteína caseína fornece uma resposta mais longa e mais contínua de aminoácidos essenciais, o que faz do leite uma boa bebida pós-exercício, pois ele contém as duas proteínas naturalmente.
- Há apenas informações limitadas sobre o impacto dessas ingestões de proteína pós-exercício ao longo de um programa de treinamento de força pleno, mas as evidências existentes apoiam a recomendação.
- A quantidade de proteína de alta qualidade necessária após o exercício para estimular ao máximo a SPM é baixa (~25 g), contendo de 8 a 10 g de AAE.[3,106] Embora outros[77] recomendem > 35 g de proteína, não foi demonstrado que essa quantidade aumente a SPM.[3]

Uma revisão recente levantou algumas questões sobre essa ideia de uma "janela anabólica" pós-exercício relativa à síntese de proteínas. Os autores observaram que muitos estudos usaram suplementação de proteína pré e pós-exercício, dificultando avaliar a questão do cronograma. Além disso, a maioria dos estudos não conseguiu combinar a ingestão de proteína total entre as condições, e o suplemento em geral continha quantidades excessivamente conservadoras (10 a 20 g) de proteína. Por fim, como os estudos usaram principalmente indivíduos não treinados, não estava claro como os resultados se aplicavam a indivíduos treinados.[4] Com relação à questão da quantidade de proteína usada, uma análise dos estudos na qual foi observado um efeito positivo no músculo e na força, os suplementos de proteína eram cerca de 60% maiores do que a ingestão habitual de proteínas dos indivíduos.[14] Trata-se, claramente, de uma área de pesquisa estimulante e é certo que veremos um quadro mais completo no futuro próximo.

te maratonas, alguns corredores perdem 8% de seu peso corporal.[35] Como perdas de água maiores de 2% têm efeitos adversos no desempenho de resistência, sobretudo no calor, há uma necessidade evidente de manter o equilíbrio de água.[2,3] Obviamente, perdem-se outras coisas além de água no suor. Uma taxa de suor maior significa que uma grande variedade de eletrólitos, como Na^+, K^+, Cl^- e Mg^{++}, também é perdida.[35] Esses eletrólitos são necessários para o funcionamento normal de tecidos excitáveis, enzimas e hormônios. Não deve ser surpresa, portanto, que os pesquisadores se preocupam com a forma ideal de repor água e eletrólitos para reduzir a probabilidade de problemas de saúde ligados ao calor e aumentar a chance de desempenho ideal.[119]

Reposição de líquidos: antes do exercício

O objetivo da pré-hidratação é ficar hidratado (ter um índice de água corporal normal) antes do início do exercício ou competição.[77] Em geral, com tempo suficiente (8 a 24 horas) entre o fim de um exercício (competição) e o início do próximo, os alimentos e bebidas consumidos nas refeições serão o bastante. Se o período for curto demais, os seguintes passos podem ser realizados:[2,3]

- Ingerir bebidas aos poucos (p. ex., ~5 a 10 $mL \cdot kg^{-1}$) 2- 4 horas antes do exercício, para fazer com que a urina tenha uma coloração amarelo-pálida e para dar tempo suficiente para a eliminação do excesso de líquido.
- Ingerir bebidas com sódio ou alimentos salgados ajudaria a reter líquidos.

Alguns pesquisadores usaram grandes volumes de água ou empregaram glicerina[93] para criar um estado hiper-hidratado (índice de água corporal maior que o normal) antes do exercício; inclusive, alguns estudos oferecem diretrizes para uma dose ideal de glicerina para atingir esse objetivo.[63,127] No entanto, um estudo de acompanhamento sugeriu que, depois de terem aumentado a concentração da ingestão de glicerina de 0,025 para 0,2 g/kg (peso corporal magro), ocorreu um aumento na concentração plasmática dessa substância, mas que a excreção urinária dela também aumentou, dentro de uma hora após o consumo das doses mais elevadas de glicerina. Portanto, a hiperidratação das concentrações maiores de glicerina testadas (0,1-0,2 g/kg) está associada a um aumento temporário na água corporal total, a ponto de, em algumas horas, as elevações da água corporal total ficarem parecidas com os efeitos produzidos por concentrações mais baixas de ingestão da substância (0,025-0,05 g/kg).[95] Afora essas considerações referentes à dose, não há evidências claras de que isso resultaria em melhor desempenho se comparado com a eu-hidratação[2] e a prática de usar glicerina foi banida pela World Anti-Doping Agency (https://www.wada-ama.org/en/resources/science-medicine/development-of-urinary-threshold-levels-for-the-detection-of-misuse-of).

Reposição de líquidos: durante o exercício

O objetivo de ingerir bebidas durante o exercício é reduzir a probabilidade de se desidratar em excesso (2% de perda do peso corporal causada por déficit de água).[2] Felizmente, em alguns esportes em que a partida é intermitente (futebol americano, tênis, golfe), a reposição de água durante a atividade é possível, mas alguns atletas podem precisar ser lembrados de ingerir fluidos durante os intervalos.[58] Contudo, em eventos esportivos como maratona, não há pausas formais na atividade que permitam a reposição. Nessas atividades, em que uma taxa alta de produção de calor se alia a possíveis problemas de calor e umidade do ambiente, o atleta corre grande risco de desidratação.

Estudos confirmam a necessidade de repor líquidos ao mesmo tempo em que são perdidos durante o exercício, para manter uma frequência cardíaca e as respostas da temperatura corporal em um nível moderado.[65,107] A Figura 22.7 mostra as mudanças na temperatura esofágica, na frequência cardíaca e na escala de percepção de esforço durante 2 horas de exercício em 62 a 67% do $\dot{V}O_{2máx}$ em quatro condições de reposição de líquidos: (a) sem líquidos, (b) com pouco líquido (300 mL/h), (c) com líquido moderado (700 mL/h) e (d) com muito líquido (1.200 mL/h). O líquido era uma "bebida esportiva" contendo 6% de carboidrato e eletrólitos.[41] Como se pode ver, há diferenças pronunciadas nas respostas ao longo do tempo. A frequência cardíaca, a temperatura corporal e a percepção de esforço menores estão ligadas às maiores frequências de reposição de líquidos.[38,41] Deve-se acrescentar que, embora a maior parte da atenção sobre reposição de líquidos se direcione a praticantes de exercícios de resistência prolongados, é óbvio que o mesmo vale para praticantes de exercício intermitente.[118]

Como a reposição de líquidos durante o exercício tem benefícios claros, quanto líquido deve-se ingerir por vez? Ele deve estar frio ou quente? Deve conter eletrólitos e glicose?

Costill et al.[36,39] deram algumas das primeiras respostas a essas perguntas. Um estudo examinou os efeitos do volume, da temperatura e da concentração de glicose do líquido, bem como da intensidade do exercício na frequência em que o líquido sai do estômago para o intestino delgado. Eles determinaram esses fatores dando ao indivíduo o líquido de reidratação experimental e, 15 minutos depois, aspirando o conteúdo do estômago. A Figura 22.8 resume os resultados desse estudo. Uma concentração de glicose acima de 139 mM (2,5%) reduziu a velocidade do esvaziamento gástrico (i.e., maior resíduo, Fig. 22.8*a*). O volume ideal a ser ingerido foi de 600 mL (Fig. 22.8*b*) e bebidas mais frias pareceram ser esvaziadas com maior velocidade (i.e., menor resíduo; Fig. 22.8*c*). Por fim, o exercício não afetou o esvaziamento gástrico até a intensidade exceder 65 a 70% do $\dot{V}O_{2máx}$ (Fig. 22.8*d*).

Usando a mesma técnica, que se demonstrou válida,[54] estudos confirmaram que intensidades abaixo de 75% do $\dot{V}O_{2máx}$ não afetam a taxa de esvaziamento gástrico,[94] e que

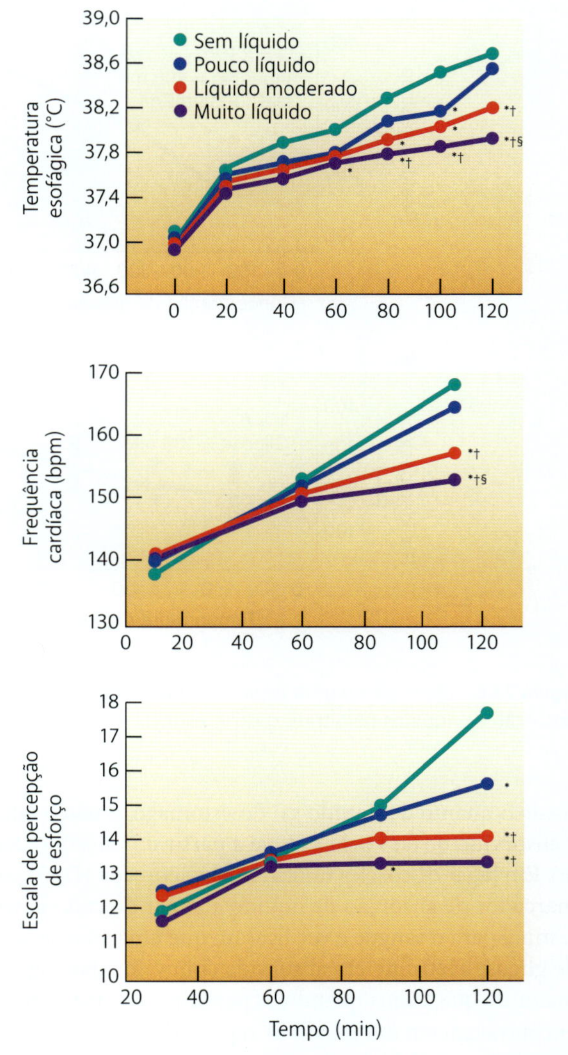

Figura 22.7 Temperatura central (temperatura esofágica), frequência cardíaca e percepção do esforço durante 120 minutos de exercício sob quatro condições: sem a ingestão de líquido ou a ingestão de volumes pequenos (300 mL/h), moderados (700 mL/h) ou grandes (1.200 mL/h) de líquido. Uma pontuação de 17 para percepção de esforço corresponde a "muito intenso", 15 é "intenso" e 13 é "pouco intenso". Os valores são médias ± do EP. * Significativamente menor que sem líquido, $P < 0,05$. † Significativamente menor que pouco líquido, $P < 0,05$. § Significativamente menor que líquido moderado, $P < 0,05$.

não há diferença entre corrida e ciclismo na taxa de esvaziamento gástrico para intensidades de exercício entre 70 e 75% do $\dot{V}O_{2máx}$.[75,98,111] Todavia, foi provado que a desidratação e/ou a alta temperatura corporal pode adiar o esvaziamento gástrico.[94,108] Embora a maior parte das pesquisas posteriores apoiem as descobertas apresentadas na Figura 22.8, a única exceção está relacionada ao teor de carboidrato da bebida.

No estudo original,[36] a eficácia de uma bebida para reidratação foi avaliada 15 minutos depois da ingestão, aspirando-se o conteúdo do estômago. Contudo, Davis et al.[45,46] questionaram o uso da técnica de aspiração, visto que ela só

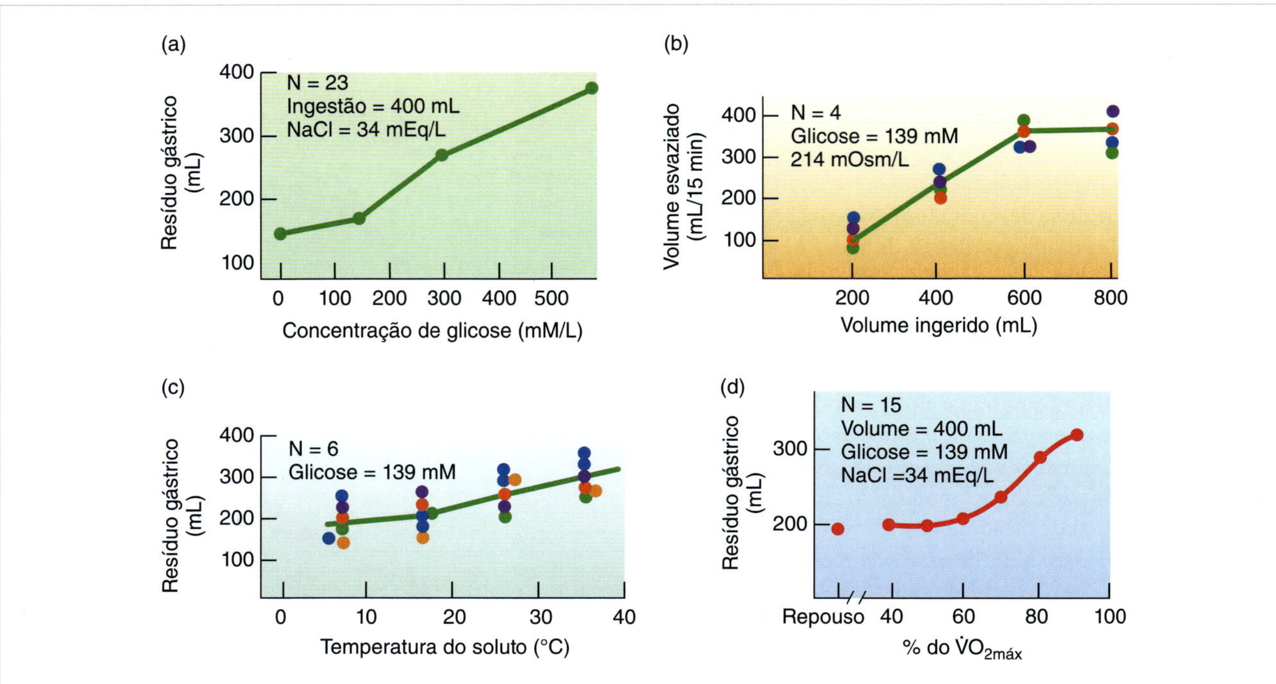

Figura 22.8 Efeito do volume de líquido, da concentração de glicose, da temperatura do soluto e da intensidade do exercício na taxa de absorção de líquidos pelo trato gastrintestinal.

mede o quanto de líquido sai do estômago, e não o quanto é absorvido de fato pelo sangue a partir do intestino delgado. Em lugar disso, eles utilizaram água pesada (D_2O) como marcador de absorção de líquido a partir do trato gastrintestinal para o sangue e verificaram que uma solução de 6% de glicose-eletrólito era absorvida com velocidade igual ou maior do que a água quando os participantes da pesquisa se encontravam em um estado de repouso[46] ou durante o exercício.[45] Outros dois estudos que empregaram a técnica de aspiração[91,102] verificaram que, quando uma solução de 10% de glicose ou soluções de polímero de glicose com 5 a 10% de carboidrato eram ingeridas em intervalos de 15 a 20 minutos durante o exercício prolongado a 65 a 70% do $\dot{V}O_{2máx}$, não havia diferença na taxa de esvaziamento gástrico de nenhuma dessas soluções comparadas com a água.

O melhor desempenho das bebidas carboidratadas nos estudos mais recentes pode estar relacionado aos procedimentos experimentais, que incluíram a ingestão de pequenos volumes (~200 mL) a intervalos regulares (15 a 20 minutos) durante o exercício prolongado, com realização de aspiração ao fim de toda a sessão de exercício (e não 15 minutos após a ingestão). Outro benefício dessas soluções de glicose é o fato de que o carboidrato extra ajuda a manter a glicemia durante o exercício (ver discussão anterior). Deve-se acrescentar, porém, que bebidas com mais de 8% de glicose permanecem no estômago por mais tempo, o que faz com que algumas pessoas reclamem de incômodo gastrintestinal.[2,3] Portanto, se a ingestão de líquido é mais importante e o carboidrato é secundário, deve-se ajustar a bebida de acordo com esses dados.

Como as taxas de suor variam muito entre as pessoas, recomenda-se que os indivíduos estimem suas taxas de suor (medindo sua massa antes e depois do exercício ou competição e considerando o volume de líquido ingerido) para determinar quanto se deve beber. Além disso, devem "praticar" a ingestão de bebida nas sessões de rotina, para determinar se a bebida ingerida funciona para eles sem causar algum efeito colateral, como desconforto gastrintestinal. Devem-se considerar as seguintes recomendações relativas à bebida no esporte:[2,79]

- Uma recomendação clássica é que a temperatura da bebida deve estar entre 15 e 21°C, mas informações recentes sugerem uma temperatura de 0,5°C[3] ou em forma de gelo triturado,[119] como ajuda para baixar a temperatura central.
- A bebida deve conter ~20 a 30 mEq · L^{-1} de sódio e 2 a 5 mEq · L^{-1} de potássio.
- Deve também conter 5 a 10% de carboidrato.

As maiores taxas de entrega de carboidrato ocorrem quando se utiliza uma mistura de açúcares (p. ex., glicose e frutose), conforme foi anteriormente descrito.[2,3] É interessante que, ao contrário da crença generalizada, o consumo de cafeína não cria um distúrbio eletrolítico ou hipertermia, tampouco reduz a tolerância ao calor e ao exercício.[3,5]

Oferece-se uma variedade de valores para os eletrólitos e carboidratos, para possibilitar que as bebidas atendam melhor as necessidades previstas. Gisolfi e Duchman[58] apresentam as seguintes orientações:

- Durante exercícios físicos que durem menos de 1 hora (80 a 130% do $\dot{V}O_{2máx}$), o atleta deve beber de 500 a 1.000 mL de água.

- Para exercício com duração entre 1 e 3 horas (60 a 90% do $\dot{V}O_{2máx}$), a bebida deve conter 10 a 20 mEq de Na^+ e Cl^-, e 6 a 8% de carboidrato; de 500 a 1.000 mL/h atendem à necessidade de carboidrato e de 800 a 1.600 mL/h atendem à necessidade de líquido.
- Para competições com mais de 3 horas de duração, a bebida deve conter 20 a 30 mEq de Na^+ e Cl^-, e 6 a 8% de carboidrato; de 500 a 1.000 mL/h atendem às necessidades de carboidrato e líquido da maioria dos atletas.

Devem-se fazer compensações para diferenças individuais na frequência e no volume de ingestão.[58] A adição de sal nas bebidas aumenta sua palatabilidade, mantém a osmolalidade plasmática para a estimulação da sede,[121] promove a absorção de líquido e carboidrato e repõe parte dos eletrólitos perdidos durante a atividade. Outro motivo por que o sódio foi acrescentado a bebidas está relacionado com preocupações relativas ao potencial de hiponatremia, uma concentração de Na^+ perigosamente baixa que pode ocorrer quando alguém se hidrata apenas com água ou bebidas hipotônicas durante competições extremamente longas (> 4 horas) de ultrarresistência.[2,3,98,129] (Ver Quadro "Vencendo limites 22.2".)

Reposição de líquidos: depois do exercício

Gisolfi e Duchman[59] também conceberam uma bebida para recuperação compatível com a necessidade de repor eletrólitos e glicogênio muscular: a bebida deve conter 30 a 40 mEq de Na^+ e Cl^-, e proporcionar 50 g de carboidrato por hora. Se o indivíduo precisa se reidratar rapidamente, recomenda-se a ingestão de ~1,5 L de líquido para cada quilograma de peso perdido, a fim de compensar o aumento de produção de urina.[2,3] Pode-se usar uma bebida esportiva ou outras bebidas para se reidratar após o exercício, e bebidas geladas (p. ex., 10°C) parecem ser mais eficazes.[103]

Na verdade, nem sempre haverá necessidade de recorrer a bebidas esportivas para que ocorra uma reidratação efetiva depois do exercício. Um estudo comparou uma bebida com carboidrato-eletrólito (CE) com o leite desnatado. Os indivíduos consumiram 150% do peso corporal perdido como resultado de uma sessão de exercício no calor. Três horas depois de ingerirem as bebidas, os indivíduos atingiram a eu-hidratação com a bebida CE e ficaram ligeiramente hiper-hidratados com o leite desnatado. O leite forneceu 113 g de carboidrato, enquanto a bebida com CE forneceu 137; no entanto, o leite também proporcionou 75 g de proteína, o que possibilitou que o leite atendesse a várias necessidades durante a recuperação.[130]

Sal (NaCl)

Uma das diretrizes do Dietary Guidelines for Americans apresentadas no Capítulo 18 era diminuir a ingestão de sódio. Essa recomendação se baseia no fato de que, em média, os norte-americanos consomem de 2 a 3 vezes mais do que a quantidade necessária para a saúde ideal. Apesar disso, frequentemente os atletas perguntam: a ingestão alimentar média é suficiente para um atleta que pratica atividades físicas vigorosas regularmente? Nesse tocante, é importante ter em mente que, por causa da forma como a água é reabsorvida no rim, a massa de sódio no corpo determina o conteúdo de água. Assim, se o sódio de uma pessoa é esgotado, a água corporal diminui, e o risco de intermação aumenta. Portanto, as estratégias de reidratação com líquidos em seguida à prática de um exercício no qual houve perda significativa de água (> 2% do peso corporal total) devem levar em conta a influência do sódio.

A influência do sódio e da desidratação não é necessariamente a mesma para todos os indivíduos. Por exemplo, um indivíduo não treinado e não aclimatado (ver Cap. 23) perde mais Na^+ no suor do que uma pessoa treinada e aclimatada. Se a pessoa não aclimatada tem 1,9 g Na^+ por litro de suor e perde 5 L de suor (5 kg), a pessoa perderia 9,5 g de Na^+ por dia. Conforme a pessoa vai se aclimatando ao calor, o teor de sódio no suor diminui para cerca da metade, e a perda de Na^+ é em torno de 5 g/dia. Como o Na^+ é 40% do NaCl por peso, uma pessoa precisaria consumir 12,5 g de sal por dia para atender a essa demanda.

Diante desse entendimento fundamental do conteúdo de sódio no suor em indivíduos treinados e não treinados, como eles poderiam planejar a reposição de seus níveis de sal em seguida a uma sessão de exercício na qual houve perda significativa pelo suor? É consenso geral que um indivíduo com grande perda de Na^+ pode ficar em equilíbrio de sódio/água com a simples adição de sal nos alimentos nas horas da refeição, em lugar de consumir pastilhas de sal.[133] O melhor teste prático do sucesso dos procedimentos de reposição de sal/água é a obtenção de uma medida de peso corporal sem roupas pela manhã, após a micturição. Pode-se obter mais informações sobre a hidratação adequada medindo-se a gravidade específica da urina matinal.[2] A rotina alimentar geralmente seguida por atletas deve ter resultados favoráveis, visto que o peso corporal no início da manhã permanece relativamente constante apesar das grandes perdas de suor diárias. Considerando o que acabou de ser apresentado, pode-se pensar que não haja discordância sobre a ideia de que a desidratação prejudica o desempenho, mas isso é um erro. Veja o "ponto-contraponto" de Noakes e Sawka nas "Sugestões de leitura".

Em resumo

- A reposição de líquidos durante o exercício reduz as respostas da frequência cardíaca, da temperatura corporal e da percepção de esforço ao exercício, e, quanto maior for a frequência de ingestão de líquidos, menores são as respostas.
- Bebidas geladas são absorvidas mais rapidamente do que bebidas mornas e, quando a intensidade do exercício excede 65 a 70% do $\dot{V}O_{2máx}$, o esvaziamento gástrico diminui.
- Para exercícios físicos com duração inferior a 1 hora, o foco é apenas na reposição de água. Quando o exercício tem duração superior a 1 hora, as bebidas devem conter Na^+, Cl^- e carboidrato.
- As necessidades de sal são facilmente atendidas nas refeições, o que torna as pastilhas de sal desnecessárias. Na realidade, a maioria dos norte-americanos consome mais sal do que é necessário (ver Cap. 18).

Vencendo limites 22.2

Hiponatremia

A principal força motriz que moldou nos últimos 60 anos as recomendações para a reposição de líquidos foi a possibilidade de ocorrência de desidratação durante provas esportivas em decorrência do consumo inadequado de líquidos. Entretanto, mais recentemente emergiu um problema diferente: a hiponatremia. **Hiponatremia** é uma condição em que a pessoa se hidrata com líquidos com pouco ou nenhum sódio, a tal ponto que ocorre diluição do nível total de sódio do corpo a um nível fisiológico perigoso.[3,97,98]

A faixa normal de sódio sérico é de 135 a 145 mEq · L^{-1}, e ocorrerá hiponatremia quando a concentração cair abaixo desse nível mais inferior. Na verdade, os riscos de saúde associados à hiponatremia variam com a concentração de sódio; os desfechos clínicos mais graves estão ligados às concentrações mais baixas desse eletrólito:[114]

- *Leves* (Na^+ = 131 a 134 mEq · L^{-1}): geralmente não causa sintomas.
- *Moderados* (Na^+ = 126 a 130 mEq · L^{-1}): pode resultar em inchaço, mal-estar, dor de cabeça, náusea, vômito, fadiga, confusão e movimentos involuntários e persistentes da perna.
- *Graves* (Na^+ < 126 mEq · L^{-1}): pode causar estado alterado da consciência, coma, convulsões e até mesmo morte.

A declaração de consenso mais recente[71] classifica os indivíduos em apenas duas categorias, com base nos sinais e sintomas descritos a seguir, em lugar dos níveis séricos de Na^+ (que talvez não estejam imediatamente disponíveis em um local de competição):

- *Leve* – tontura, vertigem, náusea, inchaço e ganho de peso corporal.
- *Moderado* – vômito, dor de cabeça, convulsão, coma, sinais de iminente hérnia cerebral, dispneia e expectoração espumosa.

Os fatores de risco associados à hiponatremia incluem:[24]

- Fatores individuais:
  - Predisposição genética para altas taxas de sódio no suor.[50]
  - Variação em sintomas na mesma concentração de sódio.[114]
- Excesso de bebida: beber demais em relação à necessidade.
- Duração do exercício > 4 h de atividade física contínua.
- Baixo peso corporal: < 20 IMC.
- Mulheres: estatura mais baixa, velocidades menores.
- Hiper-hidratação pré-exercício.
- Sódio insuficiente nos alimentos consumidos.
- Ganho de peso: retenção de líquidos durante a corrida.

Considerando esses fatores de risco, não é surpresa que, em maratonas e em ultramaratonas, seja mais comum ocorrer hiponatremia sintomática em pessoas menores, que correm mais lentamente, suam menos e bebem volumes relativamente grandes de água e outros líquidos hipotônicos antes, durante e depois da corrida.[2] Em resposta a esse problema, o ACSM publicou recomendações de sua *Roundtable Series* sobre o tópico de hidratação e atividade física:[26]

- Agir para minimizar o risco tanto de hiponatremia como de desidratação. Os atletas são aconselhados a não se hidratar demais nem de menos, pois ambas as práticas têm consequências graves. A desidratação, principalmente em condições climáticas quentes, ocorre com mais frequência e também é uma ameaça à vida. O conselho é beber de maneira inteligente, e não o máximo possível.
- Os atletas devem determinar sua taxa de suor típica durante um treino de corrida (p. ex., 60 min):
  - Medir a perda de peso, por exemplo, 1,9 kg (1,9 L).
  - Acrescentar o volume de líquido consumido, por exemplo, + 0,5 L.
  - Subtrair o volume de urina excretada, se houver, por exemplo, 0,0 L.
  - Taxa de suor = 1,9 L + 0,5 L – 0,0 L = 2,4 L/60 min = 0,04 L/min ou 40 mL/min.
- Beber o suficiente para compensar a perda de líquido de maneira programada. O líquido deve ser consumido em um período predeterminado, e não o mais rápido possível. Se os atletas não estiverem suando muito e não sentirem sede, a reposição de líquidos deve ser baixa.
- Consumir bebidas e alimentos salgados. Alimentos e bebidas com sódio ajudam a promover a retenção de líquidos e estimulam a sede. Praticantes de exercícios físicos de longa duração devem comer lanches e líquidos com sódio para ajudar a prevenir a hiponatremia.

A declaração de consenso[69] recomenda os tratamentos a seguir, que variam de acordo com a gravidade da hiponatremia. Deve-se ter em mente que essa é uma situação de risco para a vida.

Para hiponatremia leve:

- Observação (restringir fluidos hipotônicos e isotônicos até que o atleta urine livremente).
- Administração intravenosa de solução salina hipertônica (SSH).
- Administração oral de SSH:
  - Em forma de caldo concentrado.
  - A 3% de NaCl (100 mL), de preferência aromatizado.
  - Volumes equivalentes de outras bebidas com alto teor de sódio (p. ex., 3-9%).

Para hiponatremia moderada:

- Administração intravenosa de SSH:
  - Dose de 100 mL de NaCl a 3%, repetido por duas vezes, se não houver melhora clínica.
  - Quantidades comparáveis de soluções mais concentradas contendo Na^+ (por exemplo, 10 mL de NaCl a 20%).
  - Em algumas situações (p. ex., sinais e sintomas mais graves), pode ser apropriado administrar inicialmente *bolus* maiores, em lugar de esperar para avaliar a melhora.

Para outras estratégias específicas para o esporte objetivando abordagens práticas de reidratação, ver Beval et al. (2019) nas "Sugestões de leitura".

Minerais

Ferro

A grande maioria do ferro no corpo é encontrada na hemoglobina das hemácias (eritrócitos ou glóbulos vermelhos), envolvidas no transporte de oxigênio para os tecidos (ver Cap. 10). Outras moléculas com ferro incluem a mioglobina e os citocromos nas cadeias de transporte de elétrons da mitocôndria. O resto do ferro no corpo fica armazenado em tecidos diversos, ligado principalmente com a proteína ferritina; os níveis de ferritina sérica (FS) são, aliás, um bom índice do estoque de ferro no corpo.[132]

Como mencionado no Capítulo 18, a deficiência de ferro é a deficiência nutricional mais comum. Considerando que a ferritina sérica está intimamente ligada ao ferro total do corpo, os estudiosos lançam mão desse marcador sanguíneo para identificar casos de **deficiência de ferro** – ao longo de um espectro de condições que vão desde baixo nível de ferro no sangue até um diagnóstico clínico de anemia. Assim, a pessoa está **anêmica** quando sua deficiência de ferro resulta em um declínio na eritropoiese (produção de glóbulos vermelhos), definida clinicamente por níveis de hemoglobina no sangue < 13 g/dL nos homens e < 12 g/dL nas mulheres.[12]

Os grupos de atletas com maior risco de depleção e deficiência de ferro incluem atletas mulheres, corredores de distância e vegetarianos (assim como os que ingerem pouca carne vermelha).[47] A depleção de ferro pode atingir até 20 a 35% das corredoras, enquanto apenas 3,5 a 8% dos corredores homens são atingidos; por outro lado, como alguns pesquisadores usam valores de corte diferentes para FS, é difícil fazer comparações entre os estudos. A anemia é bem menos comum, atingindo cerca de 5 a 7% das atletas.[66]

À medida que os estoques de ferro são esgotados, os compostos com ferro – ferritina, hemoglobina, transferrina, mioglobina e citocromos – também se esgotam. Como a hemoglobina é parte necessária do processo de transporte de oxigênio, não é nenhuma surpresa que, em pessoas com anemia ferropriva, o desempenho de treino e a resistência diminuem.[57,60,66] É interessante que, quando se corrige por transfusão os baixos níveis de hemoglobina em animais com deficiência de ferro, o $\dot{V}O_{2máx}$ volta ao normal, mas não o tempo de resistência. Esse importante achado sugere que, embora os níveis de hemoglobina possam ser altos o bastante para alcançar um $\dot{V}O_{2máx}$ normal, a deficiência de ferro afeta os citocromos com ferro (cadeia de transporte de elétrons), envolvidos na fosforilação oxidativa, afetando negativamente o desempenho de resistência.[43] Em um estudo similar,[44] a suplementação de ferro restabeleceu o $\dot{V}O_{2máx}$ a valores normais mais rapidamente do que o da atividade mitocondrial (medida pela atividade do piruvato oxidase) e do desempenho de resistência (ver Fig. 22.9).

O que causa a deficiência de ferro em atletas? Uma combinação de fatores está relacionada à deficiência de ferro em atletas:[47,66]

- Alta necessidade de ferro causada por:
  - Perda de sangue no trato gastrintestinal.
  - Maior dano às hemácias causado por simples "pancadas" em superfícies duras.
  - Perda de hemoglobina na urina e no suor.
  - Perda de sangue variável no fluxo menstrual.
- Baixa ingestão de ferro relacionada a:
  - Baixa ingestão de energia, inclusive nas dietas para perda de peso.
  - Dietas vegetarianas.
  - Dietas com pouca carne vermelha.

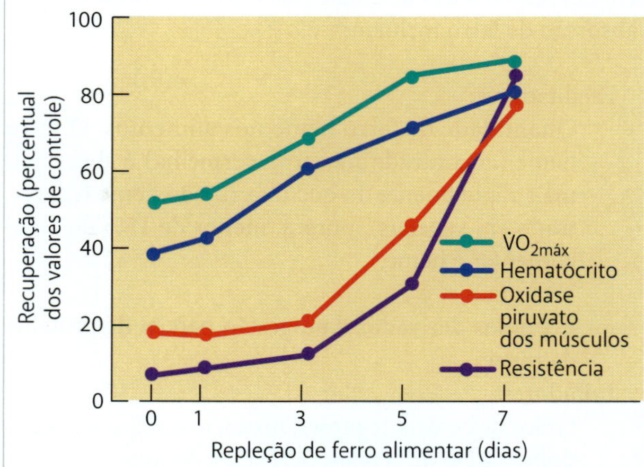

Figura 22.9 Recuperação de várias capacidades fisiológicas com a repleção de ferro. Observar que a recuperação da resistência demora mais que a do $\dot{V}O_{2máx}$.

Consistente com isso, Diehl et al.[48] mostraram reduções na ferritina sérica no decorrer de uma temporada de hóquei em campo, bem como de uma temporada de hóquei para a outra, em atletas do sexo feminino. O valor médio ao fim da temporada em jogadoras do terceiro ano foi de 10,5 $\mu g \cdot L^{-1}$ (abaixo do padrão de 12 $\mu g \cdot L^{-1}$), o que indicou depleção de ferro.[70]

É importante saber que algumas atletas mulheres podem ter níveis variáveis de ferro dentro da amplitude normal, mas ainda assim podem se encontrar em um estado de depleção de ferro não anêmica. Essa sutil compreensão sobre a deficiência de ferro torna necessário um melhor acompanhamento das atletas ao longo de suas carreiras, para que se possa identificar quando níveis individuais de ferritina sérica estão associados a um declínio no desempenho atlético.[64] Além dos efeitos promovidos pelo ferro no desempenho atlético, a deficiência de ferro e a anemia também são preocupações para as forças armadas, em que as exigências físicas impostas a muitos soldados alistados resultaram na designação de "atleta guerreiro". Na realidade, dois estudos de Israel indicam que 24% das recrutas apresentavam anemia[33] e 4,5% dos recrutas do sexo masculino tinham níveis de hemoglobina abaixo de 12 $g \cdot dL^{-1}$.[99]

Em geral, quando uma pessoa sofre de deficiência nas reservas de ferro, ocorre um aumento na absorção de ferro alimentar do trato digestivo.[12] Infelizmente, os atletas parecem não seguir esse padrão de captação compensatória de ferro em resposta à deficiência. Os fatores que podem afetar a absorção de ferro incluem:[47]

- Facilitadores:
  - Quantidade de ferro heme nos alimentos. O ferro heme (encontrado na carne vermelha) é absorvido mais rapidamente do que o ferro não heme (encontrado em vegetais), porém, menos de 15% do ferro alimentar é heme.
  - Vitaminas A e C.
  - Peptídios derivados da digestão parcial de proteína da carne.
- Inibidores:
  - Grãos de cereais, legumes, nozes, manteiga de amendoim, farelo de cereais, derivados de soja.
  - Chá, café, vinho tinto, alguns temperos.
  - Peptídios derivados da digestão parcial de proteínas vegetais.

Considerando-se o impacto de tantas variáveis nos níveis de ferro, principalmente em mulheres, não deve ser surpresa a possível necessidade de suplementação.[47,66] Esse é o caso particularmente de dietas vegetarianas.[3,13,56] Pode-se decidir pela ingestão de um suplemento de ferro por dia a título de prevenção, mas essa prática não está livre de problemas (p. ex., intolerância, *overdose*, interações medicamentosas) e não deve ser seguida de maneira indiscriminada.[3,47,66,133] De acordo com essa lógica, 15% dos homens corredores de maratonas recreativas mostraram sinais de sobrecarga de ferro em virtude da sua suplementação. Esse achado interessante sugere que esse tipo de abordagem "profilática" para a prevenção da deficiência de ferro resultou em mais casos de sobrecarga de ferro, em comparação com o que essa medida fez em termos de evitar uma possível deficiência.[90]

Vitaminas

O Capítulo 18 apresentou os detalhes sobre a IDR de cada vitamina. Muitas dessas vitaminas estão envolvidas diretamente na produção de energia, agindo como coenzimas nas reações mitocondriais associadas ao metabolismo aeróbio. Infelizmente, no que diz respeito à IDR, muitas pessoas adotaram a velha ideia de que "o que é bom nunca é demais". Em termos das aplicações da nutrição esportiva para atletas, em comparação com sedentários, esse adágio é utilizado com bastante frequência, no lugar de uma base de pesquisa factual. Em termos gerais, as principais revisões dessa questão nos últimos 30 anos concluíram sistematicamente que:

- A suplementação de vitaminas é desnecessária para atletas em uma dieta bem balanceada.
- Pessoas com deficiência evidente de certas vitaminas têm melhor desempenho quando os valores voltam ao normal.
- Indivíduos que ingerem grandes doses de vitaminas lipossolúveis ou vitamina C devem se preocupar com a toxicidade.[9,30,126,133]

A principal preocupação levantada por esses revisores é em relação a atletas pequenos em dieta de baixo teor de energia, que podem não tomar decisões inteligentes sobre a alimentação, uma questão reforçada por uma série recente de recomendações. Nessas situações, uma única pílula multivitamínica/polimineral dentro da IDR pode ser o suficiente.[3] A possível existência de uma deficiência de vitamina D na população geral tem gerado um interesse renovado entre cientistas e médicos. Tendo em vista o papel da vitamina D na função muscular; muitos especularam se a suplementação dessa vitamina lipossolúvel pode melhorar o desempenho.[101,108] Dito isso, recomenda-se que os atletas com alto risco de deficiência de vitamina D (atletas *indoor* e os que vivem em latitudes do norte) devam ter os seus níveis verificados anualmente.[3,31,84,101]

Finalmente, vitaminas (p. ex., C e E) são às vezes consumidas na forma de suplementos alimentares por pessoas que almejam se contrapor às espécies reativas de oxigênio (radicais livres), gerados pelo exercício. Contudo, evidências recentes sugerem que os radicais livres produzidos durante o exercício são importantes para muitas das adaptações benéficas associadas ao treinamento físico praticado com regularidade. Dessa forma, teoricamente a simples eliminação desses radicais livres com antioxidantes suplementares poderia atenuar algumas das respostas adaptativas ao exercício. A Figura 22.10 ilustra conceitualmente essa ideia; nessa figura, a produção de radicais livres induzida pelo exercício é representada graficamente em resposta a dias alternados de exercício. A magnitude do estímulo decorrente da presença dos

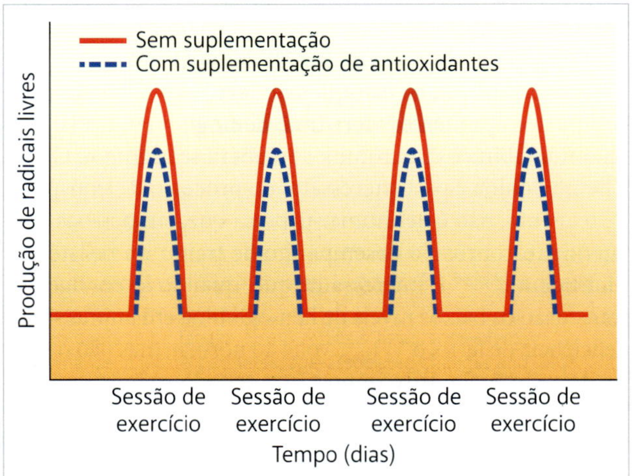

Figura 22.10 Respostas dos radicais livres musculares ao exercício com e sem uso de suplementos antioxidantes. Uma sessão de exercícios físicos resulta na produção de radicais livres no interior do músculo esquelético ativo. Esse aumento temporário na produção de radicais livres estimula a ocorrência de adaptações celulares benéficas (p. ex., regulação positiva das proteínas antioxidantes endógenas). Como ilustra essa figura conceitual, a dose normal de radicais livres induzidos pelo exercício (linha vermelha) sofre redução parcial ao serem consumidos suplementos de antioxidantes em altas doses (linha azul). Assim, a eliminação dos radicais livres com a suplementação de antioxidantes pode atenuar as adaptações benéficas geradas pelo exercício físico.

radicais livres fica diminuída em pessoas que tomam altas doses de antioxidantes suplementares; além disso, também pode resultar em redução da regulação positiva de enzimas antioxidantes endógenas (de ocorrência natural) e das proteínas mitocondriais ligadas ao metabolismo.[15,96,105,109] Consulte "Uma visão mais detalhada 19.1" para mais informações sobre esse tópico. Outras informações sobre o uso de suplementos nutricionais para melhorar o desempenho atlético são apresentadas no Capítulo 24, em que se discutem recursos ergogênicos.

Em resumo

- A deficiência de ferro em atletas pode estar relacionada a uma ingestão inadequada de ferro alimentar, bem como a uma perda potencialmente maior pelo suor e pelas fezes. Apesar dessa deficiência, os atletas podem absorver menos que um grupo de indivíduos com anemia sedentários absorve. A suplementação de ferro pode ser recomendada para atletas mulheres como resultado de uma avaliação clínica anual dos níveis de ferro.
- A suplementação de vitaminas é desnecessária para atletas em dietas bem balanceadas. Contudo, para aqueles com deficiência evidente, a suplementação se justifica.

Refeição pré-competição

As duas práticas nutricionais mais importantes associadas a desempenho ideal em exercícios de resistência são (a) ingerir uma dieta rica em carboidrato nos dias anteriores à competição, quando a intensidade e a duração dos treinos são reduzidas e (b) beber líquidos em intervalos regulares durante a competição. Compatível com a discussão anterior, os objetivos da refeição pré-competição são:[3,134]

- Proporcionar hidratação adequada.
- Proporcionar carboidratos para "elevar ao máximo" as reservas de carboidrato já altas no fígado.
- Evitar a sensação de fome em um estômago relativamente vazio.
- Minimizar os problemas do trato gastrintestinal (gases, diarreia).
- Permitir que o estômago fique relativamente vazio no início da competição.

Infelizmente, é possível que o tipo de refeição pré-competição servido a vários indivíduos ou equipes em todo o mundo se baseie mais na tradição do que na nutrição. Exemplificando, o tradicional bife malpassado antes de uma luta de boxe ou partida de futebol americano para trazer à tona o instinto animal, ou o planejamento cuidadoso para garantir que a cor da gelatina seja a mesma de quando a equipe ganhou o campeonato no ano anterior é pouco lógico, embora possa ser útil para unir a equipe a fim de ficar "pronta" para a competição. Os problemas surgem quando a refeição pré-competição é responsável pelo baixo desempenho em razão de suas próprias características (alto teor de gordura e proteína) ou da incapacidade do atleta de tolerar a refeição sem vomitar ou sofrer diarreia em virtude da emoção causada pela competição. Essas últimas possibilidades causariam desidratação, uma condição incompatível com o desempenho ideal. É evidente que, além do que é recomendado na composição nutricional de uma refeição pré-competição, deve-se considerar a capacidade do atleta de tolerá-la.[3,133]

Nutrientes na refeição pré-competição

Para atingir os objetivos da refeição pré-competição, são dadas as seguintes orientações:[3]

- Devem-se consumir líquidos suficientes para manter a hidratação.
- Os carboidratos devem compor a maior parte da refeição, mas grandes quantidades de açúcares simples, especialmente frutose, devem ser evitadas em função de seu potencial de problemas gastrintestinais, como diarreia.
- A refeição deve conter baixo teor de gorduras e fibras para facilitar o esvaziamento gastrintestinal.
- A proteína deve compor uma parte pequena da refeição, visto que o metabolismo de proteína aumenta a carga ácida que deve ser armazenada e, por fim, excretada pelos rins.
- O atleta deve estar acostumado com os alimentos e gostar deles.

A Tabela 22.1 apresenta duas refeições pré-competição que atendem a essas considerações. Essas refeições devem ser consumidas cerca de 3 horas antes da competição.[133] Alguns treinadores e atletas preferem as refeições líquidas disponíveis no mercado como refeição pré-competição por causa de sua conveniência. Essas refeições líquidas também podem ser consumidas ao longo do dia (acompanhadas por água) quando provas ou partidas estão marcadas para longos períodos. Como algumas pessoas podem não reagir favoravelmente a nenhum desses "alimentos" novos, essas refeições líquidas devem ser experimentadas em dias de treino, e não no dia da competição, para garantir que sejam apropriadas.

Tabela 22.1 Dois exemplos de refeição pré-competição com 500 a 600 kcal

Refeição A	Refeição B
Copo de suco de laranja	Um copo de iogurte com pouca gordura
Uma tigela de mingau de aveia	Uma banana
Duas torradas com geleia	Um bagel torrado
Pêssegos fatiados com leite desnatado	28 g de peito de peru
	Meia xícara de uvas-passas

Fonte: Williams MH, Anderson DE e Rawson ES. *Nutrition for Health, Fitness and Sport*. New York: McGraw-Hill, 2013.

Em resumo

- A refeição pré-competição deve hidratar e fornecer carboidratos adequados para elevar ao máximo as reservas e minimizar os sintomas de fome, gases e diarreia.
- Várias refeições líquidas disponíveis no mercado atendem esses objetivos.

Composição corporal e desempenho

No Capítulo 18, discutiu-se a composição corporal por meio de uma perspectiva de saúde, com a faixa de valores de gordura corporal, usando o sistema de dois componentes, associado com saúde e boa forma:

Saúde	Forma física
Homens: 8 a 22% de gordura	5 a 15% de gordura
Mulheres: 20 a 35% de gordura	16 a 28% de gordura

A questão é: esses valores são ideais para o desempenho esportivo?

A Tabela 22.2 lista um resumo dos valores de gordura corporal por esporte.[134] Muitos são valores médios e não representam a amplitude que poderia ser observada em um estudo. Por exemplo, um estudo laboratorial pode encontrar um valor médio de 12% de gordura corporal para um grupo de jogadores de futebol americano, mas a amplitude poderia ser de 5 a 19%. Em um esporte ou atividade em que o peso corporal deve ser carregado (p. ex., corrida ou salto), há uma correlação negativa entre gordura corporal e desempenho.[134,135]

Há poucas dúvidas de que as medições regulares de composição corporal sejam úteis para atletas a fim de monitorar as mudanças tanto durante a temporada como fora dela. Dessa forma, o atleta saberá se as mudanças no peso corporal representam ganhos ou perdas de gordura corporal. O mais difícil é oferecer uma recomendação absoluta e fixa sobre qual deve ser a gordura corporal para o desempenho ideal de cada indivíduo.

Um dos principais motivos por que se deve tomar cuidado ao fazer recomendações absolutas, como "esse atleta deve reduzir seu percentual de gordura corporal de 15,6 para 14%", é que o atleta pode já ter 14% de gordura corporal. Cada estimativa individual de gordura corporal, ainda que feita com a técnica de pesagem mais acurada, tem uma margem de erro na medição que não pode ser ignorada. Com certos métodos, como o de pesagem hidrostática, e com a medição cuidadosa, a gordura percentual pode ser estimada com uma margem de erro de 2,5% de gordura. Portanto, quando se mede a gordura corporal de um atleta em 15%, o verdadeiro valor pode ser de até 17,5% ou de apenas 12,5%.[76] Outras técnicas têm margens de erro maiores, o que apenas complicaria a capacidade de se fazer uma recomendação específica de gordura corporal absoluta para um atleta (ver discussão no Cap. 18).

Tabela 22.2 Valores percentuais de gordura corporal para atletas de ambos os sexos

Esporte ou grupo esportivo	Homens	Mulheres
Beisebol	11,8-14,2	—
Basquete	7,1-10,6	20,8-26,9
Canoagem	12,4	—
Futebol americano		
Backs	9,4-12,4	—
Linebackers	13,7	—
Linemen	15,5-19,1	—
Quarterbacks, kickers	14,1	—
Ginástica artística	4,6	9,6-23,8
Hóquei no gelo	13-15,1	—
Jóqueis	14,1	—
Corrida de orientação	16,3	18,7
Pentatlo	—	11,0
Raquetebol	8,3	14,0
Esqui		
Alpino	7,4-14,1	20,6
Cross-country	7,9-12,5	15,7-21,8
Nórdico combinado	8,9-11,2	—
Salto de esqui	14,3	—
Futebol	9,6	—
Patinação de velocidade	11,4	—
Natação	5,0-8,5	20,3
Tênis	15,2-16,3	20,3
Atletismo		
Corredores de distância	3,7-18,0	15,2-19,2
Corredores de meia distância	12,4	—
Corredores de velocidade	16,5	19,3
Arremesso de disco	16,3	25,0
Saltadores/corredores de barreiras	—	20,7
Arremesso de peso	16,5-19,6	28,0
Vôlei	—	21,3-25,3
Luta	4,0-14,4	—

Fonte: Wilmore, J. H., Body Composition in Sport and Exercise: Directions for Future Research, in *Medicine and Science in Sports and Exercise* 15:21-31, 1983.

Outro motivo por que se deve ter cautela ao fazer uma recomendação absoluta para cada atleta é que ela ignora a variação normal na gordura corporal encontrada em atletas de elite de qualquer esporte. Um grupo de jogadores de voleibol de elite pode ter um valor médio de 12%, mas a amplitude entre os membros do time pode ser de 6 a 16%. Ninguém pensaria em dizer ao atleta com 6% de gordura corporal para aumentá-la a fim de atingir a média do time, e o mesmo conselho vale para aquele com 16% de gordura corporal, que está jogando com a habilidade de nível mundial. Uma recomendação de alterar a composição corporal para obter melhor desempenho deve ser feita considerando-se o desempenho atual e a condição generalizada de saúde de acordo com padrões de sono, dieta adequada, saúde mental, e assim por diante. A inclusão de treinos mais longos ou a redução na ingestão calórica podem mudar o percentual de gordura corporal na direção adequada, mas nenhuma dessas medidas deve afetar negativamente a capacidade do atleta de tolerar um treino ou estudar para as provas. A observação que Wilmore[134] fez de uma das melhores corredoras de meia distância, que detinha a maioria dos recordes de meia distância norte-americanos, deve ser lembrada ao se fazer tais recomendações: a campeã tinha 17% de gordura corporal, ao passo que a maioria das corredoras de elite tinham menos que 12%.

Monitorar a gordura corporal em atletas por meio de uma das técnicas de composição corporal descritas no Capítulo 18 é um procedimento sensato a seguir, pois permite que o treinador ou técnico observe as alterações na gordura corporal ao longo de uma temporada e de um ano a outro. A informação também é útil para atletas que, ao terminarem suas carreiras competitivas, devem chegar a um peso corporal saudável a fim de estar dentro da amplitude de gordura ideal para a saúde e a boa forma.

Em resumo

- A porcentagem de gordura corporal compatível com a excelência no desempenho é diferente para homens e mulheres; ela também varia de um esporte para o outro.
- Os valores médios de gordura para uma equipe não devem ser aplicados a nenhum indivíduo em particular sem que se considere a saúde geral de acordo com a dieta, o sono e a saúde mental.
- É "natural" que, para atingir o desempenho ideal, alguns atletas precisem ter mais gordura corporal do que outros.

Alimentação com restrição de tempo, jejum intermitente e desempenho em exercícios físicos

Nos últimos anos, foram examinadas diversas estratégias nutricionais que levam em conta o tempo como um meio de promover a perda de peso e de alterar a composição corporal em atletas. Uma dessas abordagens, o jejum intermitente, se fundamenta no conceito abrangente de **restrição calórica**, em que uma pessoa se abstém voluntariamente de certos alimentos e/ou da ingestão de líquidos como forma de induzir a perda de peso. A outra abordagem é conhecida como alimentação com restrição de tempo, sendo uma estratégia nutricional neutra em termos de calorias.[113]

Jejum intermitente (JI) é uma denominação para uma variedade de abordagens para restrição calórica em que a pessoa se abstém de consumir alimentos em níveis normais. Em um dos seus extremos, a pessoa submetida ao jejum intermitente pode eliminar completamente a ingestão calórica ao longo de um período de 24 a 48 horas, ou em dias selecionados da semana. No caso de abordagens mais moderadas ao jejum intermitente, a ingestão de alimentos pode ficar limitada a uma janela de tempo para a alimentação situada no seu horário de vigília (p. ex., das 8 às 16 horas). Embora as formas de restrição calórica, por exemplo, o JI, estejam associadas ao sucesso em termos de perda de peso em curto prazo (i.e., meses),[113] algumas evidências sugerem que essa prática pode ser prejudicial ao desempenho do exercício.

Fisiologicamente, períodos prolongados de restrição calórica e de JI foram associados a quedas no $\dot{V}O_{2máx}$. Além disso, uma metanálise recentemente publicada examinou medidas de força, potência e massa muscular em atletas que observam o Ramadã, ou seja, uma prática de JI entre o nascer e o pôr do sol durante um mês do calendário islâmico. Os resultados dessa metanálise foram variáveis: a maioria dos resultados indicou não ter ocorrido qualquer melhora, ou ter ocorrido um declínio, na força e no volume muscular. Os fatores holísticos com possibilidade de agravamento do declínio no desempenho do exercício são a privação de sono e a alteração nos ritmos circadianos, um estresse psicológico associado à prática alimentar, baixos níveis de açúcar no sangue e de glicogênio muscular e desidratação.[34] Portanto, embora o JI possa diminuir a massa corporal e, por extensão, ajudar nos esportes em que o ganho de peso é um fator limitante, pressupõe-se que a perda de peso não esteja associada a nenhum dos efeitos colaterais mencionados (p. ex., queda no $\dot{V}O_{2máx}$ etc.).

A **alimentação com restrição de tempo (ART)** é uma estratégia de restrição energética intermitente na qual o indivíduo consome uma dieta neutra em calorias dentro de uma limitada janela de tempo para a sua alimentação, situada dentro de um período de 24 horas (i.e., uma janela de alimentação de 8 horas); ver a Figura 22.11. Para a finalidade de perda de peso, a ART tem sido investigada em estudos envolvendo seres humanos e animais como alternativa ao JI. Uma vantagem percebida com o uso da ART é o fato de que seus praticantes podem ingerir alimentos *ad libitum* (i.e., têm liberdade para consumir à vontade) dentro da janela de alimentação. Por esse motivo, considera-se que a ART é uma estratégia nutricional neutra em termos calóricos. Mas também é importante reconhecer que, na prática, as preferências alimentares *ad libitum* poderão naturalmente resultar em déficit calórico para muitos dos praticantes dessa estratégia.[92,104]

A ART é uma abordagem vantajosa para as finalidades de modificar a composição corporal sem afetar o desempenho atlético? Atualmente, não se tem uma resposta completa para essa pergunta; por isso, essa questão merece um estudo mais aprofundado. Contudo, uma investigação recentemente publicada de Moro et al. acompanhou voluntários que seguiram um regime de ART durante 12 meses, comparando-os com um grupo que seguiu práticas normais de alimentação; seus achados permitem algumas ilações preliminares. Esse estudo foi esclarecedor por duas razões metodológicas: o período de 12 meses do estudo e o fato de que os participantes do grupo ART também foram designados para

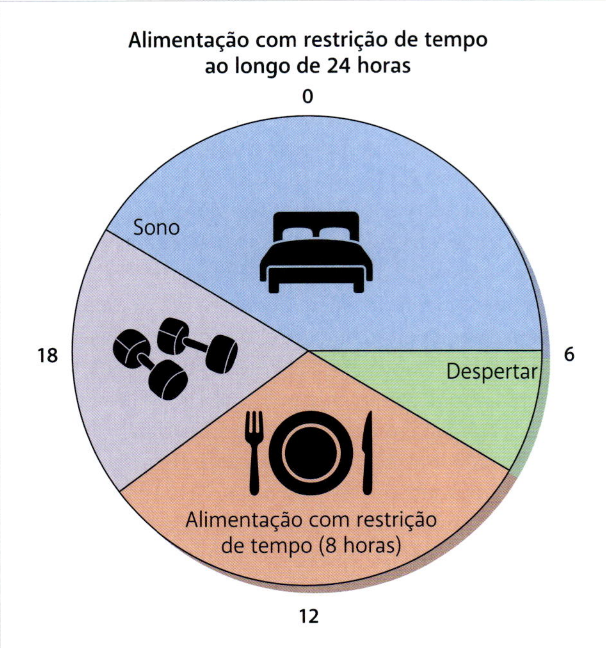

Figura 22.11 Vem aumentando a popularidade da alimentação com restrição de tempo (ART) como meio de alterar a composição corporal e diminuir a massa corporal total. Nesse modelo de ART para 24 horas, o período de vigília de 16 horas consiste em uma janela de alimentação de 8 horas, durante a qual o alimento pode ser consumido *ad libitum*. É possível que o uso da ART em populações atléticas pode resultar em benefícios com a inclusão do treinamento de força.

um programa de treinamento de força. Na conclusão do estudo, os participantes do grupo ART apresentavam menor massa corporal, menor massa de gordura e níveis circulantes mais baixos de marcadores inflamatórios (p. ex., TNFα etc.) em comparação com o grupo que seguia uma alimentação normal. Além disso, os voluntários designados para o grupo ART e que fizeram treinamento de força foram beneficiados, nas determinações pós-exercício, com melhorias em seus perfis lipídicos, métricas de sensibilidade à insulina e marcadores inflamatórios circulantes.[92]

Esses achados sugerem que a incorporação do treinamento de força pode ser um fator crítico para a preservação do tecido magro durante a ART. Em apoio a essa suposição, a metanálise mencionada, que estudou populações atléticas, também examinou os poucos estudos existentes que compararam JI e ART. Resultados preliminares sugerem que a combinação da ART com o treinamento de força pode ter sido responsável pela preservação (ou ligeira melhoria) do desempenho no exercício.[34] Todavia, certamente existe a necessidade de mais estudos que confirmem (ou não) se as várias estratégias de ART têm eficácia em termos da alteração em longo prazo da composição corporal em atletas competitivos. Para mais informações sobre esse tópico, ver Parr et al. (2020) nas "Sugestões de leitura".

Em resumo

- O jejum intermitente (JI) é uma forma estabelecida de restrição calórica eficaz para perda de peso em curto prazo, mas essa prática pode estar associada a declínios no desempenho, tanto em exercícios aeróbios como de força.
- Em termos de calorias, as estratégias de alimentação com restrição de tempo (ART) podem ser neutras ou deficientes. A ART pode promover a perda de peso, e as primeiras evidências sugerem que, quando em combinação com o treinamento de força, essa estratégia pode preservar ou melhorar o desempenho no exercício.

Atividades para estudo

1. Que procedimentos você seguiria para provocar uma supercompensação do glicogênio muscular?
2. Como a ingestão de glicose antes do exercício de fato aumenta a taxa de depleção do glicogênio? O que poderia ser feito para minimizar esse efeito?
3. A ingestão de carboidrato durante o exercício torna a depleção de glicogênio muscular mais lenta? Ela melhora o desempenho?
4. À medida que aumenta a necessidade por carboidratos durante o exercício prolongado, explique por que as várias formas de carboidratos devem ser consumidas, e não apenas a glicose.
5. Qual é a faixa recomendada de ingestão de proteína para atletas, e quais fatores dietéticos apoiam o uso da extremidade superior da faixa?
6. O que você recomendaria a um atleta para reduzir a probabilidade de desidratação durante o exercício?
7. O que causa hiponatremia, e quem está mais suscetível a esse problema?
8. Que fatores contribuem para a deficiência de ferro em atletas do sexo feminino? O que se pode fazer para remediar esses fatores?
9. Um atleta precisa de mais vitaminas para um desempenho ideal? Explique
10. Quais são as principais considerações para uma refeição pré-competição?
11. Considerando uma corredora de distância campeã com 17% de gordura corporal, o que você deve considerar antes de recomendar que ela diminua seu percentual de gordura para 15%?
12. Descreva como as estratégias de consumo de alimentos, por exemplo, a alimentação com restrição de tempo, pode beneficiar os desempenhos no exercício físico, enquanto abordagens alternativas, como a prática de jejum intermitente, podem ser prejudiciais.

Sugestões de leitura

American College of Sports Medicine (ACSM). 2016. Nutrition and athletic performance. *Medicine and Science in Sports and Exercise* 48: 543-568.

Belval, L., Y. Hosokawa, D. Casa, W. Adams, L. Armstrong, L. Baker, et al. 2019. Practical hydration solutions for sports. *Nutrients* 11: 1-15.

Borrione, P., L. Grasso, F. Quaranta, and A. Parisi. 2009. FIMS position statement 2009: vegetarian diet and athletes. *International SportMed Journal* 10: 53-60.

Burke, L. M., and V. Deakin. 2015. *Clinical Sports Nutrition.* New York, NY: McGraw-Hill.

Noakes, T. D., and M. N. Sawka. 2007. Point-counterpoint: does dehydration impair exercise performance? *Medicine and Science in Sports and Exercise* 39: 1209-1217.

Parr, E., L. Heilbronn, and J. Hawley. 2020. A time to eat and a time to exercise. *Exercise and Sport Sciences Reviews* 48: 4-10.

Rogerson, D. 2017. Vegan diets: practical advice for athletes. *Journal of the International Society of Sports Nutrition* 14: 1-15.

Williams, M. H., D. E. Anderson, and E. S. Rawson. 2017. *Nutrition for Health, Fitness and Sport.* New York, NY: McGraw-Hill.

Referências bibliográficas

1. Ahlborg B. Muscle glycogen and muscle electrolytes during prolonged physical exercise. *Acta Physiologica Scandinavica* 70: 129-142, 1967.
2. American College of Sports Medicine. Exercise and fluid replacement. *Medicine and Science in Sports and Exercise* 39: 2007.
3. American College of Sports Medicine. Nutrition and athletic performance. *Medicine and Science in Sports and Exercise* 48: 543-568, 2016.
4. Aragon AA and Schoenfeld BJ. Nutrient timing revisited: is there a post-exercise anabolic window. *Journal of the International Society of Sports Nutrition* 10: 5-16, 2013.
5. Armstrong LE, Casa DJ, Maresh CM, and Ganio MS. Caffeine, fluid-electrolyte balance, temperature regulation, and exercise-heat tolerance. *Exercise and Sport Sciences Reviews* 35: 135-140, 2007.
6. Arnall DA, Nelson AG, Quigley J, Lex S, Dehart T, and Fortune P. Supercompensated glycogen loads persist 5 days in resting trained cyclists. *European Journal of Applied Physiology* 99: 251-256, 2007.
7. Beelen M, Berghuis J, Bonoparte B, Ballak SB, Jeukendrup AE, and van Loon LJC. Carbohydrate mouth rinsing in the fed state: lack of enhancement of time-trial performance. *International Journal of Sport Nutrition and Exercise Metabolism* 19: 2009.
8. Beelen M, Burke LM, Gibala MJ, and van Loon, LJC. Nutritional strategies to promote post-exercise recovery. *International Journal of Sports Nutrition and Exercise Metabolism* 20: 515-532, 2010.
9. Belko AZ. Vitamins and exercise: an update. *Medicine and Science in Sports and Exercise* 19: S191-196, 1987.
10. Bergström J, Hermansen L, Hultman E, and Saltin B. Diet, muscle glycogen and physical performance. *Acta Physiol Scand* 71: 140-150, 1967.
11. Bergström J and Hultman E. Muscle glycogen synthesis after exercise: an enhancing factor localized to the muscle cells in man. *Nature* 210: 309-310, 1966.
12. Bermejo F and Garcia-Lopez S. A guide to diagnosis of iron deficiency and iron deficiency anemia in digestive disorders. *World Journal of Gastroenterology* 15: 4638-4643, 2009.
13. Borrione P, Grasso L, Quaranta F, and Parisi A. FIMS position statement 2009: vegetarian diet and athletes. *International SportMed Journal* 10: 53-60, 2009.
14. Bosse JD and Dixon BM. Dietary protein to maximize resistance training: a review and examination of protein spread and change theories. *Journal of the International Society of Sports Nutrition* 9: 42-53, 2012.
15. Braakhuis AJ. Effect of vitamin C on physical performance. *Current Sports Medicine Reports* 11: 180-184, 2012.
16. Brotherhood JR. Nutrition and Sports Performance. *Sports Medicine* 1: 350-389, 1984.
17. Burke LM, Hawley JA, Wong SHS, and Jeukendrup AE. Carbohydrates for training and competition. *Journal of Sports Sciences* 29(S1): S17-S27, 2011.
18. Burke LM, Jeukendrup AE, Jones A, and Mooses M. Contemporary nutrition strategies to optomize performance in distance runners and race walkers. *International Journal of Sport Nutrition and Exercise Metabolism* 29: 117-129, 2019.
19. Bussau VA, Fairchild TJ, Rao A, Steele P, and Fournier PA. Carbohydrate loading in human muscle: an improved 1 day protocol. *European Journal of Applied Physiology* 87: 290-295, 2002.
20. Butterfield G. Amino acids and high protein diets. In *Ergogenics: Enhancement of Performance in Exercise and Sport,* edited by Lamb D, and Williams M. Carmel, CA: Brown & Benchmark, 1991, pp. 87-117.
21. Butterfield GE. Whole-body protein utilization in humans. *Medicine and Science in Sports and Exercise* 19: S157-165, 1987.
22. Butterfield GE and Calloway DH. Physical activity improves protein utilization in young men. *British Journal of Nutrition* 51: 171-184, 1984.
23. Campbell WW. Synergistic use of higher-protein diets or nutritional supplements with resistance training to counter sarcopenia. *Nutrition Reviews* 65: 416-422, 2007.
24. Carter R, III. Exertional heat illness and hyponatremia: an epidemiological prospective. *Current Sports Medicine Reports* 7: S20-S27, 2008.
25. Carter J, Jeukendrup AE, Mundel T, and Jones DA. Carbohydrate supplementation improves moderate and high-intensity exercise in the heat. *Pflugers Arch* 446: 211-219, 2003.
26. Casa DJ, Clarkson PM, and Roberts WO. American College of Sports Medicine roundtable on hydration and physical activity: consensus statements. *Current Sports Medicine Reports* 4: 115-127, 2005.
27. Cermak NM and van Loon L. The use of carbohydrate during exercise as an ergogenic aid. *Sports Medicine* 43: 1139-1155, 2013.
28. Chambers ES, Bridge MW, and Jones DA. Carbohydrate sensing in the human mouth: effects on exercise performance and brain activity. *Journal of Applied Physiology-London* 587: 1779-1794, 2009.
29. Chryssanthopoulos C, Williams C, and Nowitz A. Influence of a carbohydrate-electrolyte solution ingested during running on muscle glycogen utilisation in fed humans. *International Journal of Sports Medicine* 23: 279-284, 2002.
30. Clarkson P. Vitamins and trace minerals. In: *Ergogenics: Enhancement of Performance in Exercise and Sport,* edited by Lamb D, and Williams M. Carmel, CA: Brown & Benchmark, 1991, pp. 123-182.
31. Close GL, Russell J, Cobley JN, Owens DJ, Wilson G, Gregson W, et al. Assessment of vitamin D concentration in non-sup-

plemented professional athletes and health adults during the winter months in the UK: implications for skeletal muscle function. *Journal of Sport Sciences* 31: 344-353, 2013.
32. Coggan AR and Coyle EF. Carbohydrate ingestion during prolonged exercise: effects on metabolism and performance. *Exercise and Sport Sciences Reviews* 19: 1-40, 1991.
33. Constantini N, Dubnov G, Foldes AJ, Mann G, Magazanik A, and Siderer M. High prevalence of iron deficiency and anemia in female military recruits. *Military Medicine* 171: 866-869, 2006.
34. Correia J, Santos I, Pezarat-Correia P, Minderico C, and Mendonca G. Effects of intermittent fasting on specific exercise performance outcomes: a systemic review including meta-analysis. *Nutrients* 12: 1-22, 2020.
35. Costill DL. Sweating: its composition and effects on body fluids. *Annals of the New York Academy of Sciences* 301: 160-174, 1977.
36. Costill DL and Saltin B. Factors limiting gastric emptying during rest and exercise. *Journal of Applied Physiology* 37: 679-683, 1974.
37. Costill DL, Sherman WM, Fink WJ, Maresh C, Witten M, and Miller JM. The role of dietary carbohydrates in muscle glycogen resynthesis after strenuous running. *American Journal of Clinical Nutrition* 34: 1831-1836, 1981.
38. Coyle E. Fluid and fuel intake during exercise. *Journal of Sports Science* 22: 39-55, 2004.
39. Coyle EF, Costill DL, Fink WJ, and Hoopes DG. Gastric emptying rates for selected athletic drinks. *Research Quarterly* 49: 119-124, 1978.
40. Coyle EF, Hagberg JM, Hurley BF, Martin WH, Ehsani AA, and Holloszy JO. Carbohydrate feeding during prolonged strenuous exercise can delay fatigue. *Journal of Applied Physiology* 55: 230-235, 1983.
41. Coyle EF and Montain SJ. Benefits of fluid replacement with carbohydrate during exercise. *Medicine and Science in Sports and Exercise* 24: S324-330, 1992.
42. Davies C. Glucose inhibits CO2 production from leucine during whole body exercise in man. *Journal of Physiology* 332: 40-41, 1982.
43. Davies KJ, Donovan CM, Refino CJ, Brooks GA, Packer L, and Dallman PR. Distinguishing effects of anemia and muscle iron deficiency on exercise bioenergetics in the rat. *American Journal of Physiology* 246: E535-543, 1984.
44. Davies KJ, Maguire JJ, Brooks GA, Dallman PR, and Packer L. Muscle mitochondrial bioenergetics, oxygen supply, and work capacity during dietary iron deficiency and repletion. *American Journal of Physiology* 242: E418-427, 1982.
45. Davis JM, Burgess WA, Slentz CA, Bartoli WP, and Pate RR. Effects of ingesting 6% and 12% glucose/ electrolyte beverages during prolonged intermittent cycling in the heat. *European Journal of Applied Physiology and Occupational Physiology* 57: 563-569, 1988.
46. Davis JM, Lamb DR, Burgess WA, and Bartoli WP. Accumulation of deuterium oxide in body fluids after ingestion of D2O-labeled beverages. *Journal of Applied Physiology* 63: 2060-2066, 1987.
47. Deakin V. Prevention, detection and treatment of iron depletion and deficiency in athletes. In: *Clinical Sports Nutrition,* edited by Burke LM, and Deakin V. New York, NY: McGraw-Hill, 2010, pp. 222-267.
48. Diehl DM, Lohman TG, Smith SC, and Kertzer R. Effects of physical training and competition on the iron status of female field hockey players. *International Journal of Sports Medicine* 7: 264-270, 1986.
49. Drinkwater BL, Nilson K, Chesnut CH, III, Bremner WJ, Shainholtz S, and Southworth MB. Bone mineral content of amenorrheic and eumenorrheic athletes. *New England Journal of Medicine* 311: 277-281, 1984.
50. Eichner ER. Genetic and other determinants of sweat rate. *Current Sports Medicine Reports* 7: S36-S40, 2008.
51. Fairchild TJ, Fletcher S, Steele P, Goodman C, Dawson B, and Fournier PA. Rapid carbohydrate loading after a short bout of near maximal-intensity exercise. *Medicine and Science in Sports and Exercise* 34: 980-986, 2002.
52. Felig P, Cherif A, Minagawa A, and Wahren J. Hypoglycemia during prolonged exercise in normal men. *New England Journal of Medicine* 306: 895-900, 1982.
53. Felig P and Wahren J. Amino acid metabolism in exercising man. *Journal of Clinical Investigation* 50: 2703- 2714, 1971.
54. Foster C and Thompson NN. Serial gastric emptying studies: effect of preceding drinks. *Medicine and Science in Sports and Exercise* 22: 484-487, 1990.
55. Friedman JE, Neufer PD, and Dohm GL. Regulation of glycogen resynthesis following exercise. Dietary considerations. *Sports Medicine* 11: 232-243, 1991.
56. Fuhrman J and Ferreri DM. Fueling the vegetarian (vegan) athlete. *Current Sports Medicine Reports* 9: 233-241, 2010.
57. Gardner GW, Edgerton VR, Senewiratne B, Barnard RJ, and Ohira Y. Physical work capacity and metabolic stress in subjects with iron deficiency anemia. *American Journal of Clinical Nutrition* 30: 910-917, 1977.
58. Garth AK and Burke LM. What do athletes drink during competitive sporting activities? *Sports Medicine.* 43: 539-564, 2013.
59. Gisolfi CV and Duchman SM. Guidelines for optimal replacement beverages for different athletic events. *Medicine and Science in Sports and Exercise* 24: 679-687, 1992.
60. Gledhill N. The influence of altered blood volume and oxygen transport capacity on aerobic performance. *Exercise and Sport Sciences Reviews* 13: 75-93, 1985.
61. Gontzea I, Sutzescu P, and Dumitrache S. The influence of adaptation of physical effort on nitrogen balance in man. *Nutrition Reports International* 11: 231-236, 1975.
62. Gontzea I, Sutzescu P, and Dumitrache S. The influence of muscular activity on nitrogen balance, and on the need of man for protein. *Nutrition Reports International* 10: 35-43, 1974.
63. Goulet EDB. Glycerol-induced hyperhydration: a method for estimating the optimal load of fluid to be ingested before exercise to maximize endurance performance. *Journal of Strength and Conditioning Research* 24: 74-78, 2010.
64. Gropper SS, Blessing D, Dunham K, and Barksdale JM. Iron status of female collegiate athletes involved in different sports. *Biological Trace Element Research* 109: 1-14, 2006.
65. Hamilton MT, Gonzalez-Alonso J, Montain SJ, and Coyle EF. Fluid replacement and glucose infusion during exercise prevent cardiovascular drift. *Journal of Applied Physiology* 71: 871-877, 1991.
66. Haymes EM. Iron. In: *Sports Nutrition,* edited by Driskell JA, and Wolinsky I. Boca Raton, FL: CRC Taylor & Francis, 2006, pp. 203-216.
67. Haymes EM. Nutritional concerns: need for iron. *Medicine and Science in Sports and Exercise* 19: S197-200, 1987.
68. Hegsted M, Schuette SA, Zemel MB, and Linkswiler HM. Urinary calcium and calcium balance in young men as affected by level of protein and phosphorus intake. *Journal of Nutrition* 111: 553-562, 1981.

69. Hermansen L, Hultman E, and Saltin B. Muscle glycogen during prolonged severe exercise. *Acta Physiol Scand* 71: 129-139, 1967.
70. Hevia-Larrian V, Gualano B, Longobardi I, Gil S, Fernandes A, Costa L, et al. High-protein plant-based diet versus protein-matched omnivorous diet to support resistance training adaptations: A comparison between vegans and omnivores. *Sports Medicine* 51: 1317-1330, 2021.
71. Hew-Butler T, Rosner MH, Fowkes-Godek S, Dugas JP, Hoffman MD, Lewis DP, et al. Statement of the Third International Exercise-Associated Hyponatremia Consensus Development Conference, Carlsbad, California 2015. *Clinical Journal of Sports Medicine*. 25: 303-320, 2015.
72. Hoffman J. Protein intake: effect of timing. *Strength and Conditioning Journal* 29: 26-34, 2007.
73. Hoffman J, Ratamess N, and Kang J. Effects of protein supplementation on muscular performance and resting hormonal changes in college football players. *Journal of Sports Science and Medicine* 6: 85-92, 2007.
74. Hood DA and Terjung RL. Amino acid metabolism during exercise and following endurance training. *Sports Medicine* 9: 23-35, 1990.
75. Houmard JA, Egan PC, Johns RA, Neufer PD, Chenier TC, and Israel RG. Gastric emptying during 1 h of cycling and running at 75% VO2 max. *Medicine and Science in Sports and Exercise* 23: 320-325, 1991.
76. Houtkooper L and Going S. Body composition: how should it be measured? Does it affect performance? Barrington, IL: Gatorade Sports Science Institute, 1994.
77. Institute of Medicine. Water. In: *Dietary Reference Intakes for Energy, Carbohydrate, Fiber, Fat, Protein and Amino Acids (Macronutrients)*. Washington, D.C.: National Academy Press, 2002, pp. 73-185.
78. Ivy JL. Muscle glycogen synthesis before and after exercise. *Sports Medicine* 11: 6-19, 1991.
79. Ivy JL and Ferguson LM. Optimizing resistance exercise adaptations through the timing of post-exercise carbohydrate-protein supplementation. *Strength and Conditioning Journal* 32: 30-36, 2010.
80. Jeukendrup A and Killer SC. The myths surrounding pre-exercise carbohydrate feeding. *Ann Nutri Metab* 57: 18-25, 2010.
81. Karlsson J and Saltin B. Diet, muscle glycogen, and endurance performance. *Journal of Applied Physiology* 31: 203-206, 1971.
82. Kerstetter JE, O'Brien KO, Caseria DM, Wall DE, and Insogna KL. The impact of dietary protein on calcium absorption and kinetic measures of bone turnover in women. *Journal of Clinical Endocrinology and Metabolism* 90: 26-31, 2005.
83. Kerstetter JE, O'Brien KO, and Insogna KL. Dietary protein, calcium metabolism, and skeletal homeostasis revisited. *American Journal of Clinical Nutrition* 78: 584S-592S, 2003.
84. Lanteri P, Lombardi G, Colombini A, and Banfi G. Vitamin D in exercise: physiologic and analytical concerns. *Clinica Chimica Acta* 415: 45-53, 2013.
85. Lemon PW. Do athletes need more dietary protein and amino acids? *International Journal of Sport Nutrition* 5 (Suppl): S39-61, 1995.
86. Lemon PW. Effect of exercise on protein requirements. *Journal of Sports Sciences* 9 Spec No: 53-70, 1991.
87. Lemon PW. Protein and amino acid needs of the strength athlete. *International Journal of Sport Nutrition* 1: 127-145, 1991.
88. Lemon PW. Protein and exercise: update 1987. *Medicine and Science in Sports and Exercise* 19: S179-190, 1987.
89. Lemon PW and Mullin JP. Effect of initial muscle glycogen levels on protein catabolism during exercise. *Journal of Applied Physiology* 48: 624-629, 1980.
90. Mettler S and Zimmermann MB. Iron excess in recreational marathon runners. *European Journal of Clinical Nutrition* 64: 490-494, 2010.
91. Mitchell JB, Costill DL, Houmard JA, Flynn MG, Fink WJ, and Beltz JD. Effects of carbohydrate ingestion on gastric emptying and exercise performance. *Medicine and Science in Sports and Exercise* 20: 110-115, 1988.
92. Moro T, Grant T, Francesco P, Guiseppe M, Antinino B, and Antonio P. Twelve months of time-restricted eating and restance training improves inflammatory markers and cardiometabolic risk factors. *Medicine and Science in Sports and Exercise* 53: 2577- 2585, 2021.
93. Nelson JL, Harmon M, and Robergs R. Identifying plasma glycerol concentration associated with urinary glycerol excretion in trained humans. *Journal of Analytical Toxicology* 35: 617-623, 2011.
94. Neufer PD, Young AJ, and Sawka MN. Gastric emptying during exercise: effects of heat stress and hypohydration. *European Journal of Applied Physiology and Occupational Physiology* 58: 433-439, 1989.
95. Neufer PD, Young AJ, and Sawka MN. Gastric emptying during walking and running: effects of varied exercise intensity. *European Journal of Applied Physiology and Occupational Physiology* 58: 440-445, 1989.
96. Nikolaidis MG, Kerksick CM, Lamprecht M, and McAnulty. Does vitamin C and E supplementation impair the favorable adaptations of regular exercise? *Oxidative Medicine and Cellular Longevity* 2012: 707941, 2012.
97. Noakes T. Hyponatremia in distance runners: fluid and sodium balance during exercise. *Current Sports Medicine Reports* 1: 197-207, 2002.
98. Noakes TD, Norman RJ, Buck RH, Godlonton J, Stevenson K, and Pittaway D. The incidence of hyponatremia during prolonged ultraendurance exercise. *Medicine and Science in Sports and Exercise* 22: 165-170, 1990.
99. Novack V, Finestone AS, Constantini N, Shpilberg O, Weitzman S, and Merkel D. The prevalence of low hemoglobin values among new infantry recruits and nonlinear relationship between hemoglobin concentration and physical fitness. *American Journal of Hematology* 82: 128-133, 2007.
100. Nybo L. CNS fatigue and prolonged exercise: effect of glucose supplementation. *Medicine and Science in Sports and Exercise* 35: 589-594, 2003.
101. Ogan D and Pritchett K. Vitamin D and the athlete: risks, recommendations and benefits. *Nutrients* 5: 1856-1868, 2013.
102. Owen MD, Kregel KC, Wall PT, and Gisolfi CV. Effects of ingesting carbohydrate beverages during exercise in the heat. *Medicine and Science in Sports and Exercise* 18: 568-575, 1986.
103. Park SG, Bae YJ, Lee YS, and Kim BJ. Effects of rehydration fluid temperature and composition on body weight retention upon voluntary drinking following exercise-induced dehydration. *Nutrition Research and Practice* 6: 126-131, 2012.
104. Peart D. Quantifying the effect of carbohydrate mouth rinsing on exercise performance. *Journal of Strength and Conditioning Research* 31: 1737-1743, 2017.
105. Peternelj TT and Coombes JS. Antioxidant supplementation during exercise training: beneficial or detrimental? *Sports Medicine* 41: 1043-1069, 2011.

106. Phillips SM. The science of muscle hypertrophy: making dietary protein count. *Proceedings of the Nutrition Society* 70: 100-103, 2011.
107. Pitts G, Johnson R, and Consolazio F. Work in the heat as affected by intake of water, salt and glucose. *American Journal of Physiology* 142: 353-359, 1944.
108. Powers S, Nelson WB, and Larson-Meyer E. Antioxidant and vitamin D supplements for athletes: sense or nonsense? *Journal of Sport Sciences* 29: S47-S55, 2011.
109. Quindry J, Kavazis AN, and Powers SK. Exercise-Induced Oxidative Stress: are supplemental antioxidants warranted? In: *Sports Nutrition,* edited by Maughan RJ. Chichester, UK: Wiley Blackwell, 2014, pp. 263-276.
110. Rehrer NJ, Beckers EJ, Brouns F, ten Hoor F, and Saris WH. Effects of dehydration on gastric emptying and gastrointestinal distress while running. *Medicine and Science in Sports and Exercise* 22: 790-795, 1990.
111. Rehrer NJ, Brouns F, Beckers EJ, ten Hoor F, and Saris WH. Gastric emptying with repeated drinking during running and bicycling. *International Journal of Sports Medicine* 11: 238-243, 1990.
112. Rollo I, Cole M, Miller R, and Williams C. Influence of mouth rinsing a carbohydrate solution on 1-hr running performance. *Medicine and Science in Sports and Exercise* 42: 798-804, 2010.
113. Rynders C, Thomas E, Zaman A, Pan Z, Catanacci V, Malanson E. Effectiveness of intermittent fasting and time-restricted feeding compared to continuous energy restriction for weight loss. *Nutrients* 11: 1-23, 2019.
114. Sallis RE. Fluid balance and dysnatremias in athletes. *Current Sports Medicine Reports* 7: S14-S19, 2008.
115. Sedlock DA. The latest on carbohydrate loading: a practical approach. *Current Sports Medicine Reports* 7: 209-213, 2008.
116. Sherman W. Carbohydrate feedings before and after exercise. In: *Perspectives in Exercise Science and Sports Medicine,* edited by Lamb R, and Williams M. New York, NY: McGraw-Hill, 1991.
117. Sherman W. Carbohydrates, muscle glycogen, and muscle glycogen supercompensation. In: *Ergogenic Aids in Sports,* edited by Williams M. Champaign, IL: Human Kinetics, 1983, pp. 3-26.
118. Shi X and Gisolfi CV. Fluid and carbohydrate replacement during intermittent exercise. *Sports Medicine* 25: 157-172, 1998.
119. Shirreffs S and Sawka M. Fluid and electrolyte needs for training, competition, and recovery. *Journal of Sports Sciences* 29: 39-46, 2011.
120. Smith JW, Zachwieja JJ, Peronnet F, Passe DH, Massicote D, Lavoie C, et al. Fuel selection and cycling endurance performance with ingestion of [13C] glucose: evidence for a carbohydrate dose response. *Journal of Applied Physiology* 108: 1520-1529, 2010.
121. Stachenfeld NS. Sodium ingestion, thirst, and drinking during endurance exercise. *Sports Science Exchange.* 27(122): 1-5, 2014.
122. Szweiga S, Pencharz P, Rafii M, Lebarron M, Chang J, Ball R, et al. Dietary leucine requirement of older men and women is higher than current recommendations. *American Journal of Clinical Nutrition* 113: 410-419, 2021.
123. Tan PMS and Lee JKW. The role of fluid temperature and form on endurance performance in the heat. *Scandinavian Journal of Medicine and Science in Sports and Exercise.* 25 (Suppl 1): 39-51, 2015.
124. Todd K, Butterfield G, and Calloway D. Nitrogen balance in men with adequate and deficit energy intake at 3 levels of work. *Journal of Nutrition* 114: 2107-2118, 1984.
125. Utter AC, Kang J, Nieman DC, Dumke CL, McAnulty SR, Vinci DM, et al. Carbohydrate supplementation and perceived exertion during prolonged running. *Medicine and Science in Sports and Exercise* 36: 1036-1041, 2004.
126. Van der Beek EJ. Vitamins and endurance training: food for running or faddish claims? *Sports Medicine* 2: 175-197, 1985.
127. Van Rosendal SP, Osborne MA, Fassett RG, and Coombes JS. Guidelines for glycerol use in hyperhydration and rehydration associated with exercise. *Sports Medicine* 40: 113-139, 2010.
128. Venderley AM and Campbell WW. Vegetarian diets: nutritional considerations for athletes. *Sports Medicine* 36: 293-305, 2006.
129. Vrijens DM and Rehrer NJ. Sodium-free fluid ingestion decreases plasma sodium during exercise in the heat. *Journal of Applied Physiology* 86: 1847-1851, 1999.
130. Watson P, Love TD, Maughan RJ, and Shirreffs SM. A comparison of the effects of milk and a carbohydrate-electrolyte drink on the restoration of fluide capacity in a hot, humid environment. *European Journal of Applied Physiology* 104: 633-642, 2008.
131. White TP and Brooks GA. [U-14C]glucose, alanine, and leucine oxidation in rats at rest and two intensities of running. *American Journal of Physiology* 240: E155-165, 1981.
132. Widmaier EP, Raff H, and Strang KT. *Vander's Human Physiology.* New York, NY: McGraw-Hill, 2008.
133. Williams MH, Anderson DE, and Rawson ES. *Nutrition for Health, Fitness and Sport.* New York, NY: McGraw-Hill, 2013.
134. Wilmore J. Body composition and sports medicine: research considerations. In: *Report of the Sixth Ross Conference on Medical Research.* Columbus, OH: Ross Laboratories, 1984, pp. 78-82.
135. Wilmore JH. Body composition in sport and exercise: directions for future research. *Medicine and Science in Sports and Exercise* 15: 21-31, 1983.

23

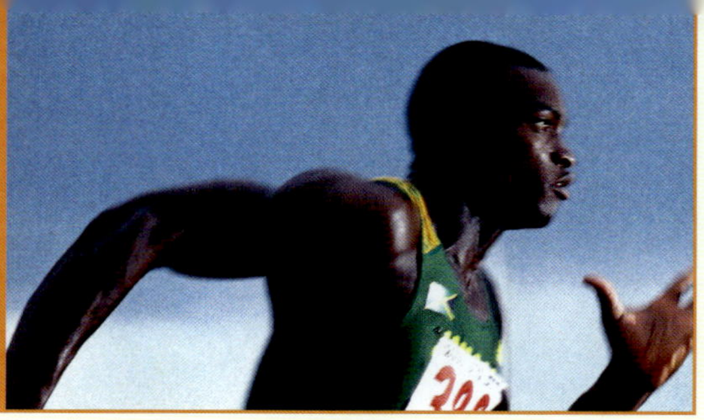
Digital Vision/Getty Images

Exercício e ambiente

Objetivos

Ao estudar este capítulo, você deverá ser capaz de:

1. Descrever as mudanças na pressão atmosférica, na temperatura e na densidade do ar com o aumento da altitude.
2. Descrever como a altitude afeta o desempenho em corridas de velocidade e explicar por que isso ocorre.
3. Explicar por que o desempenho de corrida de longa distância diminui em altitude.
4. Desenhar um gráfico para mostrar o efeito da altitude no $\dot{V}O_{2máx}$ e listar os motivos dessa reação.
5. Descrever graficamente o efeito da altitude nas respostas da frequência cardíaca e da ventilação ao esforço submáximo e explicar por que essas mudanças são convenientes.
6. Descrever o processo de adaptação à altitude e o grau em que essa adaptação pode ser completa.
7. Explicar por que existe tanta variabilidade entre os atletas no decréscimo do $\dot{V}O_{2máx}$ quando expostos à altitude, no grau de melhora do $\dot{V}O_{2máx}$ na altitude e nos ganhos adquiridos ao se retornar ao nível do mar.
8. Descrever os possíveis problemas associados ao treinamento em alta altitude e como se pode lidar com eles.
9. Explicar as circunstâncias que fizeram com que fisiologistas reavaliassem suas conclusões de que os seres humanos não seriam capazes de escalar o Monte Everest sem oxigênio.
10. Explicar o papel que a hiperventilação representa para ajudar a manter a saturação de oxigênio na hemoglobina alta a altitudes extremas.
11. Listar e descrever os fatores que influenciam o risco de lesão por calor.
12. Dar sugestões que o participante de programas de condicionamento físico possa seguir a fim de minimizar a possibilidade de lesão causada por calor.
13. Descrever, em termos gerais, as diretrizes sugeridas para provas de corrida de rua no calor.
14. Descrever os três elementos do índice de estresse por calor e explicar por que um deles é mais importante do que os outros dois.
15. Listar os fatores que influenciam a hipotermia.
16. Explicar a relação entre o índice de resfriamento pelo vento e a perda de calor.
17. Explicar por que a exposição à água fria é mais perigosa do que a exposição ao ar à mesma temperatura.
18. Descrever o que é a unidade clo e como as recomendações relativas à insolação mudam durante a prática de exercício.
19. Descrever o papel da gordura subcutânea e da produção de calor no desenvolvimento de hipotermia.
20. Listar os passos a serem seguidos para tratar a hipotermia.
21. Explicar como o monóxido de carbono pode influenciar o desempenho e listar as medidas que devem ser tomadas para reduzir o impacto da poluição no desempenho.

Conteúdo

Altitude 608
Pressão atmosférica 608
Desempenho anaeróbio de curta duração 608
Desempenho aeróbio de longa duração 609
Potência aeróbia máxima e altitude 610
Aclimatação a altitudes elevadas 612
Treinamento para competição na altitude 613
A conquista do Everest 614
Calor 618
Hipertermia 618
Implicações para o condicionamento físico 622
Implicações para o desempenho 623
Implicações
Frio 624
Fatores ambientais 625
Fatores isolantes 626
Produção de calor 627
Características descritivas 627
Tratamento da hipotermia 628
Poluição do ar 628
Material particulado 629
Ozônio 630
Dióxido de enxofre 630
Monóxido de carbono 630

Palavras-chave

cãibras musculares induzidas por exercício
clo
eritropoetina (EPO)
exaustão por calor
fator induzível pela hipóxia-1 (HIF-1)
hiperóxia
hipertermia
hipotermia
hipóxia
índice de qualidade do ar (IQA
índice de resfriamento pelo vento
insolação por esforço
matéria particulada (MP)
normóxia
pressão atmosférica
síncope por calor
temperatura de globo de bulbo úmido (TGBU)

A esta altura, deve estar claro que o desempenho depende de outros fatores além de um $\dot{V}O_{2máx}$ elevado. No Capítulo 22, viu-se o papel da dieta e da composição corporal no desempenho e, no Capítulo 24, serão considerados formalmente os recursos "ergogênicos", ou meios auxiliares para melhorar o trabalho, e o desempenho. Entre esses dois capítulos, está a discussão a respeito de como fatores ambientais de altitude, calor, frio e poluição podem influenciar o desempenho.

Altitude

No fim da década de 1960, quando os Jogos Olímpicos estavam marcados para acontecer na Cidade do México, nossa atenção se voltou para a questão de como a altitude (2.300 m na capital mexicana) afetaria o desempenho. Experiências anteriores em altitude sugeriam, por um lado, que muitos desempenhos não igualariam antigos padrões olímpicos, tampouco os recordes pessoais (RP) dos próprios atletas ao nível do mar. Por outro lado, esperava-se que alguns desempenhos seriam melhores por serem conduzidos em altitude. Por quê? O que acontece com o $\dot{V}O_{2máx}$ na altitude? Um residente do nível do mar pode chegar a se adaptar completamente à altitude? Essas e outras questões serão tratadas depois de um breve resumo dos fatores ambientais que mudam com o aumento da altitude.

Pressão atmosférica

A **pressão atmosférica** em qualquer ponto da Terra é uma medida do peso de uma coluna de ar diretamente sobre esse ponto. No nível do mar, o peso (assim como a altura) dessa coluna de ar é maior. À medida que se sobe a altitudes cada vez mais elevadas, a altura e, obviamente, o peso da coluna são reduzidos. Por consequência, a pressão atmosférica diminui com o aumento da altitude, o ar é menos denso, e cada litro de ar contém menos moléculas de gás. Como na altitude as *porcentagens* de O_2, CO_2 e N_2 são as mesmas que no nível do mar, toda mudança na pressão parcial de cada gás se deve simplesmente à mudança na pressão atmosférica ou barométrica (ver Cap. 10). A diminuição na pressão parcial de O_2 (PO_2) com o aumento da altitude tem um efeito direto na saturação de hemoglobina com oxigênio (HbO_2) e, por conseguinte, no transporte de oxigênio. Por exemplo, a 2.000 m de altitude a HbO_2 equivale a 93%, a 3.000 m é de 86%, e a 4.000 m é de 73%. Essa PO_2 menor é chamada de **hipóxia**, ao passo que **normóxia** é o termo para descrever a PO_2 nas condições do nível do mar. O termo **hiperóxia** descreve uma condição em que a PO_2 inspirada é maior do que no nível do mar (ver Cap. 24). Além da condição hipóxica em altitude, a temperatura e a umidade do ar são mais baixas, o que adiciona a possibilidade de problemas de regulação térmica ao estresse hipóxico de altitude. Como essas mudanças afetam o desempenho? Para que se responda a essa pergunta, os desempenhos serão divididos entre os anaeróbios de curta duração e os aeróbios de longa duração.

Desempenho anaeróbio de curta duração

Nos Capítulos 3 e 19, descreveu-se a importância das fontes anaeróbias de ATP nos desempenhos máximos com duração de até 2 minutos ou menos. Se essa informação for correta, e cremos que sim, as corridas anaeróbias de curta duração não seriam afetadas pela PO_2 baixa na altitude, pois o transporte de O_2 para os músculos não limita o desempenho. A Tabela 23.1 mostra que esse é o caso quando os desempenhos de corrida de velocidade dos Jogos Olímpicos

Tabela 23.1 Comparação de desempenhos em corridas de curta distância nos Jogos Olímpicos de 1964 e 1968

Jogos Olímpicos	Corridas de curta distância: homens				Corridas de curta distância: mulheres			
	100 m	*200 m*	*400 m*	*800 m*	*100 m*	*200 m*	*400 m*	*800 m*
1964 (Tóquio)	10,0 s	20,3 s	45,1 s	1 min 45,1 s	11,4 s	23,0 s	52,0 s	2 min 1,1 s
1968 (Cidade do México)	9,9 s	19,8 s	43,8 s	1 min 44,3 s	11,0 s	22,5 s	52,0 s	2 min 0,9 s
% de mudança*	+1,0	+2,5	+2,9	+0,8	+3,5	+2,2	0	+0,2

* O sinal de + indica melhora sobre o desempenho de 1964.
Fonte: Howley, E.T., "Effect of Altitude on Physical Performance", in Thomas Kirk Cureton e G.A. Stull In *Encyclopedia of Physical Education, Fitness and Sports: Training, Environment, Nutrition and Fitness*. Brighton Publishing Company, 1980.

de 1968 na Cidade do México (~2.300 m) foram comparados com os dos Jogos Olímpicos de 1964 em Tóquio (nível do mar).[63] Os desempenhos melhoraram em todos os casos, exceto em um, no qual o tempo da corrida feminina de 400 m foi o mesmo. Os motivos para a melhora no desempenho incluem os ganhos "normais" ocorridos ao longo do tempo entre uma edição dos Jogos e outra e o fato de que a densidade do ar na altitude oferece menos resistência a movimentos em grandes velocidades. Estimou-se que as melhoras nas corridas de 100 e 400 m para cada 1.000 m de altitude seriam de 0,08 e 0,06 segundo, respectivamente.[6,99] De acordo com essas estimativas, nas Olimpíadas seguintes (Munique, em 1972; altitude de 567 m), os tempos nas provas de velocidade para homens foram, todos, mais lentos em comparação com os tempos alcançados na Cidade do México; mas isso não ocorreu nas provas para mulheres, que apresentaram tempos mais rápidos em três das corridas. É importante ter em mente, também, que algumas das apresentações foram prejudicadas pelo uso sistemático de drogas por membros da equipe da Alemanha Oriental para melhorar o desempenho. A questão da menor resistência do ar gerou polêmica em torno do desempenho fantástico de Bob Beamon no salto em distância nas Olimpíadas da Cidade do México (ver "Uma visão mais detalhada 23.1").

Em resumo

- A pressão atmosférica, a PO_2, a temperatura do ar e a densidade do ar diminuem com a altitude.
- A menor densidade do ar na altitude oferece menos resistência ao movimento em alta velocidade, e os desempenhos de velocidade não são afetados ou são melhorados.

Desempenho aeróbio de longa duração

Desempenhos máximos com mais de 2 minutos dependem sobretudo do fornecimento de oxigênio e, ao contrário dos desempenhos de curta duração, são claramente afetados pela PO_2 menor na altitude. A Tabela 23.2 mostra os resultados de provas de corrida desde a distância de 1.500 m até a maratona e a marcha atlética de 50 km, e, como se pode ver, o desempenho diminuiu em todas as distâncias, menos na corrida de 1.500 m.[63] Esse desempenho é digno de nota, visto que se esperava que fosse afetado como os outros. É mais do que simplesmente interessante que o recordista seja Kipchoge Keino, que nasceu e cresceu no Quênia, em uma altitude parecida com a da Cidade do México. Ele possuía uma adaptação especial em razão de seu país de ori-

Uma visão mais detalhada 23.1

Saltar em ar rarefeito

Nos Jogos Olímpicos de 1968 na Cidade do México, Bob Beamon quebrou o recorde mundial no salto em distância com um salto de 8,90 m, 55 cm mais longo do que o recorde existente. Como o recorde foi quebrado em altitude, onde a densidade do ar é mais baixa do que no nível do mar, questionou-se a magnitude real da façanha. Foram feitas várias análises para determinar o quanto seria ganho ao fazer longos saltos em altitude.[124] Os cálculos precisaram considerar a massa do saltador, um coeficiente de atrito baseado na área frontal exposta ao ar durante o salto e a diferença na densidade do ar entre o nível do mar e a Cidade do México. O resultado indicou que cerca de 2,4 cm teriam sido ganhos por se fazer o salto em altitude, onde a densidade do ar é menor. Os cálculos subsequentes abordaram o efeito da velocidade do vento favorável (~$2ms^{-1}$) que existia no momento do salto, assim como o efeito da altitude. Os autores consideraram o efeito da velocidade do vento na fase de corrida que leva ao salto e ao salto propriamente dito e concluíram que a combinação de altitude e velocidade do vento seria responsável por 31 cm. Isso não reduz a incrível conquista de Beamon – o saltador em segundo lugar estava 68 cm atrás.[134] Cientistas tentaram prever o efeito da altitude em desempenhos de corrida, considerando os fatores contrários de menor densidade do ar e da redução na disponibilidade de oxigênio.[90] Esse último fator é discutido em relação a corridas de longa distância.

Tabela 23.2 Comparação de desempenhos em corridas de longa distância nos Jogos Olímpicos de 1964 e 1968

Jogos Olímpicos	Corridas de longa distância: homens					
	1.500 m	*3.000 m*	*5.000 m*	*10.000 m*	*Maratona*	*Marcha atlética de 50 km*
1964 (Tóquio)	3 min 38,1 s	8 min 30,8 s	13 min 48,8 s	28 min 24,4 s	2 h 12 min 11,2 s	4 h 11 min 11,2 s
1968 (Cidade do México)	3 min 34,9 s	8 min 51,0 s	14 min 5,0 s	29 min 27,4 s	2 h 20 min 24,6 s	4 h 20 min 13,6 s
% de mudança*	+1,5	−3,9	−1,9	−3,7	−6,2	−3,6

*O sinal de + indica melhora sobre o desempenho de 1964.
Fonte: E.T. Howley, "Effect of Altitude on Physical Performance", Thomas Kirk Cureton e G.A. Stull. In, *Encyclopedia of Physical Education, Fitness and Sports: Training, Environment, Nutrition and Fitness*. Brighton Publishing Company, 1980.

gem? Essa questão será retomada em uma seção posterior. Gostaríamos de continuar a discussão sobre o efeito da altitude no desempenho com a pergunta: por que o desempenho diminui em até 6,2% nas corridas de longa distância?

Potência aeróbia máxima e altitude

A redução no desempenho de corrida de longa distância na altitude é parecida com o que ocorre quando um corredor treinado fica destreinado – obviamente, ele levaria mais tempo para correr uma maratona. A semelhança no efeito está relacionada com uma redução na potência aeróbia máxima que ocorre com o destreinamento e com a elevação da altitude.[7] A Figura 23.1 mostra que o $\dot{V}O_{2máx}$ diminui de maneira linear, sendo cerca de 12% menor a 2.400 m, 20% menor a 3.100 m e 27% menor a cerca de 4.000 m.[17,28,33,41] Embora não seja nenhuma surpresa que o desempenho de resistência diminua com essas alterações no $\dot{V}O_{2máx}$, por que o $\dot{V}O_{2máx}$ diminui?

Função cardiovascular na altitude. O consumo máximo de oxigênio é igual ao produto do débito cardíaco pela diferença arteriovenosa máxima de oxigênio, $\dot{V}O_2 = CO \times (CaO_2 - C\bar{v}O_2)$. Considerando-se essa relação, a redução no

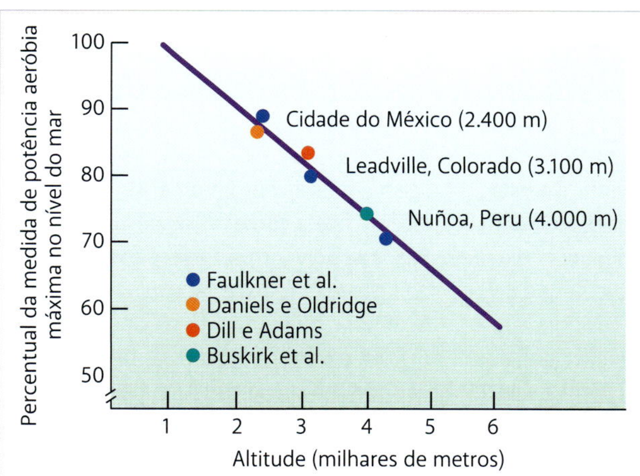

Figura 23.1 Mudanças na potência aeróbia máxima com o aumento da altitude. O valor da potência aeróbia máxima no nível do mar é de 100%.
Fonte: Howley, E. T. Howley. "Effect of Altitude on Physical Performance". Thomas Kirk Cureton e G. A. Stull. In *Encyclopedia of Physical Education, Fitness and Sports: Training, Environment, Nutrition, and Fitness*. Brighton Publishing Company, 1980.

$\dot{V}O_{2máx}$ com a elevação da altitude poderia se dever à redução do débito cardíaco e/ou a uma redução da extração de oxigênio. Ficará claro nos próximos parágrafos que a extração de oxigênio é um dos principais fatores que geram redução no $\dot{V}O_{2máx}$ em todas as altitudes, ao passo que as reduções no débito cardíaco contribuem mais em altitudes mais elevadas.

O débito cardíaco máximo é igual ao produto da frequência cardíaca máxima pelo volume sistólico máximo. Em vários estudos, a frequência cardíaca máxima não se alterou em altitudes de 2.300 m,[38,94] 3.100 m[49] e 4.000 m,[17] ao passo que as alterações no volume sistólico máximo foram relativamente variáveis.[68] Se essas duas variáveis, volume sistólico máximo e frequência cardíaca máxima, não mudam muito a essas altitudes, então a redução no $\dot{V}O_{2máx}$ deve decorrer de uma diferença na extração de oxigênio.

Embora a extração de oxigênio ($CaO_2 - C\bar{v}O_2$) possa diminuir em virtude de uma redução no teor de oxigênio arterial (CaO_2), ou um aumento no teor de oxigênio venoso misto ($C\bar{v}O_2$), a principal causa é a dessaturação do sangue arterial por causa da PO_2 em altitude. A PO_2 atmosférica menor faz com que a PO_2 alveolar seja mais baixa. Isso diminui o gradiente de pressão para a difusão de oxigênio entre o alvéolo e o sangue capilar pulmonar, reduzindo, assim, a PO_2 arterial. Como visto no Capítulo 10, com a diminuição da PO_2 arterial, ocorre uma redução no volume de oxigênio ligado à hemoglobina. No nível do mar, a hemoglobina está cerca de 96-98% saturada de oxigênio. Contudo, a 2.300 e 4.000 m, a saturação cai, respectivamente, para 88 e 71%. Essas reduções na saturação de hemoglobina mudam em paralelo com as reduções no $\dot{V}O_{2máx}$ nessas altitudes, descritas anteriormente. Como o transporte máximo de oxigênio é o produto do débito cardíaco máximo pelo teor de oxigênio arterial, a capacidade de transportar oxigênio para os músculos ativos na altitude é reduzida em razão da dessaturação, ainda que o débito cardíaco máximo possa se manter inalterado durante exposições agudas a altitudes de 4.000 m.[68]

Todavia, deve-se acrescentar que vários estudos mostraram uma redução na frequência cardíaca máxima na altitude. Embora algumas dessas diminuições tenham sido observadas em altitudes de 3.100[34] e 4.300 m,[39] é mais comum encontrar frequências cardíacas máximas menores em altitudes acima de 4.300 m. Por exemplo, comparada com a frequência cardíaca máxima no nível do mar, observou-se que a frequência cardíaca máxima nos testes com voluntários na segunda e terceira décadas de vida era de 24-33 bpm menor a 4.650 m e 47 bpm menor a cerca de 6.100 m.[53,97] Essa baixa na frequência cardíaca máxima é revertida pela restauração aguda de normóxia, ou pelo uso de atropina, agente farmacológico que bloqueia os efeitos cardiodepressivos do sistema nervoso parassimpático.[53] Essa bradicardia induzida pela altitude sugere que a hipóxia do miocárdio pode fazer com que a frequência cardíaca menor reduza o esforço e, dessa forma, diminua a demanda de oxigênio do músculo cardíaco.

Como mencionado, durante uma exposição aguda à altitude, o volume sistólico durante o exercício é reduzido apenas um pouco – quando o é. No entanto, exposições prolongadas a altitudes resultam em uma redução no volume de plasma, que leva a menor volume diastólico final e a menor volume sistólico.[82] Essa alteração no volume plasmático significa que o $\dot{V}O_{2máx}$ diminui mais rapidamente em altitudes mais elevadas em razão dos efeitos combinados da dessaturação de hemoglobina e da redução do débito cardíaco máximo.

É importante ter em mente que essa dessaturação do sangue arterial na altitude não afeta apenas o $\dot{V}O_{2máx}$. As respostas cardiovasculares ao esforço submáximo também são influenciadas. Como cada litro de sangue está transportando menos oxigênio, precisam ser bombeados mais litros de sangue por minuto para compensar. Visto que a resposta do volume sistólico já está em um ponto mais alto (ou talvez ligeiramente diminuído, em decorrência do efeito da altitude descrito anteriormente), essa resposta compensatória no sistema cardiovascular ocorre por meio de um aumento na resposta da FC a uma carga de trabalho submáximo.[2] Essa elevação da resposta da frequência cardíaca ao exercício submáximo realizado na altitude é mostrada na Figura 23.2.[49] Esse ajuste na função cardiovascular tem implicações para outras pessoas além dos atletas, que dependem de desempenho. A pessoa comum que pratica um programa de exercícios físicos precisará diminuir a intensidade do exercício na altitude para se manter na zona de frequência cardíaca almejada. É preciso lembrar que a prescrição de exercícios necessária para um efeito de treinamento cardiovascular inclui uma duração de exercício conveniente para se atingir um gasto calórico total adequado (ver Cap. 16). Se a intensidade for alta demais, no caso de alguém tentar manter a mesma carga de exercício absoluta normalmente realizada em altitudes mais baixas (p. ex., 200 w em um cicloergômetro), a pessoa terá mais dificuldades para atingir esse objetivo.

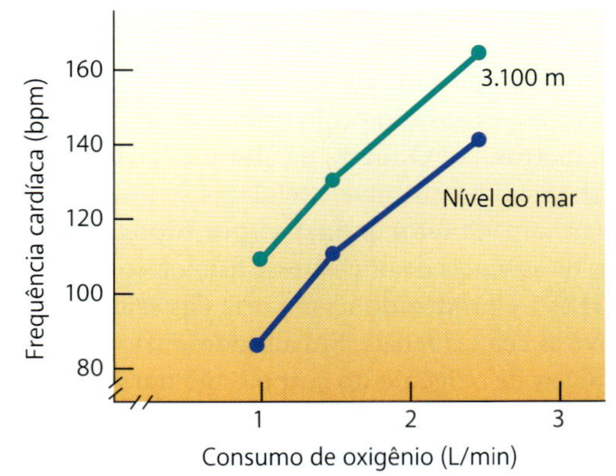

Figura 23.2 Efeito da altitude na resposta da frequência cardíaca ao exercício submáximo.

Função respiratória na altitude. Na introdução desta seção, mencionou-se que o ar é menos denso na altitude. Isso significa que há menos moléculas de O_2 por litro de ar e, se uma pessoa quisesse consumir o mesmo número de litros de O_2, a ventilação pulmonar teria de aumentar. A 5.600 m, a pressão atmosférica é metade daquela ao nível do mar, e o número de moléculas de O_2 em cada litro de ar é reduzido pela metade; portanto, uma pessoa precisaria respirar duas vezes mais ar para absorver a mesma quantidade de O_2. As consequências disso são mostradas na Figura 23.3, que apresenta as respostas de ventilação de uma pessoa que se exercitou a taxas de trabalho que exigiam um $\dot{V}O_2$ de 1-2 L/min no nível do mar e a três altitudes mais elevadas do que 4.000 m. A ventilação pulmonar é elevada em todas elas, chegando a valores de quase 180 L/min a 6.400 m.[97] Essa resposta ventilatória elevada exige que os músculos respiratórios, principalmente o diafragma, trabalhem tanto, que pode ocorrer fadiga. Será visto mais desse tema em uma seção posterior que aborda a escalada do Monte Everest.

Em resumo

- Desempenhos em corrida de longa distância são afetados negativamente na altitude por causa da redução na PO_2, que causa diminuição da saturação de hemoglobina e do $\dot{V}O_{2máx}$.
- Até altitudes moderadas (~4.000 metros), a redução no $\dot{V}O_{2máx}$ decorre principalmente da redução no teor de oxigênio arterial produzida pela redução na PO_2 atmosférica. Em altitudes mais elevadas, a taxa a que o $\dot{V}O_{2máx}$ cai é maior em razão de uma redução no débito cardíaco máximo.
- Desempenhos submáximos conduzidos na altitude exigem maiores respostas da frequência cardíaca e de ventilação, por causa, respectivamente, do menor teor de oxigênio no sangue arterial e da redução do número de moléculas de oxigênio por litro de ar.

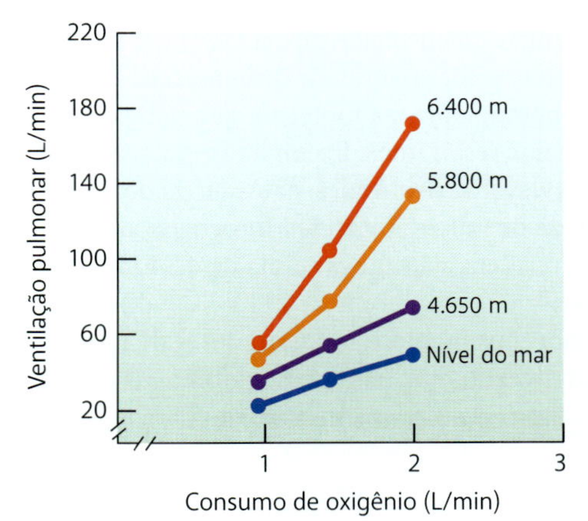

Figura 23.3 Efeito da altitude na resposta da ventilação ao exercício submáximo.

Aclimatação a altitudes elevadas

O corpo conta com um sistema altamente efetivo para a adaptação à exposição prolongada a altitudes superiores a 1.000 metros. A PO_2 baixa na altitude causa um aumento quase imediato nos níveis celulares de uma proteína de estresse chamada **fator induzível por hipóxia-1 (HIF-1)**. Mesmo na ausência de um estresse fisiológico como a hipóxia, o HIF-1 é produzido na maioria das células do corpo, inclusive as células renais. Em altitudes mais baixas, quando os níveis de oxigênio no corpo estão normais, a produção "constitutiva" (i.e., realizada continuamente) de HIF-1 é rapidamente seguida pela destruição da proteína, tendo em vista que, diante de um cenário de baixo estresse, a proteína passa a não ser necessária. Embora a princípio esse processo de produção/destruição do HIF-1 possa parecer um desperdício, em caso de hipóxia cessa a destruição do HIF-1 intracelular nos rins e seus níveis aumentam rapidamente. Os altos níveis renais de HIF-1 ativam genes que sinalizam a produção de um hormônio chamado **eritropoietina (EPO)**. A EPO é liberada dos rins para a circulação, onde irá desencadear uma série de mudanças adaptativas no corpo, resultando em uma hipóxia menos estressante. Especificamente, a EPO estimula a produção de hemácias nos ossos longos, de fatores de crescimento do endotélio vascular, envolvidos na geração *de novo* de vasos sanguíneos em tecidos metabolicamente ativos e da óxido nítrico sintase, uma enzima que promove a síntese do óxido nítrico envolvido na vasodilatação.[109,113] Diante das vantagens fisiológicas proporcionadas pela EPO, talvez não surpreenda que alguns atletas de resistência em nível competitivo tomem fontes exógenas desse composto com o objetivo de ganhar vantagem sobre os concorrentes (ver seção sobre *doping* sanguíneo no Cap. 24).

A Figura 23.4 resume o processo de detecção de hipóxia nos rins, a liberação de EPO na corrente sanguínea e a eventual produção de mais hemácias. O aumento da produção de hemácias é uma resposta adaptativa importante em pessoas que se deslocam de baixas altitudes para altitudes acima de 1.000 m. Além disso, a maior produção de hemácias é também uma adaptação geneticamente conservada para certos grupos nativos de pessoas que há gerações vivem em locais de elevada altitude. Nesses povos nativos das terras altas, o fato de seu sangue exibir maior capacidade de transportar oxigênio (por ter maior quantidade de hemácias) também significa mais hemoglobina, a molécula que se liga e transporta o oxigênio que respiramos. Exemplificando, nas populações de altitudes elevadas dos Andes, na América do Sul, como a comunidade de mineradores de Morococha, no Peru, onde as pessoas residem a altitudes acima de 4.540 m, foram medidos níveis de hemoglobina de 211 $g \cdot L^{-1}$, diferentes dos 156 $g \cdot L^{-1}$ normais medidos em moradores de Lima, capital do país, ao nível do mar. Essa hemoglobina mais elevada compensa quase completamente a baixa PO_2 a essas altitudes:[66]

Nível do mar: 156 $g \cdot L^{-1} \times 1{,}34\ mL\ O_2 \cdot g^{-1}$ a 98% de saturação = 206 $mL \cdot L^{-1}$
4.540 m: 211 $g \cdot L^{-1} \times 1{,}34\ mL\ O_2 \cdot g^{-1}$ a 81% de saturação = 224 $mL \cdot L^{-1}$

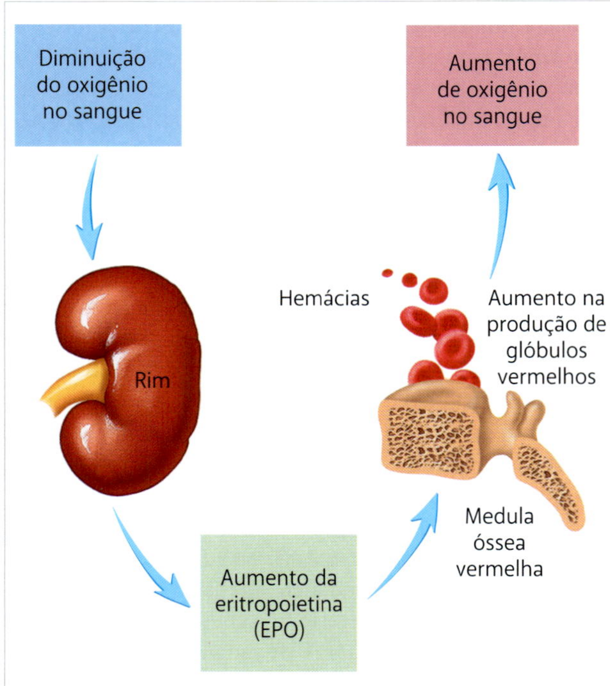

Figura 23.4 Hipóxia, eritropoietina e produção de glóbulos vermelhos. Em resposta à diminuição do oxigênio no sangue, os rins liberam o hormônio eritropoietina na corrente sanguínea. Níveis elevados de eritropoietina estimulam um aumento na produção de hemácias nos ossos longos por todo o corpo. Com maior número de hemácias circulantes, aumenta a capacidade de transporte de oxigênio.

Um dos melhores testes do grau a que esses moradores de altitudes elevadas se adaptam é encontrado nos valores de $\dot{V}O_{2máx}$ medidos na altitude. Valores médios de 46-50 mL $\cdot$ $kg^{-1} \cdot min^{-1}$ foram medidos nos nativos de altitudes,[69,79-81] que são melhores quando comparados aos dos nativos do nível do mar do Peru ou de outros países.

Não há dúvida de que qualquer pessoa que more ao nível do mar e que faça uma viagem para a altitude e permaneça lá por um tempo passará por um processo de aclimatação que inclui um aumento no número de hemácias, conforme já foi descrito. Contudo, é provável que a adaptação nunca seja tão completa como a observada nos residentes fixos. Essa conclusão é tirada de um estudo que comparou valores de $\dot{V}O_{2máx}$ de vários grupos diferentes: (a) nativos de planícies peruanas e voluntários do Corpo de Paz que visitaram altitudes já adultos, (b) nativos de planícies que foram para altitudes ainda crianças e cresceram em altitudes e (c) residentes permanentes de altitudes.[41] Por um lado, os valores de $\dot{V}O_{2máx}$ foram de 46 $mL \cdot kg^{-1} \cdot min^{-1}$ em moradores de altitudes e naqueles que lá chegaram na infância. Por outro lado, os originários de planícies que chegaram ao local já adultos e passaram apenas de 1-4 anos na altitude tiveram valores de 38 $mL \cdot kg^{-1} \cdot min^{-1}$. Esse achado sugere que, para se ter aclimatação completa, é preciso passar os anos de desenvolvimento em altas altitudes, o que pode ajudar a explicar o desempenho surpreendentemente bom de Kipchoge Keino na corrida de 1.500 m nos Jogos Olímpicos da Cidade do México, mencionado anteriormente, pois ele passara a infância a uma altitude parecida com a da Cidade do México.

Acreditava-se que a concentração elevada de hemoglobina dos peruanos que sempre residiram na altitude era o principal meio pelo qual as pessoas se adaptavam de modo a viver em altitudes elevadas. Esse não é mais o caso. Ficou claro que pessoas que vivem a altitudes elevadas no Tibete chegaram a esse nível de aclimatação por meios diferentes daqueles que vivem nos Andes.[75,107,118,134] Habitantes do Tibete adaptam-se aumentando a saturação de oxigênio na hemoglobina, e não a concentração de hemoglobina, a qual pode ser 30 g/L menor do que a dos andinos que moram a altitudes comparáveis. O melhor desempenho dos xerpas tibetanos em altitudes extremas está ligado não a um $\dot{V}O_{2máx}$ excepcional à altitude, mas a uma função pulmonar, a um débito cardíaco máximo e a um nível de saturação de oxigênio na hemoglobina melhores.[44,109]

Os diferentes tipos de adaptação observados nessas populações têm a ver com a seleção natural daqueles com genes particulares que promovem o aumento na produção de hemácias (p. ex., os andinos) ou o aumento na saturação de oxigênio (os tibetanos), o que resulta de um aumento no ácido nítrico nos pulmões, que, por sua vez, promove o aumento do fluxo sanguíneo.[114,118,134] Essa compreensão do papel essencial desempenhado pelo óxido nítrico nas adaptações dependentes da altitude é muito importante, por servir para a integração das mudanças específicas dos tecidos do pulmão, do músculo e de seus respectivos vasos sanguíneos.

Em resumo

- A hipóxia decorrente da altitude é detectada pelas células renais, o que resulta em um aumento de HIF-1, proteína que estimula a produção do hormônio eritropoietina (EPO). Então, a EPO estimula a produção de mais hemácias e de outros fatores, o que diminui os efeitos da hipóxia na altitude.
- Alguns nativos que vivem em grandes altitudes se adaptam à altitude elevada, produzindo mais hemácias para combater a dessaturação causada pelo PO_2 mais baixo. Moradores de altitudes andinas que passaram a infância na altitude mostram uma adaptação completa, como visto em seu teor de oxigênio arterial e seus valores de $\dot{V}O_{2máx}$. Moradores de planícies que chegam em altitudes já adultos apresentam uma adaptação apenas moderada.
- Em contrapartida, residentes de altas altitudes no Tibete adaptam-se aumentando a saturação de oxigênio na hemoglobina existente, como resultado do maior fluxo sanguíneo para os pulmões em razão de altos níveis de óxido nítrico.

Treinamento para competição na altitude

Estava claro para muitos dos corredores de médias e longas distâncias que competiram nos Jogos Olímpicos de 1968 que a altitude teria efeitos prejudiciais no desempenho. Usando o $\dot{V}O_{2máx}$ como indicador do impacto no desempenho, cientistas estudaram o efeito da exposição imediata à altitude, a taxa de recuperação no $\dot{V}O_{2máx}$ enquanto o indivíduo estava na altitude e se o $\dot{V}O_{2máx}$ era mais elevado do que o valor antes da altitude quando se retornava ao nível do mar. Os resultados foram interessantes, não pelas tendências esperadas, mas pela variabilidade extrema das respostas entre os atletas. Por exemplo, a redução no $\dot{V}O_{2máx}$ com a elevação para 2.300 m de altitude variou de 8,8-22,3%;[106] no caso de 3.090 m, variou de 13,9-24,4%;[36] e, a 4.000 m, a redução variou de 24,8-34,3%.[18] Uma das principais conclusões a que se pode chegar com esses dados é que o melhor corredor no nível do mar poderia não ser o melhor na altitude se essa pessoa tivesse a maior queda no $\dot{V}O_{2máx}$.

Por que tanta variação da resposta aguda do $\dot{V}O_{2máx}$ à altitude entre os indivíduos? Estudos desse fenômeno sugerem que a variabilidade na diminuição do $\dot{V}O_{2máx}$ entre os indivíduos está relacionada com o grau a que os atletas sofrem dessaturação do sangue arterial durante esforço máximo.[70,76,93] O Capítulo 10 descreveu o efeito que a dessaturação arterial tem no $\dot{V}O_{2máx}$ de atletas de elite no nível do mar. Se essa dessaturação pode ocorrer em condições do nível do mar, então a condição de altitude deve ter um impacto extra. Não deve surpreender o fato de que a magnitude do impacto à altitude é maior naqueles que sofrem certa dessaturação no nível do mar. Coerentemente com isso, a exposição à altitude simulada de 3.000 m resultou em redução de 20,8% no $\dot{V}O_{2máx}$ de atletas treinados e em redução de apenas 9,8% em pessoas não treinadas.[70] Certamente isso não quer dizer que indivíduos não treinados tenham alguma vantagem sobre seus pares treinados quando estão na altitude. Na verdade, uma queda de 20% no $\dot{V}O_{2máx}$ na altitude ainda resultará em um valor de $\dot{V}O_{2máx}$ mais alto para a pessoa treinada, em comparação aos valores das pessoas não treinadas.

A redução no $\dot{V}O_{2máx}$ com a exposição à altitude não foi a única resposta fisiológica que variou entre os atletas. Houve também uma resposta variável no grau de aumento do $\dot{V}O_{2máx}$ quando os atletas permaneciam na altitude e continuavam a treinar. Um estudo com duração de 28 dias a 2.300 m encontrou um aumento de 1-8% ao longo do tempo.[106] Alguns pesquisadores constataram um aumento gradual do $\dot{V}O_{2máx}$ ao longo de um período de 10-28 dias,[29,33,94] enquanto outros[37,47] não. Além disso, quando os indivíduos retornavam ao nível do mar e voltavam a ser testados, alguns pesquisadores verificaram que o $\dot{V}O_{2máx}$ era maior do que quando eles haviam saído,[29,33] ao passo que outros não encontraram melhoras.[17,41,48]

Por que tanta variação nas respostas? Há várias possibilidades. Se um atleta não estiver na condição máxima antes de subir à altitude, o estresse combinado do exercício e da altitude pode aumentar o $\dot{V}O_{2máx}$ enquanto ele estiver em altitude e apresentar um ganho extra quando o atleta voltar para o nível do mar. Existem evidências favoráveis[106] e contrárias[1,37,122] a essa ideia de que a combinação de altitude e estresse do exercício cause mudanças no $\dot{V}O_{2máx}$ maiores do que o estresse do exercício isoladamente.

Outro motivo para a variabilidade tem a ver com a altitude a que o treinamento foi conduzido. Quando corredores treinavam a altitudes elevadas (4.000 m), a intensidade das corridas (em comparação com velocidades mantidas no nível do mar) precisou ser reduzida para se completar o treino, por conta da diminuição no $\dot{V}O_{2máx}$ que ocorre na altitude. Além disso, evidências mais recentes oriundas de uma série de estudos sugerem que, quando alguém se recupera de um exercício extenuante praticado na altitude, a resposta adaptativa pós-exercício pode ficar prejudicada.[8,85,91,98] Nessa série de investigações, os pesquisadores usaram uma câmara hipobárica para simular altitudes entre 1.500 m e 5.000 m. Os voluntários participantes foram testados durante o exercício e, em seguida, na recuperação do exercício. Para compreender as adaptações em nível tecidual, os pesquisadores coletaram amostras de sangue venoso e biópsias do músculo vasto lateral. Os resultados revelaram que, em altitudes acima de 3.000 m, os marcadores sanguíneos de estresse oxidativo (marcadores dos danos causados pelos radicais livres) estavam baixos, e a regulação positiva normal a cargo das proteínas antioxidantes endógenas e de outros marcadores adaptativos sensíveis aos radicais livres estava diminuída. Deve-se ter em mente o que foi aprendido no Capítulo 22, que os radicais livres produzidos durante o exercício ajudam a estimular muitas das adaptações benéficas decorrentes do treinamento físico. Assim, os autores concluíram que a menor PO_2 durante a recuperação do exercício parecia ser responsável pela atenuação dos sinais adaptativos no músculo.[8,85,91,98] Esses achados importantes foram obtidos com base em simulações de altitude no laboratório. Para informações mais detalhadas sobre esses tipos de investigações, ver "Foco de pesquisa 23.1", *Simulação de ambientes extremos para estudo do exercício físico*.

Com base nesse entendimento, é possível que ocorra um "destreinamento" parcial nos atletas de resistência enquanto estão na altitude, e seu desempenho subsequente ao nível do mar pode não ser tão satisfatório quanto era antes de sua ida para a altitude.[17] Daniels e Oldridge[29] acharam um meio de contornar esse problema. Para tanto, fizeram com que os corredores alternassem o treinamento na altitude (7 a 14 dias) e ao nível do mar (5 a 11 dias). Com o uso de uma altitude de apenas 2.300 m, os corredores ainda conseguiram treinar em "ritmo de corrida", não tendo ocorrido destreinamento. Na verdade, 13 recordes pessoais foram batidos pelos atletas ao competirem ao nível do mar. A ênfase em alcançar os benefícios da aclimatação à altitude resultou na formulação de uma estratégia na qual o atleta vive em grandes altitudes, mas treina em baixas altitudes – em alguns casos, sem nunca deixar a baixa altitude. Ver "Vencendo limites 23.1".

Em resumo

- Durante o treinamento na altitude, alguns atletas sofrem um declínio maior do que outros no $\dot{V}O_{2máx}$. Isso pode ser causado pelas diferenças no grau a que cada atleta sofre dessaturação de hemoglobina. Lembrar que alguns atletas sofrem dessaturação durante esforço máximo no nível do mar.
- Alguns atletas apresentam aumento no $\dot{V}O_{2máx}$ enquanto treinam em altitude, ao passo que outros não. Isso pode ser causado pelo nível em que o atleta estava treinando antes de ir para a altitude.
- Além disso, alguns atletas apresentam um $\dot{V}O_{2máx}$ maior ao voltar ao nível do mar, enquanto outros não. Parte do motivo pode ser a altitude em que treinaram. Aqueles que treinaram em altitudes elevadas podem, na verdade, se "destreinar", porque a qualidade de seus treinos decresce em altitudes elevadas e algumas das adaptações ao treinamento pós-exercício podem ser atenuadas em altitudes superiores a 3.000 metros. Para contornar esse problema, os atletas podem alternar exposições à baixa altitude e ao nível do mar ou seguir um programa *live high, train low* [viver em altitudes elevadas, treinar em altitudes baixas].

A conquista do Everest

A relação mais óbvia entre exercício e altitude é a escalada de montanhas. O alpinista enfrenta o estresse de altitude, o frio, a radiação e, claro, o esforço de escalar encostas íngremes ou imensas paredes rochosas. O sonho de alguns montanhistas é escalar o Monte Everest, a 8.848 m, a montanha mais alta da Terra. A Figura 23.6 mostra várias tentativas iniciais de escalar o Everest durante o século XX.[132] Dignos de nota foram Hillary e Tensing, os primeiros a consegui-lo, e Messner e Habeler, que, para surpresa de todos, o fizeram, sem suplemento de oxigênio, em 1978. Essa conquista fez com que os cientistas se voltassem para o Everest em 1981, perguntando-se como aquilo foi possível. Esta seção dá algumas informações sobre essa história fascinante.

Em 1924, a equipe de alpinismo liderada por Norton tentou escalar o Everest sem oxigênio e quase conseguiu: eles pararam a apenas 300 m do topo.[86] Essa expedição de 1924 foi notável porque médicos e cientistas ligados à campanha coletaram dados sobre os alpinistas e os carregadores. A história dessa investida é uma boa leitura para os interessados em alpinismo e dá provas da capacidade arguta de observação dos cientistas. O major Hingston observou o desconforto respiratório associado à escalada dessas altitudes, afirmando que, a 5.800 m, "o menor esforço, como o de amarrar os cadarços, abrir uma lata de comida, entrar no saco de dormir, estava ligado a forte desconforto respiratório". A 8.200 m, um alpinista "precisava fazer 7, 8 ou 10 respirações completas para cada passo adiante. E, mesmo a essa lenta velocidade de progresso, era preciso descansar durante 1 ou 2 minutos a cada 18,3 ou 27,4 m".[86] Pugh, que fez observações durante uma expedição de 1960-1961 ao Everest, acreditava que a fadiga dos músculos respiratórios poderia ser o principal fator que limitava essas expedições em altitudes extremas.[97] Além disso, as observações de Pugh sobre os decréscimos no $\dot{V}O_{2máx}$ em altitudes extremas sugeriram que o $\dot{V}O_{2máx}$ seria pouco acima do metabolismo basal no pico da montanha, tornando a tarefa no mínimo improvável.

Como então Messner e Habeler escalaram o Everest sem suplemento de O_2? Essa foi uma das principais questões estudadas pela expedição de 1981 ao Everest. Como mencionado, o $\dot{V}O_{2máx}$ diminui com a altitude por causa da pressão barométrica menor, que causa uma menor PO_2 e uma dessaturação da hemoglobina. Aliás, o $\dot{V}O_{2máx}$ no

Foco de pesquisa 23.1

Simulação de ambientes extremos para estudo do exercício físico

Este capítulo se concentra no estudo do exercício em diversos cenários ambientais. As origens da fisiologia do exercício ambiental se fundamentam em observações de eventos esportivos realizados ao ar livre e em estudos de pesquisa em campo. Nos últimos anos, os avanços tecnológicos em termos de equipamento para pesquisa fisiológica ampliaram nossa capacidade de realizar estudos altamente analíticos em ambientes externos variados. Para o leitor ter mais informações sobre abordagens inovadoras para pesquisas de fisiologia do trabalho em campo, ver "Pergunte ao especialista 23.1". Os progressos tecnológicos também ampliaram nossa capacidade de investigar as respostas fisiológicas à ação do ambiente pelo uso de sofisticadas simulações laboratoriais de calor, frio, altitude, pressão barométrica e até de poluição do ar. Essas condições simuladas são produzidas em câmaras ambientais nos laboratórios que permitem aos pesquisadores controlar um ou mais fatores ambientais a cada vez.

As câmaras ambientais modernas são suficientemente amplas para acomodar vários equipamentos para a prática do exercício (p. ex., esteiras, cicloergômetros etc.) e aparelhos fisiológicos (ergoespirômetros, equipamentos para amostragem biológica etc.), ver Figura 23.5*a*. Os fisiologistas especializados em exercícios físicos ambientais utilizam essas câmaras para controlar com precisão a temperatura e a umidade, assim podem replicar com exatidão muitos ambientes extremos, como um deserto, uma floresta tropical ou um clima de inverno intenso. A flexibilidade oferecida pelas câmaras ambientais para os novos experimentos resulta em muitas vantagens, pois climas frios podem ser recriados em um laboratório localizado em uma região quente e vice-versa. Além da possibilidade de controlar a temperatura e a umidade, muitas câmaras ambientais também vêm equipadas com dispositivos de "depuração de oxigênio" que simulam um ambiente hipóxico em alta altitude em um ambiente normobárico. Em consequência desses avanços, essas instalações são de grande utilidade para o controle preciso das respostas de aclimação e da aclimatação (ver Cap. 12) ao treinamento físico.

Outro tipo de laboratório ambiental é representado pelas instalações para inalação de ar. Essas instalações são usadas para simular exposições à poluição do ar durante os exercícios físicos. Normalmente, queima-se madeira em seu interior (ou em local próximo) como forma de replicar a qualidade do ar experimentado em regiões onde sejam frequentes os incêndios florestais (p. ex., o oeste dos Estados Unidos), ver Figura 23.5*b*. A fumaça gerada nessas fogueiras controladas é coletada, filtrada e direcionada através de uma série de tubos até o indivíduo participante do estudo, que então inala o ar "poluído". Do ponto de vista da pesquisa, as instalações de inalação de fumaça fornecem aos participantes do estudo uma quantidade precisa de material particulado (MP) inalado. O uso dessas instalações nos estudos de exercícios físicos tem crescido em importância em função das mudanças climáticas e também devido ao correspondente aumento nos incêndios florestais, enquanto problemas de saúde pública. Além disso, considerando que o exercício eleva as taxas ventilatórias (Cap. 10), a dose total de PM inalada fica amplificada para qualquer concentração de fumaça no ar.

Tendo em vista que os estudos contemporâneos de fisiologia do exercício dependem demais das variáveis biológicas, uma vantagem fundamental dessas simulações ambientais laboratoriais é que a realização de medições invasivas e a coleta de amostras biológicas (p. ex., sangue, biópsias musculares, amostras de saliva etc.) podem ser obtidas em instalações limpas, com imediata disponibilidade de equipamentos de segurança e pessoal médico. Ademais, as amostras biológicas coletadas durante o estudo podem ser rapidamente preparadas para análise (p. ex., técnicas para o exame das proteínas de

(a) (b)

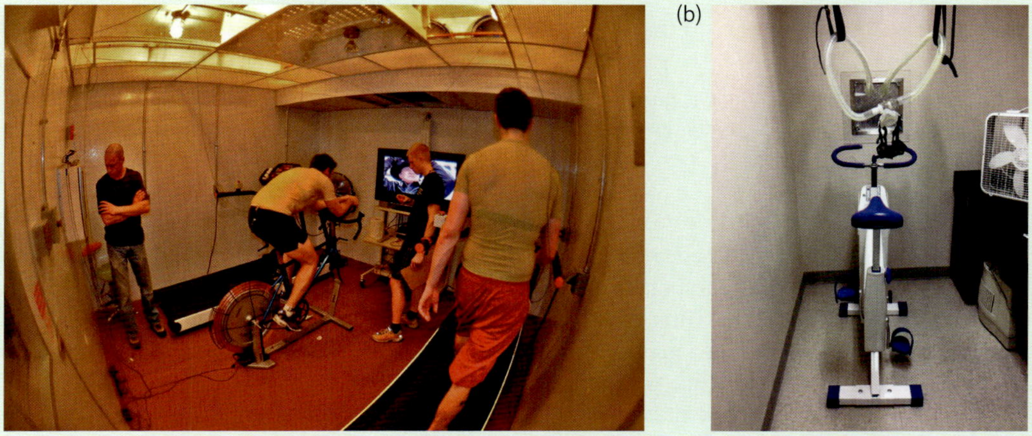

Figura 23.5 (*a*) Uma câmara ambiental controla a temperatura, a umidade e, em algumas instalações, a fração inspiratória de O_2 para a simulação de uma variedade de climas encontrados na Terra. (*b*) Prepara-se um cicloergômetro para um voluntário participante na pesquisa em uma instalação que permite a inalação de ar com fumaça de madeira. A fumaça de madeira é gerada pelo uso de um fogão convencional (foto inferior) em uma sala adjacente (foto superior). O ar enfumaçado é filtrado e misturado com ar fresco para produzir a dose de material particulado necessária para a investigação.
(*a-b*): Brent Ruby/John Quindry

interesse etc.) ou para armazenamento imediato, o que certamente aumenta a precisão dos resultados da pesquisa.

Por mais impressionantes que sejam muitas instalações modernas de fisiologia do exercício ambiental, esses tipos de simulações também sofrem por apresentar limitações científicas. A simulação de grandes altitudes em uma câmara ambiental, por exemplo, em geral envolve reduções na fração inspiratória de O_2. Devemos nos lembrar, dos capítulos anteriores, que a fração inspiratória de O_2 na atmosfera da Terra equivale a 0,2093 (20,93%), e a pressão parcial de O_2 diminui proporcionalmente à pressão barométrica quando o indivíduo passa do nível do mar (aprox. 760 mmHg) para altitudes mais elevadas (aprox. 55 mmHg no cume do Monte Everest). Por esse motivo, na maioria das (mas não em todas) câmaras ambientais, a inspiração de O_2 é controlada para um valor inferior a 20,93%, enquanto a pressão barométrica permanece constante para a altitude escolhida para a realização do experimento. Portanto, em muitos casos os cientistas não conseguem determinar a influência aditiva da pressão barométrica na "altitude artificial". Outra limitação dessas simulações ao ar livre é que os participantes podem ser influenciados por exposições ambientais do mundo real durante sua participação no estudo de pesquisa. Exemplificando, cientistas que examinam o efeito da aclimatação ao calor querem ter a certeza de que os participantes do estudo não estejam sendo expostos a climas muito quentes imediatamente antes e durante a sua participação na investigação.

Em resumo, nos últimos anos houve avanços significativos na fisiologia do exercício ambiental. Muitos desses avanços científicos ocorreram graças a investigações altamente controladas, realizadas em instalações de simulação ambiental. Obviamente, nenhum projeto experimental é perfeito, e isso também vale para as investigações de pesquisa realizadas em laboratório que contam com instalações de simulação ambiental. Para mais informações sobre esse tópico, ver Chung e Ainslie (2022) nas "Sugestões de leitura".

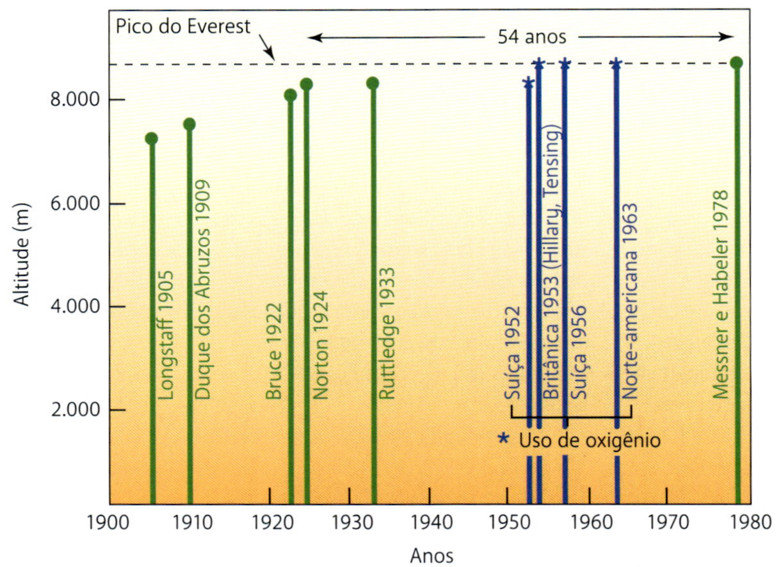

Figura 23.6 As altitudes mais elevadas atingidas por alpinistas no século XX. Em 1924, os alpinistas chegaram a 300 m do topo sem suplemento de oxigênio. Passaram-se 54 anos até que esses últimos 300 m fossem escalados.

pico do Everest era previsto com base na taxa de redução do $\dot{V}O_{2máx}$ em altitudes mais baixas e, então, extrapolado para a pressão barométrica no topo da montanha. Uma das maiores descobertas da expedição de 1981 foi que a pressão barométrica no topo era 17 mmHg mais alta do que se acreditava antes.[128,131] Essa pressão barométrica mais alta aumentou a estimativa da PO_2 inspirada e fez uma grande diferença na previsão do $\dot{V}O_{2máx}$. A Figura 23.7 mostra que a previsão do $\dot{V}O_{2máx}$ da expedição de 1960-1961 era próxima da taxa metabólica basal, ao passo que o valor previsto pela expedição de 1981 era próximo de 15 mL · kg^{-1} · min^{-1}.[128,131] Esse valor de $\dot{V}O_{2máx}$ foi confirmado no projeto Operação Everest II, em que pessoas simularam uma escalada do Monte Everest durante um período de 40 dias em uma câmara de descompressão.[28,119] Esse valor de $\dot{V}O_{2máx}$ de 15 mL · kg^{-1} · min^{-1} ajuda a explicar como os alpinistas conseguiram atingir o topo sem a ajuda de suplemento de oxigênio, mas ele não é o único motivo.

A saturação arterial de hemoglobina depende da PO_2, da PCO_2 e do pH arteriais (ver Cap. 10). Uma PCO_2 baixa e um pH alto fazem com que a curva de hemoglobina no oxigênio passe para a esquerda, de modo que a hemoglobina é mais saturada nessas condições do que em condições normais. Alguém que consegue ventilar grandes volumes em resposta à hipóxia pode exalar mais CO_2 e fazer com que o pH se eleve. Mostrou-se que aqueles que con-

Vencendo limites 23.1

Live high, train low ou o contrário!

Existe grande interesse na estratégia de viver em altitudes elevadas, mas treinar em altitudes baixas (*live high, train low*) como forma de melhorar o desempenho de resistência. O *live high* refere-se a expor-se a uma PO_2 baixa a fim de se obter os benefícios especiais mencionados anteriormente, ao passo que *train low* refere-se a praticar exercícios físicos no nível do mar (ou a uma altitude muito baixa) para não afetar a intensidade e/ou a duração dos treinos. No entanto, o apoio a essa teoria foi controverso por causa da influência de uma grande variedade de fatores: indivíduos, duração do estudo, intensidade e volume de treinamento, altitude (se simulada ou real) e duração da estada na altitude.[147] Um estudo tentou explicar por que há variabilidade na resposta a essa estratégia de treinamento.[25] Trinta e nove corredores colegiados foram divididos entre "responsivos" e "não responsivos" com base nas mudanças em seus tempos de corrida de 5.000 m após treinarem em um campo de treinamento em altitude elevada. Todos os corredores ficaram em altitudes elevadas (2.500 m), mas alguns treinaram em 2.500-3.000 m (grupo *high-high*), outros em 1.200-1.400 m (grupo *high-low*) e outros ainda fizeram treinamento de baixa intensidade em 2.500-3.000 m e intervalaram exercício em baixa altitude (grupo *high-high-low*). Verificou-se que os responsivos tiveram um aumento na eritropoetina (EPO), no volume de hemácias e no $\dot{V}O_{2máx}$, o que serve de justificativa para o melhor desempenho na corrida de 5.000 m após o treinamento em altitude. O interessante é que, embora os não responsivos tivessem um aumento na EPO, eles não apresentaram aumento na massa de hemácias nem no $\dot{V}O_{2máx}$. Outra diferença entre os responsivos e os não responsivos era a capacidade dos primeiros de manter a qualidade de seus treinos em altitudes elevadas: os não responsivos demonstraram uma redução de 9% na velocidade do treinamento intervalado e um $\dot{V}O_2$ bem menor durante os intervalos. Foram duas as lições finais desse estudo:

- Deve-se ficar em uma altitude elevada o bastante para desencadear um aumento na massa de hemácias (em razão de um aumento agudo na EPO).
- Deve-se treinar em uma altitude baixa o suficiente para se manter a velocidade de treinamento intervalado. No caso de corredores que sofrem grande dessaturação de hemoglobina no nível do mar, até mesmo o treinamento em baixa altitude pode ser incompatível com a manutenção da velocidade de treinamento intervalado.

Curiosamente, nem todos concordam com esse foco na massa de hemácias. Desde que esse estudo[25] foi publicado, houve um debate de pontos e contrapontos sobre essa questão,[73] além de uma série de cartas ao editor em resposta ao debate[73] e de uma explosão de novas pesquisas. Em termos simples, outros estudos mostraram que 6 semanas de hipóxia intermitente durante o treinamento melhorou o $\dot{V}O_{2máx}$, o potencial de oxidação muscular e o desempenho, sem alteração na massa de hemácias.[37,94,151] Recentemente, foi publicado um resumo dos possíveis mecanismos, que não a massa de hemácias, ligados à melhora no desempenho após exposição à hipóxia.[47] O foco nessa revisão era o aumento da função mitocondrial e a capacidade de retenção.

Considerando-se que a hipóxia hipobárica intermitente (3 h/dia, 5 dias/semana em 4.000-5.500 m) durante 4 semanas aumentou a EPO, mas não a produção de hemácias, tampouco o desempenho,[48,109] levantaram-se questões sobre que "dose" de exposição à altitude seria necessária para gerar uma resposta. Com base nos vários estudos, parece que são necessárias 4 semanas de exposição à altitude de $\geq$ 22 h/dia em 2.000-2.500 m para desencadear aumentos na massa de hemácias, no $\dot{V}O_{2máx}$ e no desempenho.[137,145] Se for usada uma altitude simulada para menos horas por dia (12-16 h), uma elevação maior (2.500-3.000 m) é necessária. Dito isso, um estudo recente de 4 semanas que usou uma exposição de 16 h/dia a 3.000m não mostrou impacto no desempenho de resistência ou varáveis fisiológicas associadas.[120] Além disso, em um estudo semelhante no qual foi observado um aumento real na massa de hemoglobina total, a hemoglobina retornou rapidamente para os valores iniciais à exposição ao nível do mar, o que sugere que o tempo é crucial se aplicado à competição.[95] Claramente, é necessária mais pesquisa para mostrar a melhor forma para aumentar o $\dot{V}O_{2máx}$ e o desempenho com esses programas. Considerando que um aumento no $\dot{V}O_{2máx}$ pode ter um efeito favorável nos desempenhos dos atletas como a maratona,[24] não é nenhuma surpresa o fato de que a Agência Mundial Antidoping (WADA, do inglês World Anti-Doping Agency) examinou o método *live high, train low* para melhorar o desempenho (pois ele resulta em mudanças na massa de hemácias de forma similar ao *doping* sanguíneo; ver Cap. 25). O interessante é que, embora a WADA tenha levantado questionamentos de um ponto de vista ético e quanto ao critério de "espírito esportivo", não se tomaram providências até o momento.[144]

Embora o método *live high, train low* seja amplamente adotado, há outra escola de pensamento que recomenda um método *live low, train high*, em que os atletas treinam em hipóxia, mas permanecem em normóxia pelo resto do tempo. Nesse caso, o ambiente hipóxico existe apenas durante o exercício e é visto como uma opção para evitar os impactos negativos da exposição prolongada a altitudes elevadas mencionados anteriormente. Em geral, o $\dot{V}O_{2máx}$ e os parâmetros sanguíneos (p. ex., a concentração de hemoglobina) não mudam com esse tipo de treinamento. Além disso, Vogt e Hoppeler acreditam que seja difícil tirar sólidas conclusões a respeito das adaptações musculares decorrentes desse tipo de treinamento por causa das diferenças no estado de treinamento dos indivíduos, na intensidade e na duração do treinamento e na altitude simulada que se utilizou.[130] Contudo, há certas evidências limitadas de que, quando um atleta deve atuar em altitude, esse tipo de treinamento é benéfico. Levando-se em conta os pequenos ganhos em potencial (~1-2%) e os grandes custos, as dificuldades e os possíveis riscos (ainda que pequenos[7]) associados a esses métodos de *live high, train low* ou o contrário, só atletas de resistência de elite devem considerar essas estratégias de treinamento.[115] Consulte Fudge et al. nas Sugestões de leitura para uma atualização sobre o uso de treinamento em altitude para o desempenho de resistência de elite.

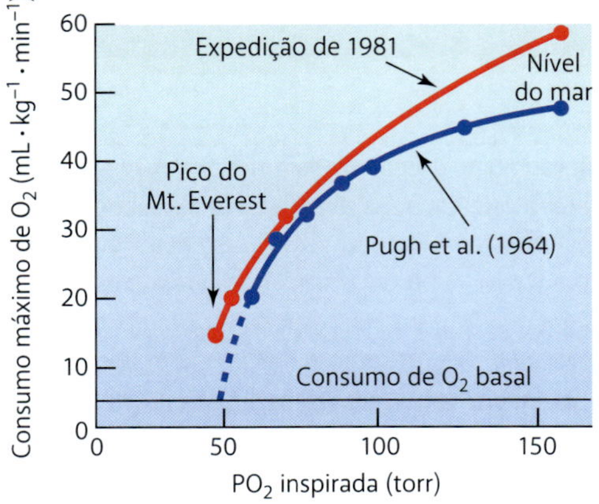

Figura 23.7 Gráfico do consumo máximo de oxigênio a diversas altitudes, expressado em valores de PO_2 inspirada. Os dados de Pugh et al. de 1964 previam que o $\dot{V}O_{2máx}$ era igual à taxa metabólica basal. A estimativa baseada na descoberta de que a pressão barométrica (assim como a PO_2) no topo era maior do que o esperado muda a estimativa para cerca de 15 mL · kg^{-1} · min^{-1}.

seguem lidar com altitude têm forte transmissão ventilatória hipóxica, o que lhes permite ter uma PO_2 arterial e uma saturação de oxigênio maiores.[112] Na verdade, quando os valores da PCO_2 alveolar foram obtidos no topo do Monte Everest na expedição de 1981, os alpinistas tinham valores muito mais baixos do que se esperava.[129] Essa capacidade de hiperventilar, combinada com a pressão barométrica mais alta do que o esperado, resultou em valores de PO_2 arterial e, claro, de $\dot{V}O_{2máx}$ mais altos.

Quão alto deve ser o $\dot{V}O_{2máx}$ do atleta para que ele consiga escalar o Monte Everest? A Figura 23.7 mostra que os alpinistas da expedição de 1981 tinham valores de $\dot{V}O_{2máx}$ no nível do mar mais altos do que os da expedição de 1960-1961, tanto que vários deles haviam sido corredores de maratona competitivos[128] e, considerando-se a necessidade de transportar oxigênio nessas altitudes para empreender o esforço, ter um $\dot{V}O_{2máx}$ tão alto parece ser um pré-requisito para conseguir escalar sem oxigênio. Medições posteriores em outros montanhistas que escalaram 8.500 m ou mais sem oxigênio confirmaram essa descoberta ao mostrarem que eles possuíam mais fibras musculares do tipo I e que tinham um $\dot{V}O_{2máx}$ médio de 60 ± 6 mL · kg^{-1} · min^{-1}.[91] Contudo, houve uma exceção digna de nota: um dos atletas nesse estudo era Messner, que havia escalado o Monte Everest sem oxigênio; seu $\dot{V}O_{2máx}$ era de 48,8 mL · kg^{-1} · min^{-1}.[91] West et al.[130] forneceram matéria para reflexão sobre esse tema: "resta a alguém elucidar os processos evolutivos responsáveis para que o homem consiga atingir o ponto mais alto da Terra respirando apenas o ar ambiente". Entretanto, há mais o que se considerar na escalada do Monte Everest do que o $\dot{V}O_{2máx}$ da pessoa.

É comum no alpinismo, especialmente com a exposição prolongada a altitudes elevadas, que os alpinistas percam peso em razão de uma perda de apetite.[67] Obviamente, se grande parte dessa perda de peso fosse muscular, ela teria um impacto negativo na capacidade do alpinista de escalar a montanha. Pesquisas com escaladas reais e simuladas do Monte Everest deram algumas informações sobre que mudanças acontecem no músculo e o que pode ser responsável por elas. Na simulação de uma subida ao Monte Everest com duração de 40 dias, realizada pela Operação Everest II, os indivíduos sofreram redução de 25% na área da secção transversal das fibras musculares dos tipos I e II, além de uma redução de 14% na área muscular.[48,74] Essas e outras observações (p. ex., mudanças na miosina de isoformas rápidas para lentas) foram apoiadas por dados de subidas reais de alta altitude que combinaram exercício com hipóxia grave.[34,58,62] O que poderia ter causado essas alterações? Os dados da Operação Everest II sobre nutrição e composição corporal mostraram que a ingestão calórica diminuiu 43%, de 3.136 para 1.789 kcal/dia ao longo dos 40 dias de exposição à hipóxia. Os indivíduos perderam uma média de 7,4 kg, sendo a maior perda de massa corporal magra, embora houvesse comida palatável.[105] Esse e outros estudos[126] mostraram que a própria hipóxia suprime a fome e a ingestão de alimentos, resultando em perda de peso e mudanças na composição corporal. Se essas mudanças na massa muscular estiverem ligadas diretamente a mudanças no $\dot{V}O_{2máx}$, elas obviamente afetarão o desempenho.

Em resumo

- Alpinistas chegaram ao topo do Monte Everest sem oxigênio em 1978. Isso surpreendeu os cientistas, que achavam que àquela altitude o $\dot{V}O_{2máx}$ seria pouco maior que o $\dot{V}O_2$ em repouso. Descobriu-se, depois, que a pressão barométrica era maior do que se pensava e que a estimativa de $\dot{V}O_{2máx}$ era cerca de 15 mL · kg^{-1} · min^{-1} àquela altitude.
- Aqueles que conseguem chegar a altitudes tão elevadas têm uma grande capacidade de hiperventilar. Isso reduz a PCO_2 e o $[H^+]$ no sangue e permite que mais oxigênio se ligue à hemoglobina na mesma PO_2 arterial.
- Por fim, aqueles que conseguem chegar a altitudes extremas devem lutar contra a perda de apetite, que resulta em redução do peso corporal e da área da secção transversal de fibras musculares dos tipos I e II.

Calor

O Capítulo 12 descreveu as mudanças na temperatura corporal com o exercício, a forma como os mecanismos de perda de calor são ativados e os benefícios da aclimatação ao calor. Esta seção estende a discussão considerando a prevenção de lesões térmicas durante o exercício.

Hipertermia

Nossa temperatura central (37°C) está a poucos graus de um valor (45°C) que poderia levar à morte (ver Cap. 12). Considerando-se isso e o fato de que muitas provas de corridas de longa distância, os triatlos, os programas de condicionamento e os jogos de futebol americano costumam ocorrer na parte mais quente do ano, o potencial de lesões por calor, ou seja, a **hipertermia**, é maior.[15,51,65]

Pergunte ao especialista 23.1

Realizando pesquisas de fisiologia do exercício ambiental em ambientes extremos

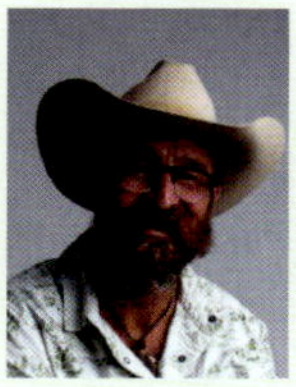
Brent Ruby/John Quindry

***Brent Ruby, PhD** é Professor de Fisiologia Integrativa e Diretor do Centro de Fisiologia do Trabalho e Metabolismo do Exercício na Universidade de Montana, EUA, Dr. Ruby é um fisiologista reconhecido internacionalmente que investiga exercícios físicos e trabalho em ambientes externos extremos, objetivando responder a importantes questões científicas sobre atletas táticos, como combatentes, bombeiros florestais e atletas de ultrarresistência. O Dr. Ruby tem vários trailers-laboratórios móveis que permitem que sua equipe de pesquisa faça estudos de pesquisa aprofundados em terrenos montanhosos e em outros ambientes de campo incomuns, Figura 23.8.*

PERGUNTA: O senhor fez carreira recriando estudos laboratoriais clássicos em ambientes de campo extremos. Pode nos dar um exemplo de uma descoberta científica que foi revelada por sua pesquisa de campo, mas que poderia ter sido ignorada em um ambiente de laboratório mais "estéril"?

RESPOSTA: Um dos maiores desafios da pesquisa fora do ambiente laboratorial é que há menos controle disponível para o pesquisador. Mas há algo extremamente singular em estudar humanos em ambientes reais onde eles competem e trabalham. Os achados mais importantes obtidos com nosso trabalho no campo vêm das nossas pesquisas com equipes de combate a incêndios florestais. Se quisermos saber a demanda total de energia para construir linhas de fogo no oeste durante 16 horas por dia em terrenos montanhosos, quentes e enfumaçados, a abordagem tradicional de laboratório sempre fracassará. Com essas equipes, aprendemos muito sobre a desconexão entre a ingestão de líquidos e o risco de enfermidades relacionadas ao calor. As equipes minimizam seus riscos reduzindo sua carga metabólica e a subsequente produção de calor. Se a carga metabólica for muito alta para as condições ambientais, não haverá volume de ingestão de líquidos que possa fornecer a proteção necessária. A gente não pode simplesmente beber para se livrar de uma lesão causada pelo calor na linha de fogo. Outro desafio para esses modelos de pesquisa é fazer com que os revisores entendam que relaxar um pouco o controle sobre a preservação da validade interna exigida pelo laboratório pode expandir muito o que sabemos sobre a fisiologia humana durante o lazer, o trabalho e as competições ao ar livre.

PERGUNTA: Sua equipe de pesquisa frequentemente usa modos tradicionais de exercício (p. ex., ciclismo de resistência ao longo de vários dias) para obter melhor compreensão do estresse fisiológico vivenciado por bombeiros ou combatentes florestais em situações extremas. Por que o exercício físico é um bom substituto para exercícios e atividades ocupacionais?

RESPOSTA: Nosso objetivo é a criação de nossas próprias e singulares situações de campo ou a utilização de cenários reais ao ar livre para a obtenção de dados. Essa abordagem se parece mais a um *reality show* descontrolado, com situações imprevisíveis e sem roteiro preestabelecido. Exercícios físicos de intensidade mensurável (produção de potência em uma bicicleta, frequência cardíaca, carga metabólica, ritmo, cargas transportadas) oferecem a oportunidade de mimetizar as demandas de tarefas que não são tão facilmente quantificadas com o uso de atividades menos regradas. Às vezes, esses modelos substitutos fornecem informações que nos ajudam a projetar melhor nossos testes de campo, e, em alguns casos, as respostas fisiológicas durante essas cargas nos ajudam a chegar a soluções de "visão geral". Mas, se o objetivo é entender melhor as demandas fisiológicas decorrentes do ato de cavar uma linha em um incêndio florestal, não há absolutamente nada que substitua as caminhadas ou os voos de helicóptero em uma área de incêndio com uma equipe Hotshot para tomar conhecimento da situação em primeira mão. Estudos realizados fora do laboratório também expõem as interações multifacetadas entre o ser humano, a intensidade do trabalho e as condições ambientais. O exercício físico fornece o elemento de estresse físico mensurável e controlável. Contudo, o modelo de laboratório tradicional não leva em conta o estresse extra representado pelo movimento em um campo real, sujeito a mudanças climáticas e de terreno. Caminhar em uma esteira inclinada não é a mesma coisa que escalar uma montanha com fumaça por todo lado, o barulho dos avanços aéreos no rádio e os sons de uma motosserra e ferramentas de combate a incêndios, retirando o que possa ser queimado do caminho de um incêndio iminente.

PERGUNTA: Talvez o tema mais longevo da sua carreira de pesquisa tenha sido a saúde dos bombeiros florestais. O que o senhor aprendeu com essa força de trabalho, passível de ser aplicado a outras populações?

RESPOSTA: As equipes de combate a incêndios florestais são minhas favoritas como defensoras do meio ambiente. Utiliza-

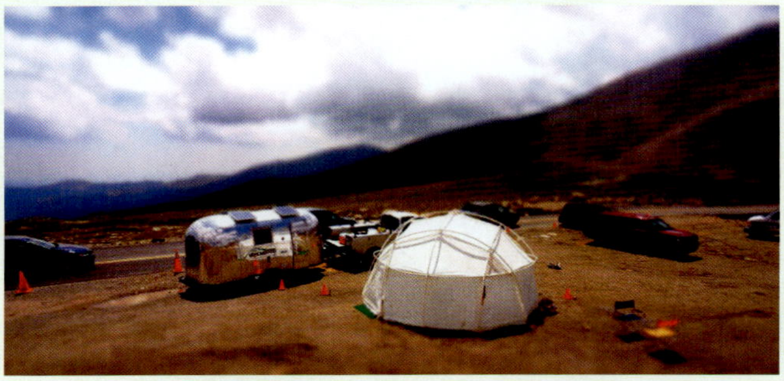

Figura 23.8 O Laboratório Móvel de Fisiologia do Trabalho e Metabolismo do Exercício da Universidade de Montana foi criado para um estudo de pesquisa conduzido em Mount Evans, Colorado, EUA.
Brent Ruby

mos métodos de padrão-ouro para que pudéssemos descobrir as demandas gerais de energia e de líquidos geradas pelo trabalho para melhorar a forma como as equipes são alimentadas durante suas tarefas e como as provisões devem ser distribuídas ao longo dos turnos de trabalho. Usamos uma série de sensores vestíveis para que pudéssemos entender melhor os problemas de estresse térmico gerados pelo trabalho, velocidades de deslocamento, respostas da glicose sanguínea, padrões de movimento e recuperação. Em última análise, o objetivo dessa aventura que já vai para mais de 25 anos é melhorar a segurança, o desempenho e a saúde das equipes de bombeiros que controlam e protegem os recursos naturais do nosso país. Embora tenhamos aprendido muito sobre fisiologia com essas equipes, uma questão que tem se revelado de difícil mensuração é o estresse que o trabalho causa a um bombeiro e à sua família. Aprendi que, embora possamos mensurar o estresse físico árduo e extenuante desse tipo de trabalho, é grande a dificuldade em avaliar plenamente os impactos psicológicos que o trabalho provoca. Por esse motivo, tentei uma abordagem diferente para as famílias de bombeiros e escrevi um livro infantil, na tentativa de ajudar a facilitar a comunicação, a narração de histórias e a divulgação (Wrango and Banjo: On the Fireline, 2020). Às vezes, é bom que uma carreira científica possa abrir uma oportunidade de servir e expandir o público de um pesquisador para além dos limites dos artigos de periódicos.

PERGUNTA: O senhor frequentemente usa tecnologia vestível no seu trabalho. De que forma as recentes melhorias tecnológicas nesses dispositivos fizeram com que sua pesquisa avançasse?

RESPOSTA: Contamos com grande número de sensores vestíveis que ultimamente inundaram o mercado comercial. No entanto, muitos dos sistemas prometem mais do que entregam, sobretudo para uso em ambientes exclusivos da pesquisa de campo. Muitos desses sistemas são afetados pela incapacidade de suportar a robustez necessária nas condições extralaboratoriais. Por outro lado, é muito comum que os sistemas simplesmente não forneçam métricas fisiológicas úteis e significativas. Mais parece que foram criados para atrair aqueles consumidores menos informados. Nos últimos 40 anos, os dispositivos vestíveis simplesmente tentaram reformular a medição da frequência cardíaca. Mas algumas das medidas vestíveis que fizeram a diferença em nosso trabalho incluem um GPS para posicionamento e velocidade de movimento, medidores de potência em bicicletas de estrada/montanha, monitores de frequência cardíaca, sensores de temperatura da pele e do corpo, unidades de movimento inercial e acelerômetros. Não importa o sistema vestível utilizado: o segredo do sucesso é o acesso aos *downloads* de dados que permitam ao pesquisador a flexibilidade para análises de dados abrangentes. A maioria desses sistemas fornecerá os melhores dados se os pesquisadores os examinarem coletivamente para formular modelos funcionais de estresse térmico, fadiga e resposta geral ao exercício. Provavelmente as tecnologias vestíveis serão aprimoradas na próxima década para que tenhamos uma avaliação mais abrangente da fisiologia. Espera-se, também, que os sensores se tornem menores, mais sensíveis e que forneçam medidas de resultados de interesse mais específicos para o pesquisador criativo.

A lesão por calor não é de modo algum uma questão de tudo ou nada, mas inclui uma série de estágios que precisam ser reconhecidos e tratados para se evitar uma progressão do menos para o mais grave.[64] Esses estágios são: **cãibras musculares induzidas pelo exercício**, **síncope por calor**, **exaustão por calor** e **insolação**. A Tabela 23.3 resume cada estágio, identificando os sinais e sintomas e o tratamento imediato que deve ser oferecido.[22] Deve-se ter atenção especial para a intermação, uma emergência médica que pode levar à morte. Nessas situações, existe uma urgência para reduzir a temperatura central tão logo seja possível e com a maior rapidez, e a imersão em água fria e em água com gelo são abordagens recomendadas para alcançar esse objetivo – fazer com que a temperatura central do corpo retorne para uma temperatura segura.[5,21,23] Embora seja importante reconhecer e lidar com esses problemas, é melhor evitar que eles aconteçam.

A Figura 23.9 mostra os principais fatores relativos à lesão por calor. Cada um deles influencia a suscetibilidade à lesão por calor de maneira independente.

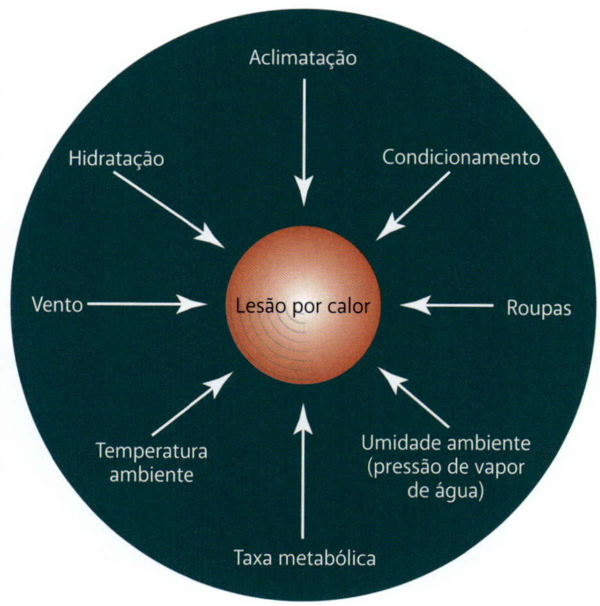

Figura 23.9 Fatores que afetam a lesão por calor.

Condicionamento físico. Um alto nível de condicionamento físico está relacionado com menor risco de lesão por

Tabela 23.3 Doenças causadas pelo calor decorrente do esforço

Doença causada pelo calor	Sinais e sintomas	Atendimento imediato
Cãibras musculares induzidas pelo exercício: contrações musculares involuntárias repentinas, durante ou após o exercício.	Cãibras visíveis. Podem acometer vários grupos musculares.	Descanso, alongamento passivo, aplicação de gelo, massagem. Reidratação.
Síncope por calor: tontura ortostática atribuída à desidratação, hipotensão e acúmulo venoso.	Breve episódio de desmaio associado a tonturas e à visão em túnel.	Mover a pessoa para uma área sombreada. Elevar as pernas acima do nível do coração. Resfriar a pele. Reidratar.
Exaustão pelo calor: incapacidade de se exercitar efetivamente no calor, em decorrência de insuficiência cardiovascular, hipotensão ou fadiga central.	Fadiga excessiva. Desmaio. Confusão, desorientação.	Mover a pessoa para um espaço compartilhado. Remover o excesso de roupas/equipamentos. Elevar as pernas da pessoa acima do nível do coração. Resfriar com toalhas de gelo e ventiladores. Reidratar. Encaminhar ao médico.
Insolação por esforço: caracterizada por comprometimento neuropsiquiátrico e por elevação da temperatura corporal; é uma emergência médica.	Desorientação, confusão, tontura, histeria. Temperatura retal > 40,5°C. Pele quente e suada.	Remover o excesso de roupas/equipamentos. Baixar a temperatura interna para < 38,9°C dentro de 30 minutos. Usar uma piscina/banheira com água fria (15°C); circular vigorosamente a água. Se houver pessoal médico disponível, deve ser aplicada uma linha para administração de líquido intravenoso. Transferir a pessoa para um centro médico.

Fonte: adaptada de Casa, Douglas J., Julie K. DeMartini, Michael F. Bergeron, Dave Csillan, E. Randy Eichner, Rebecca M. Lopez, Michael S. Ferrara, Kevin C. Miller et. al. "National Athletic Trainers Association Position Statement: Exertional Heat Illnesses." *Journal of Athletic Training* 50(9): 986-1000, 2015.

calor.[47] Pessoas condicionadas conseguem tolerar mais esforço no calor,[35] aclimatar-se mais rapidamente[15] e suar mais.[13] Contudo, pessoas muito condicionadas também podem sofrer intermação em razão do exercício.[5]

Aclimatação. O exercício no calor por 10-14 dias, seja ele de baixa intensidade (< 50% do $\dot{V}O_{2máx}$) e longa duração (60-100 min) ou de intensidade moderada (75% do $\dot{V}O_{2máx}$) e curta duração (30-35 min), consegue:[5,15,50,61,71,101]

- Aumentar o volume plasmático, a corrente sanguínea na pele e a capacidade de suar.
- Aumentar o $\dot{V}O_{2máx}$, o débito cardíaco máximo e a produção de potência no limiar de lactato.
- Diminuir as respostas da temperatura corporal e da frequência cardíaca ao exercício.
- Reduzir a perda de sal pelo suor e a possibilidade de esgotamento de sódio.
- Aumentar o desempenho no exercício aeróbio.

Esse processo de aclimatação é a melhor proteção contra a intermação e a exaustão por calor causadas pelo exercício.[5] A National Athletic Trainers' Association fornece um plano para o futebol americano que define a intensidade e a duração da atividade, bem como o equipamento usado. Esse plano é importante porque as primeiras 2 a 3 semanas da pré-temporada representam uma janela de tempo durante a qual os atletas se encontram em maior risco de sofrer alguma enfermidade causada pelo calor.[22]

Hidratação. A hidratação inadequada reduz a taxa de suor e aumenta a possibilidade de lesão por calor.[108,110,111] O Capítulo 22 discute os procedimentos para reposição de líquidos. Em geral, não há diferenças entre água e bebidas eletrolíticas ou bebidas de carboidrato e eletrólitos na reposição de água corporal durante o exercício.[20,26,139] No entanto, as bebidas que contêm sódio parecem estimular a sede, o que, por sua vez, pode aumentar a ingestão voluntária de líquidos.[117]

Temperatura ambiente. Os mecanismos de perda de calor de convecção e radiação dependem de um gradiente de temperatura da pele para o ambiente. Exercitar-se em temperaturas mais elevadas que a temperatura da pele resulta em ganho de calor. Portanto, a evaporação do suor deve ser compensada para que se mantenha a temperatura corporal em um valor seguro. Ver discussão mais adiante sobre o uso da temperatura de globo de bulbo úmido como guia para reduzir o risco de lesão por calor.

Roupas. Deve-se expor o máximo de pele possível para se estimular a evaporação. Prefira materiais como algodão, que "transportarão" o suor para a superfície para ser evaporado. Com relação a isso, tecidos de algodão e sintéticos (p. ex., poliéster) funcionaram de forma semelhante em termos de termorregulação e sensações subjetivas durante o exercício.[12,31,116] Entretanto, materiais impermeáveis à água aumentarão o risco de lesão por calor. A Figura 23.10 mostra a influência de diferentes uniformes militares na resposta da temperatura corporal à corrida em esteira.[77] Como muitas

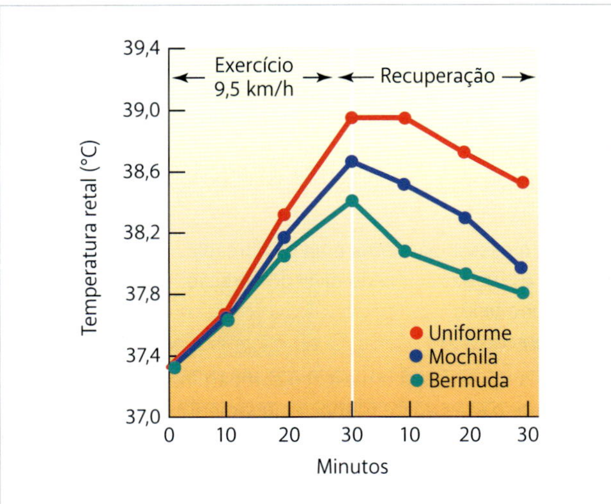

Figura 23.10 Efeito de diferentes tipos de uniforme na resposta da temperatura corporal à corrida na esteira.

lesões por calor relacionadas com o exercício ocorrem durante os primeiros 4 dias da prática de futebol americano, recomenda-se atenção às roupas restritivas, assim como o cuidado com a aclimatação e a hidratação.[5]

Umidade (pressão de vapor de água). A evaporação do suor depende do gradiente de pressão de vapor de água entre a pele e o ambiente. Em ambientes quentes/muito quentes, a umidade relativa é um bom índice da pressão de vapor de água, de modo que uma umidade relativa mais baixa facilita a evaporação. Em um estudo recente, o tempo até a exaustão a 70% do $\dot{V}O_{2máx}$ reduziu linearmente quando a umidade relativa foi aumentada de 24 para 40, 60 e 80% em quatro dias separados. Curiosamente, não houve diferença na frequência cardíaca e na temperatura central entre os estudos.[78] Ver discussão mais adiante sobre o uso da temperatura de globo de bulbo úmido como guia para reduzir o risco de lesão por calor.

Taxa metabólica. Como a temperatura central é proporcional à taxa de esforço, a produção de calor metabólico tem uma função importante na carga de calor total que o corpo experimenta durante o exercício. À medida que uma pessoa começa a ter superaquecimento, reduzir o ritmo reduz a taxa metabólica e a tensão fisiológica. Entretanto, se o ritmo não puder ser reduzido de forma voluntária (p. ex., treinador direcionando os treinos), podem ocorrer problemas relacionados com o calor.[21]

Vento. O vento faz com que mais moléculas de ar entrem em contato com a pele e pode influenciar a perda de calor de duas maneiras. Se houver um gradiente de temperatura para perda de calor entre a pele e o ar, o vento aumenta a taxa de perda de calor por convecção. Da mesma forma, o vento diminui a taxa de evaporação, ao menos quando o ar pode aceitar umidade. Durante o exercício de ritmo próprio no calor, o vendo reduz a tensão fisiológica e melhora o desempenho.[120]

Deve-se considerar até mesmo a hora do dia na realização de exercício sob exposição ao calor. Com sua variação diurna típica, a temperatura corporal é mais baixa e a capacidade do corpo de armazenamento de calor é maior de manhã do que à tarde, quando a temperatura central em repouso é mais elevada.[101] Quando ciclistas homens pedalaram até a exaustão em 65% do $\dot{V}O_{2máx}$ em um ambiente quente (35°C, 60% de umidade relativa), o tempo até a exaustão foi maior na prova matinal (45,8 min) do que na vespertina (40,5 min). A temperatura central foi mais baixa na prova matinal durante os primeiros 25 minutos, mas não foi diferente na exaustão.[56] Os resultados sugerem que a maior capacidade de armazenamento de calor contribuiu para a diferença.

Para um guia prático sobre prevenção e tratamento de doenças relacionadas com o calor, consultar Howe e Boden (2007) em "Sugestões de leitura".

Implicações para o condicionamento físico

A pessoa que se exercita para o condicionamento físico precisa ser instruída sobre todos os fatores listados anteriormente. As sugestões podem incluir:

- Informações sobre sintomas de doenças relacionadas ao calor: cãibras, vertigem e assim por diante.
- Exercício na parte mais fresca do dia, para evitar ganho de calor proveniente do sol ou de estruturas aquecidas pelo calor.
- Aumento gradual da exposição ao calor e à umidade elevados para se aclimatar com segurança.
- Ingestão de água antes, ao longo e depois do exercício e pesagem todos os dias para monitorizar a hidratação.
- Uso apenas de *short* e regata para expor o máximo de pele possível.
- Monitoração das medições da frequência cardíaca durante a atividade e redução da intensidade do exercício para se manter na zona-alvo de frequência cardíaca (ZAFC).

A última recomendação é muito importante. A frequência cardíaca é um indicador sensível de desidratação, carga de calor ambiente e aclimatação. A variação em qualquer um desses fatores modificará a resposta da frequência cardíaca a qualquer exercício fixo submáximo. Além disso, a relação entre o % $\dot{V}O_{2máx}$ e o % de FCR é mantida durante o exercício no calor.[135,136] Portanto, é importante para praticantes de condicionamento monitorizar a frequência cardíaca regularmente e diminuir o ritmo para se manter dentro da zona-alvo de frequência cardíaca e, além disso, reconhecer que, num tempo quente e/ou úmido, é preciso se cercar de precauções extras para permanecer dentro da ZAFC.[135,136] Para esse fim, as evidências preliminares sugerem que o uso de dispositivos vestíveis pessoais poderá ajudar no rastreamento e prevenção do surgimento de alguma enfermidade ligada ao calor causada pela atividade física.[87] Às vezes, cita-se a idade como fator relacionado a lesões por calor, mas isso pode não ser verdadeiro quando se consideram os fatores já mencionados. O leitor interessado deve se encaminhar à revisão curta desse tema escrita por Kenney, Carighead e Alexander em "Sugestões de leitura".

Implicações para o desempenho

A lesão por calor é uma preocupação no esporte há décadas. No início, a maior parte da atenção estava concentrada no futebol americano, em razão do grande número de mortes decorrentes do calor associadas à prática desse esporte.[16] A ênfase na pré-temporada para melhorar o condicionamento e promover a aclimatação, na ingestão de água durante a prática e os jogos, e na pesagem diária para monitorar a hidratação resultou em uma redução constante das mortes relacionadas com o calor em todo o início da década de 1990. Contudo, desde essa época, houve um aumento no número de mortes relacionadas com o calor no futebol americano, especialmente no nível do ensino médio. Inclusive, entre os atletas do ensino médio dos Estados Unidos, as doenças por calor são a principal causa de morte e incapacitação.[46]

É preciso retornar à vigilância e às práticas que resultaram no baixo número de mortes do início dos anos 1990. Pode-se acrescentar que, durante o período em que o número de mortes relacionadas com o calor estava menor entre os jogadores de futebol americano, houve um aumento no número de mortes em outras atividades esportivas (provas de corrida de rua de longa distância).[51,65] Em resposta a esse problema e com base em pesquisas comprovadas, o American College of Sports Medicine redigiu um posicionamento sobre prevenção de lesões térmicas durante corridas de longa distância,[3] partes do qual foram atualizadas recentemente.[5] Os elementos recomendados nesse posicionamento condizem com o que foi apresentado anteriormente:

Diretor médico

- Um médico do esporte deve trabalhar com o diretor da prova para garantir a segurança e coordenar os primeiros socorros.

Organização da prova

- Deve-se minimizar a carga de calor ambiente planejando-se as provas para os meses mais frios e em um período do dia (antes das 8h ou depois das 18h) em que o ganho de calor solar seja reduzido.
- Deve-se empregar um índice de estresse por calor ambiente (ver seção seguinte, "Estresse por calor ambiente") para ajudar a tomada de decisões sobre a possibilidade de se fazer uma corrida. Ver Roberts, nas "Sugestões de leitura" (2010), para mais detalhes.
- É preciso haver uma estação de água a cada 2 ou 3 km e estimular os corredores a beber 150-300 mL de água a cada 15 minutos.
- Devem-se identificar claramente os monitores da prova, os quais devem cuidar daqueles que podem estar sofrendo de lesões por calor.
- É preciso controlar o tráfego por segurança.
- Deve-se usar comunicação via rádio ao longo de toda a corrida.

Apoio médico

- O diretor médico coordena o serviço de ambulâncias com os hospitais locais e tem a autoridade para avaliar ou deter corredores que pareçam estar com problemas.
- O diretor médico coordena os centros médicos no local da prova para dar os primeiros socorros.

Instruções ao competidor

- Fornecer informações sobre fatores relacionados com as doenças por calor discutidas anteriormente.
- Estimular o "sistema de companheirismo" (ver Cap. 17).

O foco principal nessas recomendações é a segurança.

Estresse por calor ambiental. A discussão anterior mencionou a temperatura elevada e a umidade relativa como fatores que aumentam o risco de lesões por calor. Para quantificar o estresse total por calor em qualquer ambiente, desenvolveu-se um guia para **temperatura de globo de bulbo úmido** (**TGBU**).[3] Esse índice de estresse total por calor é composto pelas seguintes medidas:

***Temperatura de bulbo seco* (T_{bs})**

- Medida comum da temperatura do ar feita à sombra.

***Temperatura de globo negro* (T_g)**

- Medida da carga de calor radiante feita à luz do sol direta.

***Temperatura de bulbo úmido* (T_{bu})**

- Medida da temperatura do ar com um termômetro cujo bulbo de mercúrio é coberto por um pedaço de algodão úmido. Essa medida é sensível à umidade relativa (pressão de vapor de água) e fornece um índice da capacidade de evaporar suor.

A fórmula usada para calcular o índice TGBU mostra a importância da temperatura de bulbo úmido na determinação do estresse por calor:[3]

$$TGBU = 0{,}7\ T_{bu} + 0{,}2\ T_g + 0{,}1\ T_{bs}$$

O risco de intermação por esforço (IE) é classificado da seguinte forma:[5,104]

- TGBU ≤ 10°C: Risco de hipotermia: pode ocorrer IE.
- TGBU 10-18,3°C: Baixo risco de hipotermia ou hipertermia: pode ocorrer IE.
- TGBU 18,4-22,2°C: Perigo: maior risco de doença por calor; pessoas com alto risco devem ser monitoradas ou não competir.
- TGBU 22,3-25,6°C: Perigo extremo: maior risco de hipertermia para todos.
- TGBU 25,7-27,8°C: Perigo extremo: maior risco para os não condicionados ou não aclimatados.
- TGBU ≥ 27,9°C: Risco extremo de hipertermia: cancelar ou adiar o evento.

Apesar da ampla aceitação do índice TGBU, essa abordagem tem sido criticada por ser um índice de estresse térmico ambiental, e não uma representação individualizada do estresse térmico humano.[100] Um painel de consenso deu uma atenção específica com relação à tendência do índice TGBU em subestimar o risco de estresse por calor nos casos em que ocorra limitação na evaporação do suor (p. ex., muita umidade e/ou baixa movimentação do ar). Além disso, por ser um índice climático, o TGBU não leva em conta a produção de calor metabólico nem o fator vestuário. Em vista disso, o painel de consenso concluiu pela dificuldade no estabelecimento de valores de corte absolutos entre os esportes e a ampla gama de participantes que podem diferir em termos de condicionamento físico e de aclimatação. O painel sugere, ainda, que o índice TGBU seja usado como diretriz para a implementação de medidas preventivas para compensar o risco potencial de enfermidades causadas pelo calor.[100] Em sua declaração de posição mais recente, a U.S. National Athletic Trainers' Association propõe exatamente essas medidas, com um exemplo que inclui intervalos de descanso recomendados, duração da prática etc., para que sejam evitadas lesões pelo calor.[22] Temos certeza de que essa abordagem influenciará a formulação das futuras diretrizes para competições esportivas realizadas no calor.

Além de contribuírem para o risco de doença por calor, não há dúvida de que os fatores ambientais afetam o desempenho. Por exemplo, as maratonas masculinas mais rápidas são corridas a temperaturas ambientes de 10,6-12,8°C, e as femininas, de 11,6-13,6°C; os tempos são sistematicamente menores com temperaturas ambientes mais elevadas.[36] Não surpreende o fato de que resfriar o corpo antes do exercício no calor tem o potencial de melhorar o desempenho. Uma revisão recente sobre abordagens práticas para realizar essa etapa concluiu que bebidas geladas eram mais eficientes, seguidas de bolsas de gelo e uma sala resfriada.[127] Esses diversos métodos devem ser testados e individualizados durante o treinamento, para minimizar transtornos para o atleta.[100]

Em resumo

- As doenças por calor são influenciadas por fatores ambientais, como temperatura, pressão de vapor de água, aclimatação, hidratação, roupas e taxa metabólica.
- O praticante de condicionamento deve ser instruído sobre os sinais e sintomas da lesão por calor, a importância de beber água antes, ao longo e depois da atividade, de se aclimatar gradualmente ao calor, de se exercitar na parte mais fresca do dia, de usar roupas adequadas e de checar a frequência cardíaca de forma regular.
- Provas de corrida de rua realizadas em horários de calor e umidade elevados precisam contar com um discernimento coordenado do diretor da prova e do diretor médico para minimizar as lesões por calor, entre outras lesões. Os cuidados incluem programar a prova para o momento do dia e a estação do ano adequados, paradas frequentes para tomar água, controle do trânsito, monitores de corrida para identificar e deter atletas com dificuldades e comunicação entre os monitores da corrida, o diretor médico, os serviços de ambulância e os hospitais.
- O índice de estresse por calor inclui as temperaturas de bulbo seco, de bulbo úmido e de globo. A temperatura de bulbo úmido, que é um bom indicador da pressão de vapor de água, é mais importante do que os outros dois na determinação em geral do estresse por calor.

Frio

A altitude e o estresse por calor não são os únicos fatores ambientais a terem impacto no desempenho. Um TGBU menor do que (ou igual a) 10°C está associado à hipotermia. A **hipotermia** ocorre quando a perda de calor do corpo excede a produção de calor e, em termos clínicos, é definida como uma temperatura central abaixo de 35°C, que representa uma queda de cerca de 2°C da temperatura normal do corpo.[4] O ar frio facilita esse processo de maneiras mais variadas do que parece a princípio. A primeira e mais óbvia é que, quando a temperatura do ar é menor do que a da pele, existe um gradiente de perda de calor por convecção, e mecanismos fisiológicos que envolvem vasoconstrição periférica e tremores entram em ação para se opor a esse gradiente. A segunda e menos óbvia é que o ar frio tem uma baixa pressão de vapor de água, o que facilita a evaporação da umidade da pele para promover o resfriamento do corpo. Os efeitos combinados podem ser letais, como atestado pelo relatório de Pugh de três mortes durante uma competição de "caminhada" por uma distância de 72 km.[95]

Com base na temperatura central, a hipotermia pode variar de leve a grave:[4]

- Hipotermia leve:
  - 35°C - tremores máximos.
  - 34°C - amnésia, baixo discernimento.
- Hipotermia moderada:
  - 33°C - ataxia, apatia.
  - 31°C - fim dos tremores, dilatação das pupilas.
  - 29°C - inconsciência.
- Hipotermia grave:
  - 28°C - fibrilação ventricular.
  - 26°C - ausência de resposta à dor.
  - 24°C - hipotensão, bradicardia.
  - 19°C - silêncio EEG.
  - 13,7°C - temperatura mínima para a sobrevivência do adulto.

A Figura 23.11 mostra os fatores relacionados com a hipotermia. Eles incluem fatores ambientais, como a temperatura, a pressão de vapor de água, o vento e se água ou ar estão envolvidos; fatores isolantes, como roupas e gordura subcutânea; as características das pessoas em questão (p. ex., idade e sexo) e a capacidade para produção contínua de calor, inclusive o estoque disponível de combustível. Cada um desses fatores será comentado agora em relação à hipotermia. Para uma apresentação completa desse tópico, ver o posicionamento do American College of Sports Medicine[4] e da National Athletic Trainers' Association.[19]

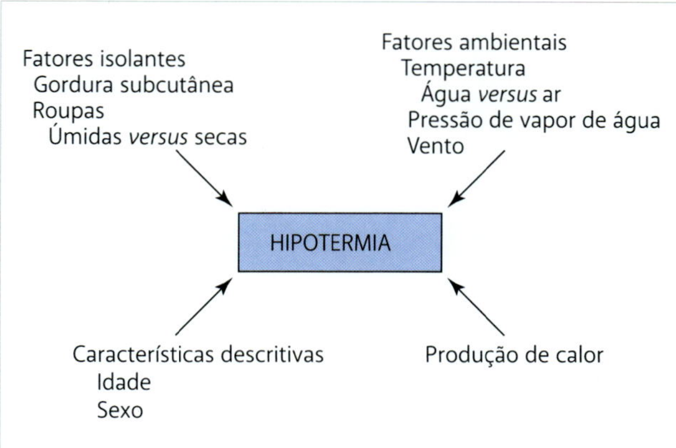

Figura 23.11 Fatores que afetam a hipotermia.

Fatores ambientais

Os mecanismos de perda de calor apresentados no Capítulo 12 incluíam condução, convecção, radiação e evaporação. Como a hipotermia resulta de uma perda de calor maior do que a sua produção, entender como esses mecanismos estão envolvidos facilitará a discussão sobre como lidar com o problema.

A condução, a convecção e a radiação dependem de um gradiente de temperatura entre a pele e o ambiente; quanto maior o gradiente, maior a taxa de perda de calor. O que surpreende é o fato de que a temperatura ambiente não precisa ser negativa para causar hipotermia. Na verdade, outros fatores ambientais interagem com a temperatura para criar a condição perigosa que facilita a perda de calor, a saber, o vento e a água.

Índice de resfriamento pelo vento. A taxa de perda de calor a determinada temperatura sofre influência direta da velocidade do vento. O vento aumenta o número de moléculas de ar frio em contato com a pele, acelerando a perda de calor. O **índice de resfriamento pelo vento** indica qual é a temperatura "efetiva" para qualquer combinação de temperatura e velocidade do vento. Siple e Passel[115] desenvolveram uma fórmula para prever a velocidade com que o calor é perdido em diferentes velocidades de vento e temperaturas:

$$\text{Resfriamento pelo vento (kcal} \cdot \text{m}^{-2} \cdot \text{h}^{-1}) = [\sqrt{(VV \times 100)} + 10{,}45 - VV] \times (33 - T_A)$$

em que VV = velocidade do vento ($m \cdot s^{-1}$); 10,45 é uma constante; 33 é 33°C, usada como a temperatura da pele; e T_A = temperatura ambiente de bulbo seco em °C. Siple e Passel estimaram quanto tempo levaria para que a pele exposta congelasse e fizeram uma tabela com os níveis de "perigo" associados às combinações de velocidade do vento e da temperatura.

Foi considerado que essa fórmula,[43] que foi empregada durante muitos anos, superestimava o efeito da alta velocidade do vento no congelamento do tecido e subestimava o efeito da temperatura baixa.[30] A fórmula de resfriamento pelo vento a seguir foi adotada pelo National Weather Service (https://www.weather.gov/ffc/wci):

$$\text{Resfriamento pelo vento (°F)} = 35{,}74 + 0{,}6215\,(T) - 35{,}75\,(V^{0{,}16}) + 0{,}4275T\,(V^{0{,}16})$$

em que a velocidade do vento (V) está em mph, e a temperatura (T) está em °F.

A Tabela 23.4 fornece as temperaturas de resfriamento do vento calculadas para diversas velocidades do vento e temperaturas, assim como as estimativas do tempo que levaria para que ocorresse congelamento. Deve-se ter em mente que, quando se está praticando corrida, ciclismo ou esqui *cross-country* contra o vento, é preciso acrescentar a veloci-

Tabela 23.4 Tabela de resfriamento pelo vento

Calmo	40	35	30	25	20	15	10	5	0	−5	−10	−15	−20	−25	−30	−35	−40	−45
5	36	31	25	19	13	7	1	−5	−11	−16	−22	−28	−34	−40	−46	−52	−57	−63
10	34	27	21	15	9	3	−4	−10	−16	−22	−28	−35	−41	−47	−53	−59	−66	−72
15	32	25	19	13	6	0	−7	−13	−19	−26	−32	−39	−45	−51	−58	−64	−71	−77
20	30	24	17	11	4	−2	−9	−15	−22	−29	−35	−42	−48	−55	−61	−68	−74	−81
25	29	23	16	9	3	−4	−11	−17	−24	−31	−37	−44	−51	−58	−64	−71	−78	−84
30	28	22	15	8	1	−5	−12	−19	−26	−33	−39	−46	−53	−60	−67	−73	−80	−87
35	28	21	14	7	0	−7	−14	−21	−27	−34	−41	−48	−55	−62	−69	−76	−82	−89
40	27	20	13	6	−1	−8	−15	−22	−29	−36	−43	−50	−57	−64	−71	−78	−84	−91
45	26	19	12	5	−2	−9	−16	−23	−30	−37	−44	−51	−58	−65	−72	−79	−86	−93
50	26	19	12	4	−3	−10	−17	−24	−31	−38	−45	−52	−60	−67	−74	−81	−88	−95
55	25	18	11	4	−3	−11	−18	−25	−32	−39	−46	−54	−61	−68	−75	−82	−89	−97
60	25	17	10	3	−4	−11	−19	−26	−33	−40	−48	−55	−62	−69	−76	−84	−91	−98

Tempo de congelamento ■ 30 minutos ■ 10 minutos ■ 5 minutos
Resfriamento pelo vento (°F) = 35,74 + 0,6215 (T) − 35,75 ($V^{0,16}$) + 0,4275 ($V^{0,16}$)
Em que T = temperatura do ar (°F) e V = velocidade do vento (mph).

dade do praticante à velocidade do vento para avaliar o impacto total do resfriamento pelo vento. Por exemplo, pedalar a 20 mph [9 m/s] em ar calmo a 0°F (-18°C) equivale à temperatura de um vento de -22°F [-30°C]. Quando o vento está associado com chuva, a perda de calor é drasticamente aumentada em comparação com o vento sozinho,[138] o que nos leva para a seção a seguir.

Água. A condutividade térmica da água é cerca de 25 vezes maior do que a do ar, portanto, é possível perder calor 25 vezes mais rápido na água do que no ar à mesma temperatura.[59] A Figura 23.12 mostra que pode haver morte em apenas poucas horas quando se naufraga em água fria. Ao contrário do ar, a água oferece pouco ou nenhum isolamento na interface pele-água, de modo que o calor do corpo é perdido rapidamente. Como o movimento na água fria aumenta a perda de calor dos membros superiores e dos inferiores, a recomendação é permanecer o mais parado possível em longas imersões.[4,59] A seguir, vamos considerar o impacto que o isolamento (resultante da gordura corporal e das roupas) exerce na taxa de perda de calor.

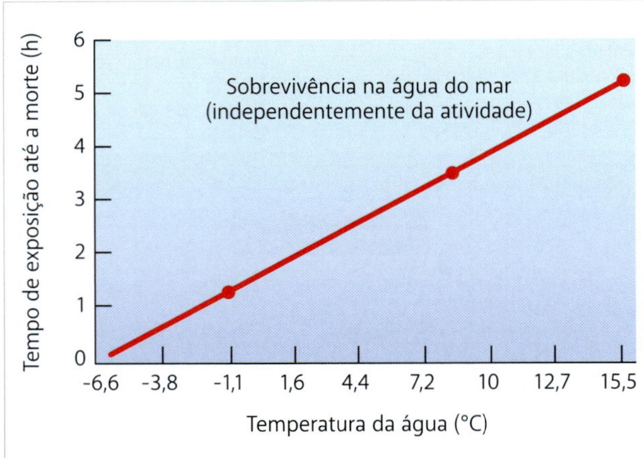

Figura 23.12 Efeito de diferentes temperaturas da água na sobrevivência de náufragos.

Em resumo

- A hipotermia é influenciada pelo isolamento natural e suplementar, pela temperatura ambiente, pela pressão de vapor, pelo vento, pela imersão em água e pela produção de calor.
- O índice de resfriamento pelo vento descreve como o vento reduz a temperatura efetiva na pele, de modo que a perda de calor convectivo é maior do que seria no ar parado à mesma temperatura.
- A água faz com que o calor seja perdido por convecção 25 vezes mais rápido do que seria pela exposição ao ar na mesma temperatura.

Fatores isolantes

A velocidade a que o calor do corpo é perdido é inversamente proporcional ao isolamento entre o corpo e o ambiente. A qualidade isolante tem a ver com a espessura da gordura subcutânea, a capacidade das roupas de reter ar e o fato de elas estarem úmidas ou secas.

Gordura subcutânea. Um excelente indicador do isolamento corporal total por unidade de área de superfície (pela qual se perde o calor) é a média da espessura da gordura subcutânea.[54] Apoiam essas afirmações as observações de Pugh e Edholm[96] de que um homem "gordo" conseguiu nadar durante 7 horas em água de 16°C sem mudança na temperatura corporal, ao passo que um homem "magro" precisou deixar a água após 30 minutos com uma temperatura central de 34,5°C. Nadadores de longa distância costumam ter mais gordura do que nadadores de curta distância. A maior gordura corporal favorece mais a manutenção da temperatura corporal; nadadores com mais gordura têm mais tendência a flutuar, o que exige menos energia para nadar a qualquer velocidade determinada; isso sugere que os indivíduos com mais gordura corporal podem optar pessoalmente pela prática da natação em distâncias maiores, em razão do sucesso inicial nesses eventos.[57] Além disso, a gordura corporal representa um papel no princípio e na magnitude da resposta de tremores à exposição ao frio (ver discussão a seguir na seção "Produção de calor").

Roupas. As roupas podem estender nosso isolamento de gordura subcutânea natural para permitir que suportemos ambientes muito frios. A qualidade isolante das roupas é dada em unidades **clo**, sendo 1 clo o isolamento necessário em repouso (1 MET) para manter a temperatura central quando o ambiente está a 21°C, a 50% de umidade relativa e o movimento do ar é de 6 m · min^{-1}.[14] O ar parado perto do corpo tem um grau de clo de 0,8. À medida que cai a temperatura, precisam ser usadas roupas com maior valor de clo para manter a temperatura central, pois o gradiente entre a pele e o ambiente aumenta.[89] A Figura 23.13 mostra o isolamento necessário em diferentes gastos energéticos em uma ampla variedade de temperaturas de -50 a +30°C.[14] Fica claro que, com o aumento da produção de calor, o isolamento precisa diminuir para manter a temperatura central. Usando roupas em camadas, o isolamento pode ser removido peça por peça, pois menos isolamento é necessário para manter a temperatura central. Seguindo-se essas instruções, o suor, que pode reduzir o valor isolante das roupas, será minimizado. Na verdade, um erro comum cometido por indivíduos que são novos na rotina de exercícios físicos ao ar livre é o uso muito inadequado de roupas para se exercitar.

Um exemplo prático de como as roupas ajudam a manter a temperatura corporal (e o conforto) pode ser visto no seguinte estudo: a perda de calor da cabeça aumenta de maneira linear dos +32°C até os −21°C, e cerca de metade de toda a produção de calor é perdida por meio da cabeça, quando a temperatura é −4°C. O uso de um "capacete" simples com um grau de clo de 3,5 permite que a pessoa fique indefinidamente a 0°C.[42]

As roupas oferecem isolamento porque retêm ar, que é um mau condutor de calor. Se as roupas ficam úmidas, a qualidade isolante diminui, pois agora a água pode conduzir o calor para fora do corpo a uma velocidade maior.[59] Um

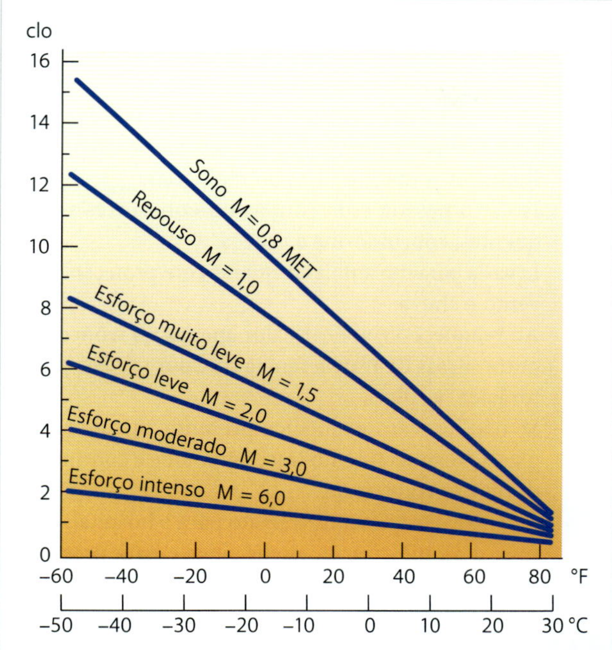

Figura 23.13 Mudanças na necessidade de isolamento de roupas (mais ar) com maiores taxas de gasto energético em temperaturas ambientes de –50 a +30°C.

dos principais objetivos, portanto, é evitar a umidade, seja ela devida ao suor ou ao clima. Esse problema da excessiva condução de calor fica exacerbado pela pressão muito baixa do vapor de água em ambiente frio. Para lembrar o Capítulo 12, a pressão de vapor de água no ambiente é o principal fator que influencia a evaporação e, a temperaturas ambiente baixas, a pressão de vapor de água é menor mesmo quando a umidade relativa é alta. Quando uma pessoa termina de jogar uma partida em ambiente fechado e sai para o ar úmido e frio para se refrescar, ela nota um "vapor" que sai de seu corpo; como isso é possível quando a umidade do ar é próxima de 100%? A pressão de vapor de água é alta na superfície da pele, visto que a temperatura da pele está elevada; portanto, existe um gradiente de pressão de vapor de água. O corpo da pessoa se refrescaria muito rapidamente nessas circunstâncias. É por isso que o ambiente frio, úmido e com vento apresenta um risco extra de hipotermia. O vento não apenas propicia uma perda maior de calor convectivo, como descrito no gráfico de resfriamento pelo vento, mas também acelera a evaporação.[52]

Produção de calor

A Figura 23.13 mostra que a quantidade de isolamento necessária para manter a temperatura central diminui à medida que aumenta o gasto energético. O mesmo também é válido para o nosso isolamento "natural", a gordura subcutânea. McArdle et al.[83] mostraram que, quando homens obesos (27,6% de gordura) ficaram imersos durante 1 hora em água a 20°C, 24°C e 28°C, o $\dot{V}O_2$ em repouso e a temperatura central não mudaram em comparação com valores medidos no ar. Em homens mais magros (< 16,8% de gordura), o $\dot{V}O_2$ aumentou para compensar a rápida perda de calor; no entanto, mesmo assim, a temperatura central diminuiu. Quando as mesmas pessoas se exercitavam em água fria, exigindo um $\dot{V}O_2$ de 1,7 $L \cdot min^{-1}$, a queda na temperatura corporal foi prevenida ou retardada,[84] mostrando a importância de altas taxas de produção de calor na prevenção da hipotermia. Outros estudos apoiam essas observações, mostrando um princípio mais precoce e maior magnitude do tremor em pessoas magras expostas ao ar frio.[121] Descobertas semelhantes foram relatadas em pessoas condicionadas.[9]

Uso de combustível. O tremor pode aumentar o consumo de oxigênio para 1.000 mL/min durante a imersão em repouso em água fria e, assim como o exercício moderado da mesma intensidade, a gordura é o principal combustível para sustentar o tremor em pessoas bem alimentadas.[4] Entretanto, está claro que reservas de carboidratos inadequadas podem causar hipoglicemia, a qual pode ter um impacto na capacidade de tremer. Além disso, acessos de tremor causam maior esgotamento de glicogênio. Portanto, ter reservas de carboidrato adequadas é importante para reduzir o risco de hipotermia.[4] Considerando-se a importância da gordura corporal e do tipo de corpo na resposta metabólica à exposição ao frio, existem diferenças relativas ao sexo ou à idade?

Características descritivas

As características das pessoas, como sexo ou idade, influenciam as respostas metabólica e de temperatura corporal à exposição ao frio.

Sexo. Diferenças entre os sexos na resposta à exposição à água fria estão ligadas ao fato de que, em média, as mulheres têm maior gordura corporal, camada subcutânea mais grossa, menor massa magra e maior razão entre área de superfície e massa do que os homens de mesmo peso e idade. Por um lado, em repouso, as mulheres demonstram uma redução mais rápida na temperatura corporal do que os homens, mesmo quando a espessura da gordura subcutânea é a mesma. Por outro lado, quando o exercício é praticado em água fria, homens e mulheres com mesma quantidade de gordura corporal têm reduções parecidas na temperatura do corpo. Por consequência, todas as diferenças de sexo nas respostas da temperatura central à exposição ao frio podem ser explicadas principalmente com base em diferenças na composição corporal e na antropometria.[24] Deve-se acrescentar que mulheres amenorreicas não conseguem manter a temperatura central durante o exercício no frio tão bem como as mulheres eumenorreicas.[4]

Idade. Em geral, pessoas com mais de 60 anos de idade podem ser menos tolerantes à exposição ao frio do que pessoas mais jovens, pois sua capacidade de vasoconstrição dos vasos sanguíneos cutâneos e de conservação de calor é reduzida. Elas também têm menos sensibilidade térmica. Ou seja, sua resposta a uma diminuição na temperatura é reduzida, dando tempo para maior perda de calor. Ao contrário dos adultos, as crianças têm maior razão de área de superfície por massa e menos gordura subcutânea. Essas diferenças anatômicas resultam em uma queda mais veloz na temperatura central com a exposição à água fria e em maior risco de hipotermia. Assim como as diferenças (ou ausência de diferenças) entre os sexos mencionados anteriormente, meninos de 11-12 anos de idade com a mesma gordura subcutânea que homens adultos tiveram a mesma resposta da temperatura central quando se exercitaram em ar frio.[4] Ver, em "Um olhar no passado – nomes importantes na ciência", a história de uma pessoa que teve grande influência em nossa compreensão da fisiologia a respeito de como os seres humanos se adaptam a ambientes extremos.

Em resumo

- A gordura subcutânea é o principal isolamento "natural" e é muito eficiente na prevenção da perda rápida de calor com a exposição à água fria.
- A roupa estende esse isolamento, e seu valor isolante é descrito em unidades clo, de forma que o valor 1 descreve o necessário para manter a temperatura central enquanto se está sentado em um ambiente a 21°C e umidade relativa de 50%, com movimento do ar de 6 $m \cdot s^{-1}$.
- A quantidade de isolamento necessária para se manter a temperatura central é menor durante o exercício, pois a produção metabólica de calor ajuda a manter a temperatura central. Deve-se usar roupas em camadas durante o exercício, para que se possa tirar uma camada isolante por vez à medida que a temperatura corporal aumenta.
- A produção de calor aumenta com a exposição ao frio, com uma relação inversamente proporcional entre o aumento do $\dot{V}O_2$ e a gordura corporal. Tipicamente, as mulheres se resfriam mais rapidamente do que os homens quando expostas à água fria, exibindo uma demora maior para o início dos tremores e um $\dot{V}O_2$ menor, mesmo com grande estímulo para tremer.

Tratamento da hipotermia

Com a queda da temperatura, a capacidade da pessoa de executar movimentos coordenados é reduzida, a fala fica inarticulada, e sua capacidade de julgamento fica comprometida. Como já mencionado, pode-se morrer de hipotermia, e é preciso tratar essa condição quando ela ocorre. Os passos a seguir sobre como tratá-la foram tirados do posicionamento da National Athletic Trainers' Association a respeito de lesões por frio:[19]

- **Hipotermia leve**
  - Remover roupas úmidas ou molhadas.
  - Isolar a pessoa com roupas ou cobertores secos e quentes, cobrindo-lhe a cabeça.
  - Levá-la para um ambiente quente com proteção contra vento e chuva.
  - Ao reaquecê-la, aplicar calor apenas no tronco e em áreas de transferência de calor (axilas, parede torácica, virilha).
  - Providenciar-lhe bebidas quentes e não alcoólicas e comida que contenha 6-8% de carboidratos.
- **Hipotermia moderada/grave**
  - Determinar se é necessário fazer reanimação cardiorrespiratória e acionar o sistema médico de emergência.
  - Remover roupas úmidas ou molhadas.
  - Isolar a pessoa com roupas ou cobertores secos e quentes, cobrindo-lhe a cabeça.
  - Levá-la para um ambiente quente com proteção contra vento e chuva.
  - Ao reaquecê-la, aplicar calor apenas no tronco e em outras áreas de transferência de calor (axilas, parede torácica, virilha).
  - Se não houver um médico presente, iniciar estratégias de reaquecimento imediatamente e continuá-las durante o transporte.
  - Durante o tratamento/trânsito para o hospital, continuar a monitorizar os sinais vitais e estar preparado para a liberação de vias respiratórias.

Em resumo

- No caso de hipotermia leve, deve-se remover a pessoa do vento, da chuva e do frio; retirar-lhe roupas úmidas e colocar-lhe roupas secas; para reaquecê-la, aplicar-lhe calor apenas ao tronco e a outras áreas de transferência de calor e oferecer-lhe bebidas e alimentos quentes.
- No caso de hipotermia moderada/grave, é preciso seguir os mesmos passos apresentados anteriormente, verificar os sinais vitais, acionar o sistema médico de emergência e transportar a pessoa.

Poluição do ar

A poluição do ar inclui uma variedade de gases e partículas que são produtos da queima de combustíveis fósseis. A "fumaça" resultante da alta concentração desses poluentes pode ter um efeito prejudicial à saúde e ao desempenho. Os gases podem afetar o desempenho por reduzirem a capacidade de transporte de oxigênio, aumentarem a resistência das vias respiratórias e alterarem a percepção de esforço necessário quando os olhos "ardem" e o peito "dói". Um estudo com policiais de controle do tráfego expostos regularmente a uma grande variedade de poluentes em seus dias de trabalho deixa claro esse ponto. Embora suas respostas fisiológicas em repouso sejam normais, durante um teste de exercício, cerca de um terço dos policiais exibiu mudanças no ECG e respostas de pressão arterial elevada; além disso, a vasta maioria desses policiais também sofreu dessaturação de hemoglobina.[123] Além disso, crianças que moram em ambiente poluído exibiram um $\dot{V}O_{2máx}$ significativamente menor em comparação àquelas que viviam em áreas com melhor qualidade do ar.[140]

As respostas fisiológicas a esses poluentes estão relacionadas com a quantidade ou "dose" recebida. Os principais fatores que determinam a dose são a concentração do po-

Um olhar no passado – nomes importantes na ciência

L. G. C. E. Pugh contribuiu para nossa compreensão a respeito de como sobreviver e funcionar bem em ambientes extremos

Seria apropriado, neste capítulo, que trata do efeito do frio, do calor e da altitude no desempenho, dar destaque a uma pessoa que teve grande impacto em nossa compreensão da fisiologia envolvida na adaptação a ambientes adversos: **Lewis Griffith Cresswell Evans (L. G. C. E.) Pugh, M.D.**

L. G. C. E. Pugh nasceu em 1909, na Inglaterra. Frequentou o New College Oxford e completou seu B.A. em 1931. Na sequência, estudou ciências naturais de 1931 a 1933 e medicina até 1938, quando recebeu seus diplomas de B.M. e M.A. Era esquiador de competições *downhill* e *cross-country*, classificado para as Olimpíadas de Inverno da Inglaterra de 1936. Em 1939, entrou para o exército como médico assistente e serviu na Europa e no Oriente Médio. Em 1943, foi mandado para o Mountain Warfare Training Centre, no Líbano, para selecionar, treinar e avaliar tropas para combate em montanha. Lá se envolveu com o estudo sistemático da interação entre altitude, temperatura ambiente, nutrição, roupas e condicionamento no desempenho humano e elaborou manuais de treinamento a partir desse importante trabalho. Depois da guerra, trabalhou nas expedições de pesquisa da marinha britânica ao Ártico e, em 1950, aceitou o cargo na Medical Research Council's Division in Human Physiology para estudar os efeitos de ambientes extremos.

O dr. Pugh foi um dos principais participantes de várias expedições a altitudes elevadas durante as décadas de 1950 e 1960. Na primeira, em 1952, teve revelações úteis sobre que tipos de roupa, nutrição, hidratação e oxigênio são necessários para que os seres humanos "funcionem" a altitudes extremas. Seu trabalho foi considerado fundamental para o sucesso da expedição britânica de 1953 ao Monte Everest, em que Edmund Hillary e Tenzing Norgay foram os primeiros a atingir o pico. No fim dos anos 1950, juntou-se a Edmund Hillary para uma expedição na Antártica, em que estudou a tolerância humana ao frio extremo; foi também nesse período que os dois planejaram voltar ao Everest. O dr. Pugh foi o principal cientista na Scientific and Mountaineering Expedition ao Everest em 1960 e 1961, que gerou informações revolucionárias e fundamentais sobre como os seres humanos se adaptam à exposição crônica a altitudes elevadas. Além disso, no fim dos anos 1960, começou a ajudar atletas a se prepararem para os Jogos Olímpicos que aconteceriam na Cidade do México, a uma altitude de ~2.300 m. O trabalho de sua vida girou em torno de entender como os seres humanos se adaptam ao exercício em ambientes extremos, e suas descobertas são tão relevantes hoje como foram há 60 anos. Ele faleceu em 1994.

Fontes: Peter H. Hansen. Pugh, (Lewis) Griffith Cresswell Evans (1909-1994), physiologist and mountaineer. *Oxford Dictionary of National Biography*. The Register of L. G. C. E. Pugh Papers 1940-1986. San Diego. Mandeville Special Collections Library, Geisel Library. University of California.

luente, a duração da exposição ao poluente e o volume de ar inspirado (i.e., concentração × tempo × V_E).[133] Esse último fator aumenta durante o exercício e é um dos motivos pelos quais a atividade física deve ser reduzida em épocas de níveis muito elevados de poluição.[40] A discussão a seguir foca os principais poluentes do ar: material particulado, ozônio, dióxido de enxofre e monóxido de carbono.

Material particulado

O ar é repleto de partículas microscópicas e submicroscópicas, tipicamente quantificadas como **matéria particulada (MP)**. Muitos tipos de MP podem se originar em motores de combustão interna de veículos (o diesel, em especial) e fontes industriais e as queimadas de biomassa (p. ex., incêndios florestais, uso excessivo da queima de madeira para aquecimento domiciliar etc.). Na última década, deu-se mais atenção às partículas menores em razão de seu potencial de causar infecção pulmonar e de realmente chegar a cruzar o epitélio, entrando na circulação.[27,39,44,92] Partículas finas (< 2,5 µm de diâmetro, MP2,5) e em especial ultrafinas (< 0,1 µm de diâmetro, MP1), interagem com fatores ambientais para promover inflamação local e estresse oxidativo que podem levar a um comprometimento das funções pulmonar, cardiovascular e imune.[27,39,44,92] Por exemplo, quando um programa de treinamento de resistência foi realizado em um cenário urbano *versus* cenário rural, não houve diferenças nos ganhos no $\dot{V}O_{2máx}$; entretanto, no cenário urbano (com seu alto nível de poluição particulada ultrafina), houve um aumento nos biomarcadores inflamatórios.[10,11] Consequentemente, atletas, em especial os suscetíveis a doenças pulmonares (p. ex., asma), devem minimizar a exposição sempre que possível (ver seção sobre monóxido de carbono). A esse respeito, foi observado que a exposição a partículas poluentes antes do exercício foi associada a anormalidades no ECG durante o exercício físico.[44] Vários estudos laboratoriais recentemente publicados (ver "Foco de pesquisa 23.1") também examinaram as respostas fisiológicas à atividade física praticada durante a inalação de um volume controlado de fumaça filtrada (< 2,5 µm de diâmetro) que simulava as condições ambientais de um incêndio florestal no oeste dos Estados Unidos. Os resultados desses estudos sugerem que, embora a dose de fumaça não tenha causado impacto imediato na função pulmonar, os marcadores de estresse oxidativo e de inflamação estavam elevados, tanto no sangue quanto no produto da condensação da respiração expirada (i.e., vapor de água exalado).[39,92,133] Tendo em vista as ligações entre inflamação crônica, estresse oxidativo e doenças cardiovasculares e pulmonares, é provável que as futuras pesquisas venham a demonstrar como a inalação crônica dessa matéria específica na poluição do ar afeta as funções fisiológicas e a capacidade de exercício.

Ozônio

O ozônio que respiramos é gerado pela reação entre a luz ultravioleta e as emissões dos motores de combustão interna. Foi observado que uma exposição única de 2 horas a uma concentração alta de ozônio (0,75 ppm) diminui o $\dot{V}O_{2máx}$; já outros estudos mostraram que uma exposição também de duas horas a menos do que a metade daquela concentração (0,3 ppm) aumenta os biomarcadores inflamatórios e reduz a função pulmonar.[32] O impacto desse tipo de exposição no $\dot{V}O_{2máx}$ segue um padrão do tipo dose-resposta: para cada aumento de 0,017 ppm no ozônio, o condicionamento aeróbio diminui 1,5%.[45] Por fim, uma exposição prolongada de 6-12 horas a uma concentração de apenas 0,12 ppm (o padrão norte-americano de qualidade do ar) diminui a função pulmonar e aumenta os sintomas respiratórios. O interessante é que pode haver uma adaptação à exposição ao ozônio, de modo que as pessoas exibem uma resposta reduzida às exposições subsequentes durante a "temporada de ozônio". Todavia, a preocupação relativa à saúde pulmonar em longo prazo sugere que seria prudente evitar o exercício intenso durante o período do dia em que o ozônio e os demais poluentes estão elevados.[40]

Dióxido de enxofre

O dióxido de enxofre (SO_2) é produzido por fundições, refinarias e instalações elétricas que utilizam combustível fóssil para geração de energia. O SO_2 não afeta a função pulmonar em pessoas sem asma, mas causa broncoconstrição naqueles que têm a condição. Essas últimas respostas são influenciadas pela temperatura e pela umidade do ar inspirado. Recomenda-se a respiração nasal para "filtrar" o SO_2 e drogas como cromoglicato de sódio e β_2-agonistas, que podem bloquear parcialmente a resposta do indivíduo com asma ao SO_2.[40]

Monóxido de carbono

O monóxido de carbono (CO) é derivado da queima de combustível fóssil, carvão, óleo, gasolina e madeira, e também da fumaça de cigarro. O monóxido de carbono pode se ligar à hemoglobina para formar carboxiemoglobina (HbCO) e diminuir a capacidade de transporte de oxigênio. O aumento dos níveis de HbCO no sangue tem o potencial de afetar as respostas fisiológicas ao exercício submáximo[55] e o $\dot{V}O_{2máx}$, da mesma forma que a altitude. A concentração de monóxido de carbono (HbCO) no sangue costuma ser menor do que 1% em não fumantes, mas chega a 10% em fumantes.[102] Horvath et al.[60] verificaram que a concentração crítica de HbCO necessária para reduzir o $\dot{V}O_{2máx}$ era de 4,3%. A Figura 23.14 mostra a relação entre a concentração de HbCO no sangue e a redução no $\dot{V}O_{2máx}$; acima de 4,3% de HbCO, o $\dot{V}O_{2máx}$ diminuiu 1% a cada aumento de 1% na HbCO.[103]

Em contrapartida, na execução de esforço leve, a cerca de 40% do $\dot{V}O_{2máx}$ a concentração de HbCO pode chegar a 15% antes que a resistência seja afetada. O sistema cardiovascular tem a capacidade de compensação com um maior débito cardíaco quando a concentração de HbO_2 é reduzida durante o esforço submáximo.[60,102,103] Como são necessárias 2-4 horas para remover metade do CO do sangue após a exposição, o CO pode ter um efeito residual nos desempenhos.[40]

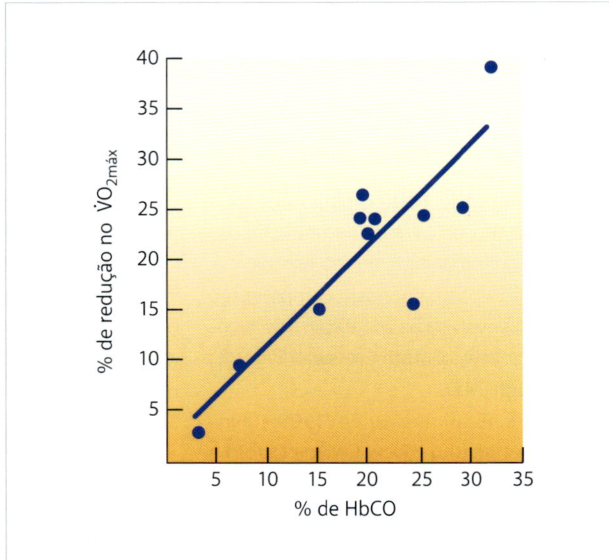

Figura 23.14 Efeito que a concentração de monóxido de carbono no sangue exerce na mudança do $\dot{V}O_{2máx}$.

Infelizmente, é difícil prever qual será a concentração de HbCO real em determinado ambiente. É preciso considerar exposições anteriores ao poluente, assim como a duração e a taxa de ventilação associada à da exposição atual. Como resultado, Raven[102] ofereceu as seguintes orientações para exercitar-se em áreas com poluição do ar:

- Reduzir a exposição ao poluente antes do exercício, pois os efeitos fisiológicos dependem da duração da exposição e da dose do poluente.
- Manter-se longe de áreas em que se pode receber uma dose "extra" de CO: área para fumantes, regiões de muito trânsito e ambientes urbanos.
- Não programar atividades nos períodos em que os poluentes estão em seus níveis mais altos (7-10h e 16-19h) em razão do tráfego.

O **índice de qualidade do ar (IQA)** é uma medida da qualidade do ar que considera seus cinco principais poluentes: ozônio no nível do solo, material particulado (< 2,5 μm de diâmetro), monóxido de carbono, dióxido de enxofre e dióxido de nitrogênio. A Figura 23.15 mostra um quadro colorido do IQA com a interpretação do que os valores numéricos representam. As informações sobre o IQA costumam ser oferecidas pela previsão do tempo local e devem ser adequadas ao indivíduo (algumas pessoas sofrerão sintomas em níveis mais baixos de poluição do que outras).[18]

Índice de qualidade do ar Nível de perigo à saúde	Valor numérico	Significado
Boa	0 a 50	A qualidade do ar é considerada satisfatória, e a poluição apresenta pouco ou nenhum risco
Moderada	51 a 100	A qualidade do ar é aceitável, porém, no caso de alguns poluentes, pode haver um nível moderado de risco à saúde para um número muito pequeno de pessoas especialmente sensíveis à poluição do ar
Insalubre para grupos sensíveis	101 a 150	Membros de grupos sensíveis podem sofrer efeitos na saúde; é provável que o público geral não seja afetado
Insalubre	151 a 200	Todos podem começar a sofrer efeitos à saúde; membros de grupos sensíveis podem sofrer efeitos mais graves à saúde
Muito insalubre	201 a 300	Alerta de saúde: todos podem sofrer efeitos mais graves à saúde
Perigoso	301 a 500	Alertas de saúde de condições de emergência; é possível que toda a população seja afetada

Figura 23.15 Índice de qualidade do ar (IQA) – Guia para a qualidade do ar e para a saúde. Site do AIRNow (em inglês).
Fonte: "Air Quality Index (AQI) Basics". Última modificação em 18 de junho de 2019. http://www.airnow.gov/index.cfm?action=aqibasics.aqi.

Em resumo

- A poluição do ar pode afetar o desempenho nos exercícios físicos. Embora a exposição aguda a partículas possa não afetar a função pulmonar em pessoas não sensíveis (p. ex., que não têm asma), os marcadores sistêmicos de inflamação e o estresse oxidativo aumentam imediatamente em seguida à exposição.
- A exposição ao ozônio diminui o $\dot{V}O_{2máx}$ e a função respiratória, e o dióxido de enxofre causa broncoconstrição em pessoas com asma.
- O monóxido de carbono se liga à hemoglobina e diminui o transporte de oxigênio.
- Para evitar problemas associados à poluição de qualquer tipo, deve-se reduzir o tempo de exposição, ficar longe de grandes quantidades do poluente e programar as atividades no horário menos poluído do dia.
- O índice de qualidade do ar deve ser monitorado, com o objetivo de determinar se as condições são seguras para a prática de exercícios físicos ao ar livre.

Atividades para estudo

1. Descreva as mudanças na pressão barométrica, na PO_2 e na densidade do ar com a elevação da altitude.
2. Por que o desempenho em corrida de velocidade não é afetado pela altitude?
3. Explique por que a potência aeróbia máxima diminui na altitude e que efeito isso tem no desempenho em corridas de longa distância.
4. Descreva graficamente o efeito da altitude na FC e nas respostas de ventilação ao esforço submáximo e dê recomendações a praticantes de condicionamento que se exercitam a altitude de vez em quando.
5. Descreva os processos fisiológicos pelos quais os habitantes de altas altitudes nos Andes se adaptam à altitude em comparação com as pessoas que vivem no Tibete.
6. Embora treinar na altitude possa ser benéfico, como alguém pode se "destreinar"? Como é possível contornar esse problema?
7. Antigamente, acreditava-se que não era possível escalar o Monte Everest sem oxigênio, pois o $\dot{V}O_{2máx}$ estimado à altitude era próximo da taxa metabólica basal. Quando dois alpinistas conseguiram essa façanha em 1978, os cientistas precisaram determinar como isso foi possível. Quais foram os principais motivos que possibilitaram a escalada sem oxigênio?
8. Liste e descreva os fatores relacionados com a lesão por calor.
9. O que é o índice de estresse por calor e por que a temperatura de bulbo úmido pesa tanto na fórmula?
10. Liste os fatores relacionados com a hipotermia.
11. Explique o que é o índice de resfriamento pelo vento em relação à perda de calor por convecção.
12. O que é uma unidade clo e por que o isolamento necessário é menor durante o exercício?
13. O que você faria se uma pessoa sofresse hipotermia?
14. Explique como o monóxido de carbono pode influenciar o $\dot{V}O_{2máx}$ e o desempenho de resistência.
15. Que passos você seguiria para minimizar o efeito da poluição no desempenho?

Sugestões de leitura

Chung, S. and P. Ainslie. 2022. Advanced Environmental Physiology second edition. *Human Kinetics,* Champaign, IL.

Howe, A. S., and B. P. Boden. 2007. Heat-related illness in athletes. *American Journal of Sports Medicine* 35: 1384-1395.

Kenney, W., D. Craighead, and L. Alexander. 2014. Heat waves, aging, and human cardiovascular health. *Medicine and Science in Sports and Exercise* 46: 1891-1899.

Wagner, P. 2017. Operation Everest II and the 1978 Habler/ Messner ascent of Everest without bottled O2: what might they have in common? *Journal of Applied Physiology* 123: 1682-1688.

Roberts, W. O. 2010. Determining a "do not start" temperature for a marathon on the basis of adverse outcomes. *Medicine and Science in Sports and Exercise* 2: 226-232.

Referências bibliográficas

1. Adams WC, Bernauer EM, Dill DB, and Bomar JB, Jr. Effects of equivalent sea-level and altitude training on $\dot{V}O2$ max and running performance. *Journal of Applied Physiology* 39: 262-266, 1975.
2. Alexander JK, Hartley LH, Modelski M, and Grover RF. Reduction of stroke volume during exercise in man – following ascent to 3,100 m altitude. *Journal of Applied Physiology* 23: 849-858, 1967.
3. American College of Sports Medicine. Position stand: heat and cold illnesses during distance running. *Medicine and Science in Sports and Exercise* 28: i-x, 1996.
4. American College of Sports Medicine. Position stand: prevention of cold injuries during exercise. *Medicine and Science in Sports and Exercise* 38: 2012- 2029, 2006.
5. American College of Sports Medicine. Position stand. Exertional heat illness during training and competition. *Medicine and Science in Sports and Exercise* 39: 556-572, 2007.
6. Arsac LM. Effect of altitude on the energetics of human best performances in 100 m running: a theoretical analysis. *European Journal of Applied Physiology*. 87: 78-84, 2002.
7. Balke B, Nagle FJ, and Daniels J. Altitude and maximum performance in work and sports activity. *JAMA* 194: 646-649, 1965.
8. Ballmann C, McGinnis G, Peters B, Slivka D, Cuddy J, Hailes W, et. al. Exercise-induced oxidative stress and hypoxic recovery. *European Journal of Applied Physiology* 114: 725-733, 2014.
9. Bittel JH, Nonotte-Varly C, Livecchi-Gonnot GH, Savourey GL, and Hanniquet AM. Physical fitness and thermoregulatory reactions in a cold environment in men. *Journal of Applied Physiology* 65: 1984-1989, 1988.
10. Bos I, De Boever P, Vanparijs J, Pattyn N, Panis LI, and Meeusen R. Subclinical effects of aerobic training in urban environment. *Medicine and Science in Sports and Exercise*. 45: 439-447, 2013.
11. Brauner EV, Forchhammer L, Moller P, Simonsen J, Glasius M, Wahlin P, et al. Exposure to ultrafine particles from ambient air and oxidative stress-induced DNA damage. *Environmental Health Perspectives* 115: 1177-1182, 2007.
12. Brazaitis M, Kamandulis S, Skurvydas A, and Daniuseviciute L. The effect of two kinds of t-shirts on physiological and psychological thermal responses during exercise and recovery. *Applied Ergonomics* 42: 46-51, 2010.
13. Buono MJ and Sjoholm NT. Effect of physical training on peripheral sweat production. *Journal of Applied Physiology* 65: 811-814, 1988.
14. Burton A and Edholm O. *Man in a Cold Environment*. London: Edward Arnold, 1955.
15. Buskirk E and Bass D. Climate and exercise. In: *Science and Medicine of Exercise and Sport*, edited by Johnson W, and Buskirk E. New York, NY: Harper & Row, 1974, pp. 190-205.
16. Buskirk E and Grasley W. Heat injury and conduct of athletics. In: *Science and Medicine of Exercise and Sport*, edited by Johnson W, and Buskirk E. New York, NY: Harper & Row, 1974, pp. 206-210.
17. Buskirk ER, Kollias J, Akers RF, Prokop EK, and Reategui EP. Maximal performance at altitude and on return from altitude in conditioned runners. *Journal of Applied Physiology* 23: 259-266, 1967.
18. Campbell ME, Li Q, Gingrich SE, Macfarlane RG, and Cheng S. Should people be physically active outdoors on smog alert days? *Canadian Journal of Public Health* 96: 24-28, 2005.
19. Cappaert TA, Stone JA, Castellani JW, Krause BA, Smith D, and Stephens BA. National Athletic Trainers' Association position statement: environmental cold injuries. *Journal of Athletic Training* 43: 640-658, 2008.
20. Carter JE and Gisolfi CV̇Fluid replacement during and after exercise in the heat. *Medicine and Science in Sports and Exercise* 21: 532-539, 1989.
21. Casa DJ, Armstrong LE, Kenny GP, O'Conner FG, and Huggins RA. Exertional heat stroke: new concepts regarding cause and care. *Current Sports Medicine Reports* 11: 115-123, 2012.
22. Casa DJ, DeMartini JK, Bergeron MF, Csillan D, Eichner ER, Lopez RM, Ferrara MS, Miller KC, O'Connor F, Sawka MN, and Yeargin SW. National Athletic Trainers' Association Position Statement: exertional heat illnesses. *Journal of Athletic Training*. 50: 986- 1000, 2015.
23. Casa DJ, McDermott BP, Lee EC, Yeargin SW, Armstrong LE, and Maresh CM. Cold water immersion: the gold standard for exertional heatstroke treatment. *Exercise and Sport Sciences Reviews* 35: 141- 149, 2007.
24. Castellani JW and Young AJ. Health and performance challenges during sports training and competition in cold weather. *British Journal of Sports Medicine*. 46: 788-791, 2012.
25. Chapman RF, Stray-Gundersen J, and Levine BD. Individual variation in response to altitude training. *Journal of Applied Physiology* 85: 1448-1456, 1998.
26. Costill DL, Cote R, Miller E, Miller T, and Wynder S. Water and electrolyte replacement during repeated days of work in the heat. *Aviation, Space, and Environmental Medicine* 46: 795-800, 1975.
27. Cutrufello PT, Smoliga JM, and Rundell KW. Small things make a big difference: particulate matter and exercise. *Sports Medicine* 42: 1041-1068, 2012.
28. Cymerman A, Reeves JT, Sutton JR, Rock PB, Groves BM, Malconian MK, et al. Operation Everest II: maximal oxygen uptake at extreme altitude. *Journal of Applied Physiology* 66: 2446-2453, 1989.
29. Daniels J and Oldridge N. The effects of alternate exposure to altitude and sea level on world-class middle-distance runners. *Medicine and Science in Sports* 2: 107-112, 1970.
30. Danielsson U. Windchill and the risk of tissue freezing. *Journal of Applied Physiology* 81: 2666-2673, 1996.
31. Davis JK and Bishop PA. Impact of clothing on exercise in the heat. *Sports Medicine* 43:695-706, 2013.

32. Devlin RB, Duncan KE, Jardim M, Schmitt MT, Rappold AG, and Diaz-Sanchez D. Controlled exposure of healthy young volunteers to ozone causes cardiovascular effects. *Circulation* 126: 104-111, 2012.
33. Dill DB and Adams WC. Maximal oxygen uptake at sea level and at 3,090-m altitude in high school champion runners. *Journal of Applied Physiology* 30: 854-859, 1971.
34. Doria C, Toniolo L, Verratti V, Cancellara P, Pietrangelo T, Marconi V, et al. Improved V̇O2 uptake kinetics and shift in muscle fiber type in high-altitude trekkers. *Journal of Applied Physiology* 111: 1597-1605, 2011.
35. Drinkwater BL, Denton JE, Kupprat IC, Talag TS, and Horvath SM. Aerobic power as a factor in women's response to work in hot environments. *Journal of Applied Physiology* 41: 815-821, 1976.
36. Ely MR, Cheuvront SN, and Montain SJ. Neither cloud cover nor low solar loads are associated with fast marathon performance. *Medicine and Science in Sports and Exercise* 39: 2029-2035, 2007.
37. Engfred K, Kjaer M, Secher NH, Friedman DB, Hanel B, Nielsen OJ, et al. Hypoxia and training-induced adaptation of hormonal responses to exercise in humans. *European Journal of Applied Physiology and Occupational Physiology* 68: 303-309, 1994.
38. Faulkner JA, Kollias J, Favour CB, Buskirk ER, and Balke B. Maximum aerobic capacity and running performance at altitude. *Journal of Applied Physiology* 24: 685-691, 1968.
39. Ferguson M, Semmens E, Dumke C, Quindry J, and Ward T. Measured pulmonary and systemic markers of inflammation and oxidative stress following wildland firefighting simulations. *Journal of Environmental and Occupational Medicine* 58: 407-413, 2016.
40. Folinsbee L. Discussion: exercise and the environment. In *Exercise, Fitness, and Health*, edited by Bouchard C, Shephard R, Stevens T, Sutton J, and McPherson B. Champaign, IL: Human Kinetics, 1990, pp. 179-183.
41. Frisancho AR, Martinez C, Velasquez T, Sanchez J, and Montoye H. Influence of developmental adaptation on aerobic capacity at high altitude. *Journal of Applied Physiology* 34: 176-180, 1973.
42. Froese G and Burton AC. Heat losses from the human head. *Journal of Applied Physiology* 10: 235-241, 1957.
43. Gates D. *Man and His Environment: Climate.* New York, NY: Harper & Row, 1972.
44. Gilbert-Kawai ET, Milledge JS, Grocott MPW, and Martin DS. King of the mountains: Tibetan and Sherpa physiological adaptations for life at high altitude. *Physiology*. 29: 388-402, 2014.
45. Giles LV and Koehle MS. The health effects of exercising in air pollution. *Sports Medicine*. 44: 223-249, 2014.
46. Gilchrist J, Murphy M, Comstock RD, Collins C, McIlvain N, and Yard E. Heat illness among high school athletes-United States, 2005-2009. *Morbidity and Mortality Weekly Report* 59: 1009-1013, 2010.
47. Gisolfi CV and Cohen JS. Relationships among training, heat acclimation, and heat tolerance in men and women: the controversy revisited. *Medicine and Science in Sports* 11: 56-59, 1979.
48. Green HJ, Sutton JR, Cymerman A, Young PM, and Houston CS. Operation Everest II: adaptations in human skeletal muscle. *Journal of Applied Physiology* 66: 2454-2461, 1989.
49. Grover RF, Reeves JT, Grover EB, and Leathers JE. Muscular exercise in young men native to 3,100 m altitude. *Journal of Applied Physiology* 22: 555-564, 1967.
50. Guy JH, Deakin GB, Edwards AM, Miller CM, and Pyne DB. Adaptation to hot environmental conditions: an exploration of the performance basis, procedures and future directions to optimize opportunities for elite athletes. *Sports Medicine*. 45: 303-311, 2015.
51. Hanson PG and Zimmerman SW. Exertional heatstroke in novice runners. *JAMA* 242: 154-157, 1979.
52. Hardy J and Bard P. Body temperature regulation. In: *Medical Physiology*, edited by Mount-Castle V̇St. Louis, MO: C. V̇Mosby, 1974, pp. 1305-1342.
53. Hartley LH, Vogel JA, and Cruz JC. Reduction of maximal exercise heart rate at altitude and its reversal with atropine. *Journal of Applied Physiology* 36: 362- 365, 1974.
54. Hayward MG, and Keatinge WR. Roles of subcutaneous fat and thermoregulatory reflexes in determining ability to stabilize body temperature in water. *Journal of Physiology* 320: 229-251, 1981.
55. Hirsch GL, Sue DY, Wasserman K, Robinson TE, and Hansen JE. Immediate effects of cigarette smoking on cardiorespiratory responses to exercise. *Journal of Applied Physiology* 58: 1975-1981, 1985.
56. Hobson RM, Clapp EL, Watson P, and Maughan RJ. Exercise capacity in the heat is greater in the morning than in the evening in man. *Medicine and Science in Sports and Exercise* 41: 174-180, 2009.
57. Holmer I. Physiology of swimming man. In: *Exercise and Sport Sciences Reviews*, edited by Hutton R, and Miller D. Salt Lake City, UT: Franklin Institute, 1979.
58. Hoppeler H, Kleinert E, Schlegel C, Claassen H, Howald H, Kayar SR, et al. Morphological adaptations of human skeletal muscle to chronic hypoxia. *International Journal of Sports Medicine* 11 (Suppl 1): S3-9, 1990.
59. Horvath SM. Exercise in a cold environment. In: *Exercise and Sport Sciences Reviews*, edited by Miller D. Salt Lake City, UT: Franklin Institute, 1981, pp. 221-263.
60. Horvath SM, Raven PB, Dahms TE, and Gray DJ. Maximal aerobic capacity at different levels of carboxyhemoglobin. *Journal of Applied Physiology* 38: 300-303, 1975.
61. Houmard JA, Costill DL, Davis JA, Mitchell JB, Pascoe DD, and Robergs RA. The influence of exercise intensity on heat acclimation in trained subjects. *Medicine and Science in Sports and Exercise* 22: 615-620, 1990.
62. Howald H, Pette D, Simoneau JA, Uber A, Hoppeler H, and Cerretelli P. Effect of chronic hypoxia on muscle enzyme activities. *International Journal of Sports Medicine* 11 (Suppl 1): S10-14, 1990.
63. Howley E. Effect of altitude on physical performance. In *Encyclopedia of Physical Education, Fitness, and Sports: Training, Environment, Nutrition, and Fitness*, edited by Stull G, and Cureton T. Salt Lake City, UT: Brighton, 1980, pp. 177-187.
64. Hubbard R and Armstrong LE. Hyperthermia: new thoughts on an old problem. *Physician and Sportsmedicine* 17: 97-113, 1989.
65. Hughson RL, Green HJ, Houston ME, Thomson JA, MacLean DR, and Sutton JR. Heat injuries in Canadian mass participation runs. *Canadian Medical Association Journal* 122: 1141-1144, 1980.
66. Hurtado A. Animals in high altitudes: resident man. In: *Handbook of Physiology: Section 4 – Adaptation to the Environment*, edited by Dill D. Washington, D.C.: American Physiological Society, 1964.

67. Kayser B. Nutrition and energetics of exercise at altitude. Theory and possible practical implications. *Sports Medicine* 17: 309-323, 1994.
68. Kollias J and Buskirk E. Exercise and altitude. In: *Science and Medicine of Exercise and Sport*, edited by Johnson W, and Buskirk E. New York, NY: Harper & Row, 1974.
69. Kollias J, Buskirk ER, Akers RF, Prokop EK, Baker PT, and Picon-Reategui E. Work capacity of long-time residents and newcomers to altitude. *Journal of Applied Physiology* 24: 792-799, 1968.
70. Lawler J, Powers SK, and Thompson D. Linear relationship between V˙ O2 max and V˙ O2 max decrement during exposure to acute hypoxia. *Journal of Applied Physiology* 64: 1486-1492, 1988.
71. Lorenzo S, Halliwill JR, Sawka MN, and Minson CT. Heat acclimation improves exercise performance. *Journal of Applied Physiology* 109: 1140-1147, 2010.
72. Lundby C and Robach P. Does 'altitude training' increase exercise performance in elite athletes? *Experimental Physiology*. 101(7): 783-788, 2016.
73. Lundby C, Millet GP, Calbet JA, Bärtsch P, and Subudhi AW. Does 'altitude training' increase exercise performance in elite athletes? *British Journal of Sports Medicine*. 46: 792-795, 2012.
74. MacDougall JD, Green HJ, Sutton JR, Coates G, Cymerman A, Young P, et al. Operation Everest II: structural adaptations in skeletal muscle in response to extreme simulated altitude. *Acta Physiologica Scandinavica* 142: 421-427, 1991.
75. Marconi C, Marzorati M, Grassi B, Basnyat B, Colombini A, Kayser B, et al. Second generation Tibetan lowlanders acclimatize to high altitude more quickly than Caucasians. *Journal of Physiology* 556: 661-671, 2004.
76. Martin D and O'Kroy J. Effects of acute hypoxia on the V̇O2 max of trained and untrained subjects. *Journal of Sports Sciences* 11: 37-42, 1993.
77. Mathews DK, Fox EL, and Tanzi D. Physiological responses during exercise and recovery in a football uniform. *Journal of Applied Physiology* 26: 611-615, 1969.
78. Maughan RJ, Otani H, and Watson P. Influence of relative humidity on prolonged exercise capacity in a warm environment. *European Journal of Applied Physiology* 112: 2313-2321, 2012.
79. Mazess RB. Cardiorespiratory characteristics and adaptation to high altitudes. *American Journal of Physical Anthropology* 32: 267-278, 1970.
80. Mazess RB. Exercise performance at high altitude in Peru. *Federation Proceedings* 28: 1301-1306, 1969.
81. Mazess RB. Exercise performance of Indian and white high altitude residents. *Human Biology: An International Record of Research* 41: 494-518, 1969.
82. Mazzeo RS. Physiological responses to exercise at altitude – an update. *Sports Medicine* 38: 1-8, 2008.
83. McArdle WD, Magel JR, Gergley TJ, Spina RJ, and Toner MM. Thermal adjustment to cold-water exposure in resting men and women. *Journal of Applied Physiology* 56: 1565-1571, 1984.
84. McArdle WD, Magel JR, Spina RJ, Gergley TJ, and Toner MM. Thermal adjustment to cold-water exposure in exercising men and women. *Journal of Applied Physiology* 56: 1572-1577, 1984.
85. McGinnis G, Kliszczewicz B, Barberio M, Ballmann C, Peters B, et. al. Acute hypoxia and exercise-induced oxidative stress. International *Journal of Sport Nutrition and Exercise Metabolism* 24: 684-693, 2014.
86. Norton E. *The Fight for Everest: 1924*. New York, NY: Longmans, Green, 1925.
87. Notley S, Flouris A, and Kenny G. On the use of wearable physiological monitors to assess heat strain during occupational heat stress. *Applied Physiology, Nutrition, and Metabolism* 43: 869-881, 2018.
88. Oelz O, Howald H, Di Prampero PE, Hoppeler H, Claassen H, Jenni R, et al. Physiological profile of world-class high-altitude climbers. *Journal of Applied Physiology* 60: 1734-1742, 1986.
89. Pascoe DD, Shanley LA, and Smith EW. Clothing and exercise. I: biophysics of heat transfer between the individual, clothing and environment. *Sports Medicine* 18: 38-54, 1994.
90. Peronnet F, Thibault G, and Cousineau DL. A theoretical analysis of the effect of altitude on running performance. *Journal of Applied Physiology* 70: 399-404, 1991.
91. Peters B, Ballmann C, McGinnis G, Epstein E, Hyatt H, Slivka D et. al. Graded hypoxia and blood oxidative stress during exercise recovery. *Journal of Sports Sciences* 34: 56-66, 2016.
92. Peters B, Ballmann C, Quindry T, Zehner E, McCroskey J, Ferguson M et. al. Experimental woodsmoke exposure during exercise and blood oxidative stress. *Journal of Occupational and Environmental Medicine* 60: 1073-1081, 2016.
93. Powers SK, Martin D, and Dodd S. Exercise-induced hypoxaemia in elite endurance athletes. Incidence, causes and impact on V̇O2 max. *Sports Medicine* 16: 14-22, 1993.
94. Pugh L. Athletes at altitude. *Journal of Physiology* 192: 619-646, 1967.
95. Pugh LG. Deaths from exposure on Four Inns Walking Competition, March 14-15, 1964. *Lancet* 1: 1210- 1212, 1964.
96. Pugh LG and Edholm OG. The physiology of channel swimmers. *Lancet* 269: 761-768, 1955.
97. Pugh LG, Gill MB, Lahiri S, Milledge JS, Ward MP, and West JB. Muscular exercise at great altitudes. *Journal of Applied Physiology* 19: 431-440, 1964.
98. Quindry J, Dumke C, Slivka D, and Ruby B. Impact of extreme exercise at high altitude on oxidative stress in humans. *Journal of Physiology* 594: 5093-5104, 2016.
99. Quinn MD. The effects of wind and altitude in the 400-m sprint. *Journal of Sports Sciences* 22: 1073-1081, 2004.
100. Racinais S, Alonso J-M, Coutts AJ, Flouris AD, Girard O, González-Alonso J, et al. Consensus recommendations on training and competing in the heat. *Sports Medicine*. 45:925-938, 2015.
101. Racinais S. Different effects of heat exposure upon exercise performance in the morning and afternoon. *Scandinavian Journal of Medicine & Science in Sports* 20 Suppl. 3: 80-89, 2010.
102. Raven P. Effects of air pollution on physical performance. In: *Encyclopedia of Physical Education, Fitness, and Sports: Training, Environment, Nutrition, and Fitness*, edited by Stull G, and Cureton T. Salt Lake City, UT: Brighton, 1980, pp. 201-216.
103. Raven PB, Drinkwater BL, Ruhling RO, Bolduan N, Taguchi S, Gliner J, et al. Effect of carbon monoxide and peroxyacetyl nitrate on man's maximal aerobic capacity. *Journal of Applied Physiology* 36: 288- 293, 1974.
104. Roberts WO. Heat and cold: what does the environment do to marathon injury? *Sports Medicine* 37: 400-403, 2007.
105. Rose MS, Houston CS, Fulco CS, Coates G, Sutton JR, and Cymerman A. Operation Everest. II: Nutrition and body composition. *Journal of Applied Physiology* 65: 2545-2551, 1988.
106. Roskamm H, Landry F, Samek L, Schlager M, Weidemann H, and Reindell H. Effects of a standardized ergometer training program at three different altitudes. *Journal of Applied Physiology* 27: 840-847, 1969.

107. Rupert JL and Hochachka PW. Genetic approaches to understanding human adaptation to altitude in the Andes. *Journal of Experimental Biology* 204: 3151-3160, 2001.
108. Saltin B. Circulatory response to submaximal and maximal exercise after thermal dehydration. *Journal of Applied Physiology* 19: 1125-1132, 1964.
109. Saunders PU, Pyne DB, and Gore CJ. Endurance training at altitude. *High Altitude Medicine & Biology* 10: 135-148, 2009.
110. Sawka MN, Francesconi RP, Young AJ, and Pandolf KB. Influence of hydration level and body fluids on exercise performance in the heat. *JAMA* 252: 1165-1169, 1984.
111. Sawka MN, Young AJ, Francesconi RP, Muza SR, and Pandolf KB. Thermoregulatory and blood responses during exercise at graded hypohydration levels. *Journal of Applied Physiology* 59: 1394-1401, 1985.
112. Schoene RB, Lahiri S, Hackett PH, Peters RM, Jr., Milledge JS, Pizzo CJ, et al. Relationship of hypoxic ventilatory response to exercise performance on Mount Everest. *Journal of Applied Physiology* 56: 1478-1483, 1984.
113. Semenza GL. Hypoxia-inducible factors in physiology and medicine. *Cell* 148: 399-408, 2012.
114. Simonson TS, McClain DA, Jorde LB, and Prchal JT. Genetic determinants of Tibetan high-altitude adaptation. *Human Genetics* 131: 527-533, 2012.
115. Siple P and Passel C. Measurements of dry atmospheric cooling in subfreezing temperatures. *Proceedings of the American Philosophical Society* 89: 177-199, 1945.
116. Sperlich B, Born DP, Lefter MD, and Holmberg HC. Exercising in a hot environment: which t-shirt to wear? *Wilderness & Environmental Medicine* 24: 211- 220, 2013.
117. Stachenfeld NS. Sodium ingestion, thirst, and drinking during endurance exercise. *Sports Science Exchange* 27(122): 1-5, 2014.
118. Strohl KP. Lessons in hypoxic adaptations from high-altitude populations. *Sleep Breath* 12: 115-121, 2008.
119. Sutton JR, Reeves JT, Wagner PD, Groves BM, Cymerman A, Malconian MK, et al. Operation Everest II: oxygen transport during exercise at extreme simulated altitude. *Journal of Applied Physiology* 64: 1309-1321, 1988.
120. Teunissen LPJ, de Haan A, de Koning JJ, and Daanen HAM. Effects of wind application on thermal perception and self-paced performance. *European Journal of Applied Physiology* 113: 1705-1717, 2013.
121. Tikuisis P, Bell DG, and Jacobs I. Shivering onset, metabolic response, and convective heat transfer during cold air exposure. *Journal of Applied Physiology* 70: 1996-2002, 1991.
122. Vogt M and Hoppeler H. Is hypoxia training good for muscles and exercise performance? *Progress in Cardiovascular Diseases* 52: 525-533, 2010.
123. Volpino P, Tomei F, La Valle C, Tomao E, Rosati MV, Ciarrocca M, et al. Respiratory and cardiovascular function at rest and during exercise testing in a healthy working population: effects of outdoor traffic air pollution. *Occupational Medicine* 54: 475-482, 2004.
124. Ward-Smith AJ. The influence of aerodynamic and biomechanical factors on long jump performance. *Journal of Biomechanics* 16: 655-658, 1983.
125. Ward-Smith AJ. Altitude and wind effects on long jump performance with particular reference to the world record by Bob Beamon. *Journal of Sport Sciences* 4: 89-99, 1986.
126. Wasse LK, Sunderland C, King JA, Batterham RL, and Stensel DJ. Influence of rest and exercise at a simulated altitude of 4,000 m on appetite, energy intake, and plasma concentrations of acylated ghrelin and peptide YY. *Journal of Applied Physiology* 112: 552-559, 2012.
127. Wegmann M, Faude O, Poppendieck W, Hecksteden A, Frohlich M, and Meyer T. Pre-cooling and sports performance: a meta-analytical review. *Sports Medicine Volume 42: 545-564, 2012.*
128. West JB, Boyer SJ, Graber DJ, Hackett PH, Maret KH, Milledge JS, et al. Maximal exercise at extreme altitudes on Mount Everest. *Journal of Applied Physiology* 55: 688-698, 1983.
129. West JB, Hackett PH, Maret KH, Milledge JS, Peters RM, Jr., Pizzo CJ, et al. Pulmonary gas exchange on the summit of Mount Everest. *Journal of Applied Physiology* 55: 678-687, 1983.
130. West JB, Lahiri S, Gill MB, Milledge JS, Pugh LG, and Ward MP. Arterial oxygen saturation during exercise at high altitude. *Journal of Applied Physiology* 17: 617-621, 1962.
131. West JB, Lahiri S, Maret KH, Peters RM, Jr., and Pizzo CJ. Barometric pressures at extreme altitudes on Mt. Everest: physiological significance. *Journal of Applied Physiology* 54: 1188-1194, 1983.
132. West JB and Wagner PD. Predicted gas exchange on the summit of Mt. Everest. *Respiration Physiology* 42: 1-16, 1980.
133. Williamson-Reisdorph C, Tiemessen K, Christison K, Gurney S, Richmond D, Wood K, et. al. Cardiovascular and blood oxidative stress responses to exercise and acute woodsmoke exposure in recreationally active individuals. *Wilderness and Environmental Medicine* 33: 17-24, 2022.
134. Wilson MJ, Julian CG, and Roach RC. Genomic analysis of high-altitude adapatation: innovations and implications. *Current Sports Medicine Reports* 10: 59-61, 2011.
135. Wingo JE. Exercise intensity prescription during heat stress: a brief review. *Scandinavian Journal of Medicine and Science in Sports and Exercise* 25(Suppl 1): 90-95, 2015.
136. Wingo JE, Ganio MS, and Cureton KJ. Cardiovascular drift during heat stress: implications for exercise prescription. *Exercise and Sport Sciences Reviews.* 40: 88-94, 2012.
137. Wolski LA, McKenzie DC, and Wenger HA. Altitude training for improvements in sea level performance. Is the scientific evidence of benefit? *Sports Medicine* 22: 251-263, 1996.
138. Yamane M, Oida Y, Ohnishi N, Matsumoto T, and Kitagawa K. Effects of wind and rain on thermal responses of humans in a mildly cold environment. *European Journal of Applied Physiology* 109: 117-123, 2010.
139. Yaspelkis BB, III, and Ivy JL. Effect of carbohydrate supplements and water on exercise metabolism in the heat. *Journal of Applied Physiology* 71: 680-687, 1991.
140. Yu IT, Wong TW, and Liu HJ. Impact of air pollution on cardiopulmonary fitness in schoolchildren. *Journal of Occupational and Environmental Medicine* 46: 946-952, 2004.

24

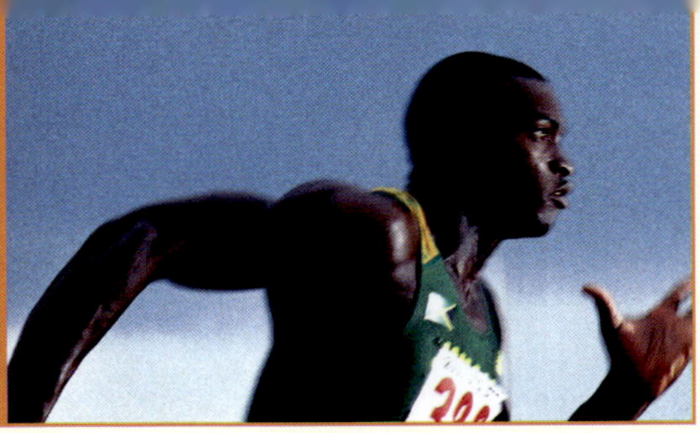

Digital Vision/Getty Images

Recursos ergogênicos

Objetivos

Ao estudar este capítulo, você deverá ser capaz de:

1. Definir *recurso ergogênico.*
2. Explicar por que o tratamento com "placebo" em um "modelo duplo-cego" é utilizado em estudos de pesquisa que envolvem recursos ergogênicos.
3. Descrever, em geral, a eficácia dos suplementos nutricionais no desempenho.
4. Descrever o efeito do oxigênio extra no desempenho, diferenciar a oxigenação hiperbárica da oxigenação obtida pela respiração de misturas gasosas enriquecidas por oxigênio.
5. Descrever *doping* sanguíneo e seu potencial para melhorar o desempenho de resistência.
6. Explicar o mecanismo pelo qual a ingestão de tampões pode melhorar os desempenhos anaeróbios.
7. Explicar como as anfetaminas podem melhorar o desempenho físico.
8. Descrever os diversos mecanismos pelos quais a cafeína pode melhorar o desempenho.
9. Descrever como os equipamentos de alta tecnologia e a técnica do ciclismo podem melhorar a velocidade no ciclismo de alta velocidade.
10. Descrever os efeitos fisiológicos e psicológicos dos diferentes tipos de aquecimento.

Conteúdo

Questões relacionadas aos modelos de pesquisa 637
Suplementos nutricionais 638
Desempenho aeróbio 641
  Oxigênio 641
  Doping sanguíneo 643
Desempenho anaeróbio 645
  Tampões sanguíneos 645
Drogas 647
  Anfetaminas 647
  Cafeína 648
Recursos ergogênicos mecânicos 651
  Ciclismo 651
  Equipamento vestível para melhoria do desempenho 653
Aquecimento físico 655

Palavras-chave

câmara hiperbárica
coleta de sangue "simulada"
doping por infusão sanguínea
doping sanguíneo
empacotamento sanguíneo
eritrocitemia
eritrocitemia induzida
eritropoetina (EPO)
modelo de pesquisa duplo-cego
normocitemia
placebo
recursos ergogênicos
reinfusão de sangue "simulada"
simpaticomiméticos
transfusão autóloga
transfusão homóloga

Os capítulos precedentes descreveram o exercício e os planos nutricionais relacionados com o desempenho, mas nenhuma apresentação dos fatores que afetam o desempenho seria completa sem uma discussão dos recursos ergogênicos. **Recursos ergogênicos** são definidos como substâncias produtoras de trabalho ou fenômenos que, conforme se acredita, aumentam o desempenho.[107] Por essa razão, também são conhecidos como *substâncias que melhoram o desempenho* (SMD).

Os recursos ergogênicos são nutrientes, drogas, exercícios de aquecimento, hipnose, controle do estresse, *doping* sanguíneo, respiração de oxigênio, música e recursos biomecânicos extrínsecos. Embora já tenham sido discutidos tópicos nutricionais relacionados com o desempenho no Capítulo 22, neste capítulo serão fornecidos detalhes adicionais sobre o papel dos suplementos nutricionais como recursos ergogênicos. Ademais, serão discutidos recursos ergogênicos em relação ao desempenho aeróbio (inalação de oxigênio suplementar e *doping* sanguíneo) e ao desempenho anaeróbio (tampões sanguíneos), bem como diversas drogas (anfetaminas e cafeína), equipamento de alta tecnologia e aquecimento físico. Esteroides anabólicos e o hormônio do crescimento já foram discutidos no Capítulo 5.

Substâncias que melhoram o desempenho são amplamente utilizadas em todos os níveis de competição. Estima-se que a prevalência de atletas de elite que usam o *doping* intencionalmente gire em torno de 14% a 39%, mas a porcentagem real varia muito dependendo do esporte: em alguns esportes, até 70% dos atletas usam SMD.[36] Não deve surpreender o maior percentual de atletas que usam alguns tipos de SMD (p. ex., suplementos alimentares), algo entre 40% e praticamente 100% dependendo do esporte, em comparação com outros SMD (p. ex., drogas).[100] Os motivos pelos quais os atletas de elite começam a usar SMD são a busca por maior sucesso atlético graças ao melhor desempenho, ganhos financeiros, recuperação mais rápida, prevenção de deficiências nutricionais e, finalmente, por acreditarem que "os outros também usam".[106]

Entre os atletas universitários, os usuários de SMD demonstram propensão muito maior para o consumo de bebidas alcoólicas e de drogas ilícitas, independentemente de estas últimas (i.e., as drogas) melhorarem ou impedirem o desempenho.[22] Embora os atletas critiquem a maneira como os testes são realizados, muitas vezes declaram que a severidade da punição é apropriada ou não é severa o suficiente quando determinado competidor é pego usando. Curiosamente, os treinadores continuam sendo a principal influência e fonte de informação sobre SMD para atletas;[106] esse problema pode ser agravado pela falta de conhecimento demonstrado pela maioria dos médicos sobre os SMD.[105] Por fim, tendo em vista os limitados recursos disponíveis para o enfrentamento desse problema, há a preocupação de que a maior parte dos recursos financeiros seja gasta em testes antidrogas, e não em programas educacionais para a prevenção do problema.[106]

Embora a atenção do leitor esteja concentrada no desempenho esportivo, em que uma melhora inferior a 1% pode alterar recordes mundiais, deve-se ter em mente que os fisiologistas industriais há muito tempo estão preocupados com a relação entre iluminação, temperatura ambiente e ruído de fundo (música) e o desempenho no local de trabalho.[107] Os trabalhos de pesquisa nessa área devem ser realizados criteriosamente, com especial atenção ao modelo de pesquisa, em razão do número de fatores que podem influenciar os resultados do estudo.

Questões relacionadas aos modelos de pesquisa

Em certas circunstâncias, é difícil comparar os resultados de um estudo de pesquisa sobre recursos ergogênicos com os resultados de outro estudo. A razão para tal é que o efeito de um recurso ergogênico depende de uma série de variáveis:[107]

- Dose – muito pouco ou em excesso talvez não cause efeito.
- Usuário – o recurso ergogênico pode ser efetivo em indivíduos "não treinados", mas não em pessoas "treinadas" ou vice-versa.
  – o "valor" de um recurso ergogênico é determinado pelo indivíduo.
- Tarefa – pode funcionar com tarefas de curta duração e ligadas à potência, porém não em tarefas de resistência ou vice-versa.
  – pode funcionar em atividades motoras gerais que envolvem grandes músculos, e não com atividades motoras finas, ou vice-versa.
- Uso – um recurso ergogênico utilizado agudamente (durante curto período) pode revelar um efeito positivo, mas em longo prazo pode comprometer o desempenho ou vice-versa.

Tendo em vista essas variáveis, os cientistas tomam muito cuidado na modelagem dos experimentos, para que não sejam "iludidos" com o resultado. Por exemplo, um atleta pode melhorar o desempenho por acreditar que a substância funcionará; assim, a "crença" é mais importante do que a substância para a determinação do resultado. Além disso, um pesquisador pode "acreditar" no recurso ergogênico e, inadvertidamente, oferecer diferentes níveis de incentivo durante o teste de atletas sob a influência do recurso ergogênico. Esses problemas são controlados com o uso de um **placebo** como condição de tratamento e pela aplicação de um **modelo de pesquisa duplo-cego**, respectivamente.

Placebo é uma substância "parecida" com o recurso ergogênico em questão, mas que não contém nada que influenciará o desempenho. A necessidade de tal controle pode ser observada na Figura 24.1, que descreve o ganho de força por um grupo que estava tomando placebo, mas que foi informado de que se tratava de um esteroide anabólico. O resultado é contrastado com o desempenho do grupo antes de tomar o placebo. O percentual e a quantidade de força ganhos foram mais elevados com o placebo, indicando a necessidade desse controle, para que se possa isolar o real efeito de uma substância.[4]

Modelo de pesquisa duplo-cego é aquele no qual nem o participante no estudo nem o pesquisador sabem quem

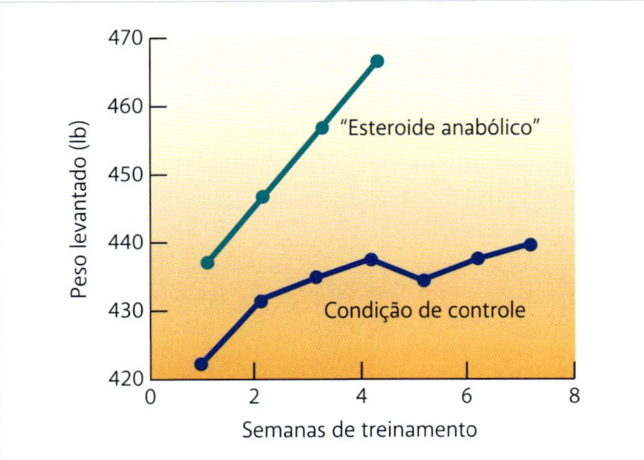

Figura 24.1 Mudanças no desempenho quando foi informado aos participantes que estavam tomando um esteroide anabólico, mas na verdade estavam tomando placebo.

está recebendo o placebo ou a substância em pesquisa. Os participantes são aleatoriamente designados para receber o comprimido x ou o comprimido y. Depois de coletados todos os dados, o "código" é quebrado, para que se fique sabendo qual comprimido (x ou y) era o placebo e qual era a substância sob investigação. Esses modelos são muito complexos e de difícil execução, mas reduzem a probabilidade de tendenciosidade dos participantes ou pesquisadores.[107]

Reforçando a ideia de que o participante da pesquisa, e de preferência os cientistas, não devem ter conhecimento dos tratamentos, um estudo recentemente publicado de Saunders et al. avaliou o efeito de um tratamento com *placebo aberto* no desempenho de ciclistas treinados numa prova de 1 km contrarrelógio.[135] O tratamento de placebo aberto ocorre quando os participantes de um grupo de placebo são informados com todas as letras de que receberão um tratamento impossível de proporcionar qualquer ganho ergogênico. Em seguida, os participantes do grupo de placebo aberto são comparados a outro grupo de controle cujos participantes não sabem que também estão recebendo um placebo. Em seu estudo, Saunders et al. descobriram que quase 40% dos participantes do grupo placebo aberto tiveram melhor desempenho no teste cronometrado de 1 km em comparação ao grupo de controle cego. Embora esse resultado em participantes do grupo de placebo aberto do estudo de exercício físico tenha gerado menos respondentes positivos em comparação com os resultados de estudos com placebo aberto, mas com orientação médica e sem um componente de atividade física, ainda assim a resposta é digna de nota.[135] Além disso, essa descoberta reforça a ideia de que, cientificamente, há necessidade de remover as expectativas dos participantes com relação ao grupo ao qual foram designados.

O cientista também deve ser criterioso na seleção dos participantes. Se a substância é testada como um auxílio potencial para velocistas, seria razoável selecionar indivíduos dessa população, para que os resultados possam ser generalizados para o grupo. Além disso, os testes utilizados pelo pesquisador devem ficar o mais próximo possível da – ou mesmo consistir na – tarefa a ser desempenhada (p. ex., corrida de 100 m). Em suma, os resultados obtidos em uma população apropriada de participantes, mas sob condições laboratoriais controladas com o uso de testes fisiológicos convencionais, podem não ter utilidade quando transportados para "o campo".[107]

Em resumo

- Os recursos ergogênicos são definidos como substâncias ou fenômenos geradores de trabalho; acredita-se que eles aumentem o desempenho.
- Considerando-se que as crenças do atleta podem influenciar seu desempenho, os cientistas utilizam um placebo, ou substância "parecida", como controle para esse efeito. Sempre que possível, os participantes do estudo devem estar "cegos" para o tratamento. Além disso, os cientistas utilizam um modelo de pesquisa duplo-cego, no qual o pesquisador e os participantes desconhecem o tratamento.

Suplementos nutricionais

No Capítulo 18, discutiram-se os tópicos relacionados com a nutrição básica e, no Capítulo 22 ofereceram-se detalhes adicionais acerca do papel da nutrição no desempenho. Nesta seção, será dado mais um passo na discussão do papel que os suplementos nutricionais podem ter no desempenho esportivo – um ponto que interessa a muitos atletas. Uma pesquisa entre atletas indicou que mais de 80% dos atletas da U.S. Division I e dos atletas de elite nacional ou internacional utilizam suplementos nutricionais.[3,99,114] Para mais detalhes sobre suplementos nutricionais e desempenho, consulte os textos de Burke e Deakin, em "Sugestões de leitura", e de Williams, Anderson e Rawson.[170] Também incentivamos você a consultar o *site* do Australian Institute of Sport https://ais.gov.au/nutrition/supplements), que atualiza sistematicamente as informações em uma grande variedade de suplementos nutricionais.

Basta apenas abrir uma revista especializada em treinamento de força para se tomar conhecimento do incrível número de suplementos nutricionais anunciados como capazes de melhorar os efeitos do treinamento físico, seja em termos de tamanho ou de força. A Tabela 24.1 fornece um resumo de vários suplementos nutricionais usados por atletas de treinamento de força para aumentar força, massa muscular e desempenho atlético. As colunas fornecem informações sobre a argumentação feita para cada substância e a evidência contra e a favor dessa argumentação. Uma rápida leitura da Tabela 24.1 indica que há pouca ou nenhuma base para nenhum dos suplementos, com exceção da creatina e, talvez, da beta-alanina. É de conhecimento geral o papel da fosfocreatina (PC) em eventos de grande potência ou no início do exercício de resistência (ver Caps. 3 e 4). Numerosos estudos comprovam que a suplementação com creatina pode aumentar a concentração muscular dessa substância. Isso afeta o desempenho? (Ver "Vencendo limites 24.1", para mais informações sobre esse tópico.)

Tabela 24.1 Suplementos nutricionais para pessoas em treinamento de força

Suplemento	Descrição	Proposta	Evidências	Comentário
Antioxidantes (p. ex., vitaminas A, C e E)	Agentes químicos que protegem as células da lesão oxidativa causada pelos radicais livres	Reduzir a lesão muscular resultante de exercício intenso ou excêntrico	Poucas evidências de que o desempenho melhora, mas alguma evidência de que a lesão oxidativa causada pelo exercício pode ser diminuída	Com um treinamento contínuo, os antioxidantes produzidos pelo corpo podem ser suficientes; se a dieta for inadequada, suplementar
Proteínas ou aminoácidos de cadeia ramificada	Dietas ricas em proteína ou suplementos exclusivamente com aminoácidos	Atender às maiores necessidades de proteína associadas ao treinamento	A ingestão alimentar já excede o limite superior das necessidades conhecidas para as proteínas	A dieta é adequada
Lisina, arginina e ornitina	Aminoácidos	Aumentar a secreção do hormônio do crescimento; promover o crescimento muscular	Podem aumentar o hormônio do crescimento, mas em magnitude limitada; sem efeito na massa muscular	Caras e ineficazes
β-alanina	Aminoácido usado na síntese de carnosina	Mais carnosina atuará melhor como tampão para os ácidos no músculo	Sem apoio para exercício de alta intensidade que dure < 60 s; algum apoio para exercício por > 60 e < 240 s.	Pode ocorrer parestesia (sensação de formigamento na pele); é necessária mais pesquisa
Creatina	Aminoácido	Aumentar a potência anaeróbia	Melhora o desempenho em tarefas selecionadas (p. ex., repetições de séries de velocidade)	Ver "Vencendo limites 24.1"
Desidroepiandrosterona (DHEA)	Precursor da testosterona	Melhorar a concentração de testosterona e a massa muscular	Sem efeito na testosterona, na força ou na massa muscular; banida pela WADA e pelo COI	Aumenta os níveis de estrogênio e diminui o HDL-colesterol; pode resultar em teste *antidoping* positivo para testosterona
Androstenediona (andro)	Precursor da testosterona	Melhorar a concentração de testosterona e a massa muscular.	Sem efeito na testosterona, na força ou na massa muscular; banida pela WADA e pelo COI	Aumenta os níveis de estrogênio e diminui o HDL-colesterol; pode resultar em teste *antidoping* positivo para testosterona
Carnitina	Utilizada no metabolismo das gorduras	Melhorar o uso das gorduras, diminuir a gordura corporal	Não há deficiência em atletas; sem efeito na resposta metabólica ao exercício	A dieta é adequada

Fonte: Das referências: 2, 3, 11, 24, 64, 67, 69, 74, 77, 91, 136, 146, 161, 166, 172 e Australian Institute of Sport (http://www.ausport.gov.au/ais/nutrition).

Alguns suplementos alimentares visam melhorar o desempenho de resistência. Os nitratos inorgânicos são encontrados em vegetais de folhas verdes e na beterraba. Uma vez ingerido, o nitrato é convertido em nitrito, que, por sua vez, pode ser convertido em óxido nítrico, molécula importante nas funções circulatória e metabólica. Foi demonstrado que a suplementação com nitrato resulta em benefícios para a saúde (p. ex., queda na pressão arterial),[30] e contamos com algumas evidências em favor da possibilidade de diminuição do custo de oxigênio para o exercício submáximo. Contudo, ainda não ficou esclarecida a questão de sua eficácia em atletas de alto nível; assim, é grande a necessidade de mais pesquisas sobre esse tópico.[3,30,79] Foi demonstrado que outro suplemento, o fosfato de sódio, aumenta o $\dot{V}O_{2máx}$ em ciclistas (tanto de nível médio como de elite); mas ainda não foi devidamente esclarecido o seu impacto no desempenho de resistência.[21] Enfim, o que é certo é que, nos anos futuros, teremos mais notícias sobre esses suplementos alimentares.

O uso de suplementos de qualquer tipo deve ser abordado com uma atitude de "cuidado do comprador". Quan-

Vencendo limites 24.1

Monoidrato de creatina

Este texto examina a importância da fosfocreatina (PC) como fonte de energia durante o exercício explosivo de curta duração e como fonte de energia que nos ajuda a fazer a transição para o estado de equilíbrio da absorção de oxigênio durante o exercício aeróbio submáximo (ver Caps. 3 e 4). Dada a importância da PC no exercício explosivo, tem havido grande interesse no potencial do suplemento alimentar monoidrato de creatina para aumentar a concentração muscular de PC e, espera-se, o desempenho.

A concentração total de creatina no músculo é de aproximadamente 120 mmol • kg^{-1}, e 2 g são excretados por dia. Esses 2 g são repostos pela dieta (1 g) e pela síntese (1 g) a partir de aminoácidos.[38,160] A primeira etapa em um plano típico de "carga" de monoidrato de creatina consiste em adicionar 20 a 25 g/dia à dieta durante 5 a 7 dias.[87] Essa estratégia resulta em um aumento de ~20% na creatina muscular, o que se aproxima do que é considerado limite superior da capacidade de armazenamento de creatina pelo músculo. Há evidências de que esse nível elevado pode ser alcançado com doses baixas, de até 2 a 3 g por dia – no devido tempo.[128] Independentemente do meio utilizado para alcançar os níveis mais elevados de creatina no músculo, há grande variabilidade entre os indivíduos:[38,160]

- Indivíduos com valores iniciais mais baixos (p. ex., vegetarianos) têm maiores aumentos, e alguns indivíduos com elevados valores na pré-suplementação talvez não respondam ao aumento da creatina. Isso levou aos conceitos de responsivos e não responsivos.
- A ingestão de glicose com a creatina reduz essa variação e melhora a absorção. Em geral, o esquema de carga em curto prazo parece melhorar a capacidade de manutenção da força muscular e da produção de potência durante várias práticas exaustivas de exercício, inclusive em idosos,[62,132] mas existem exceções.[160,169] Estudos com controle para ingestão de proteína e energia demonstraram de maneira convincente que é a própria creatina que promove esses efeitos.[26,35] Além disso, a creatina não influencia o glicogênio muscular, seja em repouso ou em seguida a um exercício exaustivo.[112]

Contrastando com os cientistas que adotam um regime de carga durante 5 a 7 dias para determinar o efeito de uma concentração muscular elevada de creatina, os atletas tomam o suplemento de creatina durante longos períodos para melhorar o desempenho. O elevado nível de creatina muscular alcançado na fase de carga pode ser mantido pelo consumo de 2 a 5 g de monoidrato de creatina por dia. Curiosamente, o "mecanismo" para qualquer aumento no desempenho pode estar apenas indiretamente relacionado com a creatina. Por exemplo, ganhos maiores de força obtidos em um programa de treinamento com pesos podem ser mediados pela capacidade do atleta de aumentar a intensidade do treinamento, o que permitiria, por sua vez, obter maior adaptação fisiológica (i.e., ganho de força) ao treinamento.[127,160] Contudo, é preciso ter em mente que a suplementação com creatina não reduz a lesão muscular resultante do exercício extenuante.[126]

O que dizer do lado ruim da suplementação com creatina? Ao que parece, a suplementação com creatina aumenta a massa corporal, mas é provável que isso se deva mais à retenção de água do que à síntese de proteína. Por consequência, os atletas que devem "carregar" seu próprio peso corporal (p. ex., corredores) devem ser cautelosos, para que seu desempenho não fique negativamente afetado.[3,38,169] O uso de uma dose baixa de monoidrato de creatina (~2,3 g/dia)105 ou de PEG-creatina (1,25 a 2,5 g/dia)[66] evitou o ganho de peso, mas resultou em melhor desempenho.

Foram publicados relatos de desarranjo gastrintestinal, náuseas e cãibras musculares em associação com o uso de creatina, mas artigos recentes sugerem que não são comuns os efeitos adversos a longo prazo.[9,125] Considerando-se que ainda não existe um padrão para nível superior (NS) de ingestão para a creatina (ver Cap. 18 para uma descrição do NS), foi sugerido como primeiro passo o uso do nível seguro observado (NSO). Com base nas pesquisas existentes, uma quantidade de 5 g por dia parece ser um nível seguro para consumo crônico.[160] A creatina deve ser proibida? Volek[160] propõe uma analogia interessante: a suplementação com creatina está ligada à melhora do desempenho das práticas repetidas de exercício em alta intensidade, da mesma forma que a suplementação com carboidrato está ligada a melhorias no desempenho de resistência (ver Cap. 22).

Recentemente, os pesquisadores avaliaram de forma sistemática o papel que a creatina pode ter em indivíduos com miopatias (distúrbios do músculo que podem ser adquiridos ou de natureza genética). Nos indivíduos com distrofias musculares, os que usavam creatina tinham maiores ganhos de força em comparação com os indivíduos no grupo placebo. Em contraste, os que apresentavam miopatias metabólicas e que receberam creatina experimentaram uma deterioração na capacidade de realizar atividades da vida diária, com pacientes com a doença de McArdle experimentando um aumento na dor muscular.[82]

do aprovou a "Lei dos suplementos nutricionais na saúde e educação", em 1994, o Congresso dos Estados Unidos abriu as portas para a manufatura e a venda de suplementos, inclusive de alguns (p. ex., feromônios) que não estavam originalmente previstos.[9,159] A ausência de regulamentos para esses produtos significa que os suplementos podem conter contaminantes, alguns dos quais podem resultar em testes positivos para droga.[114] Um exemplo claro dessa problemática é um recente estudo de Baume et al.[10] Esses autores examinaram 103 suplementos nutricionais e encontraram três que continham um esteroide anabólico em quantidades muito elevadas, o qual poderia ter gerado um teste positivo para droga. Um produto à base de creatina revelou a presença de dois esteroides anabólicos, ao serem examinadas amostras de urina de pessoas que estavam consumindo o suplemento em questão. Para contornar os problemas associados ao uso de suplementos contaminados, pode-se justificar a realização de uma ampla bateria de testes dos produtos por um laboratório independente – ou o atleta deverá tomar apenas aqueles suplementos nutricionais recomendados por um nutricionista/dietista diplomado.[37] Alguns dos suplementos nutricionais foram banidos pela Agência Mundial Antidoping (WADA, na sigla em inglês) e pelo Comitê Olímpico Internacional (COI).

Para um resumo dos efeitos de ervas no desempenho esportivo, consultar a revisão de Williams em "Sugestões de leitura".

Em resumo

- Na maioria dos casos, são poucas as evidências de que os suplementos nutricionais proporcionam vantagem no desempenho para os atletas, com a possível exceção da creatina.

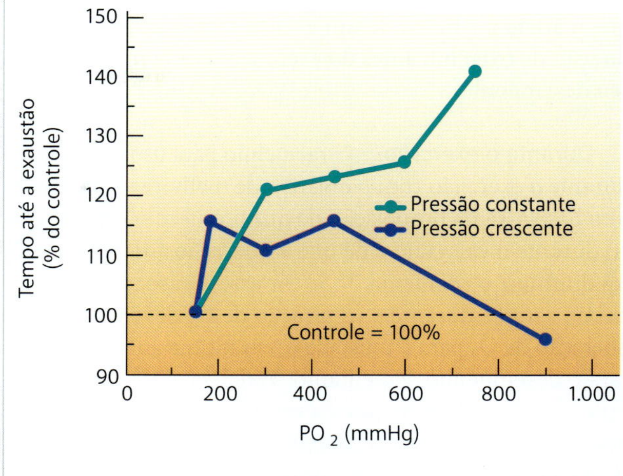

Figura 24.2 Efeito da PO_2 no desempenho. Os experimentos de pressão constante utilizaram misturas gasosas enriquecidas com oxigênio com pressão no nível do mar, enquanto os experimentos de pressão crescente utilizaram uma câmara hiperbárica para aumentar a PO_2.
Fonte: Referência 135, New York: McGraw-Hill, Inc., 1987.

Desempenho aeróbio

O Capítulo 20 detalhou alguns dos testes utilizados na avaliação dos fatores fisiológicos relacionados com o desempenho de resistência. Obviamente, um aumento na capacidade de transporte de O_2 até os músculos e um retardo no início da produção de lactato estão relacionados com melhores desempenhos. Dois recursos ergogênicos têm sido utilizados na tentativa de influenciar a liberação de O_2: a respiração de misturas enriquecidas com O_2 e o *doping* sanguíneo.

Oxigênio

Diante da importância do metabolismo aeróbio na produção de ATP para o trabalho muscular, não surpreende que os cientistas estejam interessados no efeito do oxigênio extra (hiperóxia) no desempenho. No entanto, para que esse tópico seja discutido, é preciso fazer a seguinte pergunta: como e quando o O_2 foi administrado para a obtenção de uma PO_2 mais elevada no sangue? Em sua criteriosa revisão desse tópico, Welch[163] enfatizou a dificuldade em se compararem resultados de estudos nos quais a hiperóxia é conseguida mediante o aumento do percentual de O_2 no ar inspirado, com resultados que usam uma **câmara hiperbárica** (i.e., de alta pressão) com misturas de 21% ou mais de O_2. A Figura 24.2 mostra que o desempenho (p. ex., um tempo mais prolongado até a exaustão) melhora ao longo da faixa de pressões de oxigênio inspirado quando misturas enriquecidas com O_2 são utilizadas à pressão normal de 1 atmosfera (("pressão constante") em comparação com o uso de câmara hiperbárica ("pressão aumentada"). Um estudo que utilizou tarefas de levantamento de peso e corrida de resistência na esteira confirmou a inexistência de efeito da hiperóxia hiperbárica no desempenho.[129] A segunda parte da pergunta está relacionada com o momento da administração do O_2 suplementar. Os resultados variam, dependendo de o O_2 ter sido administrado antes, ao longo, ou depois do exercício. Por essa última razão, esta seção sobre oxigênio está organizada conforme essas condições.

Antes do exercício. O raciocínio para o uso de oxigênio suplementar antes do exercício é tentar o "armazenamento" de oxigênio adicional no sangue, de modo que, no início do treinamento, o atleta contará com maior volume do gás. Foi estimado que a hemoglobina no sangue arterial fica saturada em torno de 97% com O_2 em repouso (200 mL de O_2/L de sangue). A respiração de 100% de O_2 aumentaria o O_2 ligado à hemoglobina em apenas 3%, ou 6 mL. No entanto, o volume de oxigênio fisicamente dissolvido em solução é proporcional à PO_2 arterial, e, quando a PO_2 aumenta de cerca de 100 mmHg (respiração de 21% de O_2 no nível do mar) para cerca de 700 mmHg (respiração de 100% de O_2), o oxigênio dissolvido aumenta de 3 para 21 mL/L. Se uma pessoa estiver com um volume sanguíneo total de 5 L, aproximadamente 100 mL de O_2 adicional poderão ser "armazenados" antes do exercício. Contudo, se a pessoa fizer algumas respirações entre o momento em que a respiração de O_2 é interrompida e o início do evento, as reservas de O_2 retornarão àquelas associadas à respiração de ar.[172]

O foco da atenção no uso de oxigênio antes do exercício tem recaído no exercício de curta duração. Em geral, em corridas de 800 m ou menos, no levantamento de peso, na subida de escadas e em nados de 180 m ou menos, a respiração de O_2 pareceu trazer benefícios.[109,172] Além disso, evidências sugeriram que a respiração de O_2 devia ocorrer dentro de 2 minutos a partir da tarefa.[172] Alguns se preocuparam com relação a essas descobertas, pelo fato de que, em alguns casos, os indivíduos sabiam que estavam respirando O_2 – um fator que pode ter afetado os resultados.[172] Em geral, levando-se em consideração o fato de que o O_2 não pode ser respirado no início de um evento de velocidade na natação ou no solo, qualquer efeito possivelmente obtido se perderia antes do disparo para a partida da prova. Portanto, a menos que o atleta participe de um evento com o ar preso, a respiração de oxigênio antes do exercício terá pouco efeito em seu desempenho.

Durante o exercício. O raciocínio para uso do oxigênio durante o exercício com o objetivo de melhorar o desempenho baseia-se na proposição de que o músculo está hipóxico durante o exercício e de que a liberação adicional de O_2 irá diminuir o problema.[164] Se for esse o caso, o O_2 adicional no sangue durante a respiração de O_2 deve aumentar a liberação de O_2 para o músculo e, em última análise, melhorará o desempenho. No entanto, Welch et al.[164] demonstraram que, quando uma pessoa respira misturas gasosas hiperóxicas, o aumento do conteúdo de O_2 no sangue arterial (CaO_2) fica equilibrado por uma diminuição do fluxo sanguíneo para os músculos de trabalho, de tal forma que a liberação de O_2 (CaO_2 × fluxo) não é diferente das condições normóxicas (21% de O_2). O $\dot{V}O_{2máx}$ aumenta em apenas 2 a 5% com a hiperóxia, que é mais ou menos o que seria de se esperar, visto que o débito cardíaco máximo não muda e que a diferença a – $\bar{v}O_2$ não aumenta em mais que 5 a 6% [$\dot{V}O_{2máx} = \dot{Q}_{máx} \times (CaO_2 - C\bar{v}O_2)$].

Apesar das semelhanças na liberação de O_2 durante a hiperóxia e a normóxia, foi demonstrado que o desempenho aumenta drasticamente, como resultado de um aumento no O_2 inspirado. A Figura 24.2 demonstra que o tempo transcorrido até a exaustão melhora em 40% enquanto o indivíduo respira 100% de O_2 (PO_2 = 700 mmHg). Como isso é possível, se a liberação de O_2 aos músculos não fica substancialmente diferente? Foi demonstrado que a maior disponibilidade de O_2 diminui a ventilação pulmonar e reduz o trabalho da respiração – uma mudança que deve levar a um aumento no desempenho.[163,173,174] Além disso, os atletas que experimentam "dessaturação" de hemoglobina durante o trabalho máximo (ver Caps. 10 e 23) enquanto respiram 21% de O_2 podem ser beneficiados ao respirarem misturas gasosas enriquecidas com oxigênio.[121] Um estudo constatou que, quando corredores fizeram três tiros repetidos de 300 m a diferentes velocidades em uma esteira enquanto respiravam 40% de oxigênio (em comparação com 21%), a saturação da hemoglobina foi mantida, e a queda no pH do sangue foi menor.[112] Esse achado é importante, visto que a PO_2 elevada retarda a glicólise durante o exercício extenuante, resultando em um acúmulo mais lento do lactato e do H^+ no plasma e no prolongamento do tempo até a exaustão.[71,163] A redução na formação de lactato na situação de hiperóxia parece se dever a uma redução na velocidade de degradação do glicogênio, de forma que o lactato fique mais equilibrado com sua subsequente oxidação no ciclo de Krebs.[146]

Diante da impraticabilidade de se tentar fornecer misturas de O_2 a atletas durante o desempenho, essa pesquisa sobre hiperóxia tem maior utilidade como ferramenta para responder a questões relacionadas com a antiga dúvida – sobre que fator, liberação do O_2 ou capacidade de consumo de O_2 pelo músculo, limita o desempenho aeróbio.[163] No entanto, alguns têm utilizado a hiperóxia durante o treinamento na tentativa de melhorar o desempenho. Em um estudo recentemente publicado, os participantes foram levados a respirar 60% (*versus* 21%) de O_2 durante um regime de treinamento de 6 semanas realizado a 90% do $\dot{V}O_{2máx}$, para verificar se essa medida resultaria em maiores ganhos no $\dot{V}O_{2máx}$ e no desempenho. Os participantes foram capazes de se exercitar a uma taxa de trabalho 8% superior, utilizando 60% de O_2, mas as mudanças no $\dot{V}O_{2máx}$ e no tempo transcorrido até a exaustão não foram diferentes entre os tratamentos.[115] Da mesma forma, uma investigação recentemente publicada que envolvia 3 semanas de treinamento intervalado com *sprints* com o uso da mesma intervenção de 60% de O_2 constatou que os aumentos ocorridos no $\dot{V}O_{2máx}$ foram semelhantes aos aumentos no grupo de controle. Curiosamente, graças ao uso de oxigênio suplementar, os níveis de saturação de O_2 dos participantes permaneceram próximos dos 100% durante os testes e resultaram em menor produção de lactato durante a realização do exercício.[85] Esse achado corrobora nossa discussão anterior sobre uma mudança nas fontes de combustível anaeróbias durante exercícios de alta intensidade, nos casos de fornecimento de O_2 suplementar.[71,163] Por outro lado, fazer com que os intervalos de *sprint* se tornassem "mais aeróbios" com o uso de 60% de O_2 também significou que o déficit de oxigênio acumulado foi menor nesses participantes; em decorrência, o estímulo pretendido para a prática do exercício de sprint pode ficar comprometido. Em apoio a essa suposição, os autores do estudo também descobriram que o aumento na potência média ficou menor, com redução superior a 4% naqueles participantes que receberam 60% de O_2 durante o regime de treinamento.[85]

Depois do exercício. O raciocínio para o uso de oxigênio suplementar depois do exercício é que o indivíduo poderia se recuperar mais rapidamente após o esforço e estar pronto para prosseguir. Alguns dos primeiros trabalhos demonstraram apenas isso, mas, considerando-se que os participantes sabiam que gás estavam respirando, os resultados devem ser interpretados com cautela.[109,172] Wilmore[172] resumiu os efeitos dos diversos estudos e concluiu que não havia benefício com o uso da respiração de O_2 durante a recuperação na frequência cardíaca, na ventilação e no consumo de oxigênio pós-exercício. Essa conclusão foi corroborada por estudos que demonstraram não ter havido efeito da respiração de O_2 no desempenho subsequente em um exercício de esforço total.[130]

Em resumo

- A respiração de oxigênio antes ou depois do exercício parece ter pouco ou nenhum efeito no desempenho, enquanto durante o exercício essa medida melhora o desempenho de resistência.
- Evidências preliminares sugerem que a respiração de oxigênio suplementar durante o treinamento de exercícios de tiros de velocidade de alta intensidade não melhora o $\dot{V}O_{2máx}$ e, por outro lado, pode atenuar as respostas adaptativas relacionadas ao desempenho anaeróbio.

Doping sanguíneo

No Capítulo 19, descrevemos como o $\dot{V}O_{2máx}$ está diretamente ligado ao débito cardíaco, e que um $\dot{V}O_{2máx}$ alto é muito importante para que seja alcançada excelência nos desempenhos de resistência. Tendo-se em vista que o transporte máximo de O_2 é igual ao produto do débito cardíaco máximo ($\dot{Q}_{máx}$) pelo conteúdo de O_2 no sangue arterial (CaO_2), uma forma de melhorar a liberação de O_2 aos tecidos, quando $\dot{Q}_{máx}$ não pode mudar, consiste em aumentar a quantidade de hemoglobina em cada litro de sangue. O ***doping* sanguíneo** consiste na infusão de eritrócitos na tentativa de aumentar a concentração de hemoglobina ([Hb]) e, por consequência, o transporte de O_2 (CaO_2 = [Hb] × 1,34 mL O_2/g Hb). Outros termos para descrever o *doping* sanguíneo são ***doping* por infusão sanguínea** e **empacotamento sanguíneo**; o termo médico apropriado para esse procedimento é **eritrocitemia induzida**. Contudo, antes de prosseguir neste tópico, é preciso ter em mente que um aumento no volume sanguíneo (independentemente de um aumento na concentração de hemoglobina) também afetaria de modo favorável o $\dot{V}O_{2máx}$ e o desempenho aeróbio.[60]

No *doping* sanguíneo, o indivíduo recebe uma transfusão sanguínea, que pode ser com seu próprio sangue (**transfusão autóloga**), ou com o sangue de um doador compatível (**transfusão homóloga**). Esse segundo procedimento é aceitável em ocasiões de emergência médica, mas traz consigo o risco de infecção e de incompatibilidade de tipo sanguíneo;[59] portanto, tal opção não é recomendável em procedimentos de *doping* sanguíneo. A necessidade de uso do próprio sangue para alcançar a meta de uma [Hb] mais elevada gera alguns problemas interessantes, que levaram a confusões nos primeiros dias de pesquisa na área. O problema principal estava ligado à incompatibilidade entre o tempo máximo de refrigeração do sangue, ou no qual o sangue poderia ficar guardado no "banco" com a intenção de praticar a reinfusão das células posteriormente, com o objetivo de melhorar o desempenho nas práticas de resistência. O tempo máximo de armazenamento com refrigeração é de 3 semanas; durante esse período, ocorre uma perda diária de 1% dos eritrócitos. Além disso, alguns eritrócitos aderem aos recipientes de armazenamento, ou ficam tão fragilizados que não irão funcionar depois da reinfusão. Em razão desses problemas, apenas cerca de 60% dos eritrócitos removidos podiam ser reinfundidos.[59]

O problema de uma "vida útil" limitada para o sangue fica ainda mais complicado pelo período normal para a produção de novos eritrócitos e fazer com que a [Hb] retorne ao nível normal antes da reinfusão. Na verdade, o período normal para a reposição dos eritrócitos em seguida a uma doação de 400 mL é de 3 a 4 semanas, e, em seguida a uma doação de 900 mL, são necessárias 5 a 6 semanas, ou ainda mais. Se o sangue fosse reinfundido ao final do tempo máximo de armazenamento de 3 semanas, o pesquisador poderia não ser capaz de conseguir uma condição de [Hb] aumentada por causa da perda dos eritrócitos (redução de 40%) e dos valores abaixo do normal (anemia) nos indivíduos. Gledhill[59] considera que essa situação é a razão principal das mudanças inconsistentes no $\dot{V}O_{2máx}$ e no desempenho com o uso do *doping* sanguíneo nos estudos anteriores a 1978. Outro grande problema detectado nesses estudos iniciais foi a ausência de um modelo adequado de pesquisa. Era necessário que um grupo fosse submetido a uma **coleta de sangue "simulada"** (i.e., a agulha aplicada ao braço, mas sem remoção de sangue) e a uma **reinfusão de sangue "simulada"** (i.e., a agulha aplicada ao braço, mas sem retorno de sangue) e que funcionaria como controle por placebo.

O principal fator que possibilitou um estudo mais criterioso do *doping* sanguíneo foi a introdução da técnica de preservação no congelador, permitindo que o sangue seja armazenado em estado de congelamento durante anos, com perda de apenas 15% dos eritrócitos. Com isso, há tempo suficiente para que o indivíduo se torne **normocitêmico** (i.e., alcance uma [Hb] normal), de modo que qualquer efeito da reinfusão possa ser corretamente avaliado.[59]

Em geral, foi constatado que reinfusões de uma unidade (~450 mL) de sangue obtiveram aumentos pequenos (mas pouco significativos) na [Hb], no $\dot{V}O_{2máx}$ e no desempenho, enquanto a infusão de duas unidades (900 mL) aumentou significativamente a [Hb] (8 a 9%), o $\dot{V}O_{2máx}$ (4 a 5%) e o desempenho (3 a 34%). A infusão de três unidades (1.350 mL) de sangue promoveu aumentos ligeiramente maiores na [Hb] (10,8%) e no $\dot{V}O_{2máx}$ (6,6%). Essa volumosa reinfusão provocou a ocorrência de uma **eritrocitemia** limítrofe; assim, é provável que uma reinfusão de 1.350 mL represente o limite superior que pode ser utilizado em um adulto de porte médio sem que haja um risco indevido para a ocorrência de complicações clínicas relacionadas à existência de uma quantidade excessiva de eritrócitos na circulação sanguínea. A Figura 24.3 ilustra uma redução gradual na [Hb] na direção do valor normal em seguida à reinfusão, sugerindo ocorrer manutenção do aumento no transporte de O_2 durante 10 a 12 semanas. Esse é um ponto importante no que tange a ganhos de desempenho.[58] Dito isso, não há dúvida de que ciclistas de elite utilizaram o *doping* sanguíneo em suas rotinas cotidianas normais, como uma forma de ajudar nas sessões de treinamento e durante as competições.[156]

O clássico estudo de Ekblom et al. em 1972 demonstrou o impacto do *doping* sanguíneo no $\dot{V}O_{2máx}$ e no desempenho.[46]

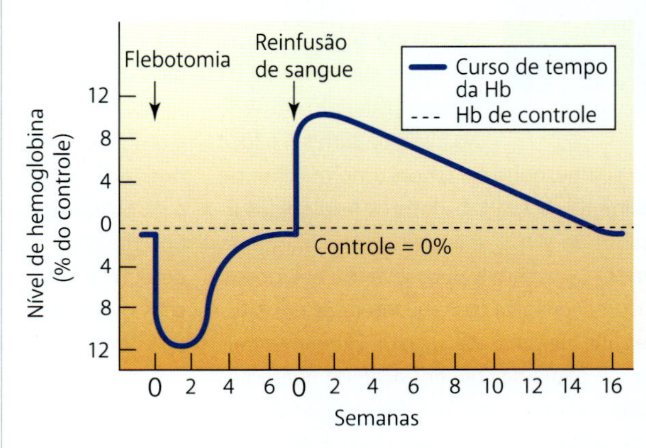

Figura 24.3 Mudanças nos níveis de hemoglobina no sangue em seguida à remoção (flebotomia) e reinfusão de sangue.

As melhorias no desempenho (3 a 34%) foram muito mais variáveis do que as mudanças na [Hb] ou no $\dot{V}O_{2máx}$. Parte da razão para essa variação foi o tipo de teste de desempenho utilizado. A maior mudança foi observada em um teste de corrida até a exaustão que durou menos de 10 minutos, e a menor mudança foi observada em uma tomada de tempo para 8 km; a melhora foi de 51 segundos, em comparação com um tempo de corrida pré-infusão de 30:17.[171] As primeiras dúvidas[44] sobre se esse procedimento "funcionaria no campo" foram esclarecidas em um estudo com esquiadores de *cross-country*,[15] que, a julgar pelo número de ciclistas que desistiram do Tour de France quando os registros de *doping* sanguíneo foram descobertos, sugere que há poucas dúvidas com relação às vantagens que esse procedimento traz. Ver "Um olhar no passado – nomes importantes na ciência", sobre um personagem que começou tudo isso.

Embora o problema do *doping* sanguíneo sempre vá levantar uma questão de ética, Gledhill apresenta o equivalente a um dilema moral no uso do *doping* sanguíneo na preparação de atletas até que fiquem prontos para o desempenho na altitude. No Capítulo 23, discutimos as mudanças no $\dot{V}O_{2máx}$ e no desempenho na altitude. Os atletas que permanecem na altitude experimentam um aumento natural na produção de eritrócitos para enfrentar a hipóxia. Como lembra Gledhill,[59] os atletas que podem suportar o treinamento na altitude conseguem obter o que o *doping* sanguíneo faz, mas de uma maneira aceitável pelo Comitê Olímpico. A disponibilidade de um análogo de DNA recombinante da **eritropoetina (EPO)**, o hormônio que estimula a produção eritrocitária, complicou ainda mais o quadro. De fato, entre todas as substâncias que melhoram o desempenho (SMD) associadas aos esportes de resistência em alto nível, o uso disseminado de formas exógenas de EPO se tornou uma das maiores preocupações nos últimos anos.

A eritropoetina é utilizada como parte da terapia para aqueles pacientes tratados com quimioterapia ou diálise (por causa de doença renal). O hormônio estimula a produção de eritrócitos para diminuir as chances de anemia. Isso é crucial para uma série de pacientes, e os pesquisadores estão tentando otimizar o uso da EPO.[94] Embora o treinamento normal de *cross-country* não pareça aumentar os níveis plasmáticos da eritropoetina de ocorrência natural,[13] a exposição aguda a 3.000 e 4.000 m de altitude simulada demonstrou que ocorre aumento de, respectivamente, 1,8 e 3,0 vezes mais nas concentrações.[43] Certamente, a real preocupação é o possível abuso do análogo desse hormônio derivado do DNA (EPO humana recombinante [rhEPO]) para gerar os efeitos do *doping* sanguíneo, sem ter que passar pela rotina de retiradas e reinfusões de sangue. Esse abuso não está isento de riscos, pois a produção de eritrócitos pode ficar fora de controle, conforme pode ser observado em alguns estudos, nos quais o aumento na concentração de hemoglobina variou de 4 a 19%.[91] Isso poderia levar a níveis extremamente elevados de eritrócitos em alguns atletas, o que possivelmente comprometeria o fluxo sanguíneo para o coração e o cérebro, resultando em infarto do miocárdio ou em acidente vascular encefálico.

Na verdade, em 4 anos após sua introdução, cerca de 20 ciclistas europeus de elite morreram inesperadamente. A EPO causa aumento na concentração de hemoglobina, mediante um simultâneo aumento no volume eritrocitário e uma diminuição no volume plasmático, de tal forma que o

Um olhar no passado – nomes importantes na ciência

Dr. Björn Ekblom, MD, PhD, estudou os fatores que afetam o transporte de oxigênio, levando outros ao "*doping* sanguíneo"

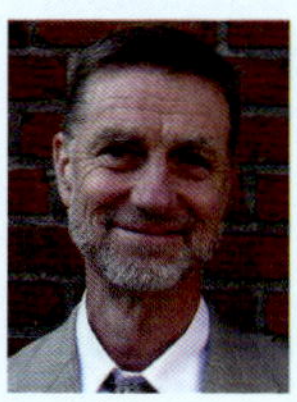

Björn Ekblom

Björn Ekblom recebeu seu PhD em 1969 e seu MD em 1970 do Karolinska Institute, em Estocolmo, na Suécia, tendo sido nomeado professor de Fisiologia na mesma instituição em 1977. No início da carreira, o foco de sua pesquisa foi o consumo máximo de oxigênio ($\dot{V}O_{2máx}$), os fatores fisiológicos ligados ao $\dot{V}O_{2máx}$ e o efeito do treinamento no $\dot{V}O_{2máx}$ em indivíduos jovens e em idosos. Em consonância com seu interesse nos fatores que afetam o $\dot{V}O_{2máx}$, o dr. Ekblom examinou o papel da concentração de hemoglobina no transporte de oxigênio e no $\dot{V}O_{2máx}$. Em 1972, publicou "Responses to Exercise After Blood Loss and Reinfusion", em que demonstrou que é possível alterar sistematicamente o $\dot{V}O_{2máx}$ por meio da redução ou elevação da concentração de hemoglobina. Esse artigo despertou o interesse no uso do *doping* sanguíneo com o objetivo de se alterar o transporte de oxigênio, o $\dot{V}O_{2máx}$ e o desempenho de resistência, o que atualmente é um problema importante no esporte (ver discussão neste capítulo). Em seus estudos, o dr. Ekblom também pesquisou o efeito da EPO no $\dot{V}O_{2máx}$ e, mais tarde, a forma como detectar a presença de EPO naquelas pessoas que tenham utilizado essa substância de maneira antiética.

Ao longo dos últimos 45 anos, o dr. Ekblom deu importantes contribuições para nosso entendimento do $\dot{V}O_{2máx}$ e dos diversos fatores que alteram esse parâmetro, mas seus interesses de pesquisa foram muito além dessa área. O dr. Ekblom estudou a regulação da temperatura durante o exercício, as respostas hemodinâmicas (i.e., pressão arterial, débito cardíaco) ao exercício, os efeitos do treinamento em pacientes com artrite reumatoide e fatores nutricionais relacionados ao desempenho. Além de dar essas importantes contribuições para nossa compreensão da fisiologia ligada ao treinamento físico, também publicou vários livros e informativos relacionados ao condicionamento e ao treinamento para diferentes esportes. Ele publicou mais de 150 artigos revisados por pares, diversos livros, oito grandes artigos de revisão e colaborou em mais de 30 capítulos de livros. Atualmente, é professor emérito no Karolinska Institute.

volume de sangue permanece relativamente inalterado.[91,93] Como o procedimento do *doping* sanguíneo, a concentração de hemoglobina permanece elevada por várias semanas, enquanto a concentração de EPO diminui, o que dificulta sua detecção.[91] Não deve surpreender o fato de que a descoberta dos atletas que usam *doping* sanguíneo ou EPO para ganhar vantagem é tarefa crucial para o princípio da "equidade" no esporte.

Em 2002, foi formada uma organização composta de cientistas, empresas farmacêuticas e hematologistas com o objetivo de trabalhar sistematicamente na prevenção do abuso desses produtos e práticas antiéticas por atletas.[5] Tem sido feito algum progresso. Para os usuários de transfusão sanguínea homóloga, os testes podem discriminar entre o doador e o receptor, ao se concentrarem em fatores secundários dos grupos sanguíneos.[89,161] Para os que fazem reinfusão das próprias hemácias concentradas (i.e., papa de hemácias), o mesmo teste não irá funcionar, porque obviamente os grupos sanguíneos são idênticos. No entanto, tem sido feito progresso sistemático com uma abordagem que rastreia o sangue do atleta ao longo de anos e registra alterações em uma série de fatores durante esse tempo.[89] O termo "passaporte hematológico" foi aplicado para essa abordagem, mas surgiram preocupações sobre sua capacidade de rastrear indivíduos ao longo do tempo que estão usando EPO.[14,92] Além disso, uma técnica promissora que envolve a mensuração da massa de hemoglobina para detectar atletas que usam transfusões de sangue autólogas[91,108,119] está chamando a atenção. Existem limitações no procedimento, incluindo o erro inerente de mensuração e o fato de que o atleta pode ser exposto ao monóxido de carbono (que poderia afetar de forma negativa o desempenho).[92,118] Para demonstrar as dificuldades envolvidas em pegar uma fraude enquanto novas técnicas estão sendo desenvolvidas para permitir ao cientista diferenciar rhEPO de EPO natural, estão sendo desenvolvidos fármacos que estimularão a produção de EPO natural.[92] Para mais informações sobre o tópico de monitoração dos biomarcadores dos atletas, ver "Uma visão mais detalhada 24.1".

Em resumo

- *Doping* sanguíneo significa a reinfusão de eritrócitos com o objetivo de aumentar a concentração de hemoglobina e a capacidade de transporte de oxigênio do sangue.
- Em razão dos avanços nas técnicas de armazenamento do sangue, foi demonstrado que o *doping* sanguíneo tem eficácia em melhorar o $\dot{V}O_{2máx}$ e o desempenho de resistência.
- A eritropoietina (EPO) é um hormônio que estimula a produção de eritrócitos, sendo um dos SMD mais utilizados.

Desempenho anaeróbio

Os progressos no desempenho de resistência concentram-se no fornecimento de carboidrato e de oxigênio ao músculo (ver seções precedentes sobre oxigênio e *doping* sanguíneo, neste capítulo, e sobre carboidrato, no Cap. 22). No entanto, nos desempenhos de curta duração e em esforço máximo, nos quais as fontes energéticas anaeróbias proporcionam a maior parte da energia para a contração muscular, o foco da atenção desvia-se para o tamponamento do H^+ liberado pelo músculo. Esta seção estuda uma forma pela qual os pesquisadores têm tentado tamponar o H^+ e melhorar o desempenho.

Tampões sanguíneos

Elevações na concentração de $[H^+]$ no músculo podem diminuir a atividade da fosfofrutoquinase (PFK),[155] o que pode retardar a glicólise, interferir nos eventos de excitação-contração mediante a redução do efluxo de Ca^{++} das cisternas terminais do retículo sarcoplasmático[54] e reduzir a ligação de Ca^{++} à troponina.[110] Foi demonstrado que reduções no desenvolvimento da força muscular estão ligadas ao aumento da $[H^+]$ muscular, tanto no músculo de rã[50] como no músculo humano.[151] Finalmente, quando Adams e Welch[1] demonstraram que os tempos de desempenho no exercício extenuante (90% do $\dot{V}O_{2máx}$) podiam ser alterados pela respiração de 60% de O_2 *versus* 21 ou 17% de O_2, o ponto de exaustão foi associado à mesma $[H^+]$ arterial. Os mecanismos envolvidos na regulação da $[H^+]$ plasmática foram descritos detalhadamente no Capítulo 11. Resumidamente, o modo principal de tamponamento do H^+ durante o exercício consiste em sua reação com a reserva de bicarbonato plasmático para formar ácido carbônico, que subsequentemente produz CO_2, o qual é expirado (compensação respiratória). À medida que o tampão de bicarbonato diminui, fica reduzida a capacidade de tamponar H^+, com consequente aumento da $[H^+]$ plasmática. Sabendo disso, cientistas exploraram modos de aumentar a reserva de tampão plasmático para retardar a velocidade de aumento do H^+ durante o exercício extenuante.

Já em 1932,[39] foi demonstrado que a alcalose induzida (por procedimento desconhecido) prolonga o tempo de corrida até a exaustão, de 5:22 para 6:04. Desde aquela época, diversos estudos corroboraram essas descobertas. Com base em várias revisões,[19,23,73,88,113,122,129,167] parece haver concordância quanto ao fato de que:

- A dose ideal de bicarbonato utilizada para melhorar o desempenho foi 0,3 g/kg de peso corporal (embora a dose de 0,2 g/kg possa ser igualmente efetiva).[139]
- Tarefas com duração igual ou inferior a um minuto, mesmo nos extremos de intensidade, não parecem ser beneficiadas com a alcalose induzida.
- Foram demonstrados ganhos de desempenho para tarefas de alta intensidade com duração de cerca de 1 a 10 minutos, ou que envolviam repetidas séries de exercício de alta intensidade com breves períodos de recuperação.

De toda forma, quando o bicarbonato é tomado ao longo de alguns dias (em oposição à dose tomada imediatamente antes do teste), parece ocorrer um efeito de dose-resposta, em que $0,5\ g \cdot kg^{-1} \cdot d^{-1}$ é melhor do que $0,3\ g \cdot kg^{-1} \cdot d^{-1}$.[42] Considerando-se o potencial que os tampões sanguíneos têm

Uma visão mais detalhada 24.1

O passaporte biológico do atleta

Em um mundo de eventos esportivos de alto risco, é quase certo que alguns atletas e também seus treinadores venham a explorar meios artificiais de obter vantagens injustas sobre os concorrentes. Nos casos em que essa abordagem envolve SMD projetados com a finalidade de manipular a fisiologia humana para obter uma vantagem pouco ética, o processo é chamado de *doping* ou "*doping* sanguíneo", pelo fato de que muitas dessas substâncias ilícitas são encontradas na circulação.

Algumas pessoas se surpreendem ao saberem que muitas das estratégias modernas de *doping*, como o uso de esteroides anabolizantes e de anfetaminas, são SMD populares há mais de 100 anos.[20] Na verdade, ao longo de muitas décadas foi tarefa difícil flagrar atletas que usaram SMD, pois a supervisão pelas organizações envolvidas era limitada, havia falta de conhecimento bioquímico nos esportes e pouca ou nenhuma infraestrutura para a realização de testes e a monitoração de atletas sob suspeita de trapaça. Mas, a partir da década de 1960, vários órgãos reguladores internacionais, incluindo o Comitê Olímpico Internacional (COI) e a União Ciclística Internacional (UCI), deram início ao estabelecimento das primeiras políticas *antidoping*.[142]

As abordagens *antidoping* fundamentavam-se em um processo trabalhoso de testar marcadores biológicos em amostras de urina e de sangue que, graças às suas ligações com o desempenho fisiológico, eram considerados à época sinais reveladores de que o atleta estava ou não tomando algum SMD. A proporção entre testosterona e epitestosterona (T/E), por exemplo, situava-se entre os primeiros biomarcadores usados para a identificação de atletas usuários de esteroides anabolizantes. A relação T/E reflete o fato de que a epitestosterona (um metabólito *downstream* da testosterona) apresenta níveis muito baixos na circulação sanguínea, que não aumentam consideravelmente em pessoas usuárias de esteroides anabolizantes. Assim, aquele atleta que faz uso de testosterona exógena apresentará uma alta relação T/E. Por algum tempo, os atletas eram considerados "positivos" para uso de SMD quando a relação T/E detectada excedia um valor definido (p. ex., T/E > 6,0). Porém, logo esse entendimento foi questionado pela descoberta de que alguns atletas de elite extremamente bem-sucedidos apresentavam naturalmente relações T/E elevadas.[142]

Em resposta a essa descoberta, a detecção do *doping* sanguíneo sofreu uma mudança evolutiva que resultou na inclusão, nos exames, de vários biomarcadores, como forma de obter uma compreensão mais holística sobre quais atletas poderiam estar usando SMD.

A abordagem dos inúmeros biomarcadores aos exames coincidiu com o refinamento e a padronização das práticas de manuseio das bioamostras, bem como o advento dos analisadores de sangue automatizados, que são aparelhos que podem medir com precisão dezenas de biomarcadores com base em uma única amostra de sangue. Por outro lado, essas novas abordagens incluíam a influência de fatores fisiológicos, como sexo, idade, considerações específicas para o esporte em questão, exposição à altitude e a inclusão de problemas médicos diagnosticados que, ocasionalmente, justificavam o uso de substâncias proibidas sob prescrição médica (i.e., por meio de uma Isenção de Uso Terapêutico). No início dos anos 2000, essas mudanças culminaram com o advento do **passaporte biológico do atleta** (https://www.wada-ama.org/en/athlete-biological-passport), que consiste em um processo para o rastreamento de atletas que competem em nível internacional ou nacional com o objetivo de determinar se um atleta está ou não sob a influência de algum SMD. Tendo em vista que o passaporte biológico do atleta está baseado na tendência histórica do painel de biomarcadores de cada atleta, serão imputadas violações nos casos em que seus biomarcadores mudam em relação à tendência individual, sendo levados em conta os limites estabelecidos permitidos por Padrões Internacionais.[142] Essa abordagem tem várias vantagens distintas, inclusive o fato de que cada atleta funciona como sua própria referência (ou controle). Além disso, o uso de formas de SMD sintéticas e planejadas fez com que a identificação desses compostos (e de seus metabólitos) passasse a ser um alvo móvel para os cientistas. Assim, o uso do passaporte biológico do atleta significa que as autoridades não são mais obrigadas a instaurar um caso de *doping* sanguíneo exclusivamente com base na detecção de SMD ilícitos, que podem ser rapidamente alterados.

Em 2009, a Agência Mundial Antidoping (World Anti-Doping Agency, WADA) publicou as diretrizes operacionais do passaporte biológico do atleta como referência para os vários órgãos organizacionais de monitoração dos atletas. Atualmente na 6ª edição, algumas classificações de biomarcadores são monitoradas, como marcadores hematológicos (hematócrito, hemoglobina, contagens de hemácias etc.), um perfil de esteroides (T/E, androsterona etc.) e marcadores endocrinológicos (p. ex., fator de crescimento semelhante à insulina-1 etc.).[178] Considerando que há muito em jogo quando se trata de alegações de uso de *doping* sanguíneo, as diretrizes operacionais do passaporte biológico do atleta também possuem regras muito rígidas sobre quem tem permissão para fazer a coleta de amostras de sangue, a cadeia de custódia durante o transporte e armazenamento das amostras e a forma como essas amostras são manuseadas, processadas e interpretadas. Diante disso, muitos atletas se mostram satisfeitos com os esforços da WADA e das agências afiliadas, pois um passaporte biológico de atleta "limpo" é prova do talento e do trabalho árduo daqueles que aderiram ao código *antidoping* (https://www.wada-ama.org/en/what-we-do/the-code).

Para finalizar, a luta contra o *doping* no esporte está apenas em seu início. As preocupações mais recentes estão ligadas à possibilidade do *doping* genético. Na verdade, acredita-se que nos próximos anos seja possível o uso da tecnologia retroviral e de outras aplicações da biologia molecular com fins de manipulação do genoma do atleta ou da "máquina celular", com o objetivo espúrio de produzir um excesso de proteínas ergogênicas. De fato, já é possível regular positivamente proteínas como miostatina, eritropoetina, fator de crescimento semelhante à insulina-1 e outros alvos biológicos em modelos animais de pesquisa com a aplicação dos princípios da biologia molecular. Se esses surpreendentes avanços científicos vierem a ser redirecionados para atletas humanos, sua detecção poderá ser tarefa difícil ou mesmo impossível. Contudo, a dificuldade em identificar atletas que trapaceiam não é a consideração mais preocupante acerca do *doping* genético. Bem mais preocupante é a possibilidade do comprometimento da saúde do atleta pelo *doping* genético. Na verdade, muitos cientistas temem mesmo que a descoberta do *doping* genético em determinado atleta venha à tona pelo diagnóstico de alguma doença com risco para a vida, em vez de um teste biológico supervisionado pela WADA. Os possíveis riscos são a promoção do câncer em decorrência da manipulação de genes ligados à vascularização, remodelagem patológica do tecido conjuntivo e de órgãos vitais e a remota possibilidade de morte súbita.[20] Para mais informações sobre este tópico, ver nas "Sugestões de leitura" a declaração científica da Endocrine Society sobre as consequências adversas do uso de SMD para a saúde.

para exercer um impacto positivo no desempenho, é preciso não se deixar ser enganado por um estudo inadequadamente planejado, como foi mencionado no início deste capítulo. No caso dos tampões sanguíneos, McClung e Collins[97] utilizaram um modelo de pesquisa que ajuda a separar o efeito de ser informado de que vai tomar o tampão (droga) do efeito de realmente tomar a droga. Esses autores formularam quatro tratamentos:

1. Os participantes foram informados de que iam tomar a droga/tomaram a droga.
2. Foram informados de que iam tomar a droga/não tomaram a droga.
3. Foram informados de que não iam tomar a droga/tomaram a droga.
4. Foram informados de que não iam tomar a droga/não tomaram a droga.

Esse estudo gerou várias descobertas importantes que devemos ter em mente ao lidar com recursos ergogênicos. O tratamento 2 (iam tomar/não tomaram) resultou em melhor desempenho do que o tratamento 3 (não iam tomar/tomaram) – na verdade, o puro efeito farmacológico do bicarbonato não foi tão bom quanto a expectativa de que estavam recebendo a droga.

O impacto positivo dos tampões pode estar ligado à manutenção da saturação de oxigênio da hemoglobina durante o exercício máximo e também a qualquer melhora no nível do músculo.[111] A variabilidade da eficácia do tratamento com bicarbonato de sódio aponta para uma variação interindividual na resposta a esse agente e para o fato de que algumas atividades anaeróbias de curta duração são mais dependentes da $[H^+]$ muscular ou plasmática como causa principal de fadiga em comparação com outros fatores.[123] Welch[163] indica que, embora as pessoas possam parar na mesma $[H^+]$ no âmbito de qualquer protocolo de exercício, as diferenças existentes entre estudos na $[H^+]$ "terminal" sugerem que os outros fatores são mais limitantes no que diz respeito ao desempenho.

O uso desses agentes com o objetivo de causar alcalose não está isento de riscos. Grandes doses de bicarbonato de sódio podem causar diarreia e vômito, eventos que certamente afetarão o desempenho.[3,57,88,167] Parece que a ingestão de bicarbonato de sódio pelo menos 120 minutos antes do exercício reduz a probabilidade de ocorrência desses problemas.[24,138] Há necessidade de mais pesquisas que ajudem a determinar o que causa a variabilidade entre indivíduos (p. ex., biotipo do atleta, histórico de treinamento, tolerância intestinal); se é possível utilizar o agente ao longo de várias sessões de desempenho em um curto período (trabalho de aquecimento em uma pista e competição de campo) e como ele interage com outros suplementos (p. ex., cafeína, nitrato, creatina).[24]

Em resumo

- A ingestão de bicarbonato de sódio (0,3 g/kg) melhora o desempenho do exercício de alta intensidade com duração de 1 a 10 minutos ou de séries repetidas de exercício de alta intensidade.

Drogas

Diversas drogas têm sido utilizadas para auxiliar o desempenho. Alguns agentes são tão comuns e "legais" como a cafeína, enquanto outros, como as anfetaminas, tiveram seu uso banido. Aqui, será brevemente examinada cada uma dessas drogas, e será explorado seu modo de funcionamento para melhorar o desempenho e também as evidências quanto à sua utilidade ou não. Há um equívoco generalizado de que as SMD são seguras ou que os efeitos adversos causados por essas substâncias são controláveis. Todavia, em sua maioria, os usuários de SMD são levantadores de peso recreativos, não atletas de elite, e os efeitos adversos à saúde muitas vezes não são relatados ao médico e são subestimados como problemas clínicos no campo das ciências do esporte.[117]

Anfetaminas

As anfetaminas são estimulantes utilizados principalmente para a recuperação da fadiga e a melhora da resistência. Em 1972, Golding[61] indicou que esse era o grupo de agentes farmacológicos mais abusado na época. As anfetaminas são prontamente absorvidas no intestino delgado e, embora seus efeitos atinjam um pico 2 a 3 horas após a ingestão, eles persistirão por 12 a 24 horas.[76,90] As anfetaminas são agentes **simpaticomiméticos** (estimulam os efeitos das catecolaminas) e também estimulantes do sistema nervoso central. Essas drogas produzem seus efeitos mediante a alteração do metabolismo e a síntese das catecolaminas ou a afinidade pelos receptores das catecolaminas.[76,90]

O efeito mais consistente das anfetaminas é o aumento da excitação ou do estado de vigília, que leva a uma percepção de aumento da energia e da autoconfiança.[76] A droga afeta a redistribuição do fluxo sanguíneo, desviando-o da pele e das áreas esplâncnicas e fornecendo mais sangue para o músculo ou o cérebro. Esse efeito pode acarretar problemas relacionados com uma diminuição na remoção do ácido láctico (ver Cap. 3) e com um aumento na temperatura corporal (ver Cap. 12). Estudos em animais demonstram que as anfetaminas podem aumentar os desempenhos de resistência. No entanto, foi demonstrada a importância da dose da droga, pois doses menores (1 a 2 mg/kg) não tiveram efeito diferente do controle, e doses altas (16 mg/kg) aparentemente reduzem a capacidade de natação do rato. Dados coletados por meio de testes de corrida em ratos indicam o mesmo efeito prejudicial de altas doses (7,5 a 10 mg/kg) de anfetaminas.[76]

Ivy[76] concluiu, com base em uma análise de estudos em humanos, que as anfetaminas ampliam a resistência e aceleram a recuperação da fadiga. O tempo até a exaustão aumentou, apesar de não ter ocorrido efeito no VO_2 submáximo ou máximo.[26,76] Foram oferecidas duas explicações. Ivy[76] acredita que o desempenho de resistência possa ser melhorado graças ao efeito das anfetaminas (semelhante ao das catecolaminas) na mobilização dos ácidos graxos livres (AGL) e na preservação do glicogênio muscular, de maneira análoga ao que ocorre com a cafeína (ver a seção sobre cafeína adiante).

Chandler e Blair[26] acreditam que as anfetaminas possam simplesmente mascarar a percepção de fadiga e interferir nos sinais biológicos normais que indicam ao indivíduo que ocorreu fadiga. Essa última conclusão trouxe grande preocupação com relação à segurança do atleta, pois, durante um trabalho submáximo prolongado, especialmente em um ambiente quente e/ou úmido, a redução do fluxo sanguíneo para a pele poderia causar hipertermia, levando à morte.[29,76,90] As análises médicas e científicas mais consistentes têm sido orientadas para essa última preocupação com relação aos atletas com transtorno de déficit de atenção e hiperatividade (TDAH) medicados com agentes farmacológicos estimulantes (p. ex., Ritalina) para controle do seu distúrbio.[124] Por outro lado, visto que esses tipos de medicamentos estimulantes podem ter efeito ergogênico, é necessário obter uma isenção para uso terapêutico (ver https://www.wada-ama.org/en/athletes-support-personnel/therapeutic-use-exemptions-tues).

Como foi mencionado no início desta seção, o principal efeito das anfetaminas é aumentar o estado de vigília e produzir um estado de excitação, mas, embora as anfetaminas tenham restaurado o tempo de reação em indivíduos fatigados, a droga não afeta o tempo de reação em indivíduos alertas, motivados e descansados.[32] Considerando-se que habitualmente os atletas estão alertas e motivados antes da competição, Golding[61] sugere que as anfetaminas seriam contraproducentes, tornando seus usuários hiper-irritáveis e interferindo em seu sono. Finalmente, é arriscado fazer extrapolações de dados coletados em condições laboratoriais rigidamente controladas e com uso de mensurações pontuais relacionadas com o desempenho ($\dot{V}O_{2máx}$, tempo de resistência, tempo de reação) para o real desempenho em um esporte de alto nível, diante de uma audiência hostil durante um campeonato norte-americano. Isso já resultaria em suficiente excitação. Em alguns casos, uma droga usada para determinada finalidade encontra seu caminho no mundo esportivo por causa de seu impacto singular no músculo. Ver "Uma visão mais detalhada 24.2" para um exemplo disso.

Em resumo

- As anfetaminas têm um efeito semelhante ao das catecolaminas, o qual leva a um aumento na excitação e a uma percepção de maior energia e autoconfiança.
- Embora melhorem o desempenho em indivíduos fatigados, as anfetaminas não têm esse efeito em atletas alertas, motivados e descansados.
- O uso das anfetaminas com o objetivo de melhorar o desempenho esportivo está ligado a numerosos problemas de saúde.

Cafeína

A cafeína é um estimulante encontrado em diversos alimentos e bebidas comuns e em medicamentos de venda livre (ver Tab. 24.2). A cafeína tem sido considerada como recurso ergogênico "autorizado/proibido/novamente autorizado". A cafeína foi banida pelo Comitê Olímpico Internacional (COI) em 1962 e, em seguida, removida da lista de drogas banidas, em 1972. Em 1984, o COI novamente proibiu "níveis elevados" na urina, os quais poderiam ter sido resultantes de injeções ou supositórios de cafeína; o padrão foi estabelecido em 12 μg/mL.[157,168] Atualmente, a cafeína está fora da lista de substâncias proibidas. Parte da razão para tal é a disponibilidade da cafeína em alimentos e em bebidas, o que torna difícil rastrear e controlar sua presença na dieta do atleta. Desde que a proibição foi suspensa, a análise dos níveis de cafeína em amostras de urina de atletas de muitos esportes demonstra que os halterofilistas têm a maior concentração, seguidos pelos ciclistas e pelos fisiculturistas.[158] A cafeína é absorvida de forma rápida pelo trato gastrintestinal, apresentando uma elevação significativa no sangue depois de 15 minutos e atingindo uma concentração de pico em 60 minutos. A cafeína é diluída pela água corporal, e a resposta fisiológica é proporcional à concentração nesse meio. Há uma variabilidade natural no modo de resposta das pessoas à cafeína, e há evidências de que os usuários crônicos respondem menos do que os abstêmios.[11,157]

Tabela 24.2 Conteúdo de cafeína em bebidas e em medicamentos populares

Bebidas populares (230 mL)	Cafeína (mg)
Café em pó coado	115 a 175
Café em grãos, moído e coado	80 a 135
Café solúvel	65 a 100
Chá gelado	47
Chá instantâneo (importado)	60
Chá instantâneo (norte-americano)	40
Chá verde	15
Refrigerantes (350 mL)	
Baixo teor de cafeína (p. ex., bebida carbonatada)	23
A maior parte (p. ex., refrigerantes de cola)	~45
Alto teor de cafeína (p. ex., Mountain Dew [refrigerante americano])	~55
Jolt (bebida energética)	71
Red Bull (bebida energética)	80
Medicamentos de venda livre	
NoDoz (complemento de cafeína)	200
Vivarin (complemento de cafeína)	200
Midol (para cólica menstrual)	64
Analgésicos	
Anacin	64
Excedrin	130
Tylenol	0

Fonte: Holy Mountain Trading Company. "Caffeine Content of Beverages, Foods and Drugs." Acessado em 23/10/2019.

Embora a cafeína possa afetar uma ampla variedade de tecidos, a Figura 24.4 mostra que seu papel como recurso er-

Uma visão mais detalhada 24.2

β_2-agonistas: clembuterol e salbutamol

O clembuterol é uma droga que foi desenvolvida com o objetivo de tratar de doenças das vias aéreas, como a asma. Sua ação química no corpo consiste em ativar beta-2 receptores (β_2-agonistas) no tecido (ver Cap. 5). Embora essa droga tenha utilidade no tratamento de doenças das vias aéreas, no início dos anos 1980, foi descoberto que o clembuterol é um poderoso agente anabólico em músculos esqueléticos. Os primeiros estudos demonstraram que, em animais, o tratamento durante 14 dias com clembuterol (2 mg/kg/dia) resultou em aumento de 10 a 20% na massa muscular, converteu fibras musculares do tipo I em fibras do tipo II e provocou hipertrofia seletiva das fibras do tipo II.[36,179] Além disso, o curso cronológico da hipertrofia muscular induzida por clembuterol foi rápido: o crescimento muscular teve início 2 dias após o começo do tratamento.

Com a descoberta de que o clembuterol é um poderoso agente anabólico no músculo esquelético, cresceu o interesse científico no uso clínico dessa droga. Como exemplo, esse composto tem uso potencial no tratamento de condições que resultam em depleção muscular (i.e., envelhecimento, lesões da medula espinal, etc.).[95] Infelizmente, nos dias atuais, alguns atletas usam clembuterol em um esforço de aumentar a massa muscular e de melhorar o desempenho em eventos de força (p. ex., corridas de velocidade, futebol americano, etc.). O que as pesquisas revelam?

Em duas revisões publicadas recentemente sobre esse tópico, os autores foram categóricos ao constatar que β_2-agonistas inalados não tiveram efeito nos desempenhos aeróbios ou anaeróbios,[31,116] mas, quando ingeridos ou administrados por infusão, o desempenho ficou favoravelmente alterado. De toda forma, as duas revisões diferiram quanto ao grau de melhora:

Collomp et al.[31] verificaram que em praticamente todos os estudos, em seguida à administração aguda ou a curto prazo da droga em uma dose terapêutica, os participantes demonstraram melhores desempenhos, independentemente da intensidade.

Em uma metanálise dos estudos randomizados e controlados sobre esse assunto, Pluim et al.[116] demonstraram que, enquanto alguns desempenhos melhoraram (p. ex., tempo de resistência a 80 a 85% do $\dot{V}O_{2máx}$), outros desempenhos não (tempo de resistência a 70% do $\dot{V}O_{2máx}$), apesar de serem de natureza similar. Esses autores concluíram que, embora o efeito global dos β_2-agonistas no desempenho tenha sido positivo, as evidências foram fracas.

Evidentemente, essa é uma área na qual há necessidade de mais pesquisas para ajudar a esclarecer aspectos relacionados com a dose e a duração da administração, o tipo de atleta beneficiado e a magnitude da mudança esperada em testes de desempenho padronizados.

O salbutamol e o salmeterol são β_2-agonistas utilizados no tratamento da asma: o primeiro é medicação de ação curta (4 a 6 horas), e o segundo tem ação prolongada (~12 horas). Atualmente, a World Anti-Doping Agency (WADA) permite o uso dessas drogas sem que o atleta tenha de obter uma autorização para uso terapêutico – uma mudança com relação aos padrões precedentes.[177] Contudo, se o nível de salbutamol na urina exceder os 1.000 ng/mL, é de se presumir que o uso da droga não tenha finalidades terapêuticas. Infelizmente, com o passar do tempo, os esforços de órgãos governamentais como a WADA aumentarão, à medida que forem chegando ao mercado novos medicamentos projetados com base em formulações antigas de β2-agonistas – e sua detecção poderá ser uma tarefa bastante difícil.[51]

gogênico baseia-se em seus efeitos no músculo esquelético e no sistema nervoso central e na mobilização de combustíveis para o trabalho muscular. As evidências para a melhora do funcionamento do músculo esquelético baseiam-se principalmente em preparações musculares *in vitro* e *in situ* e demonstram que a cafeína pode potencializar a força do músculo esquelético, o trabalho e a geração de potência.[120,148,157] Isso foi demonstrado com maior clareza no músculo fatigado, e os autores consideraram que tal fato se devia ao aumento na liberação de Ca^{++} a partir do receptor de rianodina, que serve de mediador na liberação de Ca^{++} do retículo sarcoplasmático.[149] Em uma metanálise publicada recentemente, foi demonstrado que a ingestão de cafeína exerce impacto pequeno, mas positivo (+7%), na força máxima dos extensores do joelho, e pouco ou nenhum impacto nos demais grupos musculares; isso surpreende, considerando-se que a droga evidentemente chegou a todos os músculos. Em contrapartida, a resistência muscular melhorou em ~14% em todos os grupos musculares.[162]

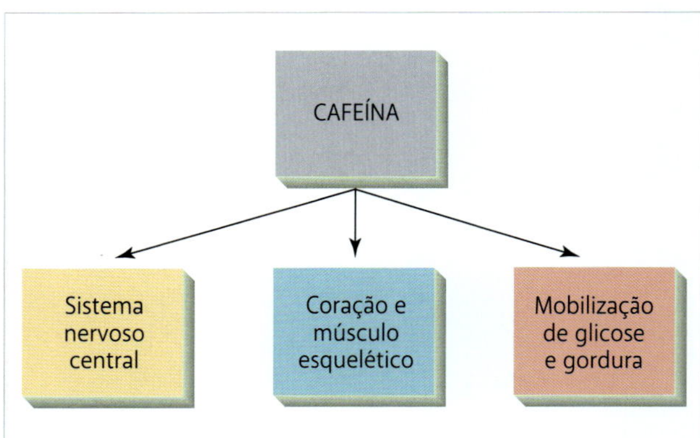

Figura 24.4 Fatores influenciados pela cafeína que podem causar melhora no desempenho.

De longa data a cafeína vem sendo reconhecida como estimulante do SNC. Essa droga pode atravessar a barreira hematoencefálica e afetar uma série de centros cerebrais, o que habitualmente leva ao aumento do estado de vigília e diminui a sonolência.[122,157] A melhor evidência em apoio à cafeína como estimulante do SNC é a redução da percepção de fadiga durante o exercício prolongado em indivíduos que tomaram cafeína.[34] Duas revisões apoiam essa proposição com descobertas de que a escala de percepção de esforço (EPE) é mais baixa durante o exercício com ingestão de cafeína, o que explica parte da melhora no desempenho.[41,149]

O papel da cafeína na mobilização de combustível tem recebido considerável atenção como o modo principal pelo qual essa substância exerce seu efeito ergogênico. Foi demonstrado que a cafeína causa uma elevação da glicose e um aumento na utilização dos ácidos graxos. A elevação da glicose, por um lado, pode ser decorrente da estimulação do sistema nervoso simpático e do resultante aumento nas catecolaminas, o que poderia aumentar a mobilização da glicose hepática. Por outro lado, a concentração de glicose pode ficar elevada graças a uma diminuição na velocidade de remoção, relacionada com a supressão da liberação da insulina pelas catecolaminas (ver Cap. 5).[157] Entretanto, alguns desses efeitos metabólicos não dependem das catecolaminas; em vez disso, eles podem estar relacionados com os produtos da degradação da cafeína (p. ex., teofilina), que são, eles próprios, estímulos metabólicos.[63] Curiosamente, quando a cafeína é coingerida com glicose, a glicose ingerida é oxidada a uma velocidade maior do que quando tomada sem cafeína.[180]

Foi demonstrado que a mobilização dos lipídios aumenta como resultado da ingestão de cafeína. A Figura 24.5 mostra que o mecanismo de ação pode estar relacionado com os elevados níveis de catecolaminas que aumentam o nível de AMP cíclico na célula adiposa ou com o bloqueio, pela cafeína, da atividade da fosfodiesterase, que é responsável pela degradação do AMP cíclico. Van Handel[157] acredita que esse último mecanismo é menos provável, diante da dose necessária de cafeína para a ocorrência do efeito experimental. Os ácidos graxos livres plasmáticos aumentam rapidamente em repouso, em seguida à ingestão de cafeína (15 minutos) e continuam a aumentar ao longo das horas seguintes.[157] No entanto, durante o exercício, os AGL plasmáticos podem[40,150] ou não[34,40,47,64,77] ficar significativamente elevados como resultado da ingestão de cafeína. Ademais, embora a razão de troca respiratória possa[47,77] ou não[64,150] estar reduzida, foi demonstrado que nem a cinética da glicose[133] nem o limiar de lactato[16,40,56] são afetados pela ingestão de cafeína. Além disso, existe também variabilidade no efeito da cafeína na melhora da produção de trabalho ou do tempo de trabalho total, o que torna essa substância um "recurso ergogênico" para alguns e não para outros.[40,41,47,56,64,77,144,171] Uma revisão recente confirmou a variabilidade na melhora do desempenho de resistência (variação, 20,3 a 17,3%, com uma média de 3,2%).[55]

O que causa tal variabilidade no consumo de cafeína? O efeito ergogênico parece depender da dose e pode variar conforme o tipo de indivíduo;[32] contudo, sexo e situação do ciclo menstrual não parecem afetar a farmacocinética da manipulação da cafeína.[102] Embora alguns estudos demonstrem mudanças fisiológicas com doses de até somente 5 a 7 mg/kg,[34,47] outros verificaram que uma dose de 10 mg/kg é inadequada.[76] Na verdade, em outros estudos, houve necessidade de uma dose de 15 mg/kg para que pudesse ser observado um aumento no metabolismo das gorduras.[103,104] No entanto, quando restrita às melhorias no desempenho de resistência específica para o esporte, uma dose de 3 a 6 mg/kg

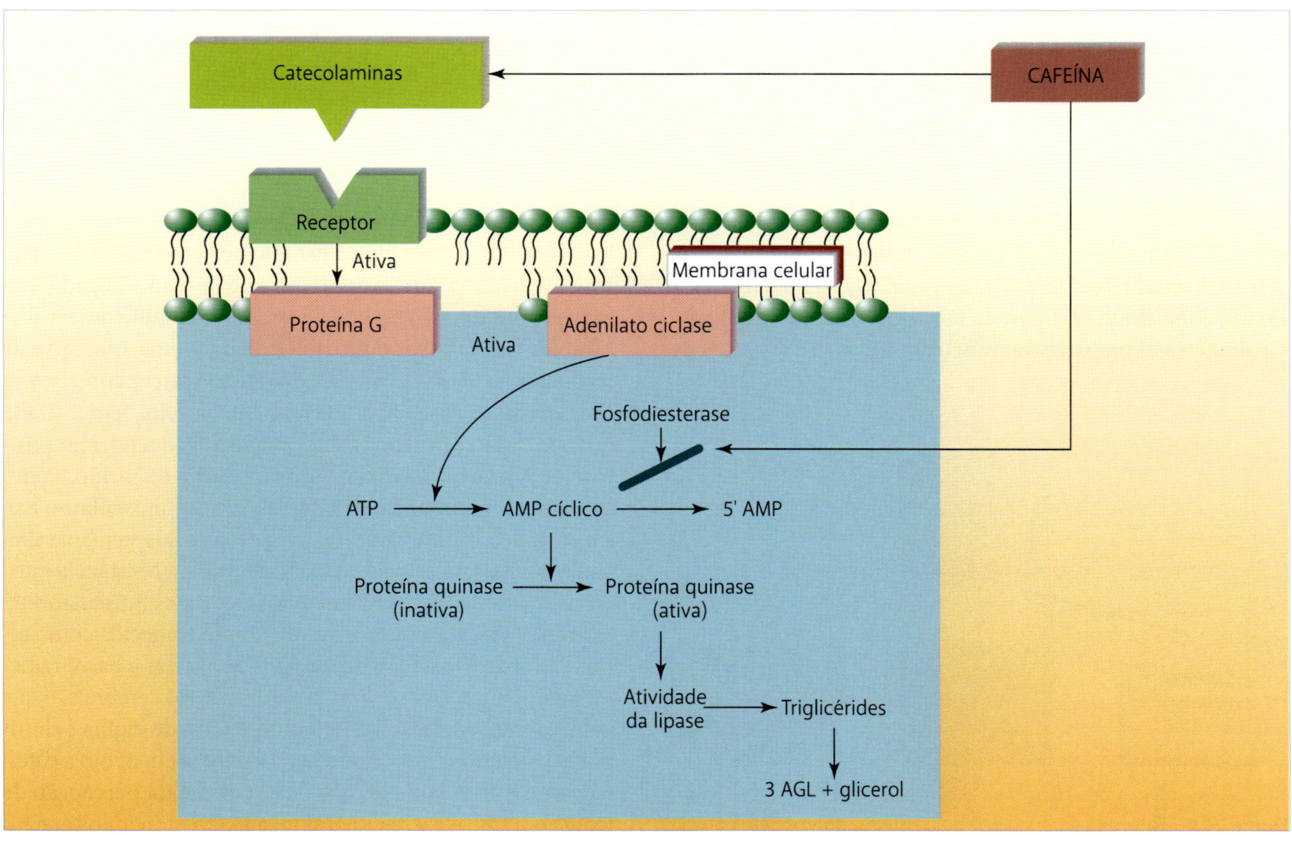

Figura 24.5 Mecanismos pelos quais a cafeína pode aumentar a mobilização dos ácidos graxos.

tomada antes ou durante o desempenho parece ser suficiente.[55] Atualmente, há evidências de que doses mais baixas (p. ex., < 3 mg/kg) têm ação ergogênica em algumas situações de exercícios e na prática esportiva. Foi demonstrado que essas doses mais baixas melhoram os estados de vigília e de alerta e o humor; além disso, exercem menos efeitos colaterais, sugerindo que os efeitos são mediados pelo SNC.[143]

Em contraste com um trabalho anterior, a forma como a cafeína foi ingerida (p. ex., café regular *vs.* cafeína anidra dissolvida em água) não teve impacto na melhora do desempenho.[69] Também há evidência de que padrões de uso da cafeína afetam a resposta ao exercício. Por exemplo, usuários habituais de cafeína que se abstêm dessa substância durante pelo menos 7 dias otimizarão o efeito ergogênico.[55] Ademais, os usuários que consomem muita cafeína (> 300 mg/dia) respondem diferentemente daqueles que consomem pouca quantidade.[40] Van Handel[157] afirma que o que é observado por um pesquisador em um ambiente laboratorial controlado pode estar mascarado por uma resposta normal do sistema nervoso simpático à competição. Levando-se em consideração os potenciais efeitos colaterais como insônia, diarreia, ansiedade, tremores e irritabilidade[157] e a variabilidade entre indivíduos na resposta à cafeína, não deve surpreender que alguns indivíduos não demonstrem melhora no desempenho em decorrência do uso de cafeína.[45,64,144]

Apesar de a cafeína ter efeito diurético, estudos publicados recentemente sugeriram que a reidratação com bebidas que contenham cafeína durante períodos de não exercício em práticas realizadas 2 vezes/dia não comprometeu o estado de hidratação.[49,183] Mas outras evidências sugerem a existência de uma associação entre o consumo de cafeína durante e após a prática do exercício em um ambiente quente e um declínio na função renal. Em um estudo de Chapman et al., os participantes realizaram duas séries separadas de exercícios de intensidade moderada na esteira durante 4 horas em uma câmara ambiental ajustada para 35°C e 61% de umidade. Os pesquisadores utilizaram um modelo de estudo cruzado randomizado, no qual os participantes consumiram 3 L de um refrigerante açucarado com alto teor de cafeína *versus* água durante o protocolo de exercício-recuperação. Os resultados sugeriram que a reidratação com o refrigerante contendo cafeína resultou em marcadores clínicos de lesão renal aguda imediatamente após o exercício. Por outro lado, comparativamente com o teste com ingestão de água, houve diversos marcadores da função renal negativamente impactados até 24 horas depois da realização do teste em que os voluntários consumiram a bebida com cafeína.[27]

Em resumo

- A cafeína tem o potencial de melhorar o desempenho por meio de mudanças no músculo, no sistema nervoso central ou no fornecimento de combustível para o trabalho muscular. A cafeína pode elevar a glicose sanguínea e, simultaneamente, aumentar a utilização de gordura.
- O efeito ergogênico da cafeína no desempenho é variável; esse efeito parece estar relacionado com a dose, sendo menos pronunciado em indivíduos que consomem cafeína diariamente.

Recursos ergogênicos mecânicos

Cada um de nós é limitado na taxa em que podemos produzir energia, de forma aeróbia e anaeróbia. Na verdade, muitos dos recursos ergogênicos discutidos até o momento possuem foco na tentativa de alongar esses limites (p. ex., *doping* no sangue para desempenhos aeróbios e ingestão de bicarbonato para desempenhos anaeróbios). Em contrapartida, para alterar os processos fisiológicos, como entrega de oxigênio para o músculo ou a capacidade de tamponar do músculo, alguns esportes lidam com essas limitações ao projetar equipamentos e técnicas que reduzem a resistência ao movimento e permitem que nossa limitada produção de energia nos desloque em maiores velocidades. Nesta seção, vamos fornecer um olhar breve no esporte de ciclismo.

Ciclismo

A maioria dos adultos saudáveis ativos pode produzir ~75 a 100 W de potência continuamente para impulsioná-los em uma bicicleta a ~16 a 24 kph (~10 a 15 mph). Em contrapartida, os ciclistas campeões podem produzir ~450 W em uma hora e viajar a ~50 kph (~30 mph). Claramente, o ciclista campeão pode gerar muito mais potência, mas por que é preciso ~4 a 6 vezes de potência para ir apenas 2 a 3 vezes mais rápido? Grande parte disso tem relação com as forças que atuam contra o corredor à medida que a velocidade aumenta.[69]

Existem vários fatores que contribuem para arrastar ou resistir ao movimento no ciclismo. A principal força que retarda a ação do ciclista em altas velocidades é a resistência do ar. O arrasto aerodinâmico aumenta à proporção do quadrado da velocidade. Ou seja, o ciclista se move contra mais moléculas do ar à medida que acelera e as atinge em uma velocidade maior. A potência é o produto do arrasto e da velocidade, então a exigência de potência do ciclismo aumenta com o cubo da velocidade – o que explica por que é necessária tanta potência adicional para dobrar a velocidade.[83] Como o arrasto aerodinâmico pode ser reduzido para permitir que sejam alcançadas maiores velocidades com a mesma produção de potência? Deve-se ter mais atenção à bicicleta e seus componentes, a posição do corpo do ciclista, a vestimenta e as estratégias de corrida para reduzir o arrasto.

A bicicleta e seus componentes. Foram feitos grandes avanços no projeto de bicicletas nos últimos anos para reduzir a resistência ao movimento. Eles incluem:[83,84]

- Estrutura. Tubos redondos em estruturas de bicicleta fazem com que a corrente de ar se separe da superfície do tubo sob impacto, resultando em menor pressão no dorso do tubo que provoca o arrasto (arrasto da pressão). Simplesmente mudar os tubos da bicicleta de um formato circular para o formato de gota reduz o arrasto. A estrutura deve ser "ajustada" para o ciclista e estruturas menores pesam menos e provocam menos arrasto. As estruturas das bicicletas modernas são feitas de fibra de carbono,

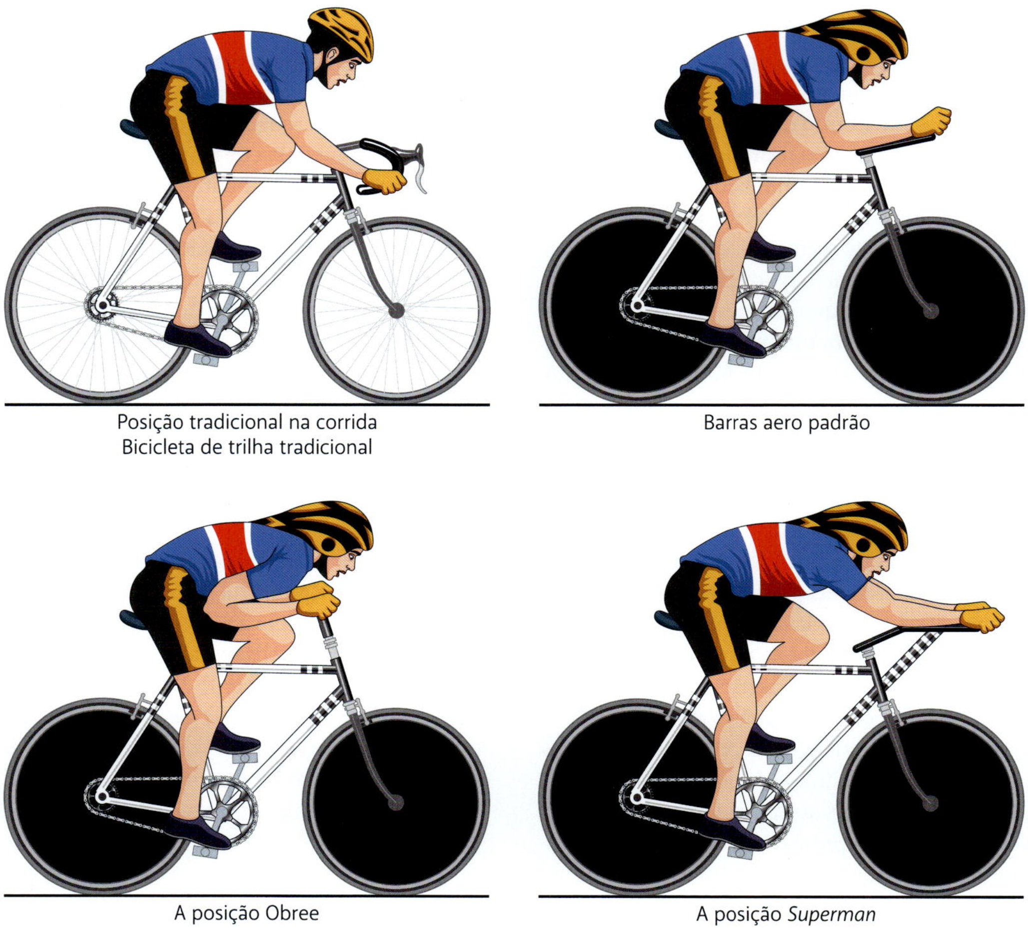

Figura 24.6 Posições de ciclismo de velocidade. A partir dos anos 1890 até 1986, os ciclistas usavam a mesma posição agachada tradicional para corrida. Iniciando em 1986, barras aero (inventadas por Peter Pensayres e usadas na Race Across America em 1986) permitiram que os ciclistas descansassem seus cotovelos enquanto mantinham uma postura baixa aerodinâmica para corrida. Graham Obree, da Escócia, criou duas posições de corrida únicas, que ele usou para determinar os recordes de tempo em 1993 e 1994 (a posição Obree e a posição *Superman*).

o que aumenta a rigidez na área do pedal, permitindo a transferência ideal de potência do ciclista para as rodas.

- Rodas. As rodas com raios redondos, de aço, provocam mais arrasto do que as rodas com raios com formato aerodinâmico, além disso, o arrasto é proporcional ao número de raios. Entretanto, as rodas com raios com formato aerodinâmico têm mais arrasto do que rodas de disco plano ou rodas de fibra de carbono com 3-4 raios. Nos testes contrarrelógio (eventos nos quais os ciclistas correm contra o relógio) é usada uma roda de disco plano na parte posterior, enquanto é usada uma roda de três raios na frente para evitar que ventos cruzados afetem a direção.
- Pneus e resistência ao rolamento. A resistência ao rolamento causada pelos pneus é uma pequena parte do arrasto geral e a resistência de rolamento na verdade reduz, como a proporção de arrasto geral em velocidades maiores (porque a resistência do ar aumenta muito com a velocidade). A resistência ao rolamento está relacionada com a área do pneu em contato com o chão e ao grau no qual ele é deformado (achatado). Pneus leves com paredes laterais finas que são inflados com altas pressões (> 120 psi [8 atm]) são características associadas com menor resistência ao rolamento, e os pneus do tipo tubular são melhores nesse caso do que o tipo *clincher*.
- Componentes. As versões de baixo arrasto de alguns componentes como manivelas, guidão, freios e selim também estão disponíveis para reduzir a resistência do ar.

Uma bicicleta com todas essas variáveis otimizadas para minimizar a resistência do ar potencializa o desempenho nos atletas que correm em altas velocidades. Deve-se acrescentar que o peso total da bicicleta e do ciclista é uma questão importante ao subir colinas e não deve ser surpresa que as bicicletas de alto desempenho sejam leves. Entretanto, a Union Cycliste Internationale (UCI – órgão mundial que regula o ciclismo) exige que as bicicletas para *road racing* devem pesar pelo menos 6,8 kg porque as bicicletas mais leves podem comprometer a segurança.

Posição do corpo. Ao conduzir na posição vertical com os braços retos no guidão, uma grande secção transversal do corpo é apresentada ao ar, oferecendo grande resistência ao movimento. Para colocar essa situação em perspectiva, a ~40 kph (~25 mph), o arrasto aerodinâmico da bicicleta é de apenas 20 a 25% do arrasto aerodinâmico total com o corpo do ciclista sendo o restante. Consequentemente, a posição do corpo é o fator mais importante para alcançar baixo arrasto aerodinâmico.[80] Simplesmente se mover da posição vertical para agachado ou a posição de corrida tradicional, com as mãos na parte inferior do guidão, reduz o arrasto aerodinâmico em 20%. Adotar uma posição totalmente aerodinâmica (aero) na qual os antebraços fiquem no coxim do guidão e os cotovelos se movam para dentro, reduz o arrasto em 30 a 35%.[8,48] Veja a Figura 24.6 para exemplos de tais posições aerodinâmicas. Deve-se observar que as posições Obree e *Superman* foram declaradas ilegais pela UCI.

Vestimenta e outros acessórios. Não há dúvida de que a roupa frouxa oferece mais resistência ao fluxo de ar do que a roupa justa. Assim, os ciclistas de velocidade escolhem camisas de malha, *shorts* e meias ajustados à pele para reduzir o arrasto. Além disso, alguns materiais (p. ex., Lycra) são melhores para deixar o ar fluir do que outros (p. ex., lã ou polipropileno), enquanto ainda fornecem ótima respiração da pele. Escolher um capacete aerodinâmico apropriado e cobrir os pés com um material liso resulta em reduções adicionais no arrasto.[84] Deve-se acrescentar que o uso de pedais do tipo *clip-in* e solas rígidas de fibra de carbono nos sapatos de ciclismo ajuda na transferência de potência para os pedais, além de permitir que o ciclista os puxe para cima assim como os empurre para baixo.

***Drafting*.** Se um ciclista pedala atrás e próximo de outro ciclista, o ciclista líder reduz a resistência do ar para o atleta que o segue. Esse processo pode levar a uma redução no custo de energia do ciclismo em ~30%. Se o ciclista está atrás de um grupo de ciclistas, a redução no custo energético chega a 40%, e se um ciclista estiver atrás de um veículo, 60% (Fig. 24.7).[98] Em muitas corridas de estrada, o melhor ciclista é "abrigado" pelos membros da equipe que fazem a maior parte do trabalho; isso permite que seu melhor ciclista corra a toda velocidade para terminar no final da corrida com a vantagem de ter poupado algum esforço de lutar contra a resistência do vento numa fase mais inicial da corrida.[48]

Está claro que se pode fazer muitas coisas para reduzir a resistência do ar e melhorar o desempenho nas provas de ciclismo. Se você assistir à prova de ciclismo Tour de France, que é realizada em vários estágios (21 corridas ao longo de 3 semanas), você verá um estágio no qual o ciclista corre sozinho (um teste de tempo) e o *drafting*, é claro, não é uma possibilidade. Nessas corridas, o ciclista faz uso de todas as tecnologias para equipamentos e vestimentas mencionadas acima para ser capaz de terminar a distância da corrida no menor tempo possível. Ao contrário, nos estágios "regulares" do *tour*, todos os ciclistas estão envolvidos ao mesmo tempo, e as estratégias do *drafting* são críticas para ganhar a etapa. Um indivíduo que "se destaca do pelotão" e tenta fazer a corrida sozinho geralmente é alcançado pelo grupo de ciclistas antes de completar a etapa. O ciclista isolado tem que lidar com a resistência do ar por sua conta, o que demanda uma alta porcentagem de produção máxima de potência, e ele não consegue poupar energia para o final.

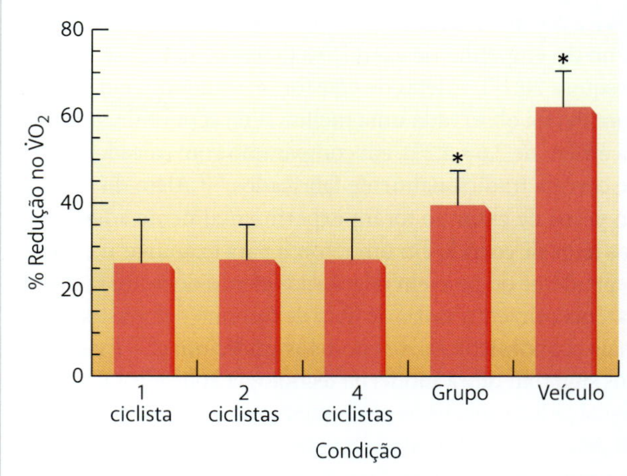

Figura 24.7 Redução no VO_2 resultante de diferentes números de *drafting* de ciclistas e um veículo a 40 km/h.

Equipamentos vestíveis para melhoria de desempenho

Nos últimos anos, ocorreu uma verdadeira revolução com os avanços tecnológicos dos equipamentos esportivos vestíveis para diversos esportes. Esta seção discute quatro exemplos específicos de equipamentos vestíveis (p. ex., calçados, patins, roupas e próteses) que fornecem ao atleta vantagens mecânicas que se traduzem em melhor desempenho. Em geral, o uso desses dispositivos resulta em aumentos sutis, mas importantes, na velocidade com que os atletas competem em seus eventos. Desde um ponto de vista fisiológico, a economia de movimento pode ser melhorada (p. ex., a economia de corrida), o que aumenta as velocidades associadas a determinada carga de trabalho submáxima. Graças à natureza evolutiva dos equipamentos esportivos e ao acesso desigual às mais novas tecnologias disponíveis, muitos desses dispositivos estão sujeitos a regulamentos muito rígidos, sendo mesmo proibidos, em alguns casos, para uso em competições pelos diversos órgãos reguladores do esporte.

Tênis de corrida com placas de fibra de carbono. Entre os avanços na tecnologia empregada nos tênis para corrida de resistência, podem ser citados os novos *designs* de entressola planejados para a melhoria do desempenho. Por exemplo, atualmente os fabricantes de calçados incluem em alguns modelos placas de fibra de carbono na entressola, na esperança de reduzir o peso (i.e., reduzir os custos de energia decorrentes da corrida). Ao mesmo tempo, essa modificação proporciona uma vantagem, graças ao retorno da energia mecânica (i.e., com o impulso dado ao atleta por meio de um "quicar" sutil) durante a transição do ciclista na fase de apoio de sua passada.[72] Em conjunto, o objetivo desses avanços tecnológicos é a melhoria da economia de corrida, um fator importante no desempenho de exercícios de resistência (ver "Foco de pesquisa 20.1"). Atletas de elite foram estudados em ritmo de corrida; foi observada uma melhoria na economia de corrida da ordem de 2,6 a 4,2%, em comparação com calçados e travas de corrida tradicionalmente fabricados.[7,72] Além disso, quando pesos de chumbo foram experimentalmente adicionados aos tênis de corrida em um esforço para examinar o efeito independente do peso em relação aos efeitos de recuo mecânico, os tênis com entressolas de fibra de carbono demonstraram ser mais econômicos *versus* modelos tradicionais.[72] Esses achados sugerem que a moderna tecnologia aplicada à fabricação de calçados esportivos pode melhorar a economia de corrida pela redução dos custos de energia e do retorno de energia mecânica para o atleta. Graças às vantagens proporcionadas por esses equipamentos, algumas das variações planejadas pelos fabricantes na construção desses tipos de calçado (altura da entressola etc.) foram proibidas pelos órgãos reguladores que supervisionam as competições de elite. Na verdade, essa nova tecnologia foi utilizada durante o evento de exibição de maratona com duração inferior a 2 horas descrito no "Vencendo limites 19.2".

Trajes de banho projetados. A tecnologia dos trajes de banho evoluiu de forma cíclica ao longo do último século. Inicialmente, as estratégias direcionadas para o *design* de trajes ergogênicos foram originalmente postas à prova nas Olimpíadas de 1924, onde, pela primeira vez, os três primeiros colocados na prova de natação masculina de 400 m usaram trajes completos – e todos quebraram o recorde mundial da prova. Diante desse resultado, especulou-se que a racionalização da forma humana pode ser o segredo para alcançar melhorias incrementais no desempenho.[145] Avançando para os tempos modernos, os engenheiros têm lançado mão de técnicas como a *velocimetria digital de imagens de partículas* para o exame do atrito superficial dos trajes de banho, como forma de reduzir o arrasto hidrodinâmico durante a natação. Na verdade, as tentativas de melhorar o vestuário subaquático têm sua origem na engenharia reversa das características evolutivas observadas nas superfícies e formas de peixes e em mamíferos aquáticos e, em seguida, aplicadas a novos *designs* de trajes de banho.[153]

Embora as vantagens específicas subjacentes a esses trajes projetados ainda se situem no campo da investigação, supõe-se que essas roupas comprimem o corpo em um formato um pouco mais hidrodinâmico, retêm o ar para ajudar na flutuabilidade e capitalizam no uso de máquinas de precisão que diminuem o arrasto (i.e., os trajes têm costuras e pontos "sem atrito"). Nas Olimpíadas de 2008, mais de 90% dos nadadores competiram com trajes projetados; foram quebrados 25 recordes mundiais. Em decorrência desse resultado excepcional, foram levantadas preocupações significativas acerca da ética do uso de trajes de natação projetados. Em resposta a essas preocupações, em 2010 esses trajes foram banidos das competições, o que efetivamente reprimiu boa parte das discussões sobre o assunto. Mas algumas considerações científicas sobre o assunto enfatizam que o percentual de melhoria nos tempos dos recordes mundiais para diversas provas de natação permaneceu relativamente constante ao longo do último século. Na verdade, uma análise retrospectiva dos recordes mundiais masculinos em vários tipos de eventos sugere que os melhores tempos para a natação foram registrados em trajes de corpo inteiro (i.e., nas Olimpíadas de 1924), trajes minimalistas, do estilo sunga (p. ex., Mark Spitz, com suas 8 medalhas de ouro na década de 1970), trajes de banho projetados especialmente para as Olimpíadas de 2008 e o retorno às sungas, usadas em jogos olímpicos mais recentes. No total, continua ocorrendo uma melhora gradual nos recordes mundiais em ritmo constante; esse achado sugere que as vestes não são tão importantes, comparativamente às inúmeras facetas do treinamento.[145] Embora seja inegável que as propriedades hidrodinâmicas dos trajes de banho projetados tenham resultado em melhorias com relação à pele humana,[153] os cientistas ainda debatem se esses trajes fazem a diferença no avanço dos recordes mundiais.

Próteses específicas para corrida. Nas últimas décadas, as próteses utilizadas especificamente em provas de corrida têm recebido atenção significativa. Talvez o exemplo mais famoso seja o do velocista Oscar Pistorius, um amputado bilateral que perdeu ambos pés e partes da perna. Pistorius e outros atletas com perda unilateral ou bilateral de membros competem com dispositivos protéticos que substituem suas pernas biológicas. Entre outros motivos, Oscar Pistorius é notável por ser um dos poucos atletas a competir tanto nos Jogos Paralímpicos como nos Jogos Olímpicos. Tendo em vista que os amputados têm necessidades singulares em termos de suas próteses únicas com relação à sua altura natural, constituição física e natureza individualizada de seus membros residuais, suas próteses esportivas são personalizadas. A necessidade de uma prótese personalizada representa grande desafio para a padronização das características mecânicas entre atletas na mesma situação. Por causa dessas técnicas incertas com relação ao desenvolvimento das próteses, foram levantadas questões de justiça sobre atletas usuários desses dispositivos em competições.[86,166]

Os membros protéticos têm alguma vantagem em comparação com competidores não amputados? Embora o uso de próteses de membros inferiores por Pistorius e por outros atletas esteja associado a menores forças de reação do solo – significando velocidades máximas ligeiramente menores em comparação com atletas não afetados, também podem existir algumas vantagens. Especificamente, foi observado que o tempo de balanço das pernas (durante as passadas) associado ao uso de próteses específicas para corridas é cerca de três desvios-padrão mais rápido *versus* ciclistas não afetados – uma observação considerada "muito acima da média" em comparação com atletas não usuários de próteses.[166] Essa vantagem, juntamente com o recuo elástico inerente à prótese, parece contrabalançar e superar as desvantagens mencionadas anteriormente (i.e., forças de reação do solo e velocidades de pico). Em consequência, as velocidades médias geradas por atletas usuários de próteses especiais para corrida parecem resultar em uma vantagem geral, em comparação com competidores não afetados.[86,166] Pesquisas mais recentes que utilizaram diferentes tipos de próteses para membros inferiores (p. ex., em forma de J *versus* em forma de C) sugerem que as velocidades máximas alcançadas durante uma corrida estão relacionadas ao formato do dispositivo: as próteses em forma de J superam as próteses em forma de C.[147] Nesse sentido, o formato e outros aspectos da construção da prótese (p. ex., a altura da prótese) continuam sendo objeto de debates ativos pelos órgãos reguladores do atletismo. Por outro lado, embora inicialmente a comunidade científica tenha debatido um pouco sobre o uso de próteses específicas para corridas, as descobertas científicas ocorridas na década seguinte parecem confirmar que, para determinada carga de trabalho, as próteses específicas para corridas podem resultar em algumas vantagens, em comparação com os membros biológicos.[86,147,166]

Patins de velocidade Klapskate. Nos últimos 25 anos, ocorreu uma revolução no *design* dos patins utilizados em competições de patinação de velocidade pelo advento do Klapskate. Atualmente, os Klapskates são utilizados quase que universalmente em competições. Esses patins são diferentes dos tradicionais, por possuírem uma dobradiça em sua extremidade (i.e., ao nível dos dedos), conectando a lâmina à parte do calçado dos patins. Com esse *design* de dobradiça, o patinador dispõe de maior tempo de contato do pé com o gelo. Isso permite a ocorrência de flexão plantar enquanto os patins continuam a deslizar, impulsionando o atleta para a frente. Essa técnica de deslizamento e impulsão aumenta em aproximadamente 10% a produção de potência, o que aumenta a velocidade de patinação em cerca de 4% para patinadores treinados e com técnica altamente refinada. Em consequência desses ganhos, ocorre melhoria na quantidade de trabalho por braçada e na frequência da braçada com o uso de Klapskates.[74] Aparentemente, essas vantagens de desempenho se devem ao aprimoramento biomecânico, o que proporciona benefício fisiológico no recrutamento das unidades motoras. De fato, os modelos científicos existentes propõem que há maior ativação do recrutamento das unidades motoras oxidativas em patinadores usuários do Klapskate bem treinados, o que, teoricamente, melhora seu perfil de fadiga (ver discussão sobre recrutamento de unidades motoras no Cap. 8 e sua relação com a fadiga no Cap. 19).[75]

Em resumo

- O desempenho do ciclismo é melhorado pela limitação da influência da resistência do vento com o uso de equipamentos de baixo arrasto, por um posicionamento aerodinâmico do corpo, pelo uso de roupas justas e pelo posicionamento em grupo.
- Em muitos esportes, o uso de equipamentos vestíveis que melhoram o desempenho é essencial para o sucesso atlético, como calçados de corrida especializados, próteses para membros inferiores de amputados específicas para corrida, Klapskates (patins com dobradiça) para patinação de velocidade e talvez trajes de banho *high-tech* com tecidos especiais projetados para nadadores.
- As vantagens dos equipamentos vestíveis que melhoram o desempenho são ganhos biomecânicos e melhorias na física do movimento (i.e., hidrodinâmica). Esses ganhos proporcionam uma vantagem fisiológica, graças ao aumento da velocidade com que um atleta pode competir.

Aquecimento físico

O aquecimento, antes de uma atividade moderada ou extenuante, é uma recomendação geral feita para pessoas envolvidas em programas de condicionamento físico ou para atletas envolvidos em diversos tipos de desempenho.[173] A maioria das pessoas aceita esta como uma recomendação razoável, mas há boa base científica para isso? Na revisão original de Franks, publicada em 1972,[53] o autor observou que 53% dos estudos apoiavam a proposição de que aquecimento era melhor do que a ausência de aquecimento, 7% achavam o oposto, e 40% não encontraram diferença entre as duas opções. Foram levantadas preocupações sobre a ampla variedade de tarefas e os métodos utilizados na avaliação da eficácia do aquecimento. Em sua revisão de 1983, Franks[52] analisou o papel do participante (treinado ou não treinado), a duração e a intensidade do aquecimento e o tipo de desempenho como variáveis envolvidas na determinação da eficácia do aquecimento. Antes de resumir essas descobertas, faz-se necessário apresentar algumas definições.

O aquecimento refere-se ao exercício realizado antes de um desempenho, independentemente de a temperatura muscular ou corporal estar elevada. As atividades de aquecimento podem ser idênticas às do desempenho (arremessador de beisebol arremessando de forma normal e com alta velocidade para o receptor, antes de o rebatedor entrar), diretamente ligadas ao desempenho (arremessador de peso praticando a 75% do esforço normal antes da competição) ou indiretamente relacionadas com o desempenho (atividades gerais para aumentar a temperatura corporal ou a excitação).[52] Em geral, todos os três aspectos são utilizados em um aquecimento típico antes do desempenho, na ordem inversa das descrições mencionadas.

Os benefícios teóricos do aquecimento são fisiológicos, psicológicos e relacionados à segurança. Os benefícios fisiológicos são: menor força muscular e reações enzimáticas mais rápidas a temperaturas corporais mais elevadas. Essa abordagem pode reduzir o déficit de oxigênio no início do trabalho,[80,131] diminuindo o quociente respiratório durante a atividade subsequente[67] ou promovendo um desvio favorável no limiar de lactato.[28] Uma revisão corroborou a maioria desses efeitos, mas questionou o impacto do aquecimento na aceleração das reações enzimáticas limitantes de velocidade.[17] Aumentos na temperatura corporal como resultado do aquecimento foram associados a desempenhos melhores.[52] Desempenhos hábeis são beneficiados com um aquecimento idêntico e direto; em alguns casos, o aquecimento indireto funciona de maneira facilitadora. Como exemplo, os "balanços" de aquecimento com um bastão de beisebol com peso padrão foram mais efetivos para aumentar a velocidade da batida.[101] Os procedimentos de aquecimento podem aumentar a excitação, o que é bom até certo ponto, e proporcionam o "estado mental" ideal para um desempenho melhor.[17,52]

Como parte do processo de aquecimento, o alongamento tem sido recomendado como forma de melhorar o desempenho e de diminuir o risco de lesão aos tecidos moles. Um estudo recentemente publicado sugere que, antes da competição, sejam evitados alongamentos estáticos, sobretudo com duração superior a 45 segundos, devido ao seu impacto negativo na força muscular máxima e no desempenho muscular explosivo.[140] Não há dúvida de que tal prática melhora a flexibilidade articular, mas revisões desse tópico oferecem pouca base para a possível diminuição do risco de lesão. Weldon e Hill[165] constataram que a maioria dos estudos disponíveis era de baixa qualidade, não tendo sido possível extrair uma conclusão definitiva com relação ao alongamento e às lesões ligadas ao exercício.

Um grupo de pesquisadores do Centers for Disease Control and Prevention (CDC) chegou à mesma conclusão em sua revisão da literatura, indicando que não havia suficiente evidência, fosse para endossar, fosse para descontinuar, o alongamento de rotina, antes ou depois do exercício, para prevenir lesões.[153] Witvrouw et al.[176] concordaram com essas conclusões gerais, quando aplicadas à maioria dos esportes. No entanto, para aqueles esportes que demandam ciclos de alongamento-encurtamento de alta intensidade (p. ex., futebol, basquete), o alongamento foi considerado importante para manter a unidade musculotendínea preparada o suficiente para armazenar e liberar energia durante movimentos explosivos. Por fim, as considerações de Shrier sobre o artigo do CDC sugeriu que havia necessidade de distinguir entre os efeitos do alongamento fora dos períodos de exercício e o alongamento que precede o exercício. Há evidências de que a primeira dessas abordagens está associada à prevenção de lesões. Naturalmente, há necessidade de mais pesquisas.[137] A partir do ponto de vista da segurança, afora o potencial para lesões ao tecido mole, alguma evidência sugere que o aquecimento reduz o "estresse" vivenciado ao se praticar um trabalho extenuante. No clássico estudo de Barnard et al.,[6] seis entre dez bombeiros que não fizeram aquecimento sofreram uma resposta isquêmica (redução do fluxo sanguíneo no miocárdio), como foi demonstrado por anormalidades no ECG durante um exercício extenuante. Todos os bombeiros tiveram respostas normais no ECG, quando um aquecimento gradual precedia o exercício extenuante.

Obviamente, o aquecimento afeta diversos fatores, mas há evidências de que essa prática afeta favoravelmente o desempenho? A resposta é "sim", mas com algumas advertências.[18]

- Nos desempenhos de curta duração (esforço máximo ≤ 10 s), um aquecimento de 3 a 5 minutos melhora o desempenho, mas um aquecimento intenso pode resultar em queda no desempenho, devido, em parte, à redução nos fosfatos de alta energia.
- O aquecimento melhora os desempenhos com duração intermediária (> 10 s, porém ≤ 5 min), mas não se a intensidade for demasiadamente baixa (≤ 40% do $\dot{V}O_{2máx}$) ou se o tempo de recuperação for demasiadamente longo (5 a 10 min). O objetivo é começar o desempenho com um $\dot{V}O_2$ basal ligeiramente elevado e estar suficientemente recuperado.
- Nos casos de desempenhos prolongados (esforço fatigante durante ≥ 5 min), um $\dot{V}O_2$ basal elevado também melhora o desempenho, porém, se o aquecimento promover a depleção do glicogênio muscular ou aumentar a tensão térmica (mediante elevação excessiva da temperatura corporal), o desempenho poderá ficar prejudicado.

Portanto, qual é o aquecimento recomendado? Para desempenhos de curta duração, é recomendável um aquecimento a ~40 a 60% do $\dot{V}O_{2máx}$ durante 5 a 10 minutos, seguido por uma recuperação de 5 minutos. Para desempenhos de duração intermediária ou longa, é recomendável um aquecimento a ~60 a 70% do $\dot{V}O_{2máx}$ durante 5 a 10 minutos, seguido por uma recuperação de ≤ 5 minutos.[18] Esse tempo é muito similar com o informado por Franks há cerca de 25 anos.[52] Para mais informações sobre os efeitos do aquecimento na melhoria do desempenho e na prevenção de lesões, ver McCrary et al. nas "Sugestões de leitura".

Em resumo

- As atividades de aquecimento podem ser idênticas às do desempenho ou podem estar direta ou indiretamente relacionadas com as do desempenho (aquecimento geral). O aquecimento causa mudanças fisiológicas e psicológicas que são benéficas para o desempenho.

Atividades para estudo

1. O que é recurso ergogênico?
2. Por que os pesquisadores devem usar um tratamento com "placebo" para avaliar a efetividade de um recurso ergogênico?
3. Faça um breve resumo do papel dos suplementos nutricionais na melhora do desempenho.
4. O que é um modelo de pesquisa duplo-cego?
5. A respiração de 100% de O_2 melhora o desempenho? E a recuperação?
6. A respiração de misturas gasosas hiperóxicas melhora o desempenho sem alterar a liberação de O_2 aos tecidos. Como isso é possível?
7. O que é *doping* sanguíneo, como ele é monitorado no âmbito dos esportes e por que ele parece melhorar o desempenho atualmente, quando não o fazia nas primeiras pesquisas?
8. De que forma os tampões ingeridos melhoram os desempenhos a curto prazo?
9. Embora as anfetaminas melhorem o desempenho em indivíduos fatigados, essas drogas podem não ter o mesmo efeito em indivíduos motivados. Por quê?
10. De que modo a cafeína pode melhorar os desempenhos a longo prazo? Os resultados podem ser extrapolados para desempenhos "reais" no campo?

11. Descreva como o desempenho de ciclismo de alta velocidade pode ser melhorado com mudanças nos equipamentos e nas técnicas de corrida.
12. Descreva como as vantagens mecânicas proporcionadas por equipamento vestível para melhoria do desempenho podem alterar os resultados fisiológicos durante uma competição.
13. Descreva os diferentes tipos de atividades de aquecimento e os mecanismos pelos quais elas podem melhorar o desempenho.

Sugestões de leitura

Burke, L. M., and V. Deakin. 2015. *Clinical Sports Nutrition*. New York: McGraw-Hill.

McCrary, J., B. Ackermann, and M. Halaki. 2015. A systematic review of the effects of upper body warm-up on performance and injury. *British Journal of Sports Medicine* 49: 935-942.

Pope, H., R. Wood, A. Rogol, F. Nyberg, L. Bowers, and S. Bhasin. 2014. Adverse health consequences of performance-enhancing drugs: an Endocrine Society scientific statement. *Endocrine Reviews* 35: 341-375.

Williams, M. 2006. Dietary supplements and sports performance. *Journal of the International Society of Sports Nutrition* 3: 1-6.

Referências bibliográficas

1. Adams RP and Welch HG. Oxygen uptake, acid-base status, and performance with varied inspired oxygen fractions. *Journal of Applied Physiology: Respiratory, Environmental and Exercise Physiology* 49: 863-868, 1980.
2. Alvares TS, Meirelles CM, Bhambhani YN, Paschoalin VMF, and Gomes PSC. L-arginine as a potential ergogenic aid in healthy subjects. *Sports Medicine* 41: 233-248, 2011.
3. American College of Sports Medicine. Nutrition and athletic performance. *Medicine and Science in Sports and Exercise* 48: 543-568, 2016.
4. Ariel G and Saville W. Anabolic steroids: the physiological effects of placebos. *Medicine and Science in Sports* 4: 124-126, 1972.
5. Ashenden MJ. A strategy to deter blood doping in sport. *Haematologica* 87: 225-232, 2002.
6. Barnard RJ, Gardner GW, Diaco NV, MacAlpin RN, and Kattus AA. Cardiovascular responses to sudden strenuous exercise – heart rate, blood pressure, and ECG. *Journal of Applied Physiology: Respiratory, Environmental and Exercise Physiology* 34: 833-837, 1973.
7. Barnes K and Kilding A. A rondomized crossover study investigating the running economy of highly-trained male and female distance runners in marathon racing shoes versus track spikes. *Sports Medicine* 49: 331-342, 2019.
8. Bassett D, Kyle C, Passfield L, Broker J, and Burke E. Comparing cycling world hour records, 1967-1996: modeling with empirical data. *Medicine & Science in Sports and Exercise* 31: 1665-1676, 1999.
9. Baume N, Hellemans I, and Saugy M. Guide to over-the-counter sports supplements for athletes. *International Journal of Sports Medicine* 8: 2-10, 2007.
10. Baume N, Mahler N, Kamber M, Mangin P, and Saugy M. Research of stimulants and anabolic steroids in dietary supplements. *Scandinavian Journal of Medicine & Science in Sports* 16: 41-48, 2006.
11. Bell DG and McLellan TM. Exercise endurance 1, 3, and 6 h after caffeine ingestion in caffeine users and nonusers. *Journal of Applied Physiology: Respiratory, Environmental and Exercise Physiology* 93: 1227-1234, 2002.
12. Bellinger PM. Beta-alanine supplementation for athletic performance: an update. *Journal of Strength and Conditioning Research* 28: 1751-1770, 2014.
13. Berglund B, Birgegard G, and Hemmingsson P. Serum erythropoietin in cross-country skiers. *Medicine and Science in Sports and Exercise* 20: 208-209, 1988.
14. Berglund B, Ekblom B, Ekblom E, Berglund L, Kallner A, Reinebo P, et al. The Swedish Blood Pass project. *Scandinavian Journal of Medicine & Science in Sports* 17: 292-297, 2007.
15. Berglund B and Hemmingson P. Effect of reinfusion of autologous blood on exercise performance in cross-country skiers. *International Journal of Sports Medicine* 8: 231-233, 1987.
16. Berry MJ, Stoneman JV, Weyrich AS, and Burney B. Dissociation of the ventilatory and lactate thresholds following caffeine ingestion. *Medicine and Science in Sports and Exercise* 23: 463-469, 1991.
17. Bishop D. Warm up I: potential mechanisms and the effects of passive warm up on exercise performance. *Sports Medicine* 33: 439-454, 2003.
18. Bishop D. Warm up II: performance changes following active warm up and how to structure the warm up. *Sports Medicine* 33: 483-498, 2003.
19. Bishop D, Edge J, Davis C, and Goodman C. Induced metabolic alkalosis affects muscle metabolism and repeated-sprint ability. *Medicine and Science in Sports and Exercise* 36: 807-813, 2004.
20. Brzezianska E, Domanska D, and Jegier A. Gene doping in sport – perspectives and risks. *Biology in Sport* 31: 251-259, 2014.
21. Buck CL, Wallman KE, Dawson B, and Guelfi KJ. Sodium phosphate as an ergogenic aid. *Sports Medicine* 43: 425-435, 2013.
22. Buckman JF, Farris SG, and Yusko DA. A national study of substance use behaviors among NCAA male athletes who use banned performance enhancing substances. *Drug and Alcohol Dependence* 131: 50-55, 2013.
23. Burke LM. Practical considerations for bicarbonate loading and sports performance. In: *Nutritional Coaching Strategy to Modulate Training Efficiency. Nestlé Nutrition Institute Workshop Series* 75: 15-26, 2013.
24. Carr AJ, Slater GJ, Gore CJ, Dawson B, and Burke LM. Effect of sodium bicarbonate on [HCO3-], pH, and gastrointestinal symptoms. *International Journal of Sport Nutrition and Exercise Metabolism* 21: 189-194, 2011.
25. Caruso J, Charles J, Unruh K, Giebel R, Learmonth L, and Potter W. Ergogenic effects of β-alanine and carnosine: proposed future research to quantify their efficacy. *Nutrients* 4: 585-601, 2012.
26. Chandler JV and Blair SN. The effect of amphetamines on selected physiological components related to athletic success. *Medicine and Science in Sports and Exercise* 12: 65-69, 1980.
27. Chapman C, Johnson B, Sackett J, Parker M, and Schlader Z. Soft drink consumption during and following exercise in the heat elevates biomarkers of acute kidney injury. *American Journal of Physiology Regulatory, Integrative, and Comprehensive Physiology* 316: 189-198, 2019.
28. Chwalbinska-Moneta J and Hanninen O. Effect of active warming-up on thermoregulatory, circulatory, and metabolic re-

sponses to incremental exercise in endurance-trained athletes. *International Journal of Sports Medicine* 10: 25-29, 1989.
29. Clarkson PM and Thompson HS. Drugs and sport. Research findings and limitations. *Sports Medicine* 24: 366-384, 1997.
30. Clements WT, Lee SR, and Bloomer RJ. Nitrate ingestion: a review of the health and performance effects. *Nutrients* 6: 5224-5264, 2014.
31. Collomp K, Le Panse B, Candau R, Lecoq AM, and De Ceaurriz J. Beta-2 agonists and exercise performance in humans. *Science & Sport* 25: 281-290, 2010.
32. Conlee R. Amphetamine, caffeine, and cocaine. In *Perspectives in Exercise Science and Sports Medicine, Vol 4: Ergogenics-Enhancement of Performance in Exercise and Sports,* edited by Lamb D, and Williams M. New York, NY: McGraw-Hill, 1991, pp. 285-330.
33. Costill DL, Dalsky GP, and Fink WJ. Effects of caffeine ingestion on metabolism and exercise performance. *Medicine and Science in Sports* 10: 155-158, 1978.
34. Cribb PJ, Williams AD, and Hayes A. A creatine-protein-carbohydrate supplement enhances responses to resistance training. *Medicine and Science in Sports and Exercise* 39: 1960-1968, 2007.
35. Criswell DS, Powers SK, and Herb RA. Clenbuterol-induced fiber type transition in the soleus of adult rats. *European Journal of Applied Physiology and Occupational Physiology* 74: 391-396, 1996.
36. De Hon O, Kuipers H, and van Bottenburg M. Prevalence of doping use in elite sports: a review of numbers and methods. *Sports Medicine* 45: 57-69, 2015.
37. De Hon O and Coumans B. The continuing story of nutritional supplements and doping infractions. *British Journal of Sports Medicine* 41: 800-805; discussion 805, 2007.
38. Demant TW and Rhodes EC. Effects of creatine supplementation on exercise performance. *Sports Medicine* 28: 49-60, 1999.
39. Dill D, Edwards H, and Talbot J. Alkalosis and the capacity for work. *Journal of Biological Chemistry* 97: LVII-LIX, 1932.
40. Dodd SL, Brooks E, Powers SK, and Tulley R. The effects of caffeine on graded exercise performance in caffeine naive versus habituated subjects. *European Journal of Applied Physiology and Occupational Physiology* 62: 424-429, 1991.
41. Doherty M and Smith PM. Effects of caffeine ingestion on rating of perceived exertion during and after exercise: a meta-analysis. *Scandinavian Journal of Medicine & Science in Sports* 15: 69-78, 2005.
42. Douroudos II, Fatouros IG, Gourgoulis V, Jamurtas AZ, Tsitsios T, Hatzinikolaou A, et al. Dose-related effects of prolonged NaHCO3 ingestion during high-intensity exercise. *Medicine and Science in Sports and Exercise* 38: 1746-1753, 2006.
43. Eckardt KU, Boutellier U, Kurtz A, Schopen M, Koller EA, and Bauer C. Rate of erythropoietin formation in humans in response to acute hypobaric hypoxia. *Journal of Applied Physiology: Respiratory, Environmental and Exercise Physiology* 66: 1785-1788, 1989.
44. Eichner E. Blood doping results and consequences from the laboratory and the field. *Physician and Sports medicine* 15: 121-129, 1987.
45. Eichner E. The caffeine controversy: effects on endurance and cholesterol. *Physician and Sportsmedicine* 14: 124-132, 1986.
46. Ekblom B, Goldbarg AN, and Gullbring B. Response to exercise after blood loss and reinfusion. *Journal of Applied Physiology: Respiratory, Environmental and Exercise Physiology* 33: 175-180, 1972.
47. Essig D, Costill D, and Van Handel P. Effect of caffeine ingestion on utilization of muscle glycogen and lipid during leg ergometer cycling. *International Journal of Sports Medicine* 1: 86-90, 1980.
48. Faria EW, Parker DL, and Faria IE. The science of cycling: factors affecting performance – part 2. *Sports Medicine* 35: 313-337, 2005.
49. Fiala KA, Casa DJ, and Roti MW. Rehydration with a caffeinated beverage during the nonexercise periods of 3 consecutive days of 2-a-day practices. *International Journal of Sport Nutrition and Exercise Metabolism* 14: 419-429, 2004.
50. Fitts RH and Holloszy JO. Lactate and contractile force in frog muscle during development of fatigue and recovery. *American Journal of Physiology* 231: 430-433, 1976.
51. Fragkaki AG, Georgakopoulos C, Sterk S, and Nielen MWF. Spots doping: emerging designer and therapeutic $\beta 2$ agonists. *Clinica Chimica Acta* 427: 242-258, 2013.
52. Franks B. Physical warm-up. In: *Ergogenic Aids in Sport,* edited by Williams M. Champaign, IL: Human Kinetics, 1983, pp. 340-375.
53. Franks B. Physical warm-up. In: *Ergogenic Aids and Muscular Performance,* edited by Morgan W. New York, NY: Academic Press, 1972, pp. 160-191.
54. Fuchs F, Reddy Y, and Briggs FN. The interaction of cations with the calcium-binding site of troponin. *Biochimica et Biophysica Acta* 221: 407-409, 1970.
55. Ganio MS, Klau JF, Casa DJ, Armstrong LE, and Maresh CM. Effect of caffeine on sport-specific endurance-performance: a systematic review. *Journal of Strength and Conditioning Research* 23: 315- 324, 2009.
56. Gastin P, Misner J, Boileau R, and Slaughter M. Failure of caffeine to enhance exercise performance in incremental treadmill running. *Australian Journal of Science and Medicine in Sport* 22: 23-27, 1990.
57. Gledhill N. Bicarbonate ingestion and anaerobic performance. *Sports Medicine* 1: 177-180, 1984.
58. Gledhill N. Blood doping and related issues: a brief review. *Medicine and Science in Sports and Exercise* 14: 183-189, 1982.
59. Gledhill N. The influence of altered blood volume and oxygen transport capacity on aerobic performance. *Exercise and Sport Sciences Reviews* 13: 75-93, 1985.
60. Gledhill N, Warburton D, and Jamnik V. Haemoglobin, blood volume, cardiac function, and aerobic power. *Canadian Journal of Applied Physiology = Revue Canadienne de Physiologie Appliquee* 24: 54-65, 1999.
61. Golding L. Drugs and hormones. In: *Ergogenic Aids and Muscular Performance,* edited by Morgan W. New York, NY: Academic Press, 1972.
62. Gotshalk LA, Volek JS, Staron RS, Denegar CR, Hagerman FC, and Kraemer WJ. Creatine supplementation improves muscular performance in older men. *Medicine and Science in Sports and Exercise* 34: 537-543, 2002.
63. Graham T and Spriet L. *Caffeine and Exercise Performance. Sports Science Exchange #60,*Vol. 9, Number 1, The Gatorade Sports Science Institute is located in Barrington, Il.
64. Graham TE and Spriet LL. Performance and metabolic responses to a high caffeine dose during prolonged exercise. *Journal of Applied Physiology: Respiratory, Environmental and Exercise Physiology* 71: 2292-2298, 1991.
65. Heinonen OJ. Carnitine and physical exercise. *Sports Medicine* 22: 109-132, 1996.
66. Herda TJ, Beck TW, Ryan ED, Smith AE, Walter AA, Hartman MJ, et al. Effects of creatine monohydrate and polyethylene

glycosylated creatine supplementation on muscular strength, endurance, and power output. *Journal of Strength and Conditioning Research* 23: 818-826, 2009.
67. Hetzler R. Effect of warm-up on plasma free fatty acid responses and substrate utilization during submaximal exercise. *Research Quarterly for Exercise and Sport* 57: 223-228, 1986.
68. Hobson RM, Saunders B, Ball G, Harris RC, and Sale C. Effects of β-alanine supplementation on exercise performance: a meta-analysis. *Amino Acids* 43: 25-37, 2012.
69. Hodgson AB, Randell RK, and Jeukendrup AE. The metabolic and performance effects of caffeine compared to coffee during endurance exercise. *PLOS ONE.* 8: e59561, 2013.
70. Hoffman JR, Emerson NS, and Stout JR. β-alanine supplementation. *Current Sports Medicine Reports* 11: 189-195, 2012.
71. Hogan MC, Cox RH, and Welch HG. Lactate accumulation during incremental exercise with varied inspired oxygen fractions. *Journal of Applied Physiology: Respiratory, Environmental and Exercise Physiology* 55: 1134-1140, 1983.
72. Hogkamer, W, Kipp S, Frank J, Farina E, Luo G, and Kram R. A comparison of the energetic cost of running in marathon racing shoes. *Sports Medicine* 48: 1009-1019, 2018.
73. Horswill CA. Effects of bicarbonate, citrate, and phosphate loading on performance. *International Journal of Sport Nutrition* 5 (Suppl): S111-119, 1995.
74. Houdijk H, Koning J, de Groot G, Bobbert M, van Ingen Schenau G. Push-off mechanics in speed skating with conventional skates and klapskates. *Medicine and Science in Sports and Exericse* 32: 635-641, 2000.
75. Houdijk H, Bobbert M, Kining J, and DE Groot G. The effects of Klapskate hinge position on push-off performance: a simulation study. *Medicine and Science in Sports and Exercise* 35: 2077-2084, 2003.
76. Ivy J. Amphetamines. In: *Ergogenic Aids in Sport.* Champaign, IL: Human Kinetics, 1983.
77. Ivy JL, Costill DL, Fink WJ, and Lower RW. Influence of caffeine and carbohydrate feedings on endurance performance. *Medicine and Science in Sports* 11: 6-11, 1979.
78. Jagim AR, Wright GA, Brice AG, and Doberstein ST. Effects of beta-alanine supplementation on sprint endurance. *Journal of Strength and Conditioning Research* 27: 526-532, 2013.
79. Jones AM. Dietary nitrate supplementation and exercise performance. *Sports Medicine* 44: S35-S45, 2014.
80. Jones AM, Koppo K, and Burnley M. Effects of prior exercise on metabolic and gas exchange responses to exercise. *Sports Medicine* 33: 949-971, 2003.
81. Juhn M. Popular sports supplements and ergogenic aids. *Sports Medicine* 33: 921-939, 2003.
82. Kley RA, Tarnopolsky MA, Vorgerd M. Creatine for treating muscle disorders. *Cochrane Database of Systematic Reviews* 2013, No.: CD004760. doi: 10.1002/14651858.CD004760.pub4.
83. Kyle C. Mechanical factors affecting the speed of a cycle. In: *Science of Cycling,* edited by Burke ER. Champaign, IL: Human Kinetics, 1986 pp. 123-136.
84. Kyle C. Selecting cycling equipment. In: *High-Tech Cycling,* edited by Burke ER. Champaign, IL: Human Kinetics, 2003, pp. 1-48.
85. Kon M, Nakagaki K, and Ebi Y. Effects of all-out sprint interval training under hyperoxia on exercise performance. *Physiological Reports* 7: 1-10, 2019.
86. Kram R, Grabowski A, McGowan C, Brown M, and Herr H. Counterpoint: artificial legs do not make. artifically fast running speeds possible. *Journal of Applied Physiology* 108: 1012-1014, 2010.
87. Law YLL, Ong WS, GillianYap TL, Lim SCJ, and Von Chia E. Effects of two and five days of creatine loading on muscular strength and anaerobic power in trained athletes. *Journal of Strength and Conditioning Research* 23: 906-914, 2009.
88. Linderman J and Fahey TD. Sodium bicarbonate ingestion and exercise performance: an update. *Sports Medicine* 11: 71-77, 1991.
89. Lippi G and Banfi G. Blood transfusions in athletes: old dogmas, new tricks. *Clinical Chemistry and Laboratory Medicine* 44: 1395-1402, 2006.
90. Lombardo J. Stimulants and athletic performance (part 1 of 2): amphetamines and caffeine. *Physician and Sportsmedicine* 14: 128-142, 1986.
91. Lundby C and Robach P. Assessment of total haemoglobin mass: can it detect erythropoietin-induced blood manipulations? *European Journal of Applied Physiology* 108: 197-200, 2010.
92. Lundby C, Robach P, and Saltin B. The evolving science of detection of 'blood doping.' *British Journal of Pharmacology* 165: 1306-1315, 2012.
93. Lundby C, Thomsen JJ, Boushel R, Koskolou M, Warberg J, Calbet JA, et al. Erythropoietin treatment elevates haemoglobin concentration by increasing red cell volume and depressing plasma volume. *Journal of Physiology* 578: 309-314, 2007.
94. Macdougall IC. Meeting the challenges of a new millennium: optimizing the use of recombinant human erythropoietin. *Nephrol Dial Transplant* 13 (Suppl 2): 23-27, 1998.
95. Maltin CA and Delday MI. Satellite cells in innervated and denervated muscles treated with clenbuterol. *Muscle & Nerve* 15: 919-925, 1992.
96. Maughan RJ, King DS, and Lea T. Dietary supplements. *Journal of Sports Sciences* 22: 95-113, 2004.
97. McClung M and Collins D. "Because I know it will!": placebo effects of an ergogenic aid on athletic performance. *Journal of Sport & Exercise Psychology* 29: 382-394, 2007.
98. McCole SD, Claney K, Conte J-C, Anderson R, and Hagberg, JM. Energy expenditure during bicycling. *Journal of Applied Physiology* 68: 748-753, 1990.
99. McDowall JA. Supplement use by young athletes. *Journal of Sport Science & Medicine* 6: 337-342, 2007.
100. McDuff D, STull T, Castaldelli-Maia J, Hitchcock M, Hainline B, and Reardon C. Recreational and ergogenic substance use and substance use disorders in elite athletes: a narrative review. *British Journal of Sports Medicine* 53: 754-760, 2019.
101. McCrary JM, Ackermann BJ, and Halaki M. A systematic review of the effects of upper body warm-up on performance. *British Journal of Sports Medicine* 49: 935-942, 2015.
102. McLean C and Graham TE. Effects of exercise and thermal stress on caffeine pharmacokinetics in men and eumenorrheic women. *Journal of Applied Physiology: Respiratory, Environmental and Exercise Physiology* 93: 1471-1478, 2002.
103. McNaughton L. Two levels of caffeine ingestion on blood lactate and free fatty acid responses during incremental exercise. *Research Quarterly for Exercise and Sport* 58: 255-259, 1987.
104. McNaughton LR. The influence of caffeine ingestion on incremental treadmill running. *British Journal of Sports Medicine* 20: 109-112, 1986.
105. Momaya A, Fawal M, and Estes R. Performance-enhancing substances in sports: a review of the literature. *Sports Medicine.* 45: 517-531, 2015.
106. Morente-Sánchez J and Zabala M. Doping in sport: a review of elite athletes' attitudes, beliefs, and knowledge. *Sports Medicine* 43: 395-411, 2013.

107. Morgan W. Basic considerations. In: *Ergogenic Aids and Muscular Performance,* edited by Morgan W. New York, NY: Academic Press, 1972.
108. Morkeberg J, Sharpe K, Belhage B, Damsgaard R, Schmidt W, Prommer N, et al. Detecting autologous blood transfusions: a comparison of three passport approaches and four blood markers. *Scandinavian Journal of Medicine & Science in Sports* 21: 235-243, 2011.
109. Morris A. Oxygen. In *Ergogenic Aids in Sports.* Champaign, IL: Human Kinetics, 1983.
110. Nakamaru Y and Schwartz A. The influence of hydrogen ion concentration on calcium binding and release by skeletal muscle sarcoplasmic reticulum. *Journal of General Physiology* 59: 22-32, 1972.
111. Nielsen HB, Bredmose PP, Stromstad M, Volianitis S, Quistorff B, and Secher NH. Bicarbonate attenuates arterial desaturation during maximal exercise in humans. *Journal of Applied Physiology: Respiratory, Environmental and Exercise Physiology* 93: 724-731, 2002.
112. Nummela A, Hamalainen I, and Rusko H. Effect of hyperoxia on metabolic responses and recovery in intermittent exercise. *Scandinavian Journal of Medicine & Science in Sports* 12: 309-315, 2002.
113. Oopik V, Saaremets I, Medijainen L, Karelson K, Janson T, and Timpmann S. Effects of sodium citrate ingestion before exercise on endurance performance in well trained college runners. *British Journal of Sports Medicine* 37: 485-489, 2003.
114. Outram S and Stewart B. Doping through supplement use: a review of the available evidence. *International Journal of Sport Nutrition and Exercise Metabolism.* 25: 54-59, 2015.
115. Perry CG, Talanian JL, Heigenhauser GJ, and Spriet LL. The effects of training in hyperoxia vs. normoxia on skeletal muscle enzyme activities and exercise performance. *Journal of Applied Physiology: Respiratory, Environmental and Exercise Physiology* 102: 1022-1027, 2007.
116. Pluim BM, de Hon O, Staal JB, Limpens J, Kuipers H, Overbeek SE, et al. $\beta 2$-agonists and physcial performance: a systematic review and meta analysis of randomized controlled studies. *Sports Medicine* 41: 39-57, 2011.
117. Pope HG, Wood RI, Rogol A, Nyberg F, Bowers L, and Bhasin S. Adverse health consequences of performance-enhancing drugs: an Endocrine Society scientific statement. *Endocrine Reviews* 35: 341-375, 2014.
118. Pottgiesser T, Echteler T, Sottas P-E, Umhau M, and Schumacher YO. Hemoglobin mass and biological passport for detection of autologous blood doping. *Medicine and Science in Sports and Exercise* 44: 835-843, 2012.
119. Pottgiesser T, Umhau M, Ahlgrim C, Ruthardt S, Roecker K, and Schumacher YO. Hb mass measurement suitable to screen for illicit autologous blood transfusions. *Medicine and Science in Sports and Exercise* 39: 1748-1756, 2007.
120. Powers SK and Dodd S. Caffeine and endurance performance. *Sports Medicine* 2: 165-174, 1985.
121. Powers SK, Lawler J, Dempsey JA, Dodd S, and Landry G. Effects of incomplete pulmonary gas exchange on VO2 max. *Journal of Applied Physiology: Respiratory, Environmental and Exercise Physiology* 66: 2491-2495, 1989.
122. Price M, Moss P, and Rance S. Effects of sodium bicarbonate ingestion on prolonged intermittent exercise. *Medicine and Science in Sports and Exercise* 35: 1303-1308, 2003.
123. Price MJ and Simons C. The effect of sodium bicarbonate ingestion on high-intensity intermittent running and subsequent performance. *Journal of Strength and Conditioning Research* 24: 1834-1842, 2010.
124. Putukian M, Kreher JB, Coppel DB, Glazer JL, McKeag DB, and White RD. Attention deficit hyperactivity disorder and the athlete: an American Medical Society for Sports Medicine position statement. *Clinical Journal of Sports Medicine* 21: 392-401, 2011.
125. Rawson E and Clarkson P. Scientifically debatable: is creatine worth its weight? *Sports Science Exchange #91,*Volume 16, Number 4, 2003 Gatorade Sports Science Institute, Barrington, Il.
126. Rawson E, Coni M, and Miles M. Creatine supplementation does not reduce muscle damage or enhance recovery from resistance exercise. *Journal of Strength and Conditioning Research* 21: 1208-1213, 2007.
127. Rawson E and Persky A. Mechanisms of muscular adaptations to creatine supplementation. *International Journal of Sports Medicine* 8: 43-53, 2007.
128. Rawson ES, Stec MJ, Frederickson SJ, and Miles MP. Low-dose creatine supplementation enhances fatigue resistance in the absense of weight gain. *Nutrition* 27: 451-455, 2011.
129. Requena B, Zabala M, and Padial P. Sodium bicarbonate and sodium citrate: ergogenic aids? *Journal of Strength and Conditioning Research* 19: 213-224, 2005.
130. Robbins MK, Gleeson K, and Zwillich CW. Effect of oxygen breathing following submaximal and maximal exercise on recovery and performance. *Medicine and Science in Sports and Exercise* 24: 720-725, 1992.
131. Robergs RA, Pascoe DD, Costill DL, Fink WJ, Chwalbinska-Moneta J, Davis JA, et al. Effects of warm-up on muscle glycogenolysis during intense exercise. *Medicine and Science in Sports and Exercise* 23: 37-43, 1991.
132. Rogers M, Bohlken R, and Beets M. Effects of creatine, ginseng, and astragalus supplementation on strength, body composition, mood, and blood lipids during strength-training in older adults. *Journal of Sports Science and Medicine* 5: 60-69, 2006.
133. Roy BD, Bosman MJ, and Tarnopolsky MA. An acute oral dose of caffeine does not alter glucose kinetics during prolonged dynamic exercise in trained endurance athletes. *European Journal of Applied Physiology* 85: 280-286, 2001.
134. Rozenek R, Fobel B, and Banks J. Does hyperbaric oxygen exposure affect high-intensity, short-duration exercise performance? *Journal of Strength and Conditioning Research* 21: 1037-1041, 2007.
135. Saunders B, Saito T, Klosterhoff, R, Faias de Oliveria L, Barreto G, Perim P et. al. Open-placebo improves exercise performance in female cyclists. *Public Library of Science ONE* 14: 1-16, 2019.
136. Shao A and Hathcock JN. Risk assessment for creatine monohydrate. *Regul Toxicol Pharmacol* 45: 242-251, 2006.
137. Shrier I. Special communications: letters to the editor-in-chief. *Medicine and Science in Sports and Exercise* 36: 1832-1833, 2004.
138. Siegler JC, Marshall PWM, Bray J, and Towlson C. Sodium bicarbonate supplementation and ingestions timing: does it matter? *Journal of Strength and Conditioning Research* 26: 1953-1958, 2012.
139. Siegler JC, Midgley AW, Polman RCJ, and Lever R. Effects of various sodium bicarbonate loading protocols on the time-dependent extracelluar buffering profile. *Journal of Strength and Conditioning Research* 24: 2551-2557, 2010.
140. Simic L, Sarabon N, and Markovic G. Does pre-exercise static stretching inhibit maximal muscular performance? A me-

ta-analytical review. *Scandinavian Journal of Medicine and Science in Sports* 23: 131-148, 2013.

141. Smith-Ryan AE, Fukuda DH, Stout JR, and Kendall KL. High-velocity intermittent running: effects of beta-alanine supplementation. *Journal of Strength and Conditioning Research* 26: 2798-2805, 2012.
142. Sottas P, Robinson N, Rabin O, and Saugy M. The athlete biological passport. *Clinical Chemistry* 57: 969-976, 2011.
143. Spriet LL. Exercise and sport performance with low doses of caffeine. *Sport Medicine* 44 (Suppl 2): S175-S184, 2014.
144. Spriet LL. Caffeine and performance. *International Journal of Sport Nutrition* 5 (Suppl): S84-99, 1995.
145. Stefani R. Olympic swimsuit gold: the suit or the swimmer in the suit? *Royal Statistical Society* 9: 13-17, 2012.
146. Stellingwerff T, Glazier L, Watt MJ, LeBlanc PJ, Heigenhauser GJ, and Spriet LL. Effects of hyperoxia on skeletal muscle carbohydrate metabolism during transient and steady-state exercise. *Journal of Applied Physiology: Respiratory, Environmental and Exercise Physiology* 98: 250-256, 2005.
147. Taboga P, Beck O, and Grabowski A. Prosthetic shape, but not stiffness or height, affects the maximum speed of sprinters with bilateral transtibial amputations. *PLoS One* 15: 1-20, 2020.
148. Tallis J, Duncan MJ, and James RS. What can isolated skeletal muscle experiments tell us about the effects of caffeine on exercise performance. *British Journal of Pharmacology* 172: 3703-3713, 2015.
149. Tarnopolsky MA. Effect of caffeine on the neuromuscular system: potential as an ergogenic aid. *Applied Physiology, Nutrition and Metabolism* 33: 1284-1289, 2008.
150. Tarnopolsky MA, Atkinson SA, MacDougall JD, Sale DG, and Sutton JR. Physiological responses to caffeine during endurance running in habitual caffeine users. *Medicine and Science in Sports and Exercise* 21: 418-424, 1989.
151. Tesch P, Sjodin B, Thorstensson A, and Karlsson J. Muscle fatigue and its relation to lactate accumulation and LDH activity in man. *Acta Physiologica Scandinavica* 103: 413-420, 1978.
152. Thacker SB, Gilchrist J, Stroup DF, and Kimsey CD, Jr. The impact of stretching on sports injury risk: a systematic review of the literature. *Medicine and Science in Sports and Exercise* 36: 371-378, 2004.
153. Tian G, Fan D, Feng X, and Zhou H. Triving artificial underwater drag-reduction materials inspired from aquatic animals: progress and challenges. *Royal Society of Chemistry Advances* 11: 3399-3428, 2021.
154. Trexler ET, Smith-Ryan AE, Stout JR, Hoffman JR, Wilborn CD, Sale C, et al. International society of sports nutrition position stand: beta-alanine. *Journal of the International Society of Sports Nutrition* 12(30): doi: 10.1186/s12970-015-0090-y, 2015.
155. Trivedi B and Danforth WH. Effect of pH on the kinetics of frog muscle phosphofructokinase. *Journal of Biological Chemistry* 241: 4110-4112, 1966.
156. United States Anti-Doping Agency. Reasoned decision: United States Anti-Doping Agency vs. Lance Armstrong. http://d3epuodzu3wuis.cloudfront.net /ReasonedDecision.pdf, 2012.
157. Van Handel P. Caffeine. In *Ergogenic Aids in Sports,* edited by Williams M. Champaign, IL: Human Kinetics, 1983.
158. Van Thuyne W, and Delbeke FT. Distribution of caffeine levels in urine in different sports in relation to doping control before and after the removal of caffeine from the WADA doping list. *International Journal of Sports Medicine* 27: 745-750, 2006.
159. VanThuyne P, VanEenoo P, and Delbeke F. Nutritional supplements: prevalence of use and contamination with doping agents. *Nutrition Research Reviews* 19: 147-158, 2006.
160. Volek J. What we now know about creatine. *ACSM's Health & Fitness Journal* 3: 27-33, 1999.
161. Voss S, Thevis M, and Schinkothe T. Detection of homologous blood transfusion. *International Journal of Sports Medicine* 28: 633-637, 2007.
162. Warren GL, Park ND, Maresca RD, Mckibans KI, and Millard-Stafford ML. Effect of caffeine ingestion on muscular strength and endurance: a meta-analysis. *Medicine and Science in Sports and Exercise* 42: 1375-1387, 2010.
163. Welch H. Effects of hypoxia and hyperoxia on human performance. In: *Exercise and Sports Sciences Reviews,* edited by Pandolf K. New York, NY: Macmillan, 1987, pp. 191-222.
164. Welch HG, Bonde-Petersen F, Graham T, Klausen K, and Secher N. Effects of hyperoxia on leg blood flow and metabolism during exercise. *Journal of Applied Physiology: Respiratory, Environmental and Exercise Physiology* 42: 385-390, 1977.
165. Weldon SM and Hill RH. The efficacy of stretching for prevention of exercise-related injury: a systematic review of the literature. *Manual Therapy* 8: 141-150, 2003.
166. Weyand P and Bundle M. Point: Artificial limbs do make artificially fast running speeds possible. *Journal of Applied Physiology* 108: 1011-1012, 2010.
167. Wilcox A. *Bicarbonate Loading.* Gatorade Sports Science Institute, Barrington, Il.
168. Wilcox A. *Caffeine and Endurance Performance*. Gatorade Sports Science Institute, 1990.
169. Wilcox A. Nutritional ergogenics and sport performance. In *The President's Council on Physical Fitness and Sports Research Digest,* edited by Corbin C, and Pangrazi B, Washington, D.C.: Department of Health and Human Services, 1998.
170. Williams MH, Anderson DE, and Rawson ES. *Nutrition for Health, Fitness & Sport*. New York, NY: McGraw-Hill, 2017.
171. Williams MH, Wesseldine S, Somma T, and Schuster R. The effect of induced erythrocythemia upon 5-mile treadmill run time. *Medicine and Science in Sports and Exercise* 13: 169-175, 1981.
172. Wilmore J. Oxygen. In *Ergogenic Aids and Muscular Performance,* edited by Morgan W. New York, NY: Academic Press, 1972, pp. 321-342.
173. Wilson GD and Welch HG. Effects of hyperoxic gas mixtures on exercise tolerance in man. *Medicine and Science in Sports* 7: 48-52, 1975.
174. Wilson GD, and Welch HG. Effects of varying concentrations of N2/O2 and He/O2 on exercise tolerance in man. *Medicine and Science in Sports and Exercise* 12: 380-384, 1980.
175. Wilson GJ, Wilson JM, and Manninen AH. Effects of beta-hydroxy-beta-methylbutyrate (HMB) on exercise performance and body compostion across levels of age, sex, and training experience: a review. *Nutrition & Metabolism* 5: Article No. 1, 2008.
176. Witvrouw E, Mahieu N, Danneels L, and McNair P. Stretching and injury prevention: an obscure relationship. *Sports Medicine* 34: 443-449, 2004.
177. World Anti-Doping Agency. *The 2013 Prohibited List: International Standard.* Switzerland: World Anti-Doping Agency, 2012.
178. World Anti-Doping Agency *Athlete biological passport operating guidelines 6th edition.* Switzerland: World Anti-Doping Agency, 2017.

179. Yang YT and McElligott MA. Multiple actions of beta-adrenergic agonists on skeletal muscle and adipose tissue. *Biochemical Journal* 261: 1-10, 1989.
180. Yeo SE, Jentjens RL, Wallis GA, and Jeukendrup AE. Caffeine increases exogenous carbohydrate oxidation during exercise. *Journal of Applied Physiology: Respiratory, Environmental and Exercise Physiology* 99: 844-850, 2005.
181. Zanchi NE, Gerlinger-Romero F, Guimaraes-Ferreira L, de Siqueira MA, Felitti V, Lira FS, et al. HMB supplementation: clinical and athletic performance-related effects and mechanisms of action. *Amion Acids* 40: 1015-1025, 2011.
182. Zeno SA, Purvis D, Crawford C, Lee C, Lisman P, and Deuster PA. Warm-ups for military fitness testing: rapid evidence assessment of the literature. *Medicine and Science in Sports and Exercise* 45: 1369-1376, 2013.
183. Zhang Y, Coca A, Casa DJ, Antonio J, Green JM, and Bishop PA. Caffeine and diuresis during rest and exercise: a meta analysis. *Journal of Science and Medicine in Sport* 18: 659-574, 2015.

Cálculo do consumo de oxigênio e da produção de dióxido de carbono

Cálculo do consumo de oxigênio

O cálculo do consumo de oxigênio é um processo relativamente simples que envolve a subtração da quantidade de oxigênio expirado da quantidade de oxigênio inspirado:

(1) Consumo de oxigênio ($\dot{V}O_2$) = [volume de O_2 inspirado] – [volume de O_2 expirado]

O volume de O_2 inspirado (I) é calculado pela multiplicação do volume de ar inspirado por minuto ($\dot{V}_I$) pela fração (F) de ar constituída de oxigênio. O ar ambiente tem 20,93% de O_2. Expresso como uma fração, 20,93% se torna 0,2093 e é simbolizado como F_IO_2. Quando expiramos, ocorre redução da fração de O_2 (i. e., o O_2 se difunde dos pulmões para o sangue), e a fração de O_2 no gás expirado (E) é representada por F_EO_2. O volume de O_2 expirado é o produto do volume do gás expirado ($\dot{V}_E$) e a F_EO_2. A equação (1) pode ser expressa por:

(2) $VO_2 = (\dot{V}_I \cdot F_IO_2) - (\dot{V}_E \cdot F_EO_2)$

Os valores do exercício para F_IO_2, F_EO_2, $\dot{V}_I$ e $\dot{V}_E$ de um indivíduo são facilmente mensurados na maioria dos laboratórios de fisiologia do exercício. Na prática, a F_IO_2 não é geralmente mensurada, mas assume-se que seja um valor constante de 0,2093 se o indivíduo estiver respirando ar ambiente. A F_EO_2 é determinada por um analisador de gás, e $\dot{V}_I$ e $\dot{V}_E$ podem ser mensurados por vários dispositivos laboratoriais diferentes, capazes de medir o fluxo de ar. Observe que não há necessidade de que ambos sejam mensurados. Isso é verdadeiro porque, se $\dot{V}_I$ for mensurado, $\dot{V}_E$ poderá ser calculado (e vice-versa). A fórmula utilizada para calcular $\dot{V}_E$ com base na determinação de V_I é denominada "transformação de Haldane" e se baseia no fato de o nitrogênio (N_2) não ser utilizado nem produzido no corpo. Portanto, o volume de N_2 inspirado deve ser igual ao volume de N_2 expirado:

(3) $[\dot{V}_I \cdot F_IN_2] = [\dot{V}_E \cdot F_EN_2]$

Portanto, o $\dot{V}_I$ pode ser calculado se V_E, F_IO_2 e F_EO_2 forem conhecidos. Por exemplo, para calcular $\dot{V}_I$:

(4) $\dot{V}_I = \dfrac{(V_E \cdot F_EN_2)}{F_1N_2}$

Do mesmo modo, se $\dot{V}_I$ foi medido, $\dot{V}_E$ pode ser calculado da seguinte maneira:

(5) $\dot{V}_E = \dfrac{(V_1 \cdot F_1N_2)}{F_EN_2}$

Os valores para F_IN_2 e F_EN_2 são obtidos da seguinte maneira: se o indivíduo estiver respirando ar ambiente, F_IN_2 é considerada uma constante de 0,7904. A peça final remanescente do quebra-cabeça é a F_EN_2. Lembre-se de que os três principais gases no ar são N_2, O_2 e CO_2, e a soma de suas frações deve chegar a 1,0 (i. e., $F_ECO_2 + F_EO_2 + F_EN_2 = 1{,}0$). Portanto, a F_EN_2 pode ser calculada subtraindo-se a soma de F_ECO_2 e F_EO_2 de 1 [(i. e., $F_EN_2 = 1 - (F_ECO_2 + F_EO_2)$)]. Como as frações expiradas de O_2 e CO_2 serão determinadas por analisadores de gás, a F_EN_2 poderá então ser calculada.

Cálculo da produção de dióxido de carbono

O volume de dióxido de carbono produzido ($\dot{V}CO_2$) pode ser calculado de maneira similar à do $\dot{V}O_2$. Isto é, o volume de CO_2 produzido é igual a:

(6) VCO_2 = [Volume de CO_2 expirado] – [Volume de CO_2 inspirado]

ou

(7) $\dot{V}CO_2 = (\dot{V}_E \cdot F_ECO_2) - (\dot{V}_I \cdot F_ICO_2)$

As etapas na realização desse cálculo são iguais às do cálculo do $\dot{V}O_2$. Isto é, $\dot{V}_E$ e $\dot{V}_I$ devem ser mensurados (ou calculados), e a fração de dióxido de carbono expirado (F_ECO_2) deve ser determinada por um analisador de gás. Similar à

F_IO_2, a fração de dióxido de carbono inspirado (F_ICO_2) é considerada um valor constante de 0,0003.

Padronização dos volumes gasosos

Por convenção, $\dot{V}O_2$ ou $\dot{V}CO_2$ são expressos em litros · min^{-1} e padronizados com relação a uma condição de referência denominada "STPD". STPD é um acrônimo para "standard temperature pressure dry" (padrões de temperatura, pressão e umidade). De maneira semelhante, a ventilação pulmonar é expressa em litros · min^{-1} e padronizada em relação a um padrão de referência denominado BTPS, um acrônimo para "body temperature pressure satured" (saturação da temperatura e pressão corporais). A finalidade desses padrões de referência é permitir a comparação de volumes gasosos mensurados em laboratórios de todo o mundo, os quais podem variar nas temperaturas e nas pressões barométricas ambientes. É necessário que haja uma padronização de volumes de gases para uma determinada temperatura e pressão, porque o volume do gás depende da temperatura e da pressão. Por exemplo, uma determinada quantidade de moléculas de gás irá ocupar maior volume em uma temperatura mais elevada e em uma pressão mais baixa do que em uma baixa temperatura e pressão mais elevada. Isso significa que uma quantidade fixa de moléculas de gás teria o volume alterado em função da temperatura e da pressão barométrica ambientes. Isso representa um grave problema para pesquisadores em suas tentativas de fazer comparações de trocas de gases respiratórios, já que as temperaturas e pressões variam de um dia para outro e de um laboratório para outro. Ao padronizar as condições de temperatura e pressão para os gases, o cientista ou técnico sabe que dois volumes iguais de gás contêm a mesma quantidade de moléculas. É por essas razões que os gases respiratórios devem ser corrigidos para temperatura e volume de referência.

Correção de volumes gasosos às condições de referência

Antes de iniciarmos a discussão sobre "como" calcular as correções dos volumes gasosos, é necessário introduzir duas importantes leis dos gases. A primeira, denominada "Lei de Charles", afirma que a relação entre temperatura e volume gasoso é diretamente proporcional. Isto é, o volume gasoso está diretamente relacionado à temperatura, de modo que o aumento ou a diminuição da temperatura do gás (em uma pressão constante) provoca aumento ou diminuição proporcional do volume, respectivamente. Essa relação é expressa matematicamente da seguinte maneira:

$$(8)\ \frac{T_1}{T_2} = \frac{V_1}{V_2}$$

As unidades para temperatura na equação (8) são a escala de Kelvin (k) ou Absoluta (A), em que 0°C = 273 K [i.e., 20°C = (273° + 20°) = 293 K]. Utilizando a Lei de Charles para correções de temperatura do gás, rearranjamos a equação (8) para calcular V_2:

$$(9)\ V_2 = \frac{V_1 \cdot T_2}{T_1}$$

Vamos deixar a Lei de Charles de lado um pouco e introduzir a segunda lei dos gases, conhecida como Lei de Boyle. A Lei de Boyle atesta que, em uma temperatura constante, o número de moléculas do gás em um determinado volume varia inversamente com a pressão e é representado matematicamente na seguinte equação:

$$(10)\ P_1V_1 = P_2V_2$$

Novamente, rearranjando a equação (10) para calcular V_2:

$$(11)\ V_2 = \frac{P_1 \cdot V_1}{P_2}$$

A pressão nas equações (10) e (11) é expressa em mmHg ou Torr. Observe que, quando os gases respiratórios são corrigidos para as diferenças de pressão, frequentemente é feita uma correção para o vapor de água, mesmo que a pressão de vapor de água dependa apenas da temperatura (visto que o gás respiratório é saturado com vapor de água). Quando o volume do gás precisa ser corrigido para "0" de vapor de água ou "seco", como na STPD, a pressão de vapor de água (PH_2O) na temperatura ambiente é subtraída da pressão ambiente ou inicial (P_1) na Lei de Boyle da seguinte maneira:

$$(12)\ V_2 = \frac{V_1(P_1 - PH_2O)}{P_2}$$

Fatores de correção combinados

Agora, podemos combinar a Lei de Charles e a Lei de Boyle (completa com a correção do vapor de água) em uma equação para as condições STPD e BTPS. Primeiro, vamos considerar a correção STPD.

Correção STPD

Os volumes gasosos mensurados no laboratório em condições de temperatura e pressão ambientes são expressos como "ambient temperature pressure and saturated" (ATPS, saturação da temperatura e pressão ambientes). Isso significa que o volume do gás não é um volume padronizado, mas um volume sujeito às condições de temperatura e pressão ambientes. Conforme mencionado anteriormente, como as condições de ATPS podem variar de um laboratório para outro, existe uma necessidade de corrigir os volumes de $\dot{V}O_2$ e $\dot{V}CO_2$ para o valor de referência, STPD. A correção de um volume para STPD depende da padronização da temperatura para 0°C (273 K), da pressão para 760 mmHg (ao nível do mar) e de uma correção para pressão de vapor. Para simplificar, dividiremos o procedimento de correção do gás em duas partes: (1) correção da temperatura e (2) da pressão.

1º passo: correção da temperatura. Consideremos primeiro a correção da temperatura. Para isso, utilizamos a equação (9) (Lei de Charles):

$$V_2 = \frac{V_1 \cdot T_2}{T_1}$$

em que:

V_2 = volume corrigido à temperatura padrão (V_{ST})
V_1 = volume ATPS (V_{ATPS})
T_1 = temperatura absoluta no ambiente (273°K + T_a°C)
em que: T_a = temperatura ambiente
T_2 = temperatura absoluta padrão (273°K)

Portanto, a correção do volume de gás ATPS para V_{ST} é realizada utilizando-se a seguinte equação:

$$(13)\ V_{ST} = V_{ATPS}\left[\frac{273°K}{(273°K + T_a)}\right]$$

2º passo: correção da pressão barométrica e da pressão de vapor de água. Para corrigir a pressão barométrica e a pressão de vapor, utilizamos a equação (12), em que:

V_1 = volume ATPS
V_2 = volume corrigido à pressão padrão e a seco (V_{SPD})
P_1 = pressão barométrica ambiente em mmHg
P_2 = pressão barométrica padrão (760 mmHg)
PH_2O = pressão parcial de vapor de água na temperatura ambiente (ver na Tab. A.1 uma lista de pressões de vapor em diversas temperaturas ambientes)

Portanto, ao corrigir V_{SPD} a partir de volumes ATPS, a seguinte equação é utilizada:

$$(14)\ V_{SPD} = V_{ATPS}\left[\frac{P_1 - PH_2O}{760\ mmHg}\right]$$

Tabela A.1 Pressão de vapor de água como função da temperatura ambiente

Temperatura (ºC)	Pressão de vapor de água, de saturação [(PH_2O), mmHg)]
18	15,5
19	16,5
20	17,5
21	18,7
22	19,8
23	21,1
24	22,4
25	23,8
26	25,2
27	26,7

Nesse ponto, estamos prontos para combinar a equação do fator de correção da temperatura (13) e a equação do fator de correção da pressão e da pressão de vapor (14) em uma só equação e calcular apenas um fator de correção STPD. Combinando as equações (13) e (14), chegamos a:

$$(15)\ V_{STPD} = V_{ATPS}\left[\frac{273°K}{(273°K + T_a)}\right]\left[\frac{P_1 - PH_2O}{760\ mmHg}\right]$$

Consideremos um problema hipotético para ilustrar a correção de volumes ATPS para volumes STPD.
Considerando:

V_{ATPS} = 90 litros
Temperatura laboratorial = 21°C
Pressão barométrica ambiente = 742 mmHg
Pressão de vapor de H_2O a 21°C (a partir da Tabela A.1) = 18,7 mmHg

Utilizando as condições do exemplo anterior e a equação (15), a correção STPD seria a seguinte:

$$V_{STPD} = 90\left[\frac{273°K}{(273°K + 21°K)}\right]\left[\frac{742 - 18{,}7}{760}\right]$$

$$= 79{,}5 \text{ litros STPD}$$

É importante observar que, se os volumes dos gases inspirados forem mensurados e a umidade relativa do gás inspirado não for de 100%, a equação (15) deve ser modificada, multiplicando-se a umidade relativa (UR) do gás inspirado (expressada como uma fração) pela pressão parcial de vapor de água na temperatura ambiente (p. ex., se a UR = 80%, então use 0,8 × PH_2O).

Correção BTPS

Conforme mencionado anteriormente, todos os volumes ventilatórios são corrigidos para as condições BTPS. Esse procedimento de correção é similar ao procedimento da correção STPD, com duas exceções: (1) a temperatura padrão é 310°K, em vez de 273°K (310° = 273°K + 37°C [temperatura central normal]). Essa correção é necessária porque a temperatura corporal usualmente é maior do que a temperatura ambiente e resulta em um aumento do volume gasoso. (2) A pressão parcial da pressão de vapor na temperatura corporal é subtraída de P_1 na equação (14). Essa correção é necessária porque a pressão parcial de vapor de água na temperatura corporal geralmente é superior à PH_2O em condições ambientes (i. e., a 37°C a PH_2O = 47 mmHg).

Portanto, a correção de ATPS para BTPS envolveria a seguinte equação:

$$(16)\ V_{BTPS} = V_{ATPS}\left[\frac{310°K}{(273°K + T_a)}\right]\left[\frac{P_1 - PH_2O}{P1 - 47}\right]$$

Consideremos um exemplo de cálculo de conversão de V_{ATPS} para V_{BTPS} utilizando as seguintes condições:

Temperatura do laboratório = 20°C
Pressão barométrica ambiente = 752 mmHg
PH_2O a 20°C = 17,5 mmHg
V_{ATPS} = 60 litros

Portanto:

$$V_{BTPS} = 60 \left[\frac{310°K}{(273°K + 20°K)}\right] \left[\frac{752 - 17{,}5}{752 - 47}\right]$$

= 65,4 litros BTPS

Problemas

1. Calcular $\dot{V}O_2$ e $\dot{V}CO_2$ a partir dos seguintes dados:

   V_E (ATPS) = 100 litros · min^{-1}
   F_EO_2 = 0,1768
   F_ECO_2 = 0,0351
   Assuma que F_IO_2 = 0,2093 e F_ICO_2 = 0,0003
   Temperatura ambiente = 21°C
   Pressão barométrica = 749 mmHg
2. Calcular a razão de troca respiratória (R) a partir dos valores de $\dot{V}O_2$ e $\dot{V}CO_2$ calculados na questão 1.
3. Calcular V_{BTPS} e V_{STPD} a partir dos seguintes dados:

   V_{ATPS} = 45,3 litros
   Temperatura do laboratório = 19°C
   Pressão barométrica ambiente = 746 mmHg
   Temperatura corporal = 37°C

Respostas

1. $\dot{V}O_2$ = 2,73 litros · min^{-1}
   $\dot{V}CO_2$ = 3,54 litros · min^{-1}
2. R = 1,15
3. V_{BTPS} = 50,19 litros
   V_{STPD} = 40,65 litros

Ingestão Alimentar de Referência: necessidades de energia estimadas

Necessidades de Energia Estimadas (EER) para homens e mulheres com 30 anos de idade[a]
Food and Nutrition Board, Institute of Medicine, National Academies

Estatura (m [pol])	NAF[b]	Peso para IMC[c] de 18,5 kg/m² (kg [lb])	Peso para IMC de 24,99 kg/m² (kg [lb])	EER, HOMENS[d] (kcal/dia)		EER, MULHERES[d] (kcal/dia)	
				IMC de 18,5 kg/m²	IMC de 24,99 kg/m²	IMC de 18,5 kg/m²	IMC de 24,99 kg/m²
1,50 (59)	Sedentário	41,6 (92)	56,2 (124)	1.848	2.080	1.625	1.762
	Pouco ativo			2.009	2.267	1.803	1.956
	Ativo			2.215	2.506	2.025	2.198
	Muito ativo			2.554	2.898	2.291	2.489
1,65 (65)	Sedentário	50,4 (111)	68,0 (150)	2.068	2.349	1.816	1.982
	Pouco ativo			2.254	2.566	2.016	2.202
	Ativo			2.490	2.842	2.267	2.477
	Muito ativo			2.880	3.296	2.567	2.807
1,80 (71)	Sedentário	59,9 (132)	81,0 (178)	2.301	2.635	2.015	2.211
	Pouco ativo			2.513	2.884	2.239	2.459
	Ativo			2.782	3.200	2.519	2.769
	Muito ativo			3.225	3.720	2.855	3.141

[a] Para cada ano abaixo dos 30, adicione 7 kcal/dia para mulheres e 10 kcal/dia para homens. Para cada ano acima dos 30, subtraia 7 kcal/dia para mulheres e 10 kcal/dia para homens.
[b] NAF – nível de atividade física.
[c] IMC – índice de massa corporal.
[d] Derivado das seguintes equações de regressão, com base em dados de água duplamente marcada:

Homem adulto: EER = 662 – 9,53 × idade (anos) + AF × (15,91 × peso [kg] + 539,6 × ht [mL])

Mulher adulta: EER = 354 – 6,91 × idade (anos) + AF × (9,36 × peso [kg] + 726 × ht [mL])

Em que AF se refere ao coeficiente para NAF.

GET = gasto energético total ÷ gasto energético basal

AF = 1,0 se GET ≥ 1,0 < 1,4 (sedentário)
AF = 1,12 se GET ≥ 1,4 < 1,6 (pouco ativo)
AF = 1,27 se GET ≥ 1,6 < 1,9 (ativo)
AF = 1,45 se GET ≥ 1,9 < 2,5 (muito ativo)

Fonte: *Dietary Reference Intakes for Energy, Carbohydrate, Fiber, Fat, Fatty Acids, Cholesterol, Protein, and Amino Acids* (2002).

Ingestão Alimentar de Referência: vitaminas

Ingestão Alimentar de Referência (DRI): Ingestão Recomendada para Indivíduos, vitaminas
Food and Nutrition Board, Institute of Medicine, National Academies

Estágio da vida: Grupo	Vit A (μg/d)[a]	Vit C (mg/d)	Vit D (μg/d)[b,c]	Vit E (mg/d)[d]	Vit K (μg/d)	Tiamina (mg/d)
Bebês						
0–6 meses	400*	40*	5*	4*	2,0*	0,2*
7–12 meses	500*	50*	5*	5*	2,5*	0,3*
Crianças						
1–3 anos	**300**	**15**	5*	**6**	30*	**0,5**
4–8 anos	**400**	**25**	5*	**7**	55*	**0,6**
Homens						
9–13 anos	**600**	**45**	5*	**11**	60*	**0,9**
14–18 anos	**900**	**75**	5*	**15**	75*	**1,2**
19–30 anos	**900**	**90**	5*	**15**	120*	**1,2**
31–50 anos	**900**	**90**	5*	**15**	120*	**1,2**
51–70 anos	**900**	**90**	10*	**15**	120*	**1,2**
> 70 anos	**900**	**90**	15*	**15**	120*	**1,2**
Mulheres						
9–13 anos	**600**	**45**	5*	**11**	60*	**0,9**
14–18 anos	**700**	**65**	5*	**15**	75*	**1,0**
19–30 anos	**700**	**75**	5*	**15**	90*	**1,1**
31–50 anos	**700**	**75**	5*	**15**	90*	**1,1**
51–70 anos	**700**	**75**	10*	**15**	90*	**1,1**
> 70 anos	**700**	**75**	15*	**15**	90*	**1,1**
Gestação						
14–18 anos	**750**	**80**	5*	**15**	75*	**1,4**
19–30 anos	**770**	**85**	5*	**15**	90*	**1,4**
31–50 anos	**770**	**85**	5*	**15**	90*	**1,4**
Lactação						
14–18 anos	**1.200**	**115**	5*	**19**	75*	**1,4**
19–30 anos	**1.300**	**120**	5*	**19**	90*	**1,4**
31–50 anos	**1.300**	**120**	5*	**19**	90*	**1,4**

NOTA: Essa tabela (DRI Reports, www.nap.edu) apresenta as Recomendações de Ingestão Diária (RDA) em **negrito** e a Ingestão Adequada (IA) habitual seguida por um asterisco (*). RDA e IA podem ser utilizadas como metas para ingestão individual. RDA são estabelecidas para atendimento da maioria dos indivíduos (97–98%) de um grupo. Para bebês saudáveis lactentes, IA representa a ingestão média. Acredita-se que IA, para outros estágios da vida e grupos de sexo biológico, seja suficiente para todos os indivíduos do grupo, entretanto a carência ou incerteza nos dados impede que sejamos capazes de determinar, com confiança, o percentual de indivíduos contemplados por essa ingestão.

[a] Como equivalentes da atividade do retinol (EAR). 1 EAR = 1 μg de retinol, 12 μg de β-caroteno, 24 μg de α-caroteno, ou 24 μg de β-criptoxantina. O EAR para carotenoides de provitamina A na alimentação equivale ao dobro dos equivalentes de retinol (ER), enquanto o EAR para vitamina A pré-formada é igual ao ER.

[b] Como colecalciferol. 1 g de colecalciferol = 40 UI de vitamina D.

[c] Na ausência de exposição adequada à luz solar.

[d] Como α-tocoferol. α-tocoferol consiste em RRR-α-tocoferol, a única forma de α-tocoferol que ocorre naturalmente em alimentos, e as formas 2R-estereoisoméricas de α-tocoferol (RRR-, RSR-, RRS- e RSS-α-tocoferol), que ocorrem em suplementos e alimentos enriquecidos. Não inclui as formas 2S-estereoisoméricas de α-tocoferol (SRR-, SSR-, SRS- e SSS-α-tocoferol), também encontradas em suplementos e alimentos enriquecidos.

Ingestão Alimentar de Referência (DRI): Ingestão Recomendada para Indivíduos, vitaminas Food and Nutrition Board, Institute of Medicine, National Academies (*continuação*)

Riboflavina (mg/d)	Niacina (mg/d)[e]	Vit B_6 (mg/d)	Folato (µg/d)[f]	Vit B_{12} (µg/d)	Ácido pantotênico (mg/d)	Biotina (µg/d)	Colina (mg/d)[g]
0,3*	2*	0,1*	65*	0,4*	1,7*	5*	125*
0,4*	4*	0,3*	80*	0,5*	1,8*	6*	150*
0,5	**6**	**0,5**	**150**	**0,9**	2*	8*	200*
0,6	**8**	**0,6**	**200**	**1,2**	3*	12*	250*
0,9	**12**	**1,0**	**300**	**1,8**	4*	20*	375*
1,3	**16**	**1,3**	**400**	**2,4**	5*	25*	550*
1,3	**16**	**1,3**	**400**	**2,4**	5*	30*	550*
1,3	**16**	**1,3**	**400**	**2,4**	5*	30*	550*
1,3	**16**	**1,7**	**400**	**2,4**[i]	5*	30*	550*
1,3	**16**	**1,7**	**400**	**2,4**[i]	5*	30*	550*
0,9	**12**	**1,0**	**300**	**1,8**	4*	20*	375*
1,0	**14**	**1,2**	**400**[i]	**2,4**	5*	25*	400*
1,1	**14**	**1,3**	**400**[i]	**2,4**	5*	30*	425*
1,1	**14**	**1,3**	**400**[i]	**2,4**	5*	30*	425*
1,1	**14**	**1,5**	**400**	**2,4**[h]	5*	30*	425*
1,1	**14**	**1,5**	**400**	**2,4**[h]	5*	30*	425*
1,4	**18**	**1,9**	**600**[j]	**2,6**	6*	30*	450*
1,4	**18**	**1,9**	**600**[j]	**2,6**	6*	30*	450*
1,4	**18**	**1,9**	**600**[j]	**2,6**	6*	30*	450*
1,6	**17**	**2,0**	**500**	**2,8**	7*	35*	550*
1,6	**17**	**2,0**	**500**	**2,8**	7*	35*	550*
1,6	**17**	**2,0**	**500**	**2,8**	7*	35*	550*

[e] Como equivalentes de niacina (EN). 1 mg de niacina = 60 mg de triptofano; 0-6 meses = niacina pré-formada (não EN).
[f] Como equivalentes de folato alimentar (EFA). 1 EFA = 1 µg de folato alimentar = 0,6 µg de ácido fólico de alimento enriquecido, ou como suplemento consumido com o alimento = 0,5 µg de um suplemento de estômago vazio.
[g] Embora tenham sido estabelecidos IA para colina, são poucos os dados para avaliar se há necessidade de um suplemento alimentar de colina em todos os estágios do ciclo da vida, e pode ocorrer que a necessidade de colina seja atendida pela síntese endógena em alguns desses estágios.
[h] Tendo em vista que 10 a 30% dos idosos têm dificuldade em absorver a vitamina B_{12} fornecida pelo alimento, é aconselhável que as pessoas com mais de 50 anos atinjam suas RDA principalmente pelo consumo de alimentos enriquecidos com vitamina B_{12} ou de um suplemento contendo B_{12}.
[i] Em vista das evidências que relacionam o consumo de folato com defeitos do tubo neural no feto, é recomendável que todas as mulheres capazes de engravidar consumam 400 mg de suplementos ou alimentos enriquecidos, além do consumo do folato alimentar proveniente de uma dieta variada.
[j] Assume-se que as mulheres continuarão a consumir 400 mg de suplementos ou alimentos enriquecidos até que a gestação seja confirmada e que elas comecem os cuidados do pré-natal, o que comumente ocorre depois do final do período periconcepcional – a época crítica para a formação do tubo neural.
2004, The National Academy of Sciences. Dietary Reference Intakes for Energy, Carbohydrates, Fiber, Fat, Fatty Acids, Cholesterol, Protein, and Amino Acids (Macronutrients). 2005 pela National Academy of Sciences e National Academies Press, Washington, D.C.

Ingestão Alimentar de Referência: minerais e elementos

Ingestão Alimentar de Referência (DRI): Ingestão Recomendada para Indivíduos, elementos
Food and Nutrition Board, Institute of Medicine, National Academies

Estágio da vida: Grupo	Cálcio (mg/d)	Cromo (μg/d)	Cobre (μg/d)	Fluoreto (mg/d)	Iodo (μg/d)	Ferro (mg/d)	Magnésio (mg/d)
Bebês							
0–6 meses	210*	0,2*	200*	0,01*	110*	0,27*	30*
7–12 meses	270*	5,5*	220*	0,5*	130*	**11**	75*
Crianças							
1–3 anos	500*	11*	**340**	0,7*	**90**	**7**	**80**
4–8 anos	800*	15*	**440**	1*	**90**	**10**	**130**
Homens							
9–13 anos	1.300*	25*	**700**	2*	**120**	**8**	**240**
14–18 anos	1.300*	35*	**890**	3*	**150**	**11**	**410**
19–30 anos	1.000*	35*	**900**	4*	**150**	**8**	**400**
31–50 anos	1.000*	35*	**900**	4*	**150**	**8**	**420**
51–70 anos	1.200*	30*	**900**	4*	**150**	**8**	**420**
> 70 anos	1.200*	30*	**900**	4*	**150**	**8**	**420**
Mulheres							
9–13 anos	1.300*	21*	**700**	2*	**120**	**8**	**240**
14–18 anos	1.300*	24*	**890**	3*	**150**	**15**	**360**
19–30 anos	1.000*	25*	**900**	3*	**150**	**18**	**310**
31–50 anos	1.000*	25*	**900**	3*	**150**	**18**	**320**
51–70 anos	1.200*	20*	**900**	3*	**150**	**8**	**320**
> 70 anos	1.200*	20*	**900**	3*	**150**	**8**	**320**
Gestação							
14–18 anos	1.300*	29*	**1.000**	3*	**220**	**27**	**400**
19–30 anos	1.000*	30*	**1.000**	3*	**220**	**27**	**350**
31–50 anos	1.000*	30*	**1.000**	3*	**220**	**27**	**360**
Lactação							
14–18 anos	1.300*	44*	**1.300**	3*	**290**	**10**	**360**
19–30 anos	1.000*	45*	**1.300**	3*	**290**	**9**	**310**
31–50 anos	1.000*	45*	**1.300**	3*	**290**	**9**	**320**

NOTA: Esta tabela apresenta as Recomendações de Ingestão Diária (RDA) em **negrito** e a Ingestão Adequada (IA) habitual seguida por um asterisco (*). RDA e IA podem ser utilizadas como metas para ingestão individual. RDA são estabelecidas para atendimento da maioria dos indivíduos (97-98%) de um grupo. Para bebês saudáveis lactentes, IA representa a ingestão média. Acredita-se que ela, para outros estágios da vida e grupos, seja suficiente para todos os indivíduos do grupo, entretanto a carência ou incerteza nos dados impede que sejamos capazes de determinar, com confiança, o percentual de indivíduos contemplados por essa ingestão.

Fontes: *Dietary Reference Intakes for Calcium, Phosphorous, Magnesium, Vitamin D, and Fluoride (1997); Dietary Reference Intakes for Thiamin, Riboflavin, Niacin, Vitamin B_6, Folate, Vitamin B_{12}, Pantothenic Acid, Biotin, and Choline (1998); Dietary Reference Intakes for Vitamin C, Vitamin E, Selenium, and Carotenoids (2000); Dietary Reference Intakes for Vitamin A, Vitamin K, Arsenic, Boron, Chromium, Copper, Iodine, Iron, Manganese, Molybdenum, Nickel, Silicon, Vanadium, and Zinc (2001); e Dietary Reference Intakes for Water, Potassium, Sodium, Chloride, and Sulfate (2004).* Esses relatórios podem ser acessados em http://www.nap.edu.

Ingestão Alimentar de Referência (DRI): Ingestão Recomendada para Indivíduos, elementos
Food and Nutrition Board, Institute of Medicine, National Academies (*continuação*)

Manganês (mg/d)	Molibdênio (μg/d)	Fósforo (mg/d)	Selênio (μg/d)	Zinco (mg/d)	Potássio (g/d)	Sódio (g/d)	Cloreto (g/d)
0,003*	2*	100*	15*	2*	0,4*	0,12*	0,18*
0,6*	3*	275*	20*	**3**	0,7*	0,37*	0,57*
1,2*	**17**	**460**	**20**	**3**	3,0*	1,0*	1,5*
1,5*	**22**	**500**	**30**	**5**	3,8*	1,2*	1,9*
1,9*	**34**	**1.250**	**40**	**8**	4,5*	1,5*	2,3*
2,2*	**43**	**1.250**	**55**	**11**	4,7*	1,5*	2,3*
2,3*	**45**	**700**	**55**	**11**	4,7*	1,5*	2,3*
2,3	**45**	**700**	**55**	**11**	4,7*	1,5*	2,3*
2,3*	**45**	**700**	**55**	**11**	4,7*	1,3*	2,0*
2,3*	**45**	**700**	**55**	**11**	4,7*	1,2*	1,8*
1,6*	**34**	**1.250**	**40**	**8**	4,5*	1,5*	2,3*
1,6*	**43**	**1.250**	**55**	**9**	4,7*	1,5*	2,3*
1,8*	**45**	**700**	**55**	**8**	4,7*	1,5*	2,3*
1,8*	**45**	**700**	**55**	**8**	4,7*	1,5*	2,3*
1,8*	**45**	**700**	**55**	**8**	4,7*	1,3*	2,0*
1,8*	**45**	**700**	**55**	**8**	4,7*	1,2*	1,8*
2,0*	**50**	**1.250**	**60**	**12**	4,7*	1,5*	2,3*
2,0*	**50**	**700**	**60**	**11**	4,7*	1,5*	2,3*
2,0*	**50**	**700**	**60**	**11**	4,7*	1,5*	2,3*
2,6*	**50**	**1.250**	**70**	**13**	5,1*	1,5*	2,3*
2,6*	**50**	**700**	**70**	**12**	5,1*	1,5*	2,3*
2,6*	**50**	**700**	**70**	**12**	5,1*	1,5*	2,3*

Estimativa do percentual de gordura para homens: somatório das dobras cutâneas do tríceps, do peitoral e do subescapular

Somatório de dobras cutâneas (mm)	Idade até o último ano								
	Menos de 22	23–27	28–32	33–37	38–42	43–47	48–52	53–57	Mais de 57
8–10	1,5	2,0	2,5	3,1	3,6	4,1	4,6	5,1	5,6
11–13	3,0	3,5	4,0	4,5	5,1	5,6	6,1	6,6	7,1
14–16	4,5	5,0	5,5	6,0	6,5	7,0	7,6	8,1	8,6
17–19	5,9	6,4	6,9	7,4	8,0	8,5	9,0	9,5	10,0
20–22	7,3	7,8	8,3	8,8	9,4	9,9	10,4	10,9	11,4
23–25	8,6	9,2	9,7	10,2	10,7	11,2	11,8	12,3	12,8
26–28	10,0	10,5	11,0	11,5	12,1	12,6	13,1	13,6	14,2
29–31	11,2	11,8	12,3	12,8	13,4	13,9	14,4	14,9	15,5
32–34	12,5	13,0	13,5	14,1	14,6	15,1	15,7	16,2	16,7
35–37	13,7	14,2	14,8	15,3	15,8	16,4	16,9	17,4	18,0
38–40	14,9	15,4	15,9	16,5	17,0	17,6	18,1	18,6	19,2
41–43	16,0	16,6	17,1	17,6	18,2	18,7	19,3	19,8	20,3
44–46	17,1	17,7	18,2	18,7	19,3	19,8	20,4	20,9	21,5
47–49	18,2	18,7	19,3	19,8	20,4	20,9	21,4	22,0	22,5
50–52	19,2	19,7	20,3	20,8	21,4	21,9	22,5	23,0	23,6
53–55	20,2	20,7	21,3	21,8	22,4	22,9	23,5	24,0	24,6
56–58	21,1	21,7	22,2	22,8	23,3	23,9	24,4	25,0	25,5
59–61	22,0	22,6	23,1	23,7	24,2	24,8	25,3	25,9	26,5
62–64	22,9	23,4	24,0	24,5	25,1	25,7	26,2	26,8	27,3
65–67	23,7	24,3	24,8	25,4	25,9	26,5	27,1	27,6	28,2
68–70	24,5	25,0	25,6	26,2	26,7	27,3	27,8	28,4	29,0
71–73	25,2	25,8	26,3	26,9	27,5	28,0	28,6	29,1	29,7
74–76	25,9	26,5	27,0	27,6	28,2	28,7	29,3	29,9	30,4
77–79	26,6	27,1	27,7	28,2	28,8	29,4	29,9	30,5	31,1
80–82	27,2	27,7	28,3	28,9	29,4	30,0	30,6	31,1	31,7
83–85	27,7	28,3	28,8	29,4	30,0	30,5	31,1	31,7	32,3
86–88	28,2	28,8	29,4	29,9	30,5	31,1	31,6	32,2	32,8
89–91	28,7	29,3	29,8	30,4	31,0	31,5	32,1	32,7	33,3
92–94	29,1	29,7	30,3	30,8	31,4	32,0	32,6	33,1	33,4
95–97	29,5	30,1	30,6	31,2	31,8	32,4	32,9	33,5	34,1
98–100	29,8	30,4	31,0	31,6	32,1	32,7	33,3	33,9	34,4
101–103	30,1	30,7	31,3	31,8	32,4	33,0	33,6	34,1	34,7
104–106	30,4	30,9	31,5	32,1	32,7	33,2	33,8	34,4	35,0
107–109	30,6	31,1	31,7	32,3	32,9	33,4	34,0	34,6	35,2
110–112	30,7	31,3	31,9	32,4	33,0	33,6	34,2	34,7	35,3
113–115	30,8	31,4	32,0	32,5	33,1	33,7	34,3	34,9	35,4
116–118	30,9	31,5	32,0	32,6	33,2	33,8	34,3	34,9	35,5

Fonte: Jackson, A. S. e Pollock, M. L. "Practical Assessment of Body Composition" in *The Physician and Sportsmedicine*, 13(5):85. Minneapolis, MN. McGraw--Hill Healthcare Group, 1985.

Estimativa do percentual de gordura para mulheres: somatório das dobras cutâneas do tríceps, do abdome e da suprailíaca

Somatório de dobras cutâneas (mm)	Idade até o último ano								
	18–22	23–27	28–32	33–37	38–42	43–47	48–52	53–57	Mais de 57
8–12	8,8	9,0	9,2	9,4	9,5	9,7	9,9	10,1	10,3
13–17	10,8	10,9	11,1	11,3	11,5	11,7	11,8	12,0	12,2
18–22	12,6	12,8	13,0	13,2	13,4	13,5	13,7	13,9	14,1
23–27	14,5	14,6	14,8	15,0	15,2	15,4	15,6	15,7	15,9
28–32	16,2	16,4	16,6	16,8	17,0	17,1	17,3	17,5	17,7
33–37	17,9	18,1	18,3	18,5	18,7	18,9	19,0	19,2	19,4
38–42	19,6	19,8	20,0	20,2	20,3	20,5	20,7	20,9	21,1
43–47	21,2	21,4	21,6	21,8	21,9	22,1	22,3	22,5	22,7
48–52	22,8	22,9	23,1	23,3	23,5	23,7	23,8	24,0	24,2
53–57	24,2	24,4	24,6	24,8	25,0	25,2	25,3	25,5	25,7
58–62	25,7	25,9	26,0	26,2	26,4	26,6	26,8	27,0	27,1
63–67	27,1	27,2	27,4	27,6	27,8	28,0	28,2	28,3	28,5
68–72	28,4	28,6	28,7	28,9	29,1	29,3	29,5	29,7	29,8
73–77	29,6	29,8	30,0	30,2	30,4	30,6	30,7	30,9	31,1
78–82	30,9	31,0	31,2	31,4	31,6	31,8	31,9	32,1	32,3
83–87	32,0	32,2	32,4	32,6	32,7	32,9	33,1	33,3	33,5
88–92	33,1	33,3	33,5	33,7	33,8	34,0	34,2	34,4	34,6
93–97	34,1	34,3	34,5	34,7	34,9	35,1	35,2	35,4	35,6
98–102	35,1	35,3	35,5	35,7	35,9	36,0	36,2	36,4	36,6
103–107	36,1	36,2	36,4	36,6	36,8	37,0	37,2	37,3	37,5
108–112	36,9	37,1	37,3	37,5	37,7	37,9	38,0	38,2	38,4
113–117	37,8	37,9	38,1	38,3	39,2	39,4	39,6	39,8	39,2
118–122	38,5	38,7	38,9	39,1	39,4	39,6	39,8	40,0	40,0
123–127	39,2	39,4	39,6	39,8	40,0	40,1	40,3	40,5	40,7
128–132	39,9	40,1	40,2	40,4	40,6	40,8	41,0	41,2	41,3
133–137	40,5	40,7	40,8	41,0	41,2	41,4	41,6	41,7	41,9
138–142	41,0	41,2	41,4	41,6	41,7	41,9	42,1	42,3	42,5
143–147	41,5	41,7	41,9	42,0	42,2	42,4	42,6	42,8	43,0
148–152	41,9	42,1	42,3	42,4	42,6	42,8	43,0	43,2	43,4
153–157	42,3	42,5	42,6	42,8	43,0	43,2	43,4	43,6	43,7
158–162	42,6	42,8	43,0	43,1	43,3	43,5	43,7	43,9	44,1
163–167	42,9	43,0	43,2	43,4	43,6	43,8	44,0	44,1	44,3
168–172	43,1	43,2	43,4	43,6	43,8	44,0	44,2	44,3	44,5
173–177	43,2	43,4	43,6	43,8	43,9	44,1	44,3	44,5	44,7
178–182	43,3	43,5	43,7	43,8	44,0	44,2	44,4	44,6	44,8

Fonte: Jackson, A. S. e Pollock, M. L. "Practical Assessment of Body Composition" in *The Physician and Sportsmedicine*, 13(5):85. Minneapolis, MN. McGraw-Hill Healthcare Group, 1985.

Equivalentes MET para exercícios físicos, atividades da vida diária e tarefas domésticas

EXERCÍCIOS FÍSICOS	MET
Ciclismo	**MET**
ciclismo, montanha, geral	8,5
bicicleta, < 16 km/h, lazer, para trabalhar ou por prazer	4,0
bicicleta, para ir/voltar do trabalho, ritmo autosselecionado	6,8
bicicleta, em estrada de terra ou rural, ritmo moderado	5,8
ciclismo, geral	7,5
ciclismo, lazer, 9 km/h	3,5
ciclismo, lazer, 15 km/h	5,8
ciclismo, 16-19 km/h, lazer, lento, esforço leve	6,8
ciclismo, 19-22,5 km/h, lazer, esforço moderado	8
ciclismo, 22,5-25,5 km/h, corrida ou lazer, esforço rápido e vigoroso	10,0
ciclismo, 25,5-30,5 km/h, corrida/sem redução da resistência do ar (i.e., *drafting*) ou > 30,5 km/h com *drafting*, muito rápido, corrida em geral	12
ciclismo, > 32 km/h, corrida, sem *drafting*	15,8
bicicleta, 19 km/h, sentado, mãos nas capas de freios ou no guidão curvado (i.e., *bar drops*), 80 rpm	8,5
bicicleta, 19 km/h, ereto, mãos nas capas de freios, 60 rpm	9,0
Calistenia e treinamento em circuito	**MET**
calistenia (p. ex., flexões, abdominais, barras fixas, polichinelos), esforço vigoroso	8
calistenia (p. ex., flexões, abdominais, flexões de braço, avanço), esforço moderado	3,8
calistenia (p. ex., abdominais, flexões), esforço leve	2,8
calistenia, esforço leve ou moderado, geral (p. ex., exercícios para as costas), treinamento em circuito no chão/subir-descer	3,5
treinamento em circuito, esforço moderado	4,3
treinamento em circuito, incluindo *kettlebells*, algum movimento aeróbio com descanso mínimo, geral, intensidade vigorosa	8,0
pular corda (avançado), geral	11
pular corda, ritmo rápido, 120-160 pulos/min	12,3
pular corda, ritmo moderado, 100-120 pulos/min, geral, pulo de 2 pés, salto simples	11,8
pular corda, ritmo lento, < 100 pulos/min, pulo de 2 pés, salto rítmico	8,8
remo, ergômetro estacionário, geral, esforço vigoroso	6,0
remo, estacionário, geral, esforço moderado	4,8
remo, estacionário, 100 W, esforço moderado	7,0

(continua)

EXERCÍCIOS FÍSICOS	MET
máquina de esqui, geral	6,8
Ergômetros para exercício	**MET**
cicloergômetro, geral	7,0
cicloergômetro, 30-50 W, esforço muito leve a leve	3,5
cicloergômetro, 90-100 W, esforço moderado a vigoroso	6,8
cicloergômetro, 101-160 W, esforço vigoroso	8,8
cicloergômetro, 161-200 W, esforço vigoroso	11
cicloergômetro, 201-270 W, esforço muito vigoroso	14
cicloergômetro, 51-89 W, esforço leve a moderado	4,8
cicloergômetro, RPM/aula de ciclismo *indoor*	8,5
elíptico, esforço moderado	5
ergômetro de escada e esteira, geral	9
Treinamento de força/resistência	**MET**
treinamento de força (levantamento de peso-peso livre, *nautilus* ou tipo universal), levantamento de peso ou musculação, esforço vigoroso	6,0
treinamento de força (peso), agachamentos, esforço lento ou explosivo	5
treinamento de força (peso), vários múltiplos, 8 a 15 repetições contra resistência variada	3,5
Corrida e *jogging*	MET
corrida, 6,5 km/h (9 min/km)	6
corrida, 8 km/h (7,5 min/km)	8,3
corrida, 9,5 km/h (6,3 min/km)	9,8
corrida, 11 km/h (5,5 min/km)	11,0
corrida, 13 km/h (4,6 min/km)	11,8
corrida, 14,5 km/h (4,1 min/km)	12,8
corrida, 16 km/h (3,7 min/km)	14,5
corrida, 17,7 km/h (3,4 min/km)	16
corrida, 19,3 km/h (3,1 min/km)	19,0
corrida, 21 km/h (2,8 min/km)	19,8
corrida, 22,5 km/h (2,7 min/km)	23
Natação e atividades aquáticas	**MET**
mergulho com *snorkel*	5,0
bodysurf ou *surfboard*, geral	3,0
bodysurf ou *surfboard*, competitivo	5
surfe em pé com remos	6
natação, ida e volta, estilo livre, esforço rápido e vigoroso	9,8
natação, ida e volta, estilo livre, *crawl* frontal, lento, esforço leve ou moderado	5,8
natação, nado de costas, geral, treinamento ou competição	9,5
natação, nado de costas, recreativo	4,8
natação, nado de peito, geral, treinamento ou competição	10,3
natação, nado de peito, recreativo	5,3
natação, nado borboleta, geral	13,8
natação, *crawl*, velocidade rápida, ~60 metros/min, esforço vigoroso	10,0
natação, *crawl*, velocidade média, ~45 metros/min, esforço vigoroso	8,3
natação em lago, mar ou rio	6,0
natação, lazer, não ida e volta, geral	6,0

(continua)

EXERCÍCIOS FÍSICOS	MET
natação, nado lateral, geral	7
nado sincronizado	8,0
natação, boiar com esforço rápido e vigoroso	9,8
natação, boiar com esforço moderado, geral	3,5
tubing (i.e., boia inflável), flutuação em rio, geral	2,3
hidroaeróbia, hidroginástica	5,5
polo aquático	10,0
vôlei aquático	3,0
corrida aquática	9,8
caminhada aquática, esforço leve, ritmo lento	2,5
caminhada aquática, esforço moderado, ritmo moderado	4,5
caminhada aquática, esforço vigoroso, ritmo rápido	6,8
rafting, caiaque ou canoagem	5,0
Caminhada	**MET**
caminhada, 4 km/h, superfície plana e firme	3,0
caminhada, 4 km/h, descida	3,3
caminhada, 4,5 a 5 km/h, ritmo moderado e nivelado, superfície firme	3,5
caminhada, 5,6 km/h, plano, rápido, superfície firme, caminhada para exercício	4,3
caminhada, 4,7 a 5,6 km/h, subida, declives de 1% a 5%	5,3
caminhada, 4,7 a 5,6 km/h, subida, declives de 6% a 15%	8
caminhada, 5,6 km/h, superfície plana e firme, ritmo muito rápido	5,0
caminhada, 7,2 km/h, superfície plana e firme, ritmo rapidíssimo	7
caminhada, 8 km/h, superfície plana e firme	8,3
caminhada, 8 km/h, subida, inclinação de 3%	9,8
Esportes variados	**MET**
arco e flecha, não para caça	4,3
badminton competitivo (Código Taylor 450)	7,0
badminton, simples e duplas sociais, geral	5,5
basquete, jogo (Código Taylor 490)	8,0
basquete, não competitivo, geral (Código Taylor 480)	6,0
basquete, geral	6,5
basquete, arbitragem (Código Taylor 500)	7,0
basquete, arremessos de cesta	4,5
basquete, exercícios físicos, prática	9,3
basquete, em cadeira de rodas	7,8
bilhar	2,5
boliche (Código Taylor 390)	3,0
boliche *indoor*, pista de boliche	3,8
croquet	3,3
dardos, parede ou gramado	2,5
futebol americano, competitivo	8,0
futebol americano (modalidades *touch* e *flag*) geral (Código Taylor 510)	8,0
futebol americano (modalidades *touch* e *flag*) esforço leve	4,0
futebol americano ou beisebol, arremessar a bola	2,5

(continua)

EXERCÍCIOS FÍSICOS	MET
frisbee, geral	3,0
ultimate frisbee	8,0
golfe, geral	4,8
golfe, carregando tacos (código descontinuado)	
golfe, caminhada, carregando tacos	4,3
minigolfe, com área de treinamento para tacadas longas	3,0
ginástica geral	3,8
footbag	4,0
handebol, geral (Código Taylor 520)	12,0
handebol, equipe	8,0
percurso de cordas altas, vários elementos	4
hóquei de campo	7,8
hóquei no gelo, geral	8,0
hóquei no gelo, competitivo	10,0
passeio a cavalo (i.e., cavalgada), geral	5,5
tarefas equestres (p. ex., alimentação, água, limpeza de baias, caminhadas e levantamento de cargas)	4,3
selar, limpar, escovar, arrear e desarrear cavalos	4,5
cavalgada, trote	5,8
cavalgada, meio-galope ou galope	7,3
cavalgada, caminhada	3,8
cavalgada, saltos	9,0
carroça puxada por cavalo, conduzir em pé ou sentado	1,8
arremesso de ferradura, argolas, jogo de malha	3,0
artes marciais, diferentes tipos, ritmo mais lento, praticante novato, prática	5,3
artes marciais, diferentes tipos, ritmo moderado (p. ex., judô, jiu-jítsu, caratê, *kickboxing*, *taekwondo*)	10,3
malabarismo	4,0
quiquebol	7,0
lacrosse	8,0
boliche de gramado, bocha, ao ar livre	3,3
orientação	9,0
paddlebol competitivo	10,0
paddlebol, casual, geral (Código Taylor 460)	6,0
polo montado a cavalo	8,0
raquetebol, competitivo	10,0
raquetebol, geral (Código Taylor 470)	7,0
escalada, ascensão em rocha, grande dificuldade	7,5
escalada, ascensão ou travessia de rocha, dificuldade baixa a moderada	5,8
escalada, rapel	5,0
rúgbi *union*, em equipe, competitivo	8,3
rúgbi, de toque, não competitivo	6,3
shuffleboard	3,0
skate, geral, esforço moderado	5,0
skate, competitivo, esforço vigoroso	6,0
patinação (Código Taylor 360)	7,0

(continua)

EXERCÍCIOS FÍSICOS	MET
patinação, patins em linha, 14,4 km/h, ritmo recreativo	7,5
patinação, patins em linha, 17,7 km/h, ritmo moderado, treinamento físico	9,8
patinação, patins em linha, 21,0 a 21,7 km/h, ritmo rápido, treinamento físico	12,3
patinação, patins em linha, 24,0 km/h, esforço máximo	14
futebol competitivo	10,0
futebol, casual, geral (Código Taylor 540)	7,0
softbol ou beisebol, arremesso rápido ou lento, geral (Código Taylor 440)	5,0
softbol, prática	4,0
softbol, arbitragem	4,0
softbol, arremesso	6,0
tênis de mesa, pingue-pongue (Código Taylor 410)	4,0
tai chi, *qi gong*, geral	3,0
tai chi, *qi gong*, sentado, esforço leve	1,5
tênis, geral	7,3
tênis, duplas (Código Taylor 430)	6,0
tênis, duplas	4,5
tênis, simples (Código Taylor 420)	8,0
tênis, bater bolas, não jogar, esforço moderado	5,0
trampolim, recreativo	3,5
trampolim, competitivo	4,5
vôlei (Código Taylor 400)	4,0
vôlei, competitivo, no ginásio	6,0
vôlei, não competitivo, equipe de 6 a 9 jogadores, geral	3,0

ATIVIDADES DA VIDA DIÁRIA	MET
Cuidados pessoais	**MET**
preparar-se para dormir, geral, em pé	2,3
ficar sentado no vaso sanitário, eliminação em pé ou agachado	1,8
tomar banho, sentado	1,5
vestir-se, despir-se, em pé ou sentado	2,5
comer, sentado	1,5
conversar e comer ou apenas comer, em pé	2
tomar medicamentos, sentado ou em pé	1,5
higiene, lavagem das mãos, barbear-se, escovar os dentes, maquiar-se, sentado ou em pé	2
pentear-se, em pé	2,5
cabelo ou unhas feitas por outra pessoa, sentado	1,3
tomar banho, enxugar-se, em pé	2

TAREFAS DOMÉSTICAS	MET
Cuidar dos outros	**MET**
posição sentada, brincar com criança(s), esforço leve, apenas períodos ativos	2,2
em pé, brincar com criança(s), esforço leve, apenas períodos ativos	2,8
caminhar/correr, brincar com criança(s), esforço moderado, apenas períodos ativos	3,5
caminhar/correr, brincar com criança(s), esforço vigoroso, apenas períodos ativos	5,8
caminhar e carregar criança pequena, criança pesando 7 quilos ou mais	3
caminhar e carregar criança pequena, criança pesando menos de 7 quilos	2,3
em pé, segurando criança	2,0
cuidados infantis, bebê, geral	2,5
cuidados com crianças, posição sentada/ajoelhada (p. ex., vestir, dar banho, cuidar da aparência, alimentar, levantar ocasionalmente a criança), esforço leve, geral	2
cuidados com crianças, em pé (p. ex., vestir, dar banho, cuidar da aparência, alimentar, levantar ocasionalmente a criança), esforço moderado	3
cuidados com idosos, adultos com deficiência, apenas períodos ativos	3
reclinar-se com o bebê	1,5
amamentar, posição sentada ou reclinada	2,0
posição sentada, brincar com animais, esforço leve, apenas períodos ativos	2,5
em pé, brincar com animais, esforço leve, apenas períodos ativos	2,8
caminhada/corrida, brincar com animais, geral, esforço leve, apenas períodos ativos	3
caminhar/correr, brincar com animais, esforço moderado, apenas períodos ativos	4
caminhar/correr, brincar com animais, esforço vigoroso, apenas períodos ativos	5
em pé, dar banho no cachorro	3,5
cuidados com animais, animais domésticos, geral	2,3
cuidados com idosos, adultos com deficiência, dar banho, vestir, subir/descer da cama, apenas períodos ativos	4,0
cuidados com idosos, adultos com deficiência, alimentar, pentear os cabelos, esforço leve, apenas períodos ativos	2,3
Tarefas domésticas (ambiente interno)	**MET**
limpeza, varredura de carpetes ou pisos, geral	3,3
limpeza, varredura, esforço lento e leve	2,3
limpeza, varredura, esforço lento e moderado	3,8
limpeza, vigorosa ou considerável (p. ex., lavar carro, lavar janelas, limpar a garagem), esforço moderado	3,5
limpar, esfregar, em pé, esforço moderado	3,5
limpeza de janelas, lavagem de janelas, geral	3,2
esfregar, em pé, esforço leve	2,5
encerar pisos, em pé, caminhar lentamente, usando enceradeira elétrica	4,5
várias tarefas domésticas ao mesmo tempo, esforço leve	2,8
várias tarefas domésticas ao mesmo tempo, esforço moderado	3,5
várias tarefas domésticas ao mesmo tempo, esforço vigoroso	4,3
limpeza, casa ou cabana, geral, esforço moderado	3,3
tirar poeira ou polir móveis, geral	2,3
atividades na cozinha, geral (p. ex., cozinhar, lavar pratos, limpar), esforço moderado	3,3
faxina geral (arrumação, troca de roupa de cama, retirada do lixo), esforço leve	2,5
lavar louça, em pé ou em geral (i.e., sem dividir em tarefas de pé/andando)	1,8
lavar louça, tirar a louça da mesa, caminhar, esforço leve	2,5
aspirar pó, geral, esforço moderado	3,3
cozinhar ou preparar alimentos, esforço moderado	3,5

(continua)

TAREFAS DOMÉSTICAS	MET
cozinhar ou preparar alimentos – em pé ou sentado ou em geral (i.e., sem dividir em tarefas em pé/andando), aparelhos manuais, esforço leve	2
servir comida, pôr a mesa, implica andar ou ficar em pé	2,5
cozinhar ou preparar alimentos, caminhar	2,5
alimentar animais domésticos	2,5
guardar compras (p. ex., carregar as compras, fazer compras sem carrinho de compras), carregar pacotes	2,5
carregar compras subindo escada	7,5
fazer compras de alimentos com ou sem carrinho de compras, em pé ou caminhando	2,3
compras não alimentares, com ou sem carrinho, em pé ou caminhando	2,3
passar roupa	1,8
tricotar, costurar, esforço leve, embrulhar presentes, posição sentada	1,3
costurar com máquina de costura	2,8
lavar roupas, dobrar ou pendurar roupas, colocar roupas na máquina de lavar ou de secar, fazer malas, lavar roupas à mão, implica posição em pé, esforço leve	2
lavar roupas, pendurar roupa, lavar roupa à mão, esforço moderado	4,0
lavanderia, guardar roupas, reunir roupas para embalar, guardar roupas para lavar, implica caminhada	2,3
arrumar a cama, trocar a roupa de cama	3,3
mudar móveis de lugar, utensílios domésticos, transporte de caixas	5,8
movimentar, levantar cargas leves	5
organização de sala ou quarto	4,8
esfregar pisos, posição de quatro, esfregar banheiro, banheira, esforço moderado	3,5
esfregar pisos, posição de quatro, esfregar banheiro, banheira, esforço leve	2
esfregar pisos, posição de quatro, esfregar banheiro, banheira, esforço vigoroso	6,5
varrer garagem, calçada ou parte externa da casa	4
em pé, embalar/desembalar caixas, levantar ocasionalmente objetos domésticos leves, carregar ou descarregar objetos no carro, esforço moderado	3,5
regar plantas	2,5
acender lenha na lareira	2,5
mover objetos domésticos subindo escada cima, carregar caixas ou móveis	9
em pé, tarefas de esforço leve (trocar lâmpada etc.)	2
caminhar, tarefas de esforço moderado, não de limpeza (preparar-se para sair, fechar/trancar portas, fechar janelas etc.)	3,5
Jardinagem e tarefas de quintal	**MET**
carregar, guardar ou empilhar madeira, carregar/descarregar ou transportar madeira serrada, esforço leve a moderado	3,3
transportar, guardar ou empilhar madeira, carregar/descarregar ou transportar madeira serrada	5,5
picar madeira, rachar toras, esforço moderado	4,5
picar madeira, rachar toras, esforço vigoroso	6,3
limpeza de arbustos leves, desbaste de jardim, esforço moderado	3,5
limpeza de arbustos/terreno, vegetação rasteira ou solo, transporte de galhos, tarefas com carrinho de mão, esforço vigoroso	6,3
cavar caixa de areia, remover areia com pá	5,0
cavar, capinar, fazer canteiros, fazer compostagem, esforço leve a moderado	3,5
cavar, capinar, fazer canteiros, fazer compostagem	5,0
cavar, capinar, fazer canteiros, fazer compostagem, esforço vigoroso	7,8
condução de trator	2,8
derrubada de árvores de grande porte	8,3
abate de árvores de pequeno e médio porte	5,3

(continua)

TAREFAS DOMÉSTICAS	MET
jardinagem com ferramentas elétricas pesadas, revolver o solo do jardim, motosserra	5,8
jardinagem, uso de recipientes, idosos > 60 anos	2,3
calistenia, esforço leve ou moderado, geral (p. ex., exercícios para as costas), abaixar-se e levantar-se do chão	3,5
treinamento em circuito, esforço moderado	4,3
treinamento em circuito, incluindo *kettlebells*, algum movimento aeróbio com descanso mínimo, geral, intensidade vigorosa	8,0
manuseio de pedra britada	6,3
plantação de grama em rolo	5,0
cortar grama, geral	5,5
cortar grama, com carro cortador de grama, posição sentada (Código Taylor 550)	2,5
cortar grama, caminhar, cortador de grama manual (Código Taylor 570)	6,0
cortar grama, caminhar, com cortador de grama elétrico, esforço moderado ou vigoroso	5
cortar grama, com cortador de grama elétrico, esforço leve ou moderado (Código Taylor 590)	4,5
operar aparelho removedor de neve, caminhando	2,5
plantio, envasamento, transplante de mudas ou plantas, esforço leve	2,0
plantio de mudas, arbustos, curvando-se, esforço moderado	4,3
plantio de hortas ou outras culturas agrícolas, curvando-se, esforço moderado	4,3
plantio de árvores	4,5
juntar grama ou folhas com ancinho, esforço moderado	3,8
passar ancinho no gramado (Código Taylor 600)	4,0
limpar o telhado com um limpa-neve	4,0
operar aparelho removedor de neve, sentado	3,0
ensacar grama, folhas	4,0
remover terra ou lama com pá	5,5
remover neve manualmente, esforço moderado	5,3
remover neve manualmente (Código Taylor 610)	6,0
remover neve com pá, esforço vigoroso	7,5
aparar arbustos ou árvores, cortador manual	4,0
aparar arbustos ou árvores, cortador elétrico, usando soprador de folhas, extremidades, esforço moderado	3,5
caminhar aplicando fertilizante ou semeando um gramado, aplicação com aplicador de pressão	3
regar gramado ou jardim, em pé ou andando	1,5
capina, cultivo de jardim, esforço leve a moderado	3,5
capinar mato, cultivo de jardim (Código Taylor 580)	4,5
capinar mato, cultivo de jardim, uso de enxada, esforço moderado a vigoroso	5,0
jardinagem, geral, esforço moderado	3,8
colher frutas de árvores, colher frutas/vegetais, esforço moderado	3,5
colher frutas de árvores, recolher frutas, colher frutas/vegetais, subir escada para colher frutas, esforço vigoroso	4,5
catar coisas no quintal (implicando andar/ficar de pé), atividade leve, colher flores ou vegetais	3,3
reunir ferramentas de jardinagem, caminhando	3,0
carrinho de mão, empurrar carrinho de mão ou de jardinagem	5,5
tarefas no quintal, geral, esforço leve	3
tarefas no quintal, geral, esforço moderado	4,0
tarefas no quintal, esforço geral e vigoroso	6

Fonte: adaptada de Ainsworth B, Haskell W, Herrmann S, Meckes N, Bassett D, Tudor-Locke C et al. 2011 compendium of physical activity: a second update of codes and MET values. Medicine and Science in Sports and Exercise 43: 1575-1581, 2011 (https://sites.google.com/site/compendiumofphysicalactivities/home).

Glossário

ação concêntrica ocorre quando um músculo é ativado e encurta.

ação excêntrica ocorre quando o músculo é ativado e força é produzida, mas o músculo alonga.

ação isométrica ação na qual o músculo desenvolve tensão, mas não encurta; também conhecida como contração estática. Não ocorre nenhum movimento.

ação muscular termo usado para descrever movimentos musculares (p. ex., encurtamento *versus* alongamento).

acetil-CoA uma molécula de dois carbonos formada a partir do piruvato produzido pela glicólise ou pela oxidação de ácidos graxos ou de aminoácidos. Pode ingressar no ciclo do ácido cítrico e sofrer oxidação, o que resultaria na liberação de elétrons para a cadeia de transporte de elétrons.

ácido forte um ácido que ioniza completamente quando dissolvido em água para gerar H^+ e seu ânion.

ácido graxo livre (AG) tipo de gordura que se combina com glicerol para formar triglicerídios. O AGL é utilizado como fonte de energia.

ácidos compostos capazes de doar íons hidrogênio em uma solução.

acidose aumento anormal na concentração de íons hidrogênio no sangue (p. ex., pH arterial inferior a 7,35).

aclimatação alteração que ocorre em resposta a repetido estresse ambiental e resulta em melhor função de um sistema homeostático existente. Em geral, a aclimatação costuma ser usada em referência a uma rápida adaptação fisiológica que ocorre dentro de dias até poucas semanas.

aclimatização adaptação gradual a longo prazo de um organismo (p. ex., humanos) a uma alteração no ambiente (p. ex., exposição ao calor). A aclimatização resulta na melhora da função de um sistema homeostático existente. Embora a aclimatação e a aclimatização sejam termos similares, a aclimatização é geralmente usada para descrever uma adaptação fisiológica gradual que ocorre dentro de meses ou anos de exposição a um estresse ambiental.

acromegalia condição causada pela hipersecreção de hormônio do crescimento pela glândula hipófise; caracterizada pelo alargamento das extremidades, como mandíbula, nariz e dedos.

actina proteína estrutural do músculo que trabalha com a miosina para permitir a contração muscular.

adaptação refere-se a uma mudança na estrutura e função de uma célula ou sistema do organismo que resulta em maior capacidade de manter a homeostase durante condições estressantes.

adenilato ciclase enzima encontrada nas membranas celulares que catalisa a conversão de ATP em AMP cíclico.

adiponectina hormônio proteico que modula uma série de processos metabólicos, inclusive regulação da glicose e oxidação de ácidos graxos.

adrenalina (A) hormônio sintetizado pela medula suprarrenal; também chamado *epinefrina.*

aeróbio na presença de oxigênio.

agonista um músculo cuja ação resulta no movimento de um membro na direção desejada.

alcalose aumento anormal na concentração sanguínea de íons OH^-, que resulta em aumentos no pH arterial acima de 7,45.

aldosterona hormônio corticosteroide envolvido na regulação do equilíbrio eletrolítico.

alimentação com restrição de tempo (ART) uma abordagem ao consumo de alimentos e bebidas em que a pessoa mantém uma dieta neutra em calorias pela limitação da ingestão calórica durante uma janela de tempo estabelecida dentro de um período de 24 horas.

alongamento dinâmico alongamento que envolve movimento controlado.

alongamento estático procedimento de alongamento no qual o músculo é alongado e mantido na posição de alongamento por 10 a 30 s; em contraste ao alongamento dinâmico, o qual envolve movimento.

alvéolos sacos microscópicos de ar localizados nos pulmões, onde ocorre a troca gasosa entre os gases respiratórios e o sangue.

amenorreia ausência de menstruação.

aminoácidos essenciais são aminoácidos que não podem ser sintetizados pelo organismo; assim, devem ser obtidos na dieta.

aminoácidos não essenciais aminoácidos sintetizados pelas células do corpo, não sendo necessários na dieta.

AMP cíclico substância produzida a partir do ATP por meio da ação da adenilato ciclase; altera diversos processos químicos na célula.

AMPK (proteína quinase ativada por 5'monofosfato de adenosina) importante molécula sinalizadora que é ativada durante o exercício em função de alterações nos níveis de fosfato/níveis energéticos na fibra muscular. A AMPK regula diversas vias de produção de energia no músculo pelo estímulo do consumo de glicose e oxidação de ácidos graxos durante o exercício e também é relacionada ao controle da expressão gênica por meio da ativação de fatores de transcrição associados à oxidação de ácidos graxos e biogênese mitocondrial.

anaeróbio ausência de oxigênio.

andrógenos hormônios sexuais masculinos sintetizados pelos testículos e em quantidades limitadas no córtex suprarrenal. Esteroides que têm efeitos masculinizantes.

anemia é uma redução na quantidade total de eritrócitos (hemácias) ou de hemoglobina no sangue, resultando em menor capacidade de transporte de oxigênio pelo sangue.

angiotensina I e II esses compostos são polipeptídios formados pela clivagem de uma proteína (angiotensinogênio) pela ação da enzima renina, produzida pelos rins, e pela enzima conversora, produzida nos pulmões.

anorexia nervosa distúrbio alimentar caracterizado pela perda rápida de peso decorrente da incapacidade de consumir quantidades adequadas de alimento.

antagonista um músculo que se opõe à ação do músculo agonista.

aparato vestibular órgão sensitivo que consiste em três canais semicirculares que fornecem informações necessárias sobre a posição do corpo para manutenção da postura.

artérias vasos amplos que transportam sangue arterializado para fora do coração.

arteríola pequena ramificação de uma artéria que se comunica com uma rede de capilares.

aterosclerose condição patológica na qual substâncias gordurosas aderem à camada (íntima) das artérias.

atividade física (AF) caracteriza todo tipo de movimento humano; associada com atividades diárias, trabalho, brincadeiras e exercício.

atividade física leve é a atividade que requer 1,6 a 2,9 MET de gasto energético.

atividade física moderada é definida como 3 a 6 MET de gasto energético.

atividade física vigorosa envolve ações musculares que excedem 6 MET.

ATPase enzima capaz de quebrar o ATP em ADP + P_i + energia.

atrofia muscular é definida como uma diminuição na área da secção transversal das fibras musculares, o que resulta em redução da massa muscular.

autorregulação mecanismo pelo qual um órgão regula o fluxo de sangue para equilibrar a taxa metabólica.

axônio fibra nervosa que conduz um impulso nervoso para longe do corpo celular axonal.

balanço de nitrogênio consiste na quantidade final de nitrogênio adquirida ou perdida ao longo de determinado período (p. ex., um dia, uma semana etc.), com relação à ingestão de proteínas e ao metabolismo no corpo.

base forte uma base (substância alcalina) que ioniza completamente quando dissolvida em água para gerar OH^- e seu cátion.

bases compostos que ionizam em água e liberam íons hidroxila (OH^-) ou outros íons capazes de se combinar com íons hidrogênio.

betaoxidação quebra de ácidos graxos livres (AGL) para formar acetil-CoA.

bioenergética processo químico envolvido com a produção de ATP celular.

biologia molecular ramo da bioquímica envolvido com o estudo da estrutura e função do gene.

bradicardia frequência cardíaca de repouso menor do que 60 bpm.

bulimia distúrbio alimentar caracterizado pelo consumo de alimento seguido de regurgitação forçada.

cadeia de transporte de elétrons uma série de citocromos na mitocôndria responsável pela fosforilação oxidativa.

cãibras musculares induzidas pelo exercício são cãibras musculares que ocorrem durante a prática do exercício muscular.

calcioneurina uma fosfatase ativada por aumentos de cálcio no citosol; ela participa em diversas respostas adaptativas no músculo, incluindo o crescimento/regeneração muscular e a transição de fibras de contração rápida para lenta que ocorre como resultado do treinamento.

calcitonina hormônio liberado pela glândula tireoide, o qual desempenha um papel modesto no metabolismo do cálcio.

calmodulina quinase dependente de calmodulina (CaMK) é ativada durante o exercício de maneira intensidade-dependente. Essa importante quinase exerce influência na adaptação muscular induzida pelo exercício ao contribuir com a ativação do PGC-1-τ. A sinalização primária de ativação da CaMK é o aumento nos níveis citosólicos de cálcio.

calor específico esse termo se refere à quantidade de energia térmica necessária para elevar 1 kg de tecido corporal em 1°C.

calorimetria direta avaliação da taxa metabólica corporal pela mensuração direta da quantidade de calor produzido.

calorimetria indireta estimação da produção de calor ou energia com base no consumo de oxigênio, na produção de dióxido de carbono e na excreção de nitrogênio.

câmara hiperbárica câmera na qual a pressão absoluta é aumentada acima da pressão atmosférica.

capacidade pulmonar total (CPT) o volume total de ar contido nos pulmões; igual à soma da capacidade vital (CV) e do volume residual.

capacidade vital (CV) o volume de ar que pode ser deslocado para dentro ou para fora dos pulmões em uma respiração; igual à soma dos volumes de reserva inspiratório e expiratório e volume corrente.

capilares vasos sanguíneos microscópicos que se conectam a arteríolas e vênulas. Porção do sistema vascular onde ocorre a troca gasosa entre sangue e tecido.

caquexia refere-se à depleção de músculo esquelético e de gordura em decorrência de uma doença. O câncer é causa comum de caquexia.

carga de carboidratos consiste na carga de carboidratos necessária para que ocorra supercompensação nas reservas de glicogênio muscular.

cartilagem articular cartilagem que cobre as extremidades dos ossos em uma articulação sinovial.

catecolaminas compostos orgânicos, incluindo a adrenalina, a noradrenalina e a dopamina.

célula de Schwann a célula que circunda as fibras dos nervos periféricos, formando a bainha de mielina.

células B células do pâncreas que secretam insulina no sangue para que ocorra aumento na captação de glicose e de aminoácidos pelos tecidos.

células *natural killers* parte importante do sistema imune inato porque são "matadoras" versáteis de agentes estranhos, incluindo bactérias, vírus, células cancerígenas e outros invasores indesejáveis no corpo.

células T uma família de células imunológicas produzidas na medula óssea. Há três tipos principais de células T: (1) células T *killers* (também conhecidas como células T citotóxicas); (2) células T auxiliares; e (3) células T reguladoras.

células-satélite células indiferenciadas encontradas adjacentes às fibras musculares esqueléticas. Essas células podem fundir-se com fibras musculares existentes e contribuir para o crescimento muscular (hipertrofia). Também é possível que essas fibras possam diferenciar-se e formar uma nova fibra muscular após uma lesão muscular.

centro de controle é uma estrutura do corpo que recebe e processa informações de receptores.

centro de controle cardiovascular área da medula que regula o sistema cardiovascular.

cerebelo porção do encéfalo responsável pela coordenação fina do músculo esquelético durante o movimento.

cérebro aspecto superior do encéfalo que ocupa a cavidade craniana superior. Contém o córtex motor.

ciclo de Cori ciclo de conversão do lactato em glicose entre o músculo e o fígado.

ciclo de Krebs (também conhecido como ciclo do ácido cítrico ou ciclo do ácido tricarboxílico) via metabólica mitocondrial na qual a energia é transferida dos carboidratos, gorduras e aminoácidos para o NAD para produção subsequente de ATP na cadeia transportadora de elétrons.

ciclo do ácido cítrico (também conhecido como ciclo de Krebs ou ciclo do ácido tricarboxílico) é uma via metabólica essencial, localizada na mitocôndria. Especificamente, constitui uma série de reações químicas com a função de aproveitar energia utilizável por meio da oxidação de acetil-CoA, molécula derivada de carboidratos, gorduras e proteínas. A oxidação de acetil-CoA resulta na produção de dióxido de carbono e de energia química na forma de trifosfato de adenosina (ATP).

cicloergômetro bicicleta estacionária para exercício que permite mensuração precisa da produção de trabalho.

cinase dependente de calmodulina (CaMK) essa molécula é ativada durante o exercício de maneira dependente à sua intensidade. Essa importante cinase influencia a adaptação muscular induzida pelo exercício, contribuindo para a ativação do PCG-1α. O principal sinal *up-stream* para a ativação da CaMK é o aumento dos níveis de cálcio no citosol.

cinestesia percepção de movimento obtida pela informação sobre a posição e a taxa de movimento das articulações.

circuito pulmonar a porção do sistema cardiovascular envolvida na circulação sanguínea do ventrículo direito para os pulmões e de volta para o átrio esquerdo.

cisterna terminal porção do retículo sarcoplasmático próxima dos túbulos transversos que contém o Ca^{++} que é liberado com a despolarização do músculo; também chamada *saco lateral*.

citoplasma conteúdo da célula que circunda o núcleo. Em células musculares, é chamado de *sarcoplasma*.

citoquinas mensageiros hormonais que regulam o sistema imune por facilitarem a comunicação com outras células dentro do sistema imune.

CLO unidade que descreve a qualidade de isolamento de uma roupa.

coleta de sangue simulada tratamento experimental no início de um experimento com *doping* sanguíneo no qual uma agulha é colocada na veia, mas o sangue não é retirado.

comando central controle dos sistemas cardiovascular ou respiratório por impulsos corticais.

compensação respiratória o tamponamento do excesso de H^+ no sangue pelo bicarbonato (HCO^-_3) do plasma e a elevação associada na ventilação para exalar o dióxido de carbono (CO_2) resultante.

condicionamento físico termo amplo que descreve níveis saudáveis de função cardiovascular, força e flexibilidade; o condicionamento é específico à atividade realizada.

condução transferência de calor de objetos mais quentes para mais frios que estão em contato um com o outro. Este termo também pode ser usado em associação com a condução de impulsos nervosos.

condução saltatória trata-se de um meio rápido de despolarização neuronal que se limita aos nódulos de Ranvier; esse fenômeno fica facilitado pela presença de neurônios com revestimento de mielina nas células de Schwann.

condutividade capacidade de condução.

consumo adequado (CA) recomendações de consumo de nutrientes quando não há informação suficiente disponível para estabelecer um padrão de Recomendações de Ingestão Diária (RDA).

consumo máximo de oxigênio ($\dot{V}O_{2máx}$) maior taxa de consumo de oxigênio pelo corpo mensurada durante exercício dinâmico intenso, em geral em cicloergômetro ou esteira rolante; depende do débito cardíaco máximo e da diferença arteriovenosa de oxigênio máxima.

contagem de passos trata-se do número de passos dados em um determinado período; normalmente os passos são quantificados por dia, sendo frequentemente monitorados com a ajuda de um pedômetro, relógio inteligente ou de outro dispositivo de rastreamento da atividade física.

contração resposta geradora de tensão após a aplicação de um único estímulo no músculo.

contração isovolumétrica é o desenvolvimento de pressão no interior do ventrículo esquerdo, quando as valvas cardíacas estão fechadas e o miocárdio está na fase de contração.

contrarreguladores em decorrência de seus efeitos opostos, a insulina e o glucagon são frequentemente chamados de hormônios contrarreguladores.

convecção transmissão de calor de um objeto para outro pela circulação de moléculas aquecidas.

corpo celular soma, ou maior porção do corpo de uma célula nervosa. Contém o núcleo.

corpos aórticos receptores localizados no arco da aorta que são capazes de detectar alterações na PO_2 arterial.

corpos carótidos quimioceptores localizados na artéria carótida interna; respondem a alterações no PO_2 arterial, PCO_2 e pH.

córtex motor porção do córtex cerebral que contém motoneurônios mais amplos cujo axônio descende para os centros cerebrais inferiores e a medula espinal; associado com o controle voluntário do movimento.

córtex suprarrenal porção externa da glândula suprarrenal. Sintetiza e secreta hormônios corticosteroides, como cortisol, aldosterona e andrógenos.

cortisol glicocorticoide secretado pelo córtex suprarrenal estimulado pelo hormônio adrenocorticotrófico (ACTH).

débito de oxigênio o consumo de oxigênio elevado pós-exercício (*ver* EPOC); relacionado com a reposição da fosfocreatina, ressíntese de lactato em glicose, temperatura corporal elevada, catecolaminas, frequência cardíaca, respiração etc.

déficit de oxigênio refere-se ao atraso no consumo de oxigênio no início do exercício.

dendritos porção da fibra nervosa que transmite potenciais de ação em direção ao corpo da célula nervosa.

desoxiemoglobina hemoglobina (Hb) quando não está em combinação com oxigênio.

diabetes *mellitus* condição caracterizada pela elevação dos níveis de glicose sanguínea em resposta à existência de nível inadequado de insulina. Diabéticos tipo 1 são dependentes da insulina, enquanto diabéticos tipo 2 são resistentes à insulina.

diacilglicerol molécula derivada de um fosfolipídio ligado à membrana, fosfatidilinositol, que ativa a proteína quinase C e altera a atividade celular.

diafragma principal músculo respiratório responsável pela inspiração. Tem forma de cúpula – separa a cavidade torácica da cavidade abdominal.

diástole período de enchimento do coração entre contrações (i. e., fase de repouso do coração).

difosfato de adenosina (ADP) molécula que se combina com o fosfato inorgânico (P_i) para formar ATP.

difusão movimento aleatório de moléculas de uma área de alta concentração para uma área de baixa concentração.

dinâmica refere-se a uma ação muscular isotônica.

discos intercalados porção da célula muscular cardíaca onde uma célula se conecta com outra.

dismenorreia menstruação dolorosa.

dispneia dificuldade respiratória ou falta de ar. Pode ser decorrente de vários tipos de doenças pulmonares ou cardíacas.

doença de Alzheimer trata-se de um distúrbio neurodegenerativo progressivo que se caracteriza por perda de memória e diversos outros distúrbios cognitivos.

***doping* por infusão sanguínea** termo que se aplica ao aumento da concentração de hemoglobina (Hb) no sangue pela infusão de eritrócitos adicionais. Termo conhecido na medicina como *eritrocitemia induzida*.

***doping* sanguíneo** *ver doping* por infusão sanguínea.

dor muscular de início tardio (DMT) dor muscular que ocorre de 12 a 24 horas após uma sessão de exercícios.

dose quantidade de droga ou exercício prescrito para obtenção de certo efeito (ou resposta).

duplo produto é um produto da frequência cardíaca e da pressão arterial sistólica; estimativa da frequência de trabalho cardíaco.

economia do exercício é a medição do custo energético em uma corrida horizontal (ou seja, o indivíduo corre em uma esteira plana).

efeito (resposta) alteração na variável (p. ex., $\dot{V}O_{2máx}$) relacionada à dose de exercício (p. ex., 3 dias por semana, 40 min/dia a 70% do $\dot{V}O_{2máx}$).

efeito de Bohr desvio para a direita da curva de dissociação da oxiemoglobina causado pela redução do pH sanguíneo. Resulta na redução da afinidade com o oxigênio.

efetor órgão ou parte do corpo que responde ao estímulo de um neurônio eferente (p. ex., o músculo esquelético em um reflexo de retirada).

eficiência final razão matemática da produção de trabalho dividida pela energia gasta acima do nível de repouso.

elementos-traço (oligominerais) minerais presentes na dieta, incluindo zinco, cobre, iodo, manganês, selênio, cromo, molibdênio, cobalto, arsênio, níquel, fluoreto e vanádio.

eletrocardiograma (ECG) registro das alterações elétricas que ocorrem no miocárdio durante o ciclo cardíaco.

empacotamento sanguíneo *ver doping* por infusão sanguínea.

endocrinologia é o estudo dos hormônios.

endomísio camada interna de tecido conjuntivo em torno de uma fibra muscular.

energia de ativação energia necessária para iniciar uma reação química.

enzimas proteínas que reduzem a energia de ativação e, por isso, catalisam reações químicas. Enzimas regulam a taxa da maioria das vias metabólicas.

epidemiologia estudo da distribuição e determinantes de estados relacionados à saúde ou eventos em populações específicas e a aplicação desse estudo no controle de problemas de saúde.

epidemiologia do exercício é um ramo da epidemiologia que investiga o papel que o comportamento sedentário e a atividade física desempenham na determinação da saúde e do risco de doenças.

epilepsia distúrbio neurológico manifestado por espasmos musculares.

epimísio camada externa de tecido conjuntivo que envolve o músculo.

EPOC acrônimo para o termo em inglês equivalente a "consumo excessivo de oxigênio pós-exercício"; com frequência, chamado de *débito de oxigênio*.

equivalente metabólico (MET) é uma expressão da taxa do gasto energético em repouso; equivalente a 3,5 mL · kg^{-1} · min^{-1}, ou 1 kcal · $kg^{-}1$ · h^{-1}.

ergometria mensuração da produção de trabalho.

ergômetro instrumento para mensuração do trabalho.

ergômetro de braço funciona de forma semelhante ao cicloergômetro, exceto que a pessoa usa os braços em vez das pernas.

eritrocitemia aumento no número de eritrócitos no sangue.

eritrocitemia induzida causa elevação na concentração de eritrócitos (hemoglobina [Hb]) por meio da infusão de sangue; também chamada de *doping sanguíneo* ou *doping por infusão sanguínea*.

eritropoetina (EPO) hormônio que estimula a produção de eritrócitos.

espaço morto anatômico volume total dos pulmões (i. e., vias aéreas condutoras) que não participa da troca gasosa.

especificidade princípio do treinamento que indica que a adaptação de um tecido é dependente do tipo de treinamento realizado; por exemplo, os músculos hipertrofiam com treinamento de força intenso, mas demonstram um aumento no número de mitocôndrias com o treinamento de resistência.
espirometria mensuração dos volumes pulmonares.
espirometria de circuito aberto procedimento de calorimetria indireta no qual a ventilação na inspiração e expiração é mensurada e o consumo de oxigênio e a produção de dióxido de carbono são calculados.
estado estável descreve a tendência de um sistema de controle para atingir um equilíbrio entre a demanda ambiental e a resposta de um sistema fisiológico de modo a sustentar a demanda para permitir que o tecido (o corpo) funcione ao longo de um período.
esteroide anabolizante droga vendida sob prescrição que tem características anabólicas ou de estimulação do crescimento, semelhante ao hormônio sexual masculino, a testosterona.
esteroide androgênico composto que apresenta qualidades de um andrógeno; associado com características masculinas.
esteroides classe de lipídios derivados do colesterol, incluindo testosterona, estrógeno, cortisol e aldosterona.
esteroides sexuais grupo de hormônios, andrógenos e estrógenos, secretados pelo córtex suprarrenal e gônadas.
estrógenos hormônios sexuais femininos, incluindo o estradiol e a estrona. Produzidos principalmente no ovário, mas também no córtex suprarrenal.
estudo de caso é o estudo intensivo de determinada pessoa.
evaporação alteração da água do estado líquido para vapor. Resulta na remoção de calor.
exaustão decorrente do calor sintomas incluem sudorese profusa, pulso acelerado, tonturas e náusea; está associada a desidratação e pode ocorrer desenvolvimento de insolação. Deve-se deslocar a pessoa para áreas frias ou na sombra, em posição deitada ou reclinada com as pernas elevadas, incentivar consumo de líquidos e resfriar o corpo.
exercício uma subclasse de atividade física.
exercício de intensidade supramáxima uma intensidade de exercício em que a taxa de trabalho está acima da capacidade aeróbia máxima.
exercício de resistência progressiva (ERP) um programa de exercícios no qual os músculos devem trabalhar contra uma resistência em aumento gradativo; implementação do princípio da sobrecarga.
exercício de resistência variável programa de exercícios de força no qual a resistência varia durante a amplitude do movimento.
extensores músculos que estendem um membro – isto é, aumentam o ângulo articular.
facilitação neuromuscular proprioceptiva (FNP) técnica de preceder um alongamento estático com uma contração isométrica.
FAD flavina adenina dinucleotídio. Serve como um carreador de elétrons em bioenergética.
fadiga central eventos que ocorrem antes da junção neuromuscular que prejudicam a capacidade do músculo de gerar força.
fadiga periférica eventos que ocorrem após a junção neuromuscular que prejudicam a capacidade de geração de força do músculo (também chamado de *fadiga muscular*).
fagócitos células que consomem (engolfam) agentes estranhos, como as bactérias.
faixa da frequência cardíaca-alvo (FCA) intervalo de frequência cardíaca que descreve a intensidade ótima de exercício consistente com a obtenção de ganhos na potência aeróbia máxima; igual a 70 a 85% da $FC_{máx}$.
faixas aceitáveis de distribuição de macronutrientes faixas de ingestão de carboidratos, gorduras e proteínas que fornecem quantidades adequadas de vitaminas e minerais e que, além disso, diminuem o risco de doenças crônicas ligadas à dieta, como o diabetes tipo 2 e as doenças cardíacas.
fascículos pequeno grupo de fibras musculares.
fator de risco secundário uma característica (idade, sexo biológico, raça) ou comportamento que aumenta o risco de doença coronariana quando fatores de risco primários estão presentes.
fatores de crescimento semelhante à insulina grupos de peptídios estimulantes do crescimento liberados pelo fígado e outros tecidos em resposta ao hormônio do crescimento.
***feedback* negativo** descreve a resposta de um sistema de controle que reduz a magnitude do estímulo, por exemplo, uma elevação na concentração de glicose sanguínea causa a secreção de insulina, a qual, por sua vez, reduz a concentração de glicose no sangue.
fibras aferentes fibras nervosas (fibras sensoriais) que conduzem informação neural de volta ao sistema nervoso central.
fibras de contração lenta tipo de fibra muscular que contrai de maneira lenta e desenvolve relativamente baixa tensão, mas tem grande resistência para estimulações repetidas; contém muitas mitocôndrias, capilares e mioglobina.
fibras de contração rápida um dos vários tipos de fibras musculares encontrados no músculo esquelético; também chamadas de fibras tipo II; caracterizadas como de baixa capacidade oxidativa, porém com elevada capacidade glicolítica.
fibras eferentes fibras nervosas (fibras motoras) que conduzem informação nervosa do sistema nervoso central para a periferia.
fibras intermediárias tipo de fibras musculares que geram forças elevadas em velocidade moderadamente rápida de contração, mas têm um número relativamente alto de mitocôndrias (tipo IIa).
fibras tipo I fibras que contêm elevado número de enzimas oxidativas e são altamente resistentes à fadiga.
fibras tipo IIa fibras que contêm características bioquímicas e de fadiga que estão entre as fibras tipo IIb e tipo I.
fibras tipo IIx fibras que têm um número relativamente pequeno de mitocôndrias, apresentam capacidade limitada de metabolismo aeróbio e são menos resistentes à fadiga do que as fibras lentas.

flexores grupos musculares que causam a flexão dos membros – isto é, diminuem o ângulo articular.

fluxo de massa movimento em massa de moléculas de uma área de alta pressão para uma área de menor pressão.

fosfato inorgânico (P_i) um estimulador do metabolismo celular; clivado juntamente com ADP, a partir do ATP, quando a energia é liberada; utilizado com ADP para formar ATP na cadeia de transporte de elétrons.

fosfocreatina composto encontrado no músculo esquelético e usado para ressintetizar ATP a partir de ADP.

fosfodiesterase enzima que catalisa a quebra do AMP cíclico, moderando o efeito de estimulação hormonal da adenilato ciclase.

fosfofrutoquinase (PFK) enzima limitadora de fluxo da glicólise que é responsiva a níveis de ADP, P_i e ATP no citoplasma da célula.

fosfolipase C enzima que é envolta por membrana e hidrolisa o fosfatidilinositol em inositol trifosfato e diacilglicerol, os quais, por sua vez, causam alterações na atividade intracelular.

fosforilação oxidativa processo mitocondrial no qual o fosfato inorgânico (P_i) é acoplado ao ADP conforme a energia é transferida pela cadeia transportadora de elétrons na qual o oxigênio é o aceitador final de elétrons.

frequência cardíaca de reserva (FCR) é a diferença entre a frequência cardíaca em repouso e a frequência cardíaca máxima de uma pessoa.

fuso muscular receptor de alongamento muscular orientado em paralelo às fibras musculares esqueléticas; a porção da cápsula é cercada por fibras aferentes, e fibras musculares intrafusais podem alterar o comprimento da cápsula durante a contração e o relaxamento.

ganho refere-se à quantidade de correção que um sistema de controle é capaz de atingir.

glândula endócrina glândula que produz e secreta seu produto diretamente no sangue ou em um líquido intersticial (glândulas sem ducto).

glândula hipófise glândula na base do hipotálamo do encéfalo; tem uma porção anterior, que produz e secreta uma série de hormônios que regulam outras glândulas endócrinas, e a porção posterior, que secreta hormônios produzidos no hipotálamo.

glândula hipófise anterior porção anterior da glândula hipófise que secreta os hormônios foliculoestimulante (FSH), luteinizante (LH), adrenocorticotrófico (ACTH), estimulador da tireoide (TSH), hormônio do crescimento e prolactina.

glândula hipófise posterior porção da glândula hipófise que secreta ocitocina e hormônio antidiurético (ADH) (vasopressina) produzidos no hipotálamo.

glândula tireoide glândula endócrina localizada no pescoço que secreta tri-iodotironina (T_3) e tiroxina (T_4); aumenta a taxa metabólica basal.

glicocorticoides qualquer substância do grupo de hormônios produzidos pelo córtex suprarrenal que influencia o metabolismo dos carboidratos, gorduras e proteínas.

glicogênio polímero de glicose sintetizado nas células como forma de estoque de carboidratos.

glicogenólise quebra do glicogênio em glicose.

glicólise via metabólica no citoplasma da célula que resulta na degradação da glicose em piruvato ou lactato.

gliconeogênese síntese de glicose a partir de aminoácidos, lactato, glicerol e outras moléculas de cadeia curta de carbono.

glicose açúcar simples que é transportado pelo sangue e metabolizado pelos tecidos.

glucagon hormônio produzido pelo pâncreas que aumenta a glicose sanguínea e os níveis de ácidos graxos livres (AGL).

hematopoiese é o processo pelo qual o corpo forma as células sanguíneas.

hemoglobina (Hb) proteína que contém heme e está presente nos eritrócitos, a qual é responsável pelo transporte de oxigênio para os tecidos. A Hb também serve como tampão fraco nos eritrócitos.

hiperóxia concentração de oxigênio em um gás inspirado que excede 21%.

hiperplasia aumento no número de células em um tecido.

hipertermia temperatura corporal elevada pelo fato de a perda de calor não acompanhar a carga de calor do exercício e do ambiente; associada com doenças decorrentes do calor.

hipertrofia aumento no tamanho da célula.

hipoglicemia é uma condição em que os níveis de açúcar no sangue estão baixos.

hiponatremia é uma condição que representa risco para a vida; trata-se da presença de baixos níveis de sódio no sangue. Em geral, esse problema é causado por uma combinação de consumo excessivo de água e consumo insuficiente de sódio.

hipotálamo estrutura encefálica que integra diversas funções fisiológicas para manter a homeostase; local de secreção de hormônios liberados pela hipófise posterior; também libera hormônios que controlam as secreções da hipófise anterior.

hipotálamo anterior porção anterior do hipotálamo. O hipotálamo é uma área do encéfalo abaixo do tálamo que regula o sistema nervoso autônomo e a glândula hipófise.

hipotálamo posterior área do encéfalo responsável pela regulação das respostas corporais a reduções na temperatura.

hipotálamo pré-óptico anterior (HPOA) essa pequena região do cérebro funciona como um termostato do corpo, sendo responsável pela regulação da temperatura corporal. Em resposta às informações dos termorreceptores, o HPOA ativa mecanismos que regulam o aquecimento ou o resfriamento do corpo.

hipotermia redução da temperatura corporal decorrente de a perda de calor ser maior do que sua produção; clinicamente definida como temperatura corporal abaixo de 35°C.

hipótese quimiosmótica mecanismo que explica a formação aeróbia de ATP na mitocôndria.

hipóxia carência relativa de oxigênio (p. ex., em altitude).

homeostase manutenção de um ambiente interno constante.

homeotermos animais que mantêm a temperatura interna constante.

hormese refere-se a um processo no qual quantidades baixas a moderadas de determinado estresse potencialmente prejudicial (p. ex., um agente químico ou fator ambiental) resultam em um efeito adaptativo benéfico para a célula ou o organismo.

hormônio substância química que é sintetizada e liberada por uma glândula endócrina e transportada até um órgão-alvo pelo sangue.

hormônio adrenocorticotrófico (ACTH) hormônio secretado pela glândula hipófise anterior que estimula o córtex suprarrenal.

hormônio antidiurético (ADH) hormônio secretado pela glândula hipófise posterior; promove a retenção de água pelos rins.

hormônio do crescimento (GH) hormônio sintetizado e secretado pela hipófise anterior que estimula o crescimento do esqueleto e de tecidos moles durante os anos de crescimento. Também está envolvido na mobilização dos estoques de energia corporal.

hormônio estimulador da tireoide (TSH) hormônio liberado pela glândula hipófise anterior; estimula a glândula tireoide a aumentar a secreção de tiroxina e tri-iodotironina.

hormônio estimulante dos melanócitos (MSH) termo usado para descrever um grupo de hormônios sintetizados pela hipófise.

hormônio foliculoestimulante (FSH) hormônio secretado pela glândula hipófise anterior que estimula o desenvolvimento de um folículo ovariano na mulher e a produção de esperma no homem.

hormônio liberador hormônios hipotalâmicos liberados pelos neurônios na hipófise anterior que controlam a liberação de hormônios nesta glândula.

hormônio luteinizante (LH) também chamado de "hormônio estimulante de células intersticiais"; um pulso de LH estimula a ovulação no meio do ciclo menstrual; o LH estimula a produção de testosterona nos homens.

impulso neural é definido como a magnitude da saída neural eferente no sistema nervoso central até as fibras musculares ativadas.

imunidade refere-se a todo mecanismo usado no corpo para se proteger contra agentes ambientais que são estranhos ao corpo. A imunidade é atingida por uma coordenação precisa do sistema imune inato e adquirido.

imunologia do exercício estudo das influências do exercício, psicológicas e ambientais sobre a função imune.

inatividade física (IF) quando determinada pessoa é classificada como fisicamente inativa, isso significa que ela não pratica o volume recomendado de atividade física.

incretinas consistem em um grupo de hormônios secretados pelas células endócrinas do trato gastrintestinal quando a pessoa ingere alimento; as incretinas antecipam e aumentam a resposta à insulina, graças ao aumento dos níveis glicêmicos ou de aminoácidos no sangue.

índice de qualidade do ar (IQA) é uma medida da qualidade do ar com relação a cinco poluentes atmosféricos principais, regulamentados pela Lei do Ar Limpo nos Estados Unidos: ozônio troposférico, matéria particulada, monóxido de carbono, dióxido de enxofre e dióxido de nitrogênio.

índice de sensação térmica descreve o impacto do vento na diminuição da temperatura do ar percebida pelas pessoas com a pele exposta.

índice glicêmico é um sistema que atribui um valor numérico para os alimentos contendo carboidratos, com referência ao grau de aumento da glicemia.

inflamação parte da complexa resposta biológica a estímulos perigosos, como a entrada de bactérias no corpo através de um ferimento na pele, células danificadas ou outras perturbações. Sinais clínicos de inflamação local são vermelhidão, inchaço, calor e dor em torno do tecido afetado.

ingestão adequada (IA) consiste em recomendações para ingestão de nutrientes, nos casos em que não se conta com informações suficientes disponíveis para a definição de um padrão de RDA.

Ingestão Alimentar de Referência (DRI) base de nutrientes para as recomendações realizadas como parte da revisão de Recomendações de Ingestão Diária (RDA) de 1989.

inibição recíproca quando músculos extensores (agonistas) são contraídos, ocorre um reflexo de inibição dos motoneurônios para os músculos flexores (antagonistas), e vice-versa.

inorgânico relacionado a substâncias que não contêm carbono (C).

inositol trifosfato (IP_3) molécula derivada de um fosfolipídio ligante de membrana, fosfatidilinositol, que causa a liberação do cálcio dos estoques intracelulares e altera a atividade celular.

insolação por esforço é uma insolação causada pelo aumento na temperatura corporal provocado pela prática do exercício físico em condições de calor ambiental.

insulina hormônio liberado das células beta das ilhotas de Langerhans em resposta a elevações nas concentrações de glicose e aminoácidos no sangue; aumenta o consumo tecidual de ambos.

intervalo de repouso o período entre exercícios de alta intensidade e curta duração em um programa de treinamento intervalado.

intervalo de trabalho no treinamento intervalado, a duração da fase trabalho de cada intervalo trabalho-repouso.

intervalos de frequência cardíaca alvo (FCA) consistem na faixa de frequências cardíacas que descreve a intensidade ideal do exercício, compatível com ganhos de potência aeróbia máxima; equivale a 70-85% da FC máxima.

íon um único átomo ou pequena molécula que contém uma carga positiva ou negativa em função do excesso de prótons ou elétrons, respectivamente (p. ex., Na^+, Cl^-).

íon hidrogênio (H^+) íon livre de hidrogênio em solução que resulta na redução do pH da solução.

irritabilidade uma característica de certos tecidos que permite que eles respondam aos estímulos (p. ex., nervos e músculos).

isocitrato desidrogenase enzima limitadora de fluxo no ciclo de Krebs que é inibida pelo ATP e estimulada por ADP e P_i.

isométrica ação na qual o músculo desenvolve tensão, mas não encurta; também chamada de *contração estática*. Não ocorre movimento.

jejum intermitente (JI) trata-se de uma abordagem com a finalidade de restrição calórica. Nessa abordagem, a ingestão de alimentos e/ou bebidas fica limitada durante um período prescrito nas horas de vigília.

junção neuromuscular sinapse entre o axônio terminal de um motoneurônio e a placa motora terminal da membrana plasmática do músculo.

lactato molécula com três carbonos que é um potencial produto final do metabolismo da glicose.

leptina hormônio secretado pelos adipócitos. A leptina influencia o apetite em decorrência de um efeito direto nos "centros de alimentação" do hipotálamo, atuando nos tecidos periféricos para que ocorra aumento na sensibilidade à insulina.

leucina é um aminoácido de cadeia ramificada essencial. A leucina pode desempenhar um papel na ativação da mTOR nos músculos esqueléticos.

leucócitos (também chamados de células brancas do sangue) grupo de células especializadas para reconhecer e remover invasores estranhos (p. ex., bactérias) no corpo.

limiar anaeróbio termo usado com frequência a fim de descrever o nível de consumo de oxigênio no qual ocorre um aumento rápido e sistemático na concentração de lactato sanguíneo. Também conhecido como *limiar de lactato.*

limiar de lactato um ponto durante o teste de esforço progressivo quando a concentração de lactato sanguíneo aumenta de maneira abrupta.

limiar ventilatório (LV) "ponto crítico" no qual a ventilação pulmonar e a produção de dióxido de carbono começam a aumentar exponencialmente durante um teste de esforço incremental.

linfócitos consistem em um subconjunto de leucócitos (i.e., glóbulos brancos) que residem, às vezes, na linfa; são células B, células T e células *natural killers* (assassinas naturais).

lipase enzima responsável pela quebra dos triglicerídios em ácidos graxos livres (AGL) e glicerol.

lipólise quebra dos triglicerídios no tecido adiposo em ácidos graxos livres (AGL) e glicerol para o transporte subsequente para os tecidos para o metabolismo.

macrófagos fagócitos que engolfam e matam bactérias invasoras. Os macrófagos são considerados uma porção do sistema imune inato.

macronutrientes são nutrientes necessários em grandes quantidades para que o corpo funcione de forma ideal. Os macronutrientes incluem água, carboidratos, gorduras e proteínas.

matéria particulada (MP) consiste em partículas microscópicas e submicroscópicas encontradas no ar ambiente.

máximo de uma repetição refere-se à força máxima que pode ser gerada por um músculo ou grupo muscular.

membrana celular envelope lipídico de camada dupla que envolve a célula. Chamado de *sarcolema* nas células musculares.

mesomorfia componente do somatotipo que caracteriza o aspecto da forma muscular ou massa magra do corpo humano.

metabolismo o total de todas as reações celulares que ocorrem nas células e incluem vias químicas que resultam na síntese de moléculas (reações anabólicas), bem como na quebra de moléculas (reações catabólicas).

metástase consiste na disseminação de células cancerígenas de uma região do corpo para outra.

micronutrientes nutrientes necessários em pequenas quantidades para que nosso corpo possa funcionar de maneira ideal. São micronutrientes as vitaminas e os minerais.

minerais principais minerais presentes na alimentação, incluindo cálcio, fósforo, potássio, enxofre, sódio, cloreto e magnésio.

mineralocorticoides hormônios esteroides liberados pelo córtex suprarrenal responsáveis pela regulação de Na^+ e K^+ (p. ex., aldosterona).

miocárdio músculo cardíaco; fornece força de contração para ejetar sangue; tipo de músculo com muitas mitocôndrias que é dependente de fornecimento constante de oxigênio.

miocina o músculo contrátil é um órgão endócrino, capaz de produzir pequenas moléculas de sinalização denominadas miocinas (i.e., o híbrido de músculo [mio] + citocinas).

miofibrilas porção do músculo que contém os filamentos contráteis grossos e finos; uma série de sarcômeros em que o padrão repetido de proteínas contráteis dá a aparência estriada ao músculo esquelético.

mioglobina proteína no músculo que pode ligar-se ao oxigênio e liberá-lo em condições de baixo PO_2; ajuda na capacidade de difusão do oxigênio do capilar para a mitocôndria.

miosina proteína contrátil no filamento grosso das miofibrilas que contém as pontes cruzadas que se ligam à actina e quebram ATP para causar desenvolvimento de tensão.

mitocôndria organela subcelular responsável pela produção de ATP com oxigênio; contém as enzimas do ciclo de Krebs, a cadeia transportadora de elétrons e o ciclo do ácido graxo.

modelo de braço de alavanca oscilante é um modelo teórico empregado na descrição do movimento das pontes cruzadas nos músculos esqueléticos durante uma contração muscular.

modelo de pesquisa "duplo-cego" modelo experimental no qual os participantes e o pesquisador responsável não conhecem a ordem do tratamento experimental.

moléculas de adesão celular consistem em um subconjunto de proteínas de adesão celular localizadas na superfície das células e envolvidas na ligação intercelular ou na ligação a matriz extracelular, num processo conhecido como adesão celular.

motoneurônio neurônio somático que inerva as fibras musculares esqueléticas (também chamado de *motoneurônio alfa*).

nervo vago principal nervo parassimpático.

nervos aceleradores cardíacos parte do sistema nervoso simpático que estimula o nodo sinoatrial (nodo SA) para aumentar a frequência cardíaca.

neuroendocrinologia estudo da função dos sistemas nervoso e endócrino na regulação automática do ambiente interno.

neurônio célula nervosa; composta por um corpo celular com dendritos (projeções), os quais trazem informação para o corpo celular, e axônios, que levam a informação para longe do corpo celular para influenciar neurônios, glândulas ou músculos.

neurônio eferente conduz impulsos do sistema nervoso central para o órgão efetor (p. ex., motoneurônio).

neurotransmissor um mensageiro químico usado por neurônios para se comunicar um com o outro. Mais especificamente, um neurotransmissor é uma substância química que transmite sinais de um neurônio para uma célula-alvo por meio de uma sinapse.

neutrófilos leucócitos de vida curta que participam da fagocitose de bactérias.

NFkB fator nuclear kappa B é um ativador de transcrição que promove a expressão de diversas enzimas antioxidantes que protegem a fibra muscular contra lesões induzidas por radicais livres.

nicotinamida adenina dinucleotídeo (NAD) coenzima que transfere hidrogênio e energia associada a esses hidrogênios; no ciclo de Krebs, o NAD transfere energia dos substratos para a cadeia transportadora de elétrons.

nível superior de ingestão tolerável (UL) o nível de consumo diário tolerável de nutrientes que não causa risco de efeitos adversos sobre a saúde de quase todos os indivíduos da população geral. Quando o consumo passa desse nível, o risco potencial de efeitos adversos pode aumentar.

nodo atrioventricular (nodo AV) massa especializada de tecido muscular localizada no septo interventricular do coração; funciona na transmissão de impulsos cardíacos dos átrios para os ventrículos.

nodo sinoatrial (nodo SA) tecido especializado localizado no átrio direito do coração que gera impulso elétrico para iniciar o batimento cardíaco. Em um coração normal, saudável, o nó SA é o marca-passo cardíaco.

noradrenalina (NA) hormônio e neurotransmissor liberado pelas terminações nervosas pós-ganglionares e pela medula suprarrenal.

normalização do glicogênio a quantidade de carboidrato consumida diariamente na dieta para a manutenção de uma concentração normal de glicogênio muscular.

normocitemia concentração normal de eritrócitos.

normóxia PO_2 normal.

núcleo organela que é envolta por membrana e contém a maior parte do DNA celular.

nutrição é o estudo científico dos nutrientes e de suas ações, interações e contribuições para que tenhamos um corpo saudável.

nutrição periodizada é uma série de abordagens, tanto para a alimentação com carboidratos quanto para exercícios pré-competição, com as finalidades de maximizar o conteúdo de glicogênio muscular e melhorar o desempenho atlético.

nutrientes são substâncias necessárias para o funcionamento do corpo; muitos nutrientes são essenciais para a vida.

orgânico descreve substâncias que contêm carbono.

órgão tendinoso de Golgi (OTG) receptor de tensão localizado em série com o músculo esquelético.

osteoporose diminuição da densidade óssea em função da perda de osso cortical; comum em mulheres idosas e que tenham sofrido fraturas; estrógeno, exercício e terapia com Ca^{++} são usados para corrigir a condição.

oxidação é a remoção de elétrons de um elemento ou molécula.

oxiemoglobina hemoglobina (Hb) combinada com o oxigênio; 1,34 mL de oxigênio pode ser combinado com 1 g de Hb.

p38 quinase ativada por mitógeno (p38) é uma importante molécula sinalizadora que é ativada nas fibras musculares durante o exercício de resistência. Uma vez ativada, a p38 pode contribuir com a biogênese mitocondrial pela ativação da PGC-1-T.

pâncreas glândula que contém porções exócrinas e endócrinas; as secreções exócrinas incluem enzimas e bicarbonato para digerir alimento no intestino delgado; as secreções endócrinas incluem insulina, glucagon e somatostatina, os quais são liberados no sangue.

PEPS potencial excitatório pós-sináptico. Uma despolarização gradual de uma membrana pós-sináptica por um neurotransmissor.

perimísio tecido conjuntivo em torno dos fascículos das fibras musculares esqueléticas.

periodização é uma abordagem sistemática ao treinamento, na qual o volume e a intensidade são estrategicamente alterados ao longo do tempo, para que ocorra melhora do desempenho muscular.

pesquisa aplicada os estudos projetados para a resolução de problemas práticos são classificados como *pesquisa aplicada*.

pesquisa básica refere-se ao estudo sistemático de tópicos fundamentais em biologia.

pesquisa experimental envolve a manipulação de variáveis experimentais.

pesquisa translacional refere-se a uma categoria de pesquisa aplicada que usa os resultados obtidos com a pesquisa básica para que sejam criadas terapias para as doenças e/ou para melhorar a saúde humana.

PGC-1-α (coativador 1-α do receptor gama ativado por proliferador de peroxissomos) uma importante molécula sinalizadora ativada pelo exercício de resistência que é considerada o regulador principal da biogênese mitocondrial nas células.

pH mensuração da acidez de uma solução; calculada como o $\log_{10}$ negativo da $[H^+]$, no qual 7 é neutro; valores > 7 são básicos e < 7 são ácidos.

PIPS potencial inibitório pós-sináptico que move a membrana pós-sináptica mais adiante do limiar.

placa de crescimento *ver* placa epifisária.

placa epifisária (placa de crescimento) camada cartilaginosa entre a cabeça e o corpo de um osso longo, onde ocorre o crescimento.

placebo substância inerte utilizada em estudos experimentais, por exemplo, pesquisas com agentes farmacológicos, para controlar quaisquer reações subjetivas à substância testada.

pleura fina camada de células que está ligada à parte interna do peito e aos pulmões; as células produzem um líquido que facilita os movimentos dos pulmões na cavidade torácica.

polimento processo utilizado pelos atletas para reduzir a carga geral de treinamento durante alguns dias antes da competição.

polímero de glicose molécula de açúcar complexo que contém múltiplas moléculas de açúcares simples associadas umas às outras.

potência frequência de trabalho; trabalho por unidade de tempo; P = W/t.

potência crítica produção de uma potência submáxima específica que pode ser mantida sem fadiga.

potenciação pós-ativação (PPA) refere-se ao aumento na produção de força muscular que ocorre em seguida a uma série de contrações musculares submáximas e não fatigantes.

potencial de ação evento elétrico de "tudo ou nada" no neurônio ou célula muscular em que a polaridade da membrana celular é rapidamente revertida e depois restabelecida.

potencial de placa terminal (PPT) despolarização de uma região da membrana pelo influxo de sódio.

potencial de repouso de membrana diferença de voltagem mensurada por uma membrana que é relacionada com a concentração de íons em cada lado da membrana e com a permeabilidade da membrana a estes íons.

PPSE sigla para *potencial pós-sináptico excitatório*. Trata-se de uma despolarização gradativa de uma membrana pós-sináptica pela ação de um neurotransmissor.

prática baseada em evidências na medicina, consiste no processo que avalia todos os aspectos das evidências de pesquisa disponíveis, como base para a tomada de uma decisão informada sobre como tratar mais adequadamente as doenças.

pressão arterial diastólica pressão arterial durante a diástole.

pressão arterial média a pressão média observada no interior dos vasos sanguíneos arteriais durante um ciclo cardíaco.

pressão arterial sistólica a pressão arterial mais elevada mensurada durante um ciclo cardíaco.

pressão atmosférica força para baixo exercida na superfície da Terra em consequência ao peso de ar sobre aquele ponto.

pressão parcial fração da pressão barométrica causada pela presença de determinado gás, por exemplo, PO_2, PCO_2 e PN_2.

princípio do tamanho o recrutamento progressivo de unidades motoras que tem início com os motoneurônios menores e progride para os motoneurônios cada vez maiores.

prolactina hormônio secretado pela hipófise anterior que aumenta a produção de leite nas mamas.

proprioceptores receptores que fornecem informações sobre a posição e o movimento do corpo; inclui os receptores musculares e articulares, bem como receptores nos canais semicirculares da orelha interna.

proteína G ligação entre a interação hormônio-receptor na superfície da membrana e os eventos subsequentes dentro da célula.

proteína quinase C parte do sistema de segundo mensageiro que é ativada pelo diacilglicerol e resulta na ativação de proteínas na célula.

proteínas de choque térmico uma importante família de proteínas de estresse produzidas nas células em resposta a estresses celulares. Após a síntese, as proteínas de choque térmico podem proteger as células contra distúrbios na homeostase.

proteínas do estresse o termo se refere a uma família de proteínas sintetizadas nas células em resposta a diversos tipos de estresse (p. ex., alta temperatura). Entre as famílias de proteínas do estresse, uma das mais importantes é a das proteínas de choque térmico.

quilocaloria (kcal) medida de gasto energético igual ao conteúdo de calor necessário para aumentar a temperatura de 1 kg de água em 1°C; também igual a 1.000 calorias e às vezes chamada de caloria, ao invés de quilocaloria.

radiação processo de troca de energia de uma superfície de um objeto para a superfície de outro objeto que é dependente do gradiente de temperatura, mas não requer contato entre os objetos; um exemplo é a transferência de calor do sol para a Terra.

radicais livres moléculas altamente reativas que contêm um elétron desemparelhado no orbital mais externo.

razão de risco é uma estimativa do risco de morte em um grupo de indivíduos, em comparação a um grupo de referência (i.e., o grupo de referência apresenta um risco médio de morte).

reações acopladas combinação de reações químicas de liberação de energia para "direcionar" reações que necessitam de energia.

reações endergônicas reações que necessitam de energia.

reações exergônicas reações químicas que liberam energia.

receptor no sistema nervoso; um receptor é uma parte especializada de um neurônio aferente (ou uma célula especializada anexada a um neurônio aferente) que é sensível a uma forma de energia no ambiente; *receptor* é também um termo que se aplica a proteínas únicas na superfície das células que podem unir-se a hormônios específicos ou neurotransmissores.

receptores alfa subtipo de receptores adrenérgicos localizados nas membranas celulares de tecidos selecionados.

receptores beta receptores adrenérgicos localizados na membrana das células. Combinam-se, principalmente, com a adrenalina e, em algum grau, com a noradrenalina.

Recomendações de Ingestão Diária (RDA) padrões de nutrição associados à boa saúde para a maioria das pessoas. Existem padrões para proteínas, vitaminas e minerais, para crianças e adultos.

recurso ergogênico substância, aplicação ou procedimento (p. ex., *doping* sanguíneo) que melhora o desempenho.

redução é o ganho de elétrons.

redundância ocorre quando dois ou mais hormônios ou sinais celulares executam a mesma tarefa biológica, e a eliminação de um dos fatores causa impacto mínimo em relação aos efeitos do outro fator.

reforço do sangue termo que se aplica ao aumento da concentração de hemoglobina no sangue por meio da infusão de eritrócitos extras. O reforço do sangue é clinicamente denominado *eritrocitemia induzida*.

reinfusão de sangue simulada tratamento experimental ao final de um experimento com *doping* sanguíneo no qual uma agulha é colocada em uma veia, mas o sujeito não recebe uma reinfusão de sangue.

relaxamento isovolumétrico é o declínio da pressão no ventrículo esquerdo quando as valvas cardíacas estão fechadas e o miocárdio está relaxando.

renina enzima secretada por células especiais nos rins que converte o angiotensinogênio em angiotensina I.

repetição máxima (RM) a quantidade de peso que determinada pessoa pode levantar em determinado número de repetições.

repetição número de vezes que um exercício é repetido dentro de uma única série de exercício.

resistência muscular refere-se à capacidade de um músculo de fazer contrações repetidas contra uma carga submáxima.

respiração respiração externa é a troca de oxigênio e dióxido de carbono entre os pulmões e o ambiente; respiração interna refere-se ao uso de oxigênio pelas células (mitocôndrias).

respiração celular processo de consumo de oxigênio e produção de dióxido de carbono nas células (i. e., bioenergética).

respiração pulmonar termo que se refere à ventilação (respiração) dos pulmões.

restrição calórica consiste na abstenção voluntária de alimentos e/ou líquidos, no intuito de promover perda de peso ou prevenir ganho de peso.

retículo sarcoplasmático estrutura membranosa que circunda as miofibrilas das células musculares; localização das cisternas terminais ou sacos laterais que estocam o Ca^{++} necessário para a contração muscular.

reversibilidade princípio de treinamento que descreve a natureza temporária do efeito do treinamento; adaptações ao treinamento são perdidas quando o treinamento é interrompido.

saco lateral *ver* cisterna terminal.

sangue venoso misto uma mistura de sangue venoso dos membros superior e inferior; a mistura completa ocorre no ventrículo direito.

sarcolema a membrana plasmática que delimita a fibra muscular.

sarcômeros unidade contrátil repetitiva em uma miofibrila delimitada por linhas Z.

sarcopenia a perda de massa muscular associada ao envelhecimento. A sarcopenia ocorre principalmente em função da atrofia muscular, mas também pode ocorrer em consequência à perda de fibras musculares.

segundo mensageiro uma molécula (AMP cíclico) ou íon (Ca^{++}) que aumenta na célula em resposta à interação entre um "primeiro mensageiro" (p. ex., hormônio ou neurotransmissor) e um receptor que altera a atividade celular.

série unidade básica de uma sessão de treinamento que contém o número de vezes (repetições) que um exercício específico é realizado (p. ex., fazer três séries de cinco repetições com 45 kg).

simpaticomimética substância que imita os efeitos da adrenalina ou da noradrenalina, as quais são secretadas pelo sistema nervoso simpático.

simpatólise trata-se de um efeito fisiológico, no qual metabólitos produzidos pelo músculo esquelético ativo promovem vasodilatação dos tecidos e superam a vasoconstrição promovida pelo sistema nervoso simpático.

sinalização autócrina sinalização que ocorre quando uma célula produz e libera um mensageiro químico no líquido extracelular que age sobre a célula produzindo um sinal. O agente autócrino refere-se ao mensageiro químico que é liberado pela célula.

sinalização celular um sistema de comunicação que administra as atividades celulares e coordena as ações celulares. A sinalização celular pode ocorrer por meio de diversas vias de sinalização, incluindo o contato direto das células.

sinalização endócrina ocorre quando a célula libera sinais químicos (hormônios) na corrente sanguínea, os quais são carregados no sangue para todos os tecidos corporais. No entanto, apenas as células com o receptor no qual o hormônio pode se ligar responderão.

sinalização intrácrina hormônio que age dentro de uma célula. Hormônios esteroides que agem por meio de receptores intracelulares (geralmente, nucleares) e, assim, são considerados intrácrinos. Em contraste, hormônios peptídicos ou proteicos, em geral, agem como endócrinos, autócrinos ou parácrinos ao se ligarem a seus receptores presentes na superfície da célula.

sinalização justácrina um tipo de sinalização celular que ocorre entre duas células adjacentes que estão em contato direto via junção na membrana celular que conecta o citoplasma de duas células.

sinalização parácrina ocorre quando a sinalização produzida pela célula age localmente em células próximas para promover uma resposta celular.

sinapses junções entre células nervosas (neurônios) onde a atividade elétrica de um neurônio influencia a atividade elétrica de outro.

síncope decorrente do calor tontura repentina ou desmaio durante ou após o exercício sob calor associado a queda na pressão arterial; pode estar acompanhada por sensação excessiva de sede, fadiga, dor de cabeça, náusea e vômito. Deve-se deslocar a pessoa para uma área fria e fornecer líquidos.

sistema ATP-CP termo usado para descrever a via metabólica que envolve os estoques musculares de ATP e o uso de fosfocreatina para refosforilar o ADP. Essa via é utilizada no início do exercício e durante o trabalho de curta duração e alta intensidade.

sistema de complemento parte do sistema imune nato; forma uma segunda linha de defesa contra infecções. As mais de 20 proteínas que compõem o sistema de complemento estão presentes em elevadas concentrações no sangue e nos tecidos. Quando o corpo é exposto a agentes estranhos (p. ex., bactérias), o sistema de complemento é ativado para atacar o invasor.

sistema endócrino o sistema endócrino libera hormônios (sinais endócrinos) no sangue para sua circulação pelo tecido, bem como para provocar mudança na atividade do tecido.

sistema internacional de unidades (SI) é o sistema adotado para que seja obtida uma padronização internacional para as unidades de medida na ciência.

sistema nervoso autônomo porção do sistema nervoso que controla a ação dos órgãos viscerais.

sistema nervoso central (SNC) porção do sistema nervoso que consiste no encéfalo e na medula espinal.

sistema nervoso parassimpático (SNP) porção do sistema nervoso autônomo que libera principalmente a acetilcolina dos terminais nervosos pós-ganglionares.

sistema nervoso periférico (SNP) porção do sistema nervoso localizada fora da medula espinal e do encéfalo.

sistema nervoso simpático porção do sistema nervoso autônomo que libera noradrenalina de suas terminações nervosas pós-ganglionares; a adrenalina é liberada pela medula suprarrenal.

sistemas de controle biológico sistema de controle capaz de manter a homeostase dentro de uma célula ou sistema fisiológico em seres vivos.

sístole porção do ciclo cardíaco na qual os ventrículos estão contraídos.

sobrecarga princípio de treinamento que descreve a necessidade de aumento de carga (intensidade) do exercício para promover maiores adaptações de um sistema.

sobretreinamento (*overtraining*) acúmulo de estresse de treinamento que prejudica a capacidade de um atleta em realizar sessões de treinamento e resulta em reduções do desempenho em longo prazo.

somação estimulação repetida de um músculo que leva a um aumento na tensão comparada a uma contração isolada.

somação espacial efeito aditivo de várias entradas simultâneas para diferentes partes de um neurônio para produzir a alteração no potencial de membrana.

somação temporal uma alteração no potencial de membrana produzida pela adição de duas ou mais entradas, que ocorre em tempos diferentes (i. e., somam-se entradas para a produção de um potencial de ação que é maior do que aquele causado por uma entrada única).

somatostatina hormônio produzido no hipotálamo; inibe a liberação do hormônio do crescimento pela glândula hipófise anterior; é secretada por células nas ilhotas de Langerhans e causa redução da atividade intestinal.

somatostatina hipotalâmica hormônio hipotalâmico que inibe a secreção do hormônio do crescimento.

supercompensação um aumento no conteúdo de glicogênio muscular acima dos níveis normais após uma depleção de glicogênio induzida por exercício e um aumento no consumo de carboidrato.

tampão composto que resiste a alterações no pH.

taxa de troca respiratória (R) a razão entre CO_2 produzido e O_2 consumido; indicativa de utilização de substrato durante exercício em estado estável no qual o valor 1 representa 100% metabolismo de carboidratos e 0,7 representa 100% de metabolismo de gorduras.

teoria dos filamentos deslizantes uma teoria de contração muscular que descreve o deslizamento dos filamentos finos (actina) sobre os filamentos grossos (miosina).

termorreceptores são terminações nervosas livres capazes de detectar mudanças de temperatura.

teste de esforço incremental teste de esforço que envolve aumentos progressivos na frequência de trabalho ao longo do tempo. Em geral, os testes de esforço incremental são utilizados para determinar o $\dot{V}O_{2máx}$ ou o limiar de lactato dos indivíduos. (Também chamados de *teste de esforço progressivo*.)

teste de esforço progressivo *ver* teste de esforço incremental.

testosterona hormônio esteroide produzido pelos testículos; envolvido no crescimento e desenvolvimento de tecidos reprodutivos, esperma e características sexuais secundárias.

tetania maior tensão desenvolvida por um músculo em resposta a um estímulo de alta frequência.

TGBU (temperatura de globo de bulbo úmido) trata-se de um índice de estresse térmico que incorpora as temperaturas de bulbo seco, bulbo úmido e globo negro.

tiroxina hormônio secretado pela glândula tireoide que contém quatro átomos de iodo (T_4); estimula a taxa metabólica e facilita as ações de outros hormônios.

trabalho o produto da força e da distância na qual essa força se move (W = F 3 D).

transferrina proteína plasmática que se liga ao ferro e representa o conteúdo total de ferro no corpo.

transfusão autóloga transfusão de sangue na qual o indivíduo recebe seu próprio sangue.

transfusão homóloga transfusão de sangue que utiliza sangue do mesmo tipo, mas de outro doador.

treinamento contínuo de intensidade moderada (MICT) é o exercício continuado prescrito com intensidade submáxima.

treinamento intervalado de alta intensidade (HIIT) é uma abordagem de treinamento intervalado na qual o exercício é praticado na capacidade aeróbia máxima ou próxima do máximo.

tri-iodotironina hormônio secretado pela glândula tireoide que contém três átomos de iodo (T_3); estimula a taxa metabólica e facilita a ação de outros hormônios.

tríade da mulher atleta síndrome na qual estão presentes, em conjunto, amenorreia, distúrbios alimentares e perda mineral óssea.

trifosfato de adenosina (ATP) composto de fosfato de alta energia sintetizado e usado pelas células para liberar energia para o trabalho celular.

tronco encefálico porção do cérebro que inclui o mesencéfalo, a ponte e a medula.

tropomiosina proteína que cobre os sítios de ligação da actina; previne que as pontes cruzadas de miosina toquem a actina.

troponina proteína associada a actina e tropomiosina que se liga ao Ca^{++} e inicia o movimento da tropomiosina sobre a actina para permitir que as pontes cruzadas de miosina toquem a actina a fim de iniciar a contração.

túbulo transverso extensão, invaginação da membrana muscular que conduz o potencial de ação ao músculo para despolarizar as cisternas terminais, que contêm Ca^{++} necessário para a contração muscular.

tumores são um conjunto (i.e., uma aglomeração) de células cancerígenas no corpo.

unidade motora um motoneurônio e todas as fibras musculares que são inervadas por ele; responde ao estímulo de maneira "tudo ou nada".

unidades do sistema internacional (SI) sistema usado para fornecer padronização internacional de unidades de mensuração na ciência.

valor diário padrão utilizado em rótulos nutricionais.

variabilidade da frequência cardíaca se refere à variação no tempo entre os batimentos cardíacos medidos como o intervalo de tempo R-R, na avaliação de um traçado de ECG.

variável dependente é a variável que muda em resposta à variável independente.

variável independente é uma variável que é manipulada pelo pesquisador.

variável não experimental as pesquisas não experimentais não envolvem a manipulação de variáveis experimentais; assim, frequentemente essas investigações são estudos descritivos, estudos de caso ou investigações correlacionais.

veias vasos sanguíneos que recebem sangue das vênulas e o levam de volta ao coração.

ventilação alveolar (V_A) volume de gases que alcança a região alveolar dos pulmões.

ventilação o movimento do ar para dentro ou para fora dos pulmões (p. ex., ventilação pulmonar ou alveolar); respiração externa.

vênulas pequenos vasos sanguíneos que transportam sangue capilar para as veias.

via de sinalização IGF-1/Akt/mTOR via que desempenha importante papel na regulação do crescimento muscular (i. e., síntese proteica) resultante do treinamento de força. A atividade contrátil (i. e., alongamento muscular) estimula a secreção de IGF-1 das fibras do músculo ativo, o qual age como molécula sinalizadora autócrina/parácrina, ligando-se a seu receptor de membrana e iniciando uma cascata de eventos moleculares para promover a síntese proteica. A ligação do IGF-1 a seu receptor na membrana do músculo ativa a importante quinase de sinalização, Akt. A Akt ativa, então, ativa outra quinase, chamada *alvo da rapamicina de mamíferos* (mTOR), a qual, então, promove a síntese proteica ao aumentar a eficiência de translação.

vitaminas são substâncias orgânicas que participam de inúmeros processos metabólicos no organismo; são substâncias imprescindíveis para a vida.

$\dot{V}O_2$ de reserva é a diferença entre o $\dot{V}O_2$ em repouso e o $\dot{V}O_2$ máximo.

$\dot{V}O_2$ relativo captação (consumo) de oxigênio expresso por unidade de massa corporal (p. ex., $mL \cdot kg^{-1} \cdot min^{-1}$)

volume corrente volume de ar inalado ou exalado em uma única respiração.

volume residual (VR) volume de ar nos pulmões após uma expiração máxima.

volume sistólico quantidade de sangue ejetada pelos ventrículos em um único batimento.

Índice remissivo

A

Acetil-CoA 65
Ácido láctico ou lactato 62
Ácidos, bases e pH 288
Aclimatação 621
  a altitudes elevadas 612
  ao calor 319
  ao calor e proteínas de choque térmico 321
  ao frio 323
Aclimatização 44
Ações musculares 206
Adaptação(ões) 44
  ao treinamento 340
  do músculo ao treinamento com exercício anaeróbio 350
Adrenalina e noradrenalina 130
Aeróbio 61
Água 464, 626
  e eletrólitos 591
Ajuda para pessoas com cãibras musculares 202
Aldosterona 115
Alimentação com restrição de tempo, jejum intermitente e desempenho em exercícios físicos 601
Alteração(ões)
  da atividade do DNA no núcleo 108
  da pressão durante o ciclo cardíaco 222
  do débito cardíaco durante o exercício 237
  induzidas no desempenho pelo treinamento anaeróbio 351
  induzidas nos músculos esqueléticos pelo treinamento anaeróbio 350
  na entrega de oxigênio para o músculo durante o exercício 237
  na força muscular relacionadas ao envelhecimento 572
  no conteúdo arteriovenoso misto de oxigênio durante o exercício 238
  no tipo de fibra muscular induzidas pelo treinamento de força 361
  no tipo e capilaridade da fibra induzidas pelo treinamento de resistência 334
Altitude 608
AMPK 343
Anaeróbias 61
Anfetaminas 647
Anorexia nervosa 558
Aparelho vestibular 173
  e equilíbrio 173
Apenas a prática do exercício físico não promove perda de peso em longo prazo 494
Aquecimento físico 655
Armazenamento de calor no corpo durante o exercício 307
Atividade(s)
  elétrica do coração 226
  elétrica em neurônios 161
  enzimática 57
  física de leve intensidade, contagens de passos e saúde 443
  física e resultados clínicos em pacientes com Covid-19 155
Atleta como máquina 519
Atrofia muscular 370
Avaliação de $\dot{V}O_{2máx}$ 449
Axônio 160

B

Balanço de ATP 71
Barreiras físicas 142
Bases moleculares da adaptação ao treinamento físico 339
Benefícios
  da prática do exercício físico na esclerose múltipla 163
  do exercício físico para pessoas com diabetes tipo 2 426
  preventivos para a saúde associados à atividade física durante a gravidez 563
Betabloqueio e frequência cardíaca no exercício 232
Betaoxidação 68
Bioenergética 50, 60, 73
Biologia molecular 51
  e fisiologia do exercício 52
Bulimia 560

C

Cadeia de transporte de elétrons 64, 68
Cafeína 648
Cãibras musculares associadas ao exercício 199, 201
Calcineurina 344
Cálculo
  da eficiência do exercício 33
  da perda de calor por evaporação 307
  do ATP aeróbio 72
  do aumento da temperatura corporal durante o exercício 309
Calor 618
Calorimetria
  direta 30
  indireta 31, 465, 507

Capilares pulmonares 255
Características
  de energia e saciedade das gorduras, proteínas e carboidratos 492
  descritivas 627
  físicas do sangue 235
  funcionais dos tipos de fibras musculares 204
Carboidratos 58, 462, 582
Categorização da pressão arterial em repouso em adultos 395
Células
  de Schwann 161
  T 148
Centro de controle 41
  cardiovascular 225
  respiratório 275
Cerebelo 176
Cérebro 175
Ciclismo 651
Ciclo
  cardíaco 222
  de Cori 99
  do ácido cítrico 64
  menstrual pode influenciar o desempenho nos exercícios físicos e as adaptações ao treinamento? 559
Cicloergômetro 27, 698
Cinética do consumo de oxigênio 84
Circuitos pulmonar e sistêmico 219
Citoplasma 51
Classes e funções dos nutrientes 461
Classificação
  das enzimas 56
  dos aminoácidos 463
Comando central 346
Combinação de exercícios físicos e dieta promove perda de peso e mantém a massa livre de gordura 494
Combustão 53
Combustíveis para o exercício 58
Como as fibras musculares esqueléticas são tipificadas? 203
Comparação
  das diferenças/similaridades estruturais e funcionais entre o miocárdio e o músculo esquelético 222
  de desempenhos em corridas de longa distância nos Jogos Olímpicos de 1964 e 1968 610
  dos efeitos do exercício aeróbio com exercício de força sobre o coração e as variáveis de condicionamento físico 453
Componentes
  celulares 143
  de uma sessão de treinamento: aquecimento, prática e desaquecimento 527
Comportamento sedentário
  aumenta o risco de morte por DAC 384
  prolongado aumenta o risco de mortalidade por todas as causas e de doenças crônicas 383
Composição
  corporal 479
  corporal e desempenho 600
  de macronutrientes das dietas influencia a perda de peso? 491
  típica da fibra muscular em atletas de elite 206
Concentração sanguínea dos hormônios 106
Condicionamento
  dos atletas durante o ano inteiro 548
  esportivo para crianças 567
  fora da temporada 548
  na pré-temporada 550
  na temporada 550
Condições e doenças que promovem acidose ou alcalose metabólica 290
Condução saltatória 161
Conquista do Everest 614
Consumo de oxigênio máximo é importante para o desempenho em corridas de distância? 515
Conteúdo de cafeína em bebidas e em medicamentos populares 648
Contração 195
  muscular 191
Contratilidade cardíaca 332
Contribuições da produção anaeróbia/aeróbia de energia durante os vários eventos esportivos 77
Controle
  da bioenergética 72
  da glicólise 73
  das funções motoras 179
  da ventilação 275
  do ambiente interno 39
  do ciclo do ácido cítrico e da cadeia de transporte de elétrons 73
  do sistema ATP-CP 73
  hormonal da mobilização do substrato durante o exercício 124
  ventilatório durante o exercício de intensidade moderada 278
  ventilatório durante os exercícios intenso e muito intenso 279
Coração: miocárdio e ciclo cardíaco 219
Corpo celular 160
Cortisol 127
Covid-19 moderada ou grave 262
Curso de tempo
  da síntese das proteínas musculares 363
  e eventos de sinalização conducentes ao crescimento muscular induzido pelo treinamento de força 362
Curva
  de dissociação da oxiemoglobina 267
  de dose-resposta ao exercício 439

D

Débito
  cardíaco 228, 230
  de oxigênio 84
Déficit de oxigênio 83
Definição de trabalho e potência 696
Definindo uma dose de exercício 440

Dendritos 160
Depressão da síntese proteica 373
Descrição geral do sistema imune 142
Desempenho(s)
- aeróbio 641
- aeróbio de longa duração 609
- anaeróbio 645
- anaeróbio de curta duração 608
- de curta duração (10 a 180 segundos) 512
- de duração intermediária (21 a 60 minutos) 514
- de duração moderada (3 a 20 minutos) 514
- de duração ultracurta (10 segundos ou menos) 510
- de longa duração (1 a 4 horas) 515
- físico e treinamento para atletas masters 572
- no exercício em condições ambientais de calor 318
- no exercício em um ambiente quente 316, 319

Destreinamento
- após treino de força 369
- subsequente ao treinamento de resistência 348

Desvio do ponto de ajuste do termostato hipotalâmico em decorrência de febre 308
Dietas
- de baixa energia resultam em perda de gordura e de massa livre de gordura 493
- de carboidrato e desempenho 582

Diferença(s)
- arteriovenosa de O_2 333
- de termorregulação relacionadas à idade e ao sexo biológico 319
- entre sexos em resposta ao treinamento de força 540
- sexuais na respiração durante o exercício 274

Difosfato de adenosina 60
Difusão de gases 261
Dióxido de enxofre 630
Diretrizes de treinamento para atletas masters 575
Diretrizes Dietéticas para Norte-Americanos 479
Disponibilidade
- de carboidrato no músculo esquelético influencia a adaptação ao treinamento de resistência 544
- de proteína no músculo esquelético influencia a síntese de proteína muscular após o exercício 544

Distúrbio(s)
- alimentares 561
- do equilíbrio acidobásico muscular induzidos pelo esporte e exercício físico 291
- dos minerais ósseos e a mulher atleta 561
- reprodutivos e baixa massa óssea em mulheres atletas 123

Doenças
- causadas pelo calor decorrente do esforço 621
- e o envelhecimento podem exercer impacto negativo sobre a função muscular 211

Domínios de intensidade do exercício 81
Doping sanguíneo 643
Dor
- abdominal transitória relacionada ao exercício 272
- muscular 545

Drafting 653
Drogas 647
Duração do exercício e seleção de combustível 95

E

Efeitos
- do estresse pelo frio no desempenho do exercício 323
- fisiológicos do treinamento com exercícios de força 356

Efetores 41
Eficiência real 33
Endergônica 53
Endocrinologia 105
Endotérmica 53
Energia
- de ativação 55
- para contração 192

Envelhecimento
- das unidades motoras e a influência preventiva do treinamento físico 181
- e desempenho de resistência 573

Enzimas 55, 57
- limitadoras 73

Epilepsia e treinamento físico 571
EPOC 85
Equilíbrio
- acidobásico durante o exercício 287
- energético corporal 486

Equipamentos vestíveis para melhoria de desempenho 653
Ergometria 27
Ergômetro de braço 28
Erro(s)
- comuns de treinamento 550
- na estimativa de $\dot{V}O_{2máx}$ 452

Especificidade 329
- das respostas ao treinamento físico 341

Espirometria de circuito aberto 31
Estado estável 40
Esteira ergométrica 28, 29
Esteroides
- anabólicos e desempenho 121
- sexuais 115

Estimativa
- da demanda de O_2 no ciclismo 34, 35
- da utilização de combustível durante o exercício 92
- do gasto energético
- do $\dot{V}O_{2máx}$ 451

Estimulação
- do centro de controle respiratório 276
- neural do centro de controle respiratório 277

Estímulos mecânicos 341
Estrutura
- celular 51
- do coração 218
- do músculo esquelético 188
- do neurônio 160
- do sistema respiratório 252

Etapas para a obtenção de um percentual saudável de gordura corporal 495
Eventos

de sinalização conducentes ao crescimento muscular induzido pelo treinamento de força 364
sinalizadores que levam à adaptação do músculo induzido pelo treinamento de resistência 344
térmicos durante o exercício 310
Excitação 192
Exemplo(s)
de controle homeostático 43
de escala de intensidade de cinco zonas para prescrição e monitorização do exercício 535
de valor diagnóstico de enzimas encontradas no sangue 57
Exercício(s)
aeróbio de alta intensidade/longa duração aumenta o risco de infecção 151
como terapia para adiamento dos declínios da função fisiológica ligados ao processo de envelhecimento 428
como terapia para DAC 412
como terapia para hipertensão 415
como terapia para o diabetes tipo 2 426
como terapia para pacientes com câncer 419
como terapia para pacientes com doença pulmonar obstrutiva crônica 422
como terapia para pacientes em recuperação de acidente vascular cerebral 417
contagem de células imunes circulantes e atividade 151
contínuo e de alta intensidade 535
de longa distância e de baixa intensidade 534
de resistência progressiva 539
durante a gravidez 563
e ambiente 607
e distúrbios menstruais 557
e doença pulmonar obstrutiva crônica 259
e fadiga muscular 196
e metabolismo de gordura 96
em um ambiente frio 322
em um ambiente quente 312
e o sistema imune 141
é remédio 380, 388, 389, 411, 438
físico e doenças cardiovasculares 412
físico e o sistema imune 149
físico e resistência à infecção 149
físicos aeróbios e de força são benéficos para pacientes com DPOC 424
incremental 89, 244, 272
intenso e de curta duração 88
intermitente 245
melhora a saúde do encéfalo 183
melhora o controle homeostático via adaptação celular 44
para o braço *versus* exercício para a perna 245
prolongado 88, 246
prolongado em ambiente quente 271
regular é amigo ou inimigo do envelhecimento do sistema imune? 150
retarda a perda da função fisiológica relacionada à idade 430
um teste de controle homeostático 43
Exergônicas 53
Expiração 256

F

Fadiga
central 504, 510
periférica 506, 510
Faixas
aceitáveis de distribuição de macronutrientes 471, 473
de frequência cardíaca durante exercícios para gestantes, estratificadas por idade, nível de condicionamento físico e IMC 563
de percentuais de gordura corporal consideradas saudáveis para homens e mulheres adultos ao longo da vida 485
Falha de um sistema de controle biológico resulta em doença 44
Fatores
ambientais 625
determinantes da seleção de combustível 93
importantes para mulheres envolvidas em treinamento vigoroso 557
isolantes 626
neurais 373
que afetam a perda de calor corporal durante a exposição ao frio 322
que afetam o desempenho 502
que afetam o desempenho em eventos de ultrarresistência 517
que influenciam a adesão a uma dieta 492
que influenciam a pressão arterial 225
que limitam desempenhos anaeróbios máximos 510
que limitam os desempenhos aeróbios máximos 514
Feedback
negativo 42
periférico 346
positivo 42
Ferro 597
Frequência cardíaca (FC) 230
Fibra(s) 51
aferentes 160
eferentes 160
lentas (tipo I) 204
musculares esqueléticas 53
Ficar sentado por muito tempo está associado ao aumento da mortalidade por todas as causas 383
Fisiologia
do exercício aplicada ao esporte 61, 77, 92, 294, 316
do treinamento: efeitos dos treinamentos aeróbio e anaeróbio 327, 355
Flavina adenina dinucleotídio 54
Fluxo sanguíneo para os pulmões 263
Fontes de resistência vascular 236
Fornecimento da energia necessária às células 461
Fosfato(s)
de alta energia 60
inorgânico 60

Fosfocreatina 61
Fosforilação oxidativa 64, 75
Frequência 445
Frio 624
Função(ões)
cardiovascular na altitude 610
do sistema respiratório 252
encefálicas de controle motor 175
gerais do sistema nervoso 160
motora somática e neurônios motores 171
motoras da medula espinal 177
respiratória na altitude 611

G

Ganho 42
de um sistema de controle 42
Glândula suprarrenal 115
Glicocorticoides 115
Glicogênio 58
Glicogenólise 58
Gliconeogênese 86
Glicose 58
Glucagon 119
Gordura(s) 59
subcutânea 626
Grau percentual 30

H

Hans Krebs e a descoberta do ciclo do ácido cítrico 67
Hemodinâmica 235
Hemoglobina e transporte de O_2 267
Hidratação 621
Hiperplasia 360
Hipertermia 618
Hiponatremia 596
Hipotálamo e hipófise 111
Hipotermia moderada/grave 628
Hipótese quimiosmótica 70
Homeostase 40
da glicose sanguínea durante o exercício 127
Homeostasia 40
Hormese 45
induzida por exercício 45
Hormônio(s) 105
contribuem para a hipertrofia induzida pelo treinamento de força? 366
da tireoide 127
de ação rápida 130
do crescimento 129
do crescimento e desempenho 113
permissivos e de ação lenta 127
regulação e ação 111

I

Idade 627
Implicações
para o condicionamento físico 622
para o desempenho 623
Importância
da regulação acidobásica durante o exercício 291
da triagem de saúde, aquecimento/desaquecimento e progressão do exercício 443
Imunidade 142
Inatividade prolongada dos músculos esqueléticos conduz a uma rápida atrofia muscular 370
Índice
de calor 312
glicêmico 474
Inflamação 146
Influência
da genética 526
da posição do corpo no volume sistólico durante o exercício 239
do sexo biológico e do nível inicial de condicionamento físico 526
do tipo de fibra muscular e do treinamento físico na capacidade de tamponamento intracelular 293
emocional 243
genética na magnitude da hipertrofia induzida pelo treinamento de força 367
nutricional sobre as adaptações do músculo esquelético induzidas pelo treinamento 544
respiratória sobre o equilíbrio acidobásico 296
Informação sensorial e reflexos 168
Ingestão(ões)
adequadas 470
de carboidrato antes ou durante o desempenho 585
de carboidrato pós-desempenho 587
dietética recomendada 470
Inspiração 256
Insulina 119
e glucagon 131
Intensidade do exercício 445
e seleção de combustível 94
Interação(ões)
do metabolismo de gordura/carboidrato 95
entre as produções aeróbia/anaeróbia de ATP 74
hormônio-receptor 108
hormônio-substrato 134
Isocitrato desidrogenase 73

J

Junção neuromuscular 190

K

kilopond (Kp) 27

L

Lactato
causa sensibilidade muscular? 92
como fonte de combustível 99
Lei do tudo ou nada 165
Lesões
cerebrais traumáticas ligadas ao esporte e ocorrência de

encefalopatia traumática crônica 178
e treinamento de resistência 536
Leucócitos (células brancas do sangue) 145
Ligações biológicas
entre a AF aeróbia e a redução da incidência de doenças crônicas 393
entre CS prolongado e doenças crônicas 386
entre exercícios de força e diminuição da mortalidade por todas as causas 405
Lipídios (gorduras) 463
Live high, train low 617
Locais de fadiga 503

M

Macrominerais 468
Macronutrientes 461
Material particulado 629
Mecânica da respiração 255
Mecanismo(s)
de ação hormonal 108
que conectam a prática do exercício físico ao tratamento do diabetes tipo 2 427
que ligam a prática do exercício físico ao tratamento bem-sucedido da DPOC 424
que ligam o exercício de força à diminuição do risco de câncer 406
que ligam o exercício de força à proteção contra o diabetes tipo 2 405
que ligam o exercício físico ao tratamento bem-sucedido do câncer 420
reguladores das melhoras induzidas pelo exercício na função fisiológica em idosos 430
responsáveis pelo comprometimento dos ganhos de força durante o treinamento simultâneo de força e resistência 373
Medicamentos anti-inflamatórios afetam a hipertrofia induzida pelo treinamento? 366
Medição da velocidade máxima de corrida para a melhora do desempenho 534
Medula suprarrenal 115
Melhora no desempenho de resistência 528
Membrana celular 51
Mensageiros secundários no músculo esquelético 343
Mensuração(ões)
comuns em fisiologia do exercício 25, 39, 50
da pressão arterial 224
da temperatura durante o exercício 303
direta de $\dot{V}O_{2máx}$ 450
do gasto energético 30
do trabalho e da potência 697
MET 32
Metabolismo 51
e excreção de hormônios 107
no exercício 80
Métodos
de avaliação do sobrepeso e da obesidade 480
de medição da composição corporal 481
Micronutrientes 465
MicroRNA e resposta adaptativa ao treinamento físico 342
Minerais 468, 597
Mineralocorticoides 115
Miocárdio 219
Mitocôndria 52
Modalidade de exercício físico e perda de gordura visceral 495
Modelo hidráulico 75
Monitoramento da frequência cardíaca 448
Monoidrato de creatina 640
Monóxido de carbono 630
Morte súbita cardíaca durante o exercício 247
Motoneurônio 172
Mudanças
induzidas pelo treinamento na utilização do combustível muscular 336
no padrão respiratório durante o exercício 274
Mulher atleta e os distúrbios alimentares 558
Músculo(s)
esquelético 187, 188
respiratórios e exercício 257

N

NADH 64
Natureza dos sistemas de controle 41
Necessidade(s)
de proteína e exercícios físicos 589
de proteína para atletas 590
energética estimada 471
energéticas durante o repouso 82
médias estimadas 470
nutricionais e diretrizes dietéticas 470
Nervos aceleradores cardíacos 231
Neuroendocrinologia 105
Neurônio 160
Neurotransmissores e transmissão sináptica 165
Nicotinamida adenina dinucleotídio 54
Níveis
de fosfato/energia muscular 343
máximos toleráveis de ingestão 470
Núcleo 51
Nutrição
a ciência dos alimentos 460
composição corporal e controle do peso 459
composição corporal e desempenho 581
Nutrientes na refeição pré-competição 599

O

Organização
do sistema circulatório 217
do sistema nervoso 160
Órgãos tendinosos de golgi 170
Orientações
para treinamento de força para programas de treinamento que enfatizam a força ou a resistência muscular máxima 541
sobre atividade física para melhorar a saúde 441

Oxidação 54
Oxigênio 641

P

Painel de informações nutricionais sobre alimentos 471
Pâncreas 119
Papel das células-satélite na hipertrofia induzida pelo treinamento de força 366
Paratireoide 114
Parede alveolar 255
Passaporte biológico do atleta 646
Patins de velocidade 655
Patrimônio genético desempenha papel fundamental no desempenho atlético 331
Percentual de gordura
  corporal saudável 485
  e carboidratos metabolizados 93
Perda
  da aclimatação 321
  de calor 305
  de peso: o papel da dieta e do exercício físico 485
Perguntas e respostas sobre exercícios físicos e saúde óssea 432
Periodização do treinamento de força 541
Pesos livres *versus* aparelhos 540
Planejador de peso corporal acessado na internet 497
Planejamento da ingestão de proteína para efeito máximo 592
Planos de dieta populares 489
Poluição do ar 628
Pontuação de escalas de esforço percebido 448
Por que o treinamento físico melhora o $\dot{V}O_{2máx}$? 330
Pós-carga 333
Posição do corpo 653
Potência 697
  aeróbia máxima e altitude 610
Potencial(is)
  de ação 165
  de repouso da membrana 161
  excitatórios pós-sinápticos 167
  inibitório pós-sináptico 168
Prática de exercícios físicos
  aeróbios e de força para pacientes com câncer 419
  ao longo da vida beneficia o processo de envelhecimento 575
  causa convulsões? 571
  regular melhora a saúde metabólica e protege contra o diabetes tipo 2 402
  sob condições ambientais extremas: risco aumentado de infecção? 153
Prescrição de exercícios físicos para o condicionamento cardiorrespiratório 444
Pressão
  arterial 223
  atmosférica 608
Prevenção da desidratação durante o exercício 315
Principais sítios de armazenamento de carboidrato e gordura 97
Princípios
  do treinamento 328, 524
  gerais do treinamento de força 539
Produção
  aeróbia de atp 64
  anaeróbia de atp 61
  de calor 305, 627
  de íon hidrogênio durante o exercício 290
  de radicais durante o exercício contribui para a fadiga muscular 508
Programas de treinamento
  concorrente: força e resistência 543
  e alterações de $\dot{V}O_{2máx}$ 329
Progresso na ciência do exercício pediátrico 569
Promoção do crescimento e do desenvolvimento 461
Propriedades
  bioquímicas do músculo 202
  contráteis do músculo esquelético 203
Proprioceptores
  articulares 168
  musculares 169
Proteção
  contra a doença de Alzheimer 401
  contra DAC: benefícios cardiovasculares do exercício aeróbio 393
  contra dor muscular induzida pelo exercício 546
Proteína(s) 59, 462, 589
  de choque térmico 46
  de estresse auxiliam na regulação da homeostase celular 46
  de transporte 107
  miofibrilares 51
Próteses específicas para corrida 654
Pulmões se adaptam ao treinamento físico? 279

Q

Quebrando a barreira de 2 horas na maratona 518
Questões relacionadas aos modelos de pesquisa 637
Quilocaloria (kcal) 30
Quimioceptores
  humorais 276
  musculares 171

R

Radicais 70
  livres 343
Reabilitação de pacientes com câncer pelo exercício físico 422
Reações
  acopladas 54
  bioquímicas celulares 52
  de oxidação-redução 54
  endergônicas 52
  exergônicas 52
Realizando pesquisas de fisiologia do exercício ambiental em ambientes extremos 619
Recomendações

do Food and Nutrition Board para ácidos graxos essenciais 475
nutricionais para a ingestão de macro e micronutrientes 473
para a ingestão de carboidratos 473
para a ingestão de micronutrientes 476
Recrutamento da unidade motora e princípio do tamanho 174
Recuperação do exercício 83, 244
Recursos ergogênicos 636
mecânicos 651
Redistribuição do fluxo sanguíneo durante o exercício 239
Redução 54
Refeição pré-competição 599
Regulação
da força no músculo 208
da frequência cardíaca 228
da glicemia 43
da temperatura 301
da temperatura corporal 43
do acoplamento excitação-contração 192
do equilíbrio acidobásico durante o exercício 297
do equilíbrio acidobásico por via renal 297
do fluxo sanguíneo local durante o exercício 240
do metabolismo 461
dos ajustes cardiovasculares ao exercício 247
do volume sistólico 233
ventilatória durante o repouso 275
Relação(ões)
de ventilação-perfusão 266
entre temperatura e umidade relativa na pressão de vapor 306
entre pressão, resistência e fluxo 236
força-velocidade/potência-velocidade 210
Relaxamento muscular 195
Remoção do lactato após o exercício 87
Reposição de líquidos
antes do exercício 592
depois do exercício 595
durante o exercício 593
Reservas de energia do organismo 96
Resistência das vias aéreas 256
Respiração durante o exercício 251
Respostas
circulatórias ao exercício 216, 242
de pressão e volume ao exercício 242
fisiológicas ao exercício no frio 322
metabólicas ao exercício: influência da duração e da intensidade 87
ventilatórias e hematogasosas ao exercício 271
Resumo
das adaptações fisiológicas induzidas pelo treinamento de força 363
das vantagens e desvantagens potenciais dos programas de treinamento de peso que utilizam diversos tipos de equipamento 542
das vitaminas 477
dos minerais 478
dos receptores que fornecem informações ao centro de controle respiratório para regulação da respiração durante o exercício 278
passo a passo do acoplamento excitação-contração e relaxamento 196
Retículo sarcoplasmático 190
Risco(s)
à saúde durante exercícios físicos no frio 323
de desenvolvimento de distúrbio acidobásico associado a esportes populares 291
de lesão decorrente de convulsões 572
de lesão de joelho em mulheres atletas 566
de morte súbita cardíaca em atletas jovens 568
Roupas 621, 626
de compressão beneficiam os atletas durante a competição e no período de recuperação do treinamento? 549

S

Sal (NaCl) 595
Saltar em ar rarefeito 609
Segundos mensageiros 108
Sensor 41
Sexo 627
como variável biológica 562
Simulação de ambientes extremos para estudo do exercício físico 615
Sinalização
autócrina 44
celular 44
celular e respostas hormonais ao exercício 104
endócrina 45
intrácrina 44
justácrina 44
parácrina 44
Sinapses 161
Sistema(s)
ATP-CP 61
complemento 145
condutor do coração 226
de controle biológico 41
de controle do corpo 41
de tamponamento acidobásico 292
endócrino 43
energéticos predominantes para esportes selecionados 525
imune adquirido 147
imune inato 142
Internacional 26
métrico 26, 696
nervoso 159
nervoso autônomo 181
nervoso periférico 160
pulmonar limita o desempenho máximo no exercício? 280
Sobrecarga
e reversibilidade 329
especificidade e reversibilidade 524

Sobretreinamento 373
Somação temporal 167
Somatostatina 119
Step 27
Subtipos de receptores adrenérgicos 116
Suplementação
com creatina melhora o desempenho no exercício? 61
com megadoses de antioxidantes 544
Suplementos
nutricionais 638
nutricionais para neutralizar distúrbios acidobásicos induzidos pelo exercício e melhorar o desempenho 294
nutricionais para pessoas em treinamento de força 639

T

Tabela de resfriamento pelo vento 625
Tampões
extracelulares 293
intracelulares 292
sanguíneos 645
Taxa(s)
de sudorese durante o exercício 312
de trabalho e eficiência do exercício
metabólica 622
Tecido adiposo 118
Temperatura ambiente 621
Tempo (duração) 448
Tênis de corrida com placas de fibra de carbono 653
Tensão específica da fibra muscular 360
Teoria
da desidratação e do desequilíbrio eletrolítico 199
do controle neuromuscular alterado 200
Termos-chave utilizados na epidemiologia do exercício 381
Termostato corporal 308
Testes laboratoriais para quantificação do potencial dos exercícios de resistência 530
Testículos e ovários 119
Testosterona 119
e estrogênio 119
Tipos de fibras
e desempenho 206
musculares 201
Tireoide 114
Trabalho 696, 697
Trajes de banho projetados 654
Transformação da energia biológica 52
Transição(ões)
do repouso ao exercício 82
do repouso ao trabalho 271
do repouso para o exercício 243
Transporte(s)
circulatório 252
de CO_2 no sangue 269
de membrana 110
de O_2 e CO_2 no sangue 266
de O_2 no músculo 269
Tratamento(s)
da hipotermia 628
para dor muscular de início tardio 548
Treinamento(s)
com exercícios de resistência aumenta o volume mitocondrial e promove a renovação do músculo esquelético 336
competitivo para pessoas com diabetes 569
de força 453
de força altera as propriedades das fibras musculares 360
de força aumenta a resistência dos tendões e ligamentos 362
de força de restrição do fluxo sanguíneo: uma nova estratégia para a reabilitação de lesões musculoesqueléticas 371
de força diminui a mortalidade por todas as causas 404
de força melhora a atividade da enzima antioxidante muscular 362
de força melhora a capacidade oxidativa do músculo e aumenta o número de capilares? 361
de força melhora o conteúdo mineral ósseo 362
de força promove mudanças no sistema nervoso 357
de resistência aumenta o conteúdo mitocondrial nas fibras de músculo esquelético 335
de resistência: efeitos sobre o desempenho e a homeostasia 334
de resistência e $\dot{V}O_{2máx}$ 329
de resistência: ligações existentes entre o músculo e a fisiologia sistêmica 346
de resistência melhora a capacidade antioxidante da musculatura 338
diminui a resposta ventilatória ao exercício 280
e menstruação 558
e o sistema cardiopulmonar 567
e o sistema musculoesquelético 567
físico em condições de frio pode promover aclimatação ao calor? 320
físico melhora o equilíbrio acidobásico durante o exercício 339
físico protege o coração 221
intervalado 529
intervalado de alta intensidade (HIIT) 449, 532
na altitude melhora o desempenho do exercício ao nível do mar 535
para asmáticos 571
para aumentar a flexibilidade 547
para aumentar a força muscular 539
para competição na altitude 613
para melhorar a flexibilidade 454
para melhorar a potência aeróbia 527
para melhorar a potência anaeróbia 536
para melhorar o sistema ATP-CP 537
para melhorar o sistema glicolítico 537
para mulheres atletas, crianças, populações especiais e atletas masters 556
para o desempenho 523
simultâneo de força e resistência 372
Tríade da mulher atleta 564

Trifosfato de adenosina 60
Troca gasosa
alveolar 252
sistêmica 252
Tronco encefálico 176
Tropomiosina 195
Troponina 195

U

Umidade (pressão de vapor de água) 622
Unidade(s)
de medida 696
do SI 696
do Sistema Internacional 696
motora 172
Utilização do glicogênio muscular 124

V

Valor(es)
diagnóstico da mensuração da atividade enzimática no sangue 57
de $\dot{V}O_{2máx}$ medidos em populações saudáveis e doentes 330
percentuais de gordura corporal para atletas de ambos os sexos 600
típicos de volume sistólico 230
Vantagens e desvantagens das diversas abordagens do estudo da fadiga 505
Variabilidade da frequência cardíaca 231
Velocidade da ação muscular e relaxamento 207
Ventilação 252
e equilíbrio acidobásico 271
pulmonar 258
Vento 622
Vestimenta e outros acessórios 653
Vias transdutoras de sinais primários no músculo esquelético 341
Visão geral
da DPOC 422
da produção/perda de calor 305
das características bioquímicas e contráteis do músculo esquelético 202
da síntese proteica celular 47
da teoria dos filamentos deslizantes/alavanca oscilatória 192
do câncer como doença crônica 419
do diabetes tipo 2 426
do equilíbrio do calor durante o exercício 302
dos declínios na função fisiológica relacionados à idade 428
Vitaminas 465, 598
envolvidas na saúde óssea 467
envolvidas no metabolismo energético 467
$\dot{V}O_{2máx}$ 90
$\dot{V}O_2$ relativo 33
Volume(s)
diastólico final (vdf) 332
e capacidades pulmonares 259
e capacidades respiratórias 260
plasmático 107
sistólico 332

Z

Zona(s)
condutora 254
respiratória 255